# Spezielle pathologische Anatomie

Ein Lehr- und Nachschlagewerk

# Band 2 · Teil 1

*Herausgegeben von*
*Prof. Dr. Wilhelm Doerr, Heidelberg · Prof. Dr. Gerhard Seifert, Hamburg*
*Prof. Dr. Dr. h.c. Erwin Uehlinger, Zürich*

H. Chiari · M. Wanke

# Oesophagus

M. Wanke

# Magen

*Mit 474 Abbildungen
in 675 Einzeldarstellungen*

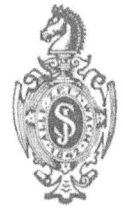

Springer-Verlag Berlin Heidelberg New York 1971

*Professor Dr. Wilhelm Doerr*
*Direktor des Pathologischen Instituts der Universität Heidelberg*

*Professor Dr. Gerhard Seifert*
*Direktor des Pathologischen Instituts der Universität Hamburg*

*Professor Dr. Dr. h.c. Erwin Uehlinger*
*Direktor des Pathologischen Instituts der Universität Zürich*

---

*Professor Dr. Hermann Chiari †*

*Privatdozent Dr. Michael Wanke*
*Wissenschaftlicher Rat am Pathologischen Institut der Universität Heidelberg*

ISBN-13: 978-3-642-65100-7    e-ISBN-13: 978-3-642-65099-4
DOI: 10.1007/978-3-642-65099-4

Das Werk ist urheberrechtlich geschützt. Die dadurch begründeten Rechte, insbesondere die der Übersetzung, des Nachdruckes, der Entnahme von Abbildungen, der Funksendung, der Wiedergabe auf photomechanischem oder ähnlichem Wege und der Speicherung in Datenverarbeitungsanlagen bleiben, auch bei nur auszugsweiser Verwertung, vorbehalten. Bei Vervielfältigungen für gewerbliche Zwecke ist gemäß § 54 UrhG eine Vergütung an den Verlag zu zahlen, deren Höhe mit dem Verlag zu vereinbaren ist. © by Springer-Verlag Berlin Heidelberg 1971. Library of Congress Catalog Card Number 76-491538. Softcover reprint of the hardcover 1st edition 1971 . Satz, Druck und Bindearbeiten: Universitätsdruckerei H. Stürtz AG, Würzburg

*Dem Andenken des*
*Herrn Professor Dr. Hermann Chiari*
*(6.12.1897—24.10.1969)*

# Vorwort der Herausgeber

Die Entstehungsgeschichte dieses neuen Bandes unserer Reihe reicht zurück bis in das Jahr 1954. Die Arbeiten an der Gestaltung einer morphologischen Gastro-Enterologie wurden von Prof. HERMANN CHIARI, dem leider am 24. Oktober 1969 verstorbenen Ordinarius unseres Faches an der Universität Wien, in Angriff genommen. HERMANN CHIARI fand während vieler Jahre die sehr dankenswerte, völlig uneigennützige Unterstützung durch Herrn Prof. LOTHAR KUCSKO (Wien). Allein, die Last, das nach dem Kriege explosionsartig angeschwollene, auch jetzt noch logarithmisch anwachsende Schrifttum zu bewältigen, war so drückend, daß weitere Hilfe gesucht werden mußte. Wir fanden sie in Herrn Dozenten Dr. MICHAEL WANKE (Heidelberg), der mit größtem Eifer das begonnene Werk vollendete. Nach dem Ableben des Herrn Prof. CHIARI hat sich auch Herr Kollege KUCSKO aus dem Unternehmen zurückgezogen, um seine Kräfte anderen, ihm dringlicher erscheinenden Aufgaben zuwenden zu können. So kommt es, daß der vorliegende Band vorwiegend die Handschrift MICHAEL WANKEs trägt.

Wir haben Herrn Prof. HERMANN CHIARI ganz besonders zu danken, daß er, in reiferen Jahren stehend, die Sisyphusarbeit übernahm, die Spreu von dem Weizen zu scheiden. Der hiermit der Öffentlichkeit übergebene Band sei *seinem Andenken* gewidmet. Wir möchten sodann Herrn Prof. KUCSKO für die in vielen Jahren geleistete, große und getreue Arbeit betreffend Sammlung, Sichtung, Ordnung des Materials, für richtunggebende Vorstudien und auch dafür danken, daß er seinem verstorbenen Lehrer eine so außerordentliche Hilfe war.

Die Ausdehnung des Bandes zeigt, wie aktuell die in ihm abgehandelten Fragen sind. Die Verfasser haben sich bemüht, auf Schritt und Tritt Kontakt mit der klinischen Medizin zu halten, pathophysiologische Tatsachen mit morphologischen Befunden zu korrelieren, den berechtigten Bedürfnissen der bioptischen und Cyto-Diagnostik zu entsprechen, die Pathogenese der peptischen Läsionen zu klären und die Dignität der präcancerösen Veränderungen auszuloten. Wir hoffen, daß dieser Band dem klinischen Gastroenterologen ein zuverlässiger Ratgeber sein und daß er der Verständigung aller jener Ärzte und Forscher dienen wird, welche sich um Aufklärung und Heilung der heute so häufig gewordenen gastrischen Erkrankungen bemühen. Möchte auch dieser Band die gleiche aufmerksame und freundliche Aufnahme finden, welche den anderen Zeugnissen unserer Bemühungen beschieden war.

W. DOERR
G. SEIFERT
E. UEHLINGER

Heidelberg, Hamburg und Zürich, 1. August 1971

# Inhaltsverzeichnis

## Oesophagus

H. Chiari†, Wien · M. Wanke, Heidelberg

| | |
|---|---|
| A. Entwicklung, normale Anatomie, Histologie und Physiologie | 1 |
| B. Fehlbildungen | 10 |
| C. Leichenerscheinungen an Oesophagus, Magen und Darm | 23 |
| D. Degeneration | 24 |
| E. Hypertrophie und Atrophie | 25 |
| F. Veränderungen der Lage und Lichtung des Oesophagus | 26 |
|    I. Stenosen | 26 |
|   II. Ektasie und Divertikel | 27 |
|       1. Erworbene Ektasie | 28 |
|       2. Sogenannte idiopathische Oesophagusdilatation (I.Oe.D.) | 28 |
|       3. Kardiospasmus, Achalasie | 29 |
|          a) Kardiospasmus | 30 |
|             α) Primärer Kardiospasmus | 30 |
|             β) Sekundärer Kardiospasmus | 30 |
|          b) Achalasie | 31 |
|             α) Achalasie bei Vagusschädigung | 31 |
|             β) Achalasie bei Veränderungen des intramuralen, nervösen Plexus | 31 |
|       4. Pulsionsdivertikel | 33 |
|       5. Traktionsdivertikel (Rokitansky) | 36 |
|       6. Sogenannte epiphrenale und epibronchiale Divertikel der Speiseröhre | 37 |
| G. Zirkulationsstörungen | 38 |
|    I. Varicen und Phlebektasien | 38 |
|   II. Blutungen | 41 |
| H. Entzündungen | 44 |
|    I. Unspezifische Entzündungen | 44 |
|       1. Oesophagitis acuta catarrhalis | 45 |
|       2. Oesophagitis dissecans | 45 |
|       3. Oesophagitis abscedens | 46 |
|       4. Oesophagitis pseudomembranacea et necroticans | 46 |
|       5. Oesophagitis cystica | 49 |
|       6. Oesophagitis peptica | 49 |
|       7. Ulcus „pepticum" oesophagi | 50 |
|       8. Oesophagitis chronica | 55 |
|   II. Spezifische Entzündungen | 56 |
|       1. Tuberkulose | 56 |
|       2. Syphilis | 57 |
|       3. Lymphogranulomatose | 58 |
|   III. Pilzerkrankungen | 58 |
|       1. Aktinomykose | 58 |
|       2. Soor (Candidiasis) | 59 |
| J. Ruptur, Fremdkörper und Perforationen des Oesophagus | 61 |
| K. Veränderungen des Oesophagus und Magens bei Verätzungen und Vergiftungen | 63 |

L. Tumoren des Oesophagus . . . . . . . . . . . . . . . . . . . 71
   I. Benigne Tumoren . . . . . . . . . . . . . . . . . . . . . . 71
      1. Allgemeines und Statistik . . . . . . . . . . . . . . . . 71
      2. Mesenchymale benigne Neubildungen . . . . . . . . . . 71
      3. Epitheliale benigne Neubildungen . . . . . . . . . . . . 73
   II. Maligne Tumoren . . . . . . . . . . . . . . . . . . . . . . 74
      1. Sarkome . . . . . . . . . . . . . . . . . . . . . . . . . 74
         a) Allgemeines und Statistik . . . . . . . . . . . . . . 74
         b) Einzelne Formen . . . . . . . . . . . . . . . . . . 76
      2. Carcinome . . . . . . . . . . . . . . . . . . . . . . . . 79
         a) Allgemeines und Statistik . . . . . . . . . . . . . . 79
         b) Einzelne Formen . . . . . . . . . . . . . . . . . . 81
         c) Histologische Bilder . . . . . . . . . . . . . . . . . 83
M. Literatur . . . . . . . . . . . . . . . . . . . . . . . . . . . . . 96

# Magen

M. WANKE, Heidelberg

A. Entwicklung, Topographie, normale Anatomie und Histologie . . . . . . . . 117
   I. Entwicklung . . . . . . . . . . . . . . . . . . . . . . . . . 117
   II. Makroskopische Anatomie . . . . . . . . . . . . . . . . . . 119
   III. Topographie . . . . . . . . . . . . . . . . . . . . . . . . . 122
   IV. Gefäßversorgung . . . . . . . . . . . . . . . . . . . . . . . 124
   V. Lymphgefäße . . . . . . . . . . . . . . . . . . . . . . . . 132
   VI. Nervöse Versorgung . . . . . . . . . . . . . . . . . . . . . 134
   VII. Mikroskopische Anatomie . . . . . . . . . . . . . . . . . . 136
      1. Mucosa . . . . . . . . . . . . . . . . . . . . . . . . . . 137
      2. Lamina propria . . . . . . . . . . . . . . . . . . . . . . 147
      3. Muscularis mucosae . . . . . . . . . . . . . . . . . . . 147
      4. Submucosa . . . . . . . . . . . . . . . . . . . . . . . . 148
      5. Muscularis propria . . . . . . . . . . . . . . . . . . . . 148
      6. Subserosa und Serosa . . . . . . . . . . . . . . . . . . 150
   VIII. Regeneration der Mucosa . . . . . . . . . . . . . . . . . . 150
B. Physiologie . . . . . . . . . . . . . . . . . . . . . . . . . . . . 155
   I. Motorik . . . . . . . . . . . . . . . . . . . . . . . . . . . 155
   II. Sekretion . . . . . . . . . . . . . . . . . . . . . . . . . . 161
      1. Magenschleim . . . . . . . . . . . . . . . . . . . . . . 162
      2. Enzym- und Hormonsekretion . . . . . . . . . . . . . . 166
      3. Intrinsic-factor (Castle) . . . . . . . . . . . . . . . . . . 171
      4. AB 0-Blutgruppenantigene . . . . . . . . . . . . . . . . 171
      5. Gastrin . . . . . . . . . . . . . . . . . . . . . . . . . . 173
      6. Säure-(HCl-)Sekretion . . . . . . . . . . . . . . . . . . 176
      7. Phasen der Magensaftsekretion . . . . . . . . . . . . . . 181
         a) I. Periode: interdigestive Sekretion . . . . . . . . . . 182
         b) II. Periode: digestive Sekretion . . . . . . . . . . . 183
            α) 1. Nervöse Phase . . . . . . . . . . . . . . . . . 183
            β) 2. Gastrische Phase . . . . . . . . . . . . . . . 184
            γ) 3. Intestinale Phase . . . . . . . . . . . . . . . 184
      8. Inhibition der Magensaftsekretion . . . . . . . . . . . . 185
   III. Histamin . . . . . . . . . . . . . . . . . . . . . . . . . . . 187
   IV. Durchblutung und Magensaftsekretion . . . . . . . . . . . . 190

## C. Fehlbildungen . . . . . . . . . . . . . . . . . 193

I. Aplasie, Atresie, Duplikaturen, Cysten . . . . . . . . . . . . . 193
II. Divertikel . . . . . . . . . . . . . . . . . . . . . . . . . . . 198
III. Magenruptur . . . . . . . . . . . . . . . . . . . . . . . . . 200
IV. Zell-, Schleimhaut- und Parenchymdystopien . . . . . . . . . . 201
  1. Pseudopylorische oder „mucoide" Drüsen im Sinne von Schaffer (1904) . . . . . . . . . . . . . . . . . . . . . . . . . . . 201
  2. Heterotope Darmschleimhaut im Magen . . . . . . . . . . . . 202
  3. Heterotope Plattenepithelinseln . . . . . . . . . . . . . . . 204
  4. Heterotope Belegzellen . . . . . . . . . . . . . . . . . . . 205
  5. Heterotope, submukös verlagerte Magendrüsen (Nauwerck, 1897) . 205
  6. Dystopes Pankreasgewebe im Magen . . . . . . . . . . . . 205
V. Hypertrophische Pylorusstenose . . . . . . . . . . . . . . . . 210
VI. Riesenfalten und gastro-duodenaler Prolaps . . . . . . . . . . 215
VII. Lageanomalien . . . . . . . . . . . . . . . . . . . . . . . 218
  1. Kaskadenmagen . . . . . . . . . . . . . . . . . . . . . . 218
  2. Magenvolvulus . . . . . . . . . . . . . . . . . . . . . . . 219

## D. Degeneration . . . . . . . . . . . . . . . . . . . . . . . . . . 221

I. Fettstoffe . . . . . . . . . . . . . . . . . . . . . . . . . . . 221
II. Paraproteine (Amyloid und Paramyloid) . . . . . . . . . . . . . 222
III. Hyalin . . . . . . . . . . . . . . . . . . . . . . . . . . . . 223
IV. Kalkmetastasen im Sinne von Virchow . . . . . . . . . . . . 224
V. Ceroidpigment . . . . . . . . . . . . . . . . . . . . . . . . 224

## E. Akute Dilatation, Ruptur, Fremdkörper . . . . . . . . . . . . . . 225

I. Akute Dilatation . . . . . . . . . . . . . . . . . . . . . . . 225
II. Ruptur . . . . . . . . . . . . . . . . . . . . . . . . . . . . 226
III. Fremdkörper . . . . . . . . . . . . . . . . . . . . . . . . . 229

## F. Entzündungen . . . . . . . . . . . . . . . . . . . . . . . . . 231

I. Unspezifische Gastritis . . . . . . . . . . . . . . . . . . . . 231
  1. Akute Gastritis . . . . . . . . . . . . . . . . . . . . . . . 232
     a) Magenveränderungen bei Vergiftungen, sog. „Ätzgastritis" . . . . 235
     b) Intoxikationen . . . . . . . . . . . . . . . . . . . . . . 239
  2. Chronische Gastritis . . . . . . . . . . . . . . . . . . . . . 240
     a) Oberflächengastritis . . . . . . . . . . . . . . . . . . . . 241
     b) Atrophische Gastritis . . . . . . . . . . . . . . . . . . . 242
     c) Hypertrophische Gastritis . . . . . . . . . . . . . . . . . 246
     d) Stadien und Graduierung der Gastritis . . . . . . . . . . . 252
  3. Ätiologie der „banalen" Gastritis . . . . . . . . . . . . . . . 259
     a) Exogene Gastritis . . . . . . . . . . . . . . . . . . . . . 260
     b) Endogene Gastritis (hämatogene Gastritis) . . . . . . . . . . 262
     c) Iatrogene Gastritis (nach Röntgenbestrahlung) . . . . . . . . 264
  4. Sonderformen der unspezifischen Gastritis . . . . . . . . . . . 265
     a) Pseudomembranöse und nekrotisierende Gastritis . . . . . . . 265
     b) Eitrige Gastritis, Magenwandphlegmone . . . . . . . . . . . 268
     c) Emphysematöse Gastritis . . . . . . . . . . . . . . . . . 273
     d) Riesenfalten-Gastritis Ménétrier . . . . . . . . . . . . . . 273
     e) Gastritis bei „perniciöser" Anämie . . . . . . . . . . . . . 279
     f) Chronisch-lymphatische Gastritis (Konjetzny) . . . . . . . . 283
II. Granulomatöse Gastritis . . . . . . . . . . . . . . . . . . . 285
  1. Tuberkulose . . . . . . . . . . . . . . . . . . . . . . . . . 285
     a) Primäre Tuberkulose des Magens . . . . . . . . . . . . . . 287
     b) Postprimäre Tuberkulose des Magens . . . . . . . . . . . . 287

α) Inoculation . . . . . . . . . . . . . . . . . . . . . . 287
β) Lymphogene Infektion . . . . . . . . . . . . . . . . . 288
γ) Kontaktinfektion . . . . . . . . . . . . . . . . . . . 288
δ) Hämatogene Infektion . . . . . . . . . . . . . . . . . 288
2. Sarkoidose (Morbus Besnier-Boeck-Schaumann) . . . . . . . 292
3. Syphilis . . . . . . . . . . . . . . . . . . . . . . . . 294
4. Enteritis regionalis Crohn . . . . . . . . . . . . . . . . . 299
Magenveränderungen bei Colitis ulcerosa . . . . . . . . . . . 303
5. Eosinophile Gastritis, eosinophiles Magengranulom . . . . . . 306
III. Seltene bakterielle Allgemeininfektionen mit „Begleitgastritis" . . . . 309
1. Typhus und Paratyphosen . . . . . . . . . . . . . . . . 309
2. Milzbrand (Anthrax) . . . . . . . . . . . . . . . . . . 310
3. Pest . . . . . . . . . . . . . . . . . . . . . . . . . 310
4. Rotz . . . . . . . . . . . . . . . . . . . . . . . . . 310
IV. Mykosen . . . . . . . . . . . . . . . . . . . . . . . . . 311
1. Aktinomykose . . . . . . . . . . . . . . . . . . . . . 311
2. Soor (Candida albicans, Monilia alba) . . . . . . . . . . . 311
3. Schimmelpilze (Hyphomyceten) . . . . . . . . . . . . . . 313
4. Phycomyceten . . . . . . . . . . . . . . . . . . . . . 314
5. Coccidioidiomyces immitis . . . . . . . . . . . . . . . . 314
6. Blastomyceten . . . . . . . . . . . . . . . . . . . . . 314
7. Favus . . . . . . . . . . . . . . . . . . . . . . . . 314
V. Tierische Parasiten . . . . . . . . . . . . . . . . . . . . . 314
1. Entamoeba histolytica . . . . . . . . . . . . . . . . . . 314
2. Schistosoma japonicum et mansoni . . . . . . . . . . . . . 314
VI. Kollagenosen . . . . . . . . . . . . . . . . . . . . . . . 315
1. Sklerodermie . . . . . . . . . . . . . . . . . . . . . 316
2. Sjögren-Syndrom . . . . . . . . . . . . . . . . . . . . 316
G. Zirkulationsstörungen und Hämorrhagien . . . . . . . . . . . . . . . 317
I. Zirkulationsstörungen . . . . . . . . . . . . . . . . . . . . 317
II. Hämorrhagien . . . . . . . . . . . . . . . . . . . . . . . 317
1. Morphologie der vitalen Blutstillung nach Gefäßarrosion . . . . 322
2. Die Magenblutung und ihre Ursachen . . . . . . . . . . . . 324
a) Ulcusblutung: „Banales Ulcus" . . . . . . . . . . . . . 326
b) Anastomosenulcus . . . . . . . . . . . . . . . . . . 328
c) Akutes Ulcus, „Stress"-Ulcus . . . . . . . . . . . . . 328
d) „Exulceratio" simplex Dieulafoy . . . . . . . . . . . . 330
e) Ursachen der Ulcusblutung . . . . . . . . . . . . . . 334
α) „Stress", Schock . . . . . . . . . . . . . . . . 335
β) Ulcerogene Drogen . . . . . . . . . . . . . . . . 340
γ) Hepatogen induzierte Magenblutung . . . . . . . . . 342
δ) Zentrogen induzierte Magenblutung . . . . . . . . . 343
ε) Iatrogen induzierte Magenblutung (gastric cooling/freezing) . . 345
f) Gastritis und Erosionen als Blutungsquelle . . . . . . . . 346
g) Melaena neonatorum . . . . . . . . . . . . . . . . 351
h) Magenblutung bei Gefäßerkrankungen . . . . . . . . . . 353
i) Bluterkrankungen als Ursache von Magenblutungen . . . . . 358
α) Erythrocytäres System . . . . . . . . . . . . . . 359
β) Thrombocytäres System . . . . . . . . . . . . . . 359
γ) Koagulopathien . . . . . . . . . . . . . . . . . 361
j) Magenblutung bei Fehlbildungen . . . . . . . . . . . . 362
α) Divertikel . . . . . . . . . . . . . . . . . . . 362
β) Dystopes Pankreasgewebe . . . . . . . . . . . . . 362
k) Mechanisch induzierte Magenblutung . . . . . . . . . . 363
l) Infektionskrankheiten als Ursache von Magenblutungen . . . . 364
m) Magenblutungen bei Amyloidose . . . . . . . . . . . . 364
n) Magentumoren als Blutungsursache . . . . . . . . . . . 365

H. Das Magen- und Duodenalulcus . . . . . . . . . . . . . . . . . 366
  I. Häufigkeit, Alters-, Geschlechts- und geographische Verteilung der
     Ulcuskrankheit . . . . . . . . . . . . . . . . . . . . . . . . 367
     1. Häufigkeit, Lokalisation und geographische Verteilung des Magen-
        und Duodenalulcus . . . . . . . . . . . . . . . . . . . . . 367
     2. Das Magen- und Duodenalgeschwür im Säuglings- und Kindesalter . 375
     3. Das Ulcus im Senium . . . . . . . . . . . . . . . . . . . . 378
  II. Ätio-Pathogenese des Magen- und Duodenalulcus . . . . . . . . . 380
     1. Erbfaktoren und Ulcus . . . . . . . . . . . . . . . . . . . 380
        a) Ulcussippen . . . . . . . . . . . . . . . . . . . . . . . 380
        b) Zwillingsforschung . . . . . . . . . . . . . . . . . . . . 381
        c) Blutgruppen und Blutgruppenantigene . . . . . . . . . . . . 381
     2. Umweltfaktoren und Ulcus . . . . . . . . . . . . . . . . . . 383
     3. Konstitution und Ulcus . . . . . . . . . . . . . . . . . . . 385
     4. Ernährung und Ulcus . . . . . . . . . . . . . . . . . . . . 385
     5. Stress und Ulcus . . . . . . . . . . . . . . . . . . . . . . 386
        a) Das Hypothalamico-Hypophysen-Nebennieren-System . . . . 387
        b) Trauma und Ulcus . . . . . . . . . . . . . . . . . . . . 389
        c) Das postoperative Stress-Ulcus . . . . . . . . . . . . . . 389
        d) Das Ulcus nach Verbrennungen (Curling-Ulcus) . . . . . . . 389
     6. Inkretorik und Ulcus . . . . . . . . . . . . . . . . . . . . 391
        a) Hypothalamus/Hypophyse . . . . . . . . . . . . . . . . . 391
        b) Nebennieren . . . . . . . . . . . . . . . . . . . . . . . 392
        c) Keimdrüsen und Ulcus . . . . . . . . . . . . . . . . . . 397
        d) Epithelkörperchen und Ulcus . . . . . . . . . . . . . . . . 398
        e) Schilddrüse und Ulcus . . . . . . . . . . . . . . . . . . 399
        f) Inselapparat und Ulcus . . . . . . . . . . . . . . . . . . 400
           α) Zollinger-Ellison-Syndrom . . . . . . . . . . . . . . . . 400
           β) Endokrine Polyadenomatose und Ulcus . . . . . . . . . . 407
     7. Allergie und Ulcus . . . . . . . . . . . . . . . . . . . . . 410
     8. Drogen und Ulcus . . . . . . . . . . . . . . . . . . . . . . 410
        a) Salicylate . . . . . . . . . . . . . . . . . . . . . . . . 410
        b) Phenylbutazon . . . . . . . . . . . . . . . . . . . . . . 411
        c) Reserpin . . . . . . . . . . . . . . . . . . . . . . . . . 411
        d) Nicotin . . . . . . . . . . . . . . . . . . . . . . . . . 412
        e) Coffein . . . . . . . . . . . . . . . . . . . . . . . . . 413
     9. Entzündungstheorie der Ulcusgenese . . . . . . . . . . . . . 413
    10. Peptische Theorie der Ulcusgenese . . . . . . . . . . . . . . 415
    11. Gefäßtheorie der Ulcusgenese . . . . . . . . . . . . . . . . 416
    12. Nervensystem und Ulcus . . . . . . . . . . . . . . . . . . . 420
    13. Ulcus als Ursache einer Störung der Harmonie von Motilität und
        Sekretion . . . . . . . . . . . . . . . . . . . . . . . . . 422
    14. Das Ulcus als Folge eines Fehlgleichgewichtes zwischen defensiven
        und aggressiven Faktoren . . . . . . . . . . . . . . . . . . 424
        a) Defensive Faktoren . . . . . . . . . . . . . . . . . . . . 425
        b) Aggressive Faktoren . . . . . . . . . . . . . . . . . . . 426
    15. Wechselwirkungen und Unterschiede zwischen Magen- und Duodenal-
        ulcus . . . . . . . . . . . . . . . . . . . . . . . . . . . 427
  III. Syntropie und Dystropie der Ulcuskrankheit mit Erkrankungen anderer
       Organe . . . . . . . . . . . . . . . . . . . . . . . . . . . 431
        a) Leberschaden und Ulcus . . . . . . . . . . . . . . . . . . 432
        b) Kardio-vasculäre Erkrankungen und Ulcus . . . . . . . . . 435
        c) Pulmonale Erkrankungen und Ulcus . . . . . . . . . . . . 435
        d) Endokrine Erkrankungen und Ulcus; Übersicht . . . . . . . 437

IV. Das spontane Ulcus bei Haus- und Wildtieren . . . . . . . . . . . 439
V. Das experimentelle Ulcus . . . . . . . . . . . . . . . . . . . . 444
  1. Das experimentelle Drogenulcus . . . . . . . . . . . . . . . 444
    a) Histamin . . . . . . . . . . . . . . . . . . . . . . . 444
    b) Atophan . . . . . . . . . . . . . . . . . . . . . . . 446
    c) Pilocarpin . . . . . . . . . . . . . . . . . . . . . . 447
    d) Coffein . . . . . . . . . . . . . . . . . . . . . . . 447
    e) Cholinerge Drogen . . . . . . . . . . . . . . . . . . . 447
    f) Adrenalin . . . . . . . . . . . . . . . . . . . . . . 448
    g) $\beta$-Tetra-Hydro-Naphthylamin . . . . . . . . . . . . . 448
    h) Phenylbutazon . . . . . . . . . . . . . . . . . . . . 448
    i) Salicylate . . . . . . . . . . . . . . . . . . . . . . 448
  2. Chirurgische Methoden der experimentellen Ulcuserzeugung . . . 449
    a) Ableitung des Lebersekretes . . . . . . . . . . . . . . . 450
    b) Ableitung des Pankreassekretes . . . . . . . . . . . . . 450
    c) Kombinierte Ausschaltungsmethoden . . . . . . . . . . . 451
      $\alpha$) Ausschaltung des Leber- und Pankreassekretes . . . . . . . 451
      $\beta$) Ausschaltung des gesamten Duodenalsaftes durch Pylorusligatur . . . . . . . . . . . . . . . . . . . . . . . . 452
    d) Ulcus durch Devascularisation . . . . . . . . . . . . . . 453
    e) Ulcus durch Störung der nervösen Versorgung . . . . . . . . 453
  3. Ulcus durch Immobilisation, „restraint-ulcer" . . . . . . . . . . 455
  4. Störungen des Hormonhaushaltes und Ulcus . . . . . . . . . . 456
    a) Hypophyse . . . . . . . . . . . . . . . . . . . . . . 456
    b) Nebenniere . . . . . . . . . . . . . . . . . . . . . . 457
    c) Ovar . . . . . . . . . . . . . . . . . . . . . . . . 458
    d) Schilddrüse/Nebenschilddrüse . . . . . . . . . . . . . . 458
    e) 5-Hydroxy-Tryptamin . . . . . . . . . . . . . . . . . . 459
  5. Immunsera, Organextrakte und Ulcus . . . . . . . . . . . . . 459
  6. Avitaminosen sowie Mangel- und Fehlernährung, Ulcus . . . . . 460
  7. Bakterielle Infektion und Ulcus . . . . . . . . . . . . . . . . 461
  8. Röntgen- und Gamma-Strahlen, Ulcus . . . . . . . . . . . . . 461
  9. Ultraschall und Ulcus . . . . . . . . . . . . . . . . . . . 461
VI. Morphologie und Topographie des Magen- und Duodenalulcus . . . . 462
  1. Die Erosion . . . . . . . . . . . . . . . . . . . . . . . 462
  2. Das akute und chronische Magen- und Duodenalulcus . . . . . . 467
  3. Heilung und Narbenbildung des Magen- und Duodenalulcus . . . 484
  4. Lokalisation und Größe des Magen- und Duodenalulcus . . . . . 488
  5. Ursachen der Chronizität von Magen- und Duodenalulcus . . . . 498
  6. Komplikationen des Magen- und Duodenalulcus . . . . . . . . 499
    a) Stenosen . . . . . . . . . . . . . . . . . . . . . . . 499
    b) Penetration . . . . . . . . . . . . . . . . . . . . . 500
    c) Perforation . . . . . . . . . . . . . . . . . . . . . . 500

J. Pylorusstenose des Erwachsenen, Invaginationen im Bereiche des Magens sowie des angrenzenden Oesophagus und Duodenum, erworbene Magendivertikel . . . . . . . . . . . . . . . . . . . . . . . . . . . 502
  I. Die Pylorusstenose des Erwachsenen . . . . . . . . . . . . . . 503
  II. Invaginationen im Bereiche des Magens sowie des angrenzenden Oesophagus und Duodenum . . . . . . . . . . . . . . . . . . . 511
    1. Gastro-oesophageale und oesophago-gastrale Invagination . . . . 511
    2. Gastro-gastrische Invagination . . . . . . . . . . . . . . . 513
    3. Gastro-duodenale Invagination, „Magenschleimhautprolaps" . . . 513
  III. Magendivertikel (erworbene) . . . . . . . . . . . . . . . . . 521

K. Benigne Magentumoren . . . . . . . . . . . . . . . . . . . . . . 522
    I. Häufigkeit, Verteilung, Symptomatologie und prospektive Malignität . . 522
    II. Benigne epithelial-entodermale Magentumoren . . . . . . . . . . . . 527
        1. Entzündlich-hyperplastische Polypen, „Pseudopolypen" . . . . . . 527
            Malakoplakie . . . . . . . . . . . . . . . . . . . . . . . . . 531
        2. Adenomatös-blastomatöse Polypen . . . . . . . . . . . . . . . 534
        3. Polypen und Magencarcinom . . . . . . . . . . . . . . . . . . 547
    III. Carcinoide (Argentaffinome) . . . . . . . . . . . . . . . . . . . . 552
    IV. Dermoide und Teratome des Magens . . . . . . . . . . . . . . . . 556
    V. Benigne mesenchymale Magentumoren . . . . . . . . . . . . . . . 557
        1. Leiomyome . . . . . . . . . . . . . . . . . . . . . . . . . . 557
            a) Leiomyoblastom . . . . . . . . . . . . . . . . . . . . . 562
            b) Myoblastenmyom (Abrikossoff), Klarzelltumor . . . . . . . . 563
            c) Rhabdomyom . . . . . . . . . . . . . . . . . . . . . . . 564
        2. Fibrome . . . . . . . . . . . . . . . . . . . . . . . . . . . 566
        3. Histiocytome . . . . . . . . . . . . . . . . . . . . . . . . . 570
        4. Osteochondrome . . . . . . . . . . . . . . . . . . . . . . . 570
        5. Lipome . . . . . . . . . . . . . . . . . . . . . . . . . . . . 570
        6. Gefäßtumoren . . . . . . . . . . . . . . . . . . . . . . . . 573
            a) Lymphangiome . . . . . . . . . . . . . . . . . . . . . . 573
            b) Hämangiome . . . . . . . . . . . . . . . . . . . . . . . 573
            c) Glomustumoren . . . . . . . . . . . . . . . . . . . . . . 575
            d) Pericytom . . . . . . . . . . . . . . . . . . . . . . . . 577
    VI. Benigne neurogene Magentumoren . . . . . . . . . . . . . . . . . 579

L. Bösartige Magentumoren . . . . . . . . . . . . . . . . . . . . . . . 594
    I. Carcinome . . . . . . . . . . . . . . . . . . . . . . . . . . . . 594
        1. Häufigkeit, Alters-, Geschlechts- und geographische Verteilung des Magencarcinomes . . . . . . . . . . . . . . . . . . . . . . . 595
        2. Ätio-Pathogenese des Magencarcinomes . . . . . . . . . . . . . 607
            a) Erbfaktoren und Magencarcinom . . . . . . . . . . . . . . 608
            b) Umweltfaktoren und Ernährung . . . . . . . . . . . . . . 613
            c) Präcancerosen . . . . . . . . . . . . . . . . . . . . . . . 631
                α) Gastritis und Magencarcinom . . . . . . . . . . . . . . 633
                β) Polypen (s. S. 547) und Magencarcinom . . . . . . . . . 643
                γ) Ulcus ventriculi und Magencarcinom . . . . . . . . . . . 643
                δ) Das Primärcarcinom des operierten Magens . . . . . . . . 650
                ε) Magencarcinome auf dem Boden von Heterotypien . . . . . 653
        3. Spontane Magentumoren im Tierreich . . . . . . . . . . . . . . 654
        4. Das experimentelle Magencarcinom . . . . . . . . . . . . . . . 655
        5. Morphologie und Topographie des Magencarcinomes . . . . . . . 658
            a) Die formale Genese . . . . . . . . . . . . . . . . . . . . 658
            b) Lokalisation . . . . . . . . . . . . . . . . . . . . . . . 660
                α) Multiplizität . . . . . . . . . . . . . . . . . . . . . . 662
                β) Koinzidenztumoren . . . . . . . . . . . . . . . . . . . 663
                γ) Metastasen in der Magenwand . . . . . . . . . . . . . . 665
            c) Das makroskopische Bild . . . . . . . . . . . . . . . . . 666
                α) Oberflächencarcinom . . . . . . . . . . . . . . . . . . 671
                β) Polypöses Carcinom . . . . . . . . . . . . . . . . . . 671
                γ) Schüsselförmig exulceriertes Carcinom . . . . . . . . . . . 673
                δ) Diffus infiltrierendes Carcinom . . . . . . . . . . . . . . 674
            d) Das mikroskopische Bild . . . . . . . . . . . . . . . . . . 678

α) Carcinoma cylindrocellulare . . . . . . . . . . . . . . . . . . 681
β) Carcinoma globocellulare . . . . . . . . . . . . . . . . . . . 683
γ) Carcinoma gelatinosum sive colloides . . . . . . . . . . . 684
Anhang: Magencarcinom und Magentuberkulose . . . . . . . . . . 698
e) Ausbreitung des Magencarcinomes . . . . . . . . . . . . . . . 698
α) Intramurale Propagation . . . . . . . . . . . . . . . . . 699
β) Lymphogene Propagation . . . . . . . . . . . . . . . . . 706
γ) Hämatogene Propagation . . . . . . . . . . . . . . . . . 708
δ) Peritoneale Propagation . . . . . . . . . . . . . . . . . 709
6. Kliniko-Pathologie des Magencarcinomes . . . . . . . . . . . . . . . 710
II. Sonderformen von Magenmalignomen . . . . . . . . . . . . . . . . . . . . . 716
Primäres Chorionepitheliom des Magens . . . . . . . . . . . . . . 716
III. Magensarkome . . . . . . . . . . . . . . . . . . . . . . . . . . . . . . . . 717
1. Häufigkeit, Alters- und Geschlechtsverteilung sowie klinische Symptomatik . . . . . . . . . . . . . . . . . . . . . . . . . . . . 717
2. Morphologie und Topographie . . . . . . . . . . . . . . . . . . . . 718
a) Makroskopisches Bild . . . . . . . . . . . . . . . . . . . . . 718
b) Mikroskopisches Bild . . . . . . . . . . . . . . . . . . . . . 719
α) Undifferenzierte Sarkome niedrigster Gewebsreife . . . . . . . 721
β) Differenzierte Sarkome höherer Gewebsreife . . . . . . . . 722
γ) Leukämische Infiltrate der Magenwand . . . . . . . . . . 740
δ) Ulcussarkom des Magens . . . . . . . . . . . . . . . . . 741
ε) Kollisionstumoren (Carcinosarkome) . . . . . . . . . . . . 742
ζ) Sekundäre Sarkome des Magens . . . . . . . . . . . . . 744
η) Mycosis fungoides . . . . . . . . . . . . . . . . . . . . 745

M. Exfoliativcytologie des Magens . . . . . . . . . . . . . . . . . . . . . . . 745
I. Das cytologische Bild beim Magengesunden und extragastrische „Zellverunreinigungen" . . . . . . . . . . . . . . . . . . . . . . . . . . . . 746
II. Kriterien der Malignität . . . . . . . . . . . . . . . . . . . . . . . . 748
III. Anwendungsbereich der Gastrocytologie . . . . . . . . . . . . . . . 757
1. Gastritis . . . . . . . . . . . . . . . . . . . . . . . . . . . . . 757
2. Ulcus ventriculi . . . . . . . . . . . . . . . . . . . . . . . . 761
3. Malignome . . . . . . . . . . . . . . . . . . . . . . . . . . . 761
IV. Die Trefferquote der Gastrocytologie im Vergleich zur Röntgenuntersuchung, Gastroskopie und Gastrobiopsie . . . . . . . . . . . . . . 767

N. Der operierte Magen . . . . . . . . . . . . . . . . . . . . . . . . . . . . . 775
I. Situs nach verschiedenen Methoden der Magenoperation wegen Ulcus oder Carcinom . . . . . . . . . . . . . . . . . . . . . . . . . . . . . 777
II. Postoperative Frühkomplikationen nach Magenoperation . . . . . . . 792
1. Hämorrhagien . . . . . . . . . . . . . . . . . . . . . . . . . . 792
2. Nahtinsuffizienz . . . . . . . . . . . . . . . . . . . . . . . . . 793
3. Passagestörungen . . . . . . . . . . . . . . . . . . . . . . . . 794
III. Postoperative Spätkomplikationen nach Magenoperation . . . . . . . 799
1. Postprandiale Komplikationen . . . . . . . . . . . . . . . . . 799
a) Das postalimentäre Frühsyndrom . . . . . . . . . . . . . 799
b) Das postalimentäre Spätsyndrom . . . . . . . . . . . . . 805
c) Das Lactasemangel-Syndrom . . . . . . . . . . . . . . . 805
2. Mangelernährung nach Magenoperation . . . . . . . . . . . . 806
3. Anämien nach Magenresektion . . . . . . . . . . . . . . . . . 812
a) Eisenmangelanämien . . . . . . . . . . . . . . . . . . . 812
b) Vitamin $B_{12}$-Mangel-Anämien . . . . . . . . . . . . . . . 813
c) Folsäuremangel und Anämien . . . . . . . . . . . . . . 815
d) Vitamin $B_6$-Mangel und Anämien . . . . . . . . . . . . 816
e) Eiweißmangelanämien . . . . . . . . . . . . . . . . . . 816

4. Schleimhautentzündungen . . . . . . . . . . . . . . . . 816
   a) Gastritis . . . . . . . . . . . . . . . . . . . . . . 816
   b) Jejunitis . . . . . . . . . . . . . . . . . . . . . . 820
5. Ulcus nach Magenoperation . . . . . . . . . . . . . . . 822
6. Das Carcinom im operierten Magen (s. S. 650) . . . . . . . . . 830
7. Miterkrankung von Nachbarorganen . . . . . . . . . . . . 830
   a) Leber und Gallenwege . . . . . . . . . . . . . . . . 831
   b) Pankreas . . . . . . . . . . . . . . . . . . . . . . 842
      α) Funktionell . . . . . . . . . . . . . . . . . . . 843
      β) Patho-anatomisch („postoperative Pankreatitis") . . . . . . . 843
      γ) Biliär — duktulär . . . . . . . . . . . . . . . . . 852

O. Literatur . . . . . . . . . . . . . . . . . . . . . . . . 867


**Sachverzeichnis** . . . . . . . . . . . . . . . . . . . . . . . 1045

H. Chiari † · M. Wanke

# Oesophagus

## A. Entwicklung, normale Anatomie, Histologie und Physiologie

Bereits bei menschlichen Keimlingen von 5 mm Länge (CLARA, 1967) läßt das primitive Darmrohr drei Abschnitte erkennen: Kopf-, Rumpf- und Schwanzdarm. Der Rumpfdarm umfaßt seinerseits wiederum drei Anteile, von denen der erste als Vorderdarm dorsal Speiseröhre und Magen sowie ventral Kehlkopf- und Trachea-Lungenanlage unterscheiden läßt. Um diesen Zeitpunkt, der weitgehend der 3.—4. Woche entspricht, wird die Lungenrinne vom Vorderdarm getrennt. Anfangs ist die Speiseröhre ein kurzes und weites Rohr und reicht bei 4 mm langen Keimlingen vom 2. bis zum 3. Brustsegment, um sich bereits bei 12 mm messenden Keimlingen (ca. 6. Woche) bis zum 8. Brustsegment zu erstrecken. Die Speiseröhre ist beim Neugeborenen annähernd 10 cm lang und ihr caudales Ende steht in Höhe des 10. Brustwirbels. Im Fortgang des Lebens bleibt ihr Längenwachstum gegenüber jenem des Körpers zurück, so daß sie später, verglichen mit der Gesamtkörperlänge, verkürzt erscheint.

Durchschnittsmaße der Speiseröhre in cm (nach HOLINGER, 1964):

| Alter | Cricoid bis Kardia |
|---|---|
| Geburt | 11 cm |
| 1 Jahr | 12 cm |
| 10 Jahre | 15 cm |
| 15 Jahre | 19 cm |
| Erwachsener | 24 cm |

Im Laufe seiner Entwicklung wandelt sich wiederholt das Epithel des Oesophagus. Zunächst einschichtig, wird es am Ende der 4. Woche zweischichtig, um während des 2. Monats so stark zu proliferieren, daß ein passagerer Verschluß der Lichtung häufig die Folge sein kann. Nach Zerfall der überschießend proliferierten Epithelien bildet sich dann das regelrechte Lumen wieder aus. Unterbleibt diese Rekanalisierung, kommt es zu Stenosen oder einer Atresia oesophagi.

Einen Flimmerbesatz erhalten die Epithelien im 3. Monat. Aber schon während der 13. Woche werden die Flimmerzellen durch nachschiebende Epithelien verdrängt. Im 6. Monat ist das Epithel mehrschichtig. Indessen findet man noch bei Neugeborenen in der Regel Inseln von Flimmerzellen.

Gegen Ende des 3. Monats treten die ersten Oesophagusdrüsen auf. Im 2. Monat bildet sich die Ring- und etwas später die Längsmuskelschicht, wogegen die Muscularis mucosae erst Ende des 4. Monats abgrenzbar wird. Die Matrix für quergestreifte und glatte Muskulatur zeigt morphologisch keine Unterschiede und es ist bislang nicht geklärt, auf welche Weise cranial quergestreifte und caudal glatte Muskulatur entsteht.

Der schlauchförmige Oesophagus beginnt beim Erwachsenen am unteren Ende des Cricoid (VI. Halswirbel), während der Oesophagusmund beim Neugeborenen in Höhe des 3.—4. Halswirbels zu suchen ist. Der in vivo in tonischem Kontraktionszustand befindliche Musculus fundiformis (Teil des Musculus cricopharyngeus) vollzieht die Scheidung vom Pharynx („Oesophagusmund", KILLIAN, 1908). Anatomisch lassen sich drei Teilstücke des Oesophagus unterscheiden: die Pars cervicalis, thoracalis und abdominalis (Abb. 1).

Die *Pars cervicalis* liegt unmittelbar vor der Wirbelsäule und im distalen Abschnitt etwas links von der Trachea.

Die *Pars thoracalis* — im hinteren Mediastinum gelegen — trifft in der Höhe des IV. Brustwirbels auf den Arcus aortae (röntgenologisch sichtbare Delle). Nach Kreuzung der hinteren Wurzel des linken Hauptbronchus kommt sie in der Höhe des V. Brustwirbels in engen Kontakt mit den interbronchialen Lymphknoten und berührt im weiteren die Hinterwand des linken Vorhofes. Vom VII. Brustwirbel ab weicht sie immer mehr gegen die Mittellinie ab, liegt in der Höhe des VIII. Brustwirbels bereits vor der Aorta und entfernt sich so, einen flachen Bogen bildend, immer mehr von der Wirbelsäule („Spiraldrehung" nach PRATJE, 1926). In der Höhe des X. Brustwirbels erreicht sie das Zwerchfell und durchsetzt es am Hiatus oesophagicus bei Wahrung ihrer Eigenverschieblichkeit (über Topographie des Hiatus s. PERNKOPF, 1937; ZSCHOKKE, 1920; SCHATZKI, 1932). Entsprechend dem zwischen IV. und VIII. Brustwirbel gelegenen Recessus retropharyngeus gewinnt die Pars thoracalis direkte Berührung mit der Pleura mediastinalis dextra, zwischen II. und IV. Brustwirbel mit der Pleura mediastinalis sinistra (FELIX, 1925).

Im Hiatusbereich ist die Fascia propria des Oesophagus besonders faserdicht und reicht als Membrana phrenico-oesophagealis (LERCHE, 1950) bis zum Beginn der „epiphrenischen Ampulle".

Die *Pars abdominalis* — am weitesten vorn und links gelegen — kann eine Länge von 3 cm erreichen (BENNINGHOFF, 1952). Sie ist bis auf eine schmale hintere Zone von Peritoneum überzogen, liegt an der Incisura oesophagea dem hinteren linken Leberlappen an und geht in der Höhe des X. (SIEGELBAUER, 1927) oder des XI. und XII. Brustwirbels (BENNINGHOFF, 1952) in den Magen über. Der scharfe Übergang von mehrschichtigem Plattenepithel in das Cylinderepithel des Magens wird als Ora serrata bezeichnet.

Von klinischer Seite wird die Speiseröhre in Drittel eingeteilt: Das *1. Drittel* reicht vom Oesophagusmund bis zur Mitte des IV. Brustwirbels (etwa 2 cm mundhöhlenwärts der Bifurkation), das *2. Drittel* umfaßt die Wegstrecke zwischen der Mitte des IV. bis zum VII. Brustwirbel, das *3. Drittel* erstreckt sich vom VII. Brustwirbel bis zur Kardia ventriculi.

Die Länge des gesamten Oesophagus beträgt 20—25 cm, die Distanz zwischen vorderer Zahnreihe und Mageneingang im Durchschnitt 40 cm (LÜDIN, 1953; WINKELBAUER, 1955).

Es bestehen *drei physiologische Engen* (Abb. 2): die *obere* wird vom Oesophagusmund gebildet. Sie ist nur für Instrumente bis 14 mm im Durchmesser passierbar. Die *mittlere* Enge in Höhe des IV. Brustwirbels liegt an der Stelle, wo sich von links dorsal her die Aorta descendens, von ventral her der linke Hauptbronchus der Speiseröhre annähert. Hier ändert auch die Muskulatur der Oesophaguswand ihren Charakter (PERNKOPF, 1937). Die *untere* Enge oder Hiatusenge ist unmittelbar am Zwerchfelldurchtritt gelegen.

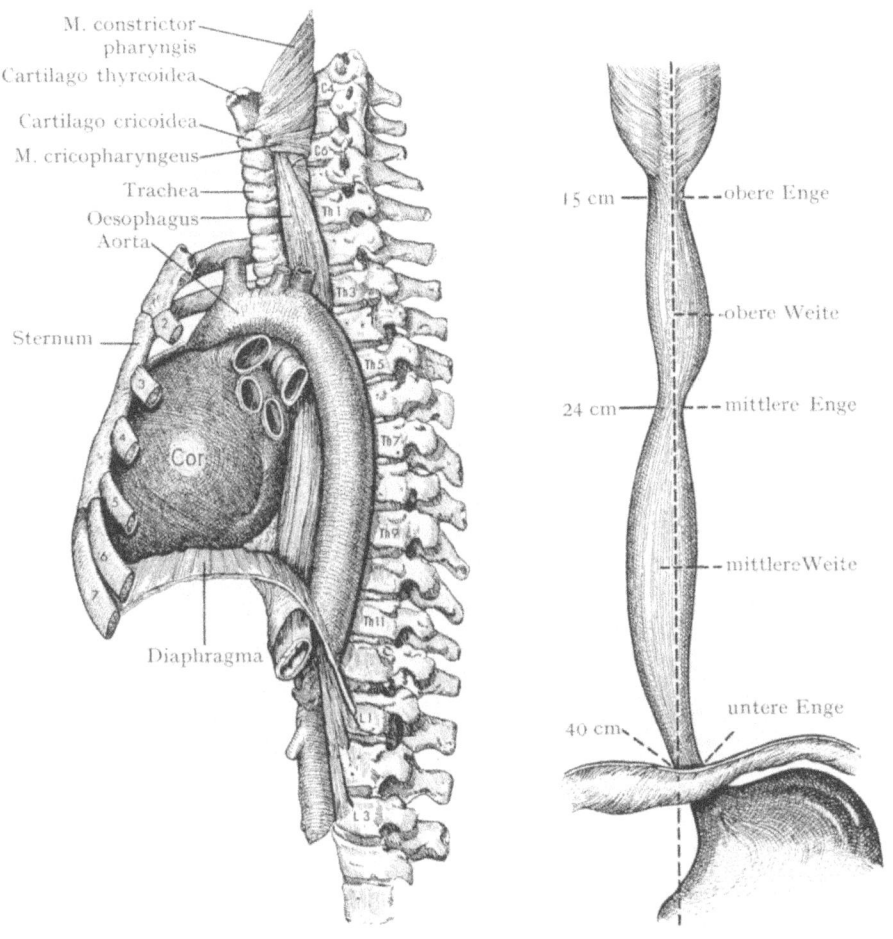

Abb. 1. Topische Beziehungen zwischen Oesophagus und Nachbarorganen

Abb. 2. Die drei physiologischen Engen des Oesophagus mit Distanzangabe von der vorderen Zahnreihe

Im Zustand der Ruhe ist der Oesophagusmund geschlossen, knapp distal davon die Lichtung sternförmig, im thorakalen Abschnitt klaffend (v. MIKULICZ, 1903). Vom Hiatus oesophagicus an liegen die Oesophaguswände aneinander („Sternfigur" bei Oesophagoskopie). Das Lumen ist hier auf einen von links hinten nach rechts vorn verlaufenden Spalt verengt. Die Weite des Oesophagus nimmt cranio-caudalwärts zu. „Anatomische" und „funktionell-physiologische" Kardia entsprechen einander nicht. Es ist heute strittig, ob ein Sphincter im anatomischen Sinne existiert. Nach Untersuchungen von STELZNER und LIERSE (1967) liegt im Oesophagus keine getrennte innere Ring- und äußere Längsmuskulatur, sondern ein apolares Schraubensystem vor. Die Fasern verlaufen im terminalen Abschnitt der Speiseröhre eine kurze Strecke nahezu horizontal und damit zirkulär, wodurch infolge Längsspannung der Speiseröhre ein Verschluß im Sinne eines Dehnungsverschlusses resultiert. Dieser Verschlußmechanismus soll noch durch subepitheliale Venen unterstützt werden, so daß von einem angio-muskulären Verschlußsystem gesprochen wird. FRIEDLAND u. Mitarb. (1966) bezeichnen die „Ringmuskelschicht" der Muscularis propria als ein Netzwerk, das Muskelbündel an die „Längs-

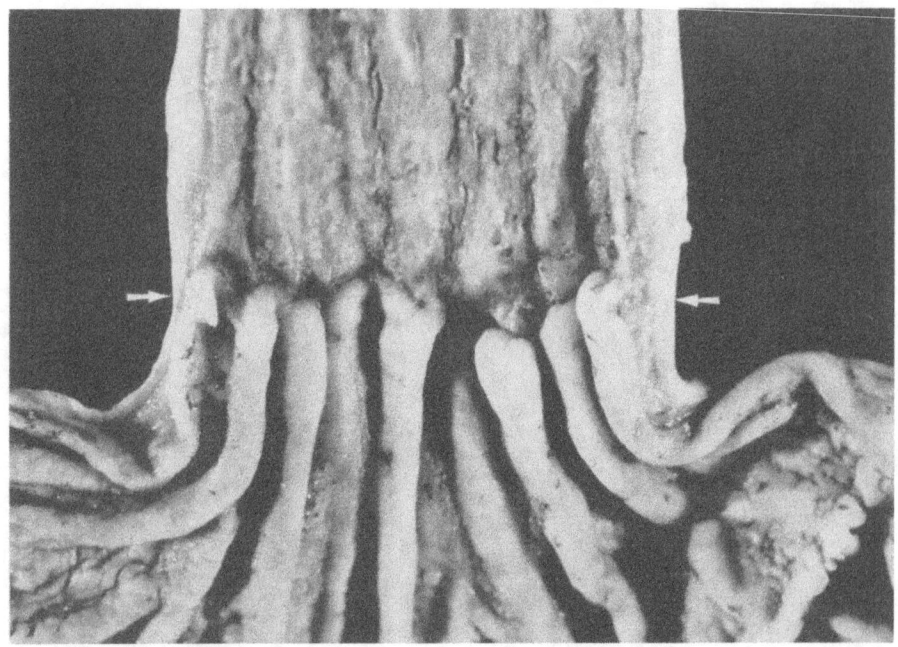

Abb. 3. Ora serrata, „Kardia" (→ ←)

muskelschicht" abgeben soll; es werden 2 „Sphincter" unterschieden: ein kurzer 1—2 cm oberhalb des Hiatus und ein zweiter längerer, der sich von der Oesophagus-Magengrenze mehrere Zentimeter nach aufwärts erstreckt. REDING (1966) spricht vom gastro-oesophagealen Übergangsstück; es mißt 3—6 cm. Der Kardiaverschluß wird durch zwei Schlingen Zwerchfellmuskulatur des rechten Zwerchfellschenkels im Hiatus oesophageus assistiert.

Bedeutungsvoller als das morphologische Korrelat der Kardia (Abb. 3) ist das funktionelle. So umfaßt der „terminale Oesophagus" (LERCHE, 1950; IMDAHL, 1963, 1965) — als funktionelle Kardia — die caudalen 4 cm der Speiseröhre. Die epiphrenische Ampulle liegt unmittelbar oberhalb des Hiatus. Hier wird während der Exspirationsphase außerhalb des Schluckaktes eine Hochdruckzone gemessen. Dieses Segment erschlafft reflektorisch im Schluckakt zu einer ampullären Figur, wovon sich die Bezeichnung „epiphrenische Ampulle" ableitet. Das Antrum cardiacum als zweites Funktionssegment des terminalen Oesophagus reicht vom Introitus hiatus bis zur Incisura cardiaca und entspricht damit der Pars abdominalis oesophagi (ANDERS u. BAHRMANN, 1932; CUNNINGHAM, 1937; HERZBERG, 1934; LUSCHKA, 1963); bei Inspiration liegt die Hochdruckzone im Bereiche des Antrum cardiacum. Damit unterliegt die „high-pressure"-Zone atmungsabhängig einem räumlichen Wechsel (IMDAHL, 1963) (Abb. 4). Die epiphrenische

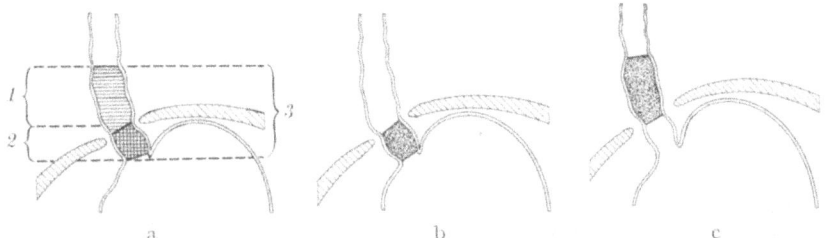

Abb. 4a—c. Terminaler Oesophagus. a *1* Epiphrenische Ampulle, *2* Antrum cardiacum/pars abdominalis, *3* terminaler Oesophagus/Vestibulum gastro-oesophageale; b Hochdruckzone während des Inspirium; c Hochdruckzone während des Exspirium. (Umgezeichnet nach IMDAHL, 1963)

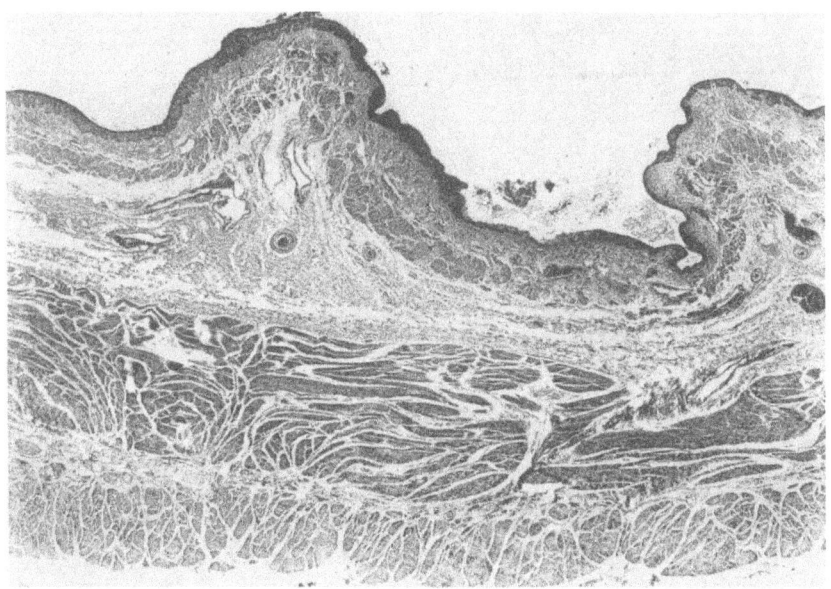

Abb. 5. Normalanatomischer Aufbau des Oesophagus

Ampulle ist bei Säuglingen nur andeutungsweise erkennbar (CATEL u. GARSCHE, 1956); entsprechend läßt auch die motorische Funktion der Säuglingsspeiseröhre deutliche Unterschiede gegenüber jener Erwachsener erkennen. Auch die spitzwinklige Einmündung der Speiseröhre in den Magen — Hiss'scher Winkel — fehlt noch in diesem Alter.

*Histologisch* zeigt die Speiseröhre bei orientierender Betrachtung den für den gesamten Verdauungskanal typischen Wandaufbau (Abb. 5):

**1. Tunica mucosa:** Entsprechend der Gleitfunktion des Oesophagus besteht sie aus einem hohen, geschichteten Plattenepithel, wobei bis zu 24 Schichten gezählt werden können (STIEVE, 1931), die der bindegewebig-elastischen Tunica propria aufsitzen. Die Zellregeneration erfolgt ausschließlich über die Basalschicht; die Basalzellen teilen sich und synthetisieren DNS. In den folgenden 12 Stunden wandern die aus den Mitosen hervorgegangenen Zellen in die Stachelzellschicht aus (autoradiographische Untersuchungen von MARQUES-PEREIRA und LEBLOND, 1965). Als Anstoß zur Differenzierung wird der Kontaktverlust mit der Basalmembran und der erschwerte Abtransport von Metaboliten angesehen.

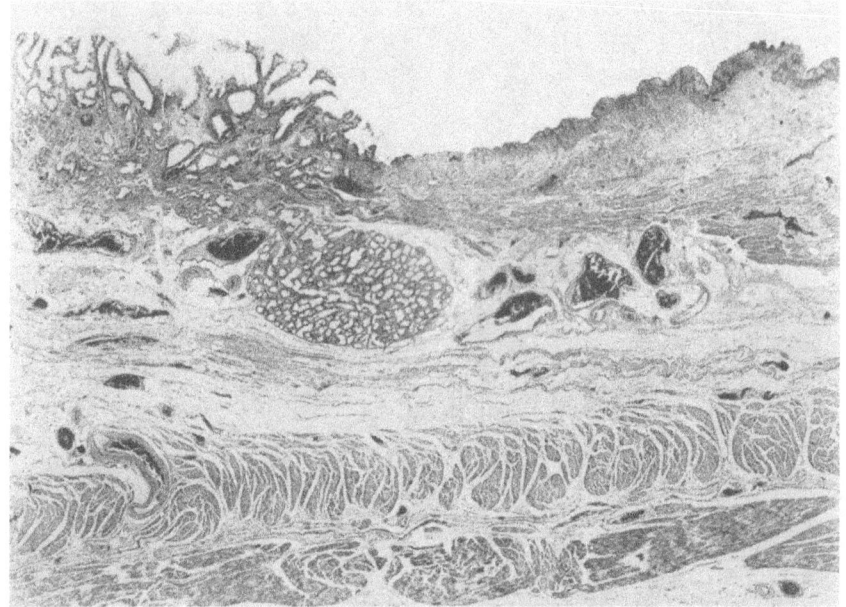

Abb. 6. Normalanatomisches Bild der Kardia

Intraepithelial enden beim Erwachsenen feine Reticulumfasern mit plumpen Anschwellungen und stellen so eine besonders feste Verhaftung zwischen Epithel und dem daruntergelegenen retikulären Faserwerk (SAKATA u. TAKAMURA, 1955). her. Folgende Drüsen sind in der Wand der Speiseröhre zu finden:

a) *Glandulae oesophagicae*: Diese Schleimdrüsen sind in der Submucosa des oberen und zum Teil auch des unteren Oesophagusdrittels gelegen, schwanken individuell an Zahl und zeigen häufig Degenerationszeichen (v. MÖLLENDORFF, 1940).

b) *Obere kardiale Oesophagusdrüsen*: In den seitlichen Buchten des Oesophagus von der Höhe des Ringknorpels bis zum 5. Trachealring (BALÓ u. KORPÀSSY, 1936; SCHAFFER, 1904) gelegen, oft zu zweit in symmetrischer Anordnung.

c) *Untere kardiale Oesophagusdrüsen*: Regelmäßig nachweisbar in einer 1—4 mm breiten Zone des distalen Oesophagusabschnittes. Die kardialen Oesophagusdrüsen gleichen, abgesehen von ihrer stärkeren Verzweigung, den Pylorusdrüsen des Magens (v. MÖLLENDORFF, 1940) und sind in der Mucosa gelegen (vgl. auch CARLES, 1948). In ihnen kommen Belegzellen der Magenschleimhaut (MAYERSBACH, 1954), gelegentlich auch Bestandteile der Darmschleimhaut vor. In der

Umgebung der Mündung ihrer Ausführungsgänge kann das Plattenepithel des Oesophagus durch hohes Cylinderepithel ersetzt sein (*Magenschleimhautinseln mit Hauptzellen*, PATZELT, 1946, EBERTH, 1897; SCHRIDDE, 1904; TRALLERO, 1913; FOXEN, 1957; BOERNER-PATZELT 1922, über ihre zahlenmäßige Häufigkeit s. MERKEL, 1956, über Cystenbildung ihrer Ausführungsgänge s. NAKAMURA 1914). Im Kardiagebiet ist eine geringe cystische Erweiterung der Drüsen nach MAHLO (1965) als physiologisch anzusehen (Abb. 6).

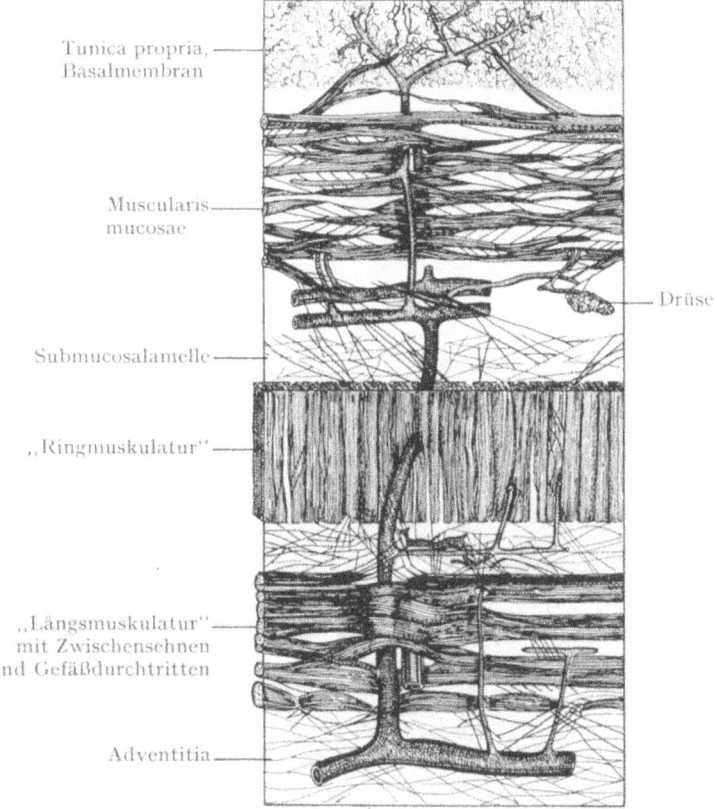

Abb. 7. Wandaufbau des Oesophagus, schematisiert. (Umgezeichnet nach NAGEL, 1938)

2. **Lamina muscularis mucosae,** die die Fortsetzung der elastischen Grenzschicht des Pharynx bildet und neben längsverlaufenden glatten Muskelfasern elastische Fasern enthält, welche letztere einerseits zu den Gefäßen in besondere Beziehung treten, andererseits in die Submucosa einstrahlen (NAGEL, 1938) und so bei Wandverschiebung des Oesophagus die Orthologie des Wandaufbaues wahren (BENNINGHOFF, 1952; siehe auch Einbau der Magengefäße, WANKE, 1959) (Abb. 7).

3. **Tela submucosa,** die vorwiegend aus längsverlaufenden kollagenen Bündeln und elastischen Fasern aufgebaut ist und von der Muscularis mucosae beherrscht wird. In ihr liegen die nervösen und vasculären Netze.

**4. Tunica muscularis (propria)** beherrscht Tonus und Motorik der Speiseröhre. Der Halsteil enthält sich rascher kontrahierende quergestreifte Muskulatur, die in Höhe der Bifurkation in die glatte Muskulatur der unteren Oesophagushälfte übergeht. Im allgemeinen werden eine äußere Längs- und eine gleichdicke innere Ringmuskelschicht unterschieden. Die starke „Längsmuskellage" hält den vertikalen Spannungszustand des Oesophagus aufrecht und garantiert das Offenhalten

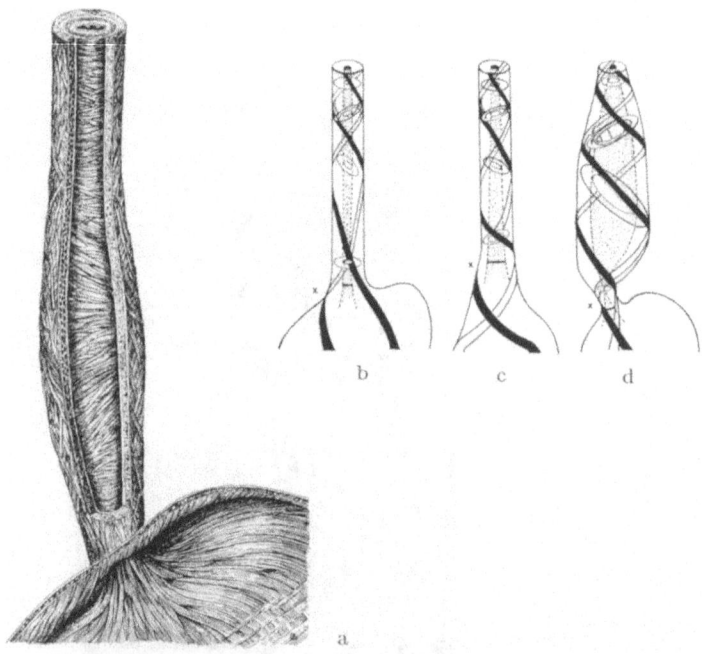

Abb. 8a—d. a Das apolare Muskelfasersystem der Muscularis propria der menschlichen Speiseröhre. (Umgezeichnet nach KAUFMANN u. Mitarb., 1968). b Horizontale Leitebene der Ringfasern des kardialen Verschlußsegmentes oberhalb der Grenze des Magen- und Oesophagusepithelüberganges. Höhere Leitebenen gekippt. Craniale Leitebene horizontal mit Verschluß in Höhe Oesophagusmund. c Bei Hiatushernie Spannung des Oesophagus. Grenze Magen-Oesophagusschleimhaut in den Thorax gerückt. Dehnverschluß bleibt offen — Refluxoesophagitis. d „Kardiospasmus", Lähmung der Muskelfasern, Fehlen der Peristaltik. X = Grenze Magen-Oesophagusepithel = Ora serrata. (Umgezeichnet nach STELZNER u. LIERSE, 1968)

der Lichtung beim Schluckakt. Sie entspringt zum großen Teil am hinteren Ringknorpel, bildet zunächst mit ihrer Masse zwei seitliche Wülste, die sich im weiteren der Mittellinie nähern und an der Hinterwand der Speiseröhre verteilen, wobei hier eine Stelle frei bleibt, die als Leimersches Dreieck bezeichnet wird (Lokalisation der Zenkerschen Pulsionsdivertikel, s. diese). Die „Längsmuskelfasern" der Oesophagusvorderwand gehen aus dieser selbst hervor (LÜDIN, 1953). Daneben bestehen muskuläre Verbindungen zu den Nachbarorganen: Bronchien, Aorta, Herzbeutel und Zwerchfell. Durch diese muskulären Verbindungen gewinnt die Speiseröhre ihre Unabhängigkeit gegenüber der Nachbarschaft. In den Magen strahlen „Längsmuskelbündel" entlang der kleinen Kurvatur bis zum Pylorus ein.

Indessen liegt anatomisch keine isolierte Trennung von innerer Ring- und äußerer Längsschicht vor (KAUFMANN u. Mitarb., 1968). Fasern der äußeren Längsmuskulatur strahlen in die innere Ringmuskulatur ein. Dabei sind beide Muskelschichten Teile einer einheitlichen, apolaren Muskelschraubenkonstruktion. Die Außenstrecken verlaufen in der Längsschicht steil und die Innenfasern in der Ringschicht flach. Ausläufer inserieren in der Submucosa (Abb. 8). Anordnung von glatter und quergestreifter Muskulatur unterliegen dem gleichen Konstruktionsprinzip. KAUFMANN u. Mitarb. (1968) unterscheiden zwei Typen: 1. Die Wendel. Die Muskelbündel verlaufen hierbei cranio-caudal in stets gleichem Abstand vom Lumen und umkreisen es in steilen Touren mit konstantem Steigungswinkel im Uhrzeigersinn. 2. Die Schraube. In schraubenförmigen Touren umgeben die Muskelbündel das Lumen, während sie sich der Schleimhaut nähern; dabei nimmt ihr Steigungswinkel lumenwärts ab. Es kreuzen sich somit auf- und absteigende Muskelbündel; sie verlaufen im und gegen den Uhrzeigersinn und sind außen steiler als innen zur Längsachse orientiert. Das Wendelsystem bildet die äußere Lage. Eine erhebliche Wandspannung ergibt sich in der Vertikalen; daher verlaufen die Muskelfasern auch nur im Bereiche von Oesophagusmund und Kardia annähernd horizontal. Damit sind cranial und caudal Verschlußsegmente gegeben; caudal tritt die Längsspannung unterstützend hinzu. KAUFMANN u. Mitarb. (1968) sprechen von einem Dreh- oder Wringverschluß.

5. **Adventitia (Faserhaut).** Sie besteht aus meist längsverlaufenden kollagenen und elastischen Faserbündeln und glatten Muskelfasern. Vom Hiatusbereich bis zum Beginn der epiphrenischen Ampulle ist die Fascia propria des Oesophagus besonders mächtig und wird hier Membrana phrenico-oesophagealis genannt.

*Blutgefäße, Lymphgefäße und Nerven.* Der *arterielle Zustrom* zum Oesophagus erfolgt in der Weise, daß die Pars cervicalis vom Rande her von der Arteria thyreoidea inferior, in einem Drittel der Fälle überdies von einem akzessorischen Ast der A. subclavia, die Pars bifurcalis von der Vorder- und Hinterfläche her von den Aa. oesophageae propriae antt. et postt. (4—5 Äste) und die Pars abdominalis von der A. gastrica sinistra und A. phrenica inferior sinistra versorgt wird (BRACCI und PRINCIPE, 1951; SWIGART u. Mitarb., 1949).

Die *Venen* bilden drei große Plexus (BUTLER, 1951): 1. einen weitmaschigen in der Mucosa, 2. einen in der Submucosa mit Längsgefäßen entsprechend der Längsfaltung der Schleimhaut bei leerem Oesophagus und Bildung eines Wundernetzes in Höhe des Ringknorpels („Venenpolster" nach BENNINGHOFF, 1952) mit Abfluß nach cranial in Kehlkopf-, Zungen-, Pharynx- und Thyreoidalvenen, nach caudal in die Magenvenen, 3. ein peri-oesophageales Gefäßnetz, das mit dem submukösen in Verbindung steht und seinen Abfluß über die Vv. intercostales, die V. azygos und V. hemiazygos sowie über die Bronchial- und Magenvenen nimmt. Der Durchtritt von Blutgefäßen durch die Muskelschichten ist durch Ausbildung elastischer Zwischensehnen gekennzeichnet und gesichert (BENNINGHOFF, 1952; NAGEL, 1938). Submuköse Gefäße werden durch „Spannmuskelfasern" (NAGEL, 1938) an der Muscularis mucosae fixiert. Im Bereiche der Kardia erfolgt die „Umschaltung" auf ein kompliziertes System (nach Art gekreuzter Scherengitter) der adventitiellen glattmuskulären Gefäßsicherung (Begleitmuskelfasern nach WANKE, 1959).

Die *Lymphgefäße* nehmen ihren Ausgang von den Bindegewebspapillen der Schleimhaut, bilden sowohl in der Schleimhaut als auch in der Submucosa, Muscularis und Adventitia maschenförmige Netze, die im cranialen Oesophagus in die tiefen Hals- sowie die dorsalen, mediastinalen und bronchialen und im weiteren in die supraclaviculären Lymphknoten, im unteren Brust- und abdominalen Teil in die Lymphoglandulae gastricae superiores — entlang der A. gastrica sinistra liegend — einmünden (vgl. auch SAKATA, 1903).

Die *nervöse* Versorgung des Oesophagus obliegt dem Vagus und Sympathicus. Nach GREVING (1931) gibt der Vagus über den Nervus recurrens zahlreiche querverlaufende Äste zum Halsteil des Oesophagus ab, die hier bis zur Mittellinie reichen und keinen Plexus bilden. Indessen lehrt die „Vaguschirurgie" — bei Ulcus pepticum ventriculi oder duodeni durchgeführt —, daß es eine Vielzahl von Variationen gibt und die Ausläufer des Vagus den Oesophagus sowohl in breiten Bündeln wie wenigen Fasereinheiten erreichen können. INGELFINGER (1958) konnte eine doppelte Innervation des cranialen „Oesophagussphincters" über Kerne des Nucleus ambiguus und den dorsalen motorischen Kern des Vagus in der Medulla oblongata nachweisen. Der Sympathicus tritt durch einen vom rechten Ganglion stellatum abgehenden Ast mit dem Vagus in Verbindung und leitet sich vom cranialen und caudalen cervicalen sowie 4. und 5. thorakalen sympathischen Ganglion ab. Ferner gelangen sympathische Fasern von den Rami cardiaci des cervicalen Sympathicusanteiles durch Vermittlung des Nervus recurrens zum Oesophagus. Vagus und Sympathicus treten nunmehr mit den 3—4 cm unterhalb des Kehlkopfes intramural zwischen „Längs"- und „Ringmuskelschicht" gelegenen Ganglienzellhaufen (Auerbachscher Plexus) in Verbindung (LÜDIN, 1953; HERZBERG, 1934; JABONERO, 1952). Die *Sensibilität* des Oesophagus ist gering (Probeexcision!).

# B. Fehlbildungen

Folgende Fehlbidlungen sind am Oesophagus zu unterscheiden:

1. Aplasie
2. Gesamter Oesophagus als solider Bindegewebsstrang
3. Duplikaturen: a) total, b) partiell
4. Atresien: a) ohne, b) mit Trachealfistel
5. Oesophago-Trachealfistel ohne Atresie
6. Stenosen: a) innere, aa) singulär, ab) multipel, ac) durch Membranbildung,
         b) äußere, ba) durch Lunge, bb) durch Herz oder Gefäße,
             bc) durch Teratome
7. Megaoesophagus congenitus
8. Divertikel: a) pharyngo-oesophageal, b) oesophageal
9. Cysten
10. Brachyoesophagus
11. Hernien: a) bei Brachyoesophagus
            b) Endobrachyoesophagus
            c) Thoraxmagen (upside-down stomach)
            d) Cardio-fundale Fehlanlage
12. Schleimhautdystopie.

In einzelnen Fällen von *Aplasie* des Oesophagus fehlt auch der in der Regel nachweisbare schmale Muskel- oder Bindegewebsstrang zwischen Oesophagusmund und Magen (FELDMAN, 1938). Nur bei der unikalen Beobachtung von PANA (cit. bei MERREL 1956) fehlten weitere Mißbildungen.

*Duplikaturen* können Abschnitte des Oesophagus, den gesamten Oesophagus isoliert oder in Verbindung mit einer Magen-Darm-Doppelbildung betreffen. 1963 hatten wir Gelegenheit, bei einem männlichen, nur wenige Stunden alt gewordenen Säugling, eine bis kurz vor die Bauhinsche Klappe reichende Doppelbildung von Oesophagus, Magen und Dünndarm zu beobachten (SN 265/63, Pathologisches Institut der Universität Kiel) (s. weiter unter Cysten).

*Atresien* des Oesophagus sind in 20—30% der Fälle mit weiteren Mißbildungen vergesellschaftet (REHBEIN und HOFMANN, 1964; RÖMER und RÖSE, 1967; KUCERA und LENZ, 1967). HERTZLER (1965) wies sogar in 45% weitere Mißbildungen nach. Im Vordergrund stehen Stenosen im Bereiche des Magen-Darm-Traktes wie zusätzliche Pylorusatresie, Duodenalverschlüsse, Analatresien, Duodenal- plus Analatresien oder Rectumatresien. RÖMER und RÖSE (1967) beschrieben das Zusammentreffen einer Oesophagusatresie mit Wirbelmißbildungen, Darmduplikatur und Malrotation. Unter 12442 angeborenen Mißbildungen fanden KUCERA und LENZ (1967) 5 Kinder mit dem Syndrom der „caudalen Regression"; dieser häufig mit einem mütterlichen Diabetes korrelierte Mißbildungskomplex umfaßt eine Dys- oder Agenesie des Kreuz- und Steißbeines und Hypoplasie der Femora; 3 Kinder boten zusätzlich eine Oesophagusatresie und Nierenaplasie.

Werden nur klinisch evidente zusätzliche Bildungsfehler berücksichtigt, liegt der Prozentsatz nach HAIGHT um 38%, um auf 86% anzusteigen, wenn unbedeutende, als Nebenbefund imponierende Zusatzmißbildungen aufgeführt werden:

Tabelle 1

|  | a | b | c |
|---|---|---|---|
| Herz, Gefäße | 34 | 18 | 52 |
| Magen-Darmtrakt | 29 | 16 | 45 |
| Urogenitaltrakt | 12 | 20 | 32 |
| Zentralnervensystem | 11 | — | 11 |
| Skeletsystem | — | 35 | 35 |
| Sonstige | 2 | 21 | 23 |
| Summe | 88 | 110 | 198 |

Zusätzliche Bildungsfehler bei Oesophagusatresie (230 Fälle) nach HAIGHT 1962; a) klinisch evidente Mißbildungen, b) Nebenbefunde, c) gesamt.

Die Häufigkeit der Oesophagusatresie mit und ohne Trachealfistel wird im allgemeinen mit 0,1% der Neugeborenen angegeben (NISSEN u. ROSSETTI, 1959). Die einzelnen bereits seit LOTHEISSEN (1926) gut bekannten Formen der Atresie sind von VOGT 1929 klassifiziert worden. Gruppe I wird als Aplasie von der Atresie ohne Trachealfistel als Gruppe II getrennt. Gruppe IIIa—c gibt die verschiedenen Variationen von Atresie und Fistel wieder. Eine Modifikation dieser

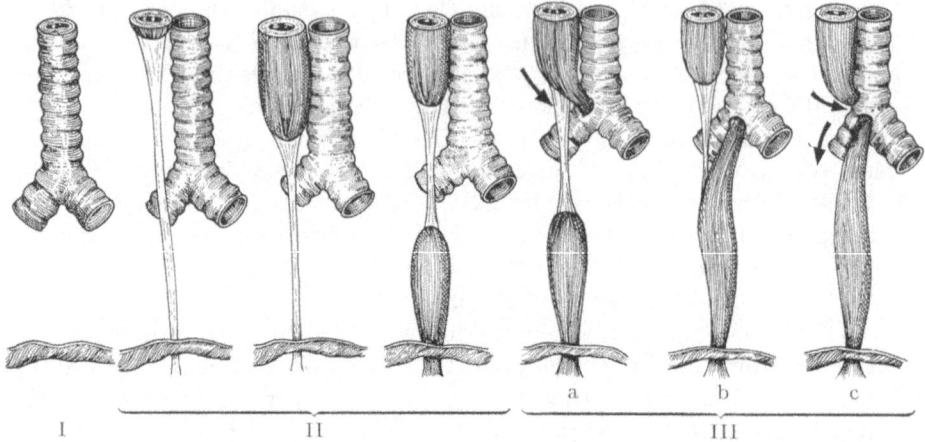

Abb. 9 I—III. Einteilung der ,,Oesophago-Trachealfisteln" nach Vogt. I Agenesie, II Atresieformen, III Oesophago-Trachealfisteln

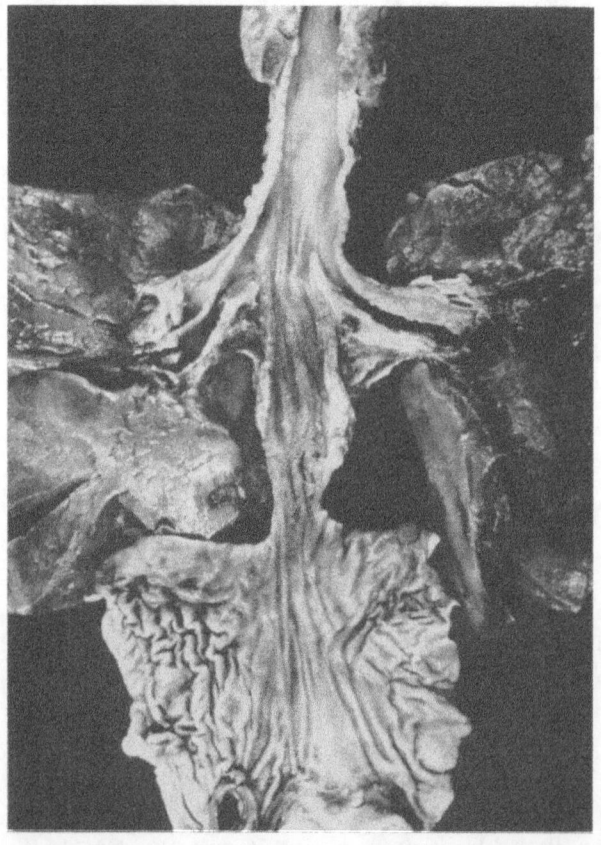

Abb. 10. Oesophagusatresie mit caudo-medialer Trachealfistel, Vogt III b; 2 Tage, männlich. (SN 499/69, Path. Inst. Heidelberg)

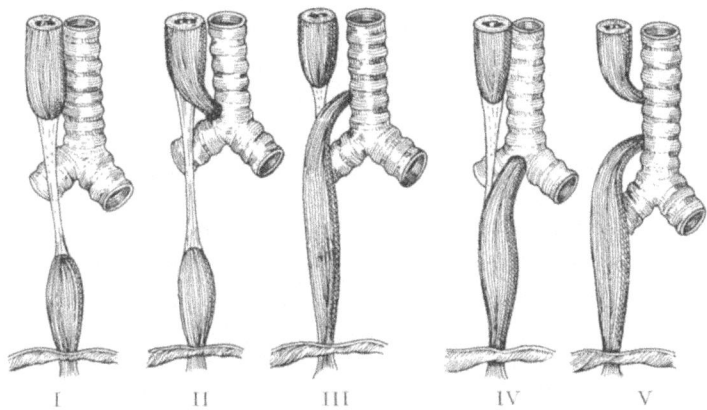

Abb. 11 I—V. Atresie und Oesophago-Trachealfisteln nach LADD

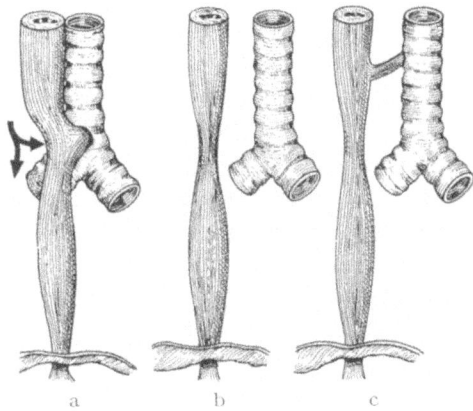

Abb. 12 a—c. Seltene Formen der Oesophago-Trachealfisteln (a, c), isolierte Oesophagus-Stenose (b)

Einteilung geht auf LADD (1944) zurück (Abb. 11—12). Der Typ III und IV, der gemeinsame Typ IIIb nach VOGT (1929) kommt bei weitem am häufigsten vor und wird in etwa 90% beobachtet (R. WANKE, 1952, 1953). In einer Übersicht der Weltliteratur kommt HECKER (1962) zu entsprechenden Werten, wobei die isolierte Fistel als H-Form noch zusätzlich erwähnt wird:

| Summe | Vogt I | II | IIIa | IIIb | IIIc | H-Form |
|---|---|---|---|---|---|---|
| 1265 Fälle | 2 | 84 | 9 | 1114 | 45 | 32 |

Eine Geschlechtsdisposition wird im allgemeinen abgelehnt (WOLF, 1957), wenn auch WAYSON u. Mitarb (1965) in ihrem Krankengut ein Überwiegen der Knaben mit 58% angeben. Gemeinsames Auftreten einer Oesophagusatresie bei Geschwistern ist äußerst selten (HAUSMANN u. Mitarb., 1957); SLOAN u. HAIGHT, 1956; SPOHN, 1958). WOOLLEY u. Mitarb. (1961) berichteten über einen entsprechenden Befund bei frühgeborenen Zwillingen. HAIGHT (1957) fand diese Anomalie unter seinen 230 Fällen zehnmal bei einem Zwilling. Nach INGALLS und PRINDLE (1949) — viermal war ein Zwilling bei 107 Atresien betroffen — liegt eine zufällige Koinzidenz vor; diese Vorstellung wird im weiteren durch die Tatsache gestützt, daß Oesophagusatresien relativ häufig bei Frühgeborenen angetroffen werden und unter Zwillingen Frühgeburten gleichfalls vermehrt anzutreffen sind.

Ätio-Pathogenese der Atresien mit oder ohne Fistel zur Trachea werden bis heute nur durch Hypothesen zu erklären versucht, wobei Atresien mit Fistel vornehmlich als Hemmungsmißbildungen (fehlerhafte Entwicklung der Scheidewand zwischen ursprünglich für Speise- und Luftröhre gemeinsamer Rohr-Anlage) und reine Atresien als persistierender solider Oesophagus gedeutet werden (s. Entwicklung (HECKER, 1962; POLITZER und PORTELE u. a., 1954).

In einzelnen Fällen sind Atresien mit Gefäßmißbildungen vergesellschaftet; FLUSS und POPPEN (1951) sahen bei abnormem Ursprung der A. subclavia dextra im Bereiche der Kreuzungsstelle mit dem Oesophagus eine Atresie; pathogenetisch wird eine frühembryonale Druckatrophie ursächlich angeschuldigt. Erste Beobachtungen gehen auf MEHNERT (1899) zurück. HAIGHT (1957) sah die Koinzidenz von Gefäßmißbildung und Atresie in 10%.

Während Gefäßmißbildungen des distalen Oesophagus im Sinne einer Plus-Variante zu tödlichen Blutungen Anlaß geben können (SCHEIDEGGER, 1933), wies LISTER (1964) kürzlich auf die Koinzidenz von mangelhafter Gefäßversorgung im distalen Oesophagus und Atresie hin.

*Oesophago-Trachealfisteln ohne Oesophagusatresie* sind äußerst selten. Ursächlich werden eimal Störungen des Abschnürungs- und Trennungsprozesses zwischen Oesophagus und Trachea erwogen, zum anderen führt STERNBERG (1905) sie auf dilatierte Ausführungsgänge von Schleimdrüsen zurück. Erstmalig wurde diese Mißbildung von RICHTER in seiner Dissertation 1792 beschrieben. LAMB berichtete 1873 ausführlich über Klinik und Obduktionsbefund eines 7 Wochen alt gewordenen Säuglings. Die Häufigkeit der isolierten Oesophago-Trachealfistel (H-Form) im Vergleich zu den einzelnen Typen der Oesophagusatresie geht aus der Übersicht von HECKER, 1962 (s. diese) hervor. Die Diagnose wird in der Regel im Säuglingsalter gestellt. Indessen können ernste klinische Symptome auch erst im späten Jugend- oder Erwachsenenalter in Erscheinung treten (DUKEN, 1933; JOHN u. Mitarb., 1965; LE ROUX u. WILLIAMS, 1968; PAMPARI u. Mitarb., 1960; ZACK u. OWENS, 1967). BRAIMBRIDGE und KEITH (1965) unterscheiden beim Erwachsenen vier Formen: 1. Oesophagusdivertikel mit entzündlicher Fistel am Boden, 2. einfache Fistel als Verbindung zwischen einem Bronchus und dem Oesophagus, 3. Fistel mit Cyste in der Lunge und 4. Fistel mit sequestriertem Lungensegment. Diese Aufstellung enthält bereits die gesamte Problematik der exakten Diagnosestellung im Erwachsenenalter.

Vereinzelte Beobachtungen betreffen auch doppelte Fistelbildungen ohne Atresie (Lit. s. WOLF u. Mitarb., 1965).

Angeborene *Oesophagusstenosen* sind seltener als die Atresie (BOCKUS, 1963). Man kann *innere* und *äußere* Stenosen unterscheiden, wobei ANGELBERGER (1967) 3 Typen *innerer* Stenosen differenziert: 1. sanduhrförmige Verengungen; 2. membranartige Verschlüsse mit zentraler oder exzentrischer Diaphragmaöffnung und 3. lokalisierte fibröse Verdickung des Oesophagus mit Lungeneinengung. Als bevorzugte Lokalisation muß das mittlere Drittel des Oesophagus angesehen werden (REIFFERSCHEID, 1958). Auf die Abgrenzung gegenüber erworbenen Stenosen bei Hiatushernien (SANDBLOM, 1958; WOLFROM, 1959; HUBER, 1959; BONILLA u. BOWERS, 1959) wird noch näher einzugehen sein (s. unter Hernien). Ursächlich wird bei den inneren Stenosen eine mangelhafte Rekanalisation vermutet. Einzelfälle betreffen eine annuläre muskuläre Hypertrophie im Kardiabereich (VARGAS, 1956), eine geschwulstartige Fehlbildung im Sinne der Adenomyosis oesophagi (SPATH u. RATZENHOFER, 1959) und eine Stenose mit dystoper

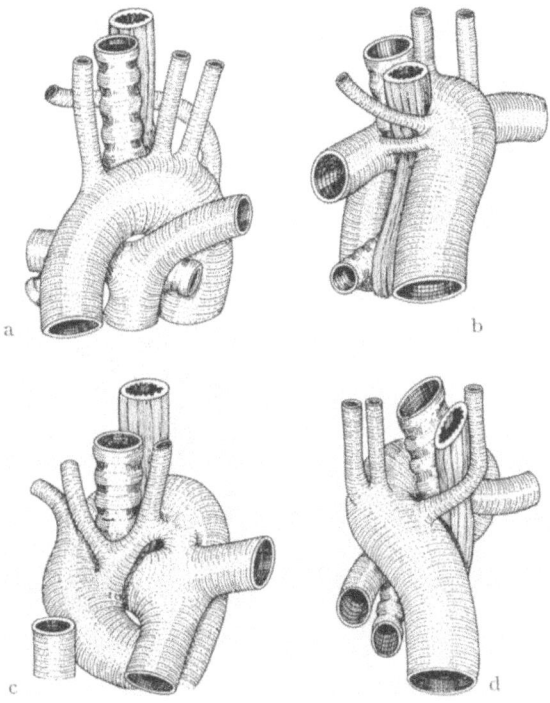

Abb. 13a—d. Vasculär bedingte Kompression der Speiseröhre, schematisiert: a Arteria lusoria, b hohe Rechtslage der Aorta, c doppelter Aortenbogen (von ventral, Typ a), d doppelter Aortenbogen (von dorsal, Typ b). (Umgezeichnet nach WOLF, 1965)

Bronchialschleimhaut (BELTZ, 1962); damit dürfte es sich bei einem Teil der kongenitalen Stenosen um „abortive" oder „spontangeheilte" Fisteln handeln.

Von den *äußeren* Oesophagusstenosen sind die gefäßbedingten am wichtigsten. In Anlehnung an DOERR (1950) sowie EDWARDS (1953) gibt GOERTTLER (1963) folgende Abweichungen vom normalerweise realisierten Grundtyp des Aortensystemes an, die für Passagestörungen des Oesophagus bedeutungsvoll werden können: 1. komplette und partielle arterielle Ringbildungen, 2. rechtsläufiger Aortenbogen, 3. andere Gefäßverbindungen bzw. aberrierende Arterien.

Für die vasculär bedingte, *äußere* Stenose (Kompression) des Oesophagus sind die „Arteria lusoria", die hohe Rechtslage der Aorta und der doppelte Aortenbogen (Abb. 13) pathogenetisch bedeutungsvoll. Die Häufigkeit der A. subclavia lusoria dextra wird im Schrifttum mit 0,2—1% (DOERR, 1960) sowie 0,7—2,9%

(Bockus, 1963) aller Obduktionen angegeben. Sie stellt den persistierenden Abschnitt der rechtsseitigen Aorta descendens dar und entspringt als letztes Gefäß aus dem linksläufigen Aortenbogen und erreicht erst nach Passieren der Mittellinie ihr rechtsseitiges Versorgungsgebiet. In 80% der Fälle zieht sie zwischen Oesophagus und Wirbelsäule, in 14% zwischen Speise- und Luftröhre und in 6%

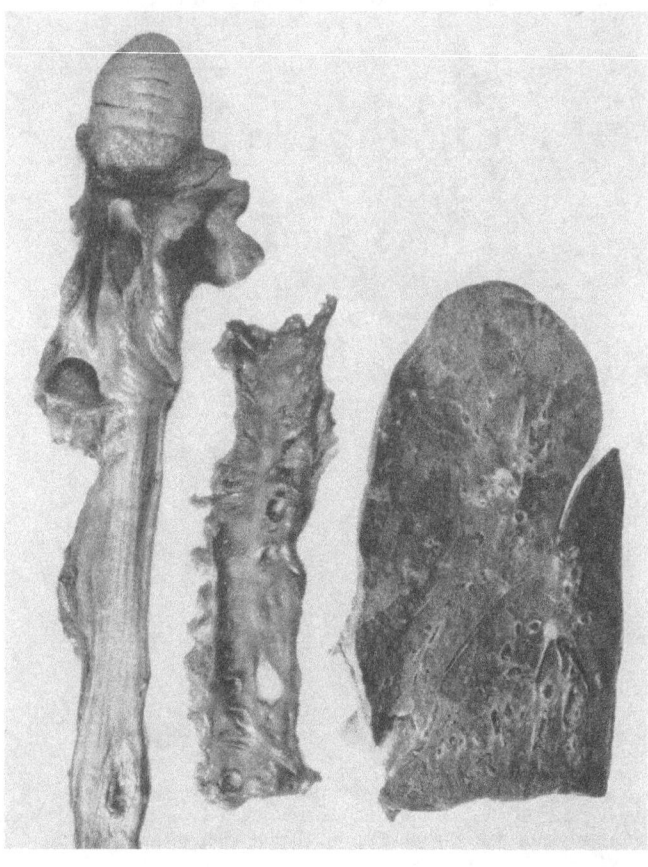

a     b     c
Abb. 14a—c. a Pulsions- und Traktionsdivertikel des Oesophagus; b Divertikulose des Colon; c Bronchiektasen. W., Louise, 87jährig. (SN 1085/50, Path. Inst. Zürich)

vor der Trachea vorbei (Lit. Goerttler, 1963). Auch Fälle von linksseitiger A. subclavia lusoria bei rechtsläufigem Aortenbogen wurden beschrieben (Pattison, 1953); zusätzlich ist häufig eine Fallotsche Tetrade vorhanden. Bei hoher Rechtslage der Aorta reitet der Aortenbogen nicht auf dem linken Hauptbronchus, sondern umschlingt stattdessen nach kurzem gestrecktem Verlauf die Trachea oral der Bifurkation.

*Megaoesophagus* und Krankheitsbild der Achalasia cardiae sind streng voneinander zu trennen. Dem Megaoesophagus congenitus liegt eine primäre Agenesie oder Hypoplasie der Ganglienzellen des Auerbachschen Plexus zugrunde. Bevorzugte Lokalisation dieses aganglionären Segmentes ist der terminale Oesophagus. Der kongenitale Megaoesophagus wird als Analogon des Morbus Hirschsprung verstanden (BETTEX u. COTTIER, 1960; SWENSON u. OECONOMOPOULOS, 1961).

Auch einzelne Fälle sog. idiopathischer Oesophagusdilatation werden als angeborene Wandschwäche bei gleichzeitiger Tendenz zu lokalisiertem visceralen Gigantismus (Megaoesophagus, BARD, 1918), der mit Riesenwuchs in anderen Organprovinzen zusammentreffen kann (Megacolon: HELM, 1918; PENNATO, 1924; Hydroureter, ETZEL, 1937), interpretiert, hierbei fehlen Veränderungen an den intramuralen Ganglienzellen.

Die Entstehung der kongenitalen *Pharynxektasie* wird nach HAVLICEK (1924) in den Zeitraum der Gastrulation verlegt; nach v. BERGMANN (1932) stellen die Divertikel Reste der Visceraltaschen (innere Kiemenfurchen) dar. Das Vorkommen dieser Divertikel bereits in frühester Jugend, ihr gelegentliches familiäres Auftreten (UMBER, 1910, LÜDIN, 1943), ihre Kombination mit Divertikelbildungen des Magens und Duodenum (VOGT, 1929; LÜDIN, 1943) wird als Stütze der kongenitalen Theorie der Entstehung der Pulsionsdivertikel herangezogen. Abb. 14 zeigt die Kombination eines Oesophagusdivertikel mit Sigmadivertikel und Bronchiektasen.

Bereits KLEBS (cit. bei FISCHER, 1926) führte einen Teil der „*Traktionsdivertikel*" auf fetale Anomalien zurück. RIBBERT (cit. bei FISCHER, 1926) interpretierte die Traktionsdivertikel als angeborene Fehlbildungen, die durch unvollkommene Trennung der Luft- und Speiseröhre bei Persistieren eines fibrösen Stranges zwischen Oesophagus und Trachea bei gleichzeitigem Muskeldefekt an der Ansatzstelle dieses Stranges am Oesophagus und sekundäre Zugwirkung entstanden sind. Die Pathogenese entspräche somit jener der Oesophago-Trachealfisteln und stellte deren „blande" Variante dar. Nach RIBBERT (cit. bei FISCHER, 1926) sollen sich innerhalb von Traktionsdivertikeln (Abb. 15) sezernierende Cylinder- und Flimmerzellen finden. Der Verwachsung mit mediastinalen Lymphknoten käme dann nur eine sekundäre Bedeutung im Sinne einer Fortleitung primär entzündlicher Vorgänge innerhalb des Divertikels zu.

Die *angeborene Ektasie* betrifft den terminalen Oesophagusabschnitt, der an sich schon normalerweise in seiner lichten Weite erheblich variieren kann. Diese seltene kongenitale Anomalie wurde zuerst von LUSCHKA (1868) beschrieben, der auf die kugelige Ausweitung des Oesophagus an seinem Zwerchfelldurchtritt hinwies. Dabei kann der epiphrenale Anteil ausgeweitet sein „(Vormagen" nach LUSCHKA, 1868) und als Divertikel imponieren (Abb. 16) oder der subphrenale abdominelle Oesophagusabschnitt (Antrum cardiacum Luschka). Die Größe dieser Bildungen schwankt zwischen Pflaumen- und Kindskopfgröße (Lit. s. W. FISCHER, 1926). Innerhalb dieser Lichtungsausweitungen sind entzündliche Prozesse häufig. Klinisch stehen Dysphagie und heftige Schmerzen von oft Angina pectoris-ähnlichem Charakter im Vordergrund. Epiphrenische Divertikel können vereinzelt mit solchem im mittleren Drittel der Speiseröhre kombiniert sein (OTAKI, 1967).

*Cysten* im Bereiche des Oesophagus stellen in der Mehrzahl rudimentäre Doppelbildungen dar und können eine oder mehrere Verbindungen zum voll entwickelten Organ aufweisen. Eine als Cyste imponierende, auf den Halsbereich beschränkte Oesophagusduplikatur beschrieben MORGER (1968) sowie KOVEN und

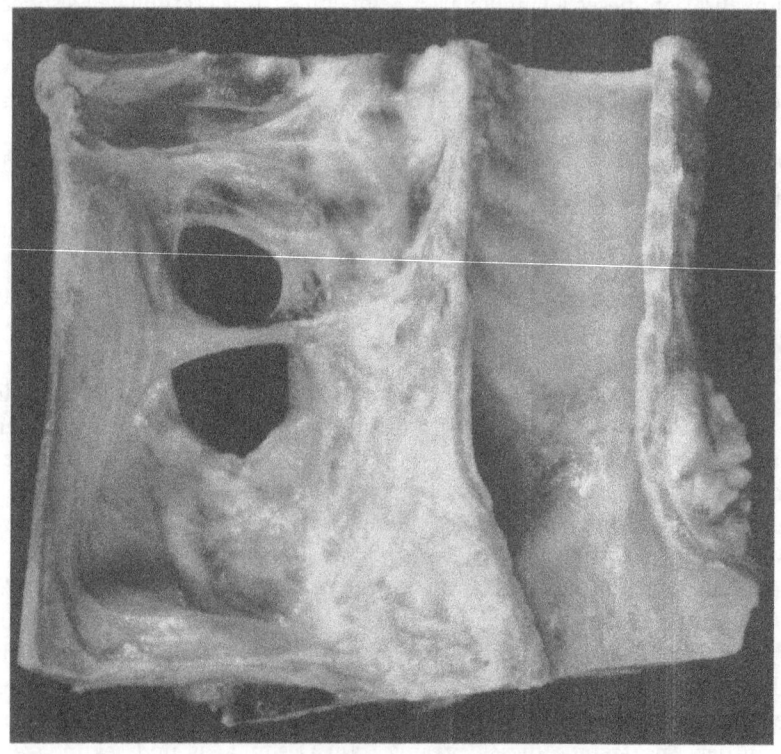

Abb. 15. Traktionsdivertikel des Oesophagus gegen die Trachea.
(SN 120/1892, Sammlungspräparat Path. Inst. Zürich)

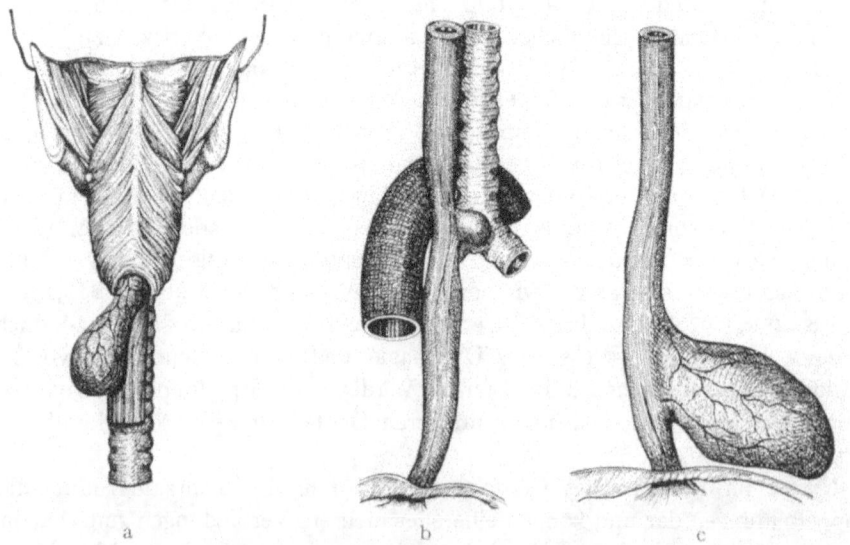

Abb. 16a—c. Oesophagusdivertikel. a Pulsionsdivertikel (ZENKER); b Traktionsdivertikel (RIBBERT); c Epiphrenales Pulsionsdivertikel

STEINHARDT (1964). Insgesamt machen die Oesophaguscysten 20% der Mediastinalcysten aus (ALNOR u. KEUER, 1959).

FISCHER (1926) unterscheidet zwei Arten von Cysten:
1. Solitäre, in der Adventitia lokalisierte Cysten infolge Hemmungsmißbildung.
2. Schleimcysten.

Wie indessen die Beobachtung von ALNOR und KREUER (1959) zeigt, können die Cysten auch intramural zwischen den Lagen der Muscularis propria lokalisiert sein. Als Deckepithel findet man vorwiegend ein ein- bis zweischichtiges hochzylindrisches Flimmerepithel. WYSS (1870) und ZAHN (1896) nehmen eine Abschnürung in frühembryonaler Zeit an, und zwar während einer Entwicklungsphase, in der der Oesophagus noch von Flimmerepithel ausgekleidet wird. TRESPE (1901) leitet die Cysten vom fetalen Schlunddarm ab. GOLD (1921) hält Beziehungen zu rudimentären oder cystisch angelegten Nebenlungen für erwiesen. Im Bereiche dieser Oesophaguscysten findet man relativ häufig Magenschleimhautinseln (BUTTENWIESER, 1922; MOHR, 1909; PAPPENHEIMER, 1913; STAEHELIN u. BURCKHARDT, 1910; STOEBER, 1912).

Liegen die Solitärcysten meist im unteren Oesophagus in der Adventitia oder intramural, findet man die oft multipel vorkommenden Schleimcysten vornehmlich im oberen Oesophagusdrittel (KERN, 1910; KÜHNE, 1899; NAKAMURA, 1914). Nach BUSCH (1965) läßt sich das Auftreten multipler Schleimcysten nicht aus einer chronischen Oesophagitis allein befriedigend erklären; als anlagebedingt wird eine Überzahl von Schleimdrüsen und eine erhöhte Viscosität des Sekretes als Grundursachen angenommen.

Der *Brachyoesophagus*, als short esophagus, gleitende Hiatus-Hernie oder Ektopia gastrica bezeichnet, variiert in Krankheitsbild und patho-anatomischem Substrat erheblich.

Der thorakale Oesophagusabschnitt erfährt um den 30.—39. Tag der intrauterinen Entwicklung mit der caudalen Verlagerung des Septum transversum eine erhebliche Längenzunahme. Unterbleibt diese Verlängerung, resultiert ein zu kurzer Oesophagus mit Verlagerung des Fundus ventriculi in den Thoraxraum. Nach SWEYER (1955) sind zwei Varianten zu unterscheiden: einmal kann der Magen zeltförmig durch den Hiatus in den Thoraxraum gezogen sein, zum anderen ist die Mißbildung äußerlich nicht zu erkennen, man findet indessen innen typische Magenschleimhaut (VISALLI, 1964). Wesentlich zur Differenzierung gegenüber erworbenen Formen ist, daß der kongenitale Brachyoesophagus mit einem intrathorakalen Magenanteil verbunden ist, der seine Gefäßversorgung aus segmentalen, von der Aorta stammenden Arterien erhält. Bei den erworbenen Formen wird der intrathorakale Magenanteil stets von Ästen der A. gastrica sinistra gespeist. Zudem verläuft der N. vagus gestreckt. In der Mehrzahl der Fälle betrifft diese Fehlbildung nur das Schleimhautrohr; dabei variiert die Ausdehnung der Auskleidung des Oesophagus mit Magenschleimhaut erheblich. ALLISON und JOHNSTONE (1953) sprachen von „esophagus lined with gastric mucous membrane"; BARRETT (1950) und LORTAT-JACOB (1957) wählten bei hoch hinaufreichender Magenschleimhautektopie die Bezeichnung Endobrachyoesophagus. Echte Ulcusnischen des Oesophagus gibt es nur in solchen Fällen (Barret's ulcer). Die Fehlbildung ist auch unter dem Namen „Allison-Johnstone-Anomalie" bekannt (WRIGHT, 1965).

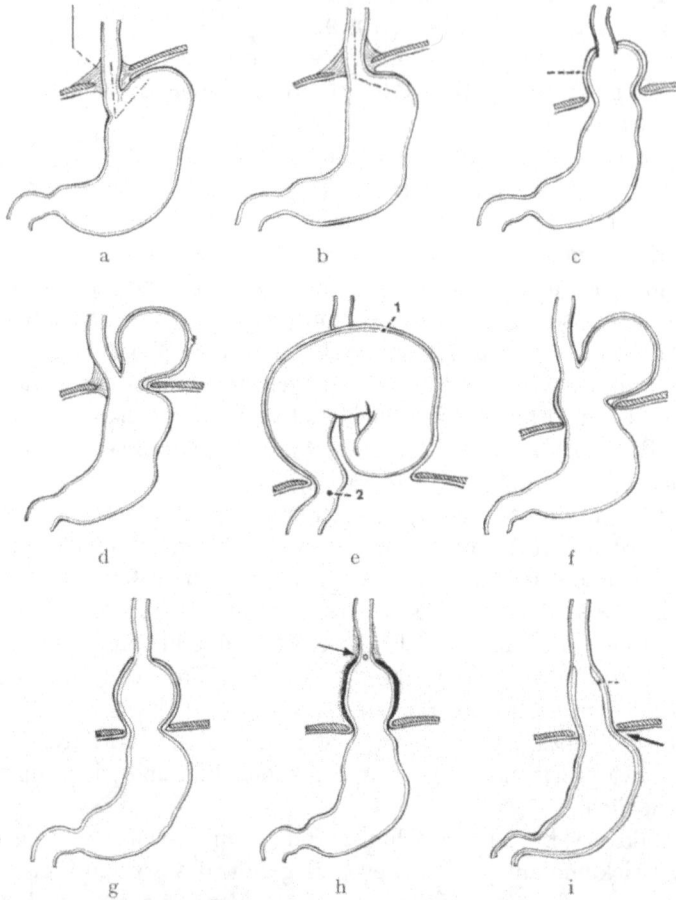

Abb. 17a—i. Varianten der Hiatushernien nach NISSEN u. ROSSETTI (1959).
a Normalzustand
b kardio-fundale Fehlanlage
c Gleitbruch
d Paraoesophageale Hernie
e Upside-down stomach. *1* große Kurvatur, *2* Pylorus
f Mischform des Hiatusbruches
g Brachyoesophagus, kongenitale Form
h Brachyoesophagus, erworbene Form, Pfeil: Ulcus
i Endobrachyoesophagus — Allison-Johnston-Anomalie, Pfeil: Serosagrenze

*Hiatushernien* des Zwerchfelles sollen nur soweit abgehandelt werden, wie sie Beziehungen zu Fehlbildungen des terminalen Oesophagus erkennnen lassen (s. weiter Abschnitt TÖNDURY, Band 2, Teil 2).

I. Angeborene Hiatusbrüche mit Speiseröhrenverkürzung (ÅKERLUND I, kongenitaler Brachyoesophagus, „thoracic stomach" nach BAILEY, 1919);

II. Brüche durch angeborene Zwerchfellücken im Hiatusbereich ohne Oesophagusverkürzung;

III. Paraoesophageale Hiatushernien (ÅKERLUND II);

IV. Erworbene Gleitbrüche (ÅKERLUND III, „sliding hernia", „pulsion type", „hernie en glissade").

NISSEN u. ROSSETTI (1959) klassifizieren wie folgt (Abb. 17):

1. Der *Gleitbruch* und seine Vorstufe, die kardio-fundale Fehlanlage (malposition cardiotubérositaire).

2. Der *paraoesophageale Bruch* (dessen Extreme der upside-down stomach darstellt).

3. Die *gemischte Bruchform*.

4. Der *Bruch bei erworbenem Brachyoesophagus*.

5. Der *angeborene Brachyoesophagus* — mit Endobrachyoesophagus — (kein echter Bruch).

*Gleitbruch und kardio-fundale Fehlanlage:* Nach NISSEN u. ROSSETTI (1959) stellt die Gleithernie mit 75% die weitaus häufigste Form der Hiatushernie dar. In einem Verhältnis von 2:1 wird das weibliche Geschlecht bevorzugt betroffen. Als Ursachen des Gleitbruches werden vornehmlich ein Elastizitäts- und Tonusverlust der hiatusbildenden Zwerchfellschenkel sowie eine Erweiterung des Hiatus und des oesophago-gastro-phrenischen Bandapparates angesehen. NISSEN u. ROSSETTI (1959) messen der Lockerung des Lig. oesophago-phrenicum (Bertellische Membran), das die Topik der juxtakardialen Speiseröhre sichert, eine entscheidende Bedeutung bei. Dadurch gleiten Kardia und Magenfundus inspirations-synchron in den Thoraxraum. Das parietale Bauchfell, das in Kardiahöhe in die Magenserosa übergeht, bildet den Bruchsack. Zunächst liegt eine fakultative oder reversible Hiatushernie vor. Verwachsungen zwischen Pleura und Bruchsack bedingen eine thorakale Fixation des Bruches; sie entstehen auf dem Boden chronischer Entzündung des Bruchsackes infolge Refluxoesophagitis und Perioesophagitis. Über Jahre resultiert eine Längsschrumpfung des Oesophagus im Sinne des erworbenen Brachyoesophagus. Die Entwicklung zur irreponiblen Hernie mit distaler Oesophagusstenose und/oder Brachyoesophagus kann unter bestimmten Bedingungen in kurzer Zeit erfolgen. Beobachtungen aus der Neugeborenenperiode stammen von ALLISON (1951), FELSENREICH (1959) und WATERSTON (1954). Nach AYLWIN (1953) ist eine Beziehung zwischen Intensität der Oesophagitis, pH, Pepsingehalt und Refluxmenge als gesichert anzusehen. Als Vorstadium der Gleithernie sehen NISSEN u. ROSSETTI (1959) die kardiofundale Fehlanlage an. Aufgrund einer kongenitalen Lockerung der Kardiaverbindung resultiert ein stumpfer oesophago-fundaler Winkel, ohne daß die transhiatale Bruchbildung schon erfolgte.

Bei der *paraoesophagealen Hernie* ist der Bruchsack im Gegensatz zur Gleithernie stets gefüllt. Sie ist sehr viel seltener als der Gleitbruch. Man findet jeweils einen mehr oder minder großen Magenanteil neben einem regelrecht fixierten und verlaufenden Oesophagus bei unversehrtem kardialen Bandapparat und weitgestelltem Hiatus. Die Topik der Kardia ist typisch. Refluxoesophagitis und Kardiainsuffizienz fehlen daher bei den reinen Formen. Indessen verursacht der Bruchring eine venöse Stauung im prolabierten Magenanteil, so daß Sickerblutungen und Anämie eine häufige Komplikation darstellen. Weiterhin ist besonders die Gefahr der Strangulation gegeben. In seltenen Fällen findet man als Bruchinhalt auch Milz, Quercolon oder Dünndarmschlingen (IMDAHL, 1963). Als extreme Variante der paraoesophagealen Hernie ist der upside-down stomach anzusehen. Nach NISSEN u. ROSSETTI (1959) vollzieht sich die Verlagerung des Magenkörpers unter bestimmten, konstanten Bewegungen mit charakteristischer Endtopik: nach Rotation des Magens um seine Längsachse bildet die große

Kurvatur die Kuppel des Prolaps, während Kardia und Pylorus — durch ihre Ligamente fixiert — sich einander nähern und in der Endposition im Thoraxraum etwa auf gleicher Höhe liegen. In den großen Bruchsack prolabieren häufiger weitere Bauchorgane wie großes Netz, Quercolon oder Milz. Während akute Strangulationen seltene Ereignisse darstellen, steht die Passagestörung im Vordergrund.

Infolge von Druck-, Saug- und Zugwirkung werden die Kardiaverbindungen sowie der Hiatus in Höhe des Bruchringes gelockert, so daß die Kardia und peritoneale Umschlagfalte an der Basis des Bruchsackes in den Thoraxraum gleiten können. Es resultiert die *Mischform der Hiatushernie*, wie sie auch beim upside-

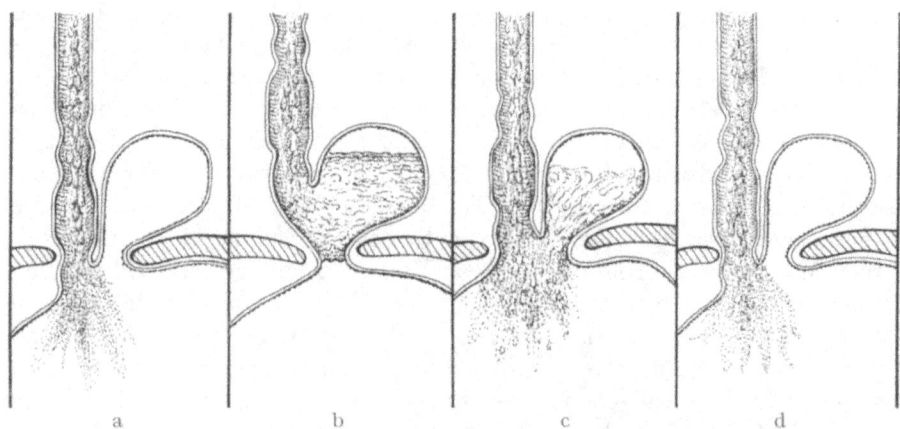

Abb. 18a—d. Bewegungsphasen einer atmungsbedingt intermittierenden Hernie des Typs SCHLEGEL B, schematisiert: a, d Exspiration, b Inspiration, c beginnende Exspiration. (Umgezeichnet nach IMDAHL, 1963)

down stomach vorliegt. Nach dem Verhalten des Peritoneum kann man zwei Typen unterscheiden (SCHLEGEL, 1958):

Typ A: Die anatomischen Übergänge zu einer Gleithernie können fließend sein; diese Hernien besitzen an ihrer rechtsseitigen Zirkumferenz keinen Peritonealüberzug.

Typ B: Es liegt eine Kombination einer paraoesophagealen und oesophagogastrischen Hernie vor. Eine peritoneumfreie Zone liegt nicht vor. IMDAHL (1963) konnte demonstrieren, daß hierbei temporär auch kardianahe Magenanteile neben dem paraoesophagealen Magenprolaps verlagert sind (Abb. 18). IMDAHL (1963) unterscheidet weiterhin zwischen manifesten, körperpositionsabhängigen und inspirationsbedingten intermittierenden Formen.

Der Brachyoesophagus congenitus ist in der Regel mit einer „fixierten Hiatushernie" kombiniert. Dabei steht die Kardia am höchsten Punkte des sog. Fundusprolapses und klafft — Chalasia. Der zu kurze Oesophagus zieht senkrecht in den Magen. Weiterhin fehlt der funktionelle Halte- und Verschlußmechanismus der rechten Diaphragmaschlinge (ALLISON, 1951; GROSS, 1953; JACKSON, 1922; R. WANKE, 1953). Da zusätzlich in der Regel eine Atonie der Oesophagusmuskulatur besteht, hält REIFFERSCHEID (1958) es für wahrscheinlich, daß eine neuromuskuläre Defektkomponente übergeordnet ist. Als Komplikation ist eine Refluxoesophagitis äußerst häufig anzutreffen, auf deren Boden ein Ulcus pepticum oesophagi angehen kann. Dabei entwickelt sich das Geschwür in der Regel an der Grenze von Pflaster- zu Cylinderepithel.

*Schleimhautdystopien* betreffen Magenschleimhautinseln und Flimmerepithelcysten (s. diese). Diese Magenschleimhautinseln sehen Erosionen vielfach recht ähnlich, sind ovalär konfiguriert und etwas erhaben. Man findet tubuläre, verzweigte, teils von Cylinder-, teils von Plattenepithel umsäumte Drüsenschläuche mit Haupt- und Belegzellen. Die Häufigkeitsangaben schwanken in weiten Grenzen: GLINSKI (1905) 3—6%, SCHWALBE und LUBARSCH (1903) 13%, SCHRIDDE (1905) 15%; bei mikroskopischer Untersuchung in 50% (GLINSKI, 1903) bzw. 11,8% (RECTOR u. CONNALEY, 1941). Das entodermale Oesophagusepithel bildet sämtliche Zellformen, die während der Entwicklung auftreten, wie Flimmerzellen, Plattenepithelien, Schleimzellen und Cylinderzellen (SCHRIDDE, 1905); dabei entstehen die verschiedenen Zellarten durch entsprechende Differenzierung aus der basalen Zellreihe der ursprünglichen Entodermzellen. Zum Zeitpunkt der Geburt findet man noch sehr häufig Flimmerepithelinseln; ihre volle Reife erfährt die Schleimhaut erst um oder kurz nach der Geburt.

# C. Leichenerscheinungen an Oesophagus, Magen und Darm

Zugleich mit der Starre der willkürlichen Muskulatur tritt auch an der glatten Muskulatur des Verdauungsschlauches die *Totenstarre* ein, wobei es sich um eine Fixation des letzten vitalen Kontraktionszustandes handelt (HANS CHIARI, 1913). So ist der Oesophagus enge, der Pylorus stets kontrahiert. Die Lösung der Starre und postmortale Gasbildung können zu erheblicher Blähung von Magen und Darm, besonders Dickdarm, führen.

*Hypostase* führt zu stärkerer Blutfülle der venösen Gefäße und damit stärkerer Rötung des Gewebes in den abhängigen Partien mit Ausnahme der Druckbereiche des Ringknorpels. Ist schon längere Zeit seit dem Tode verstrichen, kommt es durch Austritt von gelöstem Blutfarbstoff zu diffuser oder grobfleckiger, schmutzig-roter Verfärbung des hypostatischen Gewebes, wobei diese Farbe im Magen ins Bräunliche gehen kann, was auf Bildung salzsauren Hämatins zurückzuführen ist.

Schmutzig-grünliche Verfärbung kennzeichnet die *Pseudomelanose*, die besonders am *Dickdarm* beobachtet wird. Vorbedingung dafür ist das Vorhandensein von aus schwefelhaltigen Eiweißkörpern stammendem Schwefelwasserstoff, indem dieser sich mit dem Blutfarbstoff zu Sulfhämoglobin verbindet bzw. es entsteht aus Ablagerungen hämosiderotischen Pigments und Schwefelwasserstoff Schwefeleisen (NEUMANN, 1888). Kleinste, punktförmige derartige Verfärbungen an Stelle von Hämosiderinablagerungen in den Peyerschen Plaques geben Anlaß zum sog. *Etat pointillé*.

*Fäulnisemphysem* ist gekennzeichnet durch das Auftreten wechselnd großer Bläschen und Blasen, zuerst in der Mucosa des Magens und Darmes, selten im Oesophagus. Die Schleimhautoberfläche zeigt beim Betasten ein Knistern, die Bläschen lassen sich verstreichen.

Die häufigste kadaveröse Veränderung ist die *saure Erweichung*, die im Oesophagus am stärksten im unteren Abschnitt, im Magen im Fundusbereich, selten im Antrum pyloricum, im Darm nur ganz selten im Anfangsteil des Duodenums beobachtet wird. Letzteres sahen wir, mit Perforation verbunden, z.B. in einem Fall von Colitis ulcerosa. Voraussetzung für diese Malacie ist das Vorhandensein eines aktiven Magensaftes und eine gewisse Wärme. Pepsin und Salzsäure des ersteren wirken auf das nunmehr abgestorbene Gewebe an jenen Stellen ein, die unter dem Flüssigkeitsspiegel des Inhaltes gelegen sind. Im *Oesophagus* beginnt der Prozeß auf der Höhe der Längsfalten, wo sich das Epithel in kleineren und größeren Fetzen ablöst, so daß das meist stärker glänzende subepitheliale schmutzig-braunrote Stratum freiliegt. Schreitet der Prozeß weiter fort, kommt es zur Erweichung sämtlicher Wandschichten. *Perforation* in Form unregelmäßiger Lücken kann folgen, meist in die linke Pleurahöhle, begleitet vom Austritt von Magenflüssigkeit.

Bei der *Gastromalacia acida* fühlt sich die Magenschleimhaut manchmal nur auf den Faltenhöhen des Fundus, zumeist aber in einem der Begrenzung des flüssigen Inhaltes entsprechenden, scharf abgesetzten Bezirk eigentümlich seifig an. Schreitet der Prozeß weiter fort, so erweichen auch die übrigen Wandschichten des Magens. Es kommt zur Perforation, wobei die Perforationslücke unregelmäßig begrenzt ist und gegen dieselbe hin die Magenwand sich fließend verdünnt. Nirgends finden sich Zeichen vitaler Reaktion. Die Malacie kann sehr rasch nach dem Tode eintreten, besonders bei gewaltsam aus voller Gesundheit Verstorbenen. Auch bei kleinen Kindern pflegt die Erweichung der Magenwand sehr ausgedehnt zu sein, wobei Milch als Inhalt begünstigend wirken soll (E. KAUFMANN, 1922).

*Intravitale Oesophagomalacie* wurde von KERNIG (1912) beschrieben, auch W. FISCHER (1926) teilt eine einschlägige Beobachtung mit, bei der sich jedoch in der Umgebung der Perforationslücke eine allerdings nur ganz geringfügige zellige Infiltration sowie in der Nachbarschaft kleine hämorrhagische Erosionen nachweisen ließen. In solchen Fällen ist wohl eher an eine intravitale *peptische Oesophagitis* (s.d.) zu denken.

*Gallige Verfärbung* der Schleimhaut des Duodenums ist häufig; tritt Galle in den Magen über, ist die gleiche Verfärbung auch hier und, wenn gallige Massen erbrochen wurden, auch im Oesophagus zu sehen.

# D. Degeneration

Beim plasmocellulären Myelom kann es zur Ablagerung von Amyloid in der Tunica propria und Submucosa kommen (GLAUS, 1917). Paramyloidablagerung in der Wand kleiner Arterien bei generalisierter Paramyloidose beschrieb ZIMMERMANN (1955). Über Hyalindeposition in der Muskelschicht bei Speiseröhrenektasie s. BENEKE (1901) sowie GREGERSEN (1903).

# E. Hypertrophie und Atrophie

Dem seltenen Krankheitsbild der *idiopathischen muskulären Oesophagushypertrophie* (REHER, 1885) liegt eine diffuse (ELLIESEN, 1903, GOEDEL, 1929) oder segmentale und dann auf den unteren Abschnitt beschränkte (EHLERS, 1907 u. a), bis 12 mm betragende, vorwiegend die „Ringmuskulatur" betreffende Verdickung der Speiseröhrenwand zugrunde (Abb. 16). Das Oesophaguslumen kann dabei normalkalibrig oder verengt sein. Bevorzugt werden Männer in der 4.—7. Lebensdekade betroffen. Makroskopisch und histologisch findet sich keinerlei Anhaltspunkt für das Vorliegen eines primär stenosierenden Wandprozesses. Nicht selten ist diese Hypertrophie mit Leiomyomen des Oesophagus und einer muskulären Pylorushypertrophie vergesellschaftet (RÖSSLE, 1935, LEHMANN, 1931). Histologisch findet man eine enorme Hypertrophie der Muscularis propria. In die unregelmäßig angeordneten Muskelfaserbündel können, überdies nur noch mikroskopisch erkennbar, Leiomyome eingestreut sein (BRÜCKE, 1928 u. a.).

GUISEZ (1911) und BRÜCKE (1928) sprechen hinsichtlich der Ätiologie von kongenitaler muskulärer Hyperplasie. HELMKE (1939) führt das morphologische Bild auf den Pulsationsreiz des vergrößerten Herzventrikels auf die Oesophaguswand bei Hypertension (s. auch SAALFELDER, 1949), BÜHLER (1943) auf einen funktionell bedingten Vagusreiz zurück. VOLLHABER (1951) (Lit.) fand in dem von ihm beschriebenen Fall bei einem 60jährigen Mann innerhalb des Plexus myentericus Infiltrate von Leukocyten und deutet diese Veränderungen als „morphologischen Ausdruck einer pathologisch gesteigerten Plexusfunktion". Ähnliche Befunde erhob SALZER-KUNTSCHIK (1960, Lit.) in einem einschlägigen Fall (67jährig, weiblich). Anhand einer eigenen Beobachtung nahmen kürzlich STELZIG und ORESTANO (1967, Lit.) zu diesem Problem kritisch Stellung. Bisher wurden 50 einschlägige Fälle in der Weltliteratur mitgeteilt und folgende Möglichkeiten der Ätio-Pathogenese diskutiert:

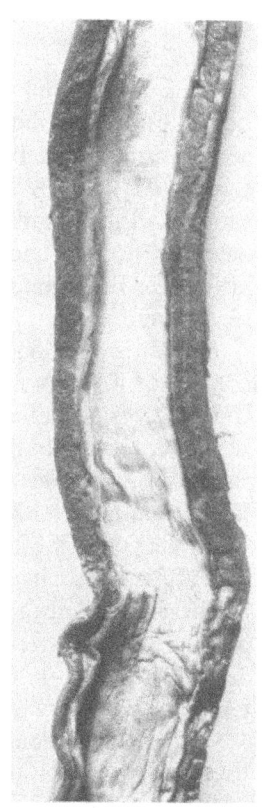

Abb. 19. Idiopathische Oesophagushypertrophie. Mann, 46jährig. (R. P. 589/30, Path. Inst. Wien)

1. Entweder das Leiden an sich oder die „Neigung" zu übermäßigem Wachstum der glatten Oesophagusmuskulatur sind angeboren.

2. Es liegt eine polyphagische Arbeitshypertrophie vor.

3. Es handelt sich um eine vegetative Störung bei Erkrankung anderer glattmuskulärer Organe — dabei können chronische Erkrankungen der Gallenblase, des Magen-Darmtraktes und der Nierenbecken nach RÖSSLE (1935) Ausgangspunkt viscero-visceraler Reflexe sein, deren Folge Muskelhypertrophien anderer glattmuskulärer Organe im Sinne von „Quellaffektionen" sind. — Weiterhin wird ein lokaler Vagusreiz bei Herzhypertrophie diskutiert.

4. Krampfzustände wie bei Asthma bronchiale bei Ganglionitis im Bereiche der Plexus halten STELZIG und ORESTANO (1967) für unwahrscheinlich, da Kontrolluntersuchungen häufig entzündliche Infiltrate zwischen den intramuralen Plexus ohne meßbare Wandhypertrophie der Oesophagi ergaben.

Dagegen sollen Quellaffektionen im Sinne Rössles (1935) im Bereiche von Colon und Retroperitonealraum als Realisationsfaktoren chronischer Reize auf vegetativ irritable Hohlorgane vornehmlich in Betracht zu ziehen sein.

Das *Plummer-Vinson-Syndrom* (Kelly-Paterson-Syndrom, sideropene Dysphagie), von Plummer erstmalig 1914 beschrieben, umfaßt neben hypochromer Anämie, Koilonychie und Glossitis eine Dysphagie; letztere ist zunächst auf feste Speisen beschränkt und wird vom Patienten in den obersten Oesophagusabschnitt lokalisiert. Es betrifft zumeist Frauen zwischen dem 30. und 50. Lebensjahr. Pathologisch-anatomisch wurden dabei neben Leukoplakien auch Erosionen des Oberflächenepithels und Atrophie der Muscularis von Zunge, Hypopharynx und Oesophagus nachgewiesen (Ahlblohm, 1936; Surman, 1933, Waldenström u. Kjellberg, 1939). Schmale Bindegewebsstränge mit diskreter rundzelliger Infiltration beschrieben Shamma'a und Benedict (1958); McGee und Goodwin (1938) fanden erhebliche lymphocytäre Infiltrationen mit mäßiger Fibrose. Inflammatorische, atrophische und degenerative Veränderungen betreffen Epithel und Muskulatur gleichermaßen, wobei zudem eine vermehrte interstielle Bindegewebsapposition mit Schrumpfungsneigung zu verzeichnen ist (Savilahti, 1946).

Die Mitbeteiligung des Oesophagus bei *Kollagenosen* stellt keine Seltenheit dar (Benedict u. Nardi, 1958; Leinwald u. Mitarb., 1954; Weiss u. Mitarb., 1943). Unter 12 Fällen mit gesicherter Kollagenose wiesen 5 Frauen erhebliche Alterationen des Oesophagus auf: Purpura pigmentosa Schamberg (1), Lupus erythematodes (1) und Sklerodermie (3) (Teruel u. Gomez, 1946). Endoskopisch findet man eine verdickte, glasig gequollene und rigide Oesophagusschleimhaut, wobei die auffällig scharf begrenzten Herde von ca. Fingernagelgröße vorwiegend den unteren Oesophagus betreffen (Pascher u. Herrmann, 1965). Matsui (1924) beschrieb eine diffuse Sklerose der Submucosa und Atrophie der Muscularis propria bei Hypertrophie der Muscularis mucosae. Funktionell ist eine Störung der Peristaltik, z.T. eine Aperistaltik bei Kollagenosen des Oesophagus charakteristisch (Buckstein, 1948; Kaufmann u. Mitarb., 1968; Saladin u. Mitarb., 1966); zusätzlich können Stenosen des unteren Oesophagusabschnittes vorliegen (Fessler u. Pohl, 1932).

Beim *Sjögren-Syndrom* fanden Hradsky u. Mitarb. (1967) eine muskuläre Atrophie des gesamten Oesophagus; membranöse Strikturen werden von Waldenström und Kjellberg (1939) sowie Goldstein (1963) als charakteristische Alterationen des Oesophagus bei Sjögren-Syndrom angesehen. Bioptische Proben der Mucosa und Submucosa erlauben nach Jebavy u. Mitarb. (1961) die Diagnosestellung; neben einer Epithelatrophie und Reduktion der Muscularis mucosae ist ein subtotaler Verlust an Oesophagusdrüsen typisch.

# F. Veränderungen der Lage und Lichtung des Oesophagus
## I. Stenosen

Die besonderen, engen räumlichen Beziehungen des Oesophagus zu Organen seiner Nachbarschaft lassen es verständlich erscheinen, daß alle Abweichungen derselben von der Norm, sei es nun in bezug auf Verlauf, sei es in bezug auf Größe oder durch ihren tumorösen oder entzündlichen Befall, Lage und Lichtung der Speiseröhre mitbeeinflussen werden. Dies kann geschehen:

**1. Von seiten der Wirbelsäule.** Bei schweren Kyphosen, Skoliosen, Exostosen und Randwülsten bei Spondylarthrose folgt der Oesophagus der Wirbelsäulenverkrümmung. Das funktionelle Ergebnis ist eine ,,pharyngeale Dysphagie" (FALK, 1949).

**2. Von seiten des Herzens und seiner Gefäße.** Vergrößerung des linken Vorhofs und Ergüsse des Herzbeutels können Verdrängung des Oesophagus nach hintenseitlich bei gleichzeitiger röntgenologisch nachweisbarer Verlangsamung der Oesophaguspassage zur Folge haben (GÄBERT, 1924). Gleichen Effekt lösen Aneurysmen des Aortenbogens, der Aorta descendens und der großen Halsgefäße aus. Hierher gehören fernerhin die kongenitalen Anomalien der Aorta, wie rechtsläufiger Aortenbogen, Arcus duplex aortae, Arteria lusoria.

**3. Retrosternale Strumen** (JATROU, 1923), Mediastinaltumoren (Thymom, Lymphogranulom, HAUDEK, 1923) und prävertebrale Senkungsabscesse (CLERF, 1940, LOEFFLER, 1921) können ebenso zur Verdrängung und Kompression des Oesophagus führen wie pleurale Ergüsse, schrumpfende Lungenprozesse (PATTI, 1937), Pneumektomie (MAIER u. EHLER, 1939) oder Pneumothorax (FANANO, 1938), Ölschwarten des Mediastinums (MORITZ u. BUSANNY-CASPARI 1951) und Paraffinölplomben (NAGEL, 1948).

*Stenosierung der Oesophaguslichtung von innen her* kann einmal durch angeborene Mißbildungen der Speiseröhre (s. diese), zum anderen jedoch durch Tumoren und entzündliche Prozesse verursacht werden. Hierher sind auch jene Stenosen zu rechnen, die im Anschluß an *Fremdkörperverletzungen* und *Verätzungen* (s. diese) zur Beobachtung kommen.

1953 beschrieben INGELFINGER und KRAMER sowie SCHATZKI und GARY unabhängig voneinander eine Form der Dysphagie, die mit Ringbildung im distalen Oesophagus einhergeht. Vielfach handelt es sich um dünne, ringförmige Membranen, die das Lumen mehr oder minder einengen (BARTLETT u. JONES, 1959; BUGDEN u. DELMONICO, 1956; HARRIS u. Mitarb., 1935; MCMAHON u. Mitarb., 1958; SOM u. Mitarb., 1960). In der Regel ist der sog. tiefsitzende Oesophagusring nach SCHATZKI und GARY (1953, 1956) mit einer gleitenden Hiatushernie kombiniert (SEALY u. YOUNG, 1964). Nach MCMAHON u. Mitarb. 1958) findet man oral einen Plattenepithel- und aboral einen Cylinderepithelbesatz; während Muscularis mucosae und Submucosa das Gerüst liefern, geht die Muscularis propria nicht mit in die Ringbildung ein. Der Ring liegt jeweils im Bereiche der Magen-Oesophagusjunktion. In Extremfällen liegt eine subtotale Stenose mit Aphagie vor.

## II. Ektasie und Divertikel

Unter einer *Ektasie der Speiseröhre* sei eine ihre gesamte Zirkumferenz umfassende, also zylindrische Lichtungserweiterung verstanden, deren Längenausmaß total oder partiell-segmental sein kann. Pathogenetisch gesehen ist die Ektasie entweder *angeboren* oder *erworben* und dann in der Regel sekundär gegenüber einem primär distalwärts gelegenen stenosierenden Prozeß. Ätiologisch ungeklärt bleibt auch weiterhin die sog. ,,idiopathische" Oesophagusdilatation.

## 1. Erworbene Ektasie

Sie ist in ihrer Form spindelig, in ihrem Längen- und Breitenausmaß wechselnd und stets oberhalb von Lichtungsverengerungen gelegen. Sie induziert eine oft beträchtliche Hypertrophie der Oesophagusringmuskulatur, die primär durch ihren Tonus der Ausweitung der Oesophaguslichtung entgegenwirkt.

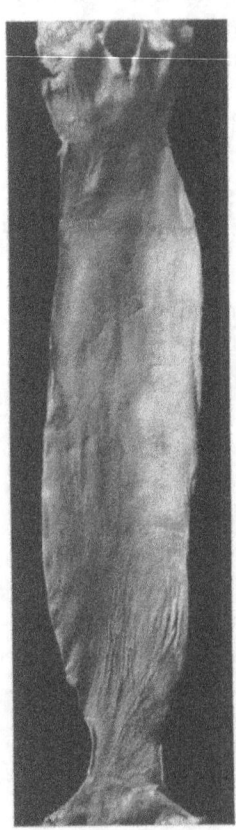

Abb. 20. Idiopathische Dilatation des Oesophagus. Frau, 37jährig. (M. N. 5466, Sammlung Path. Inst. Wien)

Zu einer Ektasie wird es demnach erst dann kommen, wenn die Ringmuskulatur durch Degeneration oder Nekrose als Folge der Überbeanspruchung oder sekundärer, von der Lichtung her fortgeleiteter entzündlicher Vorgänge geschädigt wird. Für das Ausmaß und die Form der Ausweitung ist die Ätiologie der Stenose nicht von Belang. Letztere kann angeboren (s. S. 14) oder durch verschiedene Ursachen erworben sein: Narben nach Verätzung (s. S. 63 und Abb. 45), Fremdkörpereinwirkung, ulceröse Prozesse, entzündliche Vorgänge bei Tumoren, insbesondere dem scirrhösen Oesophaguscarcinom, Invagination des Oesophagus (HIRSCH u. WAGNER, 1923) oder durch Kompression der Speiseröhre von außen her, wie durch Hiatusnarben nach Pleuritis diaphragmatica (LÜDIN, 1943), bei Ölplomben (ERDMANN, 1949; NAGEL, 1948), Oesophagusknickung durch Gastroptose (ROVSING, 1913), Kompression durch Spondylose (ARNSTEIN 1914). Über seltene Formen siehe bei: FLESCH 1913, (Divertikel nach Laugenverätzungsstenose), BENEKE, 1901; KAUFMANN (1931) (substenotische Ausweitung durch Regurgitation).

*Angeborene Ektasie* s. unter Fehlbildungen (S. 17).

## 2. Sogenannte idiopathische Oesophagusdilatation (I.Oe.D.)

Unter dieser Bezeichnung werden alle jene totalen und segmentalen Lichtungserweiterungen der Speiseröhre subsummiert, die keine anatomisch nachweisbare Passagebehinderung als prima causa nachweisen lassen. Dabei bestehen unmittelbare Beziehungen zur vorgenannten Gruppe. Der Oesophagus zeigt in diesen Fällen gewöhnlich eine totale, seine ganze Länge umfassende Ektasie, die am Oesophagusmund beginnt, zwischen mittlerem und unterem Drittel des Brustsegments sein punctum maximum hat, um dann unter zunehmender Verjüngung in die Kardia überzugehen (Abb. 20). Nie wird der Hiatus oesophagicus überschritten. Seltener sind segmentförmige Erweiterungen spindeligen Charakters oder eine flaschenförmige epidiaphragmatische Ektasie. Über Divertikelbildungen an dieser Stelle siehe bei KRAUS (1902). Diese Lichtungserweiterung, die mit Längenzunahme (bis 46 cm, LUSCHKA, 1898) und Schlängelung des Oesophagus einhergeht, kann enorme Ausmaße annehmen (30 cm im Umfang, DRESCHFELD, 1892) und ein Fassungsvermögen bis zu 3 Litern — gegenüber 150 cm³ der Norm — aufweisen. Die Wand des erweiterten Abschnittes zeigt in der Schleimhaut alle Formen akuter oder chronischer Entzündung wechselnden Schweregrades mit Geschwürs- und Narbenbildung. Die Ringmuskulatur ist dabei in der Regel hypertrophisch und gibt der Aufsicht ein trabekuläres Relief (Abb. 20). Die Längsmuskulatur ist dissoziiert. Die Cardia ventriculi ist makroskopisch und mikroskopisch frei von pathologischen Veränderungen. Die schweren, zum Teil durch Stauung der Ingesta, zum Teil durch mechanische Insulte sekundär ausgelösten entzündlichen Veränderungen können zur Perioesophagitis führen, auftretende Narbenbildung zur sanduhrförmigen Oesophagusdeformierung, Druck des ausgeweiteten Abschnittes auf die kardialen Vagusformen zum Reflextod (FAURÉ, 1894, s. ferner AUGUSTE u. PARIS, 1947). Die gelegentlich papillomartigen Leukoplakien, die ständige mechanische Irritation der Wand durch Sondierung, die Ulcusbildung in der Oesophaguswand werden in der Folgezeit einer Carcinomentstehung Vorschub leisten (SCHMIEDEN, 1883; FLEINER, 1896; BAUERSMEISTER, 1923; ASCARELLI, 1948). Die I.Oe.D. ist bei Männern doppelt so häufig wie bei Frauen (THIEDING, 1921).

Es kann der Beginn der klinischen Symptome bereits in das Säuglings- oder frühe Kindesalter fallen (LOTHEISSEN, 1913; BAUMGARTEN, 1907; CUNNINGHAM, 1926), im allgemeinen aber stellen sich die ersten Krankheitszeichen wie Dysphagie, Druck hinter dem Sternum, Hustenreiz während des Essens etwa zwischen dem 20. und 40. Lebensjahr ein (W. FISCHER, 1926) und nehmen weiterhin an Intensität zu. Dabei werden stationäre Intervalle bis zu 25 Jahren (LOREY, 1919) beobachtet. Fortschreitende Inanition und zunehmende Kachexie führen schließlich — oft erst bei zusätzlichem Carcinom — zum Tode des Patienten.

Stellt nun die I.Oe.D. klinisch und pathologisch-anatomisch einen klar umrissenen Begriff dar, so gehen doch bezüglich ihrer *Pathogenese* wie auch der *Ätiologie* die Ansichten weit auseinander, ein Umstand, der es mit sich bringt, daß dieses Bild in der Literatur unter einer Vielfalt von Namen läuft:

Megaoesophagus acquisitus, Kardiospasmus, Achalasie, kardiotonische Oesophagusdilatation, Aperistalsis: Streng zu trennen von dem in Rede stehenden Krankheitsbild ist der Megaoesophagus congenitus (s. diesen)!

### 3. Kardiospasmus, Achalasie

Die Bezeichnung Kardiospasmus geht auf v. MIKULICZ (1882) zurück; aber bereits 1888 sprach MELTZER vom Ausbleiben des normalen Öffnungsreflexes und HURST prägte 1915 den zutreffenden Begriff Achalasie. Der Interpretation von HURST, (1927), daß initial eine gestörte Peristaltik vorliegt, die in einer totalen motorischen Paralyse der gesamten Speiseröhre enden kann, schloß sich in der Folgezeit die Mehrzahl der Untersucher an (ALNOR, 1958; CAMERON, 1927; IMDAHL, 1963; KNIGHT, 1934; OCHSNER u. DE BAKEY, 1940; WANKE u. ALNOR, 1963; WANKE u. SCHÜTTEMEYER, 1949 u.a.).

Wesentlich für das Verständnis der Ätio-Pathogenese der Achalasia cardiae ist, daß der Sympathicus keinen wesentlichen Anteil an der Innervation des terminalen Oesophagus nimmt (ALNOR u. OHNESORG, 1958, Lit.). Oberhalb des Lungenhilus in den Oesophagus eintretende Fasern des Vagus vermitteln Impulse über intramurale Oesophagusfasern, den Plexus myentericus und die glatte Muskulatur zur Kardiaöffnung. Entgegen den Untersuchungen von KNIGHT (1934) sowie

LEHMANN (1945) sahen ALNOR und OHNESORG (1958) keine Beeinflussung des normalen Schluckablaufes nach Resektion der zur Kardia ziehenden Sympathicusfasern. Es wird vielmehr angenommen, daß das neuromuskuläre System der Kardia die der Öffnung folgende Kontraktion bewirkt. Die Fähigkeit der lokalen Koordination und des lokalen Autonomismus wird diesem intramuralen neuromuskulären System zugeschrieben (CANNON, 1939). Im Zusammenhang mit der Achalasie sprach THIEDING (1921) von einer „Vagushypertonie".

Die widersprüchlichen Angaben im Weltschrifttum über Ätio-Pathogenese und Symptomatik des Krankheitsbildes beruhen nicht zuletzt auf der unklaren Trennung zwischen Achalasie und Kardiospasmus. Funktionell ist die *Achalasie* durch eine Störung der Öffnungsfunktion bei *fehlender Ruhedrucksteigerung* gekennzeichnet. IMDAHL (1963) spricht von Öffnungsstörung mit Dysperistalsis und Dilatation der Speiseröhre. Daneben gibt es aber auch Erkrankungen, die mit einer *Steigerung des Ruhedruckes* einhergehen und auf welche die Bezeichnung *Kardiospasmus* angewandt werden sollte: der symptomatische Kardiospasmus im Sinne von GÜTGEMANN (1956) (s. auch WILDEGANS, 1953), wie er floride Ulcera ventriculi begleiten kann, oder der idiopathische Kardiospasmus, wie ihn VANTRAPPEN (1961, 1963) herausstellte, und deren Ätiologie und Pathogenese unbekannt sind.

Weiterhin wird versucht, einen primären von einem sekundären Kardiospasmus zu differenzieren.

### a) Kardiospasmus

#### α) *Primärer Kardiospasmus*

Hierbei wäre folgender Ablauf vorstellbar: Der primäre Kardiospasmus löst zunächst eine Hypertrophie der Oesophaguswandmuskulatur aus, der im weiteren sekundär durch mechanische und entzündliche Einwirkung der Ingesta muskuläre Erschlaffung und Dehnung folgt. Als Ursache des primären Kardiospasmus werden Störungen des Schluckaktes (zu hastiges Essen — GUISEZ, 1924), Wegfall des Erschlaffungseffektes beim Schluckakt auf die Kardia (MELTZER, 1888, Myoma submucosum der Kardia (RÖSSLE, 1935), ferner mechanische und psychische Insulte angesehen (STRAUSS, 1920; BALL u. CRUMP, 1941; WIEDAU, 1942; Kritik s. BÖHM, 1921). Besonders bei Kindern werden initiale neurovegetative Dysregulationen diskutiert (WOLF, 1969); eine krampfhafte Fehlstellung im terminalen Oesophagus soll eine allmähliche ischämisch bedingte Denervation bedingen; auf diese Art wäre die schrittweise Entwicklung bis zum dekompensierten Oesophagus nach WOLF erklärlich. Die „nervale Sonderstellung" des terminalen Oesophagus geht aus der fehlenden oder mangelhaften Peristaltik bei familiärer Dysautonomie hervor (JOSEPH u. JOB, 1963; LINDE u. WESTOVER, 1962); hierbei fehlen Alterationen der Ganglienzellen.

#### β) *Sekundärer Kardiospasmus*

Das Grundleiden sehen in diesem Fall ROSENTHAL (1902), HUBER (1983) u. a. in einer primären Atonie des Oesophagus, der sekundär durch die nunmehr sich entwickelnde Oesophagitis (s. auch MARTIN, 1901) der Kardiospasmus folgt.

Eine Zwischenstellung nimmt das sog. Barsony-Teschendorff-Syndrom ein; auch hierbei stehen dysphagische Beschwerden klinisch im Vordergrund, die sich in paroxysmalen Anfällen mit Regurgitation von Mageninhalt und erheblicher Salivation äußern. Als Begleitkrankheiten werden Ulcus ventriculi, Ulcus duodeni, Appendicitiden, Dyskinesien der Gallenwege, Pericholecystitis, Aortensklerose und Coronarspasmen genannt. Charakteristisch sind weiterhin individuell geprägte Neurosen bei undisziplinierten Eßgewohnheiten (Tachyphagie). Oesophagoskopisch läßt sich das Instrument in der Regel ohne Mühe durch die Kardia bis in den Magen führen, indessen spürt man multiple, in der Regel segmental angeordnete — spastische — Gewebsrigiditäten. Mittlerer und distaler Oesophagus werden bevorzugt betroffen (LALLEMANT, 1965); der Befund demonstriert sich besonders eindrucksvoll röntgenologisch unter dem Bilde des „Perlenkollier-Oesophagus", indem multiple, ringförmige spastische Bezirke mit dilatierten Segmenten abwechseln. Ätio-pathogenetisch wird vornehmlich eine Dysfunktion des vegetativen Nervensystems diskutiert, wobei auch das Vorliegen eines visceralen Fernreflexes unter anderem über abdominelle Störzonen erwogen wird (BARSONY, 1926; BARSONY u. POLGAR, 1927; TESCHENDORFF, 1928).

Während dem Kardiospasmus und Barsony-Teschendorff-Syndrom funktionelle, nervale Dysregulationen zugrunde liegen, werden für die *Achalasia cardiae* im engeren Sinne manifeste Läsionen des Vagus oder der nervösen Plexus diskutiert.

### b) Achalasie

#### α) *Achalasie bei Vagusschädigung*

Durch die Ausschaltung des Vagus im zentralen oder peripheren Segment wird der Antagonismus zwischen nervösem Impulssystem (Vagus-Sympathicus) und dem Erfolgsorgan (intramuraler Ganglienzellplexus) unterbrochen. Sie führt nach KRAUS (1902) zur Dilatation des Oesophagus ebenso wie zur Achalasie. Die zentrale Vagusschädigung kann die Folge eines Geburtstraumas (GILSE, 1929), einer Bulbärparalyse, multiplen Sklerose, Tabes dorsalis, Encephalitis oder Poliomyelitis sein. Die periphere Vagusschädigung kann Kompression des Vagus durch Mediastinaltumoren (GLAS, 1907), mediastinale Lymphknoten (ASSMANN, 1923; FEDERER, 1924; BRAUN, 1950) oder postdiphtherische Veränderungen (ERVENICH, 1940; GREIGG, 1921) zur Ursache haben. Auch gleichzeitige Störung des zentralen und peripheren Vagus wurde beobachtet (Lit. s. MERKEL, 1956).

CASSELLA u. Mitarb. (1965) fanden bei Patienten mit Achalasia cardiae elektronenoptisch in allen Fällen Veränderungen des thorakalen Vagusabschnittes ähnlich der Wallerschen Degeneration sowie eine signifikante Reduktion der Ganglienzellen in den beiderseitigen motorischen Rückenmarkskernen des Vagus. Im weiteren wurde in 68% eine Degeneration bzw. Fehlen des Auerbachschen Plexus des distalen Oesophagusabschnittes sowie Veränderungen der Oesophagusmuskulatur mit Auflösen der Myofibrillen, der Membranen sowie Zellatrophien und Hypertrophien beschrieben. CASSELLA u. Mitarb. (1965) deuten ihre Befunde derart, daß der Achalasia primär eine Alteration der extraoesophagealen neuralen Elemente (peripherer Vagus und motorische Rückenmarkskerne des Vagus) zugrunde läge. Die Veränderungen des Auerbachschen Plexus werden als sekundär angesehen.

#### β) *Achalasie bei Veränderungen des intramuralen nervösen Plexus*

Sie sind im wesentlichen degenerativer Art und betreffen in erster Linie den Auerbachschen Plexus (Abb. 21), wobei sich alle Übergänge bis zur Nekrose der Ganglienzellen finden. Stellenweise fehlen die letzteren völlig. Auch die Achsen-

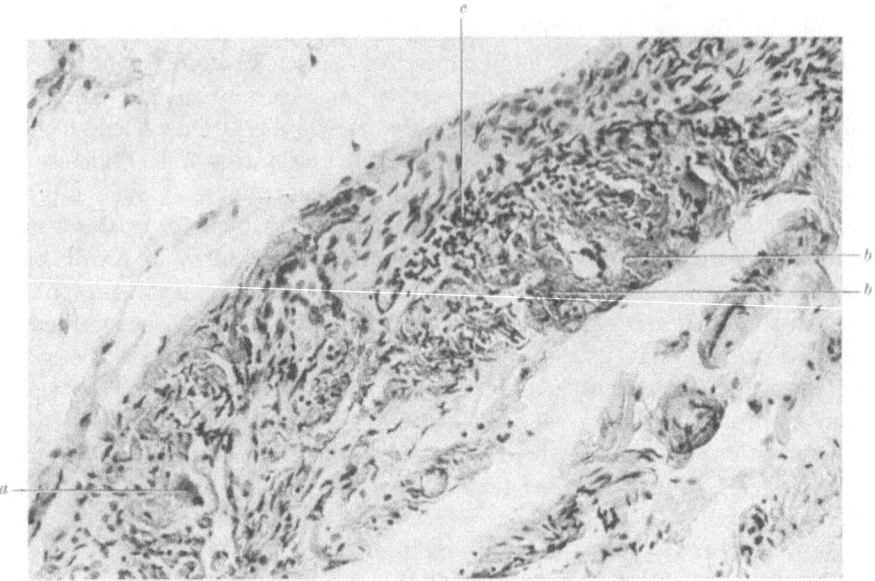

Abb. 21. Achalasia cardiae mit Oesophagusdilatation. Ganglion aus dem Plexus muscularis. Weitgehender Schwund der Ganglienzellen, bei *a* noch einzelne, schlecht erhaltene zu sehen; bei *b* zerfallende nervöse Elemente; bei *c* geringe Lymphocyteneinstreuungen. Maßstab 180:1. Frau, 67jährig. (R. P. Nr. 192/60.) Hämatoxylin-Eosinfärbung

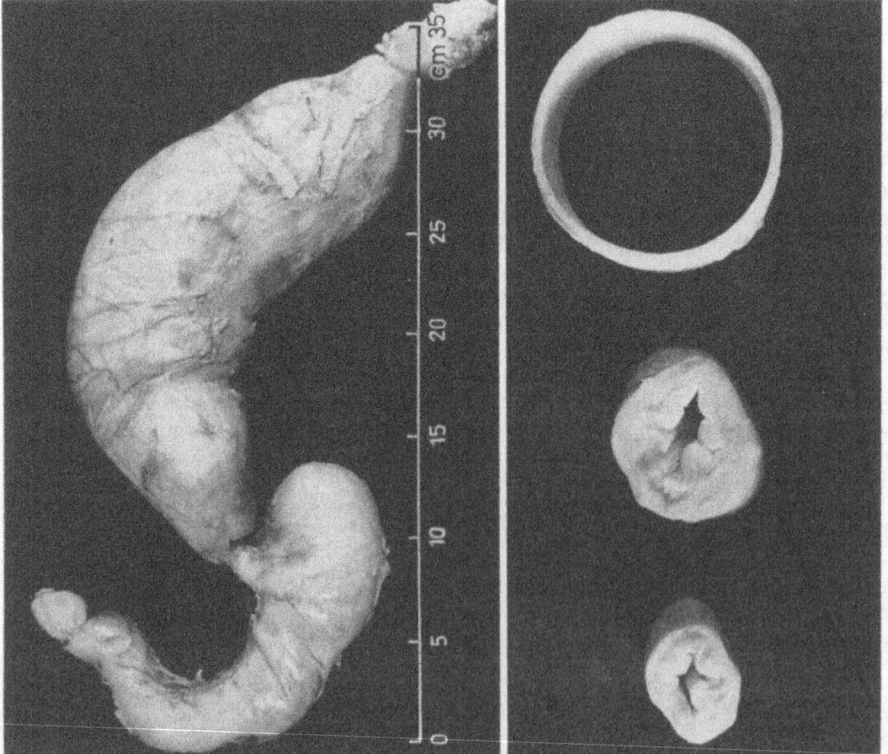

Abb. 22. Megaoesophagus bei Achalasia cardiae. (Präparat Prof. KÖBERLE, Ribeirao Preto)

zylinder der Nervenbündel zeigen Entartungserscheinungen. Entzündliche Vorgänge gehören dabei *nicht* zum klassischen Bild (BANDMANN, 1957, Lit.). WANKE u. SCHÜTTE-MEYER (1949) konnten bei ihren Fällen von Achalasie an der Kardia eine besonders die Submucosa und die Muscularis mucosae und propria betreffende Sklerose nachweisen, die sie als Folge einer stattgehabten serösen Entzündung ansahen, der die Veränderungen am Plexus sekundär folgten. Diese Beobachtungen stimmen mit jenen experimentell erzeugten Veränderungen überein, die ALNOR (1958, Lit.) durch Vereisung der Kardia bei Hunden erzielen konnte. Es wurde dabei klinisch das Bild des Kardiospasmus ausgelöst, wobei sich histologisch eine zahlenmäßige Verminderung der normalen Ganglienzellen fand. Die restierenden Ganglienzellen wiesen degenerative Veränderungen auf. Echte Neuronophagie wurde vielfach dabei beobachtet. Von den Ganglienzellen her sollen die krankhaften Vorgänge über die intercalären Elemente des Plexus myentericus auf die Muskulatur der Kardia fortschreiten und schließlich zur ,,Sclerosis cardiae" (WANKE-SCHÜTTEMEYER, 1949) führen. KÖBERLE (1963) sowie CARACO und LANZARA (1966) weisen auf die Zerstörung der parasympathischen Ganglienzellen besonders im Auerbachschen Plexus oesophagicus durch das die Chagas-Krankheit bedingende Trypanosoma Cruzi hin (Abb. 22).

BANDMANN (1957, Lit.), ETZEL (1936), LANZARA (1952), DAMIANI (1954), UEDA u. Mitarb. 1958 u.a. halten die degenerativen Ganglienzellveränderungen für *primär*, während ALNOR (1958), GROSS (1953), WANKE u. KRICKE, (1962), WANKE u. SCHÜTTEMEYER (1949) den Standpunkt vertreten, daß sie *sekundärer* Art seien.

Gegenüber der Ektasie stellt das *Divertikel* nur eine *lokal umschriebene*, also nur einen Teil der Zirkumferenz des Oesophagus in sich einbeziehende taschen- oder sackförmige Ausweitung dar. Das Divertikel ist innen von Schleimhaut überzogen und in der Regel von Muskulatur bedeckt. Ihrem Entstehungsmechanismus nach unterteilten sie schon ZENKER und v. ZIEMSSEN (1878) in *Pulsionsdivertikel*, die durch erhöhten Innendruck entstehen, und in *Traktionsdivertikel*, die durch Zug von außen zustande kommen.

## 4. Pulsionsdivertikel (Abb. 23)

Synonyma: *Zenkersches Divertikel*, Sackdivertikel (HUBER, 1893), Grenzdivertikel (ROSENTHAL, 1902), Hypopharynxdivertikel, pharyngooesophageales Divertikel (LÜDIN, 1943).

GIANNI (1929) fand elf hochsitzende Zenkersche Oesophagusdivertikel auf 26103 Sektionen. Nach STARCK (1900) handelt es sich in 75% um Männer zwischen dem 50. und 70. Lebensjahr (vgl. Abb. 19). Es liegt typischerweise am Übergang zwischen Pharynx und Oesophagus entsprechend dem Leimerschen längsmuskelfreien Dreieck. Der Divertikelzugang liegt an der Oesophagushinterwand und stellt einen senkrecht zur Schlundachse stehenden Spalt dar, der allerdings bei derartigen herniösen Ausstülpungen auch breit klaffend sein kann. Die Größe des Divertikels schwankt zwischen Haselnuß- und Kindskopfgröße. In der Regel sind diese Ausstülpungen solitär (Abb. 23). *Doppelte* Divertikelbildungen sahen SCHLÄPFER (1949), LERCHE (1946) sowie CHAMPON (1937). Bei Größenzunahme senken sich diese Divertikel zwischen Oesophagus und Wirbelsäule abwärts und können unter Umständen mit der Kuppe intrathorakal zu liegen kommen (FINEMAN, 1928).

*Histologisch* besteht die Innenwand des Divertikels aus entzündlich, oft narbig veränderter Schleimhaut. Das mehrschichtige Pflasterepithel ist verdickt, zeigt streckenweise parakeratotische Verhornung. Die Submucosa ist verbreitert und streckenweise lymphoplasmacellulär infiltriert. Die Muscularis mucosae fehlt

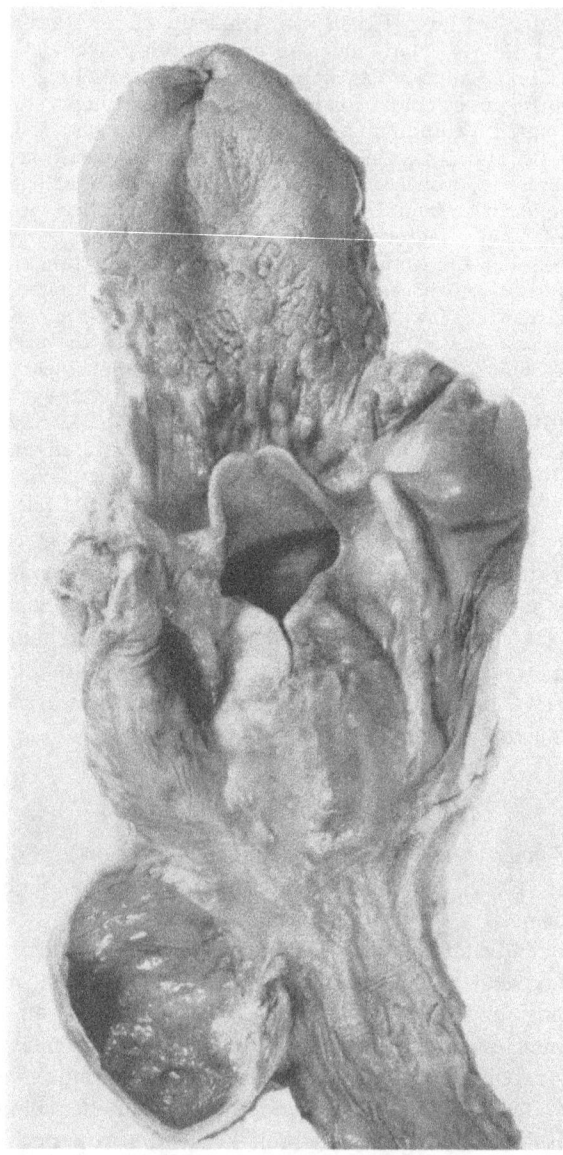

Abb. 23. Zenkersches Pulsionsdivertikel des Oesophagus unmittelbar unterhalb dem Krikoidknorpel. M., Wilhelm, 60jährig. (SN 683/36, Path. Inst. Zürich)

in der Regel. Die Außenwand wird von schwielig verdicktem Bindegewebe gebildet, das nur sehr spärlich Muskelfasern an der Divertikelvorderfläche und am Hals erkennen läßt (Abb. 24a und b).

Die Pulsionsdivertikel entwickeln sich langsam über Jahre. Die ersten Divertikelsymptome treten mit dem 40. Lebensjahr in Erscheinung. Der erste Bissen ruft Druckgefühl und Erbrechen hervor, dann aber passiert der Speisebrei ohne wesentliche

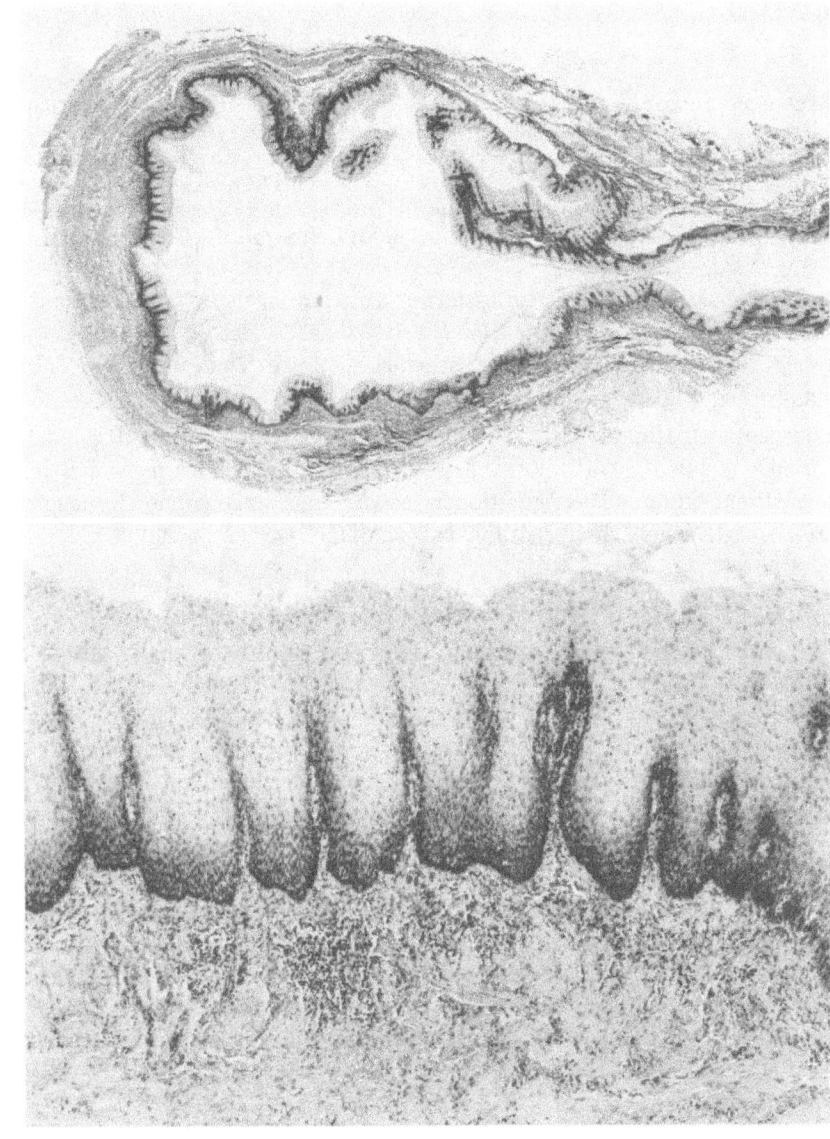

Abb. 24a u. b. Kirschgroßes Zenkersches Pulsionsdivertikel des Oesophagus. a Übersicht: Maßstab 8:1. b Detail: Maßstab 80:1. H., Emil, 59jährig. (MB. 14/354/63, Path. Inst. Zürich)

Beschwerden, wohl infolge bereits erfolgter Divertikelfüllung. Wird die Ausstülpung größer, so zeigt sich ein umgekehrtes Verhalten: Die ersten Bissen machen keine Beschwerden und führen zur Divertikelfüllung, diese jedoch zur Kompression der Speiseröhre und zum Sistieren des Schluckaktes.

Selten sind Carcinome in Pulsionsdivertikeln. So konnten RIBERI u. Mitarb. (1955) aus der Weltliteratur nur elf Fälle zusammenstellen, denen sie eine weitere eigene Beobachtung beifügen.

Für die *Genese* der Pulsionsdivertikel kommen in Frage:

a) *Kongenitale Pharynxektasie* (s. diese).

b) *Erworbene Pharyngocele*.

Nach ZENKER und v. ZIEMSSEN (1878) entsprechen diese Divertikel einer Schleimhauthernie, die ihre Entstehung der Pulsation an einem physiologischen Locus minoris resistentiae (Leimersches Dreieck) verdankt. Die Entwicklung solcher Divertikel wird weiterhin gefördert durch traumatische Einwirkung, hastiges Verschlucken zu großer Bissen, intraoesophageale Drucksteigerung bei primären Stenosen (ZENKER u. v. ZIEMSSEN 1878), Kompression durch Strumen (BÜCKING s. LÜDIN, 1943).

Im Hinblick auf neuere Auffassungen zur Pathogenese des sog. Pulsionsdivertikels sei noch das *funktionelle Divertikel* nach BARSONY (1926) erwähnt. Ihm liegt eine umschriebene Wandschwäche infolge Tonusverlust bei Innervationsstörung zugrunde.

Röntgenkinematographische Untersuchungen des Schluckmechanismus (DOHLMAN u. MATTSSON, 1959; RUCKENSTEINER, 1951 u. a.) haben ergeben, daß zusätzliche neuromuskuläre Dysregulationen sowie eine angeborene Bindegewebsschwäche pathogenetisch bedeutungsvoll sind.

## 5. Traktionsdivertikel (Rokitansky)

Es handelt sich dabei um trichterförmige, bis 1 cm tiefe, meist schräg nach oben führende, an der Vorder- bzw. Seitenwand des Oesophagus in der Höhe der zweiten Enge gelegene solitäre, selten multiple Ausstülpungen der Lichtung, die alle Wandschichten enthalten und somit als *echte Divertikel* gekennzeichnet sind. Die Spitze dieser Divertikel ist in der Regel mit einem anthrako-silikotisch indurierten oder auch oft tuberkulös-narbig veränderten Lymphknoten mehr oder weniger breit verwachsen (Abb. 15). In seltenen Fällen bestehen Adhäsionen zwischen Oesophagus und Trachea bzw. dem Hauptbronchus oder Residua einer abgelaufenen mediastinalen Entzündung mit Zug des verschwielten Gewebes am Oesophagus. Ein Kurosium stellt der Fall von HANS CHIARI siehe W. FISCHER, 1926) dar, bei dem eine cystisch degenerierte Struma Ursache einer solchen Divertikelbildung wurde. Die Divertikelwand erscheint an der Spitze häufig fibrös verdickt, ihre Muscularis unterbrochen, die Schleimhaut chronisch entzündlich verändert. Anthrakotisches Pigment ist oft bis in die subepitheliale Schicht nachweisbar.

In der Regel stellen die Traktionsdivertikel Zufallsbefunde dar und machen erst klinische Symptome, wenn sie perforieren. Die Perforation kann einmal von der Lichtung des Oesophagus her, z. B. durch Fremdkörper, zum anderen aber von außen her durch Einbruch der adhärenten und entzündlich erweichten Lymphknoten erfolgen. Im günstigsten Falle kann auf diese Weise Spontanheilung durch Entleerung des Inhaltes der erweichten Lymphdrüse in die Oesophaguslichtung eintreten. Nicht selten aber schließen sich weitere Komplikationen an: Durch Übergreifen einer primären oder durch Verunreinigung mit Ingesta sekundären *Eiterung* auf das Mediastinum erfolgt Fortleitung der Entzündung in das mediastinale Zellgewebe (Mediastinitis), eitrige Perikarditis, Pleuritis, Arrosion der Aorta (STERNBERG, 1905) oder der Bronchialarterie.

Werden diese Divertikel durch Steigerung des Innendruckes weiter ausgebuchtet, so werden sie als *Traktions-Pulsionsdivertikel* bezeichnet.

Die Traktionsdivertikel treten vorwiegend bei Erwachsenen auf, nur selten wurden sie auch bei Kindern gesehen (STARK, 1900; TETTENS, 1888). Es bestehen keine Unterschiede in der Geschlechtsverteilung.

Zug und Druck als „abstrahierte Grundphänomene" der Traktions- und Pulsionsdivertikel können vereinzelt auch zusammenwirken, so daß Mischformen im Sinne eines Traktions- und Pulsionsdivertikels entstehen. Als Spätfolgen narbig verheilter Mediastinitiden mit Perioesophagitis resultieren *Haft- und Adhäsionsdivertikel* (FLEISCHER, 1928), eine Sonderform der Traktionsdivertikel.

*Carcinomatöse Entartung* innerhalb von Traktionsdivertikeln wurde von STARK in 7,8% der Fälle beobachtet.

Genetisch kommen folgende Deutungen in Betracht:

a) *Angeboren* (s. Fehlbildungen).

b) *Erworben*.

Schon ZENKER und v. ZIEMSSEN (1878) wiesen darauf hin, daß das Primat bei der Bildung der Traktionsdivertikel der *Lymphadenitis* bzw. *Perylymphadenits* zukomme, wobei das sich entwickelnde Granulationsgewebe durch nachträgliche Schrumpfung zur trichterförmigen Ausziehung der Oesophaguswand führt. Die Entzündung der Lymphknoten kann tuberkulöser oder unspezifischer Natur sein und durch berufliche Kohlen- und Staub-, insbesondere Quarzspeicherung, verstärkt werden. Die Traktionstheorie wird heute allgemein anerkannt. Nicht selten sind Einbrüche in Trachea und linken oder rechten Stammbronchus, wobei frühere Bronchialdurchbrüche tuberkulöser Lymphknoten die Perforationswege bahnten. Die Folgen sind wiederholte Aspiration mit Übergang in abscedierende oder gangräneszierende Aspirationsbronchopneumonie. Simultane Querdurchbrüche in Trachea, Oesophagus und Lungenarterie sind möglich und führen über eine Massenblutung zum Tode.

## 6. Sogenannte epiphrenale und epibronchiale Divertikel der Speiseröhre

Sie stehen pathologisch-anatomisch und nach ihren klinischen Erscheinungen dem Zenkerschen Pulsionsdivertikel nahe, unterscheiden sich von diesem jedoch durch den *Sitz*. Ihre Größe und Form ist sehr variabel.

Die *epiphrenalen* Divertikel (ROSENTHAL, 1902) sind unmittelbar *über* dem Zwerchfell gelegen. Ihnen fehlt meist eine Ringmuskelschicht der Wand, wobei sich an solchen Defektstellen die Oesophagusschleimhaut herniös ausbuchtet. Dabei handelt es sich wohl in der Regel um erworbene Ausstülpungen und dementsprechend entweder um primäre Traktionsdivertikel (ROSENTHAL, 1902), die sekundär durch Pulsion erweitert werden können (Traktions-Pulsionsdivertikel) oder um umschriebene Ausweitungen der Oesophaguslichtung (Pulsionsdivertikel), oberhalb von Stenosen oder insbesondere bei Kardiospasmus (DESSECKER, 1924).

Über multiple Divertikelbildungen bei einem 76jährigen Mann (zwei epiphrenische Oesophagus-, zwei Duodenal-, etwa 50 Jejunal- und vier Harnblasendivertikel) berichtet DIENEROWITZ (1956).

Das *epibronchiale* Divertikel (LÜTGERT, 1892; GUNDERMANN, 1901; BROSCH, 1904) liegt typischerweise an der Stelle, wo die Speiseröhre den linken Hauptbronchus kreuzt und der Musculus broncho-oesophageus ansetzt. Es wölbt sich nach links und vorne in das Cavum broncho-aorticum vor. Seine Genese entspricht der des epiphrenalen Divertikels.

# G. Zirkulationsstörungen
## I. Varicen und Phlebektasien

Umschriebene varicöse Ausweitungen der submukösen Venen des *obersten* Oesophagusabschnittes — entsprechend dem venösen Abflußgebiet der Vena thyreoidea inferior — wurden erstmals von ROKITANSKY 1840 beschrieben. Sie sind in der Regel *idiopathisch* und treten im Senium als umschriebene dunkelblaurote, säckchenförmig unter dem Epithel sich vorwölbende Ausstülpungen der Venenwand auf. Selten werden symptomatische Venektasien im Gefolge von Strumen und Mediastinaltumoren beobachtet.

Hochsitzende Oesophagusvaricen können Teilsymptom eines *Morbus Osler* darstellen oder einer allgemeinen *konstitutionellen Varicose*.

Klinisch wesentlich bedeutungsvoller sind Varicen des *mittleren* und *distalen* Speiseröhrendrittels (vgl. Abb. 25). Sie reichen bis etwa 11 cm oberhalb der Kardia und treten selten als umschriebene Säckchen *(Varicen)*, viel häufiger als diffus ausgeweitete, vielfach untereinander anastomosierende und geschlängelt verlaufende Venennetze (Phlebektasien) in Erscheinung (beide Termini werden vielfach promiscue gebraucht). In der Regel ist ihr Auftreten an Strömungsbehinderungen im Pfortaderbereich gebunden: am häufigsten Folgeerscheinungen bei periportaler Lebercirrhose, selten bei kongenitalen Dysplasien der Pfortader (BEITZKE, 1910; RISEL, 1909; PICK, 1909; VERSE, 1909; SCHUBERT, 1956), Pfortaderthrombosen, Endophlebitis obliterans venarum hepaticarum (BUDD-CHIARI-Syndrom), Milzvenenthrombosen und Splenomegalie (TOKANTINS, 1948; RAISCH, 1935).

Überdruckvaricen liegen in der Tunica propria. Die mittelgroßen Venen sind um ein Vielfaches der ursprünglichen Lichtung ausgeweitet, im Verlauf geschlängelt oder abgewinkelt. Die Venenwand ist durch fibroelastische Intimapolster maßgebend verbreitet (Abb. 27).

Nach den Untersuchungen von STELZNER und LIERSE (1967) erweitern sich bei einem portalen Hypertonus sämtliche venösen Areale der Speiseröhre (Abb. 26); sie sind röntgenologisch häufig in ganzer Länge des Oesophagus sowie im Magenbereich nachweisbar. Abundante Blutungen erfolgen indessen nur im distalen Oesophagus, wobei die subepithelialen großen Venen infolge ihrer besonderen Topik als Blutungsquelle dienen. Nicht dilatiert sind sie Baustein des angiomuskulären Dehnverschluß (STELZNER u. LIERSE, 1967) der terminalen Speiseröhre. In dieser Region verlaufen die Venen ausschließlich in der Längsrichtung und weisen kaum Querverbindungen durch die Muskulatur auf; damit kann das Blut hier nicht ausweichen; bereits der physiologische Schluckakt soll in der Lage sein, bei portalem Hypertonus an den subepithelialen Venektasien die Blutung auszulösen. Ungeklärt ist z. Z. noch die klinische (STELZNER u. LIERSE, 1967)

Abb. 25. Oesophagusvaricen und chronische Gastritis (état mamelonné) bei chronischem Alkoholismus. G., Albino, 54jährig. (SN 55/64, Path. Inst. Zürich)

Abb. 26a u. b. Venenverlauf im Bereiche des terminalen Oesophagus. a normalanatomisch; b Varicosis bei portalem Hypertonus. Im Bereiche des „angiomuskulären Dehnverschlusses" subepithelialer Verlauf — Blutungsquelle! (Umgezeichnet nach STELZNER u. LIERSE, 1967)

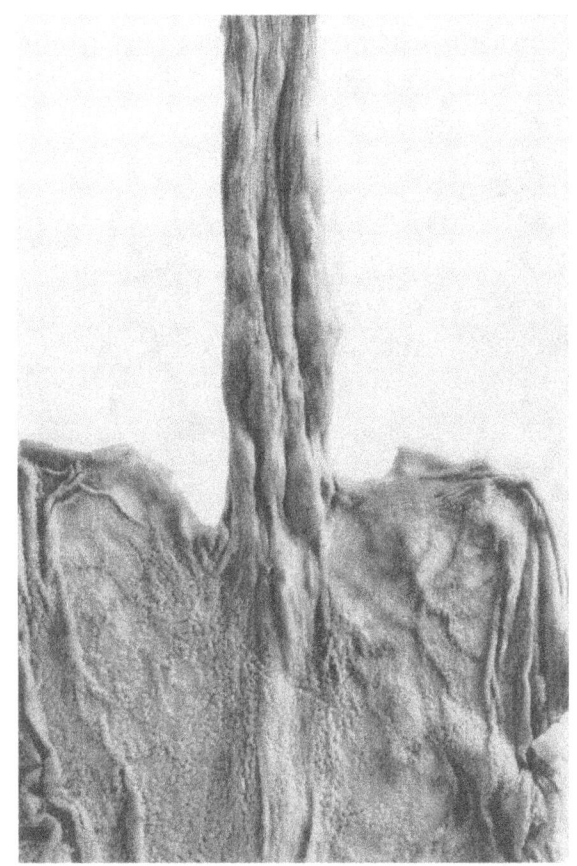

Abb. 25

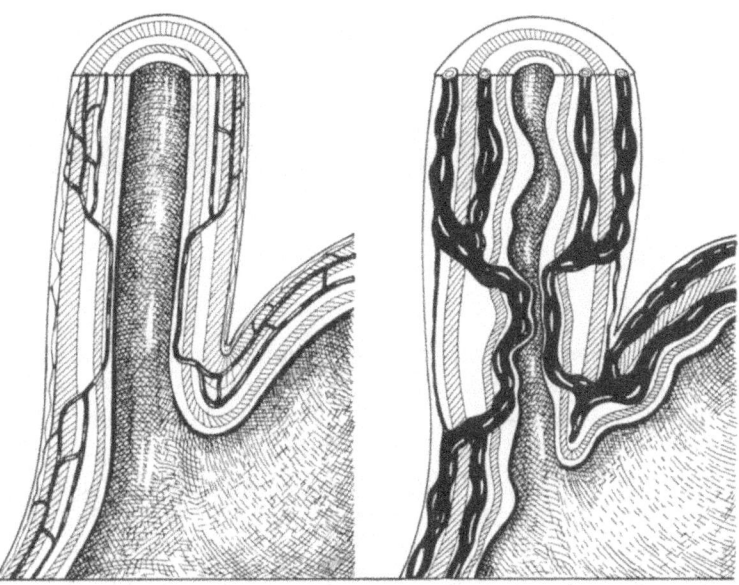

Abb. 26　　　　a　　　　　　　　b

sowie patho-anatomische (DOERR) Erfahrung, daß bei Fehlen von Oesophagusvaricen statt dessen die gastrolienosuprarenalen Nebenwege eröffnet werden; patho-anatomisch ist in diesen Fällen ein Milztumor besonders imponierend.

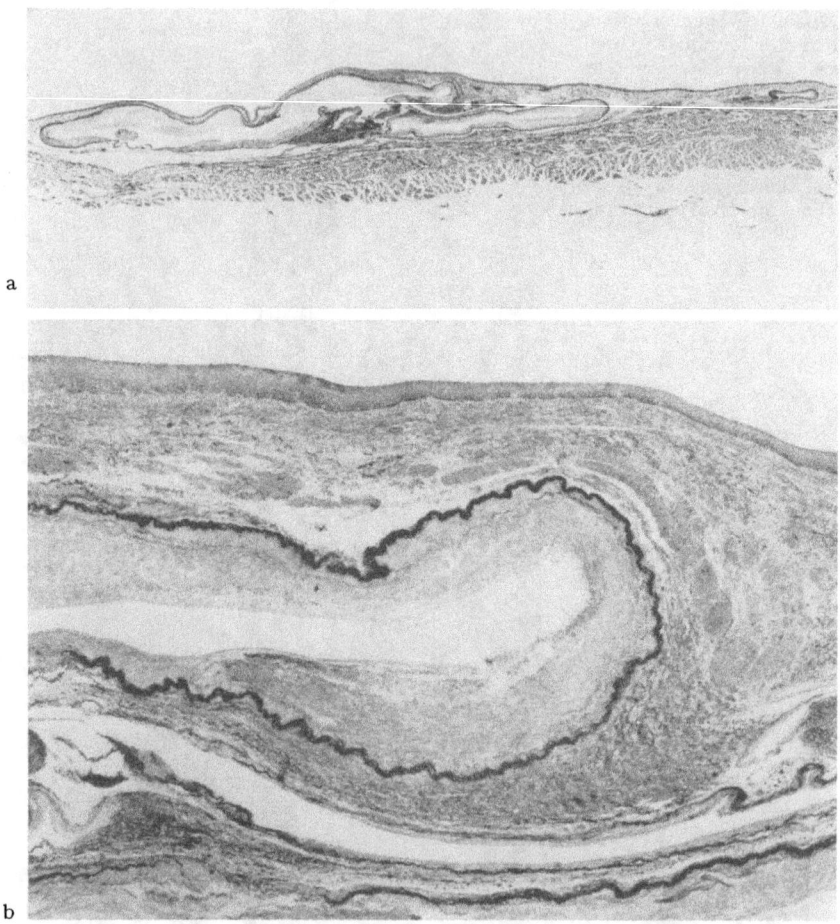

Abb. 27 a u. b. Oesophagusvaricen mit reaktiver Intimafibrose bei anularer Lebercirrhose. Maßstab: a 3,5:1; b 45:1. D., Luise, 70jährig. (SN 845/55, Path. Inst. St. Gallen)

Die klinische und pathologisch-anatomische Bedeutung dieser varicösen Ausweitung liegt in der Häufigkeit ihrer *Ruptur* und den dadurch ausgelösten Blutungen in den Magen-Darmtrakt. Die Blutungen sind besonders schwer, wenn die Grundkrankheit, Laennecsche Lebercirrhose, mit einem Prothrombinmangel verbunden ist. Solche Blutungen können schon beim ersten Auftreten tödlich sein. Blutungen im hohen Alter sind gefährlicher als Blutungen in jüngeren Jahren (Abb. 28).

Wiederholte Blutungsschübe führen entweder zu schweren Anämien oder zum Entblutungskollaps des Patienten, wobei in letzterem Falle der Magen ektatisch und von schwarzroten bis braunroten Blutcoagula, der Darm von teerartigem Stuhl erfüllt ist. Dabei können die Rupturstellen minimal sein (MAJERANOWSKI, 1948), so daß bei der Sektion erst durch Ausstreifen der erweiterten Venen solitäre oder multiple kleinste Blutaustritte auf der Mucosa wahrgenommen werden können. Selten liegt die Varixperforation inmitten einer kleinen Erosion. Die unmittelbar auslösende

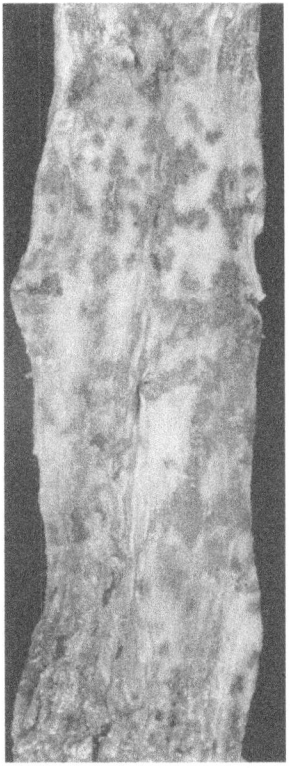

Abb. 28. Multiple Blutungen und peptische Erosionen des Oesophagus. Mann, 40jährig. Lebercirrhose. (R. P. 246/56)

Ursache für die Varixruptur wäre einerseits in einer intravasalen Drucksteigerung bei Erbrechen und Husten, andererseits in Geschwürsbildung und Traumatisierung (KARO, 1896) der Schleimhaut zu sehen. Abb. 29 zeigt den Versuch der Stillung einer Varicenblutung durch Umstechung in der Kardia.

## II. Blutungen

Die Ruptur von Oesophagusvaricen ist bei weitem die häufigste Ursache von Blutungen aus dem Oesophagus. In einem Viertel der Fälle führt die erste Varicenblutung zum Tode. Kommt die erste Blutung spontan zum Stillstand und findet keine Behandlung des Grundleidens statt, so gehen nahezu 80% der Varicenträger in den nachfolgenden 7 Jahren zugrunde. Die schwere Blutung entspricht einem Blutverlust von 40% der zirkulierenden Blutmenge bzw. dem Abfall des Hämoglobins unter 7 g-%. Über die Lokalisation und Häufigkeit gastrointestinaler Massenblutungen macht HADORN (1959/1960) die in Tabelle.1 aufgeführten Angaben.

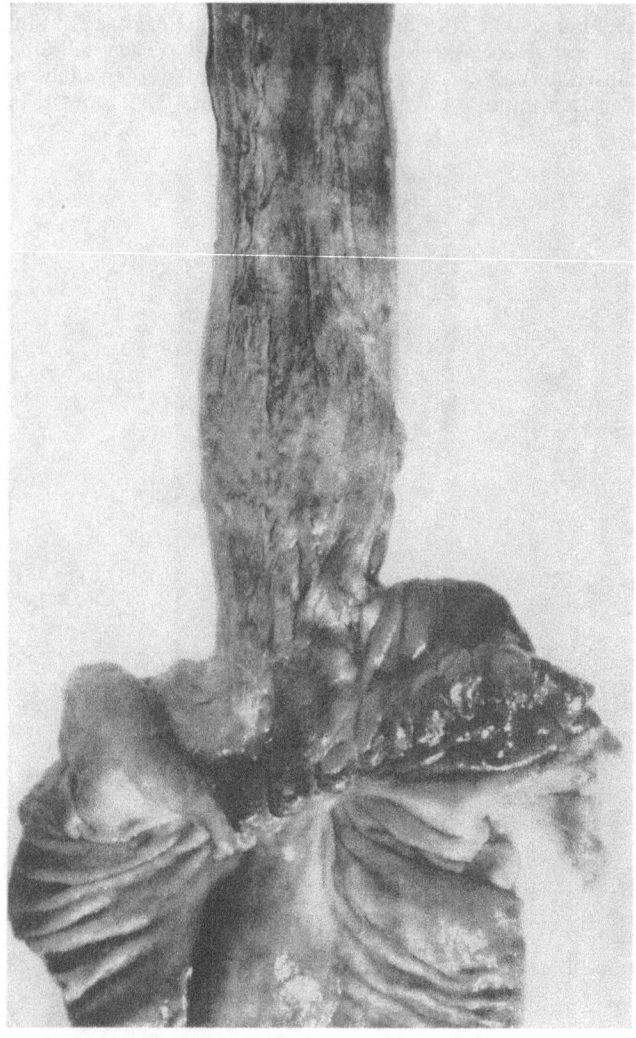

Abb. 29. Umstechung blutender Oesophagusvaricen bei anulärer Lebercirrhose (Tannersche Op.). G., Hermann, 63jährig. (SN 637/60, Path. Inst. Zürich)

Eine weitere, seltene Blutungsquelle sind Fissuren im Verbindungsgebiet Speiseröhre–Magen, wie sie besonders häufig nach Erbrechen bei übermäßigem Alkoholgenuß, gelegentlich aber auch nach operativen Eingriffen beobachtet werden. Dieses von MALLORY und WEISS 1929 erstmalig beschriebene und nach ihnen benannte Krankheitsbild beruht wahrscheinlich auf einer Koordinationsstörung der Kontraktion von Speiseröhre—Magen und Zwerchfell (Abb. 30). Die längsverlaufenden Schleimhautrisse betragen einige cm Länge und wenige mm Breite; nur in seltenen Fällen reißt auch die Muscularis propria ein und es kommt zur Perforation (KAZMERS, 1966; HOLLÄNDER u. FÖLDES, 1966; DAGRADI u. Mitarb., 1966 u. a.). Prädisponierend sollen Hiatushernien wirken. Ausmaß und

Lokalisation der vorwiegend venösen Blutung werden aufgrund der Untersuchungen von STELZNER und LIERSE (1967) verständlicher; da es sich in der Mehrzahl um Alkoholiker handelt, ist das Vorliegen inapperzepter Venektasien zu diskutieren.

In seltenen Fällen kann man Blutungen aus Oesophagusvaricen bei portaler Hypertension infolge Leberamyloidose beobachten (BOGOCH, 1963). Seltene

Tabelle 2. *Große Magen-Darmblutungen, Medizinische Klinik Bern 1950—1958 (81 Fälle), nach* HADORN (1959/1960)

|  | Anzahl | % |  |
|---|---|---|---|
| Ulcus ventriculi et duodeni . . | 40 | 50 | |
| Carcinom des Magens . . . . . | 13 | 16 | 72 |
| Oesophagusvaricen . . . . . . | 5 | 6 | |
| Chronische Gastritis . . . . . | 0 | 0 | |
| Butazolidin, Salicylate (Gastritis erosiva) . . . . . . . . . . . | 5 | 6 | |
| Anticoagulantien. . . . . . . | 4 | 5 | 11 |
| Blutkrankheiten . . . . . . . | 5 | 6 | |
| Seltene Ursachen (Magenpolyp, Carcinommetastasen im Duodenum) . . . . . . . . . . . | 4 | 5 | |
| Ungeklärt . . . . . . . . . . | 5 | 6 | |
|  | 81 | 100 | |
| Männer . . . . . . . . . . . | 58 | 72 | |
| Frauen . . . . . . . . . . . | 23 | 28 | |
| Letalität . . . . . . . . . . | 10 | 12 | |

Blutungsquellen sind weiterhin *Fremdkörperverletzungen* der Oesophaguswand, der Aorta oder des linken Herzens (insbesondere des linken Vorhofs), ferner der *Einbruch* von *Aneurysmen* örtlich benachbarter Arterien (am häufigsten der Aorta). Ist die Arteria lusoria angelegt, kann eine durch längere Zeit liegende Magen-Darmsonde im Oesophagus erzeugte Druckusur schließlich die Wand der rechten Arteria subclavia arrodieren und zur massiven Blutung in den Oesophagus führen (KAUFMANN zit. nach MERKEL, 1956; FOSSEL, 1943; DOERR, 1949).

SCOVILLE (1922) sah bei einem an Encephalitis verstorbenen neunjährigen Mädchen mehrere longitudinal angeordnete Ulcera in der Speiseröhrenwand, welche zur Arrosion der in für die Dysphagia lusoria typischen Weise verlagerten A. subclavia dextra geführt hatten.

Blutungen aus exulcerierten Carcinomen, Erosionen und peptischen Ulcera (KÖNIG, 1956) des Oesophagus sind vielfach beobachtet worden. KAISER (1949) beobachtete eine tödliche Oesophagusblutung bei einem eineinhalbjährigen Mädchen 6 Tage nach großflächiger *Verbrennung*, ausgehend von einem etwa 3 cm oberhalb der Kardia gelegenen Erosivgeschwür und peptischer Oesophagitis.

Blutungen in die Speiseröhre sind auch bei den verschiedensten *Blutkrankheiten*, wie Morbus haemolyticus neonatorum, Purpura haemorrhagica, Anaemia perniciosa, Leukämien (HEINE, 1935), Polycythaemia vera (LETTULLE u. VA-

COYL, 1924), ferner bei *schweren Infekten* wie Grippe (W. FISCHER, 1926), Fleckfieber (DAWYDOWSKIE, 1924), Pocken, Typhus (RÖSSLE, 1913) und bei Pyämien gefunden worden. CHIARI (1948) sah bei einem 2 Monate alten Mädchen eine tödliche Blutung, welche auf einen sowohl mit der Speiseröhrenlichtung wie auch mit dem Aortenlumen in Verbindung stehenden *Mediastinalabsceß* zurückzuführen war.

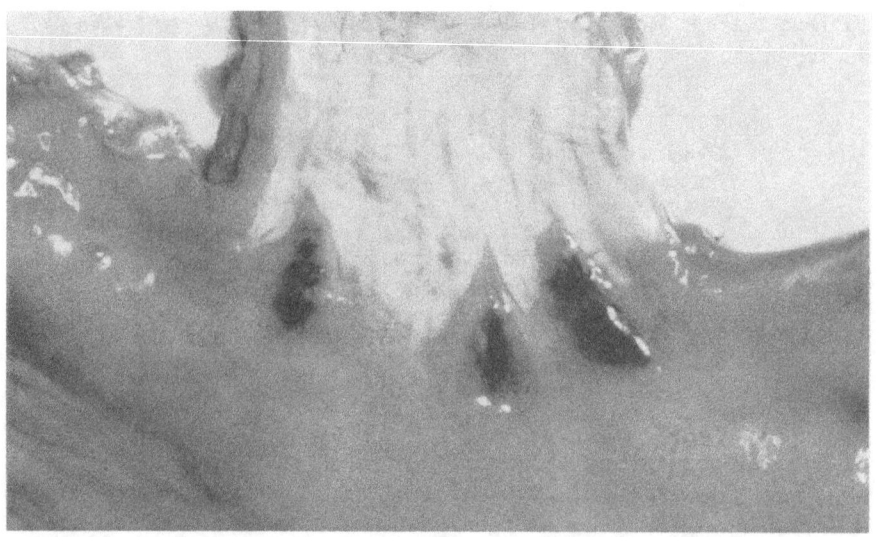

Abb. 30. Mallory-Weiß-Syndrom. Longitudinale Schleimhauteinrisse im Oesophagus-Kardiagrenzgebiet nach Brechakt. Th., Amalie, 68jährig. (SN 1654/58, Path. Inst. Zürich)

# H. Entzündungen
## I. Unspezifische Entzündungen

*Ätiologisch* kann das Bild einer unspezifischen Entzündung des Oesophagus durch eine Vielfalt sehr unterschiedlicher Noxen ausgelöst werden. So können mechanische Insulte, ferner thermische und chemische Einwirkungen Anlaß geben zu entzündlicher Veränderung der Speiseröhre. Überraschenderweise ist jedoch der pathologische Anatom — sehr im Gegensatz zum Kliniker (s. WESSELY, 1929 u.a.) — nur selten in der Lage, die Diagnose Oesophagitis zu stellen, einmal weil sich die leichteren Formen der entzündlichen Oesophaguserkrankung sowohl wegen der Symptomenarmut des makroskopischen Bildes als auch wegen der oft rasch eintretenden postmortalen Veränderungen der Beobachtung mit dem freien Auge entziehen, zum anderen, weil schwere Entzündungsformen im Bereiche des Oesophagus an sich relativ selten und dann meist als Nebenbefund schwerer sonstiger Erkrankungen zu werten sind. LODGE (1955) fand entzündliche Veränderungen unter 500 Sektionen von Spitalpatienten in 38% der Fälle, unter 100 plötzlichen Todesfällen achtmal.

Das morphologische Bild der Oesophagitis zeigt die Variationsbreite der entzündlichen Schleimhautveränderungen, wie sie auch sonst im Organismus angetroffen werden.

## 1. Oesophagitis acuta catarrhalis

Die *akute (katarrhalische) Oesophagitis* oder *Oesophagitis simplex* ist durch Rötung und Schwellung der Schleimhaut ausgezeichnet, wobei die letztere von schleimigem Sekret bedeckt sein kann. Pathologisch-anatomisch ist die akut-entzündliche Hyperämie in der Regel ebensowenig nachweisbar wie die wegen der Drüsenarmut an sich geringe Schleimsekretion, da der produzierte Schleim durch den vorangegangenen Würg- und Schluckakt sich in der Regel nicht mehr am Orte seiner Entstehung nachweisen läßt. Lediglich die Desquamation des Oberflächenepithels, die Anlaß zu oberflächlicher Erosionsbildung mit nachfolgender zarter Vernarbung werden kann, lenkt die Aufmerksamkeit auf das Vorliegen einer entzündlichen Veränderung. Im Anschluß an die Oesophagitis simplex können sich zwei weitere Krankheitsbilder entwickeln: Die Oesophagitis dissecans superficialis und profunda.

## 2. Oesophagitis dissecans

Die *Oesophagitis dissecans superficialis (Oesophagitis exfoliativa)* ist selten, wird bei beiden Geschlechtern zwischen dem 20. und 50. Lebensjahr beobachtet (W. FISCHER, 1926) und verläuft prognostisch absolut günstig. Hier ist die entzündliche Veränderung im wesentlichen bestimmt durch eine besonders intensive Proliferationstendenz des Oberflächenepithels, das durch gleichzeitige subepitheliale exsudative Vorgänge von der Unterlage abgehoben und schließlich als bald segmentförmiger, bald totaler, röhrenförmiger Epithelsequester, an dessen Außenfläche E. KAUFMANN (1931) kleine Höckerchen beschreibt, unter Schmerzen und Bluterbrechen ausgewürgt werden kann (PATERSON, 1935; MORGENSTERN, 1952, Lit.).

Im Gegensatz dazu ist die *Oesophagitis profunda* prognostisch äußerst dubiös. Sie ist durch eine in der Submucosa des Oesophagus primär sich ausbreitende *diffuse Phlegmone* bestimmt, die klinisch unter einem schweren allgemein septischen Bild verläuft. Dabei ist der Oesophagus in ein starres, infiltriertes Rohr umgewandelt, das oft kaum mehr die Längsfaltung erkennen läßt. Die Schleimhaut ist düsterrot verfärbt und zeigt zahllose kleinste, gelbliche Stippchen, die vereiterten Follikeln entsprechen. Auffälligerweise bleibt das Epithel oft lange noch intakt. Die Submucosa ist bis zu 1 cm verdickt, ödematös-phlegmonös durchtränkt, zundrig, schmutzig-gelbgrau. Nekrosen der Muscularis propria. phlegmonöse Perioesophagitis (röntgenologisch: *Mintgerodessches Zeichen*, d.h, Gasblasen im prävertebralen Raum), schließlich eitrige Mediastinitis mit Übergreifen der eitrigen Entzündung auf die angrenzenden serösen Höhlen oder Einbruch in die Trachea unter Bildung einer Oesophago-Trachealfistel, vervollständigen das Bild dieser schweren diffusen eitrigen Entzündung. Gegen den Ringknorpel begrenzt sich diese Veränderung in der Regel scharf, während Übergreifen auf die Kardia durchaus kein seltenes Ereignis ist. Diese phlegmonöse

Entzündung der Speiseröhre kann sich aber auch sekundär im Anschluß an eitrige oder jauchige Prozesse der Nachbarschaft entwickeln, wie etwa Tonsillitis gangraenescens, eitrige Lymphadenitis, Perichondritis laryngea, Osteomyelitis der Wirbelsäule, Lungengangrän, phlegmonöse Gastritis (ACKERMANN, 1889; ROSENHEIM, 1898) und Noma (STEFFEN, 1869), oder Folge einer Traumatisierung des Oesophagus durch Bougieren oder Fremdkörpereinwirkung sein.

### 3. Oesophagitis abscedens

Traumatisierungen bedingen jedoch in der Regel die umschriebene Eiterung — wobei sich namentlich im seitlichen und hinteren Drittel der Speiseröhre ein halbkugeliger, flukturierender, von gelblichgrauem Eiter erfüllter Absceß bildet (CLARK, 1948). Durch seine Spontanperforation kann es einereits zur Bildung von Geschwüren mit ödematösen, hyperämischen, eitrig belegten Rändern, andererseits zur Bildung von solitären oder multiplen, durch erhaltene Schleimhautbrücken voneinander getrennten Fistelbildungen kommen (intraparietale, polystome Divertikel nach ZENKER u. ZIEMSSEN, 1878). Die Abheilung erfolgt unter Narbenbildung bei häufiger gleichzeitiger Verziehung und Knickung des Oesophagus. Die entstandenen Fisteln können sekundär epithelialisiert werden.

### 4. Oesophagitis pseudomembranacea et necroticans

Die *pseudomembranös-nekrotisierende Entzündung des Oesophagus* tritt mit Ausnahme der sog. idiopathischen Form, die bei Kindern gesehen wird (STEFFEN, 1869), nur im Gefolge schwerster Allgemeinerkrankungen auf. Dieses Krankheitsbild ist gekennzeichnet durch das Auftreten fleckförmiger oder streifiger (ROLLESTON, zit. nach LÜDIN, 1953), seltener zirkulärer (E. KAUFMANN, 1931), bald mehr oberflächlicher, bald wechselnd weit in die Tiefe reichender fibrinöseitriger, mißfarbener Auflagerungen. Die tiefen Wandschichten zeigen Ödem, Hyperämie und Blutfülle der Gefäße und leukocytäre Durchsetzung, wodurch der Oesophagus selbst einem starren Rohr gleichen kann. Abstoßung der Membranen und Schorfe führt zu Geschwürsbildung wechselnder Tiefe. Abheilung der Ulcera bedingt solitäre oder multiple Narbenbildung und Stenosen.

Wir sahen bei einer 71jährigen Frau mit primärem Leberkrebs eine ulcerös-nekrotisierende Oesophagitis, die von tödlicher Blutung gefolgt war. BARTELS (1935), BENEDICT und SWEET (1948), BERDAL und HARNEAS (1956) sowie ROSENDORFF und GRIEVE (1967) beschrieben ulceröse Oesophagitiden bei Colitis ulcerosa; insbesondere ROSENDORFF und GRIEVE (1967) machten es bei ihrer Beobachtung wahrscheinlich, daß den Veränderungen im Colon und Oesophagus die Manifestation ein und desselben Krankheitsprozesses zugrunde liegen kann.

In jüngster Zeit mehren sich Mitteilungen über Einzelbeobachtungen exulcerativer Oesophagitiden, die dem Formenkreis der Enteritis regionalis CROHN zugerechnet werden (FRANKLIN u. TAYLOR, 1950; ASCHENBACH et al., 1968; TURINA et al., 1968; VOGT-MOYKOPF u. WANKE, 1970). Neben diesen seltenen, nur auf den Oesophagus beschränkten Fällen, werden auch solche als Begleiterkrankung bei Befall von Magen, Dünn- oder Dickdarm beschrieben (HE-

FERNON u. KEPKAY, 1954; GELFAND u. KRONE, 1968; DYER et al., 1969). Morphologisch dominiert jeweils im Ulcusgrund ein ungemein capillarreiches, lymphoplasmacellulär infiltriertes Granulationsgewebe; daneben findet man dicht-

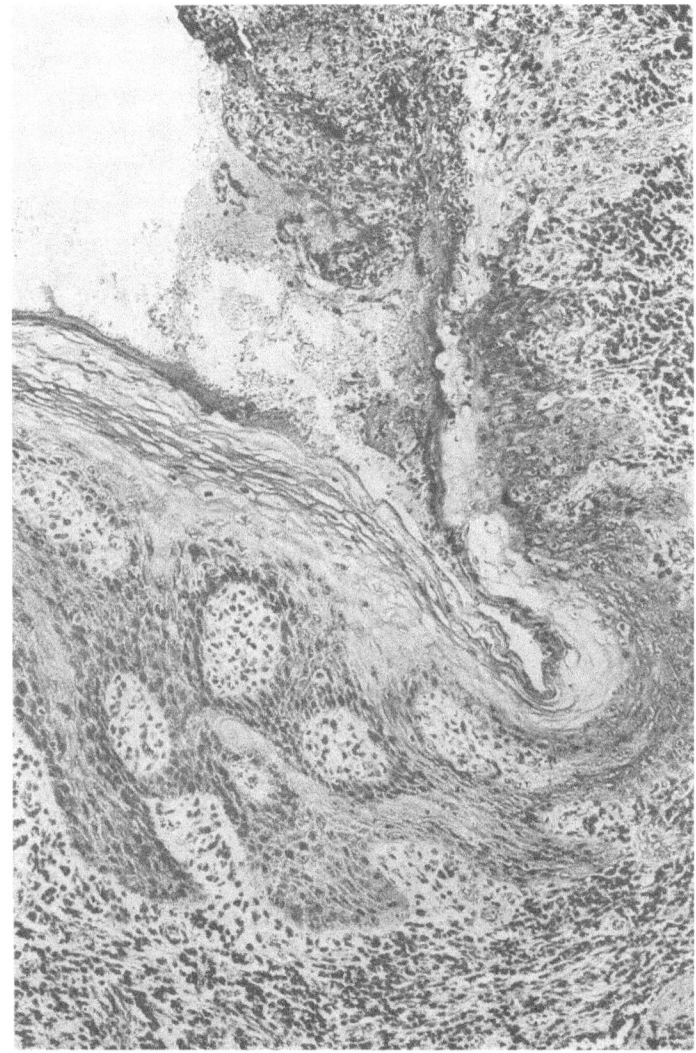

Abb. 31. ,,Enteritis regionalis" des terminalen Oesophagus, 69jährig, männlich (Path. Inst. Heidelberg). Seichte Exulceration im Bereiche des Antrum cardiacum, fibrin- und zellreiches Exsudat. Färbung: HE, Vergrößerung 270fach

liegende, kompakte Lymphfollikel ohne Reaktionszentren subserös, im Bereiche der Muscularis propria und submucös (Abb. 31—33). Aufgrund der ausgeprägten und vernarbenden Perioesophagitis mit erheblicher Schrumpfungstendenz des terminalen Oesophagus, ist die Differentialdiagnose gegenüber einem Oesophaguscarcinom des unteren Drittels klinisch besonders problematisch.

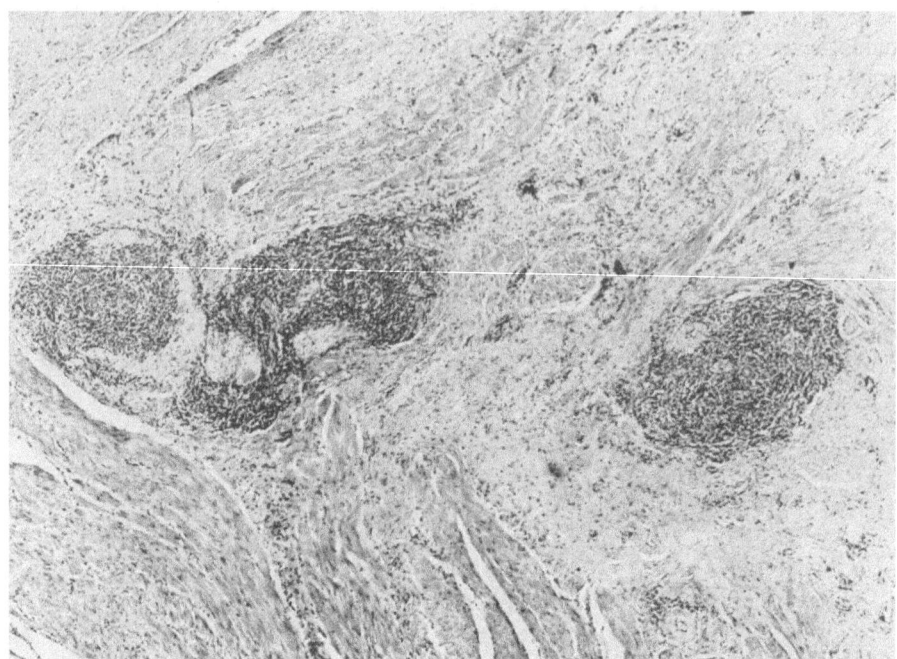

Abb. 32. „Enteritis regionalis" des terminalen Oesophagus, 69jährig, männlich (Path. Inst. Heidelberg). Lymphocytenreiche Granulome zwischen den Lagen der Muscularis propria, perifokale Fibrose, Aufsplitterung der benachbarten Muskellagen. Färbung: HE, Vergrößerung 160fach

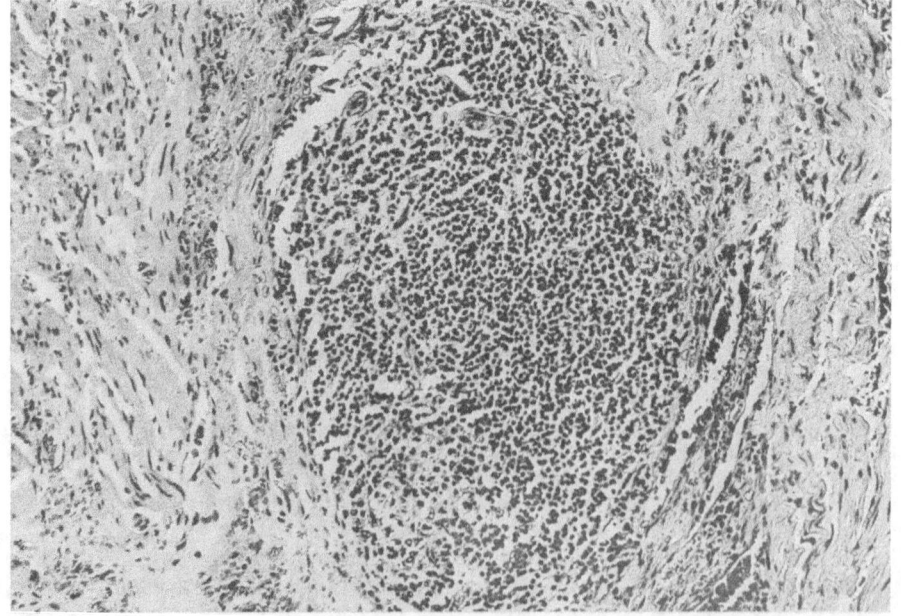

Abb. 33. „Enteritis regionalis" des terminalen Oesophagus, 69jährig, männlich (Path. Inst. Heidelberg). Kompakter Lymphfollikel im Bereiche der Muscularis propria. Färbung: HE, Vergrößerung 160fach

## 5. Oesophagitis cystica

Die sog. *Oesophagitis cystica* tritt im Gefolge akuter und chronischer Oesophagitiden oder aber idiopathisch bei alten Individuen besonders im oberen Oesophagusabschnitt auf. Es handelt sich dabei um stecknadelkopf- bis bohnengroße Retentionscystchen der Schleimdrüsen, die von einem ein- oder mehrschichtigen kubischen Epithel ausgekleidet sind und in der Lichtung Schleim, abgestoßene Epithelien, jedoch auch hyaline und verkalkte Massen enthalten können (LANDOIS, 1908; LUBARSCH, 1901). Die Sekretretention erfolgt dabei durch Verlegung des Ausführungsganges entweder bei primärer Mißbildung desselben, oder verursacht durch Kompression des Ductus infolge einer Veränderung des ihn umgebenden lymphatischen Gewebes (s. ABBO u. MELIS, 1954, Lit.). Durch Eindringen von Keimen in diese Cystchen kann es zur Bildung kleiner Abscesse (CHIARI, 1910) oder phlegmonöser Entzündung der Oesophaguswand (GUARNACCIA, 1940) kommen.

Ähnliche *primär-pustulöse Veränderungen* werden besonders im oberen Oesophagusabschnitt bei *Variola* beobachtet. Platzen dieser führt zu kleinen Erosionen (WAGNER, 1872; W. FISCHER, 1926). Über Oesophagusstenosen bei Pocken s. BENSAUDE u. RIVET (zit. nach LÜDIN, 1953). Befall des Oesophagus bei *Varicellen* mit Ballonierung des Epithels und Einschlußkörpern in demselben erwähnen CHEATHAM u. Mitarb. (1956) JOHNSON, (1940) EISENBUD (1953). 1943 wurden von PEARCE u. DAGRADI vier Fälle von Oesophagitis ulcerosa beschrieben, bei denen in den Epithelien des Randgebietes intranucleär gelegene *Einschlußkörper* (Type „A") nachgewiesen und als Folge einer viralen Infektion gedeutet wurden. FINGERLAND u. Mitarb. gelang 1952 die Identifizierung des Erregers als *Herpes-simplex-Virus* (s. ferner HARTZ u. VAN DER SAR, 1948). Weitere Mitteilungen (zwölf Fälle) stammen von BERG (1955), der auf das gehäufte Auftreten von Herpes simplex des Oesophagus bei operierten oder bestrahlten Speiseröhrenkrebsen hinwies und instruktive Abbildungen bringt. Während jedoch die Einschlußkörper beim Herpes oxyphil sind und im Kern gelgen sind, kommen sie bei der Cytomegalie auch im Plasma vor und erweisen sich dabei als basophil. JIROVEC und VANĔK (1954) berichten über das Auftreten von Cytomegaliezellen in Geschwürchen des Oesophagus bei einem 48jährigen Mann.

## 6. Oesophagitis peptica

Als *Reflux-Oesophagitis oder intravitale Oesophagomalacie* bezeichnet man Schleimhautveränderungen, welche durch den Rückfluß von Magensekret ausgelöst werden. Grundsätzlich zu unterscheiden ist dabei die primäre Reflux-Oesophagitis bei Hiatusgleithernien, Fehlanlage des Kardiafornixgebietes, Pylorusstenose usw. von der sekundären Reflux-Oesophagitis im Anschluß an Magenresektion mit Gastro-Oesophagostomie. Beiden gemeinsam ist die Insuffizienz der kardialen Schließmuskulatur. Im Ablauf lassen sich nach HOFFMANN (1957) vier Phasen unterscheiden: 1. Die Refluxphase mit akuter Oberflächenentzündung, 2. die Übergangsphase in die chronische Oesophagitis, 3. die Geschwürsbildung bis in die Submucosa, 4. die Narbenstenose. Die Oesophagusschleimhaut zeigt vorwiegend im unteren Drittel der Speiseröhre, aber selten auch in ihrer ganzen Länge, zuallermeist längsgestellte längliche, oft auch nur strichförmige, auf der Höhe der Schleimhautkontraktionsfalten gelegene Substanzverluste, die eine schmutzig-bräunliche Farbe besitzen, was auf dem Vorhandensein von salzsaurem Hämatin beruht. *Histologisch* zeigen ganz frische (makroskopisch oft nicht sicher erkennbare) Stellen in der Mucosa einen nur auf das Pflasterepithel sich beschränkenden Zerfall der Zellen, untermischt mit Leukocyten und Fibrin. Größere derartige Substanzverluste zeigen Befunde, wie in Abb. 34 wiedergegeben: im Grunde des Epitheldefektes liegt ein stark leukocytär durchsetztes Gebiet mit einer daran anschließenden deutlichen fibrinoiden Nekrosezone. (Näheres s. HAMPERL, 1934; PALMER, 1955, PETERS, 1955).

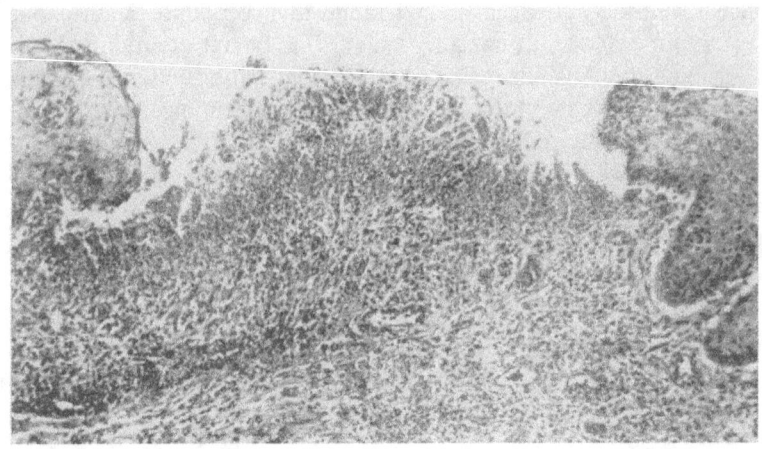

Abb. 34. Peptische Oesophagitis. Am Grund der Erosion nekrotischer Detritus, Leukocyten, Fibrin sowie eine fibrinoide Nekrosezone. Frau, 28jährig. [Nach HAMPERL, Verh. dtsch. Ges. Path., 27. Tagg., 209 (1934)]

Als besondere Form der peptischen Oesophagitis ist die sog. pseudotumoröse Oesophagitis abzugrenzen, bei der feingeweblich eine granulierende Entzündung vorliegt (REDING, 1965).

Das Lian-Siguier-Welti-Syndrom geht mit Gleithernie, Refluxoesophagitis, hypochromer Anämie und rezidivierenden Thrombosen im Bereiche aller vier Extremitäten einher (LIAN u. Mitarb., 1952, 1953).

## 7. Ulcus „pepticum" oesophagi

Sieht man von seltenen Beobachtungen eines Ulcus oesophagi bei Colitis ulcerosa oder Enteritis regionalis CROHN (ASCHENBACH u. Mitarb., 1968; BENEDICT u. SWEET, 1948; BERDAL u. HARNES, 1956; DYER u. Mitarb., 1969; GELFAND u. KRONE, 1968; ROSENDORFF u. GRIEVE, 1967; TURINA u. Mitarb., 1968; VOGT-MOYKOPF u. WANKE, 1970) Pemphigoid des Oesophagus (FOROOZAN u. Mitarb., 1967), spezifischen Entzündungen oder Syringomyelie (eigene Beobachtung, Abb. 35) und den besonderen Gegebenheiten im Säuglingsalter (Melaena vera neonatorum — GORYN, 1935) ab, ist für das Ulcus oesophagi die primäre Refluxoesophagitis ätio-pathgenetisch von vorrangiger Bedeutung.

Neben der Ulcuslokalisation ist der epitheliale Mutterboden für die Morphogenese und damit Prognose wesentlich. Somit lassen sich Formen unterscheiden, die indessen als gemeinsames pathogenetisches Prinzip den Reflux von Magensaft aufweisen:

1. Refluxoesophagitis mit Ulcus pepticum bei typischer Oesophagusschleimhaut.

2. Refluxoesophagitis mit Ulcus pepticum vom Barrett-Typ bei hernienartig in den Thoraxraum verlagertem Magenabschnitt (pseudodystope Magenschleimhaut).

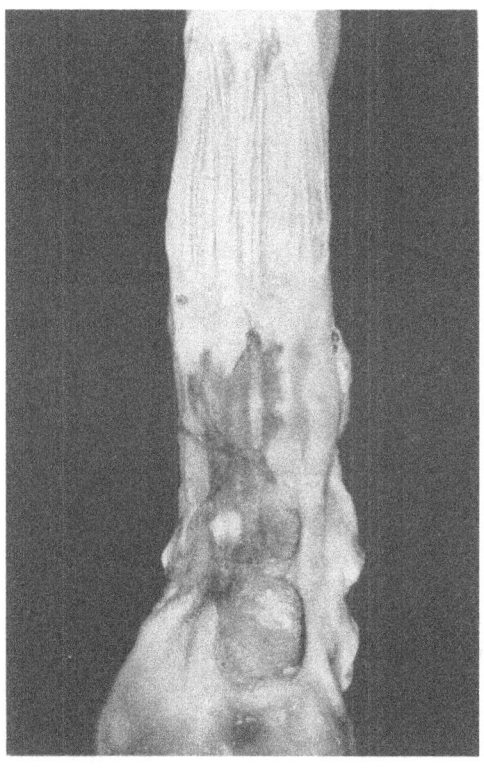

Abb. 35. Oesophagusulcera im distalen Drittel bei Syringomyelie, 17jährig, männlich (SN 189/63, Path. Inst. Kiel)

3. Refluxoesophagitis mit Ulcus pepticum bei Allison-Johnstone-Anomalie (ausgedehnte Magenschleimhautdystopie im Bereiche des distalen Oesophagus).

4. Refluxoesophagitis bei erworbenem Brachyoesophagus mit oesophagogastrischem oder Marginalulcus (WOLF u. Mitarb., 1955).

Berücksichtigt man ein unausgewähltes Krankengut, so sind Erosionen und Ulcera des Oesophagus als selten anzusehen. PETERS (1955) fand entsprechende Veränderungen in 0,92% (0,41% akut — 0,51% chronisch) unter 20000 Autopsien [BERTOLD, zit. nach KÖNIG, 1956: 0,12%; GRUBER (1911): 0,16%]. Sie treten in jedem Lebensalter auf (GRUENWALD u. MARSH, 1950) und lassen eine geringe Bevorzugung des männlichen Geschlechts erkennen (1,3:1); so stellt auch die Koinzidenz von Oesophagusulcera und hypertrophischer Pylorusstenose (Knaben!) nach URBAN (1965) ein häufiges Ereignis dar.

Die primäre Refluxoesophagitis ist mit funktionellen und organischen Formen der Kardiainkontinenz vergesellschaftet (HOFFMANN, 1957, Lit.; IMDAHL, 1963, Lit.), wobei Phasen der Atonie mit jenen des sog. Kardiospasmus abwechseln können. Wie symptomatischer Kardiospasmus im Sinne von GÜTGEMANN (1952) mit Magen- und Duodenalulcera verbunden sein kann, trifft Entsprechendes auch für das Oesophagusgeschwür zu (ALLISON, 1946; JOHNSTONE, 1943; LYALL, 1937; ROTTER u. HASSE, 1949; STEWART u. HARTFALL, 1929; TILESTON, 1906); in der Regel besteht Hyperacidität (ABEL, 1929; JOHNSTONE, 1943; LYALL, 1937; PRINGLE u. TEACHER, 1919; ROTTER u. HASSE, 1949); jedoch ist eine Achlorhydrie mit Oesophagusgeschwür vom Barrett-Typ keine Seltenheit (BARRETT, 1950).

Unter den funktionellen Formen der primären Refluxoesophagitis mit Ulceration ist die Kombination mit Gallenwegsaffektionen relativ häufig gegeben (HOFFMANN, 1957; HILLEMAND u. Mitarb., 1955). Ursächlich wird ein hepato-visceraler Reflex auf den Oesophagus im Sinne der Distanzreflexe angenommen.

Die peptische Wirkung des Magensaftes wurde bereits von QUINCKE 1879 für die Entstehung des Oesophagusulcus verantwortlich gemacht. Indessen ist noch eine Reihe von Zusatzfaktoren pathogenetisch bedeutungsvoll; PETERS (1955) spricht von äußeren und inneren Ursachen.

Zu den äußeren Ursachen zählen gehäuftes Erbrechen (bei Schwangerschaft: VINSON, 1936; Seekrankheit: HURST, 1915), Bewußtlosigkeit und Narkose sowie intraabdominelle Drucksteigerungen u.a. bei Lebercirrhose mit Ascites (SMITH u. EDWARDS, 1966). Auf äußere Ursachen sind ferner Ulcera nach Sondierung zurückzuführen, die besonders bei Säuglingen relativ häufig beobachtet werden können (MELLINS, 1952) und auch bei Erwachsenen beschrieben wurden (PRINGLE u. Mitarb., 1931, ROTH, 1963, Lit.).

Unter den inneren Ursachen führt PETERS (1955) die erworbenen und kongenitalen Hiatushernien (s. auch BELSEY, 1954; HOFFMANN, 1957), die mechanische Behinderung des Oesophagus bei Zwerchfelldurchtritt und Carcinome der Kardia und des kardianahen Abschnittes der kleinen Kurvatur an (PETERS, 1955, Lit.; ROTTER u. HASSE, 1949). Auf dem Boden „innerer" Ursachen entsteht auch das Ulcus bei Allison-Johnstone-Anomalie sowie das Barrett-Ulcus. Bereits RÖSSLER (1935) beschrieb eingehend sezernierendes, ektopes Magenepithel im unteren Oesophagusabschnitt. Die pathische Bedeutung dieses Befundes wurde indessen erst von BARRETT (1950) erkannt. Pathogenese, morphologisches Bild und weitere Komplikationen (Perforation, Blutung, maligne Entartung) entsprechen dem typischen Magengeschwür. Diese Ulcera können in allen Stadien zur Perforation in das Mediastinum oder die Pleurahöhle (FRIEDENWALD u. Mitarb., 1929; COFFEY u. DRAVIN, 1951; GENT, 1951), in das Cavum pericardiacum (GELLMAN u. SILBERSTEIN, 1956, Lit.) oder bei gleichzeitigem Vorliegen einer Hiatushernie in die freie Bauchhöhle führen. Arrosionsblutungen durch Oesophagusgeschwüre beschrieben CHRISTOPHERSON, 1917, sowie KÖNIG, 1956 (Aorta) und BARRETT, 1950 (Lungenvenen).

MERRIAM und BENIRSCHKE sahen bei Oesophaguserosionen des Neugeborenen in annähernd 25% Flimmerepithel und in 10% Magenschleimhautinseln. Diese dystope Magenschleimhaut entspricht beim Erwachsenen morphologisch vorwiegend atrophischen Kardiadrüsen mit reichlich interponierten Becherzellen; typische Corpusschleimhaut mit Haupt- und Belegzellen beschrieben indessen ALLISON u. Mitarb. (1943), BARRETT (1950), BUSHER und TAYLOR (1951), TAYLOR (1927) u.a.

Das Barrett-Ulcus liegt in Kardiahöhe bei hernienartig in den Thoraxraum verlagertem Magenabschnitt. Im Gegensatz zu den übrigen „peptischen" Läsionen der Speiseröhre, die häufig zu Stenosen Anlaß geben, sind diese beim Barrett's ulcer selten. ALLISON (1946) und JOHNSTONE (1943) deuten die Ätiopathogenese dieser Ulcera indessen anders. Nach ihrer Auffassung liegt eine echte Dystopie von

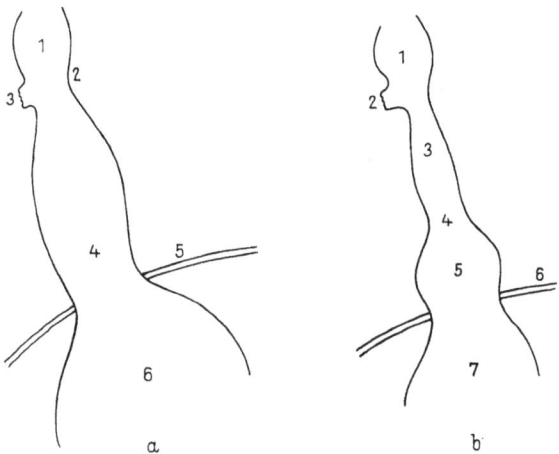

Schema. Nach BARRETT (1950) (a) sitzt das Ulcus im Bereich der Kardia bei einem in den Thorax hernienartig vorgebuchteten Magen: *1* Oesophagus, *2* Kardia, *3* Ulcus, *4* Hiatushernie, *5* Zwerchfell, *6* abdominal gelegener Magenanteil. Nach ALLISON (1946) (b) hingegen sitzt das Ulcus im Oesophagus, dessen unteres Drittel mit Magenschleimhaut ausgekleidet ist; es sitzt am Übergang der hinaufgewanderten Magenschleimhaut in die Oesophagusschleimhaut: *1* normaler Oesophagus, *2* Ulcus, *3* der mit Magenschleimhaut ausgekleidete Anteil des Oesophagus, *4* Kardia, *5* Hiatushernie, *6* Zwerchfell, *7* abdominal gelegener Magen. [Aus HOFFMANN: Primäre und sekundäre Reflux-Oesophagitis. Dtsch. med. Wschr. **82**, 1726 (1957), Abb. 4a]

Magenschleimhaut vor (Schema). MOSSBERG (1966) diskutiert für einige Fälle die „Ascension" von Magenschleimhaut.

Die typischen Marginal- oder oesophago-gastrischen Ulcera (Abb. 36) grenzen unmittelbar an die Magenschleimhaut an; sie sind aber stets im Bereiche des mit Plattenepithel bekleideten terminalen Oesophagus gelegen (WINKELSTEIN, 1935; WOLF u. Mitarb., 1955). Die marginalen Ulcera können einerseits die peptische Oesophagitis komplizieren, in anderen Fällen aber auch erst induzieren. In Spätstadien findet man häufig das Bild des erworbenen Brachyoesophagus nach fixierter Gleithernie, wobei am Anfang nach NISSEN und ROSSETTI (1959) die kardio-fundale Fehlanlage mit Kardiainsuffizienz steht.

Weitere Faktoren, die für das Ulcus oesophagi pathogenetisch bedeutsam werden können, sind Dyszirkulationen im Bereiche des intramuralen Gefäßplexus der terminalen Speiseröhre: kardiale oder Pfortaderstauung (ROTTER u. HASSE, 1949; SMITH u. EDWARDS, 1966), Amyloidose der intramuralen Gefäße (JOSE-

FOWICZ, 1924), funktionelle Dyszirkulation der terminalen Strombahn (KÖNIG, 1956; MERKEL, 1956).

Experimentell gelingt es, das Bild der Refluxoesophagitis mit Ulceration durch Pylorusligatur (SELYE, 1938) oder Oesophago-Gastrostomie mit breiter Anastomose bei Histaminapplikation (ALNOR, 1957) zu reproduzieren. Auch die Implantation von Magenschleimhaut in den Oesophagus bedingt Ulcera (RIPLEY u. Mitarb., 1951).

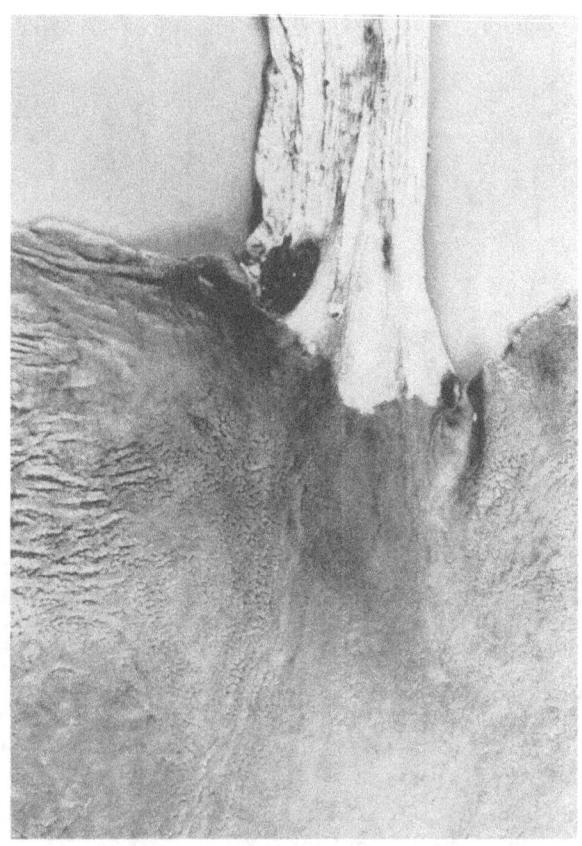

Abb. 36. Marginalulcus des Oesophagus. 59jährig, männlich, portaler Hypertonus. (SN 835/64, Path. Inst. Heidelberg)

*Anhang*

*Decubitalulcera* werden namentlich bei kachektischen Patienten und im Rahmen schwerer konsumptiver Erkrankungen (z. B. Typhus abdominalis) bei Zurücksinken des Kehlkopfes beobachtet. Sie stellen symmetrische, in der Höhe des Ringknorpels bzw. der hinteren Pharynx-Oesophaguswand gelegene, wechselnd große, oft bis auf den Ringknorpel bzw. ins perioesophageale Gewebe reichende geschwürige Defekte mit mißfarbigen Rändern und Grund dar. Weitere Ursachen für *innere* Decubitalnekrosen können eingeklemmte Fremdkörper und

Dauersonden (HAECKER, 1907, FISCHER, 1926), für *äußere* Wirbelsäulenlordose (FEIN, 1920), substernale Strumen (ZENKER, u. v. ZIEMSSEN, 1878) und arterielle Aneurysmen werden.

## 8. Oesophagitis chronica

Die *chronische unspezifische Oesophagitis* ist Ausdruck einer langdauernden Irritation des Oesophagus durch Einwirkung von Reizen niedrigen Schwellen-

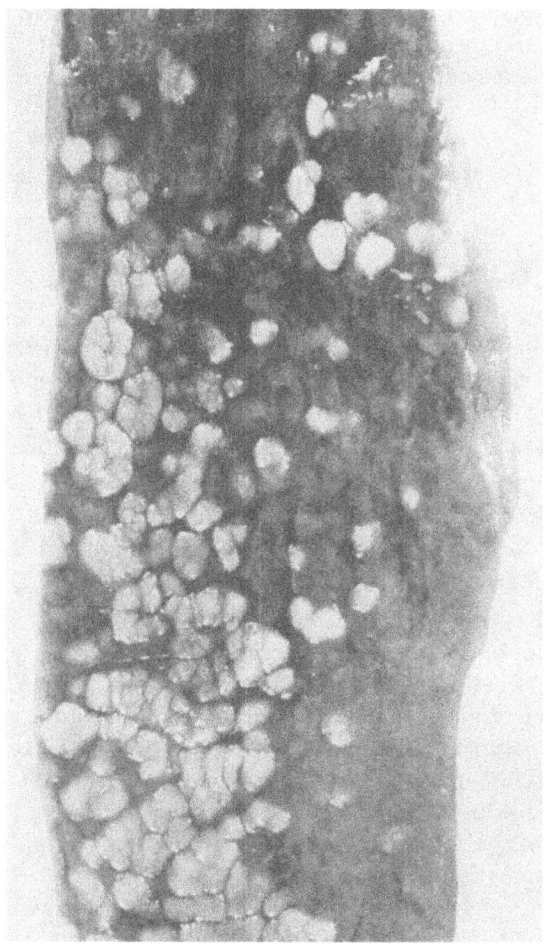

Abb. 37. Leukoplakien des Oesophagus. St., Frieda, 75jährig (SN 2042/63, Path. Inst. Zürich)

wertes, wie chronischer Alkoholabusus, Passagebehinderung bei Stenosen, Divertikelbildungen oder primäre Ektasie des Oesophagus, insbesondere aber chronische venöse Stauung infolge Rechtsinsuffizienz des Herzens oder portaler Hypertension. Die chronische Oesophagitis ist bei Männern nach der Lebenswende (45. Lebensjahr) häufiger als bei Frauen. Dabei zeigt die Schleimhaut insbesondere des distalen Drittels der Speiseröhre eine eigenartige, bläulichweiße

Farbe, oder ist auch nur umschrieben weißlich verdickt und trocken in Form der bekannten *Leukoplakien* (Pachydermia nodosa) (Abb. 37). Ihnen liegt, wie die histologische Untersuchung zeigt, eine bald flache, beetartige, bald papilläre Verdickung des Pflasterepithels bis auf 70 Schichten, zugrunde. Überdies kann diese Epithelproliferation stärkeren Glykogengehalt der Zellen (SCHAER, 1930), epitheliale Riesenzellen (W. FISCHER, 1926) und metaplastische Verhornung (STIEVE, 1931; SCLAVUNOS, 1893) zeigen. BALO und KORPASSY (1936) konnten an Serienschnitten die engen Beziehungen zwischen Schleimdrüsenausführungsgängen und Leukoplakien aufzeigen. Erosive Geschwürsbildung und Vernarbung können ebenso wie Lichtungserweiterung und muskuläre Hypertrophie diese Veränderung begleiten oder ihr folgen (Lit. s. LÜDIN, 1953).

## II. Spezifische Entzündungen
### 1. Tuberkulose

Die Seltenheit der tuberkulösen Infektion des Oesophagus geht aus einer Zusammenstellung von WESSELY aus dem Jahre 1926, der 110 Fälle, und WEXELS aus dem Jahre 1954, der 125 Fälle aus dem Weltschrifttum zusammenstellen konnte, hervor. Eine Erklärung hierfür bietet die rasche Passage der Ingesta durch das oesophageale Gleitrohr und der relative Schutz, den das unversehrte Plattenepithel des Oesophagus gegenüber der tuberkulösen Inoculation gewährt.

SCHÜRMANN und KLEINSCHMIDT (1935) berichteten in drei Fällen über eine *primäre tuberkulöse Infektion* des Oesophagus anläßlich der Lübecker „Fütterungstuberkulose". 3,5% der überwiegend multipel aufgetretenen Primärherde lagen in der Speiseröhre, während 78,3% im Hals- und 98,3% im Dünndarmbereich autoptisch nachgewiesen wurden (CATEL, 1963).

Die Schutzfunktion des intakten Epithelüberzuges des Oesophagus auch gegen bakterielle Infektion wird besonders deutlich in jenen Fällen, bei denen es zu einer sekundären Inoculationstuberkulose des Oesophagus kam. Stets gingen dabei dem tuberkulösen Infekt primäre Epithelläsionen voraus: Folgezustände nach Verätzung (CHIARI, 1910: Salpetersäure; BREUS, 1878: Lauge; EVERT, 1906: Salzsäure), carcinomatöse Strikturen (EDSALL, 1898; EIGLER, 1917; KRAUS, 1902; VERGA, 1932; ZENKER, 1895; THOMPSON, 1953) oder tiefgreifende Soorvegetationen (EPPINGER, 1881). Von besonderem Interesse in diesem Zusammenhang ist der mehrfach beobachtete tuberkulöse *Inoculationsinfekt* in Magenschleimhautinseln des Oesophagus (GLINSKI, 1903, NAKAMURA, 1914, TRALLERO, 1943).

Selten ist der Befall des Oesophagus im Rahmen einer *hämatogenen miliaren Streuung* (FILIPO, 1953).

Auch die *Fortleitung* eines *tuberkulösen Prozesses aus der Nachbarschaft* auf den Oesophagus, sei es von einem kalten prävertebralen Absceß her (EIERMANN, 1919), sei es von einer tuberkulösen Perikarditis, sei es von einer käsigen Lymphadenitis der bronchialen oder trachealen Lymphknoten oder direktes Übergreifen einer Larynx-Pharynxtuberkulose auf den Oesophagus wird nur selten, und dann im Rahmen eines Versagens der geweblichen Abwehr, beobachtet.

*Makroskopisch* zeigt die Tuberkulose des Oesophagus zwei Erscheinungsbilder:
1. *Das typische hirsekorngroße miliare Knötchen*, das in Mucosa, Submucosa oder Muscularis (GLOCKNER, 1896) gelegen, gegebenenfalls unter Verkäsung zum lentikulären Geschwür mit hyperämischen Rändern zerfallen kann. 2. *Das tuberkulöse Ulcus* (Abb. 38), das in seinem Durchmesser bis *13 cm* erreichen kann (KÜMMELL, 1906), ja in einem Falle von W. FISCHER (1926) sogar Dreiviertel der Oesophagusoberfläche eines Kindes einnahm. Es ist in Mucosa und Submucosa gelegen, zeigt unterminierte, bald verkäste, bald von miliaren Knötchen durchsetzte Ränder und Grund. Die Abheilung dieser Geschwüre kann unter strikturierender ringförmiger Narbenbildung erfolgen (KAUFMANN, 1931).

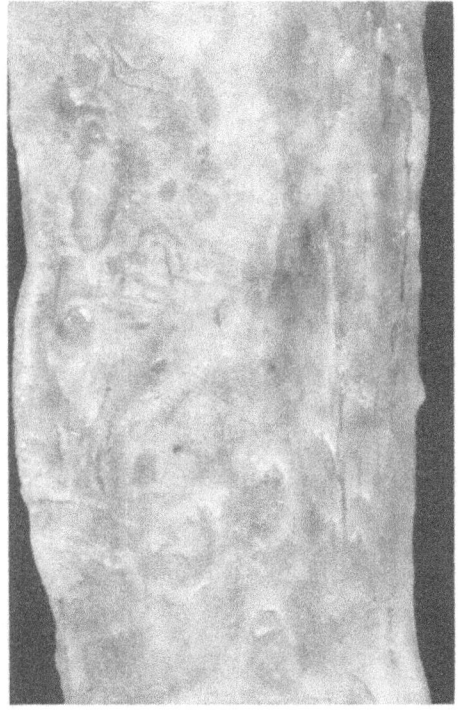

Abb. 38. Tuberkulöse Geschwüre des Oesophagus. Mann, 48jährig. (SN 2002/55, Path. Inst. Wien)

## 2. Syphilis

Die Syphilis des Oesophagus ist äußerst selten. ROTH (1963) erwähnt in seiner Übersicht keinen Fall einer primären oder sekundären Lues der Speiseröhre. Nach MEYER-BOTHLING (1948) kann man als Veränderungen der Sekundärperiode oesophagoskopisch Plaques muqueuses in Form länglicher, livider, weißlich schimmernder, oberflächlicher Schleimhautareale finden.

Pathologisch-anatomisch bedeutungsvoll sind die *gummösen Veränderungen* des Tertiärstadium, die in der Regel in der Submucosa des oberen, seltener des unteren Oesophagusabschnittes beobachtet werden. Sie zeigen ausgesprochene

Zerfallsneigung unter Bildung scharfrandiger Geschwüre mit gelblich-rötlichem speckigen Grund und Tendenz zur narbigen stenosierenden Schrumpfung (AYLETT, 1950 [Lit.]; FAROY u. PAILLAS, 1942; KAMPMEIER u. JONES, 1941; ROTH, 1963 [Lit.]; ältere Lit. bei W. FISCHER, 1926). GUYOT stellte 1931 55 Fälle tertiärer Syphilis aus dem Weltschrifttum zusammen, denen er zwei eigene Fälle zufügen konnte. HUDSON und HEAD geben 1950 in einer Übersicht 75 Fälle an. Nach ROTH (1963) kann die tertiäre Syphlis möglicherweise für folgende Oesophagusveränderungen verantwortlich gemacht werden:

1. chronische Oesophagitis bei Patienten mit Syphilis, wenn andere ätiologische Faktoren ausgeschlossen werden können; pathogenetisch wird eine syphilitische Periarteriitis erwogen.

2. tiefe Oesophagusulcera auf dem Boden einer syphilitischen Vasculitis.

3. Entwicklung einer ausgedehnten submukösen Fibrose entsprechend der Linitis plastica des Magens.

4. Dysfunktionen des Oesophagus bei nachgewiesener Syphilis können mit einer Dilatation des distalen Oesophagus einhergehen (BOCKUS und BANK, 1929), wobei vereinzelt entzündliche Infiltrationen des Auerbachschen Plexus und das Krankheitsbild der Achalasie beschrieben werden (HURST, 1927).

KAMPMEIER und JONES (1941) beschrieben drei Fälle mit Obstruktion des terminalen Oesophagus durch Gummen des Diaphragma im Bereiche des Hiatus oesophageus. Gelegentlich können Gummen auch zur Bildung von Oesophago-Trachealfisteln Anlaß geben (NAVRATIL, 1904; SCHMILINSKY, 1911).

## 3. Lymphogranulomatose

In der Regel wird die Speiseröhre sekundär im Rahmen einer allgemeinen Lymphogranulomatose mit betroffen, wobei es bald zur Bildung kleiner solitärer oder multipler, bald großer tumorartiger Knoten (HEDINGER, 1923; STERNBERG, 1914), seltener zur Ausbildung flächenhafter Infiltrate (ASKANAZY, 1929; MÉRIEL u. Mitarb., 1953) kommt. Siehe auch HASLINGER, 1941; GRÜNEIS, 1941; CHIOLÉRO, 1935; PERUZZO, 1951 (Lit.). Wir sahen ein lymphogranulomatöses Oesophagusinfiltrat mit Exculceration und Arrosionsblutung bei einem 19jährigen Mann. Weitere Beobachtungen gehen auf BICHEL (1951) sowie STOUT und LATTES (1957) zurück.

*Lepröser Befall des Oesophagus* ist unbekannt (BÜNGELER, 1955). Über Erkrankung des Oesophagus bei *Rotz* berichtet ORTH (1910).

## III. Pilzerkrankungen

### 1. Aktinomykose

Die Infektion des Oesophagus durch den Strahlenpilz kann *primär* durch Fremdkörperanspießung (Getreidegrannen: GARDE, 1896; MARCHAND, 1896) erfolgen. Dabei entwickeln sich zunächst in der Mucosa gelegene kleine Geschwüre mit gelblich-grauem Grund, an die sich im weiteren tumorartige, bereits die Submucosa und die übrigen Wandschichten erfassende Abscesse anschließen, deren Wand schwefelgelb (Pseudoxanthomzellen) erscheint und welche in der Lichtung neben viscösem Eiter Pilzdrusen beherbergen. Diese Abscesse können nunmehr entweder in die Oesophaguslichtung fistelnd oder breit exulcerierend einbrechen oder per continuitatem unter teilweiser schwieligfibröser Vernarbung auf das perioesophageale Gewebe übergreifen und so zu einer perioesophagealen phlegmonösen Zellgewebsentzündung führen, wobei dann schrankenlose Ausbreitung auf das Mediastinum und die serösen Höhlen erfolgen kann (KAZDA, 1920, ältere Literatur s. W. FISCHER, 1926).

Die Eigenschaft der schrankenlosen Ausbreitung aktinomykotischer Eiterungen bringt es aber andererseits auch mit sich, daß der Oesophagus *sekundär* durch Übergreifen aus der Umgebung (Pleurahöhle, Lungen, Mediastinum) befallen werden kann.

## 2. Soor (Candidiasis)

Die Soorinfektion des Oesophagus wird einerseits beobachtet bei Neugeborenen und Kleinkindern mit Ernährungsstörungen, anderseits bei Erwachsenen mit Blutkrankheiten, insbesondere primären und sekundären Agranulocytosen und Myelophthisen. In beängstigendem Maße häufen sich Soorinfektion der oberen Speisewege und allgemeine Soorsepsis bei mit Cytostatica oder mit Corticoiden (HOLT, 1968, Lit.) behandelten, unreifzelligen Leukosen. Für Soorinfektion der Speiseröhre sind kennzeichnend weißliche und

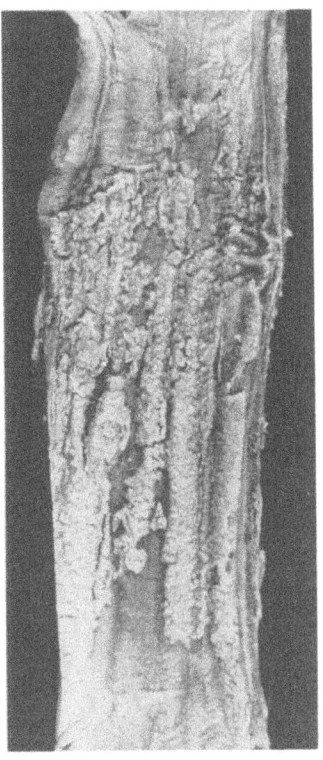

Abb. 39. Soor des Oesophagus bei Agranulocytose. Frau, 26jährig

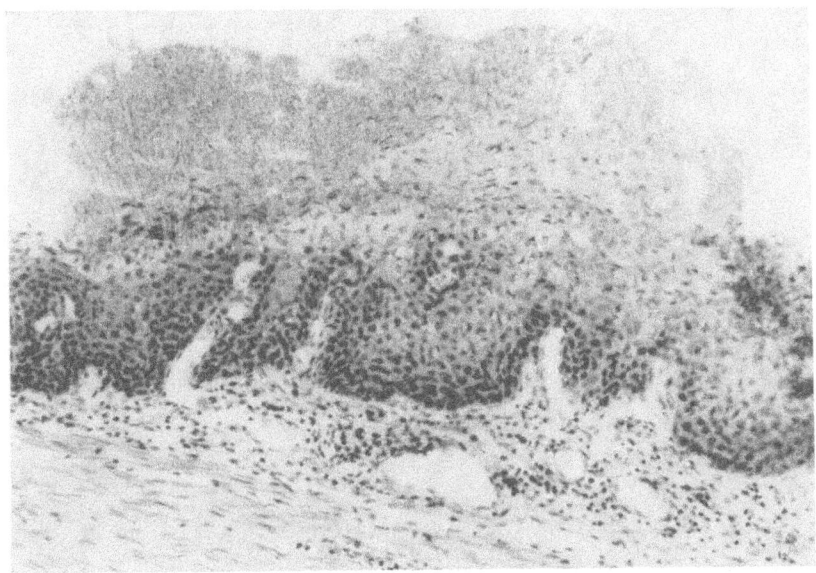

Abb. 40. Soor des Oesophagus. Intraepidermale Pilzfäden. Maßstab 140:1. M., Ruth, $1^3/_4$jährig. (SN 695/1934, Path. Inst. Zürich)

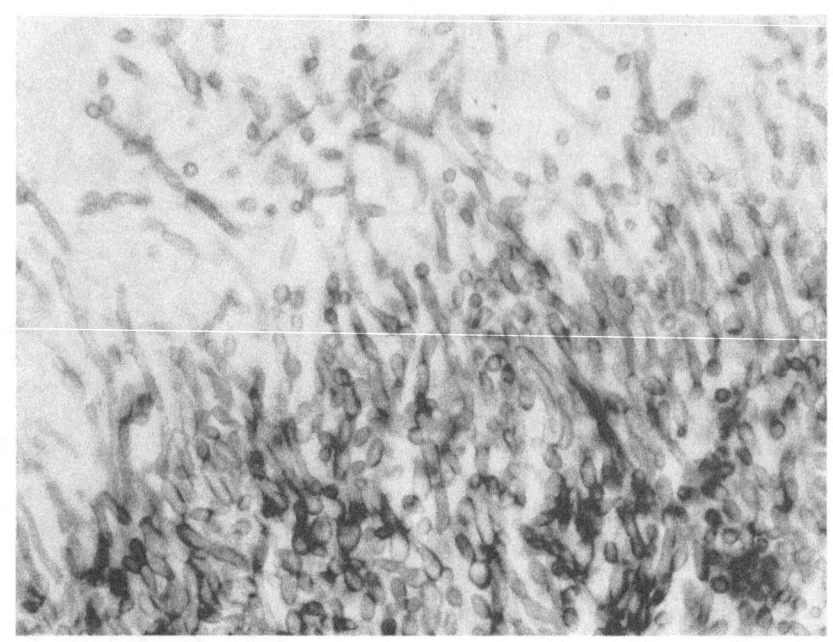

Abb. 41. Soorpilze aus dem Oesophagus. Maßstab 800:1. N., René, 4¹/₄jährig. (SN 42/1955, Path. Inst. Zürich)

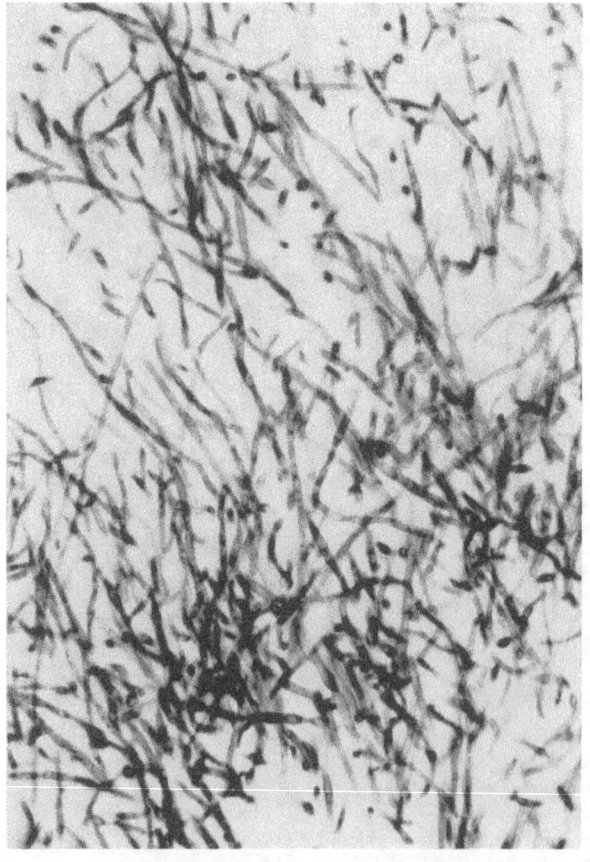

Abb. 42. Soorpilze des Magens. Maßstab 480:1. B., Annemarie, 8¹/₂jährig. (SN 574/1955, Path. Inst. Zürich)

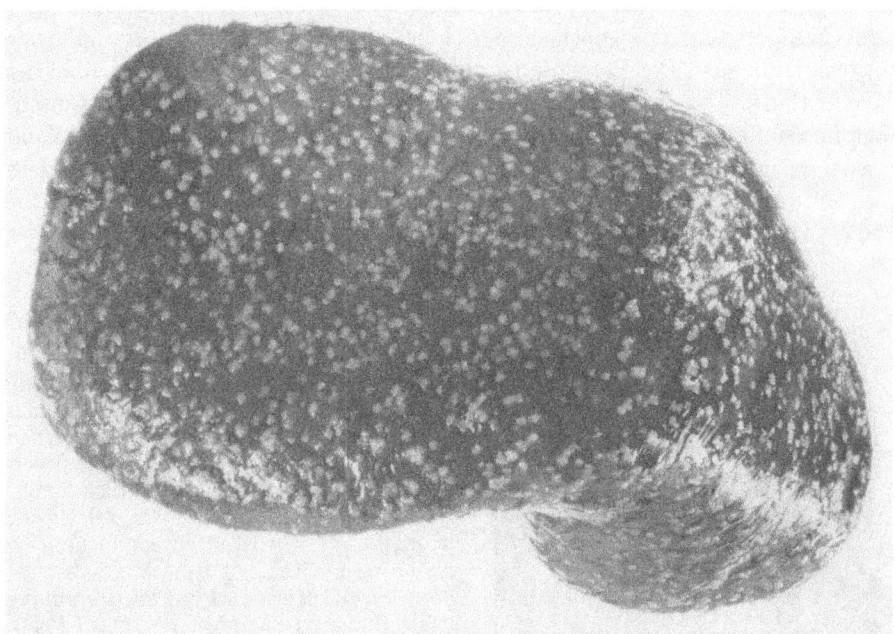

Abb. 43. Miliare hämatogene Milzsoormykose, ausgehend von einer gastrointestinalen Soormykose. Grundkrankheit: perakute Paraleukoblastenleukämie mit terminaler Panmyelophthise. Sp., Fredy, 3jährig. (SN 1192/64, Path. Inst. Zürich)

weißlichgelbe, umschriebene Flecken auf der Schleimhaut (Abb. 39), die sich über die Faltenhöhen streifenförmig weiter ausbreiten und schließlich die ganze innere Zirkumferenz der Speiseröhre umfassen können, wobei es zu hochgradiger Stenosierung der Lichtung kommen kann (W. FISCHER, 1926).

Frische Soorvegetationen können leicht abgestreift werden, ältere hingegen sind bereits intraepithelial verfilzt und festhaftend. Im histologischen Schnittbild ist im Bereich der Soorbeläge die Epitheldecke nur noch in Schattenstrukturen erhalten. Die radiär verlaufenden, z. T. sich verzweigenden Soorfäden dringen in radiärer Richtung von der Außenfläche tief in Submucosa und Muscularis propria ein, ungeachtet jeder anatomischen Struktur (Abb. 40, 41, 42). In den Randgebieten finden sich wechselnd dichte leukocytäre und lymphocytäre Infiltrate. Einwachsen der Soorfäden in Gefäße führt zur Verschleppung auf dem Blutweg unter Bildung von metastatischen miliaren, gelblichgrauen, knötchenförmigen Abscessen in Gehirn, Leber, Milz, Nieren und Darmwand. Die kleinknotigen Metastasen erinnern makroskopisch an Tuberkel. Es fehlt aber die zentrale Verkäsung und die entzündliche Randreaktion (Abb. 43).

# J. Ruptur, Fremdkörper und Perforationen des Oesophagus

Die *Dislaceration des Oesophagus* ist klinisch durch ein charakteristisches, in sich geschlossenes Syndrom gekennzeichnet: rißartiger Spontanschmerz im Epigastrium, Dyspnoe, Cyanose, Tachykardie, fortschreitendes Hautemphysem im Bereiche der Clavicula, Hydro-Pneumothorax, seltener Bluterbrechen. Der Schluckakt ist intakt, jedoch löst Schlucken von Flüssigkeit krampfartige Hustenanfälle aus. Die Prognose ist zweifelhaft, in der überwiegenden Zahl der Fälle tritt der Tod innerhalb von 7—27 Std ein (FLIPSE, 1951). Pathologisch-anatomisch finden sich in diesen Fällen oberflächliche oder die ganze Wand erfassende, meist im distalen Abschnitt über der Kardia gelegene, die hintere und seitliche Zirkumferenz bevorzugende Längsrisse der Speiseröhrenwand. Sie sind oft von einem ausgeprägten interstitiellen Emphysem des Mediastinum, der Subcutis des Halses und des oberen Thoraxabschnittes begleitet.

Übertritt von Mageninhalt in den Mittelfellraum und die Pleurahöhle mit nachfolgender eitriger Entzündung wird häufig beobachtet. Dabei kann die Wand des Oesophagus auch mikroskopisch, abgesehen von der Ruptur, unverändert sein. Vereinzelt jedoch können — vermutlich für das Zustandekommen der Ruptur ätiologisch bedeutsame — frische entzündliche Veränderungen (KYLE, 1935), Mikroabscesse (GIRARD und KISSEL, 1932), Narbenbildung nach Laugenverätzung (WEDER, 1943), Schleimhautdefekte nach Knochensplitterverletzung (GRAMATZKY, 1867) gefunden werden. In bezug auf die unmittelbar auslösende Ursache wird zwischen Spontanruptur und posttraumatischer Zerreißung des Oesophagus zu unterscheiden sein:

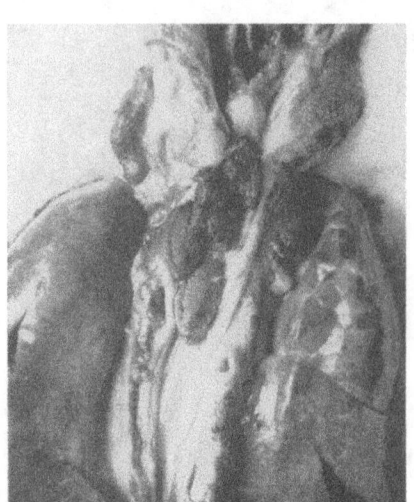

Abb. 44. Pflaumenkerne und -fleisch eingeklemmt im Anfangsteil der Speiseröhre. Knabe, 11 Monate alt. (SN 757/1939)

**1. Die Spontanruptur** stellt ein im Anschluß an Erbrechen, intraabdominale Drucksteigerung (ADAMS zit. LÜDIN, 1953) oder Luftdusche nach POLIZER (KRÜCKENBERG, 1940) und zentral nervösen Erkrankungen (Lit. FLIPSE, 1951) auftretendes plötzliches Ereignis dar, das in der Regel beim männlichen Erwachsenen, insbesondere Alkoholiker (FLIPSE, 1951), selten bei Kindern (ZUPPINGER, 1903) beobachtet wird (Lit. bei BARRETT, 1941; MARSTON u. VALK, 1959; SCHOLEFIELD, 1949; WARTER u. Mitarb., 1958; BEAL, 1949). Erstaunlich in jenen Fällen, wo die Oesophaguswand auch mikroskopisch keine primäre Läsion zeigt, ist die Tatsache, daß intraoesophageale Druckwerte von über $2^1/_2$ Atü erreicht werden müssen, da experimentell die Oesophaguswand erst unter dieser Druckeinwirkung platzt (WINKELBAUER, 1955; BODI u. Mitarb., 1954).

Eine Spontanruptur der distalen Speiseröhre mit Fistelbildung in das Perikard wurde von COLLARD und NOEL (1968) beschrieben.

**2. Die traumatische Oesophagusruptur** folgt der Einwirkung stumpfer Gewalt auf Hals und Thorax: z.B. Sturz vom Pferde (WHIPHAM, 1903), Thoraxquetschung durch Einklemmung zwischen Eisenbahnpuffern (RAIMONDI, 1888), als Zwischenfall bei Magenspülung (COHN, 1908), Bougierungen durch Preßluft (KERR u. Mitarb., 1953), bei Oesophago- und Gastroskopie. Die Perforationsgefahr beträgt bei Oesophagoskopie 0,25%, mit tödlichem Ausgang in 0,059%; bei Gastroskopie 0,079, mit tödlichem Ausgang in 0,014%. Von den 95 Oesophagusperforationen, die PALMER und WILLMER (1957) zusammengestellt haben, endeten 22 tödlich. Von 41 Patienten bei denen die Perforation sofort erkannt wurde, starben neun; von 54 Patienten, bei denen die Perforation erst nach $^1/_2$ Std und später erkannt wurde, starben zwölf. Die Mehrzahl der Perforationen erfolgte hoch im Hypopharynx. Die Perforation ist um so gefährlicher, je magennäher sie liegt. 18mal entwickelte sich die Perforation an der Stelle einer Biopsie.

**3. Fremdkörper** gelangen in der Regel unwillkürlich vom Mund in den Oesophagus (Nadeln bei Näherinnen, kleine Fremdkörper bei Kindern, Verschlucken von Gebissen in der Narkose und im Schlaf, Verschlucken zu großer Bissen, z.B. Fruchtkerne [vgl. Abb. 40]). Seltener handelt es sich dabei um Suicidabsicht (Gefangene, Geistesgestörte). Der Effekt der Fremdkörper richtet sich nach ihrer Art und Größe. Größere Fremdkörper werden am Oesophagusmund zurückbehalten und können dort über den Vagusreflex zum Herztod führen (Bolustod), kleine und spitze Fremdkörper, wie Nadeln, Getreidegrannen, Fischgräten können in der Höhe der oberen Thoraxapertur und Aortenenge stecken bleiben, wobei Stenosen des Oesophagus oder Divertikelbildungen die Implantierung von Fremdkörpern begünstigen.

Die *konsekutiven Veränderungen* nach Fremdkörpereinwirkung betreffen zunächst den Oesophagus selbst: Wandabscesse und Phlegmonen, Drucknekrosen, mehr oder weniger tiefgreifende Narbenbildung, sehr selten Einheilung von Fremdkörpern unter Stenosierung der Oesophaguslichtung (GAETHGENS, 1935). Oft nach längerem örtlichem Verweilen können solche Fremdkörper sekundär durch ihre Druckwirkung auf die Wand und die Umgebung entweder zur Vereiterung mit Ausstoßen des Fremdkörpers in die Oesophaguslichtung oder zur Arrosion von Gebilden der Nachbarschaft Anlaß sein (Aortenarrosion, H. CHAIRI, 1914; E. KAUFMANN, 1931). Als häufige Komplikation der eitrig umschriebenen oder diffusen Wandentzündung des Oesophagus tritt fernerhin die eitrig-jauchige *Perioesophagitis* und in ihrer Fortleitung Mediastinitis, Pleuritis, Perikarditis, Lungenabsceß und Lungengangrän auf. Insbesondere spitze Fremdkörper können zur *Anspießung von Gefäßen* (Aorta, Arteria thyreoidea, Carotis, Subclavia, Arteria pulmonalis, Vena azygos) oder des Herzens selbst führen (BASTANIER, 1919), fernerhin können sie bei Übertritt in den Blutstrom verschleppt und dann als Zufallsbefund an weit entfernter Stelle entdeckt werden.

**4. Fisteln** des Oesophagus treten bei einer Vielzahl von Oesophaguserkrankungen als Komplikation auf und werden jeweils dort abgehandelt: Carcinome, Ulcera, Abscesse, Fremdkörper, Traumen, Divertikel, Aktinomykose, Syphilis, Tuberkulose. In der Regel besteht eine Fistel zwischen Oesophagus und Trachea oder einem Hauptbronchus (ATKINS, 1963, Lit.).

# K. Veränderungen des Oesophagus und Magens bei Verätzungen und Vergiftungen

Das anatomische Bild der per os eingeführten Ätzgifte erzeugten Veränderungen in Speiseröhre, Magen und Darm hängt von zahlreichen Faktoren ab und kann demgemäß ein recht mannigfaltiges sein (PETRI, 1930, Lit.). Dies gilt schon hinsichtlich der *Lokalisation* und *Ausdehnung* der Veränderungen. In ganz schweren Fällen kann der gesamte Oesophagus und Magen, ja sogar ein erheblicher Teil des oberen Dünndarms ergriffen sein. In anderen Fällen wieder sind nur einzelne Abschnitte dieser Organe betroffen. So im Oesophagus beispielsweise nur die *physiologischen Engen*, oder, häufiger, *nur das untere Drittel*, wenn ein Krampf der Kardia ein längeres Verweilen des nur in kleinerer Menge verschluckten Ätzgiftes bedingte. Ein Gleiches gilt für die Pars pylorica ventriculi bei Krampf des Pförtners. Eine gürtelförmige Verätzung in der Magenmitte wird auf den gleichartig sich auswirkenden Kontraktionszustand im sog. ,,Engpaß des Magens" (ASCHOFF, 1918) zurückgeführt. Nicht selten ist die Magenstraße alleiniger oder doch hauptsächlicher Sitz der Veränderungen, dies vor allem bei kontrahiertem Magen. Übergreifen der Veränderungen auf den Darm setzt einen offenen Pförtner voraus und findet sich eher bei nicht zu konzentrierten Ätzgiften, die nicht zu einem reflektorischen Krampf des Pylorus geführt haben. Meist ist nur das Duodenum ergriffen, doch kann auch das Jejunum auf weite Strecken (1 m!) mitbeteiligt sein, wie wir dies z.B. in einem Falle von schwerer Lysolvergiftung gesehen haben

Maßgeblich für das anatomische Bild sind ferner der *Füllungs-* und *Kontraktionszustand* des Magens, indem im leeren kontrahierten Magen das Ätzgift oft rasch entlang der kleinen Kurvatur einwirkt, die übrige Magenmucosa aber höchstens auf der Höhe der Schleimhautfalten verändert, so daß längsgerichtete, von der Kardia zum Pylorus ziehende *Ätzstreifen* entstehen. Zwischen ihnen liegen mehr oder minder unauffällige, den durch die Kontraktion des Magens entstandenen Buchten entsprechende Schleimhautanteile. Ein gleiches Bild findet sich auch im Oesophagus.

Auch der *Inhalt des Magens* ist, sofern durch denselben die *Konzentration* der Ätzgifte verringert wird, bedeutsam. Werden sie dadurch sehr stark verdünnt, so entstehen nur unspezifische, entzündliche Veränderungen, die einer besonderen Charakteristik entbehren. Eine breite Schleimdecke über der Mucosa kann die Ätzwirkung ebenfalls weitgehend einschränken

Von Bedeutung für das anatomische Bild ist ferner die *Dauer der Einwirkung* des Ätzgiftes. Weiter vermögen *therapeutische Maßnahmen* dasselbe zu verändern. Die Ätzwirkung hält auch nach dem Tode noch an. Das tote Gewebe ist empfindlicher als lebendes (HARNACK und HILDEBRANDT, 1908).

Von größter Wichtigkeit für das anatomische Bild ist die *chemische Natur des Ätzgiftes*. Handelt es sich um *Säuren* oder *Schwermetallsalzverbindungen*, so kommt es zu einer *Coagulationsnekrose* des Gewebes. Die verätzten Stellen imponieren als trockene, derbe Schorfe, eine Folge der Bildung von Acidalbuminen und des Wasserentzuges. Sie sind brüchig, so daß oft Risse und ganze Rißsysteme entstehen, besonders dann, wenn man den häufig kontrahierten Magen auseinanderbreitet. Die Farbe der Schorfe ist je nach Art und Konzentration der einwirkenden Säure verschieden (s. später), wird aber auch durch die gesetzten Veränderungen des Blutfarbstoffes maßgeblich beeinflußt, indem saures *Hämatin* entsteht, das in seiner Farbe von dunkelbraun bis schwarz variieren kann. Die nicht verätzten Anteile pflegen stark geschwollen und hyperämisch, vielfach auch von Blutungen durchsetzt zu sein. Diese Coagulationsnekrose reicht meist relativ wenig in die Tiefe.

Bei feingeweblicher Untersuchung erweist sich die grobe Struktur des Gewebes in der Regel als gut erhalten. So bleiben nach *Sublimatverätzung* Zellen und Kerne scharf darstellbar. Die Gefäße sind weitgestellt, insbesondere die Mucosacapillaren strotzend mit Erythrocyten angefüllt. Über feinere Veränderungen an

Gefäßen und Nerven s. bei GUSIK (1953). In Fällen schwerer und tiefreichender Verätzung ist die Feinstruktur nur noch schemenhaft erkennbar. Nunmehr findet man ausgedehnte intravasale Thromben des mukösen und submukösen Gefäßplexus; klinisch imponiert vielfach das Bild der Verbrauchscoagulopathie im Sinne von LASCH und ROKA (1957). Komplizierend treten disseminierte intravasale Gerinnsel (DIC) (HARDAWAY, 1966) in Lungen-, Leber- und Nierenstrombahn auf, die für die Perpetuierung des begleitenden Schocks verantwortlich gemacht werden müssen.

*Alkalische Ätzgifte* führen unter Bildung von Alkalialbuminaten zu einer *Colliquationsnekrose* des Gewebes. Anfänglich und bei verdünnten Alkalien ist die Mucosa trüb geschwollen, bei längerer Einwirkung wird sie glasigtransparent, weich, gequollen und fühlt sich seifig an. Mit dem Finger lassen sich diese weichen oberflächlichen Schichten der Magenwand ohne wesentliche Gewalteinwirkung abstreifen. Diese Colliquationsnekrose reicht meist weit in die Tiefe, d.h. bis in die Muscularis propria oder in die Subserosa. Das Blut in den Gefäßen wird in braunes alkalisches Hämatin umgewandelt und diffundiert ins Gewebe, das die gleiche Verfärbung zeigen kann. *Histologisch* ist sowohl die grobe wie die feine Struktur des Gewebes meist weitgehend zerstört, die Blutgefäße eher eng, die kollagene Substanz verquollen.

Als Komplikation derartiger Verätzungen ist die *Perforation* des betreffenden Hohlorgans zu nennen. Aus der Tatsache, daß Alkalien das Gewebe erweichen und der Prozeß weit in die Tiefe zu reichen pflegt, ist zu verstehen, daß diese Gefahr bei Laugenverätzungen größer ist als bei Säureverätzungen. Bei Verätzungen des Oesophagus kommt es zum Übergreifen auf das Mediastinum, Perforation in die Pleurahöhle, selten in die Perikardialhöhle; bei denen des Magens erfolgt Übertritt des Ätzmittels in die Bauchhöhle, so daß es zu Verätzungen auch an der Kapsel der Milz, Leber usw. kommen kann.

Frühtodesfälle bei Verätzungen gehen meist zu Lasten einer Schockwirkung, Spättodesfälle zu Lasten komplizierender Eiterungen, wie Mediastinitis, Pleuritis, Peritonitis.

Die *Heilung* der Verätzungen erfolgt durch Auflösung der Schorfe bzw. durch Abstoßung derselben infolge demarkierender Entzündung. Dabei können selten *röhrenförmige Abstoßungen* der inneren, verätzten Wandabschnitte der Speiseröhre beobachtet werden, und zwar sowohl nach der Einwirkung von Säuren (GRAU, 1905: HCl, MALMSTEN u. Mitarb., 1872: HNO₃), wie auch nach

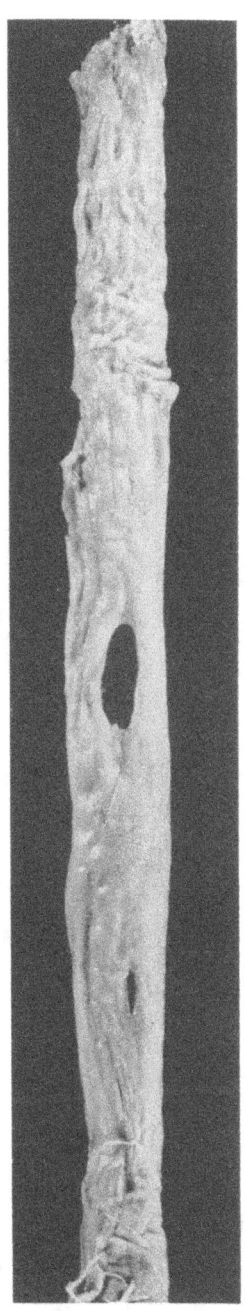

Abb. 45. Oesophagus: 8 Tage nach Ätzung ausgestoßen. (Sammlung Path. Inst. Zürich)

Laugenverätzung (BORNIKOEL, 1900: Ätzlauge; WILDENBERG, 1910: Lysollösung) (Abb. 45). Analoges gilt auch für „Ausgüsse" des Magens (ZIEMKE 1905). LIEBMANN (1917) fand dies bei einem überlebenden Patienten als Abgang im Stuhl.

Nach der Entfernung der Schorfe bleiben *Geschwüre* zurück, die durch ihre meist unregelmäßige Form ausgezeichnet sind. Das sich schließlich bei der Heilung

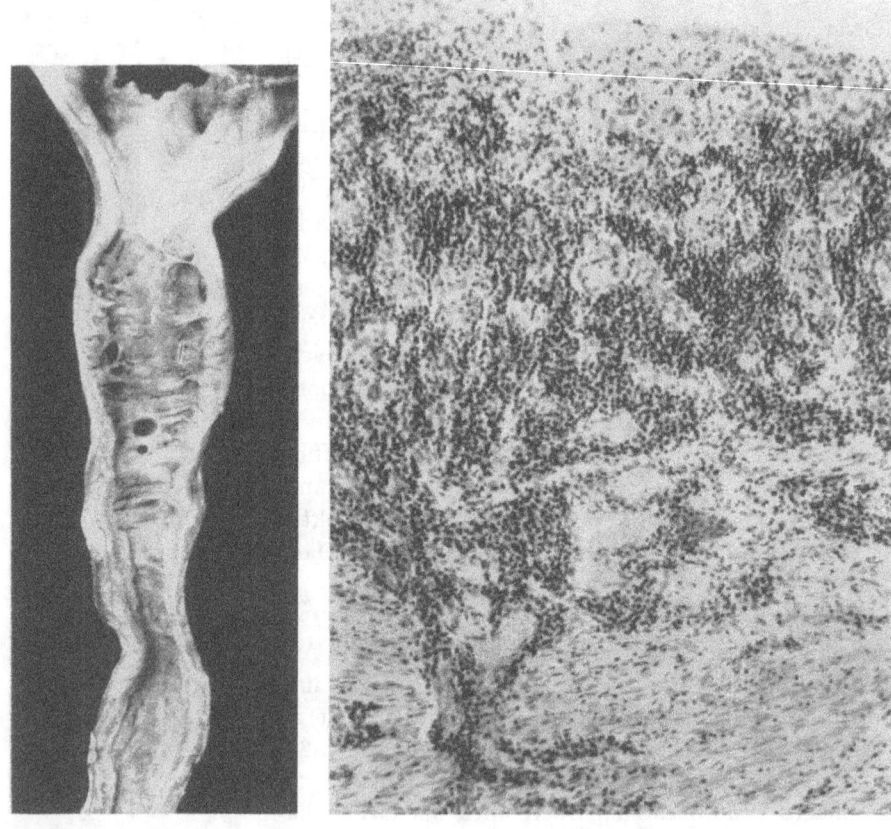

Abb. 46.   Abb. 47.
Abb. 46. Narbenstenose des Oesophagus nach Laugenverätzung
Abb. 47. Pylorusstenose, 2 Monate nach Salzsäure- (Lötwasser-)Verätzung des Magens. Ersatz von Mucosa und Submucosa durch capillarreiches, lymphoplasmacellulär infiltriertes Granulationsgewebe. Maßstab 145:1. F., Oskar, 44jährig. (MB. 3040/1951, Path. Inst. St. Gallen)

entwickelnde *Narbengewebe* führt zu schweren Verformungen. Im Oesophagus kommt es zu hochgradigen *Stenosen*, vorwiegend an den Stellen, wo der Durchgang der Ätzstoffe durch Trachea und Kardiasperrmuskulatur behindert wird. Starke Hypertrophie der Muskulatur und Dilatation der Speiseröhre oberhalb der Stenose ist gewöhnlich (Abb. 46). Auch im Magen kann es zu schwersten Verformungen kommen, so zum *Sanduhrmagen* (KLEIN, 1900), oder zum geschrumpften Kleinmagen. Besonders charakteristisch ist die Pylorusstenose nach korrosiver Antrumgastritis. Die ersten Schrumpfungserscheinungen zeigen sich schon nach

$1^1/_2$—2 Monaten. Die Patienten erkranken mit Nausea, Erbrechen, schwerer Exsiccose und zunehmender Alkalose. Mit der Pylorusstenose kann sich auch eine Sekretionsinsuffizienz der übrigen Magenwand, insbesondere des intrinsic factor verbinden. Mikroskopisch findet sich im geschrumpften Antrummagen an Stelle von Mucosa und Submucosa ein ungemein capillarreiches, leicht blutendes Granulationsgewebe, das dicht mit Lymphocyten und Plasmazellen infiltriert ist. Die Epitheldecke wird nicht ersetzt (Abb. 47).

Als *Spätkomplikation* ist schließlich die *Entwicklung eines Carcinoms* auf dem Boden solcher Narben zu nennen. Dabei kann ein Zwischenraum von vielen Jahren, ja Jahrzehnten zwischen dem Zeitpunkt der Verätzung und dem Auftreten des Krebses gelegen sein. Im Oesophagus (BIGELOW, 1953; DORMANNS, 1940; ZALKA, 1935; GUISEZ, 1926) schon nicht häufig, ist die Entstehung eines Magenkrebses auf dem Boden von Verätzungsnaben wesentlich seltener (Lit. bei MERKEL, 1926).

Bei der Verätzung mit *konzentrierter Schwefelsäure* — ihre Wirkung ist infolge ihrer hohen eiweißcoagulierenden Fähigkeit zusammen mit ihrem Wasseranziehungsvermögen und der Wärmeentwicklung beim Zusammentreffen mit Wasser eine besonders starke — fällt oft schon bei der Sektion am noch uneröffneten Magen eine eigentümlich graue Verfärbung der starren Magenwand auf, gegen welche die tiefbraun gefärbten, strotzend blutgefüllten Gefäße der Subserosa sich deutlich abheben. Analog können durch Diffusion die benachbarten Gefäße des Netzes, aber auch der linken Zwerchfellkuppe, an der Leber und Milz verändert sein. Am eröffneten Organ erscheint die Innenfläche schwarz verkohlt, trocken, fühlt sich derb an und beim Ausbreiten des Organs entstehen Risse, ja die schwer veränderten inneren Wandschichten können von den weniger veränderten gewissermaßen abblättern. Totalnekrose ist häufig, Perforation nicht so selten. Bei *schwächerer* Konzentration der Säure sind die Schorfe grauweißlich bis gelbbraun, oft in Fetzen ablösbar. Starke Blutungen, klinisch durch Blutbrechen sich anzeigend, und mächtiges Ödem sind damit vergesellschaftet. Mikroskopisch ist das Gewebe bei leichteren Graden relativ gut erhalten (WALBAUM, 1906).

Durch *Salzsäure* bedingte Verätzungen gleichen weitgehend den durch Schwefelsäure gesetzten. Bei hoher Konzentration sind die Schorfe schwarzbraun (Abb. 48a und b). Bei schwächerer Konzentration sind die Schorfe grauweiß, die umgebende Schleimhaut sehr stark ödematös und hyperämisch. Auch kommt es oft zu sehr ausgedehnten Schleimhautabstoßungen (ZIEMKE, 1905), die auch im Stuhl bei Überlebenden gefunden werden können (LIEBMANN, 1917)! Perforation ist nicht ganz selten. Im *histologischen Schnittbild* führt die Salzsäureverätzung zu einer intensiven Braunfärbung der oberflächlichen Schleimhautschichten. Die Drüsenschläuche zerbröckeln, die geschrumpften Drüsenepithelien sind durch Hämatin intensiv braun gefärbt. Innerhalb der Drüsenschläuche ist das schleimige Sekret noch deutlich vom Epithel zu differenzieren. Die äußeren Schleimhautabschnitte können noch ordentlich erhalten sein. Bei kurzer Dauer der Überlebenszeit fehlt eine entzündliche Reaktion, bei längerer Dauer der Überlebenszeit ist die Restschleimhaut blutig aufgelockert und läßt eine entzündliche Demarkationszone erkennen.

*Salpetersäureverätzungen* zeigen bei genügender Konzentration (etwa ab 35%) die Xanthoproteinreaktion, indem die Schorfe intensiv gelb sind. Oft ist auch der Geruch kennzeichnend. Bei verdünnter Säure kann beides fehlen.

Auffällig gelbe Farbe pflegen auch Verätzungen mit *Chromsäure* und ihren Salzen zu zeigen. Grünliche Farbe kommt dabei dann zur Beobachtung, wenn Reduktion und Chromsalzbildung statthat.

Von organischen Säuren führt die *Oxalsäure*, wie auch ihre Salze, zu weißlichen bis grau-opaken Schorfen, die aber durch Hämatinbeimengungen auch bräunlich verfärbt sein können. LESSER (1881) betont dabei, daß der Magen viel weniger schwer verändert sein könne als Oesophagus und Duodenum. Für die Diagnosestellung ist

68 Veränderungen des Oesophagus und Magens bei Verätzungen und Vergiftungen

wichtig, daß man auf und in der Mucosa von Duodenum und Magen mikroskopisch unregelmäßige, teils rhombische, teils ovale Kristalle von oxalsaurem Kalk nachweisen kann, auch dann, wenn die Verätzung durch reine Oxalsäure oder das Kaliumsalz derselben erfolgte (Abbildung bei LESSER, 1881). Wichtig ist der Umstand, daß man dabei in den Epithelien der Tubuli contorti der *Nieren* rosettenförmige Kristalle von Kaliumoxalat fast stets zu finden pflegt.

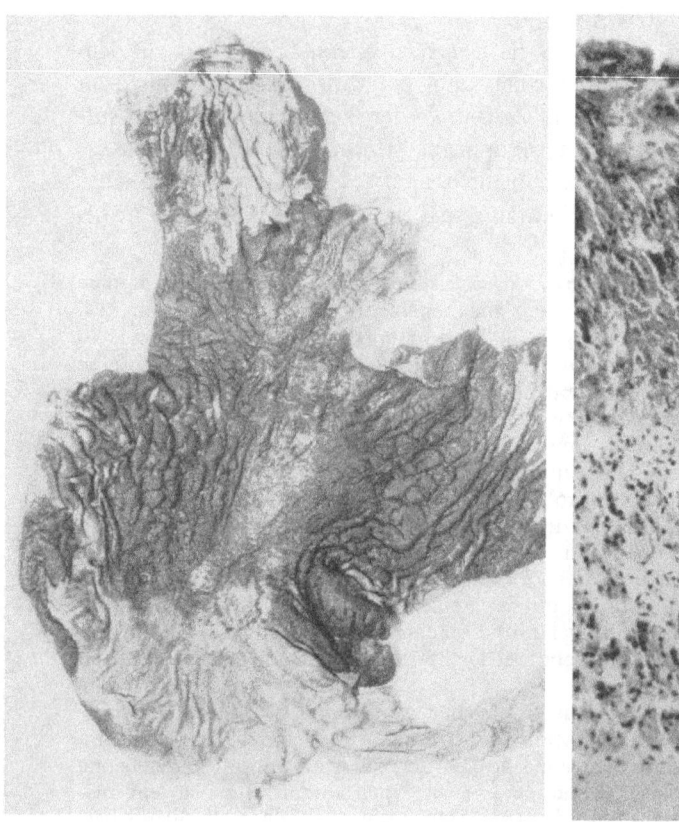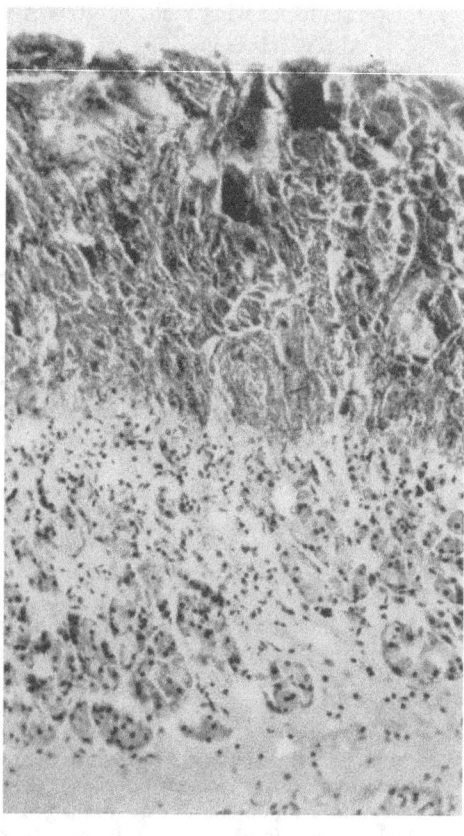

a b

Abb. 48a u. b. Schwere Salzsäureverätzung des Magens. Ulcus rotundum in der Magenstraße. a Makroskopischer Befund. b Histologischer Befund: Nekrose und Imprägnation der oberflächlichen Schleimhautschicht mit Blutfarbstoff. Maßstab 150:1. L., Wilhelm, 82jährig.
(SN 298/46 Path. Inst. Kantonsspital St. Gallen)

Bei oralen *Salicylsäure*-Vergiftungen beherrschen die allgemeinen Vergiftungserscheinungen das klinische Bild. Im Vordergrund steht zunächst eine Hyperpnoe infolge Reizung des Atemzentrums. Die mit der Tachypnoe verbundene übermäßige Abgabe von Kohlensäure führt zu einer respiratorischen Alkalose. Die unmittelbare Einwirkung der Salicylsäure auf die Magenschleimhaut kann zu Magenblutungen und zu Erbrechen Veranlassung geben (H. F. LANGE, 1957).

Durch *Essigsäure* bedingte Verätzungen („Essigessenz") sind in erster Linie durch ihren Geruch kennzeichnend, da die gesetzten Schorfe sehr verschieden gefärbt sein können (schwarz verschorft: SILBERMANN, 1911; die ganze Speiseröhrenschleimhaut grauweiß, die ganze Schleimhaut des sehr großen Magens gleichmäßig graubraun verschorft: MERKEL, 1926). SIEGMUND (1955) beobachtete Verschorfung auch im Duodenum bis weit in das Jejunum, ausgedehnte Blutungen im Duodenum PICK (1920), der auf eine begleitende schwere hämoglobinurische Nephrose und Hämoglobinophagie in der Milz hinweist, welch letztere man leicht in Abstrichen von der aufgelockerten Milz nachweisen kann.

Gleichfalls durch den Geruch weitgehend charakterisiert sind die Verätzungen mit *Karbolsäure*. Hier entsteht bei hoher Konzentration des Phenols ein trockener, weißlicher bis rötlicher derber Schorf, der vielfache Einrisse zu zeigen pflegt. Das Blut in den Gefäßen ist hellrot. Die Magenwand ist trocken, lederartig zähe, die Schorfe blättern beim Dehnen des Magens leicht ab. Auch das Duodenum und Jejunum kann mitbetroffen sein. So sahen wir Verätzung der Schleimhaut bis fast 1 m caudal der Flexura duodeno-jejunalis. Die Verätzung mit *Lysol*, also mit Karbolseifenlösungen, ergibt graue bis graubräunliche Schorfe, die überdies, offensichtlich infolge der zusätzlichen auflockernden Alkaliwirkung der Seifenlösung, sich weicher anfühlen und feuchter sind. Der Geruch ist auch hier von Wichtigkeit für die Diagnose. Mikroskopisch ist das verschorfte Gewebe durch das Karbol wie fixiert, die Gewebsstruktur auffallend gut erhalten, die Gefäße in der Nachbarschaft der Schorfe stark blutgefüllt (HABERDA, 1923; KATHE, 1906; POHL, 1929; SCHALL, 1908). Bei nicht sogleich Gestorbenen ist die häufige Mitbeteiligung der Lungen, in denen sich bronchopneumonische Prozesse finden, auffallend, was auf die Ausscheidung des Phenols durch die Atemwege zurückgeführt wird. Kennzeichnend ist eine dunkelgrüne Verfärbung des Harns.

Die Verätzung mit *Sublimat* gibt sehr wechselnde Bilder. Bei Verätzungen mit konzentrierter Lösung ist der Ätzschorf grauweiß (SCHALL, 1908), es kommen aber auch graubräunliche bis schmutzigbraune Schorfe vor (vgl. Tabelle bei MERKEL, 1926). Durch den Sublimatpastillen beigegebenen Eosinzusatz können die Schorfe auch rötlich gefärbt sein. Bei sehr verdünnten Lösungen ist die Schleimhaut bloß trüb geschwollen. In solchen meist länger überlebenden Fällen ist die Untersuchung der *Nieren* auf das Vorhandensein von Epithelverkalkungen vorwiegend in den Tubuli contorti I. Ordnung ebenso wie das Vorhandensein einer *hämorrhagischen Colitis* wichtig.

Durch *Silbernitrat* gesetzte Schorfe sind weiß, werden aber bei Lichteinwirkung grau bis schwarz, *Kupfersulfat* macht grünliche Schorfe, die sich bei Ammoniakzusatz blau verfärben. *Chlorzinkschorfe* fand MERKEL (1926) fast weiß und die Schleimhaut des Oesophagus wie gegerbt; durch starke nachfolgende Schrumpfung kann röntgenologisch das Bild eines Scirrhus des Magens vorgetäuscht werden (REYE, 1929).

Das anatomische Bild der *Laugenverätzung* ist durch eine *Colliquationsnekrose* ausgezeichnet. Daher sind die inneren Wandschichten feucht, glasig-transparent und gequollen und fühlen sich ausgesprochen seifig an. Im Oesophagus in der Regel grauweiß, können sie im Magen oft auch einen bräunlichen Farbton zeigen, durch Diffusion und Imbibition von alkalischem Hämatin. Einrisse, wie sie bei den Säureverätzungen gesehen werden, fehlen. Punktförmige bis kleinfleckige Blutungen sind nicht selten. Oft lösen sich die inneren Schleimhautschichten in Fetzen von der Unterlage ab. Es folgt Geschwürsbildung und sowohl Früh- wie Spätperforation (PROPST, 1955; neuere Lit.).

Durchaus analoge Bilder erzeugt *Salmiakgeist*, wie er als Putzmittel Verwendung findet, wobei der stechende Geruch für die Diagnose richtunggebend ist, und vielfach auch *Cyankalium*. Bei letzterem ist die begleitende Hyperämie meist sehr stark und von hellroter Farbe. Das histologische Schnittbild zeigt, entsprechend dem makroskopischen Befund, eine hochgradige aktive Hyperämie, starke Erweiterung aller Capillaren und blutige Auflockerung der oberflächlichsten Schleimhautschicht (Abb.49). Nur das Deckepithel wird abgestoßen. Diagnostisch entscheidend ist der Geruch nach bitteren Mandeln.

Bei der Vergiftung mit *Arsenik* finden sich meist nur starkes Ödem und Hyperämie der Magenmucosa sowie kleine Blutungen. Selten sind kleinste Mucosadefekte, in denen man kleinste Arsenikpartikelchen nachweisen kann (SCHALL, 1908). Hier handelt es sich also um eine lokale Ätzwirkung infolge der hohen Konzentration der in Substanz einwirkenden Noxe. Mikroskopisch sieht man an solchen Stellen kleine oktaedrische Arsenikkristalle (Abbildung bei LESSER, 1881).

Bei der heutzutage seltenen *Phosphorvergiftung* ist die Magenmucosa trüb geschwollen, mäßig hyperämisch, aber nicht verätzt. Am Sektionstisch wird ein *knoblauchartiger Geruch* am ehesten den Verdacht auf eine Phosphorvergiftung erwecken. Liegt die Einnahme des Giftes schon einige Tage zurück, so steht eine schwere Verfettung der Leber, Nieren und des Herzens im Vordergrund, die sich mit einem

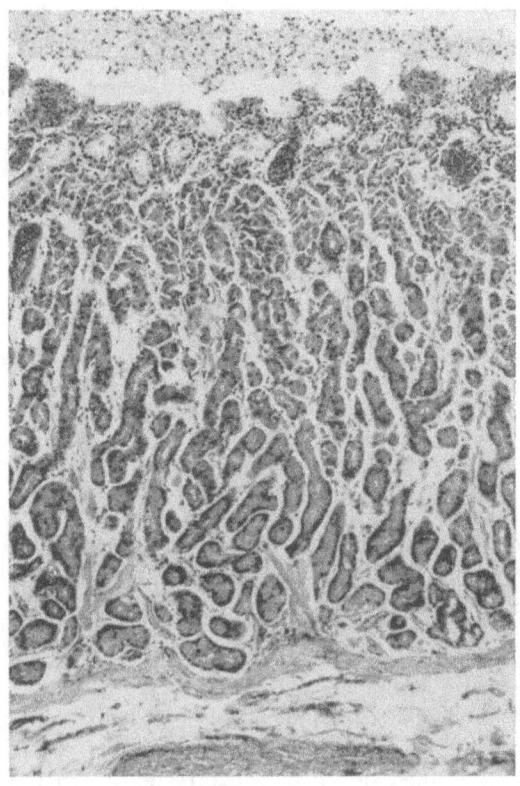

Abb. 49. Suicid mit Cyanwasserstoff: akute Oberflächenhyperämie und Blutungen. Maßstab 80:1. K., Edwine, 45jährig. (SN 1222/38, Path. Inst. Zürich)

schweren Ikterus und der Neigung zu Blutungen verbindet. Oft ist dann die Differentialdiagnose gegen Schwammvergiftungen schwierig und nur durch die chemische Untersuchung, die den Nachweis des Phosphors erbringt, möglich.

Bei der bei kleinen Kindern gelegentlich vorkommenden Vergiftung mit *Borsäure* finden sich die Zeichen einer akuten Gastritis und auch Enteritis, manchmal sogar mit Geschwürsbildung (v. NEUREITER, 1940).

In neuerer Zeit hat die per os erfolgende Vergiftung mit *E 605*, das als Schädlingsbekämpfungsmittel verwendet wird, wiederholt zu Todesfällen geführt. Bei der Sektion fällt eine meist nur geringgradige katarrhalische Gastritis auf, wobei jedoch der Geruch ein eigentümlicher aromatischer und dabei doch stechender ist. Über den Giftnachweis vgl. DERKOSCH und MAYER (1955).

Nach URBAN (1951) haben die Vergiftungen im letzten Jahrzehnt deutlich zugenommen, wobei gleichzeitig eine Verschiebung der Giftstoffskala gegenüber früheren Übersichten auffällig ist. TUNGER (1935) ermittelte in einer Sammelstatistik aus den Jahren 1920—1935 bei 2239 Vergiftungen noch 1673 Fälle von Laugenverätzungen, von denen 232 tödlich verliefen. Heute überwiegen Vergiftungen mit Arzneimitteln, die Oesophagus und Magen ohne lokale Schädigung passieren. WECHSELBERG und BUNGE (1960) sowie SAUERBREI (1958) beobachteten bei Kindern überwiegend Essig- und Salzsäurevergiftungen, ZIPFEL (1958) unter 125 Kindern in 60% Laugen- und in 29% Säureverätzungen, während Verbrühungen mit 4,4% mit inbegriffen sind. In Extremfällen können Flammen- und Rauchinhalationen auch über den Oesophagusmund hinausgehen und das erste Oesophagusdrittel im Sinne einer verschorfenden Oesophagitis mitbetreffen. Eine eigene Beobachtung betrifft einen 5jährigen Knaben, der einem Scheunenbrand zum Opfer fiel und ausgedehnte Verbrennungen (80%) 2.—3. Grades erlitt.

# L. Tumoren des Oesophagus

## I. Benigne Tumoren

### 1. Allgemeines und Statistik

Überblickt man die *gutartigen* neoplastischen Bildungen des Oesophagus, so werden zwei Eigentümlichkeiten offenbar:

a) die Seltenheit dieses Vorkommens. Bis 1952 vermochte PALMER 350 Fälle aus dem Weltschrifttum zusammenzustellen. MOERSCH und HARRINGTON (1944) konnten unter 7459 Obduktionen nur 44, davon 32 Leiomyome, SCHAFER und KITTLE (1947) unter 24000 Autopsien nur 70 gutartige Tumoren ermitteln. PATTERSON (1932) stellte eine Sammelstatistik von 1717—1932 auf und fand nur 61 Fälle (s. ferner CHI u. ADAMS, 1950; GÜTGEMANN, 1952 [Lit.]; PUESTOW u. Mitarb., 1955 [Lit.]); STOUT u. LATTES, 1957; BERNATZ u. Mitarb., 1958 [Lit.].

b) Ihre fast ausschließlich *mesenchymale* Herkunft. Sie steht in besonderem Gegensatz zur Matrix der malignen Tumoren, die fast ausschließlich epithelialer Provenienz sind.

### 2. Mesenchymale benigne Neubildungen

Die *benignen mesenchymalen Neubildungen* liegen je nach Wachstumstendenz und der Wandschicht ihrer Entstehung einerseits mehr im Bereiche der Submucosa oder intraluminal (insbesondere Fibrome, Lipome, Lipo- und Myxofibrome). Sie können durch mechanische Momente gestielt werden oder intramural von der Muscularis propria ihren Ausgang nehmend in das Mediastinum „ausbrechen", ohne eine Lichtungseinengung der Speiseröhre zu bewirken (in erster Linie Myome und Myofibrome).

Leiomyome sind die häufigsten Tumoren dieser Gruppe überhaupt (Lit. siehe GOLDMANN u. MASTERS, 1950; CHI u. ADAMS, 1950; GABRIELLI u. SCORSOPPI, 1951; KENNSY, 1953; WILDER u. MOORE, 1953 [50% aller benignen Oesophagustumoren]); sie bevorzugen das mittlere und distale Drittel (JOHNSTON u. Mitarb., 1953, Lit.). STOREY und ADAMS stellten 1956 236 Fälle aus dem Weltschrifttum zusammen.

Bei zwerchfellnahem Sitz können die Leiomyome eine Hiatushernie vortäuschen (HARRINGTON, 1949) oder unter tatsächlicher Bildung einer solchen auf die Kardia übergreifen (JOHNSTON u. Mitarb., 1953, Lit.; LUEDERS u. Mitarb., 1958, Lit.). Dieser Typ soll bei Frauen häufiger sein und Neigung zu Exulceration zeigen (SWEET u. Mitarb. 1954, Lit.), während sonst die Leiomyome der Speiseröhre bei Männern vor dem 50. Lebensjahr überwiegen (Verhältnis Männer zu Frauen 2,8:1, [JOHNSTON u. Mitarb., 1953]). Dem entgegen fanden SWEET u. Mitarb. (1954) keinen Geschlechtsunterschied.

Die Leiomyome sind in der Regel solitäre Bildungen, treten jedoch gelegentlich auch multipel auf und nehmen ihren Ausgang stets von der Muscularis propria (v. ALBERTINI, 1955). Nach LEWIS und MAXFIELD (1954) sind 77% der gutartigen intramuralen Oesophagustumoren Leiomyome. Ihre Größe und Form ist wechselnd, bald bilden sie rundlich-ovale, knotige Vorwölbungen, bald gestielt-polypöse Gebilde, bald — und zwar nach TOTTEN u. Mitarb. (1953) in einem Viertel der Fälle — hufeisenförmige oder zirkulär umschriebene Bildungen (EBERTH, 1868; ROSE, 1931), wobei letztere insbesonders für das distale Drittel des Oesophagus typisch sind (JOHNSTON u. Mitarb., 1953). Breiten sich diese Myome nun durch exophytisches Wachstum gegen das Mediastinum aus, so kann sich durch Zug an der Wand ein Divertikel entwickeln (ROSE, 1931; STEWART, 1931; HOYNE-ROGERS, 1951; SWEET u. Mitarb., 1959).

*Makroskopisch* sind diese Tumoren hart, graurot (Myome) bis grauweiß (Myofibrome), mehr oder weniger fasciculär-bündelig (Abb. 50). Sichere sarkomatöse Entartung dieser Tumoren wurde niemals beobachtet. Hyalinisierung, Verkalkung, Nekrose hingegen sind keine Seltenheit.

Über die Koinzidenz eines calcifizierten, exophytisch gewachsenen Leiomyoms mit einem Plattenepithel-Carcinom des Thymus bei einer 66jährigen Patientin berichten FRANK u. Mitarb. (1956). Über Kombination von Myomen mit idiopathischer Oesophagushypertrophie s. S. 25.

*Fibrome* reiner Art gelten als sehr selten. Sie sind in der Regel submukös gelagert und neigen daher zu intraluminalem Wachstum. Sie sind gewöhnlich solitär, selten multipel (FAIREN, 1934), scharf begrenzt, auf der Schnittfläche grauweiß und fasciculär (Lit. s. McBRIDE, 1951). CHI und ADAMS konnten aus der Weltliteratur 1948 nur 9 Fibrome des Oesophagus ermitteln.

Die *Lipome* des Oesophagus, besonders größere [WEYRICH 1933; 9,5 cm!], teilen mit den Fibromen den Sitz (TARTARINI, 1955 [Lit.], HEIZER, 1953 [Lit.]). Fibrome, Lipome, Lipofibrome (BEELER u. Mitarb., 1948; BIGLIARDI, 1940, MOERSCH, MOERSCH u. BRODERS, 1935), Myxofibrome (DALICHO, 1943) und Lipomyome (PATTERSON, 1932) sind seltene Bildungen und entspringen als „Grenzpolypen" mit Vorliebe in der Höhe des Krikoids. Je nach ihrer Größe können sie symptomlos bleiben oder zur Stenosierung der Oesophaguslichtung, Kompression der Trachea (PAPE u. SPITZNAGEL, 1931) ja sogar zum plötzlichen Tod durch Ersticken (WEYRICH, 1933) führen. Ein Plattenepithelcarcinom über einem gestielten Lipom sahen MARCIAL-ROJAS und SUAU (1959, Lit.).

Gefäß- und Nervengeschwülste des Oesophagus stellen fast Kuriosa dar: so berichten über *Hämangiome* VINSON u. Mitarb., (1926), MOERSCH und HARRINGTON (1944), GUIFFRIDA (1947), FERGUSON und HACKWORTH (1947), MAYER (1951), PUESTOW u. Mitarb. (1955); über *Lymphangiome* WATSON-WILLIAMS (1934), *Neurofibrome* SWEET u. Mitarb. (1954), MOERSCH und HARRINGTON (1944). Über *Rhabdomyome* des Oesophagus s. *Rhabdomyosarkome* desselben (s. S. 76, 79). *Neurome* im Oesophagus scheinen sehr selten zu sein. Jedoch darf angenommen werden, daß manche, im älteren

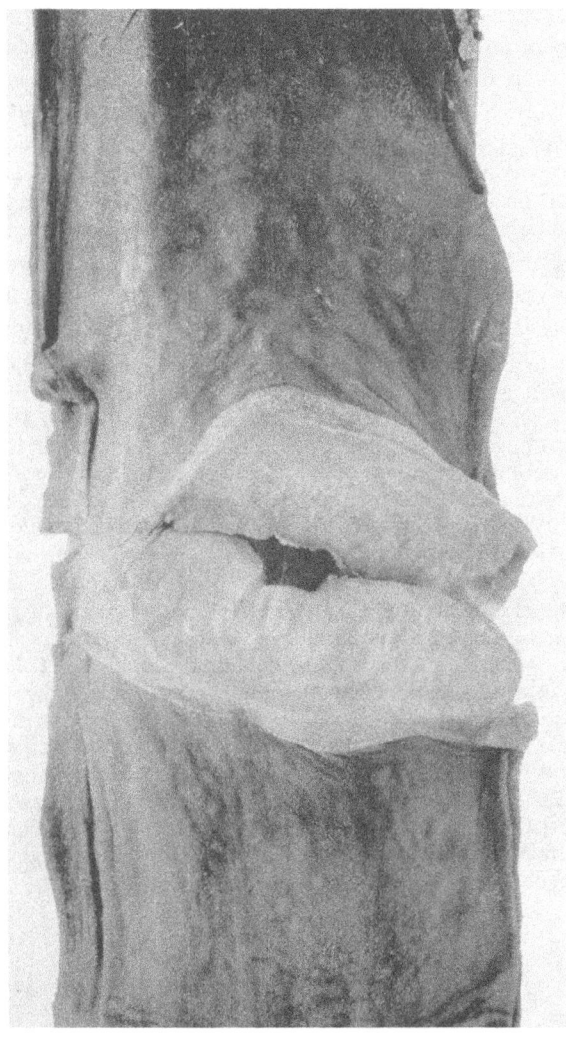

Abb. 50. Walnußgroßes submuköses Leiomyom des Oesophagus. St., H., $53^{1}/_{2}$jährig. (SN 414/1931, Path. Inst. Zürich)

Schrifttum als Leiomyome beschriebene Tumoren in Wirklichkeit fusiforme Neurome gewesen sind (vgl. das über diese Tumoren beim Magen-Kapitel Gesagte). Ein granuläres Neurom der Speiseröhre beschrieben OBIDITSCH-MAYER und SALZER-KUNTSCHIK (1961) (Lit.). Einen Glomustumor beschrieben RUEFF und GRABIGER (1967).

## 3. Epitheliale benigne Neubildungen

*a) Papillome.* Sie stellen umschriebene, solitäre, seltener multiple, bald mehr beetförmig erhabene, bald mehr höckrig papilläre oder gestielt polypöse, weißliche *Epithelproliferationen* bei wechselnd starker Mitbeteiligung des Schleimhautstromas dar. Sie werden bei Kindern nur sehr selten, bei älteren Leuten häufiger — als sog. Verruca oesophagealis — beobachtet. Ihre Ähnlichkeit mit leukoplaken, entzündlichen Epithelproliferationen wird namentlich bei den flachbeetartigen Formen im Einzelfall die Entscheidung schwierig machen, ob es sich tatsächlich um neoplastische oder um reaktiv-entzündlich hyperplastische Bildungen handelt (Lit. SCHRIDDE, 1914; HUNT, 1937; KORKIS, 1951).

*b) Adenome.* Von größter Seltenheit sind Adenome des Oesophagus. MOERSCH und BRODERS (1935) veröffentlichen einen solchen Befund bei einem 48jährigen Mann. Es fand sich dabei im unteren Oesophagusabschnitt ein flacher, nicht exulcerierter, nicht blutender oder obturierender Tumor, der sich bioptisch als Adenom erwies. Einen weiteren Fall erwähnen HICQUET und JOURDAN (1933).

Anhangsweise seien in diesem Zusammenhang noch kurz im Oesophagus beobachtete *Choristien* und *Hamartien* tumorförmigen Charakters erwähnt:

WHALE (1921) beschrieb dystopisches, klinisch als Tumor imponierendes akzessorisches Schilddrüsengewebe in der Hinterwand des Oesophagus in der Höhe des 2. Brustwirbels, GANS und POTTS (1951) bei einem 5 Monate alten Mädchen akzessorisch-dystopisches Lungengewebe, das mit einem „Bronchus" in der Höhe der zweiten Enge mit der Speiseröhre kommunizierte und operativ entfernt wurde. REEVES (1939) sah ein Osteochondrom, und MEYER (zit. nach TOTTEN u. Mitarb., 1953) ein Chondrom, MINSKI (1895) einen gutartigen mesenchymalen „Mischtumor", welch letzterer Bindegewebe, elastische Fasern, Fettgewebe, glatte Muskelfasern, „kavernöse" Blutträume und reichlich Gefäße enthielt.

Einzigartig scheint eine Beobachtung von SPATH und RATZENHOFER (1959) zu sein. Bei einer Patientin wurde wegen hochgradiger Stenose des distalen Oesophagusanteils eine Resektion des verengten Oesophagusabschnittes durchgeführt. Die histologische Untersuchung deckte als Ursache der Oesophagusenge eine entodermale Entwicklungsstörung (Hamartie) auf: Neben reichlich vermehrten und in ihrer Anordnung ungeordneten Muskelbündeln fanden sich zwischen letzteren gelegen „verzweigte Gänge" und cystisch erweiterte Drüsen, die von einschichtigem, gelegentlich verschleimendem Epithel oder von vielstufigem Flimmerepithel bzw. geschichtetem Plattenepithel ausgekleidet und von lymphoretikulärem Gewebe umgeben waren. Diese Bildung erinnerte somit an die sog. „Adenomyome des Magens", ohne ihnen indes völlig zu entsprechen.

## II. Maligne Tumoren

### 1. Sarkome

#### a) Allgemeines und Statistik

Die malignen *mesenchymalen* Geschwülste des Oesophagus sind noch seltener als ihre benigne Spielart. So konnte DONATH (1908) unter 3274 Sektionen und REITH (1909) unter 5814 Autopsien nur je zwei primäre Oesophagussarkome beobachten. WALTHER (1948) begegnete ihnen in seinem Untersuchungsgut nie. Der Seltenheitswert dieser Zahlen wird noch deutlicher beim Vergleich von Carcinomen und Sarkomen, wobei letztere unter den malignen Tumoren der Speiseröhre mit nur 0,5% vertreten sind (CREECH u. Mitarb., 1955). Auch unter den malignen mesenchymalen Neoplasmen des Verdauungsschlauches ist ihre Zahl verschwindend klein. So konnten CORNER und FAIRBANK (1904) unter 174 einschlägigen Sarkomen nur 14 mit primärem Sitz im Oesophagus auffinden. THOREK und NEIMANN stellten 1950 58 Fälle aus dem Weltschrifttum zusammen; hiervon waren 30 Fibrosarkome, 8 Leiomyosarkome, 5 Lymphosarkome, 5 maligne Melanome (als Melanosarkome klassifiziert!), 3 Rhabdomyosarkome und 7 unklassifizierte Fälle.

Ohne Rücksicht auf ihren feingeweblichen Bau ist allen Sarkomen dieser Örtlichkeit eigen:

1. der bevorzugte, aber keineswegs ausschließliche *Sitz* im distalen Oesophagusdrittel (SWEET u. Mitarb., 1954),

2. die bevorzugte Beteiligung des *männlichen* Geschlechtes im vorgerückten Alter, wobei nach SWEET u. Mitarb. (1954) das Verhältnis zwischen Männern und Frauen wie 3:1 ist (s. auch v. HACKER, 1909),

3. das *makroskopische* Verhalten: Hier werden zwei Wachstumsformen unterschieden: Einerseits der umschriebene, *knotig-polypöse*, relativ benigne, in der Regel nicht exulcerierte und zum anderen der *diffus infiltrierende*, im Verlauf malignere, zu Exulceration, Nekrose und Verjauchung neigende Wachstumstyp. Besonders letzterer kann einerseits zu Trachealkompression und Glottisödem, andererseits zur Perforation des Oesophagus mit konsekutiver Mediastinitis und tumoröser Infiltration der Lungen führen.

4. Zum Unterschied gegenüber Carcinomen bleiben die Sarkome in der Regel auf Vorder- oder Hinterwand des Oesophagus beschränkt, sind selten zirkulär und werden dementsprechend nie in dem Ausmaß stenosieren, wie dies Carcinome in der Regel tun (LÜDIN, 1951).

Die *klinische* Symptomatologie der Sarkome entspricht derjenigen der Carcinome weitgehend. Die exakte Diagnose vermittelt in allen Fällen ausschließlich die Biopsie.

Was nun das feingewebliche Bild der Sarkome der Speiseröhre anbelangt, so zeigt die Durchsicht des einschlägigen Schrifttums, daß anscheinend alle Varianten dieser Gruppe auch als primäre Oesophagusgeschwülste beschrieben wurden. Diese Feststellung gilt freilich mit einer Einschränkung: Die mangelhafte Beschreibung und die unzureichenden Abbildungen erlauben insbesondere bei den vor 1910 beschriebenen Sarkomen keine kritische Stellungnahme. Es wird daher im folgenden auf die Aufführung dieser nicht mehr überprüfbaren Fälle verzichtet.

**Nicht differenzierte Sarkome:** Spindelzellige Sarkome („Sarcome histiocytaire") mit starker Zellpolymorphie beobachteten FRUHLING und WILD (1952), ein retikuläres Sarkom WILD u. Mitarb. (1951). Ein kleinzelliges, gestielt polypöses, metastasierendes Sarkom des unteren Oesophagusdrittels bei einem 68jährigen Mann sah COTTET (1949), ein orangengroßes, höckeriges, metastasierendes, polymorphzelliges Sarkom des untersten Oesophagus erwähnt LÜDIN (1951), eine ähnliche Beobachtung bei einem 69jährigen Mann stammt von FILIPPI (1955, Lit.).

**Differenzierte Sarkome.** An *Leiomyosarkomen* konnten CREECH u. Mitarb. bis 1955 aus der Weltliteratur insgesamt zwölf einschlägige Fälle zusammenstellen, denen sie eine eigene Beobachtung beifügen. LIPSCHULZ und FISCHER (1954) beschreiben ein Leiomyosarkom des oberen Oesophagusdrittels mit Invasion der Lunge unter Bildung einer Oesophagopulmonalfistel bei einem 32jährigen Mann. Einschließlich der Beobachtungen von SWEET u. Mitarb. (1954), RESANO und HOJMAN (1952) sowie JOHNSTON u. Mitarb. (1953) (fünf eigene Beobachtungen) dürfte die Gesamtzahl von 20 kaum wesentlich überschritten sein. Der bevorzugte Sitz dieser Geschwülste ist das distale Oesophagusdrittel (CREECH u. Mitarb., 1955). Das Durchschnittsalter liegt bei 57 Jahren. Es besteht ein leichtes Überwiegen der Männer, im Verhältnis zu den Frauen von 1,6:1 (JOHNSTON u. Mitarb, 1953).

Nach einer Literaturübersicht von RAINER und BRUS (1965) liegt das Durchschnittsalter für Männer bei 56 und jenes für Frauen bei 61 Jahren. Die mitgeteilten 33 Fälle verteilen sich zu gleichen Teilen auf die drei Oesophagusdrittel.

#### b) Einzelne Formen

Die Leiomyosarkome des Oesophagus wachsen im allgemeinen langsam und metastasieren spät. SWEET u. Mitarb. (1954) schätzen die Überlebenszeit zwischen dem Auftreten der ersten Symptome und dem Tod auf 12 Jahre.

Die Leiomyosarkome treten in zwei Wachstumsformen auf, wobei der polypös gestielte Typus wesentlich häufiger ist als der diffus infiltrierende. Sie sind gelegentlich bindegewebig abgekapselt. Die Schnittfläche ist gelbbraun, glatt und zum Unterschied gegenüber Leiomyomen nicht bündelig.

*Histologisch* sind sie wesentlich zellreicher als ihre benigne Spielart, besitzen größere Kerne und größere Nucleolen, zeigen beträchtliche Polymorphie mit Riesenzellbildungen und reichlich Mitosen. Gegenüber Leiomyomen fällt fernerhin die Armut an kollagenen Bindegewebsfibrillen auf. Die Umwandlung von Leiomyomen in Sarkome ist nicht erwiesen.

*Lymphosarkome* scheinen besonders selten zu sein, was auch nicht verwunderlich erscheint im Hinblick auf den Umstand, daß lymphoretikuläres Gewebe im Oesophagus nur äußerst spärlich angetroffen wird. Einen einschlägigen Fall von PACK führen FRUHLING und WILD (1952) an.

Ein *Fibrosarkom* als gestielten polypösen Tumor, der von der Submucosa des oberen Oesophagusabschnittes seinen Ausgang nahm, hat CLARK (1949) bei einem 43jährigen Mann erfolgreich operiert.

Über ein primäres *Hämangioendotheliom* berichteten BRODERS u. Mitarb. (1933).

*Maligne pigmentbildende primäre Oesophagusgewächse* sind in bezug auf ihr Auftreten äußerst selten und hinsichtlich ihres primären Sitzes umstritten. So anerkennt ROBERTSON (1954) in seiner Zusammenstellung von zehn Fällen der Weltliteratur nur die Fälle von FOWLER und SUTHERLAND, GARFINKLE und CAHAN sowie BULLOCK u. Mitarb.

Hierher zu rechnen ist fernerhin eine von BOYD u. Mitarb. (1964) beschriebene Beobachtung bei einem 63jährigen Mann mit Tumorsitz im distalen Oesophagusdrittel, wobei am Rande der 4:3:2,5 cm messenden Geschwulst Übergänge in einen Naevus erkennbar waren und die Entstehung des Tumors aus dem Epithel der Speiseröhre sichergestellt werden konnte. Der Fall von ROBERTSON (1954) ist deswegen von Interesse, weil neben einem primären, im distalen Oesophagus-Drittel gelegenen und vielfach metastasierenden Melanoblastom überdies noch ein papilläres Adenocarcinom des Rectum, ein Coecumpolyp, ein Adenom (Diktyom) des Ciliarkörpers und ein papilläres Adeno-Carcinom der Thyreoidea bei einem 58jährigen Mann beobachtet werden konnten. Seiner Aufstellung hinzuzufügen wären fernerhin die Beobachtungen von SIRSAT (1913), PUYO und PORTMANN (1950), LÜDIN (1951), CITTERIO (1953), POMERANZ und GARLOCK (1955), LORING und ZEPPA, 1956, BUCHHOLZ (1958, Lit.), FLEMING und VAN DER MERWE (1958, insgesamt 19 Fälle), sowie FERRO u. Mitarb., (1958). LORING und ZEPPA (1956) weisen darauf hin, daß in den von ihnen in der Literatur erfaßten 17 Fällen 13 gestielte Bildungen waren. Klinisches über maligne Melanome bei ALLAN und SPITZ (1953).

Sehr selten und gleichfalls in ihrem Wesen umstritten sind die *Rhabdomyosarkome* des Oesophagus. Hierher ist der von WOLFENSBERGER beschriebene — jüngst von V. ALBERTINI (1955) nachuntersuchte — Fall mit Sicherheit zu zählen. Ferner gehören in diese Gruppe wahrscheinlich die Beobachtungen von GLINSKI (1902), DVORAK (1931), THOREK und NEIMAN (1950, Lit.), sowie POMERANZ und GARLOCK (1950, Lit.).

*Sarkommetastasen* im Oesophagus bei diffuser Metastasierung eines primären Sarkoms sind, mit Ausnahme der generalisierten Melanome, ungemein selten.

*Carcinosarkome des Oesophagus* sind äußerst selten. STENER u. Mitarb. (1967) überblickten 1967 37 Fälle. Die Morphogenese der carcino-sarkomatösen Geschwülste erscheint uneinheitlich: Nach der Zusammenstellung von KAHLSTORF (1930) handelt es sich dabei:

1. Um Carcinome und Sarkome, die gleichzeitig an verschiedenen Stellen entstehen und ineinander wuchern: Kollisionstumoren nach R. MEYER = Kombinationsgeschwülste von SALTYKOW.

2. Sarkomatöse Ausartung des Stromas eines Carcinoms oder carcinomatöse Entartung eines epithelialen Gewebes innerhalb eines primären Sarkoms: Kompositionstumor nach R. MEYER = Mutationsgeschwulst von SALTYKOW.

3. Die Urtumorzelle hat die primär prospektive Tendenz zu gleichzeitiger epithelialer und mesenchymaler maligner Differenzierung: Kombinationsgeschwulst nach R. MEYER.

LANG (1921) zählt hierher zwei Fälle (67jährig und 52jährig, männlich), bei denen im ersten Fall Anteile eines verhornenden Plattenepithelcarcinoms, im zweiten eines Basalzellcarcinoms neben einem polymorph- und spindelzelligen sarkomatösen Zwischengewebe, das zahlreiche mehrkernige Riesenzellen in sich schloß, beobachtet wurde. Er hält die Fälle von HANSEMANN (1902) und von HERXHEIMER (1908) seinen Beobachtungen für gleich. KAHLSTORF (1930) beschreibt bei einem 40jährigen Mann, der an sog. idiopathischer Oesophagusdilatation seit langem litt, einen 16:10:9 cm messenden blumenkohlartigen Tumor der proximalen Oesophagushälfte. Histologisch bestand die Hauptmasse des Geschwulstgewebes aus einem polymorphzelligen Sarkom und nur der kleinere Teil aus soliden Zellsträngen, die im Sinne eines verhornenden Pflasterzellcarcinoms ausdifferenziert waren. Die verschiedenen Metastasen sowohl in der Oesophaguswand als in Leber, Herzmuskel, Nieren, Nebennieren und Skelet entsprachen ausschließlich dem polymorphzelligen Sarkom. Nirgends konnten Metastasen des epithelialen Geschwulstanteiles nachgewiesen werden (Abb. 51).

Wie vorsichtig jedoch bei der Beurteilung derartiger Bildungen vorgegangen werden muß, zeigt ein Fall von HERZOG (1914), der bei einer 80jährigen Frau im unteren Oesophagusdrittel ein „scheinbares Carcinosarkom des Oesophagus" nachwies, das sich bei eingehender Prüfung als ein zum Teil spindelzelliges Carcinom erwies. Heute würde dieser Fall wohl am ehesten als anaplastisches Plattenepithelcarcinom bezeichnet werden.

HERZOG (1914) will die Fälle von HANSEMANN (1902) und HERXHEIMER (1908) dieser seiner Beobachtung anreihen, wogegen jedoch seinerzeit sowohl HERXHEIMER wie HANSEMANN ausdrücklich Stellung nahmen [Diskussion, Verh. dtsch. path. Ges. 17, 363 (1914)].

GREGG und STAMLER (1954) veröffentlichen eine weitere einschlägige Beobachtung: Bei einem 75jährigen Mann konnte ein an der Oesophagushinterwand gelegener polypöser Tumor operativ entfernt werden, der histologisch neben Inseln von Plattenepithel Formationen eines adenocystischen Basalzellkrebses und eines Adeno-Carcinoms neben einem diffus wachsenden sarkomatösen Gewebe aufwies, welch letzteres einem Fibro-Sarkom ähnelte. Die Verfasser lehnen für ihren Fall die Diagnose Carcino-Sarkom ab und bezeichnen den Tumor als ein pleiomorphes Carcinom mit prospektiver pluripotenter Tendenz.

Als Carcinoma sarcomatodes will KAHLSTORF (1930) seinen zweiten Fall aufgefaßt wissen, der einen 57jährigen Mann betraf. Hier findet sich in der distalen Oesophagushälfte ein blumenkohlähnliches Gebilde das histologisch einem soliden Carcinom des Oesophagus entsprach, nur spärliche Ausdifferenzierung zu einem verhornenden Plattenepithelcarcinom zeigte und zum größten Teil aus nicht differenzierten Carcinomzellen bestand.

Der von STOUT u. Mitarb. (1949) bei einer 46jährigen Frau beschriebene, gestielte, in der unteren Oesophagushälfte gelegene Tumor, der neben undifferenzierten epithelialen nesterartigen krebsigen Formationen ein grobspindelzelliges Sarkom mit

Riesenzellen enthielt, wobei in den mediastinalen Lymphknoten Metastasen ausschließlich sarkomatösen Aftergewebes beobachtet wurden, scheint nicht ganz sichergestellt: FROBOESE hält in seiner Besprechung des vorliegenden Falles in den Berichten über allg. und spez. Path. 5, 427 (1950) ein „grotesk und riesenzellig verwildertes Carcinom" für wahrscheinlicher.

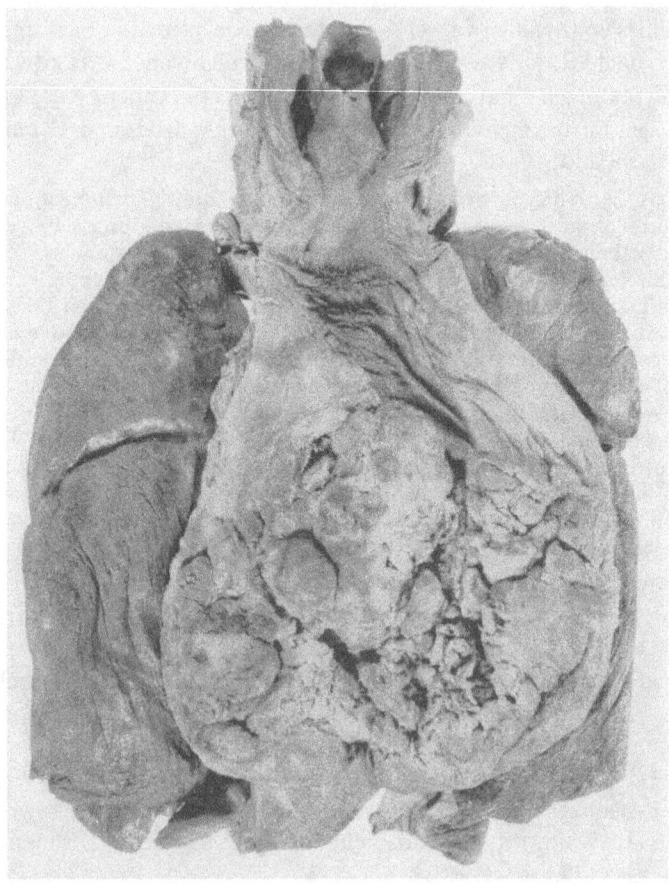

Abb. 51. Carcino-Sarkom des Oesophagus. Kollision eines verhornenden Pflasterzellcarcinoms und polymorphzelligen Sarkoms bei idiopathischer Oesophagusdilatation (Fall Kahlstorf). B., Ernst, 40jährig. (SN 704/1928, Path. Inst. Zürich)

Auch die von THOMPSON mitgeteilte gestielte, nierenförmig gestaltete, 9 cm unter dem Larynx in der oberen Oesophagushälfte bei einem 61jährigen Mann beobachtete Tumorbildung, die histologisch einen ganz überwiegend sarkomatösen Aufbau zeigte und neben einzelnen epithelialen Anteilen auch epitheloidzellige Tuberkel am Rande nachweisen ließ, vom Untersucher aber als Carcinosarkom gedeutet wurde, scheint nach gegebenen Abbildungen und Beschreibung zweifelhaft [vgl. auch DORMANNS in Ber. allg. spez. Path. 19, 61 (1954)].

Als Kombinationstumoren im Sinne von R. MEYER wären die nachfolgenden Beobachtungen zu werten:

SCHMINCKE (1914) teilte einen Fall mit, bei dem sich in einem Oesophagustumor neben „Plattenepithelformationen vom Typ des Carcinoms und spindelzelligem

Sarkomgewebe auch fibrilläre und schleimige Strukturen" fanden. Er leitet diese Geschwulst von den Kiemengängen ab.

Gleiche Deutung gibt KINOSHITA (1921) der von ihm aufgezeigten Mischgeschwulst, die sich in einem Pulsionsdivertikel des Oesophagus bei einem 58jährigen Mann fand und histologisch neben einem Kankroid Formationen eines Chondro-Myxo-Osteo-Sarkoms erkennen ließ („Carcinosarco-myxo-chindroma ossificans").

Gleichfalls als primäre Keimversprengung mit maligner Entartung möchten ROSSELET und SCHINZ (1924) ihren Fall gedeutet wissen: Es handelt sich dabei um einen 47jährigen Mann, bei dem sich ein umfänglicher polypöser, im distalen Oesophagusdrittel gelegener Tumor fand, der histologisch neben Plattenepithelinseln Anteile eines polymorphzelligen Sarkoms, untermischt mit Riesenzellen, sowie Formationen eines Chondro-Osteo-Osteoid-Sarkoms erkennen ließ.

Eine ungewöhnliche Erstbeobachtung und an sich ein Unikum stellt der von ENDE u. Mitarb. (1951) beobachtete Fall dar: Diese Autoren konnten bei einem 61-jährigen Mann im mittleren Oesophagusdrittel eine bösartige carcinosarkomatöse *Mischgeschwulst* beobachten, die durch Einbruch in den linken Hauptbronchus zum Tode führte. Sie erwies sich histologisch einerseits als verhornendes Plattenepithelcarcinom, andererseits als ein polymorphzelliges Sarkom, das quergestreifte Muskelfasern (Rhabdomyosarkom) in sich schloß.

## 2. Carcinome

### a) Allgemeines und Statistik

Unter den benignen und malignen Neoplasien des Oesophagus stehen die primären Carcinome an erster Stelle. Bei männlichen Patienten jenseits des 20. Lebensjahres werden sie in ihrer Häufigkeit nach THOREK (1952) nur vom Lungen-, Magen-, Colon- und Rectumcarcinom übertroffen. Unter den Carcinomtodesfällen gehen zu Lasten des Oesophaguscarcinomes — wie LÜDIN (1951) anführt — nach SAUERBRUCH 12%, ORTH für Berlin 7,9%, KOENEN für Freiburg i.Br. 10,8%, für Norddeutschland 10,1%, nach LINDSAY für Amerika 8% (heute nur 4%! [THOREK, 1952; WATSON u. GOODNER, 1957] der Gesamtbevölkerung und 2,5% der hospitalisierten Fälle), nach JESSEN für Basel 7,6% (s. ferner STEINER, 1956; 3,5% unter 9000 Carcinomautopsien).

WALTHER (1948) gibt für das Sektionsgut des Pathologischen Institutes der Universität Zürich für die Jahre 1927—1941, d.h. für eine 15-Jahres-Periode, folgende Zahlen an: Auf eine Gesamtzahl von 20681 Obduktionen entfallen auf Krebsobduktionen 3584. Von diesen sind Oesophaguskrebse insgesamt 345, was einem Prozentsatz von 9,6% aller Krebstodesfälle entspricht. Auf die proximale Hälfte des Oesophagus entfallen 197, auf die distale Hälfte 145 Krebse. Auffallend gering sind daneben die Werte, die FRUHLING und WILD (1952) angeben: Sie schätzen auf Grund ihres Materials die Mortalität mit nur 4,02% ein. Es stünde demnach bei der erstgenannten Gruppe das Oesophaguscarcinom an 3.—5. Stelle in bezug auf die Krebshäufigkeit überhaupt, während es nach FRUHLING und WILD (1952) erst an 10. Stelle der Krebsmortalität erscheint. Nach Angaben des statistischen Bundesamtes für das Jahr 1956 über die Häufigkeit der Krebstodesfälle verschiedener Organe, bezogen auf die Gesamtsterblichkeit, entfallen 2,4% auf Lippen-, Mundhöhlen- und Speiseröhrencarcinome gemeinsam (!); diese Carcinomgruppe steht an 9. Stelle. Eine entsprechende Übersicht aus den USA aus dem Jahre 1950 nennt das Oesophaguscarcinom (gesondert) an 12. Stelle mit 0,23% der Gesamtbevölkerung.

Übereinstimmend wird in der Literatur das Überwiegen des männlichen *Geschlechtes* betont:

RAVEN (1948) fand unter 277 Fällen 216 Männer (77,9%) gegenüber 61 Frauen (22%), MATHEWS und SCHNABEL (1935) unter 247 Oesophaguscarcinomen eine Beteiligung der Frauen mit 7,3%, E. KAUFMANN (1931) unter 229 Fällen einen Befall bei Frauen mit 12,22%, WALTHER (1948) unter 345 Fällen einen Befall bei Frauen von 4,9%. Wir selbst konnten in einem Zeitraum von 10 Jahren (1940—1950) unter 28 740 Autopsien 130 Speiseröhrenkrebse (= 4,5%) auffinden, von denen 111 Männer, 19 (= 8,5%) Frauen betrafen. KRAUS (zit. bei GUISEZ, 1925) beziffert das Verhältnis Männer zu Frauen mit 4:1, GSELL und LÖFFLER (1962) 6:1, GUISEZ (1925) mit 6:1 NEUBERGER (1953) unter 301 Fällen mit 9:1, GLANINGER und MAYER (1953) unter 147 Fällen mit 10:1. STEINER (1969) fand unter 116 Fällen ein Verhältnis von Frauen zu Männern mit 1:8,5.

WALTHER (1948) gibt für das Obduktionsgut der Jahre 1927—1941 des Zürcher Pathologischen Institutes folgende Zahlen für den Befall des männlichen zum weiblichen Geschlecht: für die proximale Oesophagushälfte 184:13 (= 6,6%), für die distale Oesophagushälfte 142:3 (= 2,1%).

Nach BÜCHNER (1955) erkranken Männer durchschnittlich zehnmal, nach LIU u. Mitarb. (1955) elfmal so häufig wie Frauen (weiteres bei W. FISCHER, 1926, LÜDIN, 1953).

Der Beginn der Erkrankung liegt in der Regel zwischen dem 55. und 65. Lebensjahr (DORMANNS, 1940; GUISEZ, 1925; KAUFMANN, 1931; RAVEN, 1948), in unseren Fällen wurde das Durchschnittsalter für Männer mit 62,3, für Frauen mit 60 Jahren (bei Extremwerten von 36 bzw. 84 Lebensjahren) errechnet.

Primäre Oesophaguscarcinome unter dem 40. Lebensjahr wurden unter den Gesamtfällen dieser Örtlichkeit mit 1,5% (LÜDIN, 1953) errechnet. Extreme Frühfälle zeigten GUISEZ (1925) (14jährig, 22jährig, 24jährig), E. KAUFMANN (1931) (21jähriges Mädchen), DORMANNS (1940) (25jährig) u.a. auf.

Das Oesophaguscarcinom bevorzugt als *Sitz* die drei physiologischen Engen: die Höhe des Ringknorpels, der Bifurkation der Trachea bzw. die Überkreuzung des linken Hauptbronchus und den kardianahen Anteil. Dieses Verhalten soll eine tabellarische Übersicht verdeutlichen (Tabelle 3).

Tabelle 3

| Autor | 1. Oesophagusdrittel bzw. 1. Enge | 2. Oesophagusdrittel bzw. 2. Enge | 3. Oesophagusdrittel bzw. 3. Enge |
|---|---|---|---|
| Eigene Fälle . . | 13,9% | 50% | 36,1% |
| GLANINGER und MAYER (1953) | 12,4% | 65,7% | 21,9% |
| GUISEZ (1925) . | 27% | 40% | 33% |
| OCHSNER und DE BAKEY (1941) | 20% | 37% | 43% |
| TAQUINO und JOSEPH (1947) | 13% | 40% | 47% |
| WALTHER (1948) | 57% | | 43% |

Aus dieser Tabelle ergibt sich weiterhin, daß das Carcinom im allgemeinen — also ohne Geschlechtsberücksichtigung — das *zweite* und in geringem Abstand davon das *dritte* Drittel besonders bevorzugt. Dabei sei darauf verwiesen, daß das Schwanken der Zahlenwerte für das 1. und 3. Oesophagusdrittel durch den Umstand erklärbar ist, daß im ersteren Fall die Abgrenzung eines primären Oesophaguscarcinoms gegenüber einem primären Sitz im Hypopharynx mit sekundärer Ausbreitung auf den Oesophagus, im letzteren gegenüber einem primären Kardiacarcinom mit Vorwachsen auf den Oesophagus nicht immer möglich ist. ORCEL u. Mitarb. schlagen daher für diese letztgenannte Gruppe die Bezeichnung „gastrooesophageale Carcinome" vor.

In bezug auf die Geschlechtsverteilung erscheint der Umstand erwähnenswert, daß bei Männern die distale Oesophagushälfte, bei Frauen und Jugendlichen das erste Drittel als Lieblingssitz eines primären Carcinoms anzusprechen sind (GUISEZ, 1925; TAQUINO u. JOSEPH, 1947).

### b) Einzelne Formen

Nach dem *makroskopischen Erscheinungsbild* unterscheidet man am besten das polypös-blumenkohlartige, das schüsselförmig-exulcerierende und das diffus-infiltrierende und stenosierende scirrhöse Carcinom:

*1. Das polypös-blumenkohlartige Carcinom* ist selten, erscheint zunächst mehr oder weniger gestielt, grobhöckerig und bleibt unter gleichzeitigem Tiefenwachstum zunächst noch örtlich auf die Oesophaguszirkumferenz beschränkt. Die Tendenz zum invasiven Wachstum in die Subsetosa und das angrenzende Bindegewebe ist gering. Es führt indessen zur Stenose, neigt zu eitrig-jauchigem Zerfall und ist häufig Anlaß zu schweren profusen Blutungen. Eine ausgesprochen papilläre Form ist in Abb. 52 wiedergegeben.

*2. Das schüsselförmig-exulcerierende Carcinom* ist mit Vorliebe an der Vorderwand der Speiseröhre gelegen. Es zeigt von vornherein die Tendenz zur zirkulären Ausbreitung unter Bildung eines weißlichen, hirnmarkähnlichen, zunächst noch flach-buckelig gegen die Lichtung vorgewölbten Infiltrates, das jedoch in der Folgezeit durch zentralen Zerfall und Exulceration Schüsselform mit wallartig aufgeworfenen Rändern und längsgestelltem geschwürigen, eitrig-jauchig belegten Grund annimmt. Klinisch treten bei dieser Form Stenoseerscheinungen sehr bald auf, die sich allerdings bei Fortschreiten des Carcinomzerfalls zunächst bessern, um schließlich wiederzukehren und dann irreversibel zu bleiben.

*3. Der diffus infiltrierende Krebs* des Oesophagus ist bald klein, örtlich begrenzt, bald zeigt er Tendenz zur flächenhaften Ausbreitung in der Submucosa, die bei in der Regel weitgehend erhaltener oder nur an umschriebenen kleinen Stellen exulcerierter Mucosa in ein derbes, weißliches, hartes, wie schwieliges Infiltrat umgewandelt und verdickt wird. Von hier wächst das Carcinom in Form von weißen Strängen streifig in die Muscularis vor. Der cranialwärts gelegene Oesophagusabschnitt zeigt beträchtliche muskuläre Hypertrophie (Arbeitshypertrophie). Dieser Carcinomtyp ist im distalen Oesophagusdrittel besonders häufig und führt zu hochgradiger Stenose der Speiseröhrenlichtung mit schwerster Kachexie des Patienten (Abb. 53).

Histologisch liegt ihm eine mehr oder weniger differenzierte epitheliale maligne Wucherung zugrunde, deren Wesen in der durch sie ausgelösten — also sekundären — intensiven, vom Muttergewebe ausgehenden, reaktiven Bindegewebsbildung liegt. Letztere kann in älteren Tumorabschnitten in einem solchen Ausmaß überwiegen, daß die krebsigen epithelialen Wucherungen dadurch fast völlig maskiert werden.

Ähnlich wie im Magen beginnt auch im Oesophagus das Carcinom an umschriebener Stelle und bleibt zunächst mehr oder weniger örtlich beschränkt. USHIGOME u. Mitarb. (1967) beschrieben bei einem 38jährigen Mann ein ringförmig angeordnetes, stenosierendes und verhornendes Plattenepithelcarcinom

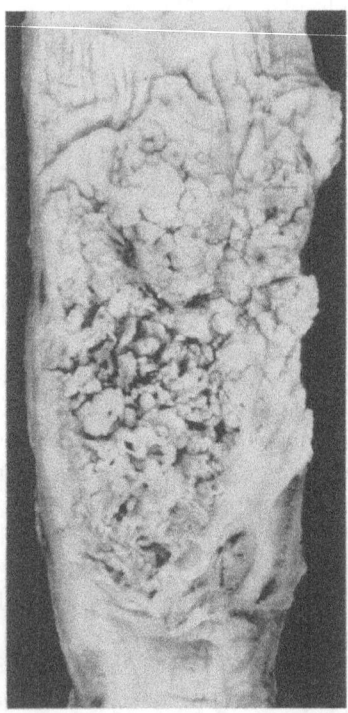 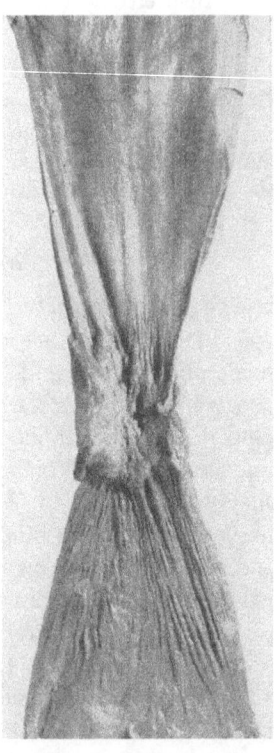

Abb. 52. Polypöses, teilweise papilläres Pflasterepithelcarcinom des Oesophagus. Mann, 42jährig. (S.P. 8418/56)

Abb. 53. Die Oesophaguswand raffendes, die Lichtung einengendes scirrhöses Oesophaguscarcinom. Mann, 63jährig. (SN 354/15, Path. Inst. Zürich)

in Bifurkationshöhe als „Carcinoma in situ" bei multiplen Dysplasien der Oesophagusschleimhaut. Eine diffuse carcinomatöse Infiltration des gesamten Oesophagus kommt zwar gelegentlich vor (Lit. s. bei W. FISCHER, 1926), ist aber weitaus seltener als etwa jene „multiplen" Carcinomformen, die dadurch entstehen, daß sich durch lymphogene Propagation vom Primärtumor her in der Speiseröhre multiple, durch intakte Schleimhautbrücken getrennte, größere Sekundärabsiedlungen bilden. Kleine „perifokale", gleichfalls lymphogen entstandene, oft perlenschnurartig gestaltete, knötchenförmige Herde hingegen finden sich häufig in der Umgebung einer primären Krebsgeschwulst.

Sehr selten sind *Mehrfach-Tumoren* des Oesophagus:

So erwähnen PARMENTIER und CHABROL (zit. bei LÜDIN, 1953) einen Fall, bei dem sich ein Plattenepithelcarcinom des zweiten Oesophagusdrittels neben einem Zylinderzellkrebs im kardianahen Abschnitt der Speiseröhre fand. Wir selbst sahen (vgl. Abb. 54) ein solides medulläres Carcinom im unteren Drittel und ein zweites verhornendes Plattenepithelcarcinom 6 cm unterhalb der Incisura interarytaenoidea. CALLANAN (1954) berichtet über das gleichzeitige Vorkommen eines Plattenepithelcarcinoms neben einem in unmittelbarer Nachbarschaft gelegenen Leiomyom, OVENS und RUSSELL (1951, Lit.) über ein Plattenepithelcarcinom des mittleren und ein Leiomyosarkom des distalen Oesophagusdrittels, BROWN über zwei primäre, nicht verhornende Plattenepithelkrebse.

Über das Zusammentreffen eines Oesophaguscarcinoms mit einem zweiten Oesophaguscarcinom und mit Carcinomen anderer Örtlichkeiten macht WALTHER in einer noch unveröffentlichten Statistik aus dem Pathologischen Institut der Universität Zürich folgende Angaben (Tabelle 4): In der Statistik erfaßt werden total 7289 Krebsfälle entsprechend 19,5% der insgesamt 37310 Autopsien, welche von 1927 bis 1951 im Pathologischen Institut der Universität Zürich durchgeführt worden sind. In 557 Fällen lagen Doppeltumoren vor, davon betrafen 88, entsprechend 15,8%, den Oesophagus. Werden die 29 Doppeltumoren innerhalb des Oesophagus subtrahiert, so verbleiben 59 Fälle. Darunter sind die Oesophagustumoren elfmal mit malignen Geschwülsten des Magens, viermal mit solchen des Colon und zweimal des Rectum kombiniert.

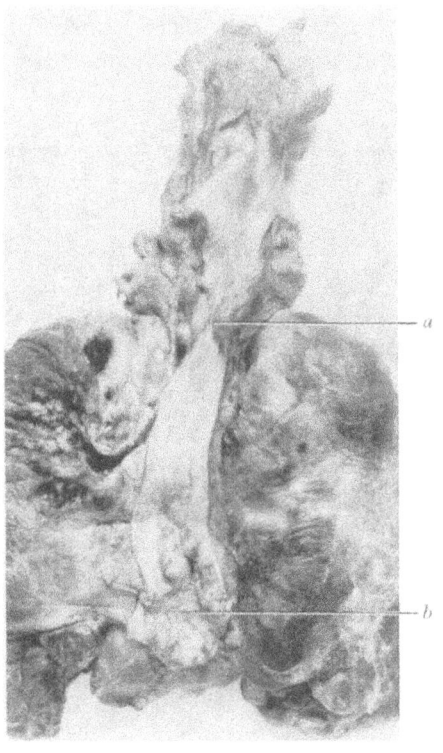

Abb. 54. Mehrfache Primärcarcinome des Oesophagus. *a* Plattenepithelkrebs; *b* Carcinoma solidum medullare. Mann, 76jährig. (SN 1429/36)

HOWEL-EVANS u. Mitarb. (1958) berichten über die Häufung von Speiseröhrenkrebsen in zwei Familien, in denen gleichzeitig eine Keratosis palmaris et plantaris (Tylosis) dominant erblich war.

Über das Auftreten von *Carcinomen in Divertikeln* s. S. 35 und 37.

*Carcinommetastasen* in der Speiseröhre bei primären Carcinomen an anderen Stellen des Organismus sah WALTHER nie.

## c) Histologische Bilder

*1. Plattenepithelcarcinome.* Das Plattenepithelcarcinom stellt in seinen reifen und unreifen Formen den klassischen histologischen Typ des Speiseröhrenkrebses dar. WALTHER gibt für sein Untersuchungsgut aus dem Pathologischen Institut der Universität Zürich für die Jahre 1927—1951 folgende Aufschlüsselung für die verschiedenen Formen: Von 197 Carcinomen der proximalen Oesophagushälfte waren differenzierte Pflasterzellcarcinome 150, undifferenzierte Pflasterzellcarcinome 45, Adenocarcinome 2. Von 146 Carcinomen der distalen Oesophagushälfte waren differenzierte Pflasterzellcarcinome 110, undifferenzierte

84  Maligne Tumoren

Pflasterzellcarcinome 33, Adenocarcinome 2 und Carcinosarkome 1. Wir begegneten ihm unter 130 Fällen 121mal (s. auch RAVEN 1948; GLANINGER und MAYER, 1953). Seine makroskopische Erscheinungsform ist ganz überwiegend der medullärulceröse Wachstumstyp, doch haben wir auch ausgesprochen polypös-papilläre Formen gesehen. Entsprechend seinem feineren histologischen Bild zeigt das Plattenepithelcarcinom eine Reihe von Varianten:

a) Das *verhornende Plattenepithelcarcinom* (Cancroid, Acanthom), die reife, spät in regionären Lymphknoten metastasierende, epidermal ausdifferenzierte

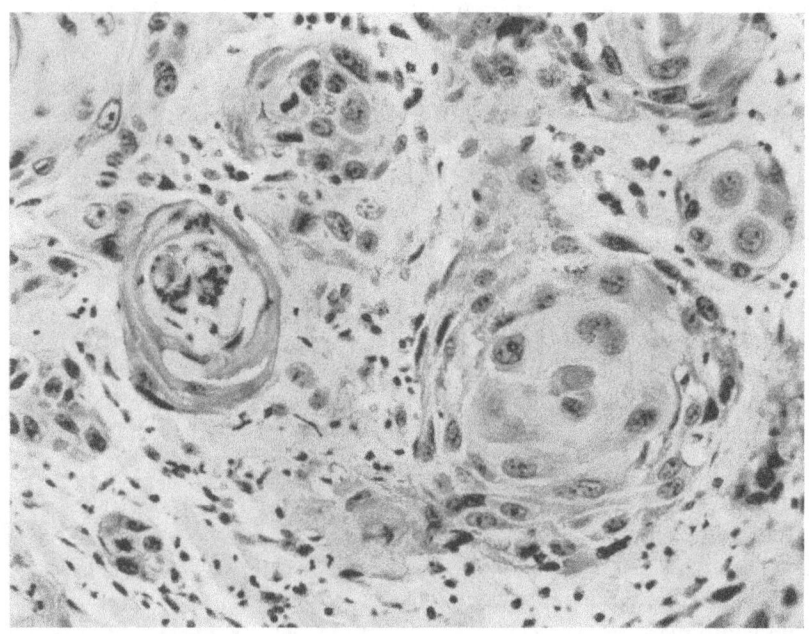

Abb. 55. Ausdifferenziertes Pflasterzellcarcinom mit Verhornung (Cancroid oder Acanthom). Bildung von Schichtungskugeln mit zentraler Verhornung. Die Tumorzellen sind z.T. durch Intercellularbrücken voneinander getrennt. Maßstab 340:1. Frau, 51jährig. (MB. 8335/64, Path. Inst. Zürich)

Form mit zwiebelschalenartiger Zellschichtung und oft starker, in der Regel inselförmiger hyper- und parakeratotischer Verhornung (Abb. 55).

b) Das *ausdifferenzierte, nicht verhornende Plattenepithelcarcinom* mit starker Polymorphie seiner polygonalen Zellen und seiner Kerne. Das vorwiegend spindelzellige Pflasterzellcarcinom ohne Verhornung kann gelegentlich, besonders bei hochbetagten Patienten, ein Spindelzellsarkom weitgehend vortäuschen (Abb. 56).

c) Das *Transitionalzellcarcinom* von QUICK und CUTLER (1927). Es handelt sich um ein solides, nicht differenziertes Carcinom aus verhältnismäßig großen, rundlichen, polygonalen Zellen, die sich nur schlecht anfärben lassen. Besonders charakteristisch sind die großen, kugeligen Kerne mit chromatinreicher Kernmembran und zentralem, großen Kernkörperchen. Die Zahl der Mitosen ist meist ungewöhnlich groß (Abb. 57). Das Transitionalzellcarcinom stellt zweifellos einen

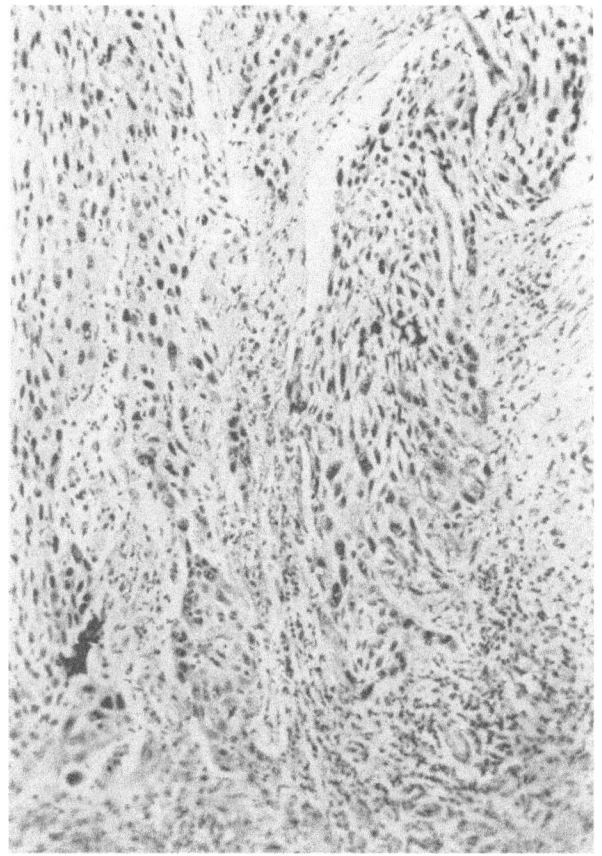

Abb. 56. Vorwiegend spindelzelliges, nicht verhornendes Pflasterzellcarcinom des Oesophagus. Maßstab 170:1. Frau, 65jährig. (MB. 8082/64, Path. Inst. Zürich)

Tabelle 4. *Doppeltumoren bei Oesophagus-Carcinom*

Nach der Statistik von H. E. WALTHER (Pathologisches Institut der Universität Zürich).

*Zahl der Autopsien von 1927—1951: 37310*

| | | |
|---|---|---|
| Davon Krebsfälle | 7289 = 19,5% | |
| Doppeltumoren | 557 = 7,6% | der Krebsfälle |
| Oesophagus-Doppeltumoren | 88 = 15,8% | der Doppeltumoren |
| davon multiloculäre Oesophagus-Tumoren | 29 | |
| Oesophagus-Doppeltumoren im engeren Sinne | 59 = 10% | |

*Lokalisation des Zweittumors:*

| | |
|---|---|
| Magen | 11 = 18,6% |
| Colon | 4 = 6,7% |
| Rectum | 2 = 3,4% |
| übrige Organe (davon Hypopharynx 11) | 42 = 71,1% |

selbständigen, wohl an sich verhältnismäßig seltenen Krebstypus dar und entspricht keineswegs nur einem anaplastischen Pflasterzellcarcinom.

Der Begriff des *Carcinoma in situ* ist auch für den Oesophagus anzuerkennen und ist charakterisiert durch eine Verwerfung in der Schichtfolge des Pflaster-

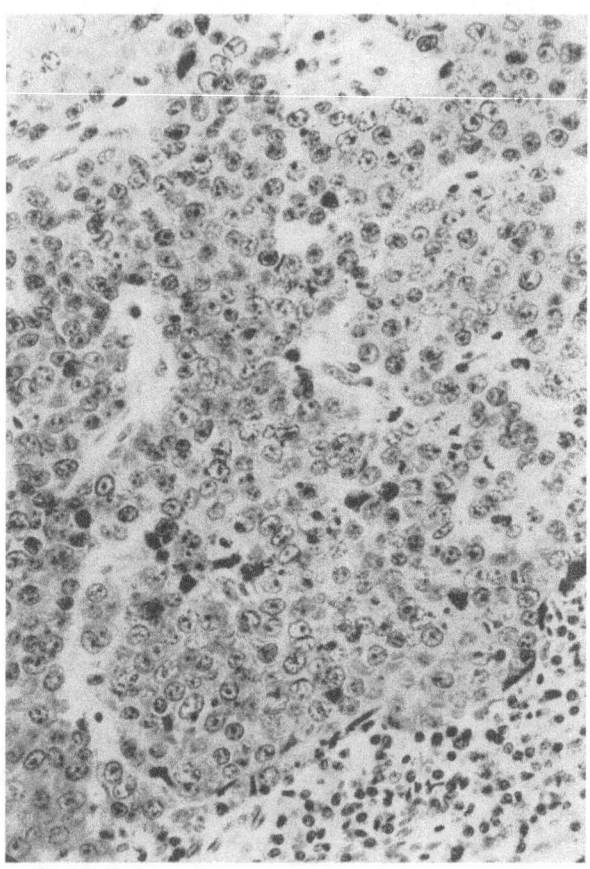

Abb. 57. Transitional-Cell-Carcinom des Oesophagus. Breite solide Zellstränge aus nicht ganz scharf abgesetzten rundlichen Tumorzellen mit bläschenförmigen Kernen. Massenhaft Mitosen. Lymphoplasmacelluläre Stromareaktion. Mann, 57jährig. (MB. 1607/1931, Path. Inst. Zürich)

epithels, wie dem Auftreten ungewöhnlich pleomorpher Zellen und Teilungen in allen Schichten. REGGIANINI (1955) beschreibt ein Carcinoma in situ in einem Oesophagusdivertikel.

Gar nicht so selten sind örtlich *unterschiedliche Ausdifferenzierungen in ein und demselben Carcinom.* So ist in Abb. 58 ein Oesophaguscarcinom wiedergegeben, das teilweise im Sinne des ausgeprägt verhornenden Pflasterzellcarcinoms (Acanthom) ausdifferenziert ist, in andern Abschnitten dagegen vorwiegend dem spindelzelligen Pflasterzellcarcinom entspricht und ein invasives Vordringen in die Muskulaturabschnitte erkennen läßt, die an ein Adenocarcinom erinnern (vgl. weiter GREGG u. STAMLER, 1954).

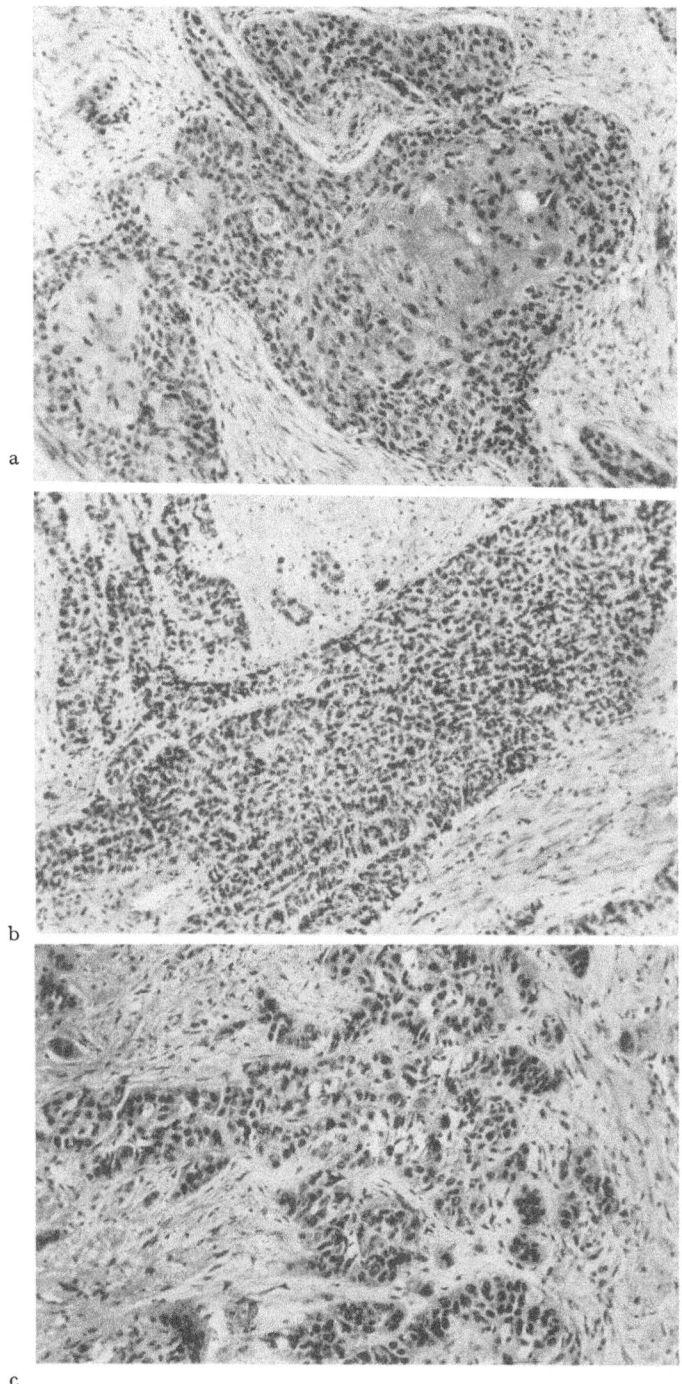

Abb. 58a—c. Gemischtes Oesophaguscarcinom. a Ausdifferenzierung im Sinne des verhornenden Pflasterzellcarcinoms; b vorwiegend spindelzelliges, leicht anaplastisches Pflasterzellcarcinom; c Übergang in anaplastisches Adenocarcinom. Maßstab 170:1. Mann, 59jährig. (MB. 6526/64, Path. Inst. Zürich)

*2. Drüsenbildende Carcinome.* Bei diesen Krebsen kann zum Unterschied gegenüber der erstgenannten Gruppe das Deckepithel des Oesophagus über der krebsigen Wucherung relativ lange Zeit intakt erhalten bleiben. Sie zeigen alveoläre Struktur unter Ausbildung drüsenähnlicher Lichtungen. Die sie auskleidenden Zellen sind klein und vielfach vakuolisiert, ihr Plasma bald baso-,

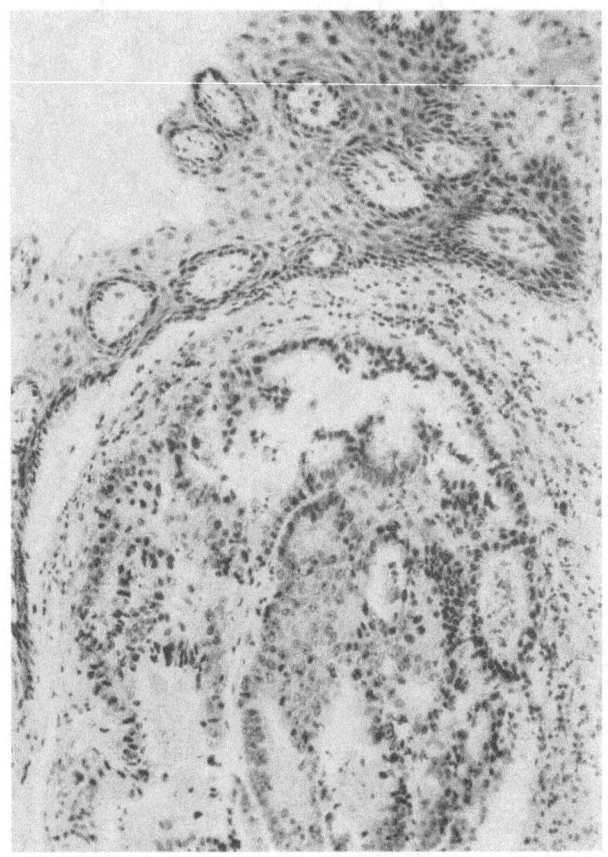

Abb. 59. Invasion der Oesophagusschleimhaut durch ein Adenocarcinom der Kardia. Die Geschwulststränge unterwuchern das normale Pflasterzellepithel. Maßstab 170:1. (MB. 3288/30, Path. Inst. Zürich)

bald acidophil. Riesenzell- und -kernformen sind häufig anzutreffen. Intercellulär und innerhalb der Vacuolen (Sekretionsprodukt?) sind mucicarminpositive Substanzen nachweisbar. Diese Carcinome zeichnen sich makroskopisch durch ihr hirnmarkähnliches Aussehen, ihre ausgeprägte Tendenz zu aggressivem und destruktivem Wachstum und die frühzeitige lympho- und hämatogene Metastasierung aus. Nach FRUHLING und WILD (1952) nehmen sie von den seromukösen Drüsen des Oesophagus ihren Ausgang, wobei es diesen Autoren in zwei Fällen gelang, das Vorwachsen dieses Krebses in Ausführungsgängen der Oesophagusdrüsen inmitten intakten Plattenepithels der Oberfläche nach Art eines *Paget-Carcinoms* nachzuweisen. Stärkere Grade der Verschleimung können Bilder reproduzieren, wie sie sonst bei den pleomorphen Adenomen der Speicheldrüsen gesehen werden.

a) *Zylinderzellkrebse (Adenocarcinoma)*: Die histologische Grundstruktur dieser Krebse ist der von hochprismatischem atypischem Zylinderepithel ausgekleidete, drüsenähnliche Hohlraum. Epitheliale Proliferationen innerhalb desselben führen dabei zur Bildung papillärer Excrescenzen (Abb. 59).

Diese Carcinome bevorzugen das distale Ende des Oesophagus — die „*kardiaoesophageale Grenze*" — und sind dann entweder sog. „gastro-oesophageale" Carcinome im Sinne von ORCEL u. Mitarb. (1955), oder sie nehmen von den Schleimdrüsen des Oesophagus (W. FISCHER, 1926) ihren Ausgang, können dann unter dem intakten Plattenepithelüberzug der Speiseröhre gelegen sein und Verschleimung im Sinne eines Carcinoma gelatinosum zeigen. Ferner ist daran zu denken, daß auch „versprengte Magenschleimhaut-Inseln" als Matrix für diese Krebse in Frage kommen (FRUHLING u. WILD, 1952). Schließlich muß der Umstand in Betracht gezogen werden, daß der Oesophagus im Verlaufe seiner Entwicklung das ihn deckende Epithel wechselt, wobei Zylinderepithel von Flimmerepithel (10. Woche bis 5. Monat) und endlich letzteres von Plattenepithel abgelöst wird, das selbst zur Zeit der Geburt *noch* Flimmerepithel-Inseln in sich schließen kann (PATTEN, 1953; AREY, 1954; OTTO, 1957). Persistierendes Zylinderepithel könnte seinerseits zum Ausgangspunkt von Zylinderzellkrebsen werden (BARRETT, 1957). Von besonderem Interesse in diesem Zusammenhang ist die Tatsache, daß das Adenocarcinom des Oesophagus besonders häufig *gemeinsam* mit einer Hiatushernie (angeborene Kürze des Oesophagus) beobachtet wird (SMITHERS, 1957, Lit.). Sehr instruktiv in diesem Zusammenhang ist ein von MORSON und BELCHER (1952) mitgeteilter Fall: Bei einer 56jährigen Frau, die seit 2 Wochen unter Schluckbeschwerden litt, wurde in der Höhe der zweiten Enge ein knotiges, zirkuläres, stenosierendes, nicht exulceriertes Aftergewebsinfiltrat oesophagoskopisch festgestellt und operativ entfernt. Histologisch fand sich ein nach außen alle Wandschichten durchsetzendes Adenocarcinom, das in ganzer Ausbreitung von normalem Plattenepithel des Oesophagus bedeckt war. Dieses Carcinom entwickelte sich gerade am Übergang zwischen normalem Plattenepithel und dem Zylinderepithel der Magenschleimhautinsel, welch letztere selbst die Zeichen einer Umbaugastritis zeigte (chronisch atrophisierende Entzündung, mit intestinaler Metaplasie).

FELDMANN (1939) berichtet über einen *carcinomatös entarteten adenomatösen Polypen* des oberen Oesophagusendes, CARRIE (1956) über ein an der linken und hinteren Wand des Oesophagus 3 cm unterhalb des Oesophagusmundes gelegenes Adenocarcinom bei einem 64jährigen Mann, das inmitten einer völlig intakten, dystopen Magenschleimhautinsel zur Entwicklung kam, wobei zweimalige Probeexcisionen, die anscheinend zu oberflächlich entnommen waren, lediglich eine benigne adenomatöse Bildung vermuten ließen. Einer ähnlichen Situation sah sich KÖHLMEIER (1937) bei einem 63jährigen Mann gegenüber, bei dem die Probeexcision aus dem Oesophagustumor das Bild eines gutartigen adenomatösen Gewächses ergab, die Sektion hingegen ein schleimbildendes Adenocarcinom in diesem Bereich aufdeckte (weitere Lit. bei MERKEL, 1956; BARRETT, 1957).

b) *Adenocancroide (Adenoacanthome)*: Sie sind selten und bevorzugen als Sitz die Kardia-Oesophagus-Grenze und mithin jene Stelle, wo das Plattenepithel des Oesophagus auf das Zylinderepithel der Kardia trifft. Sie stellen eine „Mischung" zwischen Adenocarcinomformationen und verhornenden Plattenepithelanteilen dar. McPEAK und WARREN (1948) leiten sie in ihrer Studie über die Histologie der Carcinome der kardio-oesophagealen Grenze von den Oesophagusdrüsen ab (s. ferner RUSSI u. Mitarb., 1950 [Lit.]; McPEAK u. ARONS, 1947).

Die Verifizierung des *klinischen* Tumorverdachtes wird intra vitam in der Regel durch die *Probeexcision*, ausnahmsweise durch *cytologische Beurteilung* eines

Tupfpräparates erfolgen. Die Diagnose kann besonders bei gequetschten Biopsien große Schwierigkeiten bereiten. Erleichtert wird die Diagnosestellung, wenn die Kontaktgebiete: normales Pflasterepithel/Carcinom im Schnitt getroffen sind, wobei die Umstellung vom Normalen ins Pathologische ganz unvermittelt erfolgt, oder wenn einzelne solide Zellstränge das normale Pflasterzellepithel unterwuchern. Besonders schwierig kann die Abgrenzung werden, wenn durch Sekundärinfektion die Deckflächengebiete zerstört sind und reparative Epithelprozesse mit vielen Mitosen vorliegen. In unsicheren Fällen ist es von Vorteil, eine zweite Biopsie zu verlangen.

*Klinischer Verlauf und Komplikationen.* Alle drei Wuchsformen des Oesophaguscarcinoms führen schon sehr frühzeitig zu einer mehr oder weniger ausgeprägten *Lichtungsstenosierung.*

Das klinische Symptom wird daher — abgesehen von jenen vereinzelten Ausnahmen, wo ein Oesophaguscarcinom als ,,Zufallsbefund" bei der Sektion aufgedeckt wird — die *Dysphagie* sein. Sie tritt nach GUISEZ (1925) in 98%, nach GLANINGER und MAYER (1953) in 75%, nach MEREDINO und MARK (1952) in 91% aller Fälle als Primär- und Leitsymptom auf. Sie ist nicht schmerzhaft, rein mechanisch bedingt und beginnt anfallsweise mit in der Folgezeit sich verkürzenden Intervallen, um schließlich konstant zu werden (GUISEZ, 1925; LÜDIN, 1953). Dabei ist im Beginn die Passage noch für fein zerkaute Bissen frei, ein Umstand, der durch das übermäßige Kauen von Nahrungsmitteln durch den Patienten zu einem weiteren Frühsymptom, nämlich zu einem ausgeprägten, rein funktionellen *Speichelfluß* führt. Druck- und *Völlegefühl* im Anschluß an Nahrungseinnahme oder unabhängig davon gehören mit zum klinischen Bild. Die zunehmende Stenose bringt fernerhin *Regurgitieren* der Ingesta mit sich, wobei die ausgewürgten Speisemassen *Blutbeimengungen und Schleim* enthalten, Symptome, die auf das Vorliegen eines Carcinoms besonders hinweisen. Tumorzerfall, so besonders nach Röntgentherapie, kann zu vorübergehender ,,Besserung" dieser Symptomatologie durch Freiwerden der Passagewege führen. Hand in Hand mit dem Fortschreiten der Stenose stellt sich eine schwere *Kachexie* und — wenn schließlich der Schluckakt völlig auch für Flüssigkeiten sistiert — auch *Exsikkation* ein.

Die Carcinome des oberen Oesophagusdrittels — besonders bei Frauen und Jugendlichen häufig — zeigen eine etwas abweichende Symptomatologie: Fixierung der Zunge nach hinten (GUARNACCIA, 1912), schleimiger Belag der Zungenbasis (GUISEZ, 1925) und ein ausgeprägtes laryngeales Syndrom mit Dyspnoe, Erstickungsanfällen und Larynxschmerzen (COTTIN u. SALOZ, 1923), während sonst Schmerzen beim Oesophaguscarcinom erst spät bei Übergreifen auf Nachbarstrukturen in Erscheinung treten [siehe dagegen GUISEZ (1925) sowie MEREDINO und MARK (1952), die Schmerzen bei den von ihnen analysierten 100 Fällen von Plattenepithelcarcinom in 63% beobachten konnten].

MEREDINO und MARK (1952) fanden autoptisch an ihrem Material eine ,,theoretische Heilbarkeit" in 34% der Fälle. Indessen ist nach WILSON u. Mitarb. (1956) die postoperative Mortalität sehr hoch und beträgt um 48%, wobei in diese Zahl auch die Todesfälle nach Palliativoperation, Resektion des oberen und unteren Drittels des Oesophagus mit einbezogen sind. Die ,,praktische Kurabilität" wird im Einzelfall bestimmt durch die Begleitkrankheiten des Patienten, sein Alter und die Operationsmortalität.

Daß beim Oesophagus-Carcinom auch durch *Strahlentherapie* Heilung erfolgen kann, geht aus einer Mitteilung von MÜHLBERGER (1955) hervor:

Bei einem 66jährigen Patienten wurde durch Probeexcision ein nicht verhornendes Plattenepithelcarcinom des Oesophagus festgestellt. Nach Röntgenrotationsbestrahlung (Feldgröße 4,5/11cm, Pendelwinkel 330°, tägliche Herddosis 200 r, Gesamtdosis 6198 r durch 2 Monate) konnte bei der Sektion an Stelle des Krebses nur eine Narbenstenose nachgewiesen werden. Carcinomatöses Restgewebe wurde feingeweblich weder in der Speiseröhre noch in den regionären Lymphknoten gefunden. Todesursache war eine Rechtsinsuffizienz des Herzens infolge der im Rahmen der Röntgenbestrahlung aufgetretenen ausgedehnten Strahleninduration der Lunge.

Generell betrachtet ist indessen die *Prognose* des Oesophaguscarcinomes auch heute noch äußerst ungünstig. Nach NAKAYAMA (1960) beträgt die Operabilitätsquote des Oesophagus-Kardia-Carcinomes nur 37,9%. Die absolute Heilziffer nach 5 Jahren ist praktisch gleich Null (GÜTGEMANN, 1953). Aus einer Übersicht von K. H. BAUER (1963) ist zu entnehmen, daß von den postoperativ als „geheilt Entlassenen" nach 3 Jahren noch 8,6% (BAKER und LOTT, 1967: 3,2%) leben und die 5-Jahresgrenze nur von einem Patienten erreicht wurde. Im Weltschrifttum sind nur 121 Fälle gesicherter 5-Jahresheilungen bis 1960 mitgeteilt worden (NAKAYAMA, 1960).

Die Prognose wird zudem von vornherein durch die stenosebedingte frühzeitig einsetzende Kachexie und die Tendenz des Carcinomes zu infiltrativer und metastatischer Ausbreitung getrübt. Nach CLAYTON (1928) ist die Lebenserwartung zwischen Auftreten erster Symptome (Dysphagie) und dem Tod 7, nach NATHANSON und WELCH (1937) 10, nach WATSON (1933) 11 und nach GREENWOOD (zit. bei NATHANSON u. WELCH, 1937) 12 Monate. Das therapeutische Resultat wird entscheidend durch Tumorlokalisation (oberes Drittel besonders schlechte Prognose), Metastasierung, Sekundärkomplikationen und Alter des Patienten insbesondere im Hinblick auf die angewandte Therapie bestimmt (MEREDINO u. MARK, 1952; RAVEN, 1948). Eine Übersicht von LEE u. Mitarb. (1967) veranschaulicht das Gesagte:

|  | Überlebenszeit in Monaten |
|---|---|
| Ausschließlich internistische Behandlung | 2 |
| Palliative Gastro- und Jejunostomie | 3 |
| Oesophago-Gastrostomie | 5 |
| Oesophago-Colon-Gastrostomie | 6 |
| Ausschließlich Bestrahlung | 6 |
| Resektion und Oesophago-Gastrostomie | 16 |

Günstigere Ergebnisse geben SCHNEPPER und SCHULZE (1967) nach alleiniger Röntgenbestrahlung an (Lokalisation jeweils mittleres Drittel): mittlere Überlebenszeit von 13 Monaten.

Die frühzeitig einsetzende Stenose, die bei dem scirrhösen Wachstumstyp von vornherein irreversibel, bei den medullären und polypösen Wuchsformen durch Exulceration und Zerfall zunächst noch überwindbar ist, bringt neben Allgemeinerscheinungen, wie Kachexie und Exsikkation auch *lokale Organveränderungen* mit sich: So wird die Wand der Speiseröhre im prästenotischen Abschnitt durch Arbeitshypertrophie muskulär verdickt, die Schleimhaut aber durch den Reiz der am Ort verweilenden Ingesta und durch die mechanische Belastung durch den Schluck- und Brechakt oft schwer akut- bzw. chronisch-*entzündlich* verändert, wobei den dann entstehenden Leukoplakien besonders in bezug auf die Deutung der Carcinomätiologie eine gewisse Bedeutung zukommt (s. u.).

Insbesondere das medulläre Carcinom neigt zu frühzeitigem und oft ausgedehntem *Tiefenwachstum*, wodurch es zu den Strukturen der Nachbarschaft in unheilvolle Beziehung tritt.

So konnte NEUBERGER (1953) an 301 autoptisch verifizierten Fällen von Oesophaguskrebs in 180 Fällen ein aggressiv-infiltratives Einwachsen des Oesophaguskrebses in die Nachbarschaft feststellen, wobei der Respirationtrakt in 137 Fällen (45%) in Mitleidenschaft gezogen wurde. Dabei kam es in 80 Fällen (26%) zur Fistelbildung (vgl. Abb. 60), in 43 Fällen (14%) zur krebsigen Infiltration der Tracheal- und Bronchialwand, in 14 Fällen (5%) zum Einwachsen in Pleura und Lungen. An der Spitze steht nach NEUBERGER (1953) in diesen Fällen der krebsige Befall der Trachea, sei es nun durch direktes Vorwachsen des primären Oesophaguskrebses oder indirekt durch die carcinomatös infiltrierten Lymphknoten. An zweiter Stelle steht die Mitbeteiligung der Bronchien, wobei, wie NEUBERGER (1953) betont und sich aus der topographischen Situation ergibt, der linke Hauptbronchus früher und daher schwerer befallen ist als der rechte und so auch bevorzugt zur Oesophagus-Bronchialfistel neigt. Zahlenmäßig am geringsten wird Vorwachsen des Oesophaguscarcinoms gegen die Lungen unter Bildung von Fisteln mit dem Unterlappenbronchus gefunden, wobei in diesen Fällen der rechte vor dem linken beteiligt ist. Relativ selten (nach dem Material von NEUBERGER 1953 in 4% der Fälle) kommt es — und dann insbesondere bei den Carcinomen des mittleren Oesophagusdrittels — zu multiplen Infiltrationen und Fistelbildungen des Tracheobronchialbaumes. In allen fistulösen Durchbrüchen wird Aspiration von Ingesta, Lungengangrän, chronische Unterlappenpneumonie, abscedierende Pneumonie und jauchige Begleitpleuritis, Mediastinitis und Perikarditis die unmittelbare und verhängnisvolle Sekundärkomplikation sein (Abb. 60).

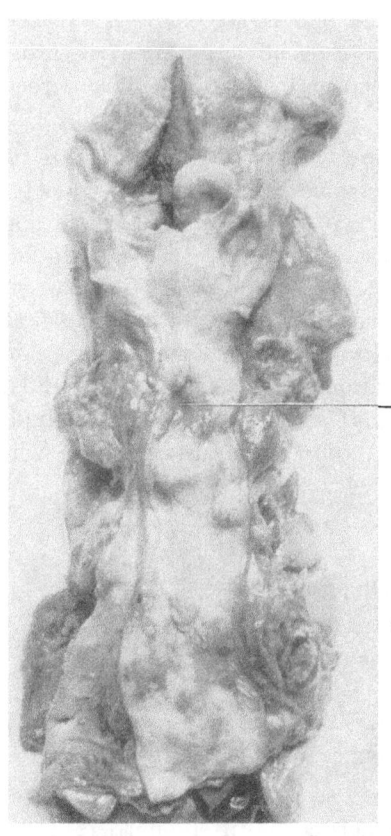

Abb. 60. Pflasterepithelcarcinom des Oesophagus mit Oesophagustrachealfistel (*a*). Mann, 52jährig. (SN 1189/39)

Aufgrund der normalanatomischen Anordnung der Muscularis propria im Sinne eines apolaren Muskelfaserschraubensystems (STELZNER u. LIERSE, 1966) wächst der Speiseröhrenkrebs zunächst immer in der Längsrichtung und fixiert dieses System; Intestinalkrebse wachsen demgegenüber zirkulär (z. B. Colon), da hier eine permanente Längsspannung fehlt.

Durch Vordringen des Tumors in das Mediastinum kann es besonders auf der linken Seite zur krebsigen Umscheidung und Durchwachsung des Nervus vagus und recurrens kommen. Die Irritation des sympathischen Grenzstranges und des Ganglion ciliospinale bedingt das Hornersche Syndrom; eine blastomatöse Infiltration des Plexus brachialis kann weiterhin zur Brachialgie führen. Sehr selten erfolgt durch kontinuierliches Wachstum des Oesophaguscarcinoms direkte krebsige Infiltration der Wirbelsäule mit nachfolgender Kompressionsmyelitis infolge Wirbelkörperzerstörung (E. KAUFMANN, 1931).

Eine tödliche Komplikation löst die *Arrosion von Arterien* durch das zerfallende und verjauchte, infiltrierende Oesophaguscarcinom aus: Kleine — oft schon frühzeitig im Beginn der Erkrankung beobachtete — Blutungen — spontan oder durch Sondierung entstanden — sind häufig, in der Regel jedoch nicht lebensbedrohlich. Anders steht es mit jenen Sanguinationen, die durch Arrosion großer Gefäße ausgelöst werden, wie Aorta, Arteria pulmonalis und Arteria thyreoidea. Selten ist der linke Vorhof (KANÜT, 1956, Lit.) die Blutungsquelle. ASKANAZY (1927) hat besonders darauf hingewiesen, daß die Arrosion der großen Arterie nie unmittelbar durch das Geschwulstgewebe, sondern immer nur durch die verjauchende Entzündung des Geschwürskraters erfolge mit Obliteration der Vasa vasorum und anschließender Arterienwandnekrose (vgl. POSTOLOFF u. CANNON, 1946; TARQUINO u. JOSEPH, 1947; WALTHER, 1948).

Was nun den sekundären krebsigen Befall der regionären *Lymphknoten* (bronchiale, tracheale, epigastrische) beim primären Speiseröhrencarcinom betrifft, so wird ihre Häufigkeit heute allgemein mit Werten zwischen 60—75% (NEUBURGER, 1953, Lit.) beziffert. Sie sind häufig für die oben erwähnten Komplikationen mitverantwortlich. *Fernmetastasen* werden nach NEUBURGER (1953) in 48%, nach RAVEN (1948) in 57%, nach DORMANNS (1940) in 40%, nach NIELSON (Zit. bei NEUBERGER, 1953) in 50% beobachtet.

WALTHER (1948) hat erstmals darauf hingewiesen, daß hinsichtlich der Metastasierung zwischen den Carcinomen des cranialen Abschnittes der Speiseröhre, dessen venöses Blut über die obere Hohlvene abgeleitet wird, und den Speiseröhrencarcinomen im caudalen Abschnitt, dessen venöses Blut von der Vena portae aufgenommen wird, zu unterscheiden sei. Von den 197 Carcinomen des *proximalen Oesophagusabschnittes* zeigen eine kontinuierliche Ausbreitung 133, Metastasen 124, in die regionären Lymphknoten 98, auf dem Blutwege 58. Diese bieten folgende Lokalisation und Häufigkeit: Lungen 56, Leber 28, Knochenmark 16, Niere 13, Nebennieren 6, Milz 4, Bauchspeicheldrüse 3, Herzmuskel, Gehirnhäute, Haut je 1. Von den 145 Carcinomen des *distalen Oesophagusabschnittes* haben eine kontinuierliche Ausbreitung 62, Metastasen 98, in die regionären Lymphknoten 85, auf dem Blutwege 56. Lokalisation und Häufigkeit der hämatogenen Metastasen: Leber 43, Lungen 24, Knochenmark 14, Nieren 9, Nebennieren 7, Herzmuskel 3, Milz, Gehirn und Schilddrüse je 2, Ductus thoracicus, Magen, Retroperitoneum, Vorsteherdrüse je 1. Bemerkenswert ist die unterschiedliche Metastasierung der Carcinome des proximalen und distalen Oesophagusabschnittes in Lunge und Leber. Von den 197 Carcinomen des proximalen Oesophagusabschnittes metastasieren mehr als $1/3$ in die Lungen, während die Zahl der Lebermetastasen nur $1/8$ beträgt. Von den 145 Carcinomen des distalen Oesophagusabschnittes metastasieren nur $1/6$ in die Lunge, dagegen nahezu $1/3$ in die Leber.

Von besonderem Interesse sind die lymphogenen Schleimhautmetastasen, die gerade beim Oesophaguscarcinom relativ häufig beobachtet werden (NEUBERGER, 1953, 12%), wobei diese Sekundärabsiedelungen besonders aboralwärts vom primären Tumor anzutreffen sind. Dies ist für Carcinome des ersten Drittels die Regel, für solche des zweiten Drittels in $3/4$ der Beobachtungen der Fall. Sitzt hingegen der Primärtumor im dritten Drittel, so liegen die Schleimhautmetastasen fast ausschließlich oralwärts und nur ganz selten aboralwärts und dann in der Schleimhaut der Kardia (NEUBERGER, 1953). Nach GLÄSER (1965) metastasieren zwischen Bifurkation und Kardia situierte Primärtumoren zuerst in die Bauchhöhle.

Kardiacarcinome wachsen häufig lymphogen subepithelial in die untersten Abschnitte des Oesophagus und können somit ein primäres Oesophaguscarcinom vortäuschen. Mit der Bezeichnung gastro-oesophageales Carcinom ist diese Gegebenheit treffend charakterisiert (vgl. Abb. 59). Experimentelle Untersuchungen mit Tuschelösung und Deals-Tumorsuspension ergaben eine bevorzugte Metastasierung der Kardiatumoren in die perigastrischen und paraaortalen Lymphknoten, während jene des mittleren Drittels in die Bifurkationslymphknoten und jene des hinteren Mediastinum Fernabsiedelungen senden.

*Ätiologie des Oesophaguskrebses.* Wie in allen anderen Krebsen liegt grundsätzlich die unmittelbare auslösende Ursache auch für das Oesophaguscarcinom im Dunkeln. Soweit die Literatur überblickbar ist, wird zur Erklärung der Krebsentstehung im Oesophagus die Reiztheorie von VIRCHOW herangezogen, wozu sich der Oesophagus schon in bezug auf seine Topik und Funktion geradezu anzubieten scheint (ältere Lit. s. W. FISCHER, 1926; MERKEL, 1956).

Auf *mechanische Faktoren* wird insbesondere der bevorzugte Sitz des Krebses an den *physiologischen Engen* zurückgeführt, eine Ansicht, die weiterhin eine Stützung erhält durch das gelegentliche Zusammentreffen des Oesophaguskrebses mit Exostosen bzw. Spondylararthrosis deformans der Wirbelsäule (Lit. s. MERKEL, 1956; LÜDIN, 1953) und mit präexistenten Stenosen nach Laugenverätzung (BIGELOW, 1953; DORMANNS, 1940; ZALKA, 1935; GUISEZ, 1925; Kritik bei W. FISCHER, 1926; HENNINGER, 1932) oder durch Kompression von seiten anthrakosilikotischer Lymphknoten (VEITH, 1954).

Nach einer Übersicht von ARRANTS u. Mitarb. (1965), tritt das Carcinom nach Verätzung im Bereiche der Striktur 22—54 Jahre später auf (Mittelwert 46 Jahre).

Unter den *thermischen Ursachen* wird Trinken heißer Flüssigkeiten (JACKSON, 1925) und Verkosten heißer Speisen genannt. Diesem Umstand wird auch die relative Häufigkeit des Oesophagus- und Magencarcinomes in Japan zugeschrieben (NAKAYAMA, 1960).

Chronische Irritation durch *chemische Agentien* wie Stagnieren der Ingesta bei Kardiospasmus (JACKSON, 1925; MATTHES, 1935), bei Pulsionsdivertikeln (SCHLORHAUFER u. MELLAUNER, 1947 [Lit.], RIBERI u. Mitarb., 1955 [Lit.]), Traktionsdivertikeln (E. KAUFMANN, 1931; REGGIANINI, 1955) und ephiprenischen Divertikeln (HOOVER, 1945) soll von Bedeutung sein.

Untersuchungen von GSELL und LÖFFLER (1962) über die Beziehungen von *Alkohol-* und *Tabakmißbrauch* bei Oesophaguscarcinom an 120 Patienten mit Speiseröhrenkrebs (114 Männer, 6 Frauen) in drei schweizerischen Kliniken unter Vergleich mit Kontrollgruppen ergaben folgendes: 73% waren im mittleren und unteren Oesophagusabschnitt lokalisiert. Histologisch handelte es sich um Pflasterzellcarcinome mit Verhornung in 67,7%, um Pflasterzellcarcinome ohne Verhornung in 26% und um Adenocarcinome in 6,3%. Der Alkoholkonsum von Patienten mit Oesophaguscarcinom lag über dem der Durchschnittsbevölkerung; starken chronischen Alkoholabusus wiesen 65% der Männer und 45% der Frauen auf. 25% aller Fälle hatten gleichzeitig eine Lebercirrhose. Der Tabakkonsum lag ebenfalls beträchtlich höher als bei der durchschnittlichen Erwachsenenbevölkerung. Bei den Männern waren 55% starke Raucher und nur 3,5% Nichtraucher. AUERBACH u. Mitarb. (1965) untersuchten bei 1269 Patienten, die an den Folgen eines Oesophagscarcinomes verstarben, den Oesophagus in Stufenabschnitten. Dabei wurden Zell- und Kernatypien in höherer Anzahl bei Zigarettenrauchern als bei Nichtrauchern festgestellt; eine Hyperplasie der Basalzellen trat gleichfalls häufiger unter Rauchern auf, wobei zusätzlich eine Relation zwischen Zigarettenkonsum und Ausmaß der pathologischen Veränderungen zu ermitteln war. Diese Ergebnisse sprechen für eine *ursächliche Beziehung* zwischen *Alkohol- und Tabakmißbrauch* mit Speiseröhrenkrebs, besonders bei kombinierter Applikation der Noxen.

Selten wird das Zusammentreffen von Carcinom und Tuberkulose (Lit. s. MERKEL, 1956; DEAN, 1917; JACKSON, 1925) oder Syphilis (TINOZZI, 1952) beobachtet.

LÉGER u. Mitarb. (1951) sehen in der *Eisenmangeldysphagie* (PLUMMER-VINSON) eine echte Präkanzerose.

Die Beurteilung der Rolle der *Leukoplakien* im Zusammentreffen mit Carcinom ist noch nicht eindeutig geklärt: BALÓ und KORPÁSSY sowie FUZJI (zit. bei MERKEL, 1956) konnten in besonders gelagerten Fällen anscheinend direkte Zusammenhänge aufdecken, im allgemeinen aber ist unserer Erfahrung nach ein derartiger ursächlicher Zusammenhang, ganz im Gegensatz z.B. zu den Leukoplakien im Bereiche des Mundes (Zunge!), selten.

WRIGHT und RICHARDSON (1967) konnten enge Beziehungen zwischen Malabsorptions-Syndrom und Plattenepithelcarcinom des Oesophagus konkretisieren. 4 Patienten, der jüngste 22jährig, boten seit 3—5 Jahren vor Auftreten des Carcinomes dyspeptische Beschwerden mit Diarrhoe im Sinne eines Malabsorptions-Syndromes. Die Auswertung weiterer 67 Fälle von Oesophaguscarcinom ergab in 10% eine lange Anamnese mit Dyspepsie und Mangelernährung.

Zur Frage der *hereditären Häufung* des Speiseröhrenkrebses nahmen MOSBECH und VIDEBAEK (1955) auf Grund einer Nachprüfung von 101 derartigen Krebsfällen dahingehend Stellung, daß sie grundsätzlich als statistisch *nicht* erwiesen zu gelten hat. Über Einzelfälle familiärer Häufung bei Oesophaguscarcinomen berichten CLARKE und MCCONNEL (1954), MATHEWS und SCHNABEL (1935).

Von einer einheitlichen Ursache kann wohl auch beim Speiseröhrencarcinom nicht gesprochen werden.

Auch für die Entstehung des Oesophaguscarcinomes ist die Syncarcinogenese wesentlich. Entsprechende Experimente von GIBEL (1967) ergaben bei alleiniger Alkoholgabe keine Gastritis oder Oesophagitis; DÄNA (Diäthylnitrosamin 10 mg/kg) mit Alkohol zeitigten im Oesophagus im Kombinationsversuch vermehrt Papillome und Carcinome. Damit wird dem Alkohol ein carcinogener Effekt zugeschrieben. Neben einer direkten Wirkung und den durch Gärung entstehenden Begleitstoffen wird das Eindringen carcinogener Noxen, wie Tabakkondensate, erleichtert.

*Echten Metastasen* von primären Tumoren anderer Organe in der Wand des Oesophagus begegnete WALTHER (1948) in seinem Untersuchungsgut nie. W. FISCHER (1926) ermittelte unter 10044 Krebsen einer Statistik deutscher pathologischer Institute 55mal Metastasen in der Speiseröhre und erwähnt selbst Metastasen eines spindelzelligen Schilddrüsensarkoms in einem von ihm beobachteten Falle. STRUCKMEYER (1920) berichtet über sieben Fälle von Magenkrebs mit Oesophagusmetastasen. Wir selbst begegneten Metastasen in der Speiseröhre beim malignen Melanoblastom.

# M. Literatur

## A. Entwicklung, normale Anatomie, Histologie und Physiologie

ANDERS, H. E., u. E. BAHRMANN: Über die sog. Hiatus-Hernien im höheren Alter und ihre Genese. Z. klin. Med. **122**, 763 (1932).
BALÓ, J., u. B. KORPÁSSY: Warzen, Papillome und Krebs. Leipzig: Johann Ambrosius Barth 1936. — BENNINGHOFF, A.: Lehrbuch der Anatomie des Menschen, 4. Aufl. München u. Berlin: Urban & Schwarzenberg 1952. — BOERNER-PATZELT, D.: Die Entwicklung der Magenschleimhautinseln im oberen Anteil des Oesophagus usw. Anat. Anz. **55**, 162 (1922). — BRACCI e PRINCIPE: Arch. ital. Anat. Embriol. **56**, 21 (1951). — BUTLER, H.: The veins of the oesophagus. Thorax **6**, 276 (1951).
CARLES, J.: Les glandes oesophagiennes et oesophagogastriques, usw. Acta anat. (Basel) **5**, 72 (1948). — CATEL, W., u. R. GARSCHE: Studien bei Kindern mit dem Bildwandler. I. Mitt.: Anatomie und Motilität des distalen Oesophagusabschnittes. Fortschr. Röntgenstr. **85**, 1 (1956). — CLARA, M.: Entwicklungsgeschichte des Menschen, 6. Aufl. Heidelberg: Quelle & Meyer 1967. — CUNNINGHAM, D. J.: Text-book of anatomy. Ed. by J. C. BRASH and E. B. JAMIESON, 7. ed. Oxford: University Press 1937.
EBERTH, C. J. v.: Verirrtes Magenepithel in der Speiseröhre. Fortschr. Med. **15**, 251 (1897).
FELIX, W.: Topographische Anatomie des Mittelfellraumes und seiner Organe. Aus: Chirurgie der Brustorgane von F. SAUERBRUCH. Berlin: Springer 1925. — FOXEN, E. H. M.: Ectopic gastric mucosa in the cervical oesophagus. J. Laryng. **71**, 419 (1957). — FRIEDLAN, G. W., D. H. MELCHER, F. R. BERRIDGE, and G. A. GRESHAM: Debatable points in the anatomy of the lower oesophagus. Thorax (Lond.) **21**, 487 (1966).
GREVING, R.: Über die motorische und sensible Innervation der Speiseröhre. Dtsch. Arch. klin. Med. **171**, 10 (1931).
HERZBERG, B.: Die Anatomie des Bauchabschnittes der Speiseröhre. Dtsch. Z. Chir. **242**, 265 (1934). — HOLINGER, P. H.: In: W. E. NELSON, Textbook of pediatrics, 8th ed. Philadelphia and London: W. B. Saunders Co. 1964.
IMDAHL, H.: Physiologische Voraussetzungen für den Kardiamechanismus. Z. Gastroent. **3**, 5 (1965); — Der terminale Oesophagus. Stuttgart: Schattauer 1963. — INGELFINGER, R. J.: Esophagal motility. Physiol. Rev. **38**, 533 (1958).
JABONERO, V.: Innervation de l'oesophage humain, etc. Acta anat. (Basel) **15**, 105 (1952).
KAUFMANN, P., W. LIERSE, J. STARK u. F. STELZNER: Die Muskelanordnung in der Speiseröhre. Ergebn. Anat. Entwickl.-Gesch. **40**, H. 3 (1968). — KILLIAN, G.: Über den Mund der Speiseröhre. Z. Ohrenheilk. **66**, 1 (1908).
LERCHE, W.: The esophagus and pharynx in action. Springfield, Ill.: Ch. C. Thomas 1950. — LÜDIN, M.: Krankheiten der Speiseröhre. Aus: Handbuch der inneren Medizin Bd. IV. Berlin-Göttingen-Heidelberg: Springer 1953. — LUSCHKA, H.: Anatomie des Menschen (Bauch), Bd. II, 2 Tübingen: Laup & Siebeck 1863.
MAHLO, A.: Vergleichende Untersuchungen der röntgenologischen mit den histologischen Befunden des Kardiagebietes. Fortschr. Röntgenstr. **102**, 548 (1965). — MARQUES-PEREIRA, J. P., and C. P. LEBLOND: Mitosis and differentiation in the stratified squamous epithelium of the rat esophagus. Amer. J. Anat. **117**, 73 (1965). — MAYERSBACH, H.: Untersuchungen über die Cardiazone des menschlichen Magens. Z. Zellforsch. **40**, 425 (1954). — MERKEL, H.: Verdauungsorgane. In: Lehrbuch der speziellen pathologischen Anatomie (KAUFMANN-STAEMMLER). Bd. I/2. Berlin: W. de Gruyter & Co. 1956. — MIKULICZ, J. v.: Beitrag zur Physiologie der Speiseröhre und der Cardia. Mitt. Grenzgeb. Med. Chir. **12**, 569 (1903). — MÖLLENDORFF, W. v.: Lehrbuch der Histologie. Jena: Gustav Fischer 1940.
NAGEL, A.: Das Bindegewebsgerüst des menschlichen Ösophagus in seinen funktionellen Beziehungen zur glatten Muskulatur und den Blutgefäßen. Gegenbaurs

morph. Jb. **81**, 449 (1938). — NAKAMURA, N.: Über die Cysten des Oesophagus und ihre Bedeutung. Z. angew. Anat. **1**, 461 (1914).

PATZELT, V.: Histologie. Wien: Urban & Schwarzenberg 1946. — PERNKOPF, E.: Topographische Anatomie, Bd. I/2. Berlin u. Wien: Urban & Schwarzenberg 1937. — PRATJE, A.: Form und Lage der Speiseröhre des lebenden Menschen. Z. Anat. Entwickl.-Gesch. **81**, 269 (1926).

REDING, R.: Zur Nomenklatur und Morphologie der Speiseröhren-Magenverbindung (sog. Kardia). Bruns' Beitr. klin. Chir. **212**, 129 (1966).

SAKATA, T.: Über die Lymphgefäße des Oesophagus usw. Mitt. Grenzgeb. Med. Chir. **11**, 634 (1903). — SAKATA, T., and K. TAKAMURA: On the attachment between the lamina propria mucosae and the epithelium in esophagus. Okajimas Folia anat. jap. **27**, 319 (1955). — SCHAFFER, J.: Die oberen cardialen Oesophagusdrüsen und ihre Entstehung. Virchows Arch. path. Anat. **177**, 181 (1904). — SCHATZKI, R.: Die Beweglichkeit von Oesophagus und Magen innerhalb des Zwerchfellschlitzes. Fortschr. Röntgenstr. **45**, 177 (1932). — SCHRIDDE, H.: Über Magenschleimhautinseln vom Bau der Cardiadrüsenzone usw. Virchows Arch. path. Anat. **175**, 1 (1904). — SIEGLBAUER, F.: Lehrbuch der normalen Anatomie des Menschen. Wien u. Berlin: Urban & Schwarzenberg 1927. — STELZNER, F., u. W. LIERSE: Über das Verschlußsystem der terminalen Speiseröhre. Thoraxchirurgie **15**, 676 (1967). — STIEVE, H.: Verhornungserscheinungen im Epithel der menschlichen Speiseröhren- und Scheidenschleimhaut. Z. mikr.-anat. Forsch. **24**, 213 (1931). — SWIGART, L., R. G. SIEKERT, W. C. HAMBLEY, and B. J. ANSON: The arterial supply of the oesophagus. Anat. Rec. **103**, 105 (1949); — The esophageal arteries, an anatomic study of 150 specimens. Surg. Gynec. Obstet. **9**, 234 (1950).

TRALLERO, N.: Inaug.-Diss. Berlin 1913.

WANKE, M.: Der Einbau der Blutgefäße in die Wand des menschlichen Magens. Z. Zellforsch. **50**, 78 (1959). — WINKELBAUER, A.: Chirurgie des Oesophagus. Berlin: W. de Gruyter & Co. 1955.

ZSCHOKKE, M.: Cavum mediastini serosum s. bursa infracardiaca. Anat. Anz. **53**, 332 (1920).

## B. Fehlbildungen

ÅKERLUND, Å., H. ÖHNELL u. E. KEY: Hernia diaphragmatica hiatus oesophagi vom anatomischen und röntgenologischen Gesichtspunkt. Acta radiol. (Stockh.) **6**, 322 (1926). — ALLISON, P. R.: Reflux esophagitis, sliding hiatal hernia: a study of forty-two cases. J. int. Coll. Surg. **16**, 578 (1951). — ALLISON, P. R., and A. S. JOHNSTONE: The esophagus lined with gastric mucous membrane. Thorax (Lond.) **8**, 87 (1953). — ALNOR, P., u. H. KEUER: Oesophaguscysten. Ärztl. Wschr. **14**, 785 (1959). — ANGELBERGER, H.: Angeborene Oesophagusstenose. Z. Kinderchir. **5**, 56 (1967). — AYLWIN, J. A.: The physiological basis of reflux oesophagitis in sliding hiatal diaphragmatic hernia. Thorax (Lond.) **8**, 38 (1953).

BAILEY, P.: A case of thoracic stomach. Anat. Rec. **17**, 107 (1919). — BARD, L.: Le megaoesophage. Arch. Mal. Appar. dig. **9**, 451 (1918). — BARRETT, R. N.: Chronic peptic ulcer of the esophagus and esophagitis. Brit. J. Surg. **38**, 175 (1950). — BELTZ, L.: Zur Pathogenese der angeborenen Oesophagusstenose, Oesophagusatresie und Oesophagotrachealfistel. Zbl. allg. Path. path. Anat. **104**, 49 (1962). — BERGMANN, G. v.: Das epiphrenische Syndrom, seine Beziehung zur Angina pectoris und zum Cardio-Spasmus. Dtsch. med. Wschr. **58**, 605, 1387 (1932). — BETTEX, M., u. H. COTTIER: Über den Mega-Oesophagus im Kindesalter. Langenbecks Arch. klin. Chir. **296**, 378 (1960). — BOCKUS, H. L.: Gastroenterology, vol. I, p. 127. London: W.B. Saunders 1963. — BONILLA, K. B., and W. F. BOWERS: Congenital esophageal stenosis. Amer. J. Surg. **97**, 772 (1959). — BRAIMBRIDGE, M. v., and H. I. KEITH: Oesophago-bronchial fistula in the adult. Thorax (Lond.) **20**, 226 (1965). — BUSCH, W.: Multiple Schleimzysten des Ösophagus. Zbl. allg. Path. path. Anat. **107**, 218 (1965). — BUTTENWIESER, S.: Beitrag zur Kenntnis der Oesophaguscysten beim Neugeborenen. Z. Kinderheilk. **32**, 352 (1922).

Doerr, W.: Morphogenese und Korrelation chirurgisch wichtiger angeborener Herzfehler. Ergebn. Chir. Orthop. **36**, 1 (1950); — Pathologische Anatomie der angeborenen Herzfehler. In: Handbuch der inneren Medizin, 4. Aufl., Bd. IX/3, 1. Berlin-Göttingen-Heidelberg: Springer 1960. — Derra, E., u. H. Reitter: Die Hiatusbrüche des Zwerchfells und ihre operative Behandlung. Dtsch. med. Wschr. **84**, 582 (1959). — Duken, J.: Oesophagospasmus, Oesophagotrachealfistel und chronische Aspirationspneumonie. Arch. Kinderheilk. **99**, 208 (1933).

Edwards, J. E.: Pathologic and developmental considerations in anomalous pulmonary venous connection. Proc. Mayo Clin. **28**, 441 (1953). — Etzel, E.: Megaesophagus and its neuropathology. Guy's Hosp. Rep. **87**, 158 (1937).

Feldman, M.: Clinical roentgenology of the digestive tract. Baltimore: Wm. Wood & Co. 1938. — Felsenreich, G.: Gleitende Hiatushernie beim Neugeborenen. Neue öst. Z. Kinderheilk. **4**, 353 (1959). — Fischer, W.: Speiseröhre. In: Henke-Lubarsch, Handbuch der speziellen pathologischen Anatomie und Histologie, Bd. IV/1. Berlin: Springer 1926. — Fluss, Z., and K. J. Poppen: Embryogenesis of tracheoesophageal fistula and esophageal atresia. Hypothesis based on associated vascular anomalies. Arch. Path. **52**, 168 (1951).

Glinski, K.: Bull. de l'acad. des sciences de Cracovie, Nov. 1903. — Goerttler, Kl.: Die Mißbildungen des Herzens und der großen Gefäße. In: Das Herz des Menschen (Hrsg. W. Bargmann u. W. Doerr), Bd. I, S. 422. Stuttgart: Georg Thieme 1963. — Gold, E.: Über Bronchuscysten und deren Entstehung. Beitr. path. Anat. **68**, 278 (1921). — Gross, R. E.: The surgery of infancy and childhood. Philadelphia and London: W. B. Saunders Co. 1953.

Haight, C.: Some observations on esophageal atresias and tracheoesophageal fistulas of congenital origin. J. thoracic. Surg. **34**, 141 (1957). — Hausmann, P. F., A. S. Close, and L. P. William: Occurrence of tracheoesophageal fistula in three consecutive siblings. Surgery **41**, 542 (1957). — Havlicek, H.: Die Grenzdivertikel des Oesophagus usw. Zbl. Chir. **51**, 2350 (1924). — Hecker, W. Ch.: Problematik und Klinik der kongenitalen Atresien des Digestionstraktes. Ergebn. Chir. Orthop. **44**, 247 (1962). — Helm, F.: Seltene Röntgenbilder des Oesophagus. Med. Klin. **14**, 665 (1918). — Hertzler, J. H.: Congenital esophageal atresia. Problems and management. Amer. J. Surg. **109**, 780 (1965). — Huber, P.: Angeborene Oesophagusstenose oder Narbenstenose nach Refluxoesophagitis. Wien. klin. Wschr. **71**, 950 (1959).

Imdahl, H.: Der terminale Ösophagus. Stuttgart: Schattauer 1963. — Ingalls, T.H., and R.A. Rindle: Esophageal atresia with tracheoesophageal fistula. Epidemiologic and teratologic implications. New Engl. J. Med. **240**, 987 (1949).

Jackson, Ch.: The diaphragmatic pinchcock in so-called "cardiospasm". Laryngoscope (St Louis) **32**, 139 (1922). — John, S., N. Gopinath, and J.L. McPhail: Congenital oesophagobronchial fistula. Brit. J. Surg. **52**, 941 (1965).

Kern, W.: Beiträge zur Pathologie des Ösophagus. Virchows Arch. path. Anat. **201**, 135 (1910). — Koven, I.H., and M.I. Steinhardt: Esophageal duplication presenting as a "goitre" in a 64-year-old woman. Canad. J. Surg. **7**, 429 (1964). — Kucera, J., u. W. Lenz: Caudale Regression mit Oesophagusatresie und Nierenagenesie — ein Syndrom. Z. Kinderheilk. **98**, 326 (1967). — Kühne, F.: Casuistische Beiträge zur pathologischen Histologie der Cystenbildungen. Virchows Arch. path. Anat. **158**, 345 (1899).

Ladd, W.E.: The surgical treatment of esophageal atresia and tracheoesophageal fistulas. New Engl. J. Med. **230**, 625 (1944). — Lamb, D. S.: A fatal case of congenital tracheoesophageal fistula. Philad. med. Times **3**, 705 (1873). — Lister, J.: The blood supply of the oesophagus in relation to oesophagus atresia. Arch. Dis. Childh. **39**, 131 (1964). — Lortat-Jacob, J.L.: L'endobrachyoesophage. Ann. Chir. **11**, 1247 (1957). — Lotheissen, G.: Chirurgie der Speiseröhre. Stuttgart: Ferdinand Enke 1926. — Lüdin, M.: Die Dysphagie im Röntgenbild. Radiol. clin. (Basel) **12**, 145 (1943). — Luschka, H.: Die spindelförmige Erweiterung der Speiseröhre. Virchows Arch. path. Anat. **42**, 473 (1868).

Mehnert, E.: Über die klinische Bedeutung der Oesophagus- und Aortenvariationen. Langenbecks Arch. klin. Chir. **58**, 183 (1899). — Mohr, R.: Zur Kenntnis der

Cysten des Mundbodens und des Ösophagus. Beitr. path. Anat. **45**, 325 (1909). — MORGER, R.: Beitrag zur Oesophagusdoppelbildung im Halsbereich. Schweiz. med. Wschr. **98**, 86 (1968).

NAKAMURA, N.: Über die Cysten des Oesophagus und ihre Bedeutung. Z. angew. Anat. **1**, 461 (1914). — NISSEN, R., u. M. ROSSETTI: Die Behandlung von Hiatushernien und Refluxösophagitis mit Gastropexie und Fundoplicatio. Stuttgart: Georg Thieme 1959.

OTAKI, R.: A case of esophageal diverticula. Jap. J. thorac. Surg. **20**, 776 (1967). — PAMPARI, D., CH. LACERENZY, A. FRASSINETI e G.P. ALBERTI: Un caso di fistola tracheoesofagea congenita a manifestazione tardiva. Arch. Chir. Torace **17**, 87 (1960). — PANA: Zit. von H. MERKEL, Ösophagus. In: KAUFMANN-STAEMMLER, Lehrbuch der speziellen pathologischen Anatomie. Berlin: W. de Gruyter & Co. 1955. — PAPPENHEIMER: Prag. med. Wschr. **1913**, 60. — PATTISON, J.N.: Anomalous right subclavian artery. Brit. Heart J. **15**, 150 (1953). — PENNATO: Megaoesophage e megacolon. J. clin. med. **5**, 121 (1924). — POLITZER, G., u. K. PORTELE: Die formale Genese der kongenitalen Oesophagusatresie und Oesophago-Trachealfistel. Beitr. path. Anat. **114**, 355 (1954).

RECTOR, L.E., and M.I. CONNERLEY: Aberrant mucosa on esophagus in infants and children. Arch. Path. **31**, 285 (1941). — REHBEIN, F., u. S. HOFMANN: Ösophagusatresie mit Duodenalverschluß und Analatresie, zugleich ein Beitrag zur primären Kolonersatzplastik. Z. Kinderchir. **1**, 57 (1964). — REIFFERSCHEID, M.: Oesophaguschirurgische Probleme im Kindesalter. Dtsch. med. Wschr. **83**, 884 (1958). — RICHTER, C.F.: De infanticidio in artis obstetricae exercitio non semper evitabili. Inaug.-Diss. Leipzig 1792. Zit. nach THOMAS. — RÖMER, K., u. H. RÖSE: Das Zusammentreffen einer Oesophagusatresie mit Wirbelmißbildungen, Darmduplikatur und Malrotation. Z. Kinderchir. **4**, 133 (1967). — ROUX, B.T. LE, and M.A. WILLIAMS: Congenital oesophagobronchial fistula with presentation in adult life. Brit. J. Surg. **55**, 306 (1968).

SANDBLOM, P.: Plastic repair of congenital esophageal stenosis. Acta chir. scand. **97**, 35 (1948). — SCHEIDEGGER, S.: Über zwei seltene Formen von Blutungen aus Speiseröhre und Magen. Frankfurt. Z. Path. **44**, 527 (1933). — SCHLEGEL, J.J.: Hiatus oesophageus, Hiatus-Hernie und ihre chirurgische Behandlung. Ergebn. Chir. Orthop. **41**, 350 (1958). — SCHRIDDE, H.: Weiteres zur Histologie der Magenschleimhautinseln im oberen Ösophagusabschnitte. Virchows Arch. path. Anat. **179**, 562 (1905). — SCHWALBE, K., u. O. LUBARSCH: Über die Schafferschen Magenschleimhautinseln der Speiseröhre. Virchows Arch. path. Anat. **179** (1905). — SLOAN, H., and C. HAIGHT: Congenital atresia of the esophagus in brothers. J. thorac. Surg. **32**, 209 (1956). — SLOOF: Zit. nach EICHHORN. — SPATH, F., u. M. RATZENHOFER: Über die angeborene Oesophagusstenose. Wien. klin. Wschr. **71**, 723 (1959). — SPOHN, K.: Die kongenitale Oesophagusatresie. Langenbecks Arch. klin. Chir. **288**, 526 (1958). — STAEHELIN u. BURCKHARDT: Tuberkulose des Ösophagus. Arch. Verdau.-Kr. **16**, 484 (1910). — STOEBER, H.: Die Entwicklung des Speiseröhrenepithels in einer kongenitalen Cyste des Ösophagus. Beitr. path. Anat. **52**, 512 (1912). — SWENSON, O., and CH.T. OECONOMOPOULOS: Achalasia of the esophagus in children. J. thorac. cardiovasc. Surg. **41**, 49 (1961). — SWEYER, P.R.: Partial thoracic stomach and esophageal hernia in infancy and childhood. Amer. J. Dis. Child. **90**, 421 (1955).

TRESPE: Arb. a. d. Path. in Posen (LUBARSCH). Wiesbaden 1901.

UMBER, F.: Erweiterung der Speiseröhre. Arch. Verdau.-Kr. **16**, 26 (1910).

VARGAS, L.L.: Congenital esophageal stenosis. Report of a case of annular muscle hypertrophy at the esophagogastric junction. New Engl. J. Med. **255**, 224 (1956). — VISALLI, J.A.: Congenital short esophagus. Case report. Surgery **56**, 1137 (1964). — VOGT, E.C.: Congenital esophageal atresia. Amer. J. Roentgenol. **22**, 463 (1929).

WANKE, R.: Brachy-Ösophagus und Hiatushernie. Zbl. Chir. **77**, 1332 (1952); — Oesophagus-Chirurgie im Kindesalter. Med. Klin. **48**, 431 (1953). — WATERSTON, D.J.: Hiatus hernia. In: Recent advances in paediatrics, ed. by D. GAIRDNER. London: J.&A. Churchill 1954. — WAYSON, E.E., W. GARNJOBST, J.J. CHANDLER, and C.P. PETERSON: Esophageal atresia with tracheoesophageal fistula. Lessons of a quarter century's experience. Amer. J. Surg. **110**, 162 (1965). — WOLF, H.G.: Angeborene

Oesophagotrachealfistel ohne Oesophagusatresie. Symptomatologie und Diagnostik beim Säugling und Kleinkind. Z. Kinderheilk. **80**, 245 (1957). — WOLF, R.Y., L. DUNCAN, and J.W. PATE: Tracheoesophageal fistula associated with esophageal duplication. Surgery **58**, 728 (1965). — WOLFROM, I.: Angeborene Oesophagusstenosen (Bericht über 3 Beobachtungen). Mschr. Kinderheilk. **107**, 47 (1959). — WOOLLEY, M.M., R.F. CHINNOCK, and R.H. PAUL: Premature twins with esophageal atresia and tracheoesophageal fistula. Acta paediat. (Uppsala) **50**, 423 (1961). — WRIGHT, J.T.: Allison and Johnstone's anomaly. Amer. J. Roentgenol. **94**, 308 (1965). — WYSS, H. v.: Zur Kenntnis der heterologen Flimmercysten. Virchows Arch. path. Anat. **51**, 143 (1870).

ZACK, J., and P. OWENS: Congenital tracheoesophageal fistula in the adult. Arch. Surg. **95**, 674 (1967). — ZAHN, F.W.: Ein neuer Fall von Flimmerepithelcyste der Pleura. Virchows Arch. path. Anat. **143**, 416 (1896).

## C. Leichenerscheinungen an Oesophagus, Magen und Darm

CHIARI, H.: Die Leichenerscheinungen und die Leichenbeschau. In: Handbuch der ärztlichen Sachverständigentätigkeit, Bd. II, S. 49ff. Wien u. Leipzig: W. Braumüller 1913.

FISCHER, W.: Speiseröhre. In: Handbuch der speziellen pathologischen Anatomie von HENKE-LUBARSCH, Bd. IV/1, S. 83ff. Berlin: Springer 1926.

KAUFMANN, E.: Lehrbuch der speziellen pathologischen Anatomie, 7. Aufl., S. 518. Berlin u. Leipzig 1922. — KERNIG, W.: Über einen Fall von Oesophagomalacie. Ref. Kongr.-Zbl. **1**, 337 (1912).

NEUMANN, E.: Beiträge zur Kenntnis der pathologischen Pigmente. Virchows Arch. path. Anat. **111**, 25 (1888).

## D. Degeneration

BENEKE, R.: Beiträge zur Pathologie des Oesophagus. Dtsch. Ärzteztgg. **5, 6** (1901).

CLAUS, A.: Ausgedehnte Amyloidose bei multipler Myelomatose. Virchows Arch. path. Anat. **223**, 301 (1917).

GREGERSEN, F.: Ein Fall von sogenannter idiopathischer Oesophagusdilatation. Nord. med. Ark. Abt. II, H. 2 (1903).

ZIMMERMANN, H.: Ein neuer Fall von sogenannter Paramyloidose mit eigenartiger Verteilung des Paramyloids. Verh. dtsch. Ges. Path. 38. Tagg., 311 (1955).

## E. Hypertrophie und Atrophie

AHLBOM, H.E.: Simple achlorhydric anaemia, Plummer-Vinson-syndrome usw. Brit. med. J. **1936**, 33.

BENEDICT, E.G., and G.L. NARDI: The esophagus — medical and surgical management. Boston: Little, Brown & Co. 1958. — BRÜCKE, H.: Über die idiopathische Hypertrophie der Speiseröhre. Virchows Arch. path. Anat. **270**, 880 (1928). — BUCKSTEIN, J.: The digestive tract in roentgenology. Philadelphia: J.B. Lippincott Co. 1948. — BÜHLER, J.: Idiopathische musculäre Hypertrophie des Oesophagus. Schweiz. Z. Path. **6**, 249 (1943).

EHLERS, H.: Ein Fall von wahrscheinlich congenitaler Hypertrophie der Oesophagusmuskulatur. Virchows Arch. path. Anat. **189**, 512 (1907). — ELLIESEN: Über idiopathische Hypertrophie der Oesophagusmuskulatur. Virchows Arch. path. Anat. **172**, 501 (1903).

FESSLER, A., u. R. POHL: Stenosierender Prozeß des Oesophagus bei Sklerodermie. Derm. Z. **63**, 164 (1932).

GOEDEL, A.: Idiopathische diffuse Oesophagushypertrophie. Wien. med. Wschr. **1929**, 967. — GOLDSTEIN, F.: Dysphagia with iron deficiency, esophageal webs and esophageal rings, p. 216. In: H.L. BOCKUS, Gastroenterology, 2nd ed., vol. I. Philadelphia: W.B. Saunders Co. 1963. — GUICHARD, A., F. LARBRE et M. TOMMASI: Le pachyoesophage. Ann. Anat. path., N.S. **4**, 687 (1959). — GUISEZ, J.: Traité des maladies de l'oesophage. Paris 1911.

HELMKE, K.: Über Oesophagushypertrophie. Virchows Arch. path. Anat. **304**, 79 (1939). — HRADSKY, M., I. HYBASEK, V. CERNOCH, V. SAZMOVA, and J. JURAN: Oesophageal abnormalities in Sjögren's syndrome. Scand. J. Gastroent. **2**, 200 (1967).

JEBAVY, Z., M. HRADSKY u. V. HEROUT: Gastrobiopsie bei Kranken mit dem Sjögrenschen Syndrom. Z. ges. inn. Med. **16**, 930 (1961).

KAUFMANN, H. J., M. I. BRAVERMAN, and M. H. SPIRO: Esophageal manometry in scleroderma. Scand. J. Gastroent. **3**, 246 (1968). — KELLY, A. B.: Spasm at the entrance to the oesophagus. J. Laryng. **34**, 285 (1919).

LEHMANN, W.: Bleibende Formveränderungen am Digestions-Urogenitaltraktus infolge pathologischer Sphinkterfunktion. Dtsch. med. Wschr. **1931**, 1274. — LEINWALD, I., A. W. DURYEE, and M. N. RICHTER: Scleroderma (based on study of 150 cases). Ann. intern. Med. **41**, 1003 (1954).

MATSUI, S.: Über die Pathologie und Pathogenese der Sklerodermia universalis. Mitt. med. Fak. Tokyo **31**, 55 (1924). — MCGEE, L. C., and T. M. GOODWIN: The syndrome of dysphagia and anemia. Ann. intern. Med. **11**, 1498 (1938).

PASCHER, W., u. W. P. HERRMANN: Oesophagusveränderungen bei der Sklerodermie. HNO (Berl.) **13**, 202 (1965). — PATERSON, D. R.: A clinical type of dysphagia. J. Laryng. **23**, 289 (1919).

REHER, W.: Beiträge für Kasuistik der Oesophagus-Erkrankungen. Dtsch. Arch. klin. Med. **36**, 454 (1885). — RÖSSLE, R.: Pylorushypertrophie des Erwachsenen. Schweiz. med. Wschr. **1935**, 174.

SAALFELDER, K.: Untersuchungen über die Oesophagushypertrophie. Frankfurt. Z. Path. **61**, 159 (1949). — SALADIN, T. A., A. B. FRENCH, C. J. D. ZARAFONETIS, and H. M. POLLARD: Esophageal motor abnormalities in scleroderma and related diseases. Amer. J. dig. Dis., N.S. **11**, 522 (1966). — SALZER-KUNTSCHIK, M.: Über Plexusveränderungen bei idiopathischer Hypertrophie der Oesophagusmuskulatur. Klin. Med. **15**, 421 (1960). — SAVILAHTI, M.: On the pathologic anatomy of the Plummer-Vinson syndrome. Acta med. scand. **125**, 40 (1946). — SHAMMA'A, M. H., and E. B. BENEDICT: Esophagal webs. New Engl. J. Med. **259**, 378 (1958). — STELZIG, H.-H., u. F. ORESTANO: Zur Ätiopathogenese der sogenannten idiopathischen Ösophagushypertrophie. Zbl. allg. Path. path. Anat. **110**, 153 (1967). — SURMAN, M. M.: Syndrome of anemia, glossitis and dysphagia. Arch. intern. Med. **51**, 1 (1933).

TERUEL, F. C., y J. B. GOMEZ: Alteraciones esofagicas en la colagenosis. Rev. Med. Univ. Navarra **8**, 202 (1964).

VINSON, P. P.: Minn. Med. **5**, 107 (1922). — VOLLHABER, H.: Idiopathische Oesophagushypertrophie. Zbl. allg. Path. path. Anat. **88**, 110 (1951).

WALDENSTRÖM, J., and S. R. KJELLBERG: The roentgenological diagnosis of sideropenic dysphagia. Acta radiol. (Stockh.) **20**, 618 (1939). — WEISS, S., E. A. STEAD jr., J. V. WARREN, and O. T. BAILEY: Scleroderma heart disease. Arch. intern. Med. **71**, 749 (1943).

## F. Veränderungen der Lage und Lichtung des Oesophagus

### I. Stenosen

BARTLETT, M. K., and C. M. JONES: Surgical experience with the lower esophageal ring. Ann. Surg. **149**, 491 (1959). — BUDGEN, W. F., and J. E. DELMONICO jr.: Lower esophageal web. J. thoracic. Surg. **31**, 1 (1956).

CLERF, L.: Tuberculous perioesophageal abscess producing stenosis. Ann. Otol. (St. Louis) **49**, 793 (1940).

FALK, P.: Spondylosis deformans der Halswirbelsäule. Münch. med. Wschr. **1949**, 336. — FANANO: L'esofago nel pneumotorace terapeutico usw. Lotta Tuberc. **9**, 923 (1938).

GÄBERT, E.: Die Lagebeziehungen des Oesophagus zur dorsalen Herzfläche usw. Fortschr. Röntgenstr. **32**, 410 (1924).

HARRIS, L. D., J. E. KELLY jr., and P. KRAMER: Relation of the lower esophageal ring to the esophagogastric junction. New Engl. J. Med. **213**, 394 (1935). — HAUDEK,

M.: Veränderungen des Oesophagus bei Lymphosarkom und Lymphogranulom des Mediastinums. Fortschr. Röntgenstr. **31**, 386 (1923).

INGELFINGER, F. J., and P. KRAMER: Dysphagia produced by a contractile ring in the lower esophagus. Gastroenterology **23**, 419 (1953).

JATROU, ST.: Über die Ursache der Passageverzögerung usw. Mitt. Grenzgeb. Med. Chir. **36**, 694 (1923).

LOEFFLER, F.: Bahnen tuberculöser Senkungsabszesse usw. Z. orthop. Chir. **40**, 26 (1921).

MCMAHON, H. E., R. SCHATZKI, and J. E. GARY: Pathology of a lower esophageal ring. Report of a case, with autopsy, observed for nine years. New Engl. J. Med. **259**, 1 (1958). — MAIER and EHLER: Esophagus and pneumectomy. J. thorac. Surg. **9**, 220 (1939). — MORITZ, W., u. W. BUSANNY-CASPARI: Über die Speiseröhrenstenose bei Ölschwartenmediastinum. Z. Laryng. Rhinol. **30**, 413 (1951).

NAGEL, O.: Oesophagusstenosen nach primären Paraffinölplomben. Tuberk.-Arzt **2**, 242 (1948).

PATTI: Le deviazoni e le deformazioni dell'esofago usw. Quad. Radiol. **2**, 40 (1937).

SCHATZKI, R., and J. E. GARY: Dysphagia due to a diaphragm-like localized narrowing in the lower esophagus ("lower esophageal ring"). Amer. J. Roentgenol. **70**, 911 (1953); — The lower esophageal ring. Amer. J. Roentgenol. **75**, 246 (1956). — SEALY, W. C., and W. G. YOUNG: Schatzki's ring or lower esophageal web: a semantic and surgical enigma. J. thorac. cardiovasc. Surg. **47**, 143 (1964). — SOM, M. L., B. S. WOLF, and R. H. MARSHAK: Narrow esophagogastric ring treated endoscopically. Gastroenterology **39**, 634 (1960).

## II. Ektasie und Divertikel

ALNOR, P.: On the pathogenesis of cardiospasm. J. thorac. Surg. **36**, 141 (1958). — ALNOR, P. C., u. F. K. OHNESORGE: Über den Einfluß des vegetativen Nervensystems auf die Kardiafunktion unter besonderer Berücksichtigung der sympathischen Innervation. Z. ges. exp. Med. **129**, 511 (1958). — ARNSTEIN, A.: Spindelförmige Erweiterung des Ösophagus bei Wirbelsäulenversteifung. Ref. Dtsch. med. Wschr. **1914**, 367. — ASCARELLI: Un caso di neoplasma in megaesofago. Nunt. radiol. (Roma) **14**, 50 (1948). — ASSMANN: Über Innervationsstörungen im Magen-Darmkanal. Klin. Wschr. **1923**, 1048. — AUGUSTE, C., et J. PARIS: Sur un cas de mégaoesophage avec syndrome de compression médiastinale. Arch. Mal. Appar. dig. **36**, 83 (1947).

BALL, R., and A. CRUMP: Megaoesophagus (cardiospasm) usw. Radiology **36**, 575 (1941). — BANDMANN, F.: Über histologische Untersuchungen beim sog. Cardiospasmus. Zbl. Chir. **82**, 1892 (1957). — BARSONY, T.: Funktionelle Speiseröhrendivertikel (Relaxationsdivertikel). Wien. klin. Wschr. **39**, 1363 (1926). — BARSONY, T., u. E. POLGAR: Symptomlose und funktionelle Speiseröhrendivertikel. Fortschr. Röntgenstr. **36**, 593 (1927). — BAUERMEISTER, W.: Carcinoma oesophagi bei idiopathischer Dilatation. Arch. Verdau.-Kr. **32**, 189 (1923). — BAUMGARTEN, A.: Idiopathische Oesophagusdilatation. Wien. klin. Wschr. **1907**, 179. — BENEKE, R.: Beiträge zur Pathologie des Oesophagus. Dtsch. Ärzteztg. **5**, 6 (1901); — Diskussion zu GRUND: Über Oesophagusdilatationen. Münch. med. Wschr. **1914**, 1883. — BERGMANN, E. V.: Ein Fall von Dilatatio oesophagi idiopathica. Ref. Berl. klin. Wschr. **1908**, 330; — Über Oesophagusdivertikel usw. Langenbecks Arch. klin. Chir. **43**, 1 (1892). — BOEHM, G.: Der Kardiospasmus mit Ektasie der Speiseröhre. Dtsch. Arch. klin. Med. **136**, 358 (1921). — BRAUN, O.: Zur Pathologie der sogenannten idiopathischen Oesophagusdilatation. Wien. klin. Wschr. **1950**, 913. — BROSCH, A.: Zur Anatomie und Pathogenese der Vorderwanddivertikel des Oesophagus. Virchows Arch. path. Anat. **176**, 328 (1904). — BÜCKING: Zit. nach LÜDIN.

CAMERON, J.: Esophagusectasia in a child. Arch. Dis. Childh. **2**, 358 (1927). — CANNON, W. B.: A law of denervation. Amer. J. med. Sci. **198**, 737 (1939). — CARACO, A., e D. LANZARA: Contributo allo studio ed alla interpretazione delle alterazioni nervose intramurali nel megaesofago acalasico. G. ital. Chir. **22**, 643 (1966). — CASSALLA, R. R., F. H. ELLIS jr., and A. L. BROWN jr.: Fine-structure changes in achalasia of the esophagus. II. Esophageal smooth muscle. Amer. J. Path. **46**, 467

(1965). — CASSELL, R. R., A. L. BROWN jr., G. P. SAYRE, and F. H. ELLIS jr.: Achalasia of the esophagus: pathologic and etiologic considerations. Ann. Surg. 160, 474 (1964). — CHAMPON, F.: Présentation des pièces anatomiques etc. Bull. Soc. belge Otol. Lar. Rhin. 1, 68 (1937). — CHIARI, H.: Zit. nach W. FISCHER. — CROSS, F. S.: Pathologic changes in megaesophagus. (Esophageal Dystonia.) Surgery 31, 647 (1952). — CUNNINGHAM, O. D.: Megaesophagus. Ann. Otol. (St. Louis) 35, 557 (1926).

DAMIANI, R.: Le alterazioni dei plessi nervosi intramurali dell'esofago nel cardiospasmo. Chir. Pat. sper. (Milano) 2 (1), 101 (1954). — DESSECKER, C.: Das epinephrale Pulsionsdivertikel der Speiseröhre. Langenbecks Arch. klin. Chir. 128, 236 (1924). — DIENEROWITZ, H. J.: Über eine sogenannte allgemeine Divertikulose. Zbl. allg. Path. path. Anat. 95, 40 (1956). — DOHLMANN, G., and O. MATTSSON: The role of the cricopharyngeal muscle in cases of hypopharyngeal diverticula. A cineroentgenographic study. Amer. J. Roentgenol. 81, 561 (1959). — DRESCHFELD: Inaug.-Diss. Würzburg 1892.

EICHHORN, H.: Das Oesophagusdivertikel. Bruns' Beitr. klin. Chir. 176, 559 (1947). — ERDMANN, H.: Ungewöhnliche Spätkomplikation nach primärer Ölplombe. Tuberk.-Arzt 3, 136 (1949). — ERVENICH, P.: Idiopathische Oesophagusdilatation nach postdiphtherischer Schlucklähmung. Med. Klin. 1940, 1187. — ETZEL, E.: Neuropathologie des Megaoesophagus usw. Ref. Zbl. Hals-, Nas.- u. Ohrenheilk. 25, 393 (1936); — Megaoesophagus und Megacolon und ihre Komplikationen. Ref. Zbl. Hals-, Nas.- u. Ohrenheilk. 27, 424 (1937).

FAURÉ: Thèse de Paris 1894. — FEDERER, L.: Kasuistischer Beitrag zur idiopathischen Oesophagusdilatation. Fortschr. Röntgenstr. 32, 222 (1924). — FINEMAN, A. H.: An unusual long diverticulum of the esophagus. J. Amer. med. Ass. 90, 1943 (1928). — FISCHER, W.: Speiseröhre. In: HENKE-LUBARSCH, Handbuch der speziellen pathologischen Anatomie und Histologie, Bd. IV/1. Berlin: Springer 1926. — FLEINER: Lehrbuch der Erkrankungen der Verdauungsorgane 1896. — FLEISCHER, F.: Schwielige Mediastinitis und röntgenologisch erkennbare Veränderungen am Ösophagus. Adhäsions- oder Haftdivertikel des Ösophagus. Fortschr. Röntgenstr. 37, 406 (1928). — FLESCH: Divertikel über Stenosen. Ref. Kongr.-Zbl. 6, 484 (1913).

GIANNI, O.: Contributo statistico allo studio della formazione e della sede dei diverticoli esofagei. Arch. ital. Otol. 40, 241 (1929). — GILSE, P. VAN: Geburtsschädigung als Ursache von diffuser Speiseröhrenerweiterung. Z. Hals-, Nas.- u. Ohrenheilk. 22, 91 (1929). — GLAS, E.: Zur ösophagoskopischen Diagnose der idiopathischen Speiseröhrenerweiterung. Wien. klin. Wschr. 1907, 403. — GREIGG, D. M.: Cardiospasm etc. Edinb. med. J. 27, 11 (1921). — GROSS, R. E.: The surgery of infancy and childhood. Philadelphia and London: W. B. Saunders Co. 1953. — GÜTGEMANN, A.: Erkrankungen der Speiseröhre. In: Lehrbuch der Chirurgie, hrsg. v. GOHRBRANDT und REDWITZ. Jena: Fischer 1956. GUISEZ, J.: Phréno-cardiospasmes avec mégaoesophage. Presse méd. 32, 697 (1924). — GUNDERMANN: Über umschriebene Ektasie der Speiseröhre über dem linken Bronchus. Inaug.-Diss. Kiel 1901.

HIRSCH, A., u. J. WAGNER: Ein ungewöhnlicher Fall von Oesophagusstenose. Münch. med. Wschr. 1923, 1229. — HUBER, A.: Zur Lehre vom Oesophagus-Divertikel. Dtsch. Arch. klin. Med. 52, 97 (1893). — HURST, A. F.: Achalasia of the cardia. Quart. J. Med. 8, 300 (1915); — Treatment of achalasia of the cardia. Lancet 202, 618 (1927).

IMDAHL, H.: Der terminale Ösophagus. Stuttgart: Schattauer 1963.

JOSEPH, R., et J.-C. JOB: Dysautonomie familiale et mégaoesophage. Arch. franç. Pédiat. 20, 25 (1963).

KAUFMANN, E.: Lehrbuch der speziellen pathologischen Anatomie. Berlin u. Leipzig: W. de Gruyter & Co. 1931. — KNIGHT, D. C.: The relation of the extrinsic nerves to the functional activity of the esophagus. Brit. J. Surg. 22, 155 (1934). — KÖBERLE, F.: Zur Frage der Entstehung der sogenannten „idiopathischen Dilatation" der Hohlorgane. Virchows Arch. path. Anat. 329, 337 (1957); — Enteromegaly and cardiomegaly in Chagas disease. Gut 4, 399 (1963); — Zur Pathogenese des Megaösophagus. Z. Gastroent. 5, 287 (1967). — KRAUS: Festschrift für v. LEYDEN, 1902.

LALLEMANT, Y.: Méga-oesophages et dyskinésies oesophagiennes. Probl. Oto-laryng. (Paris) 13 (1965). — LANZARA, A.: Revisione critica del problema terapeutica del cosidetto „cardiospasmo". Arch. Chir. Torace 9, 525 (1952). — LEHMANN, G.: Gastric cardiospasm in the dog. Amer. J. Physiol. 143, 163 (1945). — LERCHE, W.: The muscular coat of the oesophagus and its defects. J. thorac. Surg. 6, 1 (1946). — LINDE, L. M., and J. L. WESTOVER: Esophageal and gastric abnormalities in dysautonomia. Pediatrics 29, 303 (1962). — LOREY: Kardiospasmus. Ref. Dtsch. med. Wschr. 1919, 815. — LOTHEISSEN, G.: Handbuch der praktischen Chirurgie, 4. Aufl., Bd. 2. Stuttgart: Ferdinand Enke 1913. — Lütgertsches epibronchiales Oesophagusdivertikel. Schweiz. med. Wschr. 1945, 136; — Krankheiten der Speiseröhre. In: Handbuch der inneren Medizin, Bd. III/1, Verdauungsorgane. Berlin-Göttingen-Heidelberg: Springer 1953. — LÜDIN, M.: Die Dysphagie im Röntgenbild. Radiol. clin. (Basel) 12, 145 (1943). — LÜTGERT: Pulsionsdivertikel oberhalb des linken Bronchus. Inaug.-Diss. Kiel 1892. — LUSCHKA, H.: Die spindelförmige Erweiterung der Speiseröhre. Virchows Arch. path. Anat. 42, 473 (1868).

MARTIN: Zur chirurgischen Behandlung des Kardiospasmus usw. Mitt. Grenzgeb. Med. Chir. 8, 226 (1901). — MELTZER, S. G.: Ein Fall von Dysphagie nebst Bemerkungen. Berl. klin. Wschr. 1888, 140. — MERKEL, H.: Verdauungsorgane. In: Lehrbuch der speziellen pathologischen Anatomie (KAUFMANN-STAEMMLER), Bd. I/2. Berlin: W. de Gruyter & Co. 1956. — MIKULICZ, J. v.: Über Gastroskopie und Oesophagoskopie mit Demonstrationen am Lebenden. Verh. dtsch. Ges. Chir. 11, 30 (1882).

NAGEL, O.: Oesophagusstenosen nach primären Paraffinölplomben. Tuberk.-Arzt 2, 242 (1948).

OCHSNER, A., and M. DEBAKEY: Surgical considerations of achalasia: review of literature and report of 3 cases. Arch. Surg. 41, 1146 (1940).

RIBBERT, H.: Zit. nach W. FISCHER. — RIBERI, A., J. S. BATTERSBY, and T. VELLIOS: Epidermoid carcinoma occurring in a pharyngo-esophageal diverticulum. Cancer (Philad.) 8 (4), 727 (1955). — RÖSSLE, R.: Die Pylorushypertrophie des Erwachsenen. Schweiz. med. Wschr. 1935, 174. — ROSENTHAL, V.: Die Pulsionsdivertikel des Schlundes. Leipzig: Georg Thieme 1902. — ROVSING, T.: Ein Fall von totaler Gastroptosis mit Dilatation der Speiseröhre. Ref. Münch. med. Wschr. 1913, 1111. — RUCKENSTEINER, E.: Über die Ursachen des Zenkerschen Divertikels. Dtsch. med. Wschr. 76, 136 (1951).

SCHLÄPFER, E.: Zwei Grenzdivertikel beim gleichen Patienten. Schweiz. med. Wschr. 1949, 637. — SCHMIEDEN, V.: Über Oesophagus-Dilatationen. Ref. Münch. med. Wschr. 1914, 1883; — Beitrag zur Chirurgie der Zenkerschen Divertikel der Speiseröhre. Dtsch. Z. Chir. 227, 499 (1930). — SIMONETTI, C.: Achalasia du cardia per avitaminose B. Ann. ital. Chir. 24, 136 (1947). — STARK: Die Divertikel der Speiseröhre. Leipzig 1900. — STERNBERG, C.: Über Erweichung bronchialer Lymphdrüsen und ihre Folgen. Verh. Dtsch. Path. Ges. 9. Tagg., 1905, S. 309. — STRAUSS, H.: Über einen eigenartigen Fall von Speiseröhrenerweiterung. Berl. klin. Wschr. 1920, 656.

TESCHENDORFF, W.: Die Röntgenuntersuchung der Speiseröhre. Ergebn. med. Strahlenforsch. 3, 175 (1928). — TETENS: Ein Beitrag zur Lehre von Oesophagusdivertikeln. Inaug.-Diss. Kiel 1888. — THIEDING, F.: Über Cardiospasmus, Atonie und „idiopathische" Dilatation der Speiseröhre. Bruns' Beitr. klin. Chir. 121, 237 (1921); — Über Cardiospasmus, Atonie und „Idiopathische" Dilatation der Speiseröhre. Bruns' Beitr. klin. Chir. 121, 237 (1921).

UEDA, T., E. OKAMOTO, S. FUKUOKA, H. SHIRASAKA, and T. OZAWA: Investigation on the pathogenesis of cardiospasm. Histological study of the intramural plexus of the oesophagus and cardia. Med. J. Osaka Univ. 9, 469 (1958). —

VANTRAPPEN, G.: Slokdarmmotiliteit. Brüssel: Arscia Uitgaven N.V. 1961; — Achalasia of esophagus (Aperistalsis of esophagus). Panel-Discussion 2nd World Congr. of Gastroenterology, München 1962, I, 3. Basel: Karger 1963. — VOGT, A.: Röntgendiagnose und Klinik der Zwölffingerdarmdivertikel. Röntgenpraxis 14, 281 (1942).

WANKE, R., u. P. C. ALNOR: Morphogenese der Achalasie. 2nd World Congr. of Gastroenterology, München 1962, I, 46. Basel: Karger 1963. — WANKE, R., u. E. KRICKE: Operative Behandlung der Achalasia (Sclerosis) cardiae, zugleich ein Beitrag zur Morphologie. Dtsch. med. Wschr. **87**, 1036 (1962). — WANKE, R., u. W. SCHÜTTE-MEYER: Kritische Bemerkungen zum sogenannten Cardiospasmus (Sklerosis cardiae). Chirurg **20**, 266 (1949). — WIEDAU, E.: Zur Kasuistik höchstgradiger kardiotoner Oesophagusdilatation. Röntgenpraxis **14**, 218 (1942). — WILDEGANS, H.: Pathogenese und Therapie des sog. Cardiospasmus. Med. Klin. **48**, 2 (1953). — WOLF, S., and T. P. ALMY: Experimental observations on cardiospasm in man. Gastroenterology **13**, 401 (1949). — WORMS, G., et J. LEROUX-ROBERT: La grande dilatation de l'oesophage usw. Ann. Oto-laryng. (Paris) 669 (1934).

ZENKER, P., u. v. ZIEMSSEN: Krankheiten des Oesophagus. In: v. ZIEMSSEN, Handbuch der speziellen Pathologie, 2. Aufl., Bd. 7. Leipzig: F. C. W. Vogel 1878.

## G. Zirkulationsstörungen

BEITZKE, H.: Über einen Fall von cavernöser Umwandlung der Pfortader. Charité-Ann. **34**, 466 (1910). — BOGOCH, A:. Hematemesis and melena. In: Gastroenterology by H. L. BOCKUS, 2nd ed., vol. I, p. 614. Philadelphia and London: W. B. Saunders & Co. 1963.

CHIARI, H.: Anatomische Befunde bei mit modernen Antibioticis Behandelten. Wien. klin. Wschr. **1948**, 569.

DAGRADI, A. E., J. T. BRODERICK, G. JULER, S. WOLINSKI, and S. J. STEMPIEN: The Mallory-Weiss syndrome and lesion. A study of 30 cases. Amer. J. dig. Dis., N.S. **11**, 710 (1966). — DAWYDOWSKIE, J. W.: Pathologische Anatomie und Pathologie des Fleckfiebers. Ergebn. allg. Path. path. Anat. **20**, 2 (1924). — DOERR, W.: Pathologische Anatomie des angeborenen Herzfehlers. Fortschr. Röntgenstr. **79**, 767 (1949); — Persönliche Mitteilung.

FISCHER, W.: Speiseröhre. In: HENKE-LUBARSCH, Handbuch der speziellen pathologischen Anatomie und Histologie, Bd. IV/1. Berlin: Springer 1926. — FOSSEL, M.: Über Dysphagia lusoria. Wien. klin. Wschr. **1943**, 447.

HADORN, W.: Magendarmblutungen. Therapiewoche **9**, 1, 60 (1959). — HEINE: Nekrotisierende Oesophagitis bei myeloischer Leukämie. Klin. Wschr. **1935**, 396. — HOLLÄNDER, E., u. G. FÖLDES: Spontane Magenschleimhautruptur (Mallory-Weiss-Syndrom) und Myokardinfarkt. Münch. med. Wschr. **108**, 1398 (1966).

KAISER, E.: Oesophagusblutung nach Verbrennung. Wien. klin. Wschr. **1949**, 955. — KARO: Über Blutungen aus Oesophagusvarizen. Inaug.-Diss. Würzburg 1896. — KAUFMANN, E.: Zit. nach MERKEL, Verdauungsorgane. In: Lehrbuch der speziellen pathologischen Anatomie von KAUFMANN-STÄMMLER. Berlin: W. de Gruyter & Co. 1955. — KAZMERS, N.: Mallory-Weiss syndrome. Report of a case proven at autopsy and review of the literature. Int. J. Surg. **45**, 483 (1966). — KÖNIG, A. P.: Penetrierendes peptisches Speiseröhrengeschwür mit Aortenruptur. Zbl. allg. Path. path. Anat. **95**, 242 (1956).

LETULLE, M., et J. VACOLL: L'erythremie, ,,maladie de vaquez". Arch. Mal. Cœur **17**, 65 (1924).

MAJERANOWSKY, J. F.: Varices, congen. syphil. tuberculosis and secondary tumores of the oesophagus. Arch. Path. **45**, 608 (1948). — MALLORY, G. K., and S. WEISS: Hemorrhages from laceration of the cardiac orifice of the stomach due to vomiting. Amer. J. med. Sci. **178**, 506 (1929).

PICK, L.: Über totale hämangiomatöse Obliteration des Pfortaderstammes. Virchows Arch. path. Anat. **197**, 490 (1909).

RAISCH, O.: Ein Fall von tödlicher Verblutung aus Oesophagus-Varizen bei Fibroadenie der Milz beim Kleinkind. Zbl. Chir. **62**, 925 (1935). — RISEL, W.: Zur thrombotischen Obliteration und cavernösen Umwandlung der Pfortader. Dtsch. med. Wschr. **1909**, 1685. — RÖSSLE, R.: Zwei Fälle von Oesophagusblutung durch hämorrhagische Diathese. Münch. med. Wschr. **1913**, 198.

SCHUBERT, W.: Verschluß des Pfortaderstammes als angeborene Mißbildung. Frankfurt. Z. Path. **67**, 109 (1956). — SCOVILLE, H. M.: Traumatic erosion of an anomalous right subclavian artery. J. Amer. med. Ass. **79**, 1115 (1922). — STELZNER, F., u. W. LIERSE: Über das Verschlußsystem der terminalen Speiseröhre. Zbl. Chir. **92**, 1857 (1967).

TOKANTINS, L. M.: The haemorrhagic tendency in congestive splenomegaly. J. Amer. med. Ass. **136**, 616 (1948).
VERSÉ, M.: Über totale Pfortader-Obliteration und anämische Infarkte der Leber. Verh. dtsch. path. Ges. 13. Tagg, 314 (1909).

## H. Entzündungen
### I./II. Unspezifische sowie spezifische Entzündungen

ABBO, J., e M. MELIS: Contributo allo studio delle esofagite cistiche. Rossegma ital. di Chir. Med. **3**, 3 (1954). — ABEL, A. L.: Oesophageal obstruction. London: Oxford Univ. Press 1929. — ACKERMANN: Ein Fall von phlegmonöser Gastritis usw. Virchows Arch. path. Anat. **45**, 39 (1869). — ALLISON, P. R.: Peptic ulcer of the esophagus. J. thorac. Surg. **15**, 308 (1946). — ALLISON, P. R., A. S. JOHNSTONE, and G. B. ROYCE: Short esophagus with simple peptic ulceration. J. thoracic. Surg. **12**, 432 (1943). — ALNOR, P.: Die Oesophagitis. Ther. Ber. **29**, 107 (1957). — ASCHENBACH, H., J. P. LYNCH, and R.W. DWIGHT: Idiopathic ulcerative esophagitis. Report of a case. New Engl. J. Med. **255**, 456 (1968). — ASKANAZY, M.: Die Entzündung. In: Handbuch der normalen und pathologischen Physiologie, Bd. 13, S. 281. Berlin: Springer 1929; — Lymphogranulome de l'oesophage. Rev. Méd. (Paris) **49**, 775 (1929). — AYLETT, S. O.: Gummatous infiltration of oesophagus masquerading as carcinoma. Brit. med. J. **1950**, 1476.
BALÓ, J., u. B. KORPÁSSY: Warzen, Papillome und Krebs. Leipzig: Johann Ambrosius Barth 1936. — BARRETT, M. R.: Chronic peptic ulcer of the esophagus and esophagitis. Brit. J. Surg. **38**, 175 (1950). — BARTELS, E. C.: Acute ulcerative esophagitis. A pathologic and clinical study of 82 cases observed at necropsy. Arch. Path. **20**, 369 (1935). — BELSEY, R.: Peptic ulcer of the oesophagus. Ann. roy. Coll. Surg. **14**, 303 (1954). — BENEDICT, E. B., and R. H. SWEET: Benign stricture of the esophagus, with special reference to esophagitis, hiatus hernia, esophageal ulcer and duodenal ulcer. Gastroenterology **11**, 618 (1948). — BENSAUDE et RIVET: Zit. nach LÜDIN. — BERDAL, P., and K. HARNEAS: Ulcerative colitis with coexistent ulcerative oesophagitis. Nord. Med. **55**, 511 (1956). — BERG, J. W.: Esophageal herpes: a complication of cancer therapy. Cancer (Philad.) **8**, 731 (1955). — BERTOLD: Zit. nach KÖNIG. — BICHEL, J.: Hodgkins disease of the oesophagus. Acta radiol. (Stockh.) **35**, 317 (1951). — BOCKUS, H. L., and J. BANK: Upper gastrointestinal disease associated with syphilis. Amer. J. Syph. **13**, 30 (1929). — BREUS, K.: Ulcerationen des Pharynx, Ösophagus und des Magens nach Kalilauge. Wien. med. Wschr. **1878**, 258. — BÜNGELER, M.: Zit. nach MERKEL. In: Lehrbuch der speziellen pathologischen Anatomie (KAUFMANN-STÄMMLER). Berlin: W. de Gruyter & Co. 1955. — BUSHER, L. H., and F. H. TAYLOR: Heterotopic mucosa in the esophagus with ulceration and stricture formation. J. thoracic. Surg. **21**, 306 (1951).
CATEL, W.: Differentialdiagnose von Krankheitssymptomen bei Kindern und Jugendlichen, Bd. II, Krankheiten der Thorax- und Bauchorgane, 3. Aufl. Stuttgart: Georg Thieme 1963. — CHEATHAM, W. J., TH. H. WELLER, T. F. DOLAN, and J. C. DOWER: Varicella: Report of two fatal cases with necropsy, virus-isolation and serologic studies. Amer. J. Path. **32**, 1015 (1956). — CHIARI, H.: Tuberkulose des Oesophagus nach Ätzung. Verh. dtsch. path. Ges. **14**, 189 (1910). — CHIOLÉRO, J.: Un cas de lymphogranulomatose primitive de l'oesophage. Ann. Anat. path. **12**, 305 (1935). — CHRISTOPHERSON, J. B.: A simple ulcer of the oesophagus. Lancet **1917** I, 369. — CLARK, J. V.: A case of submucous abscessus of the oesophagus. J. Laryng. **62**, 461 (1948). — COFFEY, J. H., and I. DRAVIN: Perforated esophageal ulcer. Amer. J. dig. Dis. **18**, 285 (1951).
DYER, N. H., P. L. COOK, and R. A. KEMP HARPER: Oesophageal stricture associated with CROHN's disease. Gut **10**, 549 (1969).
EDSALL: Tuberculosis of the esophagus etc. Trans. path. Soc. Philad. **18**, 87 (1898). — EIERMANN, F.: Über seltene Komplikationen der Wirbelsäulenkaries. Beitr. Klin. Tuberk. **41**, 269 (1919). — EIGLER, G.: Das gleichzeitige Auftreten von Carcinom und Tuberkulose in der Speiseröhre. Chirurg **1917**, 138. — EISENBUD, M.: Chickenpox with visceral involvement. Amer. J. Med. **12**, 740 (1952). — EPPINGER, H.:

Über Tuberkulose des Magens und Oesophagus. Prag. med. Wschr. **1881**, 501, 509. — EVERT: Tuberkulose des Oesophagus. Inaug.-Diss. Berlin 1906.

FAROY, G., et PAILLAS: Sténose cardio-oesophagienne d'origine syphilitique probable. Arch. Mal. Appar. dig. **31**, 265 (1942). — FEIN, J.: Druckgeschwüre im Hypopharynx infolge von Lordose der Hals-Wirbelsäule. Wien. med. Wschr. **1920**, 811. — FILIPO, D.: Contributo allo studio della T.B.C. esofagea. Clin. otorinolaring. **5**, 28 (1953).— FINGERLAND, A., V. VORTEL, and J. ENDRYS: Oesophagitis herpetica. Čas. Lék. čes. **91**, 473 (1952). FISCHER, G.: Krankheiten des Halses. In: Deutsche Chirurgie von BILLROTH und LÜCKE, Liefg. 24, S. 144, 1880. — FISCHER, W.: In: Handbuch der speziellen pathologischen Anatomie, herausgeg. von HENKE-LUBARSCH, Bd. IV/1, S. 83f. Berlin: Springer 1926; — Avitaminosen. Herausgeg. von STEPP und GYÖRGY. Berlin: Springer 1927. — FOROOZAN, P., T. ENTA, D. H. WINSHIP, and J. S. TRIER: Loss and regeneration of the esophageal mucosa in pemphigoid. Gastroenterology **52**, 548 (1967). — FRANKLIN, R. H., and S. TAYLOR: Non specific granulomatous (regional) esophagitis. J. thorac. Surg. **19**, 292 (1950). — FRIEDENWALD, D. M., M. FELDMAN, and W. F. ZINN: Peptic ulcers of the esophagus. Amer. J. med. Sci. **177**, 1 (1929).

GELFAND, M. D., and C. L. KRONE: Dysphagia and esophageal ulceration in Crohn's disease. Gastroenterology **55**, 510 (1968). — GELLMAN, D. D., and K. SILBERSTEIN: Perforation of peptic ulcer of the oesophagus into the pericardial cavity. Brit. med. J. **1956**, 1413. — GENT, J. J. C.: roy. nav. med. Serv. **37**, 44 (1951). — GLINSKY, L. K.: Die Labdrüsen im oberen Teil der menschlichen Speiseröhre. Extrait du bulletin de l'académie des sciences de Cracovie, Novembre 1903. — GLOCKNER, A.: Über eine neue Form von Oesophagustuberkulose. Prag. med. Wschr. **1896**, 114. — GORYN, S.: Melaena vera neonatorum bei Ulcus oesophagi. Inaug.-Diss. Basel 1935. — GRUBER, M. B.: Zur Statistik der peptischen Affektionen im Magen, Oesophagus und Duodenum. Münch. med. Wschr. **1911**, 1668. — GRÜNEIS, P.: Isoliertes, wahrscheinlich primäres Lymphogranulom des Ösophagus. Wien. klin. Wschr. **1941**, 641. — GRUENWALD, P., and M. R. MARSH: Acute esophagitis in infants. Amer. Arch. Path. **49**, 1 (1950). — GUARNACCIA, E.: Microdiverticulosi cistica suppurativa dell'esophago. Otorinolaring. ital. **10**, 463 (1940). — GÜTGEMANN, A.: Über gut- und bösartige Stenosen des Oesophagus und der Cardia. Fortschr. Röntgenstr. **77**, 315 (1952). — GUYOT, R.: La syphilis de l'oesophage etc. Ann. Oto-laryng. (Paris) **1931**, 505.

HAECKER, R.: Beitrag zur Behandlung der Fremdkörper in der Speiseröhre. Münch. med. Wschr. **1907**, 2077. — HAMPERL, H.: Peptische Ösophagitis. Verh. dtsch. Ges. Path. 27. Tagg 1934. — HARTZ, P. H., and A. VAN DER SAR: Acute esophageal ulceration associated with intranuclear inclusion bodies. Gastroenterology **11**, 337 (1948). — HASLINGER, F.: Beitrag zur Lymphogranulomatose des Ösophagus. Arch. Ohr.-, Nas.- u. Kehlk.-Heilk. **150**, 123 (1941). — HEDINGER, E.: Lymphogranulom des Ösophagus. Schweiz. med. Wschr. **1923**, 828. — HEFFERNON, E. W., and P. W. KEPKAY: Segmental esophagitis, gastritis and enteritis. Gastroenterology **26**, 83 (1954). — HILLEMAND, P., R. VIGNIÉ, R. WATTEBLED et R. et J. DURON: Arch. Mal. Appar. dig. Nr 6 (1955) (Suppl.). — HOFFMANN, T.: Primäre und sekundäre Refluxoesophagitis. Dtsch. med. Wschr. **1957**, 1726. — HUDSON, T. R., and J. R. HEAD: Syphilis of the esophagus. J. Thorac. Surg. **20**, 216 (1950). — HURST, A. F.: Achalasia of the cardia. Quart. J. Med. **8**, 300 (1915); — Treatment of achalasia of the cardia. Lancet **202**, 618 (1927).

IMDAHL, H.: Der terminale Ösophagus. Stuttgart: Schattauer 1963.

JIROVEC, O., u. J. VANĚK: Zur Morphologie der Pneumocystis Carinii usw. Zbl. allg. Path. path. Anat. **92**, 424 (1954). — JOHNSON, H. V.: Visceral lesions associated with varicella. Arch. Path. **30**, 292 (1940). — JOHNSTONE, A. S.: Peptic ulceration of the oesophagus with partial thoracic stomach. Brit. J. Radiol. **16**, 357 (1943). — JOSEFOWICZ, J.: Selbstverätzung der Schleimhaut von Magen und Oesophagus bei schwerer Amyloidose. Frankfurt. Z. Path. **30**, 360 (1924).

KAMPMEIER, R. H., and E. JONES: Esophageal obstruction due to gummata of the esophagus. Amer. J. med. Sci. **201**, 539 (1941). — KAUFMANN, E.: Lehrbuch der speziellen pathologischen Anatomie. Berlin u. Leipzig: W. de Gruyter & Co.

1931. — KÖNIG, P. A.: Penetrierendes peptisches Speiseröhrengeschwür mit Aortenruptur. Zbl. allg. Path. path. Anat. **95**, 242 (1956). — KRAUS, F.: Die Erkrankungen der Speiseröhre. In: NOTHNAGELs Handbuch, Bd. 14, Teil 1, Abt. II. Wien 1902. — KÜMMELL, R.: Beitrag zur Kenntnis der tuberkulösen Erkrankung des Oesophagus. Münch. med. Wschr. **1906**, 453.

LANDOIS: Über multiple Cysten des Oesophagus. Dtsch. Z. Chir. **94**, 600 (1908). — LIAN, C., R. GARCIN, F. SIGUIER, F. WELTI, J. J. SABAOUN et J. SABAOUN: Hernie diaphragmatique et thromboses veineuses répétées. Bull. Soc. méd. Hóp. Paris **1952**, 467. — LIAN, C., F. SIGUIER et J. J. WELTI: Le syndrome ,,hernie diaphragmatique ou éventeration diaphragmatique et thromboses veineuses". Presse méd. **61**, 145 (1953). — LODGE, K. V.: The pathology of non-specific oesophagitis. J. Path. Bact. **69**, 7 (1955). — LUBARSCH, O.: Arb. path.-anat. Abt. kgl. hyg. Inst. Posen, 1901. — LÜDIN, M.: Krankheiten der Speiseröhre. In: Handbuch der inneren Medizin, Bd. III/1. Berlin-Göttingen-Heidelberg: Springer 1953. — LYALL, A.: Chronic peptic ulcer of the oesophagus. Brit. J. Surg. **24**, 534 (1937).

MELLINS, H. Z.: Esophageal ulcer in infancy. Amer. J. Roentgenol. **68**, 634 (1952). — MÉRIEL, P., CH. DARNAUD, Y. DENARDY et P. CLAVERIE: Lymphogranulomatose maligne avec localisation oesophagienne. Sang **24**, 627 (1953). — MERKEL, H.: Verdauungsorgane. In: KAUFMANN-STAEMMLER, Lehrbuch der speziellen pathologischen Anatomie, Bd. I/2. Berlin: W. de Gruyter & Co. 1956. — MEYER-BOTHLING, H. J.: Über die luetische Speiseröhrenentzündung. Z. Laryng. Rhinol. **27**, 71 (1948). — MORGENSTERN, M.: Röhrenförmige Ausstülpung der Speiseröhrenschleimhaut (Oesophagitis exfoliativas. dissecans superficialis). Zbl. allg. Path. path. Anat. **89**, 17 (1952). — MOSSBERG, S. M.: The columnar-lined esophagus (Barrett syndrome) — an acquired condition? Gastroenterology **50**, 671 (1966).

NAKAMURA, N.: Über Cysten des Oesophagus und ihre Bedeutung. Z. angew. Anat. **1**, 461 (1914). — NAVRATIL, D. v.: Über die Heilung der Oesophago-Trachealfistel. Dtsch. Z. Chir. **75**, 467 (1904). — NISSEN, R., u. M. ROSSETTI: Die Behandlung von Hiatushernien und Refluxösophagitis mit Gastropexie und Fundoplicatio. Stuttgart: Georg Thieme 1959.

ORTH: Über das Leichengut des Charité-Krankenhauses für das Jahr 1909. Charité-Ann. **34**, 356 (1910).

PALMER, E. D.: Subacute erosive ("peptic") esophagitis. Arch. Path. **59**, 51 (1955). — PATERSON, T. C.: A simple superficial esophageal cyst. J. Path. Bact. **40**, 559 (1935). — PEARCE, J., and A. DAGRADI: Acute ulceration of the esophagus with associated intranuclear inclusion bodies; report of 4 cases. Arch. Path. **35**, 889 (1943). — PERUZZO, U.: Sopra un caso di granuloma maligno localizzato all'esofago. Rev. anat. pat. **4**, 1039 (1951). — PETERS, P. M.: The pathology of severe digestion oesophagitis. Thorax **10**, 269 (1955). — PRINGLE, J. H., L. T. STEWART, and J. H. TEACHER: Digestion of the oesophagus as a cause of postoperative and other forms of haematemesis. J. Path. Bact. **24**, 397 (1931). — PRINGLE, J. H., and J. H. TEACHER: Digestion of the oesophagus as a cause of postoperative haematemesis. Brit. J. Surg. **6**, 523 (1919).

QUINCKE, H.: Ulcus oesophagi ex digestione. Dtsch. Arch. klin. Med. **24**, 72 (1879).

REDING, R.: Die sogenannte pseudotumoröse, peptische Ösophagitis. Med. Bild **8**, 92 (1965). — RIPLEY, H. R., W. V. LEARY, J. H. GRINDLAY, W. D. SEYBOLD, and C. F. CODE: Surgical forum. Amer. Coll. Surg. Philadelphia: W. B. Saunders & Co. 1951. — RÖSSLER, W.: Über das Ulcus pepticum oesophagi. Dtsch. Z. Chir. **245**, 333 (1935). — ROKITANSKY, C. v.: Lehrbuch der pathologischen Anatome, 3. Aufl. Wien 1855. — ROLLESTON: Zit. nach LÜDIN. — ROSENDORFF, C., and. N. W. T GRIEVE: Ulcerative oesophagitis in association with ulcerative colitis. Gut **8**, 344 (1967). — ROSENHEIM: Über Heilung eines Falles von Oesophagusstruktur nach Diphtherie. Berl. klin. Wschr. **1898**, 496. — ROTH, J. L. A.: Tuberculosis, syphilis, fungus infection and scleroderma of the esophagus. In: Gastroenterology by H. L. BOCKUS, p. 210. Philadelphia and London: W. B. Saunders Co. 1963; — Esophagitis and peptic ulcer of the esophagus. In: Gastroenterology by H. L. BOCKUS, 2nd ed., vol. I, p. 195. Philadelphia and London: W. B. Saunders Co. 1963. — ROTTER, W., u. G. HASSE:

Über einen Fall von chronischer peptischer Oesophagitis. Zbl. allg. Path. path. Anat. **85**, 167 (1949).
SCHAER, H.: Systematische Untersuchungen über das Vorkommen von Vorstadien des Krebses in der menschlichen Speiseröhre. Z. Krebsforsch. **31**, 217 (1930). — SCHMILINSKY: Tracheo-oesophageale Fistel nach gummösem Prozeß. (Sitzungsber.) Münch. med. Wschr. **1911**, 1476. — SCHÜRMANN, P., u. H. KLEINSCHMIDT: Pathologie und Klinik der Lübecker Säuglingstuberkulose-Erkrankungen. Arb. Reichsgesundh.-Amt **69**, 25 (1935). — SCLAVUNOS, G.: Über Oesophagitis superficialis usw. Virchows Arch. path. Anat. **133**, 250 (1893). — SELYE, H.: The experimental production of peptic haemorrhagic oesophagitis. Canad. med. Ass. J. **39**, 447 (1938). — SMITH, G. W., and O. E. EDWARDS: Hemorrhage from varices in patients with achlorhydria. Gastroenterologia (Basel) **51**, 1054 (1966). — STEFFEN, A.: Krankheiten des Oesophagus. Jb. Kinderheilk. **2**, 143 (1869). — STERNBERG, C.: Über die Oesophagitis phlegmonosa und fistulae oesophago-oesophageales. Verh. dtsch. path. Ges. 17 .Tagg. 524 (1914); — STEWART, M. J., and S. J. HARTFALL: Chronic peptic ulcer of the oesophagus. J. Path. Bact. **32**, 9 (1929). — STIEVE, H.: Verhornungserscheinungen im Epithel der menschlichen Speiseröhren- und Scheidenschleimhaut. Z. mikr.-anat. Forsch. **24**, 214 (1931). — STOUT, A. P., and R. LATTES: Tumors of the esophagus, fasc. 20, Atlas of tumorpathology. Armed Forces Institute of Pathology.
TAYLOR, A. L.: The epithelial heterotopias of the alimentary tract. J. Path. Bact. **30**, 415 (1927). — THOMPSON, J. R.: Carcino-sarcoma of the esophagus. J. thorac. Surg. **25**, 261 (1953). — TILESTON, W.: Peptic ulcer of the esophagus. Amer. J. med. Sci. **132**, 240 (1906). — TRALLERO, M.: Über das Verhalten der Muscularis mucosae der Magenschleimhautinseln in der Speiseröhre. Inaug.-Diss. Berlin 1913. — TURINA, M., M. SCHAMAUN u. W. WALDVOGEL: Crohnsche Krankheit des Ösophagus. Dtsch. med. Wschr. **44**, 2097 (1968).
URBAN, N.: Oesophaguskrankheiten. In: Handbuch der Kinderheilkunde (Hrsg. H. OPITZ u. F. SCHMID), Bd. IV, S. 883. Berlin-Heidelberg-New York: Springer 1965.
VERGA: Arch. ital. Mal. Appar. dig. **1**, 555 (1932). — VINSON, P. P.: Zit. nach H. R. BUTT and P. P. VINSON, Esophagitis. Arch. Otolaryngol. **23**, 550 (1936). — VOGT-MOYKOPF, I., u. M. WANKE: Morbus Crohn des terminalen Oesophagus. Z. Gastroenterologie **8**, 163 (1970)
WAGNER: Die Todesfälle in der letzten Pockenepidemie von Leipzig. Arch. Heilk. **13**, 107 (1872). — WESSELY, W.: Entzündungen und Geschwüre des Oesophagus. In: Handbuch der Hals-, Nasen- und Ohrenheilkunde von DENKER und KAHLER, Bd. 9, S. 160. Berlin: Springer 1929. — WEXELS, P.: Tuberculosis of the esophagus. Acta tuberc. scand. **24**, 211 (1954). — WINKELSTEIN, A.: Peptic esophagitis: a new clinical entity. J. Amer. med. Ass. **104**, 906 (1935). — WOLF, B. S., R. H. MARSHAK, M. L. SOM, and A. WINKELSTEIN: Peptic esophagitis, peptic ulcer of the esophagus and marginal esophagogastric ulceration. Gastroenterology **29**, 744 (1955).
YRIAT: Zit. nach ROTTER und HASSE, 1949.
ZENKER, K.: Beitrag zur Ätiologie und Casuistik der Tuberkulose der Speiseröhre. Dtsch. Arch. klin. Med. **55**, 405 (1895). — ZENKER, K., u. v. ZIEMSSEN: Krankheiten des Oesophagus. In: v. ZIEMSSENs Handbuch der speziellen Pathologie, 2. Aufl., Bd. 7. 1878.

### III. Pilzerkrankungen

FISCHER, W.: l. c.
GARDE, H.: De l'actinomycose oesophagienne. Thèse de Lyon, 1896.
HOLT, J. M.: Candida infection of the oesophagus. Gut **9**, 227 (1968).
KAZDA, F.: Einiges über Aktinomycose etc. Dtsch. Z. Chir. **156**, 342 (1920).
MARCHAND: Aktinomycose. S.-B. Berl. klin. Wschr. **1896**, 91.

### J. Ruptur, Fremdkörper und Perforationen des Oesophagus

ADAMS: Zit. nach LÜDIN. — ATKINS, J. P.: Esophageal fistula. In: Gastroenterology by H. L. BOCKUS, 2nd ed., vol. I, p. 228. Philadelphia and London: W. B. Saunders Co. 1963.

BARRETT, N. R.: Report of a case of spontaneous perforation of the oesophagus etc. Brit. J. Surg. **35**, 216 (1947). — BASTANIER: Ein Fall von Perforation der Speiseröhre und des Herzens. Virchows Arch. path. Anat. **226**, 269 (1919). — BEAL, J. M.: Spontaneous rupture of the esophagus. Ann. Surg. **129**, 512 (1949). — BÓDI, T., H. FANGER, and I. FORSYTE: Spontaneous rupture of the esophagus. Ann. intern. Med. **41**, 553 (1954).

CHIARI, H.: Fremdkörperverletzung des Oesophagus mit Aortenperforation. Berl. klin. Wschr. **51**, 7 (1914). — COHN, F.: Beiträge zur Kasuistik der spontanen Oesophagusruptur. Mitt. Grenzgeb. Med. Chir. **18**, 295 (1908). — COLLARD, M., et P. NOEL: Diagnostic radiologique d'une rupture spontanée de l'oesophage distal avec fistule péricardique. Acta gastro-ent. belg. **31**, 77 (1968).

DAWIS, E. D. D.: S.-B. Zbl. Laryng. usw. **33**, 306 (1917).

FLIPSE, M. E.: Spontaneous rupture of the esophagus. Dis. Chest **19**, 165 (1951).

GAETHGENS, G.: Eingeheilter Fremdkörper im Oesophagus. Zbl. allg. Path. path Anat. **63**, 5 (1935). — GIRARD et KISSEL: Un cas de perforation de l'oesophage. Bull. Soc. nat. Chir. **58**, 1405 (1932). — GRAMATZKY: Über die Ruptur der Speiseröhre. Inaug.-Diss. Königsberg 1867.

KAUFMANN, E.: Spezielle pathologische Anatomie, 9. u. 10. Aufl. Berlin u. Leipzig: W. de Gruyter & Co. 1931. — KERR, H. H., H. SLOAN, and CH. E. O'BRIEN: Rupture of the esophagus by compressed air. Surgery **33**, 416 (1953). — KRÜCKENBERG, TH.: Über traumatische Oesophagusrupturen usw. Arch. Ohr.-, Nas.- u. Kehlk.-Heilk. **148**, 89 (1940). — KYLE, J. T.: Spontaneous rupture of the oesophagus. Brit. med. J. **1935**, 977.

LÜDIN, M.: Krankheiten der Speiseröhre. In: Handbuch der inneren Medizin, 4. Aufl. Berlin-Göttingen-Heidelberg: Springer 1953.

MARSTON, E. L., and H. L. VALK: Spontaneous rupture of the esophagus: review of the literature. Ann. intern. Med. **51**, 590 (1959).

PALMER, E. D., and C. WILLMER: Survey of gastroscopic and esophagoscopic accidents. J. Amer. med. Ass. **164**, 2012 (1957).

RAIMONDI, C.: Rottura dell'esofago etc. Ref. Zbl. Chir. **1888**, 557.

SCHOLEFIELD, J.: Spontaneous perforation of the esophagus. Brit. med. J. **1949**, 348.

WARTER, J., L. FRUHLING, J. SCHWARTZ, R. RABER et M. SIMLER: La rupture spontanée de l'oesophage. Presse méd. **1958**, 708. — WEDER, A.: Spontanruptur der Speiseröhre. Acta oto-laryng. (Stockh.) **31**, 426 (1943). — WHIPHAM, T. R. C.: A case of rupture of the esophagus. Lancet **1903**, 749. — WINKELBAUER, H.: Chirurgie des Oesophagus. Berlin: W. de Gruyter & Co. 1955.

ZUPPINGER, C.: Zur Kenntnis der nicht traumatischen Oesophagusperforation im Kindesalter. Jb. Kinderheilk. **57**, 444 (1903).

## K. Veränderungen des Oesophagus und Magens bei Verätzungen und Vergiftungen

ASCHOFF, L.: Über den Engpaß des Magens. Jena: Gustav Fischer 1918.

BIGELOW: Carcinoma of the esophagus developing at the site of lyestricture. Cancer (Philad.) **6**, 1159 (1953). — BORNIKOEL: Über Verätzungen der Speiseröhre durch Ätzlauge. Z. klin. Med. **41**, 34 (1900).

DERKOSCH u. MAYER: Über den Nachweis und die Bestimmung des Schädlingsbekämpfungsmittels E 605 in der gerichtlichen Chemie. Microchim. Acta **1955**, 494. — DORMANNS, E.: Das Oesophaguscarcinom. Z. Krebsforsch. **49**, 86 (1940).

GRAU, H.: Über Ausstoßung röhrenförmiger Ausgüsse aus Oesophagus und Magen nach Verätzung. Z. klin. Med. **57**, 369 (1905). — GUISEZ, J.: Malignant tumors of the oesophagus. J. Laryng. **40**, 213 (1925). — GUŠIK, B.: Das autonome perioesophageale Nervensystem bei den acuten Verätzungen der Speiseröhre. Mschr. Ohrenheilk. **87**, 93 (1953); — Pathological changes in the blood vessels and nerves of the oesophagus due to corrosion. J. Laryng. **67**, 745 (1953).

HABERDA, A.: In E. v. HOFMANN, Lehrbuch der gerichtlichen Medizin, 10. Aufl. Berlin u. Wien: Urban & Schwarzenberg 1923. — HARDAWAY, R. M.: Syndromes of disseminated intravascular coagulation. Illinois, USA: Ch. C. Thomas 1966. — HARNACK, E., u. H. HILDEBRANDT: Über postmortale Wirkung von Ätzgiften im Magen. Naunyn-Schmiedebergs Arch. exp. Path. Pharmak., Suppl. **1908**, 246.

KATHE, H.: Zur Kenntnis des anatomischen Befundes bei der Lysolvergiftung. Virchows Arch. path. Anat. **185**, 132 (1906); — Über einige anatomische Veränderungen bei Lysolvergiftung. Zbl. allg. Path. path. Anat. **18**, 210 (1907). — KLEIN, E.: Ein Sanduhrmagen infolge von Salzsäureverätzung (Gastroduodenostomie). Wien. klin. Rdsch. **1900**, 85.

LANGE, H. F.: Salicylates and gastric hemorrhage. II. Manifest bleeding. Gastroenterology **33**, 778 (1957). — LASCH, H. G., u. L. ROKA: Zur Prothrombinbildung in der Leber. Hoppe-Seylers Z. physiol. Chem. **73**, 30 (1957). — LESSER, A.: Die anatomischen Veränderungen des Verdauungskanals durch Ätzgifte. Virchows Arch. path. Anat. **83**, 193 (1881). — LIEBMANN, E.: Über einen Fall von Abgang der Magenschleimhaut durch den Darm nach Vergiftung mit konzentrierter Salzsäure. Münch. med. Wschr. **64**, 1292 (1917).

MALMSTEN, P. H., H. SCHAUENBURG, TH. STEVENSON u. J. DOUGALL: Fälle von Vergiftung mit ätzenden Substanzen: a) Schwefelsäure, b) Salpetersäure, c) Oxalsäure, d) Ätzammoniak. Schmidts Jb. **155/56**, 19 (1872). — MATZDORFF, E.: Die Chlorzinkvergiftung vom gerichtsärztlichen Standpunkte. Vjschr. gerichtl. Med. **39**, 26 (1910). — MERKEL, H.: Die Magenverätzungen. In: HENKE-LUBARSCH, Handbuch der speziellen pathologischen Anatomie und Histologie. Berlin: Springer 1926.

NEUREITER, F. v.: In: PIETRUSKY-SCHÜTT, Handwörterbuch der gerichtlichen Medizin und naturwissenschaftlichen Kriminalistik. Berlin: Springer 1940.

PETRI, E.: Vergiftungen. In: HENKE-LUBARSCH, Handbuch der speziellen pathologischen Anatomie und Histologie. Berlin: Springer 1930. — PICK, L.: Über Essigsäurevergiftung. Berl. klin. Wschr. **57**, 1173 (1920). — POHL, J.: Toxikologie. Berlin u. Wien: Urban & Schwarzenberg 1929. — PROPST, A.: Die Laugenverätzungen des Magens und ihr Vergleich mit dem peptischen Magengeschwür. Langenbecks Arch. klin. Chir. **280**, 337 (1955).

REYE: Über Zinkchloridvergiftung. Klin. Wschr. **1929**, 236.

SAUERBREI, H.-U.: Vergiftungen im Kindesalter. Münch. med. Wschr. **100**, 1963 (1958). — SCHALL: Die Veränderungen des Verdauungstraktus durch Ätzgifte. Beitr. path. Anat. **44**, 458 (1908). — SIEGMUND, H.: Zit. nach H. MERKEL. In: Lehrbuch der speziellen pathologischen Anatomie (E. KAUFMANN u. M. STAEMMLER). Berlin: W. de Gruyter & Co. 1955. — SILBERMANN, R.: Zur Kasuistik der Essigsäurevergiftung. Z. Med.beamte **24**, 113 (1911).

TUNGER, H.: Über Vergiftungen im Kindesalter. Mschr. Kinderheilk. **61**, 268 (1935).

URBAN, N.: Beitrag zur Differentialdiagnose von Ösophagusfremdkörpern beim Kleinkind. Kinderärztl. Prax. **19**, 1 (1951).

WALBAUM: Über die Einwirkung konzentrierter Ätzgifte auf die Magenwand. Vjschr. gerichtl. Med. **32**, 63 (1906). — WECHSELBERG, K., u. K.-R. BUNGE: Vergiftungen im Kindesalter. Mschr. Kinderheilk. **108**, 272 (1960). — WILDENBERG: Ein Fall von röhrenförmiger Ausstoßung einer Oesophagusmembran nach Lysol. Inaug.-Diss. Göttingen 1910.

ZALKA, E. DE: Cancer of the esophagus in a stricture caused by potassium hydroxide Acta oto-laryng. (Stockh.) **22**, 270 (1935). — ZIEMKE: Vergiftung durch Salzsäure. Münch. med. Wschr. **1905**, 1172. — ZIPFEL, R.: Speiseröhrenverätzungen im Kleinkindsalter und ihre Behandlung. HNO (Berl.) **6**, 253 (1958).

## L. Tumoren des Oesophagus

### I. Benigne Tumoren

ALBERTINI, A. v.: Histologische Geschwulstdiagnostik. Stuttgart: Georg Thieme 1955.

BEELER, R. C., J. N. COLLINS, and M. F. HALL: Benign pedunculated tumors of the esophagus. Amer. J. Roentgenol. **60**, 466 (1948). — BERNATZ, P. E., J. L. SMITH,

F. H. Ellis jr., and H. A. Andersen: Benign pedunculated intraluminal tumors of the oesophagus. J. thorac. Surg. **35**, 503 (1958). — Bigliardi, J.: Su di un non comune singolare caso di tumore polipoite dell'esofago etc. Ann. Radiol. diagn. (Bologna) **14**, 470 (1940).

Chi, P. S.H., and W. E. Adams: Benign tumors of the esophagus. Arch. Surg. **60**, 92 (1950).

Dalicho, W.: Gutartige gestielte Oesophagustumoren; ein Fall von Myxofibrom. Röntgenpraxis **1943**, 361.

Eberth, C. J.: Großes Myom des Oesophagus. Klin. Med. **43**, 137 (1868).

Fairen, V.: Ein Fall von multiplen Fibromen im Oesophagus. Ref. Zbl. Hals-, Nas.- u. Ohrenheilk. **22**, 568 (1934). — Ferguson, Ch. F., and L. E. Hackworth: Haemangioma of the esophagus in infancy. Arch. Otolaryng. **45**, 585 (1947). — Frank, H. A., L. Rainer, and F. G. Fleischner: Cooccurrence of large leiomyoma of the esophagus and squamous-cell carcinoma of the thymus. New Engl. J. Med. **255**, 159 (1956).

Gabrielli, S., e Scorsoppi: Un caso di fibromioma gastro-esofageo. Arch. Chir. Torace **8**, 241 (1951). — Gans, S. L., and W. I. Potts: Anomalous lobe of lung arising from the esophagus. J. thorac. Surg. **21**, 313 (1951). — Goldmann, A., and H. Masters: Leiomyoma of the esophagus. Arch. Surg. **60**, 559 (1950). — Gütgemann, A.: Gutartige Geschwülste der Brustspeiseröhre. Chirurg **23**, 97 (1952). — Guiffrida, E.: Angioma of the esophagus. Minerva med. **38**, 90 (1947).

Harrington, S. W.: Surgical treatment of benign and secondary malignant tumors of the esophagus. Arch. Surg. **58**, 646 (1949). — Heizer, H.: Über ein Wandlipom des Oesophagus. Zbl. Chir. **78**, 493 (1953). — Hicquet, G., et V. Jourdain: Un cas d'adénome de l'oesophage. Scalpel (Brux.) **86**, 231 (1933). — Hoyne, R. M., and I. T. C. Rogers: Esophageal fibromyoma associated with diverticulum. Amer. J. Surg. **81**, 592 (1951). — Hunt, W. M.: Multiple papillomas of the oesophagus. Ann. Otol. (St. Louis) **46**, 752 (1937).

Johnston, J. B., O. T. Clagett, and J. R. McDonald: Smooth-muscle tumours of the oesophagus. Thorax **8**, 251 (1953).

Kennsy, J. L.: Giant intramural leiomyoma of the oesophagus. J. thorac. Surg. **26**, 93 (1953). — Korkis, F. B.: Benign tumours of the oesophagus. J. Laryng. **65**, 638 (1951).

Lewis, B., R. G. Maxfield: Leiomyoma of the esophagus. Internat. Abstr. Surg. **99**, 105 (1954). — Lueders, H. W., A. Stranahan, R. D. Alley, H. W. Kausal, and A. S. Peck: Leiomyomata of the esophagus. Arch. Otolaryng. **67**, 587 (1958).

McBride jr., A. F.: Benign polyploid tumour of the esophagus. Cancer (Philad.) **4**, 708 (1951). — Marcial-Rojas, R. A., and P. Suau: Epidermoid carcinoma in mucosa overlying a pedunculated lipoma of the esophagus. J. thorac. Surg. **37**, 427 (1959). — Mayer, J.: Beitrag zum Vorkommen gutartiger Geschwülste im Oesophagus. Mschr. Ohrenheilk. **85**, 161 (1951). — Minski, P. R.: Zur Entwicklungsgeschichte und Klinik der Polypen und polypenähnliche Gewächse des Rachens und der Speiseröhre. Dtsch. Z. Chir. **41**, 513 (1895). — Moersch, H. J., and A. C. Broders: Adenoma of the esophagus. Arch. Otolaryng. **21**, 168 (1935). — Moersch, H. J., and S. W. Harrington: Benign tumours of the esophagus. Ann. Otol. (St. Louis) **53**, 800 (1944).

Obiditsch-Mayer, J., u. M. Salzer-Kuntschik: Malignes „gekörntzelliges Neurom", sogenanntes Myoblastenmyom des Oesophagus. Beitr. path. Anat. **125**, 357 (1961).

Palmer, E. D.: The esophagus and its diseases. New York: P. B. Hoeber, Inc. 1952. — Pape, R., u. Spitznagel: Oesophagusmyome. Fortschr. Röntgenstr. **43**, 645 (1931). — Patterson, E. J.: Benign neoplasms of the esophagus. Report of a case of myxofibroma. Ann. Otol. (St. Louis) **41**, 942 (1932); — Benign neoplasms of the esophagus. Penn. med. J. **36**, 168 (1933). — Puestow, Ch. B., W. J. Gillesby, and V. L. Guynn: Cancer of the esophagus. Arch. Surg. **70**, 662 (1955).

Reeves, E.: Osteochondroma of the esophagus etc. Arch. Otolaryng. **29**, 151 (1939). — Rose, J. D.: Myomata of the esophagus. Brit. J. Surg. **24**, 297 (1931). — Rueff, F., u. A. Grabiger: Glomustumor des Ösophagus. Bruns' Beitr. klin. Chir. **215**, 106 (1967).

SCHAFER, P., and C. KITTLE: Esophageal leiomyomas. J. Amer. med. Ass. 133, 1202 (1947). — SCHRIDDE: Plattenepithelkrebs und Fibromyom des Oesophagus. Ref. Med. Klin. 10, 262 (1914). — SPATH, F., u. M. RATZENHOFER: Über die angeborene Oesophagusstenose. Ein Fall von stenosierender Adenomyose. Wien. klin. Wschr. 1959, 723. — STEWART, J. D.: Myoma of the esophagus associated with diverticula. Arch. Path. 12, 77 (1931). — STOREY, C. F., and W. C. ADAMS: Leiomyoma of the esophagus. Amer. J. Surg. 91, 3 (1956). — STOUT, A. P., and R. LATTES: Tumors of the oesophagus. Atlas of tumours. Armed Forces Inst. of Path., Sect. V, Fasc. 20, 1957. Washington D.C. — SWEET, R. H., L. SOUTTER, and C. T. VALENZUELA: Musclewalltumors of the oesophagus. J. thorac. Surg. 27, 13 (1954).

TARTARINI, G.: Un raro lipoma a sede esophagea. Arch. De Vecchi Anat. pat. 23, 781 (1955). — TOTTEN, R. S., A. P. STOUT, HUMPHREYS II, and R. L. MOORE: Benign tumours and cysts of the esophagus. J. thorac. Surg. 25, 606 (1953).

VINSON, P. P., A. B. MOORE, and H. H. BOWING: Haemangioma of the oesophagus. Amer. J. med. Sci. 172, 416 (1926).

WATSON-WILLIAMS, E.: Lymphangioma of the oesophagus. Proc. roy. Soc. Med. 27, 288 (1934). — WEYRICH, G.: Plötzlicher Tod durch ein gestieltes Lipom der Speiseröhre. Dtsch. Mschr. gerichtl. Med. 21, 164 (1933). — WHALE, H. L.: Oesophageal tumor of thyroid tissue. Brit. med. J. 1921 II, 987. — WILDER, J. R., and S. W. MOORE: Leiomyoma of the esophagus. Arch. Surg. 67, 595 (1953).

## II. Maligne Tumoren

### 1. Sarkome

ALBERTINI, A. V.: Histologische Geschwulstdiagnostik. Stuttgart: Georg Thieme 1955. — ALLAN, A. C., and J. SPITZ: Malignant melanoma. Cancer (Philad.) 6, 1 (1953).

BOYD, D. P., W. A. MEISSNER, C. L. VELKOFF, and T. C. GLADDING: Primary melanocarcinoma of the esophagus. Cancer (Philad.) 7, 266 (1954). — BRODERS, A. C., P. P. VINSON, and P. E. DAVIS: Haemangioendothelioma of the esophagus. Arch. Otolaryng. 18, 168 (1933). — BUCHHOLZ, W.: Über Melanoblastome der oberen Luft- und Speisewege. Z. Laryng. Rhinol. 37, 549 (1958).

CITTERIO, L.: Melanoblastoma dell'esofago. Arch. Torace 7, 289 (1953). — CLARK, D. E.: Sarcoma of the esophagus etc. Arch. Surg. 59, 348 (1949). — CORNER, M., and H. FAIRBANK: Sarcomata of the alimentary canal. Lancet 1904, 1503. — COTTET, P.: Tumeurs exceptionelles de l'oesophage etc. Radiol. clin. (Basel) 18, 258 (1949). — CREECH, O., R. C. OVERTON, and E. ERICKSON: Leiomyosarcoma of the esophagus. Tex. St. J. Med. 51, 271 (1955).

DONATH, K.: Beitrag zur Kenntnis der sarkomatösen Geschwülste der Speiseröhre. Virchows Arch. path. Anat. 194, 446 (1908). — DVORAK, H. J.: Sarcoma of the esophagus. Arch. Surg. 22, 794 (1931).

ENDE, N., PH. PIZZOLATO, L. RAIDER, and J. ZISKIND: An unusual case of carcinosarcoma of the esophagus. Amer. J. Roentgenol. 65, 227 (1951).

FERRO, F. E., E. W. MILLER, W. A. MORNINGSTAR, R. C. SINGERMAN, and H. J. MENDELSOHN: Primary melanoma of the esophagus. Arch. Surg. 76, 492 (1958). — FILIPPI, P.: Sul sarcoma primitivo dell'esofago. Pathologica 46, 327 (1955). — FLEMING, P. C., and S. B. VAN DER MERWE: A case of primary malignant melanoma of the oesophagus. Brit. J. Surg. 46, 121 (1958). — FRUHLING, L., et CH. WILD: Données anatomo-pathologiques et statistiques nécropsiques et biopsiques concernant les tumeurs malignes de l'oesophage. Ann. Oto-laryng. (Paris) 7, 400 (1952).

GLINSKI, L. K.: Über polypenförmige Mischgeschwülste des Oesophagus. Virchows Arch. path. Anat. 167, 383 (1902). — GREGG, J. B., and F. W. STAMLER: Unusual neoplasms of the esophagus. J. Amer. med. Ass. 59, 159 (1954).

HACKER, V.: Zur Kenntnis des Oesophagussarkoms. Mitt. Grenzgeb. Med. Chir. 19, 396 (1909). — HANSEMANN, D. V.: Die mikroskopische Diagnostik der bösartigen Geschwülste, 2. Aufl. 1902. — HERXHEIMER, G.: Das Carcinoma sarcomatodes nebst Beschreibung eines einschlägigen Tumors des Oesophagus. Beitr. allg. Path. 44, 150

(1908). — HERZOG, G.: Ein scheinbares Sarkocarcinom des Oesophagus. Verh. dtsch. path. Ges. **17**, 346 (1914).

JOHNSTON, J. B., O. T. CLAGETT, and J. R. MCDONALD: Smooth-muscle tumors of the oesophagus. Thorax **8**, 251 (1953).

KAHLSTORF, A.: Beitrag zur Röntgendiagnostik seltener bösartiger Gewächse der Speiseröhre. Fortschr. Röntgenstr. **42**, 201 (1930). — KINOSHITA, M.: Zur Lehre der Mischgeschwülste des Oesophagus. Schweiz. med. Wschr. **1921**, 155.

LANG, F. J.: Zur Kenntnis der Carcinosarkome des Oesophagus. Virchows Arch. path. Anat. **234**, 485 (1921). — LIPSCHULZ, B. M., and S. FISHER: Leiomyosarcoma of the esophagus. Gastroenterology **27**, 661 (1954). — LORING, W. E., and R. ZEPPA: Melanocarcinoma of the esophagus. J. thorac. Surg. **32**, 35 (1956). — LÜDIN, M.: Über polypöse Tumoren des Oesophagus. Fortschr. Röntgenstr. **75**, 117 (1951); — Krankheiten der Speiseröhre. In: Handbuch der inneren Medizin (MOHR-STAEHELIN). Berlin-Göttingen-Heidelberg: Springer 1953.

MONTPELLIER: Zit. nach FRUHLING-WILD.

POMERANZ, A. A., and J. H. GARLOCK: Primary melanocarcinoma of the esophagus. Ann. Surg. **142**, 2 (1955). — PUYO, R., et M. PORTMANN: Mélanocarcinome primitif de l'oesophage. Rev. Laryng. (Bordeaux) **3**, 178 (1950).

RAINER, W. G., and R. BRUS: Leiomyosarcoma of the esophagus; review of the literature and report of 3 cases. Surgery **58**, 343 (1965). — REITH, L.: Über zwei Fälle von primärem Sarkom des Oesophagus. Inaug.-Diss. Leipzig 1909. — RESANO, J. H., e O. HOJMAN: Contribucion al estudio des sarcoma primitivo de esofago. Pren. méd. argent. **39**, 2045 (1952). — ROBERTSON, J. W.: Malignant melanoma of the esophagus etc. Gastroenterology **27**, 121 (1954). — ROSSELET, A., et E. SCHINZ: Un cas rare de tumeur de l'oesophage. Schweiz. med. Wschr. **1924**, 1015.

SCHMINCKE: Diskussionsbemerkung. Verh. dtsch. path. Ges. **1914**, 363. — SIRSAT, M. U.: Malignant melanoma of the esophagus. Ann. Surg. **142**, 296 (1913). — STENER, B., N. G. KOCK, S. PETTERSSON, and B. ZETTERLUND: Carcinosarcoma of the esophagus. J. thorac. cardiovasc. Surg. **54**, 746 (1967). — STOUT, A. P., G. H. HUMPHREYS, and L. A. ROTTENBERG: A case of carcinosarcoma of the esophagus. Amer. J. Roentgenol. **61**, 461 (1949). — SWEET, R. H., L. SOUTTER, and C. T. VALENZUELA: Muscle wall tumors of the oesophagus. J. thorac. Surg. **27**, 13 (1954).

THOMPSON, R. J.: Carcinosarcoma of the esophagus. J. thorac. Surg. **25**, 261 (1953). — THOREK, P., and B. H. NEIMAN: Rhabdomyosarcoma of the esophagus. J. thorac. Surg. **20**, 77 (1950).

WALTHER, H. E.: Krebsmetastasen. Basel: Benno Schwabe & Co. 1948. — WILD, CH., L. FRUHLING et Y. LE GAL: Le sarcome réticulaire primitif de l'oesophage. Bronchoscopie, Oesophagoscopie, Gastroscopie **1951**, 36. — WOLFENSBERGER, R.: Über ein Rhabdomyom der Speiseröhre. Beitr. path. Anat. **15**, 491 (1894).

## 2. Carcinome

AREY, L. B.: Developmental Anatomy, 6. ed. Philadelphia and London: W. B. Saunders Co. 1954. — ARRANTS, J. E., H. ALBUERNE, and M. J. JURKIEWICZ: Carcinoma of the esophagus with a history of lye ingestion. Amer. Surg. **31**, 107 (1965). — ASKANAZY M.: Das experimentelle Karzinom. Schweiz. med. Wschr. **8**, 1209 (1927). — AUERBACH, O., A. P. STOUT, E. C. HAMMOND, and L. GARFINKEL: Histologic changes in esophagus in relation to smoking habits. Arch. environm. Hlth **11**, 4 (1965).

BAKER, R. R., and S. LOTT: Carcinoma of the thoracic esophagus. Bull Johns Hopk. med. J. **121**, 153 (1967). — BALÓ, J., u. B. KORPÁSSY: Warzen, Papillome und Krebs. Leipzig: Johann Ambrosius Barth 1936. — BARRETT, N. R.: The lower esophagus lined by columnar epithelium. Surg. Gynec. Obstet. **41**, 881 (1957). — BAUER, K. H.: Das Krebsproblem, 2. Aufl. Berlin-Göttingen-Heidelberg: Springer 1963. — BIGELOW, N. H.: Carcinoma of the esophagus developing at the site of lyestricture. Cancer (Philad.) **6**, 1159 (1953). — BROWN, A. K.: A case of double primary carcinoma of the oesophagus. Brit. J. Surg. **46**, 476 (1959). — BÜCHNER, F.: Spezielle Pathologie. Berlin u. München: Urban & Schwarzenberg 1955.

CALLANAN, J. G.: Simultaneous occurrence of simple and malignant tumors of the esophagus. J. thorac. Surg. **28**, 4 (1954). — CARRIE, A.: Adenocarcinoma of the upper end of the oesophagus arising from ectopic gastric epithelium. Brit. J. Surg. **37**, 474 (1950). — CLARKE, C. H., and R. B. McCONNELL: Six cases of carcinoma of the oesophagus occurring in one family. Brit. med. J. **1954**, 1137. — CLAYTON, E. S.: Carcinoma of the esophagus. Surg. Gynec. Obstet. **46**, 52 (1928). — COTTIN, E., et C. SALOZ: Deux cas de cancer multiples de la première portion du tube digestif. Arch. Mal. Appar. dig. **13**, 305 (1923).

DEAN, L. W.: Coexistent carcinoma, tuberculosis and syphilis. Ann. Otol. (St. Louis) **26**, 619 (1917). — DORMANNS, E.: Das Oesophaguscarcinom. Z. Krebsforsch. **49**, 86 (1940).

FELDMANN, M.: Adenocarcinomatous pedunculated polyp of the esophagus. Amer. J. dig. Dis. **6**, 453 (1939). — FISCHER, W.: Speiseröhre. In: HENKE-LUBARSCH, Handbuch der speziellen pathologischen Anatomie und Histologie, Bd. IV/1. Berlin: Springer 1926. — FRUHLING, L., et CH. WILD: Données anatomo-pathologiques et statistiques nécropsiques et biopsiques concernant les tumeurs malignes de l'oesophage. Ann. Oto-laryng. (Paris) **7**, 400 (1952). — FUZJI: Zit. nach MERKEL.

GIBEL, W.: Experimentelle Untersuchungen zur Synkarzinogenese beim Oesophaguskarzinom. Arch. Geschwulstforsch. **30**, 181 (1967). — GLÄSER, A.: Zur Häufigkeit und Metastasierung des Ösophaguskarzinoms. Zbl. Chir. **90**, 696 (1965). — GLANINGER, J., u. J. MAYER: Oesophaguscarcinom und Strahlentherapie. Krebsarzt **8**, 14 (1953). — GREGG, J. B., and F. W. STAMLER: Unusual neoplasms of the esophagus. Arch. Otolaryng. **59**, 159 (1954). — GSELL, O., u. A. LÖFFLER: Ätiologische Faktoren des Oesophaguskarzinoms. Dtsch. med. Wschr. **87**, 2173 (1962). — GÜTGEMANN, A.: Zur Frage der radikalen und palliativen Operation des Ösophagus-Carcinoms. Langenbecks Arch. klin. Chir. **276**, 357 (1953). — GUISEZ, J.: Malignant tumors of the oesophagus. J. Laryng. **40**, 213 (1925).

HENNINGER, H.: Oesophaguscarcinom in einer 16 Jahre alten Striktur. Dtsch. Z. Chir. **237**, 632 (1932). — HOOVER, W. B.: Carcinoma associated with esophageal diverticulum. J. clin. N. Amer. **25**, 707 (1945). — HOWEL-EVANS, W., R. B. McCONNELL, C. A. CLARKE, and P. M. SHEPPARD: Carcinoma of the oesophagus with keratosis palmaris et plantaris (tylosis). Quart. J. Med. **27**, 413 (1958).

JACKSON, CH.: Carcinoma and sarcoma of the esophagus. Amer. J. med. Sci. **169**, 625 (1925).

KANUT, B.: Über die durch Speiseröhrenkrebs bedingten Perforationen usw. Inaug.-Diss. Berlin 1956. — KAUFMANN, E.: Spezielle pathologische Anatomie, 9.—10. Aufl. Berlin u. Leipzig: W. de Gruyter & Co. 1931. — KÖHLMEIER, W.: Sitzungsbericht. Zbl. allg. Path. path. Anat. **67**, 268 (1937). — KRAUS: Zit. nach GUISEZ.

LEE, B. Y., A. THOMPSON, and V. C. DE LUCCA: Carcinoma of the esophagus. A thirteen year study. Int. Surg. **47**, 84 (1967). — LEGER, L., I. BETRAND, A. GERNEZ et J. CASTAING: La dysphagie sidéropénique maladie de Plummer-Vinson — état précancereux. Presse méd. **59**, 1736 (1951). — LIU, Y., T. L. WANG, W. J. WU, M. L. FEI, and H. Y. CHU: Carcinomas of esophagus and cardia of stomach. Chin. med. J. **73**, 394 (1955). — LÜDIN, M.: Krankheiten der Speiseröhre. In: MOHR-STAEHELIN, Handbuch der inneren Medizin, 4. Aufl., Bd. III/1. Berlin-Göttingen-Heidelberg: Springer 1953.

McPEAK, E., and W. L. ARONS: Adenoacanthoma of the esophagus. Arch. Path. **44**, 385 (1947). — McPEAK, E., and S. WARREN: Histologic features of carcinoma of the esophageal junction and cardia. Amer. J. Path. **24**, 971 (1948). — MATHEWS, R. W., and T. G. SCHNABEL: Primary esophageal carcinoma with especial reference to a non penetrating variety. J. Amer. med. Ass. **105**, 1591 (1935). — MATTHES, A. G.: Speiseröhrenkrebs bei idiopathischer Oesophagusdilatation. Röntgenpraxis **10**, 107 (1938). — MEREDINO, K. A., and V. H. MARK: An analysis of 100 cases of squamous carcinoma of the esophagus. Part I. Cancer (Philad.) **5**, 52 (1952); Part II. Surg. Gynec. Obstet. **94**, 110 (1952). — MERKEL, H.: Verdauungsorgane. In: Lehrbuch der speziellen pathologischen Anatomie (KAUFMANN-STAEMMLER). Bd. I/2. W. de Gruyter & Co. 1956. — MORSON, B. C., and J. R. BELCHER: Adenocarcinoma of the oesophagus and ectopic gastric mucosa. Brit. J. Cancer **6**, 127 (1952). — Mosbech, J., and A. Videbeak: On the etiology of esophageal carcinoma. J. nat. Cancer Inst. **15**, 1665 (1955). — Mühlberger, F.: Anatomische Befunde bei röntgenrotationsbestrahlten intrathoracalen Carcinomen. Radiol. Austriaca **8**, 159 (1955).

Nakayama, K.: Erfahrungen bei etwa 3000 Fällen von Ösophagus- und Cardiacarcinom. Dtsch. Z. Chir. **295**, 81 (1960). — Nathanson, I. T., and C. E. Welch: Life expectancy and incidence of malignant disease. Amer. J. Cancer **31**, 457 (1937). — Neuberger, F.: Über die lymphogenen Schleimhautmetastasen der Speiseröhrenkrebse. Wien. klin. Wschr. **1953**, 821; — Zur Metastasierung des Speiseröhrenkrebses. Arch. Ohr.-, Nas.- u. Kehlk.-Heilk. **163**, 340 (1953); — Zur Frage der multiplen Einbrüche des Oesophaguscarcinoms usw. Mschr. Ohrenheilk. **88**, 305 (1954); — Über die Beziehungen des Speiseröhrenkrebses zu den tiefen Luftwegen. Pract. oto-rhino-laryng. (Basel) **16**, 199 (1954). — Nielson: Zit. nach Neuberger.

Ochsner, A., and M. De Bakey: Surgical aspects of carcinoma of the esophagus. J. thorac. Surg. **10**, 401 (1941). — Orcel, L., J. Payen et A. Grenier: A propos de deux observations de cancer gastro-oesophagiens. Arch. Anat. path. **31**, 81 (1955). — Otto, H.: Die Bewertung des metaplastischen Bronchialepithelregenerates. Beitr. path. Anat. **117**, 397 (1957). — Ovens, J. M., and W. O. Russell: Concurrent leiomyosarcoma and squamous carcinoma of the esophagus. Arch. Path. **51**, 560 (1951).

Parmentier-Chabrol: Zit. nach Lüdin. — Patten, B. M.: Human Embryology, 2nd ed. London: Churchill 1953. — Postoloff, A. V., and W. M. Cannon: Genesis of aortic perforation secondary to carcinoma of the esophagus. Arch. Path. **41**, 533 (1946).

Quick, D., and M. Cutler: Transitional cell epidermoid carcinoma. Surg. Gynec. Obstet. **45**, 320 (1927).

Raven, R. W.: Carcinoma of the oesophagus. Brit. J. Surg. **36**, 70 (1948). — Reggianini, V.: Epitelioma ,,in situ" di un diverticulo dell'esofago toracico. Arch. Chir. Torace **12**, 295 (1955). — Riberi, A., J. St. Battersby, and F. Vellios: Epidermoid carcinoma occurring in a pharyngeosophageal diverticulum. Cancer (Philad.) **8**, 727 (1955). — Russi, J., V. A. Richmond, and D. B. Corcoran: Cardioesophageal adenoacanthoma. Arch. Path. **49**, 437 (1950).

Schlorhaufer, W., u. A. Mellauner: Der Krebs des Zenkerschen Grenzdivertikels. Krebsarzt **2**, 155 (1947). — Schnepper, E., u. E. Schulze: Klinik und Strahlentherapie des Ösophaguskarzinoms. Strahlentherapie **132**, 321 (1967). — Smithers, D. W.: Adenocarcinoma of the esophagus. Thorax **11**, 257 (1956); — The treatment of carcinoma of the oesophagus. Ann. roy. Coll. Surg. Engl. **20**, 36 (1957). — Steiner, P. E.: The etiology and histogenesis of carcinoma of the esophagus. Cancer (Philad.) **9**, 436 (1956). — Stelzner, F., u. W. Lierse: Strukturanalyse des Ösophagus durch das Karzinom. Thoraxchirurgie **14**, 559 (1966). — Struckmeyer: Inaug.-Diss. Göttingen 1920. — Szabo, L. E., S. Karacsonyi u. E. Füredi: Zur Metastasenbildung des Ösophagus- und Kardiakarzinoms. Acta chir. Acad. Sci. hung. **8**, 301 (1967).

Taquino, G. J., and G. F. Joseph: Carcinoma of the esophagus usw. Ann. Otol. (St. Louis) **56**, 1041 (1947). — Thorek, P.: Diseases of the esophagus. Philadelphia: J. B. Lippincott Co. 1952. — Tinozzi, C. C.: Neoplasia epiteliale dell'esofago rilevata all'autopsia in soggetto con sifilide esofagea. Arch. ital. Derm. **25**, 113 (1952).

Ushigome, S., H. J. Spjut, and G. P. Noon: Extensive dysplasia and carcinoma in situ of esophageal epithelium. Cancer (Philad.) **20**, 1023 (1967).

Veith, G.: Beobachtung eines extrapulmonalen Carcinoms (Oesophaguscarcinom) als Silicosefolge. Zbl. allg. Path. path. Anat. **92**, 417 (1954).

Walther, H. E.: Krebsmetastasen. Basel: Benno Schwabe & Co. 1948. — Watson, W. L.: Carcinoma of the esophagus. Surg. Gynec. Obstet. **56**, 884 (1933). — Watson, W. L., and J. T. Goodner: Carcinoma of the esophagus. Amer. J. Surg. **93**, 259 (1957). — Wilson, G. S., J. E. Powers, and Ch. G. Johnston: Cancer of the esophagus. Arch. Surg. **72**, 756 (1956). — Wright, J. T., and P. C. Richardson: Squamous carcinoma of the thoracic oesophagus in malabsorption syndrome. Brit. med. J. **1967 I**, 540.

Zalka, E. de: Cancer of the esophagus in a stricture caused by potassium hydroxide Acta oto-laryng. (Stockh.) **22**, 270 (1935).

M. Wanke

# Magen

## A. Entwicklung, Topographie, normale Anatomie und Histologie

### I. Entwicklung

Oesophagus und Magen aller Vertebraten leiten sich aus dem primitiven metabranchialen Vorderdarm ab (PERNKOPF, 1954). In früheren Stadien der Entwicklung stellt der Rumpfdarm ein fast gerades Rohr dar, das in der Medianlinie des Körpers verläuft. Längen- und Dickenwachstum erfolgen ungleichmäßig. Bereits bei 4 Wochen alten Keimlingen kann die spätere Dreiteilung nachgewiesen werden, wobei von cranial nach caudalwärts die strukturellen Bauelemente differenziert werden. Die mesenchymale, das entodermale Epithelrohr umsäumende Wandschicht liefert Lamina propria, Submucosa und Muscularis propria.

Gegen Ende der 4. Woche ist der Magen als spindelige Auftreibung des in der Medianlinie verlaufenden Rumpfdarmes abgrenzbar; schon bei 5 mm langen Keimlingen erfolgt die Drehung um Längs- und sagittale Achse, womit die definitive Lage des Organes erreicht wird (Abb. 1). Dadurch wird die vormalige linke Wandung zur Vorder-, die vormals rechte Wandung zur Hinterseite und der linke N. vagus versorgt die Vorder-, der rechte N. vagus die Hinterfläche des Magens. Das caudale Magenende wird aufgrund der Drehung um die Sagittalachse nach rechts oben dicht unter die Leber verlagert und der craniale Magenabschnitt kommt etwas nach links und caudaler gelegen. Die Längsachse des Magens verläuft nunmehr von links nach rechts und nicht wie ursprünglich von cranial nach caudal. Die kleine Kurvatur geht aus dem vormalig dorsalen, die große Kurvatur aus dem vormalig ventralen Magenrand hervor. Linksverlagerung und Rechtsdrehung des Magens sind gekoppelt und erfolgen mit der Schleifenbildung des Duodenum. Zugleich wird das Mesogastrium dorsale, die Äste der A. coeliaca enthaltend, von der sagittalen in die frontale Ebene verlagert. Der Ursprung des dorsalen Mesogastrium verläuft damit in einer Linie, die von der Kardia über die Pars lumbalis des Zwerchfelles zur Milz reicht, um ventral über den Pankreaskopf zu ziehen und an der caudo-lateralen Seite des Pylorus zu enden (CLARA, 1967). Von dem vormaligen Mesogastrium ventrale verbleibt zwischen Magen und Leber das Omentum minus und zwischen Leber und vorderer Bauchwand das Mesohepaticum ventrale. Im Laufe des 2. Monats erfolgt die Ausbildung der späteren Form mit ihren charakteristischen Abschnitten. Gleichzeitig kommt es zur Caudalverlagerung aufgrund starker Längenzunahme des Oesophagus. Im Gegensatz zu den symmetrischen oder asymmetrischen Spindelformen der Mägen niederer Tiere weist der Säugetiermagen, insbesondere der des Menschen, einen auf die linke Zwerchfellkuppe gerichteten Blindsack auf. Er wird bei Embryonen von 5—10 mm Länge angelegt. Bei 20 mm langen Embryonen erreicht der Magen nach erfolgtem Descensus viscerum seine definitive Position unterhalb der linken Zwerchfellkuppel. Die Achsendrehung wird durch

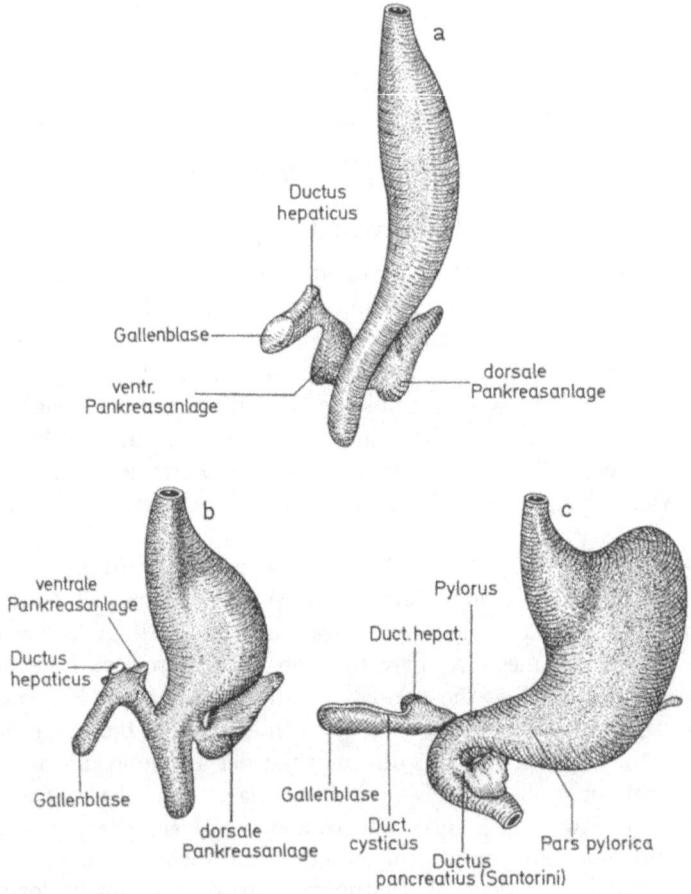

Abb. 1a—c. Die Entwicklung der Magenform. (Umgezeichnet nach CLARA, 1967.) Ventralansichten: a bei 7 mm, b bei 9,5 mm und c bei 12,5 mm langem menschlichen Keimling

das unterschiedlich starke Wachstum der Magenwände und die Ausweitung des kardialen Blindsackes induziert.

Der embryonale Magen besitzt ein zunächst mehrreihiges, später einschichtiges Epithel. Der Magen des Neugeborenen oder Säuglings ist praktisch frei von Becherzellen oder dünndarmähnlichen Schleimhautarealen. Die vereinzelt in der Fundus-Antrumgrenze anzutreffenden becherzellhaltigen Drüsen werden als dystope Grenzunregelmäßigkeit gewertet (ELSTER u. SCHLEGL, 1965, Lit.); daneben lassen sich im Kardiagebiet respiratorische Flimmerepithelien, multiple Cysten im Fundus und den Kerckringschen Falten des Dünndarmes ähnelnde Schleimhautduplikaturen beobachten.

Die Foveolae gastricae werden ungefähr um die 7. Woche (20 mm-Keimling) in der Hauptdrüsenregion gebildet, indem von der kleinen Kurvatur ausgehend, disseminiert innerhalb des hochprismatischen Epithels endoepitheliale Grübchen auftreten; sie wachsen später in das darunterliegende Gewebe der Lamina propria (PLENK, 1932). Die Magendrüsen werden als kleine Knospen am Boden der Grübchen angelegt. Von dieser Region erfolgt die Aussprossung von Drüsen in das benachbarte Mesenchymlager.

Als erste Drüsenzellen werden die Belegzellen in der zweiten Hälfte des 3. Monats differenziert, und zwar im Boden der Grübchenanlagen (NOMURA, 1966, 10. Embryonalwoche). Die Bildung der Belegzellen erfolgt aus undifferenzierten Epithelzellen; sie enthalten in ihren frühesten Entwicklungsstadien nur relativ wenige Mitochondrien, um mit Ende der Fetalzeit einen nahezu den Parietalzellen Erwachsener entsprechenden Mitochondriengehalt aufzuweisen. Am Ende des 4. Embryonalmonates erfolgt die Ausbildung intracellulärer sekretorischer Kanälchen durch Invagination der freien Zelloberfläche in das Cytoplasma. Der Golgi-Apparat ist in den fetalen Belegzellen nur schwach ausgebildet. Die Hauptzellen werden erst am Ende der Embryonalzeit gebildet und gehen gleichfalls aus undifferenzierten Elementen an der Basis der Drüsenschläuche hervor. Noch beim Neugeborenen findet man Hauptzellen mit zahlreichen undifferenzierten Epithelien vergesellschaftet. In der Pars pylorica und cardiaca erfolgt die Grübchenbildung erst zu einem späteren Zeitpunkt, um dann aber rascher als in der Region der Hauptdrüsen zu verlaufen.

Die Ringmuskelschicht wird als erste bei 15 mm langen Keimlingen angelegt; es folgt die Längsmuskelschicht (90 mm Keimlinge) und Muscularis mucosae (120 mm Keimlinge). Als letzte werden die Fibrae obliquae differenziert. Auch in den übrigen Darmabschnitten entwickeln sich die einzelnen Muskellagen in der entsprechenden Reihenfolge.

## II. Makroskopische Anatomie

Das *makroskopische* Bild des Magens ist funktionsabhängig und entsprechend einem steten Wechsel von Kontraktion und Dilatation unterworfen. Ebenso sind die topischen Beziehungen zu den Nachbarorganen einem ständigen Wechsel ausgesetzt und jeweils von der Körperlage abhängig. Die anatomische Grundform stellt somit aus didaktischen Gründen eine idealisierte „Normalform" mit ihren physiologischen Plus- und Minusvarianten dar. Sie ist nach BENNINGHOFF (1952) ein hornförmig gekrümmtes Gebilde mit seitlicher Begrenzung durch kurze rechtsgelegene kleine Kurvatur als kürzeste Verbindung von Kardia und Pylorus und bogenförmig über den Fundus verlaufender großer linksseitiger Kurvatur. Der Magen wird cranial durch das Ostium cardiacum gegenüber dem Oesophagus begrenzt. Anatomische und physiologische Kardia entsprechen einander nicht. Die anatomische Grenze wird durch die Ora serrata (vgl. „Oesophagus", Abb. 3), dem Übergang von Platten- zu Zylinderepithel markiert. Die Lagen der Muscularis mucosae und Muscularis propria von terminalem Oesophagus und Magen gehen indessen kontinuierlich ineinander über. Beim liegenden Menschen projiziert sich das Ostium cardiacum lateral des linken Wirbelsäulenrandes in Höhe des 11. Brustwirbels (TÖNDURY, 1959). Eine Untergliederung der einzelnen Magenabschnitte

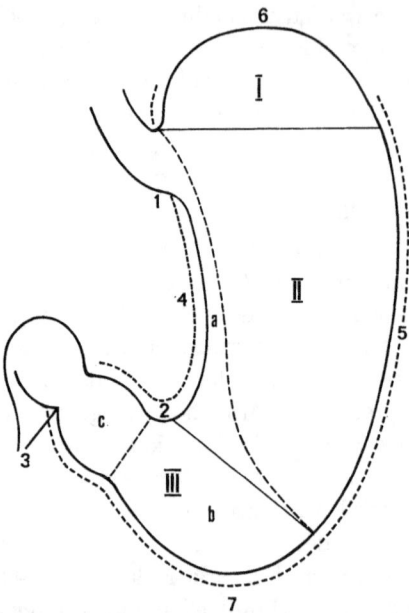

Abb. 2. Nomenklatur der einzelnen Magenabschnitte (Umgezeichnet nach FRIK, 1965)

erfolgt nach topischen, morphologischen und physiologischen Gesichtspunkten, so daß eine Vielzahl von Bezeichnungen und Einteilungen verwandt wurde. Die Praxis, insbesondere jene der Röntgenologie, hat jedoch eine Vereinheitlichung der Nomenklatur bewirkt (Abb. 2):

I. Fundus ventriculi (Fornix ventriculi)

II. Corpus ventriculi
   a) Canalis ventriculi

III. Pars pylorica
   b) Antrum pyloricum (Antrum)
   c) Canalis pyloricus
      1. Ostium cardiacum
      2. Incisura angularis (Isthmus FORSELLI)
      3. Pylorus
      4. Curvatura ventriculi minor
      5. Curvatura ventriculi major
      6. Oberer Magenpol (HOLZKNECHT, 1906)
      7. Unterer Magenpol (HOLZKNECHT, 1906)

Die aufgeführte Dreiteilung des Magens richtet sich nach an der kleinen Kurvatur gelegenen Bezugspunkten, während solche an der großen Kurvatur fehlen. Fundus (Fornix) und Corpus ventriculi werden durch eine gedachte Trennlinie in Höhe der Ora serrata geteilt. Die Begrenzung des Corpus ventriculi gegenüber der Pars pylorica, durch die Incisura angularis markiert, stellt eine funktionell-anatomische, indessen nicht morphologisch fixierte Grenze dar. Die exakte Bestimmung der Ausdehnung der Antrumdrüsen ist jedoch von großer praktischer Bedeutung für die Ulcuschirurgie. Nach CAPPER u. Mitarb. (1962) gelingt es annähernd durch Messung der pH-Felder am eröffneten Magen mittels pH-Meter oder durch Fluorescin i.v. die nicht säurebildende Magenschleimhaut zu erfassen. Eine elegante Methode der gastroskopischen Markierung der Korpus-Antrumgrenze wurde von OTTENJANN u. Mitarb. (1967) erarbeitet. Wird der saure Mageninhalt mit 5%iger $NaHCO_3$-Lösung neutralisiert und nach Spülung 0,3%ige Kongorotlösung instilliert, erfolgt unterhalb eines pH von 3,0 ein Farbumschlag nach blau-schwarz. Gastroskopisch ist dann die blau-schwarz tingierte Korpusschleimhaut scharf gegenüber der rot gefärbten Antrumschleimhaut abgesetzt. Diese Farbgrenze reicht in der Mehrzahl der Fälle im Bereiche der großen Kurvatur bis an den unteren Magenpol und kann sich auch noch etwas gegen den Pylorus erstrecken. An der Vorder- und Hinterwand verläuft sie in Höhe des Angulus ventriculi (Isthmus FORSELLI), um an der kleinen Kurvatur zungenförmig über den Angulus hinauszureichen. KAMIYA (1965) ermittelte 6 verschiedene Typen des Überganges von Fundus- in Pylorusdrüsen:

A. die Fundusdrüsen enthalten noch 3 Zellformen: Haupt-, Beleg- und Nebenzellen;
B. die Drüsenschläuche weisen nur Beleg- und Nebenzellen auf oder
C. Haupt- und Nebenzellen oder
D. Beleg- und Hauptzellen oder
E. nur Belegzellen oder
F. nur Hauptzellen.

Typ A und B sind am häufigsten. Im Grenzgebiet können die Fundus- und Pylorusdrüsen entweder vermischt auftreten oder eine scharfe Grenze erkennen lassen. Im Bereiche der Pylorusdrüsen kommen selten auch Belegzellen vor; Haupt- und Nebenzellen wurden jedoch nicht nachgewiesen.

Die untere Begrenzung der Fibrae obliquae tunicae muscularis bildet den basalen „Korpusboden" und entspricht der unteren Segmentschlinge nach FORSELL (1913). Hier endet die an der kleinen Kurvatur verlaufende Magenstraße (WALDEYER, 1908) in der Magenenge — gastroskopisch häufig als Pylorus fehlinterpretiert; sie ist in der Regel durch zwei bis vier längsverlaufende breite Falten markiert.

Aboral des Korpus bis zum Pylorus erstreckt sich die Pars pylorica, morphologisch und physiologisch in das orale Antrum pyloricum und aboral in den Canalis pyloricus gegliedert. Fälschlicherweise wird häufig das Lumen der ringförmigen Muskelplatte des Pylorus als Canalis pyloricus bezeichnet. Auch sollten jeweils Antrum pyloricum und Canalis pyloricus streng getrennt werden.

Beim stehenden Menschen liegt der Pylorus in Höhe des 2. und 3. Lendenwirbels (FRIK u. HESSE, 1960); in Rückenlage werden die Höhe des 12. Brustwirbels und 1. Lendenwirbels (PERNKOPF, 1954) angegeben.

Die makroskopische Grundform des Magens ist phylogenetisch determiniert und wird durch nachbarliche Organe und den Muskeltonus modelliert. Die vergleichende Anatomie lehrt Beziehungen zwischen Magenform und Nahrungszusammensetzung (Fleisch-, Pflanzen-, Allesfresser) sowie Nahrungsgewohnheiten (Dauerfresser, sporadische Vielfresser, „rhythmische" Fresser). Als Grundform und damit „Ausgangsmatrix" für weitere Modifikationen darf der „Hakenmagen" einzelner Fische und der „Hornmagen" bei Amphibien und Reptilien angesehen werden. Der Formenwandel vollzieht sich in einer Unterteilung der Magenabschnitte — funktionell und morphologisch. Dabei kann die Aufgliederung senkrecht oder parallel zur Magenachse erfolgen. Weiterhin sind „Muskel-" und „Drüsenmägen" zu differenzieren. Magenbau und Nahrungsgewohnheiten der jeweiligen Species sind für die Pathibilität des Organes von entscheidender Bedeutung und müssen bei vergleichender Betrachtung berücksichtigt werden.

Die richtige Einschätzung der Magendynamik geht auf RIEDER (1904) zurück und wurde durch röntgenographische Studien ermöglicht. Vor dieser Zeit wurde der Magen nur als passiver Dehnsack betrachtet. FORSELL (1913) gelang die Koordination bestimmter Bewegungsabläufe mit anatomischen Konstruktionseigenarten des Muskelapparates. FORSELL (1913) und GROEDEL (1912) nahmen zunächst an, daß die Ingesta über die „Magenstraße" dem Pylorus „zugeschoben" werden. Indessen wiesen KATSCH und v. FRIEDREICH (1921) darauf hin, daß eine zweite „Entfaltungsstraße", zentralwärts der Magenführungslinie gelegen, zu unterscheiden sei. LEHMANN (1926) erweiterte diese Vorstellung und konnte zeigen, daß die Speisen bevorzugt in der Magenmitte und häufig sogar entlang der großen Kurvatur herabgleiten. Die mechanische Theorie der Ulcusgenese von ASCHOFF (1918) geht auf diese Erkenntnisse zurück.

Als „typische" intravitale Magenform ist in aufrechter Stellung die Hakenform anzusehen (RIEDER, 1904; GROEDEL, 1907, 1921), wobei beide Kurvaturen des Corpus ventriculi parallel und vertikal verlaufen. Nehmen die infragastrischen Organe vermehrt Raum ein, erfolgt die Anhebung des Magens zur Stier- oder Rinderhornform (HOLZKNECHT, 1906). Die Hakenform findet man bevorzugt bei Pyknikern, wobei der caudale Magenpol (Abb. 2, S. 120) in Höhe von L 3/4 projiziert wird und der Pylorus rechts der Mittellinie in Höhe L 1/2. Sieht man von pathologischen intraabdominellen Prozessen ab, stellt der Stierhornmagen die seltenste Magenform dar; der caudale Magenpol liegt in Höhe von L 2 und der Pylorus rechts neben L 1. Daneben findet man noch bevorzugt bei Frauen und Asthenikern den sog. Langmagen. Der Magen hat nunmehr „Heberform". Der caudale Pol liegt bei L 5 oder tiefer, der Pylorus bei L 2/3 (TÖNDURY, 1959).

## III. Topographie

Die *Beziehungen* des Magens zu seinen *Nachbarorganen* (nach TÖNDURY, 1959) (Abb. 3), sind insbesondere für die Ulcus- und Carcinompathologie von Bedeutung. Zu $3/4$ liegt der Magen in der Regio hypochondrica sinistra und zu $1/4$ in der Regio epigastrica. Dieser Raum wird cranial vom Zwerchfell, caudal vom Colon transversum, lateral von Brustwand und Zwerchfell und ventral von Brust- und Bauchwand begrenzt. Vordere Brust- und Bauchwand überlagern die Vorderwand des Corpus ventriculi, so daß eine Pars thoracalis und abdominalis unterschieden werden können. Nur die Pars abdominalis ist beim Patienten zu palpieren und wird zudem in wechselndem Ausmaß von dem linken Leberlappen überdeckt. Die Pars thoracalis liegt dem Centrum tendineum und dem Ursprung des M. transversus abdominis benachbart. Sie hat direkte Beziehungen zum Recessus phrenicocostalis sinister und damit zum unteren linken Lungenrand;

# Topographie

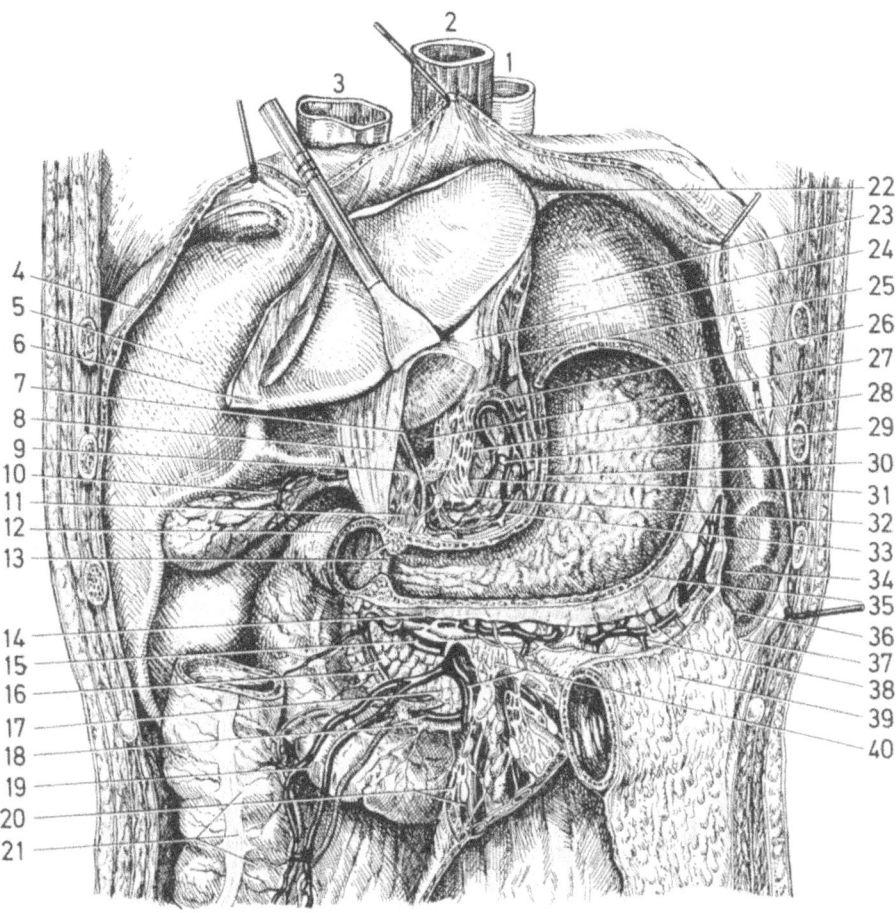

Abb. 3. Beziehungen des Magens zu seinen Nachbarorganen

1 Aorta
2 Oesophagus
3 V. cava caudalis
4 Zwerchfell
5 Leber
6 Ligamentum teres hepatis
7 V. portae
8 Ligamentum hepatoduodenale
9 A. hepatica
10 Gallenblase
11 A. gastroduodenalis
12 Duodenum
13 Pylorusring
14 A., V. gastroepiploica
15 V. gastroduodenalis
16 A., V. pancreaticoduodenalis
17 Pancreas
18 A., V. colica dextra
19 Duodenum, pars horizontalis
20 A., V. ileocolica

21 Colon ascendens
22 Ligamentum triangulare hepatis
23 Fundus ventriculi
24 Omentum minus
25 Corpus ventriculi regio cardiaca
26 A. gastrica sinistra
27 V. cava caudalis
28 A. coeliaca
29 A. phrenica inferior sinistra
30 Curvatura minor ventriculi
31 Aorta abdominalis
32 A. lienalis
33 V. coronaria ventriculi
34 Ligamentum gastrolienale
35 Curvatura ventriculi major
36 Milz
37 Ligamentum phrenicocolicum
38 A., V. gastroepiploica sinistra
39 Omentum majus
40 A., V. mesenterica superior

hier findet man die Pneumomalacia acida bevorzugt. Vorder- und Hinterwand des Magens sind vollständig von Serosa überzogen. Die Hinterwand bildet einen Teil der ventralen Wandung der Bursa omentalis. Kardia und kleiner benachbarter Abschnitt des hinteren Fundus sind ohne Serosaüberzug und im retroperitonealen Bindegewebe fixiert. Die Hinterwand des Magens hat breitflächig Kontakt mit dem Pankreas. Das Ostium cardiacum liegt in Höhe der Bandscheibe Th XI/XII. Es wird ventral von der Leber überdeckt und ist dorsal dem linken Zwerchfellschenkel und der Aorta benachbart.

Der Fundus, durch die Incisura cardiaca (Hiss'scher Winkel) gegen das Ostium cardiacum abgesetzt, überragt dieses um etwa 5 cm (abhängig von Nahrungs- und Luftgehalt des Magens). Er ist in die linke Zwerchfellkuppel eingepaßt und vom Herzen durch das Centrum tendineum getrennt. Das Herz ruht somit auf dem „Magenkissen". Die topischen Varianten des Pylorus wurden bereits erwähnt; er wird ventral vom Lobus quadratus der Leber überdeckt und dorsal von den Lebergefäßen umgriffen. Die Hinterfläche des Pylorus ist innig mit dem Pankreaskopf verbunden.

Von der kleinen Kurvatur nimmt das Ligamentum hepatogastricum seinen Ursprung. In Nachbarschaft der Kardia wird eine Pars densa von einer caudalen, locker gefügten Pars flaccida unterschieden. Die große Kurvatur steht in enger nachbarschaftlicher Beziehung zum Colon transversum. Das Mesogastrium dorsale, an der großen Kurvatur entspringend, läßt ein Ligamentum gastrolienale von einem Ligamentum gastrocolicum unterscheiden.

## IV. Gefäßversorgung

Zwei untereinander anastomosierende *Gefäßkränze* (Abb. 4), aus der A. coeliaca hervorgehend, versorgen den Magen. An der Kardia bestehen weitere Anastomosen mit Ästen der A. phrenicoabdominalis (1. abdominaler Ast aus der Aorta), welche das Antrum cardiacum versorgt und am Pylorus solche mit der A. gastroduodenalis. Die Gefäßarkade der kleinen Kurvatur geht aus einer Anastomosierung zwischen A. gastrica sinistra (ein Ast des Tripus Halleri) und A. gastrica dextra (ein Ast der A. hepatica communis — gleichfalls ein Ast des Tripus Halleri) hervor. Die Gefäßarkade der großen Kurvatur wird durch eine Anastomosierung zwischen A. gastroepiploica dextra (als Ast der A. gastroduodenalis) und A. gastroepiploica sinistra (als Ast der A. lienalis) gebildet. Damit ist die Hauptquelle des Blutstromes der Tripus Halleri und nur im Kardiabereich erfolgt eine prozentual kaum ins Gewicht fallende Zusatzversorgung durch Endäste der A. phrenicoabdominalis.

Während die „Anatomie" der großen zu- und abführenden Gefäße unproblematisch erscheint, ist die Diskussion um den intramuralen Gefäßplexus noch nicht abgeschlossen (DISSE, 1904; DJORUP, 1922; LEONE, 1949; BARCLAY u. BENTLEY, 1949; BARLOW u. Mitarb., 1951; WANKE, 1959; VOTH, 1962; WANKE u. GRÜNBERG, 1964).

Aus jeder der großen Arterien, die den perigastrischen Kreis bilden, gehen Rami primarii hervor, die einen subperitonealen Verlauf nehmen. Vor Eintritt in die Muscularis propria zweigen Rami secundarii ab. Sie bilden ein subseröses Netz und senden Seitenäste in die Muscularis propria, um besonders deren Längsschicht zu versorgen. Die Tunica serosa wird dabei von zwei Gefäßplexus, einem lockeren Plexus für die Serosa und einem dichteren, der Muscularis propria anliegenden, durchzogen (LEONE, 1949; WANKE, 1959). Der Abgangsmodus dieser Rami primarii zeigt nach VOTH (1962) zwei Varianten: einen Leitersprossen- und einen dendritischen Typ (Abb. 5). Der Leitersprossentyp ist stets an der großen Kurvatur realisiert; der dendritische Typ ist seltener und wird dann an

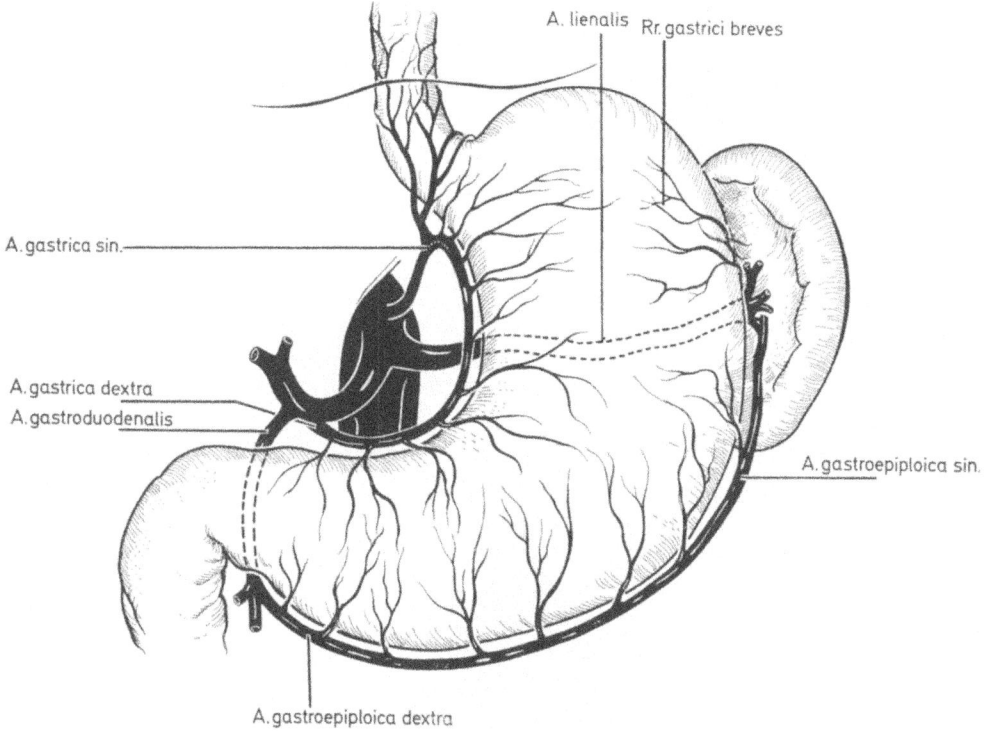

Abb. 4. Arterielle Gefäßversorgung des Magens

der kleinen Kurvatur beobachtet. Für die Gefäßversorgung des Magens und damit auch für die Ulcuspathologie ist es wesentlich, daß die Rami primarii die Magenwandung in einer „determinierten Linie" durchsetzen. Diese Linie verläuft parallel zu den Kurvaturen und ist von diesen 3—4 cm entfernt. Am Magen gibt es keine Endarterien. Der älteren Auffassung (KONJETZNY, 1954, Lit.), daß es am Magen keine gefäßarmen Areale gäbe, sind die Befunde von VOTH (1962), SCHREIBER (1963) sowie BARLOW u. Mitarb. (1951) entgegenzuhalten. Die Blutversorgung von Vorder- und Hinterwand des Corpus ventriculi weist ein gut entwickeltes Anastomosennetz des submukösen Plexus auf; dieses ist dagegen im Antrumbereich sehr dünn und fehlt an der kleinen Kurvatur völlig (BARLOW u. Mitarb., 1951; BABKIN, 1950; DE BUSSCHER, 1946; COLE, 1929; PALMER u. BUCHANAN, 1953; REEVES, 1920. Siehe dagegen: WALDER, 1952 u.a.). SCHREIBER (1963) konnte angiographisch wahrscheinlich machen, daß das obere Magen-

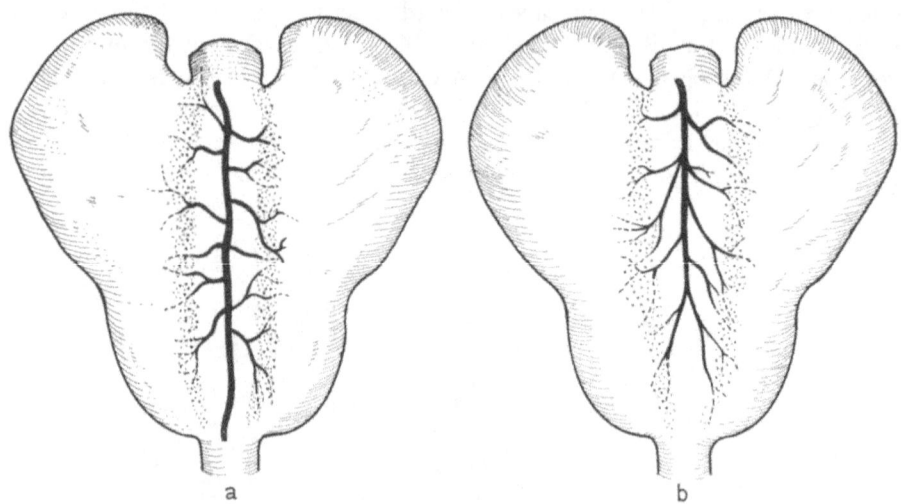

Abb. 5a u. b. Gefäßverzweigung der Rami primarii der großen Kurvatur. (Umgezeichnet nach VOTH, 1962.) a Leitersprossen, b dendritischer Typ

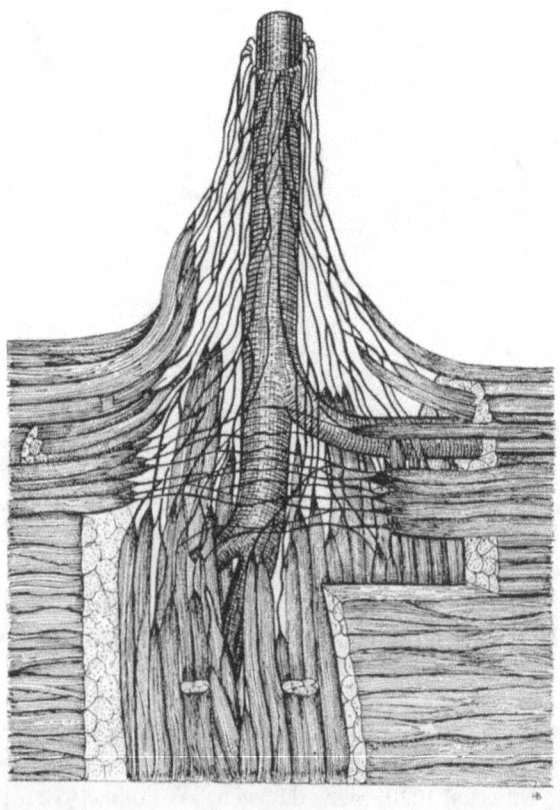

Abb. 6. Gefäßeinbau in die Duodenalwand. (Umgezeichnet nach HORSTMANN, 1943)

drittel — speziell der Fundus — eine bessere Gefäßversorgung als die übrigen Magenabschnitte erfährt. Von topischen Besonderheiten abgesehen, durchsetzt der Ramus primarius die Muskelschichten der Muscularis propria in einem Winkel von annähernd 60° und erreicht die Submucosa ohne Verzweigung. Aus ihm entspringt das submuköse Arteriengeflecht, das Äste in die Mucosa und rückläufige Gefäße in die Muscularis propria sendet. Submuköses und subseröses Gefäßnetz versorgen die Muscularis propria mit kleineren Ästen für die beiden Muskelschichten. Die Gefäßaufzweigung geht so weit, bis jedes Muskelbündel in

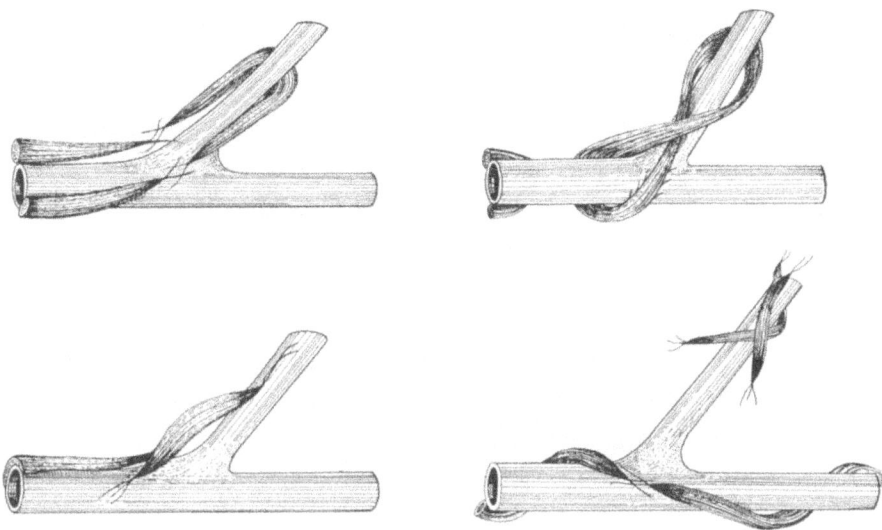

Abb. 7. Sicherung submuköser Magenarterien durch Begleitmuskelfasern (WANKE, 1959). (Umgezeichnet nach WANKE und GRÜNBERG, 1964)

einem eigenen Gefäßkäfig liegt. Die aus der Submucosa zur Schleimhaut ziehenden Gefäße vereinigen sich über der Muscularis mucosae zu einem arteriellen subglandulären Plexus, dessen Capillaren anastomosieren. Ein sekundäres Geflecht gibt ein periglanduläres Capillarnetz ab. Die Capillaren sammeln sich zu einem subepithelialen, venösen Plexus, der sein Blut in ein subglanduläres Geflecht weiterleitet. Aus ihm führen Venen das Blut in den Blutschwamm der Submucosa, der dann durch die ableitenden Hauptvenen drainiert wird.

Unterscheidet sich der Magen als kontraktiles Hohlorgan bereits in seiner makroanatomischen Gefäßarchitektur von Oesophagus (NAGEL, 1938; KAUFMANN u. Mitarb., 1968) und Duodenum (Abb. 6) (HORSTMANN, 1943), so sind im mikroskopischen Bereich topische Besonderheiten hervorzuheben, die im Rahmen der Ulcuspathologie noch eingehender zu diskutieren sein werden. Arterien und Venen des Magens und des perigastrischen Kreises, soweit sie in der „kontraktilen Zone" situiert sind, umgibt eine elastische Hülle, die von dem Gefäß jeweils durch eine bindegewebige Verschiebeschicht getrennt ist. Verspannungsfasern verbinden die elastische Hülle mit der Gefäßmedia. Sammelvenen und Arterien des perigastrischen Kreises werden durch Begleitmuskelfasern (WANKE, 1959,

1964) verstärkt, die besonders die Einmündungswinkel der zuführenden Venen oder Abgangsstellen arterieller Seitenzweige sichern und das Hauptgefäß fixieren (Abb. 7, 8). Dem Magen liegt weiterhin ein leicht abzupräparierender elastischer Mantel auf, der dem Ligamentum ventriculi zugerechnet wird und von der Muscularis propria durch das kollagene Ligamentum ELZE (1919) getrennt ist. Feine elastische Fasern überbrücken die Verschiebeschicht und ziehen zwischen die Muskelfasern der Muscularis propria. Die Gefäße verlaufen weitgehend

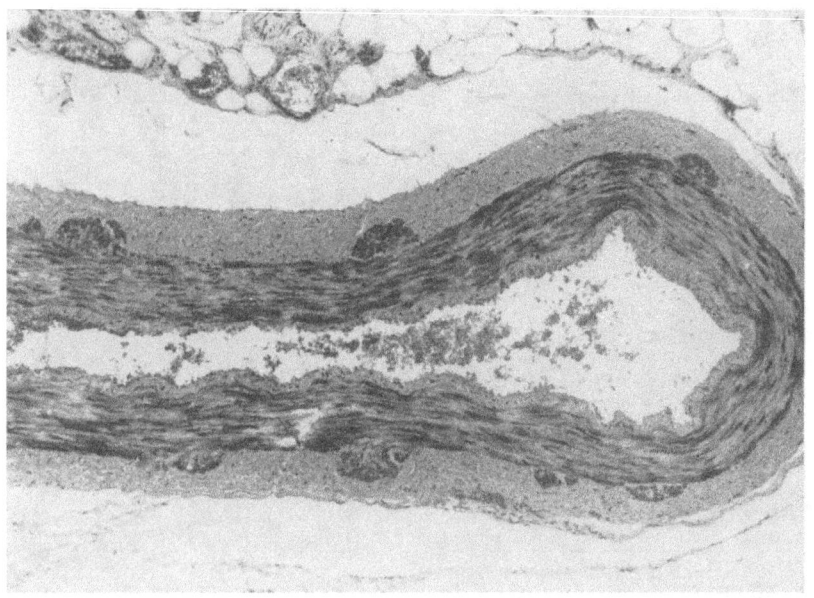

Abb. 8. Hypertonische Gefäßerkrankung ohne Beteiligung der Magenarterien. Tod an Aortenruptur. Organnaher Arkadenast der A. gastrica dextra im Querschnitt. Der Media aufsitzende Begleitmuskelfaserbündel. 66 Jahre, männlich. (SN 726/63). Färbung nach Masson-Goldner, Vergr. 10:1. [Aus M. WANKE: Langenbecks Arch. klin. Chir. **306**, 215 (1964)]

tangential durch das Geflecht des Ligamentum, wobei sich der elastischen Hülle der Gefäße aus der elastischen Schicht des Ligamentum ventriculi Verstärkungsfasern anschließen und damit den Gefäßeintritt in die Magenwand fixieren. Bereits in der kontraktilen subserösen Zone findet man in die elastische Gefäßhülle eingewoben glatte Muskelfasern, die unabhängig von den Fasern der Muscularis propria die Arterien und Venen umgeben. Sie inserieren in der Gefäßmedia mit einem breiten Muskelfuß. Diese Muskelfasern steigen mit den Arterien in die Submucosa und descendieren mit den Venen in die Subserosa und werden in der Submucosa und Subserosa im perivasalen lockeren Bindegewebe verankert. Die Gefäße der Längsmuskelschicht verlaufen fast tangential in weiten, von lockerem Bindegewebe und elastischen Fasern ausgefüllten Bindegewebsspalten; in der Ringmuskelschicht biegen sie nahezu rechtwinklig ab. Auch die Aa. perforantes und die Submucosagefäße besitzen eine elastische Hülle, die Gefäß und Begleitmuskulatur völlig einspinnt (Abb. 9). Umgeben nur wenige Begleitmuskelfasern das Gefäß, ist die elastische Hülle besonders stark ausgebildet; dagegen besteht sie nur aus wenigen Fasern, sofern die Begleitmuskelfasern das Gefäß in breiten Bündeln umschlingen. Die adventitielle elastischmuskulöse Hülle der in der Submucosa waagerecht verlaufenden Gefäße wird durch weitere Muskellagen verstärkt, die im Bindegewebe der Submucosa verankert sind. Die Konkavseiten der Gefäßwindungen und der spitze Winkel der Gefäßabgänge weisen die meisten Begleitmuskelfasern auf. Die Muskelspiralen verlaufen an gestreckten Gefäßen steiler als an gewundenen. Die elastischmuskuläre Adventitia enthält Begleitmuskelfasern in wechselnder Anzahl. Aus

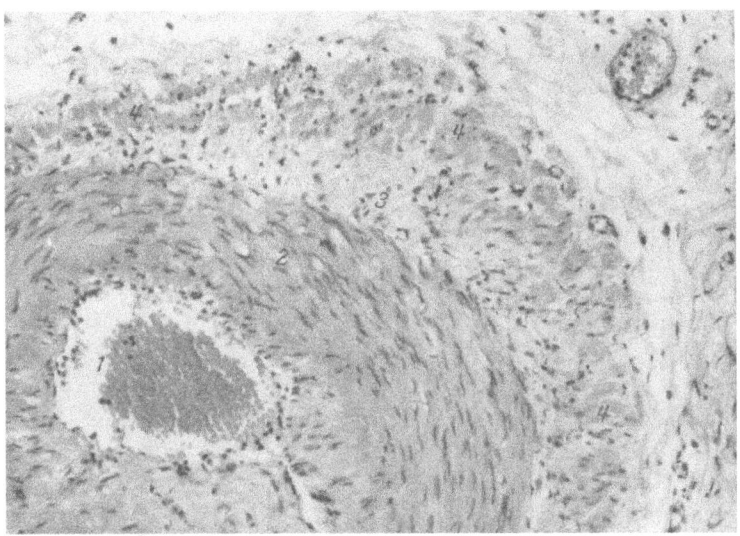

Abb. 9. Submucosaarterie quer, kleine Kurvatur, 47 Jahre, weiblich. *1* Gefäßlumen; *2* Media; *3* perivasale Verschiebeschicht; *4* Begleitmuskelfasern. Färbung: HE, Vergr. 100:1. [Aus M. WANKE: Langenbecks Arch. klin. Chir. **300**, 166 (1962)]

dem Geflecht der Muscularis mucosae treten Muskelfasern in die elastische Hülle der Gefäße. Auf diese Weise wird die Eintrittsstelle der Arterien in die Muscularis mucosae fixiert. Aus der Muscularis mucosae steigen weiterhin Muskellamellen in die Mucosa. Sie entsprechen nicht den Areae gastricae. Diese Begleitmuskelfasern passen den Gefäßverlauf den einzelnen Kontraktionsphasen der Magenwandung an und bewahren die Gefäße vor Kompression und Abscherung (Abb. 10).

Die Magenvenen verlaufen weitgehend parallel zu den entsprechenden Arterien; ihr Einbau in die Architektonik der Organmuskulatur wurde bereits dargelegt. Die Venen ziehen als Vv. coronariae ventriculi entlang der großen und kleinen Kurvatur und gelangen als Vv. gastricae und V. pylorica der kleinen Kurvatur direkt in die Pfortader, während die Venen der großen Kurvatur links in die V. lienalis und damit indirekt in die V. portae und rechts über die V. colica media in die V. mesenterica superior münden (Abb. 11). Sofern die V. mesenterica superior nicht zu einer Pfortaderquelle wird, ist damit eine Verbindung zur unteren Hohlvene geschaffen. Im Bereiche des Antrum cardiacum bestehen Verbindungen mit den Vv. oesophageae; dadurch ist eine Anastomosierung zwischen Pfortaderkreislauf und jenem der oberen Hohlvene geschaffen.

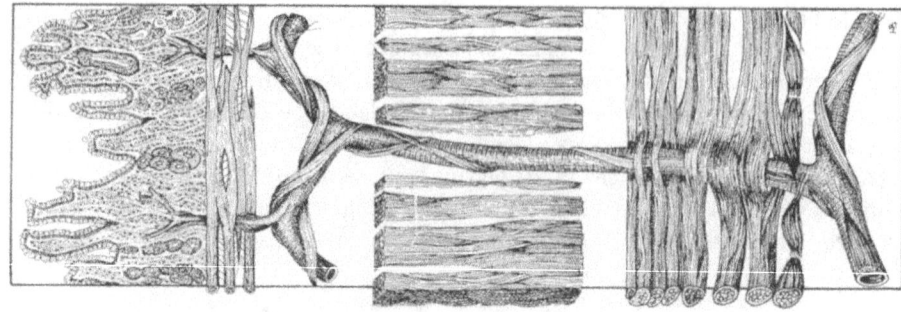

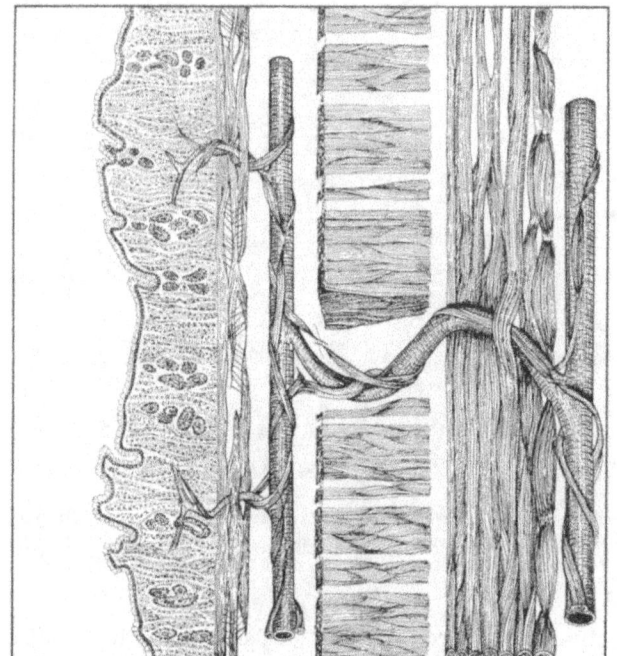

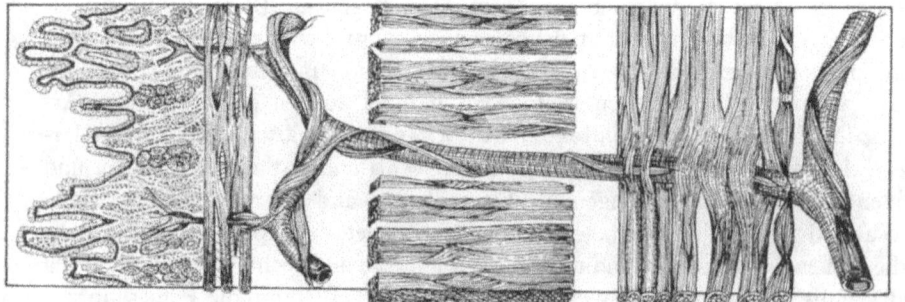

Abb. 10. Verlauf der Begleitmuskelfasern während der Kontraktions- und Dilatationsphase des Magens. (Umgezeichnet nach WANKE und GRÜNBERG, 1964)

Arterio-venöse Anastomosen wurden im Darmbereich erstmalig von SPANNER (1932) und im menschlichen Magen von WATZKA (1936) beschrieben. SCHUMACHER (1938) unterscheidet zwei Typen: 1. Glomi mit epitheloiden Wandzellen (Quell-

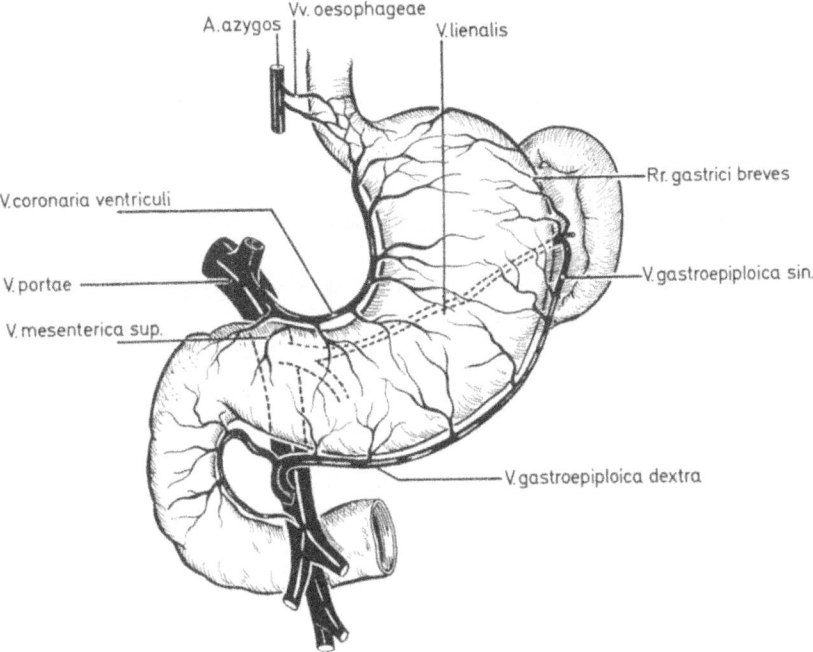

Abb. 11. Venöse Gefäßversorgung des Magens

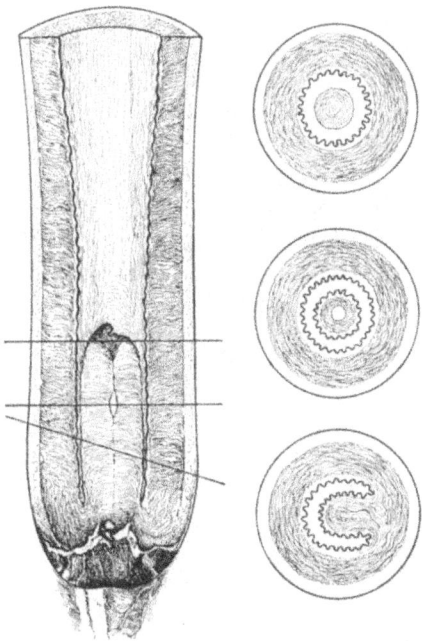

Abb. 12. Invaginierte Magenarterie nach Gefäßzerreißung; sog. „Polsterarterie".
(Umgezeichnet nach STAUBESAND, 1955, und WANKE, 1962)

zellen) anstelle der typischen glatten Mediamuskelzelle und 2. sinusoide arteriovenöse Kurzschlüsse. Radiologische mikroarteriographische Untersuchungen (BARCLAY u. BENTLY, 1949; KEY, 1950; BARLOW u. Mitarb., 1951; DORAN, 1951) ergaben in der Submucosa gelegene arterielle Kurzschlüsse (A—V-shunts). Ob diese A—V-shunts nur in der Submucosa zu finden sind (BARLOW u. Mitarb., 1951), ist nach DE BUSSCHER (1948) zweifelhaft. Die Öffnung erfolgt durch Sympathicus-, die Blockade durch Vagusreizung (MILLER, 1954; MILLER u. HASZZYC, 1956); dieser Vorgang unterliegt nach WALDER (1952, 1953) einem Alles- oder Nichtsgesetz. Diese shunts liegen im Bereiche kleiner Arteriolen und besitzen einen Durchmesser von 40—140 µ (WALDER, 1952). Bislang ist noch nicht überzeugend geklärt worden, ob die Magendurchblutung durch Veränderungen im Durchmesser der Submucosaarteriolen oder submuköser A—V-shunts oder durch beide Mechanismen gesteuert wird (JACOBSON, 1965).

Während im Tierreich Drosselvenen und Sperrarterien im Bereiche des submukösen Gefäßplexus nachweisbar sind — Schwein und Hund (GOERTTLER, 1939; SCHMIDT, 1939), Rochen und Thun (WANKE u. GRÜNBERG, 1964) —, erwiesen sich die von HERZOG (1954) nachgewiesenen „Polsterarterien" des menschlichen Magens als Invaginationsphänomene nach Gefäßzerreißung (STAUBESAND, 1955; WANKE, 1962) und im Dienste der spontanen Blutstillung stehend (Abb. 12).

## V. Lymphgefäße

Am Magen läßt das intramurale Lymphgefäßsystem ein submuköses, intramurales und subseröses Netz erkennen. Die disseminiert liegenden subepithelialen Lymphcapillaren vereinigen sich ohne Plexusbildung zu größeren Lymphbahnen an der Drüsenbasis lumenwärts der Muscularis mucosae (RÉNYI-VÁMOS u. SZINAY, 1954). Sie werden unter partieller Plexusbildung in die Submucosa und anschließend in die Muscularis propria drainiert. Hier folgen sie weitgehend den Venen und erreichen in der Subserosa größere, teils wandstarke, klappenhaltige und plexusfreie Lymphgefäße. Das submuköse Lymphgefäßnetz kommuniziert mit jenem des Duodenum. Die Untergliederung der Lymphbahnen — Submucosa, Muscularis propria, Subserosa — macht den Metastasierungsweg des Magencarcinoms verständlich. Sämtliche Lymphbahnen passieren die Subserosa, ehe sie die zugehörigen Lymphknoten erreichen. Diese organeigenen Lymphknoten (Lymphknoten 1. Ordnung) werden von GÜTGEMANN und SCHREIBER (1964) in vier Hauptgruppen unterteilt (Abb. 13):

1. Suprapylorische,
2. Kleine Kurvatur,
3. Infrapylorische und
4. Epiploische an der großen Kurvatur.

Sie drainieren in ableitende Lymphknoten 2. Ordnung und gruppieren sich um die entsprechenden vier Hauptmagenarterien — A. gastrica dextra et sinistra, A. gastroepiploica dextra et sinistra. Am Ursprung dieser Arterien liegen dann die Lymphknoten 3. Ordnung als regionäre Sammellymphknoten. Aus der regionär-topischen Zuordnung lassen sich somit drei Hauptlymphknoten-Etappen nach GÜTGEMANN und SCHREIBER (1964) unterscheiden. Daneben ist der lymphogene Abfluß der kleinen Kurvatur gegenüber dem retropylorischen, suprapylorisch-hepatischen und gastrolienal-suprapankreatischen der wichtigste; er umfaßt einmal den größten Lymphabflußbereich des Magens mit $^2/_3$, zum anderen ist die Mehrzahl der Magencarcinome in seinem Versorgungs- und Drainagebereich gelegen. Nach EKER und EFSKIN (1952) betrifft die lymphogene Metasta-

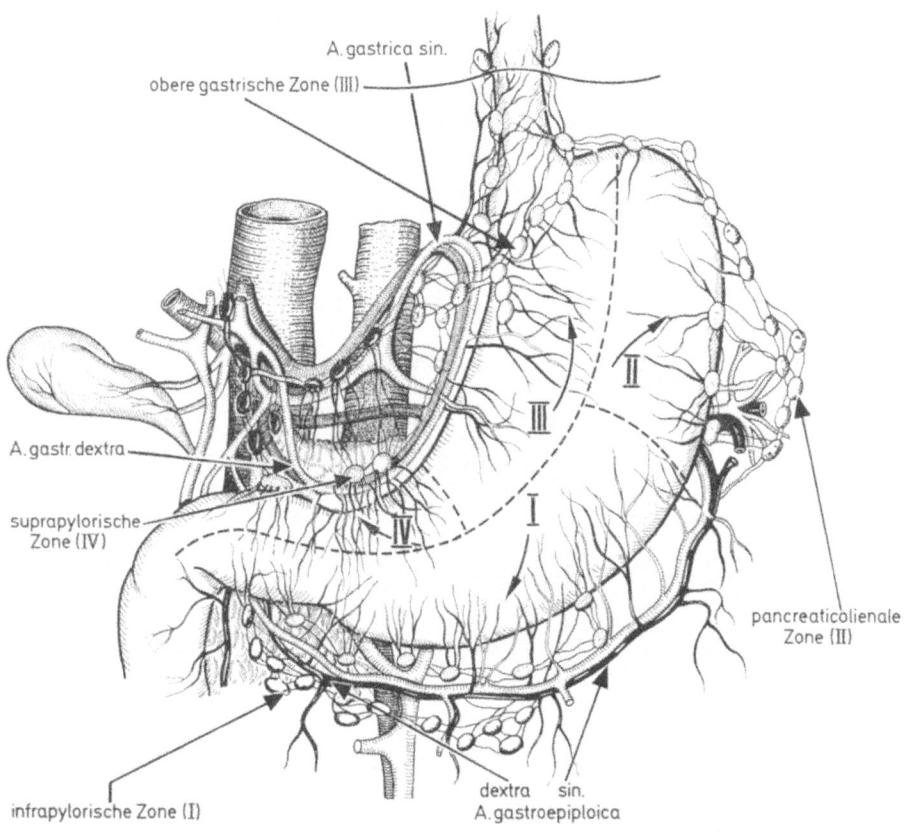

Abb. 13. Areale der Lymphdrainage des Magens. (Modifiziert nach GÜTGEMANN und SCHREIBER, 1964)

sierung über die gastrolienalen und suprapankreatischen Lymphknoten bevorzugt Tumoren der oralen Magenabschnitte, die noch vielfach unter dem mißverständlichen Sammelbegriff des „Kardiacarcinomes" zusammengefaßt werden. Das Übergreifen dieser hochsitzenden Magencarcinome auf den terminalen Oesophagus und umgekehrt wird durch die freie Anastomosierung zwischen den Lymphgefäßen des terminalen Oesophagus und jenen der oralen Abschnitte der kleinen Kurvatur erklärt. Die craniale Hälfte der großen Kurvatur besitzt nur relativ wenig Lymphbahnen; ihre Lymphgefäße folgen den Vasa breva und drainieren in die Lymphknoten am Milzhilus. Dieser Bezirk wird auch als „silent area" (CUMMINS, 1963) des Magens bezeichnet.

## VI. Nervöse Versorgung

Die nervöse Versorgung des Magens erfolgt einerseits über das parasympathische System des bilateralen N. vagus (Abb. 14), zum anderen durch sympathische Fasern des Plexus coeliacus. In der Subserosa vereinigen sich die Äste des N. vagus mit jenen des Sympathicus. Ihre Ausläufer bilden den Plexus myentericus (AUERBACH) und Plexus submucosus (MEISSNER), indem ein Geflecht markfreier

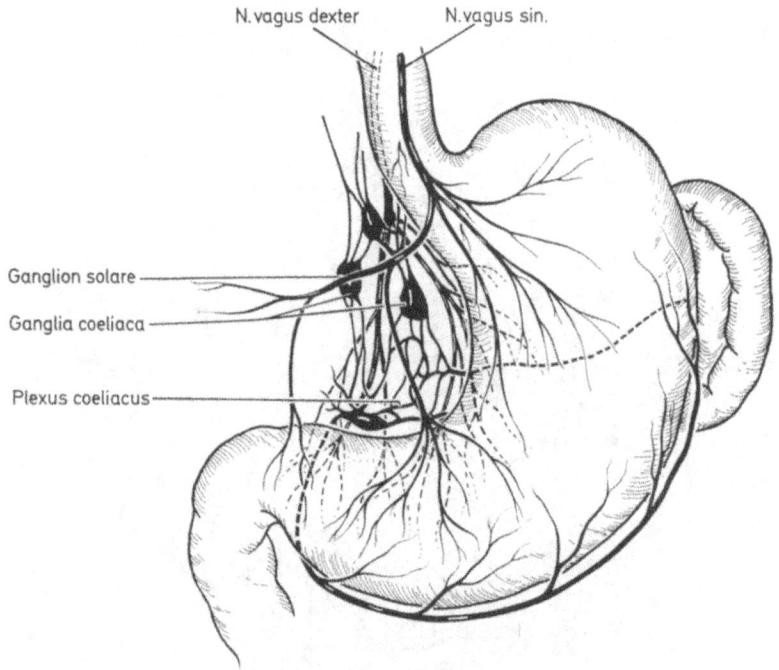

Abb. 14. Gastrale Verzweigung der Nn. vagi

Nervenfasern mit Gruppen von Ganglienzellen des Parasympathicus und Sympathicus verwoben sind. Elektronenoptische Untersuchungen von LICK u. Mitarb. (1968) konnten Nervenelemente in unmittelbarer Nachbarschaft der Drüsenzellen nachweisen. Echte synaptische Verbindungen zwischen Axonen und Schleimhautzellen konnten indessen nicht gefunden werden. Danach wird eine Erregungsübertragung auf Distanz u.a. über Histamin angenommen. Der für die Magensekretion bedeutsame Acetylcholinmechanismus wird in die synaptischen Vesikel lokalisiert.

Im allgemeinen steigert der Vagus die Magenmotilität, während sie durch den Sympathicus reduziert wird. Auf die Folgen der Vagusdurchtrennung wird noch im Abschnitt „der operierte Magen" näher eingegangen (s. S. 783). Sympathisches (spinales) und parasympathisches (cerebrales) System verfügen über efferente und afferente Fasern und gliedern sich in einen exo- und endogastrischen Anteil.

*Exogastrischer Anteil der nervösen Magenversorgung*

Das sympathische Segment wird von den bilateralen Thorakalnerven abgeleitet. Ihre markhaltigen rami communicantes albi senken sich seitenentsprechend in die zugehörigen Ganglien des thorakalen Grenzstrangabschnittes. Diese thorakalen Ganglien entsenden je einen vorwiegend markhaltigen Ast. Aus der Vereinigung dieser Äste geht der auf den Wirbelkörpern caudal verlaufende Splanchnicus major dexter et sinister hervor. Er zieht mit dem aus den unteren Thorakalganglien stammenden Splanchnicus minor sinister et dexter durch das Zwerchfell. Zum überwiegenden Teil tritt er in das unpaare Ganglion semilunare (solare, coeliacum) ein. Hiervon ausgehende Äste folgen unter Bildung perivasaler Geflechte den Arterien des Tripus Halleri. Sie erreichen als Plexus cardiacus zunächst die kleine und im weiteren auch die große Kurvatur sowie als Plexus gastricus ventralis und dorsalis Vorder- und Hinterwand des Magens.

Innerhalb dieser Nerven verlaufen afferente und efferente Fasern: Die *afferenten spinalen markhaltigen Nervenfasern* der Thorakalsegmente haben ihre bipolaren Wurzelzellen in den sensiblen Spinalganglien des 6.—10. Thorakalsegmentes und erreichen nach PERNKOPF (1954) die Magenwand ohne vorherige Umschaltung.

Die *efferenten Fasern* leiten sich vom Nucleus intermedio-lateralis der Seitensäule des 6.—10. Thorakalsegmentes her und verlaufen in den ventralen Wurzeln dieser Spinalnerven über den thorakalen Grenzstrang. Sie treffen im Ganglion semilunare auf multipolare Ganglienzellen. Jenseits des Plexus solaris ziehen sie als postganglionäre markarme Fasern als eigentliche Sympathicusnerven weiter.

In Ganglion semilunare kommt es durch den Übertritt einzelner Rami abdominales des N. vagus zu einer Durchflechtung mit parasympathischen Anteilen, so daß die postganglionären perivasalen Geflechte, die den Ästen des Tripus Halleri folgen, sympathische und parasympathische Elemente enthalten.

Die Nerven des *cerebralen* Segmentes entspringen aus den Vaguskernen des Hirnstammes und begleiten als Chordae oesophageae die Speiseröhre, um mit dieser das Zwerchfell zu durchsetzen. Auf Querschnitten in Höhe des Hiatus oesophageus konnte KØSTER (1968) zwei bis sieben Vagusstämme zählen, die in jedem Kreissektor nachweisbar waren. Der konstanteste Nerv ist jener bei 10 Uhr und entspricht dem rechten dorsalen N. vagus (86%). Die Position des linken ventralen Hauptstammes variiert häufiger und ist bevorzugt zwischen 4 und 7 Uhr zu finden. In Höhe des Diaphragma sind nach HELANDER (1968) 80% der Nervenfasern centripetale und nur 20% centrifugale (magenwärts) Fasern.

Der linke Nervus vagus (anterior, ventralis) erreicht das cavum abdominis in ein bis drei Stämmen (JACKSON, 1948; KØSTER, 1968). Der Plexus hepaticus war SWAN bereits 1830 bekannt und zweigt unmittelbar unterhalb des Zwerchfelles aus dem ventralen Ast ab. In Höhe der V. portae gehen aus dem Plexus hepaticus Seitenäste für den Pylorus ab, die den Pylorus wieder im Omentum gastro-hepaticum erreichen. Am oberen Rand des Pylorusringes teilen sie sich in Form eines umgekehrten Y (LATARJET, 1922), um den Canalis pyloricus, den Pylorus und das Duodenum zu versorgen. Sie sind für die Motorik des Canalis pyloricus wesentlich, beeinflussen indessen nicht die Säureproduktion (FRANKSSON,

1948). Aus dem Ramus hepato-pyloricus zweigt ein Ast ab, der im hinteren Blatt des kleinen Netzes an das Antrum gelangt (HART, 1966).

Nach Abgabe des Plexus hepaticus zieht der Hauptast des linken Vagus innerhalb des Omentum gastro-hepaticum dicht neben der kleinen Kurvatur als Nervus Latarjet und versorgt Fundus und Corpus ventriculi.

Der rechte posteriore Nerv liegt etwas vom Pylorus getrennt (BURGE, 1968); auch wenn er sich nach KØSTER (1968) in 86% als singulärer Hauptstamm darstellen läßt, findet man häufig zusätzliche kleinere Nebenäste. 6—8 Seitenäste des Hauptstammes (JACKSON, 1948) versorgen die Magenhinterwand und die Kardia, ohne den Pylorus zu erreichen. Nach Abgabe dieser Äste gabelt er sich an der Basis der A. gastrica sinistra auf, um in das Ganglion semilunare zu ziehen.

Die afferenten Fasern des N. vagus haben ihre Wurzel im Ganglion jugulare et nodosum, die efferenten im Nucleus dorsalis nervi vagi der Medulla oblongata (s. weiter PERNKOPF, 1954).

## VII. Mikroskopische Anatomie

Der makro-physiologischen Einteilung des Magens in bestimmte Regionen entspricht ein jeweils unterschiedlich differenziertes Mucosarelief (Abb. 15). Darüberhinaus kann man eine histologische und funktionelle Unterteilung der gesamten Magenwand in Tunica mucosa mit muscularis mucosae, T. submucosa, T. muscularis und T. serosa vornehmen, wobei die T. mucosa die ausgeprägtesten strukturellen Unterschiede in den einzelnen Regionen erkennen läßt.

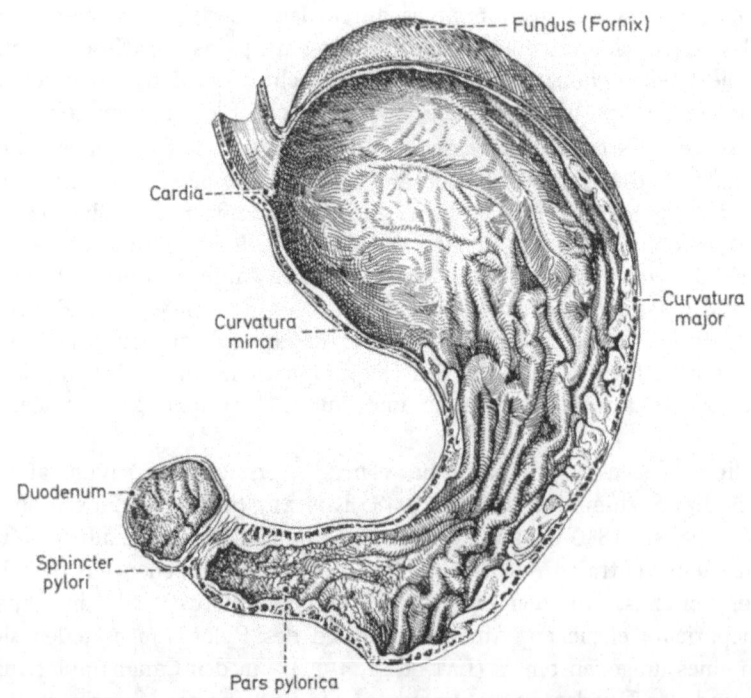

Abb. 15. Mucosarelief des Magens. (Umgezeichnet nach BENNINGHOFF, 1952)

## 1. Mucosa

Als umsäumendes Epithel der Drüsenschläuche einschließlich der Grübchen findet man ein einschichtiges hochprismatisches Epithel im gesamten Magen, das sich in der Ora serrata scharf gegenüber dem mehrschichtigen Plattenepithel des Oesophagus im Bereiche des Ostium cardiacum absetzt. Die Schleimhauthöhe ist pylorusnahe mächtiger als im Kardiabereich. Angaben über die mittlere Schleimhautdicke schwanken zwischen 0,67 mm (WOLFF, 1967) und 0,93 mm (KRENTZ, 1965). Das Faltenrelief wird wesentlich von dem Füllungszustand des Magens bestimmt und durch die Muscularis mucosae modelliert. Generell gesehen, vergröbert sich indessen das Faltenrelief Richtung Antrum pyloricum. Relativ konstant findet man zwei bis vier parallel verlaufende Falten im Bereiche der sog. Waldeyerschen Magenstraße; hier fehlen die Fibrae obliquae. Daneben ist eine feinhöckerige Oberflächengestaltung ersichtlich, die Areae gastricae; ihr Durchmesser beträgt wenige Millimeter. Leisten der Muscularis mucosae strahlen in diese Areae aus; sie entsprechen indessen nicht deren Kanten (WANKE, 1959). Ist eine Schleimhauthypertrophie gegeben, treten sie als État mamelonné betont hervor. Bei Lupenvergrößerung wird eine weitere Unterteilung in die Magengrübchen — Foveolae gastricae — ersichtlich. Pylorusnahe lassen diese kleinen Felder fast Zottengestalt erkennen. Der Füllungszustand des Magens bestimmt gleichfalls die Gestalt dieses Feinreliefs. Jeweils zwei bis vier tiefe Seitenkanälchen der Drüsenostien verschmelzen zu einer mehr oder minder zylindrischen Foveola gastrica (GOLDSTEIN u. Mitarb., 1969). Diese Foveolae zeigen ihrerseits wieder eine Tendenz, mit benachbarten zu anastomosieren, so daß häufig sternförmige Talformationen gebildet werden. Von der Basis der Foveolae bis zum Magenlumen erfolgt eine progrediente Konfluenz zylindrischer Buchten und Kanälchen zu weit kommunizierenden Mulden, wobei besonders tiefe Furchen die Areae mamillariae begrenzen. Im Bereiche des Corpus ventriculi münden viele Grübchen direkt an der Oberfläche der Areae mamillariae, während Kardia- und Pylorusdrüsenregion sich durch eine grobe Felderung auszeichnen. Die Deckepithelien von Magen, Dünn- und Dickdarm weisen lumenwärts eine feine, 0,1—0,5 $\mu$ breite Plasmamembran auf; sie ist aus feinen Filamenten aufgebaut, die den Microvilli anhaften (TRIER, 1969). ITO (1965) sowie REVEL und ITO (1967) konnten wahrscheinlich machen, daß diese „surface coat" Bestandteil der Zelle und nicht absorbierter „Schleim" ist. Über die physiologische Bedeutung dieser surface coat gibt es bislang nur Hypothesen: der Reichtum an Disaccharidasen, alkalischer Phosphatase und bestimmten Peptidasen (EICHHOLZ u. CRANE, 1965; EICHHOLZ, 1967; RHODES u. Mitarb., 1967; JOHNSON, 1967) macht es wahrscheinlich, daß sie Sitz von Verdauungsenzymen darstellen kann. Weiterhin wird vermutet, daß sie bestimmte spezifische „Receptoren" enthält, die eine Resorption fördern (BENNET, 1963) und endlich soll sie eine Schutzbarriere gegenüber Bakterien oder anderen „Noxen" darstellen (ITO, 1964).

Das hochprismatische Epithel sitzt einer Basalmembran auf. Die Zellkerne liegen basal und sind vorwiegend rundlich bis oval konfiguriert. Diese mucoiden Zellen (HEIDERICH, 1911; SCHINDLER, 1944) enthalten Sekretgranula im Protoplasma, die an die Oberfläche ausgestoßen werden. Es handelt sich um einen hochviscösen, phosphorfreien Eiweißkörper, der in Salzsäure unlöslich ist und

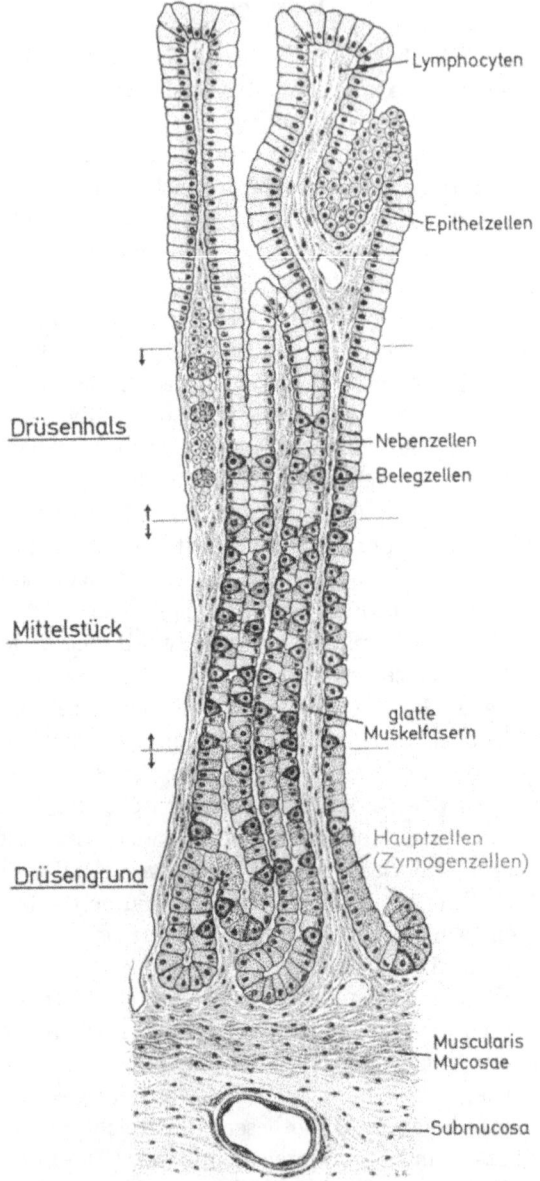

Abb. 16. Hauptdrüsen aus der Corpusmucosa, schematisiert

bei Zusatz von Essigsäure nicht gerinnt. Die Oberfläche der Zylinderepithelien wird von einem Schlußleistennetz eingefaßt (BARGMANN, 1964). Diese mucoiden Zellen bilden ein „sichtbares Mucin" (GLASS u. BOYD, 1949), das gemeinsam mit dem von den Nebenzellen stammenden, aus Mucoprotein und Mucoproteinase (SCHMID, 1951) bestehenden „gelösten Mucin" eine „Schleimschicht" auf der Magenoberfläche bildet, die die Magenwand vor der Eigenverdauung schützt.

Die Wirkung dieser „Schleimbarriere" wird noch dadurch unterstützt, daß bei stärkerer Reizwirkung die Oberflächenepithelien und jene der Grübchen abgestoßen werden können und damit eine Entleerung großer Mengen eines hochviscösen „Schleimes" resultiert (HOLLANDER, 1954, 1962; HOLLANDER u. GOLD-

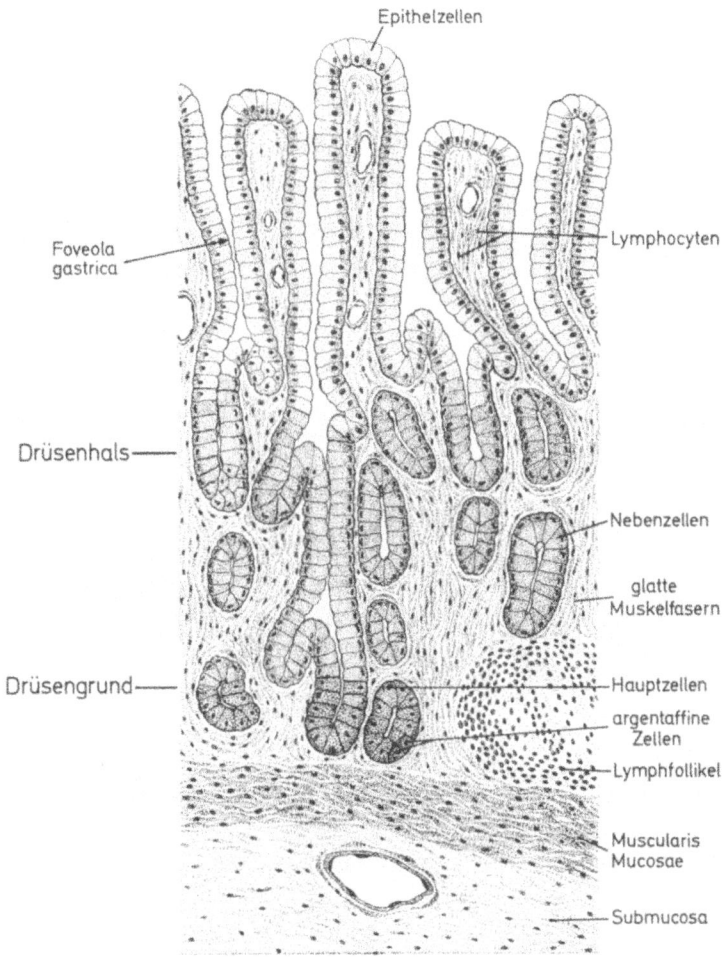

Abb. 17. Pylorusdrüsen, schematisiert

FISCHER, 1949; SOBER u. Mitarb., 1950). Dieser Desquamation folgt eine rasche Regeneration. Die Mucosubstanzen der 20—40 μ großen Deckepithelien (HELANDER, 1968) unterscheiden sich biochemisch etwas von jenen der Drüsenhalsepithelien (SPICER u. SUN, 1967). Die Schleimsekretion unterliegt der vagalen Steuerung. In der Regel erfolgt die Sekretabgabe indessen kontinuierlich und nicht periodisch wie z.B. bei den Becherzellen. Die Gruppe der mucoiden Drüsen umfaßt außerdem die Schleimzellen der Kardia- und Duodenaldrüsen. Allgemein betrachtet handelt es sich bei der Abgabe von Mucosubstanzen um ein quantitatives Phänomen; so sind in geringem Umfang sogar die Haupt- und Belegzellen zur entsprechenden Sekretproduktion befähigt (LINDNER, 1969).

Auf Areae gastricae und Sulci verteilt münden unter Vermittlung der von einfachen Zylinderzellen umsäumten Foveolae gastricae dicht stehende — Abstand durch den Füllungszustand der intertubulären Capillaren bestimmt —

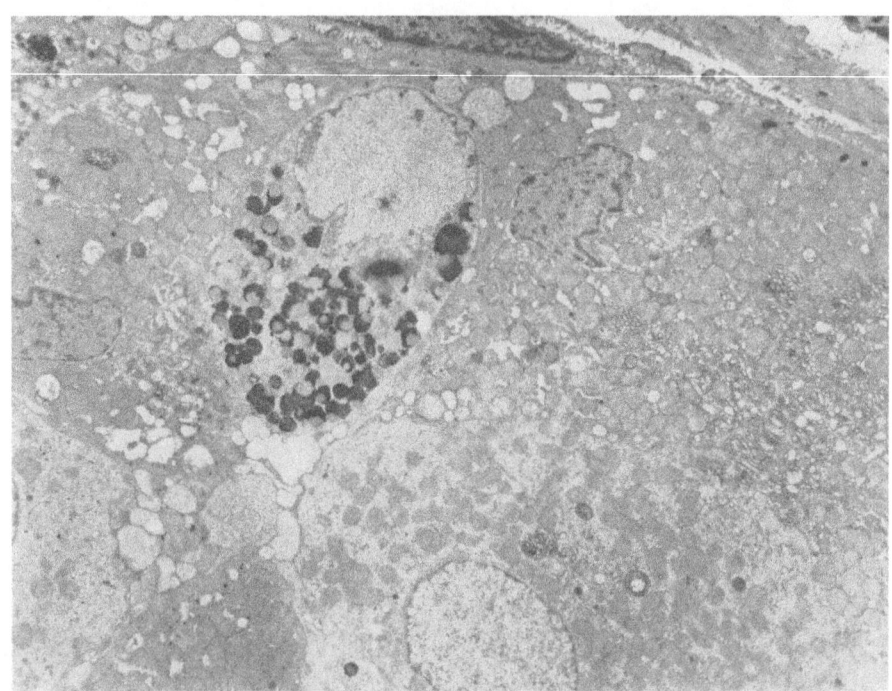

Abb. 18. Übersichtsaufnahme von einer Fundusdrüse: linke Bildseite mit zwei Belegzellen in verschiedenen Funktionsstadien. In der oberen Belegzelle neben regelrechten Mitochondrien nur wenig intracelluläre Sekretkanälchen. Runder Zellkern mit homogenem Karyoplasma. Untere Belegzelle mit entfaltetem intracellulärem Kanälchensystem. Mitochondrien geschwollen, Zellkern bizarr verformt mit Chromatinverdichtungen. Im Zentrum Zymogenzelle (Hauptzelle) mit Zymogengranula. 68 Jahre, männlich. Vergr. 5000:1. Photogramm: Prof. H. NEMETSCHECK

Drüseneinheiten, die bis auf die Muscularis mucosae reichen, Drüsengrund, Mittelstück und Drüsenhals unterscheiden lassen (Abb. 16) und topische Besonderheiten aufweisen:

Die Haupt- oder Fundusdrüsen sind als spezifische Magendrüsen anzusehen. Sie sondern Pepsin und Salzsäure ab. Daneben findet man die unspezifischen Kardia- und Pylorusdrüsen (Abb. 17).

Die Haupt- oder Fundusdrüsen erstrecken sich nahezu über den gesamten Magenkörper, wobei sich fünf sekretorisch aktive Zellarten am Aufbau der gegabelten Drüsenschläuche beteiligen:

1. die Haupt- oder Zymogenzellen,
2. die Belegzellen,

3. die Neben- oder mucoiden Drüsenhalszellen,
4. die mucoiden Deckzellen und
5. die argyrophilen Zellen.

Diese heterokrinen Magendrüsen bilden langgestreckte Schläuche und enden über der Muscularis mucosae vielfach mit zwei bis drei Endröhren. Mehrere dieser Hauptdrüsen münden gemeinsam unter Zwischenschaltung eines Isthmus in die

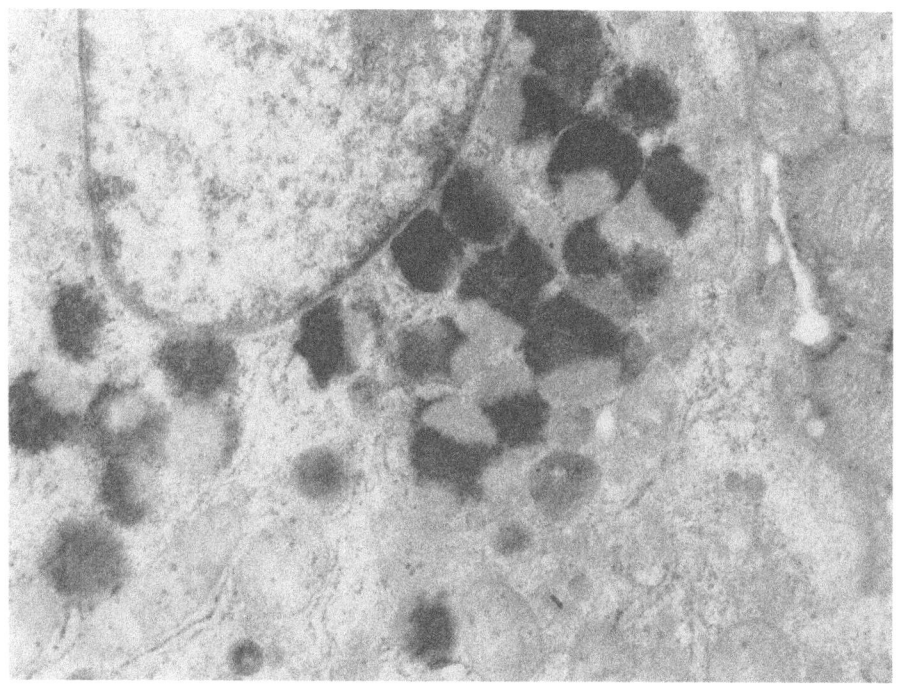

Abb. 19. Ausschnitt aus einer Zymogenzelle (Hauptzelle). Zymogengranula nur teilweise von einer distinkten Membran begrenzt. Erhebliche Variabilität der Dichte der feinkörnigen Sekretgranula. Häufig sehr enge Beziehung der Sekretgranula zum granulären Reticulum. 68 Jahre, männlich. Vergr. 25000:1. Photogramm: Prof. H. NEMETSCHECK

Magengrübchen. Die genannten fünf Zellarten verteilen sich in charakteristischer Weise über die Drüsenschläuche (Abb. 18).

1. Die Haupt- oder Zymogenzellen sind vornehmlich im Drüsengrund lokalisiert. Bezeichnend für diese relativ kleinen Zellen sind intensiv lichtbrechende Sekretgranula, die sich mit basischen Farbstoffen anfärben. Sie sind nicht teilungsfähig. Neben den Proteasen Kathepsin und Parachymosin (BUCHER, 1932, 1936) enthalten sie in den mit Methylviolett anfärbbaren Granula Pepsinogen. Dieses, vorwiegend über intercelluläre Sekretcapillaren abgegeben, wird an der Magenoberfläche durch die Salzsäure in das eiweißspaltende Pepsin aktiviert. Nach morphologischen Kriterien ist die Zymogenzelle der Magenmucosa den Acinusepithelien des Pankreas sehr ähnlich (Abb. 19); auch der Sekretionsmechanismus ist weitgehend entsprechend (HELANDER, 1968).

2. Die Belegzellen findet man besonders reichlich im Drüsenhals- und Isthmusbereich; einzelne sind indessen auch noch im Drüsengrund nachweisbar. Nach Cox (1952) enthält der Erwachsenenmagen 1,18 Billionen Belegzellen; bei der Frau sind es nur 0,84 Billionen. Die Anzahl nimmt im Alter ab. Sie übertreffen an Größe erheblich die Haupt- oder Zymogenzellen und sind polygonal gestaltet. Sie enthalten häufig mehrere, amitotisch entstandene Kerne. Da sie oft von der

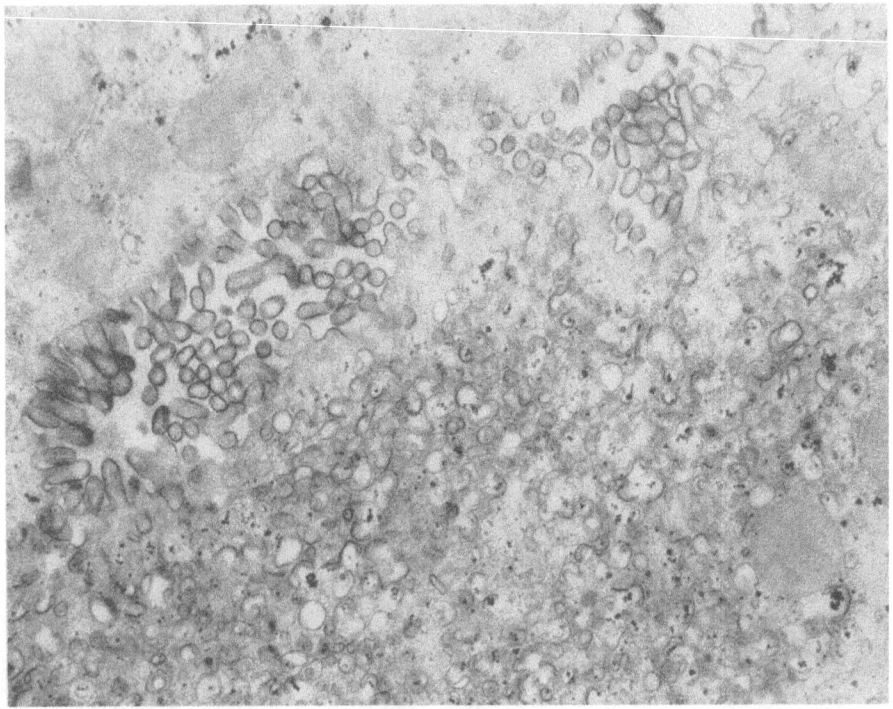

Abb. 20. „Aktivierte" Belegzelle: intracelluläres Kanälchensystem vorwiegend in Form von Bläschen oder Vacuolen erscheinend. Auffallend hoher Membrankontrast. An wenigen Stellen Kommunikation zwischen intracellulären Kanälchen und Drüsenlumen angedeutet. 68 Jahre, männlich. Vergr. 20000:1. Photogramm: Prof. H. NEMETSCHECK

Drüsenlichtung abgedrängt sind, scheinen sie den Hauptzellen aufzuliegen, was zur Bezeichnung „Belegzelle" führte. Tiefe intercelluläre Sekretcapillaren ermöglichen eine Kommunikation mit dem Drüsenlumen, das sich in ein graziles intracelluläres Sekretcapillarennetz — 1 $\mu$ weit und ca. 15 $\mu$ lang (HELANDER, 1968) — fortsetzt und bereits 1898 von ZIMMERMANN beschrieben wurde. In diese Sekretcapillaren reichen zahlreiche Mikrovilli (BARGMANN, 1964). Die Sekretcapillaren sind an der lebensfrischen Zelle als schwach lichtbrechende Linie innerhalb des Cytoplasma sichtbar. Die Belegzelle ist nicht teilungsfähig, indessen relativ langlebig; eine Regeneration erfolgt durch Differenzierung undifferenzierter Vorstufen, die hauptsächlich im Drüsenhalsbereich vermutet wird (RAGINS u. Mitarb., 1968, Lit.).

GRAUMANN (1965) konnte zeigen, daß die angebliche Acidophilie der Belegzellen lediglich auf die starke Basophilie der Hauptzellen zurückzuführen und als Kontrastphänomen zu werten ist. Die Färbbarkeit der Belegzellen mit Doppelfarbstoff-Gemischen entspricht lediglich dem Normalverhalten amphoterer Proteine. Zwischen Kerngröße der Haupt- und Belegzellen und sekretorischer

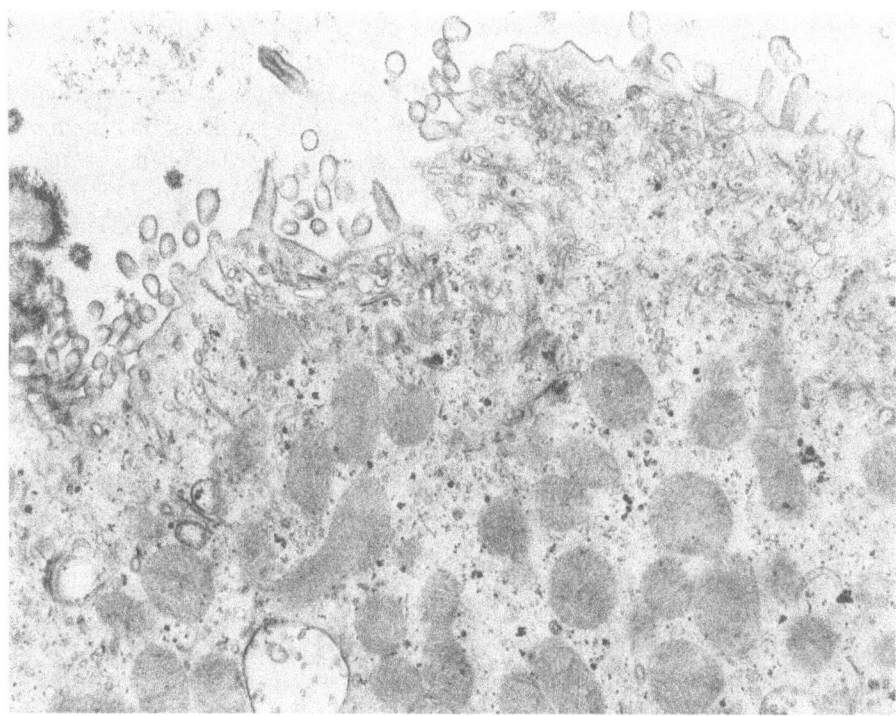

Abb. 21. „Ruhende" Belegzelle: neben stark reduzierten intracellulären Kanälchen — teilweise als Schläuche in Erscheinung tretend — im apikalen Zellbereich reichlich regelrecht gestaltete Mitochondrien. Im Unterschied zur „aktivierten" Belegzelle reduzierte Mikrovilli. 68 Jahre, männlich. Vergr. 20000:1. Photogramm: Prof. H. NEMETSCHECK

Leistung besteht eine direkte Relation; sie sind bei erhöhter Aktivität verkleinert, bei verminderter vergrößert (SALOMON, 1955). Elektronenoptisch sind eine Zunahme der intracellulären Canaliculi mit zahlreichen Mikrovilli und eine Reduktion der endoplasmatischen Bläschen die wichtigsten Merkmale während der Säurebildungsphase (Abb. 20, 21) (ADKINS jr. u. Mitarb., 1967; ROHRER u. Mitarb., 1965; s. weiter HELANDER, 1968, 1969, Lit.).

3. Die *Neben- oder Halszellen* (mucoide) weisen eine hohe Teilungsrate auf. Es wird vermutet, daß die nichtteilungsfähigen Haupt- und Belegzellen sich aus diesem Zellpool ableiten. So repräsentieren die in der Halsregion gelegenen Belegzellen einen „jungen Zelltyp", der später in die differenzierte Belegzelle ausreift (CORPRON, 1966; HELANDER, 1968). So stellen auch die mucoiden Halszellen eine recht heterogene Zellgruppe dar, die viele Entwicklungsstadien nebeneinander

erkennen läßt. Der Zellkern liegt basal und supranukleär findet man reichlich Sekretgranula, die neutrale Mucosubstanzen enthalten (SPICER u. SUN, 1967; SUN, 1966, Lit.). Elektronenoptische normalanatomische, vergleichende und Funktionsstudien siehe: HELANDER (1962, 1968, 1969).

In der Isthmus- und Drüsenhalsregion, in der praktisch sämtliche Mitosen ablaufen (STEVENS u. LEBLOND, 1953; MYHRE, 1968, Lit.), ist eine primitive, undifferenzierte Zellart nachweisbar, die weitgehend der Nebenzelle gleicht; sie zeichnet sich im wesentlichen durch ihre Armut an Sekretgranula aus.

4. Die *mucoiden Deckzellen* (s. auch S. 162) kleiden die Oberfläche der Mucosa und jene der Foveolae gastricae aus; ihr Mucosekret differiert etwas von jenem der Halszellen (SPRICER u. SUN, 1967). Der Golgiapparat dieser Zellen nimmt während der Wanderung von der Grübchenbasis zur Oberfläche an Umfang zu (CORPRON, 1966). Glykogen und Fetttropfen findet man häufig im Bereiche der Zellbasis (HELANDER, 1968; Kritik und Lit. s. GRAUMANN, 1964). Irreguläre intercelluläre Spatien (HELANDER, 1962) werden als Vorstufe der Zellabstoßung angesehen.

5. Die *argyrophilen Zellen* machen nur wenige Prozent der Drüsenzellen aus. Ihre Form läßt topische Unterschiede erkennen (FRESEN u. HOLZKI, 1968): dreieckige Zellen der Kardiadrüsen, korbzellähnliche im Fundus, flaschenförmige im Duodenum und sichelähnliche Elemente in den Brunnerschen Drüsen. Sie sind nach FRESEN und HOLZKI (1968) in der Kardia- und Pylorusregion häufiger als im Fundusbereich nachweisbar (s. dagegen HELANDER, 1968). Diese enterochromaffinen Zellen entstammen dem Entoderm und sind Differenzierungsprodukte des Darm- und Magenepithels (SINGH, 1963). Nach SINGH (1964) sind sämtliche argentaffinen Zellen des menschlichen Magen-Darmtraktes gleichfalls argyrophil; seine Befunde stehen im Gegensatz zu den Beobachtungen von HAMPERL (1952) und HELLWEG (1952), wonach 5% der argentaffinen Zellen nicht argyrophil sind. Während von HELLWEG (1952) sowie CORVALHEIRA u. Mitarb. (1968) zwei Zelltypen und von SINGH (1963) drei Zelltypen unterschieden werden, handelt es sich nach RATZENHOFER und LEB (1965; RATZENHOFER, 1966) um ein funktionsbedingtes unterschiedliches färberisches Verhalten einer Zellart. Elektronenoptisch sind diese Zellen durch eine Vielzahl dichter, etwa 0,2 µ großer Sekretgranula ausgezeichnet (HELANDER, 1968); die Sekretabgabe erfolgt nach PENTTILÄ und LEMPIDEN (1968) direkt in das Magen-Darmlumen. Die Stimulation der Magensaftsekretion soll keinen Einfluß auf die Morphologie dieser Zellen haben (HELANDER, 1968). Da weiterhin ein Kontakt mit dem Drüsenlumen häufig fehlt, wird den Zellen eine endokrine Funktion zugeschrieben: Glucagon (SUTHERLAND u. DE DUVE, 1948; FORSSMANN u. Mitarb., 1968), Serotonin (ERSPAMER u. ASERO, 1952; RATZENHOFER u. LEB, 1965; PENTTILÄ u. LEMPIDEN, 1968 u.a.) oder Gastrin (HELANDER, 1964). Weitere Angaben über das „Helle-Zellen-Organ-Feyrter" siehe bei RATZENHOFER, Klin. Wschr. 44, 109 (1966).

Die *Kardiadrüsen* sind morphologisch den Mundspeicheldrüsen sehr ähnlich und weisen ein hochprismatisches Epithel mit scharf konturierten Zellgrenzen auf. Cytochemisch verhält sich ihr Sekret indessen abweichend und wird seit SCHAFFER (1927) als mucoid bezeichnet. Die begriffliche Schwierigkeit bei der Unterscheidung „seröser" und „muköser" Drüsen aus morphologischer und biochemischer Sicht hat zu einer erheblichen Sprachverwirrung geführt. GRAUMANN

(1964) will die Bezeichnungen „serös" und „mukös" ausschließlich für die morphologische Kennzeichnung verwandt wissen. Eingestreut in die Kardiadrüsen findet man einzelne oxyphile, onkocytäre Elemente (HAMPERL, 1936). Der Granulagehalt der „spezifischen" Kardiaepithelien ist funktionsabhängig und nach Stimulation reduziert (TRAUTMANN, 1926). Nach den Untersuchungen von SPICER und SUN (1967) verhalten sie sich in vieler Hinsicht färberisch den Zymogenzellen entsprechend. Diese Befunde unterstreichen die alte Vorstellung (BENSLEY, 1902), daß die Kardiadrüsen „regressiv veränderte Fundusdrüsen" darstellen, die ihrer hochdifferenzierten Epithelien verlustig gegangen sind. Der Übergang der Kardiadrüsen in die Fundusdrüsenzone erfolgt kontinuierlich (PASCHKIS u. ORATOR, 1923; s. dagegen: PALMER, 1954). Nach CUMMINS (1963) beschränkt sich ihre Ausdehnung auf eine 0,5—4 cm breite Zone um das Ostium cardiacum. Gegenüber den Hauptdrüsen zeichnen sie sich durch eine ausgeprägte Verzweigung, unregelmäßige Konfiguration ihrer Foveolae gastricae und ihre lockere Lagerung aus. Cystische Erweiterungen stellen keine Seltenheit dar und dürfen nicht als pathologisch gewertet werden. Grob färberisch verhalten sich die Epithelien der Kardiadrüsen ähnlich wie jene der Pylorusdrüsen, die Nebenzellen des Fundus und die Oberflächenepithelien (GRAUMANN, 1964). Die „mucoiden" Kardiadrüsen stehen indessen den „mukösen" Speicheldrüsen näher als den Pylorusdrüsen (CLARA, 1940). Literatur und färberisches Verhalten siehe bei GRAUMANN (1964).

Die Ausdehnung der *Pylorusdrüsen* ist großen individuellen Schwankungen unterworfen und neuerdings intraoperativ durch eine Farbreaktion (OTTENJANN u. Mitarb., 1967) relativ exakt bestimmbar. An der kleinen Kurvatur reichen sie in der Regel bis zur Incisura angularis. Nach LANDBOE-CHRISTENSEN (1944) beträgt die Ausdehnung ca. 10—15% des Abstandes zwischen Pylorus und Kardia an der großen Kurvatur und 35—45% dieser Distanz an der kleinen Kurvatur. Insgesamt nimmt die Region der Pylorusdrüsen 15% der Magenmucosaausdehnung ein. Nach OI und SAKURAI (1959) variiert die Ausdehnung der Pylorusdrüsen mit ihrem Pylorusabstand zwischen 2 und 14 cm. Die Foveolae gastricae sind hier grob gefeldert und verzweigen sich erst in den tieferen Schichten der Mucosa. Es handelt sich um prismatische mucoide Zellen mit basalem runden Zellkern als Hauptkontingent der umsäumenden Epithelien. Nicht sicher entschieden ist es, ob sie den mucoiden Kardiadrüsen (s. diese), den Nebenzellen der Hauptdrüsen oder den Epithelzellen der Brunnerschen Drüsen entsprechen. Nach CUMMINS (1963) greifen sie als „Brunnersche Drüsen" auf das Duodenum über. Histochemisch (SPICER u. SUN, 1967 — s. dagegen GRAUMANN, 1964) und elektronenoptisch (HELANDER, 1964) bestehen keine wesentlichen Unterschiede zwischen ihnen und den mukösen Halszellen.

Eingestreut findet man vereinzelt Belegzellen und Zymogenzellen sowie argentaffine Zellen.

SOLCIA u. Mitarb. (1967, 1969) gelang es, im Canalis pyloricus aufgrund licht- und elektronenmikroskopischer Untersuchungen einen als *G-Zelle* bezeichneten Zelltyp herauszustellen. Er gleicht färberisch und elektronenoptisch den D-Zellen der Langerhansschen Inseln des Pankreas und unterscheidet sich klar von den enterochromaffinen und anderen hormonbildenden Zellen des Magens. Diese Zelle soll mit der gastrinproduzierenden Zelle identisch sein.

Bei dem Sekret handelt es sich um einen alkalischen Schleim mit einem pH-Wert von 7,0—8,0 (IVY u. OYAMA, 1921), der auch in geringen Mengen Pepsinogen enthalten soll.

Zwischen Fundus- und Pylorusdrüsen ist eine Interferenz- oder Intermediärzone wechselnder Ausdehnung eingeschoben (vgl. S. 145), die an der kleinen Kurvatur eine Ausdehnung von etwa 10 mm und an der großen Kurvatur eine solche von annähernd 60 mm aufweist. Hier sind Haupt- und Pylorusdrüsen nebeneinander zu finden. Dabei nimmt die Anzahl der Hauptzellen kontinuierlich ab.

Die Pylorusdrüsen lassen in ihrem histochemischen Verhalten erhebliche Artunterschiede erkennen (GRAUMANN, 1964), wobei die Schleimtypen in Anpassung an Verdauung und Ernährungsgewohnheiten die verschiedensten Kombinationen aufweisen (BOERNER-PATZELT, 1942; BURKL, 1950). Eine starke Eisenbindungsreaktion ist in dem oberflächennahen Mucin der menschlichen Pylorusdrüsen zu demonstrieren. Unabhängig von der Beschaffenheit des gebildeten Schleimes sind die Epithelien der Pylorusdrüsen jeweils perjodatreaktiv (LILLIE, 1954).

Aufgrund histochemischer Kriterien der Sekretglykoproteine können nach GÉRARD (1968, Lit.) fünf verschiedene „schleimproduzierende" Epithelien an der Magenmucosa differenziert werden:

1. Deck- und Kryptenepithelien des Fundus und Antrum enthalten Sulfo-Sialoproteine oder eine Mischung von Sulfo- und Sialoproteinen. In den Fundusdrüsen synthetisieren die jungen Epithelzellen der Krypten- oder Drüsenhalsregion Sulfatester. Ihr Sekret ist reich an Sulfoproteinen. Erreichen die Epithelien die lumennahen Kryptenabschnitte, so enthalten sie noch Sulfatester, ohne daß eine Synthese nachweisbar wird; dagegen synthetisieren sie nunmehr Sialinsäuren. Hierbei dürfte es sich vornehmlich um Neuraminsäure (KLENK, 1956) handeln. Erreichen die Epithelien die Leistenspitzen, so enthalten ihre Mucosubstanzen fast ausschließlich Sialoproteine. Nur am nüchternen Magen können auch hier noch Spuren von Sulfatestern ermittelt werden. Die Antrumepithelien verlieren dagegen während ihrer Wanderung von den Drüsenhälsen zu den Leistenspitzen ihre Sulfatester.

2. Die Drüsenhals- oder Nebenzellen sezernieren neutrale Glykoproteine.

3. Einige Belegzellen, insbesondere jene der Drüsenhalsregion enthalten verstreute PAS-positive Granula. Möglicherweise handelt es sich um Übergangsformen zwischen mucoiden Halszellen und Belegzellen. Vergleichsuntersuchungen mit anderen Species legen die Vermutung nahe, daß in ihnen der intrinsic factor synthetisiert wird.

4. In den Hauptzellen findet man neben Pepsinogen ein „saures Mucopolysaccharid", das weitgehend dem Chondroitinsulfat A und C gleicht (s. auch S. 162).

5. Die Epithelien des Canalis pyloricus enthalten zwei verschiedene Glykoproteine, und zwar ein neutrales Glykoprotein und eines, das dem Chondroitinsulfat A oder C gleicht; dieses „saure Mucopolysaccharid" wird spontan und kontinuierlich in das Magenlumen sezerniert.

Während Hungerperioden sinken Sekretions- und Estersyntheserate in den Fundus- und Antrumkryptenepithelien. Die Sekretion der Glykoproteine wird durch den Vagus gesteuert. HCl hat nur einen washing out Effekt und beeinflußt nicht die Sekretionsrate. Die Sulfomucinsynthese wird besonders durch Histamin und Gastrin angeregt, während ein Vagusreiz nur geringfügig stimulierend wirkt (GÉRARD, 1968).

## 2. Lamina propria

Die Magendrüsen sind in eine *Lamina propria* eingebettet, die aus retikulärem Bindegewebe besteht und reich an kollagenen und elastischen Fasern ist. Eingestreut liegen Lymphocyten, Plasmazellen, eosinophile Granulocyten und Mastzellen. Nahe der Muscularis mucosae ist es besonders dicht gewirkt. Eingewoben sind die aus der Muscularis mucosae ascendierenden Bündel glatter Muskulatur und das Gefäßgeflecht sowie marklose Nervenfasern. Das retikuläre Bindegewebe bildet an der Epithel-Bindegewebsgrenze eine dichte Gitterfasermembran. Zwischen dieser und dem Epithel liegt eine ca. 500 Å betragende Basalmembran (HELANDER, 1968), die jeden Drüsenschlauch umgibt. Das Stroma des Neugeborenen ist relativ zellarm und enthält nur einzelne Lymphocyten und Plasmazellen. Die Lamina propria des Erwachsenen ist dagegen ausgesprochen zellreich, so daß die Grenze zum Pathologischen in einzelnen Fällen nur schwer zu treffen ist und auch vom Funktionszustand — Verdauungsphase — Abhängigkeiten erkennen läßt. Lymphocytäre Infiltrate können sehr dicht liegen; häufig findet man Lymphfollikel mit breiten Reaktionszentren.

Die Mastzellen liegen hauptsächlich im oberflächlichen Teil der Lamina propria. Die Mastzellen der Magenschleimhaut unterscheiden sich hinsichtlich ihres färberischen Verhaltens und ihrer Enzymbestückung von jenen in anderem Bindegewebe — insbesondere jenen der Haut (RÄSÄNEN, 1962; ENERBÄCK, 1966; NIEBAUER, 1960, Lit.). Die Mastzellgranula enthalten neben Histamin und Heparin — bei Ratten auch Serotonin — weiterhin Trypsin, Chymotrypsine, Phospholipase A und aktive Lipide (SELYE, 1965; DARZYNKIEWICZ u. BARNARD, 1967; BUDD u. Mitarb., 1967; KELLER, 1966; MOLINA u. Mitarb., 1967; THUNBERG, 1967 u.a.). Die Mastzellgranula haben viel mit den Lysosomen anderer Zellen gemeinsam (ALLISON, 1965) und spielen eine große Rolle in der intra- und extracellulären Proteindigestion. Diese Interpretation schlägt eine Brücke zu Befunden bei niederen Tieren (RILEY, 1959), bei denen Mastzellen des Magen-Darmtraktes mehr den Acinusepithelien des exokrinen Pankreas als den Mastzellen höherer Organismen gleichen. Ihre topische Beziehung zu den Gefäßen (GRÜNBERG u. KAISER, 1964, Lit.) und ihr gehäuftes Vorkommen in den Organen, in denen auch die allgemeinen Schocksymptome am deutlichsten sind (Haut, Lunge, Magen-Darmtrakt: NIEBAUER, 1960, Lit.), unterstreicht ihre pathologische Leistung. LINDHOLM (1959) ermittelte in 1 mm$^3$ für Kinder und Erwachsene Durchschnittswerte um 2000 für den gesamten Verdauungstrakt.

## 3. Muscularis mucosae

Die *Muscularis mucosae* läßt im allgemeinen eine innere zirkuläre und äußere longitudinale Lage unterscheiden, wobei im Kardiabereich der Längsverlauf der Bündel dominiert, während im Fundus ein geflechtartiges Netzwerk differenziert werden kann mit einer Mächtigkeit von 0,7 mm (PALMER, 1954). Ausscherende Bündel verknüpfen beide Lagen. Eingeschaltet sind jeweils elastische Fasern. Faserbündel biegen in Submucosa und Mucosa ab. Sie nehmen Kontakt mit den

Gefäßen auf und determinieren deren Durchtrittspunkte (WANKE, 1959). Die Gefäßdurchtrittsstellen werden zudem von elastischen „Sehnenbrücken" abgesteift. Pylorusnahe ist die Muscularis mucosae besonders dicht gebündelt. Das Muskelspiel der Muscularis mucosae bewirkt die Plastizität des Faltenreliefs. Der präpylorischen Mächtigkeit der Muscularis mucosae entsprechend ist hier das Relief besonders markant ausgeprägt. Die Muscularis mucosae bewirkt zudem einen weiteren Schutz gegenüber stärkerer Verwerfung der einzelnen Wandschichten gegeneinander während der Kontraktions- und Dilatationsphasen und sichert die Gefäßtopik.

### 4. Submucosa

Die eigentliche Verschiebeschicht des Magens stellt die *Submucosa* dar. An der Grenze zur Muscularis mucosae und Muscularis propria sind breite elastische Fasernetze ausgespannt. Sie inserieren in den jeweiligen Muskellagen. Die Submucosa stellt aufgrund ihres Reichtumes an Lymphbahnen ein Schwammwerk dar, dessen Plastizität gleichfalls die Modellierfähigkeit der Mucosa unterstützt. Sie ermöglicht dem ausgedehnten submukösen Gefäßplexus die Ausbreitung in einer funktionellen Reserveschicht, wobei die adventitielle Begleitmuskulatur, hier besonders kräftig entwickelt, das statische Gerüst liefert und damit determinierte Fixpunkte in dem lockeren Bindegewebsschwamm bestimmt, um welche die funktionsabhängige Rhythmik pendelt.

### 5. Muscularis propria

Die Muskellagen des Oesophagus setzen sich kontinuierlich in die *Muscularis propria* des Magens fort. Sie strahlt massiert in die Kurvaturen aus (Abb. 22), während Vorder- und Hinterwand nur einzelne Muskelzüge zugeteilt werden. Die longitudinale Muskulatur endet an der kleinen Kurvatur etwa an der Incisura angularis. Die Pars pylorica wird von Längsmuskelbündeln umgriffen, die in die äußere Muskellage des Duodenum übergeht. Damit ist an der Korpus-Antrumgrenze eine motorische Interferenzzone gegeben (OI u. Mitarb., 1962), die für die Topik der Magenulcera bedeutungsvoll ist. Im Pylorusgebiet kann man einen Sinus und einen Canalis egestorius unterscheiden (TROGERSEN, 1942, 1968) (Abb. 23). Dieser besteht anatomisch aus drei Muskelschichten: die erste Ringschlinge umfaßt von der großen Kurvatur aus das Pylorusgebiet und die zweite umgreift in einiger Distanz davon ebenfalls von der großen Kurvatur ausgehend den Pylorus. Beide Schlingen (Ringschlingen) schließen an der kleinen Kurvatur zusammen und bilden dort einen „Torusknoten". Damit ist in der Pars pylorica, dem Canalis egestorius, eine „darmartige" Peristaltik möglich. Der Pylorusring selbst macht die Peristaltik des Canalis egestorius nicht mit und verbleibt in Ruhestellung (BLACKWOOD, 1969).

Die Fibrae obliquae als drittes und inneres schräg verlaufendes Muskellager des Magens sind eine einmalige Erscheinung im gesamten Verdauungstrakt. Sie sind überwiegend schräg zur Ringmuskulatur angeordnet, nachdem sie zunächst der kleinen Kurvatur parallel verlaufen. Sie bilden die Kardiaschleife (FORSELL, 1913). Die kräftigen Muskelfibrillenbündel scheinen im Vergleich zu dem übrigen Muskelgewebe eine funktionelle Einheit zu bilden (LILJA, 1959). Physiologische Untersuchungen zeigten, daß die Erregbarkeit der Magenmuskelwand in einzelnen

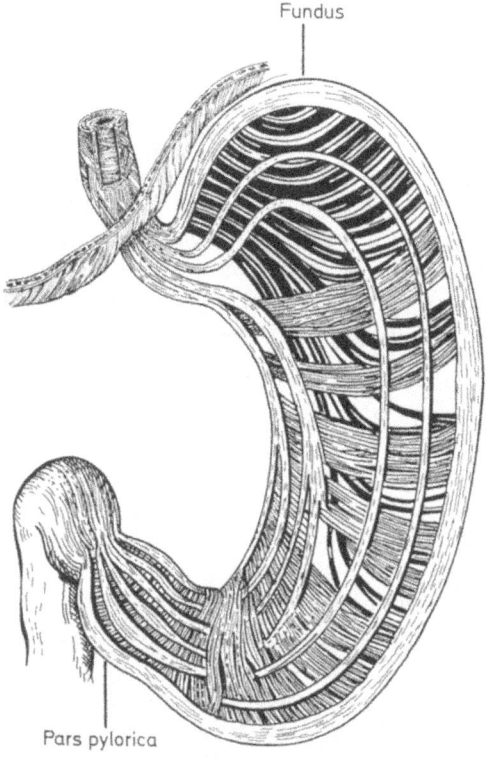

Abb. 22. Magenmuskulatur, schematisiert. (Umgezeichnet nach BENNINGHOFF, 1952)

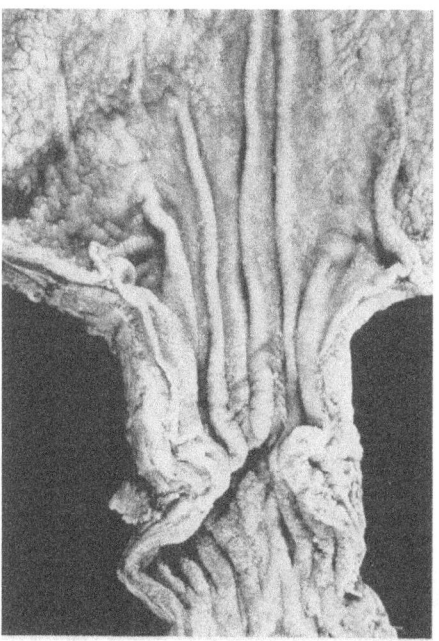

Abb. 23. Faltenrelief im Canalis pyloricus und Bulbus duodeni

Abschnitten variiert (vgl. auch OI u. Mitarb., 1962) und daß die longitudinalen und transversalen Anteile bei sorgfältiger Trennung individuell mit peristaltischen Wellen verschiedener Frequenzen funktionieren.

## 6. Subserosa und Serosa

Die *Serosa* überzieht als äußere Oberfläche den Magen und wird aus einem einschichtigen Plattenepithel gebildet. Sie ist locker mit der *Subserosa*, einer an elastischen Fasern reichen epigastrischen gefäßführenden zweiten Verschiebeschicht verbunden. Serosafrei sind die Ansatzstellen des Ligamentum hepatogastricum und gastro-colicum und je ein umschriebenes Areal im Bereiche von Kardia, Fornix und Pars pylorica des Magens.

## VIII. Regeneration der Mucosa

Die Zellen des menschlichen Organismus können nach LEBLOND und WALKER (1956) in permanente, stabile und labile unterteilt werden. Danach sind die Mucosazellen des Magen-Darmtraktes in die Kategorie der labilen Zellen einzuordnen (LEBLOND u. STEVENS, 1948; STEVENS u. LEBLOND, 1953). Unter Normbedingungen erfolgt eine kontinuierliche Zellerneuerung der Mucosa. Sie hat ihr Mitosezentrum (Abb. 24, 25) an der Basis der Foveolae gastricae und bezieht in gewissem Umfange auch die Isthmus- und Drüsenhalsregion mit ein (LEBLOND u. WALKER, 1961; TEIR u. Mitarb., 1952). Der Mitosecyclus läßt sich durch $^3$H-Thymidinmarkierung relativ exakt bestimmen und zeigt nach LIPKIN (1965) (Abb. 26) charakteristische Phasen. Die DNS-Synthesephase beträgt danach in

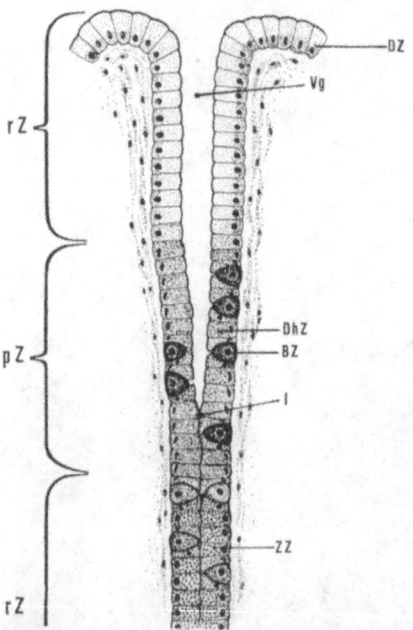

Abb. 24. Zellregeneration in den Fundusdrüsen des Magens, schematisiert

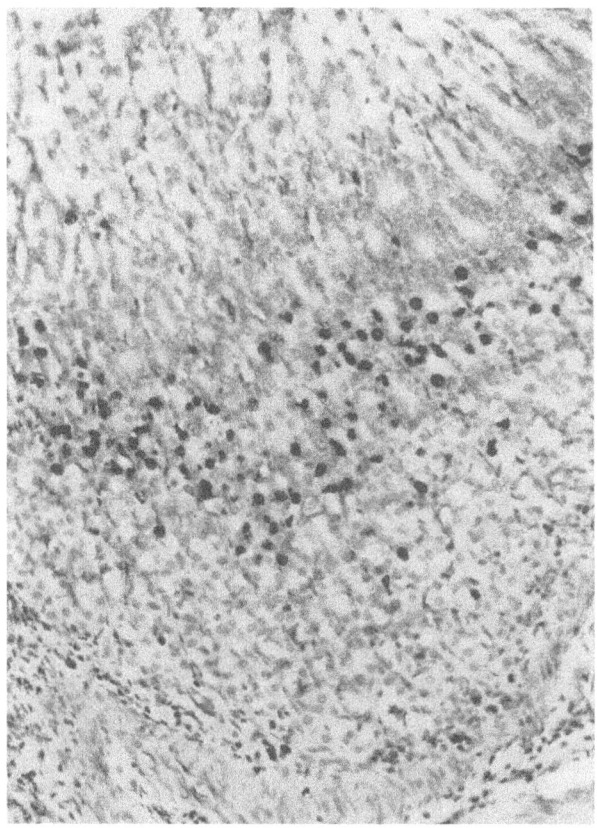

Abb. 25. „Mitosefeld" in der Isthmusregion des Rattenfundus 100 min nach intraperitonealer Injektion von 750 μC ³H-Thymidin. Stripping Film AR 10 Kodak. Vergr. 120:1. Färbung: HE

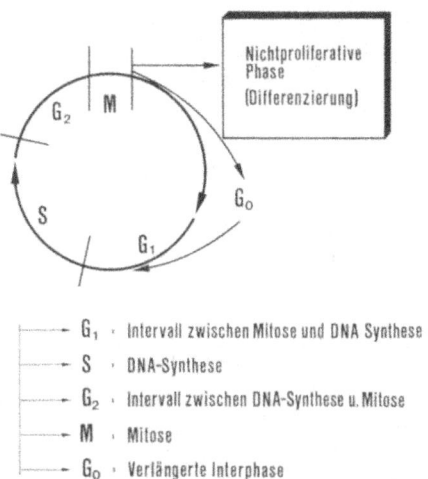

$G_1$ · Intervall zwischen Mitose und DNA Synthese
$S$ · DNA-Synthese
$G_2$ · Intervall zwischen DNA-Synthese u. Mitose
$M$ · Mitose
$G_0$ · Verlängerte Interphase

Abb. 26. Mitosecyclus. (Umgezeichnet nach LIPKIN, 1965)

den Magenepithelien zwischen 10 und 15 Std, wobei species- und topisch bedingte Unterschiede aus der Literatur zu entnehmen sind (QUASTLER u. SHERMAN, 1959; KOBURG, 1963; PILGRIM u. MAURER, 1962; EDER, 1966, Lit.). Die Tochterzellen erreichen nach 8—10 Std die Zotte (z.B. Duodenum); nach 24 Std sind 50% des Epithels durch markierte Tochterzellen ersetzt und nach 48 Std wird die Zotten-

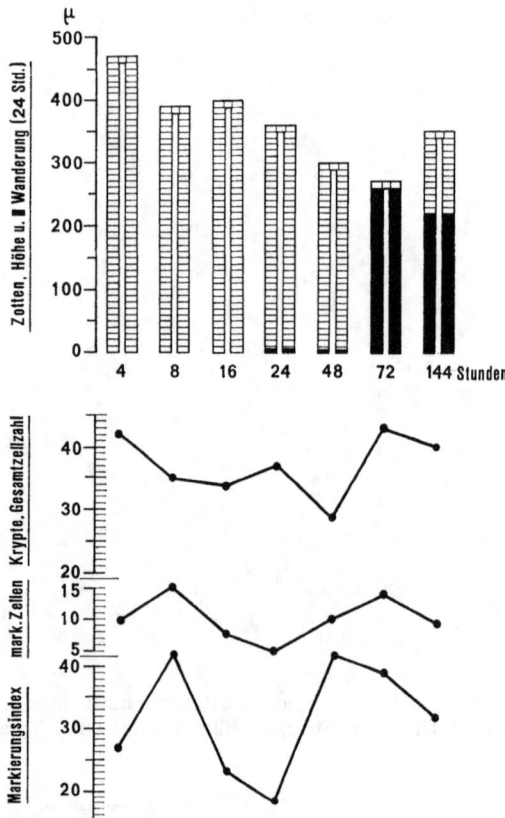

Abb. 27. Schleimhautveränderungen im Dünndarm zwischen 4 und 144 Std nach Blockade durch Methotrexat (400 µg/100 g i.m.). Bestimmung der Gesamtzellzahl und jener der markierten Zellen am Kryptenlängsschnitt und der Wanderungsrate in der Zotte (schwarz) 24 Std nach $^3$H-Thymidingabe. (Umgezeichnet nach EDER, 1966)

spitze erreicht (LEBLOND u. MESSIER, 1958; MESSIER u. LEBLOND, 1960; OEHLERT u. BÜCHNER, 1961). Dabei schieben sich die Zellen pro Stunde nach EDER (1966) etwa um $1^1/_2$ Zellbreiten vor. Ein bis zwei Epithelzellen werden pro 100 Zellen und Stunde neu gebildet. Nach 3—6 Tagen ist die Magenmucosa völlig erneuert.

Vom Duodenum nimmt die Zottenhöhe über das Jejunum und Ileum kontinuierlich ab, während der Markierungsindex und die Generationszeit weitgehend identisch sind (QUASTLER u. SHERMAN, 1959; MAURER u. KOBURG, 1961; PILGRIM u. MAURER, 1965). Danach muß die Regenerationspopulation in den einzelnen Darmabschnitten mit fallender Zottenhöhe abnehmen (EDER, 1966). Das Mitosezentrum liegt im Dünndarm im Gegensatz zum Magenfundus im Kryptengrund

(Lit. EDER, 1966, 1969, Abb. 27). Einen dem Duodenalmodus entsprechenden, indessen deutlich geringeren Regenerationsindex weist die Pylorusschleimhaut des Magens gegenüber jenem der Pylorusdrüsen auf (BERTALANFFY, 1960; OEHLERT u. BÜCHNER, 1961) (Abb. 28, 29). Das Oberflächenepithel des Magens zeigt einen Markierungsindex von 11—14% und entspricht annähernd dem Generationscyclus des Dünndarmes (EDER u. v. HUMMEL, zit. EDER, 1966). Die mucoiden Deck- und Halszellen teilen sich mitotisch, wobei die Halsepithelien eine geringere

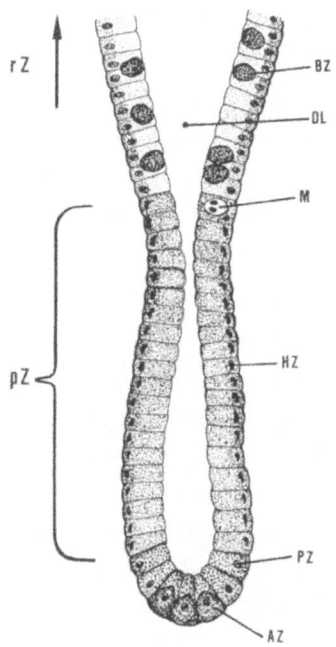

Abb. 28. Zellregeneration im Dünndarm und der Pars pylorica, schematisiert

turn-over-Rate als die Deckepithelien aufweisen (MYRHE, 1968); ihr Mitoseindex gegenüber den Oberflächenepithelien beträgt 1:3 oder 1:4 (STEVENS u. LEBLOND, 1953; HUNT, 1957). Am Ersatz der Deckepithelien scheinen sich die Halsepithelien (Nebenzellen) nicht zu beteiligen (MESSIER, 1960). Die an der Basis der Foveolae neugebildeten Deckepithelien ascendieren zu den Leistenspitzen, um dort aus dem Verband gelöst (HELANDER, 1968) und in das Magenlumen abgestoßen zu werden. Zwischen den einzelnen Magenabschnitten bestehen Unterschiede in der Mitoserate. Sie liegt in der Pylorus- höher als in der Fundusregion (TEIR u. RÄSÄNEN, 1961).

Die mitotische Erneuerung von Deck- und Drüsenhalsepithelien (Nebenzellen) ist allgemein anerkannt. Strittig ist indessen bislang die Frage, ob auch die Haupt- und Zymogenzellen zur mitotischen Teilung fähig sind. Wenn auch von MURRAY und JACQUIERT (1937) sowie HUNT (1964) Mitosen von Belegzellen beschrieben wurden, ist doch die Mehrzahl der Autoren der Ansicht, daß keine Teilungsfähigkeit dieser Zellen besteht. Die „Wiege" der Belegzellen steht in der Drüsenhalsregion. Hier findet man die Bildung der Belegzellen aus undifferenzierten Vorstufen (RAGINS u. Mitarb., 1968) oder „Nebenzellen" (PATZELT, 1936; TOWNSEND, 1961; HUNT, 1957, 1958; HUNT u. HUNT, 1961). „Unreife" Belegzellen descendieren dann zum Mittelstück oder Drüsengrund (HELANDER, 1968, 1969),

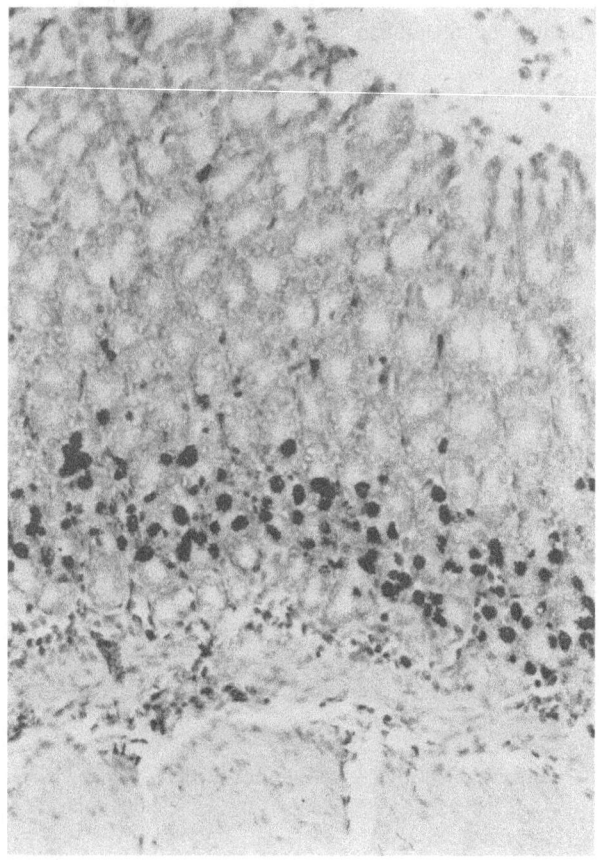

Abb. 29. „Mitosefeld" an der Drüsenbasis der Regio pylorica des Rattenmagens 100 min nach intraperitonealer Injektion von 750 μC $^3$H-Thymidin. Stripping Film AR 10 Kodak. Vergr. 120:1. Färbung: HE

um dort eine „Nachreifung" zu erfahren. Auch der Ersatz der Hauptzellen ist noch problematisch; ihr hoher Eiweiß- und RNS-Umsatz (NIKLAS u. OEHLERT, 1956) mit einer nur 1—2% betragenden Markierungsrate in der DNS-Synthese-Zeit gleicht jener stabiler Gewebe. Eine äußerst geringe Mitoseaktivität der Hauptzellen wies indessen kürzlich LIAVÅG (1967) nach. Autoradiographische Untersuchungen ergaben außerdem eine minime Regenerationsrate im Drüsengrund (HUGHES u. Mitarb., 1958; MYRHE, 1960, 1968).

Die Zellerneuerung der Pylorusdrüsen weist gleichfalls einen von dem Deckepithel abweichenden Modus auf. Über die Zellerneuerung enterochromaffiner Zellen finden sich bisher keine Angaben (MYRHE, 1968).

Im höheren Lebensalter ist die Erneuerungsrate der Deckepithelien herabgesetzt (TEIR u. Mitarb., 1952 — s. dagegen HUNT, 1958); dabei wird eine Verlängerung der DNS-Synthese-Zeit nachweisbar (LESHER u. Mitarb., 1961). Während die Höhe der Zellersatzrate im Dünndarm besonders durch die physiologische Bakterienbesiedlung bestimmt wird (EDER, 1966, Lit.), zeigt diese beim Magenepithel eine deutliche Abhängigkeit von der Salzsäureproduktion (EDER, 1966).

Daneben wird auch die Bedeutung mechanischer Faktoren diskutiert werden (STEVENS HOOPER, 1956). Inwieweit physiologische Hormonschwankungen — Oestrogene — die Ersatzrate beeinflussen, ist nicht genau abgeklärt; ihnen kommt nach LEBLOND und WALKER (1956), wenn überhaupt, nur eine geringe Bedeutung zu. Somit stellen die Deck- und Drüsenhalsepithelien eine labile Zellpopulation mit hoher turn-over-Rate dar, während Haupt- und Belegzellen dem stabilen Zelltyp zugerechnet werden müssen, die zwar generell die Möglichkeit zur Multiplikation erkennen lassen, diese aber normalerweise quantitativ bedeutungslos ist (MYRHEN, 1968).

# B. Physiologie

## I. Motorik

Die komplexe Motorik des Magens dient der Nahrungsaufnahme, passageren Speicherung und ihrem Weitertransport in das Duodenum. Die Aufnahmefunktion fällt besonders den proximalen Fundusabschnitten zu. Hier sind die Muskellagen dünner und die Kontraktionswellen weniger intensiv. Die ausgeprägte Dehnungsfähigkeit der Muskellagen erlaubt große Nahrungsmengen aufzunehmen, ohne daß der intragastrische Druck und damit die Wandspannung wesentlich ansteigt. Gleichzeitig erfolgt eine Erschlaffung der Abdominalmuskulatur. Nach erfolgter Magenöffnung durch Weitung der Kardia, wobei die Druckdifferenz zwischen Speiseröhre und Magen von entscheidender Bedeutung sein soll, umschließen Fundus und Korpus die Ingesta von allen Seiten — Peristole (KREIENBERG u. HARTH, 1960). Kurz danach setzt die Peristaltik mit in Abständen von 15—30 sec verlaufenden Kontraktionswellen ein. Längs- und Ringmuskulatur der Fundus- und Korpusregion kontrahieren sich peristaltisch, indem der Mageninhalt von der Kardia bis zur Incisura angularis gleichmäßig umgriffen wird. Es handelt sich hierbei um zusammengesetzte Bewegungsabläufe aus tonischen Kontraktionen und peristaltischen Wellen. Sie sind in der Korpusregion flach und nehmen nach aboral an Intensität zu, um 2—3 cm vor dem Pylorus ringförmig einzuschnüren und den „Sphinkter antri" zu formieren, der gastroskopisch leicht mit dem „ruhenden" Pylorus verwechselt werden kann (s. auch BRÜHL u. KRENTZ, 1969).

Die Pars pylorica mit Antrum pyloricum und Canalis pyloricus stellt den eigentlichen Magenmotor, die „Antrumpumpe", dar, wozu ihn sein breiter Muskelmantel befähigt. Hat der Mageninhalt bei kräftiger Peristole den Magentiefpunkt erreicht, kollabieren die Magenwände über dem Ingestionsspiegel. Nunmehr laufen in der Pars pylorica peristaltische Wellen ab, durch die der

Inhalt entweder nach Erschlaffen des „Sphinkter antri" oder Eröffnen des Pylorusringes in das Duodenum vorgeschoben wird oder in das Korpus rückflutet. Während dieses Vorganges ist jeweils ein geringer duodenaler Reflux als physiologisch anzusehen (CARLSON u. Mitarb., 1966). Damit erfolgt eine Pendelbewegung mit optimaler Durchmischung des Speisebreies. Die Frequenz dieser salvenartig ablaufenden peristaltischen Wellen beträgt 3—4 pro Minute; sie beginnen etwa in Magenmitte und nehmen pyloruswärts an Intensität zu. Tonus, Frequenz und Intensität der Antrumperistaltik bewirken die Propulsion und Austreibung der Nahrung, während der Pylorus im wesentlichen einen stärkeren Reflux der Ingesta verhindert (OBERHELMAN, 1966).

Der Plexus myentericus kontrolliert die tonischen Kontraktionen, während die peristaltischen Wellen kombiniert von Plexus myentericus und Plexus mucosus überwacht und gesteuert werden. Gefördert wird die Magenmotorik durch den N. vagus, während sie durch den Splanchnicus gehemmt wird.

Im Gegensatz zur Peristaltik sind mit Tonus langsamer ablaufende Bewegungen gemeint, welche die gesamte Muskulatur simultan betreffen können. Damit steht die Peristaltik in gewisser Abhängigkeit vom Gesamttonus der Organmuskulatur, der auch als Ruhespannung des Magens bezeichnet werden kann. Die Differenzierung zwischen Tonus und Peristaltik kommt in den klinischen, aus der Röntgenologie abgeleiteten Begriffen der Hypertonie, Orthotonie, Hypotonie und Atonie zum Ausdruck.

Peristaltische Kontraktionen kann man am nüchternen und gefüllten Magen beobachten. Daneben beobachtete man rhythmische Kontraktionen, für die recht unterschiedliche Bezeichnungen verwandt wurden: Tonusrhythmus (CARLSON, 1916), Typ I Wellen, Wellen vom 20-sec-Rhythmus und gemischte Wellen. Gewinnen die Kontraktionen des nüchternen Magens stärkere Intensität und werden Druckwerte von 10—50 cm $H_2O$ erreicht, obwohl Rhythmus und Dauer den obigen entsprechen, kann man auch von Typ-II-Wellen im Sinne von CANNON und WASHBURN (1912) sprechen; es handelt sich hierbei um Hungerkontraktionen peristaltischer Natur mit propulsiver Wirkung. Im Hungerzustand dem erhöhten Tonus supponierte rhythmische Kontraktionen werden auch als Typ III-Wellen bezeichnet (CUMMINS, 1963).

Liegt der Druck im Antrum pylori höher als im Duodenum, erfolgt die Magenentleerung. Das geförderte Volumen ist vom Druckquotienten Antrum/Duodenum abhängig (WEISBRODT u. Mitarb., 1969) und am größten bei hoher Antrum- und niederer Duodenalaktivität. Die Austreibung des Speisebreies aus dem Magen in das Duodenum wird durch das inspiratorische Tiefertreten des Zwerchfelles und den damit auf die Fundusblase wirksam werdenden Druck (HENNING, 1951) unterstützt und die peristaltische Leistung des Magenmotors der Pars pylorica bewirkt; dabei laufen peristaltische Wellen über diesen Abschnitt. Die Entleerung des Magens erfolgt nach ZUKSCHWERDT und LINDENSCHMIDT, 1960) über folgende Phasen (Abb. 30): Füllung und Dehnung der Magenwände regen die Peristaltik an (a); eine peristaltische Welle führt zunächst zum Pylorusschluß (b); bei Antiperistaltik und Erschlaffung öffnet sich der Pylorus — Canalis pyloricus — (c/d); dieser wird indessen erst passiert, wenn der intragastrische den intraduodenalen Druck übersteigt (e); durch tonische Kontraktionen wird der Mageninhalt in das Duodenum entleert; die folgende Schließung des Pylorus (f) und

Hemmung der Magenmotilität wird durch im Duodenum liberierte Hormone reguliert (Sekretin, Pankreozymin, Cholecystokinin — s. diese S. 178) und über den Gastrinmechanismus (s. S. 173) moduliert. Werden die proximalen Abschnitte des Duodenum durch den Chymus gedehnt, erfolgt zudem eine nerval-reflektorische Drosselung der Magenmotilität. Damit führen Druckabfall im Magen und Druckanstieg im Duodenum zum Pylorusverschluß. Dabei ist entsprechend den Verhältnissen im Bereiche der Kardia zwischen anatomischem und funktionellem Pylorus zu unterscheiden. So bewirkt der Pyloruskanal insgesamt mit dem

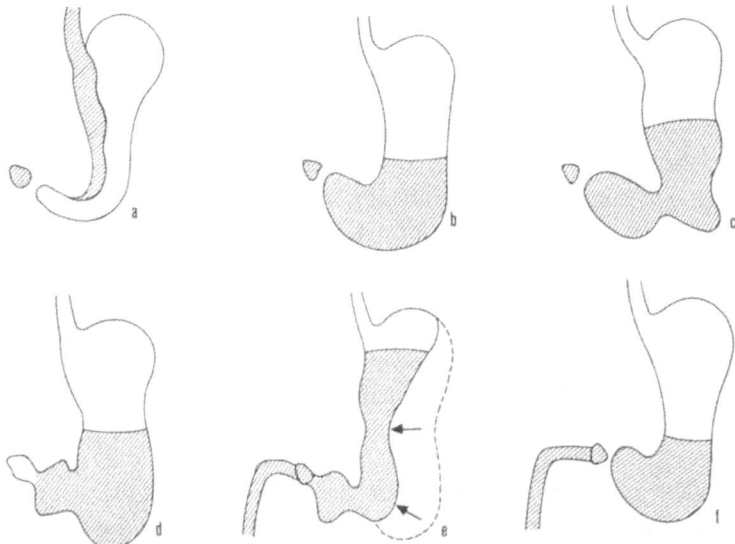

Abb. 30a—f. Phasen der Magenentleerung. (Umgezeichnet nach ZUKSCHWERDT und LINDENSCHMIDT, 1960)

Pylorusring den distalen Verschlußmechanismus. Verläßt der Chymus den proximalen Duodenalabschnitt und sinkt der Druck hier ab, beginnt die Motorik wieder im Magen. Die intensivste Hemmung der Magenmotorik tritt nach Fettzufuhr in das Duodenum ein; es folgen in ihrer Wirkung Aminosäuren und Kohlenhydrate. Diesem Vorgang entspricht eine unterschiedliche Entleerungszeit nach fett-, eiweiß- oder kohlenhydratreicher Nahrung. Die Entleerungszeit des gefüllten Magens schwankt im allgemeinen zwischen 2 und 4 Std.

Die Entleerungszeit und -rate des Magens läßt sich neuerdings mittels Isotopen relativ exakt bestimmen (GRIFFITH u. Mitarb., 1966, 1968; BRÖMSTER u. Mitarb., 1968). Nach der Methode von GRIFFITH u. Mitarb. (1966) beträgt die Halbwertszeit der markierten Testmahlzeit ($^{131}$J) 65,6 min mit einer Standardabweichung von $+10,5$ min. Auf der Basis dieser Isotopenbestimmung sind vergleichbare Verweilzeiten bei verschiedenen Magenerkrankungen zu objektivieren. Lösungen verschiedener Substanzen passieren den Magen in charakteristischer Weise, wobei Körperstellung und -lage Einfluß auf den Ort der Pyloruspassage nehmen (HULT, 1963; CHANG u. Mitarb., 1968).

Eine Vielzahl „physiologischer" Faktoren beeinflußt die Magenentleerung, wobei die innige Verflechtung zwischen Sekretion und Motilität in einzelnen Punkten besonders deutlich wird:

1. Ist der individuelle „Tonus" des Magens zu berücksichtigen, so neigt der hypertonische Magen zu einer gesteigerten Motilität und rascheren Entleerung als vergleichsweise der hypotone Magen.

2. Das aufgenommene Nahrungsvolumen ist bedeutungsvoll (HUNT u. MAC DONALD, 1954).

3. Die osmotischen Eigenschaften der Nahrung beeinflussen gleichfalls den Entleerungsmechanismus; so werden hyper- und hypotonische Lösungen verlangsamt ausgeschieden (HUNT u. Mitarb., 1951; HUNT, 1956).

4. Acidität (HUNT u. KNOX, 1962) sowie chemische Zusammensetzung der Nahrung (ELIAS u. Mitarb., 1968; HUNT u. KNOX, 1968) sind wesentlich. HCl bewirkt eine beträchtliche Motilitätssteigerung des Magens, die besonders bei rascher Rückdiffusion der HCl in die Mucosa auftritt (DAVENPORT, 1967). Normalerweise verhindert allerdings die physiologische Schleimbarriere im Magen diese Rückdiffusion, während sie im Duodenum auch unter physiologischen Gegebenheiten auftreten soll. Die rückdiffundierende HCl stimuliert afferente Vagusfasern (IGGO, 1957).

5. Flüssige Nahrung passiert den Magen rascher als feste Bestandteile.

6. Der Abstand der einzelnen Mahlzeiten ist bedeutungsvoll. Lange Intervalle bewirken Hungerkontraktionen, die auch nach Nahrungsaufnahme noch eine beschleunigte Passage zu induzieren vermögen.

7. Schmerzzustände, insbesondere solche im Bereiche des Abdomen, reduzieren die Magenmotilität und verlängern die Passagezeit (CUMMINS, 1963).

8. Emotionelle und psychische Faktoren sind in ihrer Wirkung nur schwer zu objektivieren; sie beeinflussen indessen nachgewiesenermaßen Magenmotilität und Verweildauer der Nahrung (WOLF u. WOLFF, 1943) im Magen.

9. Auf die unterschiedliche Passagezeit eiweiß-, kohlenhydrat- und fettreicher Nahrung wurde bereits verwiesen.

Motilitätssteigerung und -hemmung werden durch humorale, hormonelle und nervöse Impulse gesteuert; die Wertigkeit und die Angriffspunkte dieser „Mechanismen" werden zur Zeit heftig diskutiert.

Die alleinige Druckerhöhung als Stimulans der Magenmotilität geht aus Messungen von STUNKARD und REINHARD (1965) hervor. Der stimulierende Effekt der insulininduzierten Hypoglykänie auf Sekretion und Motilität des Magens ist nicht immer kongruent und läßt erkennen, daß die Motilität rascher und anhaltender als die Sekretion zu beeinflussen ist (CARRETT u. Mitarb., 1968; vgl. SCHMID u. Mitarb., 1966). Dabei zeigt das Antrum intensive peristaltische Kontraktionen infolge hypoglykämischer Vagusstimulierung. Es wurde vermutet, daß die Peristaltik per se in der Lage sei, die Gastrinfreisetzung zu bewirken; indessen sprechen Untersuchungen von PE THEIN und SCHOFIELD (1959) sowie OLBE und JACOBSON (1963) gegen eine unmittelbare Abhängigkeit der Gastrinfreisetzung von der Peristaltik. NYHUS u. Mitarb. (1960), PE THEIN und SCHOFIELD (1959) sowie JOHNSON und KOOS (1964) halten eine direkte vagusbedingte Gastrinfreisetzung (s. auch diese S. 175) für erwiesen (s. dagegen MASON u. Mitarb., 1965).

Im Gegensatz zu GROSSMAN (1967) fanden BENNET und MISIEWICZ (1967), daß Gastrin auch in physiologischen Konzentrationen stimulierend auf die Magenmuskulatur und damit motilitätssteigernd wirkt. Dabei sollen Receptoren in oder an den glatten Muskelfasern gereizt werden. BENNET und MISIEWICZ (1967) vermuten, daß Gastrin eine wesentliche Rolle bei den physiologischen Bewegungsabläufen des Magens spielt. Nach KONTUREK (1968) bewirkt Pentagastrin eine unmittelbare Inhibition der Magenmotilität. Während BROWN u. Mitarb. (1966) sowie BROWN (1967) die Stimulierung der Magenmotilität durch Duodenalextrakte auf einen von Sekretin, Pankreozymin und Cholezystokinin unabhängigen Mechanismus zurückzuführen, wird von der Mehrzahl der Untersucher eine Hemmwirkung dieser Hormone auf die Magenmotilität angenommen (JOHNSON u. Mitarb., 1966, Lit., u.a.).

SWAN u. Mitarb. (1966) betonen die Bedeutung der Fette im Inhalt des proximalen Duodenum für die Inhibition von Motilität und Sekretion des Magens. Diese Hemmung ist unabhängig von der verabfolgten Fettmenge und erfolgt auch am denervierten Magen. Als humoraler Mediator wird seit GREGORY und TRACY (1961, 1964) das Gastrin postuliert. Fett im Duodenum hemmt indessen die Motilität des Magenantrum und damit die Magenentleerung nach MORGAN (1963) nur in Anwesenheit von Galle und Pankreassaft; nicht die Triglyceride, sondern die freigesetzten Fettsäuren und emulgierten Fette in Verbindung mit Galle und Pankreassaft werden für wesentlich erachtet. So konnten auch FELDMAN und GIBALDI (1968) demonstrieren, daß eine signifikante Beziehung zwischen Konzentration der oral verabreichten Gallensalze und Inhibition der Magenentleerung gegeben ist. Auch HUNT und KNOX (1964) folgerten aus ihren Experimenten, daß die durch Fett hervorgerufene Verzögerung der Magenentleerung nicht auf hormonalem Wege zustande käme.

Die unterschiedliche Beurteilung der Gastrinwirkung auf die Magenmotilität beruht nicht zuletzt auf den zur Zeit verwandten indirekten Stimulationsmethoden mit nichtstandardisierten Sekretin- und Pankreozyminpräparaten, so daß Bezugswerte für „Normalpersonen" fehlen.

Auch dem Serotonin wird als Modulator der Magenmotorik neuerdings vermehrt Aufmerksamkeit geschenkt. Bis vor kurzem wurden die argentaffinen Zellen allgemein als Produktionsstätte des Serotonin angesehen: ERSPAMER und ASERO (1952) fanden, daß Serotonin identisch mit „Enteramin", dem „Sekret" der enterochromaffinen Zellen sei; FELDBERG und TOH (1953) wiesen nach, daß Serotonin hauptsächlich in der Magen-Darm-Mucosa situiert sei und LEMBECK (1953) zeigte dann, daß Tumoren aus argentaffinen Zellen reichlich Serotonin produzieren. Es wurde dann weiter angenommen, daß Serotonin wesentlich für die Modulation des peristaltischen Reflexes durch sensorische Receptoren in der Mucosa sei (BÜLBRING u. LIN, 1958). Beide Konzepte müssen neuerdings modifiziert oder sogar revidiert werden. So ist eine Vielzahl der Symptome beim „Carcinoidsyndrom" nicht auf das Serotonin, sondern auf zirkulierende vasoaktive Polypeptide zu beziehen (OATES u. Mitarb., 1966), auch wenn SANDLER (1967) glaubt, daß diese Polypeptide als „System" wirken und durch Serotonin aktiviert werden.

Die Rolle des Mucosa-Serotonin im physiologischen Bereich ist somit wieder offen geworden. BÜLBRING und LIN (1958) sind der Ansicht, daß Serotonin auf die Mucosaoberfläche wirkt und dort afferente Nervenendigungen stimuliert und damit den peristaltischen Reflex initiiert und daß Serotonin aus der Mucosa freigesetzt wird, sobald Druck auf die Mucosa ausgeübt wird. Entsprechende Überlegungen wurden bereits für die Gastrinliberierung aufgeführt und diskutiert. Auch wenn dieser Reflex durch Serotonin initiiert wird, bleibt erstaunlich, daß trotz vollständiger Erschöpfung des Mucosa-Serotonin-Vorrates dieser Reflex nicht erlischt (BUOLLIN, 1964); danach ist das Mucosa-Serotonin für den Reflex nicht unentbehrlich. Daneben findet man aber auch Serotonin in der Darmwandung selbst. Dieses intramurale, „nicht-mucosa-Serotonin" steht in inniger Verbindung mit neuralen Elementen des Plexus myentericus und wurde in diesem von TAFURI und RAICK (1964) nachgewiesen. Auch GERSHON u. Mitarb. (1965) fanden Tritium-markiertes Serotonin in den Nervenendigungen des Plexus myentericus nach Applikation der Tritium-markierten Vorstufe 5-hydroxytryptophan. Diese Fähigkeit, Serotonin zu synthetisieren und zu speichern, scheint auf die Endigung des Plexus myentericus beschränkt zu sein, da in den submukösen Plexus kein markiertes Serotonin nachweisbar war (BÜLBRING u. GERSHON, 1967). In dieser Hinsicht unterscheiden sich die serotoninkonzentrierenden Endigungen von denen, die Catecholamin enthalten und in beiden Plexus nachweisbar sind (NORBERG, 1964). Diese Untersuchungen sprechen dafür, daß Serotonin synaptisch in dem Plexus myentericus wirkt. Es ist seit langem bekannt, daß Serotonin die Ganglienzellen des Plexus myentericus stimuliert (BROWNLEE u. JOHNSON, 1963), aber erst die Untersuchungen von BÜLBRING und GERSHON (1967) erbrachten den Beleg dafür, daß es sich hierbei um einen physiologischen Vorgang handelt. Danach gibt es nichtadrenerge inhibitorische Neurone im Plexus myentericus. Sie bleiben durch adrenerge Neuronenblocker unbeeinflußt. Diese inhibitorischen Neurone scheinen sehr sensibel auf Nicotindrogen zu sein und im Magen durch präganglionäre Vagusfasern stimuliert zu werden (MARTINSON, 1965; CAMPBELL, 1966). Diese inhibitorischen Neurone werden durch Serotonin und Acetylcholin gleichermaßen stimuliert und die präganglionäre Leitung ist teilweise durch den Antagonismus der neuralen Serotoninwirkung blockiert. Wird der Serotoninantagonismus mit jenem des Nicotin auf Acetylcholin kombiniert, ist der Vagus total blockiert.

Die Liberierung des nicht-mukösen-Serotonin kann durch Vagusresektion verhindert werden. Danach ist seine Liberierung durch präganglionäre Fasern bewirkt. Aufgrund dieser Befunde folgerten BÜLBRING und GERSHON (1967), daß Serotonin sowie Acetylcholin an der neurogen gesteuerten Blockade intramuraler Ganglien des Magen-Darmtraktes teilnehmen. Diese Wirkung des Serotonin unterscheidet sich von den bislang bekannten und besteht in der Aktivierung eines inhibitorischen Neuron, das zu einer Relaxation der Muskulatur führt. Auch wenn Serotonin in der Regel als Stimulans der gastro-intestinalen Motilität angesehen wird, scheint diese relaxierende Wirkung nach in vitro Studien im menschlichen Magen-Darmtrakt im Vordergrund zu stehen (BUCKNELL u. WHITNEY, 1964; FISHLOCK u. PARKES, 1966). Somit ist eine Differenzierung zwischen mukösem und intramuralem Serotonin erforderlich; auch die turn-over-rate beider „Serotonine" ist recht unterschiedlich und intramural um ein Vielfaches höher (GERSHON u. RODS, 1966; GERSHON u. SLEISSENGER, 1967).

In jüngster Zeit wird auch den Prostaglandinen ($E_1$, $E_2$, $E_3$, $F_1$, $F_2$, $F_3$) als „systemic hormones" besonderes Interesse entgegengebracht. Zunächst als Stimulatoren der kardiovasculären, intestinalen und uterinen Muskulatur beschrieben, fanden BENNET u. Mitarb. (1968) auch in der Magenmucosa hohe Konzentrationen eines Lipids, das dem Prostaglandin $E_2$ entspricht und direkt auf die glatte Muskulatur des Magens wirkt. Nach BENNET u. Mitarb. (1968) handelt es sich möglicherweise um ein „lokales Hormon", das die Magenmotilität reguliert.

Unsere Kenntnisse von Stimulatoren, Inhibitoren und Moderatoren der Magenmotilität sind in jüngster Zeit durch eine Fülle oftmals erheblich divergierender Befunde und Ergebnisse ergänzt worden. Damit sind scheinbar gelöste Probleme wieder aktuell geworden. Da sich Motilität und Sekretion wechselseitig beeinflussen und eine getrennte Besprechung z.T. willkürlich erfolgen muß, sei für weitere Einzelheiten auf den folgenden Abschnitt über Sekretion verwiesen, um Wiederholungen zu vermeiden.

## II. Sekretion

Der Magensaft, als Sekretionsprodukt der Deck- und Drüsenepithelien, stellt ein Gemisch aus Wasser, K-, Na-, Ca- und Magnesiumionen, Salzsäure und $HCO_3^-$-Ionen bei Anwesenheit organischer Sekretbestandteile (Enzyme, Mucoproteine, Intrinsic-factor von CASTLE) dar. Seine isolierte Gewinnung ist bis heute aus methodischen Gründen nicht möglich. Zur Untersuchung gewonnenes Nüchternsekret enthält neben Speichel jeweils etwas regurgitierten Duodenalinhalt. Schleimanalysen werden durch die kontinuierliche Desquamation von Deckepithelien verfälscht, so daß bis heute nicht sicher entschieden werden kann, wie hoch der Anteil an Mucosubstanzen (Glykoproteiden) und Zellsubstanzprotein am Gesamtproteingehalt des „Magenschleimes" ist (HOROWITZ, 1967). 60—75% der nichtdialysierbaren Anteile des „Magenschleimes" sind Proteine, wobei es sich vorwiegend um Enzym-, Serum- und Glykoproteine handelt.

Im Nüchternsekret können noch Milchsäure, Pyruvatacetat, Citronensäure, Harnsäure und Harnstoff in Konzentrationen zwischen 6,6 µg/ml und 48,9 µg/ml nachgewiesen werden (PIPER u. Mitarb., 1967).

Im nüchternen Magen befinden sich neben Luft (100—200 ml: KOELSCH, 1969) 5—30 ml Magensaft. Die Leer- und Nüchternsekretion an Magensaft wird im allgemeinen mit 8—15 ml/Std (KREIENBERG u. HARTH, 1960) oder 200 bis 400 ml/die angegeben. Diese Ruhesekretion beträgt beim Menschen im Mittel 14% der Maximalsekretion (NORDGREN, 1963). Dabei wird die Differenz zwischen Chlorid- und Säurekonzentration, der sog. Neutralchloridwert in der Primärsekretion mit 20—25 mval/l angegeben. Na- und H-Ionenausscheidung stehen in einem inversen Verhältnis. Der Kaliumgehalt des Magensaftes liegt um das 2—4fache höher als jener im Blut (KOELSCH, 1969). Das mucinreiche Ruhesekret ist leicht alkalisch. CUMMINS (1963) gibt Tagesmengen von 1—1,5 l unter „basal fasting conditions" an. Nach Nahrungsaufnahme werden Stundenmengen von 600—1000 ml erreicht und der aktive Magensaft weist pH-Werte von 0,9—1,5 auf. Das spezifische Gewicht des Magensaftes beträgt 1,006—1,009; sein Gefrierpunkt liegt bei −0,55 bis −0,62°C. Er ist klar, farb- und geruchlos.

## 1. Magenschleim

Das *Magensekret* als Mischung aus Elektrolyten, Wasser, Enzymproteinen und Glykoproteiden („Schleimsubstanzen") kann in Abhängigkeit von der Molekülgröße dieser Teilkomponenten in eine dialysierbare und eine nicht-dialysierbare Fraktion getrennt werden. Letztere umfaßt weitgehend großmolekulare, kohlenhydratreiche Proteide und Peptide sowie unterschiedlich substituierte Polysaccharide, die als Gesamtsekretionsprodukt der Deck- und Drüsenepithelien den „Magenschleim" bilden. Untermischt findet man die nicht-proteolytischen Enzyme wie alkalische Phosphatase, $\beta$-Glucuronidase, Essigsäure-Dehydrogenase, Glutamat-Pyruvat-Transaminase, Lactat-Dehydrogenase, Leucinaminopeptidase, Phosphodeoxoisomerase und Ribonuclease (PIPER u. Mitarb., 1963, 1965, 1966) und das Intrinsic-Factor-System.

Als „Verunreinigung" müssen Plasmaproteine und deren Abbauprodukte angesehen werden (HENNING u. Mitarb., 1953).

Das Magensekret enthält „Schleimsubstanzen" unterschiedlicher Löslichkeit: visiblen, typischen Magenschleim und invisiblen, gelösten Magenschleim, der auch durch Zentrifugieren und Filtrieren nicht vollständig aus dem Magensaft zu entfernen ist. Aufgrund dieses Verhaltens kann man zwischen den „sehr viscösen" und den „gelösten" Schleimsubstanzen (WEBSTER u. KOMAROV, 1932) unterscheiden.

Das „sehr viscöse" Magensekret liegt der Mucosa als sichtbarer, stark lichtbrechender Film von gallertiger Beschaffenheit und erheblicher Adhärenz auf (Abb. 31). Der Übergang von der Mucosahaftfläche — Adhäsionszone — zum Magenlumen ist fließend und mit einer kontinuierlichen Abnahme der Viscosität verbunden (SKORYNA u. WALDRON-EDWARD, 1967); in einer Übergangszone soll dieses viscöse Sekret durch Pepsin- und Salzsäurewirkung kontinuierlich in Fragmente kleinerer Molekülgröße zerlegt werden, wodurch eine Änderung seiner Löslichkeit bewirkt wird, um dann im Magensaft invisibel und scheinbar gelöst zu sein. Im histochemischen Verhalten lassen sich Unterschiede der Sekrete der Kardia-, Fundus-, Antrum- und Pylorusdrüsen ermitteln (vgl. S. 137 ff.; MOWRY u. JONES, 1959; LEV, 1965; SPICER u. SUN, 1967; GERARD, 1968; GOLDMAN u. MING, 1968 u.a.). HOROWITZ (1967) gibt den Anteil der nicht-dialysierbaren Fraktion im Magensekret mit 60—75% an. Er dient der Mucosa als Schutzfilm — Schleimbarriere — gegen chemische und mechanische Noxen. Seine intensive Haftfähigkeit verhindert eine rasche mechanische Abschilferung von der Mucosa. Die hohe Viscosität wird durch die Kohlenhydratkomponente (GRAUMANN, 1964) und durch intermolekulare Kohäsionskräfte bewirkt und ermöglicht die Bildung der geschlossenen „Schleimschicht" (HOLLANDER, 1954). Die Höhe der Viscosität ist pH-abhängig und bei pH 4,6 am größten; Milieuänderungen nach der sauren wie alkalischen Seite bewirken eine Viscositätserniedrigung (HOLLANDER, 1954; HEATLEY, 1959; WADA, 1962; JANOWITZ u. HOLLANDER, 1964) (Abb. 32).

Die physiologische Bedeutung der Adsorptionsfähigkeit dieser Schleimbarriere wird unterschiedlich beurteilt. Neben einer möglichen Histaminbindung (GLASS u. Mitarb., 1951) wird besonders die Pepsinadsorption in den Vordergrund gestellt (BUCHER, 1932; KOMAROV, 1942; SCHMID, 1951; HOLLANDER, 1962). HOLLANDER (1962) vermutet, daß diese Adsorption von Pepsin durch die im

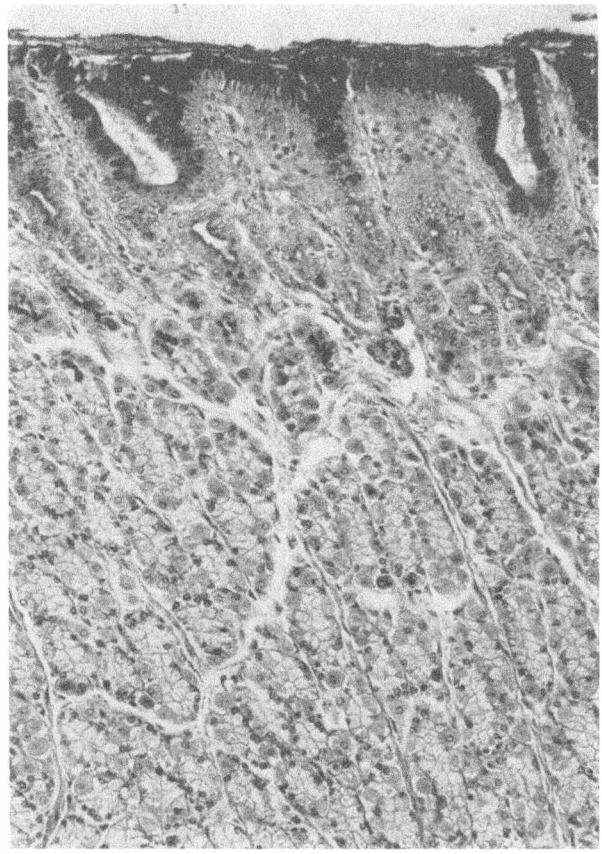

Abb. 31. ,,Schleimbarriere" im Korpusbereich des menschlichen Magens. Färbung: PAS, Vergr. 250:1

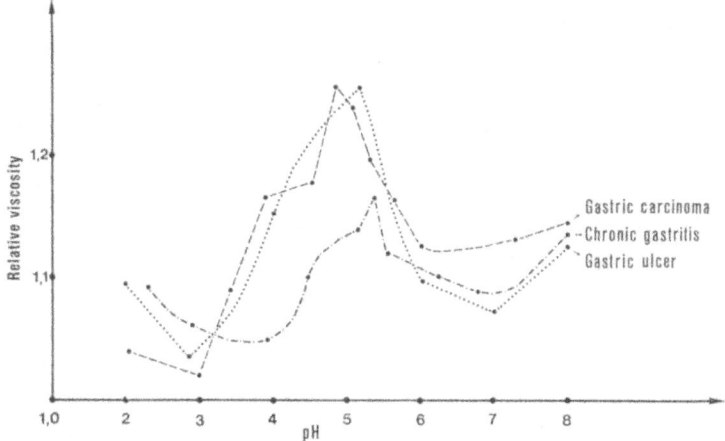

Abb. 32. pH-abhängige Änderung der Viscosität des ,,Magenschleimes". (Umgezeichnet nach WADA, 1962)

Magensekret vorhandene Mucoitinschwefelsäure erfolgt, während SCHMID (1952) sie den „Mucoproteosen" (GLASS u. BOYD, 1948) zuschreibt. HEATLEY (1959) gelang es indessen bereits durch einfache Filtration und Zentrifugation, Pepsin und „Magenschleim" voneinander zu trennen und lehnt daher die Adsorptionstheorie für Pepsin ab. Nach HEATLEY (1959) bildet die „Schleimschicht" zwischen Mucosa und Magenlumen eine Barriere, in der das pH infolge unter-

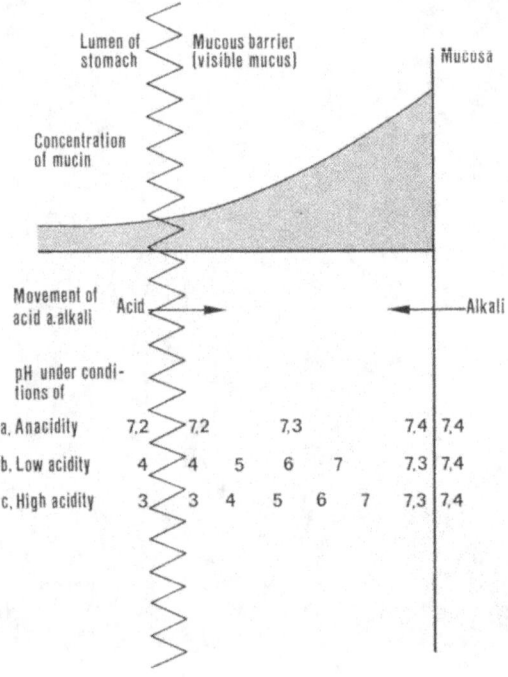

Abb. 33. „Schleimbarriere" als pH-Puffer. (Umgezeichnet nach HEATLEY, 1959)

schiedlicher Elektrolytkonzentration vom Lumen zur Mucosaoberfläche sich zunehmend dem Neutralpunkt nähert (Abb. 33). Dadurch wird an der Mucosaadhäsionszone bei Norm-, Hyper- oder Anacidität jeweils ein neutrales pH erreicht. Die Barriere gegen eine HCl-Rückdiffusion aus dem Lumen und für $Na^+$ in das Lumen ist bei „gesunder" Mucosa unüberbrückbar (DAVENPORT, 1943, 1946; DAVENPORT u. Mitarb., 1968; GRAY, 1943; HOLLANDER, 1943, 1946). In dieser Hinsicht unterscheidet sich der Magen deutlich von dem übrigen Digestionstrakt. Bereits aus dieser Tatsache ist teleologisch eine spezielle Bedeutung dieser „Schleimbarriere" für Physiologie und Pathologie des Magens abzuleiten. Pepsin durchdringt diese Barriere mucosawärts in fallender Konzentration, womit gleichzeitig eine Reduktion der Enzymaktivität erreicht wird. Pepsin hat sein pH-Wirkungsoptimum bei 2,0; bei einem pH von 5,5 ist die Aktivität fast auf 0% reduziert. Im Bereiche der Adhäsionslinie (pH 7,5) ist keine Aktivität mehr nachweisbar. Wichtig ist zudem, daß die Inaktivierung jeweils irreversibel ist (PIPER u. FENTON, 1965).

Trotz der einleuchtenden Theorie von HEATLEY (1959) sind die Ansichten über die mögliche Pufferkapazität des Magensaftes noch nicht einhellig (abgelehnt durch: KALK u. BONIS, 1932; KAPP, 1950 u.a.; befürwortet von: LÉRICHE, 1932; HELMER, 1934; HOLLANDER, 1962). GLASS u. Mitarb. (1951) beziffern die Pufferkapazität um 1,2—10,3% der freien Säure im Basalsekret. HOLLANDER (1962) führt diese Pufferkapazität auf die im Magenschleim gelösten Bicarbonate zurück.

KREIENBERG und HARTH (1960) betonen die ausgeprägte Adsorptionsfähigkeit des Magensekretes gegenüber Enzymen, wobei diese nach HEATLEY (1959) besonders in der Zwischenzone vom visiblen zum invisiblen „Magenschleim" zum Tragen kommen dürfte.

Weitere wesentliche Komponenten dieser Schleimbarriere sind nach DAVENPORT (1968) die Lipoproteinschicht der Plasmamembran der Mucosazellen und nach HOLLANDER (1954) der Sekretfilm an den Zellapices selbst. So ist eine Zerstörung dieser Barriere besonders durch Detergentien (Gallensalze u.a.) zu erreichen (DAVENPORT, 1965, 1968; DAVENPORT u. Mitarb., 1968; JOHNSON, 1957). Sie sind in der Lage, die Lipoproteidschicht zu zerstören und Wasserstoffbrücken zu lösen (WHITE u. Mitarb., 1964).

Die ulcerogene Wirkung von Aspirin® oder allgemein Salicylaten (MENGUY u. MASTERS, 1965) sowie Corticoiden (KUHN, 1969, Lit.) ist durch ihre Wirkung auf diese Schleimbarriere zu erklären.

Aufgrund ihrer chemischen Charakterisierung sind die großmolekularen Protein-Kohlenhydratgemische des Magensekretes nach JEANLOZ und BALAZS (1965) sowie GRAUMANN (1964) in Glykosaminoglykane oder Glykosaminoglykuronane (sog. Mucopolysaccharide alter Bezeichnung) und neutrale und saure Glykoproteide zu unterteilen. Die Glykosaminoglykane oder Glykosaminoglykuronane (saure Mucopolysaccharide) stellen nach SMITH (1953) eine Mischung aus Heparin und Chondroitinsulfat A und B dar. Nach SCHRAGER (1964) sind 30—80% des Hexosamin dieser Fraktion sulfatiert. Während die histotopochemische Klassifizierung (GERARD u. Mitarb., 1967; GERARD, 1968) vergleichbare Ergebnisse liefert und gute Aussagen über Lokalisation wie Anteil sulfatierter Glykoproteide erlaubt (TYRKKÖ u. Mitarb., 1968; SPICER u. Mitarb., 1967) u.a. durch das Isotop $^{35}$S-sulfat (GRAUMANN, 1964, Lit.; GLASS, 1968) ergaben bisher Magensaftanalysen recht widerspruchsvolle Befunde (HOROWITZ, 1967). DE GRAEF und GLASS (1968) führen folgende „Mucosubstanzen" auf:

1. Ein sulfatiertes Glykosamino-glykuronoglykan im nativen Magensaft in freier Form und fraglich auch mit einem Protein (Pepsin?). Höhere Konzentrationen sind im Saft, im „Schleim" dagegen nur Spuren nachweisbar. Chemische Beschaffenheit und elektrophoretisches Verhalten gleicht dem Chondroitinsulfat A.

2. Ein sulfatiertes Glykoprotein (Glykopolypetid) „of an intermediate charge", enthaltend: Hexosamin, Hexose, Fucose, Sialinsäure und Sulfate. Dieses ist im Saft nur in Spuren und im „Schleim" reichlich vorhanden.

3. Ein gering sulfatiertes Glykoprotein (Glykopolypeptid). Es ist in Saft und „Schleim" gleichermaßen enthalten.

4. Neutrale Glykoproteine mit niederer negativer Ladung. Sie sind intensiv PAS-positiv und nicht durch basische Farbstoffe darstellbar. Ihre Konzentration ist im Saft noch geringer als im „Schleim".

Die sulfatierten Polysaccharide gewinnen vermehrtes klinisches und pathoanatomisches Interesse im Zusammenhang mit pathogenetischen Betrachtungen über die Morphogenese des Ulcus ventriculi (TEXTER u. Mitarb., 1967; SUN, 1967).

Daneben sind Glykoproteine im Magensaft nachweisbar; ihr Kohlenhydratanteil kann bis zu 60% betragen (GOTTSCHALK, 1965). Entsprechend ihrer Kohlenhydratkomponenten werden fucosereiche neutrale und neuraminsäurereiche saure Glykoproteide unterschieden. Die neutralen Glykoproteide zeigen eine intensive PAS-Reaktion und machen quantitativ einen hohen Prozentsatz des visiblen viscösen „Schleimes" aus (GLASS u. BOYD, 1949; KAWASAKI, 1959; WALDRON-EDWARD u. SKORYNA, 1964; GLASS u. Mitarb., 1964; GLASS, 1967). Der Neuraminsäureanteil der sauren Glykoproteide beträgt in der nichtdialysierbaren Fraktion etwa 2% (GLASS u. Mitarb., 1958; HOSKINS u. ZAMCHECK, 1963). MENGUY und DESBAILLETS (1968) isolierten eine neuraminsäurehaltige Glykoproteidfraktion aus dem „Schleim" des Hundemagens mit einem Molekulargewicht über 300000; diese Fraktion soll 25% des „Gesamtschleimes" ausmachen. Nach den Ergebnissen von KUHN (1969) soll die endständige N-Acetyl-Neuraminsäure das Glykoproteidmolekül vor dem Pepsinangriff schützen; eine Abnahme der neuraminsäurehaltigen Fraktion führt somit auch ohne absolute Zunahme der Pepsin- oder Salzsäurewerte zu einem relativen Überwiegen der peptischen Aktivität und damit zur „Ulcusdiathese".

Die noch vielfach vertretene Ansicht, daß Mucoitinschwefelsäure den Hauptanteil des epithelialen „Schleimes" darstellt, muß als falsch angesehen werden (WERNER, 1953; GRAUMANN, 1964; DE GRAEF u. GLASS, 1968).

Die Bedeutung der fucosehaltigen neutralen Glykoproteide geht weiterhin daraus hervor, daß sie u.a. Blutgruppeneigenschaften besitzen und nach SPRINGER (1955) die Virus-Hämagglutination hemmen (GLASS u. Mitarb., 1968; GRAUMANN, 1964).

Die „Schleimbarriere" als Mucosaschutz ist heute allgemein anerkannt. Sie erfüllt ihre Aufgabe vornehmlich auf zweifache Weise:

1. Ihre physiko-chemischen Eigenschaften wie Viscosität, Kohäsion und Adhäsion bieten Schutz gegen die Peristaltik und Speisen; sie verhindern eine rasche Rückdiffusion von HCl und Pepsin in Richtung Mucosa und von $Na^+$-Ionen in Richtung Magenlumen und

2. macht der hohe Kohlenhydratgehalt der „Schleimsubstanzen" diese gegen eine peptische Verdauung resistent.

## 2. Enzym- und Hormonsekretion

Physiologisch und pathologisch am bedeutungsvollsten sind die proteolytischen Enzyme des Magensekretes. Die Pepsinogene produzierenden Hauptzellen der Fundusdrüsen gleichen morphologisch weitgehend den übrigen zymogenproduzierenden Epithelien, wie jenen der Mundspeicheldrüsen und des exokrinen Pankreas. Auch Zymogenbildung und -extrusion entsprechen dem Vergleichsmodell der Acinuszelle (Abb. 34); vgl. Band: Pankreas) und wurden komparativ erarbeitet (HIRSCHOWITZ, 1967; HELANDER, 1965, 1968).

Bereits 1886 vermuteten LANGLEY und EDKINS in den Mucosazellen eine Vorstufe des Pepsins, das „Pepsinogen" oder „Propepsin", die durch HCl aktiviert

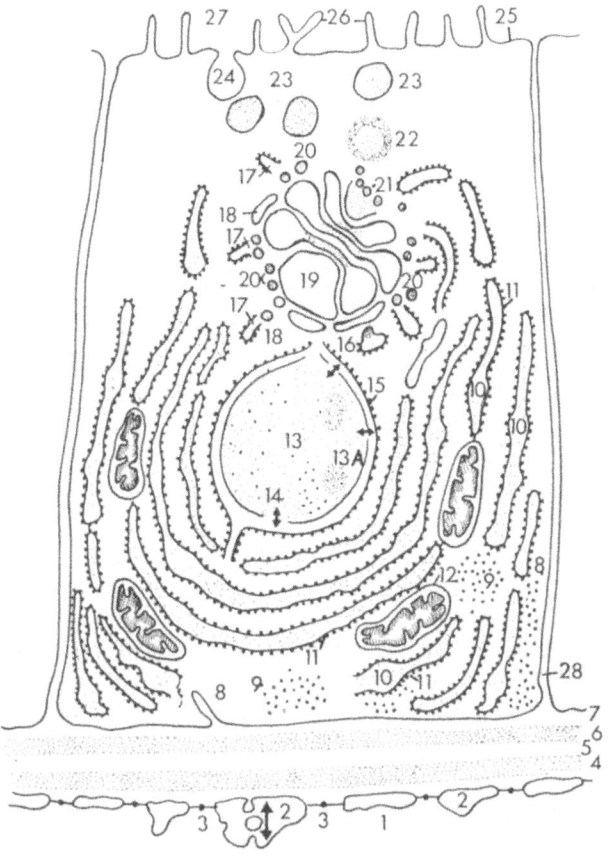

Abb. 34. Schema einer exkretorischen Pankreaszelle — Zymogenzelle. (Umgezeichnet nach HIRSCH, 1964.) (Aus M. WANKE, in: Current Topics in Pathology, Vol. 52, S. 70. Berlin-Heidelberg-New York: Springer 1970)

1 Capillarlumen
2 Capillarwand, Endothelzelle mit drei Stadien eines Pinocytosebläschens
3 Diaphragma
4 Basalsubstanz der Capillare
5 interstitieller Raum
6 Basalsubstanz des Acinus
7 basale Zellmembran (Plasmamembran)
8 Matrix
9 freie Ribosomen
10 endoplasmatisches Reticulum (ER)
11 attached Ribosomen
12 Mitochondrien
13 Zellkern
13 Nukleolus
14 Porus in der Kernmembran
15 Kanal um den Zellkern
16 Abschnürung eines X-Körpers
17 Freie X-Körper vor dem offenen ER
18 Bildung eines kleinen „Sackes" aus den X-Körpern
19 großer „Sack"
20 X-Körper
21 Intermediärkörper
22 Intermediärkörper mit beginnender Membranisierung
23 reifes Zymogengranulum
24 Extrusion eines Zymogengranulum in das Acinuslumen
25 apikale Zellmembran
26 Mikrovilli
27 Acinuslumen
28 Intercellularraum ca. 130 Å

werden sollte. NORTHROP (1931, 1932, 1939) sowie HERRIOTT und NORTHROP (1936) gelang es, durch ihre Untersuchungen diese Hypothese zu konkretisieren. Sie ermittelten für „das" Pepsinogen ein Molekulargewicht von $42000 \pm 3000$

(TANG u. Mitarb., 1967: 38900) und für Pepsin ein solches von $38000 \pm 3000$ (TANG u. Mitarb., 1967: 34100). Pepsin kann aus einer Pepsinogenlösung nach Inkubation bei einem pH von 4,65 auskristallisiert werden und hat ein pH-Wirkungsoptimum von 2,0. Die hydrolytische Fähigkeit des Enzymes erlischt unterhalb eines pH von 0,7 und weitgehend oberhalb eines pH von 4,5, wobei allerdings unterhalb von pH 6 eine beginnende Aktivierung von Pepsinogen nachweisbar wird. Diesem Vorgang liegt ein autokatalytischer Prozeß zugrunde. Im sauren Magensaft liegt das Enzym jeweils in aktiver Form vor. Pepsinogen selbst ist inaktiv und kann nur nach Transformation in Pepsin bestimmt werden. Es ist relativ resistent gegenüber Alkali und Hitze; seine irreversible Zerstörung erfolgt erst bei 70° C und pH-Werten über 7,0. Pepsin besitzt eine sehr große katalytische Wirkung. 1 g reines Enzym vermögen innerhalb von 2 Std 50000 g denaturiertes Ovalbumin zu lösen oder 10000 l Milch zur Gerinnung zu bringen (RAPOPORT, 1965).

Unter physiologischen Bedingungen werden etwa 99% in das Magenlumen sezerniert, während 1% per parapedesin in das Interstitium gelangen und über den Blutweg durch die Nieren als Uropepsin ausgeschieden werden. Diese endokrin-exokrine Partizipation ist ein allgemeines Phänomen zymogenbildender Epithelien und auch am Pankreas von großer patho-physiologischer Bedeutung (s. Band: Pankreas).

Geläufige Methoden der Pepsinbestimmung sind jene von ANSON und MIRSKY (1932), KLOTZ und DUVAL (1957) sowie LOKEN u. Mitarb. (1959). Lange galt *Pepsin* als *die* Magensaftprotease. Indessen demonstrierte FREUDENBERG (1940) zwei proteolytische Maxima im menschlichen Magensaft bei pH 2,0 und 4,7. Seine Befunde wurden bald durch weitere Untersuchungen bestätigt (MERTEN u. RATZER, 1949; MILHAUD u. EPINEY, 1951; BUCHS, 1953). Ein Beweis dieser Hypothese gelang zunächst nicht, da die Heterogenität der Proteasen selbst nicht als Beleg akzeptiert wurde; es wurde der Einwand erhoben, daß ein Zymogen mehrere Teilprodukte mit unterschiedlicher enzymatischer Aktivität liefern könnte. Der Nachweis der Heterogenität im inaktiven Zymogen gelang den Arbeitsgruppen von RICHMOND und TANG (RICHMOND u. Mitarb.; TANG u. Mitarb., 1959; TANG u. TANG, 1963), SEIJFFERS (SEIJFFERS u. Mitarb., 1963, 1964) und KUSHNER (KUSHNER u. Mitarb., 1964).

Die übermittelten Ergebnisse dieser Arbeitsgruppen verursachten indessen aufgrund unterschiedlicher Bestimmungsmethoden (Säulenchromatographie, Agar-Gel-Elektrophorese) eine babylonische Sprachverwirrung. TURNER (TURNER u. Mitarb., 1967; TURNER, 1968) verglich die verwandten Methoden und unternahm eine Ordnung der Befunde: danach ergeben sich gute Übereinstimmungen zwischen den Ergebnissen von KUSHNER u. Mitarb. (1964) und jenen von SEIJFFERS u. Mitarb. (1963, 1964). Wie zu erwarten, sind die Pepsinogene mit der größten elektrophoretischen Wanderungsgeschwindigkeit besonders sauer und werden entsprechend als letzte aus der Deae-Säule eluiert. Die Bande IV von KUSHNER u. Mitarb. (1964) entspricht einer geringen Spur enzymatischer Aktivität, die rasch eluiert wird und Gastricsin (Pepsinogen IV der Deae-Säule) entsprechen dürfte. Bande III von KUSHNER u. Mitarb. (1964) korrespondiert mit Pepsinogen I und Bande II entspricht Pepsinogen II und III, die nicht sicher elektrophoretisch zu trennen sind. Nach Aktivierung mit HCl und anschließender

Neutralisierung werden die Bande I—III zerstört, was sie als Pepsinogene ausweist, während die Bande IV erhalten bleibt und entsprechend Gastricsin darstellt. Übereinstimmungen mit der Methode von TANG u. Mitarb. (1959) sind nicht exakt zu gewinnen, jedoch zwei Gipfel mit Zymogen IA und IB zu erzielen; IA enthält nach der Methode von SEIJFFERS u. Mitarb. (1963) die Aktivitäten der Pepsinogene I—III. IB entspricht Gastricsin. Die Ergebnisse stimmen indessen insofern überein, daß es einerseits die Gruppe der Pepsinogene I—III gibt und zum anderen Gastricsin (s. auch TURNER u. Mitarb., 1967; KLOTZ, 1967).

TANG u. Mitarb. (1959) gelang die kristalline Darstellung von *Gastricsin* (Kathepsin) aus dem menschlichen Magensaft. Sein Molekulargewicht beträgt 31000 und die Aminosäurezusammensetzung divergiert von jener des Pepsin: Summe der Aminosäuren für Pepsin = 333 und für Gastricsin = 303. Das proteolytische Wirkungsoptimum von Gastricsin liegt bei pH 3,2; das effektive proteolytische Wirkungsspektrum wird indessen bis pH 5 erweitert. Der Angriffspunkt der hydrolytischen Spaltung ist weiterhin zwischen Pepsinen und Gastricsin unterschiedlich (CHIANG u. Mitarb., 1966). Nach säulenchromatographischen Untersuchungen ist das Verhältnis von Pepsin zu Gastricsin im Magensaft wie 4:1; wird die proteolytische Aktivität im jeweiligen pH-Wirkungsoptimum als Maß der Relation verwandt, verschiebt sich das Verhältnis Pepsin zu Gastricsin wie etwa 2:1 (SUN, 1966). So setzt bei Nahrungsaufnahme und beginnender Säuerung des Mageninhaltes die Eiweißverdauung bei pH 5 mit Gastricsin ein, um bei niederen pH-Werten von Pepsin abgelöst zu werden. Gastricsin besitzt eine größere spezifische Aktivität als Pepsin und eine niedrigere als Rennin (Lab).

Wesentliches Charakteristikum der Magenproteasen ist, daß sie stets nachweisbar sind, wenn HCl gebildet wird, daß Histalog ® die Proteasenextrusion induziert und daß anticholinerge Drogen inhibitorisch wirken. Die Pepsinsekretion wird gefördert durch cholinerge Drogen oder direkten Vagusreiz, durch Hypoglykämie (HIRSCHOWITZ, 1967; LAMBERT u. Mitarb., 1968), durch Histamin (DUKE u. Mitarb., 1965, Lit.; MAKHLOUF u. Mitarb., 1967; KØSTER u. Mitarb., 1968) sowie Sekretin und Pankreozymin (WORMSLEY, 1968; BROOKS u. Mitarb., 1969). Die quantitativen Angaben nach unterschiedlichen Sekretreizen divergieren zwischen den einzelnen Autoren erheblich, so daß exakte und vergleichbare Angaben zur Zeit noch nicht vorliegen. Bemerkenswert ist indessen, daß nach den Untersuchungen von MAKHLOUF u. Mitarb. (1967) Pepsin- und HCl-output einander auch bei verschiedenen Individuen entsprechen, so daß eine konstante Zellrelation von Haupt- zu Belegzellen vermutet wird.

Die Vagusresektion unterbindet die Pepsinsekretion (HIRSCHOWITZ, 1967, Lit.). Von großer klinischer Bedeutung ist weiterhin, daß synthetisches sulfatiertes Amylopectin signifikant antipeptisch wirkt (KLOTZ, 1967; COOK u. DRILL, 1967; s. auch Mucosabarriere, sulfatierte Glykoproteide).

MAKHLOUF u. Mitarb. (1968) sowie MOORE und MAKHLOUF (1968) diskutieren zwei Modelle der Pepsinsekretion:

1. entsprechend und synchron der HCl-Sekretion über eine direkte Zellstimulierung und 2. als „wash-out-effect" durch das Belegzellsekret.

Pepsinogen soll nach den Untersuchungen von MOORE und MAKHOULF (1968) in Analogie zum Ferritin in einer Calcium-Pepsinogen-Verbindung vorliegen, die während der Aktivierung zum Pepsin gelöst wird. So bestehen enge Beziehungen zwischen Serumcalciumspiegel und HCl-Pepsinsekretion (BARREAS u. DONALDSON, 1967; SMALLWOOD, 1967, Lit.). Dabei wirkt ein schneller Wechsel des Serumcalciumspiegels besonders sekretionsfördernd; die absolute Höhe des Serumcalciumspiegels soll dagegen von mehr untergeordneter Bedeutung sein. Diese Beziehungen sind für weitere Überlegungen zur Pathogenese des Ulcus ventriculi bei Hyperparathyreoidismus zu berücksichtigen. Atropin blockiert diesen Calciumeffekt; entsprechend wirkt eine Vagusdurchtrennung. Danach stimulieren intravenöse Calciumgaben die Pepsinsekretion über einen Vagusreiz.

HAENDLE u. Mitarb. (1968) fanden in der Magenschleimhaut und im Magensaft hohe Konzentrationen einer Substanz, die Pepsin vor der raschen alkalischen Denaturierung schützt. Sie ist niedermolekular, säure- und alkalistabil und wahrscheinlich ein Polypeptid mit einem Molekulargewicht von 8000; dieses Polypeptid soll bei der Aktivierung des Pepsinogen zum Pepsin abgespalten werden. Der Faktor ist bei pH 1,8 und darunter gegen Pepsin resistent; er wird jedoch zwischen pH 3 und 4 durch Pepsin — wichtig für die Mucosabarriere — und bei pH 8 durch Trypsin abgebaut.

Verschiedene tierische Species produzieren *Antikörper* gegen ihre eigenen Pepsinogene (TURNER, 1968, Lit.) und der Anstieg des Pepsinogenspiegels wird in diesen Fällen auf Antigen-Antikörper-Komplexe zurückgeführt. Antikörper gegen menschliches Pepsinogen wurde beim Menschen selbst bislang nicht nachgewiesen, während eine Antikörperbildung gegen den Intrinsic-factor und andere Komponenten der Belegzellen häufiger beobachtet werden können (JEFFRIES u. Mitarb., 1962; TAYLOR u. Mitarb., 1962; GARRIDO-PINSON u. Mitarb., 1966; BRUS u. Mitarb., 1968; s. S. 279: Perniciöse Anämie und atrophische Gastritis).

*Rennin* (Labferment) ist nur im Säuglingsmagen als Pepsinersatz von Bedeutung. So fehlt Pepsin zunächst im Säuglingsmagen (SCHMID, 1965). Es handelt sich um eine Protease mit einem pH-Wirkungsoptimum von pH 5—6; dieses entspricht den üblichen pH-Werten in Säuglingsmägen. Die Renninwirkung wird durch Gastricsin unterstützt. Der wesentliche Eiweißabbau erfolgt indessen beim Säugling im Dünndarm.

Die *Magenlipase*, bereits 1900 von VOLHARD beschrieben, unterscheidet sich in mehrfacher Hinsicht von der Pankreaslipase und ist von dieser nunmehr auch säulenchromatographisch zu trennen (COHEN u. Mitarb., 1968). Die Magenlipase hydrolysiert mittelkettige Triglyceride bei einem pH-Optimum von 6,5. Nach Pylorusligierung ist auch noch bei pH 2,0 eine geringe Lipolyse nachweisbar (CLARK u. Mitarb., 1969). Die Magenlipase ist säurestabil und erreicht wieder volle Aktivität, wenn sie wieder auf ihr pH-Optimum rücktitriert wird. Demgegenüber ist die Pankreaslipase sehr säurelabil und zeigt unterhalb eines pH von 4 kaum noch Aktivität (s. weiter Band Pankreas).

Daneben sind noch eine Reihe weiterer, zum Teil noch nicht näher definierter nicht-proteolytischer Enzyme bekannt. *Carboanhydratase* mit einem Wirkungsoptimum von pH 6—9 ist in den Beleg- und Deckepithelien vorhanden. Während es für die intracelluläre HCl-Bildung wesentlich ist, dürfte sein Nachweis im Magensaft wahrscheinlich auf Epithelnekrosen zurückzuführen sein.

*Magenurease* (LUCK, 1924) mit einem pH-Wirkungsoptimum von 6,5—7,5 kann in den Oberflächenepithelien gefunden werden. Ihre $NH_3$-Bildung soll für die Neutralisation der HCl von Bedeutung sein; so verhalten sich Säuregehalt und Ureasekonzentration nach den Untersuchungen von HOLLAN (1947) umgekehrt proportional.

### 3. Intrinsic-factor (Castle)

Der von CASTLE und TOWNSEND (1929) sowie CASTLE u. Mitarb. (1930) beschriebene Intrinsic-factor stellt ein artspezifisches „Mucopolysaccharid" noch unbekannter chemischer Konstitution dar, das Vitamin B 12 koppelt. Es hat Enzymcharakter. Nach JEFFRIES und SLEISENGER (1965) entspricht die normalerweise täglich sezernierte Menge an Intrinsic-factor dem Beharf an Vitamin B 12-Absorption und wird während der sekretorischen Stimulierung aus seiner Speicherform liberiert.

Mit radioaktiv markiertem Vitamin B 12 (CHAIET u. Mitarb., 1950; HOEDEMAEKER u. Mitarb., 1964, 1966) gelang es, Aktivität und Lokalisation des Intrinsic-factor weitgehend zu bestimmen. Die radioaktive Markierung weist ihr Maximum im mittleren Drittel der Fundusdrüsen auf und erlaubt in den Giemsagefärbten Präparaten eine Zuordnung zu den Belegzellen. Vergleichsuntersuchungen zwischen Mensch und verschiedenen Tieren (HOEDEMAEKER u. Mitarb., 1966) ergaben, daß bei jeder Species nur eine Zellart zur Bildung dieses Faktors befähigt ist. Es können drei Typen unterschieden werden:

1. der „Human-Typ" mit Faktorbildung in den Belegzellen (Mensch, Meerschweinchen, Katze, Kaninchen, Rhesusaffe, Rind);

2. der „Ratten-Typ" mit Faktorbildung in den Hauptzellen (Ratten, Mäuse) und

3. der „Schweine-Typ" mit Faktorbildung in den Drüsenzellen der Regio pylorica und jenen des proximalen Duodenum.

Nach einer Übersicht der momentan üblichen Bestimmungsmethoden des Intrinsic-factor von YAMAGUCHI und GLASS (1967, Lit.) ergeben diese gut übereinstimmende und damit vergleichbare Werte. Stimulierend auf die Sekretion des Intrinsic-factor wirken Histamin (CASTLE u. TOWNSEND, 1929; CASTLE u. Mitarb., 1930; GULLBERG, 1960; WELSH u. Mitarb., 1964), eine zentrale oder periphere Vagusreizung (GLASS, 1963, 1965; ARDEMAN u. Mitarb., 1964) und Insulin-induzierte Hypoglykämie (CASTRO-CUREL u. GLASS, 1964; JEFFRIES u. SLEISENGER, 1965; GLASS, 1965). Die maximale Konzentration an Intrinsic-factor ist bei Kindern noch deutlich unter jener des Erwachsenen (RØDRO u. Mitarb., 1966). Einen stimulierenden Effekt besitzt weiterhin noch Mecholyl (YAMAGUCHI u. GLASS, 1967). Außerdem enthält der Magensaft Substanzen, die Vitamin B 12 binden, aber nicht seine Absorption fördern (GLASS, 1963).

Antikörperbildung gegen den Intrinsic-factor s. S. 279: Perniciöse Anämie und atrophische Gastritis.

### 4. AB0-Blutgruppenantigene

Ein besonderes Charakteristikum des menschlichen Magensekretes ist es, daß es ABH(0) Blutgruppen-Antigene enthält (HOSKINS, 1967, Lit.). Sie können als wasserlösliche Antigene im Speichel und Magensaft jeweils bei 3 von 5 Personen nachgewiesen werden (KABAT, 1956). Ihr Titer ist in diesem Sekret am höchsten.

Die Sekretion dieser wasserlöslichen Blutgruppen-Antigene wird durch drei verwandte, indessen voneinander unabhängige Gene gesteuert:
1. ein Gen, das die ABO-Blutgruppenspezifität bedingt;
2. ein Sekretor-Gen und
3. das Lewis-Antigen Gen. Die Spezifität der A, B oder H-Antigene in den „schleimsezernierenden" Epithelien wird durch den individuellen ABO-Blutgruppen-Phaenotypus bestimmt. Auch wenn Personen der Gruppe 0 den höchsten Antigen H-Titer besitzen, sind sie in niederer Konzentration auch bei jenen der Gruppe A, B oder AB nachweisbar. Die Fähigkeit, A, B oder H-Antigene in wasserlöslicher Form zu sezernieren, wird dominant vererbt. Personen mit dieser Fähigkeit, als „secretors" bezeichnet, machen 79% der Gesamtbevölkerung aus. Hohe Titer dieser Blutgruppen-Antigene sind bei ihnen im Mund- und Bauchspeichel sowie Magensaft bestimmbar (KABAT, 1956).

Im „Schleimsekret" der meisten „non-secretors" findet man statt ABH-Antigenen das Lewis a Antigen. Dieses Lewis-Antigen-System besteht aus den Antigenen Lewis a (Le$^a$) und Lewis b (Le$^b$). Le$^a$ oder Le$^b$ sind jeweils an der Erythrocytenoberfläche, im Plasma und im wasserlöslichen Epithelsekret vorhanden. An der Erythrocytenoberfläche werden sie indessen erst einige Zeit nach der Geburt nachweisbar (RACE u. SANGER, 1962) und können von diesen durch wiederholtes Spülen in Salzlösung entfernt werden (GRUBB u. MORGAN, 1949). Diese Befunde sprechen für ihre Herkunft von den „schleimsezernierenden" Epithelien. Sie werden somit erst sekundär an der Erythrocytenoberfläche adsorbiert. Die Mehrzahl der ABH „secretors" besitzen ein Le$^b$ Agglutinogen in in ihren „Schleimsekreten".

Chemisch handelt es sich bei diesen wasserlöslichen Blutgruppen-Antigenen des Magensekretes um Glykoproteide (HOSKINS, 1967, Lit.) mit mehreren Oligosaccharid-Seitenketten, die mit einem Protein oder Polypeptid gekoppelt sind. Ihr unterschiedliches Molekulargewicht (200000 bis mehrere Millionen: MORGAN, 1963) und ihre wechselnde elektrophoretische Wanderungsgeschwindigkeit charakterisiert sie als eine Gruppe „verwandter" Substanzen. Für die Blutgruppenspezifität scheinen die Zucker der freien Enden der Oligosaccharide wesentlich zu sein. Vier Zucker, D-Galactose, L-Fucose, N-Acetyl-D-Glucosamin und N-Acetyl-D-Galactosamin bilden jeweils die Oligosaccharid-Seitenketten (WERNER, 1953). Der Polypeptidkern ist resistent gegenüber Pepsin, Trypsin und Chymotrypsin (PSZTAI u. MORGAN, 1961). Weiterhin enthalten sie geringe Mengen von Sialinsäuren — Neuraminsäure (?) — (REGE u. Mitarb., 1963).

Mit immunofluoreszenz-markierten spezifischen Antiseren (SZULMAN, 1960, 1962; GLYNN u. HOLBOROW, 1959) lassen sich ABH und Le$^a$-Substanzen vornehmlich im Cytoplasma der Deck- und Grübchenepithelien der Korpusdrüsen und in den Deckepithelien der Regio pylorica darstellen. Die celluläre Verteilung von Blutgruppensubstanzen entspricht jener der Glykoproteide sezernierenden Epithelien. Der Nachweis der Blutgruppensubstanzen in oder an den Deckepithelien klärt noch nicht befriedigend, ob sie damit eine integrierende Komponente der Zellmembran darstellen, oder hier nur adsorbiert sind und ihre eigentliche Produktionsstelle nur die Drüsenhalsregion darstellt (SWINEBURNE u. Mitarb., 1961; HOLBOROW, 1960). Wenn es sich nur um eine reine Adsorption handelt, ist diese äußerst innig und widersteht wiederholten Spülungen in Salzlösungen oder verschiedenen organischen Lösungsmitteln.

Die intracelluläre Synthese der Magenmucosa-Blutgruppen-Substanzen konnte von KORNFELD u. Mitarb. (1961) mit $^{14}$C-Fucose verfolgt werden.

HOSKINS (1967) sieht die Bedeutung dieser Blutgruppen-Antigene in der Magenmucosa und ihrem Sekret darin, daß sie vermutlich eine wesentliche Komponente der basalen Adhärenzlinie zwischen Zelloberfläche und Sekretfilm darstellen, die unter pathologischen Bedingungen bereits durch blande HCl-Hydrolyse alteriert werden könnte. Damit wäre das Ausmaß der Adsorption wichtig für die Widerstandsfähigkeit der Mucosabarriere und möglicherweise ihre Achillesferse. So sind Fucose-Bindungen besonders säurelabil (KABAT u. Mitarb., 1948; ALLEN u. KABAT, 1959). Bei ihrer Lösung wird Fucose freigesetzt; diese Reaktion läuft bereits ab, wenn gereinigte Blutgruppen-Substanzen einer milden HCl-Hydrolyse unterworfen werden. Damit könnte eine Antigenbildung induziert werden.

## 5. Gastrin

EDKINS stellte 1905 die Gastrin-Theorie auf, nachdem es ihm gelang, durch intravenöse Injektion von Pylorusschleimhautextrakten vom Schwein bei Katzen die Säuresekretion zu stimulieren. Aber erst als es KOMAROV 1938 gelang, aus der Antrummucosa einen histaminfreien und als Protein identifizierten Extrakt zu isolieren, wurde die Theorie von EDKINS akzeptiert. Experimente von GROSSMAN u. Mitarb. (1948) sowie WOODHARD u. Mitarb. (1948) bewiesen schlüssig die zentrale Stellung des Antrum in der Gastrinbildung und die hormonalen Eigenschaften des Gastrin. 1964 isolierten GREGORY und TRACY zwei reine Polypeptide — Gastrin I und II — aus der Antrummucosa des Schweines. Beide Hormone besitzen ein Molekulargewicht von annähernd 2000 und unterscheiden sich nur durch ein $SO_3H$-Radikal am Tyrosin im Gastrin II. Es sind Heptadekapeptide, deren biologisch aktive Endgruppe ein Tetrapeptid mit Amidfunktion darstellt (GREGORY, 1962, 1968). Dieses endständige C-terminale Tetrapeptid: —Try—Met—Asp—Phe—$NH_2$ soll bereits die Gastrin-spezifische Aktivität besitzen. Gewisse Unterschiede in der Wirkung dürften indessen doch vorliegen; so konnten LICK u. Mitarb. (1967) zeigen, daß nach Instillation von Gastrin oder Tetrapeptid in die Pfortader die Aktivität von Gastrin erhalten bleibt, während nach Tetrapeptid nur eine Sekretionsminderung von 75% eintritt. Gastrin I und II können ineinander umgewandelt werden. Sie wurden von ANDERSON u. Mitarb. (1964) synthetisch dargestellt. Ein von TAUBER und MADISON (1965) beschriebenes Gastrin mit einem Molekulargewicht von 12000 wird von GREGORY (1968) in seiner Eigenständigkeit abgelehnt und das hohe Molekulargewicht auf methodische Fehler zurückgeführt. Auch die Sonderstellung des von FLETCHER u. Mitarb. (1961) beschriebenen, indessen nicht weiter analysierten Gastrin wird von GREGORY (1968) bezweifelt.

Die exakte Lokalisation der Gastrin-produzierenden Zellen steht noch aus. Mucosaextrakte aus den basalen Mucosalagen zeigten die höchste Gastrinkonzentration (EMÅS u. FYRÖ, 1964). Eine weitere Spezifizierung gelang MCGUIGAN (1968) mittels Immunofluorescenz. Die Gastrin-bildenden Zellen liegen zwischen den typischen mucoiden Pylorusepithelien. Größe, Form, Verteilung und das

Vorhandensein cytoplasmatischer Granula lassen sie in die Gruppe der argentaffinen oder argyrophilen Zellen einordnen, auch wenn die für diese Epithelien typischen Färbereaktionen negativ ausfallen. Sie werden von McGUIGAN (1968) in die Gruppe der „enterochromaffin-like" Zellen nach HAKANSON und OWMAN (1966) sowie HAKANSON u. Mitarb. (1967) eingeordnet. Das mit Immunofluorescenz erfaßbare Verteilungsmuster dieser Zellen entspricht den von ELWIN und UVNÄS (1966) aufgrund physiologischer Untersuchungen gewonnenen Daten. PEARSE (1968) spricht von APUD-(Amine and Precursor Uptake and Decarboxylation)cells. Ihr Sekretionsprodukt ist ein Polypeptid-Hormon, das in die Gruppe der Gastrine gehört.

Gastrin-artige Substanzen wurden noch aus den Kardiadrüsen von Schwein und Katze (EDKINS, 1905; EMÅS u. FYRÖ, 1964, 1968) aus den Fundusdrüsen des Schafes (ANDERSON u. Mitarb., 1962) sowie aus der Duodenalschleimhaut des Menschen isoliert (UVNÄS, 1945; EMÅS u. FYRÖ, 1968). Diese Gastrin-like-Aktivität des Duodenum entspricht beim Menschen $1/4$ der Antrumaktivität. Nicht nachgewiesen werden konnte sie dagegen von EMÅS und FYRÖ (1968) in der Korpusmucosa, jener des Jejunum und Colon und im Pankreas (s. dagegen PILGERSDORFER, 1966).

Sämtliche Labortiere und der Mensch lassen eine deutliche Wirkung des Gastrin auf die Belegzellen erkennen (GREGORY u. Mitarb., 1964; MAKHLOUF u. Mitarb., 1964; WHITE u. Mitarb., 1965). Sekretionsvolumen und Säurekonzentration werden gesteigert. Die Reaktion ist dosisabhängig. Die Säuresekretion kann unter bestimmten Bedingungen allerdings auch gehemmt werden (GILLESPIE u. GROSSMAN, 1963; GREGORY u. TRACY, 1964). Dieser Effekt tritt beim Hund nach rascher Infusion auf, wenn die Dosis 8—10fach über der Optimaldosis liegt. Eine stimulierende Wirkung des Gastrin auf die Pepsinsekretion bestätigten im Experiment DRAGSTEDT u. Mitarb. (1963) sowie NYHUS u. Mitarb. (1965) (s. dagegen UVNÄS, 1945). Während beim Hund eine Anregung der Pepsinsekretion nur bei gleichzeitiger Hemmung der HCl-Sekretion eintreten soll (GREGORY u. TRACY, 1964), scheint sie beim Menschen generell nicht stimuliert zu werden (WHITE u. Mitarb., 1965).

Auf die Glykoproteidzusammensetzung des visiblen und invisiblen „Magenschleimes" soll Gastrin einen mit Histamin vergleichbaren Effekt erkennen lassen.

Gastrin ist weiterhin in der Lage, neben der Sekretionsbeeinflussung auch die Epithelien der Fundusdrüsen gegen andere Reize zu sensibilisieren. So ist nach Antrektomie die Basalsekretion und Magensaftabsonderung infolge Insulininduzierter Hypoglykämie oder Histamingaben deutlich geringer (CLARK u. Mitarb., 1958; GILLESPIE u. Mitarb., 1960; SMITHWICK u. KNEISEL, 1950; WADDEL, 1956). Nach JORDAN und DE LA ROSA (1964) erhöht Gastrin die Reaktionsfähigkeit der Funduszellen während der intestinalen Sekretionsphase. Dieser stimulierende Effekt des Gastrin kann durch zusätzliche Reize noch verstärkt werden. Somit dürften innige Beziehungen zwischen sämtlichen, die Sekretion fördernden Reizen vorliegen; hierbei soll es sich um eine wechselseitige Potenzierung, und nicht Addition der Einzelreize handeln (LANGLOIS u. GROSSMAN, 1950; LINDE, 1957; STAVNEY u. Mitarb., 1964; UVNÄS, 1942).

Wie Gastrin im Endeffekt auf die Funduszelle selbst wirkt, ist bislang noch nicht befriedigend geklärt. Diskutiert werden ein Direkteffekt sowie die Regulierung über einen Katalysator. Diese Rolle eines Katalysators wird überwiegend dem Histamin zugeschrieben (CODE, 1956, Lit.). Nach KØSTER u. Mitarb. (1967) sowie KØSTER (1968) ist der Einfluß von Histamin und Tetrapeptid (aktive Wirkungsgruppe des Gastrin) auf die Säure-, Pepsin- und Intrinsic-factor-Sekretion des Menschen gleich. Berechnet man Histamin- und Gastrineffekt nach ihrem Molekulargewicht, führt Gastrin II zu einer 500fach stärkeren $H^+$-Sekretion als Histamin (GREGORY, 1966). Allerdings wird die Histamin-bildende Kapazität der Fundusmucosa durch Gastrin erhöht (KAHLSON u. Mitarb., 1964).

Weitere Eigenschaften des Gastrin sind in einer Erhöhung von Tonus und Motilität des Magen-Darmtraktes und in einer Zunahme der Sekretvolumen- und Enzymausschüttung des Pankreas zu sehen (PRESHAW u. GROSSMAN, 1965). Rasche intravenöse Applikation hoher Dosen von Gastrin führen zu einem vorübergehenden Gefäßkollaps (MAKHLOUF u. Mitarb., 1964). Der Gastrinmechanismus ist nicht ermüdbar (DRAGSTEDT u. Mitarb., 1964).

Die Gastrinfreisetzung aus dem Antrum wird durch fördernde und hemmende Einflüsse reguliert:

*Stimulation.* Unter den *lokalen* Faktoren spielt die mechanische Dehnung des Antrum für die Gastrinfreisetzung eine wesentliche Rolle (GROSSMAN u. Mitarb., 1948; IVY u. LIEPINS, 1958) und äußert sich besonders bei niedriger Basalsekretion in einer Volumen- und Aciditätszunahme, während auf dem Höhepunkt der Sekretion durch Dehnung keine weitere Sekretionsstimulierung mehr erfolgt. Proteine und ihre Abbauprodukte sowie Äthylalkohol lassen unter den *chemischen* Faktoren die intensivste Wirkung erkennen (NYHUS u. Mitarb., 1965).

Ein *intermittierender Alkalireflux* aus dem proximalen Duodenum wird in seinem Einfluß auf die Gastrinfreisetzung stark durch die intragastrische Acidität überlagert (NYHUS u. Mitarb., 1965).

Die *vagale* Gastrinliberierung ist am bedeutungsvollsten und wurde bereits 1915 von SCHUR und PLASCHKES vermutet und in der Folgezeit bestätigt (STRAATEN, 1933; UVNÄS, 1942; NYHUS u. Mitarb., 1960; OBERHELM u. Mitarb., 1957; PE THEIN u. SCHOFFIELD, 1959; WOODWARD u. Mitarb., 1957). Erarbeitet und bewiesen wurde das Vorliegen eines Vagus-Reflexes am vagal innervierten und durch doppelte Mucosabrücke vom Korpus isolierten Antrum (LIM u. MOZER, 1951; OBERHELM u. Mitarb., 1957; WOODWARD u. Mitarb., 1957). Unter Vermeidung lokaler mechanischer und chemischer Einflüsse bewirkt die Vagusreizung direkt oder indirekt über Insulinhypoglykämie oder nach Scheinfütterung eine Säuresekretion im denervierten Fundusmagen. Dieser Vorgang ist durch Denervierung des Antrum, Antroneurolyse oder Antrektomie weitgehend zu blockieren. Die elektrische Denervierung des Antrum, als Antroneurolyse bezeichnet (JONES u. Mitarb., 1957; LIM u. MOZER, 1951), vermochte die Beziehungen zwischen vagal induzierter Motilität und Gastrinliberierung zu klären (LIM u. MOZER, 1951; OI u. SUKURAI, 1959). So wird die vagale Gastrinfreisetzung nicht durch Steigerung der Antrummotilität, sondern eher durch direkte Wirkung auf die Mucosa selbst bewirkt (CHAPMAN u. Mitarb., 1960). Danach scheint der Vagus einmal die Antrummotilität, zum anderen die Gastrinfreisetzung zu steuern. Der quantitative Einfluß des Vagus auf die Gastrinliberierung ist signifikant. Die Ausschaltung der Antrumphase bewirkt eine Reduktion der Magensekretion um 20—80% (DE VITO u. Mitarb., 1959). Daß nach Vagektomie kein völliges Sistieren der Gastrinfreisetzung resultiert, zeigten auch die Experimente von MOLINA u. Mitarb. (1968), wonach im innervierten Magen zwar eine raschere, anhaltendere und intensivere Gastrinliberierung erfolgt, diese aber auch noch nach Denervation meßbar bleibt (s. hierzu: HART, 1966). Daneben wird noch eine *intestinale* Phase der Gastrinliberierung diskutiert (NYHUS u. Mitarb., 1965).

*Hemmung.* Ein entscheidender Faktor der Sekretionshemmung ist das *saure pH im Antrum*. Bereits PAVLOV (1910) beschrieb eine Autoregulation der Säureproduktion. Als kritischer pH-Wert, unter dem die Säuresekretion erlischt, wird pH 2,0 angegeben (KIM, 1955; WOODWARD u. Mitarb., 1954; GILLESPIE, 1959; KAY, 1957). Während der interdigestiven Phasen — Verdauungsruhe — liegt das pH im Antrum unter 2,0; dann sistiert die Säuresekretion weitgehend.

Es wird diskutiert, ob im sauren Milieu aus der Antrummucosa ein *inhibitorisches Hormon* freigesetzt wird (befürwortet durch: HARRISON u. Mitarb., 1956; DU VAL u. PRICE, 1960; THOMPSON u. Mitarb., 1962; abgelehnt durch: LONGHI u. Mitarb., 1957; ANDERSSON u. OLBE, 1964; GILLESPIE u. GROSSMAN, 1962; RHEAULT u. Mitarb., 1965).

Dagegen wurde bei Mensch und Tier eine *Inhibitor*-Substanz im Magensaft nachgewiesen, die keine Beziehung zu dem fraglichen inhibitorisch wirksamen Antrumhormon erkennen läßt (BRUNSCHWIG u. Mitarb., 1942; IVY u. LIEPINS, 1958; MENGUY u. Mitarb., 1963; RHEAULT u. Mitarb., 1965; RUDICK u. Mitarb., 1965).

Die *intestinale* Hemmung der Magensekretion durch Liberierung von Enterogastron aus dem Dünndarm soll auch den Gastrin-Mechanismus betreffen (GREGORY, 1962). Es wird allerdings auch ein direkter Angriff des Enterogastron an den Fundusdrüsenzellen selbst erwogen (ANDERSON, 1960; MENGUY, 1962; SIRCUS, 1953).

## 6. Säure-(HCl-)Sekretion

Seit fast 150 Jahren ist die Salzsäure als Bestandteil des normalen Magensekretes bekannt. Bereits 1824 unterschied PROU (zit. bei MOORE, 1967) zwischen „free" acid, „combined" acid und „total" acid, Begriffe, die bis heute verwandt

Tabelle 1. *Ionen-Zusammensetzung des Magensekretes.* (Nach TAMARIT u. Mitarb., *1960*)

| Ion | Primärsekret mÄq/l | |
|---|---|---|
| | saures | alkalisches |
| $H^+$ | 153 | 0 |
| $K^+$ | 12 | 12 |
| $Na^+$ | 0 | 150 |
| $Ca^{++}$ | 0 | 3 |
| | 165 | 165 |
| $Cl_3^-$ | 165 | 117 |
| $HCO_3^-$ | 0 | 42 |
| $PO_4^{---}$ | 0 | 6 |
| | 165 | 165 |

werden und nach MOORE (1967) besser durch die Bezeichnungen „hydrogen ion concentration", „un-ionized hydrogen concentration" und „titrable acidity" ersetzt werden sollten. Eine Übersicht moderner Bestimmungsmethoden gab KAY 1967.

Die Acidität des Magensaftes ist abhängig von seinem Gehalt an HCl. Der Anteil an Phosphaten und Sulfaten bewegt sich in derart niedrigen Konzentrationen, daß sie keinen Einfluß auf die Gesamtacidität zu nehmen vermögen (s. Tabelle 1, Ionen-Zusammensetzung des Magensekretes). Organische Säuren, wie Milchsäure, sind unter physiologischen Bedingungen nicht nachweisbar.

Die Belegzellen wurden 1870 von HEIDENHAIN beschrieben; er vermutete bereits in ihnen die Bildungsstätte der Salzsäure. Aber erst 1962 gelang es VILLEGANS, den morphologischen Beweis dafür zu erbringen, daß es sich bei der HCl-Bildung um eine aktive Produktion durch die Belegzellen handele. Aufgrund langjähriger Untersuchungen kam HOLLANDER (1931, 1932, 1938) zu dem Ergebnis, daß die Belegzellen HCl nur in isotonischer Konzentration von 165 mÄq/l bilden. Das Belegzellsekret enthält somit keine Phosphate, keine neutralen Chloride oder „combined acid" und produziert außer H$^+$ keine weiteren Kationen.

Die Bedeutung der HCl liegt in der Initiierung der autokatalytischen Überführung von Pepsinogenen in Pepsin oder Gastricsin, in Aufrechterhaltung des adäquaten pH-Optimum für Pepsin und Gastricsin, in Sterilisation des Magensaftes durch bactericide Wirkung, in der Hydrolyse fructosehaltiger Saccharide, in einer Fällung des Milchcaseines und mit Pepsin in einer Lösung des kollagenen Gerüsteiweißes der Nahrung.

Der Ablauf der HCl-Bildung ist in einzelnen Detailfragen noch hypothetisch (Abb. 35). Die theoretischen Vorstellungen über die HCl-Produktion wurden besonders von HOLLANDER (1943), DAVENPORT und FISHER (1940), DAVIES (1948, 1952), DAVIES und EDELMAN (1951), TEORELL (1947) und REHM (1950) erarbeitet.

1943 stellte HOLLANDER eine einfache Theorie der HCl-Bildung auf: die Membranhydrolyse neutraler Chloride; seine Vorstellung basierte auf der Erkenntnis, daß die unkontaminierte Belegzellsekretion eine isotonische HCl-Lösung mit einer Konzentration von 165 mÄq/l ist. DAVENPORT und FISHER (1940) hatten kurz vordem hohe Konzentrationen von Karboanhydratase in den Belegzellen der Fundusdrüsen nachgewiesen und die Bedeutung dieses Enzymes für die HCl-Bildung unterstrichen. Spätere Untersuchungen mit dem Karbohydratase-Inhibitor Diamox® bestätigten die Theorie von DAVENPORT und FISHER (DAVIES u. EDELMAN, 1951; JANOWITZ u. Mitarb., 1952).

Der Vorgang der HCl-Bildung wird in Anlehnung an DAVENPORT (1946) in Abb. 36 sowie nach KREIENBERG und HARTH (1960) in Abb. 37 wiedergegeben.

Ein feines Netz von Canaliculi durchzieht die Belegzellen, um in einen Sammelkanal drainiert zu werden, der zwischen den Hauptzellen hindurchzieht und in den Tubulus mündet (vgl. Abb. 20, 21). Während der HCl-Produktion bleibt das alkalische pH in den Belegzellen — mit geringen Schwankungen — gewahrt, während es in den Kanälchen auf pH 0,87 absinkt (DAVENPORT, 1946). Damit läuft der Abgabe von H$^+$-Ionen in das Kanalsystem eine Abgabe von Anionen — HCO$_3^-$ — in das Blut parallel. O$_2$ und Glucose werden aus dem Blut als Energielieferanten antransportiert und weiterhin Cl$^-$-Ionen in die Belegzellen befördert. Nach KOMNICK (1963) dürfte das Chlorid aus dem intertubulären Bindegewebe über die Zellbasis in die Belegzellen eintreten, um durch das basale Ergastoplasma in die Vacuolen zu gelangen, aus denen es bei Stimulation ausgeschleust wird. Damit nehmen während der HCl-Bildung im Blut $O_2$- und $CO_2$-Gehalt und Chloride ab; gleichzeitig steigen die Bikarbonate und damit die Alkalireserve im

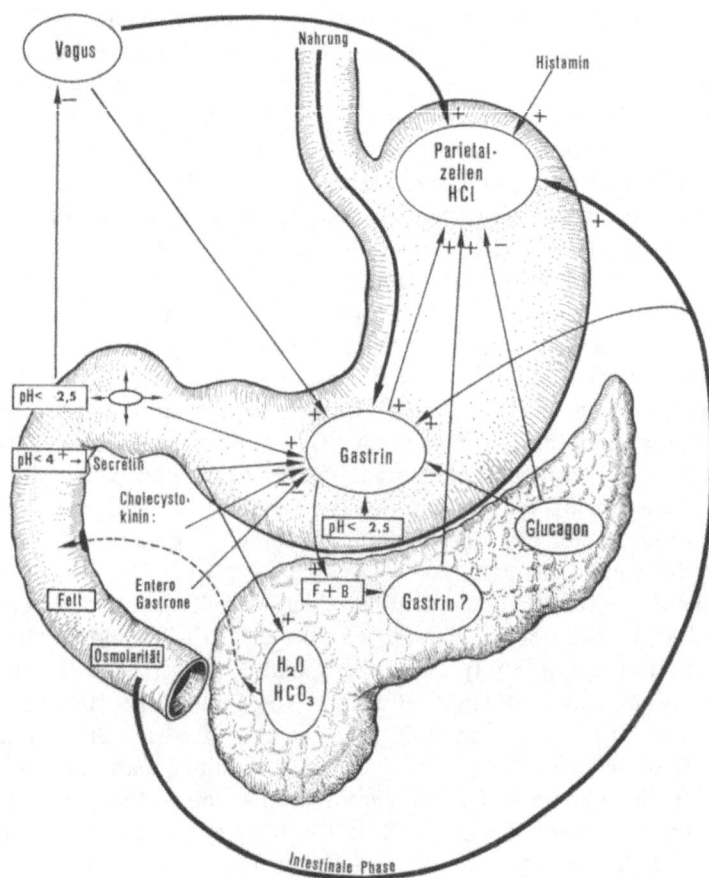

Abb. 35. Fördernde Mechanismen der HCl-Bildung (stark ausgezogene Pfeile): psychisch-vagale, antrale Gastrin-gesteuerte und intestinale Phase der Säuresekretionsstimulierung. Vom Duodenum und Antrum ausgehende hemmende — und stimulierende + Einflüsse. F + B = Ferment und Bicarbonat. — o — = Dehnung. (Umgezeichnet nach DEMLING, 1965, sowie RICK, 1969)

Blut an. Aus $H_2O + CO_2$ wird in den Belegzellen mit Hilfe der Karboanhydratase $H_2CO_3$ gebildet, das zu $HCO_3^-$ und $H^+$ zerfällt (vgl. Abb. 37).

TEORELL (1947) erklärte den Wechsel der Elektrolytkonzentrationen im Magensaft durch Elektrolytdiffusion durch die Mucosa nach Art einer „Dialysiermembran" für $H^+$ und $Cl^-$. Bereits 1950 postulierte REHM ergänzend, daß die elektrische Energie, von der Magenmucosa produziert, die $H^+$-Ionen kontrolliere. Nach dem Konzept von REHM bildet die Magenmucosa eine biologische Membran mit elektrophysiologischen Eigenschaften, die wesentlichen Anteil an dem Ionen-

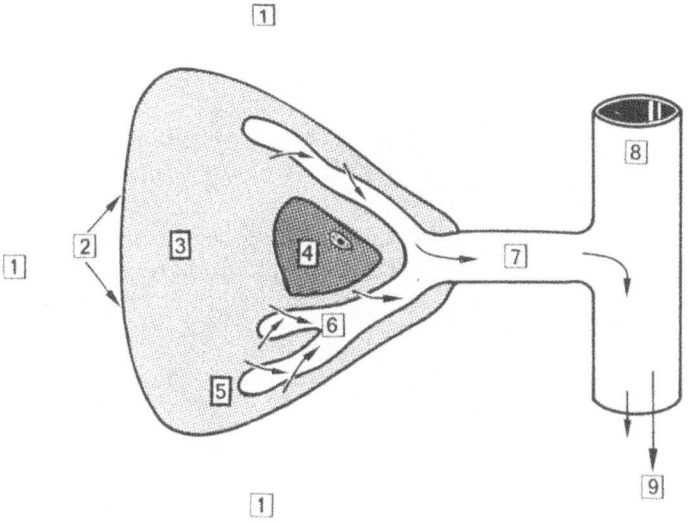

Abb. 36. Sekretionsweg aus einer Belegzelle. (Umgezeichnet nach DAVENPORT, 1946)

*1* Gewebswasser, I. präsekretorisch: $H_2O$, NaCl, Puffer, pH um 7,4. II. postsekretorisch: $H_2O$, Puffer, pH um 7,4, $Na^+$ erhöht, $Cl^-$ erniedrigt
*2* äußere Zellmembran, permeabel für Elektrolyte
*3* Cytoplasma, $H_2O$, NaCl, Puffer, wechselndes pH
*4* Zellkern
*5* Canaliculuswand, selektiv und irreversibel permeabel, Inhalt: isotonische HCl 0,17 N, pH 0,87
*6* intracellulärer Canaliculus
*7* intercellulärer Canaliculus
*8* Sammelrohr einer Fundusdrüse
*9* Magenlumen, Erniedrigung der Acidität durch alkalische Bestandteile des Magensaftes im Sinne der Zwei-Komponenten-Hypothese der Magensekretion (Nach MAKHLOUF u. Mitarb., 1966).

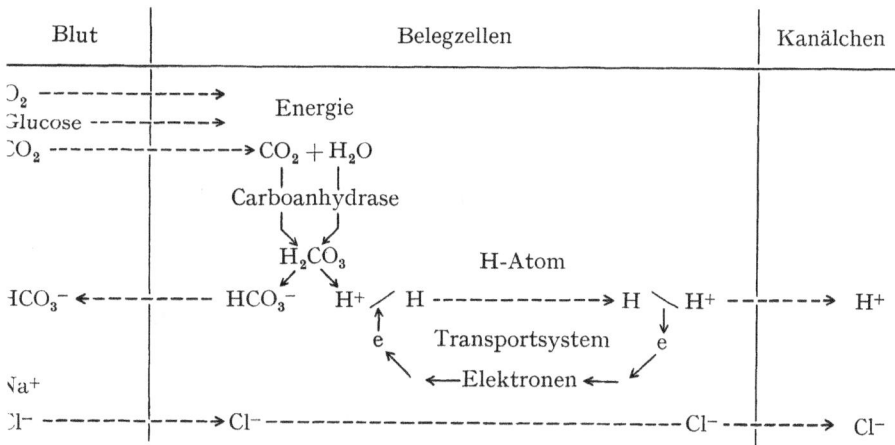

Abb. 37. HCl-Bildung. (Umgezeichnet nach KREIENBERG und HARTH, 1960)

Transport nimmt. DAVENPORT u. Mitarb. (1964) wiesen dann darauf hin, daß die Mucosa nicht nur $H^+$-Ionen produziert, sondern auch insgesamt als Barriere gegen die Rückdiffusion dieser Ionen fungiert (s. auch S. 164). Während diese Mucosabarriere bei gesunden Personen eine Rückdiffusion von HCl verhindert, ist eine physiologische Rückdiffusion auf dem Sekretionsweg in einem bestimmten Prozentsatz gegeben (OVERHOLT u. POLLARD, 1968), bevor die „Schleimbarriere" passiert wird. Nach DAVENPORT (1965) resultiert ein Großteil von HCl im Sekret des unstimulierten ruhenden Magens aus der extracellulären Flüssigkeit — per parapedesin sezerniert —, während ein geringeres Quantum aus dem intracellulären pool stammt. Nach Stimulation fließt HCl aus beiden Quellen, ohne daß der Influx in das Gewebe verhindert würde.

Stimulierend auf die HCl-Sekretion wirken lokale, mechanische, nervöse und hormonelle Reize (s. Gastrin S. 173, Phasen der Magensekretion S. 181). Eine sog.

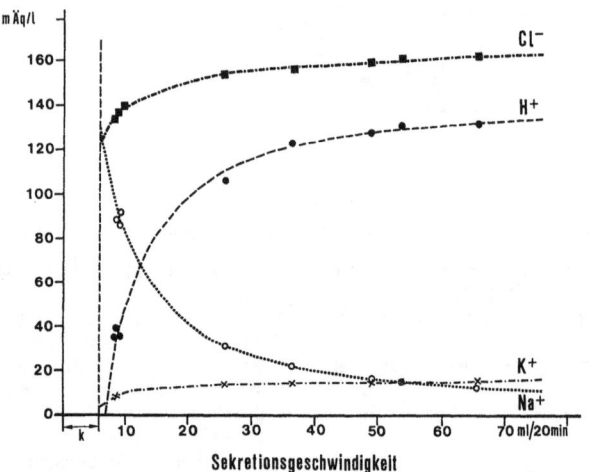

Abb. 38. Konzentrationen der $H^+$-, $K^+$-, $Na^+$- und $Cl^-$-Ionen im Magensaft in Abhängigkeit von der Sekretionsgeschwindigkeit während kontinuierlicher Gastrin II-Infusion beim Menschen. (Umgezeichnet nach RICK, 1969)

„Superacidität" gibt es nicht. Der pH-Wert im Magen sinkt nie unter 0,9 (KREINBERG u. HARTH, 1960). Dagegen kann es unter einer pathologischen Stimulation zu einer „Supersekretion" kommen. So gelingt es, mit Langzeitapplikation von Depot-Pentagastrin eine 4fache Steigerung und mit Histamin eine 2fache Steigerung der Säureproduktion zu erreichen. Diese ist nach Pentagastringaben morphologisch mit einer signifikanten Vermehrung der Belegzellen verbunden, während die Hauptzellpopulation unbeeinflußt bleibt (CREAN u. Mitarb., 1969).

Nach kontinuierlicher Gastrin II-Infusion beobachtet man beim Menschen in Abhängigkeit von der Sekretionsgeschwindigkeit charakteristische Kurven der Konzentration von $H^+$-, $K^+$-, $Na^+$- und $Cl^-$-Ionen im Magensaft (Abb. 38 nach RICK, 1969).

Zwischen maximaler Säureproduktion, Körpergröße, Körpergewicht und Geschlecht bestehen nach HUME und MELROSE (1967) deutliche Beziehungen. Die maximale Basensekretion durch das Pankreas (in $mÄq/HCO_3^-/Std$) beträgt 19 bis 45% (im Mittel 30%) der maximalen Säuresekretion (in $mÄq\ HCl/Std$); eine Korrelation bei der Größen zueinander besteht nach PERRIER u. Mitarb. (1967) nicht.

Nach maximaler Histaminstimulierung und Aufnahme einer Testmahlzeit ist beim Menschen die Sekretionsrate identisch (RUNE, 1968). Diese Sekretionsrate wird beim Menschen außerdem nach MAKHLOUF u. Mitarb. (1968) nicht durch die Qualität des Sekretionsreizes limitiert, sondern durch die „funktionelle Kapazität" des Magens. Diese Daten stehen in Gegensatz zu experimentell gewonnenen Befunden an Hunden und Laboratoriumsnagern (GROSSMAN, 1961, 1960; PASSARO u. Mitarb., 1963; GILLESPIE u. GROSSMAN, 1964 u.a.), wonach Unterschiede zwischen Histamin, Gastrin und cholinergischen Drogen (s. auch S. 173) festgestellt wurden.

Relativ uniform verlaufen auch die morphologisch-ultrastrukturellen Veränderungen an den Belegzellen nach Betazol® (EL-HAMALANI u. Mitarb., 1967), Histamin- (ROSA, 1963; SEDAR, 1965) oder Gastrinstimulierung (ADKINS u. Mitarb., 1966, 1967) ab. Dabei stehen die intracellulären Veränderungen an den Belegzellen jeweils in direkter Beziehung zum „Pegel" der sekretorischen Aktivität (ADKINS u. Mitarb., 1967):

In der Ruhephase findet man reichlich endoplasmatische Vesikel und wenige, vorwiegend kollabierte intracelluläre Canaliculi. Kommunikationen dieser Canaliculi mit den Tubuli, den Drüsenschläuchen, sind nicht nachweisbar. Nur wenige plumpe Microvilli ragen in die Drüsenlumina. In den Frühstadien der sekretorischen Aktivität wird ein feines Netzwerk intracellulärer Canaliculi entfaltet, die untereinander anastomosieren und Anschluß an die Drüsenschläuche haben. Sie werden von vielen Mikrovilli umsäumt. Während der maximalen Stimulation, auf dem Höhepunkt der Sekretion, sind die intracellulären Canaliculi erheblich dilatiert; in ihre Lichtungen ragen lange Mikrovilli. Die Kommunikationen zur Drüsenlichtung sind jeweils eröffnet. Die Mitochondrien liegen dicht gruppiert. In der folgenden inhibitorischen Phase sind die intracellulären Kanälchen zunächst noch weit und die Mikrovilli an die Wandung gepreßt. Nunmehr findet man wiederum reichlich endoplasmatische Vesikel.

## 7. Phasen der Magensaftsekretion

Der Periode der digestiven Sekretion mit nervöser, gastrischer und intestinaler Phase wird jene des „Ruhezustandes" als Periode der interdigestiven Sekretion gegenübergestellt:

I. Periode: interdigestive Sekretion

II. Periode: digestive Sekretion

   1. Phase: nervös (cephalisch, psychisch, vagal)
      a) direkt stimulierend: cephal-nervös, über bedingte Reflexe
      b) indirekt stimulierend: cephal-humoral
      c) Zusatzfaktoren

   2. Phase: gastrisch
      a) direkt: vago-vagaler Reflex
      b) indirekt: hormonal-mechanische Dilatation, Sekretagoga

   3. Phase: intestinal
      a) direkt: vago-vagaler Reflex
      b) indirekt: hormonal — Sekretagoga

### a) I. Periode: interdigestive Sekretion

Im „Ruhezustand", als interdigestive Sekretion, kontinuierliche Sekretion, nächtliche Sekretion, Basalsekretion oder spontane Leersekretion im Sinne von KATSCH und PICKERT (1953) bezeichnet, werden geringe Sekretmengen produziert. Diese interdigestive Sekretion wurde bereits 1924 von LIM wie folgt charakterisiert: the juice secreted by the stomach in the absence of all intentional and avoidable stimulation.

Die „Nachsekretion" beträgt nach einer Vergleichsstudie von PALMER u. Mitarb. (1951):

|  | Menge in cm$^3$ | Freie HCl klinische Einheiten | Gesamt-HCl mg |
|---|---|---|---|
| Normal | 581 | 29 | 661 |
| Ulcus ventriculi | 600 | 21 | 454 |
| Ulcus duodeni | 1004 | 61 | 2242 |

Bislang ist noch nicht übereinstimmend geklärt, ob während dieser Periode die Sekretion intermittierend oder kontinuierlich erfolgt und ob bestimmte Reize eine Intensivierung der Sekretion bewirken. Bei Übertragung experimenteller Befunde auf die Gegebenheiten des Menschen muß berücksichtigt werden, ob mit carnivoren, herbivoren oder omnivoren Tieren experimentiert wird. Nach PAVLOW (1910) sezerniert der Hund in der interdigestiven Phase nicht; das Sekret ist in dieser Phase alkalisch. Auch BICKEL (1925) betonte, daß ohne besondere Reizung keine Saftproduktion erfolge. Verweilsondenuntersuchungen von KATSCH stellten diese Vorstellungen bereits 1925 in Frage. Weitere Befunde von HENNING und NORPOTH (1932) ergaben dann während des Schlafes eine zwar eingeschränkte, indessen doch kontinuierliche Sekretion. Zu berücksichtigen ist indessen nach BABKIN (1950), daß das Quantum dieser Leersekretion durch zwei wesentliche Faktoren verfälscht wird: Verschlucken von Speichel und Regurgitation von Duodenalinhalt.

CARLSON (1919) betonte, daß eine mehr oder minder ausgeprägte kontinuierliche Sekretion auch ohne Nahrungsaufnahme oder irgend welche psychische Stimuli ein physiologisches Phänomen darstellt. Dieses Ruhesekret enthält nach KREIENBERG und HARTH (1960) vorwiegend Schleim und soll frei von HCl und Enzymen sein. Loo u. Mitarb. (1928) fanden unter „basal conditions" in 49% keine HCl-Sekretion. Indessen wiesen DAVENPORT und JENSEN (1948) darauf hin, daß die Belegzellen auch ohne „äußere" Reize zur sekretorischen Leistung befähigt sind. Nach IVY u. Mitarb. (1950) sowie SUN (1966) enthält das interdigestive Sekret HCl. Allerdings sind Sekretmenge und Acidität großen individuellen Schwankungen unterworfen (SUN u. SHAY, 1957). Diese quantitativen und qualitativen Schwankungen lassen gewisse Beziehungen zu Hungerkontraktionsperioden des leeren Magens erkennen. Von GRAY u. Mitarb. (1953) wird eine neuro-hormonale Steuerung dieser Periode erwogen; Hypothalamus, Hypophyse und Nebennieren-Rinde werden von ihnen in den Regelkreis mit einbezogen. Es bleibt indessen zweifelhaft, ob ein „absoluter Ruhezustand" überhaupt jemals erreicht wird, da auch im Schlaf unterschwellig emotionelle Erregungen ablaufen, die eine diskrete Stimulierung bewirken können.

### b) II. Periode: digestive Sekretion

#### α) 1. Nervöse Phase

Über Sinnesnerven, Großhirnrinde und N. vagus kommt es bereits beim Anblick und Geruch von Speisen zu einer „psychischen" Magensaftsekretion; ihre Realisierung erfolgt über bedingte Reflexe und wird durch das Großhirn gesteuert (Lit., KATSCH u. PICKERT, 1953). BICKEL (1925) unterschied drei Möglichkeiten der cephalogenen Sekretionssteigerung:

1. subcortical,
2. cortical über bewußte Vorstellungen und
3. bei Fehlen peripherer Sinnesreize durch Erwachen bestimmter Erinnerungen.

Daneben gibt es „nicht-bedingte" Reflexe, die ZELIONY (1923) nach Hemisphärenresektion am Fistelhund während der Scheinfütterung demonstrierte. Bei diesen Tieren erfolgt die Magensaftsekretion nicht in Abhängigkeit von dem Geruch oder Anblick der Speisen, sondern nach Scheinfütterung, Schmecken oder Verschlucken des Futters. Diese „nicht-bedingten" Reflexe werden durch Reizung der Geschmacksnerven und der Chemoreceptoren der Mundhöhle initiiert und sind von der Großhirnrinde unabhängig. Der efferente Schenkel dieses Reflexbogens läuft stets über den N. vagus. Atropingabe oder Durchtrennung der Vagusäste verhindert die Magensaftsekretion. Die isolierte Betrachtung dieser „oralen" Phase hat indessen viele widerspruchsvolle Auffassungen hervorgerufen (Lit., KATSCH u. PICKERT, 1953). 1966 erinnerte PILGERSDORFER nochmals an frühere Untersuchungen gemeinsam mit BOLLER, durch die von ihnen eine Gastrin-artige Substanz in den Mundspeicheldrüsen nachgewiesen wurde. Dieser Befund veranlaßte BOLLER und PILGERSDORFER (zit. bei PILGERSDORFER, 1966) zu der Aufstellung der Theorie, daß die 1. Phase der Magensaftsekretion, die mit dem Kauakt beginnt, gleichfalls humoraler Genese sei und durch aus den Mundspeicheldrüsen stammendes Gastrin ausgelöst werde.

Die vagale Stimulierung der Magensekretion greift einerseits direkt an den Epithelien selbst an, zum anderen erfolgt sie indirekt über den Gastrin-Mechanismus oder hat potenzierende Wirkung. So wird nach Vagotomie die Histaminbedingte Sekretion (OBERHELMAN u. DRAGSTEDT, 1948) sowie jene durch Alkohol

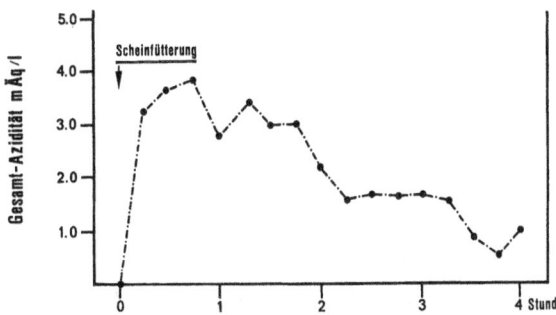

Abb. 39. Einfluß der Scheinfütterung auf die HCl-Sekretion. (Umgezeichnet nach SUN, 1966)

(HIRSCHOWITZ u. Mitarb., 1956), Corticoide oder Antrumstimulation ausgelöste (FERGUSON, 1953) deutlich reduziert. Auf der anderen Seite ist eine potentiierende Wirkung auf die Säuresekretion zwischen Parasympathicomimetica einerseits und Histamin (ROBERTSON u. GROSSMAN, 1948), Gastrin (GROSSMAN, 1961) und Corticoiden (SUN u. SHAY, 1957) andererseits erwiesen. Das experimentelle Modell der Scheinfütterung (Abb. 39 nach SUN, 1966) hat sein Äquivalent auch beim Menschen. JANOWITZ u. Mitarb. (1950) erzielten bei einer Patientin mit kompletter Oesophagusobstruktion und Magenfistel durch Scheinfütterung mit einem besonders schmackhaften Essen einen signifikanten Anstieg der Gesamt- sowie HCl- und Pepsinsekretion; während eine mit Widerwillen aufgenommene Gemüsemahlzeit keine Sekretion induzierte. Diese Beobachtung unterstreicht die Vorstellung von PAVLOW (1910), daß eine rein mechanische Irritation der Mundhöhle keine Magensaftsekretion verursacht (s. auch KATSCH u. PICKERT, 1953).

*β) 2. Gastrische Phase:*

Der „Motor" der zweiten, gastrischen Phase der Magensaftsekretion ist das Gastrin (s. weiter S. 173). Die Initiierung der Sekretion über den Gastrin-Mechanismus erfolgt durch einen Vagusreiz (NYHUS u. Mitarb., 1960; LICK u. Mitarb., 1967 u.a.), chemische (GREGORY u. IVY, 1941; WOODWARD u. Mitarb., 1954 u.a.) oder mechanische (GROSSMAN u. Mitarb., 1948; LIM u. Mitarb., 1925) Stimuli. Es wird angenommen, daß in der Mucosa des Antrum ventriculi Receptoren situiert sind, die, durch Sekretagoga oder mechanisch gereizt, Gastrin freisetzen. Während geringe Gastrinkonzentrationen auch aus der Duodenal- oder Jejunalmucosa isoliert werden konnten, ist die höchste Konzentration aus Antrumextrakten zu gewinnen (vgl. auch S. 173).

Nervöse und humorale Komponente sind indessen nicht absolut voneinander abhängig; allerdings ist eine optimale Wirkung auf die Magensaftabsonderung nur gewährleistet, wenn die Mucosa intakt und das Nervensystem funktionstüchtig ist (UVNÄS, 1942; BURSTALL u. SCHOFIELD, 1953, 1954; WOODWARD u. Mitarb., 1957; MENGUY, 1966, Lit.; LICK u. Mitarb., 1967). Der limitierende Faktor in der Effektivität jeglicher zur Gastrinliberierung befähigter Reize ist das aktuelle pH im Antrum. Sinkt das pH unter 2,0 erlischt die Gastrinfreisetzung trotz Fortbestehen der erforderlichen Reize (u.a. WOODWARD u. Mitarb., 1954, 1957), während es oberhalb von pH 2,0 selbst stimulierend wirken kann (MENGUY, 1966). Der Übertragermechanismus dieses inhibitorischen Effektes ist noch Gegenstand der Diskussion (s. S. 186). Nach DUVAL und PRICE (1961) wird um pH 2,0 ein inhibitorisch auf die HCl-Sekretion einwirkendes „Agens" freigesetzt; dieses antrumeigene „Hemmhormon" wird von THOMPSON u. Mitarb. (1965) als Chalon bezeichnet. Nach LONGHI u. Mitarb. (1957) handelt es sich nur um eine fehlende Gastrinliberierung bei niedrigem pH. Zu entsprechenden Ergebnissen gelangten GILLESPIE und GROSSMAN (1962); damit bestimmt das lokale pH im Antrum einen autoregulatorischen Kreis der Säuresekretion.

*γ) 3. Intestinale Phase*

Durch seine Motorik und intestinale Hormone (Cholezystokinin, Enterocrinin (?), Enterogastron, Pankreozymin, Sekretin, Villikinin) steuert das Duodenum reflektorisch die Funktion von Magen und Gallengängen sowie die Sekretion von Leber und Pankreas; NIEDNER (1967) spricht treffend von einem „Gastro-Duodenalen-Verbundsystem". Dabei beeinflußt Gastrin Tonus und Motilität des Duodenum. Während nun die HCl-Produktion der Belegzellen niemals vollständig sistiert (MENGUY, 1966, Lit.), indessen während der interdigestiven Phase auf ein niederes Niveau eingestellt bleibt, scheint diese „Dauersekretion" in Abhängigkeit von der intestinalen Phase zu stehen. Bereits 1925 zeigten IVY u. Mitarb. am denervierten Magen, durch Oesophago-Jejunostomie von der Berührung mit Speise ausgeschlossen, 1—3 Std nach Nahrungsaufnahme eine deutliche Magensaftsekretion. Stimulierend auf die Duodenalschleimhaut wirken: Fleischextrakte, Proteinspaltprodukte, Aminosäuren, Milch, Alkohol, Histamin, Adrenalin, Saponin, 0,1 N HCl, Magnesiumsulfatlösung und 10%ige Glycerinlösung (SUN, 1966, Lit.). Nicht überzeugend ist bislang geklärt, ob es sich während dieser intestinalen Phase der Magensaftsekretion um ein aus der Nahrung stammendes Sekretagogon oder ein aus der Duodenalschleimhaut liberiertes, „Gastrin-artiges" Hormon handelt. Während IRVING u. Mitarb. (1959) Histamin als Mediator der Magensekretion in der intestinalen Phase ansehen, schreiben NAKAMURA u. Mitarb. (1968) sowie CHARTERS u. Mitarb. (1969) Pankreozymin diese Wirkung zu (vgl. SIRCUS, 1953). Auf die Wirkung intestinaler, aus der Nahrung stammender Sekretagoga wiesen besonders KIM u. IVY (1933) sowie IVY und JAVOIS (1924) hin. Widersprüchliche Mitteilungen in der Literatur beruhen z.T. darauf, daß nicht immer zwischen einer Beeinflussung der Magensaftsekretion während der interdigestiven und digestiven Phase unterschieden wird; so dürfte es sich insbesondere während der digestiven Phase um einen Kombinationseffekt handeln.

## 8. Inhibition der Magensaftsekretion

In jeder der drei Phasen kann eine Hemmung der Magensaftsekretion erfolgen. Eine nervös zentrale Hemmung kann bereits durch emotionelle Regungen einsetzen (BICKEL u. SASKI, 1905; BENNETT u. VENABLES, 1920). So führt der N. vagus stimulierende und inhibierende Fasern mit sich (PAVLOV, 1910). Die nervöse Phase der Magensaftsekretion wird durch Atropin, Adrenalin, Noradrenalin und Nicotin inhibiert.

Entscheidend für die vagal-antrale Gastrinhemmung in der interdigestiven Phase sind nach HART u. Mitarb. (1968) die Rami antrales nervus vagi.

Wesentlich, wenn nicht von entscheidender Bedeutung für die Inhibition der gastrischen Phase, ist die Säuerung des Antrum pyloricum und des Bulbus duodeni (ANDERSSON u. Mitarb., 1965; GILLESPIE u. GROSSMAN, 1962; LANDOR u. Mitarb., 1966; LICK u. Mitarb., 1967; LONGHI u. Mitarb., 1957; RHEAULT u. Mitarb., 1965; WORMSLEY u. GROSSMAN, 1964). GROSSMAN (1968) spricht von einem autoregulatorischen Mechanismus der Säuresekretion. Der kritische pH-Wert, unter dem eine Säuresekretion erlischt, liegt bei pH 2,0.

Nach THOMPSON u. Mitarb. (1962) werden dagegen zentrale und antrale Magensekretionsphase durch „Chalone" aus dem Antrum gehemmt. In einer Reihe von Mitteilungen berichteten BRUNSCHWIG u. Mitarb. (1939, 1940, 1942) über eine die HCl-Sekretion hemmende Substanz, die aus dem Magensaft von Patienten mit perniziöser Anämie oder Magencarcinom gewonnen werden konnte. Sie wurde später auch bei gesunden Individuen nachgewiesen und von CODE

(1948) „Gastrone" genannt; die physiologische Wirkung dieser Substanz, die nunmehr in nahezu gereinigter Form vorliegt (FIASSE u. Mitarb., 1968, Lit.), ist bislang ungeklärt. Auch seine Beziehungen zu weiteren inhibitorisch wirksamen Substanzen wie Sialogastron (MENGUY u. Mitarb., 1967), Enterogastron oder Urogastron sind noch nicht analysiert.

Die intestinale Phase der Magensaftsekretion wird gleichfalls durch Säuerung inhibiert. Das kritische pH liegt nach den Untersuchungen von PINCUS u. Mitarb. (1944) erstaunlich niedrig und wird mit pH 2,5 angegeben; dieses niedrige pH unterstreicht die Befunde, daß die inhibitorisch wirksame Substanz im Bulbus duodeni liberiert wird, sowie saurer Mageninhalt die Bulbusmucosa berührt (ANDERSSON, 1968; NILSSON, 1968). So liegt das pH bereits in der Pars descendens duodeni um 4,0 (THOMAS, 1940). Auch interdigestive Sekretion (MACLEAN u. GRIFFITH, 1928), psychisch oder durch Scheinfütterung ausgelöste Sekretion (DAY u. WEBSTER, 1935) sowie jene nach Insulingaben (PINCUS u. Mitarb., 1944) werden durch Säuerung des Duodenum inhibiert. Sie erfolgt auch nach Denervation (ANDERSSON, 1960, 1963). Dagegen scheint die duodenale Säuerung nur einen geringen und nicht konstanten Einfluß auf die Sekretionsstimulierung durch Histamin (s. auch S. 189) zu haben (ANDERSSON, 1960).

Die Steuerung dieses inhibitorischen Mechanismus wird recht unterschiedlich beurteilt. Nach CODE und WATKINSON (1955) sowie SIRCUS (1958) liegt ihm ein nervöser Regelkreis zugrunde, während PINCUS u. Mitarb. (1944) sowie ANDERSSON (1960) eine humorale Wirkung für gegeben erachten. GREENLEE u. Mitarb. (1957) konnten zeigen, daß Sekretin bei niedrigem pH im Duodenum freigesetzt wird und die Magensaftsekretion inhibiert, wogegen der Histamineffekt durch Sekretin unbeeinflußt bleibt (vgl. auch CHEY u. Mitarb., 1968; JORPES, 1968; CELESTIN, 1967).

Während die Inhibition der Magensaftsekretion nach Säuerung des Bulbus duodeni weitgehend an ein intaktes Nervensystem gekoppelt ist bzw. am innervierten Magen ausgeprägter erfolgt, wird der Effekt der Osmolarität nicht durch nervöse Einflüsse gesteuert (HARPER u. Mitarb., 1966).

Die inhibitorische Wirkung emulgierter Fette im Duodenum auf die Magensaftsekretion wurde erstmalig von EWALD und BOAS 1886 erwähnt und von PAVLOV 1910 bestätigt. Die nach Insulin-induzierter Hypoglykämie erfolgende Sekretion (LI, 1934) oder jene nach Histamingaben kann reduziert bis aufgehoben werden, wenn das in das Duodenum eintretende Fett emulgiert ist (MENGUY, 1962). Die inhibitorische Wirkung von Fetten entfällt, wenn Gallensalze oder Pankreaslipase oder beide Substanzen im Duodenum fehlen (MENGUY, 1960). Danach ist die inhibitorische Wirkung von Fett im Duodenum an seine Emulgierung durch Galle und die Triglyceridspaltung dieser emulgierten Fette durch die Pankreaslipase gebunden. Da die Wirkung auch am denervierten Magen eintritt, wird eine hämatogen wirksame Substanz postuliert, die humoral die Magensaftproduktion drosselt; so sind Saftvolumen, Säureproduktion und Pepsinkonzentration gleichermaßen reduziert. Nach GREGORY (1960) wird die Gastrinliberierung verhindert, während BIBLER u. Mitarb. (1966) den Angriffspunkt an der Belegzelle selbst sehen.

Der aus der Duodenalschleimhaut extrahierte, sekretionshemmende Extrakt wurde 1930 von KOSAKA und LIM „Enterogastron" genannt. Untersuchungen von KAULBERSZ und KONTUREK (1962) ergaben die höchste Enterogastronkonzentration im proximalen Dünndarm. Es hat nach SUN (1966) folgende Wirkung: Sekretvolumen, Säuresekretion und -konzentration sind in allen Versuchsansätzen (bei intakter Nervenversorgung oder Vagektomie) nach intravenöser Gabe von gereinigtem Enterogastron deutlich reduziert. Auch die cephalische Phase der Magensekretion nach Scheinfütterung oder Insulin-induzierter Hypoglykämie und die gastrische Phase nach Nahrungsaufnahme, Histamin oder Pilocarpin werden gehemmt. Die interdigestive Sekretion ist gleichfalls reduziert. Ob es zwei verschiedene Enterogastrone gibt — für Sekretion und Motilität — ist bislang nicht entschieden.

Die weitgehend identische Wirkung von Enterogastron und Urogastron legt die Vermutung nahe, daß es sich hierbei um das Exkretionsprodukt von Enterogastron durch die Nieren handelt (GRAY u. Mitarb., 1940, 1941; SUN, 1966).

## III. Histamin

Histamin kommt im Gegensatz vieler anderer Wirkstoffe, deren Bildungsort im wesentlichen auf ein Organ beschränkt ist, nach FELDBERG (1956) „ubiquitär" vor; somit sind Ausfallserscheinungen, wie man sie nach Entfernung eines endokrinen Organes beobachten kann, nicht zu erwarten.

Histamin — als biogenes Amin — wurde von LORENZ u. Mitarb. (1968) in der Magenschleimhaut sämtlicher untersuchter Species in Konzentrationen nachgewiesen, die jeweils deutlich über jener weiterer Organe derselben Species lagen. Dabei wurden die höchsten Werte in der Fundus- und Korpusmucosa und bei einigen Species auch in jener des Canalis pyloricus ermittelt (Tabelle 2 nach LORENZ u. Mitarb., 1968):

Bei Mensch und Hund findet man den höchsten Histamingehalt in Nachbarschaft der Belegzellen (FELDBERG u. HARRIS, 1953; SMITH, 1959). Histamin wird durch die körpereigene Histidindecarboxylase gebildet (WERLE, 1936). LORENZ u. Mitarb. (1968) konnten in der Magenschleimhaut zwei verschiedene Histidindecarboxylasen — eine spezifische und eine unspezifische — nachweisen, wobei die Enzymaktivität in pMol Histaminzuwachs/min und mg Mucosa-Protein für die spezifische Histidindecarboxylase 6,1 und die unspezifische 54,0 beträgt.

Tabelle 2. *Histamingehalt der Magenschleimhaut beim Menschen und verschiedenen Säugetieren*

| Art | Lokalisation | | |
|---|---|---|---|
| | Fundus | Korpus | Pylorus |
| Mensch | 30 | 40 | 30 |
| Affe | 9 | 8 | 6 |
| Hund | 56 | 58 | 35 |
| Katze | 35 | 44 | 16 |
| Schwein | 38 | 49 | 44 |
| Kaninchen | 9 | 5 | 1 |
| Meerschweinchen | 5 | 8 | 8 |
| Ratte | 26 | — | 4 |

Histamingehalt in µg/g Frischgewicht; Histaminbestimmung: fluorometrisch.

Erstere besitzt ein pH-Optimum von 7 und letztere eines um 8. KAHLSON u. Mitarb. (1964) ermittelten eine deutliche Korrelation zwischen Histaminbildung, Histamingehalt der Mucosa und Schwellendosis für die Histaminstimulierung der Magensaftsekretion. Die Aktivität der spezifischen Histidindecarboxylase ist nach LORENZ und PFLEGER (1968, Lit.) durch Wiederauffütterung nach Nahrungskarenz, Gastrin- oder Pentapeptidinjektion sowie porto-cavalem Shunt erheblich zu steigern. Aufgrund der engen Beziehungen zwischen Histaminbildung und Histaminliberierung wird für diesen Vorgang ein Rückkoppelungsmechanismus postuliert, indem durch Histaminfreisetzung die Aktivität der Histidindecarboxylase erhöht wird und umgekehrt eine Auffüllung der Histaminspeicher diese drosselt. Histamin wird in der Magenschleimhaut enzymatisch umgesetzt (LORENZ u. PFLEGER, 1968); dieser Vorgang erfolgt speciesspezifisch entweder durch Diaminooxydase, Histaminmethyltransferase und „Histaminnukleotidtransferase".

POPIELSKI (1921) beschrieb als erster die Stimulation der Magensaftsekretion durch Histamin. Dabei ist die Zusammensetzung des Magensaftes jeweils unabhängig von der Art, wie Histamin appliziert wurde, und zeichnet sich stets durch ein großes Saftvolumen mit hoher Acidität aus. Pepsin- und Mucingehalt sind gering. Die Magensaftsekretion wird sowohl durch exogen appliziertes wie endogen liberiertes Histamin stimuliert. Dabei kann eine lokale — im Magen — von einer peripheren „Histaminquelle" unterschieden werden. Weiterhin muß man zwischen einem Mastzell- und Nicht-Mastzell-Histaminspeicher unterscheiden. Nach LORENZ und PFLEGER (1968, Lit.; s. auch SELYE, 1965, Lit.) sind bisher in der Magenschleimhaut und -muskulatur folgende Histaminspeicher bekannt (Tabelle 3):

Tabelle 3

| Gewebe | Zelltyp mit Fähigkeit zur Histaminspeicherung |
|---|---|
| Mucosa | Belegzellen<br>Mucoide Zellen (Kardiadrüsen, Pylorusdrüsen, Nebenzellen)<br>Mastzellen, enterochromaffine Zellen |
| Submucosa | Mastzellen<br>glatte Muskelfasern der Muscularis mucosae<br>glatte Muskelfasern der Arteriolen und Endothelzellen<br>Nervenfasern |
| Muscularis propria | wie in der Submucosa, mit Ausnahme der Muskelfasern der Muscularis propria |

Gastrin liberiert Histamin in der menschlichen Magenschleimhaut (LORENZ u. PFLEGER, 1968, Lit.) besonders aus den Nicht-Mastzellspeichern (s. ZEPPA u. Mitarb., 1964: Gastrin bewirkt eine Histaminliberierung aus den Mastzellen); eine gleiche Wirkung besitzen Parasympathicomimetica wie Pilocarpin, Mecholyl und Carbachol sowie Vagusreize durch Hypoglykämie, elektrische Reizung oder Scheinfütterung.

Nach LORENZ und PFLEGER (1968) ist Histamin unter den verschiedenen Histaminspeichern austauschbar; so nimmt im Hundemagen zwar nach Gabe von 48/80 (polymeres Aldolkondensat aus Formaldehyd und p-Methoxyphenäthylmethylamin) die Mastzellzahl signifikant ab, nicht aber der Histamingehalt, da andere „Histaminocyten" der Magenschleimhaut das freigesetzte Histamin wieder aufnehmen (BRODIE u. Mitarb., 1966; JOHNSON u. Mitarb., 1966; BEAVEN u. Mitarb., 1967). Histamin wird in seinen Nicht-Mastzell-Speichern rasch zum Ribosid umgesetzt (SCHAYER, 1952; JOHNSON u. Mitarb., 1966; BEAVEN u. Mitarb., 1967), während seine turn-over-Rate in den Mastzellen nur langsam erfolgt (SCHAYER, 1966).

Die entscheidende Frage, ob Histamin der letztendliche Chemostimulator der Belegzellen ist, wird im Weltschrifttum recht widersprüchlich beantwortet. Nach einer Übersicht von LORENZ und PFLEGER (1968) sowie LORENZ u. Mitarb. (1968) sprechen folgende Gründe dafür, daß Gastrin über die Histaminliberierung säure- und saftproduzierend wirkt:

1. Gastrin ist eindeutig als Histaminliberator nachgewiesen (vgl. auch RÄSÄNEN, 1961).

2. Die Gastrin-induzierte Magensaftsekretion ist durch Hypercalcämie (LICK u. Mitarb., 1966) oder den spezifischen Gastrin-Antagonisten Antigastrin (2-Phenyl-2-(pyridyl)-thioacetamid) hemmbar, nicht dagegen die Histamin-induzierte (BEDI u. Mitarb., 1967).

3. Die Histaminbildung wird durch Gastrin stimuliert. Die Histidindecarboxylase-Aktivität steigt rasch nach Histaminfreisetzung durch Gastrin; eine entsprechende Wirkung übt die Antrumdehnung aus. Die gesteigerte Histaminbildung bewirkt ihrerseits wieder eine rasche Auffüllung der Histaminspeicher.

4. Infolge kompletter Hemmung der Histidindecarboxylase wird auch die Gastrin-induzierte Magensaftsekretion verhindert (LEVINE, 1965).

5. Histamininfusion bewirkt nach Antrumdehnung eine komplette Hemmung der Magensaftsekretion (GROSSMAN u. ROBERTSON, 1948).

6. Hemmstoffe des Histaminumsatzes wie Aminoguanidin verstärken die Gastrin-induzierte Magensaftsekretion (IVY u. BACHRACH, 1966).

Nach den aufgeführten Indizien und Befunden darf gefolgert werden, daß Gastrin Histamin liberiert. Histamin ist zwar auch ohne Gastrin wirksam, indessen kann die Hemmung der Histaminbildung, ein gesteigerter Histaminumsatz oder die Applikation eines Antihistaminikum (z. B. Phloxin im Rattenexperiment) die Gastrinwirkung auf die Magenschleimhaut erheblich reduzieren und bei einzelnen Species sogar aufheben. So nehmen LORENZ u. Mitarb. (1968) folgende Wirkungskette an: *Gastrin — Histaminfreisetzung — Produktion eines sauren Magensaftes.*

Eine Histaminliberierung aus Nicht-Mastzellspeichern durch Parasympathicomimetica oder einen parasympathischen Reflexbogen wurde an der Speicheldrüse von WERLE und LORENZ (1966) sowie BRODIE u. Mitarb. (1966), am Pankreas von BRODIE u. Mitarb. (1966) sowie LORENZ u. Mitarb. (1968) und am Leber-Gallengang-System von LORENZ u. Mitarb. (1968) nachgewiesen; folgende Wirkungskette wird postuliert: *Acetylcholin — Histaminfreisetzung — Produktion eines sauren Magensaftes.*

Für diesen Wirkungsablauf sprechen nach LORENZ u. Mitarb. (1968) folgende Befunde:

1. Parasympathische Mechanismen bewirken eine ausgeprägte Histaminliberierung in der Magenschleimhaut.

2. Atropin blockiert die Liberierung von markiertem Histamin aus den Nicht-Mastzellspeichern (BRODIE u. Mitarb., 1966).

3. Atropin hemmt die parasympathisch induzierte Magensaftsekretion vollständig, während die Histamin-induzierte nicht beeinflußt wird. Danach dürfte durch Atropin zwar die Histaminfreisetzung, nicht aber die Histaminwirkung selbst gehemmt werden.

4. Histaminaseinfusion (GROSSMAN u. ROBERTSON, 1948) und vollkommene Hemmung der Histidindecarboxylase und damit der Histaminbildung (LEVINE, 1965) verhindert die parasympathisch induzierte Magensaftsekretion.

5. Phloxin blockiert durch Komplexbildung mit Histamin die Histamin- und parasympathisch induzierte Magensaftsekretion vollständig (NOORDWIJK u. AARSEN, 1954).

Die an einen Chemostimulator zu stellenden physiologischen Forderungen sind im Experiment für Histamin schlüssig erbracht (LORENZ u. PFLEGER, 1968; LORENZ u. Mitarb., Lit.); sie sind für den Menschen weitgehend erarbeitet, aber noch nicht lückenlos bewiesen.

## IV. Durchblutung und Magensaftsekretion

Widersprüchliche Ergebnisse über die Wechselbeziehungen zwischen Sekretionsrate und Durchblutungsgröße der Magenwandung beruhten bislang im wesentlichen auf methodischen Schwierigkeiten. Indessen bestätigen Arbeiten der letzten Jahre in zunehmender Übereinstimmung, daß eine entsprechende Wechselbeziehung besteht (JACOBSON u. Mitarb., 1966, 1967); dabei ist eine genaue Korrelation zwischen Schwankungen der Sekretionsrate und Durchströmungsgröße der Mucosa zu ermitteln, während der Gesamteinstrom von Blut in die Magenwand nicht zwangsläufig Parallelveränderungen erkennen läßt. Indessen bewirkt eine Drosselung des Bluteinstromes auch eine Reduktion der Sekretionsrate. Bereits umschriebene Unterbrechungen der Zirkulation — Kompression der Mucosa mit einem Glasstab — lösen sekretorische und elektrophysiologische Effekte aus (COY u. Mitarb., 1951), wobei eine drastische Reduktion der Sekretionsrate und ein Verlust an transmuköser elektrischer Potential-Differenz die Folge ist. Wenn eine $O_2$-gesättigte Lösung die Mucosa nach Unterbrechung der Blutzirkulation umspült, kann zwar das elektrische Potential wieder aufgebaut werden, die Sekretion bleibt indessen erloschen. Diese Befunde bestätigen, daß die Sekretion mehr von der Durchströmung abhängt als die elektrophysiologischen Charakteristika der Mucosa-Oberflächen-Membran. Weiterhin scheint die Säuresekretion ein Vorgang zu sein, der durch die Durchblutungsgröße mitreguliert und insbesondere limitiert werden kann (JACOBSON u. Mitarb., 1967).

Der Wechsel zwischen Durchblutungsgröße im Bereiche der Submucosa und Mucosa in Relation zur aktuellen Sekretionsleistung der Mucosa kann nur auf dem Boden von a-v-Shunts auf Submucosa-Ebene (vgl. S. 130), „Sphincteren" in Muscularis mucosae-Ebene und den adventitiellen Begleitmuskelfasern der Magengefäße verstanden werden (WANKE, 1959; DOMANIG u. Mitarb., 1965). BARCLAY und BENTLEY (1949) wiesen darauf hin, daß bereits chirurgische Manipulationen am Magen mit einem $O_2$-Anstieg im venösen Magenblut einhergehen, während die Sympathicusblockade eine Reduktion der Mucosadurchströmung bewirkt. Entsprechend wurde ein lokal angreifender Reflexbogen postuliert, aufgrund dessen a-v-shunts eröffnet oder geschlossen würden. Sympathicusreize oder die Vagotomie reduzieren das Mucosablutvolumen (SCHNITZLEIN, 1957; ARABEHETY u. Mitarb., 1959; NYLANDER u. OLERUD, 1961). PETERS und WOMACK (1958) fanden nach Adrenalingabe eine erhöhte Sauerstoffsättigung des ableitenden venösen Magenblutes. Nicht entschieden ist bislang die Frage, ob die Magendurchblutung durch Wechsel im Durchmesser der Mucosaarteriolen oder Eröffnung von a-v-shunts bestimmt oder reguliert wird.

Messungen der Durchströmungsgröße des Magens mit $^{42}K$ (DELANEY u. GRIM, 1964, 1965) ergaben: Mucosa 72%, Submucosa 13%, Muscularis propria 15%; SHOERE u. Mitarb. (1957) ermittelten für die Mucosa 67% und MALL schätzte bereits 1896 aufgrund anatomischer Studien die Durchströmungsgröße der Mucosa auf $^{3}/_{4}$ des Magenblutvolumens. Danach scheint die Korpusregion 8mal mehr Blut als jene des Canalis pyloricus zu durchströmen (DELANEY u. GRIM, 1964).

Veränderungen des intragastrischen Druckes verringern die Durchströmung durch die Magenwand, während die Mucosa vermehrt durchblutet wird (LIM u. Mitarb., 1927) (vgl. Gastrinliberierung durch Dehnungsreize). Hypothermie senkt die Sekretions- und Durchblutungsrate des Magens (WOLF u. WOLFF, 1943; WALDER, 1952; SALMON u. Mitarb., 1959; PETER u. Mitarb., 1962), während ein Anstieg der Magenwandtemperatur auch von einer erhöhten Durchströmungsrate begleitet wird (SALMON u. Mitarb., 1959; BEAUMONT, 1959). Eine vermehrte Sekretion von Magensaft bei erhöhter Durchblutungsgröße beschrieben weiterhin VILLAREAL u. Mitarb. (1952) sowie PRICE und DUVAL (1963). Folgende Substanzen beeinflussen nachgewiesenermaßen die Durchblutungsgröße und nehmen damit Einfluß auf die Sekretion:

fördernd:

ACTH (MILLER u. HASZZYC, 1956; DOLCINI u. Mitarb., 1960)

Alkohol (WOLF u. WOLFF, 1943)

*Bradykinin* (JACOBSON, 1964)

Gastrin (JACOBSON, 1964)

Histamin (WALDER, 1952; DELANEY u. GRIM, 1964, 1965; PETER u. Mitarb., 1962; JACOBSON, 1963; CUTTING u. Mitarb., 1937; THOMPSON u. VANE, 1953; CUMMINGS u. Mitarb., 1961; SOSIN u. Mitarb., 1964; LEONARD, 1964; McQUARRIE u. Mitarb., 1967 u.a.)

Hypercapnie (Anstieg des $pCO_2$) (NAITOVE u. COLBY, 1964; BELL u. BATTERSBY, 1967)

hemmend:

Antihistaminica (WOLF u. WOLF, 1943; BEREZOWSKI u. ZIEMLANSKI, 1961)

Endotoxin (JACOBSON u. Mitarb., 1963)

Hypocapnie (NAITOVE u. COLBY, 1964; BELL u. BATTERSBY, 1967)

*Histamin* dilatiert 1. die Mucosaarteriolen, wodurch vermehrt Blut in die Mucosa strömt (BARLOW u. Mitarb., 1951; WALDER, 1952); 2. schließt Histamin die submukösen shunts durch Kontraktion der glatten Muskulatur — aus anatomischen Gründen topisch auf die Muscularis mucosa Ebene zu beziehen — und dirigiert damit mehr Blut von der Submucosa in die Mucosa (PETERS u. WOMACK, 1958); 3. verlagert Histamin Blut vom Antrum ventriculi in den Fundus-Korpusabschnitt (MENGUY, 1962).

Die Wirkung von *Acetylcholin* auf die Magendurchblutung ist vornehmlich dosisabhängig. So bewirken intraarterielle Injektionen von mehr als 1 µg am perfundierten Magen einen Anstieg der Durchblutungsgröße, während niedrigere Mengen eine Reduktion bewirken (NECHELES u. Mitarb., 1936). Weiterhin steigt die Mucosatemperatur infolge vermehrter Durchblutung nach Acetylcholin an (ZIEMLANSKI u. BEREZOWSKI, 1961), wogegen die lokale Applikation nach SCHNITZLEIN (1957) eine umschriebene Ischämie bewirkt. Der Arbeitskreis von WANGENSTEEN (PETER u. Mitarb., 1963; LEONARD u. Mitarb., 1962) ermittelte nach direkter *Vagus*reizung nur einen geringen Anstieg der Durchblutungsrate, die jedoch bei zentraler Vagusstimulierung signifikant erhöht wurde. Die Mehrzahl der übermittelten Befunde spricht für eine vasodilatorische Wirkung des Vagus auf die Magengefäße (IVY u. GROSSMAN, 1950; SCHNITZLEIN, 1957; ZIEMLANSKI u. BEREZOWSKI, 1961). Unter den Parasympathicomimetica bewirkt u.a. Pilocarpin einen Anstieg der Durchblutungsrate (CUTTING u. Mitarb., 1937) und des Mucosablutvolumens (LAYNE u. CAREY, 1943). Mecholyl (WOLF u. WOLFF, 1943; DOLCINI u. Mitarb., 1960) und Prostigmin (WOLF u. WOLFF, 1943; SCHNITZLEIN, 1957; MASUDA, 1953) steigern ebenfalls das Mucosablutvolumen (oder die Mucosatemperatur).

Die Vagotomie bewirkt eine Senkung der Gesamtdurchblutung (PETER u. Mitarb., 1962, 1963) und des Mucosablutvolumen (NYLANDER u. OLERUD, 1961) und verhindert den Anstieg der Durchblutungsrate nach Hypothalamusreizung (LEONARD, 1962). Atropin senkt das Mucosablutvolumen (WOLF u. WOLFF, 1943; DEMLING u. Mitarb., 1956; MILLER u. HASZCZYC, 1956) und verhindert den Acetylcholin-bedingten Anstieg der Mucosatemperatur (ZIEMLANSKI u. BEREZOWSKI, 1961).

*Adrenerge* Einflüsse sind wie Histamin dosisabhängig. Nach THOMPSON und VANE (1953) steigern geringe Dosen (um 2 µg/kg/min) von Adrenalin die Magendurchblutung, während höhere Konzentrationen hemmend wirken (CUMMINGS u. Mitarb., 1961, 1963; DELANEY u. GRIM, 1964, 1965). WOLF und WOLFF (1943) beobachteten beim Menschen nach 500 µg Adrenalin initial eine Mucosablässe, der rasch eine reaktive Hyperämie folgt. Temperaturmessungen an der Magenmucosa bestätigen diesen biphasischen Adrenalineffekt auf die Mucosadurchblutung (ZIEMLANSKI u. BEREZOWSKI, 1961).

Noradrenalin wirkt direkt auf die sympathischen α-Receptoren — damit periphere Vasoconstriction —, während Adrenalin α- und β-Receptoren — damit Vasodilatation — beeinflußt (AHLQUIST, 1948; FOLKOW u. Mitarb., 1948). Danach bewirkt Noradrenalin eine Hemmung der Magensaftsekretion (FORREST u. CODE, 1954; HARRIES, 1956, 1957; LEONSINS u. WADDELL, 1958; PRADHAN u. WINGATE, 1962; CUMMINGS u. Mitarb., 1961, 1963; SMITH u. JACOBSON, 1964); entsprechend wird auch angeführt, daß Noradrenalin über eine Vasoconstriction die Mucosadurchblutung drosselt (CUMMINGS u. Mitarb., 1961, 1963; PETER u. Mitarb., 1962; JACOBSON, 1963; DELANEY u. GRIM, 1964, 1965).

Die Reizung des N. splanchnicus hat eine gleiche Wirkung wie Noradrenalin.

Die elektrische Reizung des *Sympathicus* reduziert die Magensaftsekretion (THOMPSON u. VANE, 1953; BAXTER, 1934) und die Durchblutungsrate (WALDER, 1952; THOMPSON u. VANE, 1953; PETER u. Mitarb., 1963). Eine Rückverlagerung des „Blutdepots" aus der Mucosa in die Submucosa und Muscularis propria

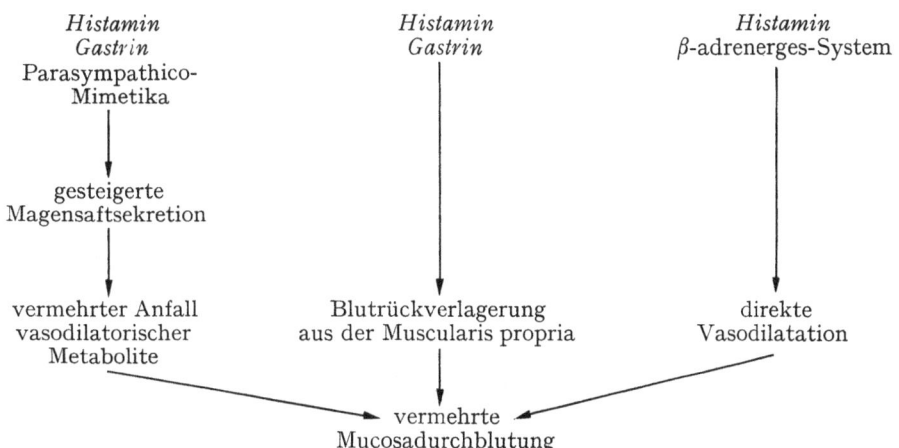

Abb. 40. Wechselbeziehung zwischen Sekretionsstimulierung und Magendurchblutung. (Nach JACOBSON u. Mitarb., 1967)

wurde gleichfalls nach Splanchnicusreizung beschrieben (FRIESEN u. HEMINGWAY, 1952; WALDER, 1952; SCHNITZLEIN, 1957). Die Sympathektomie bewirkt einen Anstieg der Sekretionsrate (SHAFER u. KITTLE, 1951; OBERHELMAN u. Mitarb., 1951) und des Magenblutvolumen (ARABEHETHY u. Mitarb., 1959; PETER u. Mitarb., 1963).

Die Beziehungen zwischen Sekretion und Durchblutungsrate der Magenschleimhaut bestehen somit darin, daß ein Wechsel der sekretorischen Aktivität mit einer korrelierenden Veränderung der Durchblutungsrate einhergeht (JACOBSON u. Mitarb., 1966, 1967). Diese funktionelle Parallelschaltung wird durch eine Vasodilatation gesteuert und soll durch Metabolismen der Belegzellen ausgelöst werden.

Nach JACOBSON u. Mitarb. (1967) gelten die in Abb. 40 wiedergegebenen Beziehungen zwischen Sekretionsstimulierung und Durchblutung als gesichert.

## C. Fehlbildungen
### I. Aplasie, Atresie, Duplikaturen, Cysten

Unter 421 781 Geburten fanden STEVENSON u. Mitarb. (1966) — leichte Mißbildungen ausgeschlossen — in 8,9 $^0/_{00}$ Mißbildungen. Insgesamt handelte es sich um 1079 Fälle von schwerwiegenden Fehlbildungen von denen 153 Fälle (14%) auf den Magen-Darm-Trakt entfielen und mit einer Gesamtmortalität von 60% belastet waren. Insgesamt ist das weibliche Geschlecht häufiger betroffen.

Aplasien, komplette Atresien oder Mikrogastrien als Minusvarianten sind extrem selten (MERKEL, 1956) und in der Regel mit weiteren, als Letalfaktoren anzusehenden Mißbildungen kombiniert, so daß die Früchte kaum ausgetragen werden. Auch die konnatale Atresie der Kardia oder des Pylorus ist mit Zusatzmißbildungen kombiniert (SCHNITZLER, 1926).

Echte Doppelbildungen des Magens werden nur vereinzelt beobachtet (DENK, 1940; HAJDU u. NYÚL-TÓTH, 1950; HOYER u. ANDRESEN, 1951; GIMES, 1958). Die Erstbeschreibung soll nach BUCKSTEIN (1953) auf BLASIUS und das Jahr

1617 zurückgehen; BLASIUS beschrieb einen „echten" Doppelmagen bei einem 35jährigen Manne. Die Ätio-Pathogenese dieser Fehlbildung wird am überzeugensten von BREMER (1944) interpretiert: so ist das Längenwachstum des Intestinaltraktes während der 6. Embryonalwoche gemessen an jener des Embryo um ein Vielfaches größer (vgl. CLARA, 1965). Während dieser Periode erfolgt gleichzeitig eine intensive Epithelproliferation der „Prämucosa", die vielerorts

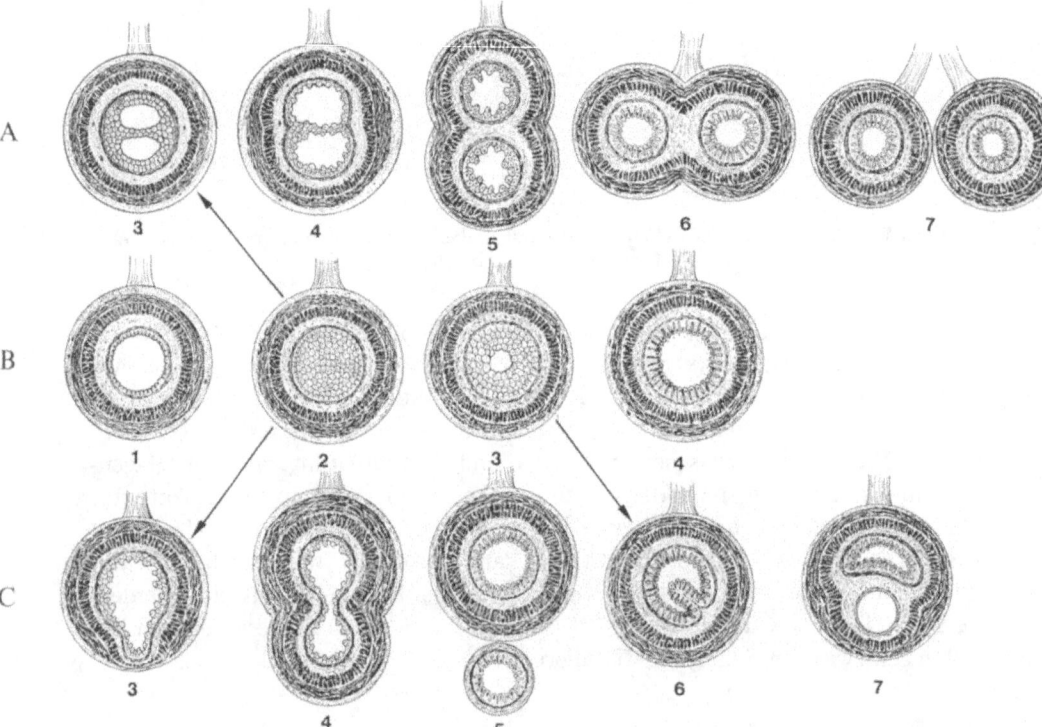

Abb. 41 A—C. Morphogenese der Magen-Darmfehlbildungen. A Genese kompletter und inkompletter Duplikaturen. B Orthogenese; Pfeile markieren den „Drehpunkt" der jeweiligen Fehlbildung. C Genese von Divertikeln, Cysten und Septen

zu einer Lumenobliteration führt. Man spricht allgemein vom Stadium des „soliden" Magen-Darmtraktes. Diese Phase betrifft indessen zu keinem Zeitpunkt den gesamten Darmtrakt gleichzeitig, sondern jeweils nur einzelne „Etagen". Dieses Epithel ist zur sekretorischen Leistung befähigt und produziert kleine, intracelluläre Tropfen — „Vacuolen" —, die zu Reihen konfluieren und langsam eine Rekanalisierung des Lumen bewirken (Abb. 41). In seltenen Fällen bleiben nun Zellkolonien stehen, von denen Duplikaturen ihren Ausgang nehmen können (s. auch Cysten, Divertikel). Diese Duplikaturen weisen sämtliche standorttypischen Wandschichten und Epithellagen auf; sie können an einer oder mehreren Stellen — wie ein „Aneurysma dissecans" — mit dem benachbarten Magen- oder Darmlumen wieder kommunizieren und somit Cysten oder Duplikaturen bilden. Entsprechend variiert ihre Größe erheblich; sie beträgt wenige cm oder erstreckt sich auf den gesamten Magen und greift oft noch auf das Duodenum über

(ANNAMUNTHODO, 1959) oder den Oesophagus mit einbeziehen (GROSS u. Mitarb., 1950). Bezogen auf den gesamten Magen-Darmtrakt wird der Magen selbst am seltensten von dieser Fehlbildung betroffen. NIELSEN stellte 1963 38 Fälle sog. Magenduplikaturen aus dem anglo-amerikanischen Schrifttum zusammen, wobei nach NISSAN (1960) in zwei Fällen jeweils auch dystopes Pankreas (vgl. S. 205) gefunden werden konnte. WILSON und PIROZYNSKI (1965) beschrieben diffuse Magencysten bei einem 69jährigen Mann unter dem Erscheinungsbild multipler Polypen. Gastroskopisch imponierten diese Veränderungen als benigne „Polypen", die im Resektionspräparat als knotenförmige Erhebungen der Magenschleimhaut hervortreten; im histologischen Bild entsprachen sie indessen Gruppen kleiner, von Cylinderepithel ausgekleideter Cysten; sie lagen jeweils in den basalen Abschnitten der Mucosa. Im Vergleich zu den echten Doppelbildungen sind intramurale Cysten ungleich häufiger und werden besonders im amerikanischen Schrifttum zu den Duplikaturen gerechnet, da sie oft so ausgedehnt sein können, daß sie sogar komplette Doppelbildungen vortäuschen können (LADD u. GROSS, 1940; GROB, 1953; KIESEWETTER, 1957). Weiterhin findet man am Magen wie am Oesophagus Duplikationscysten, die mit dem Magenlumen kommunizieren (Abb. 41) und damit besonders ausgedehnte Divertikel atypischer Lokalisation vortäuschen können (PUDWITZ, 1961).

Angeborene Stenosen und Atresien kommen im Fornix- und Korpusbereich praktisch nicht vor. Das Vorkommen eines „echten" angeborenen Sanduhrmagens wird allgemein bezweifelt und bis auf die Beobachtung von BARBIER (1936) jeweils als erworbenes Phänomen (bei Ulcus, Carcinom etc. s. S. 674) erklärt (KOCH, 1926) (Abb. 42). GOLDMANN (1932) berichtete über einen „kongenitalen" Pseudosanduhrmagen. Bei diesem Pseudosanduhrmagen unterteilte der Pylorus wie ein Isthmus zwei in ihrer Größe identische „Magenabschnitte", von denen sich der caudale histologisch als kongenital dilatiertes Duodenum — im Sinne eines Megaduodenum congenitum — herausstellte.

Stenosen sind im Bereiche des Canalis pyloricus etwas häufiger und werden teils als inkomplette membranöse Septen mit exzentrischer oder zentraler Öffnung (DAVIS u. DOUGLAS, 1961) oder als komplette, den Magen unterteilende und verschließende Membranen beschrieben (WÜRTEMBERGER, 1961). Noch beim Erwachsenen können Residuen angeborener Verschlüsse nachweisbar sein (ALBOT u. MAGNIER, 1955). Konstante Querfalten im Canalis pyloricus, die auch bei Prallfüllung des Magens nicht verstreichen, interpretiert FRIK (1965) als rudimentäre angeborene Stenosen.

Diese „präpylorischen Septen" (Abb. 41) werden funktionell häufig mit einer Pylorusstenose verwechselt. Nach NIELSEN (1963) wurden bis 1949 erst sieben gesicherte Beobachtungen bei Erwachsenen und zwei bei Kindern mitgeteilt. Nach ROWLING (1959) soll die Erstbeschreibung dieser präpylorischen Septen auf BONNER (1912) zurückgehen. In dem Fall von BONNER handelte es sich um ein 4 Wochen altes Kind mit zusätzlicher Pylorushypertrophie. Die zweite Beobachtung bei einem Frühgeborenen stammt von TOUROFF und SUSSMAN (1940). Eine weitere Literaturübersicht von GERBER (1965) erwähnt 12 komplette präpylorische Diaphragmen und 6 Fälle von präpylorischer Atresie. In der Beobachtung von METZ u. Mitarb. (1941) lag ein Doppelseptum in der Regio pylorica mit Cystenbildung infolge zweier getrennter präpylorischer Membranen vor.

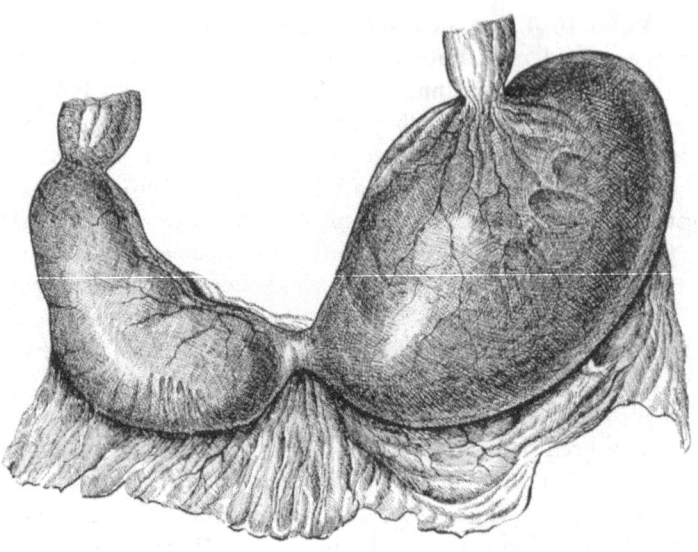

Abb. 42. Pseudosanduhrmagen auf dem Boden einer Narbenstriktur

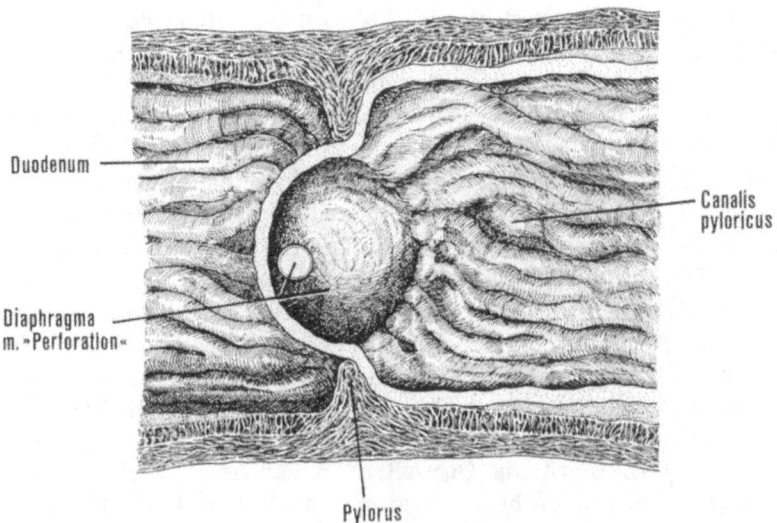

Abb. 43. Pylorisches Diaphragma mit exzentrischer „Perforation". (Umgezeichnet nach SHARTSIS und FOX, 1969)

HALLER und CAHILL (1968) beschrieben kürzlich die unikale Kombination von präpylorischem Mucosaseptum und Duodenalatresie.

Partielle membranöse Obstruktionen können bis in das mittlere Lebensalter symptomlos bleiben und erst bei Auftreten weiterer Komplikationen wie Ulcus ventriculi oder chronischer Gastritis klinisch in Erscheinung treten (SLOOP u. MONTAGUE, 1967; SHARTSIS u. FOX, 1969). SLOOP und MONTAGUE (1967) geben eine Literaturübersicht von 42 Beobachtungen mit partieller oder kompletter präpylorischer Membran.

Die Ätiologie dieser kongenitalen Fehlbildung ist unbekannt, indessen am besten unter den von BREMER (1944) geäußerten Gesichtspunkten zur Genese der sog. Doppelmißbildungen (vgl. S. 194) zu verstehen (Abb. 41). Ihre Lokalisation liegt 1,5—7 cm proximal des Pylorusringe, mißt gewöhnlich 2—3 mm im Durchmesser und enthält Mucosa, Muscularis mucosae und Submucosa. Das Septum wird jeweils von beiden Seiten (oral/aboral) von regelrecht entwickelter Mucosa bekleidet, während das Stroma aus lockerem Bindegewebe gebildet wird. Dieses Septum ist annähernd in 40% der Beobachtungen perforiert (Abb. 43), wobei dieses Loch zentral oder exzentrisch in dem Diaphragma gelegen sein kann. Sein Durchmesser schwankt zwischen 1 und 10 mm. Obwohl keine Muscularis propria oder Fibrose dieses „Ringes" vorliegt, widersteht diese Partialöffnung bis ins hohe Alter einer spontanen Dilatation. So beschrieb RHIND (1959) ein pylorisches Diaphragma bei einem 70jährigen mit einem Ostiumdurchmesser von 3 mm. In Ergänzung einer Literaturübersicht von SMITH und TUTTLE (1969, Lit.) können 65 Fälle von Antrum- oder Pylorusatresie sowie antralem oder pylorischem Diaphragma mit/ohne Ostium zusammengestellt werden:

| | | |
|---|---|---|
| A. Antrumatresie | 3 | BROWN (1959), LAUSTE (1959) |
| B. Pylorusatresie | 5 | HOLLADAY (1946), BURNETT (1947), KORNFIELD (1962), BECKER (1963) |
| C. Antrales Diaphragma | 9 | TOUROFF u. SUSSMAN (1940), METZ u. Mitarb. (1941), LEMAK (1951), BRIETLY (1957), ROWLING (1959), BROWNING (1964), GERBER (1964) (Literatur bis 1964), BANKS u. Mitarb. (1967) |
| D. Antrales Diaphragma mit Ostium, ⌀ 1—10 mm | 7 | BERMAN (1942), SWARTZ (1946), SAMES (1949), GROSS (1953), SWARTZ u. SHEPARD (1956), LIECHTI (1963), MUNRO (1963) |
| E. Pylorisches Diaphragma | 26 | BONNER (1912), BENNETT (1937), TOUROFF u. SUSSMAN (1940), METZ u. Mitarb. (1941), ALBOT u. MAGNIER (1946), BENSON (1951), FELL (1951), COFFEY (1957), RHIND (1959), ROWLING (1959), SALZBERG (1960), DAVIS u. DOUGLAS (1961), SPENCER (1961), WÜRTEMBERGER (1961), POPESCOURLUIENI (1962), KENNY (1963), DINEEN (1963), STAHL (1963), PULSIFER u. Mitarb. (1965), CONWAY (1965), SLOOP u. MONTAGUE (1967), ROBINSON (1967), CREMIN (1967), HALLER u. CAHILL (1968) |
| F. Pylorisches Diaphragma mit Ostium, ⌀ 1—6 mm | 16 | ROTA (1953), PASSALACQUA (1955), DE SPIRITO (1957), RHIND (1959), CHAMBERLAIN (1959), YOUNG (1961), KENNY (1963), BERGERON (1963), SHARTIS u. FOX (1969) |
| G. Transpylorisches Band | 1 | SMITH u. TUTTLE (1969) |
| | 67[a] | |

[a] Die Beobachtungen von TOUROFF und SUSSMAN (1940) sowie METZ u. Mitarb. (1941) betreffen Doppeldiaphragmen (antral und pylorisch).

## II. Divertikel

Im Magen-Darmtrakt treten angeborene echte Divertikel im Magen selbst am seltensten auf. Nach WILLARD (1963) geht ihre Erstbeschreibung auf TH. BAILLIE und das Jahr 1793 zurück. 1951 stellte PALMER mit eigenen Beobachtungen 443 Fälle aus dem Weltschrifttum zusammen. Angaben über ihre Häufigkeit schwanken in weiten Grenzen und sind einerseits abhängig von der verwandten

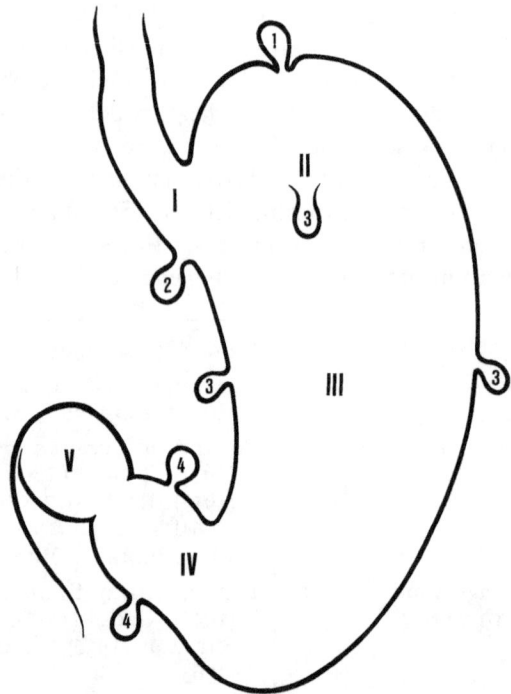

Abb. 44. Prädilektionsstellen kongenitaler Divertikel. *I* Kardia, *II* Fundus, *III* Korpus, *IV* Canalis pyloricus, *V* Bulbus duodeni. *1* Magenspitzendivertikel, *2* kardianahes Divertikel im engeren Sinne, *3* Fundus- und Korpusdivertikel (kleine und große Kurvatur), *4* Divertikel des Canalis pyloricus

Untersuchungsmethode, andererseits von einer exakten Trennung zwischen angeborenen und erworbenen Divertikeln. Nach PALMER (1951) sowie TESKE (1965) beträgt sie bei Magenoperationen (als Nebenbefund) 0,09%, bei Routineautopsien nach PALMER (1951) 0,2%, nach TESKE (1965) 0,02%, bei Gastroskopien 0,3% (PALMER, 1951; TESKE, 1965). Aufgrund röntgenologischer Untersuchungen wird die Häufigkeit — echte und falsche Divertikel mit einbezogen — mit 0,1—0,4% (MARKHOFF, 1954) oder 0,65% (SHIFLETT, 1937) angegeben. KOELSCH (1969) gibt bei kritischer Auswertung des Gesamtmateriales nur eine Häufigkeit von insgesamt 0,04—0,06% an (Abb. 44).

Nach MARKHOFF (1954) werden diese Divertikel in der Regel erst klinisch um das 40. Lebensjahr erfaßt. Einzelbeobachtungen betreffen indessen auch Kinder und Neugeborene (SINCLAIR, 1929; BAYER u. PANSDORF, 1933; SCHWENK, 1934; BRODY, 1940). Sie können bereits während der intrauterinen Entwicklung beobachtet werden (Abb. 41) (NIELSEN, 1963). Die Beobachtung von SINCLAIR (1929) betraf einen 4 Monate alten Säugling. Daß es sich um kongenitale Fehlbildungen handelt, wird auch durch die Beobachtung unterstützt, daß häufiger zusätzlich Divertikel im Duodenum (BUCKSTEIN, 1948; RIVERS u. Mitarb., 1935) und Colon (RIVERS u. Mitarb., 1935) gefunden werden und kongenitale Divertikel auch aus der vergleichenden Pathologie bekannt sind. So wurden kongenitale Magendivertikel beim Schwein von KEITH (1910) oder bei Primaten von BUCKSTEIN (1948) beschrieben.

Annähernd 70% aller Magendivertikel sind in Kardianähe zu finden:

KATSCH und PICKERT (1953): 65%
TESKE (1965): 66%
INGBER (1956): 66—75%
WINTER (1951): 78%
MEEROFF u. Mitarb. (1967): 80%
LUSCHNITZ (1964): 70—90%

Die Gruppe der kardianahen Divertikel wird noch in die Magenspitzendivertikel als häufigere Form und die kardianahen Divertikel im engeren Sinne unterteilt (FRIK, 1965).

Die Divertikel in Fortsetzung der dorsalen Fornixkuppe werden nach BARSONY und KOPPENSTEIN (1932) als Magenspitzendivertikel bezeichnet (LUSCHNITZ u. BEYER, 1966). Sie sind häufiger langgestielt. Dieser Stiel wird durch eine basale Ringfalte wechselnder Ausdehnung gebildet, deren Basis häufig von einem „sphinkterähnlichen" Muskelring gebildet wird. Im allgemeinen liegt der Ringfalte indessen eine Duplikatur der Magenwand zugrunde, die ihrerseits bei kräftiger Ausbildung funktionell als „Sphinkter" wirken kann (FRIK, 1965). Der Divertikeldurchmesser mißt nach FRIK (1965) in der Regel 2—4 cm und kann bis zu 6 cm betragen. Von TESKE (1965) wird die Prädilektion der Fornixregion durch die normalanatomische Muskelarchitektur in dieser Region gedeutet; hier teilen sich die aus dem Oesophagus in den Magen einstrahlenden Muskellagen jeweils in einen zur großen und kleinen Kurvatur ausstrahlenden Muskeltrakt, der vornehmlich aus Längsfaserbündeln besteht. In den Zwischenzonen mit „alleiniger" Ringmuskelschicht werden nun loci minoris resistentiae angenommen.

Frauen werden von dieser Fehlbildung etwas häufiger betroffen als Männer.

Auch bei den pränatal entstandenen Divertikeln wird die Diagnose in der Regel erst im Erwachsenenalter gestellt, wobei zusätzliche Komplikationen auf die Fährte führen. So ist nach SOMMER und GOODRICH (1953) in 10% mit Komplikationen zu rechnen; es überwiegen Blutungen (SOMMER u. GOODRICH; WIESER, 1956), Entzündungen (ZAHN, 1899) und Wandnekrosen (FRIED, 1959).

Die kardianahen Divertikel im engeren Sinne liegen in Nachbarschaft der Ora serrata an der Magenhinterwand und bilden glatt begrenzte rundliche Ausstülpungen, die in der Regel einen Hals vermissen lassen (FLEISCHNER, 1924; PALMER, 1951). Sie sind insgesamt seltener als die Spitzendivertikel; am Divertikelgrund ist die Muscularis propria meist verschmälert und wird vielfach nur noch aus wenigen Muskellagen gebildet. Ihre Morphogenese wird durch „Pulsion" (THOREL, 1895) im Bereiche anlagebedingter Längsmuskellücken (FLEISCHNER, 1924; REICH, 1941) oder „längsmuskelfreier" Magenareale (TESKE, 1965) interpretiert. In dieser Region wurden auch multiple Divertikel beschrieben (BAYER u. PANSDORF, 1933; KREMSER, 1934). Diese Divertikel können noch in der Grenzzone der high-pressure-Zone des terminalen Oesophagus (Pars antri cardiaci) liegen, die nicht mit der anatomischen Kardia identisch ist und somit die Realisation eines Pulsionsdivertikels in dieser motorischen Interferenzzone begünstigt.

Fundus, kleine und große Kurvatur werden nach WINTER (1951) in 12,2% als Lokalisation angeborener Divertikel angegeben und MEEROFF u. Mitarb. (1967) fanden unter 30 Fällen neben 24 kardianahen Divertikeln 2 an der Magenhinterwand, 1 an der großen Kurvatur und 3 in Pylorusnähe.

Für die Divertikel im Bereiche des Canalis pyloricus ist weder eine typische Lage noch Form kennzeichnend. Ihre Häufigkeit wird nach der Übersicht von WINTER (1951) mit 9,7% angegeben, während nach MONTAGUE und THOROUGHAM (1957) 15% der Divertikel im distalen Magenabschnitt lokalisiert sind. Besonders die pylorusnahen Divertikel dürften vornehmlich auf dem Boden von dystopem Pankreasgewebe entstanden sein (vgl. S. 205). In diesen Fällen stellt der Ausführungsgang des akzessorischen Pankreas das „Divertikel" dar. In anderen Fällen weisen Reste von Pankreasgewebe am Divertikelboden auf dessen Genese hin (FALCONER, 1907; BROMAN, 1913; RIVERS u. Mitarb., 1935 u.a.).

Bei atypischen Lokalisationen handelt es sich in der Regel um abortive Duplikaturen (PREVOT u. LASSRICH, 1959; PUDWITZ, 1961; FRIK, 1966) oder atypische, lateral gelegene Divertikel vom Typ der kardianahen Divertikel (HORNYKIEKWITSCH, 1949).

Traktionsdivertikel sind erworben und durch perigastrische Prozesse bedingt (BRDICZA, 1930; KAISER, 1935); sie sind bevorzugt im Bereiche des Corpus ventriculi lokalisiert (BAYER u. PANSDORF, 1933; MARKHOFF, 1949).

Eine weitere Besonderheit der Magendivertikel stellt die „divertikuläre Form der Magenmyome" (CHRISTELLER, 1923) oder das Divertikelmyom (CLEVE, 1925; LAUCHE, 1924; NAUWERCK, 1920; BORRMANN, 1926) dar. CHRISTELLER (1923) vertrat zunächst die Ansicht, daß auf dem Boden eines Leiomyomes — vornehmlich der Muscularis mucosae — sekundär ein Divertikel entstünde. Indessen wird aufgrund weiterer Untersuchungen allgemein angenommen, daß sich die Divertikelmyome von einem primär angelegten Magendivertikel (Abb. 41) ableiten, dessen Wandung myomatös umgewandelt wird (RAISCH, 1938; SCHRÖDER, 1944).

## III. Magenruptur

In der Neugeborenenperiode können kongenitale Wanddefekte Anlaß zu akuten Magenrupturen oder -perforationen geben (BRAUNSTEIN, 1954; BLAU u. NISCOVICS, 1965; MOLZ, 1966; DAUM u. Mitarb., 1966; AMELUNG u. KUNAD, 1968; ROBARTS, 1968). Während die Perforation vorwiegend auf iatrogen eingeführte Instrumentarien oder akute Ulcera zurückzuführen ist (AMELUNG u. KUNAD, 1968), wird die Ruptur von der Mehrzahl der Untersucher auf kongenitale Wanddefekte zurückgeführt. Dabei kommt es zur Berstung der Magenwandung häufig infolge akuter Magenüberdehnung nach Magenerweiterung bei Sauerstoffzufuhr, Überdruckbeatmung oder zusätzlicher Pylorusstenosen. bzw. Pylorusmembranen (BRODY, 1940; HERBUT, 1943; BURNETT u. HALPERT, 1947; GRIFFIN u.

GRIFFIN, 1954; MCGILLIVARY u. Mitarb., 1956; MEYER, 1957; MCCORMICK, 1959; BRAUNSTEIN, 1964). Nach einer Übersicht von SHAW u. Mitarb. (1965) sind bisher 150 Fälle im Weltschrifttum bekannt geworden; trotz fehlendem Nachweis von Muskulatur im Rißgebiet lehnen SHAW u. Mitarb. (1965) einen kongenitalen Wanddefekt ursächlich ab; nach ihrer Auffassung liegt nur eine Retraktion der Muskellagen in den Randzonen der Perforation oder Ruptur vor. Indessen machen sorgfältige Analysen entsprechender Beobachtungen doch ein Fehlen oder zumindest eine erhebliche Reduktion der Muskellagen im Rupturgebiet wahrscheinlich. Unterstützt wird diese Interpretation noch durch die Erfahrung, daß es sich vorwiegend um frühgeborene Säuglinge handelt. Das Alter der Säuglinge liegt bevorzugt zwischen 1 und 11 Tagen. Mucosa, Muscularis mucosae und Submucosa sind jeweils regelrecht angelegt; die Minusvariante liegt jeweils nur in der Muscularis propria.

## IV. Zell-, Schleimhaut- und Parenchymdystopien

Formalgenetisch können ortsfremde Epithelien oder Epithelverbände innerhalb der Magenwandung auf embryonale Anlagen (Heteroplasie im Sinne von SCHRIDDE, 1906) oder postnatale Entwicklung (indirekte Metaplasie im Sinne von SCHRIDDE, 1907) zurückgeführt werden. Da es insbesondere bei dystopen Epithelien oder Epithelverbänden im speziellen Einzelfall nicht immer möglich ist, eine klare formalgenetische Differenzierung zu treffen, prägte HAMPERL (1928) für beide Möglichkeiten den gemeinsamen Terminus Heterotopie.

Wird die Heterotopie postnatal erworben, ist sie als Folge einer reparatorischen Fehlleistung anzusehen und basiert auf dem Untergang des ortsständigen orthischen Epithels im Rahmen von follikulären (HEYROVSKY, 1913) oder multiplen Schleimhauterosionen (MOSZKOWICZ, 1923; PUHL, 1926), chronischer Gastritis (KONJETZNY, 1928) oder einer fehlgesteuerten Zellmauserung. Der Epitheldefekt wird zunächst von „indifferenten Zellen" (MOSZKOWICZ, 1923) gedeckt. Die weitere Differenzierung dieser Ersatzpopulation wird durch das „örtliche Milieu" (HAMPERL, 1931) bestimmt. Ist es „musterhaft", wird die zunächst indifferente Regeneratzelle jeweils der nekrotisch gewordenen Vorläuferin entsprechen; hat sich dagegen die „Reizlage" geändert (Gastritis), kann die „Regeneratzelle" eine Abänderung im Sinne der indirekten Metaplasie erfahren.

Diese heterotopen Epithelien oder Epithelverbände zeichnen sich durch eine große Variabilität ihrer funktionellen und strukturellen Eigenschaften aus.

### 1. Pseudopylorische oder „mucoide" Drüsen im Sinne von Schaffer (1904)

Nicht nur an der Kardia-Fundus- und Fundus-Antrumgrenze, sondern auch im „Funduszentrum" gelangen Drüsenformationen zur Darstellung, die sich durch eine erhebliche Vermehrung der Nebenzellen auf Kosten der Beleg- und Zymogenzellen auszeichnen; sie können hier sogar die einzige Zellgattung darstellen. Diese Drüsenvariante ist zudem durch erheblich verzweigte und aufgesplitterte Foveolae gastricae ausgezeichnet, so daß Drüsenformationen gebildet werden, die jenen der Kardia- oder Pylorusdrüsen entsprechen. Übergänge zu Adenomyomen (Abb. 45, 46) sind keine Seltenheit (vgl. MOSZKOVICZ, 1923). Nach

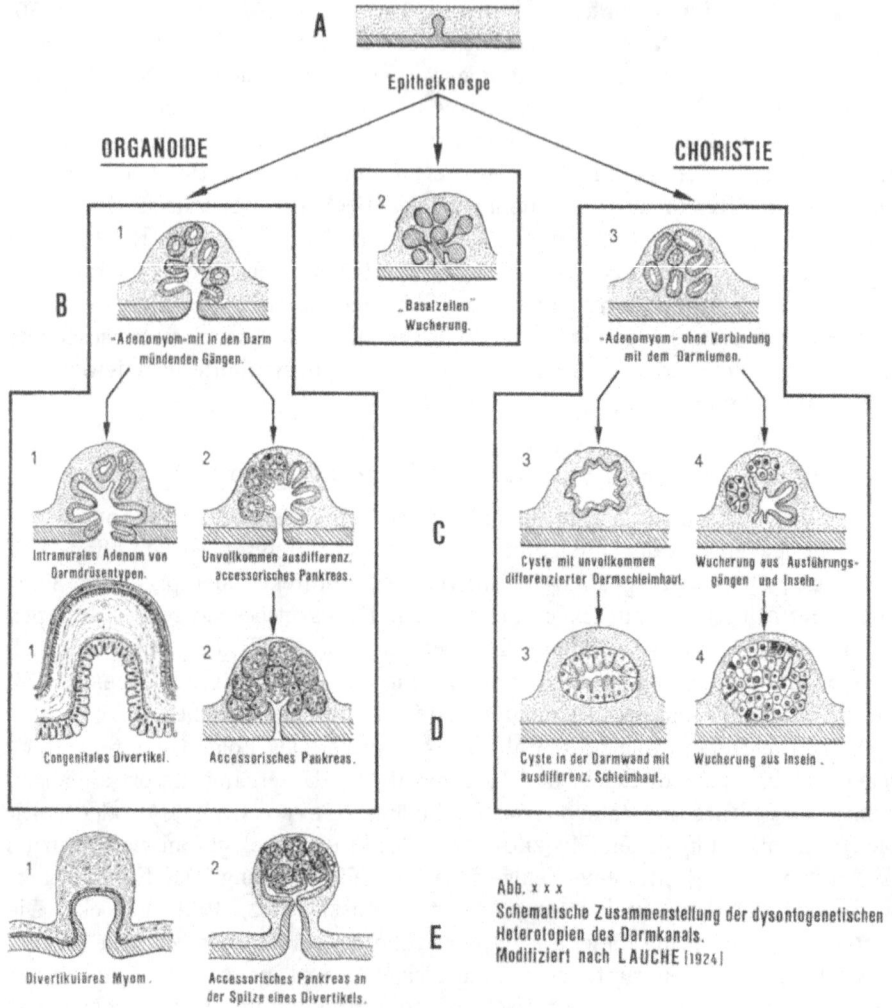

Abb. 45 A—E. Schematisierte Zusammenstellung der dysontogenetischen Heterotopien des Magen-Darmkanales. (Modifiziert nach LAUCHE, 1924)

HAMPERL (1928) findet man diese pseudopylorischen Drüsen bevorzugt im Bereiche der Magenstraße. Auf die Beziehungen zwischen dystopem Pankreas im Magen und Adenomyomen wird auf S. 208 näher eingegangen.

## 2. Heterotope Darmschleimhaut im Magen

Heterotope Dünndarmschleimhautinseln wurden erstmalig von v. KUPFFER (1883) im Magen beschrieben und als kongenitale Epithelrelikte oder „intestinale Heterotypie" (PLENK, 1932; MAGNUS, 1937), hervorgegangen aus undifferenzierten Epithelverbänden, angesehen. Der intestinale Epitheltyp wird während der fetalen Entwicklung regelmäßig im Magen beobachtet (CLAR, 1934; SALENIUS, 1962). Im allgemeinen wird angenommen, daß dieser Zelltyp dann im letzten Trimenon substituiert wird (MAGNUS, 1937; CLAR, 1934), während SALENIUS (1962) entsprechende Epithelinseln auch noch zum Zeitpunkt der Geburt nachweisen konnte. Das Vorkommen heterotoper Dünndarmschleimhaut in Neugeborenen-, Säuglings- und Kindermägen ist indessen weiterhin umstritten (AREY u. BOTHE, 1950); diese Mägen sind nach ELSTER und SCHLEGEL (1965) praktisch

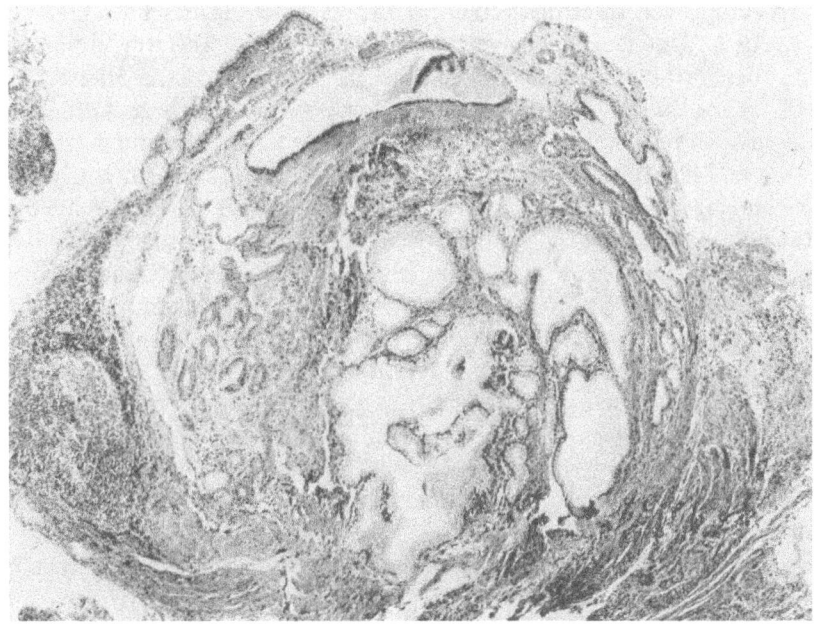

Abb. 46. Adenomyosis, subkardial. 63jährig, männlich (Pathologisches Institut Heidelberg, E.-Nr. 25265/68). Färbung: HE, Vergr. 30:1

frei von Becherzellen und „dünndarmähnlichen" Schleimhautinseln. Bei Kindern noch zu beobachtende becherzellhaltige Drüsen im Bereiche der Fundus-Antrum-Grenze werden von ELSTER und SCHLEGEL (1965) als dystopische „Grenzunregelmäßigkeiten" gewertet. Im gesunden Magen kommen sie nach KONJETZNY (1928) nur im Canalis pyloricus vor. Treten entsprechende Drüsengruppen vom Dünndarmtyp in anderen Magenabschnitten auf, werden sie überwiegend als regeneratorisch bedingte Fehlleistung (indirekte Metaplasie — „intestinale Metaplasie") aufgefaßt (PUHL, 1926; KONJETZNY, 1928; MAGNUS, 1937; SCHINDLER, 1947; PALMER, 1954; MORSON, 1955) und auf „chronische Reize" zurückgeführt. Unterstützt wird diese Hypothese durch die Erfahrung, daß die Intestinalisation mit zunehmendem Alter häufiger wird (MORSON, 1955; STOUT, 1945) und bevorzugt in Kombination mit chronischen Gastritiden, Ulcera, Polypen oder Carcinomen auftritt. Die Häufigkeitsrate dieser Koinzidenz erreicht bei Prüfung zahlreicher Teststellen nahezu 100% (MAGNUS, 1937; MORSON, 1955). Dabei können neben disseminierten Becherzellen oder kleineren Zellgruppen (MURAKAMI u. Mitarb.,

1955) umschriebene Bezirke oder flächenhaft über weite Magenabschnitte ausgebreitete Heterotopien zur Beobachtung gelangen (MAGNUS, 1937).

Entgegen dieser allgemein vertretenen Auffassung, daß es sich jeweils um erworbene Intestinalisationen handelt, fand HEBBEL (1949) entsprechende Heterotopien in 18 von 97 autoptisch gewonnenen Mägen, die keine Zeichen einer Erkrankung aufwiesen und im übrigen als „gesund" bezeichnet werden konnten.

Durch weitere Untersuchungen von RUBIN u. Mitarb. (1966, 1967), RUBIN (1968) ergaben sich wesentliche neue Gesichtspunkte bezüglich Morphogenese und Bedeutung der Intestinalisation im Bereiche der Magenschleimhaut. Elektronenoptische Untersuchungen zeigten, daß diese Epithelgarnitur in ihrer Feinstruktur dem orthotopischen Jejunalepithel entspricht (RUBIN u. Mitarb., 1966); Panethsche Zellen an der Cryptenbasis, Becherzellen und argentaffine Zellen gleichen den korrespondierenden Zellverbänden der normalen Dünndarmschleimhaut. Diese Zellgarnitur kann isoliert in einzelnen Drüsenschläuchen zwischen typischem Magenepithel liegen oder eigenständige Bezirke bilden. Proliferationskinetische Untersuchungen ergaben weiterhin, daß orthotope und dystope Schleimhaut sich jeweils von zwei unterschiedlichen „Stammzellen" ableiten, wobei dann die eine Gruppe jener der „reifen" Magenschleimhaut, die andere jener der „reifen" Dünndarmschleimhaut entsprechen kann. Auch histochemische (WATTENBERG, 1959; PLANTEYDT u. WILLIHAGEN, 1960; NIEMI u. Mitarb., 1961; RAGINS u. DITTBRENNER, 1965) und biochemische (KLEIN u. Mitarb., 1967) Untersuchungen ergaben zwischen „intestinaler Heterotopie" und normaler Dünndarmschleimhaut weitgehende Übereinstimmung. Die „Schleimzusammensetzung" entspricht jener der Dünndarmepithelien (LEV, 1965). Mägen mit heterotoper Dünndarmschleimhaut enthalten mehr Lipide im Bereiche der Mucosa als Kontrollfälle (RUBIN u. Mitarb., 1966, 1967); sie sind jeweils dicht unterhalb der Deckepithelien nachweisbar. Heterotope Dünndarmschleimhaut vermag Lipide zu inkorporieren und vom Magenlumen in die Lamina propria mucosae zu transportieren. Der Lipidtransport entspricht jenem im Jejunum. Weiterhin wurde in den heterotopen Schleimhautbezirken ein aktiver Glucosetransport von KLEIN u. Mitarb. (1967) festgestellt. Damit ist nicht nur eine morphologische, sondern auch funktionelle Identität zwischen dystoper und orthotoper Dünndarmschleimhaut gegeben. Entsprechend wird die Magenschleimhaut in diesen Bezirken von einer sekretorischen in eine absorptive Mucosa umgewandelt (RUBIN u. Mitarb., 1967). Die gesteigerte Absorption von HCl, wie sie für Ulcusmägen oder jenen bei Perniciosa (CHAPMAN u. Mitarb., 1967 u. a.) typisch ist (vgl. S. 424), erscheinen nach den Befunden von RUBIN u. Mitarb. (1966, 1967; RUBIN, 1968) unter einem neuen Aspekt. Auch die gesteigerte Inkorporation carcinogener Noxen in Mägen mit intestinaler Heterotopie oder Metaplasie läßt die Frage des post oder propter hoc wieder offen erscheinen (KURATSUNE u. HUEPER, 1960); BUTLER u. BARNES, 1966; RUBIN u. Mitarb., 1967).

### 3. Heterotope Plattenepithelinseln

Auch in diesen Fällen ist zwischen den häufigeren einfachen Heteroplasien im Bereiche der Kardia-Oesophagus-Grenze und der indirekten Metaplasie zu unterscheiden. Letztere ist Ausdruck einer reparatorisch-regeneratorischen „Zellentgleisung" inmitten der von Zylinderepithel umsäumten Magenschleimhaut. Sie stellt eine ausgesprochene Rarität dar.

Die Erstbeschreibung geht auf HERMANN (1911) zurück und wurde im Resektionspräparat einer 36jährigen Frau mit narbiger Pylorusstenose im Randgebiet einer Exulceration nachgewiesen. Dort lag ein 3 mm breiter Plattenepithelsaum. Nach einer weiteren Mitteilung von REZEK (1953) wurden im Resektionspräparat eines 42jährigen Mannes neben den Zeichen der chronischen Gastritis mit „intestinaler Metaplasie" sowohl in einem halbmondförmigen Kardiabereich, wie ebenfalls in einem 7:2 cm haltenden Bezirk im Canalis pyloricus Plattenepithelmetaplasien ermittelt. Beide Bezirke waren untereinander durch eine Straße kleinster Plattenepithelinseln brückenartig verbunden.

## 4. Heterotope Belegzellen

Unter physiologischen Verhältnissen scheinen heterotope Belegzellen nicht innerhalb der Pylorusdrüsen vorzukommen. Zu beachten ist indessen die große normalanatomische Variationsbreite der Fundus-Antrum-Grenze mit ihren verschiedenen Drüsentypen dieser morphologischen Interferenzzone (vgl. S. 145). Treten Belegzellen ad pylorum auf, bevorzugen sie die Schaltstücke der Drüsenschläuche. BURKL (1952) beschrieb die Vergesellschaftung heterotoper Belegzellen und Acinusepithelien des Pankreas in der Regio pylorica bei „Gastritis" (MOSZKOWICZ, 1923; SPATH, 1926).

## 5. Heterotope, submukös verlagerte Magendrüsen
(Nauwerck, 1897)

Submukös verlagerte Magendrüsen finden sich nach LUBARSCH (1906) vornehmlich in höherem Lebensalter (46.—83. Lebensjahr) und dann bevorzugt in Mägen mit ausgeprägter chronischer Gastritis (KONJETZNY, 1928) oder in Nachbarschaft chronischer Magenulcera (HAUSER, 1883). Die Mucosaverlagerung soll in Bindung an Gefäßlücken durch die Muscularis mucosae in die Submucosa erfolgen. Dabei ist ein Zusammenhang der heterotopen Drüsengruppen mit jenen der Mucosa die Regel, jedoch gelangen auch von Bindegewebe und entzündlichen Infiltraten umgebene isolierte Drüsen und Drüsenkomplexe in der Submucosa zur Entwicklung (KONJETZNY, 1928). Als kongenitale Heterotopie ist indessen eine Vielzahl der sog. Adenomyome der Submucosa aufzufassen (vgl. Abb. 45, 46 und S. 202, 203). Auch ELSTER und SCHLEGEL (1965) fanden in ihrer Studie als „Nebenbefund" multiple „Cysten" im Fundusbereich und respiratorisches Flimmerepithel in der Regio cardiaca des Magens.

## 6. Dystopes Pankreasgewebe im Magen

1859 beschrieb KLOB erstmalig histologisch verifiziertes dystopes Pankreasgewebe im Magen. Nach ANDRETTA und CIRRI (1967) werden unter akzessorischem oder aberrierendem Pankreas nur solche Pankreaskeime verstanden, die keine anatomischen Beziehungen zum eigentlichen orthischen Pankreas erkennen lassen und über eine getrennte Gefäßversorgung sowie ein gesondertes Ausführungsgangsystem verfügen. Dabei braucht der Inselzellapparat nicht immer mit ausgebildet zu sein (KRÖHL u. KASPERAT, 1968). Häufigste Lokalisation von dystopem Pankreas sind das Duodenum, der Magen und das Jejunum:

Tabelle 4

|  | Fallzahl | Duodenum | Magen | Jejunum |
|---|---|---|---|---|
| POPPI (1935) . . . . . . . . | 300 | 31,0% | 31,0% | 21,0% |
| BARBOSI u. Mitarb. (1946) . . | 471 | 30,5% | 26,6% | 16,3% |
| PEARSON (1951) . . . . . . | 589 | 30,0% | 25,0% | 15,0% |

Dystopes Pankreas wird bevorzugt bei Patienten zwischen dem 40. und 60. Lebensjahr gefunden, da es sich in der Regel um röntgenologische, operative oder autoptische Zufallsbefunde handelt. Der jüngste Fall betraf einen 1 Monat alten weiblichen Säugling (BRANCH u. GROSS, 1935), der älteste einen 73jährigen Mann (ASKANAZY, 1923). Pankreasdystopien scheinen häufiger bei Männern als bei Frauen vorzukommen und zwar im Verhältnis von 2:1 (PALMER, 1951). Bei einer Zusammenstellung von 246 Fällen mit dystopem Pankreas im Magen, ergibt sich nach WANKE und KAISER (1969) folgende Verteilung:

Ad pylorum: 20,7% (51 Fälle)
Antrum: 66,7% (164 Fälle)
Korpus-Antrum-Grenze: 0,8% (2 Fälle)
Korpus: 9,7% (24 Fälle)
Fundus: 0,8% (2 Fälle)
Kardia: 1,3% (3 Fälle)

Nähere Einzelheiten über die topische Verteilung dieser 246 Fälle gibt die Tabelle 5 wieder.

Aus der Übersicht von WANKE und KAISER (1969) ist zu entnehmen, daß dystopes Pankreas zwar innerhalb des gesamten Magens vorkommen kann, dessen Prädilektionsort indessen der Canalis pyloricus mit ca. 90% der Fälle ist. Aus dieser Topik werden die bevorzugten klinischen Komplikationen wie intermittierende Pylorusobstruktion und die seltenere Pylorusstenose (s. Tabelle 5 und Abb. 47) verständlich. Pankreasdystopien kommen im Magen in der Regel singulär vor, jedoch sind Mehrfachbeobachtungen keine Raritäten (THOREL, 1903; TAYLOR, 1927; FAUST u. MUDGETT, 1940; HOCHE, 1941; WHEELOCK u. Mitarb., 1949; BRADLEY u. Mitarb., 1956). Ihre Größe schwankt zwischen 0,5—3 cm im Durchmesser. Extremfälle sind solche von PICCO (1938) mit 5:3:2 cm und GEGENBAUR (1863) mit 0,14:0,06 cm.

Dystopes Pankreasgewebe kann in allen Wandschichten des Magens vorkommen, doch sind Submucosa mit 54% oder Submucosa mit gleichzeitiger Infiltration der Muscularis propria mit 23% der Fälle Prädilektionsorte dieser Dystopie. Die intramuralen Formen bewirken eine uncharakteristische Verdickung der Magenwand, während die subserösen Knötchen halbkugelförmig die Serosa vorwölben. Die submukösen Formen (Abb. 48) bieten aufgrund ihrer

Tabelle 5. *Lokalisation von dystopem Pankreas bei 246 Fällen*

| Lokalisation | Zahl der Fälle | Insgesamt | |
|---|---|---|---|
| | | Anzahl | % |
| Pylorus | 51 | 51 | 20,7 |
| Antrum | | 164 | 66,7 |
|   große Kurvatur | 45 | | |
|   kleine Kurvatur | 23 | | |
|   vordere Wand | 29 | | |
|   hintere Wand | 28 | | |
|   keine genauen Angaben | 39 | | |
| Korpus-Antrum-Grenze | 2 | 2 | 0,8 |
| Korpus | | 24 | 9,7 |
|   große Kurvatur | 7 | | |
|   kleine Kurvatur | 3 | | |
|   vordere Wand | 6 | | |
|   hintere Wand | 5 | | |
|   keine genauen Angaben | 3 | | |
| Fundus | | 2 | 0,8 |
|   vordere Wand | 1 | | |
|   keine genauen Angaben | 1 | | |
| Kardia | 3 | 3 | 1,3 |

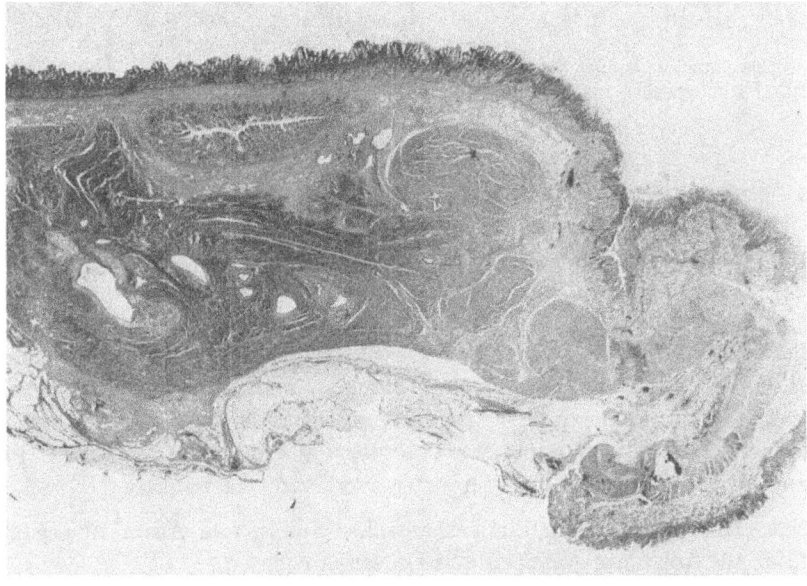

Abb. 47. ,,Pylorushypertrophie'' bei intramuralem dystopem Pankreas, submukös und zwischen den Lagen der Muscularis propria. 29jährig, weiblich (Pathologisches Institut Heidelberg, E.-Nr. 13470/69). Färbung: HE, Vergr. 5:1

Häufigkeit und charakteristischen Vorwölbung der Mucosa am ehesten die Möglichkeit einer präoperativen Diagnose. Dabei kann die Mucosa als symmetrischer Kegel (Abb. 49) oder als nabelförmige Einziehung der Mucosa mit wallartigem Rand imponieren. Der Durchmesser dieser Krater liegt zwischen 0,1—1,5 cm, seine Tiefe beträgt 0,5—2 cm (LITTNER u. KIRSH, 1952; BENNER, 1951). Diese Kombination eines Pseudodivertikels mit in dessen Grund gelegenem Pankreasgewebe wurde von zahlreichen Autoren beschrieben (COHEN, 1889; GARDINER,

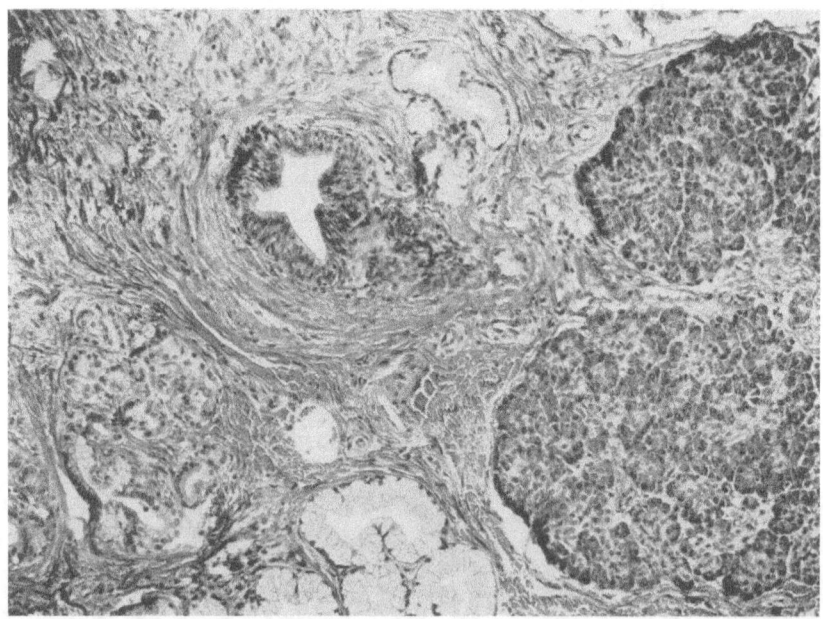

Abb. 48. Submukös lokalisiertes dystopes Pankreas mit periduktulärer Fibrose. 24jährig, weiblich (Pathologisches Institut Heidelberg, E.-Nr. 14189/68). Färbung: HE, Vergr. 120:1

1907; BEUTLER, 1921; ASKANAZY, 1923; BRANCH u. GROSS, 1935; CLARKE, 1940; FAUST u. MUDGETT, 1940; BARBOSA u. Mitarb., 1946; WAUGH u. HARDING, 1946; CHAPMAN u. Mitarb., 1947; BUSARD u. WALTERS, 1950; BENNER, 1951; PALMER, 1951; HUDOCK u. Mitarb., 1956; NELSON u. Mitarb., 1958; MARTINEZ u. Mitarb., 1958; PRINTUP u. WILSON, 1967; LITTNER u. KIRSH, 1952).

Histologisch kann das dystope Pankreas alle Elemente des orthischen Pankreas enthalten: Acini, Ausführungsgänge und Langerhanssche Inseln. Häufiger fehlen indessen einzelne Elemente oder sind nur unvollständig ausgebildet. So werden Langerhanssche Inseln nur in etwa 33% der Fälle gefunden (PEARSON, 1951). DELHOUGNE (1924) unterschied vier Arten von dystopem Pankreas:

1. aus Drüsenparenchym, Langerhansschen Inseln und Ausführungsgängen,
2. nur aus Ausführungsgängen und Drüsenparenchym,
3. nur aus Ausführungsgängen (sog. Adenomyom) und
4. nur aus Langerhansschen Inseln und Ausführungsgängen bestehend (vgl. Abb. 42).

DERBYSHIRE (1940) differenzierte aufgrund morphologischer Kriterien drei Typen:

1. Jene Dystopien, die in ihrem Aufbau dem orthischen Pankreas entsprechen.
2. In der zweiten Gruppe sind die Lobuli nur unvollständig ausgebildet oder eine lobuläre Anordnung fehlt vollkommen, auch die Acini sind nicht zahlreich, indessen sind Ausführungsgänge im Überfluß gebildet.
3. In dieser Gruppe sind nur Gänge vorhanden.

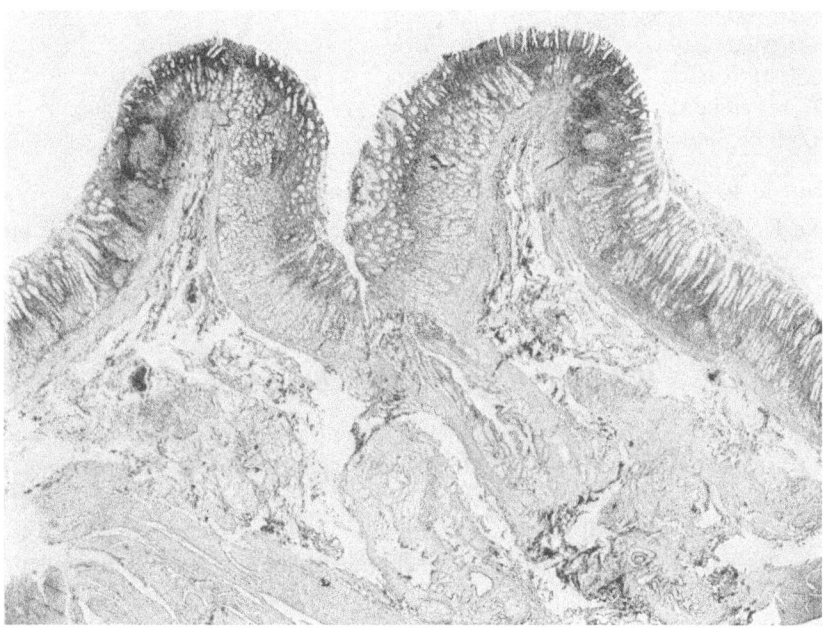

Abb. 49. Vorwiegend submukös lokalisiertes dystopes Pankreas, dessen Ausführungsgang in den von einem wallartigen Rand umgebenen Mucosatrichter mündet. 24jährig, weiblich (Pathologisches Institut Heidelberg, E.-Nr. 14189/68). Färbung: HE, Vergr. 10:1

Die dritte Gruppe weist nach DERBYSHIRE (1940) enge Beziehungen zu den Adenomyomen auf; auch LAUCHE (1924) hielt es für „erwiesen", daß „reine Adenomyome" mit dystopem Pankreas identisch seien, während bereits TAYLOR (1927) feststellte, daß es allein aufgrund morphologischer Kriterien unmöglich sei, eine exakte Trennungslinie zwischen Adenomyomen und dystopem Pankreas zu ziehen. ANDRETTA und CIRRI (1967) sprechen von „Pseudoadenomen".

Da das dystope Pankreas offensichtlich die gleiche Funktion wie das orthische Pankreas übernehmen kann, ist es nicht überraschend, daß es gelegentlich die entsprechenden pathologischen Veränderungen wie das eigentliche Pankreas aufweist: Hyperinsulinismus und Hypoglykämie (FANTA, 1937; SMITH, 1942; ELFVING u. HASTBACKA, 1965), cystische Veränderungen (MAY, 1937; BRANSCHEID, 1938; BARBOSA u. Mitarb., 1946; v. KEISER, 1948; COPLEMAN, 1963) oder eine akute Pankreatitis (CHAPMAN u. Mitarb., 1947).

Auf die Beziehungen zwischen dystopem Pankreas und Gastritis oder Ulcus ventriculi, sowie die Möglichkeit der malignen Entartung wird in den entsprechenden Kapiteln näher eingegangen.

Je nach anatomischer Lage, Größe und Art der „Ausdifferenzierung" täuscht es verschiedene Krankheitsbilder vor (PEARSON, 1951):

1. Pylorus- oder Darmobstruktion
2. Ulcus (akut, perforiert, chronisch, maligne)
3. Gallenblasenerkrankung
4. Gallengangsverschluß
5. Invagination
6. Pankreatitis
7. Appendicitis
8. Hypoglykämie

Nur in 10% der Fälle wird intra vitam keine Diagnose gestellt.

Nach BARBOSA u. Mitarb. (1946) ist die häufigste präoperative Fehlinterpretation des entsprechenden Röntgenbefundes die eines benignen Tumors mit 50% und jene eines Malignomes oder Ulcus ventriculi mit jeweils 20%.

## V. Hypertrophische Pylorusstenose

Nach BUCKSTEIN (1953) wurde diese kongenitale Fehlbildung erstmalig 1733 von CALDER beschrieben; es folgten wenig später weitere Mitteilungen von ARMSTRONG (1777) sowie BEARDSLEY (1788). Aber erst 100 Jahre später erarbeitete HIRSCHSPRUNG (1888) ihre klinische und patho-anatomische Entität. Übersichtsarbeiten gehen auf die Jahrhundertwende zurück und stellen besonders die klinische Symptomatik in den Vordergrund (FINKELSTEIN, 1896; HEUBNER, 1906; IBRAHIM, 1908; RAMMSTEDT, 1912; FEER, 1924). Die operative Korrektur nach der Methode von RAMMSTEDT (1912) (Abb. 50) ist bis heute die Methode der Wahl geblieben.

Das Geschlechtsverhältnis beläuft sich in den verschiedenen Statistiken um 4—9:1/männlich:weiblich (BRENDLE, 1937 = 9:1; SCHMID, 1965 = 70—92% Knaben; NIELSEN, 1963 = 4:1). Die Gesamthäufigkeit der kongenitalen hypertrophischen Pylorusstenose wird von NIELSEN (1963) mit 0,5% bei Säuglingen beziffert. Auch wenn die Bezugszahlen aus älteren Arbeiten nicht ohne Vorbehalt vergleichbar sind, lassen neuere Arbeiten doch eine Häufigkeitsabnahme gegenüber Zahlenangaben um die Jahrhundertwende deutlich werden: 0,5—2% des Gesamtkrankengutes (HEUBNER, 1906; IBRAHIM, 1908); 1% unter 3000 stationär behandelten Säuglingen (FEER, 1924). Nach WALLGREN (1960) kommen auf 1000 lebend geborene Säuglinge zwischen den Jahren 1934—1940 4 Fälle von Pylorusstenose und zwischen den Jahren 1950—1959 nur noch 2 Fälle. Entgegen älteren Angaben ist eine geographische Diskrepanz der Häufigkeit nicht zu realisieren (SCHMID, 1965, Lit.).

Die kongenitale hypertrophische Pylorusstenose wird in einzelnen Familien gehäuft beobachtet (HEUBNER, 1906; FEER, 1924; GROSS, 1953; DOGLIOTTI, 1958). Die Beobachtung von DOGLIOTTI (1958) betrifft drei Brüder mit derselben

Blutgruppe wie die Mutter. Auch der Schweregrad der Stenose soll eine familiäre Häufung erkennen lassen (HEUBNER, 1906). COCCHI (1952) sowie TORGERSEN (1949) vermuten, daß es sich in 50% der Fälle mit kongenitaler Pylorusstenose um eine erbliche Fehlbildung handelt.

Es war bereits seit der ersten Übersichtsarbeit von IBRAHIM (1908) bekannt, daß künstlich ernährte Säuglinge seltener betroffen werden als solche, die mit

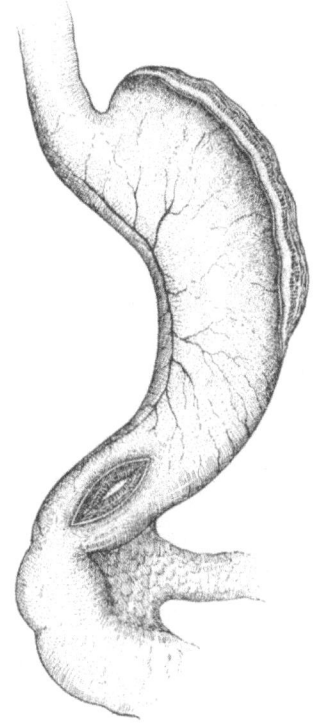

Abb. 50. Zustand nach Rammstedtscher Operation (Myotomie); 3 Monate, männlich. (Umgezeichnet nach SN 27/64, Pathologisches Institut Heidelberg)

Muttermilch gestillt wurden; die Brustkinder überwiegen nach IBRAHIM (1908) mit 73% gegenüber 27% bei künstlich ernährten Säuglingen. Nach PFAUNDLER (1931) beträgt der Anteil der Brustkinder 75% und nach COLLI und PRODI (1960) sogar 91%. Diese Zahlen könnten die von WALLGREN (1960) ermittelte Häufigkeitsabnahme in den letzten Jahren erklären, die der immer seltener werdenden „natürlichen" Ernährung der Säuglinge parallel geht.

Das Unwissen um die Ursache der hypertrophischen Pylorusstenose wird durch die Vielzahl der für diese Erkrankung verwandten Bezeichnungen deutlich: kongenitale Pylorusstenose, Pylorospasmus, spastisch-hypertrophische Pylorusstenose oder Pylorushypertrophie.

Ungeklärt ist bis heute, ob die Muskelhypertrophie oder der „Spasmus" das Primäre ist (IBRAHIM, 1908; FEER, 1924). Allerdings ist die Pylorushypertrophie ex se allein nicht immer in der Lage, eine komplette Lumenobstruktion zu bewirken, so daß zusätzliche Spasmen für viele Fälle als pathogenetisch wesentlich erachtet werden. Für diese Hypothese führt NIELSEN (1963) folgende Argumente an:

1. der therapeutische Erfolg von Atropin in manchen Fällen;
2. das Verschwinden des palpablen Tumors, wenn der Patient in Narkose liegt,
3. die Variabilität der Stenose bei demselben Patienten zu verschiedenen Zeitpunkten;
4. das Auftreten der Symptome erst einige Tage nach der Geburt und
5. das Faltenrelief der Mucosa.

Nach GROSS (1953) soll das morphologische Bild des Pylorusringes bei weniger als 10 Tage alten Kindern noch „normal" sein. In Spätstadien resultiert gleichfalls eine muskuläre Hypertrophie des dilatierten Magens. Es wird weiterhin vermutet, daß die einfache muskuläre Pylorushyperplasie des Erwachsenen die Folge dieser angeborenen Fehlbildung darstellt, die indessen in den ersten Lebensjahren noch zu gering ausgebildet war, um Symptome zu machen.

Nach AREY (1956) liegt dieser Erkrankung eine „Plusvariante" des Pylorusringes zugrunde; nach TAYLOR (1959) ist eine angeborene Reifungsstörung der intramuralen Ganglien wesentlich. Konkurrierend sind weiterhin zwei wesentliche Faktoren zu erwähnen:

1. ein latenter Hypercorticismus während der Fetalzeit und
2. die intensiveren Sauganstrengungen des Brustkindes. Nach SCHMID (1965) erscheint es besonders einleuchtend, daß mütterliche Hormone auf den Feten einwirken, und die Pylorushypertrophie der Knaben wird als Äquivalent der Uterushypertrophie neugeborener Mädchen gewertet.

Wurde im Säuglingsalter eine hypertrophische Pylorusstenose verifiziert, sind bei konservativer Therapie noch jeweils morphologisch Restzustände nachweisbar (RUNSTRÖM, 1939). EHNERT (1958) wies noch in allen Fällen bis zum 4. Lebensjahr eine Hypertrophie der Muskulatur des Canalis pyloricus nach. Über das Schulalter bleiben nach diesen Untersuchungen noch 25% bestehen und nach der Pubertät erlischt allgemein die Rückbildungsfähigkeit, so daß auch im Erwachsenenalter nach NIELSEN und ROELSGAARD (1960) noch in 13% Residuen einer kindlichen Pylorusstenose bestehen bleiben. Nach operativer Therapie soll nach NIELSEN und ROELSGAARD (1960) Rückbildungstendenz und -geschwindigkeit höher sein. Nachuntersuchungen von DITTRICH und FRIOLET (1961) von 225 Personen, die im Säuglingsalter an einer hypertrophischen Pylorusstenose operiert wurden, ergaben im Alter von 1—12 Jahren nur in 59% Beschwerdefreiheit und zwischen 21—32 Jahren einen Prozentsatz von 58. Eine komplizierende Gastritis wiesen 40% auf, und röntgenographisch erfaßbare Pylorusveränderungen wurden regelmäßig bis in das 4. Lebensjahr beobachtet (s. dagegen WOLLSTEIN, 1922; HAYES u. GOLDBERG, 1957). Erfolgt statt Pylorotomie nur eine Gastro-Enterostomie, entwickelt sich später nach HOLT (1917) kein „normaler" Pylorus. DICKINSON und BRANT (1967) demonstrierten eine Beobachtung bei einem 52jährigen Mann, bei dem nach Gastroenterostomie bei morphologisch „pathologischem" Pylorus keine funktionellen Beschwerden bestanden. Die Erstbeschreibung einer hypertrophischen Pylorusstenose beim Erwachsenen geht nach MACK (1959) auf CRUVEILHIER (1862) zurück, ihre Häufigkeit beträgt nach

Rössle (1935) 3%. Greenfield stellte 1951 100 Fälle zusammen (vgl. Craver, 1957; Coodley, 1967).

Keet (1956) führt die Pylorushyperplasie im Erwachsenenalter jeweils auf chronische Gastritiden zurück und unterscheidet drei Formen:

1. Lokalisation des Muskelwulstes mitten in der Pylorusringmuskulatur;
2. Lokalisation im Canalis pyloricus und
3. plattenförmige Verdickungen, das ganze Gebiet betreffend.

Auch von Lenz u. Mitarb. (1968) wird die Existenz einer kongenitalen adulten Variante abgelehnt.

Als „Realisationsfaktoren" der Pylorushypertrophie im Erwachsenenalter wird vermehrt auf die Koinzidenz mit Hiatushernien hingewiesen. Hiatushernien sind nach Boyd (1964) mit einer 10%igen Rezidivquote belastet, wobei der Kombination mit benigner Pylorushypertrophie vermehrt Aufmerksamkeit geschenkt wird. Hochuli (1965) fand diese Kombination in seinem Krankengut in 8 Fällen, während Burge u. Mitarb. (1966) sogar eine Koinzidenzrate von 77% angeben. Auch die adulten Formen der benignen Pylorushyperplasie werden von Bodon und Haake (1968) als „verschleppte" kongenitale Formen betrachtet, wenn charakteristische sekundär auslösende „Noxen" (Gastritis, Ulcus, Carcinom) ausgeschlossen werden können. Heinisch (1967) folgert aus seinen Experimenten, daß die Ursache für die kindliche wie adulte Form der Pylorusstenose die gleiche sei und auf einem motorischen Funktionsausfall im Magen mit kompensatorischer Hypertrophie der Muscularis propria des distalen Canalis pyloricus beantwortet wird, die schließlich zur Pylorusstenose führt.

Eine besondere Variante der Pylorusstenose sind plattenförmige Muskelhyperplasien im Antrum pylori (Bachmann, 1952). Dabei ist die Ringmuskelschicht durch atypisch verlaufende Muskelfasern aufgesplittert, während die übrigen Wandschichten regelrecht aufgebaut sind. Nach ihrer topischen Beziehung zum Pylorusring werden pylorische und präpylorische „Muskelplatten" unterschieden. Nach Wieser u. Mitarb. (1963) sind die ventralen Abschnitte des Canalis pyloricus häufiger als „normal" zu bezeichnen, wogegen die Hauptveränderungen bevorzugt dorsal anzutreffen sind.

Nach Sichtung des Weltschrifttums und Analyse einer eigenen Beobachtung von „Torushyperplasie" bei einem 77jährigen Mann klassifizieren Wellmann u. Mitarb. (1964, Lit.) die hypertrophische Pylorusstenose des Erwachsenen wie folgt:

A. Primäre (idiopathische) muskuläre Hypertrophie ohne pylorusnahe Begleiterkrankungen:
   1. Fokal:
      a) pylorisch („Torushyperplasie")
      b) präpylorisch
      c) pylorisch und präpylorisch
   2. Multifokal (multinodulär)
   3. Zirkulär (generalisiert):
      a) pylorisch
      b) präpylorisch
      c) pylorisch und präpylorisch

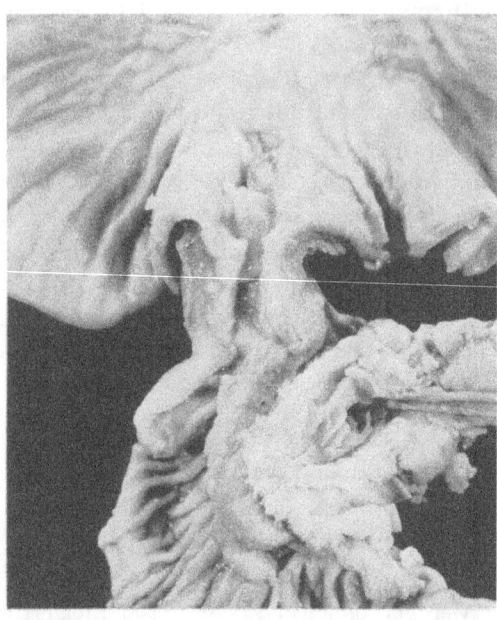

Abb. 51. Kongenital enger Pyloruskanal mit lokalisierter „Riesenfaltenbildung" im Canalis pyloricus, 3 Monate, männlich (Pathologisches Institut Heidelberg, SN 1190/69)

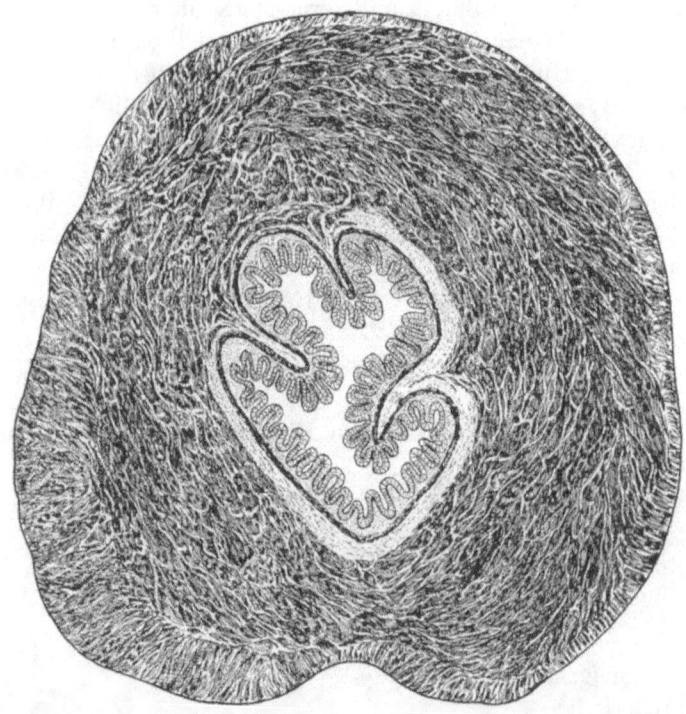

Abb. 52. Kongenitale muskuläre Pylorushyperplasie, schematisiert. (Umgezeichnet nach MERKEL, 1956)

B. Sekundäre (konkomitante) muskuläre Hypertrophie in Kombination (und möglicherweise dadurch bedingt) mit pylorischen, prä- oder postpylorischen Erkrankungen wie Gastritis, Ulcus, Carcinom etc.

C. Congenital enger Pyloruskanal ohne muskuläre Hypertrophie (Abb. 51)

Pathoanatomisch erkennt man makroskopisch eine walzen- bis spindelförmige Verdickung des Pylorus, der sich häufig portioartig in das Duodenum vorschiebt. Dieser Abschnitt ist dann in einen knorpelharten, bis 20 mm dicken und bis zu 50 mm langen Tumor umgewandelt, dabei ist der Canalis pyloricus in der Regel bis auf 1—2 cm eingeengt. Allgemein wird angenommen, daß die Hypertrophie vornehmlich die innere Ringmuskulatur betrifft (WERNSTEDT, 1943; TORGERSEN, 1949); Untersuchungen der Magenmuskelarchitektur von LIEBERMANN (1966) ergaben indessen, daß der Pylorusring selbst nicht von Zirkulärfasern gebildet wird (vgl. Abb. 52). Bereits bei Säuglingen zeigt die Magenschleimhaut vielfach einen begleitenden Stauungskatarrh, eine Gastritis oder Ulcerationen.

## VI. Riesenfalten und gastro-duodenaler Prolaps

In einer umfassenden Darstellung setzt sich GÖRSCH (1965, Lit.) mit dem Krankheitsbild der sog. Gastritis hypertrophica gigantea auseinander. Seit der Erstbeschreibung durch MÉNÉTRIER im Jahre 1888 wurden bis 1965 weitere 157 Fälle mit diffusen und 72 mit lokalisierten Veränderungen beschrieben (CANEPA u. CARLI, 1967). Unter der Ménétrierschen Erkrankung im strengen Sinne wird nach GÖRSCH (1965) eine erworbene, hirnwindungsähnliche Vergröberung ursprünglich normaler Schleimhautfalten des Magens verstanden, die klinisch mit einem charakteristischen Eiweißverlust-Syndrom einhergeht. Pathoanatomisch kann der Prozeß den Magen diffus oder lokalisiert betreffen. Die diffuse Variante soll nach der Übersicht von GÖRSCH (1965) Männer 6mal häufiger als Frauen betreffen, während die umschriebenen Formen bei Männern nur doppelt so oft vorkommen sollen. Die Ätiologie dieser Erkrankung wird als unbekannt bezeichnet, indessen wird für die umschriebenen Formen eine kongenitale Fehlbildung als besonders wahrscheinlich diskutiert. Einen kongenitalen Ursprung der umschriebenen Form der Riesenfaltenbildung wird von mehreren Autoren angenommen, zumal hierbei „gastritische" Veränderungen vermißt werden (SCHERER, 1930; WILDHOLZ, 1931; FLÖRCKEN, 1938; BADE, 1940; HAENSELT, 1949; AGATI u. BUZZI, 1950); für die diffusen Formen wird dies auch von BUCKSTEIN (1949), MOERSCH und WEIR (1942), HAENSELT (1949), SCHATZKI (1962) sowie MEISSNER (1962) angenommen und HUMPHRY (1960) konnte kürzlich eine entsprechende Beobachtung bei einem 5jährigen Kinde machen.

Nach STEIGMANN u. Mitarb. (1957) sollen in diesen Riesenfalten Carcinome häufiger vorkommen.

Diese pseudotumorösen Schleimhauthyperplasien beschränken sich nicht, wie vielfach angenommen wird, nur auf den Korpusabschnitt, sondern können den gesamten Magen oder abschnittsweise Fundus-Korpus und insulär den Canalis pyloricus befallen (Abb. 53). Auch SULJAKOWSKAJA (1951) reiht diese Erkrankung in die Gruppe der anlagebedingten Schleimhauthyperplasien ein. Nach der Übersicht von CANEPA und CARLI (1967) sind gleichfalls bei der lokalisierten

Form bevorzugt die Kardia- und Antrumregion betroffen, und es wird betont, daß im allgemeinen entzündliche Infiltrate fehlen. Dieser Befund muß auch insofern betont werden, als in jüngster Zeit vermehrt Zweifel an dem eigenständigen Krankheitsbild einer „hypertrophischen Gastritis" angemeldet werden (DEMLING u. Mitarb., 1968, Lit.) und es somit von großer praktischer und diagnostischer

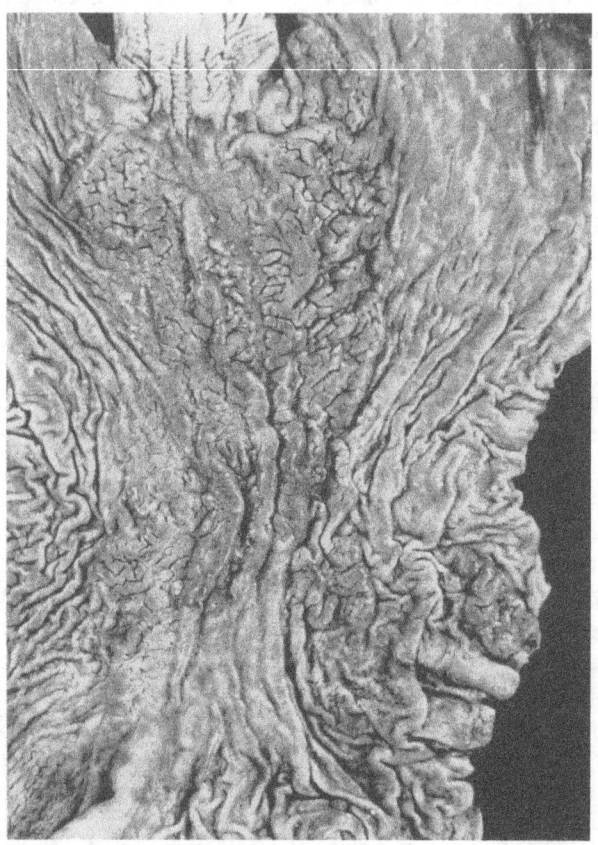

Abb. 53. Umschriebene „Riesenfaltenbildung" subkardial bis zur Magenmitte reichend an der kleinen Kurvatur gelegen und herdförmig im Antrum ventriculi. 66jährig, männlich (Pathologisches Institut Heidelberg, SN 380/69); keine Gastritis

Bedeutung ist, kongenitale Formen der isolierten oder diffusen Schleimhauthyperplasie abgrenzen zu können.

Vergleicht man die Krankheitsbilder der isolierten Riesenfaltenbildung im Bereiche des Canalis pyloricus mit gastro-duodenalem Schleimhautvorfall, die adulte Form der Pylorusstenose sowie die juvenile Variante, werden erhebliche Parallelen deutlich.

Unter 1046 Magenresektionen zwischen 1950—1960 an der Chirurgischen Universitätsklinik Kiel fanden ALNOR u. Mitarb. (1962) in 3,5% (36 Fälle) „reine Prolapse", also Prolapsformen, die nicht durch zusätzliche Ulcera kompliziert wurden. Bereits bei makroskopischer Betrachtung erkennt man zwei Prolapsformen: muköse und muskuläre. Bei der mukösen Form handelt es sich nach ALNOR u. Mitarb. (1962) um eine flächenhafte, zum Magenausgang an Intensität zunehmende Muskelhypertrophie, wobei der Durchmesser der Muscularis propria 1—2 cm gegenüber 0,2—0,5 cm der Kontrollfälle betragen kann. Damit sind bereits Parallelen zu den Befunden der plattenförmigen Muskelhypertrophien im Canalis pyloricus ersichtlich, die BACHMANN (1952) in bis zu 2% im Obduktionsmaterial nachweisen konnte. Bemerkenswert ist weiterhin die Feststellung von ALNOR u. Mitarb. (1962), daß die Hypertrophie der Muscularis propria besonders bei den sog. „reinen Magenschleimhautprolapsen" ohne Ulcus zu beobachten ist. Entsprechend gleicht der makroskopische und vielfach auch feingewebliche Befund jenem bei juveniler oder adulter Pylorushyperplasie, bei dem der muskuläre Pyloruswulst portioartig in das Duodenum vorspringt. Der vorwiegend muskuläre Prolaps zeigt nach ALNOR u. Mitarb. (1962) große Ähnlichkeit mit einem Krankheitsbild, das zuerst von BRINTON (1856) als Linitis plastica beschrieben wurde und bei dem eine ausgeprägte Hypertrophie der Muscularis propria des Canalis pyloricus zu ermitteln ist und das von anderen Autoren dem Krankheitskomplex der hypertrophischen Pylorusstenose des Erwachsenen zugerechnet wird (NAUWERCK, 1920; PUHL, 1926; KONJETZNY, 1928; WANKE, 1930). In dem Material von Alnor u. Mitarb. (1962) finden sich unter den 36 „reinen Prolapsen" 24 muköse, 5 muskuläre und 7 fibröse. Letzterer ist als erworben zu betrachten und wurde von KONJETZNY (1928) als „hypertrophische Magensklerose" bezeichnet.

Unter „normalen" Verhältnissen ist es nicht möglich, daß die Antrumschleimhaut in nennenswertem Ausmaße in das Duodenum prolabiert. Für die Prolapsentstehung wird daher vielfach eine präpylorische Faltenbildung als entscheidende Voraussetzung für einen pathologischen Angriffspunkt der Peristaltik angesehen. Für die auf kongenitaler Grundlage entstandenen muskulären Prolapsformen, die Beziehungen zur adulten Variante der „kongenitalen" Pylorushypertrophie erkennen lassen, ist häufig ein übermäßig ausgebildeter Torus pyloricus im Sinne von TORGERSEN (1949) nachweisbar. Die Realisation des Prolapses erst im fortgerückten Lebensalter wird von SEYSS (1954) auf einen mit dem Alter zunehmenden Elastizitätsverlust der Submucosa zurückgeführt, was besonders für die mukösen Formen des Prolapses wesentlich wäre. Wichtig ist, daß bei den mukösen Formen der „reinen Prolapse" entzündliche Veränderungen auch in der prolapsbenachbarten Mucosa fehlen oder nur an der Stirnseite der prolabierten Schleimhautfalte nachweisbar waren, während auch solche Veränderungen in 9 von 24 Fällen in dem Material von ALNOR u. Mitarb. (1962) fehlten. Untersuchungen von SCHMIEDEN und WESTHUES (1927) unterstreichen ex iuvantibus die Interpretation, daß es sich um isolierte kongenitale „Riesenfalten" handelt insofern, als in diesen Fällen bereits die alleinige Faltenexcision die „gastritischen" Beschwerden beseitigt.

Es gibt danach gesicherte Beobachtungen kongenitaler umschriebener Schleimhaut- oder Muscularis propria-Hyperplasien (ZIMMER, 1951; SCHERER, 1930; WILDHOLZ, 1931; FLÖRCKEN, 1938; BADE, 1940; HAENSELT, 1949; AGATI u. BUZZI, 1950 u.a.), die bei entsprechender Lokalisation das klinische und pathoanatomische Bild des gastro-duodenalen Prolapses (mukös, muskulär) bedingen können.

## VII. Lageanomalien

Unter den kongenitalen Fehlbildungen, die mit Verlagerung des Gesamtmagens oder größerer Abschnitte einhergehen, kann man entsprechend seiner embryologischen Entwicklung zwischen solchen unterscheiden, die in den Thoraxraum oder in einen Nabelschnurbruch erfolgen. Bei Verlagerungen in den Thoraxraum findet man den partiellen „Thoraxmagen" bei kongenitalem Brachyoesophagus (vgl. S. 20), Kardiainsuffizienz oder Hiatushernien, wobei letztere auch mit komplettem „orthotopem" Thoraxmagen (HARP u. Mitarb., 1965 u.a.) oder dem Befund des upside-down stomach kombiniert sein können (vgl. S. 20). Als sog. „echte" Thoraxmägen bezeichnet SCHMID (1965) in dem Thoraxraum situierte hypoplastische Mägen; sie sind gleichfalls mit einem verkürzten Oesophagus verbunden; im Gegensatz zum kongenitalen Brachyoesophagus ist aber in diesen Fällen die Magenfehlbildung der führende Befund.

MOORE gab 1963 eine Literaturübersicht von 31 Fällen mit Gastroschisis, von denen nur 16 überlebten. Weitere Mitteilungen von RICKHAM (1963), TISCHER (1965) und WURNIG (1966) ergaben, daß diese Fehlbildung nicht so selten auftritt, wie primär vermutet wurde. DENES u. Mitarb. (1968) fanden unter 5 eigenen Fällen zweimal eine Mitbeteiligung des Magens und unterschieden folgende Möglichkeiten der Eventeration:

1. Magen, Dünn- und Dickdarm, linke Adnexe,
2. Magen, Dünn- und Dickdarm,
3. Dünn- und Dickdarm.

Nach MOORE (1963) kann man bezüglich des Zeitpunktes der Eventeration eine antenatale, intermediäre und perinatale Eventeration unterscheiden.

### 1. Kaskadenmagen

Beim sog. Kaskadenmagen sind der Fornix ventriculi und Anteile des cranialen Corpus ventriculi nach caudo-dorsal abgewinkelt. Die Ingesta füllen zunächst nur die abgewinkelten oralen Magenabschnitte und gleiten erst bei Magenprallfüllung oder Umlagerung des Patienten in den Canalis pyloricus (RIEDER, 1917). Als weitere Bezeichnungen werden für diese Formvariante auch die Begriffe „physiologischer Sanduhrmagen" oder „cup and spill stomach" verwandt. Sie kann je nach Ausdehnung reversibel oder permanent sein. Sie bleibt in der Mehrzahl der Fälle klinisch symptomlos (WERNER, 1943; SLOOFF u. TEGELAERS, 1957; DITTRICH, 1959). Der kongenitale Typ des Kaskadenmagens findet sich nach NIELSEN (1963) bevorzugt bei Individuen vom hyperasthenischen Habitus. Eine Überblähung des Colon als auslösende Ursache — wie vielfach angenommen — wird von NIELSEN (1963) abgelehnt; es ist im Einzelfall indessen vielfach nicht mehr mit Sicherheit zu entscheiden, ob ein kongenitaler Kaskadenmagen, eine Colondysfunktion, eine „Magenneurose" mit Aerophagie oder eine Kombination aller vier Komponenten vorliegt. In der Mehrzahl der Fälle dürfte es sich indessen nach FRIK (1965) um eine erworbene Fehlposition handeln, wobei ein tiefer ventro-dorsaler Durchmesser des Oberbauches (LAURELL, 1920; ZOLLSCHAN, 1929) die Kaskadenbildung fördern soll, so daß auch in diesen Fällen ein konstitutioneller Faktor den vorbereitenden Boden schafft. Auslösende Faktoren sind weiterhin raumfordernde Prozesse im Ober- und Mittelbauch (GOLLOB, 1929;

ZOLLSCHAN, 1929), ein ausgeprägter Colonmeteorismus (TOYGAR, 1948), sowie eine gesteigerte Kontraktionsneigung der Schrägmuskulatur der Magenhinterwand (ZEHBE, 1917/18; REGELSBERGER, 1931; NAUMANN, 1953). NAUMANN (1953) fand unter 40 Fällen von Kaskadenmagen bei 25 Patienten Magenhinterwandulcera; ein Kausalzusammenhang zwischen beiden Erkrankungen ließ sich indessen bisher nicht konkretisieren. Nach HAFTER (1965) liegt eine Lageanomalie vor, die durch eine Relaxatio diaphragmatis induziert werden kann.

Bei der „Plikatur" (Sanduhrmagen) ist ebenfalls eine Unterteilung des Magens in ein orales (Fornix-Korpus) und aborales (Korpus-Antrum)-Segment erfolgt (vgl. Abb. 42). Beide regelrecht angelegten Magenabschnitte werden durch einen „Isthmus" verbunden, der durch eine Bündelung und Raffung der Schleimhautfalten gekennzeichnet ist (DITTRICH). Gegenüber früheren Auffassungen handelt es sich indessen jeweils um narbenbedingte Formvarianten (vgl. Ulcus S. 500).

## 2. Magenvolvulus

Ausgeprägte Lageanomalien werden besonders durch „Fixierungsvarianten" der Gubernacula ventriculi bedingt und gehen häufig mit einem Mesogastrium elongatum einher. Dabei kommt es zu einer Längs- oder Querdrehung des Magens, wobei Drehungen unter 180° als Torsion (ANZILOTTI, 1930; REICHEL, 1949; DITTRICH, 1959) oder Pseudovolvulus (BONATI u. SASSO, 1963) bezeichnet werden. Von einem „echten" Volvulus spricht man bei Längs- oder Querdrehungen um mehr als 180°. BERG diagnostizierte erstmalig intra operationem 1897 zwei Fälle von „Achsendrehung des Magens", während die röntgenologische Diagnosestellung zuerst ROSSELET 1920 gelang. Eine Geschlechtsdifferenz besteht nicht. Die jüngste Beobachtung betrifft ein 12 Tage altes Kind, die älteste die eines 79jährigen Mannes (NIELSEN, 1963). Kasuistiken betreffen Kinder und Jugendliche, indessen beobachtet man die Manifestation dieses Krankheitsbildes bevorzugt im Erwachsenenalter. DALGAARD (1952) stellte 150 Fälle aus dem Weltschrifttum zusammen, denen NIELSEN (1963) 87 Beobachtungen hinzufügen konnte.

Fixpunkte des Magens sind Kardia und die retroperitoneal gelegene Pars descendens duodeni sowie die Ligamenta gastro-splenicum und gastro-colicum. Die Magenrotation ist somit Folge einer kongenitalen Elongation oder „erworbenen" Erschlaffung seiner ligamentären Verankerungen.

Die topische Klassifikation der verschiedenen Rotationsmanifestationen erfolgte erstmalig durch v. HABERER (1912); v. HABERER unterschied einen organoaxialen und mesenterio-axialen Volvulus. Der organo-axiale Volvulus ist nach PAYR (1907) sowie GOTTLIEB u. Mitarb. (1954) viermal so häufig wie der mesenterio-axiale. Diese grobe Einteilung wurde 1940 durch SINGLETON ergänzt und modifiziert:

I. Typus der Achsenrotation
    1. Organo-axial (Rotation um die Kardia-Pylorusachse)
    2. Mesenterio-axial (Rotation um die Omentum-gastro-hepaticum-Achse)
II. Ausmaß der Rotation
    1. Total
    2. Partiell (Bevorzugung des präpylorischen Segmentes)
III. Richtung der Rotation
    1. Anteriore Achsendrehung
    2. Posteriore Achsendrehung

IV. Ätiologie
    1. Infolge Erkrankung des Magens oder seiner Nachbarorgane
    2. Idiopathisch

V. Intensität des Krankheitsbildes
    1. Akut
    2. Chronisch

Entsprechend der von SINGLETON (1940) vorgeschlagenen Einteilung ist der Magenvolvulus „sekundär" oder „idiopathisch". Nach einer Aufschlüsselung der von NIELSEN (1963) aus dem Weltschrifttum zusammengestellten 237 Fälle waren 20% mit Zwerchfelldefekten kombiniert (Hiatushernien, Relaxatio diaphragmatis); weitere Kofaktoren waren Magenulcera, Magentumoren, Colonüberblähung oder Splenomegalie. Indessen werden die aufgeführten Begleiterkrankungen von NIELSEN (1963) nicht als auslösende Ursache, sondern nur als „Kofaktoren" betrachtet.

Rotiert nur der Abschnitt zwischen „Isthmus" und Pylorus, wobei organoaxiale und mesenterio-axiale Rotationen gleichermaßen beschrieben werden — wird auch in diesen Fällen vielfach die Bezeichnung „Uhrglas" oder „Sanduhrmagen" verwandt.

Unbenommen welcher Genese der Volvulus ist, stimmen sämtliche Autoren in einem wesentlichen Punkte überein: die Voraussetzung für den Volvulus ist eine „Relaxation" der Magenligamente. Diese Elongation oder Relaxation der Magenverankerung ist in der Regel kongenitalen Ursprungs. Damit ist die Anlage kongenital; die Realisation wird indessen häufig erworben. Experimentelle Untersuchungen haben diese These unterstützt, indem ein regelrecht verankerter Magen nicht über 180° gedreht werden kann; es sei denn, die Ligamente werden durchtrennt (NIELSEN, 1963). Nach DALGAARD (1952) rotiert ein großer atonischer oder mit Flüssigkeit angefüllter Magen eher als ein leerer Magen. Als Volvulus-auslösende Faktoren, eingeschlossen Magenüberfüllung und -überdehnung, können noch Traumen, Erbrechen oder ein akuter intraabdomineller Druckanstieg infrage kommen. Abgesehen von den hochakuten Fällen mit Verschluß von Kardia und Pylorus (LÄWEN, 1927; TOYGAR, 1948; PROANO, 1956) ist die Symptomatik in der Regel uncharakteristisch.

Der chronische Volvulus ist gleichfalls um seine Fixpunkte Kardia und Pylorus rotiert und kann auch nach cranial gedreht als „upside-down stomach" imponieren; seine klinische Symptomatik kann so gering sein, daß es sich sogar um röntgenologische Zufallsbefunde handeln kann (HAFTER, 1965).

Infolge der Rechtsdrehung der Magenschleife aus seiner frühembryonalen Mittellage kann bei Sistieren dieser Drehung ein Situs inversus partialis entstehen. Der partielle Situs inversus zeichnet sich durch ein breites makroanatomisches Formenspektrum aus (RIESEL, 1909; GROB, 1953). EISENSTEIN stellte bereits 1929 heraus, daß zur Abgrenzung gegenüber dem organo-axialen Volvulus die jeweils linksorientierte Position des Canalis pyloricus wesentlich sei. Die partielle Inversion der Magenschleife ist vielfach mit weiteren Fehlbildungen kombiniert, unter denen Herzfehler dominieren (CAMPBELL u. FORGACZ (1953). Eine spiegelbildliche Seitenvertauschung der Kurvaturen findet man bei Situs inversus totalis.

# D. Degeneration

## I. Fettstoffe

Die Ablagerung sudanophiler Partikel betrifft bevorzugt die Mucosa, wobei diese von LUBARSCH und BORCHARDT (1929) sowie HAMPERL (1937) in den Deckepithelien und Haupt- und Belegzellen der Fundusdrüsen sowie den Deckepithelien der Kardia- und Pylorusdrüsen nachgewiesen wurden; auch im Bindegewebe der Mucosa wurden entsprechende Fetteinlagerungen beschrieben. Nach RUBIN u. Mitarb. (1966, 1967) sind die Lipide jeweils dicht unterhalb der Deckepithelien nachweisbar.

Im älteren Schrifttum wurden diese Veränderungen vornehmlich in engem Zusammenhang mit Infekten und Intoxikationen gesehen (BLATTER, 1909; LUBARSCH u. BORCHARDT, 1929).

Seltener wurden diese sudanophilen Partikel in den übrigen Magenwandschichten beschrieben: am Ulcusgrund, in den Randpartien von Magencarcinomen oder bei Magenwandphlegmone und eitriger Peritonitis (LUBARSCH u. BORCHARDT, 1929). ORTH (1887) fand sie bei sog. perniziöser Anämie und KONJETZNY (1928) im Rahmen der chronischen Gastritis.

Neben diesen disseminierten, mikroskopisch erfaßbaren Lipideinlagerungen kann man umschriebene, Mucosa und Submucosa einbeziehende Lipiddepots beobachten, die ohne bevorzugte Lokalisation bald solitär, bald multipel als hanfkorn- bis linsengroße Herde in Erscheinung treten (FEYRTER, 1929). Sie wurden von LUBARSCH und BORCHARDT (1929) als „Lipoidinseln der Magenschleimhaut" bezeichnet. Träger dieser Veränderungen sind in der Regel ältere Individuen mit weiteren Zeichen einer „Fettstoffwechselstörung" („Arteriosklerose", Cholesteatose der Gallenblasenschleimhaut, Cholelithiasis, Adipositas) (FEYRTER, 1929; BARTOLINI, 1936; ZAMPI, 1957). Histochemisch handelt es sich um Ablagerungen eines Gemisches verschiedener Lipoide und Cholesterinester, denen nach ZAMPI (1957) auch Neutralfette und Fettsäuren beigemischt sein können.

Untersuchungen von RUBIN u. Mitarb. (1966, 1967) über den Lipidtransport bei intestinaler Metaplasie der Magenschleimhaut und intestinaler Heterotopie (vgl. S. 281) machen es sehr wahrscheinlich, daß auch in diesen Bezirken die Umwandlung von einer sekretorischen in eine absorptive Mucosa erfolgte. Die Koinzidenz von Perniciosa (ORTH, 1887), chronischer Gastritis (KONJETZNY, 1928), Ulcus ventriculi, Magencarcinom (LUBARSCH u. BORCHARDT, 1929) und Nachweis sudanophiler Partikel unterstreicht diese Interpretation.

URBANO (1957) fand bei einer 67jährigen und einem 64jährigen neben den Zeichen der „sog. Stauungsgastritis" multiple, etwa glasstecknadelkopfgroße Herde von ockergelber Farbe im Bereiche der Magen- und Duodenalschleimhaut. Histologisch ließen sich in beiden Fällen in der Lamina propria mucosae Haufen und Stränge von Schaumzellen nachweisen, die histochemisch Cholesterin und Cholesterinester enthielten. URBANO (1957) deutete diese Bilder als „Xanthomatose" der Magenschleimhaut und trennte sie von den „Lipoidinseln der Magenschleimhaut" im Sinne von LUBARSCH und BORCHARDT (1929).

## II. Paraproteine (Amyloid und Paramyloid)

Die Deposition von Paraproteinen erfolgt in der Magenschleimhaut entweder im Rahmen einer generalisierten Amyloidose (JOSEFOWICZ, 1924; MATHEWS, 1954) oder sie ist isoliert auf den Magen und die regionären Lymphknoten beschränkt (BECKERT, 1917). Bei der primären Amyloidose ist der Magen-Darm-Trakt für gewöhnlich mit betroffen, während er bei der sekundären Amyloidose eine Mitbeteiligungsrate von 50% erkennen läßt (BOGOCH, 1963).

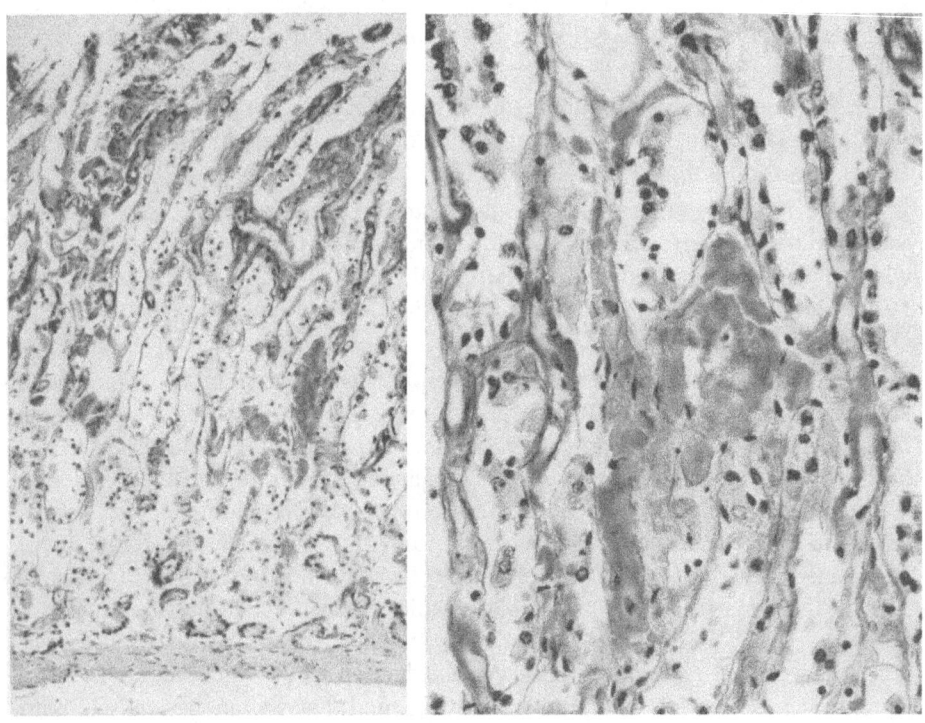

Abb. 54a u. b. Stromaamyloidose der Magenschleimhaut bei primärer familiärer Amyloidose. 12jährig, weiblich. (Pathologisches Institut Zürich, SN 2284/63), vergr. a 110:1, b 250:1

Bei der diffusen Amyloidose ist der Magen ektatisch, seine Schleimhaut blaß und oftmals wachsartig glänzend. Nach HAMPERL (1937) ist die Region der Kardia- und Pylorusdrüsen bevorzugt und häufiger auch isoliert befallen. Feingeweblich zeigt sich, daß die Submucosa am ausgeprägtesten von den Veränderungen betroffen ist. Die Paraproteinablagerung erfolgt innerhalb von Lymphfollikeln, in der Wand kleiner Arterien und um Bindegewebsfasern. Bei der generalisierten sekundären Amyloidose sind die Arteriolen von Mucosa und Submucosa bevorzugt betroffen (Abb. 55a und b), während die familiäre, erbliche primäre Amyloidose (periodic fever) vorwiegend das Bindegewebe der Mucosa und Submucosa betrifft (INTRIERE u. BROWN, 1956). Eine spezielle Form familiärer Amyloidose (ANDRADE, 1952) wurde in Portugal beschrieben und geht mit gastrointestinaler Neuropathie einher (MONTEIRO, 1963, 1968). Die Diagnosestellung bietet sich nach MONTEIRO (1963, 1968) durch die Magenschleimhautsaugbiopsie an. Neben Malabsorption und reduzierter Magen- sowie Pankreassaftsekretion steht eine komplexe Motilitätsstörung des Gastro-Intestinaltraktes infolge ausgeprägter Amyloidose der intramuralen Nervenplexus im Vordergrund. Ist die Muscularis propria mitbetroffen, so handelt es sich um einen Zusatzbefund, der die Motilitätsstörung noch intensiviert.

Klinisch kann die Magenamyloidose symptomlos bleiben (EISEN, 1946); indessen wird die primäre Amyloidose recht häufig durch Blutungen kompliziert (DAHLIN, 1949; SHIPPS u. BRANNAN, 1952; COOLEY, 1953) und kann ein Carcinom vortäuschen (HILLEMAND u. Mitarb., 1958). Ulcerationen sind keine Seltenheit.

Geschwulstartige Paraproteinablagerungen im Magen und seinen regionären Lymphknoten können sowohl im Rahmen einer generalisierten als auch einer örtlich umschriebenen Amyloidose beobachtet werden. BECKERT (1917) sah in seinem Falle Verkalkungen und Osteoidbildungen innerhalb Riesenzellen vom Fremdkörpertyp um Paraproteinschollen.

## III. Hyalin

SMITH und BOLANDE (1965) beschrieben 6 Fälle ausgedehnter Hyalinisierung des Magens, von denen 4 im Rahmen einer kombinierten Röntgen-Cytostaticatherapie und je einer nach ausschließlicher Röntgen- oder Cytostaticatherapie bei Wilmstumor, Hepatoblastom, Ganglioneuroblastom, Reticulumzellsarkom, Morbus Hodgkin und myeloischer Leukämie auftraten (darunter fünf bis 5jährige Kinder). Drei weitere Beobachtungen stellte SMITH 1966 vor; in diesen Fällen lag keine Röntgenbestrahlung vor (28jährig, interstitielle Nephritis; 42jährig, Apoplexie; $4^1/_2$jährig, Ventrikelseptumdefekt des Herzens). Die Hyalinisierung betraf jeweils Mucosa und Submucosa; die Muscularis propria war in den Beobachtungen „praktisch" durch Hyalin ersetzt. Makroskopisch imponierte die Magenwandung bereits als rigide, verdickt und glasig. Während eine Reduktion der HCl-Produktion (BROWN, 1959; EICHHORN u. Mitarb., 1961), des Sekretvolumens, der Pepsinsekretion (DOIG u. Mitarb., 1951) und der Entleerungsrate des Magens nach Röntgenbestrahlung bekannt waren und morphologisch vorwiegend mit Mucosaatrophie oder Ulcera (DOUGLAS u. Mitarb., 1950; BRECHER u. Mitarb., 1958) einhergehen, handelt es sich bei den Beobachtungen von SMITH und BOLANDE (1965) sowie SMITH (1966) scheinbar um Novitäten.

In einer Übersicht von SAPHIR und PARKER (1943) wurde eine Hyalinisierung der Magenwandung nur im Zusammenhang mit blastomatöser „Linitis plastica" beschrieben; indessen hebt auch YOUNG (1963) hervor, daß die sog. „Linitis plastica" (vgl. S. 675 und 678) nicht zwangsläufig mit einem Carcinom verbunden zu sein braucht. Daß es sich in den Fällen von SMITH und BOLANDE (1966) nicht um eine zufällige „lokalisierte" Befundhäufung oder eine absolute Novität handelt, geht auch aus der Beobachtung von KARSNER (1949) hervor, der entsprechende Veränderungen als Folge einer chronischen „interstiellen und fibrosierenden" Gastritis beschrieb und gleichfalls diese Befunde mit jenen bei „Linitis plastica" verglich. Ähnliche Befunde sind aus der Mitteilung von FREED-

MAN u. Mitarb. (1943) zu entnehmen. Auch wenn bei letzteren eine Hyalinisierung des Magens nicht expressis verbis erwähnt wird, ist die makroskopische Befundbeschreibung recht charakteristisch, zumal das Vorliegen von Amyloidose oder Tumor ausgeschlossen wurden.

## IV. Kalkmetastasen im Sinne von Virchow

Bei Hypercalcämie im Anschluß an osteolytische Knochenerkrankungen und beim primären Hyperparathyreoidismus (KAHLAU, 1940; MINDER, 1957) oder bei der sog. idiopathischen Hypercalcämie im Zusammenhang mit Überempfindlichkeitsreaktionen gegenüber Vitamin D (KREPLER u. Mitarb., 1964, Lit.) kann an den Orten der Säureausscheidung (u. a. Magen, Lunge, Niere) eine Ausfällung von kohlensaurem und seltener phosphorsaurem Kalk erfolgen. Diese Ablagerungen betreffen im Magen ausschließlich den Fundusabschnitt. In seltenen Ausnahmefällen können sie schon makroskopisch als gelblich-weiße, um die rötlich tingierten Foveolae gastricae gruppierte, sich rauh anfühlende Erhabenheiten wahrgenommen werden (LUBARSCH u. BORCHARDT, 1929). Feingeweblich findet man eine stets auf den lumennahen und mittleren Drüsenabschnitt beschränkte Kalkablagerung im Zwischengewebe und der Membrana propria der Drüsen. Fluorescenzmikroskopisch kann die Ablagerung von Tetracyclinen in Kalkmetastasen der Magenwand — hervorgerufen durch hohe Gaben von Dihydrotachysterin und Vitamin $D_3$ — nachgewiesen werden. Dabei ist bereits makroskopisch eine kräftige Fluorescenz zu ermitteln, die feingeweblich in die Basalmembranen der mittleren Drüsenabschnitte sowie der dort gelegenen Capillaren lokalisiert werden kann (HÄKKINEN u. LINDGREN, 1963). Das Maximum der Fluorescenz ist mit der Belegzellzone der Drüsenschläuche identisch.

## V. Ceroidpigment

Über den Nachweis von Ceroidpigment im Bereiche der Magenmuskulatur berichtete erstmalig GOEBEL 1894; lange bevor somit der Begriff „Ceroid" von LILLIE u. Mitarb. (1942) für dieses Lipofuscin-Pigment eingeführt wurde. Während LILLIE u. Mitarb. (1942) dieses Pigment bei experimentell induzierter Eiweißmangel-Lebercirrhose nachwiesen, wurde es auch von PAPPENHEIMER und VICTOR (1946) in der glatten Muskulatur des Magen-Darmtraktes bei Patienten mit Malabsorptionssyndrom beschrieben. BRAUNSTEIN (1961) fand eine intensive Pigmentation des Magens bei Patienten mit ausgeprägter chronischer Pankreatitis. NYE und CHITTAYASOTHORN (1967) beschrieben eine ungewöhnlich hohe Koinzidenz von Ceroidpigmentablagerungen bei der Thai-Lao-Bevölkerung mit bevorzugtem Befall der Muscularis mucosae des Oesophagus (79%), während jene der Regio pylorica mit 46% dem Mittelwert übriger Lokalisationen entsprach. Die schwersten Erkrankungen waren jeweils mit Leberleiden verbunden (Lebercirrhose, Leber- oder Gallenwegscarcinom, Lebermetastasen, Hepatitis). Die Ceroidpigmentablagerungen werden als Indiz dafür gewertet, daß ein „fettlösliches antioxydantes Defizit" vorliegt (WITTING, 1965; NYE u. CHITTAYASOTHORN, 1967).

# E. Akute Dilatation, Ruptur, Fremdkörper

## I. Akute Dilatation

Die akute Dilatation von Magen und Duodenum ist durch rasche Überdehnung des entsprechenden Magen-Darm-Segmentes gekennzeichnet, ohne daß ein Wegehindernis nachweisbar wird. Dabei ist der Magen prall mit nicht resorbierter Nahrung oder Flüssigkeit angefüllt. Mit Kenntnis dieses oft klinisch bedrohlichen Krankheitsbildes ist eine Fülle verschiedener Bezeichnungen aufgekommen wie: akute gastro-duodenale Atonie, Gastro-Entero-Plegie, akute postoperative Magenatonie, akuter gastro-mesenterialer Ileus, akuter arteriomesenterialer Darmverschluß, akute Magenparese und „cast-syndrome". Das Krankheitsbild war nach der ersten Übersicht von FAGGE (1873) bereits seit langem bekannt und NOVAK stellte 1921 277 Beobachtungen aus dem Schrifttum zusammen. 1922 ligierten DRAGSTEDT und DRAGSTEDT die Pars ascendens duodeni, und beobachteten zwar eine allgemeine, zum Tode führenden „Intoxikation", indessen keine Magenüberdehnung. Bereits 1859 definierte BRINTON die akute Magenatonie als „nervöse Schädigung" im Sinne eines auf den Magen rückwirkenden Reflexbogens. Diese Vorstellung wurde später wieder von DRAGSTEDT u. Mitarb. (1931) aufgegriffen; sie nahmen an, daß die akute Dilatation Folge der Inhibition der Magenmotilität durch efferente Impulse über den N. vagus und den Splanchnicus sei. Die häufig zu beobachtende Obstruktion nach Art des arterio-mesenterialen Darmverschlusses der Pars ascendens duodeni wurde von DRAGSTEDT u. Mitarb. (1931) als Zusatzbefund gewertet.

Wird der Magen des unnarkotisierten Hundes über eine Fistel gefüllt, erfolgt nach Erreichen eines kritischen Füllungszustandes die Spontanentleerung durch Erbrechen; dieser Schutzmechanismus wird durch tiefe Narkose verhindert. Nach MORRIS u. Mitarb. (1947) kann unter der Anaesthesie infolge Relaxation des terminalen Oesophagus eine Art Aerophagie eintreten und den Magen akut überdehnen, ein Phänomen, das entsprechend bei Intubationsnarkose nicht auftritt. Untersuchungen von STARR (1953) legten die Vermutung nahe, daß der sog. Dünndarmileus mit der akuten Magenüberblähung identisch ist und die Dysbalance Folge eines unproportionierten Na- und Cl-Verlustes darstellt.

Insbesondere die Erfahrungen während der Mangelernährung nach 1945 bestätigten indessen die alten Vorstellungen (ALBRECHT, 1899) der besonderen Pathogenese des arterio-mesenterialen Duodenalverschlusses mit konsekutiver Magenüberblähung (GERHARTZ, 1947; WUTHRICH, 1951; GEISSENDÖRFER, 1952). Nach SCHMID (1965) ist die Bezeichnung „arterio-mesenteriale Duodenalkompression" zutreffender: die A. mesenterica cranialis bildet mit ihren Ästen das „Gerüst" des Mesenterium und zweigt spitzwinklig aus der Aorta abdominalis ab. Sie überkreuzt das Duodenum in Höhe der Pars ascendens duodeni dicht oralwärts der Flexura duodeno-jejunalis. Bereits unter normalanatomischen Gegebenheiten verformt die „Mesenterialwurzel" diesen Duodenalabschnitt zu einem ovalären Rohr, das ventral der lordotischen Wirbelsäule liegt und damit keine Ausweichmöglichkeiten nach dorsal besitzt. Dieser Winkel ist bei regelrechtem Turgor und gehörig angelegtem „Fettpolster" groß genug, daß eine freie Passage gewährleistet ist (SCHMID, 1965; Abb. 55); dieser Winkel verringert sich indessen

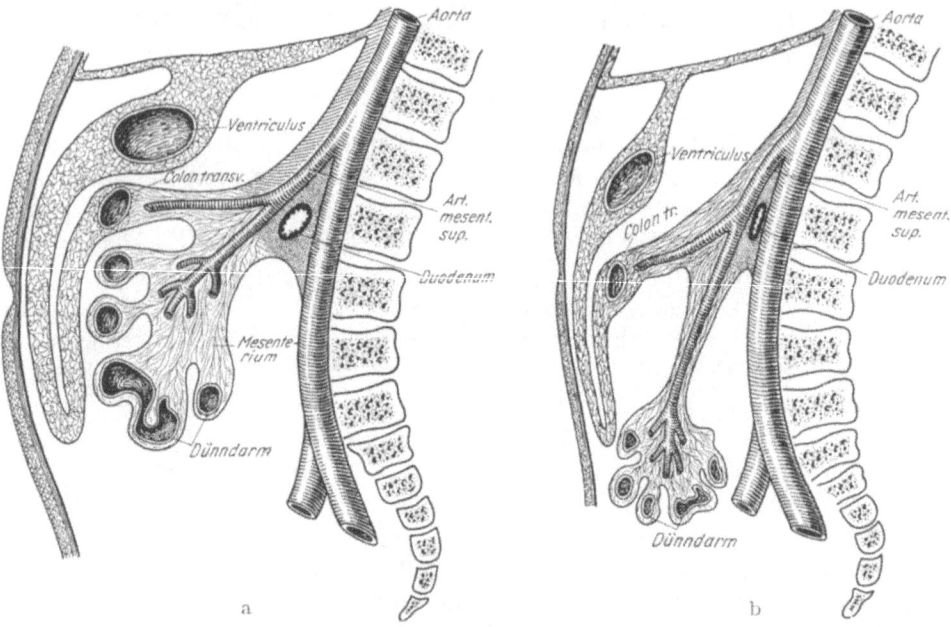

Abb. 55a u. b. a Orthotope Verhältnisse zwischen Mesenterialwurzel und Duodenum. Breiter Winkel zwischen Aorta und A. mes. cran.; Ovalform des Duodenalquerschnittes. b Topische Beziehungen zwischen Mesenterialwurzel und Duodenum bei abgemagerten oder dehydrierten Patienten. Spitzer Winkel zwischen A. mes. cran. und Aorta: Kompression des Duodenum in aufrechter Position und Rückenlage. (Aus F. Schmid, in: Handbuch der Kinderheilkunde, Bd. IV, S. 937. Berlin-Heidelberg-New York: Springer 1965)

erheblich bei Abmagerung, Dehydration, Enteroptose, Magendilatation, Kyphoskoliose oder betonter Lendenlordose. Disponierend ist im Kindesalter ein rasches Längenwachstum (Schmid, 1965) besonders grazilier und untergewichtiger Mädchen, während im Erwachsenenalter bei Mangelernährung (Geissendörfer, 1952) die akute „arterio-mesenteriale Duodenalkompression" eine bekannte postoperative Komplikation darstellt. Der Winkel zwischen A. mesenterica cranialis und Wirbelsäule wird in Rückenlage und aufrechter Position so klein, daß eine Duodenalkompression erfolgt.

## II. Ruptur

Neben spontanen Magenrupturen im Neugeborenenalter (s. S. 200) werden auch solche bei Erwachsenen beschrieben, ohne daß eine äußere Gewalteinwirkung vorliegt. Lemmon und Paschal (1941) stellten 31 Beobachtungen zusammen, die von Nielsen (1963) um 18 weitere Fälle ergänzt wurden. In der Regel ist die spontane Magenperforation Folge einer ungewöhnlich voluminösen Nahrung oder sie tritt nach Natriumbicarbonateinnahme in zu hoher Dosierung auf. Das kritische Fassungsvermögen des Magens liegt nach Revilliod (1885) bei 4l. Walstad und Conklin (1961) sowie Büttner (1965) beschrieben Magenrupturen nach transnasaler Sauerstoffbeatmung; in diesen Fällen war der Katheter versehentlich in den Magen gelangt und die Magenruptur Folge der Überblähung.

PLATT (1945) berichtete über eine spontane Magenruptur nach Thrombose der Vena coronaria ventriculi und PETERSON (1953) kurz nach Verabreichung einer Lokalanaesthesie zur Zahnextraktion.

Stumpfe, nicht penetrierende Bauchtraumen können gleichfalls zu einer Magenruptur führen, auch wenn der Magen aufgrund seiner geschützten Lage

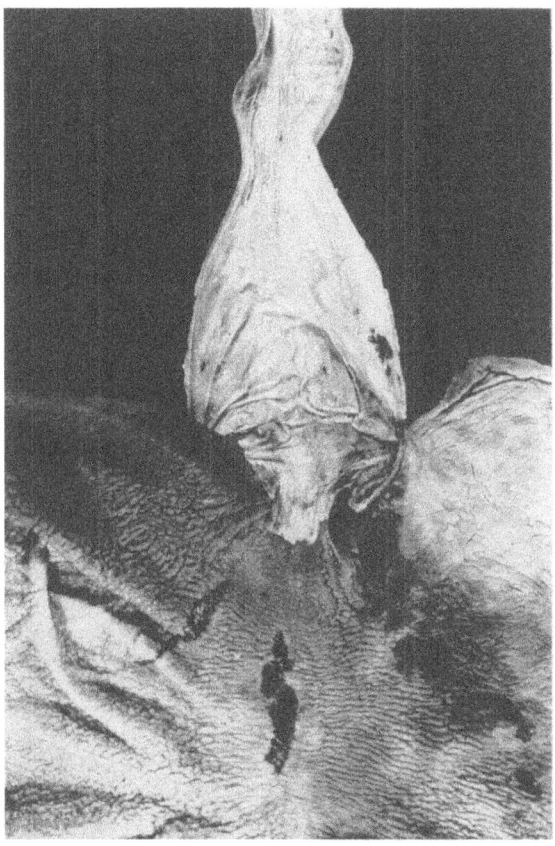

Abb. 56. Bis auf die Subserosa reichende spontane „Magenruptur" bei Achalasia cardiae und Megaoesophagus acquisitus. 62jährig, weiblich. (Pathologisches Institut Heidelberg, SN 18/70)

nur selten betroffen wird. NIELSEN (1963) fand entsprechende Läsionen zweimal unter 200 Fällen mit schwerem stumpfen Bauchtrauma (Letalität der 200 Verunfallten 100%!). CHAMPETIER u. Mitarb. (1967) geben den Prozentsatz der Magenruptur bei schweren stumpfen Bauchtraumen mit 1—4% an. Ob eine Ruptur erfolgt, hängt wesentlich von dem Tonus der Kardia und des Pylorus ab; so fungieren Kardia und Pylorus auch bei vollem Magen in der Regel als Sicherheitsventile, so daß bei entsprechender Gewalteinwirkung die Nahrung nach cranial oder caudal entweichen kann. „Kardiospasmus" und „Pylorospasmus" sind wesentliche Zusatzfaktoren für eine Magenruptur (GLASSMAN, 1929). Auf der einen Seite wird der Magen zwischen Wirbelsäule und „Traumans" zusammengepreßt, zum anderen zwischen seinen Fixpunkten gezerrt (WOLF, 1936). Die

Mehrzahl der Rupturen entwickelt sich aus anatomischen Gründen entlang der kleinen Kurvatur, da hier die Elastizität des Muskel-Bindegewebsgerüstes geringer ist (s. dagegen CHAMPETIER u. Mitarb., 1967: oberer Magenabschnitt seltener, häufiger Magenkorpus und Antrum betroffen, Bevorzugung der Magenvorderwand).

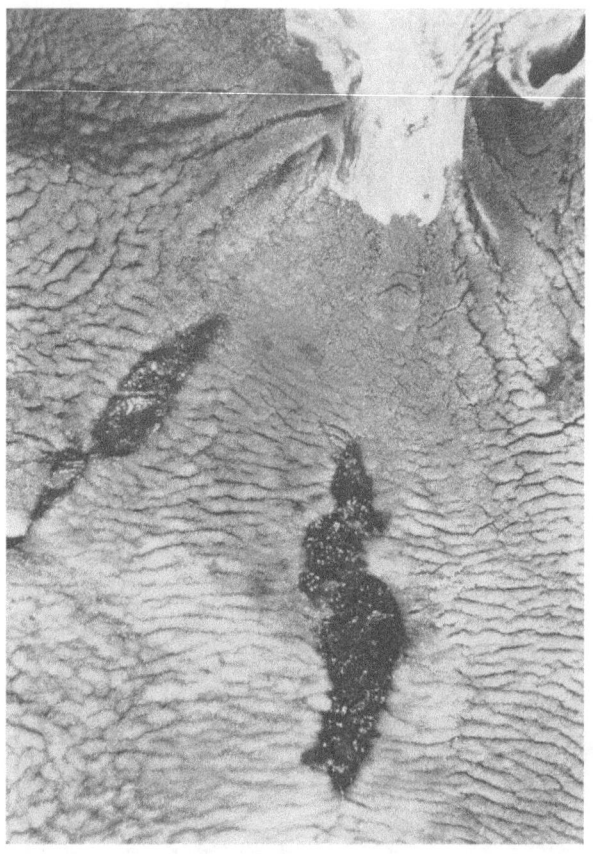

Abb. 57. Detailaufnahme aus Abb. 56; typische Lokalisation der „Spontanruptur" im Bereiche sowie der unmittelbaren Nachbarschaft der kleinen Kurvatur 3—4 cm caudal der Kardia. (Pathologisches Institut Heidelberg, SN 18/70)

Wenn Kardia und Pylorus „blockiert" sind, reißt zunächst die Mucosa, es folgen Serosa und erst final die Muscularis propria (MORITZ, 1954) (Abb. 56, 57); während des Stadiums der inkompletten Ruptur erfolgte in der Beobachtung von GRAHAM und BREITENECKER (1967) eine diffuse Embolisierung von Mageninhalt über eine der Rißstelle benachbarte größere Vene des perigastrischen Kreises (subseröser Ast). In der Übersicht von NIELSEN (1963) lagen sämtliche „spontanen" Perforationen an der kleinen Kurvatur und zwar jeweils kardianahe; sie können bis in den terminalen Oesophagus reichen. Handelt es sich um „inkomplette Rupturen", die zunächst auf die Mucosa beschränkt bleiben, sind Beziehungen zum Mallory-Weiss-Syndrom gegeben (vgl. „Oesophagus", S. 42). Dieses von MALLORY und WEISS 1929 erstmalig beschriebene Krankheitsbild ist häufiger mit einer atrophischen Gastritis vergesellschaftet (SHUTTLEWORTH u. HUTT, 1958; FAZEKAS, 1964) und entwickelt sich im Gefolge wiederholten Erbrechens (FAZEKAS, 1964). Ursächlich wird weiterhin eine Koordinationsstörung der Kontraktion von Speiseröhre—Magen (terminaler Oesophagus) und Zwerchfell angenommen. In seltenen Fällen reißt auch die Muscularis propria ein und es erfolgt die „atraumatische" Perforation (KAZMERS, 1966; HOLLÄNDER u. FÖLDES, 1966; DAGRADI u. Mitarb., 1966, vgl. „Oesophagus", Abb. 30, S. 44).

### III. Fremdkörper

Fremdkörper, die in der Lage sind, den Oesophagus zu passieren, können auch im Magen nachgewiesen werden, der in Einzelfällen einem „Werkzeugkasten" gleichkommen kann (Abb. 58). Sieht man von metallenen oder Kunststofffremdkörpern ab, bleiben die Bezoare als Kuriosität und klinisch-diagnostische Fallstricke. Sie können als Trichobezoare den gesamten Magen ausfüllen und als Phyto- oder Tricho-Phytobezoare nachweisbar werden. Sie vermögen eine Fremdkörpergastritis zu induzieren (WEITZEN, 1940) und werden nicht selten durch Ulcera kompliziert (FERRARIS, 1968; ABOURJAILY u. Mitarb., 1967).

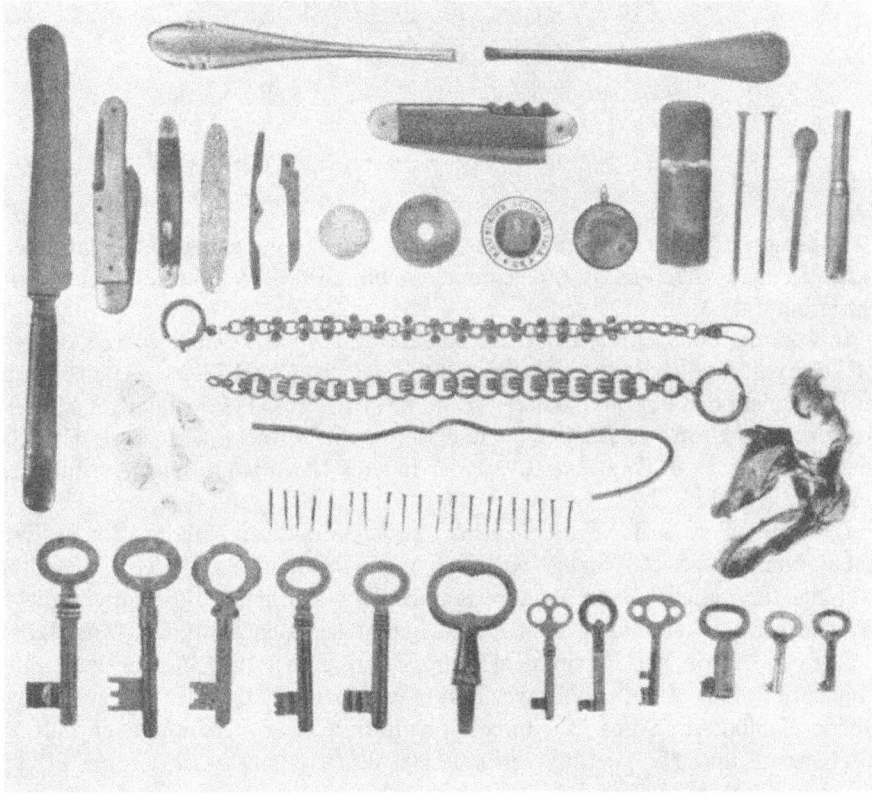

Abb. 58. Magenfremdkörper. (Aus ZUKSCHWERDT und LINDENSCHMIDT, in: Praktische Chirurgie, Bd. III, S. 297. Stuttgart: Georg Thieme 1960)

Die Bezeichnung „Bezoar" leitet sich vom persischen „badzahr" oder „padzahr" ab, wobei „pad" soviel wie schützen gegen und „zahr" Gift bedeutet; entsprechend fanden diese Bezoare in der „klassischen" Medizin als Antidot gegen eine Vielzahl „unbekannter" Erkrankungen Anwendung und stammten bevorzugt aus den Mägen einer bestimmten Bergziegenart. In der Humanmedizin werden unter dem Begriff Bezoar Zusammenballungen von Haaren als auch von Haaren und Pflanzenfasern, Pflanzenfasern allein sowie verschiedenen Mineralien und Schellack zusammengefaßt. Die Erstbeschreibung beim Menschen geht auf BAUDAMANT 1779 zurück. Es handelt sich im wesentlichen um „nervöse" Kinder

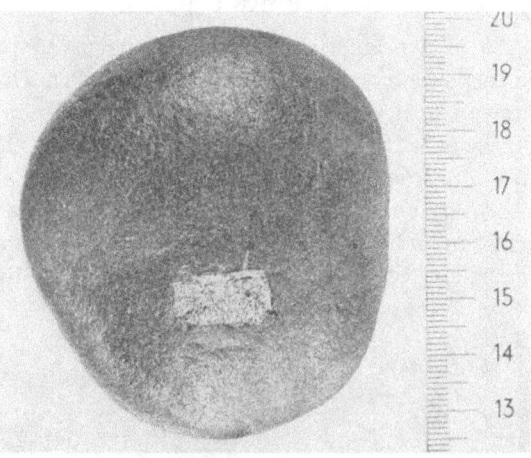

Abb. 59. Glattes Trichobezoar vom Kalb. Vergr. 1:1

oder geistesgestörte Erwachsene (MAES, 1928); in 90% sind es weibliche Patienten. DEBAKEY und OCHSNER (1939) sammelten bis 1939 311 Fälle aus dem Weltschrifttum.

In 55% der beobachteten Bezoare handelt es sich um Trichobezoare (Abb. 59, 60). Die Frage ist bislang unbefriedigend geklärt, warum auch kleinere Haarbälge in der Regel nicht den Pylorus passieren (EBERHARD u. PACK, 1950). Gelangen kleinere Bezoare dennoch in das Duodenum und weiter caudalwärts, können sie Ursache eines Ileus (WATT u. HARNER, 1957) oder innerer Darmfisteln sein (ABOURJAILY u. Mitarb., 1967).

In weiteren 40% der Fälle handelt es sich um Phytobezoare, deren Erstbeobachtung QUAIN 1854 zugeschrieben wird. DANN u. Mitarb. (1959) stellten 400 Fälle zusammen. Persimmonfasern sind die wesentlichen Bestandteile dieser Phytobezoare; so stammen auch die Mehrzahl der Beobachtungen aus Japan und den USA, wo der Persimmon-Baum heimisch ist. In 77% der Fälle sind Männer betroffen; IZUMI u. Mitarb. (1933) weisen nach, daß der Magensaft das lösliche Phlobotannin des Persimmon präzipitiert. Der Persimmon enthält zu 14% Gummi und 7% Pectin (GOOD, 1928). WALK (1940) beschrieb ein Phytobezoar aus Crataegus-Beeren.

Tricho-Phytobezoare enthalten neben pflanzlichen Bestandteilen zusätzlich noch Haare; ihre Anzahl beträgt unter den Bezoaren etwa 3%.

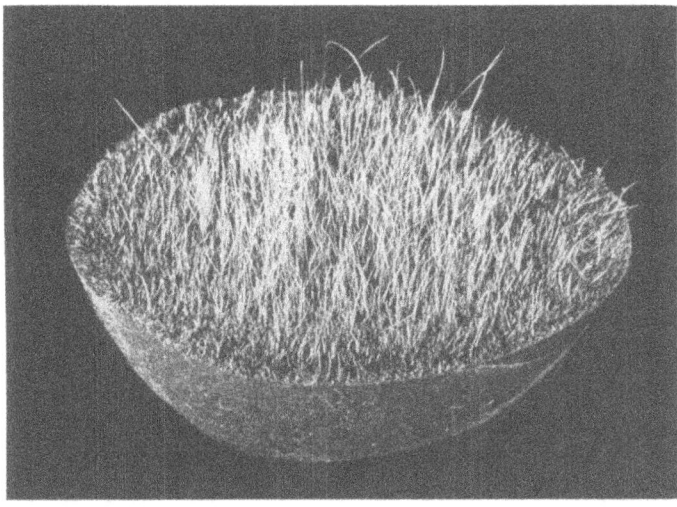

Abb. 60. Glattes Trichobezoar vom Kalb, Schnittfläche. Vergr. 1:1

Eine „Zivilisationsform" der Bezoare ist das Schellack-Bezoar. VALTONEN (1965) stellte 46 Beobachtungen zusammen; bei den Trägern handelt es sich bevorzugt um Maler oder Polierer, die die alkoholische Schellacklösung anstelle „edlerer" Alkoholsorten bevorzugten.

Seltene Varianten stellen noch Lipoid-Bezoare dar, deren Matrix heiß einverleibter Rinder-, Schafs- oder Ziegentalg darstellt. Pech-Bezoare wurden aus den Steppengegenden von Sibirien beschrieben; Pech wurde dort zur Anregung der Salivation geschluckt. Auch das Schlucken von Asphalt, Kiefernharz, Latex oder Wäschestärke können den Probanden zum Bezoarträger werden lassen (VALTONEN, 1965). Iatrogen induzierte Bezoarbildung kann auf der Einnahme Natrium- oder Magnesiumkarbonat enthaltender Magenmittel beruhen.

# F. Entzündungen

## I. Unspezifische Gastritis

Nach v. BRUNN (1964) erwähnt GALEN im 2. Jahrhundert n. Chr. entzündete Partien, rötlich gefärbte Verdickungen der Magenwand, Geschwüre und Abscesse. BROUSSAIS (1803) versuchte erstmals aus der klinischen Symptomatik der „Gastritis" auf das patho-anatomische Substrat rückzuschließen. Indessen führten erst die Untersuchungen von SCHMIDT (1895), FABER und BLOCH (1900) sowie KUTTNER (1902) zu der gesicherten Erkenntnis, daß die „Gastritis" in der Tat eine häufige Erkrankung ist und von der postmortalen Autolyse getrennt werden muß.

Entsprechend der Konzeption von KONJETZNY (1923, 1928, 1930) bezeichnet der Begriff „Gastritis" ausschließlich das morphologische Substrat für einen am

Magen ablaufenden „banalen" unspezifischen Entzündungsvorgang. Er kann endo- und exogen ausgelöst sein und teils eine örtlich umschriebene („Antrumgastritis", „Fundusgastritis"), teils diffus-flächenhafte („Allgemeingastritis") Ausbreitung erkennen lassen. Klinisch ist dieser „banalen" Gastritis (Gastritis simplex sive catarrhalis) ein „schwingender Phasenverlauf" eigen, der sich pathoanatomisch in einem rezidivierenden Entzündungsprozeß und damit in einem Neben- und Ineinanderfließen akuter, subakuter und chronisch entzündlicher Läsionen kundtut. Dieser Phasenwandel ist in gleicher Weise für die umschriebene wie diffuse Gastritis typisch.

## 1. Akute Gastritis

Bei der akuten Gastritis handelt es sich in der Regel um eine auf die Mucosa beschränkte, akut einsetzende Erkrankung. Anamnestisch ist häufig ein „einmaliger Insult" durch das schädigende Agens zu ermitteln. Entsprechend ist die Krankheitsdauer kurz. Wird die schädigende Noxe weiter appliziert, verlängert sich entsprechend das Krankheitsbild. Sieht man von den Folgen der Röntgenbestrahlung und korrosiver Substanzen (Ätzmittel) ab, wird im Gegensatz zum deutschen Schrifttum (KONJETZNY, 1923, 1928, 1954; LINDENSCHMIDT und ZUKSCHWERDT, 1962, Lit. u.a.) im anglo-amerikanischen Schrifttum von der Mehrzahl der Autoren bezweifelt, daß die akute Form in die chronische übergehen könne (SCHINDLER, 1947; PALMER u. SCOTT, 1952; PALMER, 1954; EDWARDS u. EDWARDS, 1956; WOOD u. TAFT, 1958 u.a.). Im Gegensatz zu anderen „Schleimhäuten" handelt es sich bei der „Magenschleimhaut" nicht nur um die „schleimsezernierende" Oberfläche eines Hohlorganes, sondern um ein parenchymatöses Organ (LINDENSCHMIDT und ZUKSCHWERDT, 1962), so daß sich der Entzündungsprozeß nur im Bereiche der „mucoiden" Drüsenanteile oder jenem der Gesamtdrüsen abspielen kann und häufig auch die Submucosa mit in den Entzündungsprozeß einbezieht. Wie eine akute Gastritis durch exogene oder endogene Noxen verursacht sein kann, unterscheidet sich auch die Morphogenese beider Formen.

Bei der durch exogene Noxen verursachten Gastritis erfolgt die Irritation der Schleimhaut vom Magenlumen aus; der Drüsenapparat bleibt zunächst unbeteiligt. Bei der durch endogene Noxen bedingten Gastritis kann es zur hämatogenen Schädigung der gesamten Mucosa nebst Submucosa kommen. ORATOR (1925) sprach von einer Pangastritis. Der erste Schub dieser Gastritisform kann der Anfang einer Kette von Rezidiven sein (KONJETZNY, 1928, 1954) und in die chronische Gastritis übergehen.

Nach exogener Reizeinwirkung erfolgt zunächst die vermehrte Absonderung eines zäh-viscösen „Schleimes". Zu den typischen Zeichen der Entzündung kommt es erst, wenn diese „Schleimbarriere" überwunden ist.

In der Regel ist die akute Gastritis auf das Antrum und die benachbarten Fundusabschnitte beschränkt und betrifft damit einen Magensektor, der, wenn der Magen über die große Kurvatur eröffnet wird, Dreiecks- oder Parabelform hat. Die Dreiecksspitze liegt an der kleinen Kurvatur an der Grenze der Fornixregion; der Pylorus bildet die Basis. Entsprechend der „funktionellen Einheit von Antrum und Duodenum", ist die Antrumgastritis in der Regel mit einer Duodenitis vergesellschaftet („Gastroduodenitis", KONJETZNY, 1928). Nach KONJETZNY und PUHL (1926) liegt in 100% eine Gastro-Duodenitis vor, nach ORATOR

(1925) in der Mehrzahl der Fälle. Sehr viel seltener ist die den ganzen Magen betreffende „akute Allgemeingastritis". Für beide Formen der Gastritis ist der Befund charakteristisch, daß die entzündlich veränderten Magenwandbereiche stets zwischen sich Areale freilassen, die primär frei von entzündlichen Veränderungen sind; sie können indessen später auch mitbetroffen werden.

Das akute Stadium eines ersten und möglicherweise einzigen „Schubes" zeigt wie das akute Rezidiv makroskopisch einen, der Mucosa zäh anhaftenden, gelegentlich blutig tingierten „Schleim". Die Mucosa selbst zeigt, als Ausdruck der bestehenden entzündlichen Hyperämie, eine herdförmige Rötung („Erythematöse Gastritis"), der nach PUHL (1926) gastroskopisch eine unregelmäßige, oft vermehrte Schlängelung der Schleimhautgefäße entsprechen soll. Demgegenüber wird aber aufgrund der vergleichenden klinisch-pathoanatomischen Erfahrungen in der Gastritisdiagnostik von BRÜHL und KRENTZ (1969, Lit.) warnend hervorgehoben, daß „die Gastroskopie für die Gastritisdiagnose nicht geeignet sei"! Am Präparat findet man infolge ödematöser Durchtränkung von Mucosa und Submucosa eine deutliche Verdickung der betroffenen Magenwandabschnitte. Dadurch kann das normale Schleimhautrelief verwaschen erscheinen, während in anderen Fällen die Areolae gastricae betont sind und die Schleimhautfurchen keilförmig eingesenkt sind. Weiterhin findet man häufiger punktförmige Blutungen und multiple, unregelmäßig gestaltete und wechselnd große, mehr oder weniger oberflächliche Substanzdefekte (Erosionen), die von grauweißlichen Fibrinauflagerungen bedeckt sind (STOERK, 1925; KONJETZNY, 1928; PUHL, 1926; KALIMA, 1924; MOSZKOWICZ, 1922). Die Serosagefäße der Magenwand sind ebenfalls hyperämisch; die Subserosa ist ödemisiert. Diese Veränderungen sind im Bereiche des Mesogastrium und Ligamentum gastro-colicum besonders ausgeprägt. Die regionären Lymphknoten sind geschwollen und entzündlich aufgelockert. Neben einer Entfaltung der Randsinus findet man einen mehr oder minder ausgeprägten unreifzelligen Sinuskatarrh und eine Verbreiterung der Tertiärfollikel.

Feingeweblich werden die Veränderungen der akuten Entzündungsphase von exsudativen und degenerativen Vorgängen beherrscht, die sämtliche Schichten der Magenwand betreffen können:

Die Lamina propria mucosae zeigt eine ausgeprägte capilläre Hyperämie mit oft massiver Leukocytenemigration, eine diffuse sero-fibrinöse Durchtränkung, eine zellige Durchsetzung mit neutrophilen und eosinophilen Granulocyten, mit Lymphocyten, Plasmazellen und Mastzellen sowie vielfach eine ausgeprägte „Unruhe" der Fibroblasten. Liegt eine „Ausscheidungsgastritis" vor, beginnt der Entzündungsprozeß in der Lamina propria und greift sekundär auf die drüsig-epithelialen Mucosabestandteile über, anderenfalls stehen degenerative Veränderungen der Deckepithelien nach Zusammenbruch der „Schleimbarriere" am Anfang und werden von der „entzündlichen" Reaktion der Lamina propria gefolgt (Abb. 61, 62).

Die Epithelien der Drüsenschläuche werden durch das in die Lichtung übertretende Exsudat und die Leukodiapedese in ihrem Zusammenhang gelockert und lassen nekrobiotische Veränderungen erkennen. Man findet Foveolae gastricae, die bei noch erhaltenem Deckepithel der Nachbardrüsen dicht mit Leukocyten angefüllt sind, während andere Nekrose oder Nekrobiose ihrer Deckepithelien erkennen lassen. In besonders fortgeschrittenen Stadien sind anstatt der Drüsen nur noch cystische, von Exsudatmassen und Leukocyten angefüllte Räume zu finden, die keine epitheliale Wandauskleidung mehr besitzen, so daß die Exsudatmassen frei im Gewebe liegen („glanduläre Erosionen" — KONJETZNY, 1928; „Schleimgranulome" — HAMPERL, 1931). Entsprechende Veränderungen sind auch im Bereiche der Magenleisten und -grübchen nachweisbar (lumennahes Drüsendrittel). Auch hier steht einerseits die Leukodiapedese mit dem Nachweis von Leukocyten zwischen und innerhalb der Epithelien im Vordergrund, wobei

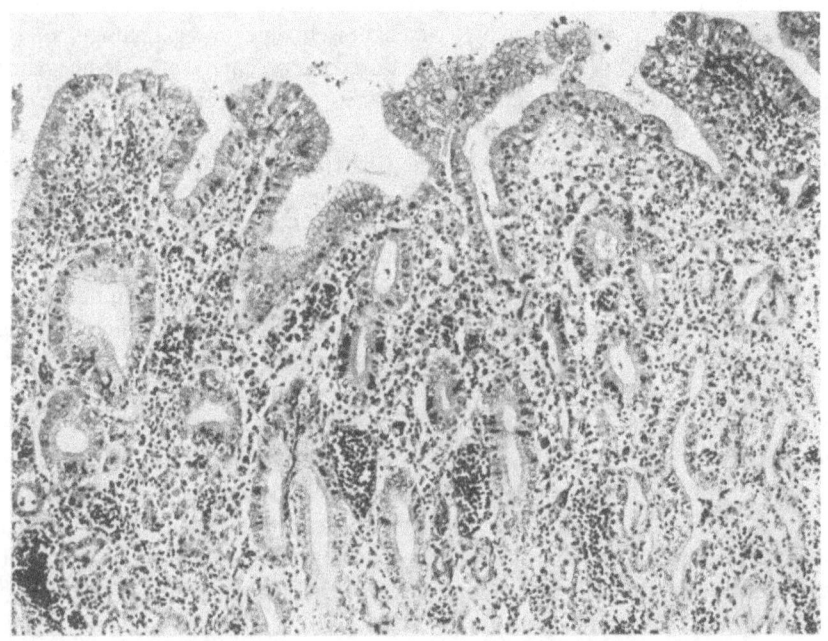

Abb. 61. Akute, hämorrhagisch erosive Gastritis. (Pathologisches Institut Heidelberg, E.-Nr. 13364/69.) Färbung: HE, Vergr. 120:1

zusätzlich dichte Fibrinlagen, Schleim und Leukocyten die Oberfläche der Deckzellen bedecken, andererseits dominieren fleckförmige Nekrobiosen und Nekrosen der Deckepithelien. Besonders im akuten Stadium ist keine Parallelität zwischen dem Verhalten der Magensaftsekretion und dem anatomischen Befund gegeben (FABER, 1927; KONJETZNY, 1954). Der vermehrt sezernierte hochviscöse „Schleim" (WOLF u. WOLFF, 1947) und die ödembedingte Einengung der Drüsenisthmen behindern die Sekretausschleusung, dadurch kann eine passagere Anacidität oder Subfermentie resultieren (LINDENSCHMIDT, 1955; LINDENSCHMIDT u. BRAMSTEDT, 1954). Dabei können trotz „kompletter" und „histaminrefraktärer" Anacidität die Belegzellen und Drüsenkanälchen unter dem „Schleimfilm" mit Sekret vollgestopft sein. Entsprechend wird nach Abklingen der akuten Phase in diesen Fällen die Sekretion wieder normal (LINDENSCHMIDT u. ZUKSCHWERDT, 1962).

Neben diesen am Epithel der Magenleisten, -grübchen und -drüsen ablaufenden nekrobiotischen Veränderungen finden sich an anderen Stellen bereits regeneratorisch-reparative Vorgänge mit beginnender Reepithelisierung der umschriebenen

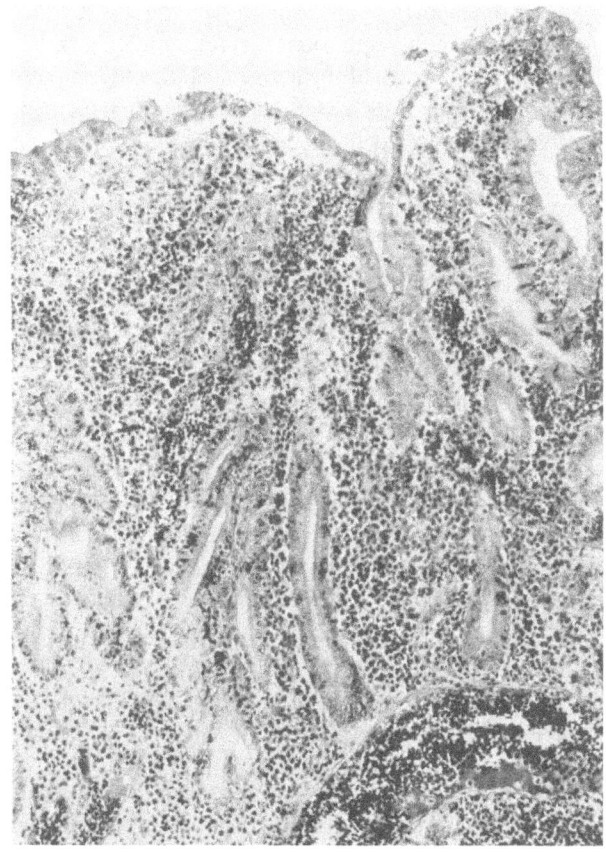

Abb. 62. Akute, hämorrhagisch erosive Gastritis. (Pathologisches Institut Heidelberg, E.-Nr. 13364/69.) Färbung: HE, Vergr. 120:1

Defekte. Zugleich wird die leukocytäre entzündliche Exsudation durch eine eosinophile Infiltration des Schleimhautstroma abgelöst.

Das morphologische Bild der akuten Gastritis wird wesentlich durch die sie auslösenden Noxen bestimmt: a) exogen, b) endogen.

### a) Magenveränderungen bei Vergiftungen, sog. „Ätzgastritis"

Nach MOESCHLIN (1959) ist die versehentliche oder in suicidaler Absicht unternommene perorale Aufnahme von Salzsäure, Schwefelsäure und Salpetersäure am häufigsten; unter den Laugen dominieren Natronlauge (Ätznatron), Kalilauge (Ätzkali) und Salmiaklösungen (Ammoniumhydroxyd). Bei Laugenverätzung beträgt die Mortalität annähernd 20% und ist wesentlich von dem Intervall zwischen Gifteinnahme und Einsetzen der Therapie abhängig; bereits nach 2—3 Std ist die Prognose in schweren Fällen dubiös. Nach Säureverätzung tritt der Tod relativ häufig bereits in der ersten Phase nach 1—3 Std im schwersten Kollaps ein.

Säuren, wie besonders Salzsäure, Schwefelsäure, Salpetersäure, Karbolsäure, Oxalsäure, Essigsäure oder auch Schwermetallverbindungen führen durch ihren Wasserentzug zu einer Eiweißkoagulation. Erfolgt nur eine blande Ätzwirkung, kommt es zur oberflächlichen, trüb-brüchigen Schorfbildung auf der Mucosa. Die Schleimhautstruktur kann noch weitgehend erhalten bleiben. In der Regel ist aber die Gewebskontur nur noch schattenhaft erhalten und die Kernfärbung ist aufgehoben. Der intramurale Gefäßplexus zeigt bei strotzender Hyperämie und Perirubrostase je nach Tiefenausdehnung der Ätzwirkung Thromben in Capillaren, Venolen, Arteriolen und größeren Gefäßen (STRODE u. DEAN, 1950). Klinisch entwickelt sich bei den protrahiert verlaufenden Fällen häufig das Bild der „Verbrauchskoagulabilität" im Sinne von LASCH und ROKA (1953) infolge umfangreicher Fibrinogenkonsumption (u.a. Gerinnungsfaktoren) im mukösen und submukösen Gefäßplexus.

Laugen, wie vornehmlich Kalilauge, Natronlauge und Salmiaklösungen bewirken durch Quellung und Verflüssigung des Gewebes Kolliquationsnekrosen; die Tiefenwirkung ist daher sehr viel ausgedehnter als nach Säureverätzungen. Das Gewebe fühlt sich weich und seifig an (MERKEL, 1956). Das Eiweiß wird durch Laugen in Alkalialbuminate überführt, die quellen und eine transparent-gelatinöse, zerfließliche Gewebsbeschaffenheit bewirken. Das sich bildende alkalische Hämatin transsudiert. Die Tiefenwirkung hochkonzentrierter Lösungen ist initial nicht so ausgeprägt, da sie die Bildung von Ätzschorfen bewirken können. Feingeweblich kann man noch relativ lange eine gute Gewebsanfärbbarkeit erreichen; indessen ist das Stroma homogenisiert und verquollen; die Gefäße sind kontrahiert.

Konzentrierte Ätzgifte bilden Ätzschorfe (LESSER, 1881); ihr Oberflächenrelief wird durch den jeweiligen Kontraktions- und Füllungszustand des Magens und durch die augenblickliche Durchblutungsrate sowie das Blutverteilungsmuster zwischen Mucosa und Submucosa entscheidend bestimmt. Der gesamte Magen kann betroffen sein und Frühperforationen sind keine Seltenheit. Feingeweblich dominiert eine ausgeprägte hämorrhagisch-seröse oder hämorrhagisch-phlegmonöse Entzündung der Mucosa und Submucosa.

Werden nur verdünnte Ätzgifte inkorporiert, stehen degenerative Veränderungen im Vordergrund. Vereinzelt findet man nur Ätzstraßen auf den Faltenkuppen. Da die Noxe wie die physiologische Nahrung rasch in den Canalis pyloricus fließt, findet man auch jeweils die schwersten Veränderungen in diesem Bereiche. Häufig schließt die Verätzung scharf mit dem Pylorusring ab; durch Kontraktion der Muskulatur des Canalis pyloricus kommt es zur Faltenkompression; ihr folgt bald eine Verzögerung der Magenentleerung durch Tonusherabsetzung (FRIK, 1965). Erfolgt nicht der Tod in der Frühphase im Schock, durch Blutung, Perforation oder Magenwandphlegmone, werden die Ätzschorfe über eine demarkierende Entzündung abgestoßen. In der Spätphase stehen dann Vernarbungsprozesse im Vordergrund. Es kann zu Kardia- und Pylorusstenosen sowie hochgradiger Magenschrumpfung kommen. In Extremfällen verbleibt nur noch ein faustgroßer Magen (MERKEL, 1956).

*Schwefelsäure* verursacht, als konzentrierte Säure inkorporiert, Gewebsverkohlung mit Ausbildung trocken rissiger, schwarzer Schorfe. Die Magengefäße zeichnen sich als schwarze Linien unter dem Schorf ab. Vasculär erreicht die Säure auch Leber und Milz und führt hier zu entsprechenden Veränderungen.

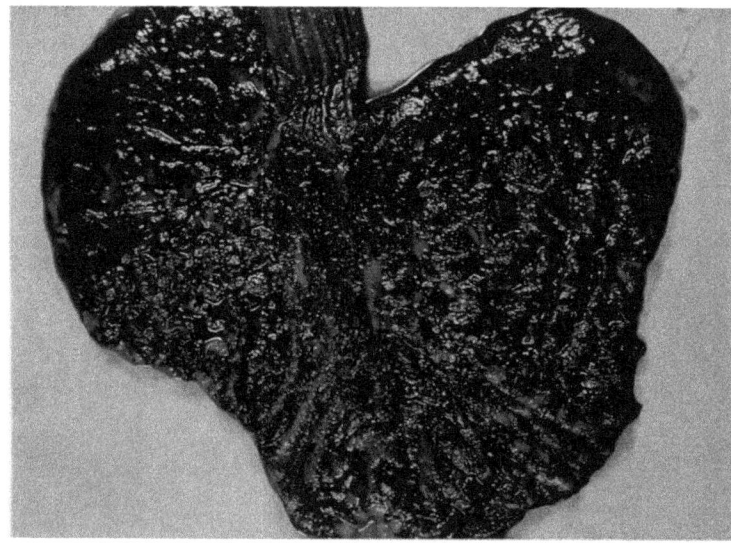

Abb. 63. Akute Essigsäureverätzung. Tod im protrahierten Kreislaufversagen 20 Std nach Einnahme von 300 ml Essigessenz. 34jährig, weiblich (Pathologisches Institut Heidelberg, SN 621/65)

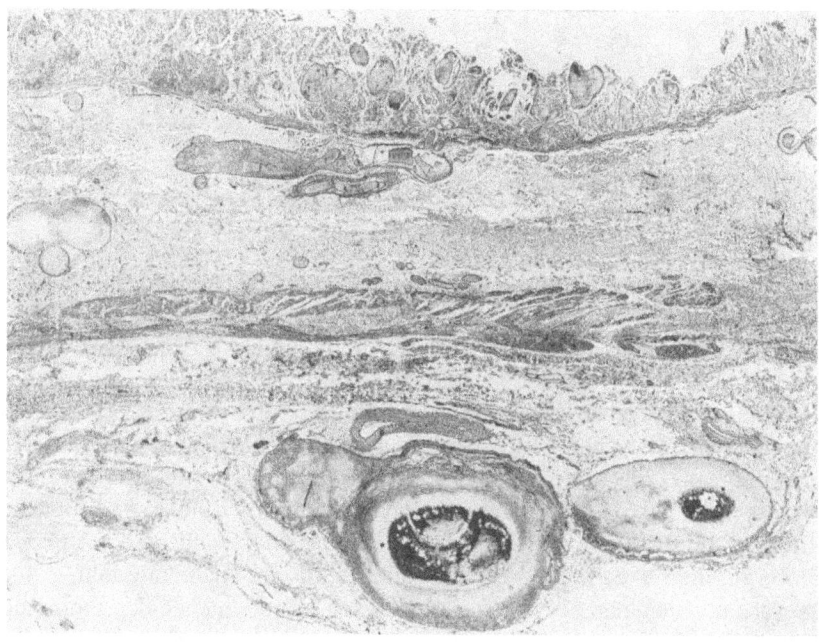

Abb. 64. Akute Essigsäureverätzung. „Transmurale" Nekrotisierung. Strotzende Hyperämie, Erythrocytolyse, venöse Gerinnungsthromben. 34jährig, weiblich (Pathologisches Institut Heidelberg, SN 621/65). Färbung: HE, Vergr. 45:1

Die Magenperforation als häufige Komplikation stellt sich in der Regel erst sub finem vitae ein. Hellgelbe bis braungelbe Schorfe mit fetziger Desquamation der Mucosa beobachtet man nach Vergiftung mit verdünnter Schwefelsäure.

*Salpetersäure* bedingt in hoher Konzentration gelbe, in niederer Konzentration braungelbe Schorfe (Xanthoprotein) (MERKEL, 1956).

*Salzsäure* bewirkt in schwacher Konzentration weiße, in hoher Konzentration tief-schwarze Ätzschorfe. Auch Vergiftungen mit Terpentin verursachen einen entsprechenden Befund (Lösung enthält reichlich HCl).

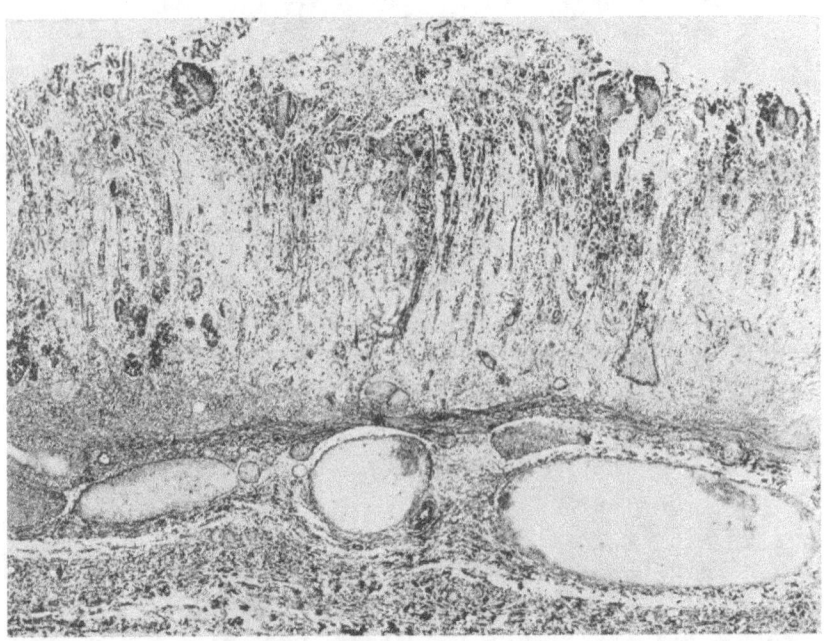

Abb. 65. Akute Essigsäureverätzung. „Transmurale" Nekrotisierung. Strotzende Hyperämie, Erythrocytolyse. 34jährig, weiblich (Pathologisches Institut Heidelberg, SN 621/65). Färbung: HE, Vergr. 65:1

*Karbolsäure* erzeugt in starker Konzentration weißlich-rötliche Schorfe. Der Schorf sieht wie gegerbt aus. Die Verätzung betrifft in der Regel nur die oberflächlichen Mucosaanteile. Lysolvergiftungen führen zu gleichartigen Veränderungen (KATHE, 1906, 1907; SCHALL, 1908).

*Essigsäure* verursacht durch Hämatinbildung grau-schwarze Schorfe. Da es sich nur um eine schwache Säure handelt, ist die oberflächliche Ätzwirkung nicht so ausgeprägt und die Noxe dringt rasch in die Lamina propria und Submucosa; im Vordergrund steht die intramurale Dyszirkulation. Eine Eigenbeobachtung betrifft eine 34jährige Frau (SN 621/65, Pathologisches Institut der Universität Heidelberg), die 20 Std ante exitum und 8 Std vor Klinikaufnahme 300 ml Essigessenz in suicidaler Absicht trank. Klinisch standen neben der abdominellen Symptomatik eine schwere Hämolyse und eine Anurie im Vordergrund. Die Patientin verstarb im protrahierten Kreislaufkollaps. Bei der Obduktion zeigte die Magenschleimhaut eine grobe Wulstung und schmutzige schwarz-braune Verfärbung sowie multiple frische hämorrhagische Erosionen. Die Veränderungen schlossen scharf mit dem Pylorusring ab (Abb. 63). Feingeweblich (Abb. 64, 65) findet man bei allgemeiner strotzender Hyperämie Thromben in den mukösen, submukösen und subserösen Venen sowie den mukösen und submukösen Arterien. Mucosa und Muscularis mucosae sind subtotal, die Submucosa ist herdförmig nekrotisch. Der klinisch im Vordergrund stehenden schweren Hämolyse lag eine Verbrauchskoagulopathie (LASCH u. ROKA, 1953) nach Fibrinogenkonsumption im Magen-Gefäßnetz zugrunde.

*Sublimat* (Quecksilberchlorid) ist in seiner Wirkung von seiner Konzentration und dem Füllungszustand des Magens abhängig. So kann die Lösung resorbiert werden, ohne lokale Spuren zu hinterlassen. Liegt der Mucosa eine breite „Schleimschicht" auf, so entstehen weißliche Quecksilberalbuminate. Auch das momentane Blutverteilungsmuster zwischen Mucosa und Submucosa ist von Bedeutung. Ist das Blutdepot gerade in die Submucosa verlagert und damit die Mucosa relativ gering durchblutet, so bilden sich ausgedehntere Quecksilberalbuminatschorfe (MERKEL, 1956). In der Regel findet man nur Koagulationsnekrosen der Deckepithelien. Haften die Ätzschorfe fest an, ist die Tiefenwirkung gering, während bei weicher Schorfbildung eine ähnliche Tiefenwirkung wie bei schwachen Säuren auftreten kann (SCHALL, 1908); in diesen Fällen ist, wie bei der Essigsäureverätzung, die Thrombosierung im Bereiche des intramuralen Gefäßplexus hervorzuheben.

*Argentum nitricum* bewirkt ausgedehnte violett-weiße Schorfe, die sich bei Lichteinwirkung schwarz verfärben.

*Oxalsäure* verursacht Nekrosen der Deckepithelien; diese oberflächlichen Nekrosen sehen weißlich aus und können durch Hämatinbildung schwarz werden.

*Zinkchlorid* kann in Wochen bereits zur Ausbildung eines totalen Schrumpfmagens führen. REYE (1929) berichtete über zwei junge Mädchen, die in suicidaler Absicht 50%ige Chlorzinklösung tranken. Nach anfänglich stürmischen Magenbeschwerden mit Krämpfen und Erbrechen klang die abdominelle Symptomatik relativ bald ab. Ein kurzes, freies Intervall wurde bei beiden Frauen bereits nach etwa 4 Wochen von einer zunehmenden Symptomatik im Sinne der Pylorusstenose gefolgt. Der Röntgenbefund glich jenem eines scirrhösen Magencarcinomes. Nach 30 Tagen mußte wegen des subtotalen Verschlusses des Canalis pyloricus die Gastro-Enterostomie vorgenommen werden.

*Cyankali* wirkt unzersetzt wie Ätzkali (MERKEL, 1956). Die Magenschleimhaut ist blut- oder braunrot. Sie wird von einem blutig tingierten Schleim bedeckt. Die Magenwand fühlt sich seifig schlüpfrig an. Die Mucosa ist verquollen und transparent. Bei strotzender Hyperämie entwickeln sich Ekchymosen. Die zu beobachtende Kolliquation wird allgemein als postmortaler Effekt angesehen. Zersetzt dagegen die Magensäure das Cyankalium, entfallen die „laugenhaften" Eigenschaften und die freigesetzte Blausäure bewirkt eine „Erstickung" der Mucosa bei überschüssigem Sauerstoff (KAISER, 1928).

### b) Intoxikationen

Vergiftungen mit *Arsenik* oder *Phosphor* betreffen den Magen im Rahmen einer Allgemeinvergiftung. Nach Arsenik stehen Hyperämie und Schleimhautblutungen am Magen im Vordergrund, während nach Phosphorvergiftung eine fettige Degeneration der Drüsenepithelien auftritt. So beruht die Giftwirkung des weißen Phosphors auf einer Hemmung der intracellulären Oxydation. Die Magenschleimhaut ist verdickt und getrübt.

Bleiben Arsenikkörnchen längere Zeit auf der Mucosa haften, resultiert eine umschriebene akute Entzündung (SCHALL, 1908). Bei der gastro-intestinalen Form der akuten Arsenvergiftung dominieren klinisch Übelkeit, Erbrechen, Leibschmerzen und choleraähnliche Durchfälle. Arsen verursacht eine Hemmung der Enzyme des Eiweiß-, Fett- und Kohlenhydratstoffwechsels sowie der Zellatmung. Weiterhin ist Arsen ein Ätz-, Capillar- und Zellgift. Nach GROETSCHEL (1961) ist die perorale Aufnahme schädlicher als die Inhalation von Arsendämpfen. MOESCHLIN (1959) beschreibt eine charakteristische Eigenbeobachtung akuter peroraler Arsenvergiftung, bei der die Obduktion eine Verschorfung der Magenschleimhaut, eine Hyperämie und allgemeine Gefäßlähmung ergab. Die klinisch charakteristischen Kollapserscheinungen werden auf diese generalisierte Capillarlähmung zurückgeführt.

Akute endogene Gastritis siehe unter Ätiologie der „banalen" Gastritis (S. 259) und unter Sonderformen der unspezifischen Gastritis (S. 265).

## 2. Chronische Gastritis

Nach den Ausführungen von SCHINDLER (1966) wurde die chronische Gastritis erstmalig von STAHL im Jahre 1728 erwähnt. Seit der kongenialen Arbeit über chronische Entzündungen von BROUSSAIS 1808 ist die Diskussion um Diagnostik und Morphogenese der chronischen Gastritis nicht verstummt.

Bereits die Frage, ob eine akute Gastritis in die chronische Form übergehen könne, wird recht unterschiedlich beurteilt und im anglo-amerikanischen Schrifttum überwiegend verneint (SCHINDLER, 1947; PALMER u. SCOTT, 1952; PALMER, 1954; EDWARDS u. EDWARDS, 1956; WOOD u. TAFT, 1958 u.a.), während sie im deutschen Schrifttum bejaht wird (KONJETZNY, 1923, 1928, 1954; LINDENSCHMIDT u. ZUKSCHWERDT, 1962, Lit.). Wie im Kapitel akute Gastritis dargelegt, gibt es charakteristische Beispiele, daß eine unter der Einwirkung einer erst- und einmaligen Schädigung entstandene, vielfach örtliche gebundene oder auch diffus ausgebreitete akute Gastritis folgenlos abheilt (s. akute alkoholische Gastritis). Wird die Noxe indessen weiter verabreicht, geht auch die akute Gastritis in die chronische Form über. Diese Fälle sind indessen selten. In der Regel dürfte die noch nicht vollkommen zur Abheilung gelangte Erstschädigung wegbereitend für weitere „einströmende" Noxen sein. Diese treffen die Mucosa in wechselnder Konzentration und zeitlich unterschiedlichen Intervallen. Sie lösen damit immer neue Entzündungsschübe aus, die einmal als Rezidive bereits erkrankter, zum anderen als Erstschädigung bisher noch unversehrter Mucosabereiche anzusehen sind. Auf diese Weise entsteht jenes Nebeneinander und Ineinanderfließen akuter, subakuter und chronisch-rezidivierender, bevorzugt die Mucosa und Submucosa betreffender Wandveränderungen, wie dieses ein Kennzeichen des so bunten morphologischen Bildes einer chronischen Gastritis ist. Sie kann örtlich begrenzt nur das Antrum (KALIMA, 1925; PUHL, 1926; KONJETZNY, 1923, 1928), sehr viel seltener nur den Fundus (STOERK, 1922) isoliert erfassen, oder als Allgemeingastritis den Magen in seiner Gesamtheit befallen. Daneben beobachtet man in etwa 0,5% der Fälle nur circumscripte beetartige Gastritiden (FRANK, 1967).

Übereinstimmend werden Oberflächengastritis und atrophische Gastritis als typische morphologische Varianten anerkannt, während die Existenz einer hypertrophischen Form umstritten ist (SCHINDLER, 1966; DEMLING u. Mitarb., 1968).

### a) Oberflächengastritis

Die *Oberflächengastritis* muß in ihrer chronischen Form gegen die akute Gastritis bei Vergiftung oder Intoxikation abgegrenzt werden (KRENTZ, 1965, 1966). Sie wird vielfach als Vorstufe der chronisch atrophischen Gastritis angesehen (KRENTZ, 1966; PACHALY u. Mitarb., 1966). SCHINDLER (1966) betont den engen Zusammenhang beider Formen und das Vorkommen von Übergangsstadien. Nach DEMLING u. Mitarb. (1968) sind Verbreiterung und erhöhter Zellgehalt der Lamina propria mucosae (lumennahes Drüsendrittel!) wesentliche Kennzeichen der Oberflächengastritis (Abb. 66). Während im akuten Schub polymorphkernige Granulocyten vorherrschen, findet man bei der chronischen Form eosinophile Granulocyten, Lymphocyten und Plasmazellen im Bereiche der Lamina propria. Weiterhin kommt es zur Leukodiapedese in den Grübchengrund und zu degenerativen Veränderungen der Deckepithelien. PALMER (1952) wies besonders auf das Vorkommen von Epithelnekrosen im Bereiche der Isthmen hin.

Siehe weiter unter Stadien, S. 252.

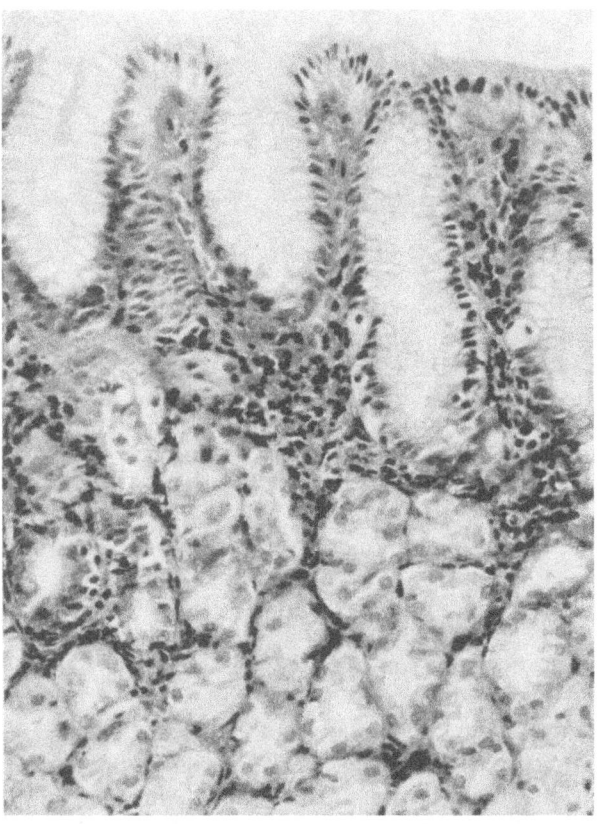

Abb. 66. Leichte Oberflächengastritis [vgl. Tabelle 6 (1)] (Pathologisches Institut Heidelberg, E.-Nr. 2412/68). Färbung: HE, Vergr. 250:1

## b) Atrophische Gastritis

Die *chronisch-atrophische Gastritis* (Gastritis atrophicans progressiva, LUBARSCH und MARTIUS, 1897) zeichnet sich vor allem durch eine Verschmälerung der Magenschleimhaut aus; sie wird von durchschnittlich 0,8 mm der normalen auf 0,6 mm der atrophischen Schleimhaut reduziert (HEINKEL u. Mitarb., 1960;

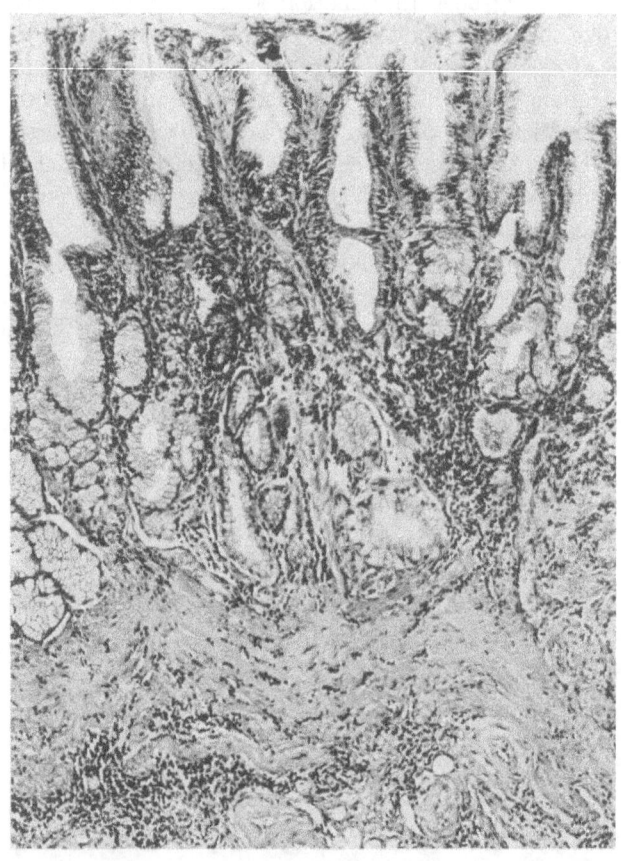

Abb. 67. Chronische, atrophische Umbaugastritis mit Dedifferenzierung der Drüsen der Corpus-Antrumgrenze (Pathologisches Institut Heidelberg, E.-Nr. 2463/70). Färbung: HE, Vergr. 100:1

KRENTZ, 1965). Diesem Vorgang liegt im wesentlichen ein Schwund der Drüsen der Mucosa zugrunde. Dementsprechend ist die Schleimhaut glatt, faltenfrei, blaß-gelblich-grau und kaum auf der Unterlage verschieblich. Die Gesamtdicke der Magenwand hängt weiterhin vom Grad der häufig dem Drüsenschwund parallel gehenden Zunahme kollagener und elastischer Stromafasern und deren späterer Schrumpfung ab. Sind beide Vorgänge nur gering ausgeprägt, zeigt der Magen bei Vorliegen einer Antrumgastritis Wandverdünnung und Ektasie, stehen sie indessen deutlich im Vordergrund, so ist eine „Linitis plastica" — BRINTON, 1859 — die Folge (Problematik der Linitis plastica s. S. 678). Eine lokalisierte

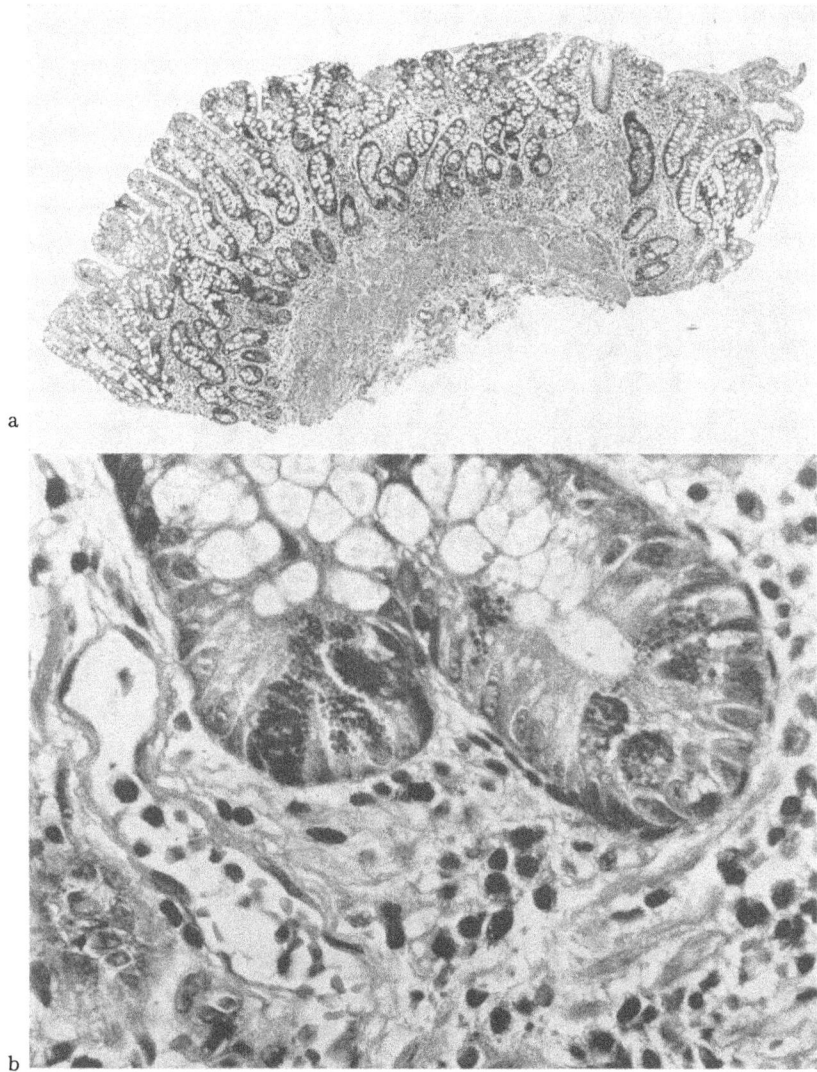

Abb. 68a u. b. Chronische Antrumgastritis mit ausgedehnter intestinaler Metaplasie. (Pathologisches Institut Heidelberg, E.-Nr. 4751/69.) Färbung: HE, Vergr. 40:1 (a) und 640:1 (b)

Faservermehrung mit anschließender Schrumpfung führt, wenn präpylorisch gelegen, zu einer sog. „gutartigen Pylorusstenose" (s. weiter S. 503) — „Gastritis stenosans" BOAS, 1898 —, die von einer Lumenerweiterung des oralwärts gelegenen Magenabschnittes begleitet wird.

Feingeweblich geht die atrophische Gastritis mit einem Schwund der Drüsenschläuche einher, der in Extremfällen bis zur weitgehenden Anadenie führen kann. Nach SCHINDLER (1966) beginnt der Prozeß 1. mit einer Kompression der Isthmen und Drüsenhälse durch das entzündliche Exsudat mit Ausbildung von Retentionscysten; 2. führt die Zellinfiltration unmittelbar oberhalb der Muscularis mucosae allmählich zur Zerstörung der Drüsenbasis und 3. erfolgt ein Tieferwuchern der Grübchen. Daneben bieten Foveolae gastricae, Leistenspitzen und Lamina propria den Befund einer ausgeprägten „Oberflächengastritis". Die Mucosa ist somit in ihrer gesamten Ausdehnung von dem Entzündungsprozeß

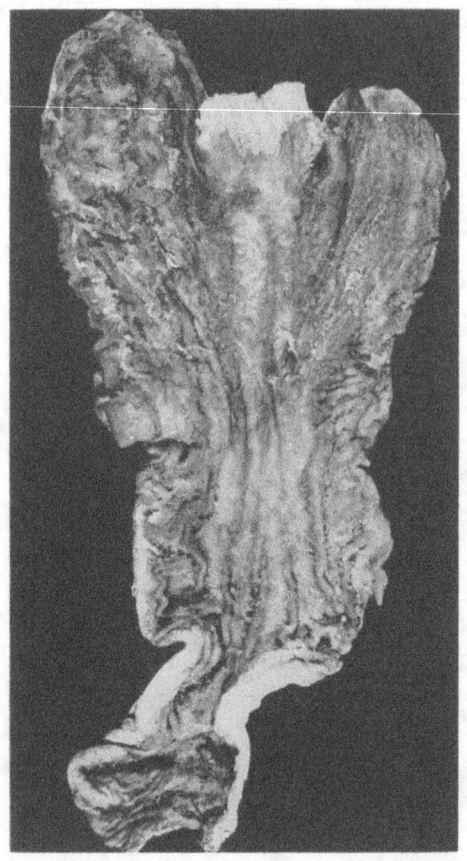

Abb. 69. Chronische Gastritis, „benigne Pylorusstenose". 79jährig, weiblich (Pathologisches Institut Heidelberg, SN 1161/69)

betroffen; neben der numerischen Atrophie der Drüsen erfolgt nunmehr auch ein Drüsenumbau. Von KONJETZNY (1928) wurde bereits hervorgehoben, daß die Haupt- oder Zymogenzellen zuerst zugrunde gehen, während die Belegzellen erst später zerstört werden. Folge dieser zunehmenden Dedifferenzierung ist zunächst eine relative Verlängerung der Magengrübchen, die sich besonders im Fundusabschnitt durch die aufgesplitterte Muscularis mucosae bis in die Submucosa erstrecken können (Abb. 67). Weiterhin erfolgt ein Wechsel des Drüsentypes; aus den, für die Fundus- und Korpusschleimhaut typischen Hauptdrüsen können Drüsen vom Antrumtyp werden. Als weitere Variante kommt es zur chronischatrophischen Gastritis mit intestinaler Metaplasie. Das Grübchenepithel zeigt nunmehr Becherzellen und Panethsche Zellen; in ausgeprägten Fällen entwickeln sich Zotten mit einer den Dünndarmzotten funktionell und morphologisch gleichenden Zellulation (RUBIN, 1968, Lit.) (Abb. 68a und b).

Synchron der Drüsenverödung erfolgt eine örtlich an Intensität wechselnde Zunahme des Stroma der Lamina propria mucosae. Diese ist plasmacellulär infiltriert und enthält reichlich Russelsche Körperchen. Durch diese Bindegewebsvermehrung werden die Drüsenschläuche einerseits dissoziiert — was für die Fundus- und Korpusregion den Verlust der palisadenartigen Drüsengliede-

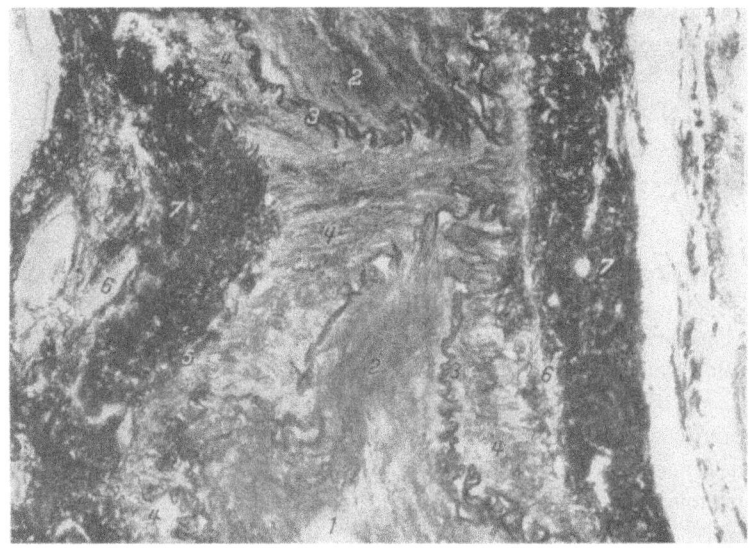

Abb. 70. Resektionspräparat, 57jährig, männlich. Submucosaarterie quer, kleine Kurvatur. *1* Gefäßlumen, *2* Faserige Intimafibrose, *3* Lamina elastica interna, *4* Media, *5* Lamina elastica externa, *6* Begleitmuskelfasern, *7* Elastose der elastischen Hülle. Färbung: Elastica-Azan; Vergr. 100:1. [Aus M. WANKE: Langenbecks Arch. klin. Chir. **300**, 166 (1962)]

rung bedeutet —, andererseits können sie, wie im Bereiche des Canalis pyloricus, zu neuen „Drüseneinheiten" zusammengefaßt werden. Diese, dem Ausmaß des Drüsenschwundes parallel gehende Bindegewebsvermehrung betrifft im Bereiche des Canalis pyloricus häufig Mucosa und Submucosa gemeinsam und imponiert als „Gastritis scleroticans superficialis" (KONJETZNY, 1928). In ausgeprägten Fällen sind dissoziierte Muscularis propria und Subserosa in den Vernarbungsprozeß mit einbezogen (Abb. 69).

Die elastischen Fasern zeigen sowohl in der Mucosa wie auch zwischen den Lagen der Muscularis mucosae eine ausgeprägte Vermehrung mit Elastose der perivasalen Verschiebeschicht (WANKE, 1963) (Abb. 70), wobei auch Verklumpung und körniger Zerfall der Fasern zu beobachten ist (KONJETZNY, 1928).

Auch das lympho-retikuläre Gewebe der Schleimhaut weist häufig eine massive follikuläre Hyperplasie auf (KONJETZNY, 1928). Diese Veränderungen sind im Bereiche des Canalis pyloricus besonders ausgeprägt. Die Zunahme des lymphatischen Gewebes soll der Drüsenatrophie parallel gehen. Es entstehen dabei Bilder, die als „Gastritis follicularis sive nodularis" DOBROWOLSKI (1894) bezeichnet werden. Die Ausläufer dieser Follikel reichen bis dicht unter das

Deckepithel und splittern basal die Lagen der Muscularis mucosae auf. Über diesen Follikeln können sich im Gefolge akuter entzündlicher Schübe kleinste Erosionen der Leistenspitzen entwickeln — follikuläre Erosionen (KONJETZNY, 1928). Nach PALMER (1954) soll die lymphocytäre Infiltration nur die Frühphase der Atrophie begleiten, während in späteren Stadien die zellige Durchsetzung eine rückläufige Tendenz erkennen läßt. Diese Interpretation macht verständlich, daß im amerikanischen Schrifttum der chronisch-atrophischen Gastritis noch die Magenatrophie gegenübergestellt wird (VILARDELL, 1963, Lit.). Dieser Begriff ist indessen irreführend und patho-anatomisch mißverständlich (s. weiter unter Gastritis bei perniciöser Anämie S. 279).

Die Serosa kann auch bei der chronischen Gastritis neben weißlichen Verdickungen und perigastrischen Adhäsionen eine akute entzündliche Rötung erkennen lassen. Die regionären Lymphknoten sind im Sinne einer chronischen unspezifischen Lymphadenitis verändert.

### c) Hypertrophische Gastritis

Mit Einführung der Gastroskopie durch v. MIKULICZ (1882) in die Diagnostik der Pathologie des Magenschleimhautreliefs in vivo, konnte die in Verruf geratene „Gastritiskonzeption" von BROUSSAIS (1808) wieder rehabilitiert werden. In den folgenden Jahrzehnten wurde die Gastroskopie zur Domäne der Gastritisdiagnose und die Differenzierung von SCHINDLER (1923) zwischen Oberflächen-, hypertrophischer und atrophischer Gastritis war allgemein akzeptiert. Indessen entthronen neue Methoden häufig alte Dogmen. Die Gastrobiopsie ermöglicht eine morphologische Kontrolle des makroskopischen Befundes. Vergleiche zwischen beiden Methoden ergaben erhebliche Befunddiskrepanzen (HENNING u. Mitarb., 1955; BRÜHL u. KRENTZ, 1969). Diesen Erkenntnissen fiel bald die hypertrophische Gastritis zum Opfer. Auf dem Weltkongreß für Gastroenterologie 1962 in München resümierte PONTES (1962/63), daß bei den seltenen hyperplastischen Prozessen die Gastritis nicht den ausschließlichen und wesentlichen Prozeß darstelle. HENNING (1959), BENEDICT (1959) sowie DEMLING u. Mitarb. (1969) gehen noch einen Schritt weiter und haben den Begriff „hypertrophische Gastritis" aus ihrem diagnostischen Repertoire — von der Ménétrierschen Erkrankung abgesehen — gestrichen. Diese „modernen" Konzeptionen lassen indessen unberücksichtigt, daß es schon technisch nicht möglich ist, durch die Saugbiopsie die Diagnose hypertrophische Gastritis zu erhärten oder zu negieren (SHINER, 1959; SCHINDLER, 1966, Lit.).

Das morphologische Bild der hypertrophischen Gastritis wurde am frischen Obduktions- oder Operationsmaterial — die „chirurgische Biopsie" eingeschlossen — erarbeitet (PUHL, 1926; KONJETZNY, 1923, 1928, 1954; STEMPIEN u. Mitarb., 1962/63; SCHINDLER, 1966). An ihrer Eigenständigkeit kann nicht gezweifelt werden.

Die chronisch-hypertrophische Gastritis (Gastritis hypertrophica) ist makroskopisch (Abb. 71, 72) durch die Dickenzunahme der Magenwand, insbesondere ihrer Mucosa, gekennzeichnet. Diese weist grobe, „hahnenkammartige" Falten mit in Größe und Form wechselnden Areae gastricae auf, die bald flach-buckelig, bald kugelig oder papillär, erscheinen. Die zwischen ihnen liegenden Furchen können dabei verstrichen oder im Gegenteil, vertieft sein. Diese durch Zug nicht ausgleichbare Umformung der Magenschleimhaut wird auch als État mamelonné (LOUIS, 1824) bezeichnet. Die Schleimhautfärbung ist wechselnd: grau-gelbliche Areale schließen an akut-entzündliche, gerötete Bezirke an. Liegt gleichzeitig eine venöse Stauung vor, so wird die Mucosa dunkelrot und in Fällen von Hämochromatose infolge der Ablagerung von Pigmenten in Drüsenzellen und Inter-

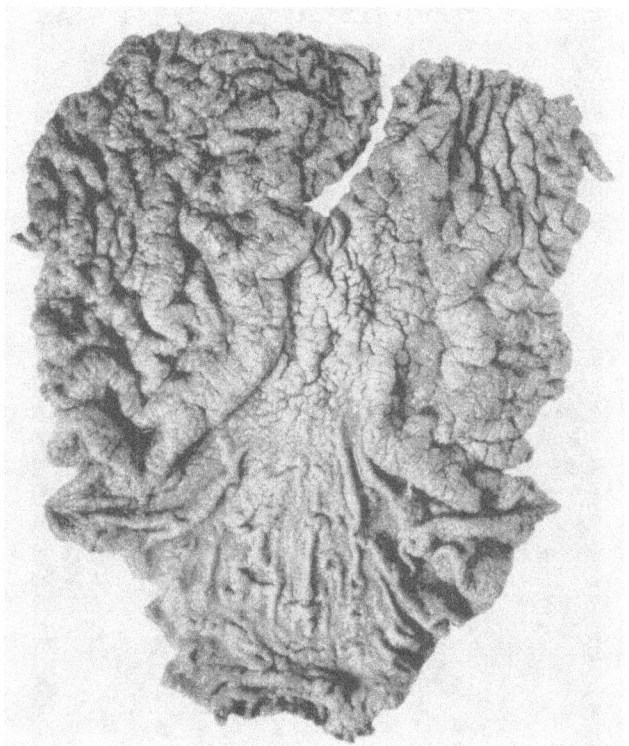

Abb. 71. Ausgeprägte hyperplastische Fundus- und Corpusgastritis mit Sklerose der Submucosa. 30jährig, männlich (Pathologisches Institut Zürich, SN 1927/50)

stitium schiefer-grau. Der Schleimhaut haftet ein zäher, häufig blutig tingierter „Schleim" an. Als Ausdruck eines akuten entzündlichen Rezidives kommen zu diesen Veränderungen noch kleinste oberflächliche Erosionen (PUHL, 1926; KONJETZNY, 1928).

Feingeweblich sind die Veränderungen der chronischen Entzündungsphase durch umfängliche Proliferations-, Umbau und Fehlsubstitutionen am Deck- und Drüsenepithel gekennzeichnet. Dabei tritt als Ausdruck der Proliferation und des Umbaues des Epithels der Magenleisten und -grübchen ein Mitosereichtum, die Bildung syncytialer Zellverbände und mehrschichtiger Epithelknospen in Erscheinung. An den Magengrübchen wird noch ein Tiefenwachstum des Epithels mit Ausbildung solider Epithelsprosse und Verlust der Basalmembran deutlich.

Neben der Proliferation und dem Umbau steht — ohne scharfe Grenze — der „Fehlbau". Die neugebildeten Zellen verlieren ihre ursprüngliche Differenzierung. Sie zeigen eine intensivere Kern- und Cytoplasmafärbung, sowie die

Ausbildung syncytialer Verbände (sog. „indifferente Zellen" — Moscowicz, 1922). Diese indifferenten Zellen können Übergänge zu Epithelien erkennen lassen, die Stäbchensäume aufweisen und morphologisch wie funktionell den Dünndarmepithelien gleichen können (RUBIN, 1968, Lit.). Dieser Eindruck wird durch den Nachweis von Becherzellen, Panethschen Körnerzellen und sog. gelben Zellen

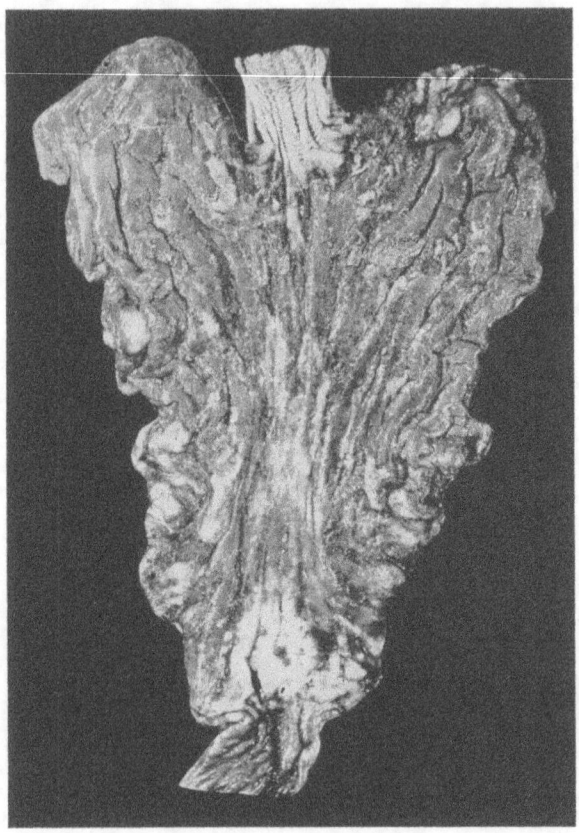

Abb. 72. „Hypertrophische Gastritis" bei inveteriertem mukösem und submukösem Ödem. Generalisierende End- und Thrombangiitis. 44jährig, männlich (Pathologisches Institut Heidelberg, SN 386/68)

verstärkt. Dadurch gewinnen die Magengrübchen das Aussehen von Lieberkühnschen Krypten (sog. Darmschleimhautinseln; LUBARSCH u. MARTIUS, 1897; HALLAS, 1911; CHUMA, 1923; PREUSSER, 1915; RUBIN u. Mitarb., 1966, 1967; RUBIN, 1968 — vgl. auch ortsfremde Zellen S. 202 ff. sowie atrophische Gastritis S. 242 ff. Dieser Um- und Fehlbau der Mucosa beginnt bevorzugt ad pylorum, greift auf die kleine Kurvatur über und kann schließlich Vorder- und Hinterwand von Corpus und Fundus ventriculi erfassen (HILLENBRANDT, 1930; HEBBEL, 1949).

Tritt die Umwandlung des Deck- und später auch Drüsenepithels in Becherzellen in den Vordergrund, entsteht das Bild der „Gastritis chronica mucipara".

Cystische Ausweitung regelrechter oder bereits umgebauter Foveolae gastricae oder heterotoper Drüsengruppen durch begleitende periglanduläre mesenchymale

Proliferationsvorgänge (sog. Retentionscysten), sind im Rahmen der chronisch hypertrophischen Gastritis ein häufiges Ereignis. Solche Retentionscysten können schon makroskopisch als kleinste, „tautropfenartige" Bildungen bald lokalisiert (UMEDA, 1932) oder mehr diffus (SUSSIG, 1921; KONJETZNY, 1928; KAUFMANN, 1931) auftreten. Im letztgenannten Fall wird auch von einer „Gastritis cystica"

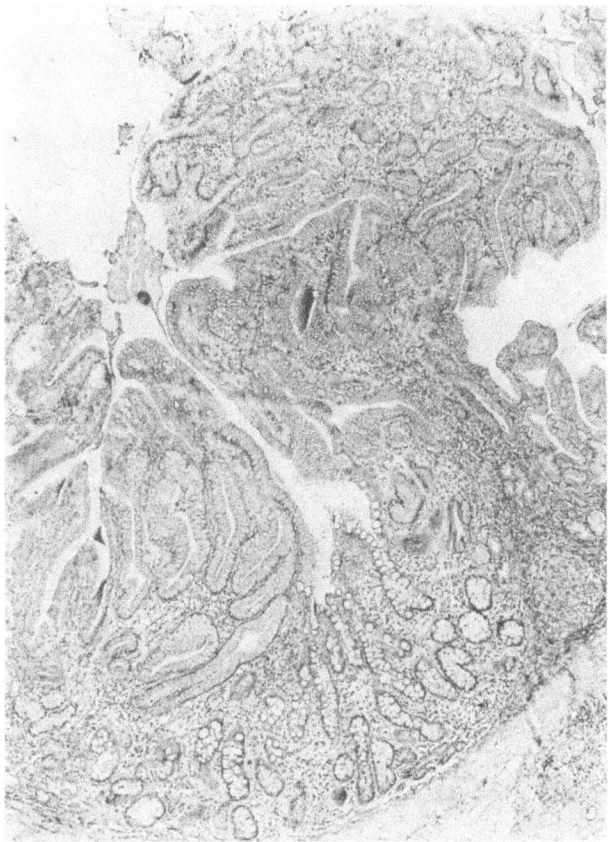

Abb. 73. Polypös-hypertrophische Antrumgastritis (Pathologisches Institut Heidelberg, E.-Nr. 2381/70). Färbung: HE, Vergr. 65:1

gesprochen. Bei der Gastritis cystica kann es zum Aufbrechen der erweiterten Drüsen kommen und der „Schleim" ergießt sich in das Stroma. Weiterhin ist die Polarität der Sekretabgabe dieser Epithelien gestört; ihre Sekretion erfolgt per parapedesin über die Zellbasis in das Interstitium (TSCHANTZ, 1964). Dieser interstitielle Schleim induziert seinerseits eine Reticulumzellwucherung und rundzellige Infiltration.

Die Proliferation der Leistenspitzenepithelien wird in der Regel von einer Zunahme des Schleimhautstromas begleitet. Dadurch entstehen „unregelmäßig verzweigte Zotten", oder „polypöse", breitbasig oder gestielt der Schleimhaut aufsitzende „Pseudopolypen"; diese „entzündlichen Polypen" werden bevorzugt im Bereiche des Canalis pyloricus angetroffen (vgl. weiter Abschnitt Polypen und Magenschleimhautprolaps S. 527, 513) und kennzeichnen das Bild der „Gastritis polyposa sive proliferans". Das neugebildete Bindegewebe zeigt als Ausdruck der chronischen Entzündungsphase eine starke zellige Infiltration, wobei nach KALIMA (1925) Plasmazellen und Russelsche Körperchen bevorzugt, ja sogar ausschließlich, in der Höhe der Grübchen angetroffen werden können, während

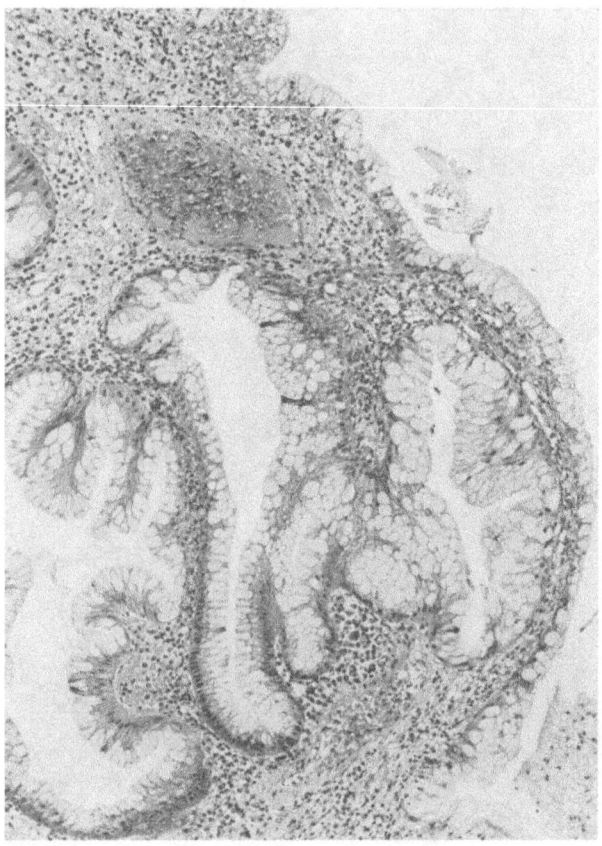

Abb. 74. Hypertrophische Gastritis — Corpus ventriculi (vgl. Abb. 91, Typ 4, PALMER, 1954); Hyperplasie der Grübchen (Pathologisches Institut Heidelberg, E.-Nr. 86/69.) Färbung: HE, Vergr. 100:1

Lymphocyten und eosinophile Granulocyten mehr die Basis der Mucosa bevorzugen sollen.

Die bereits bei der chronisch-atrophischen Gastritis erwähnten Proliferationen des Mesenchyms der übrigen Wandschichten und die reaktive Mitbeteiligung der regionären Lymphknoten werden — oft in wesentlich stärkerem Ausmaß — auch bei der chronisch-hypertrophischen Gastritis nachweisbar.

Bereits 1922 differenzierte SCHINDLER drei Typen der hypertrophischen Gastritis, eine Einteilung, die er im Verlauf der Jahre durch eine Vielzahl von Untersuchungen bestätigt sah (SCHINDLER, 1966, Lit.):

1. die hypertrophische interstitielle Gastritis,
2. die hypertrophische proliferative Gastritis und
3. die hypertrophische glanduläre Gastritis.

Die hypertrophische interstitielle Gastritis im Sinne von SCHINDLER ist durch interstitielle Infiltrate von Plasmazellen oder Lymphocyten zwischen den elongierten Drüsenschläuchen gekennzeichnet. Sie wird als perifokale Reaktion bei Magengeschwüren oder Carcinomen nachweisbar und ist von geringer klinischer Bedeutung. Sie ist indessen gegenüber den beiden weiteren Formen gelegentlich durch die Saugbiopsie zu diagnostizieren.

Bei der chronischen proliferativen Gastritis ist der Drüsenapparat zunächst intakt und von regelrechter Ausdehnung; dagegen sind die Foveolae gastricae elongiert

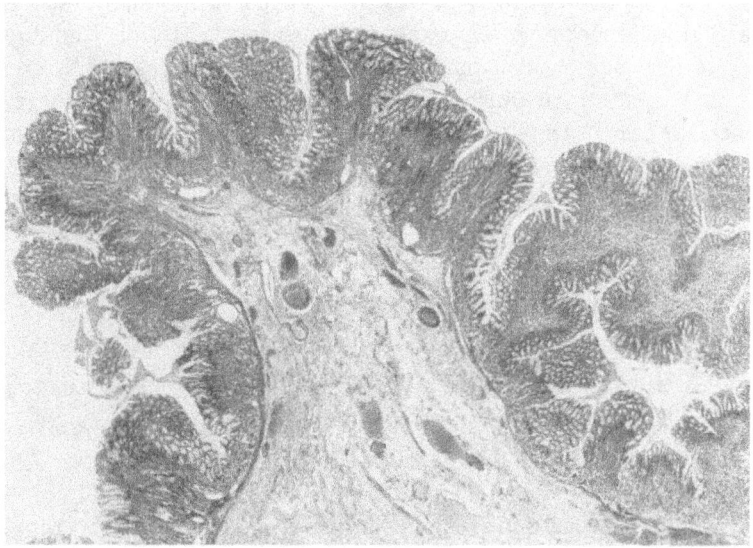

Abb. 75. Gastritis polyposa sive proliferans. 33jährig, weiblich (Pathologisches Institut Zürich, 4913/52). Färbung: HE, Vergr. 10:1

(Abb. 73, 74). Das gewucherte Oberflächenepithel bildet unregelmäßige „Knoten"; die „Schleimproduktion" ist reduziert. Man findet Syncytien und Mitosen sowie kleine Cysten im Bereiche des verbreiterten vormaligen lumennahen Drüsendrittels. Die Lamina propria ist rundzellig infiltriert. Diese Form der hypertrophischen Gastritis kann mit einem Ulcus ventriculi (SCHINDLER, 1947) oder einem Magencarcinom (SCHINDLER, 1962) vergesellschaftet sein; sie findet sich aber häufiger allein und stellt insgesamt eine seltene Erkrankung dar.

Häufiger ist die dritte und wichtigste Form, die hypertrophische glanduläre Gastritis. Die Magenschleimhaut kann auf das zwei- bis siebenfache der Norm verdickt sein. An der Hyperplasie sind sämtliche Bauelemente der Mucosa beteiligt (Abb. 75). Zwischen den derben Knoten hat die Schleimhaut ihre normale Dicke von 0,7—0,8 mm. In Einzelfällen ist die Drüsenwucherung so ausgeprägt, daß sich Riesenfalten bilden; damit sind Beziehungen zu der sog. Riesenfalten-Gastritis Ménétrier gegeben (s. weiter S. 273). Die hypertrophisch glanduläre Gastritis findet man relativ häufig beim Ulcus duodeni (FIEBER, 1959) oder beim Zollinger-Ellison-Syndrom (SCHINDLER u. DE OLIVEIRA, 1960; ZOLLINGER u.

ELLISON, 1955). Die Belegzellmasse kann dabei von normalerweise 1,09 Milliarden auf 1,9 Milliarden erhöht sein (COX, 1952).

### d) Stadien und Graduierung der Gastritis

Die Darstellung der Histologie der banalen Gastritis aufgrund von autoptisch und operativ gewonnenen Mägen (KONJETZNY, 1928, 1947, 1954; HAMPERL, 1936; BÜCHNER, 1931 u.a.) und die Abstimmung dieser Befunde, die durch „Oberflächenbeurteilung" der Magenschleimhaut am Lebenden durch die Gastroskopie gewonnen wurden (SCHINDLER, 1947; GUTZEIT u. TEITGE, 1937; HENNING, 1934) ließen den Formenkreis der banalen Gastritis zumindest in Bezug auf das morphologische Bild als abgeklärtes Krankheitsbild erscheinen. Durch Einführung der Saugbiopsie der Magenschleimhaut durch DOIG und WOOD (1952), DESNIEUX (1954) und TOMENIUS (1950) sind indessen wieder viele Fragen offen geworden. Die dabei erhobenen Untersuchungsbefunde machten es wünschenswert, eine gewisse Graduierung des Schweregrades der morphologischen Veränderungen vorzunehmen und diese mit den Ergebnissen der funktionellen Magensekretionsprüfung in Korrelation zu bringen (Gesamtmenge und Acidität des Sekretes). HAFTER und SIEBENMANN (1962) erarbeiteten folgende Übersicht aufgrund bioptischer Einsendungen:

Grad 0: Normale Schleimhaut.

Grad 0—1: Geringe herdförmige Infiltrate aus Lymphocyten, Plasmazellen und Histiocyten bei normalem Deckepithel.

Grad 1: Geringe chronische (Oberflächen-)Gastritis. Durchgehende lockere Infiltration des innersten Schleimhautdrittels mit Lymphocyten, Plasmazellen und Histiocyten und gelegentlichen degenerativen Veränderungen des Deckepithels.

Grad 2: Vollbild der chronischen Oberflächengastritis mit einem recht dichten, vorwiegend lympho-plasmacellulären Infiltrat im innersten Drittel. Dazu kommen in wechselnder Menge gelapptkernige neutrophile und eosinophile Granulocyten mit Diapedese durch Deck- und Grübchenepithel und ausgeprägte Degenerationserscheinungen, besonders an den Papillenspitzen.

Grad 3: Schwere chronische Gastritis mit beginnender Atrophie und durchgehenden Infiltraten bis an die Grenze der Muscularis mucosae, Verdichtung der lymphocytären Infiltrate zu Follikeln, Verkürzung der Drüsenschläuche und teilweiser Ersatz durch unspezifische Drüsenschläuche. Umfangreiche Degeneration des Deckepithels.

Grad 4: Chronische atrophische Gastritis, oft verbunden mit intestinaler Metaplasie, d.h. starker Zunahme der Becherzellen und Becherzellmitosen.

Ein Vergleich der anatomischen Befunde mit den qualitativen und quantitativen Sekretionsuntersuchungen ergibt nach HAFTER und SIEBENMANN (1962) folgendes:

Die „Normalwerte" der Magensekretion sind nach der Lamblingschen Methode: Nüchternsekret alkalisch oder sauer bis 40 cm$^3$; maximale HCl-Konzentration nach Histaminreiz 80—136 mÄqu/l; bei Frauen liegen die Werte um annähernd 20% tiefer; 2 Std Sekretmenge nach Histaminreiz: 150—250 ml/2 Std.

Bei Gastritis 0—1. Grades sind die Säurewerte oft erhöht.

Bei Gastritis 1. Grades ist die Sekretion in Ruhe vermindert und nach Histamin überschießend.

Bei Gastritis 2. Grades ist das Nüchternsekret alkalisch oder sauer. Die maximale Säurekonzentration liegt noch im Bereich der Norm. Dagegen kommt es auf Histamininjektion zu einer beträchtlich überschießenden Sekretion bis zu 250 cm$^3$ und mehr. Die HCl-Werte können die obere Grenze der Norm erreichen. Der Gastritis 2. Grades entspricht klinisch das Bild des „Reizmagens".

Bei der Gastritis 3. Grades ist das Nüchternsekret meist alkalisch. Die Sekretion auf Histamin ist normal, über- oder unternormal. Auf eine gewisse Sekretionsinsuffizienz weisen die niedrige maximale Säuresekretion und die Alkalescenz des Nüchternsekretes hin.

Bei der chronisch atrophischen Gastritis 4. Grades bestehen immer pathologische Sekretionsverhältnisse. Die Nüchternwerte sind stets alkalisch. Das HCl-Defizit beträgt zwischen minus 30—60 mÄqu/l.

Vergleichende Untersuchungen von ROHRER und WELSH (1967) legten eine Gruppierung in 1. normal, 2. Oberflächengastritis, 3. atrophische Gastritis und 4. Mucosaatrophie — „gastric atrophy" — zugrunde. In der 4. Gruppe fehlten jeweils Haupt- und Belegzellen in den Fundus- und Korpusdrüsen. Patienten der Gruppe 2 zeigten eine deutliche Reduktion von Sekretionsvolumen, Säure- und Enzymausschüttung (proteolytische Enzyme). Die Produktion von Hexose und Vitamin B 12 bindenden Substanzen entsprach indessen der Gruppe 1. In der Gruppe 3 wurden nur geringe Enzym- und niedrige HCl-Konzentrationen ermittelt. Die Gruppe 4 produziert einen konzentrierten Magensaft ohne HCl und proteolytische Enzyme; während Vitamin B 12 bindende Substanzen nachweisbar bleiben, indessen signifikant erniedrigt sind, ist die Hexosekonzentration weiterhin hoch.

WOLFF (1968) klassifiziert in:

1. Normale Korpusschleimhaut.

2. Noch normale Korpusschleimhaut: vermehrter Zellgehalt des interfoveolären Bindegewebes ohne Auseinanderdrängen der Foveolae gastricae.

3. Leichte Oberflächengastritis: vermehrte interfoveoläre Zellinfiltration und Verbreiterung des Bindegewebes zwischen den Foveolae gastricae.

4. Oberflächengastritis: dichte celluläre Infiltration zwischen weit auseinander gerückten und geschlängelten Foveolae gastricae mit Unregelmäßigkeiten der Deck- und Halsepithelien.

5. Beginnende (chronisch-)atrophische Gastritis: die rundzellige Infiltration greift auf die Bindegewebsräume zwischen den Magendrüsen über; sie werden dadurch komprimiert, aber nicht verkürzt.

6. Chronische Gastritis mit partieller Atrophie der Magendrüsen: trotz fortgeschrittener Atrophie sind noch Magendrüsen mit Belegzellen vorhanden.

7. Chronische Gastritis mit totaler Atrophie der Magendrüsen: Belegzellen sind nicht mehr nachweisbar; die plumpen Drüsen werden von einem uncharakteristischen Epithel umsäumt.

Sieht man an dieser Stelle von der klinischen Problematik der HCl- und Pepsinbestimmung und der großen methodischen Fehlerbreite ab, ist mit den dargelegten Einteilungen — speziell jener von HAFTER und SIEBENMANN (1962) — klinisch-funktionell bzw. pathophysiologisch für die Gastritis als „Ens morbiditatis" eine Vergleichsbasis geschaffen. Um die „Richtung" des Prozesses und die prospektive Potenz der Erkrankung und damit die Prognose der Gastritis zu erfassen, sollten die Akzente indessen etwas anders gesetzt werden. Kontroll- und Mehrfachbiopsien gehen von der Voraussetzung aus, daß es sich bei der Gastritis um einen diffusen, den gesamten Magen betreffenden Prozeß handelt (DEMLING u. Mitarb., 1968; HENNING u. Mitarb., 1962; JOSKE u. Mitarb., 1955; WILLIAMS u. Mitarb., 1957), eine Auffassung, die unter anderem auch von DEUTSCH (1963) nicht geteilt wird.

Bei Mehrfachbiopsien geben JOSKE u. Mitarb. (1955) in 75%, HENNING u. Mitarb. (1962) in 80% sowie WILLIAMS u. Mitarb. (1957) in 90% übereinstimmende Befunde an. Jugendliche und Probanden jenseits des 60. Lebensjahres haben (HEINKEL u. Mitarb., 1965) eine höhere Konstanz der Schleimhautbefunde als Untersuchte zwischen dem 30. und 60. Lebensjahr; die Entwicklung eines akut-entzündlichen Schubes ist unabhängig vom Untersuchungsintervall und besserungsfähig. HEINKEL u. Mitarb. (1965) geben folgende Verlaufsbeobachtungen an:

|  | Kontrollbiopsie nach | | |
| --- | --- | --- | --- |
|  | 3 Monate bis 1 Jahr | 1—3 Jahre | Über 3 Jahre |
| Gebessert | 11% | 11% | 6% |
| Unverändert | 74% | 65% | 62% |
| Verschlechtert | 15% | 24% | 32% |

Verteilt auf die jeweiligen Stadien der Gastritis, wird die Progressivität des Prozesses deutlich (HEINKEL u. Mitarb., 1965):

| Graduierung | Verschlechtert in % |
| --- | --- |
| Normal | 33 |
| Noch normal | 24 |
| Mäßige Oberflächengastritis | 21 |
| Ausgeprägte Oberflächengastritis | 24 |
| Beginnende atrophische Gastritis | 42 |
| Ausgeprägte atrophische Gastritis | idem 84 |

Der aufgeführten Graduierung liegt die Konzeption zugrunde, daß sich die chronisch-atrophische Gastritis über die Stadien der Oberflächengastritis entwickelt (HENNING u. Mitarb., 1956; PONTES, 1962/63; WIRTS, 1967).

Auf die Bedeutung der chronisch-atrophischen Gastritis als fragliche Präcancerose wird im Kapitel „Magencarcinom" ausführlich einzugehen sein (vgl. S. 633). An dieser Stelle sei indessen noch die „intestinale Metaplasie" weiter abgehandelt, da ihre Gruppierung für eine „prospektiv-prognostische" Graduierung von Biopsien wesentlich ist.

Die sog. „reine" intestinale Metaplasie lehnen DEMLING u. Mitarb. (1968) als Präcancerose ab; sie wird als Defektheilung der chronischen atrophischen Gastritis angesehen. DEMLING u. Mitarb. (1968) interpretieren Zwischenstadien mit der Entwicklung „dunkler-indifferenter" Drüsen als potentielle Fehlregenerate. Bei Fällen mit ausgedehnterer intestinaler Metaplasie wird aus der primär sekretorischen eine absorptive Schleimhaut (RAGINS u. DITTBRENNER, 1965; RUBIN, 1968, Lit.). Das Epithel gleicht morphologisch und funktionell jenem der Dünndarmschleimhaut (s. auch DEMLING u. Mitarb., 1966). Die erhöhte Absorption von HCl bei Perniciosa und Ulcus ventriculi (CHAPMAN u. Mitarb., 1967) wird von RUBIN (1968) u.a. auf diese intestinale Metaplasie zurückgeführt und der vermehrte Einstrom oral applizierter Carcinogene besonders hervorgehoben. Unter dem Blickwinkel der pathologischen Absorption wird der intestinalen Metaplasie in Zukunft vermehrte Aufmerksamkeit gewidmet werden müssen.

In einer eigenen Graduierung (Abb. 76a—d, 77a—c, 78a—c, 79a u. b und 80) haben wir diesen Überlegungen Rechnung getragen und unser Biopsiematerial (Pathologisches Institut der Universität Heidelberg), in chirurgisches und internistisches Einsendungsgut getrennt, aufgeschlüsselt:

Tabelle 6

| Graduierung | Internistisches Biopsiematerial | Chirurgisches Biopsiematerial | Gesamtsumme |
|---|---|---|---|
| 0 | 55 = 29,9% | 13 = 6,0% | 68 |
| 0—1 | 18 = 9,7% | 22 = 10,1% | 40 |
| 1 | 29 = 15,6% | 27 = 12,4% | 56 |
| 2 | 28 = 15,1% | 25 = 11,5% | 53 |
| I | 130 = 70,3% | 87 = 40,0% | 217 |
| 3 | 10 = 5,4% | 29 = 13,3% | 39 |
| 4 | 9 = 4,8% | 21 = 9,6% | 30 |
| 4A | 18 = 9,7% | 19 = 8,7% | 37 |
| 5 | 7 = 3,9% | 15 = 6,9% | 22 |
| II | 44 = 23,8% | 84 = 38,5% | 128 |
| 5A | 10 = 5,4% | 17 = 8,0% | 27 |
| 6 | 1 = 0,5% | 10 = 4,5% | 11 |
| III | 11 = 5,9% | 27 = 12,5%* | 38 |
| 7 | — | 20 = 9,0% | 20 |
| IV | — | 20 = 9,0% | 20 |
| Endsumme | 185 | 218 | 403 |

0: Normale Schleimhaut; 0—1: diskrete Oberflächengastritis; 1: geringgradige chronische Oberflächengastritis; 2: ausgeprägte chronische Oberflächengastritis.

3: Chronische Gastritis; 4: schwere chronische Gastritis; 4A: schwere chronische Gastritis mit Atrophie; 5 schwere chronische Gastritis mit intestinaler Metaplasie.

5A: Schwere chronische Gastritis mit intestinaler Metaplasie und Atrophie; 6: schwere chronische Gastritis mit Dedifferenzierung.

7: Carcinom.

* 7 Fälle der Gruppe III (5A; 6) — chirurgisches Biopsiematerial ergaben intra operationem ein Carcinom.

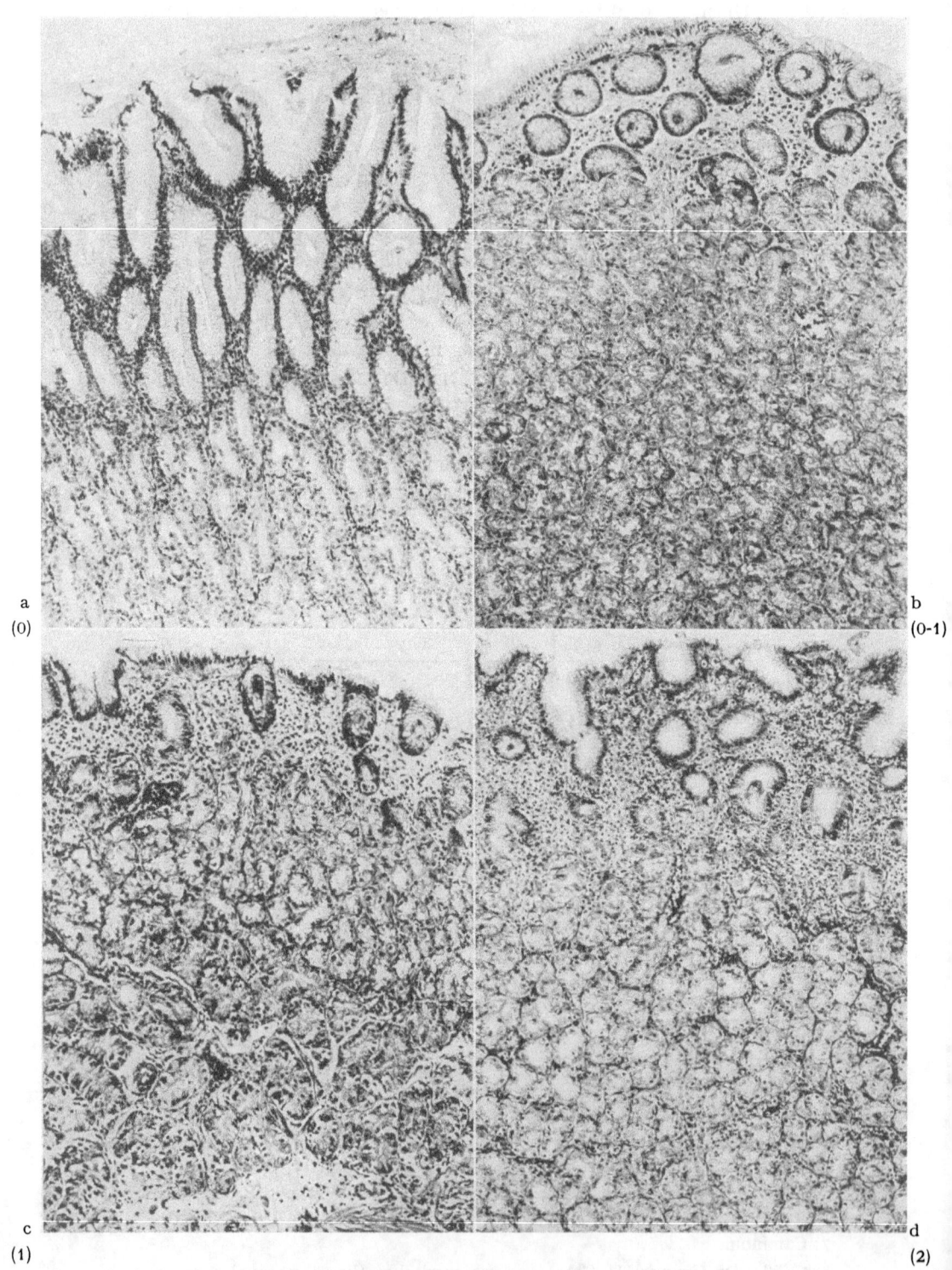

a
(0)

b
(0-1)

c
(1)

d
(2)

Abb. 76 a—d (s. Tabelle 6)

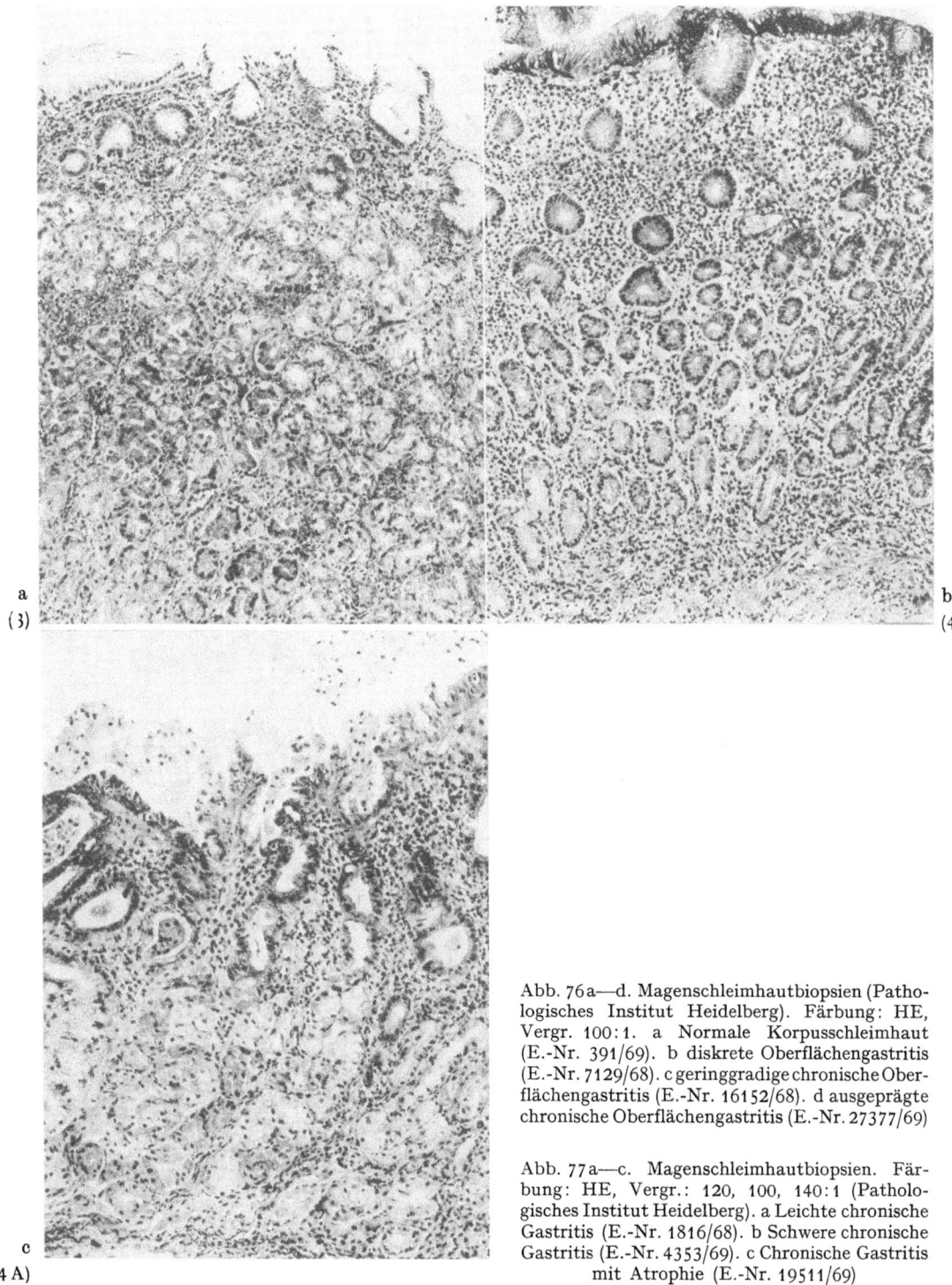

Abb. 76a—d. Magenschleimhautbiopsien (Pathologisches Institut Heidelberg). Färbung: HE, Vergr. 100:1. a Normale Korpusschleimhaut (E.-Nr. 391/69). b diskrete Oberflächengastritis (E.-Nr. 7129/68). c geringgradige chronische Oberflächengastritis (E.-Nr. 16152/68). d ausgeprägte chronische Oberflächengastritis (E.-Nr. 27377/69)

Abb. 77a—c. Magenschleimhautbiopsien. Färbung: HE, Vergr.: 120, 100, 140:1 (Pathologisches Institut Heidelberg). a Leichte chronische Gastritis (E.-Nr. 1816/68). b Schwere chronische Gastritis (E.-Nr. 4353/69). c Chronische Gastritis mit Atrophie (E.-Nr. 19511/69)

Abb. 77 a—c (vgl. Tabelle 6)

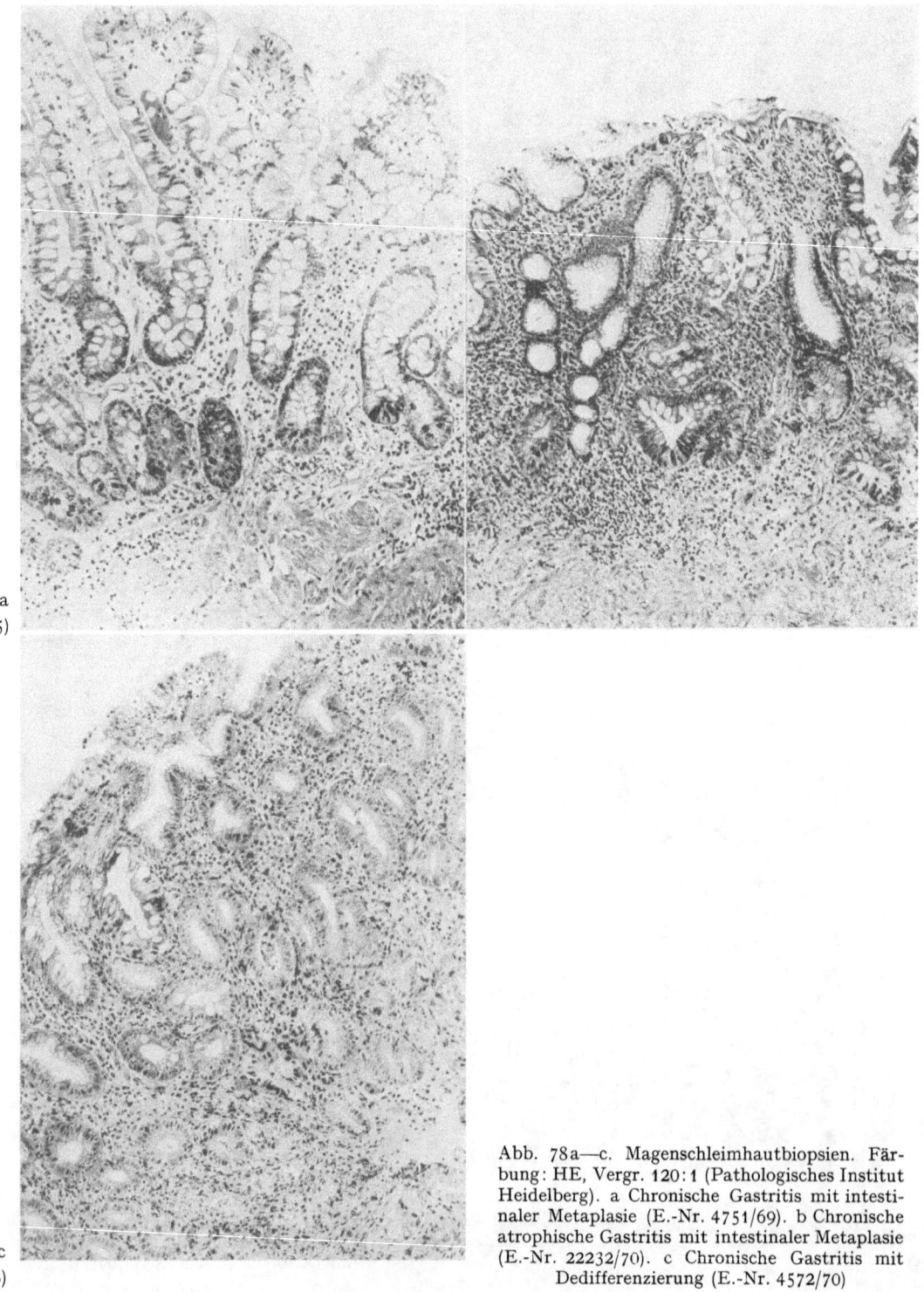

Abb. 78a—c. Magenschleimhautbiopsien. Färbung: HE, Vergr. 120:1 (Pathologisches Institut Heidelberg). a Chronische Gastritis mit intestinaler Metaplasie (E.-Nr. 4751/69). b Chronische atrophische Gastritis mit intestinaler Metaplasie (E.-Nr. 22232/70). c Chronische Gastritis mit Dedifferenzierung (E.-Nr. 4572/70)

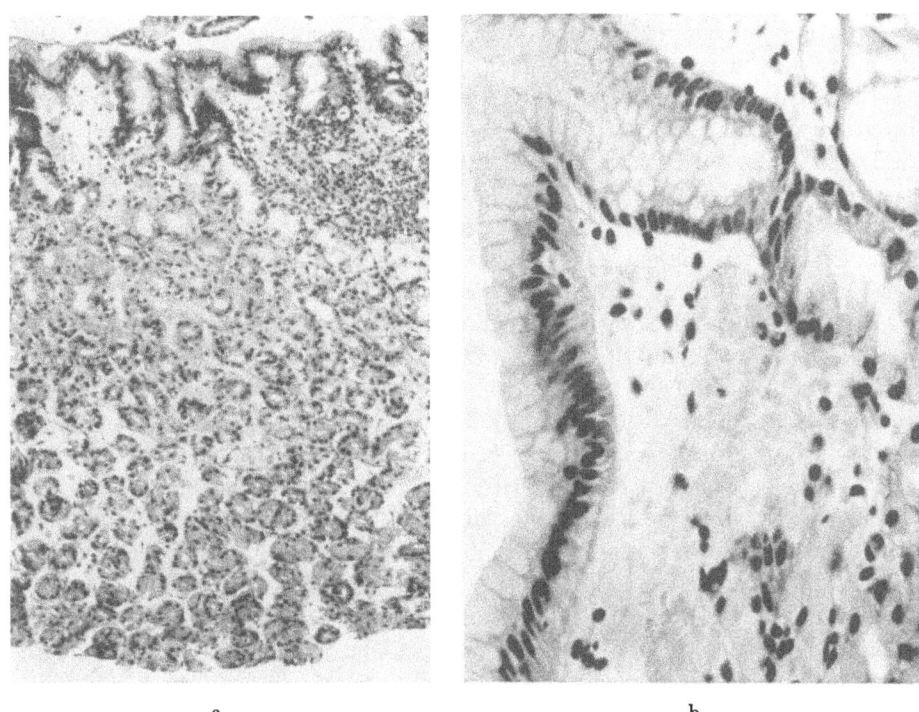

a            b

Abb. 79a u. b. Akute pseudotumoröse allergische Gastritis. a Ödem und hämorrhagische Durchtränkung der Schleimhaut mit nur vereinzelten, umschriebenen leukocytären Infiltraten. Partielle Ablösung des Oberflächenepithels. Maßstab 110:1. b Ödem und Blutungen, pralle Capillarfüllung und nur unbedeutende celluläre Infiltration. Maßstab 445:1.
Sp., Konrad, 36jährig (Pathologisches Institut Zürich, MB. 13009/61)

Patienten der Gruppe III (5A, 6) werden einer wiederholten Kontrollbiopsie unterzogen.

Als besondere Komplikation im Gefolge der Gastritis sind profuse Magenblutungen (s. Kapitel G, S. 346) sowie der transpylorische Magenschleimhautprolaps (s. Kapitel J, S. 513) anzusehen. Über die Beziehungen zwischen Gastritis und Ulcus ventriculi s. Kapitel H (S. 413) und zum Carcinom s. Kapitel L (S. 633).

### 3. Ätiologie der „banalen" Gastritis

Unsere „klassischen" Vorstellungen von der Ätio-Pathogenese der akuten wie chronischen Gastritis sind mit Einführung der Magenschleimhaut-Saugbiopsie nicht mehr zweifelsfrei geblieben. Gegenüber der Einwirkung schädigender Reizwirkungen stehen der Magenschleimhaut eine Vielzahl protektiver Mechanismen zur Verfügung, die es ihr ermöglichen, in raschem Ablauf über die Desquamation erkrankter Epithelkomplexe unter der Bildung akuter Erosionen und nahezu simultan auftretender reparatorischer Vorgänge eine Restitutio ad integrum innerhalb weniger Stunden herbeizuführen (PALMER, 1954). Experimentell hatte MERKEL bereits 1942 entsprechende Beobachtungen bei seinen Histaminversuchen zur Pathogenese akuter und chronischer „peptischer" Schleimhautläsionen machen können. Diese Beobachtungen haben weitreichende Konsequenzen und verdeutlichen, daß die Begriffe „Gastritis", „Erosion" und „Ulcus" häufig neu zu interpretieren sind und neue klinische Äquivalente erforderlich sind. Der Komplex des „stress-ulcer" (s. S. 328), das akute Ulcus oder die akute Erosion *ohne* Gastritis rücken die lokale Dyszirkulation wieder in den Mittelpunkt des Interesses (KOLIG u. WANKE et al., 1969).

Damit stößt die Präzisierung des Begriffes „akute Gastritis" — besonders gastroskopisch (BRÜHL u. KRENTZ, 1969) — und ihre Abgrenzung gegenüber der „physiologischen Gastritis" mit ihrer Zellmauserung auf Schwierigkeiten, wenn keine Erosionen vorliegen. Auch die Frage nach der Ätiologie der „echten" entzündlichen Schädigung der Magenschleimhaut macht neue Konzeptionen erforderlich. So hat es den Anschein, daß die bloße Einwirkung einer schädigenden Noxe (z. B. Alkohol) für sich allein *nicht* genügt, um das morphologische Bild einer akuten Gastritis der „klassischen" Prägung herbeizuführen. Es ist vielmehr anzunehmen, daß es sich um eine Kettenreaktion handelt, von der wir zwar das Endresultat, nicht aber seine Glieder kennen.

Nach diesen Überlegungen wäre es eigentlich zwingend anzunehmen, daß erst durch das Hinzutreten weiterer, bislang überwiegend unbekannter Faktoren eine Überführung der akuten Gastritis in ihre chronische Form ausgelöst würde (SCHWARTZ, 1946; SCHINDLER, 1966, Lit.; PACHALY u. Mitarb., 1966).

Es sei weiterhin nochmals betont, daß *die* Gastritis als komplexes Geschehen auch in einer Vielzahl von Ursachen wurzelt, die im einzelnen und in ihrem Zusammenwirken oftmals nicht ohne weiteres zu überblicken sind. Dies gilt insbesondere für die Frage, ob Erbfaktoren (u. a. bei der Achylia gastrica, der sog. perniciösen Anämie), primäre inkretorische Störungen (u. a. bei Hypothyreose, Hypophysenvorderlappen- und Ovarialinsuffizienz) und konstitutionelle Momente jeweils als primum movens wegbahnend für den Reaktionsablauf sein können.

Diese einschränkenden Überlegungen sind der Erörterung der Ätiologie der Gastritis simplex aufgrund der von KONJETZNY (1928) und FABER (1935) erarbeiteten Basis vorangestellt, da deren Tragfähigkeit aufgrund neuerer Untersuchungen nur noch partiell zweifelsfrei geblieben ist.

### a) Exogene Gastritis

Die exogene Gastritis (der sog. Reizmagen) ist nach KONJETZNY (1928, 1947, 1954) bevorzugt im Antrum lokalisiert und Folge des Umstandes, daß eine längere Verweildauer des Mageninhaltes auch eine intensivere Einwirkung der schädigenden oder entzündungserregenden Noxen verursacht. Diese Konzeption wird durch die Erfahrung unterstützt, daß die entzündlichen Veränderungen im Antrum gegenüber jenen um Korpus oder Fundus ausgeprägter und häufiger sind und daß der Prozeß vielfach im Antrum beginnt, um später zu ascendieren (MOLL u. PETZEL, 1964; PACHALY u. Mitarb., 1966; RUSSELL u. Mitarb., 1966; SEIFERT u. KNOLL, 1968).

Ausgelöst wird die exogene Gastritis durch chemische, thermische, mechanische oder bakterielle Noxen. Die Häufigkeit der Gastritis generell ist schwer abzuschätzen, da sie keine „Todeskrankheit" darstellt und im Autopsiematerial — wenn die Mucosa überhaupt noch genügend zu beurteilen ist — nur als Zusatz- oder Zufallsbefund zur Beobachtung gelangt. Sie scheint indessen ungemein häufig vorzukommen, wie aus Untersuchungen von SIURALA u. Mitarb. (1968) hervorgeht; ein wahllos zusammengestelltes Populationskollektiv finnischer Landbewohner im Alter zwischen 16 und 65 Jahren wies bioptisch in 53% (!) eine Gastritis auf. In 25% lag eine Oberflächen- und in 28% eine atrophische Gastritis vor. Eine Geschlechtsdifferenz bestand nicht. Es wurde eine, mit dem Alter zunehmende, statistisch signifikante Erkrankungsquote ermittelt, die 1,4% der Gesamterkrankungsquote jährlich beträgt. Die jährliche Zuwachsrate an atrophischer Gastritis wird mit 1,3% beziffert. Ursächlich wird eine Vielzahl chemischer Noxen angeschuldigt: Alkohol (HIRSCH, 1916; GRAY u. SCHINDLER, 1941; SCHINDLER, 1947; MOTTERAM, 1951; PALMER, 1954; JOSKE u. Mitarb., 1955; WILLIAMA, 1956; EDWARDS u. COGHILL, 1966), Salicylate (DOUTHWAITE u. LINTOTT, 1938; HURST u. LINTOTT, 1939; HURST, 1943; JONES, 1956 u.a.), Digitalis (HENNING, 1934; GUTZEIT u. TEITGE, 1937), Aureomycin (LEWIS u. Mitarb., 1950; CURTIS u. Mitarb., 1951; PALMER, 1954), Phenylbutazon (SCHOEN, 1963, Lit.), Cinchophen (BLOCH u. ROSENBERG, 1934; STALKER u. Mitarb., 1937; BOLLMAN u. Mitarb., 1938), Koffein (JUDD, 1943; ROTH u. IVY, 1946), Eisensalze, Jodide, Bromide, Ammoniumchlorid, Quinquine u.a. (SCHINDLER, 1947; WARDEN u. Mitarb., 1958). Nahrungsmittelprodukte, die chemische Irritantien wie Tee, Kaffee, Senf, Paprika, Pfeffer oder Gewürznelken enthalten (SANCHEZ-PALOMERA, 1951; SCHNEIDER u. Mitarb., 1956 u.a.) sind gleichfalls anzuschuldigen. Die Pathibilität der Magenschleimhaut wird weiterhin durch den allgemeinen Ernährungszustand (IVY, 1920; BREIDENBACH u. Mitarb., 1952; BERG, 1956), Lebercirrhose oder portale Hypertension (PALMER u. BRICK, 1949; PALMER, 1954; JOSKE u. Mitarb., 1955; STELZNER, 1965 u.a.), zentral-nervöse Läsionen (VEIL u. STURM, 1943; DALGAARD, 1959) und Infektionskrankheiten (FABER, 1935; NYFELDT u. VIMTRUP, 1936; HEYDE u. ROBINSON, 1948; SCHABERG u. Mitarb., 1954) beeinflußt.

Ein charakteristisches Beispiel einer einfachen, akut exogen induzierten „Gastritis", ist die nach Alkoholabusus. Sie wurde bereits von BEAUMONT 1833 beschrieben. Nach Entzug heilt die akute alkoholische Gastritis sogleich wieder folgenlos ab (GRAY u. SCHINDLER, 1941; WOLF u. WOLFF, 1943; MOTTERAM, 1951; PALMER, 1954). HIRSCH untersuchte 1916 Patienten im Delirium tremens und fand petechiale Blutungen. PALMER (1954) gastroskopierte 34 junge Patienten im „akuten Alkoholismus" 6 Std nach dem letzten Drink: 30 Patienten wiesen petechiale Hyperämie, Erosionen, Petechien und ein purulentes Exsudat auf. Kontrolluntersuchungen ergaben ein „normales" Schleimhautbild. Während eine akute Gastritis durch Alkohol verursacht werden kann, fehlt bislang der Beweis dafür, daß diese bei weiterem Alkoholkonsum in die chronische Form übergehen kann (BERRY, 1941; GRAY u. SCHINDLER, 1941; SCHINDLER, 1966). Entwickelt sich bei chronischem Alkoholismus eine atrophische Gastritis, so ist sie nach FAHR (1911) und PALMER (1954) Folge der portalen Hypertension bei alkoholischer Lebercirrhose.

Ähnliche Befunde wie bei Alkoholismus konnte PALMER (1954) durch wiederholte Saugbiopsien in Fällen von Staphylokokken-Nahrungsmittel-Vergiftung erheben. So hat die Staphylokokken-bedingte Nahrungsmittelvergiftung eine diffuse Erkrankung der Magenwand zur Folge, die sich gastroskopisch ebenfalls durch Hyperämie, Ödem, Erosionen, petechiale Blutungen und ein eitriges

Exsudat auszeichnet. Biopsien der Fundusschleimhaut zeigen zunächst Nekrosen im Bereiche der Drüsenhälse. Dabei ist das Epithel der Magenleisten und -grübchen z.T. noch intakt (sog. „degenerative Gastritis", PALMER, 1954), während die an die Drüsenhälse angrenzenden Epithelien der Fundusdrüsen ebenfalls Nekrosen aufweisen. Zugleich kommt es zur leukocytären Demarkation dieser Nekrosen der Drüsenhalsepithelien. Am zweiten Tage nach der Intoxikation erfolgt die Abstoßung der nekrotischen Schleimhautanteile unter Bildung von Oberflächenerosionen. Diese heilen durch Reepithelisierung bereits innerhalb von 4 Tagen ab.

Zur Frage der Salicylatwirkung auf die Magenschleimhaut siehe weiter unter Ulcus, S. 411, 341.

### b) Endogene Gastritis (hämatogene Gastritis)

Die endogene Gastritis ist durch schädigende Noxen verursacht, die auf dem Blutwege an die Magenschleimhaut herangebracht und gegebenen Falles auch durch sie ausgeschieden werden. In diese Gruppe gehören:

Gastritiden, die im Gefolge von Infektionskrankheiten auftreten (sog. Gastritis sympathica akuta — FABER, 1935) wie: *Typhus* (CHAUFFARD, 1882; A. SCHMIDT, 1896; ASCHOFF, 1936; FABIAN, 1950), *Dysenterie* (DUGUET, 1871; LOBECK, 1923), *Diphtherie* (NYFELDT u. VIMTRUP, 1932; HEINLEIN u. HEINLEIN, 1941; experimentell: HANKE, 1935; YOKOYAMA, 1937), *Brucellose* (PALMER, 1954), *Grippe* (FABER, 1935), *Pneumonie* (DIEULAFOY, 1899), *Scharlach* (FRAENKEL, 1902; SMIRNOWA-ZANKOWA, 1926) und *Tuberkulose* (ABATE u. ZANNONI, 1959).

„Endogene Mitreaktionen" der Magenschleimhaut werden auch im Verlauf primär entzündlicher Erkrankungen anderer Organe beschrieben — bei Appendicitis, Cholecystitis, Tonsillitis, Adnexitis — (KONJETZNY, 1928; KATSCH u. PICKERT, 1953; MERKEL, 1955; SCHOEN, 1963; KOELSCH, 1969). Cholecystitis und Cholelithiasis werden nach NIKOLOFF in 83% von einer Gastritis begleitet; die akute Exacerbation chronischer Gastritiden bei Cholecystitis wird von STAUBER im Sinne der „Funktionsgemeinschaft der Oberbauchorgane" interpretiert. Die chronische Gastritis ist bei Patienten mit Cholelithiasis signifikant häufiger als bei Kontrollpersonen (WOLFF u. GÜTZ, 1968).

Im Rahmen allergisch-hyperergischer Reaktionen wird das Auftreten akuter „Begleitgastritiden" erwähnt (Abb. 79a und b) (KATSCH, 1929; HANSEN, 1941; CHIRAY u. Mitarb., 1945). SCHITTENHELM und WEICHARDT (1910) demonstrierten anaphylaktische Reaktionen des Magens nach Reinjektion von Eierprotein bei sensibilisierten Hunden. PAVIOT und CHEVALLIER (1936) untersuchten Patienten gastroskopisch während Episoden allergischer Reaktionen des Gastro-Intestinal-Traktes und beobachteten ein Mucosaödem und petechiale Blutungen. Bei Patienten mit gastro-intestinaler Allergie wird häufig eine verzögerte Magenentleerung und gesteigerte Peristaltik beschrieben (WIEDEMANN, 1921; EYERMANN, 1927; ROWE, 1932; FRIEDENWALD u. FELDMANN, 1934). Die morphologischen Veränderungen sind in der Regel umschrieben und betreffen fast ausschließlich das untere Magendrittel (POLLARD u. STUART, 1942). 30 min nach Einnahme des „spezifischen" Allergens konnte PALMER (1954) bioptisch ein hochgradiges Ödem ohne Zeichen einer „Entzündung" beobachten; der reichlich sezernierte Schleim ist frei von polymorphkernigen und eosinophilen Granulocyten.

Als ,,Ausscheidungsgastritis" werden Magenschleimhautveränderungen bezeichnet, die bei schweren toxischen Zuständen wie zerfallenden Malignomen, Coma hepaticum oder diabeticum (KOELSCH), Verbrennungen (PFEIFFER, 1925; KONJETZNY, 1928) und Urämie (Abb. 80) (FENNWICK, 1889; GUTZEIT u. TEITGE,

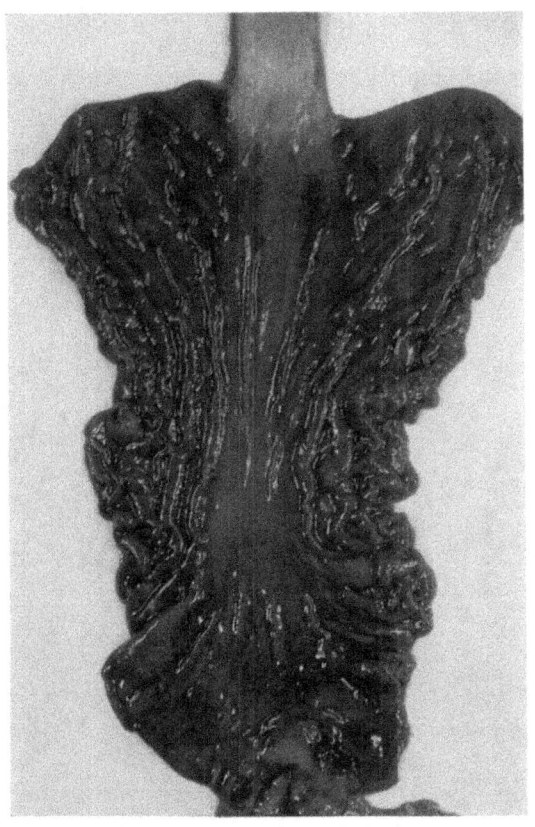

Abb. 80. Schiefrig-pigmentierter Katarrh der Magenschleimhaut. Urämie bei chronischer, vorwiegend intracapillärer Glomerulonephritis. 69jährig, weiblich (Path. Inst. Heidelberg, SN 560/65)

1937; HENNING, 1939) beobachtet werden können. Aufgrund bioptischer Untersuchungen konnten BONECHI und BIAGINI (1967) indessen keine Beziehungen zwischen Urämie und Gastritis feststellen. Eigene Untersuchungen (WANKE u. Mitarb., 1971) an kurz nach dem Tode formalinfixierten Mägen von Patienten mit chronischem Nierensiechtum und Urämie (Abb. 80—82) ergaben folgende Befunde:

| 30 Fälle | 17 ♂ : 13 ♀ (19—61 Jahre) |
|---|---|
| Mucosaödem | 14 Fälle |
| Erosionen/Ulcera/Ödem | 8 Fälle |
| Gastritis ohne Ödem | 9 Fälle |
| ,,Normalbefund" | 7 Fälle |

Im Vordergrund steht bei hochgradigem Mucosaödem eine „Insuffizienz der Schleimbarriere" infolge Dyskrinie (Abb. 83—86). Um „Ödemerosionen" und „Ödemulcera" fehlen Zeichen einer akuten oder chronischen Gastritis im konventionellen Sinne.

Ätiologisch kommen weiterhin Intoxikationen mit Metallen, Metalloiden und Arzneimitteln in Betracht: *Blei* (GARBIS, 1934; STRAUBE, 1940), *Arsen* (KOCH,

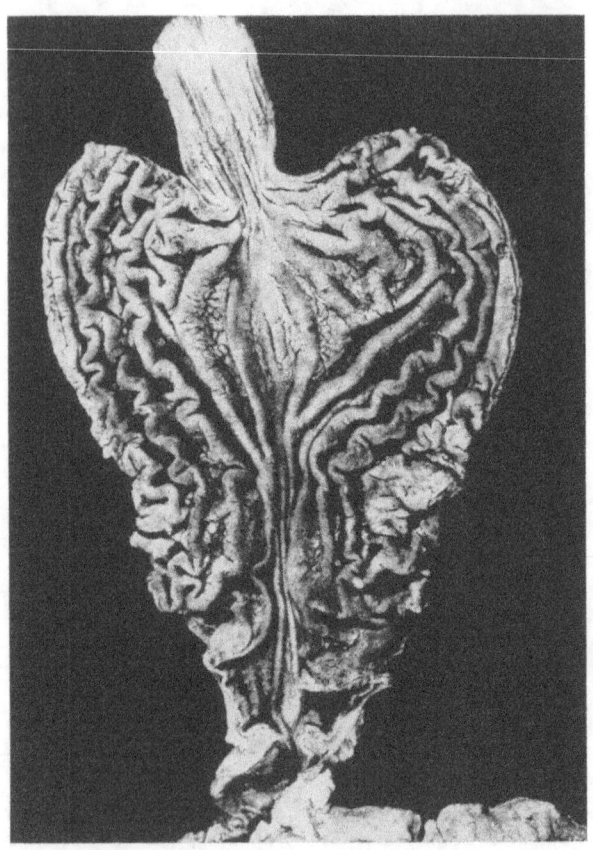

Abb. 81. Grobes Faltenrelief bei inveteriertem mukösem und submukösem Ödem. Chronische Urämie; subakute chronische Glomerulonephritis. 46jährig, männlich (Pathologisches Institut Heidelberg, SN 162/70)

1942), *Tellur* (PENTSCHEW, 1935), *Zink* (KAPP, 1934), *Jod* (NEUMANN, 1899), *Atophan* (HANKE, 1934/35; RODRIGUEZ-OLLEROS u. BARBOSSO-MOGUEL, 1967), *Morphin* (HANKE, 1933; KASTRUP u. ANAGNOSTIDES, 1939), *Salizylate, Herzglykoside, Phenylbutazon, Sulfonamide, Chinin* und *Breitband-Antibiotica* (KOELSCH, 1969).

### c) Iatrogene Gastritis (nach Röntgenbestrahlung)

Im Gefolge von Röntgenbestrahlung treten pathologische Veränderungen nur an jenen Stellen der Schleimhaut auf, die im direkten Strahlengang gelegen sind und zeigen daher stets fleckförmig umschriebenen Charakter. *Gastroskopisch* finden sich neben einem Verlust der Peristaltik petechiale Blutungen, Exsudation und ein schweres Ödem der Submucosa. *Bioptisch* wird initial eine ödematöse Durchtränkung und leukocytäre Infiltration und später eine lympho-plasmacelluläre Durchsetzung der Lamina propria mucosae mit Koagulationsnekrosen der Haupt- und Belegzellen nachweisbar. Diese Veränderungen sind noch Monate nach erfolgter Bestrahlung zu finden. Die so entstandenen Epitheldefekte werden durch anschiebende Epithelien aus der Isthmusregion wieder gedeckt (GOLD-

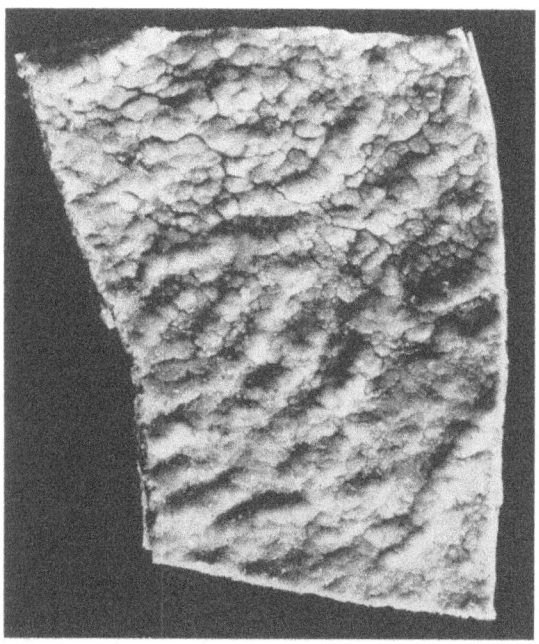

Abb. 82. Inveteriertes submuköses Ödem mit grober Mucosafelderung bei chronischer Urämie. Zustand nach doppelseitiger Nephrektomie wegen doppelseitiger Cystennieren. 54jährig, männlich (Pathologisches Institut Heidelberg, SN 646/69)

GRABER u. Mitarb., 1954; PALMER, 1954; JOSKE u. FINKE, 1955). Als Spätfolgen können Geschwüre auftreten, die sich durch besonders schlechte Heilungstendenz auszeichnen (BOWERS u. BRICK, 1947; BRICK, 1946). Als „Gastritis-auslösende" Dosis gibt KOELSCH 1500—2000 r an.

## 4. Sonderformen der unspezifischen Gastritis

Unter besonderen Voraussetzungen kann man „gastritische" Bilder beobachten, die durch das Vorherrschen *einer* entzündlichen Reaktionsform ein so charakteristisches Bild bieten, daß ihre Abgrenzung gegenüber der „banalen" Gastritis gerechtfertigt erscheint:

### a) Pseudomembranöse und nekrotisierende Gastritis

Das Wesentliche der pseudomembranösen Entzündung einer Schleimhaut liegt in der durch bakterielle oder toxische Einwirkung ausgelösten Plasmadiapedese, als deren Resultat sich an der Oberfläche eine schleierartige, grauweißliche bis graugelbliche Pseudomembran bildet (Abb. 87). Begleitend erfolgt die leukocytäre Exsudation und ein lokaler Gewebsuntergang, der quantitativ unterschiedliche Ausmaße erreicht: Betrifft er lediglich das Epithel, so werden die gebildeten schleierartigen Auflagerungen leicht ablösbar sein (pseudo-

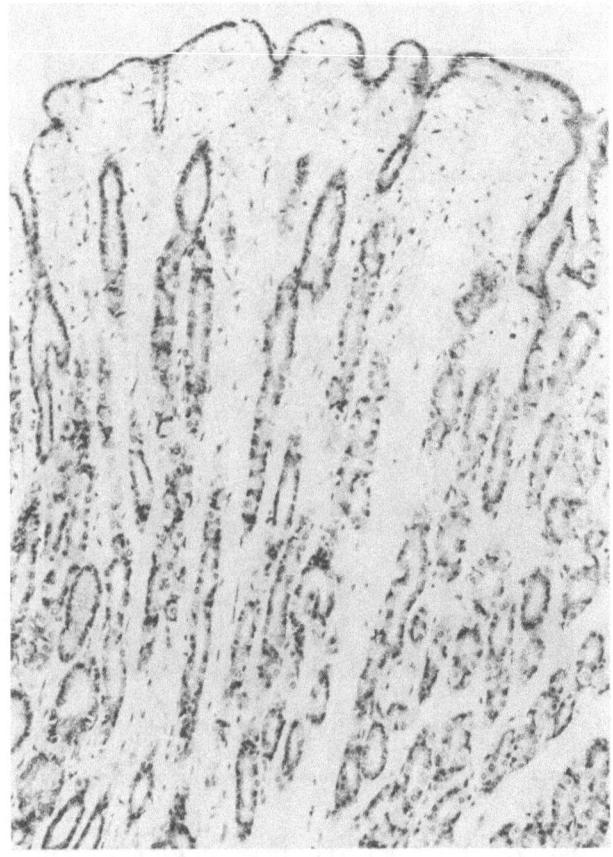

Abb. 83. „Urämische Gastritis"; interstitielles Ödem, degenerative Veränderungen der Deckepithelien. 42jährig, männlich, Glomerulonephritis (Pathologisches Institut Heidelberg, SN 706/69). Färbung: HE, Vergr. 120:1

membranös-fibrinöse Entzündung), erfaßt er auch die subepithelial gelegenen Gewebsanteile, so haftet die Pseudomembran fester an und ihre Entfernung intra vitam hat eine parenchymatöse Blutung zur Folge (pseudomembranös-diphtheroide Entzündung). Tritt als Folge der gleichen örtlichen, aber besonders intensiven Reizwirkung eine sofortige und langanhaltende Stase innerhalb der Gefäße beliebig großer Gewebsareale auf, so kommt es zum Gewebstod ohne vorausgehende Exsudation (nekrotisierende Gastritis). LANGERHANS (zit. bei KONJETZNY, 1928) wies daraufhin, daß das klassische Bild einer pseudomembranösen Entzündung — von LANGERHANS als „Gastritis fibrinosa" bezeichnet — nach Verbrühung der Magenwand durch heiße Flüssigkeit entstünde. Die Magenschleimhaut ist dann hochgradig gerötet, ödemisiert, grob-wulstig, von Blutungen durchsetzt und von grau-weißen oder durch salzsaures Hämatin bräunlich tingierten Auflagerungen bedeckt. Ganz ähnliche Bilder können im Rahmen einer Sublimatvergiftung oder Mineralsäureverätzung (vgl. S. 235) entstehen. Die gleichen Ur-

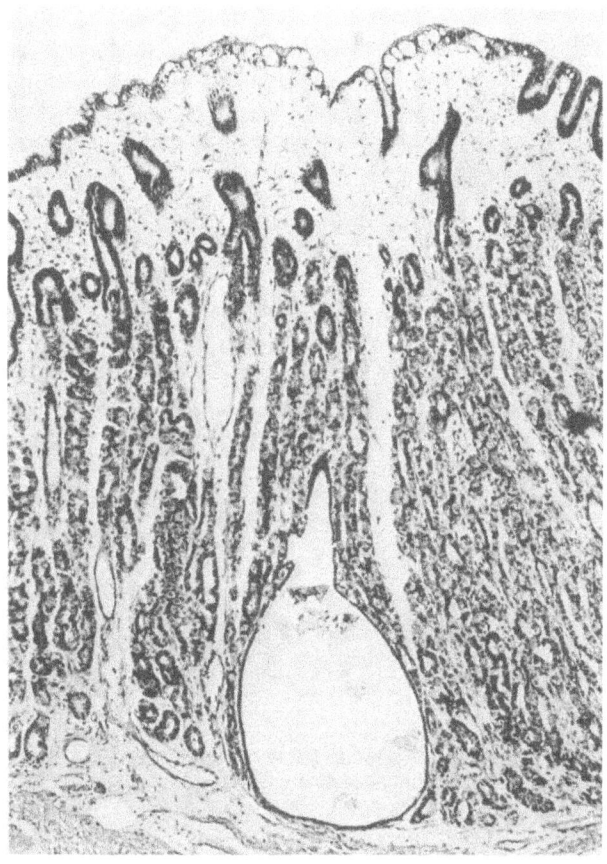

Abb. 84. „Urämische Gastritis"; Dyschylie, leistenspitzennahes interstitielles Ödem. 42jährig, männlich, Glomerulonephritis (Pathologisches Institut Heidelberg, SN 706/69). Färbung: HE, Vergr. 120:1

sachen können ihrerseits aber auch das Bild der Sofortnekrose der Schleimhaut, also die „Gastritis necroticans" verursachen. Die Abstoßung der diphtheroiden Membranen oder der primären Schleimhautnekrosen durch leukocytäre Demarkation führt zu Erosionen oder Geschwüren, denen sich perigastritische Veränderungen „aufpfropfen" können.

Sehr selten ist die örtlich beschränkte pseudomembranöse und nekrotisierende Gastritis. Bereits v. ROKITANSKY (zit. bei KONJETZNY, 1928) wies auf die bei Diphtherie zu beobachtende „Diphtheritis" der Magenwand hin. Sie nimmt im älteren Schrifttum einen breiten Raum ein (KONJETZNY, 1928, Lit.; MERKEL,

1955, Lit.). Ähnliche Bilder können auch im Gefolge anderer schwerer infektiöser Allgemeinerkrankungen beobachtet werden: so bei Pocken (FÖRSTER, 1863), Scharlach (STEIN, 1934), bacillärer Dysenterie (LOBECK, 1923), Grippe, aber auch bei Pyämie, Nabelsepsis der Säuglinge und Endokarditis ulcerosa (KONJETZNY, 1928, Lit.).

### b) Eitrige Gastritis, Magenwandphlegmone

Die eitrige Gastritis ist seit GALEN bekannt und wird in der Weltliteratur mit einer Vielzahl von Bezeichnungen versehen (KONJETZNY, 1928, Lit.). Sie ist

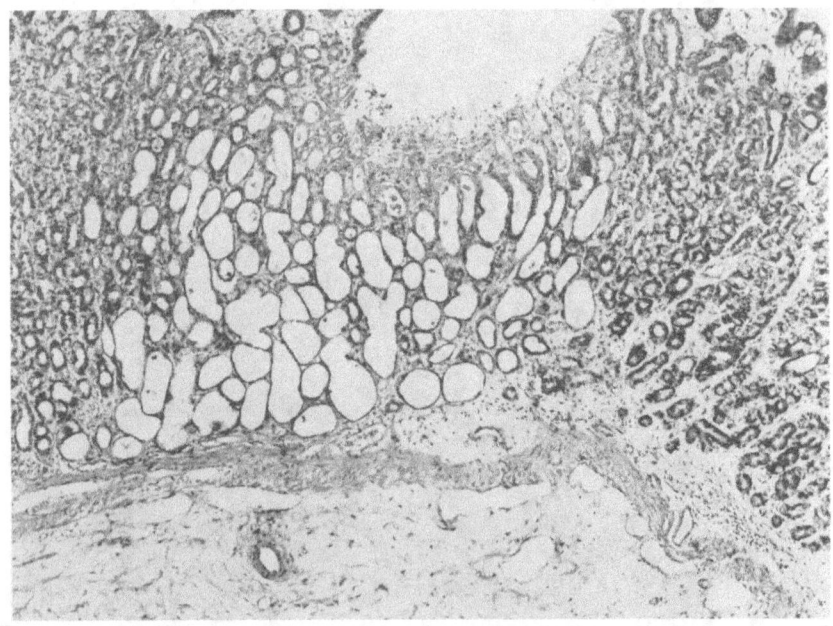

Abb. 85. ,,Urämische Gastritis''; Dyschylie, seichte Erosion. 42jährig, männlich, Glomerulonephritis (Pathologisches Institut Heidelberg, SN 706/69). Färbung: HE, Vergr. 25:1

auch heute noch eine seltene Erkrankung, auch wenn die Zahl der mitgeteilten Fälle in den letzten Jahrzehnten einen immer breiteren Raum im Schrifttum einnimmt. Während REINKING (1890) erst 40 einschlägige Fälle zusammenstellen konnte, berichtete JAKOBY (1900) bereits über 64, LEHNHOFF (1917) über 150, SUNDBERG (1919) über 215, LAWRENCE (1926) über 239, ELIASON und WRIGHT (1938) über 307, GUZETTA und SOUTHWICK (1947) über 335 und endlich STARR und WILSON (1957) über 360 derartige Beobachtungen.

Diese besondere Magenerkrankung betrifft bevorzugt Männer. Nach SCHNITLER (1939) ist das Verhältnis von Männern zu Frauen wie 3:1 (nach BOVEE, 1908 sowie SUNDBERG, 1919 wie 4:1). Die Magenwandphlegmone kann in jedem Lebensalter auftreten. Indessen ist zwischen dem 30. und 60. Lebensjahr eine deutliche Häufung der Erkrankungsquote nachweisbar. Die Magenwandphlegmone stellt vielfach die Komplikation einer schon bestehenden Magenerkrankung dar. Die unmittelbare Ursache der eitrigen Gastritis ist in allen Fällen eine bakterielle Infektion (STOTZ, 1938). Sie ist in erster Linie durch hämolysierende Streptokokken bedingt (SUNDBERG, 1919; MACAULEY, 1922; BOSSART, 1912). Seltener, und dann bevorzugt bei den mehr umschriebenen Formen dieser Erkrankung, ist sie durch Staphylokokken bedingt; LORENZ (1966) beschrieb eine diffuse, durch Staphylokokken ausgelöste Form sogar bei einem knapp 3jährigen

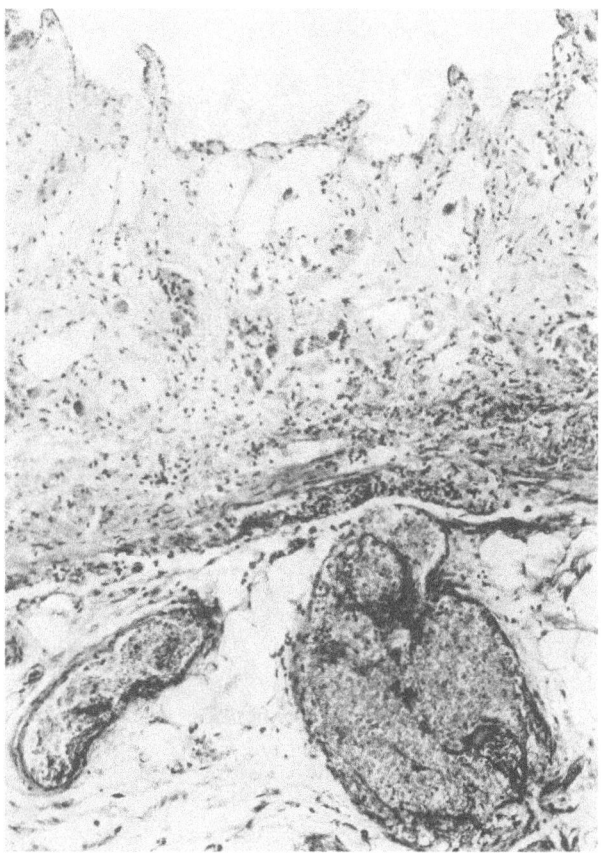

Abb. 86. ,,Urämische Gastritis", ,,blande" Mucosanekrose, submuköse Hyperämie. 42jährig, männlich, Glomerulonephritis (Pathologisches Institut Heidelberg, SN 706/69). Färbung: HE, Vergr. 120:1

Kleinkind. Nur in Ausnahmefällen findet man Pneumokokken (ADAMS, 1910) oder Bacterium coli (MELANDER, 1932). Experimentelle Untersuchungen gehen auf FINSTERER (1928) sowie SHATARA (1918) zurück. Bei der eitrigen Magenwandentzündung sind grundsätzlich drei Infektionswege möglich:

1. Die Keiminvasion erfolgt von der Lichtung aus, wenn die Mucosa bereits vorgeschädigt ist, so nach Verletzungen (LYALL, 1938), Verätzung, präexistenter Entzündung, Ulcus oder Carcinom (STIEDA, 1900) sowie bei tuberkulösen Magenulcera (SCHNEIDER, 1924).

2. Das Übergreifen der Entzündung erfolgt aus der Nachbarschaft auf den Magen. Die Beobachtung von PFISTER (1906) betraf einen 25jährigen Mann, bei

dem eine eitrige Oesophagitis nach Fremdkörperverletzung des unteren Pharynx in direktem Fortschreiten auf die Magenwand descendierte (vgl. auch Kucsko und Triska, 1961, über fortgeleitete Gastritis phlegmonosa subchronica).

3. Ist die hämatogen-metastatische Infektion bei verschiedener Ursache zu nennen wie Angina (Lehnhoff, 1917; Brooks u. Clinton, 1923 — Bethge beobachtete eine Anginaendemie bei drei Schwestern, von denen eine an einer foudroyanten Magen-Darmphlegmone und die zweite an metastatischer Strepto-

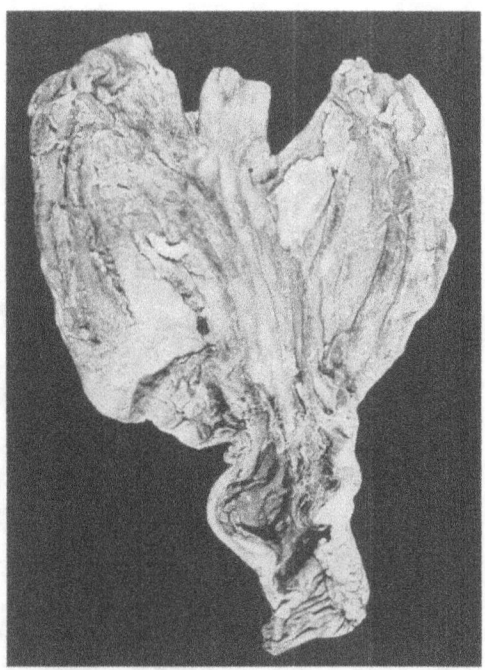

Abb. 87. Nekrotisierende, pseudomembranöse Gastritis. 4jährig, weiblich (Pathologisches Institut Heidelberg, SN 227/70)

kokkenperitonitis verstarb, während die dritte überlebte), Gesichtserysipel (Micheleau, zit. nach Meyer u. Mitarb., 1927), Otitis media (Winkler, 1935; Barnett u. Derycke, 1939), Osteomyelitis (Löwenstein, 1874; Kaufmann, 1931), Puerperalsepsis (v. Myenburg, zit. bei Merkel, 1955), nach Cholecystektomie bei Cholecystitis (Künzler, 1964) oder Mitralklappenendokarditis (La Force, 1967).

Makroskopisch zeigt die eitrige Entzündung der Magenwand drei Erscheinungsformen:

1. Multiple, miliare, von hyperämischen Säumen umgebene Abscesse im Bereiche der Mucosa, wie sie Kaufmann (1931) in drei Fällen von Staphylokokkenpyämie sah. Die Schleimhaut zeigte daneben vermehrte Gefäßinjektion und punktförmige Blutungen und die Submucosa einzelne kleinere Abscesse.

2. Die umschriebene, örtlich begrenzte, im wesentlichen in der Submucosa lokalisierte eitrige Gewebseinschmelzung (sog. „Gastritis purulenta abscedens").

Ihr Sitz ist vor allem die Regio pylorica (KONJETZNY, 1928, Lit.). Ein Abszeßdurchbruch kann einerseits gegen die Magenlichtung über siebartige Schleimhautdefekte (BOVEE, 1908), seltener über unregelmäßig begrenzte Ulcera („Selbstheilung") oder gegen die freie Bauchhöhle erfolgen (KAUFMANN, 1931).

3. Ergreift die eitrige oder fibrinös-eitrige Einschmelzung der Submucosa die Magenwand auf weite Bezirke, so wird auch von einer „Gastritis purulenta phlegmonosa" gesprochen (GONZALEZ-CRUSSI u. HACKETT, 1966, Lit.). Dabei ist nur in Ausnahmefällen die Regio cardiaca (PFISTER, 1906) oder das Corpus ventriculi (BUETTI u. LOUSTALOF, 1950) Sitz der Veränderung. Auch bei dieser Form wird die Regio pylorica bevorzugt betroffen. Oralwärts findet man eine unscharfe, aboral durch den Pylorus eine scharfe Begrenzung. In Einzelfällen ist die Magenwandphlegmone mit gleichartigen Veränderungen des angrenzenden Digestionstraktes vergesellschaftet: phlegmonöse Oesophagitis (PFISTER, 1906) oder Darmphlegmone (SCHNARRWYLER, 1906; BETHGE, 1940).

Makroskopisch ist in den beiden letztgenannten Formen der betroffene Magenwandabschnitt bis auf 2,5 cm (PHAFF, 1944), bald mehr diffus gleichmäßig, bald durch umschriebene Einschmelzungen unregelmäßig höckrig (HERMANN, 1912) verdickt. Die überlagernde Mucosa kann dabei vollkommen unversehrt sein oder sie zeigt ein grobwulstiges, gelegentlich polypöses (SACHS u. ANGRIST, 1945) Faltenrelief neben Hyperämie, punktförmigen Blutungen, Erosionen und flächenhaften Fibrinbelägen (KAUFMANN, 1931). ACKERMANN (1869) sowie SUNDBERG (1919) beobachteten überdies wechselnd große und häufiger auch multiple Ulcera.

Der Sitz der Veränderungen ist primär die Submucosa. Sie kann im Beginn der Erkrankung eine vorwiegend seröse Durchtränkung der noch erhaltenen Wandabschnitte und damit ein eigentümlich gallertiges Aussehen zeigen (OPPENHEIMER, 1906). Aber bereits in diesem Stadium sind disseminierte, graugelbliche streifige Eiterstraßen — „eitrige Lymphadenitis" (M. B. SCHMIDT, 1905; SUNDBERG, 1919) oder Mikroabscesse nachweisbar. Im „Blütestadium" fällt die Submucosa einer diffusen, eitrigen, seltener jauchig-putriden (BIRCHER, 1924) Einschmelzung anheim, wobei die Kontinuität der Magenwand nur noch durch einzelne, zwischen Muscularis propria und Muscularis mucosae verlaufende Gefäßstränge aufrecht erhalten wird.

Feingeweblich entspricht der Befund weitgehend dem makroskopischen Aspekt: während die Veränderungen in der Schleimhaut sich auf Hyperämie, diffuse oder herdförmige eitrige Durchsetzung und Epitheldegeneration beschränken, weist die Submucosa eine vollständige Zerstörung ihrer Struktur auf. Eingelagert findet man Fragmente zerfallender Granulocyten, Bakterienrasen und Restbündel kollagener und elastischer Fasern. Die Muscularis propria ist häufig, wenngleich auch oftmals nur geringfügig, vom eitrigen Entzündungsprozeß mitbetroffen (Abb. 88). In besonders foudroyant verlaufenden Fällen ist auch sie destruiert (LEBERT, zit. nach KONJETZNY, 1928). Eitrige Lymphadenitis und Perilymphadenitis der Magenwand (M. B. SCHMIDT, 1905; LEITH, 1896) sowie regionäre Thrombophlebitis und Thrombangiitis gehören zum typischen Bild. Die eitrige Thrombangiitis bedingt die eitrige Lymphadenitis der regionären Lymphknoten, während die Thrombophlebitis durch phlebitische Leberabscesse und metastatische Lungenabscesse kompliziert werden kann (ACKERMANN, 1869).

Klinisch geht die eitrige Magenwandentzündung mit einem schwersten akuten abdominellen Krankheitsbild einher (Schüttelfrost, septische Temperaturen, Übelkeit, Erbrechen, Pulsbeschleunigung, Oberbauchschmerz, Cyanose, Leukocytose, Durchfälle) und endet in der Regel nach wenigen Stunden bis Tagen unter dem Bilde der diffusen eitrigen Peritonitis tödlich. Selten treten in ihrem Gefolge

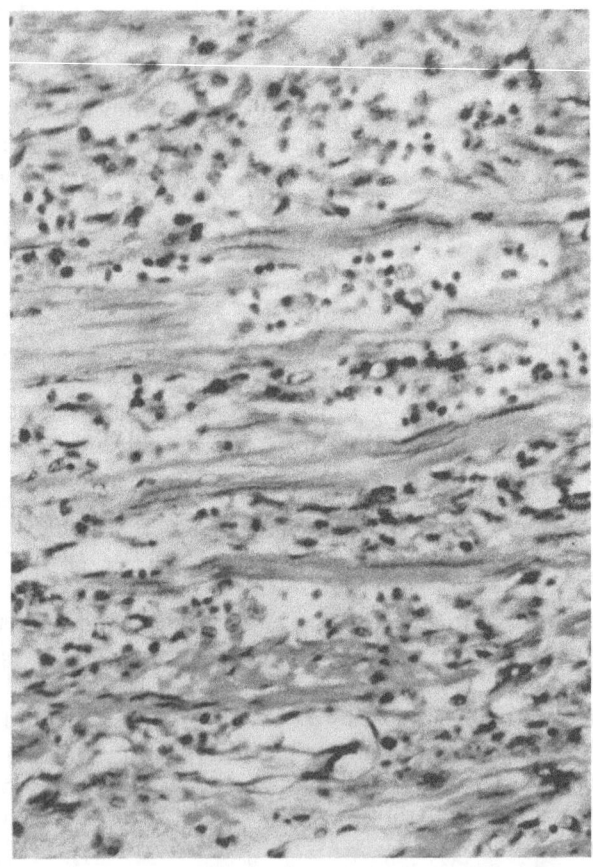

Abb. 88. Gastritis phlegmonosa et ulcerosa. $5^{1}/_{2}$jährig, weiblich (Pathologisches Institut Zürich, SN 790/27). Färbung: HE, Vergr. 300:1

aufgrund des foudroyanten Verlaufes sekundäre Eiterungen (Mediastinitis, Pleuritis, Pericarditis, Leber- und Lungenabscesse) oder eine generalisierte Septikämie — wie in dem von KONJETZNY (1928) zitierten Fall von BRISSET — auf.

Neben dieser perakut verlaufenden Form der Magenwandeiterung findet man jene, die entweder primär oder im Sinne eines Ausheilungsvorganges einen mehr chronischen Verlauf nehmen. Sie zeichnen sich durch ein ausgedehntes Granulations- und Narbengewebe in der Submucosa aus (OBIDITSCH-MAYER, 1943; KUCSKO u. TRISKA, 1961; VASS u. SIRCA, 1941; LOSELL, 1930). Dadurch können in den Endstadien Bilder entstehen, die jenem der ätiologisch nicht einheitlichen

"Linitis plastica" gleichen. Einzelbeobachtungen nennen Fälle, die den Übergang von einer akuten eitrigen Entzündung bis zur „Linitis plastica" verfolgen ließen, wobei diese klinisch als „benigne Pylorusstenose" oder „Schrumpfmagen" imponierte (KÖNIG, 1911; ORATOR, 1926; FINSTERER, 1928; KONJETZNY, 1928; KAUFMANN, 1931; OBIDITSCH-MAYER, 1943).

### c) Emphysematöse Gastritis

Durch gasbildende Bakterien verursachte emphysematöse Veränderungen des Gastro-Intestinal-Traktes sind nicht häufig, jene des Magens selbst sogar extrem selten. Der Begriff „emphysematöse Gastritis" wurde von FRAENKEL (1889) geprägt. FRAENKEL fand grampositive Stäbchen und reichlich Gasblasen in der Magenmucosa eines 35jährigen Mannes, der nach mehrfachen schmerzhaften „Darmattacken" mit Erbrechen und Diarrhoe verstarb. 1928 beschrieben MORTON und STABINS bei einem 72jährigen Mann eine emphysematöse Gastritis nach Pyloroplastik und Ulcusresektion; in der Kultur konnte Clostridium Welchii nachgewiesen werden. WEENS (1946) züchtete bei seiner Beobachtung Bacterium proteus aus der Magenlavage und Aerobacter aerogenes aus dem Blut. WELCH und JONES (1947) züchteten Escherichia coli, nicht-hämolysierende Streptokokken und Staphylococcus aureus aus der Magenlavage und HENRY (1952) Escherichia coli. Unter den zwei Beobachtungen von GONZALES u. Mitarb. (1963) wurden in einem Falle Aerobacter aerogenes, Escherichia coli und nicht-hämolysierende Streptokokken nachgewiesen. HAN u. Mitarb. (1965) konnten Escherichia coli und Proteus vulgaris züchten. Die Beobachtung von SMITH (1966) betrifft einen Patienten mit emphysematöser Gastritis bei inoperablem Magencarcinom; ursächlich wurde Bacillus clostridium perfringens angenommen. SWAYER u. Mitarb. (1967) züchteten aus der Peritonealflüssigkeit Escherichia coli und Bacillus subtilis. Damit liegen bis heute 9 auch bakteriologisch gesicherte Beobachtungen einer emphysematösen Gastritis vor, bei denen es sich mit Sicherheit nicht um postmortale Phänomene handelt und die Diagnose überwiegend bereits in vivo gestellt werden konnte.

### d) Riesenfalten-Gastritis
(Polyadénomes polypeux et polyadénome en nappe Ménétrier)

Die Riesenfalten-Gastritis stellt klinisch und patho-anatomisch ein wohl abgegrenztes Krankheitsbild dar und bietet im wesentlichen nur in ihren „abortiven" Formen differentialdiagnostische Schwierigkeiten gegenüber umschriebenen angeborenen Riesenfalten (vgl. S. 215). Sie wurde 1888 von MÉNÉTRIER erstmalig beschrieben; MÉNÉTRIER unterschied zwei Formen: die „polyadénomes polypeux" und das „polyadénome en nappe". Weitere Synonyme sind: Giant rugae gastritis, Gastritis hypertrophica gigantica, Ménétriersche Krankheit. Ihre klinische Bedeutung liegt unter anderem in der oftmals röntgenologisch schwierigen Abgrenzung gegenüber Carcinomen (MESSMER u. Mitarb., 1968).

Die Riesenfalten-Gastritis ist ein relativ seltenes Krankheitsbild. Nach FORRESTER und WOOD (1950) kommt auf 8000 Obduktionen eine Beobachtung. Klinisch wird die Erkrankung bevorzugt zwischen dem 40. und 60. Lebensjahr manifest (ELLEGAST u. STEFENELLI, 1967); Männer werden häufiger betroffen. SCHUSTER (1967) berichtete über die seltene Beobachtung bei einem 5jährigen Kinde.

Das makroskopische Bild ist durch eine Reduktion, Verbreiterung und Überhöhung der Falten gekennzeichnet. Die Faltenbildung ist im mittleren Magendrittel entlang der großen Kurvatur am ausgeprägtesten. Die oftmals finger-

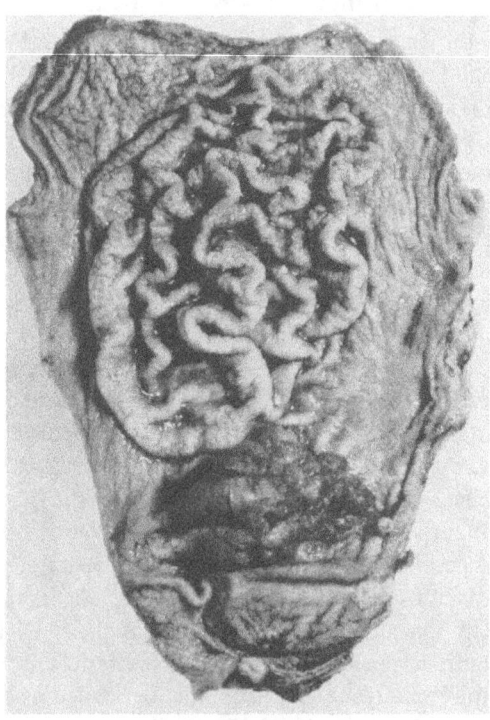

Abb. 89. Riesenfalten-Gastritis mit Magencarcinom. 71jährig, weiblich (Pathologisches Institut Zürich, SN 13901/58)

dicken Faltenwülste folgen mehr oder weniger dem Verlauf der großen Kurvatur und erreichen dort ihre größte Höhe (Abb. 89). Der Faltenverlauf erinnert an das Windungsrelief des Großhirns (Abb. 90). Die Magenstraße und ein kleines Gebiet um die Kardia sowie das Antrum pylori bleiben in der Regel faltenfrei. Die Falten erreichen eine Höhe von 0,7—2,2 cm, eine Breite von 0,35—4,0 cm und eine Längenausdehnung von maximal 15 cm (DOYLE u. Mitarb., 1953; MORRISON u. Mitarb., 1962).

Zu differenzieren ist eine diffuse von einer lokalisierten Form, unter denen PALMER (1954) noch einen Fundus- und Pylorustyp herausstellt. Bei 20 Fällen von Riesenfalten-Gastritis gehörten nach KENNEY u. Mitarb. (1954) 13 dem diffusen und 7 dem lokalisierten Typ an.

Bioptisch besteht zwischen Histogramm der Mucosa und der makroskopischen Konfiguration der Magenschleimhaut nach OTTENJAN und HECKEL (1965) keine Korrelation. SCHINDLER (1966) erachtet es aus technischen Gegebenheiten für unmöglich, die Diagnose „hypertrophische Gastritis" durch die Saugbiopsie zu konkretisieren. PALMER (1954) möchte den Begriff der Riesenfalten-Gastritis fallen lassen und gibt als Alternative eine Differenzierung nach dem histologischen Bild (Abb. 91 a—d):

1. Zu Gruppen zusammengefaßte Drüsenareale bilden breite „Mamillen", die durch tiefe Falten normal-hoher Schleimhaut getrennt werden. Die Lamina

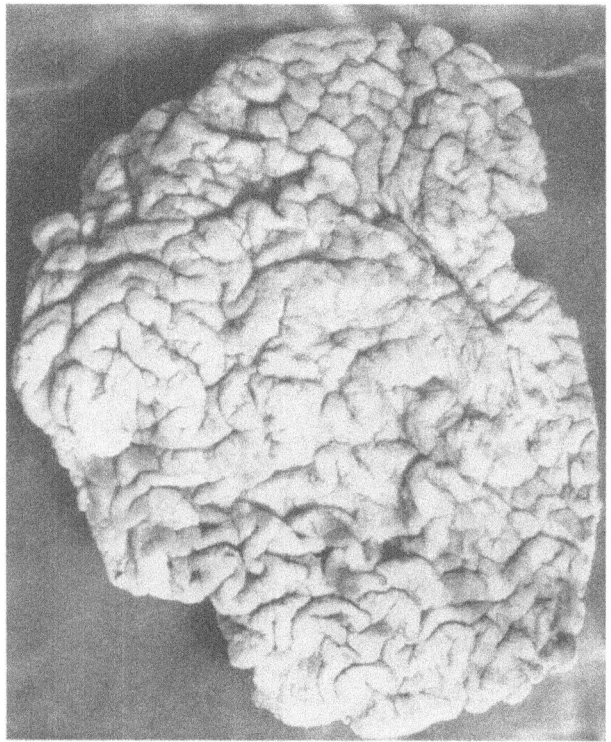

Abb. 90. Gastritis hypertrophica gigantea MÉNÉTRIER (Fall GÖRSCH). [Aus H. GÖRSCH: Über die Gastritis hypertrophica gigantea — Ménétriersche Erkrankung —. Ergebnisse der allgemeinen Pathologie und pathologischen Anatomie, Bd. 46, S. 156. Berlin-Heidelberg-New York: Springer 1965

propria mucosae ist locker lympho-plasmacellulär infiltriert; eingestreut findet man eosinophile Granulocyten. Sämtliche Drüsengruppen erreichen basal die Muscularis mucosae; eine Septenbildung der Submucosa liegt nicht vor (Typ MAIMON u. Mitarb., 1947).

2. Grundsätzlich sind ähnliche Veränderungen wie unter 1 gegeben; zusätzlich besteht eine Septenbildung der Submucosa und eine Hyperplasie (Elongation) der Hauptdrüsen (Typ BARTLETT u. ADAMS, 1950).

3. Es ist keine oder nur eine geringgradige Hyperplasie gegeben. Die riesigen Falten werden durch Mucosasepten aufgeworfen. Die Muscularis mucosae wird herdweise von Drüsenendstücken durchbrochen. Diese Veränderungen sind häufiger mit intestinaler Metaplasie verbunden (Typ BARTLETT u. ADAMS, 1950).

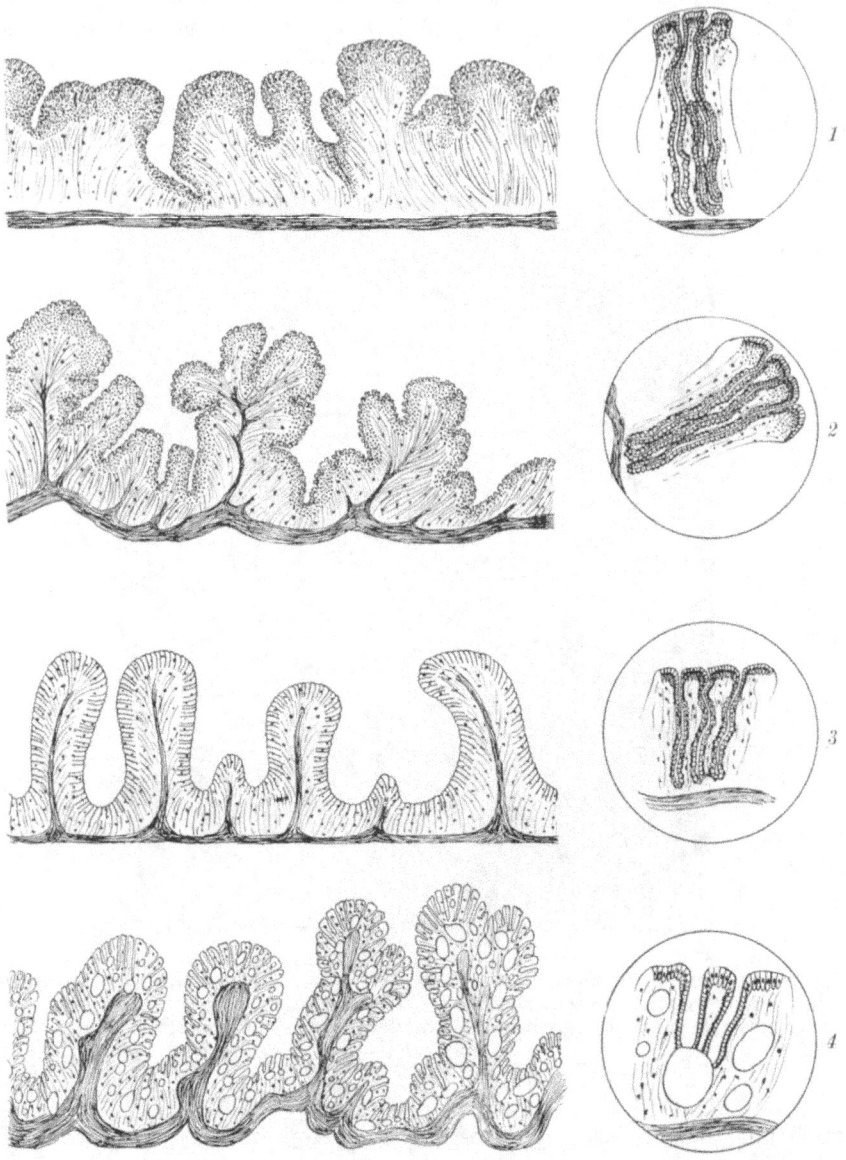

Abb. 91 1—4. Schema der histologischen Differenzierung der „Gastritis hypertrophica gigantea" nach PALMER. [Mit Erlaubnis des Verfassers und der Williams & Wilkins Co. Medicine 33, 199 (1954).] 1 Intermittierende Gruppen hyperplastischer Drüsen („Mamillen") durch tiefe Falten regelrechter Mucosa getrennt. Keine Submucosasepten. Alle Drüsenendstücke erreichen die flache Muscularis mucosae. 2 Weitgehend wie 1 aber zusätzlich Septenbildung der Submucosa. Hyperplasie der Drüsenanteile der Tubuli hervorstechend. 3 Geringe Hyperplasie, Mucosadicke kaum verändert; Falten durch Submucosasepten gebildet, Mucosa wird mitgeführt. 4 Hyperplasie der Grübchen; vollkommene oder partielle Drüsenatrophie. Cystische Erweiterung hyperplastischer Grübchen. Submucosasepten bedingen unregelmäßiges Oberflächenrelief

4. Es liegt eine partielle oder vollkommene Drüsenatrophie vor. Die Schleimhautverdickung wird durch eine Hyperplasie der Foveolae gastricae bedingt; Cystenbildung stellt keine Seltenheit dar. Das unregelmäßige Oberflächenrelief wird durch Mucosasepten modelliert. Neben einer Mucosafibrose ist die intestinale Metaplasie häufig (Typ BRUNN u. GOLD, 1941; GRIME u. WHITEHEAD, 1951/52).

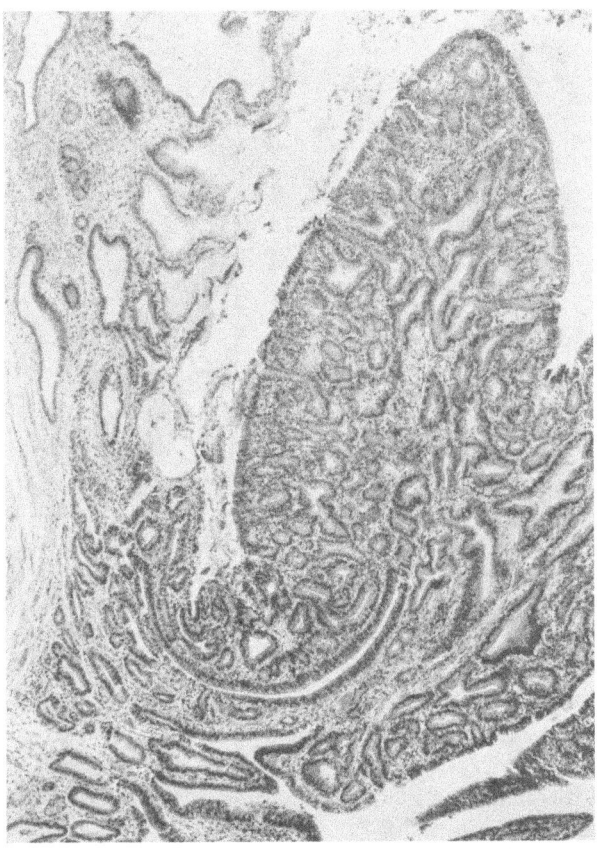

Abb. 92. Riesenfalten-Gastritis mit Übergang in ein Adeno-Carcinom. 71jährig, weiblich (Pathologisches Institut Zürich, SN 13901/58). Färbung: HE, Vergr. 30:1

Feingeweblich beruht die Faltenbildung in der Regel ausschließlich auf einer Verbreiterung der Mucosa (s. dagegen das Schema von PALMER, 1954). Die Einzelfalte wird von garbenartig zusammengeschlossenen, vielfach spiralig gedrehten und oberflächlich fächerförmig aufgelockerten, langen Drüsenschläuchen gebildet. Die Epithelisierung zeigt überwiegend ein regelrechtes Verhältnis zwischen Deck-, Neben-, Beleg- und Zymogenzellen. Neben Cysten (GÖRSCH, 1965) findet man auch im Grunde der Drüsenschläuche reichlicher Becherzellen und Mitosen im Sinne einer Umbaugastritis. Die interstitielle entzündliche Infiltration erreicht wechselnde Intensität und entsprach in der Beobachtung von GÖRSCH (1965) dem typischen Befund einer chronischen Gastritis mit reichlich Lymphocyten, Plasmazellen und eosinophilen Granulocyten (vgl. auch GAGNON, 1956).

Die entzündliche Infiltration der Lamina propria ist besonders bei den umschriebenen Formen äußerst spärlich und kann bei isolierter Riesenfaltenbildung vom Pylorustyp vollkommen fehlen (ALNOR u. Mitarb., 1962; vgl. Fehlbildungen S. 215). Bei stärkerer Flächenzunahme der Falten bilden sich in der Muscularis mucosae gelegentlich Lücken, die durch die Krypten der Drüsenschläuche ausgefüllt werden können. Dieser Befund darf nach KENNEY u. Mitarb. (1954) nicht

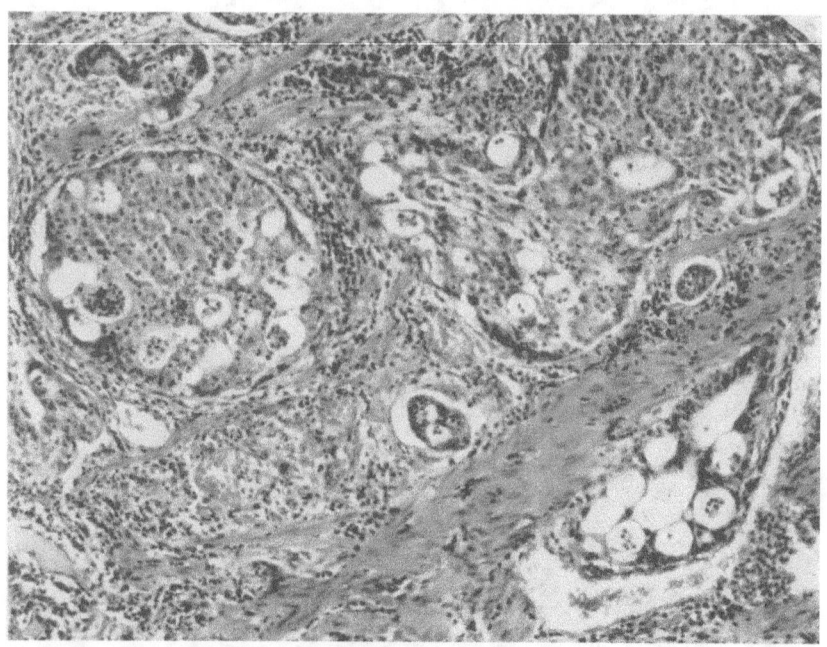

Abb. 93. Riesenfalten-Gastritis mit Übergang in ein Adeno-Carcinom. 71jährig, weiblich (Pathologisches Institut Zürich, SN 13901/58). Färbung: HE, Vergr. 110:1

im Sinne einer beginnenden malignen Entartung gewertet werden (vgl. BUTZ, 1960; FORRESTER u. WOOD, 1949/50).

Gelegentlich entwickelt sich auf dem Boden der Riesenfalten-Gastritis ein Carcinom (MATZNER u. Mitarb., 1951; KUSS u. SCHREIBER, 1957; PEAR u. HORSCH, 1964; WOOD u. TAFT, 1958; CHUSID u. Mitarb., 1964; RUBIN u. FINK, 1967). Diese Transformation ist gekennzeichnet durch eine Unruhe in Form und Anordnung der Drüsenschläuche sowie im Zellbild und ist verbunden mit einem Durchbruch der Drüsenschläuche durch die Muscularis mucosae mit Invasion der Submucosa (Abb. 92, 93). Die Transformation in ein Carcinom geht oft über eine polypöse Zwischenphase (HAWSKLEY, 1963). Als Präneoplasie werden bei Riesenfaltengastritis Plattenepithelmetaplasien (BERNE u. GIBSON, 1949) und die intestinale Metaplasie (PFEIFFER u. Mitarb., 1965) angesehen. Eine ungewöhnliche, „inverse" Verlaufsform der Riesenfaltengastritis beschrieben FRANK und KERN (1967): bei zunächst typischer klinischer Symptomatik und wiederholter morphologischer Diagnosebestätigung, entwickelte sich während eines Zeitraumes von 8 Jahren eine atrophische Gastritis mit „Normalisierung" des Eiweißverlustsyndromes.

Sieht man von angeborenen Riesenfalten ab (vgl. S. 215), so ist die Ursache der Riesenfalten-Gastritis bis dato ungeklärt (ZORZI, 1954; GAGNON, 1956; GÖRSCH, 1965, Lit.). KENNEY u. Mitarb. (1954) fanden unter ihren 20 Fällen dreimal multiple Adenome endokriner Drüsen (Epithelkörperchen-, Hypophysenvorderlappen- und Inselzelladenome). CHOKAS u. Mitarb. (1959) fanden unter 10 Fällen 3mal zusätzlich multiple Adenome (Hypophysen-, Inselzell- und Epithelkörperchenadenome). ZOLLINGER (zit. von GÖRSCH, 1965) nimmt als Ursache für das nach ihm benannte Syndrom lediglich Inselzelladenome an und sieht keine Beziehungen zur Riesenfalten-Gastritis.

Ursächlich wird weiterhin häufiger eine Lues in Erwägung gezogen, zumal Fälle mit positiver Luesanamnese und positiven Luesreaktionen wiederholt mitgeteilt wurden (MYER, 1913; BRUNN u. PEARL, 1926; HARRIS, 1945; GIAMPALMO, 1939; MOERSCH, 1947; MARSHAK u. Mitarb., 1961; WEINTRAUB u. GELB, 1961; LYALL u. LEIDER, 1950; JÄRVINEN u. HELANEN, 1961).

Die klinischen Symptome bestehen in Nausea, Erbrechen, Abmagerung. Vereinzelt steht eine therapieresistente Eisenmangelanämie klinisch im Vordergrund (SINGH u. Mitarb., 1969). Die Säurewerte sind uncharakteristisch; es wird sowohl Anacidität wie „Hyperacidität" beobachtet. In etwa zwei Drittel der Fälle ist eine Hypoproteinämie als Leitsymptom vorhanden. Sie kann sich oft in überraschend kurzer Zeit entwickeln (CITRIN u. Mitarb., 1957; CHOKAS u. Mitarb., 1959). Dabei sinken die Plasmaeiweißwerte rasch unter 6 g%. Das Verhältnis von Albuminen zu Globulinen bleibt indessen lange gewahrt. Es kommt zu hypoproteinämischen Ödemen. Die Hypoproteinämie ist Folge der erheblichen Hypersekretion. Die Sekretmenge kann in 24 Std 2060 ml betragen und einen Stickstoffgehalt von 83—87 mg aufweisen (CIRTIN u. Mitarb., 1957). Dabei wird der Eiweißverlust über die Magensekretion auf 8 g/die geschätzt. Röntgenologisch kann die Abgrenzung gegenüber einem Magencarcinom schwierig sein (KANTOR, 1936; MARTINI u. DÖLLE, 1961; REESE u. Mitarb., 1962; FRIK, 1965), während angeborene Riesenfalten als vorwiegend lokalisierte Prozesse relativ leicht abzugrenzen sind.

### e) Gastritis bei „perniciöser" Anämie

Die Atrophie der Hauptdrüsen mit oder ohne mononukleäre Infiltration der Lamina propria mucosae stellt einen charakteristischen Befund bei der sog. perniciösen Anämie dar. Sie ist in einem sehr hohen Prozentsatz (bis zu 81% mit der Komplementfixation und bis zu 90% mit der Immunofluorescenz) mit Serumantikörpern gegen Belegzellen und den Intrinsic-Factor verbunden (TAYLOR u. Mitarb., 1962; IRVINE, 1963; ABELS u. Mitarb., 1963; FISHER u. TAYLOR, 1965; DESAI u. Mitarb., 1968). Bei Patienten mit chronischer Gastritis ohne Perniciosa wurden nur äußerst selten Antikörper gegen den Intrinsic-Factor nachgewiesen (FISHER u. Mitarb., 1967); dabei ist die Vitamin $B_{12}$-Absorption beim Nachweis von Intrinsic-Factor Antikörpern stark gestört.

Diese Belegzellantikörper werden auch bei asymptomatischen Verwandten (te VELDE u. Mitarb., 1966, 1964) von Patienten mit Perniciosa nachgewiesen und treten mit strukturellen und funktionellen Veränderungen der Magenmucosa auf. Gleichartige Veränderungen wurden bei unausgewählten Patienten mit Belegzellantikörpern gefunden, die aus anderen Erkrankungsursachen als Perniciosa hospitalisiert wurden (ADAMS u. Mitarb., 1964; te VELDE u. Mitarb., 1964). Daneben findet man auch chronisch entzündliche Infiltrate der Lamina propria mucosae bei Patienten mit Achlorhydrie ohne Serumantikörper. Bioptische und klinische (Bestimmung des Vitamin $B_{12}$-Serumspiegels) Verlaufskontrollen von Patienten mit chronischer atrophischer Gastritis (WOOD u. Mitarb., 1964) über einen Zeitraum von 9 Jahren zeigten morphologisch Befundkonstanz oder Progredienz (nie Besserung) mit fortschreitender Reduktion der Beleg- und Zymogenzellen bei Fortbestehen der rundzelligen Infiltration der Mucosa. Der Vitamin $B_{12}$-Serumspiegel schwankte zwar, zeigte aber eine stetig fallende Tendenz. In der „Präphase" der Perniciosa sind bereits Serumantikörper gegen Magenmucosazellen und eine atrophische Gastritis vorhanden (ADAMS u. Mitarb., 1964; MACKAY, 1964; te VELDE u. Mitarb., 1966; JEFFRIES u. Mitarb., 1966).

Sitz dieser Antikörper gegen Haupt- und Belegzellen scheinen nach BAUR u. Mitarb. (1968) sowie BRUS u. Mitarb. (1968) die Monocyten oder mononukleären „Entzündungszellen" der Lamina propria mucosae zu sein. Sie richten sich gegen eine mikrosomale Komponente und den Intrinsic-Factor und sind bei Oberflächengastritis nicht nachweisbar. Nach WARD und NAIRN (1967) ist die Antigeneigenschaft an die Mikrosomenfraktion gebunden und wahrscheinlich in den Membranen des Ergastoplasma lokalisiert.

Die chronische Gastritis bei Patienten ohne Belegzellantikörper im Serum ist nach te VELDE u. Mitarb. (1966) durch eine *fokale* chronische Gastritis charakterisiert; betroffene Areale findet man neben unversehrten. Trotz der Reduktion der HCl-Sekretion ist die Mehrzahl dieser Patienten noch befähigt, genügend Vitamin $B_{12}$ zu absorbieren. Im Gegensatz zu der fokalen Ausbreitung der Gastritis bei Patienten ohne Belegzellantikörper im Serum ist die chronische Gastritis Antikörper-positiver Individuen durch *diffuse* Veränderungen charakterisiert, die jenen bei der Perniciosa gleichen. Es liegt ein mehr oder minder diffuser Verlust der Beleg- und Hauptzellen und eine mononukleäre Infiltration der Lamina propria mucosae vor. TE VELDE u. Mitarb. (1966) sind der Ansicht, daß Patienten mit chronischer atrophischer Gastritis und Belegzellantikörpern im Serum über kurz oder lang jeweils eine sog. perniciöse Anämie aquirieren.

Das morphologische Bild der atrophischen Gastritis bei der sog. perniziösen Anämie weist somit seine Besonderheiten auf. Es ist nach CERANKE und FEYRTER (1948), FEYRTER und KLIMA (1952), TE VELDE u. Mitarb. (1966), TICHY und HRADSKY (1967), JOHANSEN und RØDBRO (1968) sowie RUBIN (1969) durch folgende Befunde charakterisiert:

1. Es handelt sich um *diffuse*, weitgehend den gesamten Magen betreffende Veränderungen.

2. Neben dem hochgradigen Schwund der Zymogen- und Belegzellen findet man elektronenoptisch in den Hauptzellen unterschiedlich ausgedehnte Verdichtungen der unregelmäßig konfigurierten Sekretionsgranula, eine Vacuolisierung des Cytoplasma und eine Chromatinanhäufung an der Begrenzung der Zellkerne. Es liegt ein „Mangelgewebe" vor.

3. Veränderungen am Deckepithel und jenem der Foveolae gastricae betreffen bevorzugt die Fundusregion; es kommt zum Verlust der Sekretionszeichen, Zellpolymorphie und Vielgestaltigkeit der Zellkerne. Die Deckepithelien tendieren in ihren submikroskopischen Merkmalen zum Zelltyp der Darmepithelien (s. auch

DEMLING u. Mitarb., 1966; RUBIN u. ROSS, 1966). Sie gleichen auch hinsichtlich der Enzymreifung (WATTENBERG, 1959; PLANTEYDT u. WILLIGHAGEN, 1960; NIEMI u. Mitarb., 1961; PLOSSCOWE u. Mitarb., 1963; RAGINS u. DITTBRENNER, 1965; KLEIN u. Mitarb., 1968) und ihrer Fähigkeit des Lipidtransportes den Jejunalepithelien. Sie fördern damit den Transport und die Anhäufung nozierender

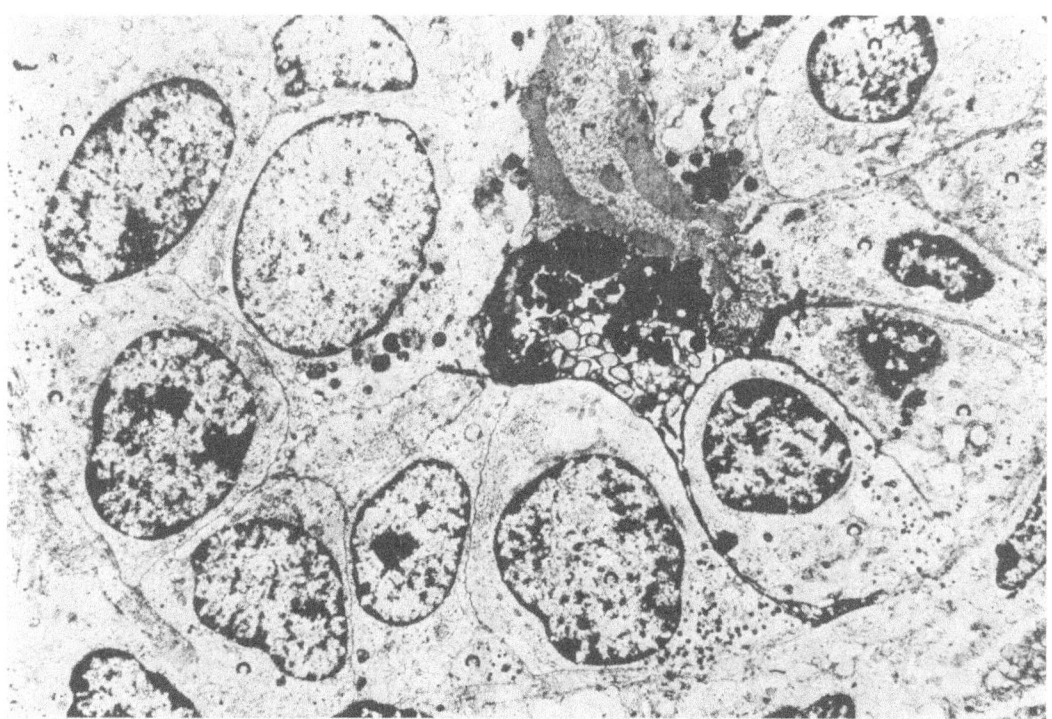

Abb. 94. Atrophische Korpusdrüse mit einem „Nest" von 10 endokrinen Zellen, identifiziert an ihren dichten basalen Granula. Endokrine Zellen ohne Anschluß an das Drüsenlumen. Drüsenlumen von „mukösen" Zellen umgeben. Vergr. 7000:1. [Aus W. RUBIN: Proliferation of endocrine-like (enterochromaffin) cells in atrophic gastric mucosa. Gastroenterology 57, 641 (1969)]

Substanzen in die Lamina propria mucosae in ungewöhnlichen Konzentrationen und unterstreichen die Bedeutung der „Gastritis bei Perniciosa" als Präcancerose (RUBIN, 1968).

4. Bei intestinaler Metaplasie findet man in diesen Drüsengruppen reichlich enterochromaffine Zellen (HAMPERL, 1927; MOTTERAM, 1951; SINGH, 1962). Elektronenmikroskopische Untersuchungen erwähnen gleichfalls diese endokrinen Zellen bei Perniciosa (ELLIOTT und GUILLEN, 1964; TICHY u. HRADSKY, 1967). Es kommt zum Schwund der argentaffinen Zellen (SINGH, 1962; BLACK u. HAFFNER, 1968) und „vikariierender" Hypertrophie leistungsmäßig unzureichender argyrophiler Zellen des „Gelbe-Zellen-Organes". Nach RUBIN (1969) handelt es sich indessen bei den zahlreichen endokrinen Zellen in dem *nichtintestinalisierten* Epithel bei atrophischer Gastritis um *argyrophile* Zellen, während bei Perniciosa reichlich *argentaffine* im *intestinalisierten* Epithel, aber nicht in den „normalen" Drüsen vorkommen (Abb. 94, 95).

5. Die chronische interstitielle Entzündung der Mucosa geht mit Infiltration von Lymphocyten, Plasmazellen und Monocyten einher. Weiterhin findet man reichlich Russelsche Körperchen, eine Hyalinose der Lymphfollikel und eine Hypertrophie der Muscularis mucosae.

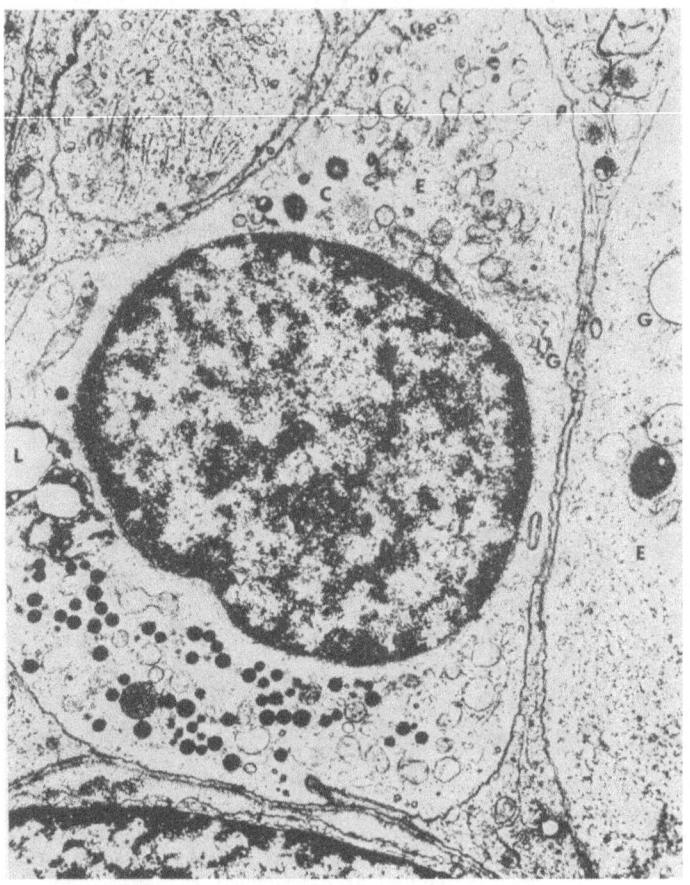

Abb. 95. Atrophische Magendrüse mit Anteilen von drei endocrine-like cells (*E*). Basal von Membranen umgebene dichte Granula, zahlreiche Mitochondrien, ausgeprägte perinukleäre Filamente, supranukleäres Golgifeld (*G*), supranukleäre Zentriolen (*C*) und lysosomenartige Strukturen (*L*). Ribosomen und Polysomen reichlich in der rechts- und linksseitigen Zelle und rauhes endoplasmatisches Reticulum in der linksseitigen Zelle. Vergr. 16000:1. [Aus W. RUBIN: Proliferation of endocrine-like (enterochromaffin) cells in atrophic mucosa. Gastroenterology 57, 641 (1969)]

6. Zu den Veränderungen an den Hauptdrüsen kommt eine Reduktion der Pylorusdrüsen und einer Atrophie des Duodenalepithels mit seinen Deck-, Becher- und Panethschen Zellen.

7. Die Kardiadrüsen werden in der Regel von dem Umbau nicht betroffen.

Ätiologisch wird vermutet, daß ein gemeinsamer genetischer „background" für die familiäre Häufung von Belegzellantikörpern im Serum bei perniziöser Anämie vorliegt (TE VELDE u. Mitarb., 1966, Lit.). Unbeantwortet ist bis dato die Frage, warum bei Kindern mit Perniciosa keine atrophische Gastritis besonderer Prägung nachweisbar ist (LILLEBRIDGE u. Mitarb., 1967).

## f) Chronisch-lymphatische Gastritis (Konjetzny)

Eine besondere Variante der chronischen Gastritis ist die „chronisch-lymphatische Gastritis" KONJETZNY (1928), von FABER (1935) auch als „chronische follikuläre Gastritis" bezeichnet. Bereits im „gesunden" Magen findet man disseminierte Lymphfollikel mit kleineren Reaktionszentren; sie können zwischen

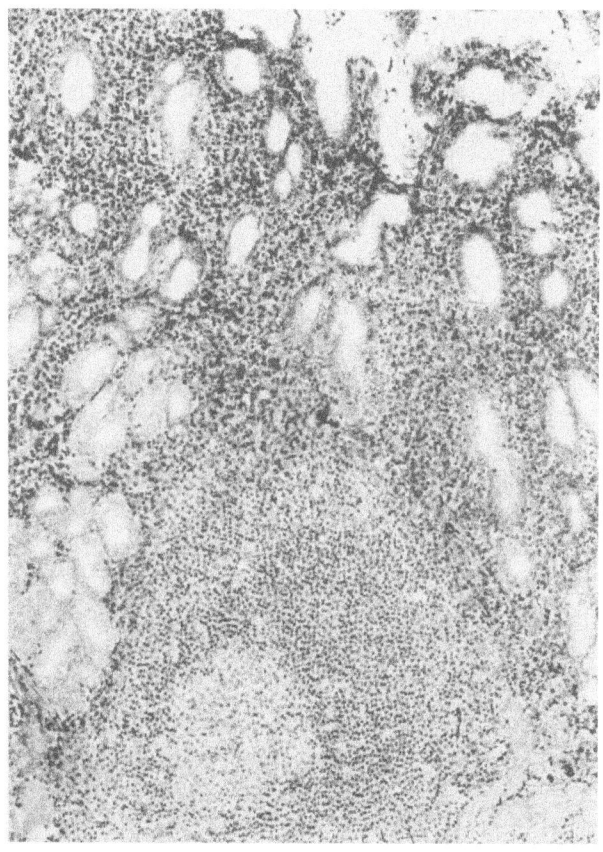

Abb. 96. Chronische lymphatische Gastritis KONJETZNY, Antrum ventriculi (Pathologisches Institut Heidelberg, E.-Nr. 1959/70). Färbung: HE, Vergr. 100:1

den Lagen der Muscularis mucosae liegen und diese aufsplittern (Abb. 96). Bei der atrophischen Gastritis kann es in besonders gelagerten Fällen zu einem vermehrten Auftreten dicht liegender Follikel mit breiten Reaktionszentren kommen, deren Ausläufer bis dicht unter das Deckepithel reichen und makroskopisch der Schleimhaut ein wulstiges Relief verleihen. Dadurch resultieren tumorartige Verdickungen der Magenwand, die klinisch und röntgenologisch ein Neoplasma vortäuschen und auch intra operationem nicht immer sicher von einem Carcinom abzugrenzen sind (PRINZ, 1951). Auch feingeweblich können diese Veränderungen differentialdiagnostische Schwierigkeiten bereiten; SCHINDLER (1947) sprach von einer „lymphoblastoid gastritis" und beschrieb eine einschlägige Beobachtung, bei der die gesamte Mucosa bis unmittelbar unter das Deckepithel lymphocytär infiltriert war. Den Hauptbefund stellen dichtliegende, große Lymphfollikel mit breiten Reaktionszentren dar; ihre Randbezirke können plasmacellulär aufgelockert sein. Auch in der Submucosa können lymphocytäre Infiltrate zu größeren Follikeln zusammengefaßt werden. Sind die perigastrischen Lymphknoten vergrößert, zeigen sie den Befund einer chronischen oder subakuten unspezifischen Lymphadenitis, wie er für chronische Gastritiden bezeichnend ist.

Makroskopisch erkennbar, bilden diese Lymphome z.T. kleinere Tumoren, welche die Mucosa vorwölben und damit gastroskopisch den Befund eines Malignomes oder einer „hypertrophischen Gastritis" vortäuschen können, zumal Erosionen oder Ulcera nicht selten komplizierend hinzutreten.

SMITH und HELWEG (1958) unternahmen erstmalig eine Klassifizierung der Magenlymphome. Das Material des Armed Forces Institute of Pathology enthielt 42 als gutartige reaktive lymphatische Hyperplasie bezeichnete Fälle und 131 sog. Magenlymphome. Von diesen 131 Fällen hatten 88 bereits eine über 5jährige Überlebenszeit. Dieses „Überlebenskollektiv" wurde nun mit dem morphologischen Befunden der als gutartig klassifizierten Fälle verglichen. SMITH und HELWEG (1958) kamen zu dem Ergebnis, daß eine reaktive lymphatische Hyperplasie mit malignen Lymphomen häufiger verwechselt wurde und dadurch die scheinbar günstige Überlebensquote der Lymphosarkome des Magens resultiere. Zu entsprechenden Ergebnissen kamen FARIS und SALTZSTEIN (1964), PEREZ (1966) sowie BERRY und MATHEWS (1967). Eine Revision von 70 sog. Magenlymphosarkomen durch JAKOBS (1963) ergab:

1. in 14 Fällen ein Pseudolymphom mit Ulcus,
2. in 10 Fällen ein Pseudolymphom ohne Ulcus,
3. in  7 Fällen ein Lymphosarkom mit Ulcus,
4. in 25 Fällen ein Lymphosarkom ohne Ulcus,
5. in 14 Fällen war eine Klassifizierung nicht möglich.

Die Lymphknoten sind beim Pseudolymphom stets frei; es läßt zwei Formen differenzieren: a) monomorphe Pseudolymphome mit Keimzentren und b) pleomorphe Pseudolymphome mit Granulombildung und Plasmazellen. Die Exulceration spricht nach JAKOBS (1963) eher für ein Pseudolymphom als für ein Lymphosarkom.

ROUSSELOT und OBERLING (1965) erwähnen folgende differentialdiagnostischen Kriterien:

|  | Pseudolymphom isomorph | Pseudolymphom polymorph | Lymphosarkom |
|---|---|---|---|
| Oberflächenbild . . . . . | diffus infiltrierend | diffus infiltrierend | diffus infiltrierend |
| Submukös . . . . . . . | nodulär | nodulär | diffus |
| Zellulation . . . . . . . | Lymphocyten monomorph | Lymphocyten polymorph | monomorph mit Mitosen |
| Sklerose . . . . . . . . | stark | spärlich | selten |
| Invasion der M. propria . . | häufig | häufig | umschrieben |
| Invasion der intramuralen Ganglien . . . . . . | nie | nie | häufig |

Wesentliches Kriterium der iso- und pleomorphen Pseudolymphome des Magens ist ihre oberflächlich diffuse und submukös noduläre Ausbreitung. Ihre Entstehung wird auf eine chronische Entzündung zurückgeführt (ROUSSELOT u. OBERLING, 1965). Sie gehören damit zum Bild der chronisch-lymphatischen Gastritis Konjetzny. Ihre klinische und patho-anatomische Bedeutung liegt in der im Einzelfall häufig schwierigen Abgrenzung gegenüber einem Lymphosarkom des Magens.

## II. Granulomatöse Gastritis

In der Systematik akuter und chronischer Gastritiden wird im allgemeinen zwischen unspezifischen und spezifischen Gastritiden unterschieden und diesen werden noch Sonderformen gegenübergestellt. Diese Einteilung wird indessen nicht der Vielzahl granulomatöser, ätiologisch nicht immer sicher klassifizierbarer, entzündlicher Magenerkrankungen gerecht. Granulombildung bedeutet Reaktionskrankheit des Retikulo-Histiocytären-Systemes; diese Granulombildung — mit seinen morphologischen Varianten — ist die patho-anatomische Basis dieser ätiologisch so inhomogenen Gruppe. JANOWITZ und PRESENT (1966) gaben folgende Klassifizierung granulomatöser Erkrankungen des Gastro-Intestinal-Traktes:

A: *Infektiöse Granulome:* Tuberkulose, Syphilis, Aktinomykose, südamerikanische Blastomykose, Histoplasmose, Amöbiasis, Schistosomiasis, Lymphogranuloma venerum.

B: *Fremdkörpergranulome:* Stärke, Talkum, Nahtmaterial, Lipide, Barium, Quecksilber.

C: *Granulome unbekannter Ätiologie:* regionale Enteritis, Sarkoidose, granulomatöse Gastritis, eosinophiles Granulom, allergische Granulomatose.

Den „spezifischen" Granulomen des Magens stellen GOLDGRABER u. Mitarb. (1958) als „unspezifische" Granulome solche im Rahmen der Enteritis regionalis, das eosinophile Granulom und Granulome unbestimmter Genese (allergisch-hyperergisch) gegenüber.

### 1. Tuberkulose

Die erste hinreichend gesicherte Beobachtung einer Magentuberkulose beim Erwachsenen geht auf BARKHAUSEN (1824, zit. bei WALTERS u. Mitarb., 1936), beim Kinde auf BENEKE (1851) zurück. Das nachfolgende Schrifttum wurde 1917 von BRODERS einer kritischen Sichtung unterzogen und aus 306 Fällen nur 49 ausgewählt. Diese wiesen einen positiven Tuberkelbacillenbefund auf. Literaturzusammenstellungen ohne kritische Wertung der Einzelfälle nennen 368 (CLAGETT u. WALTERS, 1938) respektive 373 (MORRIS, 1942) Fälle. Diese Übersichten sind heute aufgrund der veränderten epidemiologischen Gegebenheiten (deutlicher Rückgang der Infektionsquellen, Reduktion des Typus bovinus durch Sanierung der Rinderbestände, Verlagerung des Erstinfektionsalters in die Erwachsenenperiode, Präventivimpfung) als überholt zu bezeichnen, insbesondere hinsichtlich statistischer Angaben.

Bei der Aufgliederung der im Schrifttum als Magentuberkulose niedergelegten Beobachtungen nach autoptischen und chirurgischen Fällen, sowie bei der Spezifizierung nach Alter und Geschlecht der Träger ergeben sich folgende Perspektiven:

In einer Sammelstatistik demonstrierten KATSCH und PICKERT (1953), daß die Magentuberkulose in einem unausgewählten Obduktionsgut unter 96251 Autopsien 159mal in Erscheinung trat, während 17542, unter den verschiedensten Indikationen resezierte Mägen nur in 19 Fällen tuberkulöse Veränderungen aufwiesen. Die Sektion von 20585 Lungentuberkulosen deckte demgegenüber 117mal eine Mitbeteiligung des Magens auf. Aus dieser Gegenüberstellung ergibt einerseits, daß die, verglichen mit anderen Lokalisationen so seltene tuberkulöse Affektion der Magenwand im Sektionsgut wesentlich häufiger vertreten ist, als im Resektionsmaterial. Dieser Umstand macht es wahrscheinlich, daß die Magentuberkulose vorwiegend oligo- oder asymptomatisch verläuft. Andererseits wird deutlich, daß Patienten mit Lungentuberkulose in einem wesentlich höheren Prozentsatz an Magentuberkulose erkranken als Patienten ohne floride Lungenprozesse. Weitere statistische Angaben findet man bei: GOOD (1931), BINDER u. Mitarb. (1945), PALMER (1950), COGSWELL und CENNI (1950), VIOTTI (1955) u.a.

Hinsichtlich der Altersverteilung findet man im Weltschrifttum beträchtliche Widersprüche: während BRODERS (1917) das Verhältnis zwischen Erwachsenen und Kindern mit 3:1, GLAUBITT (1901) und ARLOING (1902) mit 2:1 und BINDER u. Mitarb. (1945) sogar mit 5:1 beziffern, ist aus der Übersicht von BINDER u. Mitarb. (1945) zu entnehmen, daß andere Autoren den Prozentsatz kindlicher Fälle sehr viel höher angeben. In den von BINDER u. Mitarb. (1945) zusammengestellten 61 Beobachtungen entfielen auf das 1. Lebensjahr 10, vom 1.—5. Lebensjahr 27, vom 6.—10. Lebensjahr 19 und vom 10.—15. Lebensjahr 15 Fälle.

Zur Geschlechtsverteilung wird für Erwachsene ein Überwiegen der Männer gegenüber den Frauen angegeben: 3:1 (ARLOING, 1902), 2,6:1 (GOSSMANN, 1913), 2:1 (COGSWELL u. CENNI, 1950), 1,7:1 (BRODERS, 1917). Für Kinder fanden BINDER u. Mitarb. (1945) ein Überwiegen des weiblichen Geschlechts gegenüber dem männlichen mit 3:2.

Die prozentual geringe Mitbeteiligung des Magens im Rahmen tuberkulöser Prozesse — selbst in Fällen von schwerer Lungentuberkulose —, muß im Hinblick auf die relativ häufige Inokulationstuberkulose des Darmes bei Phthisikern auffällig erscheinen. Zur Erklärung dieser Diskrepanz zog ROKITANSKY (1861) den relativen Mangel der Magenwand an Lymphgefäßen (?!), KLEBS (1896) die spärliche Entwicklung des lymphoretikulären Gewebes in der Submucosa, KANZOW (1895) die „Intaktheit" des Magenwandepithels und den Umstand der relativ kurzen Verweildauer der Ingesta im Magen — Milch von tuberkulösen Rindern — in gleicher Weise zur Erklärung wie STRUPPLER (1900/01), SIMMONDS (1900), DÜRK und OBERNDORFER (1899) heran. ARLOING (1902) betont wie DÜRCK (1895) die „Schutzfunktion" des Magensaftes.

Experimentelle Untersuchungen über die Wirkung der Tuberkelbakterien bei Verfütterung, gehen unter anderem auf FROEHLICH (1940) sowie BROWNE u. Mitarb. (1942) zurück. KONJETZNY (1928, dort ältere Lit.) sieht in dem Umstand, daß die Tuberkelbacillen von dem schwerlöslichen Tracheobronchialschleim in die Magenlichtung gelangen, OLLERES und VIESCA (1935) in allergischen Faktoren und SULLIVAN u. Mitarb. (1943) in der „Resistenz des Gewebes" das bestimmende Moment. Die aufgeführten Interpretationsversuche unterstreichen, daß die Seltenheit der Magentuberkulose bis heute nicht befriedigend abgeklärt ist.

### a) Primäre Tuberkulose des Magens

SCHÜRMANN und KLEINSCHMIDT (1935) konnten im Rahmen der „Lübecker Säuglingstuberkulose, die durch versehentliche Applikation hochvirulenter Stämme entstanden war, in 11 Fällen eine primäre Magentuberkulose nachweisen. Dabei fanden sich infolge der oralen Applikation 5mal kardianahe und 6mal pylorusnahe „tiefgreifende Schleimhautdefekte mit zackigen, leicht polypös hyper-

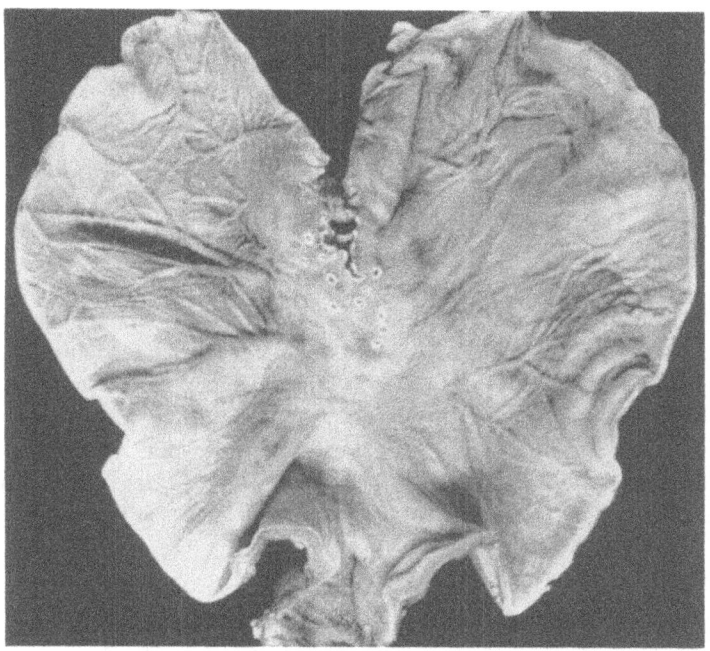

Abb. 97. Primäre Magentuberkulose (Fütterungstuberkulose). Daumennagelgroßes, penetrierendes, bis zur Serosa vorgedrungenes tuberkulöses Kardiageschwür des Magens mit mehreren geschwürig aufgebrochenen Trabantenherden in der Umgebung. Zustand 82 Tage nach der Fütterungsinfektion. [Aus P. SCHÜRMANN: Beitr. klin. Tuberk. **81**, 294 (1932)]

plastischen Rändern und schmierig belegtem Grund" (Abb. 97). In der Umgebung konnten gelegentlich verkäste knötchenförmige Herde gefunden werden. Die regionären Lymphknoten boten das Bild einer käsigen Lymphadenitis. Außer der Mitteilung von MAKHACHEV (1966) kennt das Weltschrifttum keine Parallelbeobachtungen. Nur MAKHACHEV (1966) erwähnt noch die isolierte Magentuberkulose als selbständige Erkrankung bei Fehlen von Lungensymptomen.

### b) Postprimäre Tuberkulose des Magens

#### α) Inoculation

Bei offener Lungentuberkulose wäre eine sekundäre *Inoculation* von Tuberkelbacillen innerhalb bereits bestehender geschwüriger Prozesse der Magenwand denkbar. HAPPEL und BLUMER (1898) beschrieben bei einem anaciden Patienten mit offener Lungentuberkulose in der Nekroseschicht eines koinzidenten Magengeschwüres Tuberkelbacillen, jedoch kein tuberkulöses Granulationsgewebe. Die Beurteilung jener Fälle, die simultan in unmittelbarer Nachbarschaft eines ulcerösen Wandprozesses tuberkulöses Granulationsgewebe aufweisen, läßt eine hämatogene Streuung nicht ausschließen. Diese Überlegung trifft insbesondere für die Fälle von BREUS (1878) mit tuberkulösen Ulcerationen des Pharynx, Oesophagus und Magens nach Kalilaugenverätzung, sowie auch für die Koinzidenz mit Ulcus ventriculi (KONJETZNY, 1928, Lit.), Carcinom (HAMPERL, 1926; KONJETZNY, 1928, Lit.; FALTIN, 1926; RIZZI, 1934; BOLSAKOWA, 1935; WHITE, 1943; SPRUNT, 1930, Lit.; WOLF, 1930, Lit.) und Lymphosarkom (RENTSCHLER u. TRAVIS, 1934; BOYKSEN, 1939; KROHN, 1938) zu.

### β) Lymphogene Infektion

Einer lymphogenen Propagation der Tuberkulose von benachbarten perigastrischen Lymphknoten auf die Magenwand — wie dies in der älteren Literatur (s. KONJETZNY, 1928) sowie kürzlich von KATSUMI u. Mitarb. (1964) angenommen wurde — steht zunächst die Tatsache entgegen, daß in diesen Fällen der Bacillentransport nur *retrograd*, also bei bestehender Abflußbehinderung der Magenlymphe, erfolgen könnte. Obwohl ein entsprechender Infektionsweg theoretisch vorstellbar ist, liegt im Weltschrifttum *keine* eindeutige Beobachtung vor. Dagegen kann innerhalb des Magens von verkästen oder bereits geschwürig zerfallenden tuberkulösen Herden her, selbst im Anschluß an primäre tuberkulöse Veränderungen (SCHÜRMANN u. KLEINSCHMIDT, 1935), eine lymphogene Propagation von Tuberkelbacillen auf benachbarte Abschnitte der Magenwand unter Bildung miliarer Knötchen und lentikulärer Geschwüre erfolgen.

### γ) Kontaktinfektion

Ausnahmsweise kann eine Kontaktinfektion eine tuberkulöse Magenwanderkrankung auslösen wie über verkäste perigastrische Lymphknoten (CHIARI, 1878; GOSSMANN, 1913), Tuberkulome der Milz (REINHOLD, 1899), verkäsende Nebennierentuberkulose (NORDMANN, 1904), tuberkulöse Colongeschwüre (BENEKE 1851), Pankreastuberkulose (ZELMAN, 1940), Gallenblasentuberkulose (LUSENA, 1921), tuberkulöse Peritonitis (GENTZIN u. SORNOWIK, 1934).

### δ) Hämatogene Infektion

Die hämatogene Metastasierung von Tuberkelbakterien von einem tuberkulösen Herd eines anderen Organes auf die Magenwand ist wohl als *der Infektionsmodus* anzusehen (ARLOING, 1902; WILMS, 1897; CONE, 1900; SIMMONDS, 1900; NICOLO, 1947; FLACHSMANN-DUTTWEILER, 1965).

Nach ihrem makroskopischen Erscheinungsbild hat die Magentuberkulose sowohl aus klinischer wie patho-anatomischer Sicht eine Vielzahl von Einteilungsversuchen erfahren (BRODERS, 1917; BIERNATH, 1921; GOOD, 1931; RENANDER, 1937; BROWNE u. Mitarb., 1942). Besonders „praxisgerecht" ist die von KONJETZNY (1928), ACKERMANN (1940) sowie VIOTTI (1955) gewählte Unterscheidung in 4 Grundformen:

*1. Miliare Form.* Die miliaren Knötchen sitzen bevorzugt — wenngleich nicht ausschließlich — in der Mucosa und Submucosa und bilden hier bald kleine, massenhaft Tuberkelbacillen und Leukocyten enthaltende Gewebsnekrosen, bald typische epitheloid- und riesenzellhaltige Tuberkel (SIMMONDS, 1900; FRAENKEL, zit. nach KONJETZNY, 1928; NAEGELSBACH, 1944).

2. *Knotige (nodöse) Form.* Es handelt sich um circumscripte, in der Regel bereits weitgehend verkäste, in ihrer Größe wechselnde tuberkulöse Herde. Sie liegen bevorzugt in der Submucosa und lassen keine besondere Zuordnung zu einem bestimmten Magenabschnitt erkennen. Sie sind in der Regel multipel (KONJETZNY, 1928, Lit.) und nur in Ausnahmefällen solitär (VAN WART, 1903; BARCHASCH, 1907; SULLIVAN u. Mitarb., 1940). Diese Herde können sich gegen die Außenwand des Magens vorwölben und so bereits von der Serosaseite sichtbar sein (KELLER, 1913) oder als rundliche, von hämorrhagischen Randsäumen umgebene Knoten in die Magenlichtung vorragen (KANZOW, 1895). Die Kolliquation der käsigen Nekrosen wird rasch von breiten Exulcerationen der Mucosa (THOREL, 1898) oder von multiplen, lumenwärts orientierten Fistelgängen gefolgt (SCHLESINGER, 1914; MELCHIOR, 1926). Über das Zusammentreffen derartiger Veränderungen mit einer phlegmonösen Gastritis berichtete SCHNEIDER (1924, Lit.).

3. *Ulceröse Form.* Die ulceröse Form ist unter den tuberkulösen Veränderungen der Magenwand am häufigsten anzutreffen (Abb. 98, 99). So sahen BINDER u. Mitarb. (1945) bei 40 kindlichen Magentuberkulosen in 95%, WALTERS u. Mitarb. (1936) in ihrem Krankengut in 80% entsprechende Veränderungen. Die Regio pylorica gilt als bevorzugte Lokalisation, der im weiteren die kleine und große Kurvatur folgen (KONJETZNY, 1928, Lit.; GOOD, 1931; CHAFFIN, 1939). Gelegentlich wird auch die Fundusregion betroffen (SULLIVAN u. Mitarb., 1940).

Eine Multiplizität der Geschwüre ist relativ häufig (GOSSMANN, 1913; KONJETZNY, 1928, Lit.; ACKERMANN, 1940 — s. dagegen BIERNATH, 1921). Die Defekte zeigen wechselnde Größe und Tiefe: 10 zu 20 cm (SIMMONDS, 1900), Handtellergröße (RUGE, 1905; BAETZNER, 1920) oder 16 cm$^2$ (STELTER, 1902). Ihrer Form nach sind sie bald rundlich-oval, gelegentlich, und dann bevorzugt im Canalis pyloricus, gürtelförmig (HATTUTE, 1874; STRUPPLER, 1900/01; ALEXANDER, 1905; ROTHER, 1918) oder seltener spaltförmig (WEINBERG, 1898). Sie können mit zum Teil verkästen (KONJETZNY, 1928, Lit.; BINDER u. Mitarb., 1945) Tuberkeln oder einer durch örtlich lymphogene Propagation entstandenen Miliartuberkulose der Magenwand (GOOD, 1931) vergesellschaftet sein. Aber auch rundliche, kraterförmige Geschwüre von der Form des chronischen penetrierenden Ulcus ventriculi kommen gelegentlich zur Beobachtung, wobei dann erst die feingewebliche Untersuchung die Diagnose eines tuberkulösen Geschwüres ermöglicht (Abb. 98a u. b).

Das mikroskopische Bild ähnelt weitgehend jenem, wie es bei der Tuberkulose des Darmes gesehen wird (THOREL, 1898; ORSOS, 1925). Die Geschwürsränder, insbesondere in der Mucosa und Submucosa, weniger der Geschwürsgrund, sind dicht mit Tuberkeln durchsetzt. Miliare Knötchen, endarteriitische und endophlebitische Gefäßveränderungen (SIMMONDS, 1900); GOSSMANN, 1913; TRIPIER, zit. nach KONJETZNY, 1928) an Rand und Grund solcher Geschwüre und polypöse Wucherungen der Geschwürsränder (MELCHIOR, 1926; KAUFMANN, 1931) sind keine Seltenheit. Sowohl bei der knotigen als auch bei der erosiven Form sind die regionären Lymphknoten in der Regel mit betroffen und können große Konvolute bilden.

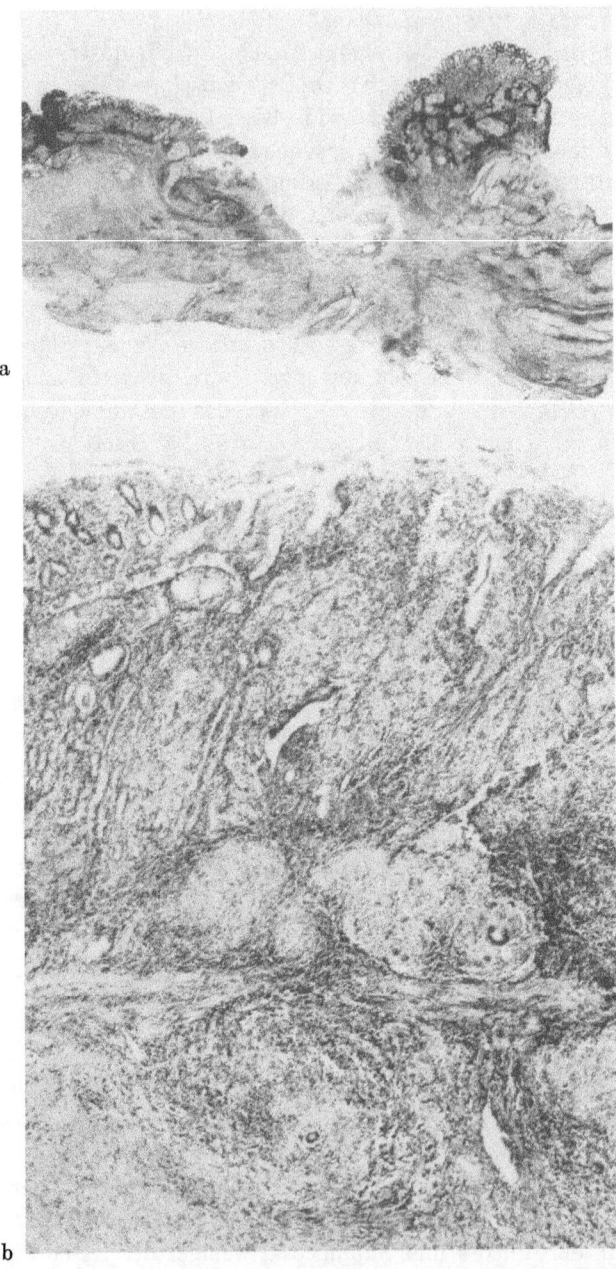

Abb. 98a u. b. Hämatogenes, chronisch penetrierendes tuberkulöses Magengeschwür. Zahlreiche Tuberkel in Mucosa und Submucosa. a Übersicht, b Ausschnitt. 37jährig, männlich. Färbung: HE, Vergr. 35:1. [Aus H. FLACHSMANN-DUTTWEILER: Das tuberkulöse Magengeschwür. Schweiz. med. Wschr. **95**, 1032 (1965)]

Typische Komplikationen der ulcerösen Magentuberkulose sind perigastrische Verwachsungen, seltener Perforationen (BRODERS, 1917; KONJETZNY, 1928, Lit.; BINDER u. Mitarb., 1945) und Arrosionsblutungen. Gürtelförmige Geschwüre ad pylorum können zum Bild der sog. gutartigen Pylorusstenose führen (PFANNER, 1915). Der tuberkulöse Prozeß vermag weiterhin auf Organe der Nachbarschaft überzugreifen. Beschrieben wurde die Penetration in das Colon transversum (NÖLLENBURG, 1916) sowie die Gallenblase (COGSWELL u. CENNI, 1950), eine tuberkulöse Colon-Magenfistel (OPPHOLZER, 1867) und tuberkulöse Nabelfistel bei perigastrischem tuberkulösen Absceß (GEIPER, zit. nach KONJETZNY, 1928).

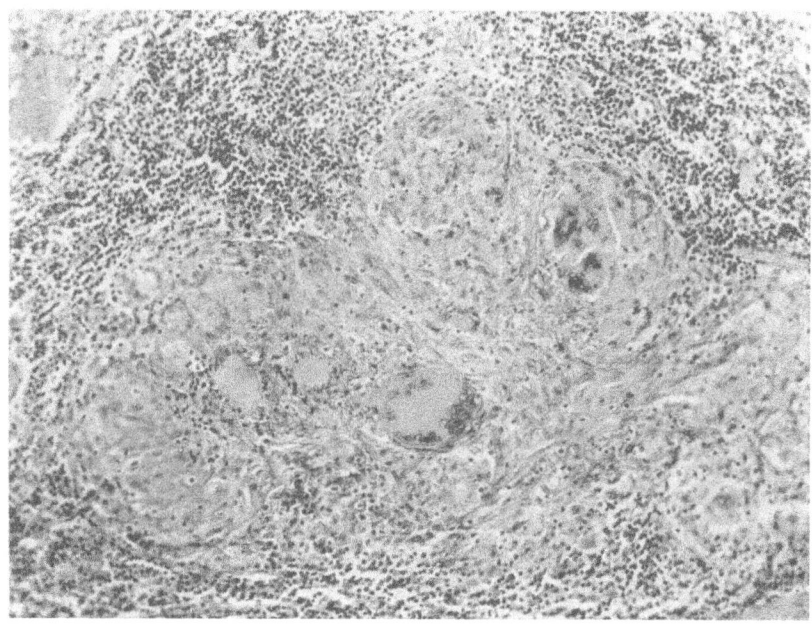

Abb. 99. Produktive Tuberkulose eines perigastrischen Lymphknotens bei chronischem tuberkulösem Magengeschwür. 37jährig, männlich. Färbung: HE, Vergr. 120:1. [Aus H. FLACHSMANN-DUTTWEILER: Das tuberkulöse Magengeschwür. Schweiz. med. Wschr. 95, 1032 (1965)]

*4. Hypertrophe, tumorähnliche, stenosierende Form.* Ihre bevorzugte Lokalisation ist der Canalis pyloricus. Die Veränderungen können auf den Magen beschränkt bleiben oder auch mit auf das Duodenum übergreifen (CLAIRMONT, 1905; RUGE, 1905; GOURAUD, 1906; GORODINSKI, 1927). Sehr selten ist der diffuse Befall der Magenwand (PATRONICOLA, 1931) oder das sekundäre Übergreifen auf den Pylorus bei primärer Erkrankung des Zwölffingerdarmes (KONJETZNY, 1928). Einschlägige Kasuistiken sind von PÖSCHL (1941), FROEHLICH (1946), WINDWER (1946), MORRIS (1948) sowie KONJETZNY (1928, ältere Literatur) mitgeteilt.

Makroskopisch finden sich bald flach-höckrige bis knotige, bald ringförmige bis faustgroße (RUGE, 1905), mehr oder weniger verschiebliche Verdickungen der Magenwand. Sie bewirken oft eine hochgradige Pylorusstenose (NORDMANN, 1904). Dieser Umstand gibt klinisch Anlaß zu Verwechslungen mit malignen Tumoren, zumal es sich bevorzugt um Patienten im vorgerückten Lebensalter handelt. Nur ausnahmsweise werden entsprechende Befunde auch bei Kindern gesehen (BINDER u. Mitarb., 1945).

Innerhalb des betroffenen Magenabschnittes ist die Submucosa *der Sitz* der Veränderungen. Sie erscheint verdickt, grauweißlich und verschwielt. Feingeweblich wird ein ausgedehntes, entzündlich infiltriertes und zur Verschwielung neigendes Granulationsgewebe nachweisbar. Dieses enthält häufig verkäste Epitheloidzelltuberkel, aber kaum jemals Tuberkelbacillen. Von der Submucosa ausgehend können die Mucosa (NORDMANN, 1904) wie auch die äußeren Magenwandschichten in die Veränderung mit einbezogen werden. Nur selten ist die das Infiltrat deckende Mucosa noch unversehrt. Sie ist in der Regel grobwulstig oder atrophisch und zeigt häufig umfangreiche Exulcerationen — zum Teil von spezifischem Charakter (NORDMANN, 1904; MATHIEU u. REMOND, zit. nach KONJETZNY, 1928). An der Serosa lassen sich miliare Knötchen (SEVERIN, 1917), Adhäsionen (FUJII-TADASHI, 1909) oder Granulationsgewebsbildungen nachweisen. Besonders letztere können zu flächenhaften Verwachsungen mit den Organen der Nachbarschaft führen (LERICHE u. MOURIQUAND, 1909). Die regionären Lymphknoten zeigen häufig frische Tuberkel (DEWEY, 1913).

Eine seltene Beobachtung wurde von WATSON u. Mitarb. (1936/37) mitgeteilt: bei einem 36jährigen Mann wurde röntgenologisch und operativ ein sog. „Sanduhrmagen" festgestellt, dem feingeweblich eine mit hochgradiger Schrumpfung einhergehende tuberkulöse Infiltration der Magenmitte zugrunde lag. Als Besonderheit fand sich weiterhin noch eine Plattenepithelmetaplasie im Bereiche der prästenotischen Mucosa.

Pathologisch-anatomisch wird die Abgrenzung der hypertrophischen Form gegenüber nicht spezifischen Granulomatosen und insbesondere vernarbender Prozesse der Magenwand — wie bei Boeckscher Sarkoidose oder unspezifischer entzündlicher „Linitis plastica" — schwierig sein; dies trifft besonders für die Fälle von LERICHE und MOURIQUAND (1909), WATSON u. Mitarb. (1936/37) sowie SULLIVAN u. Mitarb. (1940) zu.

Eine Tuberkulose der perigastrischen Lymphknoten setzt nicht zwangsläufig eine solche des Magens voraus (HÖFER, 1922). Indessen können auch diese isoliert erkrankten perigastrischen Lymphknoten, ebenso wie spezifische perigastrische Adhäsionen, durch Kompression des Pylorus zu einer Stenose des Magenausganges führen (RICARD u. CHEVRIEER, 1905; KRAFT, 1948).

Klinisch kommt der Tuberkulose des Magens kein charakteristisches Bild zu: Im Vordergrund stehen unspezifische Symptome wie Appetitlosigkeit, Erbrechen, Anacidität, epigastrische Schmerzen. Ulceröse Prozesse können durch profuse oder okkulte Blutungen ein „Ulcus pepticum" und die hypertrophische stenosierende Form eine maligne Neubildung vortäuschen (TOOLE u. PROPATORIDIS, 1950; PALMER, 1950; KATSCH u. PICKERT, 1953).

## 2. Sarkoidose (Morbus Besnier-Boeck-Schaumann)

Die Sarkoidose des Magen-Darm-Traktes ist, im Gegensatz zu der Darmtuberkulose, ausgesprochen selten und bislang nur beim Erwachsenen beobachtet worden (McGOVERN u. MERRITT, 1956). Zu unterscheiden ist die isolierte Magensarkoidose (GUIBERT, 1947; ECKSTEIN u. PARKER, 1958) und die Magenbeteiligung im Rahmen einer visceralen oder miliar-generalisierten Sarkoidose. Von 33 in der Literatur beschriebenen Magensarkoidosen blieben 16 auf dieses Organ beschränkt (KATER u. STENING, 1967; LIEHR, 1969).

Die Sarkoidose des Magens ist in der Regel mit einer hypertrophischen oder atrophischen Gastritis vergesellschaftet und läßt eine Neigung zu muköser und submuköser Fibrose im Sinne der „Linitis plastica" erkennen. Bevorzugte Lokalisation sind Mucosa und Submucosa des Canalis pyloricus.

*Makroskopisch* können zwei Formen unterschieden werden:

1. Die erste Form bildet solitäre oder multiple Erosionen und Ulcera, an deren Rändern und Grund sich das „typische" Granulationsgewebe histologisch nachweisen läßt (GORE u. MCCARTHY, 1944; GUIBERT, 1947; OPPENHEIM u. POLLACK, 1947; PEARCE u. EHRLICH, 1955; MCKUSICK, 1953; OBIDITSCH-MAYER, 1958). Die Genese der „begleitenden" Ulcera wird unterschiedlich beurteilt. Während PEARCE und EHRLICH (1955) lediglich eine Koinzidenz mit der Sarkoidose für wahrscheinlich halten, ist in der Beobachtung von OBIDITSCH-MAYER (1958) die geschwürige Läsion mit „Sicherheit" als Folge der gleichzeitig nachgewiesenen „Phlebitis granulomatosa sarcoidotica" anzusehen. MCKUSICK (1953) beschrieb weiterhin sagokornartige „Serosametastasen".

2. Die zweite Form betrifft den Magen als flächenhaftes Infiltrat, das einen mehr oder weniger umschriebenen Bereich der Magenwand einnimmt und somit das Bild der „Linitis plastica" bietet (ORIE u. Mitarb., 1950; SIRAK, 1954); auch der „Fall I" von MCKUSICK (1953) bot einen entsprechenden Befund und ist insofern noch erwähnenswert, als es im Anschluß an die Magenresektion zu einer diffusen Ausbreitung der Sarkoidose auf den Oesophagus, den Magenstumpf und die Anastomosenschlinge kam.

*Histologisch* lagern sich die miliaren epitheloidzelligen Granulome zu beiden Seiten der Muscularis mucosae an (Abb. 100a und b). Sie unterscheiden sich vom „Magenwandtuberkel" durch die unregelmäßige Lagerung saftreicher Epitheloidzellen, die zentronoduläre fibrinoide Nekrose, Kernschrumpfung, Ausfällung hyaliner Schollen sowie eine perifokale Fibrosierung und Hyalinisierung kollagener Fasern (HAMPERL, 1940; LEITNER, 1949; VOGT, 1950).

*Klinisch* stehen Erscheinungen der Pylorusstenose im Vordergrund, die oft durch eine muskuläre Pylorushypertrophie verstärkt wird (APPEL u. Mitarb., 1951). In Einzelfällen beherrschen rezidivierende Geschwürsblutungen das Krankheitsbild (HOCHULI, 1959). Eine Vermehrung der $\gamma$-Globuline auf 28% beschrieb HOCHULI (1959). Eine Zusammenstellung der Röntgenbefunde der im Schrifttum niedergelegten Beobachtungen ergibt nach LIEHR (1969) folgende Übersicht:

| Befunde | Fallzahl |
| --- | --- |
| Wandinfiltration/Linitis plastica | 8 |
| Ulcus | 5 |
| Entleerungsverzögerung und/oder Bulbusdeformierung | 7 |
| Polyposis | 1 |
| Normale Befunde | 8 |

SCOTT u. Mitarb. (1953) berichteten über 2 Fälle, bei denen die Diagnose „Magensarkoidose" durch Saugbiopsie gestellt wurde. ALLEN u. Mitarb. (1956) sicherten die Diagnose durch Magensaugbiopsie und Leberpunktion. Unter 60 Patienten mit bekannter Sarkoidose ohne röntgenologisch nachweisbare Magenveränderungen, indessen klinischer Magensymptomatik, fand PALMER (1958) in 6 Fällen eine gleichzeitige Sarkoidose des Magens.

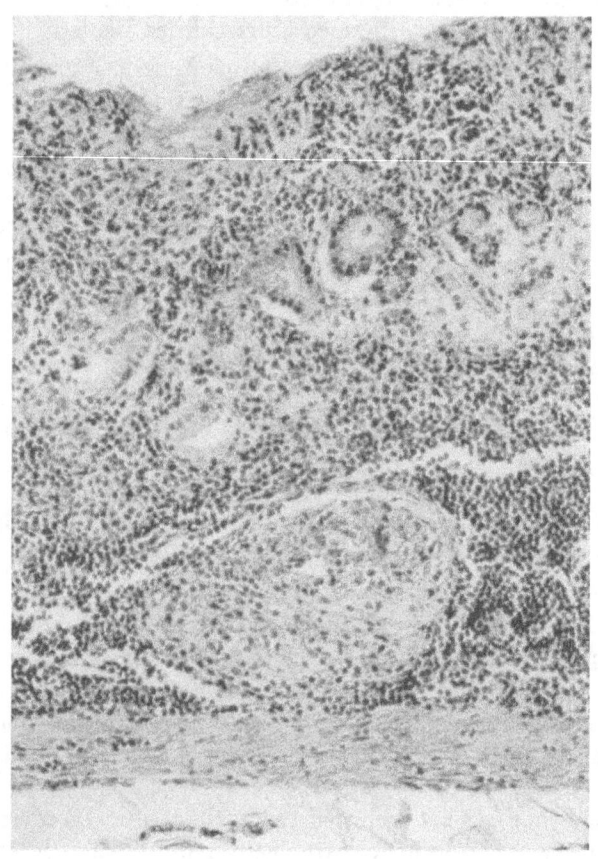

Abb. 100a

Abb. 100a u. b. Sarkoidose des Magenausganges. a Antrumschleimhaut mit epitheloidzelligem Granulom in einem mukösen Lymphfollikel. Färbung: HE, Vergr. 140:1. b Perigastrischer Lymphknoten mit Kalkschalen in einem epitheloidzelligen Granulom. Färbung: HE, Vergr. 350:1. 39jährig, männlich (Pathologisches Institut Zürich)

### 3. Syphilis

Wie in der Früh- und Vorära der Wassermannreaktion gilt auch heute noch die Feststellung, daß selbst in Fällen ausgedehnter visceraler Lues der Magen nur äußerst selten Sitz luetischer Veränderungen ist (KONJETZNY, 1928, ältere Lit.; WINDHOLZ, 1928; MEYER, 1933; CORSON-WHITE, 1940; PATTERSON u. MILFORD, 1948; KARDOS u. ORMOS, 1950; COOLEY u. CHILDERS, 1960; CHIARI u. ZEITLHOFER, 1961).

*Die kongenitale Magenlues*

Das morphologische Bild der kongenitalen Magenlues wurde von CHIARI (1891) erarbeitet. Die in der Folgezeit mitgeteilten Beobachtungen wurden 1928 von KONJETZNY einer eingehenden Kritik unterzogen. Mitteilungen aus jüngerer Zeit sind gleichfalls nur äußerst spärlich und vorwiegend klinischer Art (VER-BRYCKE, 1929; HUBER, 1930; BASCH u. Mitarb., 1935; WILLEFORD u. Mitarb., 1952).

Die Magenlues ist in der Regel mit schweren syphilitischen Läsionen anderer Organe vergesellschaftet. Innerhalb der Magenwand findet man dabei gummöse

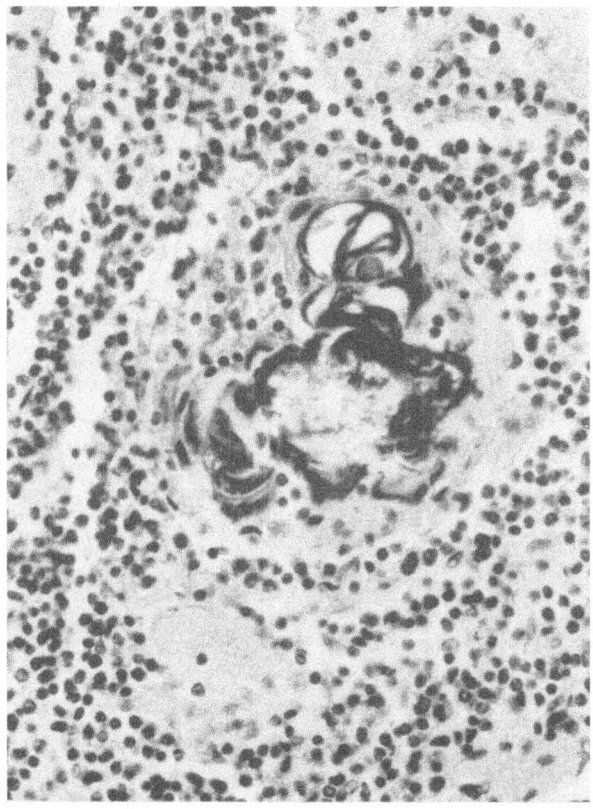

Abb. 100b

Herde solitär oder multipel; sie treten als weißliche bis gelbliche, knötchenförmige, nicht selten zentral exulcerierte Bezirke oder als flächenhafte, bis handtellergroße (BIRCH-HIRSCHFELD, 1885; WILLEFORD u. Mitarb., 1952) Infiltrate in Erscheinung. Sie sind bevorzugt in der Submucosa gelegen und können auf die Mucosa und Muscularis propria übergreifen. Als Spätfolge kommt es häufiger zu Stenosen (VOIGT, 1940).

*Histologisch* sind miliare Gummen und ein syphilitisches Granulationsgewebe nachweisbar; letzteres folgt bevorzugt den Gefäßen. Die Arterien zeigen den Befund einer Endangiitis obliterans. OBERNDORFER (1900) machte diese ,,syphilitische" Endangiitis obliterans für die so häufige Ulcusbildung innerhalb gummöser Infiltrate der Magenwand verantwortlich.

CHIARI (1891) wies bereits in seiner Schlüsselbeobachtung daraufhin, daß die Diagnose selbst einer gummösen Magensyphilis größte Schwierigkeiten bereitet, da die „syphilitische Gewebsproliferation" sich nur schwer gegenüber „banalen" proliferativen Entzündungsvorgängen abgrenzen läßt. Es darf daher nur dann mit einiger Sicherheit eine entsprechende Veränderung als luisch angesprochen werden, wenn bei positiven serologischen Luesreaktionen auch noch weitere Zeichen für diese Erkrankung an anderen Organen nachweisbar sind. Spirochäten sind nur extrem selten im Schnittpräparat zu finden (VERSE, 1906; SIMMONDS, 1906).

### Die erworbene Spätlues

Sie ist eine Erkrankung der späten Sekundär- oder Tertiärperiode und tritt somit erst nach jahrelangem Bestehen der syphilitischen Infektion in Erscheinung. Zeitperioden von nur 5 Jahren zählen zu den Seltenheiten (INVERNIZZI, 1933; PALMER, 1949). Dementsprechend manifestiert sich die Magenlues in der Regel erst im vorgerückten Lebensalter (Ausnahmefälle s. bei IVERNIZZI, 1933). Dabei kann sie isoliert oder vergesellschaftet mit Gummen anderer Lokalisation auftreten (DERMAN u. KOPELOWITSCH, 1930; HARVIER u. CAROLI, 1931; SCHLESINGER, 1933; GOTTLIEB u. Mitarb., 1952).

*1. Das gummöse Infiltrat.* Es muß besonders hervorgehoben werden, daß dem syphilitischen Granulom in keiner seiner Gewebskomponenten „Spezifität" zukommt. Der Nachweis von Spirochäten im Schnitt gelingt nur in den seltensten Fällen (HARRIS u. MORGAN, 1932; SINGER, 1933).

Hervorzuheben ist weiterhin, daß im Weltschrifttum eine Fülle von Mitteilungen zu finden sind, die diagnostisch nicht genügend abgesichert sind; die Diagnose „Gumma des Magens" ist in diesen Fällen vielfach nur „ex juvantibus" gestellt worden. Beobachtungen dieser Art dürfen daher — da Fehldiagnosen nicht ausgeschlossen werden können (Fälle von FRANK, 1924; GATEWOOD u. Mitarb., zit. nach WINDHOLZ, 1928 u.a.) — nicht in „Sammelstatistiken" mitberücksichtigt werden. Desgleichen sind auch ein Großteil der von EUSTERMAN (1931) genannten 93 Fälle der Mayo-Klinik, die Kasuistiken von WEBER (1948), denen histologische Untersuchungen und Befunde über Seroreaktionen fehlen, von KALK (1934 — kongenitale Lues eines 14jährigen Knaben mit negativem histologischen Befund), von HUBER (1930 — $8^1/_2$jähriger Knabe), von STRAUSS (1929 — 11jähriges Mädchen) sowie Mitteilungen von HAUSMANN (1911, 1924), LEWALD (1917, 1921, 1931), BOCKUS und BANK (1928) sowie LEVIT und CASTIGLIA (1939) nicht zweifelsfrei. Die Aufführung dieser zweifelhaften Fälle könnte noch erweitert werden. Sie soll zu bedenken geben, daß die im amerikanischen Schrifttum wiederholt zu findende Behauptung: „die Magenlues ist sehr viel häufiger als allgemein angenommen wird", nur mit großer Zurückhaltung aufgenommen werden darf (WINDHOLZ, 1928, Lit.; KALK, 1938; HENNING, 1949).

Die Regio pylorica ist häufigster Sitz gummöser Infiltrate; im weiten Abstand folgen dann Magenmitte und Kardiaregion (MOORE u. AURELIUS, 1928; HARRIS u. MORGAN, 1932; MEYER, 1933; VENTURINI, 1936; PALMER, 1949). Eine ungewöhnliche Lokalisation lag in der Beobachtung von LINDHEIMER (1967) vor; es handelte sich um eine 20jährige Frau mit stark positiven Komplementbindungsreaktionen, die sich im 2. Lebensjahr infizierte. Morphologisch fand man ein ulceriertes Gumma mit ausgedehnten serpiginösen Ulcera an der großen Magenkurvatur.

Innerhalb der Magenwand selbst breiten sich die spezifischen Granulome bevorzugt in der Submucosa aus, um von dort gegen die Muscularis propria und Serosa oder die Mucosa vorzudringen. Bei Vorliegen des ersten Ausbreitungs-

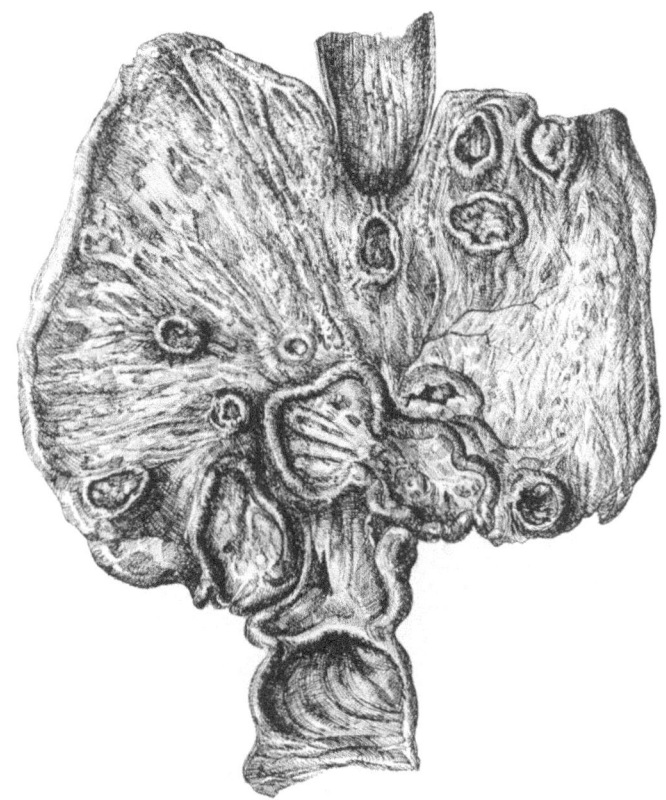

Abb. 101. Ulcera syphilitica gummosa ventriculi

modus findet man häufiger perigastrische Verwachsungen. Über derartigen syphilitischen Granulomen treten stets sekundäre Exulcerationen auf (Abb. 101). Solange die Mucosa noch nicht von gummösen Infiltraten erfaßt wird, haben sie den Charakter eines „banalen" Ulcus simplex (DERMAN u. KOPEOLWITSCH, 1930; WILLIAMS, 1934; WILLIAMS u. KIMMELSTIEL, 1940). Fernerhin werden in ihrer Größe variable, der Form nach gezackte, serpiginöse (MEYER u. SINGER, 1933; LINDHEIMER 1967) oder seichte Exulcerationen gesehen, die solitär oder multipel (bis 13, FRAENKEL, 1899; PALMER, 1949) (Abb. 101) auftreten. Sie besitzen einen glatten Ulcusgrund und überhängende Ränder, die durch das syphilitische Granulationsgewebe gebildet werden (CACHIN u. Mitarb., 1954). Gelegentlich zeigen derartige Geschwüre bereits eine beginnende Vernarbung (WINDHOLZ, 1928) oder man findet innerhalb größerer gummöser Infiltrate floride Ulcera neben Narben (KAUFMANN, 1931). In der Umgebung der Geschwüre können weiterhin polypöse Schleimhauthypertrophien beobachtet werden (DAVICOVIC, 1939; PALMER, 1949). Die Perforation dieser Geschwüre ist außerordentlich selten (FLEXNER, zit. nach GIGON, 1931).

Die regionären Lymphknoten sind meist vergrößert, hart, grauweiß und histologisch im Sinne einer unspezifischen chronischen Lymphadenitis verändert.

In seinem feingeweblichen Aufbau entspricht das gummöse Infiltrat in der Magenwand jenem in anderen Organen: es findet sich somit ein, in den einzelnen

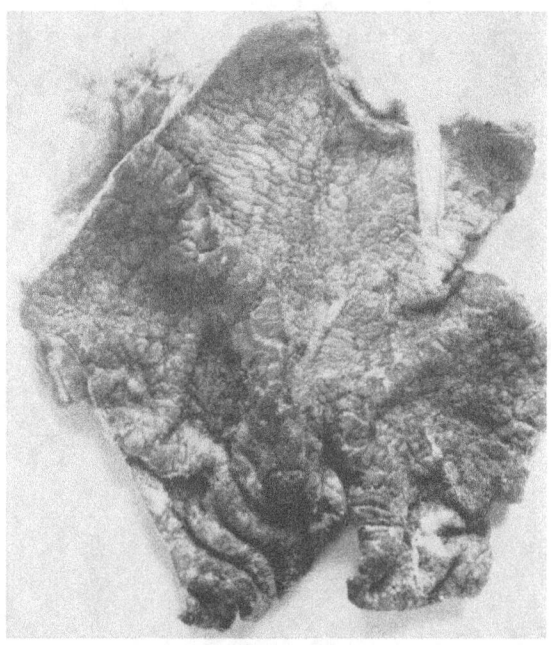

Abb. 102. „Linitis plastica", Lues ventriculi. 57jährig, weiblich (Pathologisches Institut Wien)

Gewebskomponenten „unspezifisches" Granulationsgewebe, das reich an Capillaren, Fibroblasten, kollagenen und argyrophilen Fasern ist und neben spärlich epitheloiden und Riesenzellen vom Langhans-Typ (MORTON, 1932) massenhaft Leukocyten und Plasmazellen enthält. Auch — in der Regel umschriebene — Koagulationsnekrosen (MEYER, 1933) kommen zur Beobachtung. Gleichfalls unspezifisch ist fernerhin die dabei beobachtete Endarteriitis und Panphlebitis (Peri-Endophlebitis: WILLIAMS u. KIMMELSTIEL, 1940). Sie entspricht damit weitgehend der „unspezifischen" Endarteriitis obliterans vom Typ Friedländer, wie sie für chronische Entzündungsherde typisch ist (s. Kapitel Ulcus).

2. *Die hypertrophische luetische Magensklerose (Linitis plastica luetica).* Wesentlich komplizierter und diagnostisch noch unübersichtlicher (CHIARI u. ZEITLHOFER, 1961) liegen die Verhältnisse, wenn diesen Gewebsproliferationen die Tendenz zur „echten" Gummenbildung fehlt. Die feingeweblichen Befunde beschränken sich dann auf eine übermäßige Bindegewebszunahme im Bereiche der Submucosa, die auf Serosa und Mucosa übergreifen kann. Die besonders peri-

vasculäre lymphocytäre und plasmacelluläre Infiltration wechselt in ihrer Intensität. Endangiitische und besonders endophlebitische Veränderungen innerhalb dieser bindegewebigen Proliferationsherde runden neben einer oftmals hochgradigen Mucosaatrophie dieses im ganzen wenig „spezifische" morphologische Bild ab. Den sicheren Beweis der luetischen Genese dieser „Linitis plastica" (Abb. 102) bringt indessen erst der Spirochätennachweis (CHIARI u. ZEITLHOFER, 1961). Die regionären Lymphknoten bieten den Befund der uncharakteristischen chronischen Lymphadenitis. Folge der Magenwandsklerosierung ist eine oft hochgradige Schrumpfung und Lichtungsverengerung des betroffenen Magenabschnittes (WINDHOLZ, 1928; BRASOVAN, 1937; FENSTER, 1937; PALMER, 1949; FETZER, 1951). Sieht man von dem positiven Ausfall der Seroreaktionen auf Lues ab, so kommt klinisch der Manifestation der Tertiärlues im Magen keine charakteristische Symptomatologie zu. Die Klagen der Patienten beschränken sich auf vage Beschwerden wie Erbrechen, Gewichtsverlust und epigastrische Schmerzen. Nähere Angaben über das klinische Bild findet man bei LURIA (1929), MEYER und SINGER (1933), PRISTLEY und WALTERS (1934), KALK (1938) sowie KATSCH und PICKERT, 1953), Angaben über Röntgenbefunde bei WILLIAMS und KIMMELSTIEL (1940) und gastroskopische Bilder bei SEXTON u. Mitarb. (1937), KNIGHT und FALK (1947), SCHWARTZ (1948) sowie PATTERSON und ROUSE (1948). Wenn GIGON (1931) auch die „luetische Gastritis" in den Formenkreis der syphilitischen Magenwanderkrankungen mit einbezieht und von klinischer Seite immer wieder auf den Nachweis chronisch-gastritischer Veränderungen bei Luetikern hingewiesen wird (SCHLESINGER, 1927; WINDHOLZ, 1928; LURIA, 1929; SEXTON u. Mitarb., 1937; REYNOLDS, 1942 u.a.), ist die „Spezifität" dieser Gastritisform bis heute nicht bewiesen worden.

## 4. Enteritis regionalis Crohn

Diese, erstmalig von CROHN, GINZBURG und OPPENHEIMER im Jahre 1932 als regional enteritis beschriebene Erkrankung des „terminalen Ileum", kann auch die übrigen Abschnitte des Magen-Darm-Traktes (Oesophagus s. S. 46) betreffen. Die Ätiologie dieser Enteritis regionalis ist bis heute unbekannt; Beziehungen zu Tuberkulose, Sarkoidose oder bakteriellen Infekten konnten ausgeschlossen werden (SLANEY, 1968; LENNERT, 1961, Lit.); immunologische Untersuchungen blieben bisher ergebnislos (s. weiter Dünndarm, Bd. II/2).

Epidemiologische Studien von EVANS und ACHESON (1965) im Oxforddistrikt, KYLE und BLAIR (1965) in Schottland und MENDELOFF und MONK (1966) in Baltimore/Maryland, ergaben eine jährliche Zuwachsrate von 1 (0,8—1,5) Erkrankung auf 100000 Einwohner. Bemerkenswert bei den Erhebungen von KYLE und BLAIR (1965) ist, daß es sich in ihrem Material in chronischen Fällen überwiegend um Frauen (67%) handelt, während die foudroyant tödlichen Erkrankungen sogar ausschließlich Frauen betrafen. Diese Mitteilungen stehen im Gegensatz zu den allgemein im Weltschrifttum zu findenden Angaben, wonach eine signifikante Geschlechtsdifferenz nicht feststellbar ist (LAW, 1969, Lit.). Nach einer 15-Jahres-Übersicht — 548 Fälle — von YAMASE u. Mitarb. (1967), ist die regionale Enteritis in Japan selten. Die Prävalenz dieser Erkrankung bei Juden (Bekenntnisjuden!) gegenüber Nicht-Juden und Weißen gegenüber

Nicht-Weißen in Verbindung mit der Seltenheit dieser Erkrankung in Japan läßt an die Bedeutung exogen-alimentär inkorporierter Noxen denken (spezielle Nahrungsgewohnheiten aus religiösen, sozialen und geographischen Gegebenheiten!) (ACHESON, 1965; MONK u. Mitarb., 1967). Unbewiesen, indessen von vielen Autoren hervorgehoben, ist der Einfluß genetischer Faktoren (SHERLOCK u. Mitarb., 1963; KIRSNER u. SPENCER, 1963; ALMY u. SHERLOCK, 1966), der durch Mehrfacherkrankungen in bestimmten Familien „belegt" wird. Hervorzuheben ist bei diesen Familienuntersuchungen indessen, daß in den betroffenen Familien eine ungewöhnlich hohe Koinzidenz (1—11%) zwischen Enteritis regionalis Crohn und Colitis ulcerosa zu verzeichnen ist.

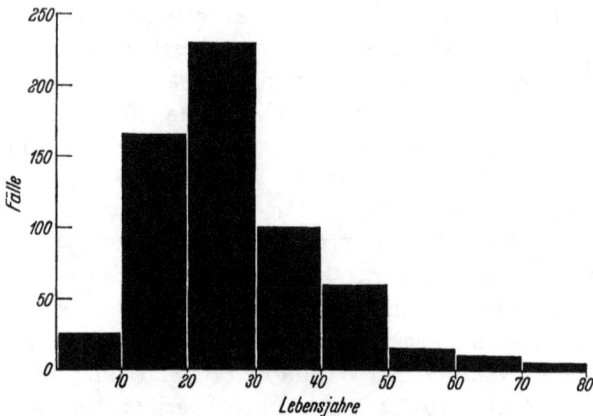

Abb. 103. Altersverteilung der Enteritis regionalis. (Nach VAN PATTER u. Mitarb., 1954)

Während der Befall proximaler Jejunumabschnitte und des Colon ascendens bei Enteritis regionalis sive „Ileitis terminalis" keine Seltenheit darstellt, werden entsprechende Beobachtungen in Oesophagus, Magen, Duodenum und proximalem Jejunum noch jeweils als Einzelbeobachtungen mitgeteilt. Literaturzusammenstellungen von PRYSE-DAVIS (1964) geben 20 und ELIBOL u. Mitarb. (1968) 32 Magen/Duodenalfälle an. In größeren Übersichtsarbeiten wird ein Befall des Duodenum und/oder des Magens des Gesamtkrankengutes von Enteritis regionalis-Erkrankungen mit 1,1% (KUSAKCIOGLU u. NORTON, 1967), 1,6% (JONES u. Mitarb., 1966) oder 3% (WILDER u. DAVIS, 1966) beziffert: WILDER und DAVIS (1966) berichteten über 3, KUSAKCIOGLU und NORTON (1967) über 5, ROBERTS und HAMILTON (1966) über 7 und JONES u. Mitarb. (1966) sogar über 8 eigene Patienten. Der Befall des Magens bei regionaler Enteritis kann als gesichert betrachtet werden: PRYSE-DAVIES (1964), JOHNSON u. Mitarb. (1966) sowie KATZ u. Mitarb. (1968) stellten jeweils einen eigenen Fall vor, ELIBOL u. Mitarb. (1968) 2 Fälle sowie COHEN (1967) 6 Fälle. Zusätzlich lag eine mehr oder weniger ausgedehnte Erkrankung des Dünndarmes vor. Als Lokalisation ist das Antrum bevorzugt.

20 Beobachtungen nach Lokalisation, Alter und Geschlecht aufgeschlüsselt, ergeben folgende Übersicht:

| Autor | Lokalisation | | | | Alter und Geschlecht |
|---|---|---|---|---|---|
| Ross (1949) | Magen | — | — | Ileum | — | 21, ♀ |
| Comfort u. Mitarb. (1950) | Magen | Duodenum | Jejunum | Ileum | | 22, ♂ |
| | Magen | Duodenum | — | — | — | 26, ♂ |
| | Magen | Duodenum | Jejunum | — | — | 57, ♂ |
| Martin u. Mitarb. (1953) | Magen | Duodenum | — | Ileum | — | 23, ♀ |
| | Magen | Duodenum | — | Ileum | — | 24, ♀ |
| Heffernon u. Mitarb. (1954) | Magen Oesophagus | Duodenum | Jejunum | — | — | 48, ♂ |
| Richman u. Mitarb. (1955) | Magen | Duodenum | Jejunum | Ileum | — | 19, ♂ |
| | Magen | Duodenum | — | Ileum | — | 39, ♂ |
| | Magen | — | Jejunum | Ileum | — | 10, ♂ |
| Miller u. Mitarb. (1956) | Magen | Duodenum | Jejunum | Ileum | — | 9, ♂ |
| Self (1957) | Magen | Duodenum | — | — | — | 35, ♀ |
| Goldgraber u. Mitarb. (1958) | Magen | — | — | Ileum | — | 18, ♂ |
| Johnson u. Cohen (1967) | Magen | — | Jejunum | Ileum | — | 35, ♂ |
| | Magen | Duodenum | — | Ileum | — | 35, ♂ |
| | Magen | — | — | Ileum | Colon | 22, ♂ |
| | Magen | Duodenum | Jejunum | Ileum | — | 22, ♀ |
| | Magen | Duodenum | — | — | — | 17, ♂ |
| | Magen | — | Jejunum | Ileum | Colon | 37, ♂ |
| | Magen | Duodenum | — | Ileum | — | 22, ♀ |

Die Altersverteilung entspricht jener der „klassischen" Enteritis regionalis-Fälle (van Patter u. Mitarb., 1954; Abb. 103). Auch bei Mitbeteiligung des Magens ist ein Erkrankungsgipfel zwischen dem 20. und 30. Lebensjahr gegeben. Die Altersspanne reicht in diesen Fällen bei Männern bis zum 57. Lebensjahr (Mittel 27 Jahre) und betrifft bei Frauen bevorzugt das 20. bis 35. Lebensjahr (Mittel 24 Jahre; Höhepunkt der Gestationsperiode?!).

Morphologisch liegt eine granulomatöse „sarcoid-like-reaction" (Hadfield, 1939), eine Obstruktion der Lymphbahnen durch Endothelproliferation (Warren u. Sommers, 1948) oder eine granulomatöse Lymphadenitis und Perilymphadenitis (Rappaport u. Mitarb., 1951) zugrunde. Die Folgen sind Ödem-, Narben- und Fistelbildung (Meadows u. Batsakis, 1963). Meadows und Bazsakis (1963) stimmen mit Amman und Bockus (1961) überein, daß der pathologische Prozeß in der Submucosa beginnt: in den Initialstadien findet man eine Teleangiektasie mit Ödemisierung der Submucosa; es folgt die Ödemfibrose und Ulceration; erst dann soll es zur Granulombildung im Bereiche der Lymphfollikel, Lymphknoten und des Mesenterium bzw. Mesogastrium kommen. Diese charakteristischen Initialveränderungen werden indessen rasch durch die folgende Ödemfibrose und Vernarbung sowie Exulceration überlagert (Abb. 104—106).

Stadienabhängig findet man nach Williams (1964) zum Zeitpunkt der Operation drei unterschiedliche morphologische Erscheinungsbilder:

1. in 21% eine uncharakteristische „unspezifische" Entzündung,

2. in 27% eine diffuse „granulomatöse" Entzündung und

3. in 50% „fokale" Granulome. In dem Material von WILLIAMS (1964) gingen 10% der fokalen Granulome mit der Bildung von Schaumann-Körpern einher, die nicht von solchen bei Sarkoidose oder Beryllose zu unterscheiden waren.

Die Lymphknotenveränderungen sind bei Enteritis regionalis relativ charakteristisch (LENNERT, 1961) (Abb. 107, 108): ein typischer Befund ist makro-

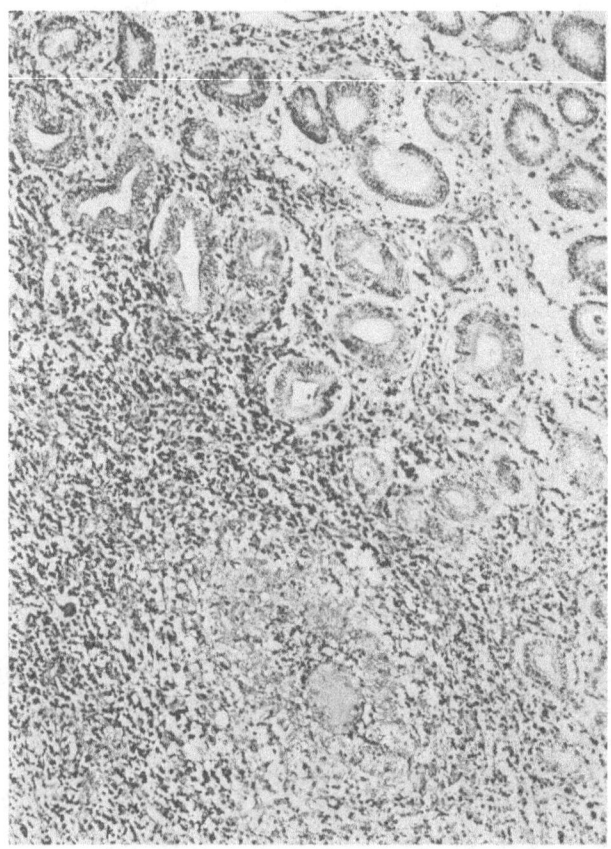

Abb. 104. Granulomatöse Gastritis. Muköses Granulom mit zentraler Riesenzelle vom Langhans-Typ (Pathologisches Institut Heidelberg, E.-Nr. 617/70). Färbung: HE, Vergr. 65:1

skopisch nicht zu erheben. Histologisch findet man in der Mehrzahl der untersuchten Lymphknoten nach VAN PATTER u. Mitarb. (1954) eine follikuläre lymphatische Hyperplasie in 64,5%, einen Sinuskatarrh in 49,1% oder eine diffuse Endothelhyperplasie der Sinus in 35,5%. LENNERT (1961) beschrieb Epitheloidzellherde mit Riesenzellen vom Langhans- und Fremdkörpertyp. Nach LENNERT (1961) sprechen folgende Lymphknotenveränderungen für das Vorliegen einer Enteritis regionalis: kleine Epitheloidzellherde im Bereiche von Kapselfibrosen und isoliert oder in Epitheloidzellgruppen gelegene vielkernige Riesenzellen vom Fremdkörpertyp (Abb. 108). Ist nur eine follikuläre lymphatische Hyperplasie gegeben, so ist dieser Befund vieldeutig und diagnostisch nicht zu verwerten.

Die klinische Symptomatik besteht vornehmlich in epigastrischen Schmerzanfällen, Anorexie, Erbrechen, Abmagerung, Anämie und starker Beschleunigung der Blutsenkungsreaktion. Als röntgenologische Befunde werden von COHEN (1967) als charakteristisch angegeben: ein Verlust des normalen Schleimhaut-

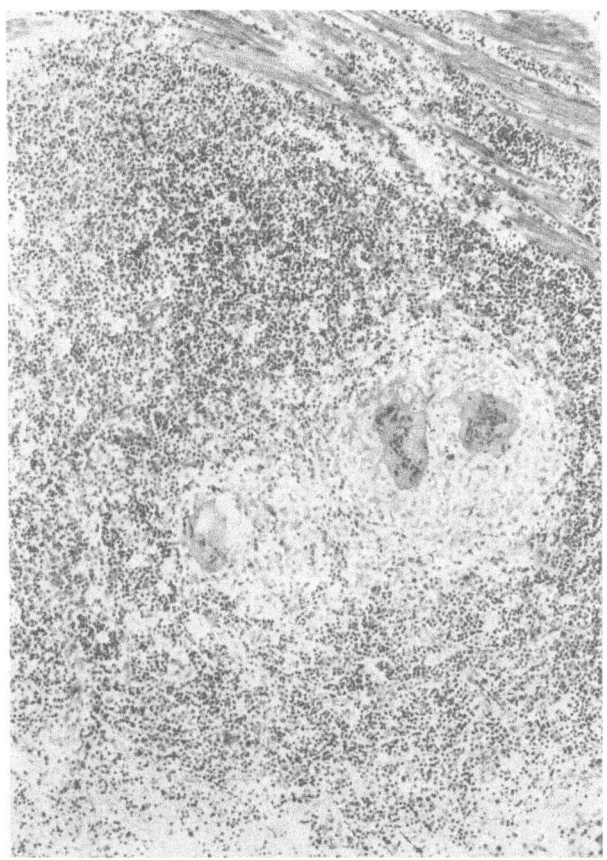

Abb. 105. Granulomatöse Gastritis. Riesen- und epitheloidzellreiches submuköses Granulom (Pathologisches Institut Heidelberg, E.-Nr. 617/70). Färbung: HE, Vergr. 65:1

reliefs im Antrum pylori und eine Aufhebung der Peristaltik im Bereiche des Canalis pyloricus; entsprechende Veränderungen sind im Duodenum gegeben; zusätzlich werden seichte oder ausgestanzte Ulcera nachweisbar.

### Magenveränderungen bei Colitis ulcerosa

Auch bei der *Colitis ulcerosa* werden Magenschleimhautläsionen beschrieben. Bei akuter Exacerbation einer Colitis ulcerosa fanden SALEM und TRUELOVE (1965) regelmäßig eine Oberflächengastritis. Die eigene Beobachtung (WANKE u. HEILMANN, 1970) betrifft eine 23jährige Frau, die 7 Monate nach einer Fehlgeburt bei ausgesprochen gespannten Familienverhältnissen erstmals mit schleimigen und blutigen Durchfällen erkrankte. Die Röntgenuntersuchung ergab aus-

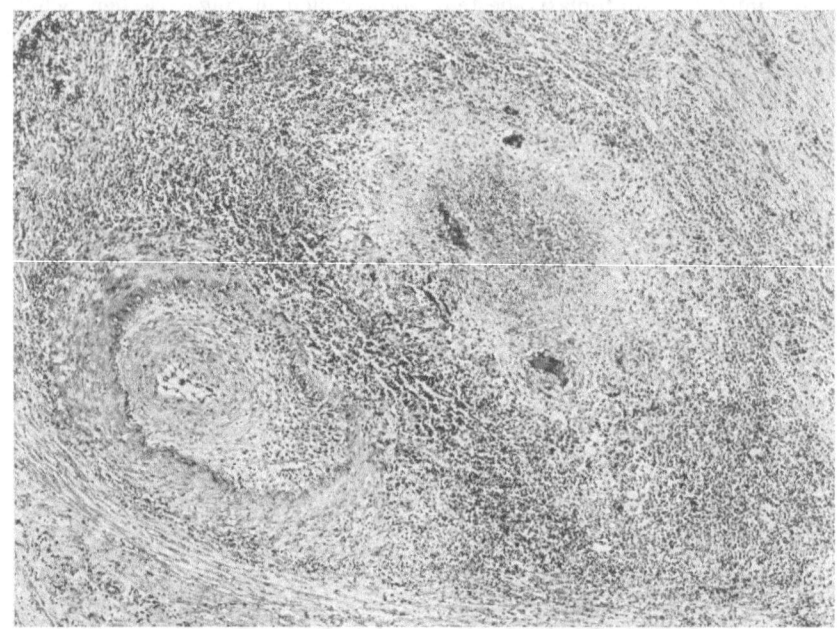

Abb. 106. Granulomatöse Gastritis. Riesen- und epitheloidzellreiches subseröses Granulom, nekrotisierende Arteriitis (Pathologisches Institut Heidelberg, E.-Nr. 617/70). Färbung: HE, Vergr. 60:1

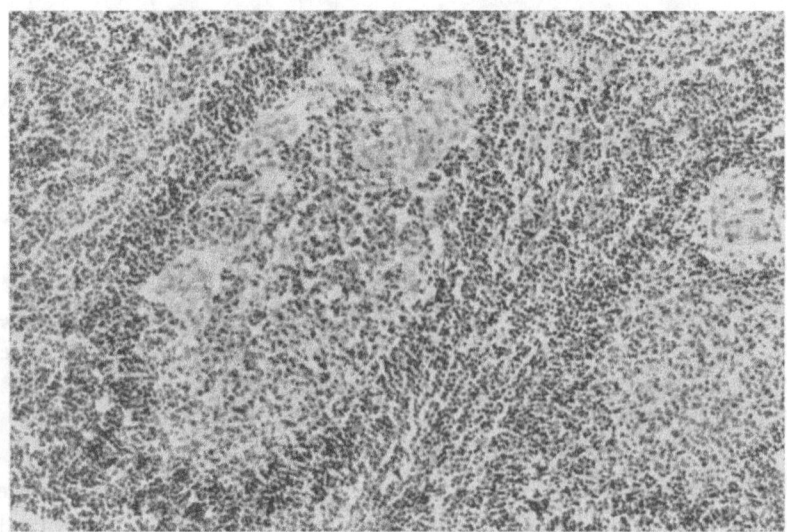

Abb. 107. Lymphknoten bei Enteritis regionalis. Epitheloidzellgruppen in der Umgebung und Randzone florider Keimzentren. 31jährig, männlich. Färbung: HE, Vergr. 125:1. [Aus K. LENNERT: Ileitis regionalis. In: Handbuch der speziellen pathologischen Anatomie und Histologie, Bd. I/3/A, S. 427, Abb. 266. Berlin-Göttingen-Heidelberg: Springer 1961]

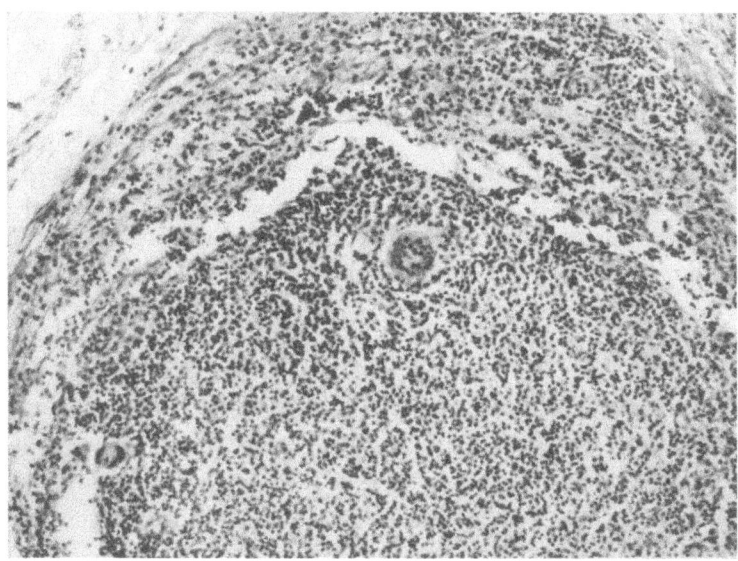

Abb. 108. Lymphknoten bei Enteritis regionalis. In der Pulpa nahe dem Randsinus eine große und eine kleine Fremdkörperriesenzelle. Deutliche Perilymphadenitis. Keine Epitheloidzellgranulome. Keine Keimzentren. 30jährig, weiblich. Färbung: van Gieson, Vergr. 125:1. [Aus K. LENNERT: Ileitis regionalis. In: Handbuch der speziellen pathologischen Anatomie und Histologie, Bd. I/3/A, S. 427, Abb. 265. Berlin-Göttingen-Heidelberg: Springer 1961]

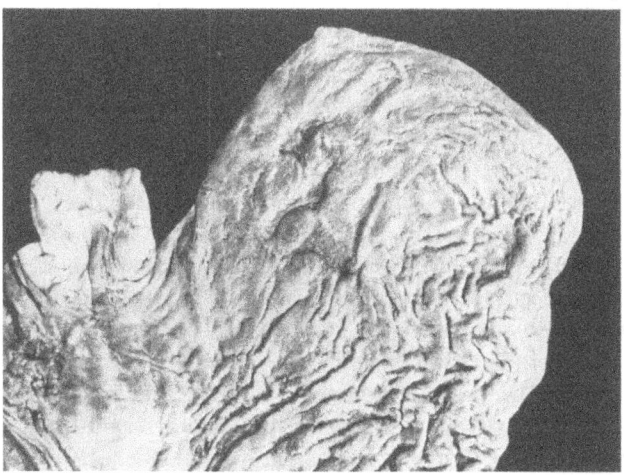

Abb. 109. Atypisches, flach abweidendes, akutes Fundusulcus bei Colitis ulcerosa subacuta. 23jährig, weiblich (Pathologisches Institut Heidelberg, SN 81/70)

gedehnte entzündliche, pseudopolypöse Veränderungen im gesamten Colon und Sigma. 4 Tage nach Anlage einer Cöcalfistel mußte eine notfallmäßige totale Colektomie mit Anlage einer Ileumfistel vorgenommen werden. Das Resektionspräparat (E.-Nr. 619/70, Pathologisches Institut der Universität Heidelberg- ergab eine subakute Colitis ulcerosa mit zahlreichen seichten Geschwüren und multiplen Pseudopolypen im Bereiche des gesamten Resektionspräparates. Die Patientin verstarb 8 Tage später im Status toxico-infectiosus auf dem Boden einer eitrigen Peritonitis (SN 81/70, Pathologisches Institut Heidelberg). Als hervorstechender und auffälliger Magenbefund (Abb. 109) wurde im Magenfundus ein unregelmäßig geformtes, etwa fünfmarkstückgroßes Ulcus nachgewiesen, das durch zungenförmige erhaltene Schleimhautbrücken unterteilt war. Histologisch handelte es sich um ein frisches, bis dicht an die Muscularis propria reichendes Ulcus. Ungewöhnlich an der Beobachtung sind Lokalisation und Form des Ulcus, die ein „banales" Ulcus simplex ausschließen und WANKE und HEILMANN (1970) veranlaßten, von einem atypischen frischen Ulcus bei Colitis ulcerosa zu sprechen.

## 5. Eosinophile Gastritis, eosinophiles Magengranulom

Unter der Bezeichnung eosinophile Gastritis und eosinophile Granulomatose des Magens werden verschiedene Krankheitsbilder zusammengefaßt:

1. Das „eosinophile Granulom" innerhalb eines Magenpolypen ohne Beziehungen zu einer Allergie und

2. die diffuse Wandverdickung mit den Synonyma: eosinophiles Granulom, eosinophile Gastroduodenopathie, Löffler-Syndrom des Magens, eosinophile Linitis plastica oder Magengranulom mit Eosinophilie. Die zweite Gruppe ist in der Regel mit allergischen Symptomen und Bluteosinophilie kombiniert (CULVER u. Mitarb., 1967). Mit dem eosinophilen Granulom des Knochens haben beide Formen nichts gemeinsam.

Bei jeder Form der Gastritis enthält das entzündliche Exsudat in wechselnder Menge eosinophile Leukocyten. Beträgt der Anteil eosinophiler Granulocyten mehr als 50%, so spricht man von einer *„eosinophilen Gastritis"* (Abb. 110). Sie ist von der diffusen eosinophilen Gastroenteritis und dem lokalisierten eosinophilen Granulom zu differenzieren (HEDDLE u. Mitarb., 1969). Bei der eosinophilen Gastritis handelt es sich nicht um ein selbständiges Krankheitsbild, sondern um eine „Begleitgastritis" im Rahmen einer Allergose oder eines flüchtigen Lungeninfiltrates mit Bluteosinophilie. Dabei können sich auch „plattenförmige", flüchtige Infiltrate in der Magenwand entwickeln (RUZIC u. Mitarb., 1952) oder eine akute stenosierende hämorrhagische Gastritis mit tumorartiger Wandinfiltration der distalen Magenhälfte, die sich in wenigen Tagen wieder zurückbilden kann (HAFTER u. SIEBENMANN, 1962). Der Beobachtung von HAFTER und SIEBENMANN (1962) lag mit größter Wahrscheinlichkeit eine Milchallergie zugrunde. In der akuten Phase kann ein erheblicher Proteinverlust über die Magenschleimhaut eintreten. Im Stuhl werden Charcot-Leydensche Kristalle nachweisbar und in der Beobachtung von WALDMANN u. Mitarb. (1967) präzipitierende Antikörper gegen Milch im Serum.

Mit *eosinophilem Granulom* — als diffuse eosinophile Gastroenteritis oder lokalisiertes eosinophiles Granulom auftretend — bezeichnet man Infiltratbildungen, die aus cytoplasmareichen monocytären Zellen und eosinophilen Granulocyten zusammengesetzt sind. Dabei können die eosinophilen Granulocyten mehr diffus über die Schnittebene verteilt sein, oder abszeßartig verdichtet liegen. Zu unterscheiden sind:

1. Das mehr *flächenhaft ausgebreitete*, das Antrumgebiet bevorzugende *eosinophile Granulom* (diffuse eosinophile Gastroenteritis), bei dem sich die Infiltrate häufig auf die Muscularis propria, aber auch über den Pyloruswulst hinaus auf das Duodenum und den Dünndarm ausbreiten. Nach HEDDLE u. Mitarb. (1969) ist für diese Form noch eine Angiitis vom hypersensitivity-Typ und eine eosinophile Infiltration der regionären Lymphknoten charakteristisch. Entsprechende Fälle wurden von KAIJSER (1937), SPENCER u. Mitarb. (1950), BOOHER und GRANT (1951), KOFLER (1952, 1954), ORR u. Mitarb. (1954), FEYRTER (1957),

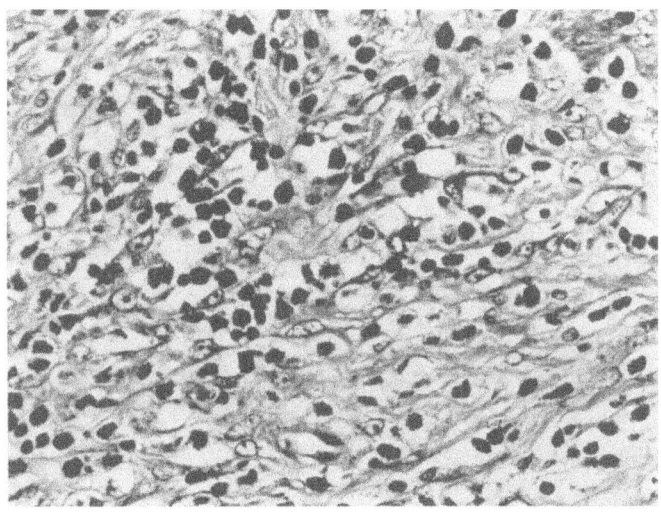

Abb. 110. Diffuse eosinophile Gastritis (Pathologisches Institut Heidelberg, E.-Nr. 2381/70). Färbung: HE, Vergr. 440:1

URELES u. Mitarb. (1961) sowie FREUNDLICH u. Mitarb. (1966) beschrieben. Grundlage der Infiltratbildung ist in vielen Fällen eine Allergose (Asthma bronchiale, Urtikaria), wobei relativ häufig eine spezielle Nahrungsmittel- oder Arzneimittelintoleranz besteht (HEDDLE u. Mitarb., 1969). Nach FERRIER und DAVIS (1957) kann für die diffuse eosinophile Gastroenteritis in 20% eine Allergie nachgewiesen werden, was bei den lokalen Formen nicht gelingen soll. Es handelt sich um eine Erkrankung des Erwachsenenalters, von dem das 3. Jahrzehnt (3. bis 6. Lebensjahrzehnt nach HALLOSI u. NAGY, 1962) und das männliche Geschlecht bevorzugt betroffen werden.

Die *klinische* Symptomatologie wird durch allergische, gastritische und pylorostenotische (BARRI u. ANDERSON, 1948; SPENCER u. Mitarb., 1950; LYNCH u. Mitarb., 1956; JOHNSON u. WRIGHT, 1958; SUNDBERG u. Mitarb., 1960) Symptome bestimmt. Der Verlauf ist durch periodisch auftretende Magenschmerzen gekennzeichnet; sie werden von einer Bluteosinophilie begleitet, die bis 5% und mehr betragen kann. Als besondere Komplikationsform ist die eosinophile Peritonitis anzusehen (SWARTS u. YOUNG, 1955; HARLEY u. Mitarb., 1959). Eine seltene Beobachtung von LAMM und YUTZY (1966) betrifft eine „eosinophilic gastroenteritis" mit granulomatöser Obstruktion des Antrum nach Einnahme von Zinkchlorid-haltiger Lösung.

2. Das *umschriebene eosinophile Granulom* des Antrum ventriculi dürfte gleichfalls verschiedene Krankheitsbilder umfassen, zumal auf der einen Seite das Fehlen allergischer Momente (HAMMER u. LENZENWEGER, 1965), auf der anderen Seite die Bedeutung einer Allergose (BOQUIEN u. Mitarb., 1966) hervorgehoben werden.

Ist eine Gewebseosinophilie mit Blut- oder Knochenmarkseosinophilie vergesellschaftet, dürfte der Granulombildung in der Regel eine Allergose zugrunde

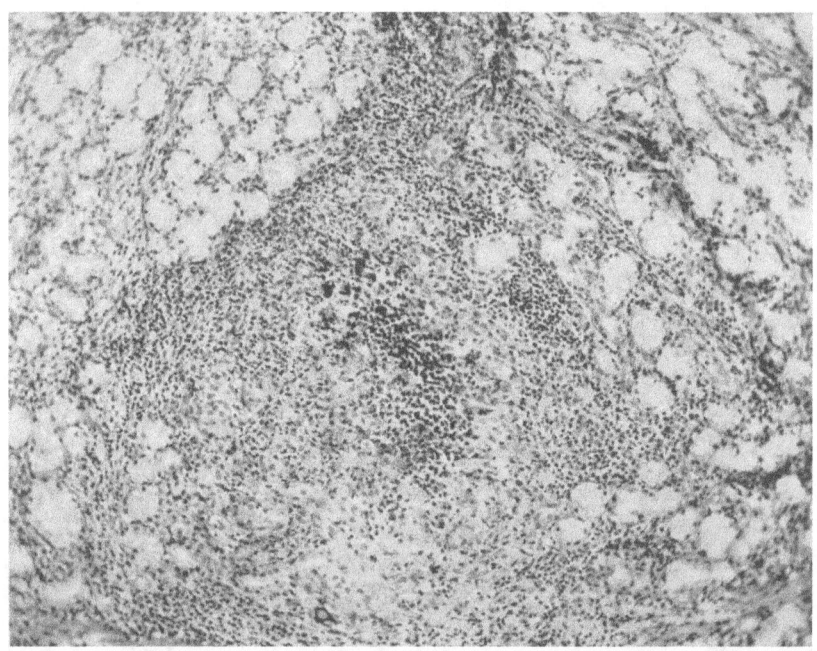

Abb. 111. Reaktives hyperergisch-allergisches eosinophiles Magengranulom: Knötchen aus gewucherten Reticulumzellen mit eosinophiler Infiltration. Bluteosinophilie von 31%. 37jährig, weiblich [Pathologisches Institut Zürich, 3957/54 (Fall Märki)]. Färbung: HE, Vergr. 75:1

liegen. Das klinisch-patho-anatomische Spektrum umfaßt nach BAUMANN (1952) einerseits Krankheitsbilder, die mit Blut- und Knochenmarkseosinophilie ohne objektivierbare Beteiligung weiterer Organe einhergehen und solche, bei denen in Abhängigkeit von der Reaktionslage des Organismus auch noch andere Organe mitbetroffen werden: ein eosinophiles Lungeninfiltrat im Sinne von LÖFFLER, eine eosinophile Epididymitis (v. MEYENBURG, 1942) oder eine eosinophile Myositis. Bei stark hyperergischer Reaktionslage entwickeln sich Krankheitsbilder aus dem Formenkreis der „eosinophilen mikrobiellen Endoallergie" (BÜCHLER, 1941). BÜCHLER (1941) faßte unter diesem Begriff die Endokarditis und Aortitis fibroplastica, die eosinophile Myokarditis, die Panarteriitis nodosa und das eosinophile Leukämoid zu einer pathogenetischen Einheit zusammen. Nach MÄRKI (1954) (Abb. 111) ist das eosinophile Granulom des Magens in diese Reihe (eosinophile Pneumonie, eosinophile Epididymitis und Myositis) vor der eosinophilen mikrobiellen Endoallergie einzuordnen. Sein Granulomcharakter unterscheidet es von den rein infiltrativ-entzündlichen Veränderungen der ersten Gruppe (MÄRKI, 1954). Von der eosinophilen mikrobiellen Endoallergie unterscheidet es sich unter anderem durch die inkonstanten Blutbefunde.

MÄRKI (1954) differenziert in der Gruppe granulomatöser Mageninfiltrate mit Vorherrschen eosinophiler Granulocyten zwei Formen:

1. In der ersten Gruppe handelt es sich um kleine, oft multiple oder diffuse Wucherungen, die Magenbeschwerden über mehrere Jahre bereiten können. Blut- und Knochenmarkseosinophilie sind häufig nachweisbar. MÄRKI (1954) ordnet sie damit in die Gruppe der hyperergisch bedingten Reaktionskrankheiten (s. Fälle von KAIJSER, 1937; FEYRTER, 1948; KOFLER, 1952; HAYNES u. Mitarb., 1964; HARDY u. ELESHA, 1968).

2. In der zweiten Gruppe sind große solitäre Tumoren zu finden, die rasch wachsen und eine kurze Anamnese aufweisen (BOLCK, 1949; MÄRKI, 1954).

Sieht man von den „blastomatösen" Formen (Gruppe 2; MÄRKI, 1954) ab, die erstmalig von BOLCK (1949) beschrieben wurden (vgl. auch VANEK, 1949; PICKARD u. Mitarb., 1954; URELES u. Mitarb., 1961; FOSSGREEB, 1962), und deren Ätiologie bislang nicht geklärt werden konnte, so geben BOQUIEN u. Mitarb. (1966) für die Fälle mit Bluteosinophilie eine neue ätiologische Interpretation. Die Übersicht von BOQUIEN u. Mitarb. (1966) stellt 150 Fälle des Weltschrifttums zusammen; bemerkenswert ist, daß die Erkrankungsfälle fast ausnahmslos aus Küstenlandstrichen (Niederlande, Japan, Nordamerikanische Küste) stammen. In der Regel besteht eine Bluteosinophilie bis zu 50%; eine Geschlechtsdifferenz ist nicht nachweisbar. Erkrankungsfälle sind zwischen dem 16. und 85. Lebensjahr bekannt (bevorzugt 40.—60. Lebensjahr). Bei sehr vielen Fällen konnten Beziehungen zu Fischmahlzeiten eruiert werden, wobei die Fische mit den Larven verschiedener Askaridenarten infiziert waren, unter denen das Eustoma rotundatum besonders häufig zu finden war.

## III. Seltene bakterielle Allgemeininfektionen mit „Begleitgastritis"

Eine Vielzahl von bakteriellen Infektionskrankheiten geht mit einer mehr oder minder charakteristischen „Begleitgastritis" einher (vgl. Kapitel F.I.3). Es verbleibt eine Gruppe von Allgemeinerkrankungen, deren Manifestation am Magen einerseits umstritten ist und deren morphologisches Bild andererseits relativ uncharakteristisch ist.

### 1. Typhus und Paratyphosen

Es erscheint nach wie vor zweifelhaft, ob im Rahmen eines Typhus abdominalis „spezifische" Veränderungen auch am Magen vorkommen können (HOFFMANN, zit. nach KONJETZNY, 1928). KONJETZNY (1928) sowie KAUFMANN (1931) vertreten unter dem Eindruck der Veröffentlichung von PROSKAUER (1907) nachdrücklich die Ansicht, daß, wenngleich auch nur selten, im Magen typhöse Veränderungen unter Bildung markig geschwollener Plaques, verschorfter Herde und seichter Geschwüre zu finden seien. Indessen sind in dem von PROSKAUER (1907) beschriebenen Fall die histologischen Befunde nur sehr wenig überzeugend, die Ergebnisse der Kultur negativ und serologische Untersuchungen wurden nicht durchgeführt. Noch zweifelhafter ist es um die von MADELUNG (1923, Lit.) gesammelten Fälle bestellt, von denen wohl keiner einer sachlichen Kritik standhalten kann. Es entfällt damit auch die von MADELUNG (1923) geäußerte Vermutung, daß im Anschluß an eine typhöse Infektion späterhin auftretende Magengeschwüre ihren Ursprung in spezifischen typhösen Ulcera hätten. Erwiesen ist indessen, daß auch beim Typhus abdominalis eine „unspezifische akute Gastritis" im Sinne einer begleitenden „Infektgastritis" beobachtet werden kann.

Im Rahmen paratyphöser Infekte sollen im Magen neben den Erscheinungen einer akuten Gastritis noch Blutungen (LUKSCH, zit. bei KONJETZNY, 1928), fibrinöse Pseudomembranen (ROLLY, zit. bei KONJETZNY, 1928) und herdförmige Schleimhautnekrosen sowie Ulcera (NAUWERCK u. FLINZER, 1908: diaplazentare Infektion bei einem 36 Std alten Säugling) beobachtet worden sein.

## 2. Milzbrand (Anthrax)

Diese sehr seltene Erkrankung der Magenwand (KONJETZNY, 1928, Lit.; GALVAN, 1932, Lit.) tritt in Form flächenhafter, bevorzugt in der Mucosa oder Submucosa gelegener Suffusionen (JAWORSKY u. NENCKI, 1895), oder als rundlich polygonale, bis 3 cm im Durchmesser haltende, schwarzrote und erhabene Herde in Erscheinung. Über diesen Herden kann die Schleimhaut noch intakt oder bereits nekrotisch und exulceriert sein (SMILINSKY, 1893/94). In beiden Fällen findet man innerhalb der Herde ausgedehnte Erythrocytenextravasate, reichlich Lymphocyten, seltener Leukocyten, Zelldetritus und massenhaft Milzbrandbacillen. Diese sind dann auch in großer Anzahl in den benachbarten Blut- und Lymphgefäßen nachweisbar. Die regionären Lymphknoten bieten das Bild einer hämorrhagischen Lymphadenitis (ASKANAZY, 1936).

Infektionsmodus:

1. Die *hämatogen-metastatische Absiedlung* von Erregern kann im Rahmen einer allgemeinen Milzbrandsepsis bei primärem Befall der Haut (JAKOBI, 1890; SANARELLI, 1926), des Respirationstraktes (SANARELLI, 1926) oder des Darmes (KOCH u. Mitarb., 1884) erfolgen.

2. Die *Inokulation* der Milzbrandbacillen oder ihrer Sporen in die Magenwand geschieht von der Lichtung aus. Dabei muß betont werden, daß der Anthraxbacillus gegenüber dem Magensaft nicht resistent ist. Eine inokulatorische Infektion ist damit, wenn überhaupt, nur durch Milzbrandsporen möglich, die außerdem noch eine primäre Schleimhautläsion als Eintrittspforte für die Erreger zur Voraussetzung hätte.

## 3. Pest

Ausschließlich in Fällen von Pestseptikämien konnten ALBRECHT und GHON (zit. bei KONJETZNY, 1928) auf die Magenschleimhaut beschränkte, stecknadelspitzengroße, dichtstehende Blutungen und hämorrhagische Erosionen mit gelblichen Rändern und positivem Bacillenbefund nachweisen.

## 4. Rotz

Bei akutem Rotz beobachtete BOLLINGER (zit. bei KONJETZNY, 1928) kleinste Blutaustritte und „spezifische" Knötchen in der Magenschleimhaut.

## IV. Mykosen

Mit wenigen Ausnahmen aus der neueren Literatur wurde die Beobachtung „Mykose" der Magenwand *nur* aufgrund des histologischen Bildes oder sogar nur nach dem makroskopischen Aspekt, den die Betrachtung des Präparates bot, gestellt. Die vielfach gegebene Spezifizierung einer bestimmten Pilzart ist daher in den übermittelten Beobachtungen nicht immer zweifelsfrei gesichert. Als gesichert kann indessen angenommen werden, daß es nur dann zu einem Pilzbefall des Magens mit Eindringen von Pilzen in die subepithelialen Schichten kommen kann, wenn besondere Voraussetzungen erfüllt sind. Zu diesen Voraussetzungen gehören Substanzverluste des Deckepithels der Mucosa oder der Drüsenschläuche oder tieferer Magenwandabschnitte, wie dies beim Ulcus ventriculi (ASKANAZY, 1921, 1924) oder Erosionen der Fall ist. Hinzu kommt die Achylie bei atrophischer Gastritis, schwerste Kachexie, allgemeine Resistenzminderung und langdauernde Antibiotikamedikationen.

### 1. Aktinomykose

Ist schon der primäre Befall der Abdominalorgane des Menschen durch Aktinomyces ein recht seltener Befund (HADJIPETROS, 1920; SAFORD u. VOELKER, 1925; NATHAN, 1929; s. Bd. II/2), so ist die primäre Strahlenpilzerkrankung des Magens eine ausgesprochene Rarität. Gesicherte Fälle einer intramuralen Aktinomykose des Magens wurden nur von HADJEPETROS (1920), NATHAN (1929), BLAIN (1933), SHEARBURN (1943), FULLER und WOOD (1945), DAMGAARD-MØRCH (1956), MAZUJI und HENRY (1967) sowie URDANETA u. Mitarb. (1967) mitgeteilt. Es handelt sich um insgesamt 7 männliche und 1 weiblichen Patienten.

An beliebiger Stelle der Magenwand gelegen, entwickeln sich in diesen Fällen zunächst in den submukösen Schichten derbe, aus verschwielendem Granulationsgewebe bestehende Infiltrate mit zentraler eitriger Einschmelzung. In der Lichtung dieser Abscesse können oft reichlich Aktinomycesdrusen (Abb. 112) und perifokal Pseudoxanthomzellen nachgewiesen werden. Abszeßperforation in die Magenlichtung und metastatische Ausbreitung der Strahlenpilzerkrankung sind häufige Komplikationen (BLAIN, 1933; FULLER u. WOOD, 1945).

### 2. Soor (Candida albicans, Monilia alba)

Das Bild des Soorbefalles des Magens ist sehr wechselvoll und bunt. Man beobachtet bis linsengroße, körnig-kugelige, weißliche, an „Pockenpusteln erinnernde" Herde (ZALESKY, 1864), oder größere, unregelmäßig begrenzte, weißliche oder bräunliche Rasen (Abb. 113), die von hämorrhagischen Randsäumen umgeben sind (PICK, 1920). In anderen Fällen beobachtet man flächenhafte, über weite Magenabschnitte ausgebreitete Pilzrasen, die an Ätzschorfe erinnern können (PLASKUDA, 1864; MARESCH, 1907; MEIXNER, 1935; BÖHMER, 1938). Auch Mischinfektionen von Soorpilzen und Kokken unter dem Bild einer Magenwandphlegmone wurden beobachtet (ASKANAZY, 1921, 1924; v. MEYENBURG, 1921).

*Sekundäre Soorinfektionen des Magens* kommen heute besonders bei Panmyelophthisen mit Agranulocytose und cytostatisch behandelten unreifzelligen Leukämien (Stammzell-Leukämien) zur Beobachtung. Lag bereits ein Epithel-

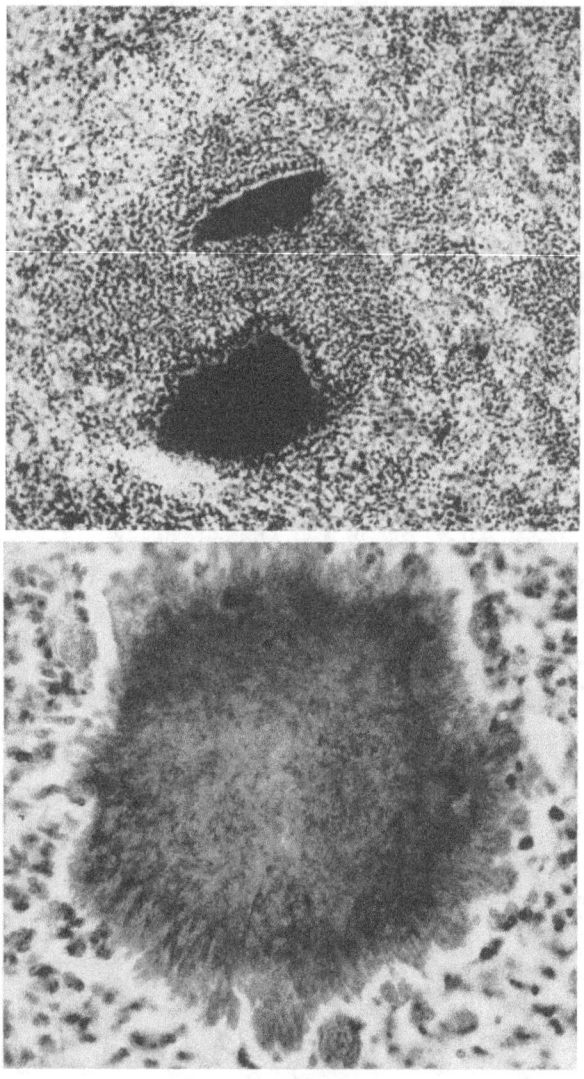

Abb. 112. Pilzdrusen, umgeben von Leukocyten und Schaumzellen, bei Aktinomykose. 50jährig, männlich. Färbung: HE, Vergr. 496:1. [Aus G. SEIFERT: Mundhöhle, Mundspeicheldrüsen, Tonsillen und Rachen. In: Spezielle pathologische Anatomie (Hrsg. W. DOERR u. E. UEHLINGER), Bd. 1, S. 58, Abb. 55b. Berlin-Heidelberg-New York: Springer 1966]

defekt der Schleimhaut vor oder ging als Folge des Pilzbefalles das Deckepithel unter dem Pilzrasen zugrunde, so können die Soorpilze auch die tieferen Magenschichten erreichen. Hier verursachen sie Hyperämie, serös-fibrinöse Exsudation, leukocytäre Infiltration und Nekrosen (MARESCH, 1907). Werden größere Arterien „mykotisch" arrodiert, so kann es zu tödlichen Blutungen kommen (PICK, 1920). Dem folgt nicht selten Einsprossen der Candida albicans in Blutgefäße eine Soorsepsis mit mykotischen Metastasen in den großen parenchymatösen Organen (Über Verbreitungswege der Candidiasis siehe: KIEF u. LETTERER, 1959).

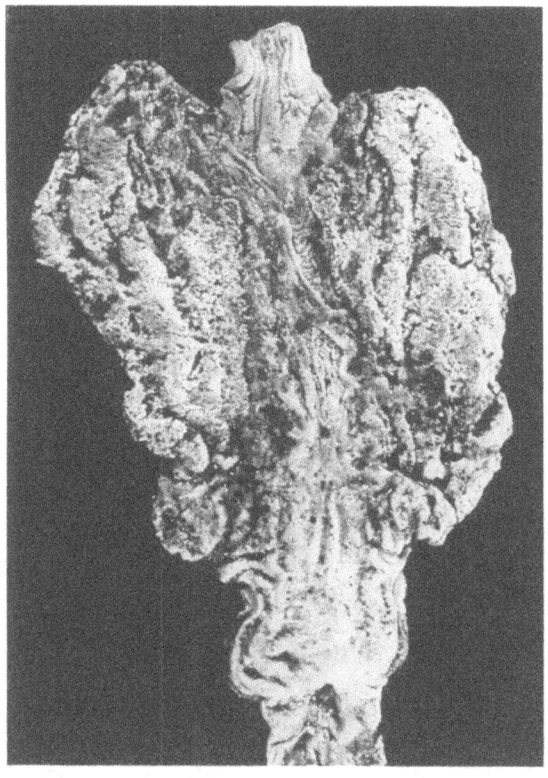

Abb. 113. Flächenhafter Soor des Magens bei Monocyten-Leukämie. 67jährig, weiblich (Pathologisches Institut Heidelberg, SN 1238/69)

## 3. Schimmelpilze (Hyphomyceten)

KONJETZNY konnte 1928 15 Fälle aus dem Schrifttum zusammenstellen, von denen allerdings nur in der Beobachtung von LÖHLEIN (1959) und von v. MEYENBURG (1921) die Art näher spezifiziert werden konnte (Aspergillus fumigatus). Die Fälle demonstrieren, daß Veränderungen in allen Abschnitten des Magens ohne Bevorzugung einer besonderen Lokalisation auftreten können. In ihrem makroskopischen Bild gleichen diese Mykosen weitgehend jenen Befunden, wie sie durch Soor verursacht werden. In den Beobachtungen von LÖHLEIN (1919) und v. MEYENBURG (1921) erfolgte das Eindringen des Pilzes oder seiner Sporen von der Magenlichtung her. Nach v. MEYENBURG (1921) entsteht dabei zunächst eine Nekrose mit oberflächlicher Schorfbildung; es folgen fibrinös-leukocytäre Exsudation, Blutungen und die Bildung eines Granulationsgewebes. Die Abstoßung der Nekrose verursacht flache Erosionen oder Ulcera. v. MEYENBURG (1921) nimmt an, daß auch die Besiedlung der Darmwand mit Fadenpilzen eine primäre, wenn auch nur ganz geringfügige Läsion voraussetzt. Als Komplikation einer solchen Pilzerkrankung sah BENEKE (zit. bei KONJETZNY, 1928) eine durch bakterielle Mischinfektion überlagerte Peritonitis und v. MEYENBURG (1921) pylephlebitische Leberabscesse. WEGHMANN (1939) beschrieb den Befall von Oesophagus und Magen durch Aspergillus flavescens.

### 4. Phycomyceten

Den Befall des Magens mit Phykomyceten beschrieben LIE KIAN JOE und NJO-INJO TJOEIEENG (1956) in der Nekrosezone eines Ulcus ventriculi.

### 5. Coccidioidiomyces immitis

FORBUS und BESTERBEURTJE (1946) fanden unter 95, auch durch mykologische Untersuchungen bestätigten Fälle nur eine Beobachtung, bei der der Durchbruch eines betroffenen Lymphknotens zu Granulom- und Ulcusbildung im Magen Anlaß gab.

### 6. Blastomyceten

HÜTTL (1925) wies am Grunde eines im Bereiche des Canalis pyloricus gelegenen exulcerierten Infiltrates Blastomyceten im histologischen Schnittpräparat nach.

### 7. Favus

Über die Mitbeteiligung des Magens bei generalisiertem Favus berichtete KUNDRAT (zit. bei KONJETZNY, 1928).

## V. Tierische Parasiten

Magenerkrankungen durch tierische Parasiten kommen nur in Ausnahmefällen vor. Indessen scheint das Krankheitsbild des eosinophilen Magengranulomes (vgl., S. 306) mit Bluteosinophilie eine weitgehende ätiologische Erklärung erfahren zu haben, da in den Granulomen wiederholt Larven verschiedener *Askaridenarten* nachgewiesen werden konnten. Besonders in den Niederlanden sind Infektionen durch das *Eustoma rotundum* beschrieben worden. Daneben spielen nur noch Infektionen durch die Entamoeba histolytica und das Schistosoma japonicum eine gewisse Rolle.

### 1. Entamoeba histolytica

Sehr selten führt die Entamoeba histolytica im Rahmen einer Amoebenruhr zu einer Mitbeteiligung des Magens. Es handelt sich in diesen Fällen um eine diffuse Entzündung der Magenschleimhaut, die massenhaft Protozoen beherbergen kann (LETULLE, 1907). Nach BIRT (zit. bei KONJETZNY, 1928) soll die Amoebiasis auch Anlaß zur Entstehung entzündlicher Magenwandtumoren geben. DE LANGEN (1954) erwähnt den Einbruch eines Amoebenulcus des Colon transversum in die Magenlichtung.

### 2. Schistosoma japonicum et mansoni

Die in Japan, China und den Philippinen heimische, durch das Schistosoma japonicum ausgelöste Trematodenerkrankung kann auch im Magen zur Bildung knötchenförmiger Herde innerhalb der Submucosa führen (KONJETZNY, 1928, ältere Lit.). Das Wirtsgewebe reagiert bei der Schistosomiasis ortsständig unterschiedlich; während es in der Leber zur Entwicklung sog. „bilharzialer Tuberkel" kommen kann, ist die Reaktion im Magen in der Regel blande (MAEGRAITH, 1966) und wird nur selten von einer ausgeprägten cellulären Reaktion oder Fibrose begleitet. Die im Gastro-Intestinaltrakt bedingten Läsionen durch das S. japonicum und S. mansoni findet man im wesentlichen in der Umgebung lebender Eier (Abb. 114). In der Submucosa und Mucosa kommt es zur Entwicklung typischer

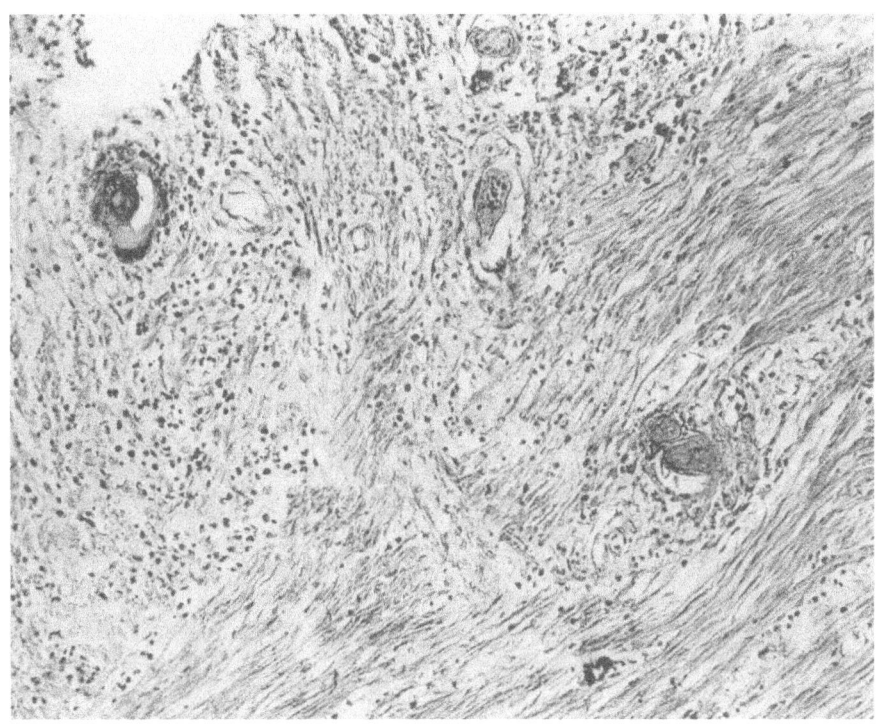

Abb. 114. Schistosomiasis. S. mansoni-Infektion. Eier mit perifokaler cellulärer Reaktion und Fibrose zwischen den Lagen der Muscularis propria coli. [Aus B. MAEGRAITH: Mediterranean and Tropical Diseases. In: Spezielle pathologische Anatomie (Hrsg. W. DOERR u. E. UEHLINGER), Bd. 5, S. 516, Abb. 36. Berlin-Heidelberg-New York: Springer 1966]

Granulome. Als Spätveränderung findet man eine Fibrose. Die Eier liegen in den kleineren Venolen und den Magen-Darmwandschichten. Die Gewebsreaktion ist im Magen in der Regel gering, während sie im Dickdarm sehr ausgeprägt sein kann. Die kleinen Knötchen sind in allen Schichten des hyperämischen und ödemisierten Magen-Darm-Traktes nachweisbar. Die Eier werden von eosinophilem Detritus umgeben. Das perifokale Gewebe wird von eosinophilen Granulocyten, Lymphocyten und einzelnen Riesenzellen infiltriert (DAO CHIN u. Mitarb., 1958).

## VI. Kollagenosen

Im Rahmen der Generalisationsform der Sklerodermie, einer Systemerkrankung des kollagenen Bindegewebes („Kollagenkrankheit" — KLEMPERER u. Mitarb., 1942), bleibt die Erkrankung des kollagenen Stützgerüstes nicht auf die

Cutis und Subcutis beschränkt, sondern erstreckt sich als sog. viscerale Sklerodermie auch auf die inneren Organe. Sie kann nach GOLDGRABER und KIRSNER (1957) in 10% der Fälle auch primär ihren Ausgang von den Viscera nehmen.

## 1. Sklerodermie

Auf den Mitbefall des Oesophagus bei diesem Leiden machte erstmalig EHRMANN (1903) aufmerksam. Makroskopisch zeigt die Speiseröhre in solchen Fällen einerseits Lichtungseinschränkung und Wandverdickung, andererseits Lumenerweiterung und Wandverdünnung neben Leukoplakien, narbigen Strikturen und brandigen Exulcerationen. Der terminale Oesophagus wird bevorzugt betroffen. Histologisch findet man initial eine ödematöse Durchtränkung und fibrinoide Verquellung des präformierten Bindegewebes. Mit Fortschreiten der Erkrankung kommt es zur Ödemfibrose mit Zunahme und Sklerose der kollagenen Fasern in Submucosa und Muscularis propria, wodurch die Lichtung entweder eingeengt oder aber durch den gleichzeitigen Schwund der Muskelfasern ektasiert wird. Der Plexus myentericus zeigt, im Gegensatz zu den Veränderungen bei der Achalasia cardiae (WANKE u. SCHÜTTEMEYER, 1952; WANKE u. ALNOR, 1962) keine Abweichungen von der Norm (GOETZ, 1945). Oesophagus- und Magengefäße sind in der Regel unauffällig (BOYD u. Mitarb., 1954). PAGEL und TREIP (1955) beschrieben einen Fall, der als Bindeglied zwischen Sklerodermie, Dermatomyositis und Panarteriitis nodosa aufgefaßt wurde und Veränderungen an den Arteriolen erkennen ließ, wie sie auch bei der Panarteriitis nodosa beobachtet werden können (WANKE, 1965).

Klinisch geht das Leiden mit Dysphagie, Hypotonus und Wandstarre bei Dilatation oder Stenose der Speiseröhre einher (BOYD u. Mitarb., 1954; LINDSAY u. Mitarb., 1943). Gelegentlich tritt das Leiden mit Hiatushernien vergesellschaftet auf (LINDSAY u. Mitarb., 1943).

Die Sklerodermie des Magens zeigt makroskopisch und mikroskopisch gleichartige Veränderungen wie jene der Speiseröhre. Dabei scheint der Canalis pyloricus eine bevorzugte Lokalisation der Erkrankung zu sein. PIPER und HELWIG (1955) beschrieben zusätzliche Ulcusbildungen und MASUGI und YÄ (1938) Veränderungen der Arteriolen im Sinne einer Panarteriitis nodosa.

Klinisch stehen wiederum Dilatation, Hypotonie und Verzögerung der Magenentleerung im Vordergrund (KRAUS, 1924; GOETZ, 1945; BEVANS, 1954). Zu diesem Symptomenkomplex können noch weiterhin ein Pylorospasmus (HALE u. SCHATZKY, 1944) sowie eine Hämatemesis (ARCILLA u. Mitarb., 1956) hinzutreten.

Formalgenetisch wird die führende Veränderung des Krankheitsgeschehens einerseits in der Atrophie der Muscularis propria (BEVANS, 1954; BOYD u. Mitarb., 1954; DORNHORST u. Mitarb., 1954) andererseits in der Sklerose der Submucosa (SCHWARZ u. SKISNES, 1940; OLSEN u. Mitarb., 1945; PIPER u. HELWIG, 1955) gesehen. Die weiterhin zu beobachtenden Exulcerationen und entzündlichen Infiltrationen der Schleimhaut oder die durch sie ausgelösten narbigen Strukturen werden dagegen als sekundäre Phänomene gewertet.

## 2. Sjögren-Syndrom

Dem Sjögren-Syndrom liegt eine generalisierte Erkrankung der Speichel-, Tränen- und Schleimdrüsen der oberen Luftwege zugrunde, die zu einem langsamen Versiegen der Sekretion führt. DEBRAY u. Mitarb. (1959) konnten durch Magenschleimhautbiopsien bei vier Frauen im Klimakterium im Beginn der Erkrankung Cystenbildungen in der Magenschleimhaut und eine rundzellige Infiltration der Lamina propria mucosae sowie in späteren Stadien eine Atrophie der Magendrüsen mit der Tendenz zur Entdifferenzierung und eine interstitielle Fibrose der Lamina propria beobachten.

# G. Zirkulationsstörungen und Hämorrhagien

Zirkulationsstörungen und Hämorrhagien nehmen zwischen Gastritis und Ulcusleiden in vielen Fällen eine wesentliche Mittelstellung ein. Sie können ursächlich für bestimmte Formen der Gastritis (z.B. Stauungsgastritis) oder des Ulcus ventriculi (z.B. „stress" ulcer) in Frage kommen. In anderen Fällen stehen Hämorrhagien klinisch sowie patho-anatomisch im Vordergrund akuter Episoden einer Gastritis oder eines Ulcus ventriculi sive duodeni.

## I. Zirkulationsstörungen

Die *venöse (passive) Hyperämie* kann durch Rechtsherzdekompensation oder portale Hypertension (Abb. 115) im Rahmen einer Lebercirrhose, Pfortaderthrombose oder Endophlebitis obliterans hepatica (Budd-Chiari-Syndrom) ausgelöst werden. Sie führt am Magen zum Bilde der Stauungsgastritis (Abb. 116 bis 118). Makroskopisch erscheint die Mucosa grobwulstig mit plumpem Faltenrelief und häufig von tief-cyanotischer Färbung. Ihr haftet ein zäher, schwer abstreifbarer Schleim an. Die Mucosa ist vielfach von punktförmigen bis kleinflächigen Blutungen übersät. Unter der Einwirkung der Salzsäure (salzsaures Hämatin) resultiert eine schwarz-braun-Färbung, unter jener von Schwefelwasserstoff eine mehr braun-grünliche (Schwefel-Eisen-)Verfärbung der Extravasate. Die Submucosa ist erheblich ödemisiert und glasig (Abb. 119); bei chronischer Stauung kommt es auch submukös zu einer Ödemsklerose. Besonders die chronische portale Hypertension kann mit einer eigentümlichen groben Felderung und Umstrukturierung der Mucosa, als Etat mamelonné bezeichnet, einhergehen.

Die *aktive Hyperämie* begleitet jede Form der akuten Gastritis (vgl. S. 232).

Die fleckförmige, ihre Lokalisation rasch wechselnde, herdförmige *Anämie* der Mucosa ist für das Schleimhautbild des Magens im Schock charakteristisch (KOLIG, WANKE u. Mitarb., 1969, 1970). Diese Veränderungen gehen der Entwicklung von Erosionen und akuten Ulcera voraus (vgl. auch HARJOLA u. SIVULA, 1965, 1966).

## II. Hämorrhagien

Magenschleimhautblutungen sind außerordentlich häufig. Sie sind im Kardia- und Fundusbereich mehr punktförmig oder kleinfleckig und besonders den Schleimhautfalten zugeordnet, während sie an der kleinen Kurvatur und im Bereiche des Canalis pyloricus eine mehr flächenhafte Ausbreitung erkennen lassen. Diese Blutungen liegen bevorzugt in der Lamina propria mucosae um ektatische Capillaren; das Deckepithel bleibt in der Regel intakt. Erst nach Aufbruch der Deckepithelien erfolgt die Blutung in die Magenlichtung. Sie kann

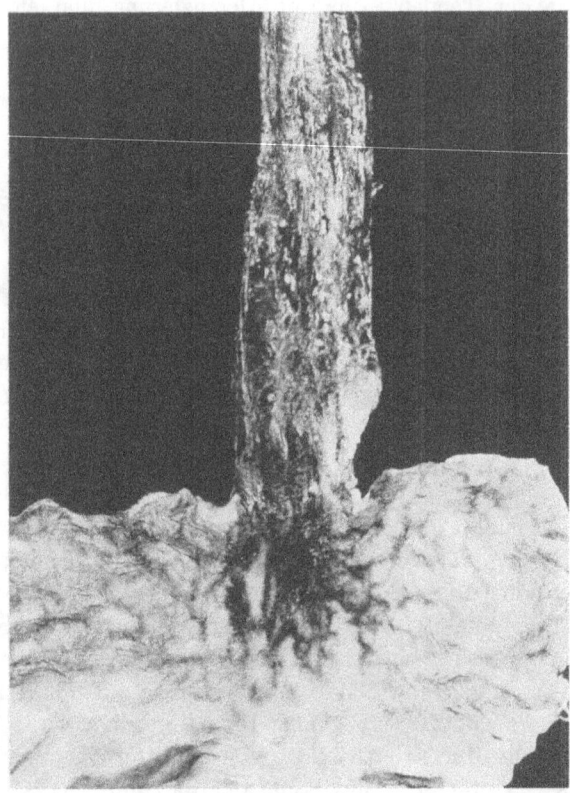

Abb. 115. Ausgeprägte Oesophagus- und kardianahe Magenvaricen bei granulärer Lebercirrhose mit portalem Hypertonus. 60jährig, männlich (Pathologisches Institut Heidelberg, SN 241/70)

äußerst diskret sein und nur zu einer Blutbeimengung zum Sekret und den Ingesta führen — okkulte Blutung —, oder aber massiv sein und zur „großen Magenblutung" Anlaß geben. Unter dem Deckepithel gelegene Blutungen eröffnen nach Zusammenbruch der „Schleimbarriere" eine Bresche für das „aggressive" (HCl, Pepsin) Magensekret. Innerhalb des durch die umschriebene Blutung hypoxisch geschädigten Gewebes erfolgt dann durch das Magensekret die „peptische" Abdauung und damit die Bildung *hämorrhagischer Erosionen*.

Grob anatomisch wird zwischen Blutungen *per diapedesin*, *per diabrosin* und *per rhexin* unterschieden, eine Untergliederung, die im capillären Bereich indessen sensu stricto kaum noch möglich ist. Die *Diapedesisblutung*, die das Erhaltensein der Gefäßwandkontinuität zur Voraussetzung hat, kommt in erster Linie im Rahmen einer allgemeinen *hämorrhagischen Diathese* zur Beobachtung und kann durch eine Vielzahl von Ursachen ausgelöst werden: Avitaminosen (Vitamin C-

und K-Mangel), Infektionskrankheiten (Typhus, Poliomyelitis, Malaria, Fleckfieber, Sepsis u.a.), Intoxikationen (endogen: Urämie, exogen: Arsen, Phosphor, Quecksilber, Laugen- und Säurenverätzung, Alkohol, Medikamente, z.B. (Salicylate).

Eine besondere Rolle spielt die Diapedesisblutung bei Bluterkrankungen wie Hämophilie A oder B, Anämien und Leukämien (PALMER, 1955, Lit.) aller Art.

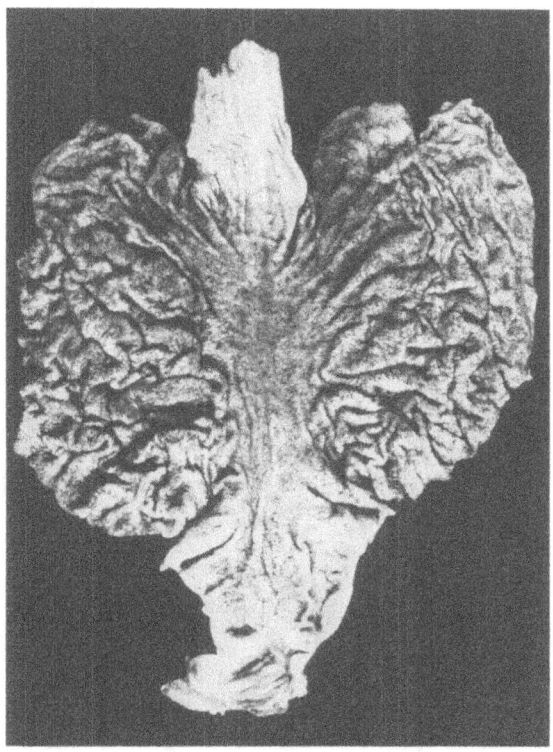

Abb. 116. Chronische Stauungsgastritis mit submuköser Ödemfibrose bei 3-Klappen-Vitium. 44jährig, männlich (Pathologisches Institut Heidelberg, SN 201/70)

Nach VALLEGA und DE GREGORI (1951) können Blutungen im Bereiche des Magens und Duodenums auch durch Heparin-Überschuß bei perivasaler Mastzell-Vermehrung verursacht oder unterhalten werden. Diesen Vorgängen sind Magenschleimhautblutungen nach Antikoagulantientherapie gleichzustellen.

Diapedesisblutungen im Bereiche der Mucosa entwickeln sich zudem *zentrogen* als Folge traumatischer Reizung des Vasomotorenzentrums. Von ROKITANSKY bereits 1861 erwähnt, wurde die Pathogenese dieser zentrogenen Parenchymblutungen erst durch jüngere Forschungsergebnisse analysiert. R. WANKE (1948) konnte experimentell und STAEMMLER (1949) pathologisch-anatomisch am Menschen den Beweis dafür erbringen, daß traumatische Läsionen des Hypothalamus — unter anderem im Anschluß an eine Commotio cerebri — zu Störungen der Blutverteilung führen können, die auch mit lokaler Stauung, Stase und Blutung im Bereiche der Magenschleimhaut einhergehen (vgl. VEIL u. STURM, 1942; REWERTS, 1953; DOIG u. SHAFAR, 1956; BISCHOF, 1965, Lit.).

Diapedesisblutungen werden auch in Abhängigkeit von Zirkulationsstörungen und Entzündungen des Magens oder im Rahmen von Stoffwechselstörungen wie Diabetes mellitus beobachtet.

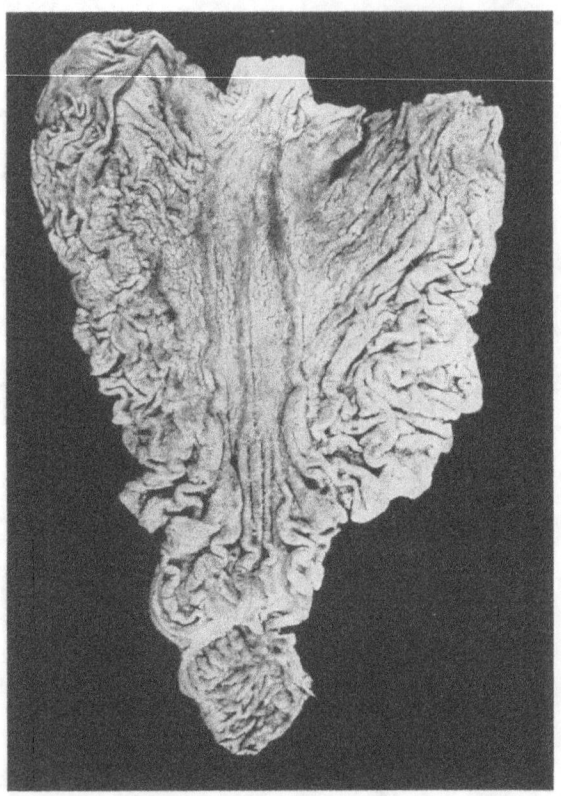

Abb. 117. „Hypertrophische" Gastritis bei latenter Rechtsherzdekompensation (Lungenemphysem, dekompensierter Hypertonus). 66jährig, männlich (Pathologisches Institut Heidelberg, SN 1333/69)

Daneben gibt es noch eine Gruppe, bei der es klinisch und patho-anatomisch nicht gelingt, die Ursache für oft profuse Magenblutungen aufzudecken — sog. *idiopathische Magenblutung* (W. FISCHER, 1926; KETTLER, 1939; SCHIFF, 1944; CROHN u. Mitarb., 1948; KANE u. Mitarb., 1955). KONJETZNY (1955) interpretiert die sog. idiopathische Magenblutung als parenchymatöse Blutung bei Gastritis oder Mikroerosionen, die infolge postmortaler Autolyse autoptisch nicht mehr nachweisbar sind.

Die Blutung *per rhexin* oder *per diabrosin* ist durch die Kontinuitätstrennung der Gefäßwand gekennzeichnet. Handelt es sich um Capillaren oder Arteriolen (Venolen), findet man häufig die gleiche Ätiologie wie bei der Diapedesisblutung; ein Umstand, auf den bereits VIRCHOW hinwies. Blutungen per rhexin oder per

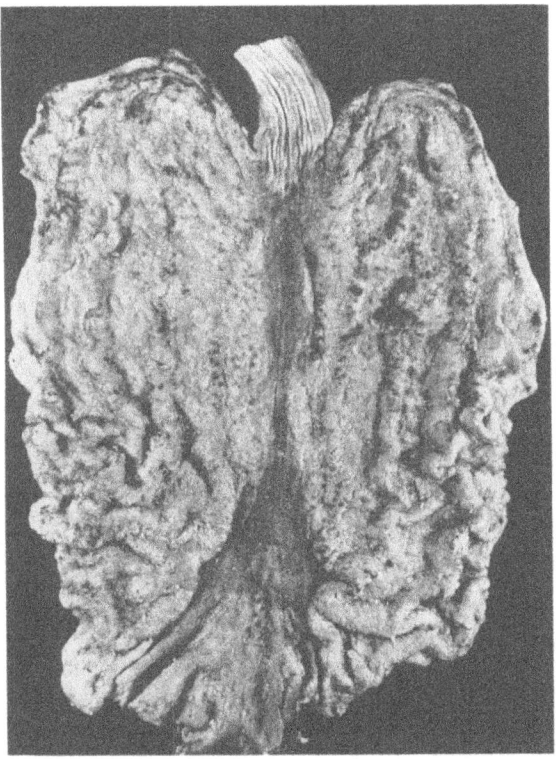

Abb. 118. Chronische Stauungsgastritis bei dekompensiertem Hypertonus. 64jährig, weiblich (Pathologisches Institut Heidelberg, SN 498/67)

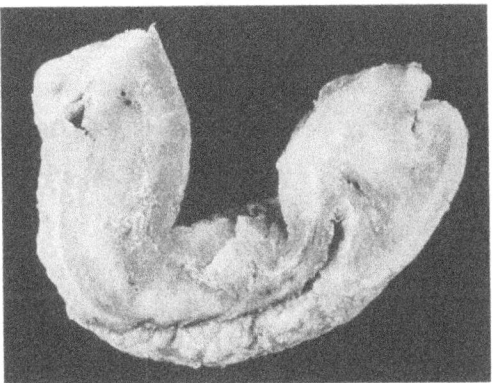

Abb. 119. Diffuse eosinophile Gastritis mit inveteriertem submukösem Ödem. „Benigne Pylorusstenose", Durchmesser der Magenwandung präpylorisch 2,5—2,0 cm. 63jährig, weiblich (Pathologisches Institut Heidelberg, E.-Nr. 2381/70)

diabrosin beobachtet man im wesentlichen bei Ulcera ventriculi, Magentumoren oder den verschiedenen spezifischen Infektionskrankheiten des Magens mit Exulcerationen.

## 1. Morphologie der vitalen Blutstillung nach Gefäßarrosion

Die Morphologie der vitalen Blutstillung nach Gefäßarrosion wird beim Ulcus ventriculi im wesentlichen durch vier Komponenten bestimmt (WANKE, 1965): kommt es im Verlaufe der Ulcuskrankheit zu einer arteriellen Blutung, so kann man bei jugendlichen Individuen häufiger das Phänomen der Invagination (Abb. 120) (STAUBESAND, 1955) beobachten. Für die Invagination ist allerdings Voraus-

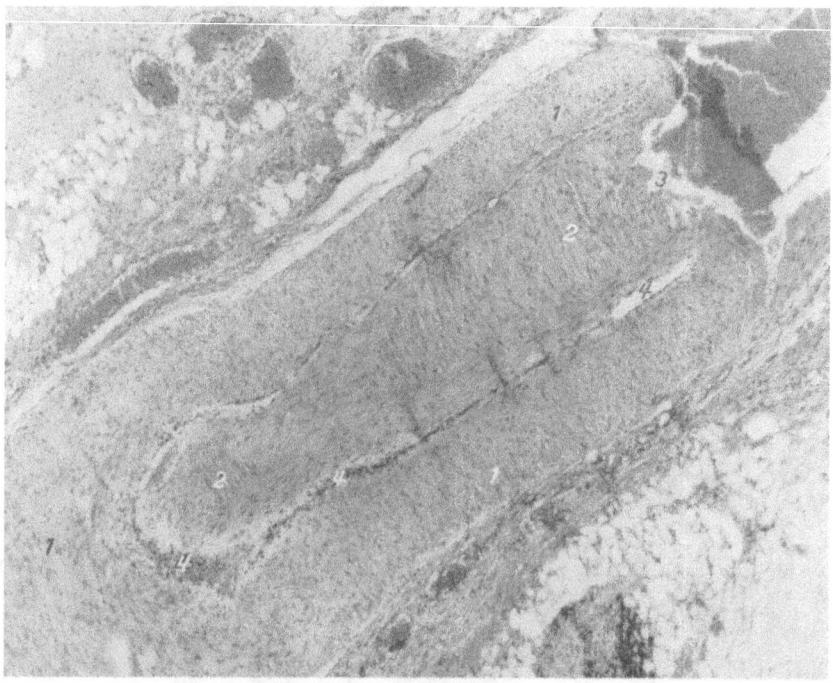

Abb. 120. Resektionspräparat, 44jährig, männlich. Ulcus ventriculi. Submucosaarterie längs, kleine Kurvatur. *1* Media, *2* Invaginat, *3* Arrosionspol, *4* Gefäßlumen. Färbung: HE, Vergr. 25:1. [Aus M. WANKE: Langenbecks Arch. klin. Chir. **300**, 166 (1962)]

setzung, daß es sich 1. um ein einigermaßen akutes Geschehen handelt, daß 2. das Gefäß noch nicht seiner Elastizität beraubt ist, daß 3. der Perivasalraum noch nicht obliteriert ist und daß 4. die perivasale Verschiebeschicht noch funktionstüchtig ist. Während der Invagination reißt das Gefäß aus seinem Gefäßbett. Die Haftpunkte zwischen Lamina elastica externa und Begleitmuskelfasern (WANKE, 1959) werden zerstört und in situ verbleiben Begleitmuskelfasern samt elastischer Hülle.

Handelt es sich indessen um ein primär chronisches Geschehen und liegt von Anbeginn eine Mitreaktion der tiefen Wandschichten des Magens vor, so resultiert frühzeitig eine Alteration des Perivasalraumes mit Funktionsausfall der Begleitmuskelfasern und der perivasalen Verschiebeschicht. Das betroffene Gefäß selbst reagiert mit einer Endarteriitis obliterans oder einer nekrotisierenden Arteriitis. Das in seiner lichten Weite erheblich reduzierte Gefäßlumen wird anfangs durch einen flüssigkeitsreichen Intimaschwamm weitgehend ausgefüllt (WANKE, 1963,

1964, 1965, Lit.). Durch Bildung kollagener und elastischer Fasern wird dieses Proliferat verfestigt und das Gefäßlumen durch Flüssigkeitsverlust des Intimaproliferates wieder weiter. Erfolgt in diesen Stadien eine Gefäßarrosion, kommt es rasch zur Thrombosierung. Die Fibrinfäden haben ausreichend Widerhalt in dem saftreichen Maschenwerk der hyperplastischen Intima. Auch dieser Modus trifft mehr für jugendliche Ulcusträger zu.

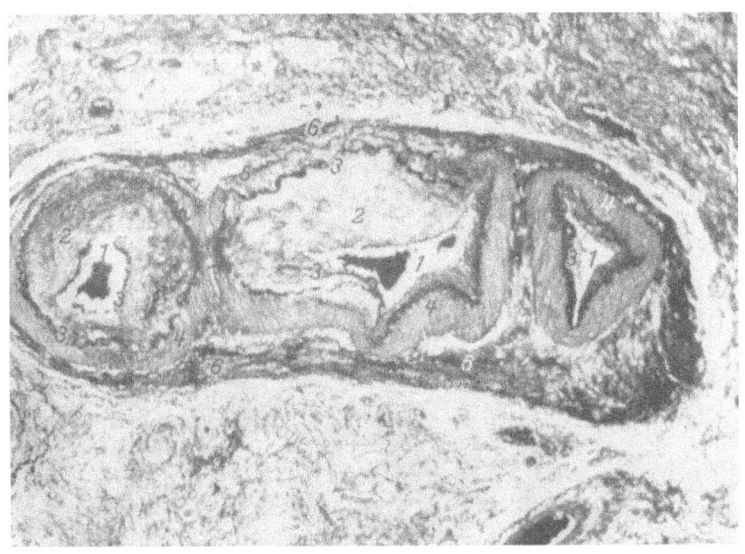

Abb. 121. Resektionspräparat, 77jährig, weiblich. Ulcus ventriculi. Ulcusferne submuköse Arterie längsgetroffen. *1* Gefäßlumen, *2* Etagierte Fibro-Elastose der Intima, *3* Lamina elastica interna, *4* Media, *5* Lamina elastica externa, *6* Begleitmuskelfasern. Färbung: Elastica-Azan, Vergr. 100:1. [Aus M. WANKE: Langenbecks Arch. klin. Chir. **300**, 166 (1962)]

Mit zunehmendem Alter nimmt dagegen die Fähigkeit der Intima, auf einen entzündlichen Reiz mit einer ödem- und zellreichen, dagegen faserarmen Hyperplasie zu reagieren, ersichtlich ab. Im Alter beobachtet man daher als Variante der *Endarteriitis obliterans Friedländer* die *sekundäre, sklerosierend proliferierende Arteriitis* (Abb. 121) (WANKE, 1962, 1964). Das starre Gefäßrohr verbleibt relativ weitlumig. Die Retraktionsfähigkeit ist verloren gegangen. Nach Arrosion spießt dieses starre Gefäß dann häufig als Kratermund aus dem Ulcusgrund hervor. Die Blutungsgefahr ist entsprechend beim sog. „Altersulcus" (SPANG, 1947) erheblich.

Von diesen geschilderten, durch das jeweilige Alter des Ulcusträgers modellierten Möglichkeiten der Ulcusblutung, macht die Exulceratio simplex Dieulafoy eine entscheidende Ausnahme. Ist bei der „banalen" Ulcusblutung virtuell die Chance der spontanen Blutstillung auch morphologisch gegeben, so ist sie bei der Exulceratio simplex aus patho-anatomischen Gegebenheiten praktisch unmöglich. Die anatomische Situation ist durch das Phänomen der *„stehenden Schlinge"* (WANKE, 1965) charakterisiert. Die Arrosion erfolgt im Schlingenscheitel bei gleichsinniger Verzweigung eines Ramus primarius in der Submucosa (Abb. 130, 131) (s. S. 333).

Die Ulcusblutung ist nicht zwangsläufig Folge der Geschwürspenetration in ein größeres Gefäß. Die Blutung kann auch aus kleinen, das Ulcus umsäumenden und eröffneten Gefäßen erfolgen oder aus Capillaren des Granulationsgewebes im Ulcusgrund. Diese Blutungen sind nicht so ausgedehnt.

## 2. Die Magenblutung und ihre Ursachen

Die „große" Magenblutung beinhaltet klinisch mit ihrer Dramatik und Akuität ein klar umrissenes Krankheitsbild, deren diagnostische Hauptkriterien nach DICK (1967) Bluterbrechen, Teerstühle und akute Blutungsanämie sind.

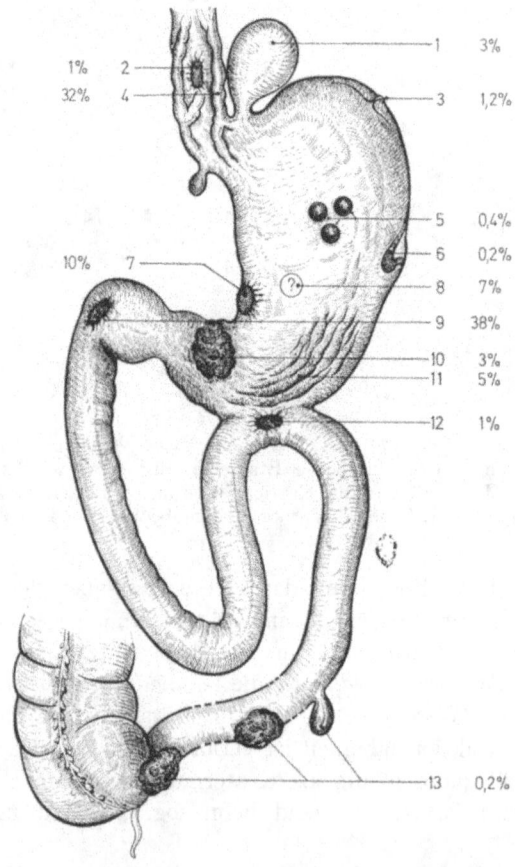

Abb. 122. Übersicht über die Blutungsquellen aus dem oberen Magen-Darm-Trakt. (Prozentangaben nach WELCH und DONALDSON, 1955; sowie GALL, 1967)

1 Hiatushernie
2 Oesophagusgeschwüre
3 Exulceratio simplex
4 Oesophagusvaricen
7 Polyposis
5 Aneurysmen, Hämangiome
6 Ulcus ventriculi
8 ungeklärte Blutungsursache
9 Ulcus duodeni
10 Magentumoren
11 Gastritis
12 Anastomosenulcus
13 Meckelsches Divertikel und Dünndarmgeschwülste

Ohne chirurgisches Eingreifen endet sie in der Regel letal. GÜTGEMANN und SCHREIBER (1961) führen differentialdiagnostisch vier Ursachenkomplexe an:
1. die große arterielle Ulcusblutung,
2. die große Blutung bei Magentumoren,
3. die große Blutung bei portalem Hypertonus mit Oesophagus- oder Magenvaricen und
4. die große Blutung bei schwerer hämorrhagischer Diathese.

Dabei ist mit einer massiven Ulcusblutung nach WERTHEMANN und HUBER (1956) in 15,6% bei männlichen und in 20% bei weiblichen Ulcusträgern zu rechnen. In 6—11% der Fälle bleibt nach STREICHER und SCHLOSSER (1964) allerdings die Blutungsquelle unbekannt.

GALL (1967) gibt folgende Häufigkeitsverteilung großer gastro-intestinaler Blutungen an:

Tabelle 7

|  | % | Fallzahl |
|---|---|---|
| Gastro-duodenale Ulcera | 49,05 | 129 |
| Unklare Ätiologie | 12,16 | 32 |
| Streß-Ulcera | 11,03 | 29 |
| Oesophagusvaricen | 8,75 | 23 |
| Magencarcinome | 8,36 | 22 |
| Nach Magenresektion | 3,81 | 10 |
| Erosive Gastritis | 1,90 | 5 |
| Colitis ulcerosa | 1,52 | 4 |
| Exulceratio simplex | 1,14 | 3 |
| Hämangiome im Magen | 0,76 | 2 |
| Diffuse Teleangiektasie | 0,76 | 2 |
| Magenpolyposis | 0,38 | 1 |
| Dünndarmneurinom | 0,38 | 1 |
|  | 100,00 | 263 |

(Vgl. auch Abb. 122.)

Der Häufigkeit nach ist jeweils die Ulcusblutung führend:

Tabelle 8

|  | 1 | 2 | 3 | 4 | 5 | 6 | 7 | 8 |
|---|---|---|---|---|---|---|---|---|
| Gastro-Duodenal-Ulcus | 49,1% | 56,7% | 66,9% | 52,0% | 64,6% | 72,0% | 80,0% | 63,0% |
| Oesophagusvaricen | 8,8% | 10,3% | 4,5% | — | — | 10,6% | 4,0% | 5,0% |
| Magencarcinom | 8,4% | 16,0% | — | 16,0% | 16,2% | — | 13,0% | 2,0% |
| Nach Magenoperation | 3,9% | — | — | 2,0% | 10,0% | — | — | 4,0% |
| Erosive Gastritis | 1,9% | 4,6% | 15,0% | 16,0% | 4,1% | 3,9% | 2,0% | 16,0% |
| Exulceratio simplex | 1,1% | — | — | — | — | — | — | — |
| Ungeklärt | 12,2% | 6,7% | 6,8% | 9,0% | — | 9,0% | — | 8,0% |

1: GALL (1967); 2: GREWE und DELFINO (1966); 3: KOOTZ und KINGREEN (1964); 4: NISSEN und ENDERLIN (1957); 5: SCHREIBER u. Mitarb. (1965); 6: STREICHER und SCHLOSSER (1964); 7: WACHSMUTH und HÜNER (1961); 8: WASSNER (1963).

### a) Ulcusblutung: „Banales Ulcus"

Nach Ivy u. Mitarb. (1950) bekommen schätzungsweise 25% aller Ulcuspatienten innerhalb eines 10-Jahres-Zeitraumes eine Ulcusblutung. Die Beobachtung von 333 Patienten durch Stolte (1944) ergab eine direkte Relation zwischen Blutung und Erkrankungsdauer; dabei wurde eine große Blutungs-

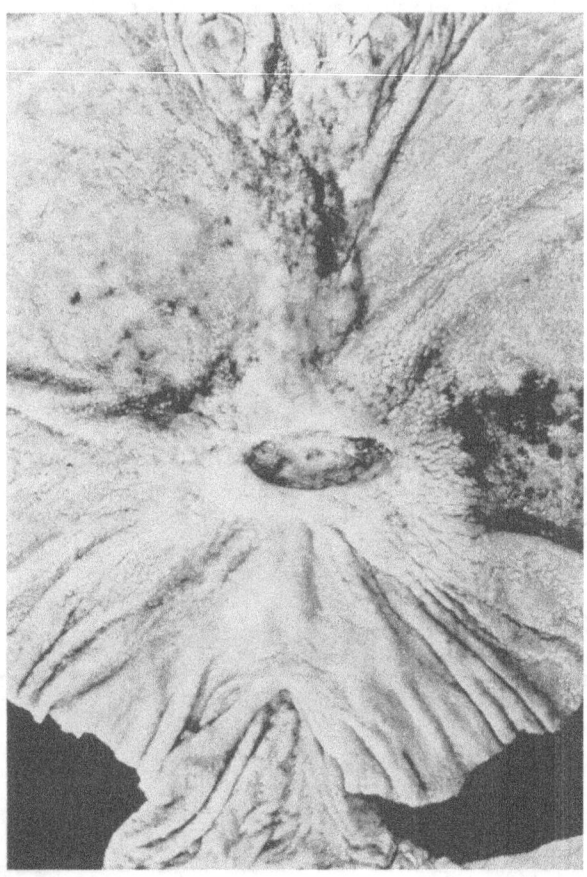

Abb. 123. Callöses, blutendes Ulcus ventriculi. Hämorrhagischer Schock. Frische hämorrhagische Erosionen. 74jährig, männlich (Pathologisches Institut Heidelberg, SN 1006/69)

neigung im ersten Erkrankungsjahr und eine geringer werdende nach 10 Jahren ermittelt. Auch Jordan und Kiefer ermittelten bereits 1934 eine leichte Blutungsprädominanz im ersten Jahre der Erkrankung.

Eine Geschlechtsdifferenz hinsichtlich der Blutungsneigung wird von Ivy u. Mitarb. (1950) abgelehnt; Coghill und Willcox (1960) sowie Norbye (1952) fanden ein Überwiegen weiblicher Patienten (hormonal bedingte latente Hyperfibrinolyse?). Die Blutung kann in jedem Lebensalter auftreten; sie zeigt indessen die höchste Rate in der 5. Lebensdekade. Chronische Magenulcera neigen früher zur Blutung als Duodenalulcera (Coghill u. Willcox, 1960); die Magenulcera bluten zudem häufiger als die Duodenalulcera: 24 gegenüber 19% (Ivy u.

Mitarb., 1950) (Abb. 123, 124). Auch wenn die Mehrzahl der Patienten bereits über eine längere Zeitspanne Magenbeschwerden hat (1—10 Jahre und länger) bevor eine Blutung eintritt, macht sich die Ulcuskrankheit doch in 10% der Fälle durch eine initiale Blutung bemerkbar (SCHIFF u. SHAPIRO, 1951). Bei den sog. stummen Ulcera handelt es sich häufiger um Magen- als um Duodenalgeschwüre.

Chronische blutende Ulcera liegen in der Regel in Nachbarschaft der kleinen Kurvatur, und zwar an der Magenhinterwand. Sie penetrieren bevorzugt in das Pankreas. Im weiteren kann es zu einer Arrosion größerer Arterien des Liga-

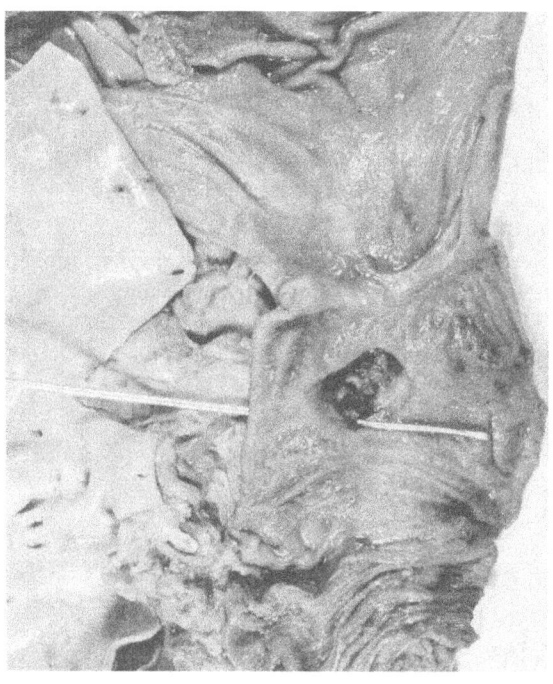

Abb. 124. Ulcus duodeni (bulbus) mit Penetration in den Pankreaskopf. Arrosion der A. lienalis, „große Magenblutung". 60jährig, weiblich (Pathologisches Institut Zürich, SN 1708/59)

mentum gastro-hepaticum kommen, deren Hauptäste dicht an der kleinen Kurvatur verlaufen; hierbei kann auch die Arrosion der A. gastrica sinistra selbst erfolgen. Blutungen aus der A. lienalis sind Seltenheiten.

Bei Ulcus duodeni erfolgen Blutungen nach Arrosion der A. pancreaticoduodenalis superior, der A. gastro-duodenalis, der A. hepatica, der A. gastroepiploica dextra oder der pylorischen Arterien. Ausnahmefälle betreffen eine Arrosion der Aorta oder der V. portae. Umgekehrt kann auch ein Bauchaortenaneurysma in das Duodenum perforieren und eine „intestinale Massenblutung" verursachen. 89 entsprechenden Beobachtungen aus dem Weltschrifttum konnten SEIFERTH und CASTRUP (1969) vier eigene hinzufügen. Die Perforationsstellen liegen zu 4% in der Pars superior duodeni, zu 8% in der Pars descendens duodeni und zu 88% in der Pars inferior duodeni (SEIFERTH u. CASTRUP, 1969, Lit.).

Daneben können zahlreiche kleinere Gefäße im Granulations- oder Narbengewebe des Ulcusgrundes eröffnet werden.

Das gleichzeitige Auftreten von *Blutung und Magenperforation* ist keine Ausnahme und findet sich häufiger bei älteren Patienten. DE BAKEY (1940) ermittelte ein kombiniertes Auftreten von Blutung und Perforation unter 2525 Fällen mit perforiertem Ulcus in 6,1%. WINTERS und EGAN (1939) geben eine Koinzidenz bei Perforation mit 13% für die Magenblutung und 8% für die Duodenalblutung an. Dabei soll die Blutung in der Mehrzahl der Fälle 1—14 Tage vor der Perforation auftreten.

### b) Anastomosenulcus

Ausgedehnte Blutungen aus Rezidivulcera im Anastomosenring sind nach Gastrektomie oder Gastroenterostomie keine Seltenheit. Diese Anastomosenulcera neigen sehr viel häufiger zu Blutungen als Magen- oder Duodenalgeschwüre. Nach JUDD und HOERNER (1935) ist in 34% mit einer Blutung bei Anastomosenulcera zu rechnen.

### c) Akutes Ulcus, „Stress-Ulcus"

Unter 400 Autopsien fanden HURST und STEWART (1929) 117 Fälle mit akuten, flachen Gastro-Duodenalulcera. In 75% waren sie multipel und variierten von punktförmigen Erosionen bis zu Defekten von 3—4 cm im Durchmesser. Sie wurden in jedem Magen- und Duodenalabschnitt nachgewiesen — vgl. auch akute, experimentell durch Histaminapplikation erzeugte Erosionen und Ulcera (MERKEL, 1942, 1949). 62% der von HURST und STEWART (1929) untersuchten Fälle waren mit infektiösen Prozessen wie Peritonitis oder Erkrankungen des Respirationstraktes und in 21% mit Malignomen vergesellschaftet. In der älteren

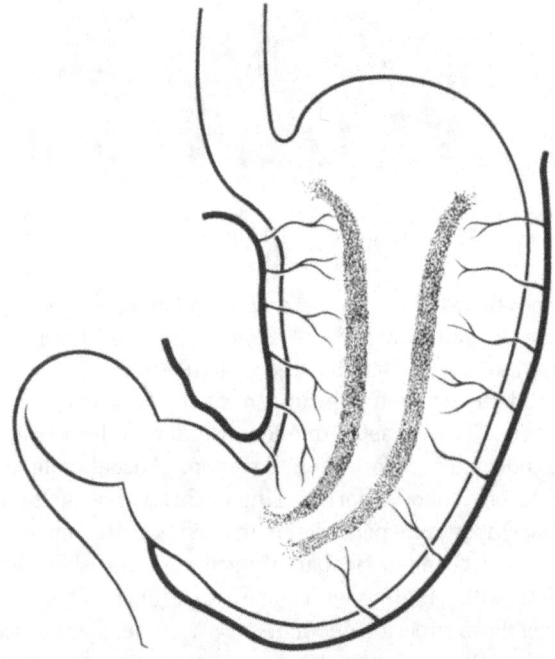

Abb. 125. Vasale „Achillesferse" des Magengefäßsystemes. Punktierte Areale geben die Lokalisation der stärksten submukösen Gefäße wieder (Nach VOTH, 1962)

Literatur (BOGOCH, 1963, Lit.) wird immer wieder auf die Koinzidenz von Pneumokokken-Infektionen und akuten Ulcera hingewiesen; demgegenüber steht heute das sog. akute „Stress-Ulcus" im Vordergrund.

FLINT und WARRACK (1958) konnten demonstrieren, daß Patienten, die im Rechtsherzversagen bei Lungenemphysem verstarben, 13mal häufiger akute Ulcera aufwiesen als Kontrollpersonen. Das Auftreten akuter, blutender Ulcera nach schweren Verbrennungen ist seit CURLING (1841/42) und bei intrakraniellen Prozessen und nach Hirnoperationen oder -traumen seit CUSHING (1932) hin-

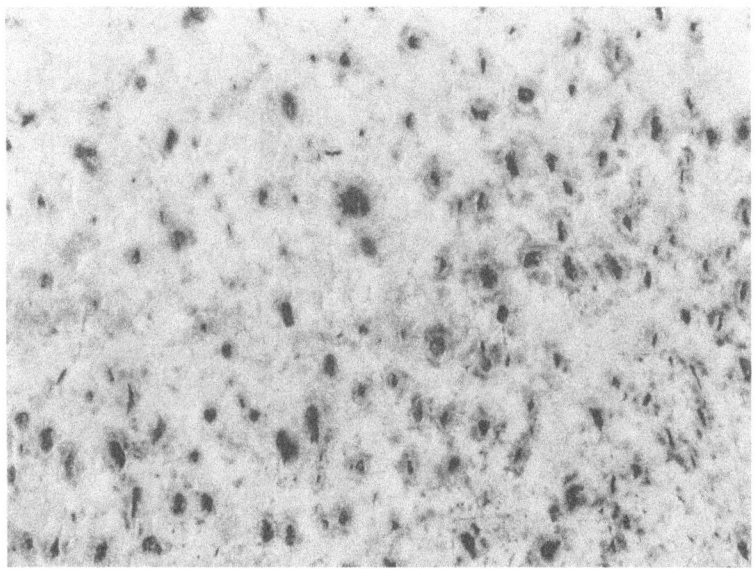

Abb. 126. Frische, vorwiegend ausgehülste hämorrhagische Erosionen bei kardiogenem Schock. 61jährig, männlich (Pathologisches Institut Heidelberg, SN 203/69)

länglich bekannt. Diese akuten Ulcera sind in einem hohen Prozentsatz Ursache großer Magenblutungen (JONES, 1956). Sie werden häufiger im Duodenum und in Nachbarschaft der kleinen Kurvatur gefunden.

Nach VOTH (1962) ist die Blutungsquelle des akuten Ulcus der submuköse Gefäßplexus. Nach WERTHEMANN und BUBER (1957) bluten 20% der Ulcera während ihres Bestehens. 80% der Ulcera liegen entlang der Magenstraße an der kleinen Kurvatur sowie in den präpylorischen Magenabschnitten auch an der großen Kurvatur (ORATOR, 1922; OI u. Mitarb., 1959). Die von VOTH (1962) als vasale Achillesferse bezeichneten Areale bleiben dabei ausgespart; auf diese Regionen verteilen sich die 20% blutender Ulcera (Abb. 125). Dieser besonders kräftig entwickelte submuköse Gefäßplexus begleitet die Kurvaturen, fingerbreit von diesen entfernt, als 1—2 cm breiter Streifen. In diesen Zonen findet man besonders starkkalibrige Arterien, deren Durchmesser im Mittel 0,5 mm beträgt (DJØRUP, 1922; FORSELL, 1935; VOTH, 1962) (vgl. auch S. 124, Gefäße). Gefäßkaliber, die diesen Mittelwert überschreiten, fanden SCHEIDEGGER (1933), DRABIG (1937), KRIEGER (1950), CORNELIUS (1952) sowie BREMER und DE GRAFE (1960).

Bei einem Durchmesser von 1,5 mm sprach SCHEIDEGGER (1933) von einer angeborenen Gefäßmißbildung und CORNELIUS (1952) von einer Gefäßanomalie.

Im anglo-amerikanischen Schrifttum werden die Begriffe „stress-ulcer" und „Curling-ulcer" als Synonyme verwandt. Diese Curling-ulcers weisen ein buntes Ursachenspektrum auf und werden beobachtet nach: Verbrennungen (CURLING,

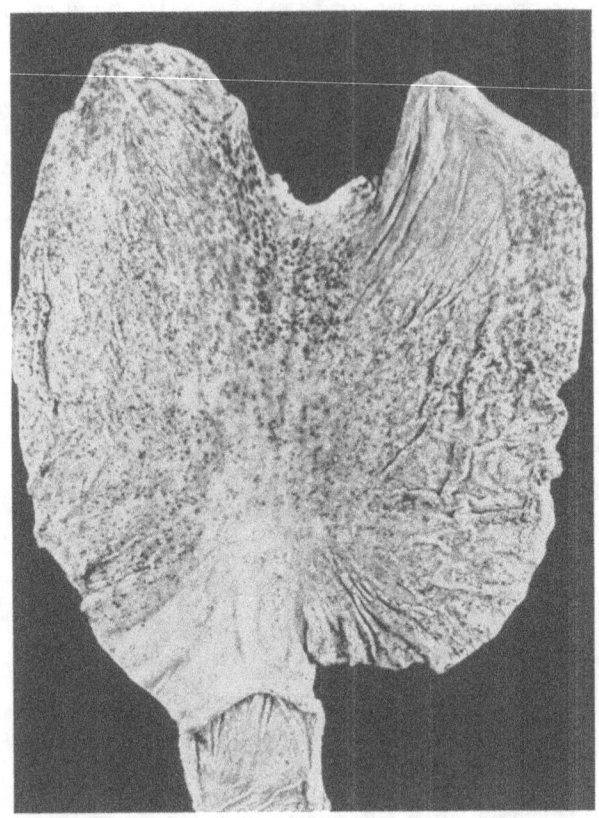

Abb. 127. Frische hämorrhagische Erosionen bei Zustand nach Operation eines kombinierten Mitralvitium. 31jährig, männlich (Pathologisches Institut Heidelberg, SN 278/65)

1842; GRAY, 1953; HUMMEL, 1957; HARKINS, 1959), Myokardinfarkt (Abb. 126) (STAY, 1954; FLETCHER u. HARKINS, 1954), chirurgischen Eingriffen (Abb. 127, 128) (CUSHING, 1932; McDONNELL, 1953; FLETCHER u. HARKINS, 1954; GRIFFEN, 1957), Traumen (WYATT u. KHOO, 1950), Poliomyelitis (SCHABERG, 1954), pulmonalen Affektionen (VAN OPPEN u. KORTLANDT, 1961). Für die pathogenetische Kausalkette wird eine hypophysäre (neurogen oder hormonal) Stimulation der Nebennierenrinde mit konsekutiver Sekretionssteigerung der Magenschleimhaut postuliert (VAN OPPEN u. KORTLANDT, 1961 u.a.).

### d) „Exulceratio" simplex Dieulafoy

Die Exulceratio simplex Dieulafoy (Abb. 129) bleibt in der Zusammenstellung differentialdiagnostischer Ursachenkomplexe der großen Magenblutung von

Die Magenblutung und ihre Ursachen 331

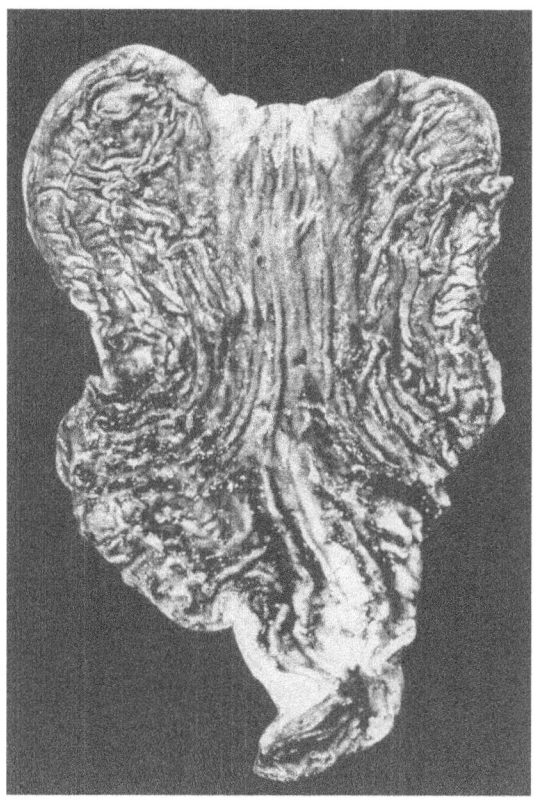

Abb. 128. Stauungsgastritis, frische „stress"-Erosionen im Bereiche der Magenstraße nach Totalkorrektur einer Fallotschen Tetralogie. 17jährig, weiblich (Pathologisches Institut Heidelberg, SN 84/70)

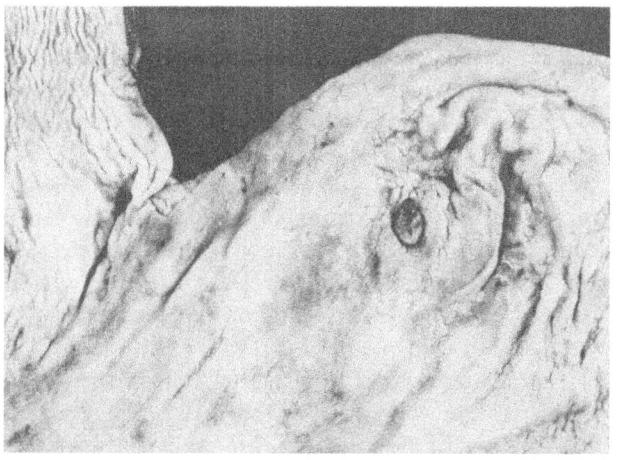

Abb. 129. Exulceratio simplex Dieulafoy. 43jährig, männlich (Pathologisches Institut Heidelberg, SN 545/67)

GÜTGEMANN und SCHREIBER (1961) unberücksichtigt bzw. wird nicht als „pathogenetische Einheit" gesondert besprochen. Sie ist indessen aufgrund „spezifischer" gefäßmorphologischer Befunde vom akuten oder Stress-Ulcus zu differenzieren.

Schon vor DIEULAFOY (1897/98) beschrieben GALLARD (1884) sowie SACHS (1892) tödliche Verblutungen aus „Magenarterienaneurysmen". Neuere Übersichten von GIERSBERG (1962), BÖRGER (1963) sowie WASSNER (1963) nennen insgesamt 64 Fälle unter Berücksichtigung der Weltliteratur. Eine eigene Beobachtung mit einbezogen (WANKE, 1965), liegt die Mortalität mit 40 von 65 Fällen bei 77%. Im Fundus- und Korpusbereich kardianahe gelegen, entgehen die akuten „Funduserosionen" in der Regel dem röntgenologischen Nachweis und oft auch der chirurgischen Exploration.

Dem klinisch fest umrissenen Krankheitsbild der Exulceratio simplex Dieulafoy stehen patho-anatomisch unterschiedliche Interpretationen gegenüber. Entgegen der älteren Auffassung, daß es sich um arrodierte Aneurysmen der submukösen Plexus handele (GALLARD, 1884; SACHS, 1892; HIRSCHFELD, 1904; HOELZER, 1936; DONALDSON u. HAMLIN, 1950; ALBRICH, 1951; MILLARD, 1955 u.a.), wurde bereits von SCHEIDEGGER (1933) an eine Gefäßanomalie gedacht und DRABIG (1937) konnte nachweisen, daß es sich um die Arrosion von Arterien regelrechter Lumenweite und Wandstruktur handelt. Weitere Mitteilungen von CORNELIUS (1952), ECK (1961), GIERSBERG (1961), VOTH (1962), BÖRGER (1963) sowie STREICHER und SCHLOSSER (1964) gebrauchen die Begriffe „akutes Ulcus" oder „akute Erosion". Auf KRIEGER (1950) geht die Bezeichnung des „Schlingentreffereignisses" und auf WANKE (1965) jene der „stehenden Schlinge" zurück. VOTH (1962) sieht in der Exulceratio simplex „nur" ein banales Ulcus mit besonderer Lokalisation.

Während indessen bei dem „banalen" Ulcus eine spontane Blutstillung nach Gefäßarrosion virtuell jeweils grundsätzlich möglich ist, kommt es bei der Exulceratio aus gefäßmorphologischen Gegebenheiten nicht zu einer spontanen Blutstillung durch Invagination oder Thrombosierung.

Abgesehen von den beiden „gefäßarmen" Kurvaturen, kann die Exulceratio simplex in sämtlichen Magenabschnitten auftreten. Die Wahrscheinlichkeit dieses Ereignisses ist indessen aus gefäßarchitektonischen Gründen (vgl. S. 124) im Fundus und Korpus am größten, da hier ein besonders dichtes submuköses Arteriengeflecht vorliegt. Weiterhin sind zwei Strecken im Verlauf der Magengefäße für dieses seltene Ereignis quasi prädestiniert (WANKE, 1965):

1. die gleichsinnige submuköse Verzweigung eines Ramus primarius und
2. die Abgangsstellen der retrograd die Muscularis propria versorgenden Arterien. Diese Stellen sind prädeterminierte Fixpunkte, auf die der Gefäßverlauf bei Kontraktion und Dilatation des Magens durch die Begleitmuskelfasern (WANKE, 1959) eingestellt wird. Hier finden sich am kontrahierten Magen die „stehenden Schlingen".

Über die absolute Häufigkeit der Exulceratio simplex oder ihre zu erwartende Häufigkeit in einem bestimmten Patientenkollektiv lassen sich nur „subjektive" Aussagen machen, da die Exulceratio simplex bezüglich ihres morphologischen Substrates recht unterschiedlich definiert wird. ALNOR (1952) berichtete in einer Übersicht des Krankengutes der Kieler Chirurgischen Universitätsklinik der

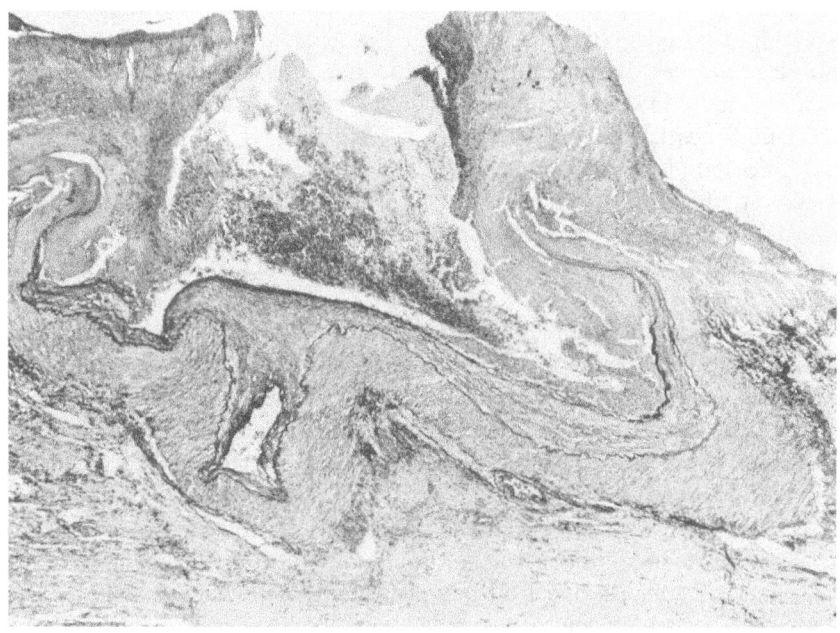

Abb. 130. Exulceratio simplex DIEULAFOY, Fundusregion 8 cm para cardiam. Submucosaarterie längs. 75jährig, weiblich (Pathologisches Institut Heidelberg, SN 532/64). Färbung: Elastica-HE, Vergr. 20:1

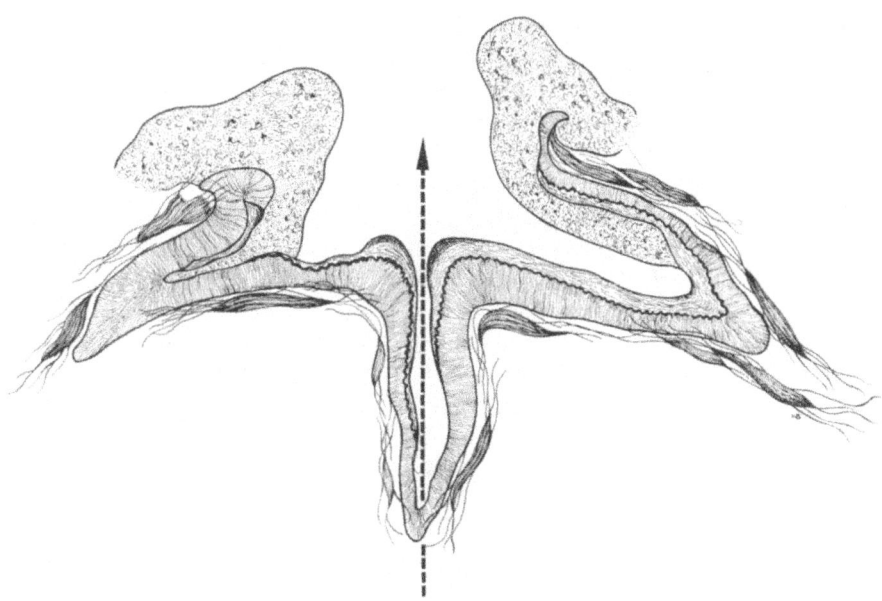

Abb. 131. „Stehende Schlinge" bei Exulceratio simplex DIEULAFOY. Beziehungen zwischen Begleitmuskelfasern, Arrosionspol und korrespondierender Gefäßeinmündung. Zeichenrekonstruktion halbschematisch nach Serienschnitten. [Umgezeichnet nach M. WANKE: Zur Problematik der akuten tödlichen Fundusblutung (DIEULAFOY). Gefäßmorphologische Grundlagen. Zbl. allg. Path. path. Anat. **107**, 467 (1965)]

Jahre 1921—1949 über 11,5% diffuse Magenblutungen bei Gastritis mit negativem Röntgen- oder Palpationsbefund. Ein entsprechendes Zahlenverhältnis ergab sich aus der Beurteilung der Jahrgänge 1949—1961, bei denen unter 522 Patienten in 11,7% eine hämorrhagisch erosive Gastritis vorlag (WANKE, 1962). Unter diesen 522 Beobachtungen bot ein Fall (H.T. 219/58) das Bild der Exulceratio simplex mit „stehender Schlinge" bei „unveränderter" Magenschleimhaut und profuser arterieller Blutung aus einer linsengroßen „Funduserosion" iuxta cardiam. Danach ergibt sich eine Häufigkeit der Exulceratio simplex in einem „homogenen", unausgewählten Krankengut einer Klinik von 1:522.

Sieht man von der Originalmitteilung von DIEULAFOY (1897/98) ab, nach der es sich zunächst um miliare Absceßbildungen in der Umgebung eines älteren Geschwüres handelte, in deren Gefolge die perifokalen Exulcerationes das Resultat einer „Toxi-Infektion" gewesen sein sollen, wurden bei sämtlichen, in der Literatur als Exulceratio simplex Dieulafoy klassifizierten Fälle nennenswerte gastritische Veränderungen vermißt. Die zweite Eigenbeobachtung betrifft eine im 75. Lebensjahr verstorbene Frau (SN 532/64, Pathologisches Institut der Universität Heidelberg), die erstmals 7 Jahre vor ihrem Tode eine Magenblutung hatte, ohne daß damals eine Blutungsquelle festgestellt werden konnte. Ulcusbeschwerden bestanden auch in der Folgezeit nicht. Die Patientin erkrankte 6 Tage vor ihrem Tode akut mit massiver Hämatemesis aus völligem Wohlbefinden. Eine Diagnose konnte zu Lebzeiten nicht gesichert werden. Ausgedehnte Kruorgerinnsel im Magenfundus bedingten Konturunregelmäßigkeiten und suggerierten die röntgenologische Verdachtsdiagnose auf ein hochsitzendes Magencarcinom. Die Obduktion ergab unter anderen Befunden an der Hinterwand des Magenfundus 8 cm neben der Kardia ein linsengroßes, seichtes, frisches Ulcus mit Arrosion einer mittelkalibrigen, zentral gelegenen Arterie. Feingeweblich wurde neben dem Bild der chronischen atrophischen Gastritis der Wandaufbruch einer kräftigen submukösen Arterie im Bereiche ihres Krümmungsscheitels gefunden. Zu diesem mündete korrespondierend ein senkrecht aus der Subserosa ascendierender Ramus primarius mit gleichsinniger submuköser Aufgabelung. Daneben bestand eine ausgeprägte polsterförmige, zum Teil erheblich stenosierende faserige Fibrose und Elastose der Intima (Abb. 130). Die graphische Rekonstruktion anhand von Serienschnitten (Abb. 131) zeigt einen dichten Kranz von Begleitmuskelfasern um das arrodierte Gefäß mit besonderer Sicherung des Einmündungstrichters und reichlich Begleitmuskelfasern an den Rändern des umgekrempelten Gefäßscheitels. Durch die Einmündung des Hauptstammes und dessen gleichsinniger submuköser Verzweigung ist die Gefäßschlinge bei bestehender Sklerose und dem allseitigen Zug der Begleitmuskelfasern zu einer „stehenden Schlinge" eingefroren. Die Entstehung der Exulceratio simplex wird in der Eigenbeobachtung auf eine primäre Sklerose der Magenarterien bei Diabetes mellitus bezogen. Hypertonus und atrophische Gastritis werden als unterstützende Faktoren des Spezialfalles angesehen.

### e) Ursachen der Ulcusblutung

Das Auftreten von Ulcusblutungen ist im Herbst und frühen Winter nach BOGOCH (1963) häufiger. Warum es im speziellen Fall eines Ulcusträgers zur

Blutung kommt, ist indessen häufig unklar. Offensichtlich wirkt jeder ulcusauslösende Faktor auch blutungsfördernd. Auch wenn viele Blutungen ohne „auslösende" Ursache erfolgen, findet man in der Anamnese doch häufiger Angaben über physikalische oder chemische „Injurien", Infektionen des Respirationstraktes, Erschöpfungszustände, Streß-Situationen, Alkoholabusus oder ausgesprochene Diätfehler. Die aufgeführten Ursachen können in drei Ursachenkomplexe untergliedert werden:

1. Physikalisch-chemische, vom Magenlumen auf die Mucosa einwirkende Noxen (Diätfehler, Alkoholabusus). Es handelt sich um Faktoren, die auch eine akute Gastritis auszulösen vermögen.

2. Rechtsherzbelastung mit möglicherweise gegebener latenter Rückstauung (Infektionen des Respirationstraktes, Komplikationen eines Lungenemphysemes).

3. Stress-Situationen (Erschöpfung, Stress sensu stricto). Eine weitere Ursachenanalyse läßt zwischen Ulcusblutungen unterscheiden, die durch „stress" (Schock), durch ulcerogene Drogen, hepatogen und zentrogen ausgelöst wurden.

### α) „Stress", Schock

KUHNKE (1967) konnte zeigen, daß die Steigerung der fibrinolytischen Aktivität im Blut als direkter Parameter der physischen Belastung eines Individuum angesehen werden kann. Die Bestimmung der fibrinolytischen Aktivität im Blut erfolgte mit der Euglobulin-Lysographie; sie kann von 100% bei gesunden Kontrollpersonen nach Maximalbelastung auf 0% absinken (KUHNKE, 1967). Wird ein Geländelauf von Gesunden bis zur völligen Erschöpfung der Probanden über 4000 m durchgeführt, ist die Euglobulin-Lysezeit im Mittel um 86 auf 14% reduziert, um nach 60minütiger Erholung erst wieder auf 74% anzusteigen. Verletzungen während dieser Phase gehen mit durch konventionelle therapeutische Maßnahmen nicht zu beherrschende Blutungen einher (KUHNKE, 1967). Diese Hyperfibrinolyse im „Dauerstress" ist eine Erklärungsursache plötzlich auftretender Ulcusblutungen. Daneben können unter verschiedenen Stress-Situationen Ulcera und Erosionen akut auftreten und zu massiven Blutungen führen. Besonders gefürchtet sind die akuten postoperativen Magenblutungen. Sie wurden bereits von BILLROTH (1867) beschrieben. Von EISELSBERG (1899) führte sie auf Thrombosen zurück und DELANEY (1962) brachte sie in Zusammenhang mit einem einer passageren Ischämie folgenden Erythrocytensludging, wobei es möglicherweise zu einer Eröffnung arterio-venöser Shunts kommen soll. Eine verstärkte HCl-Produktion ist in diesen Phasen nicht zu beobachten (HARDAWAY, 1966). Diese perakuten postoperativen Magen-Darmblutungen sind in der Regel mit einem, wenn auch nur kurzfristigen Schock verbunden und gehen mit disseminierter intravasaler Gerinnung einher (HARDAWAY u. CASTAGNO, 1959). Disseminierte intravasale Gerinnung und akute hämorrhagische Erosionen oder Ulcera sind im gegebenen Zusammenhange beides Schockfolgen; akute hämorrhagische Erosionen sind nur in Ausnahmefällen Folge der DIC (KOLIG, WANKE u. Mitarb., 1969). So wird wiederholt auf das Auftreten von Ulcera und gastrointestinalen Blutungen bei akuter Pankreatitis hingewiesen (MCKAY, 1965; MARKS u. Mitarb., 1967); diese Blutungen und Exulcerationen sind Schockfolge (KOLIG, WANKE u. Mitarb., 1969, 1970). Der postpankreatitische Schock geht mit ausgeprägter DIC einher (BLEYL u. WANKE, 1969; WANKE u. Mitarb., 1970); Prädilektionsorgane sind indessen Leber, Nieren und das Pankreas selbst.

Für die postoperativen Erosionen und Exulcerationen werden in neueren klinischen und experimentellen Mitteilungen vor Einsetzen der Blutung auftretende Schockzustände als entscheidender pathogenetischer Faktor angesehen (HARJOLA u. SIVULA, 1965, 1966; JENNY u. Mitarb., 1968; KOLIG, WANKE u. Mitarb., 1969, 1970). Im Krankengut der Chirurgischen Universitätsklinik Heidel-

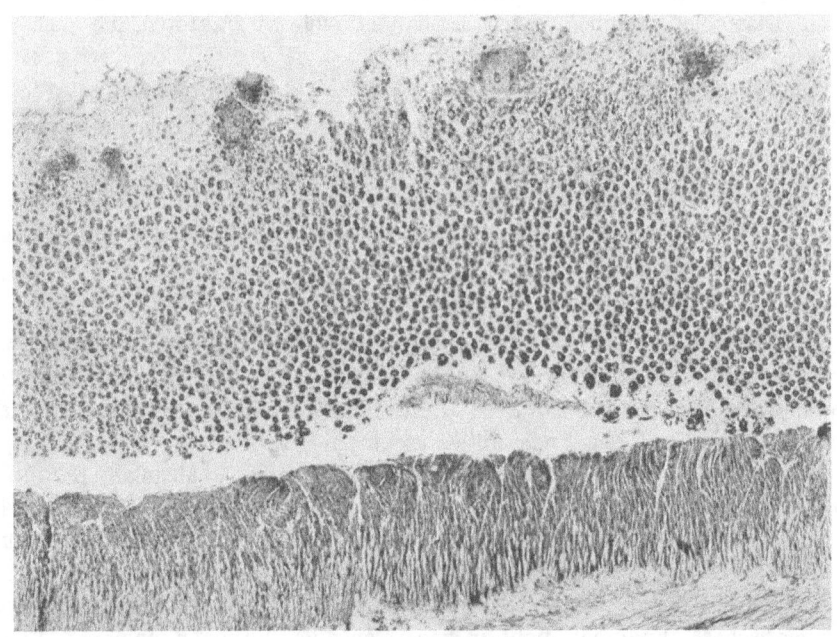

Abb. 132. Hundemagen 24 Std nach Auslösen einer akuten Pankreatitis. Flächenhafte Nekrosen der mukoiden Drüsenanteile. Fleckförmige Hyperämie und Blutung. Färbung: HE, Vergr. 60:1

berg ergab eine Stichprobe des Jahres 1966 unter 6712 operativ und 2794 konservativ behandelten Patienten in 110 Fällen akute, blutende Erosionen oder Ulcera (KOLIG, WANKE u. Mitarb., 1970). Die auf das Gesamtkrankengut mit 1,2% relativ niedrig liegende Quote wird bei der retrospektiven Erhebung auf methodische Dokumentationsschwierigkeiten zurückgeführt. So sind für prospektive Serien Quoten von 21% (!) ermittelt worden (KOLIG, WANKE u. Mitarb., 1970). KRICKE (1963) ermittelte in einer Obduktionsstatistik in 11,5% postoperativ erosiv-ulceröse Prozesse.

In der Diskussion um die Ätio-Pathogenese der akuten — in der Mehrzahl blutenden — Erosionen und Exulcerationen wird in der Regel die stressbedingte Stimulierung des Hypophysen-Nebennieren und des hypothalamisch-vagalen Systemes bemüht (hormonal/nerval) (VAN OPPEN u. KORTLANDT, 1961, Lit.); es handelt sich indessen um Hypothesen, die bislang nicht überzeugend experimentell belegt werden konnten. Beide Systeme vermögen ihre Hauptwirkung entweder über eine Steigerung der „aggressiven" Potenz des Magensekretes durch vermehrte Säure- und Pepsinogensekretion oder möglicherweise über eine Minderung der Heilungstendenz frischer Schleimhautläsionen sowie quantitative und qualitative Änderungen der „Schleimbarriere" entfalten (Abb. 132—135). KOLIG, WANKE u. Mitarb. (1969, 1970) beobachteten im post-

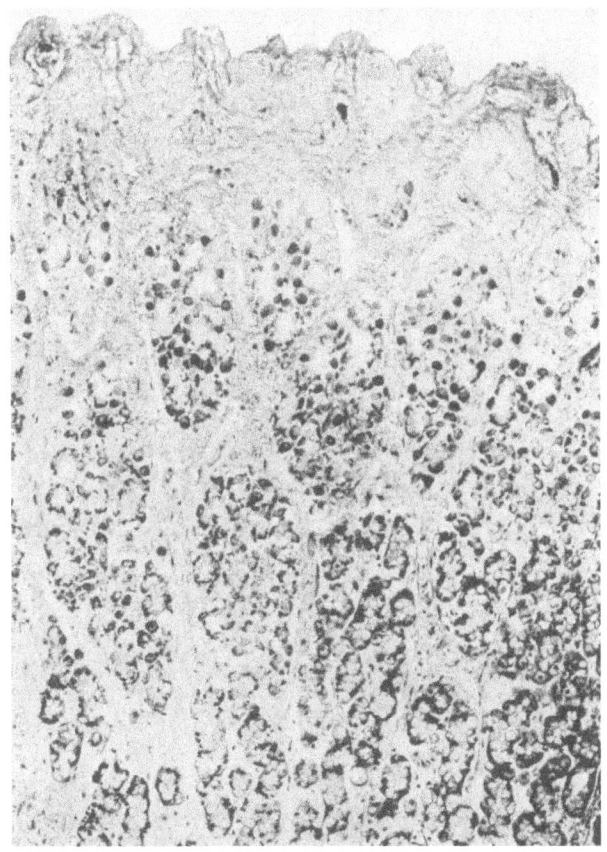

Abb. 133. Hundemagen 24 Std nach Auslösen einer akuten Pankreatitis. Flächenhafte Nekrosen der mukoiden Drüsenanteile. Anämie. Färbung: HE, Vergr. 120:1

pankreatitischen Schock und im hämorrhagischen Schock (modifiziertes Wiggersches Schockmodell mit Entblutung über ein Windkesselsystem und „aktiver" Reinfusion) bei Hunden akute hämorrhagische Erosionen und Ulcera der Magen- und Duodenalschleimhaut. Die Intensitätsverteilung ließ eine deutliche Bevorzugung des Duodenum erkennen. Diese Beobachtung ist besonders hervorzuheben, da durch Pylorusligatur bei Versuchsbeginn eine Beeinflussung der Schleimhaut-Veränderungen durch den Säure-Pepsin-Faktor auszuschließen ist. Die Morphogenese dieser „Stress-Exulcerationen" wird von KOLIG, WANKE u. Mitarb. (1969, 1970) wie folgt interpretiert:

Initial erfolgt ein Zusammenbruch der Schleimbarriere; dieses Phänomen ist an verschiedenen Stadien zu demonstrieren. Neben herdförmigen und kleinflächigen Nekrosen der Deckepithelien greift die Nekrotisierung auf die Drüsenhals- und Isthmusepithelien über. Es kommt zu umschriebenen oder kleinflächigen Nekrosen des lumennahen Drüsendrittels. Die Gefäße der Lamina propria mucosae sind prall mit Erythrocyten angefüllt; vereinzelt ist ein interstitielles Ödem zu finden. Die Nekrose betrifft somit zuerst die mucoiden Anteile

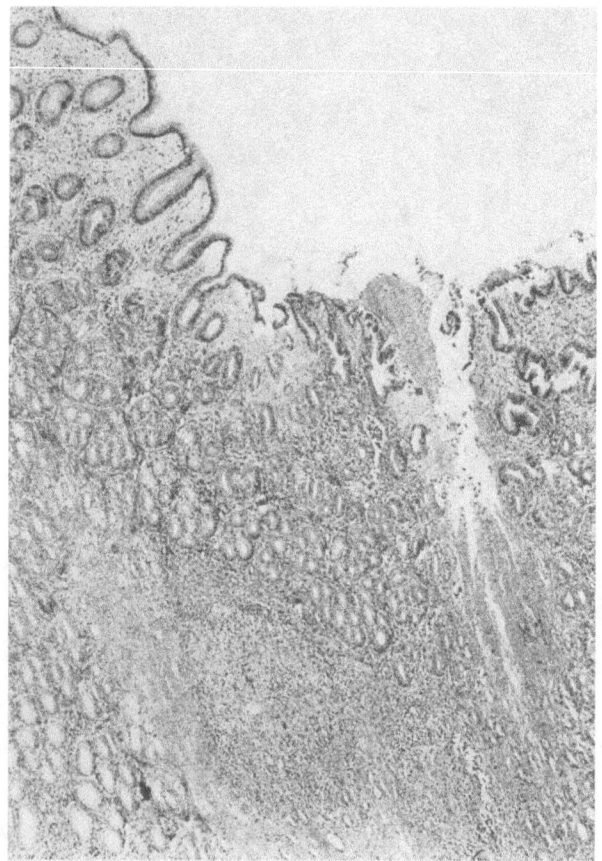

Abb. 134. Hundemagen 24 Std nach Auslösen einer akuten Pankreatitis. Frische, bis an die Muscularis mucosae reichende Erosion. Färbung: Masson-Goldner, Vergr. 60:1

der Fundus- und Korpusdrüsenzone. Erst später entwickeln sich keilförmig in die Tiefe reichende Nekrosen; sie sind häufiger an eine „Gefäßeinheit" gebunden. Schließlich kommt es zur Aushülsung dieser Nekrosen und zur Entstehung einer bis an die Muscularis mucosae reichenden Erosion oder eines die Muscularis mucosae durchbrechenden akuten Ulcus. In Nachbarschaft dieser Veränderungen beobachtet man immer wieder Schädigungen der Schleimbarriere, deren „Insuffizienz" bereits in der PAS-Färbung in der Übersicht deutlich wird. Das Vollbild des akuten Ulcus kann innerhalb von 24 Std erreicht werden. Neben den dargelegten morphologischen Äquivalenten treten diffuse Schleimhautischämien und flächenhafte Hämorrhagien in der Mucosa auf. Somit bestehen Anhaltspunkte dafür, daß sowohl die Gefäßatonie mit Rubro- und Perirubrostase wie auch lokalisierte Gefäßspasmen in der Ausbildung der umschriebenen Schleimhautläsionen eine Rolle spielen. Wie weit der artspezifischen Angioarchitektonik der Magenschleimhaut, Veränderungen der Gefäßmotorik durch Schädigung der elastisch-muskulären Begleitstruktur der Magenwandgefäße (WANKE, 1959) und der unterschiedlichen Wandspannung zwischen Korpus und Antrumschleimhaut (OI u. Mitarb., 1962) eine zusätzliche lokalisatorische Bedeutung zukommt, wird noch zu klären

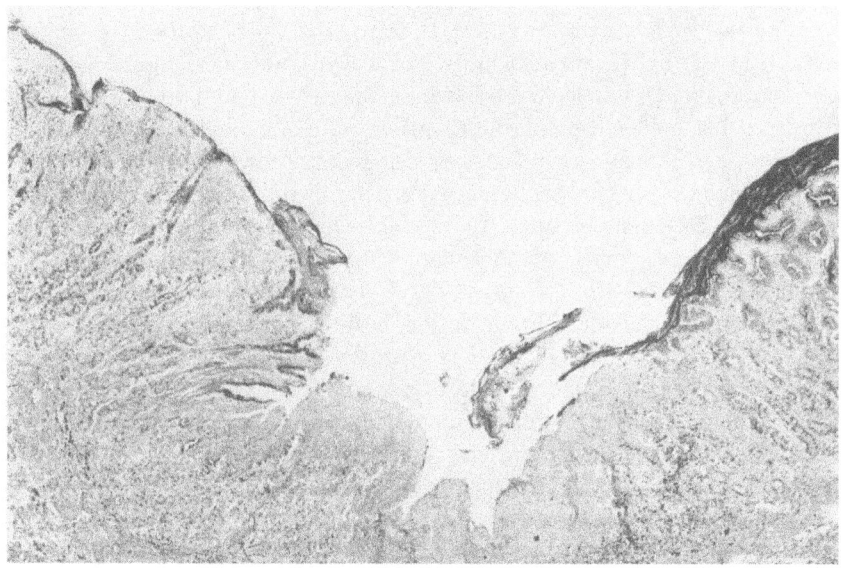

Abb. 135. Hundemagen 24 Std nach Auslösen einer akuten Pankreatitis. Frische, bis an die Muscularis mucosae reichende Erosion. Am rechten Bildrand unter erhaltener ,,Schleimbarriere'' intakte Mucosa; am linken Bildrand bei fehlender ,,Schleimbarriere'' flächenhafte Nekrose des lumennahen Drüsendrittels. Färbung: PAS, Vergr. 45:1

sein. Sie dürften indessen für die Chronizität einmal entstandener Ulcera von größerer Bedeutung sein (vgl. Lokalisation akuter experimenteller Erosionen und Ulcera in ihrer Beziehung zu chronischen Ulcera bei MERKEL, 1942, 1949). Disseminierte intravasale Gerinnsel (HARDAWAY, 1966: DIC — disseminated intravascular coagulation) können zwar pathogenetisch in gleicher Weise wirksam werden wie die lokalisierten Gefäßspasmen und Atonien, KOLIG, WANKE u. Mitarb. (1970) beobachteten indessen frische hämorrhagische Erosionen im Schock auch bei heparinisierten Tieren. Diese Beobachtungen demonstrieren, daß bereits relativ kurzdauernde Schockzustände mit großer Regelmäßigkeit hämorrhagische Erosionen und akute Ulcera der Magen- und Duodenalschleimhaut erzeugen können. In der initialen Phase der Entstehung dieser Läsionen ist dabei zumindest am Duodenum die Mitwirkung des Magensaftes als aggressivem Faktor nicht erforderlich, was durch den einfachen Versuch der Pylorusligatur, aber auch durch die Beobachtung der Säure- und Pepsinsekretion überzeugend demonstriert wird. So ist in den ersten 24 Std ein kontinuierlicher Rückgang von Sekretvolumen und Pepsinaktivität bis auf 30—40% der Ausgangswerte zu beobachten. Ein Ansteigen der Säuresekretion über „Normalwerte" hinaus konnte in keinem Falle ermittelt werden. Die dargelegten Experimente legen vielmehr den Schluß nahe, daß die im Schock bestehende prolongierte Vasoconstriction im Splanchnicus-Gebiet für sich allein genügt, um am Magen und Duodenum Zellschäden zu bewirken, die speziell am Magen zu einer organspezifischen Perpetuierung des Prozesses führen können.

### β) Ulcerogene Drogen

*1. Cortison.* Als „iatrogener-Stress" kann die Corticoidtherapie angesehen werden. Die Häufigkeitsangaben über akute Exulcerationen und Erosionen mit Massenblutung nach Corticoiden schwanken zwischen 5 und 10%. Die Cortisonulcera sind bei beiden Geschlechtern gleich häufig, indessen ist ein deutliches Überwiegen der Magen- gegenüber den Duodenalgeschwüren ersichtlich: 6 zu 1. Die Cortisonulcera sind in der Regel flach abweidend, mit großem Durchmesser und geringer Tiefenausdehnung. In ihrer Umgebung ist das Schleimhautrelief verstrichen; Mucosa und Submucosa sind ödemisiert. Die Blutungen erfolgen bevorzugt in den ersten 2 Monaten der Cortisonmedikation. Zwischen ACTH sowie Corticosteroiden und Exulceration besteht ein signifikanter Zusammenhang (GRAY u. RAMSEY, 1957). Die Ursachen der Magen- und Duodenalblutungen sowie Geschwürsbildung nach Cortison (s. weiter S. 393) sind noch nicht restlos geklärt. Neuere Untersuchungen ergaben indessen, daß entgegen den früher vorwiegend vertretenden Ansichten, eine „peptische" Andauung der Mucosa nicht nur von der Pepsin- und HCl-Konzentration des Magensekretes abhängt, sondern daß lokale oder diffuse Störungen im „Abwehrsystem" der Mucosa eine sehr viel größere Rolle spielen dürften. So bewirken Pharmaka wie Cortison eine Änderung der „Schleimzusammensetzung" der Drüsensekrete. Während die Zusammensetzung der Glykoproteine im Magensekret nicht durch vermehrt vorhandene Säure beeinflußt wird, bewirkt Cortison einen signifikanten Abfall der Glykoproteine (KUHN, 1969, Lit.). Diese Veränderungen treten unabhängig von der Säuresekretion auf. Nach KUHN (1969) greift Cortison hemmend in die Biosynthese der im Magensekret enthaltenen Glykoproteine ein. Die Annahme einer übergeordneten Synthesestörung erscheint danach berechtigt, da Pharmaka mit ähnlicher Wirkung wie Cortison — z.B. Phenylbutazon, Aspirin, Indomethazin —, die auch beim Menschen ulcusfördernd sind, im Tierexperiment gleiche Veränderungen an den „Schleimsubstanzen" hervorrufen. So bestehen zwischen Butazolidin und Magenblutung signifikante Beziehungen, wobei Erosionen und Exulcerationen gleichermaßen vorkommen. Unter 3934 mit Butazolidin behandelten Patienten acquirierten 40 gesicherte Ulcera und 424 Patienten zeigten ausgeprägte abdominelle Beschwerden (MAURER, 1955). Unter 69 Patienten, die wegen rheumatoider Arthritis mit Butazolidin behandelt wurden, erkrankten 5 akut an einem Ulcus (KERN u. Mitarb., 1957).

Die Gegenprobe ergibt zudem, daß Ulcera mit oder ohne Blutung bei Nebennierenrindeninsuffizienz eine ausgesprochene Rarität darstellen. Eine zweifelsfreie Beobachtung konnte kürzlich erst SPARBERG (1967) mitteilen. Es handelte sich um einen Patienten mit Morbus Addison und Duodenalulcus ohne Substitutionstherapie.

2. *Salicylate.* Neben Cortison bewirken noch eine Vielzahl ulcerogener Drogen zugleich massive Magen-Darmblutungen. Insbesondere Salicylate können neben okkulten Blutungen auch zu großen Magenblutungen Anlaß geben. Wegen der weitverbreiteten Medikation von Salicylat-haltigen Drogen sind ihre klinischen und patho-anatomischen Folgen von besonderer praktischer Bedeutung. 57 von 106 Patienten mit Magen-Darmblutungen hatten nach MUIR und COSSAR (1959) innerhalb von 48 Std vor Auftreten der Blutung Aspirin zu sich genommen. Nach BROWN und MITCHELL (1956) betrafen blutende Duodenalulcera in 70% Patienten mit Salicylatmedikation (vgl. auch LANGE, 1957; ALVAREZ u. SUMMERSKILL, 1958 u.a.). Untersuchungen mit radioaktiv markierten Erythrocyten von MATSUMOTO und GROSSMAN (1959) ergaben einen erhöhten Blutverlust mit dem Stuhl bei Magengesunden und Ulcuspatienten, die Aspirin einnahmen. Bereits DOUTHWAITE und LINTOTT (1938) beobachteten gastroskopisch unter Salicylattherapie eine Mucosairritation bevorzugt im Canalis pyloricus mit Magenblutungen. MUIR und COSSAR (1959) führten die „Aspirinblutung" auf eine akute Gastritis zurück. Experimentelle Untersuchungen ergaben Hyperämie, Ekchymosen und Ulcerationen bei oraler sowie peroraler Applikation von Salicylaten. Nach GROFF und WOOD (1967) steigert Aspirin den Deckzellverlust im Magen; dadurch resultiert ein Bilanzdefizit mit den Folgen der Erosion und Blutung, die bei 70% der Patienten mehr als 2 ml Blut pro die beträgt.

Im allgemeinen wird angenommen, daß der direkte Kontakt der Droge mit der Mucosa zur Epithelschädigung führt. Untersuchungen mit $Cr^{51}$ markierten Erythrocyten ergaben unter Aspirinmedikation nüchtern oder mit der Nahrung eingenommen keine signifikanten Unterschiede im täglichen Blutverlust (STEPHENS u. Mitarb., 1968); die gleichzeitige Nahrungsaufnahme — als Verdünnungseffekt postuliert — besitzt somit keine protektive Wirkung gegen einen gesteigerten Blutverlust über die Magen-Duodenalschleimhaut. Die Vorstellungen, daß Magenerosionen und Blutungen nach Aspirinmedikation durch „Mucosakontakt" hervorgerufen werden, basieren auf endoskopischen Untersuchungen (HURST u. LINTOTT, 1939; HURST, 1943 u.a.). Nach DAVENPORT (1964, 1965) resultiert der lokale Schaden infolge Aspirinabsorption in die Mucosazelle selbst; wird nach Anlage von Heidenhain-Taschen beim Hund Aspirin in saurer Lösung instilliert, so kommt es zu einer Resorption der Droge. Durch Zerstörung der Mucosabarriere erfolgt eine Rückdiffusion von $H^+$-Ionen und ein vermehrter Ausstrom von $Na^+$- und $K^+$-Ionen von der Mucosa in das Magenlumen, ein Anstieg der Capillarpermeabilität mit Verlust von Plasmaproteinen und Zerstörung der Capillarwandung. Die Folge ist die „Aspirinblutung". Wird dagegen Aspirin mit Tris-Puffer und Glycin neutralisiert, so wird die Droge nicht resorbiert und die Mucosa bleibt intakt. STEPHENS (1966) beobachtete eine Verhinderung der Mucosazerstörung nach Aspiringabe durch Histaminstimulierung (Durchblutungsförderung?), wogegen DAVENPORT (1965) nach cholinergen Drogen eine ausgeprägte venöse Hyperämie beobachtete, die mit einer Erhöhung der Aspirinbedingten Blutungsneigung einherging. Solange man nur lokale Mechanismen als Ursache der „Aspirinblutung" berücksichtigt, ergeben sich recht widerspruchsvolle Ergebnisse. Neuere Untersuchungen machen eine systemische Wirkung der Salicylate wahrscheinlich. COOPER u. Mitarb. (1966) bemerkten Schleimhautblutungen in Heidenhain-Taschen auch bei parenteraler Aspiringabe. KENT (1968) konnte eine Reduktion der Biosynthese von Glykoproteinen der menschlichen Magenmucosa in vitro in Anwesenheit von Aspirin feststellen. MENGUY und MASTERS (1965) beobachteten eine Verminderung der „Schleimkomponente" der Magenmucosa nach parenteraler Aspiringabe. Aspirin bewirkt somit auch bei parenteraler Applikation eine Zerstörung der Mucosabarriere mit konsekutiver Permeabilitätssteigerung (OVERHOLT u. Mitarb., 1969). Während DAVENPORT (1968) einen lokalen „Detergenseffekt" wie nach Gabe von Na-Taurocholat, Galle oder Harnstoff annimmt, scheint auf der anderen Seite eine Störung der Biosynthese der Glykoproteine vorzuliegen. Aufgrund der Insuffizienz der „Schleimbarriere" erfolgt eine gesteigerte Rückdiffusion von $H^+$-Ionen und über die lokalisierte Dyszirkulation die umschriebene Hämorrhagie mit Erosion oder Ulcusbildung.

Damit handelt es sich bei der Corticoid- und Salicylatwirkung jeweils um eine primäre Schädigung der Schleimbarriere. HCl- und Pepsineffekt bestehen dann in der „lokalspezifischen" Prägung der „peptischen" Nekrose.

### γ) Hepatogen induzierte Magenblutung

Sinkt der Prothrombinspiegel unter 10%, kommt es zu Hämorrhagien mit Melaena und Hämatemesis. Eine Verlängerung der Prothrombinzeit besteht bei den meisten Neugeborenen und besonders bei Frühgeborenen. Ein Mangel an Prothrombin, Faktor VII, Plasma Thromboplastin Component (PTC) und Faktor X (Stuart-Prower-Faktor) ist nachweisbar. Diese Veränderungen sind auf eine „latente Leberinsuffizienz" bei allgemeiner Fruchtunreife zu beziehen. Folgen können Hämorrhagien in der Neugeborenenperiode zwischen dem 2. und 4. Tag sein. Liegt dieser abnormen Blutungsneigung kein kongenitaler Faktormangel zugrunde, ist er durch Vitamin K-Substitution zu neutralisieren. Ein kongenitaler Prothrombinmangel ist extrem selten, ein solcher von Faktor V und X (Parahämophilie) etwas häufiger und ein kongenitaler Faktor VII-Mangel ist nicht ungewöhnlich.

Weiterhin ist die Fähigkeit der Leber, Prothrombin zu bilden, bei einer Vielzahl schwerer Lebererkrankungen deutlich reduziert. Entsprechend sind Blutungen infolge Hypoprothrombinämie häufig bei massivem Leberzusammenbruch zu finden (akute gelbe Leberdystrophie), dagegen sind Blutungen infolge Hypoprothrombinämie bei Lebercirrhose sehr selten.

Vitamin K, das als prosthetische Gruppe des Enzymsystems fungiert und mit der Prothrombinbildung sowie jener der Faktoren VII, IX und X verknüpft ist, ist fettlöslich. Gallensalze sind für seine Absorption erforderlich. Entsprechend werden extrahepatische Gallenwegsverschlüsse oder Gallenwegsfisteln durch Melaena und Hämatemesis kompliziert. Auch Malabsorptionen bei idiopathischer oder anderen Steatorrhoen — unter anderem nach ausgedehnter Dünndarmresektion oder bei gastro-colischen Fisteln — beeinflussen die Vitamin K-Absorption und bewirken Hypoprothrombinämien mit Magen-Darmblutungen.

Das Cumarin-compound Dicumarol und entsprechende Drogen der Anticoagulantientherapie verursachen eine Hypoprothrombinämie durch kompetitive Hemmung der Vitamin K-Absorption respektive Verwertung. Dicumarol senkt weiterhin den Spiegel der Faktoren VII, IX und X.

Blutungen bei Lebercirrhose und portalem Hypertonus werden von MERIGAN u. Mitarb. (1960) in 53% auf Oesophagus- und Magenvaricen, in 22% auf eine hämorrhagische Gastritis und in 20% auf Magen-Duodenalulcera zurückgeführt; in 5% der Fälle blieb die Blutungsquelle unbekannt. Das hepatogene Ulcus (JAHN, 1949) wird von STELZNER (1964, 1965) auf eine „Regulationsstörung" der Leber zurückgeführt, in deren Mittelpunkt ein mangelhafter Histaminabbau mit konsekutiver Sekretionssteigerung der Magendrüsen stehen soll oder eine gesteigerte Gastrinliberierung postuliert wird (s. auch S. 432). Auf die zusätzliche gefäßaktive Wirkung des Histamin wurde bereits wiederholt hingewiesen; sie muß in der Pathogenese des „hepatogenen Ulcus" und der „hepatogenen Magenblutung" unbedingt mitberücksichtigt werden (WANKE, 1967).

*δ) Zentrogen induzierte Magenblutung*

SCHIFF (1845, 1846, 1854, 1867) beobachtete bereits vor mehr als 100 Jahren nach Hirndurchtrennung im Bereiche von Thalamus und Hirnstamm Hämorrhagien und akute Magenschleimhauterosionen. Auf den Zusammenhang zwischen Hirnverletzung und Magen-Darmblutungen wiesen besonders CUSHING (1932) und R. WANKE (1948) hin. R. WANKE (1948) gelang es experimentell, durch gezielte Stichverletzungen des Hypothalamusgebietes u.a. Magenschleimhautblutungen zu erzeugen; hervorzuheben bei diesen Versuchen ist: „eine derartige Stichverletzung wird ohne erkennbare Folgezustände überwunden". Die Tiere verstarben *nicht* im Kreislaufschock!

Die neurogene Genese akuter Magen-Darmblutungen wird bevorzugt auf zentrale und periphere Vagusreize zurückgeführt (V. PREUSCHEN, 1894; MAYER, 1919; NICOLAYSEN, 1920; CUSHING, 1932; GASK u. ROSS, 1936; WYATT u. KHOO, 1949; WATSON u. NETSKY, 1954).

Eine Reizung parasympathischer diencephaler Zentren nahmen FISHER u. Mitarb. (1951), einen über den Sympathicus laufenden Reflexbogen MOOLTEN (1941/42), TARTARINI (1949) sowie FRENCH u. Mitarb. (1952) an.

Nach Reizung des Hypothalamus sahen BURDENKO und MOGILNITZKY (1926), BURDENKO (1933), HOFF und SHEEHAN (1935), WANKE (1948) sowie FELDMANN u. Mitarb. (1961) hämorrhagische Erosionen oder Ulcerationen des Magens. Je nach Irritationsfeld werden parasympathische oder sympathische Kreislaufregulationszentren getroffen (WANKE, 1948).

Die Angaben über Auftreten und Häufigkeit akuter Magen-Darmblutungen bei cerebralen Prozessen schwanken erheblich (0,2% KALK u. BRÜHL; 28% STAEMMLER, 1949: in beiden Aufstellungen wurden nur akute Hirnverletzungen gewertet). Trennt man zwischen akuten und chronischen Hirnschädigungen, unbeschadet welcher Genese sie sind, zeigt sich, daß Magen-Darmblutungen im akuten Stadium häufig, im chronischen dagegen selten sind. Die relative Seltenheit von Magen-Darmblutungen bei Hirnschädigungen veranlaßte viele Autoren dazu, einen unmittelbaren Kausalzusammenhang zwischen Hirnschädigung und entsprechenden Blutungen abzulehnen (GRUBER, 1911; HART, 1918/19; BODECHTEL, 1935; SACK, 1946, 1947; GAGEL, 1947, 1949, 1950, 1953; WEDLER, 1953; MONACI, 1954; ZSCHOCH, 1959; TÖNNIS u. BISCHOF, 1961; BISCHOF, 1965, Lit.).

Eine Altersdisposition der „neurogenen" Magenblutung besteht nicht (BISCHOF, 1965).

Eine Übersicht der Lokalisationen cerebraler Prozesse, die mit Magen-Darmblutungen (Abb. 136) einhergehen, berücksichtigt die Mitteilungen von LETONDAL

# Hämorrhagien

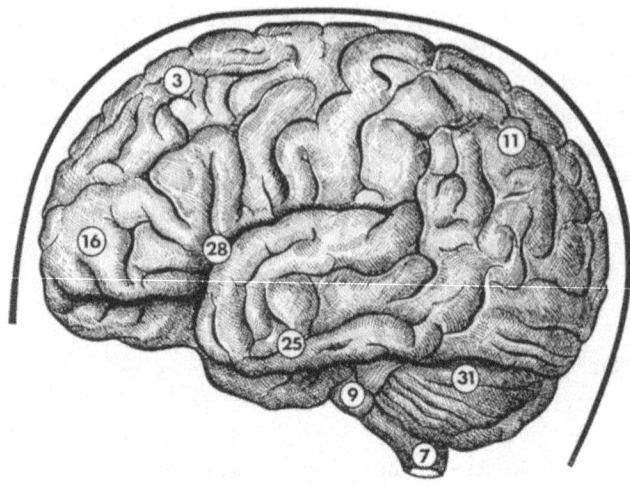

Abb. 136. Lokalisation von 130 cerebralen Prozessen, die zu akuten Magen-Darm-Blutungen führten. (Ergänzt nach BISCHOF, 1965)

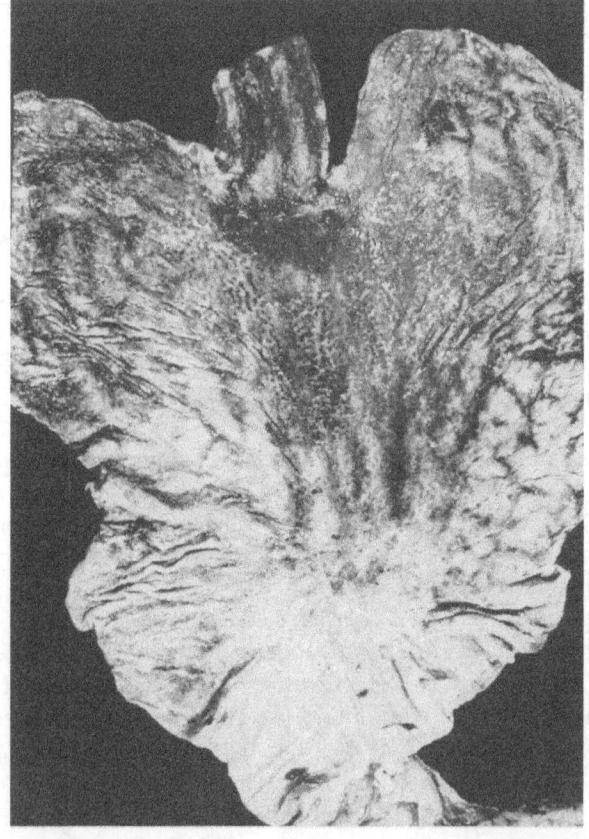

Abb. 137. Hämorrhagische, teils kleinflächige Erosionen. Tod an zentraler Atemlähmung bei totaler Erweichung von Kleinhirn und Medulla oblongata. 53jährig, männlich (Pathologisches Institut Heidelberg, SN 393/69)

(1940), PALMER (1947), REWERTS (1953), GUPTA und CHANDRA (1958), DALGAARD (1959), MORELLO u. Mitarb. (1959) sowie TÖNNIS und BISCHOF (1961). Aus dieser Übersicht ist zu entnehmen, daß basisnahe Hirnprozesse mit 72 gegenüber 58 Fällen überwiegen. Dabei handelt es sich nach BISCHOF (1965) vorwiegend um Tumoren in der Nähe des 4. Ventrikels.

BISCHOF (1965) folgerte aus seinen Experimenten mit Hirnschädigungen in Nachbarschaft des 3. Ventrikels, daß es sich bei den „neurogenen" Magen-Darmblutungen ausschließlich um Schockfolgen handele. So richtig seine Folgerungen im speziellen Beispiel sein mögen, so ungeeignet sind sie, zwischen schock- und neurogeninduzierten Blutungen zu differenzieren, da seine Tiere sämtlich einen Schock mit Zentralisation des Kreislaufes aufwiesen, während in den Experimenten von R. WANKE (1948) ausdrücklich darauf hingewiesen wurde, daß die Hypothalamusstichelung keinen Schock auslöste. Nach KRICKE (1963) dürfte die posttraumatische oder postoperative „Hirnschwellung" bevorzugt den Hirnstamm treffen und in der Formatio reticularis der Medulla oblongata (Abb. 137) die Kreislauf- und Vaguskerne direkt treffen. Danach wären die „zentrogen" induzierten Magen-Darmblutungen einerseits Folge einer unmittelbaren Traumatisierung der Hirnstammregion (Trauma — Vektorrichtung durch den Hirnstamm, R. WANKE, 1958) zum anderen im Sinne einer reflektorischen Vagusreizung (RÖSSLE, 1913: Ulcus als Zweitkrankheit) zu verstehen.

*ε) Iatrogen induzierte Magenblutung (gastric cooling/freezing)*

1959 wurde von WANGENSTEEN u. Mitarb. das gastric cooling zur Behandlung von Exulcerationen des Duodenum eingeführt. Dieser Methode liegt die theoretische Überlegung zugrunde, durch die „Vereisung" der Fundus- und Korpusdrüsen eine Reduktion der Säure- und Enzymproduktion zu erreichen und dadurch die Ulcusheilung zu verbessern (WANGENSTEEN u. Mitarb., 1962, 1964; WANGENSTEEN, 1964). Aus dem Arbeitskreis von WANGENSTEEN (DOBERNECK u. Mitarb., 1965) wurden auch experimentell gewonnene Ergebnisse vorgelegt, wonach die Achlorhydrie über 30 Monate bei einmaliger „Vereisung" bestehen bleibt und von einer deutlichen Reduktion der Haupt- und Belegzellanzahl begleitet wird.

Von der theoretisch interessanten Methode sind nach anfänglich optimistischer Beurteilung, nur noch die Kenntnisse ihrer Komplikationen geblieben. Der auftretende Gewebsschaden läßt sich generell zum angewandten Unterkühlungsgrad (cooling oder freezing) in Beziehung bringen (MELNYK u. Mitarb., 1965). Die anfänglich unterschiedliche Beurteilung der Methode und ihrer klinischen Indikationsstellung, beruhte auf der starken Streubreite der experimentellen und klinischen Ergebnisse. Sie waren auf unterschiedliche Techniken zurückzuführen. Die Grenze der morphologisch tolerierten Unterkühlung liegt bei +4°C (KRICKE u. DRUBE, 1964). Temperaturen unter dem Nullpunkt haben bereits nach wenigen Minuten die Zellnekrose zur Folge (KOLIG u. MARX, 1965). Besonders bei ungleichmäßiger Unterkühlung treten Blutungen, hämorrhagische Erosionen und Exulcerationen auf (MACLEOD, 1965). Ein oftmals erhebliches Mucosaödem wird übereinstimmend beschrieben (KARACADAG u. KLOTZ, 1964; NABSETH u. Mitarb., 1964; O'NEILL u. Mitarb., 1965; MCFARLAND, 1968). Blutungen, hämorrhagische Erosionen und Exulcerationen sind häufige Komplikationen nach „erfolgreichem" gastric freezing (GILAT u. Mitarb., 1964; HOEDEMAEKER u. Mitarb., 1964; NABSETH u. Mitarb., 1964; ZWIRNER u. Mitarb., 1965; McFARLAND, 1968). Die zunächst als therapeutischer Erfolg gewertete initiale Schmerzlinderung und Depression der Säuresekretion, ist nach KOLIG und MARX (1965) auf eine temporäre thermische Vagotomie und eine Kälteanalgesie zurückzuführen. Es handelt sich um Phänomene, die bereits bei Temperaturen von $+30°C$ auftreten. Die Methode wird heute übereinstimmend wegen ihrer hohen Komplikationsrate und therapeutischen Ineffektivität abgelehnt.

### f) Gastritis und Erosionen als Blutungsquelle

Eine Gastritis als Blutungsquelle ist am Autopsiematerial häufig nicht mehr zu konkretisieren. Entsprechende Beobachtungen mit z. T. tödlicher profuser Magenblutung wurden früher per exclusionem als „primäre idiopathische paren-

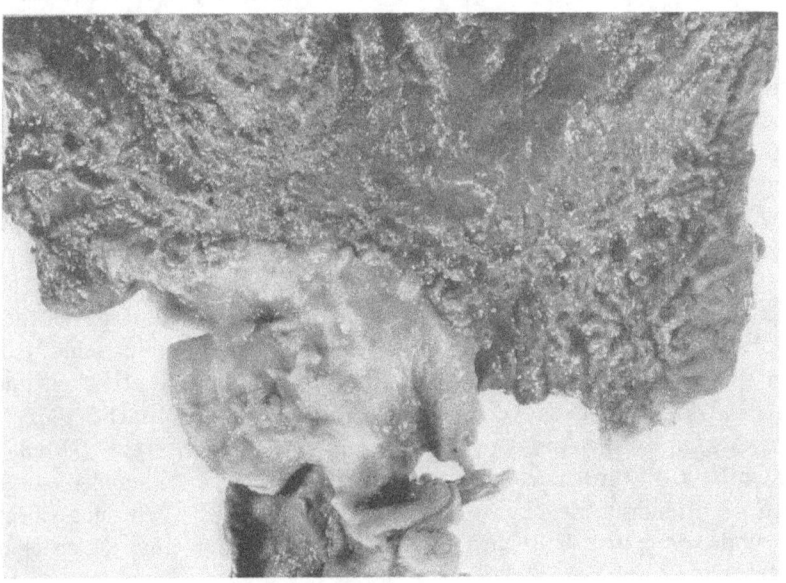

Abb. 138. Diffus blutende Magenschleimhauterosionen (Canalis pyloricus). 39jährig, weiblich (Pathologisches Institut Zürich)

chymatöse Magenblutung" (Gastrostaxis: HALE WHITE, zit. bei KONJETZNY, 1947, Lit.) bezeichnet und als selbständiges Krankheitsbild gedeutet. Von KALIMA (1924), PUHL (1926) und KONJETZNY (1928, Lit., 1947, Lit.) wurde besonders betont, daß es sich bei den Erosionsblutungen bei Gastritis keineswegs um einen seltenen Befund handelt (Abb. 138, 139, 140). Zwischen akuter Gastroduodenitis mit Blutung (KONJETZNY, 1947) und hämorrhagischer Gastritis (LUBARSCH, 1926) wird nicht immer exakt unterschieden; indessen ist eine Unterscheidung sensu stricto im Einzelfall auch nicht immer möglich, da es auch bei der hämorrhagischen Gastritis (LUBARSCH, 1926) zu diffusen Blutungen in das Magenlumen kommen kann (KONJETZNY, 1947). Häufigkeitsangaben über die Gastritis als Ursache profuser Magenblutungen sind bei den einzelnen Autoren nur schwer vergleichbar. BATTY (1952) fand im Autopsiematerial bei gastrointestinalen Blutungen als Todesursache eine akute erosive Gastritis 3mal unter 145 Fällen. Unter 310 Fällen, bei denen eine massive Gastro-Intestinalblutung die Todesursache darstellte, waren eine Gastritis in 5 und multiple Magenerosionen in 8 Fällen die Blutungsquelle (KANE u. Mitarb., 1955). Eine Zusammenstellung von 4614 Fällen mit Melaena und Hämatemesis durch IVY u. Mitarb. (1950) zeigte in 1,8% die Gastritis als für die Blutung verantwortlich. COSTELLO (1949) gibt mit 18% einen um das 10fache höheren Prozentsatz an! Das vorwiegend

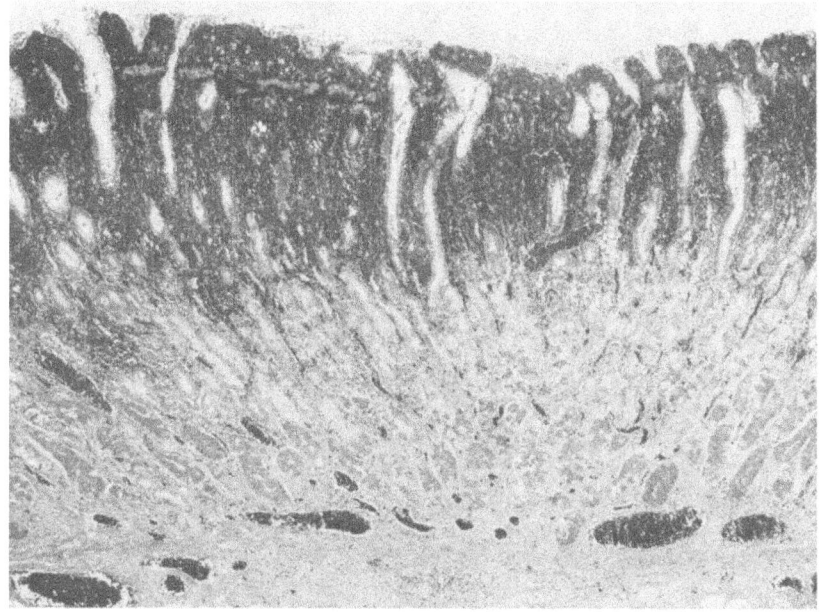

Abb. 139. Hämorrhagische Gastritis mit hämorrhagischer Infarzierung der Lamina propria des mukoiden Drüsenanteiles (Pathologisches Institut Heidelberg, E.-Nr. 5022/70).
Färbung: HE, Vergr. 50:1

klinische Zahlenmaterial basiert vielfach auf röntgenologischen Befunden; ohne morphologische Kontrolle ist es indessen häufig kaum möglich, exakt zu entscheiden, ob die Blutung auf eine Gastritis, Erosion oder ein begleitendes akutes Ulcus zu beziehen ist. PALMER (1961) hebt hervor, daß die „Gastritisblutung" in der Regel durch zusätzliche Erosionen bedingt wird, so daß keine sicheren Beziehungen zwischen Gastritis, Erosion und Blutungen zu treffen sind. Nach DUNPHY (1954) war bei 100 Patienten mit röntgenologisch nicht erfaßbarer Blutungsquelle die Blutung in 66 Fällen auf „hämorrhagische Erosionen" zu beziehen und in 22 Fällen auf eine „hypertrophische Gastritis" (Abb. 141, 142). Gastroskopisch erfaßte TANNER (1954) in 7,2% unter 1490 Fällen eine massive Blutung als Gastritisfolge. Die Durchsicht der Literatur ergibt indessen, daß Magenblutungen häufig aufgrund röntgenologischer oder gastroskopischer Begutachtung auf eine sog. hypertrophische Gastritis bezogen wurden. Die Aussagekraft dieser Mitteilungen ist jedoch nur sehr gering, da aus methodischen Gründen eine entsprechende Diagnose kaum gestellt werden kann (vgl. S. 246, Gastritis). Die z.T. erheblichen Diskrepanzen in den Häufigkeitsangaben von Gastritis mit Blutung im Vergleich zu anderen Gastro-Intestinalblutungen (IVY u. Mitarb., 1950: 1,8%; COSTELLO, 1949: 18,0%!) basieren auf den genannten Irrtumsmöglichkeiten. Ohne morphologischen Befund ist eine exakte und vergleichbare

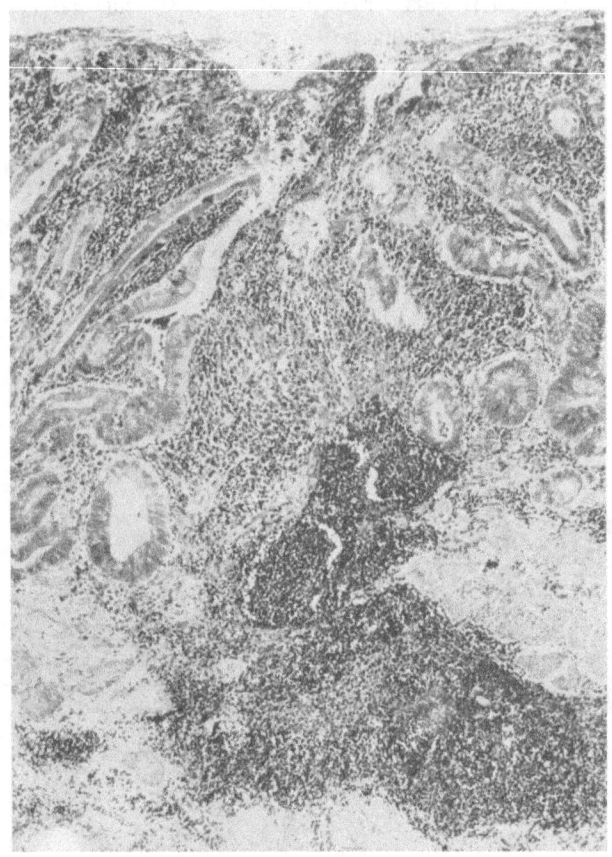

Abb. 140. Erosive Gastritis, hämorrhagische Erosion in statu nascendi (Pathologisches Institut Heidelberg, E.-Nr. 6400/70). Färbung: HE, Vergr. 100:1

Aussage nicht möglich, zumal „blande" akute Erosionen und Ulcerationen mit Blutung vom Typ der „urämischen Gastritis" (WANKE u. Mitarb., 1970) nicht selten sind (vgl. S. 263, Gastritis). In diesen Fällen wäre man gastroskopisch, röntgenologisch und sogar vom makroskopischen Aspekt her bedenkenlos geneigt, von einer „hypertrophischen Gastritis" zu sprechen. Die histologische Untersuchung ergibt indessen in diesen Fällen, daß das grobe Faltenrelief die Folge eines excessiven mukösen und submukösen Ödemes *ohne* Zeichen einer Gastritis ist. Die Häufigkeit einer „Begleitgastritis" ist in diesen Fällen nicht größer als in einer unausgewählten Vergleichspopulation (SIURALA u. Mitarb., 1968).

Die Magenblutung und ihre Ursachen

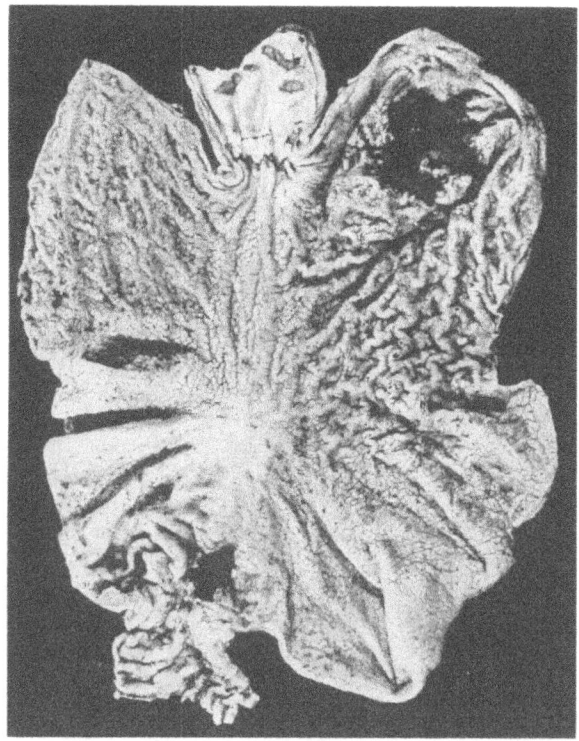

Abb. 141. Disseminierte hämorrhagische Erosionen bei muköisem und submuköisem Ödem, „Ödemulcera". Zustand nach doppelseitiger Nephrektomie wegen chronischer Urämie bei Glomerulonephritis. 42jährig, männlich (Pathologisches Institut Heidelberg, SN 706/69)

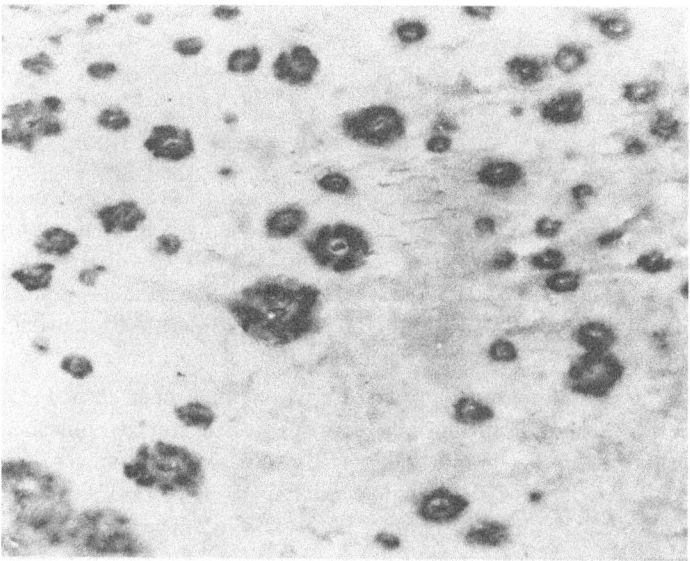

Abb. 142. Frische hämorrhagische Erosionen bei pyelonephritischer Schrumpfniere mit Urosepsis und hämorrhagischer Diathese. 39jährig, männlich (Pathologisches Institut Heidelberg, SN 513/68)

Akute Erosionen fand KRICKE (1963) bei 736 Patienten in 11,5% (Obduktionsstatistik); in 18% lag eine Blutung vor, die in 15% sogar zum Verblutungstod führte, während 61% klinisch stumm blieben (Abb. 143).

Daneben kann eine akute oder chronische Oberflächengastritis auch ohne Erosionen Anlaß zu massiven Blutungen geben. Treten diese Blutungen postoperativ auf, handelt es sich indessen mit größter Wahrscheinlichkeit um Schockfolgen (vgl. S. 336).

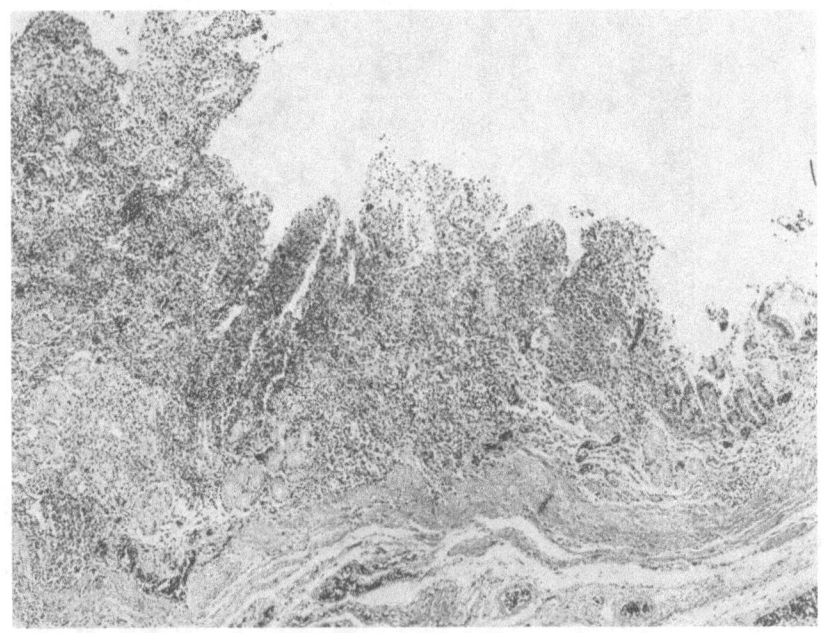

Abb. 143. Hämorrhagische Erosion (Pathologisches Institut Heidelberg, E.-Nr. 9561/69). Färbung: HE, Vergr. 50:1

Allgemein wird angenommen, daß Blutungen nicht das Schicksal einer atrophischen Gastritis ex se seien. Erst ihre Komplikationen wie gutartige Polypen oder Carcinome führen zu Blutungen; so beschrieb GRAY (1958) bei sog. perniciöser Anämie mit atrophischer Gastritis in 7—14% Polypen und in 4—12% Carcinome. HORNER (1946), FINDLEY (1949) und PALMER (1954) beobachteten bei Patienten mit atrophischer Gastritis in keinem Falle Blutungen.

Kürzlich berichteten WINAWER u. Mitarb. (1967) über drei Patienten mit massiver rezidivierender Blutung bei bioptisch gesicherter atrophischer Gastritis und Achlorhydrie. Es lagen indessen jeweils „Kofaktoren" vor; so hatten zwei Patienten zusätzlich kardiale, renale und hepatische Erkrankungen, während der dritte Patient Aspirin einnahm. THOMPSON u. Mitarb. (1968) fanden bei schwerer hämorrhagisch-erosiver Gastritis in allen Fällen eine Achlorhydrie; ätio-pathogenetisch wird eine „autochthone Gastritis" von einer „iatrogenen" Form (Aspirineinnahme) unterschieden.

Eine gestaute oder gastritisch veränderte Mucosa kann bei Hiatushernien zur Blutungsquelle werden. Häufiger ist bei diesen Patienten indessen die Blutungsursache eine Oesophagitis oder ein konkomittierendes Ulcus.

Die Gastritis nach Gastrektomie oder Gastro-Enterostomie im Anastomosenring oder im Restmagen kann in Verbindung mit Erosionen Anlaß zu profusen Blutungen geben. Selten sind noch die eosinophile Gastritis mit Bluteosinophilie (DONIACH u. MCKEOWN, 1951) und die atrophische Gastritis in Kombination mit ausgeprägter venöser oder venocapillärer Ektasie (RIDER u. Mitarb., 1953) Blutungsursache.

### g) Melaena neonatorum

Während okkulte Blutbeimengungen im Stuhl — möglicherweise durch venöse Stauung im Pfortaderkreislauf infolge ,,toxischer Lebervenensperre" ausgelöst (HÖGLER, 1925) — bei 60—70% aller reifen und unreifen Neugeborenen in den ersten Lebenstagen zur Beobachtung kommen (EBERGENYI, 1939; REUSS, 1954), gehört die durch profuse Blutung in den Magen-Darmtrakt gekennzeichnete Melaena neonatorum heute — im Gegensatz zur Jahrhundertwende — zu den Seltenheiten (REUSS, 1954).

Der Begriff Melaena neonatorum kennzeichnet ein klinisches Syndrom, das durch blutiges Erbrechen, blutige Diarrhoen und eine oft sehr rasch fortschreitende Anämie des Neugeborenen gekennzeichnet ist. Es wird hinsichtlich seiner Ätio-Pathogenese weiter aufgegliedert in: die Melaena spuria neonatorum und die Melaena vera neonatorum.

Bei der *Melaena spuria neonatorum* liegt die *Blutungsquelle außerhalb des Kindes*. Sie kann bei der Mutter zu finden sein; es handelt sich dann häufiger um blutende Rhagaden der Mamma der Stillenden oder sie ist Folge einer Nabelschnur-Varixblutung sub partu oder sie entsteht im Gefolge einer vorzeitigen Placentalösung (KAMANN, 1907).

Bei der *Melaena vera neonatorum* ist die *Blutungsquelle im Kinde* selbst zu suchen. Sie kann ätiologisch faßbar sein (Melaena neonatorum vera symptomatica) oder verborgen bleiben (Melaena neonatorum vera idiopathica aut essentialis).

Die *Melaena neonatorum symptomatica*, nach REUSS (1954) auch als Spätform der Melaena vera neonatorum bezeichnet, kann durch eine Vielzahl von Grundleiden ausgelöst werden: Lues congenita, Sepsis, hämorrhagische Enteritis (RITTER u. EPSTEIN, zit. bei REUSS, 1954), Paratyphus (NAUWERCK u. FLINZER, 1908), hämorrhagische Diathese, Hämophilie, Buhlsche[1] oder Winkelsche[2] Krankheit (s. RUNGE, 1906), Epistaxis, Traumen (Lösung des Zungenbändchens, Intubationsverletzungen), aber auch kongenitale Herzvitien, angeborene Darmverschlüsse, Invaginationen, Volvulus (WOLFF, 1912), Tumoren (VASSMER, 1909), Hämorrhoidalblutungen (BURWINKEL, 1900) oder Oesophagusvaricenblutungen (VORPAHL, 1912; ST. K. MAYER, 1919).

---

[1] Bei der Buhlschen Krankheit Neugeborener steht die Cyanose im Vordergrund; ursächlich wird eine vom Nabel oder dem Darm ausgehende septische Infektion angenommen (RÖTHLER, 1911; LUCKSCH, 1913).

[2] Der Winkelschen Krankheit Neugeborener liegt eine fettige Degeneration des Herzens zugrunde; frühzeitig kommt es zur Cyanose, Hämoglobinurie und zum Ikterus. Die Kinder sterben im protrahierten Kreislaufkollaps. Ursächlich wird eine B coli-Infektion angenommen.

Die *Melaena neonatorum vera idiopathica* (Melaena neonatorum vera sensu stricto) tritt in der Regel am zweiten bis dritten, seltener bereits am ersten und spätestens am fünften Lebenstage auf. Sie setzt mit Bluterbrechen ein, dem im Anschluß an Mekoniumstühle reine Blutstühle, vergesellschaftet mit Gewichtssturz und Anämie folgen. Dieses 1—3 Tage währende Zustandsbild (benigne Frühform nach REUSS, 1954) kann in die in der Regel tödliche hämophile (pseudohämophile Frühform nach REUSS, 1954) übergehen.

*Morphologisch* liegen diesem Krankheitsbegriff — soweit in der Literatur überhaupt zwischen einer Melaena neonatorum vera symptomatica und idiopathica unterschieden wird — in einer großen Zahl der Fälle Erosionen oder Exulcerationen im Bereiche des Oesophagus (DIAMANTOPOULOS, 1926, Lit.), des Magens und Duodenum (DUSSER, 1889; ESCALON, 1907; THEILE, 1919, Lit.) sowie tieferer Darmabschnitte (ST. K. MAYER, 1919; KENNEDEY, 1924; REUSS, 1954) zugrunde. Sie können solitär oder multipel auftreten; SHUKOWSKY (1907) sowie AUDRY (zit. bei DIAMANTOPOULOS, 1926) begegneten indessen in keinem Falle „echten" Geschwüren.

Die oft von kleinen Erosionen und oft sogar nur von ausschließlich parenchymatösen Blutungen ausgelösten umfangreichen Blutergüsse in den Verdauungskanal sind in den meisten Fällen nach REUSS (1954) auf eine über die Norm hinausgehende Hypoprothrombinämie (Hämophilia non transitoria gravis) zu beziehen.

Pathogenetisch gesehen, stellt das klinische Bild der Melaena neonatorum vera idiopathica nur einen *Sammelbegriff*, jedoch keine wohl abgegrenzte Einheit dar. Dementsprechend gehen auch die Deutungsversuche dieses Krankheitsbildes im Schrifttum weit auseinander:

KUNDRAT (1899) begründete die Vorstellung von der Entstehung der Melaena vera neonatorum idiopathica auf dem Boden lokaler Zirkulationsstörungen in der Schleimhaut des Verdauungstraktes. Die auslösende Ursache sah er in einem „physiologischen Trauma" unter der Geburt und fehlerhaften Umstellung des kindlichen Kreislaufes post partum. Die konsekutive Hyperämie der Mucosa — post partum selbst häufig nicht mehr nachweisbar — hätte dann Blutungen und schließlich Exulcerationen zur Folge, die ihrerseits als Blutungsquelle anzusehen wären.

V. PREUSCHEN (1894) sah in den Blutungen und Exulcerationen der Schleimhaut die Folgen einer durch Geburtstraumen verursachten Irritation des Vasomotorenzentrum. Allerdings konnte SCHUKOWSKY (1907) bei keinem seiner Fälle ein cerebrales Geburtstrauma nachweisen.

1908 nahm BENEKE die Kundratsche Lehre erneut wieder auf und modifizierte sie dahingehend, durch „Reize des Geburtsschocks" (Hautreize etc.) ausgelöste Irritationen des „vasomotorischen Nervensystemes" als causa peccans anzusehen. Letztere wurden von BENEKE für „Reflexanämien" der Magenschleimhaut verantwortlich gemacht; auf dem Boden dieser „Reflexanämien" sollten dann durch „Ätzung" des Magensekretes „Stigmata ventriculi" — also Erosionen und Exulcerationen — mit nachfolgender Blutung entstehen.

1874 wurde von LANDAU erstmals die embolische Genese des in Rede stehenden Krankheitsbildes erwogen. LANDAU nahm an, daß es *beim asphyktischen Neugeborenen* in der *Nabelvene* zur Bildung von *Thromben* komme, die über den

Ductus Arantii in das rechte Herz und über den Ductus arteriosus Botalli in die Aorta und endlich in die Arteria pancreatico-duodenalis verschleppt würden. Durch thrombo-embolischen Verschluß nahm LANDAU (1874) die Entstehung der lokalen Zirkulationsstörung an. v. FRANQUE (1908) modifizierte diese embolische Theorie dahingehend, daß er die ligierte und thrombosierte „Restnabelvene" als Emboliequelle ansah, die über den Kurzschluß des Ductus venosus Arantii retrograd zum Verschluß einzelner Magen- und Darmvenen führen könne. Seine Vorstellung wurde 1912 von WOLFF experimentell untermauert.

VOGT (1909) rechnete die Melaena neonatorum vera zum Formenkreis allergisch-hyperergischer Erkrankungen.

Für die bakterielle Genese (Bacillus Fraenkel-Welch) dieser Erkrankung traten BERNHEIM und KARRER (1921), BERNHEIM und GROSS (1931), HASSMANN (1940) und bedingt auch REUSS (1954) ein.

Wie indessen die Analyse und experimentelle Reproduktion sog. Stress- oder postoperativer akuter Erosionen und Exulcerationen ergab, sind diese vorwiegend auf eine kurzfristige Dyszirkulation mit Hypoxie und Schock zurückzuführen (KOLIG, WANKE u. Mitarb., 1969, 1970). WITTSTOCK (1967) untersuchte disseminierte Magenschleimhautnekrosen bei Neugeborenen und Säuglingen bis zum 12. Lebenstage und fand in 12% kleine, bis zu 2 mm im Durchmesser haltende Nekrosen. Histologisch ergaben sich oberflächliche, nur äußerst selten die Muscularis mucosae mit einbeziehende Nekrosen ohne „hämorrhagische Schorfbildung" und am Nekroserand eine streifenförmige fibrinoide Umwandlung. Von diesen Veränderungen waren bevorzugt Säuglinge betroffen, die zwischen der 12. und 72. Lebensstunde verstarben und Frühgeborene mit Geburtsgewichten zwischen 1250 und 2500 g. Zusätzlich wurden häufig pulmonale hyaline Membranen oder eine Fruchtwasseraspiration gefunden. Ursächlich werden von WITTSTOCK (1967) hypoxische Schäden vermutet. Das morphologische Bild dieser akuten Erosionen der Perinatalperiode entspricht genau jenem der von KOLIG, WANKE u. Mitarb. (1969, 1970) beschriebenen akuten „postoperativen" Erosionen, die als Schockäquivalent gewertet werden. BLEYL und BÜSING (1969) sowie BLEYL u. Mitarb. (1969) konnten zeigen, daß eine Reihe typischer subpartualer Geburtskomplikationen im fetalen und Neugeborenen-Organismus eine disseminierte intravasale Gerinnung bewirken. Vorzeitige Placentarlösung, Placenta praevia, Eklampsie, alle Lageanomalien, protrahierte Geburten, Zwillingsschwangerschaften und der mütterliche Diabetes mellitus stellen in dem Untersuchungsgut von BLEYL und BÜSING (1969) das Hauptkontingent der Fälle mit disseminierter intravasaler Gerinnung dar. Als gemeinsames pathogenetisches Prinzip wird eine „unspezifische" utero-placentare Insuffizienz mit nachfolgender intrauteriner Asphyxie unter der Geburt und dadurch initiierter plasmatischer Hyperkoagulabilität angesehen. Den Untersuchungen von BLEYL und BÜSING (1969) sowie den Experimenten von KOLIG, WANKE u. Mitarb. (1969, 1970) ist der Kreislaufschock gemeinsam. Diese Ergebnisse erlauben eine neue Interpretation vieler Fälle von Melaena neonatorum vera.

### h) Magenblutung bei Gefäßerkrankungen

Von den massiven Blutungen bei Exulceratio simplex Dieulafoy und akutem Ulcus sind solche aus arrodierten *Aneurysmen* abzugrenzen (Problematik vgl.

S. 190f.). Akute Blutungen aus arrodierten Aneurysmen beschrieben GALLARD (1884), SACHS (1892), HIRSCHFELD (1904), SCHEIDEGGER (1933), HOELZER (1936), BIANCHEDI (1937), HEUER (1946), MALLORY (1946), DONALDSON und HAMLIN (1950), ALBRICH (1951), MILLARD (1955) sowie FIXA u. Mitarb. (1966, Lit.). Während SCHEIDEGGER (1933) sowie FIXA u. Mitarb. (1966) eine angeborene Gefäßfehlbildung annehmen, steht bei den übrigen Fällen eine Gefäßsklerose im Vordergrund (MILLARD, 1955, Lit.). Auffälligerweise zeigen diese „Aneurysmata" die gleichen Prädilektionsorte in Nachbarschaft der Kardia wie die Exulceratio simplex Dieulafoy, so daß unter anderem von VOTH (1962) die Sonderstellung beider Blutungsarten (Exulceratio simplex Dieulafoy und Aneurysmablutung) abgelehnt wird. An der Sonderstellung „der" Exulceratio simplex Dieulafoy besteht indessen nach eigener Ansicht kein Zweifel (WANKE, 1965).

Über ein rupturiertes Aneurysma der Magenwand im Anschluß an eine Magenresektion wegen Ulcus ventriculi mit tödlicher Hämatemesis berichtete NÜCKEL (1953, Lit.). Der Aneurysmasack war in Nähe der Gastro-Enterostomie entstanden und betraf eine subseröse Arterie. Die Perforation eines Aneurysma der Arteria hepatica in den Magen mit tödlicher Blutung teilte BOGOCH (1963) mit.

Blutungen aufgrund *kongenitaler Gefäßmißbildungen* sind im Bereiche des Magen-Darmtraktes in der Regel blande oder intermittierend. Sie können indessen in seltenen Fällen auch Anlaß zu einer großen Magenblutung geben. Das Krankheitsbild der *Teleangiectasia hereditaria haemorrhagica Osler* kann auch den Magen mitbetreffen (RENSHAW, 1939; POLLARD, zit. bei KUSHLAN, 1946; MÖBIUS u. WESTERLING, 1965; CITRON u. Mitarb., 1968) und ist klinisch durch rezidivierende Magenblutungen gekennzeichnet. Histologisch sind weite, submuköse Gefäßkonvolute nachweisbar, in denen muskuläre und elastische Elemente vermindert sind oder fehlen können. Die Blutungen aus diesen Gefäßnestern resultieren aus der Unfähigkeit zur Retraktion dieser Gefäße aufgrund der mangelhaften Entwicklung glatter Muskulatur und elastischer Fasern. Die Herde sind flach oder leicht erhaben, intensiv rot bis violett verfärbt und ihre Anzahl nimmt mit dem Leben zu.

*Kavernöse Hämangiome* des Magens sind extrem selten. Im Magen oder Dünndarm handelt es sich um dünnwandige Blutlakunen, deren Wände leicht arrodiert werden können. Sie können zu Exulcerationen und massiven Blutungen Anlaß geben (THYSSEN, 1965, Lit.).

Generalisierte universale Teleangiektasien sind extrem selten, liegen sie vor, führen sie relativ häufig zu gastro-intestinalen Blutungen (BEAN, 1959).

Bei dem *Grönblad-Strandberg-Syndrom*, dem *Pseudoxanthoma elasticum*, handelt es sich um eine seltene Erbkrankheit, die durch einen systematischen Schaden der kollagenen und elastischen Fasern des gesamten Körpers charakterisiert ist. Haut und Retina sind die wesentlichen Manifestationsorte. Da der gesamte Körper betroffen ist, resultiert indessen auch eine Affektion elastischer und kollagener Fasern der Gefäße. Die elastischen Fasern sind fragmentiert und können vollständig durch eine kompensatorisch proliferierte Intima substituiert werden. Die Folge ist eine erhebliche Lumeneinengung des betroffenen Gefäßes. Auch die glatte Muskulatur der Media kann durch Bindegewebe ersetzt werden. Die kleinen und mittelkalibrigen Magenarterien zeigen die gleichen degenerativen Veränderungen wie die der übrigen Körperregionen. Vaskuläre Insuffizienz und Ruptur können die Folge sein; in diesen Fällen ist die Ruptur gastro-intestinaler Gefäße eine häufige Blutungsursache (ROBERTSON u. SCHRODER, 1959).

Die *Arteriosklerose* betrifft die Magenarterien sehr viel seltener als die Gefäße anderer Gefäßprovinzen. Während eine Sklerose der trunkulär-afferenten Arterien des perigastrischen Kreises, die außerhalb der kontraktilen Zone gelegen sind, relativ häufig bei allgemeiner Arteriosklerose zu finden ist (Abb. 144) (HOLSTEIN

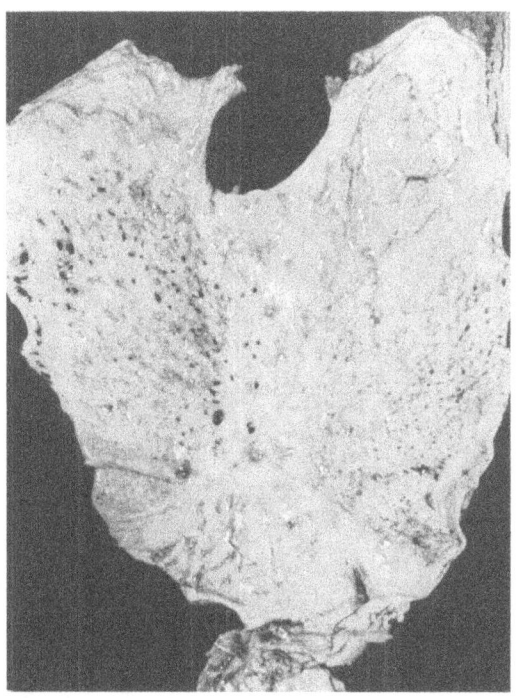

Abb. 144. Allgemeine Arteriosklerose, chronisch-substantielles Lungenemphysem. Multiple frische, z.T. blutende Ulcera und Erosionen bei thrombotischem Verschluß der A. coeliaca. 78jährig, männlich (Pathologisches Institut Heidelberg, SN 480/63). [Aus M. WANKE: Langenbecks Arch. klin. Chir. **306**, 215 (1964)]

u. STECKEN, 1960; WANKE, 1964, 1965), wird eine Sklerose der radikulär-intramuralen Magenarterien nur beim Diabetes mellitus beobachtet (WANKE, 1964, 1965). Die „dynamisch-radikulären" Magengefäße, als mit funktionellen perivasalen Begleitmuskelfasern versehen, werden von WANKE (1964) als „sklerosegefeit" den „statisch-trunkulären" Gefäßstrecken gegenübergestellt. Häufiger findet man indessen bei Patienten jenseits des 50. Lebensjahres eine sekundäre, sklerosierend proliferierende Arteriitis, die als Arteriitis proliferans sclerosans (WANKE, 1963) als Altersvariante der Arteriitis obliterans Friedländer gegenübergestellt wird und die vermehrte Blutungsgefahr der „Altersulcera" erklärt. In seltenen Fällen können auch Blutungen und Nekrosen im Magen-Darmtrakt infolge Atheromembolien eintreten (ANDERSON u. Mitarb., 1967, Lit.).

*Arteriitis* mit Infarktbildung und Exulceration im Bereiche des Gastro-Intestinal-Traktes kann in seltenen Fällen Ursache einer Hämatemesis sein.

WOLD und BAGGENSTOSS (1949) gaben bei 30 Patienten mit Panarteriitis nodosa in 3 Fällen Hämatemesis und in 5 Fällen Melaena an. Unter 100 unausgewählten Patienten mit Endangiitis obliterans im Sinne von V. WINIWARTER-BUERGER fand HILLENBRAND (1956) in 27 Fällen ein Magen- oder Duodenalgeschwür; über Blutungen wird nicht berichtet. Wir verfügen über sechs eigene Beobachtungen mit primärer Arteriitis obliterans und Ulcus ventriculi (WANKE, 1964) (Abb. 145, bis 147); auch in diesen Fällen fehlen anamnestische Angaben über Magen-

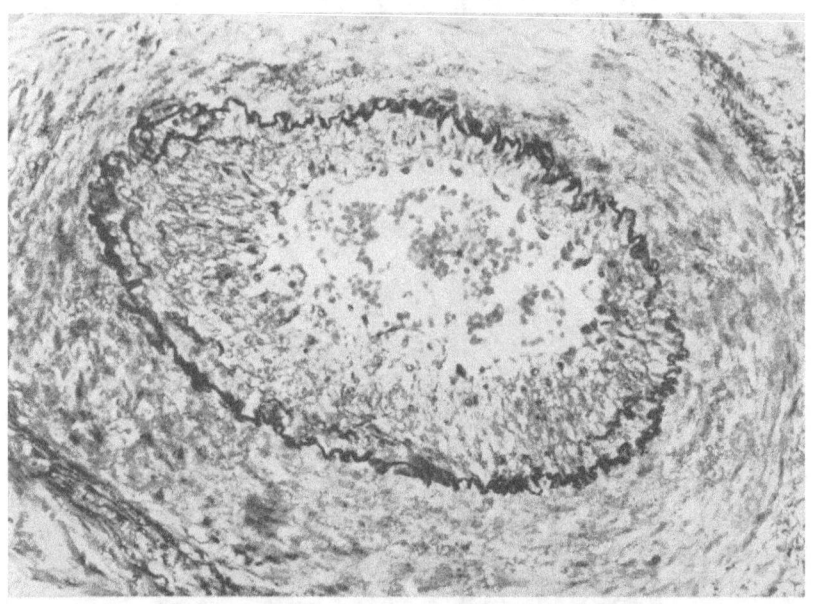

Abb. 145. Rheumatisches kombiniertes Mitralvitium; feingranuläre Lebercirrhose. Primäre Arteriitis obliterans der Magengefäße. Multiple hämorrhagische Erosionen im Bereiche der Magenstraße. Submucosaarterie quergetroffen 3 cm neben einer frischen Erosion 7 cm supra pylorum. 61jährig, männlich (Pathologisches Institut Heidelberg, SN 637/63). Färbung: Elastica-Masson-Goldner, Vergr. 50:1. [Aus M. WANKE: Langenbecks Arch. klin. Chir. **306**, 215 (1964)]

blutungen. Ausgedehnte Blutungen scheinen aufgrund der frühzeitig auftretenden Gefäßverschlüsse somit sehr selten zu sein.

*Blastomatöse Gefäßprozesse* als Ursache von Magenblutungen sind extreme Raritäten. GESSNER (1967) berichtete über eine 44jährige Patientin mit massiver Magenblutung auf dem Boden eines Hämangiopericytomes des Magens. Auch beim Kaposi-Sarkom (multiple idiopathische, hämorrhagische Sarkomatose) kann es zu Magen-Darmblutungen kommen (BOGOCH, 1963).

Unter den Formen *erworbener vasculärer Blutungsneigung* mit ausgesprochener gastro-intestinaler Beteiligung ist besonders die *Schoenlein-Henochsche Erkrankung* zu nennen, deren Häufigkeit in den letzten Jahren deutlich zugenommen hat. Während um die Jahrhundertwende von V. DUSCH und HOCHE (1890) nur 40 Beobachtungen aus dem Schrifttum zusammengestellt werden konnten, ist es heute nicht mehr ungewöhnlich, daß einzelne Untersucher über 100 eigene Fälle und mehr verfügen (NORDMAN, 1958; STERKY u. THILEN, 1960; ALLEN u. Mitarb., 1960, Lit.). Dieser von SCHOENLEIN (1832 — zit. bei RUHRMANN, 1967) als „Peliosis rheumatica" und von HENOCH (1868) als „Purpura abdominalis" bezeichneten Erkrankung liegt nach neueren Untersuchungen ein postinfektiöses allergisches Geschehen zugrunde. Das Vollbild des klinisch fest umrissenen Krankheitsbildes geht mit hämorrhagischen Hautexanthemen, abdominellen Blutungen, Gelenkschwellungen und einer akuten diffusen Glomerulonephritis

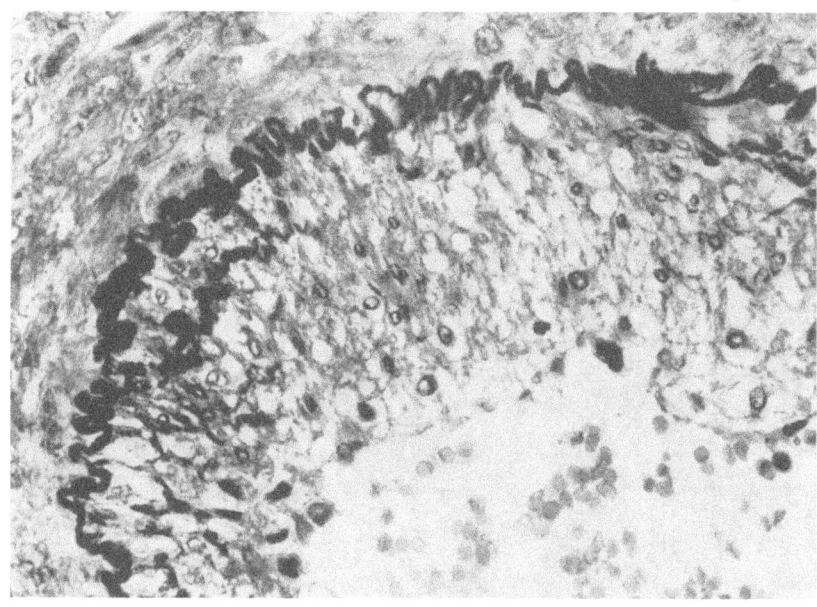

Abb. 146. Rheumatisches kombiniertes Mitralvitium; feingranuläre Lebercirrhose. Primäre Arteriitis obliterans der Magengefäße. Multiple hämorrhagische Erosionen im Bereiche der Magenstraße. Submucosaarterie quergetroffen 3 cm neben einer frischen Erosion 7 cm supra pylorum. 61jährig, männlich (Pathologisches Institut Heidelberg, SN 637/63). Färbung: Elastica-Masson-Goldner, Vergr. 110:1. [Aus M. WANKE: Langenbecks Arch. klin. Chir. **306**, 215 (1964)]

oder Herdnephritis einher (ZOLLINGER, 1966, Lit.). Der Erkrankungsgipfel der Schoenlein-Henochschen Erkrankung liegt nach einer Übersicht von RUHRMANN (1967) zwischen dem 3. und 4. Lebensjahr und betrifft bevorzugt Knaben (61%). Im Erwachsenenalter ist diese Erkrankung ausgesprochen selten; die Beobachtung von OBWEGESER (1953) betraf einen 66jährigen Mann.

Ätiologisch werden Nahrungsmittelallergien, Arzneimittel als Allergene und eine bakteriell-allergische Genese angeführt (RUHRMANN, 1967, Lit.). Unter den pathogenetisch wichtigen Erregern ist der Tuberkelbacillus zu nennen. Anaphylaktoide Purpurafälle wurden von ADAMS (1950) nach BCG-Impfung beschrieben. Nach Tuberkulintestung kann es bei Vorliegen einer manifesten Tuberkulose zu örtlichen und generalisierten hämorrhagischen Exanthemen und Enanthemen kommen (KALOUD u. MAYER, 1953). Auch Streptokokken-Infekte vermögen entsprechende Reaktionen auszulösen (MIESCHER, 1961).

Die morphologischen Veränderungen werden durch ein initiales Ödem, dem die Blutungen folgen, eingeleitet (ILLIG, 1961). Dieser capillarmikroskopisch zu erhebende Befund läuft stereotyp ab und zeigt in den jeweils betroffenen Organen einen entsprechenden Befund. Die Erkrankten sterben im akuten Stadium überwiegend an ihren gastro-intestinalen Komplikationen. Melaena und Haematemesis sind klinisch hervorstechende Symptome morphologischer Manifestationen wie hämorrhagische Erosionen oder Exulcerationen, die zu Perforationen im Magen

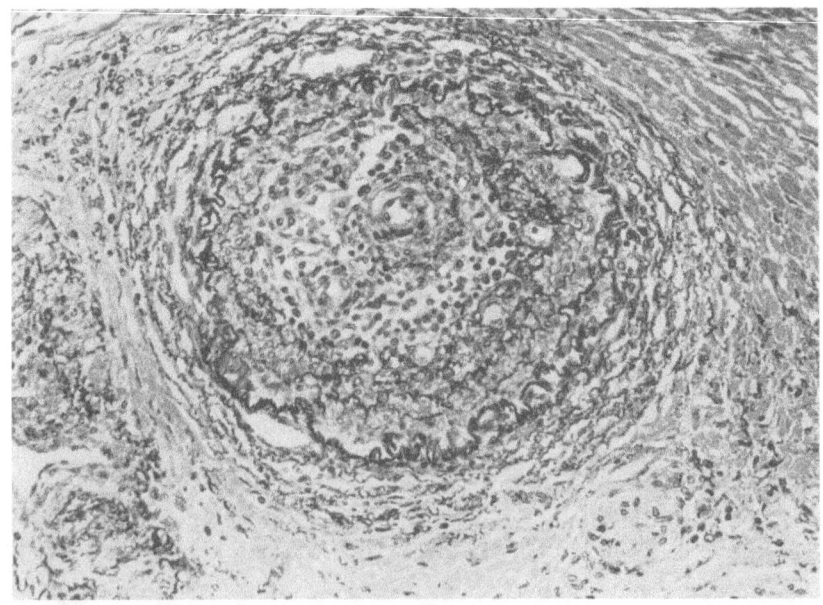

Abb. 147. Rheumatisches kombiniertes Mitralvitium; feingranuläre Lebercirrhose. Primäre Arteriitis obliterans der Magengefäße. Multiple hämorrhagische Erosionen im Bereiche der Magenstraße. Submucosaarterie quergetroffen 2 cm neben einer frischen Erosion an der kleinen Kurvatur 5 cm supra pylorum. 61jährig, männlich (Pathologisches Institut Heidelberg, SN 637/63). Färbung: Elastica-Masson-Goldner, Vergr. 50:1. [Aus M. WANKE: Langenbecks Arch. klin. Chir. **306**, 215 (1964)]

oder Dünndarm (OBWEGESER, 1953) Anlaß geben können und von einer eitrigen Peritonitis begleitet werden. Die Prädominanz der abdominellen Symptomatik und das häufig gleichzeitige Auftreten von Haut- und gastro-intestinalen Erscheinungen veranlaßte bereits HENOCH (1868) dazu, von einer „inneren Purpura" zu sprechen. Als hervorstechenden morphologischen Befund findet man neben einer rundzelligen Infiltration der Submucosa besonders eine fibrinoide Verquellung oder einen scholligen Zerfall der Gefäßwände kleinerer Arterien. Weiterhin kommt es zu einer mehr oder minder ausgeprägten Endothelproliferation.

### i) Bluterkrankungen als Ursache von Magenblutungen

Eine Vielzahl von hämatologischen Erkrankungen geht mit Magen-Darmblutungen einher, auch wenn sie auf das Gesamtkollektiv von Magenblutungen nur einen verschwindend geringen Prozentsatz ausmachen.

## α) Erythrocytäres System

Unter den Erkrankungen des *erythrocytären Systemes* ist die *Polycythaemia vera* als Ursache von Magen-Darmblutungen am bedeutungsvollsten. Thromboseneigung infolge erhöhter Blutviscosität bei veränderter Blutströmung mit Erythrocyten, Leukocyten und Thrombocytenvermehrung sowie Hämorrhagien aus dilatierten Capillaren sind Ursache vieler Manifestationsvarianten dieser Erkrankung. Blutungen aus erweiterten Oesophagus- und Magengefäßen (STURGIS, 1948) können lokale Ursachen haben oder Sekundärfolgen bei Thrombose der hepatischen, portalen und Milzvene mit Oesophagus- und Magenvaricen sein. So wird eine Splenomegalie in 80% und eine Hepatomegalie in 40% bei Polycytaemia vera gefunden. Auch die Koinzidenz von Lebercirrhose und Polycythämia vera ist höher als bei Kontrollpersonen. Angaben über die Häufigkeit von Magen-Duodenalgeschwüren bei der in Rede stehenden Erkrankung schwanken zwischen 12 (BOGOCH, 1963) und 7% (TINNEY u. Mitarb., 1943). SCHOEN und DOERING (1960) fanden unter 24 Patienten mit Polycythaemia vera in 3 Fällen Magenulcera, DAMESHEK und HENSTELL (1943) unter 20 Beobachtungen 4mal Magengeschwüre. WILBUR und OCHSNER (1953) geben unter 134 Patienten eine Ulcushäufigkeit von 8% gegenüber 2—3,2% bei Kontrollpersonen an. Für kryptogene Blutungen wird eine Thrombose der Mucosacapillaren ursächlich verantwortlich gemacht. Gastro-intestinale Blutungen können ein Initialsymptom der Polycythaemia vera sein. An den Anfang der Ulcusmorphogenese stellt BOYD (1934) eine intramurale Thrombose mit konsekutiver Nekrose, Aushülsung und Exulceration.

Bei der sog. *perniciösen Anämie* sind Blutungen auf komplizierende Polypen oder Carcinome zurückzuführen und nicht auf die atrophische Gastritis per se (vgl. S. 279).

Die Bildung von *Autoantikörpern gegen Erythrocyten* kann zu schweren hämolytischen Krankheitsbildern führen, wobei das urämisch-hämolytische Syndrom (GASSER, 1951) in der Regel im Vordergrund steht. GARDNER und DIAMOND (1955) beschrieben das Krankheitsbild bei 4 Frauen. Posttraumatisch entwickelten sich zunächst schmerzhafte Ekchymosen, dem später Ödeme und ein Erythem folgen. 3 Patientinnen boten eine ausgeprägte abdominelle Symptomatik; in zwei Fällen kam es zu gastro-intestinalen und intrakraniellen Blutungen.

## β) Thrombocytäres System

*Thrombocytopenien* und *Thrombocytopathien* sind gleichfalls als Ursachen von okkulten wie ausgedehnten Magen-Darmblutungen zu berücksichtigen. Unter diesen wird besonders die *essentielle Thrombocytopenie* (Morbus Werlhof) häufig von Hämatemesis und Melaena begleitet. Die Erkrankung tritt von den ersten Lebenstagen bis zum 10. Lebensjahr und nach dem 50. Lebensjahr bei beiden Geschlechtern gleich häufig auf, während in der Zwischenzeit Mädchen oder Frauen etwa 2—3mal so häufig wie männliche Individuen erkranken (MESHAKA u. Mitarb., 1964). Der Erkrankung liegt eine erhebliche Verminderung der Thrombocyten im peripheren Blute zugrunde, der auf ihrem beschleunigten Abbau beruht. Diesem beschleunigten Abbau dürfte die Bildung von Autoantikörpern gegen die eigenen Thrombocyten zugrunde liegen (MÜLLER u. HEFEL, 1962, Lit.). Neben der Thrombocytopenie ist die Erkrankung noch durch einen Capillarendotheldefekt charakterisiert, der im wesentlichen für die Blutungen verantwortlich gemacht wird. Ob die gegen die Thrombocyten gerichteten Antikörper auch die Endothelien schädigen, ist bisher noch nicht geklärt (MIESCHER, 1961). SALMON (1963) konnte in den mit Blutungen einhergehenden Fällen eine Steigerung der fibrinolytischen Aktivität des Blutplasma nachweisen. Besonders bei Thrombocytopenien im Kindesalter ist nach STRÖDER (1965) der fibrinstabilisierende Faktor (FSF, Faktor XIII) vermindert.

Im Gegensatz zu dem häufigen Nasenschleimhautbluten ist die Blutungsneigung aus der Magen-Darmschleimhaut nicht so ausgeprägt. Sie kann indessen in besonders gelagerten Fällen einmal über längere Zeit das einzige Symptom der essentiellen Thrombocytopenie sein (PLENERT u. ROGNER, 1967).

Melaena und Hämatemesis sind weiterhin seltene Manifestationen der *sekundären oder symptomatischen thrombocytopenischen Purpura*, die auf chemische, pflanzliche, tierische oder physikalische Noxen zurückzuführen ist. Diese Thrombocytopenie begleitet weiterhin viele hämatopoetische Erkrankungen wie Leukosen, Lymphogranulomatose, Panmyelopathien oder progressive Tumorstadien mit ausgedehnter Skeletmetastasierung. Sie entwickelt sich bei splenomegaler Lebercirrhose (Banti-Syndrom) und Milzvergrößerungen verschiedener Ursache, die mit vermehrter Antikörperbildung, Cytolyse und Phagocytose einhergehen (PLENERT u. ROGNER, 1967). Unter den allgemeinen Stoffwechselstörungen geht besonders die Urämie mit Thrombocytopenie einher. In seltenen Fällen kann noch ein Morbus Brill-Symmers, ein Morbus Gaucher, ein Morbus Niemann-Pick, ein Felty-Syndrom oder eine Sarkoidose vorliegen.

Das *Moschcowitz-Syndrom* (1925) — thrombotisches Plättchensyndrom, thrombotische Mikroangiopathie, thrombocytopenische Purpura mit Thrombose, hyperergische Mikroangiopathie, thrombotische thrombopenische Purpura, disseminierte thrombocytäre Thrombose — wird von vielen Autoren zu den Autoaggressions- oder allergischen Krankheiten gerechnet (PLENERT u. ROGNER, 1967, Lit.). Nach HITZIG (1964) dürfte das Moschcowitz-Syndrom aufgrund seiner Pathogenese dem Sanarelli-Shwartzman-Phänomen zuzurechnen sein. Folgende Indizien sprechen nach PLENERT und ROGNER (1967) für diese Konzeption:

1. Der Erkrankung geht in der Regel ein Virusinfekt voraus.

2. Virusinfekte können mit Hämolyse und Thrombocytendestruktion einhergehen.

3. Nach CRAIG und GITLIN (zit. bei PLENERT u. ROGNER, 1967) handelt es sich bei den Gefäßverschlüssen um Fibrin oder Fibrinspaltprodukte.

4. Im Experiment ist durch Endotoxinwirkung (Endotoxinschock) eine plötzliche und ausgedehnte intravasale Gerinnung zu induzieren.

Dem akuten Krankheitsausbruch geht 2—14 Tage vorher ein Infekt der oberen Luftwege oder eine Infektionskrankheit wie Masern oder Röteln voraus. Zum Vollbild der Erkrankung gehören:

1. Flächenhafte und petechiale Haut-, Schleimhaut- und Gastro-Intestinalblutungen mit Hämaturie bei Thrombocytopenie.

2. Hämolytische Anämie.

3. Fieber zwischen 38 und 39°C sowie neurologische Symptome. Der Krankheitsverlauf ist foudroyant und führt in Stunden bis wenigen Tagen ad exitum.

Die Erkrankung kann in jedem Lebensalter auftreten. Bevorzugt sind jedoch Kinder und jugendliche Erwachsene betroffen.

Unter den *angeborenen hämorrhagischen Diathesen* ist das *v. Willebrand-Jürgens-Syndrom* als Ursache profuser Magen-Darmblutungen von Interesse. Es handelt sich um eine Gruppe von Krankheitsbildern, die eine Vielzahl von Bezeichnungen erfahren haben, wobei es sich aber nach unserem heutigen Wissen um eine nosologische Entität handeln dürfte: Thrombopathie v. Willebrand-Jürgens, Hämophiloid, Pseudohämophilie, Angiohämophilie, vasculäre Hämophilie. Die in Rede stehenden Erkrankungen zeichnen sich jeweils durch eine verlängerte Blutungszeit, normale Thrombocytenzahl und einen autosomalen, in der Regel dominanten Erbgang aus. Einzelne Patienten zeigen zusätzlich noch eine Verminderung plasmatischer Gerinnungsfaktoren (z.B. antihämophiles Globulin A), Störungen der Thrombocytenmorphologie und -funktion sowie Gefäß- und Capillaranomalien (ERIKSSON, 1962). Nach MARX (1959) umfaßt das v. Willebrand-Jürgens-Syndrom thrombocytäre, plasmatische und vasculäre Störungen; seine Manifestationsvarianten sind: isolierte Thrombopathie, Plasmo-Thrombopathie, Teleangio-Plasmo-Thrombopathie, Teleangio-Plasmopathie, isolierte Teleangiopathie oder isolierte Plasmopathie.

In der Ascendenz der åländischen Blutersippe verstarben nach ERIKSSON (1962) 14 Personen an Verblutung, von denen 8 einer Magen- oder Darmblutung erlagen. Auch bei den Verwandten der Verstorbenen ermittelte ERIKSSON (1962) eine deutliche Häufung von Ulcus ventriculi sive duodeni; unter 250 untersuchten Personen wurden in 23 Fällen Ulcera gesichert; 6 Fälle waren fraglich.

Auch bei der *Thrombasthenie Glanzmann-Naegeli* (thrombasthenische Purpura, thrombasthenische Thrombopathie, Thrombopathie Glanzmann-Naegeli), die mit einer Verlängerung der Blutungszeit, mit einer Störung der Thrombocytenagglomeration, der Thrombocytenausbreitung und viscösen Metamorphose sowie einer Störung der Retraktion einhergeht, sind Magen-Darmblutungen keine Ausnahme.

### γ) Koagulopathien

Die *Koagulopathien* umfassen angeborene und erworbene Krankheitsbilder, die mit Aktivitätsveränderungen einzelner oder mehrerer gerinnungshemmender oder -fördernder Faktoren im Plasma einhergehen (ROGNER, 1967, Lit.).

Der *Fibrinogenopenie* oder *Afibrinogenämie* liegt eine hochgradige Reduktion an Faktor I (Fibrinogen) im strömenden Blut zugrunde. Bei der kongenitalen Fibrinogenopenie handelt es sich um eine Defektkoagulopathie, die in die Gruppe der „inborn errors of metabolism" gerechnet wird. LARRIEU u. Mitarb. (1965) konnten aus dem Schrifttum 84 Patienten mit angeborener Fibrinogenopenie sammeln, bei denen in 52 Fällen eine Afibrinogenämie und bei 32 Fällen eine Fibrinogenopenie vorlag.

Klinisch und patho-anatomisch wichtiger sind die Formen der erworbenen Fibrinogenopenie, denen einerseits Bildungsstörungen, andererseits ein erhöhter Verbrauch (Verbrauchskoagulopathie im Sinne von LASCH und ROKA, 1953) zugrunde liegen; diese Formen sind in der Regel noch mit einer Aktivitätsminderung der Antithrombine und einem Mangel an Prothrombin sowie den Faktoren V, VIII, IX und X verbunden. Es handelt sich um Krankheitsbilder, die sich in den Endphasen schwerer Leberleiden oder einer generalisierten Carcinose entwickeln können. Andererseits findet man einen erhöhten Fibrinogenverbrauch bei gesteigerter Thrombinaktivierung infolge disseminierter intravasaler Gerinnung bei sämtlichen Schockformen (vgl. S. 335; HARDAWAY, 1966, Lit.; ROGNER, 1967, Lit.; BLEYL und BÜSING, 1969). Gastro-intestinale Blutungen und hämorrhagische Erosionen sind typische Komplikationen der Fibrinogen-Mangel-Erkrankungen.

Das Krankheitsbild des kongenitalen *Prothrombinmangels* gleicht jenem einer Hämophilie. Erworbene Formen s. S. 352 unter Melaena neonatorum und S. 342 Lebererkrankungen.

In seltenen Fällen kann auch ein Mangel an *Faktor V* (kongenital; erworben: Lebererkrankungen, Infektionskrankheiten, Hämoblastosen, verminderte Faktor V-Bildung bei Frühgeborenen; Sanarelli-Shwartzman-Phänomen, Anwesenheit eines Inhibitors — erhöhter Verbrauch — ROGNER, 1967) oder ein Mangel an *Faktor VII* (kongenital; erworben: verminderte Bildung bei reifen und unreifen Neugeborenen, Lebererkrankungen, Gastro-Intestinalerkrankungen, Vitamin K-Mangel, Antibiotikatherapie, Infektionskrankheiten, Hämoblastosen — ROGNER, 1967) zu einer hämorrhagischen Diathese mit Magen-Darmblutungen führen.

*Hämophilien und hämophilieartige Gerinnungsstörungen* können zu gastrointestinalen Blutungen führen. Ihre Abhandlung würde indessen den gesetzten Rahmen sprengen. Eine ausführliche Übersicht dieses Krankheitskomplexes gibt unter anderem ROGNER (1967).

### j) Magenblutung bei Fehlbildungen

#### α) Divertikel

Als Blutungsquellen sind im wesentlichen angeborene *Divertikel* und *dystopes Pankreasgewebe* zu erwarten. Massive Blutungen aus einem *Magendivertikel* stellen ausgesprochene Raritäten dar. Kommt es zur Blutung, ist sie in der Regel Folge einer komplizierenden Divertikulitis mit Erosion oder Exulceration. Okkulte oder klinisch gut zu beherrschende Blutungen sind indessen relativ häufig. So wird die Diagnose auch der pränatal erworbenen Divertikel in der Regel erst im Erwachsenenalter aufgrund zusätzlich auftretender Komplikationen gestellt. Nach SOMMER und GOODRICH (1953) ist in 10% mit Komplikationen zu rechnen; dabei überwiegen Blutungen (SOMMER u. GOODRICH, 1953; WIESER, 1956), Entzündungen (ZAHN, 1899) und Wandnekrosen (FRIED, 1959).

#### β) Dystopes Pankreasgewebe

Massive Magen- oder Duodenalblutungen können in Verbindung mit *dystopem Pankreasgewebe* entstehen, wenn die überlagernde Mucosa bei submuköser Lokalisation der Dystopie nekrotisch wird. Eine charakteristische Beobachtung von CHAPMAN u. Mitarb. (1947) betrifft einen 22jährigen jungen Mann. Nach 1 Jahr während den uncharakteristischen epigastrischen Schmerzen setzten 6 Wochen vor der Aufnahme Diarrhoen ein. Einer akuten Schmerzattacke folgten Hämatemesis und Teerstühle. Intra operationem wurde an der Korpus-Antrumgrenze ein derber, 3 cm im Durchmesser haltender Knoten gefunden; zwei weitere lagen an der Magenhinterwand ad pylorum. Die histologische Untersuchung ergab dystopes Pankreasgewebe. Die benachbarte Mucosa war dicht mit Plasmazellen, eosinophilen und granulierten Leukocyten infiltriert; die Submucosa war ödematisiert und rundzellig infiltriert. Die Mucosa über dem in der Korpus-Antrumgrenze gelegenen dystopen Pankreas war nabelförmig eingezogen und in einem Gebiet von 2 mm Durchmesser exulceriert. Der Ulcusgrund wurde von Granulationsgewebe ausgefüllt, das in ein faserreiches Bindegewebe überging. Das benachbarte dystope Pankreas war Sitz einer „akuten Pankreatitis"; neben Acinusnekrosen konnten kleinflächige interstitielle Blutungen und eine rundzellige Infiltration gefunden werden. Während die beiden pylorusnahen dystopen Pankreasanlagen keine nennenswerten pathologischen Veränderungen erkennen ließen, wurde in jenem der Korpus-Antrum-Grenze zugeordneten die oben erwähnte Pankreatitis mit Exulceration der überlagernden Mucosa und profuser Magenblutung gefunden.

Nicht immer sind jedoch gastro-intestinale Blutungen bei Pankreasdystopien auf eine Exulceration der überlagernden Mucosa zurückzuführen. Einige Fälle sind bekannt geworden (BARBOSA u. Mitarb., 1946; HARDING, 1946; EVANS u. WEINTRAUB, 1953), bei denen die Patienten mit „typischer Ulcusanamnese", die durch intermittierendes Auftreten von Melaena und Hämatemesis scheinbar bekräftigt wurde, operiert wurden. Statt eines Ulcus wurde „nur" dystopes Pankreasgewebe gefunden. Während in diesen Fällen die Blutungen keineswegs lebensbedrohlich waren, schilderten HUDOCK u. Mitarb. (1956) einen dramatisch verlaufenden Fall mit massiver Magenblutung. Unter der Diagnose „blutendes Ulcus" wurde die Gastrektomie durchgeführt. Makroskopisch wurde an der Vorderwand der großen Kurvatur 1 cm proximal des Pylorus ein 1 cm im Durchmesser haltender Knoten mit zentraler Eindellung und wallartigem Rand entdeckt. Histologisch wurde dystopes Pankreasgewebe mit perifokaler Ödemisierung der Submucosa und rundzelliger Infiltration nachgewiesen. Die perifokalen mukösen und submukösen Gefäße waren strotzend hyperämisch und dilatiert. Als Blutungsquelle wurde eine parenchymatöse Blutung angenommen. MADINA-VEITA und LOMA (1951) nahmen an, daß das dystope Pankreas zu einer „Irritation" der Magenschleimhaut mit perifokaler Hyperämie, hämorrhagischer Infarzierung und parenchymatöser Blutung führe.

### k) Mechanisch induzierte Magenblutung

Okkulte sowie profuse Magenblutungen werden im Zusammenhang mit stumpfen Bauchtraumen, inkorporierten Fremdkörpern, Magenschleimhautprolaps, Hiatushernien und wiederholtem Erbrechen beobachtet.

Magenberstungen werden nach „iatrogenen" Traumen aufgrund versehentlich in den Magen gelangter Katheter bei perinasaler Sauerstoffbeatmung beobachtet (WALSTAD u. CONKLIN, 1961; BÜTTNER, 1965). Kommt es nach stumpfem Bauchtrauma zu einer Magenberstung, so beginnt diese im Bereiche der Mucosa, so daß Blutungen insbesonders inkomplette Rupturen komplizieren können. Diese inkompletten, stark blutenden Rupturen lassen Beziehungen zum Mallory-Weiss-Syndrom erkennen (vgl. S. 42).

Die Variationsbreite der Verletzungen durch inkorporierte Fremdkörper ist nahezu unbegrenzt. Sie kommen als Blutungsursache insgesamt nur relativ selten in Frage und sind leicht auf die auslösende causa peccans zurückzuführen. Auch versehentliche Verletzungen während der Gastroskopie geben selten Anlaß zu

Magenblutungen. Neben der Pylorusobstruktion stellen okkulte oder ausgedehnte Blutungen die wesentliche Operationsindikation des *transpylorischen Magenschleimhautprolapses* dar. Blutungen beobachteten DE LORIMIER und GATES (1952) in ihrem Material in 41%; ALNOR u. Mitarb. (1962) fanden unter 38 eigenen Beobachtungen in 5 Fällen eine ausgeprägte Hämatemesis und 5mal Teerstühle. Die Blutungen treten als Komplikation begleitender Gastritiden oder Exulcerationen auf.

Die verfeinerte Diagnostik *oesophagealer Hernien* hat gelehrt, daß ein hoher Prozentsatz von Hämatemesis und Melaena auf Blutungen in diesem Bereiche zurückzuführen sind. Die Refluxoesophagitis in Verbindung mit einer Hiatushernie stellt eine häufige Blutungsursache dar. Sie ist in der Regel geringfügig, intermittierend und chronisch; sie kann aber auch in seltenen Fällen zu einer massiven Blutung Anlaß geben (NISSEN, 1959). Die großen Blutungen gehen in Hiatushernien häufiger von Ulcera aus und können unter anderem bei Refluxoesophagitis mit Ulcus pepticum vom Barrett-Typ bei hernienartig in den Thoraxraum verlagertem Magenabschnitt vorkommen (s. weiter S. 20, Oesophagus). Differentialdiagnostisch ist weiterhin zu beachten, daß Hiatushernien relativ häufig mit weiter caudal gelegenen Ulcera kombiniert sind, die ihrerseits als Blutungsquelle berücksichtigt werden müssen. So sind massive Blutungen bei Hiatushernien in der Regel nicht ursächlich auf die Hernie per se oder eine ihrer „banalen" Komplikationen zurückzuführen, sondern gehen häufiger auf ein „Begleitulcus" zurück.

### l) Infektionskrankheiten als Ursache von Magenblutungen

Auch in diesen Fällen handelt es sich um sekundäre Komplikationen. So kann die Mucosa über submukösen *syphilitischen Granulomen* exulcerieren und wie das Carcinom zu Blutungen führen, die aber in der Regel nicht massiv sind. In der Übersicht von EUSTERMANN (1931) hatten nur 5% der Fälle eine große Magenblutung. Patienten mit cerebro-spinaler Syphilis haben während sog. gastrischer Krisen häufiger über Tage während Erbrechen, das zu Blutungen Anlaß geben kann, zumal nach CROHN (1924) 8% der Patienten mit gastrischen Krisen zusätzlich „unspezifische" Ulcera haben sollen. Als typische Komplikationen der ulcerösen *Magentuberkulose* sind neben perigastrischen Verwachsungen Perforationen und Arrosionsblutungen zu nennen (BRODERS, 1917; KONJETZNY, 1928, Lit.; BINDER u. Mitarb., 1945). Auch bei der *Sarkoidose* können Blutungen infolge multipler Erosionen über intragastrischen Herden auftreten. In der Beobachtung von HOCHULI (1959) beherrschten rezidivierende Geschwürsblutungen das Krankheitsbild.

### m) Magenblutungen bei Amyloidose

Der Gastro-Intestinal-Trakt ist für gewöhnlich bei primärer Amyloidose mit betroffen und bei der sekundären Form in mehr als 50%. BROM u. Mitarb. (1969) beschrieben den Fall eines 59jährigen Patienten mit primärer Amyloidose und besonderem Befall des Gastro-Intestinal-Traktes. Im Vordergrund standen Magenulcerationen mit wiederholter Blutung, die auch nach Gastrektomie nicht sistierten. Morphologische Untersuchungen ergeben, daß bei mindestens

70% der Patienten mit primärer Amyloidose Ablagerungen im Gastro-Intestinal-Trakt vorkommen (SYMMERS, 1956). Die Exulcerationen sind auf Amyloidablagerungen in den Blutgefäßen, Muscularis propria et mucosae und der Submucosa zurückzuführen. Die Magenamyloidose ist nicht ungewöhnlich und wird durch Hämatemesis und Melaena kompliziert (DAHLIN, 1949; GOLDIN, 1945; SYMMERS, 1956; HEITZMAN u. Mitarb., 1962; BROM u. Mitarb., 1969); sie ist auf Magenulcera (ORLOFF u. FELDER, 1946; BROM u. Mitarb., 1969) oder Erosionen (FERRIS, 1936) zurückzuführen. Häufiger findet man bei Amyloidose eine sog. benigne Pylorusstenose (COOLEY, 1953; SCHNEIDER u. BURKE, 1955). Duodenalulcera mit Blutung bei Amyloidose beschrieb MERRILL (1965).

### n) Magentumoren als Blutungsursache

Große Magenblutungen sind ein wichtiges Symptom *gutartiger* Magentumoren, auch wenn sie prozentual aufgrund ihrer allgemeinen Seltenheit in Vergleichsstatistiken über Ursachen großer Magenblutungen kaum ins Gewicht fallen. Die Initialsymptome der Tumoren können massive Blutungen sein und Indikation zu einer Notfalloperation werden. PALMER (1951) fand in seiner Übersicht in einem hohen Prozentsatz massive Magenblutungen:

| Fallzahl, Tumorqualität | Massive Magenblutung |
|---|---|
| 23 Hämangiome | 14 |
| 19 Hämangioendotheliome | 3 |
| 50 Neurinome | 25 |
| 8 Neurofibrome | 1 |
| 140 Leiomyome | 59 |
| 101 Fibrome | 36 |
| 341 gutartige Magentumoren | 138 = 40,5% |

LA DUE u. Mitarb. (1950) fanden unter 1112 Magen*carcinomen* in 6,4% Blutungen, während ABRAHAMSON und HINTON (1947) sogar 13% angeben. Rechnet man nur massive Blutungen, so liegt der Prozentsatz nach BOGOCH (1963) unter 5% und GÜLZOW und KUNTZEN (1969) sowie TANNER (1950) ermittelten entsprechend 3 bzw. 3,5%. Kommt es zur Blutung, ist die Diagnose in der Regel bereits gestellt. Nur äußerst selten ist die Blutung das erste Symptom.

Maligne, metastasierende Hämangiopericytome des Magens können über Jahre zu intermittierenden und profusen Blutungen Anlaß geben (ERNST u. Mitarb., 1965; GESSNER, 1967).

Leukosen und Retikulosen gehen wiederholt mit Magen-Darmblutungen einher (Abb. 148). Magen-Darmblutungen bei Patienten mit Leukämie beruhen auf Exulcerationen leukämischer Infiltrate oder einer thrombocytopenischen Purpura, wobei Erosionen und Exulcerationen die häufigere Blutungsquelle darstellen. 17 von 264 Patienten mit Leukämie hatten nach CORNES u. Mitarb. (1961) massive Magenblutungen: in 9 Fällen aufgrund von Erosionen, in 4 Fällen aufgrund sekundärer thrombocytopenischer Purpura und in 4 Fällen aufgrund von

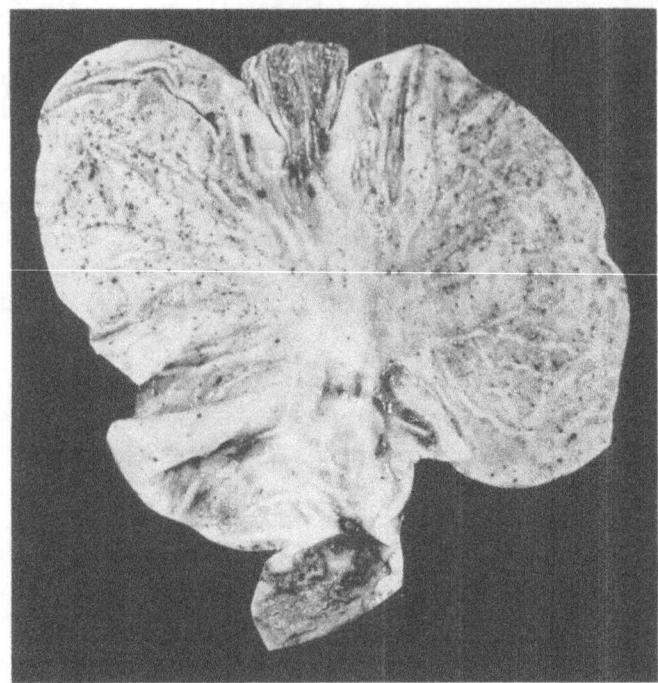

Abb. 148. Ausgedehnte hämorrhagische Erosionen bei Stammzelleukämie. 3jährig, männlich
(Pathologisches Institut Heidelberg, SN 464/69)

Ulcera. Auch der Befall des Magens durch Morbus Hodgkin führt zu Exulcerationen und Blutungen. JACKSON und PARKER (1945) beobachteten bei 3 von 32 Patienten mit Morbus Hodgkin (Hodgkin-Sarkom) Hämatemesis. ANDERSEN (1960) sah 27 Fälle tödlicher Magen-Darmblutung bei Lymphogranulomatose.

## H. Das Magen- und Duodenalulcus

Das „Ulcus pepticum" gelangt nur in Magen-Darmabschnitten zur Entwicklung, die mit dem Magensaft in Berührung kommen. Für seine Pathogenese ist die „peptische Aktivität" — Pepsin/HCl — eine conditio sine qua non. Auch wenn das Ulcus als „spezifisches" patho-anatomisches Substrat dieser „peptischen Aktivität" angesehen wird, heißt dies noch nicht, daß sie in sich die primäre Ursache des chronischen Ulcus darstellt (SHAY u. SUN, 1963). Es gibt, von Ausnahmen abgesehen, keinen alleinigen ätiologischen Faktor für das Endprodukt Ulcus. Jeder Faktor, der zu ihm beiträgt, wirkt im Sinne einer „*Synulcerogenese*". Das Ulcus pepticum ist nach SHAY und SUN (1963) die Folge eines Ungleichgewichtes zweier auf die Mucosa einwirkender Kräftekomponenten: von diesen ist eine defensiver, die andere aggressiver Natur (RIVERS, 1939; HOLLANDER, 1954).

Definitionsgemäß können „peptische Ulcera" im distalen Oesophagus (vgl. S. 49), Magen und Duodenum, im Jejunum nach Gastro-Enterostomie, in einem Meckelschen Divertikel mit dystoper Magenschleimhaut und im distalen Duodenum oder Jejunum beim Zollinger-Ellison-Syndrom gefunden werden. Auch wenn eine „gemeinsame" Bezeichnung üblich geworden ist, unterscheidet sich die Patho-Physiologie der einzelnen Läsionen erheblich (SHAY, 1944). Eine Begriffsentflechtung ist unbedingt anzustreben, zumal auch die Ätiologie dieser „identischen" morphologischen Phänomene recht unterschiedlich ist.

# I. Häufigkeit, Alters-, Geschlechts- und geographische Verteilung der Ulcuskrankheit

## 1. Häufigkeit, Lokalisation und geographische Verteilung des Magen- und Duodenalulcus

Vor der Jahrhundertwende stellte das Ulcus duodeni eine ausgesprochene Rarität dar (HAUSER, 1926, Lit.; v. BERGMANN, 1938; KATSCH u. PICKERT, 1953; HENNING u. KINZLMEIER, 1957; KUCSKO, 1958). Nach einer Übersicht von KUCSKO (1958), der das Sektionsgut des Pathologischen Institutes der Universität Wien für den Zeitraum von 1850—1954 — insgesamt etwa 100000 Obduktionen — zugrunde liegt, ergibt sich folgendes Bild:

Im Zeitraum von 1850—1889 ist die Frequenz des Ulcusleidens unter 1%. Erst um die Jahrhundertwende macht sich ein, zunächst gleitender, während des ersten Weltkrieges indessen signifikanter Anstieg der Ulcushäufigkeit bemerkbar. Diese von KUCSKO (1958) beobachtete Frequenzsteigerung des Ulcusleidens kommt auch in den Sektionsstatistiken von NORF (1938/1939), ROULET und FRUTIGER (1943), FALCONER (1943), FOGARASSI (1944) sowie WÜST (1955) zum Ausdruck und stimmt weitgehend mit entsprechenden klinischen Erhebungen überein (WEIDINGER, 1940; BÜRGER, 1944; ESCHBACH, 1949; HENNING u. STADTLER, 1949; VOGT, 1950; KAUFMANN, 1950; KRAEMER u. SARRE, 1950; KATSCH u. PICKERT, 1953).

Im Gegensatz zu der Übersicht von KUCSKO (1958) konnte ZSCHOCH (1965) im Leipziger Sektionsgut keine signifikante Zunahme der Ulcera während des zweiten Weltkrieges und den Zeiten schlechter Ernährung feststellen. Auch eine Analyse des Obduktionsgutes des Heidelberger Pathologischen Institutes für die Zeitspanne 1945—1969 (27103 Obduktionen) zeigt nur eine allgemeine und kontinuierliche Zunahme der Ulcusincidenz seit 1945 (Abb. 149—151). Diese Zunahme betrifft das Ulcus duodeni wie Ulcus ventriculi gleichermaßen.

Bevölkerungsuntersuchungen in den USA ergaben nach IVY u. Mitarb. (1950) bei Erwachsenen eine Ulcusmorbidität von 2—3%, während WEISS u. Mitarb. (1949) annehmen, daß 5—12% der USA-Bevölkerung einmal während ihres Lebens an einem Ulcus leiden. Alters- und Geschlechtsverteilung und die Häufigkeit der Ulcuskrankheit auf 1000 Einwohner pro Jahr zeigt mit 42 Fällen zwischen dem 35. und 45. Lebensjahr einen Gipfel, der bis zum 75. Lebensjahr nur auf 39 Erkrankungsfälle absinkt (BLUMENTHAL, 1968, Abb. 152). Danach entspricht die in den Abb. 156 und 157 gezeigte Altersverteilung für das Ulcus

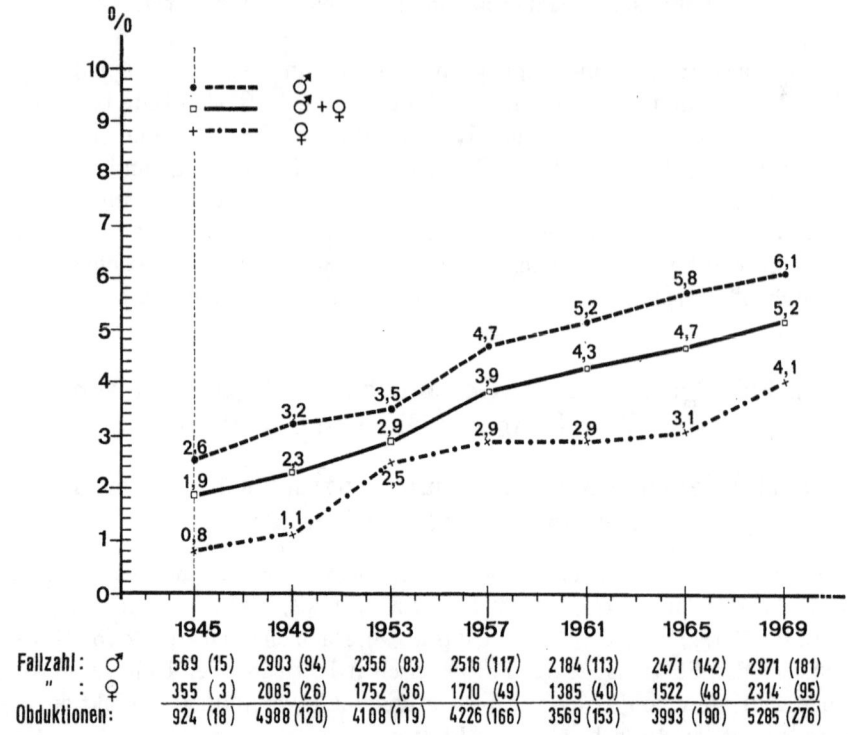

Abb. 149. Häufigkeit und Geschlechtsverteilung des Ulcus ventriculi im Obduktionsgut des Pathologischen Institutes der Universität Heidelberg während der Jahre 1945 bis 1969

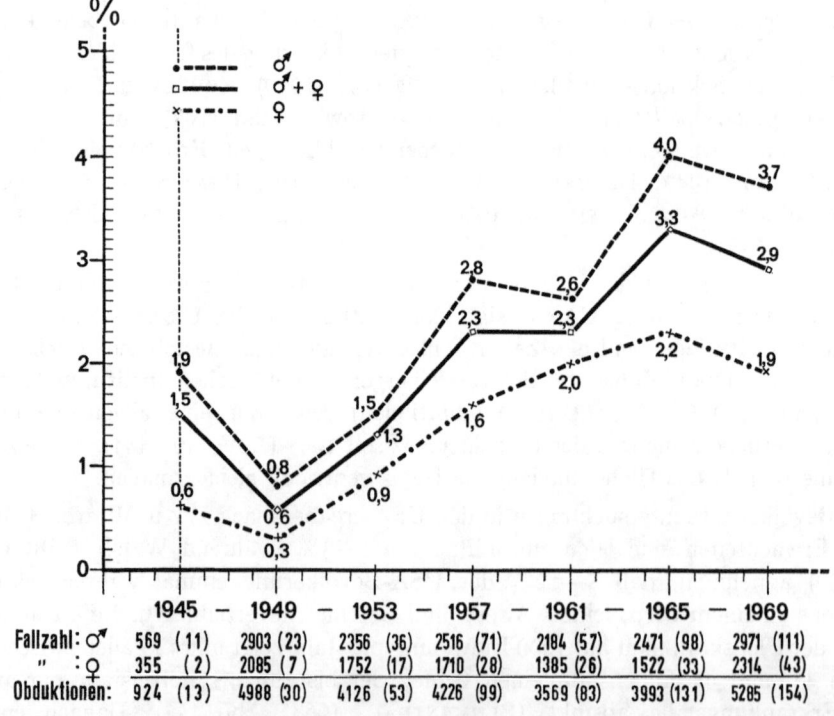

Abb. 150. Häufigkeit und Geschlechtsverteilung des Ulcus duodeni im Obduktionsgut des Pathologischen Institutes der Universität Heidelberg während der Jahre 1945—1969

ventriculi und Ulcus duodeni mit ihrem Abfall zwischen dem 70.—80. und 80.—90. Lebensjahr der allgemeinen Absterbequote.

Die Relation zwischen Duodenal- und Magengeschwür beträgt heute in den klinischen Statistiken der meisten Länder 3:1 oder 4:1 (DE LA VEGA, 1956; BOLLER, 1959; JORDAN, 1959; LAMBLING u. Mitarb. ,1959; SIFFERT, 1959; WISS-

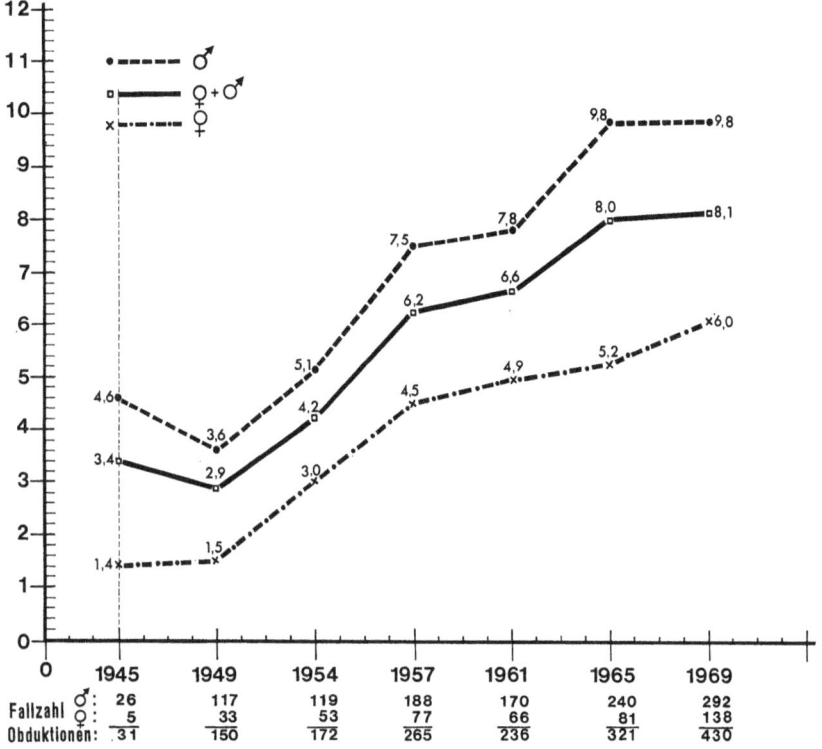

Abb. 151. Häufigkeit und Geschlechtsverteilung von Ulcus ventriculi et Ulcus duodeni im Obduktionsgut des Pathologischen Institutes der Universität Heidelberg während der Jahre 1945—1969

MER u. Mitarb., 1959). Ausnahmen betreffen Südindien mit extrem hoher Morbidität an Ulcus duodeni (ANTIA u. Mitarb., 1959) und das Hochland von Peru mit Überwiegen der Ulcera ventriculi (GORRIDO-KLINGE u. PENA, 1959).

Das zahlenmäßige Verhältnis zwischen Magen- und Duodenalgeschwür läßt indessen in klinischen und patho-anatomischen Statistiken krasse Gegensätze deutlich werden (Tabelle 9 u. 10).

Im 19. Jahrhundert war das Ulcus duodeni kaum bekannt. BRINTON (1856) beschrieb das Ulcus ventriculi unter 7226 Obduktionen in 5%. Das Ulcus duodeni wird nicht erwähnt. 1893 fand PERRY-SHAW das Ulcus duodeni unter 17652 Obduktionen in 0,4% (vgl. KUCSKO, 1958). Um die Jahrhundertwende gibt IVY (1946) eine Relation von Magen- zu Duodenalgeschwür von 20:1 an, um für die Zeitspanne von 1914—1917 Zahlenverhältnisse von 6,9:5,3 und 4,3:5,8 anzugeben. Seit 1918 beträgt die Relation zwischen Magen- und Duodenalgeschwür nach LEHMANN (1926) 2—2,5:1. Diese Werte stimmen nach GABLER (1956) mit jenen von MADELUNG (1932—1938) und WÜST (1930—1934 und 1935—1939) überein. Auch während der Zeit des zweiten Weltkrieges bleibt die Prävalenz des Magenulcus im Sektionsgut konstant (BRAUN, 1941/1942; MELWICH, 1943; ROULET u. FRUTIGER, 1943; WÜST, 1955; GABLER, 1956; WETHEMANN u. HUBER,

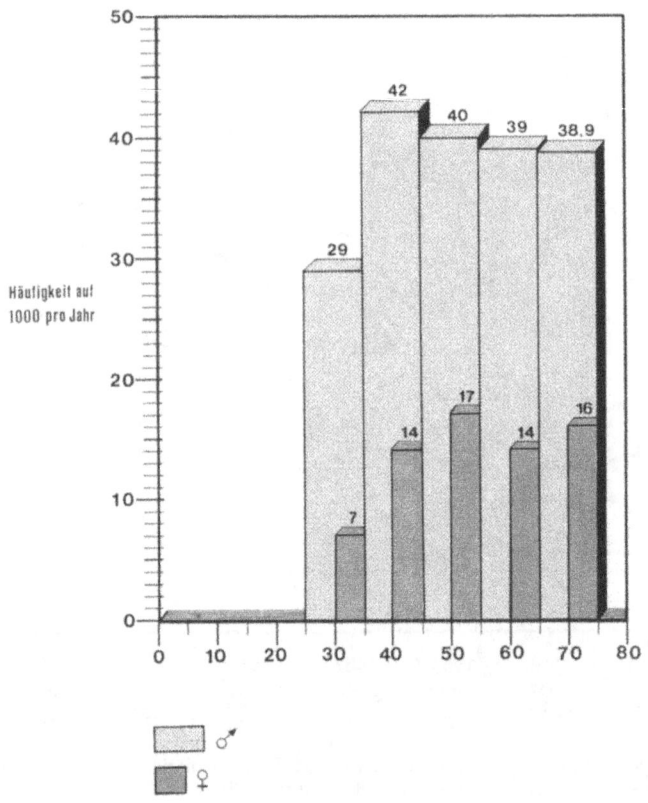

Abb. 152. Alter- und Geschlechtsverteilung der Ulcuskrankheit für den Zeitraum 1957—1959. (Nach BLUMENTHAL, 1968)

1957). ELLISON u. Mitarb. (1959) ermittelten unter 20000 Obduktionen von 1937 bis 1955 eine Relation von Magen- zu Duodenalgeschwür von 1:1; wobei akute Läsionen mit 1,5:1 häufiger im Magen und chronische mit 0,6:1 häufiger im Duodenum lokalisiert sind. Im Obduktionsgut des Heidelberger Pathologischen Institutes wurde unter 27103 Obduktionen für die Zeitspanne von 1945—1969 eine Relation von 1,9 (Uv):1,0 (Ud) ermittelt (Abb. 153).

Aufschlußreich ist die Gegenüberstellung der Sterbealterkurven (Abb. 154 und 155) der Jahre 1945 und 1967 im Vergleich zur Relation Ulcus duodeni zu Ulcus ventriculi (Abb. 153). Bei Überwiegen jugendlicher Todesfälle erfaßt die Obduktionsstatistik nahezu gleichhäufig Magen- und Duodenalgeschwüre. Heute, bei steigender Lebenserwartung, geht die Zunahme der Ulcushäufigkeit im Gesamtmaterial mehr zugunsten des Magengeschwüres.

Im Gegensatz zu diesen am Autopsiegut erhobenen Statistiken, zeigen klinische Übersichten eine Verschiebung der Relation zwischen Magen- und Duodenalgeschwür während der letzten Dezennien von 4—5:1 zugunsten des Magenulcus auf 1:2,3 zugunsten des Duodenalgeschwüres bei einem Überwiegen der Männer im Verhältnis von 3:1 (HETENYI, 1958; KATSCH u. PICKERT, 1953).

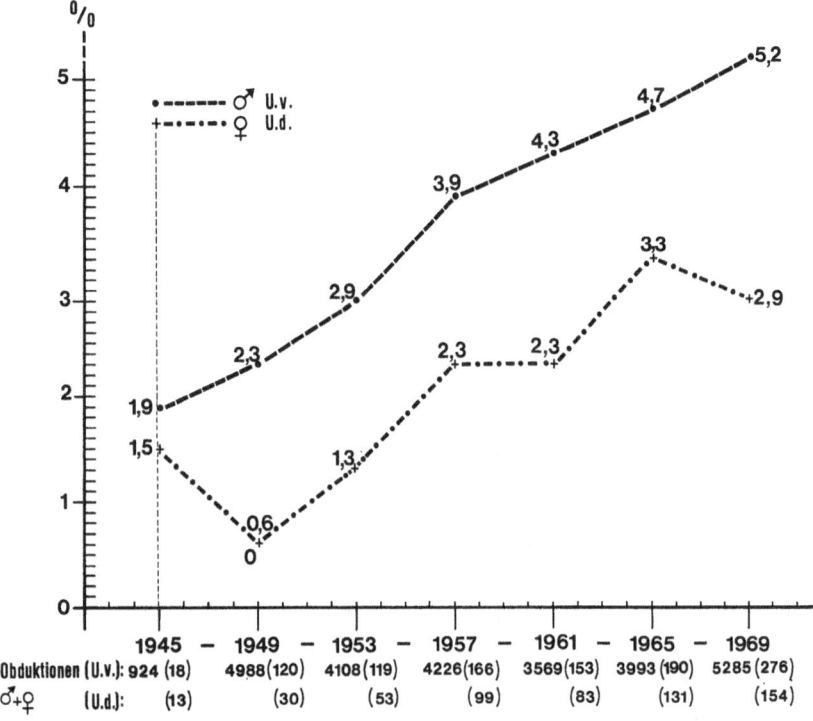

Abb. 153. Verhältnis von Ulcus ventriculi zu Ulcus duodeni im Obduktionsgut des Pathologischen Institutes der Universität Heidelberg während der Jahre 1945—1969

IVY u. Mitarb. (1950) begründen das Überwiegen von Duodenalgeschwüren in klinischen Statistiken mit folgenden Argumenten:

1. Das Magengeschwür bleibt klinisch vielfach stumm (vgl. REINHARD, 1919; WESTPHAL, 1949).

2. Klinisch bestehen häufig Schwierigkeiten, ein Duodenalulcus gegenüber einer Duodenitis, Pericholecystitis oder gegenüber Erosionen und Spasmen abzugrenzen.

3. Duodenalgeschwüre und -narben werden vom Pathologen häufiger bei der Obduktion übersehen.

Ergänzend muß man hinzufügen, daß

4. Duodenalgeschwüre häufiger „narbenlos" abheilen und

5. Todesfälle eine bestimmte „Patientenauslese" betreffen, unter denen akute Ulcera häufiger sind. Da akute Ulcera häufiger im Magen als im Duodenum anzu-

treffen sind, senkt sich die Waagschale in patho-anatomischen Statistiken zwangsläufig zugunsten der Magengeschwüre.

In diesem Sinne kamen auch ELLISON u. Mitarb. (1959) beim Vergleich klinischer und patho-anatomischer Verhältniszahlen zu dem Schluß, daß das Magengeschwür entweder mit einer höheren Mortalitätsquote belastet sei, oder daß es klinisch nicht so häufig wie das Duodenalgeschwür diagnostiziert werde (s. Tabelle 9 u. 10).

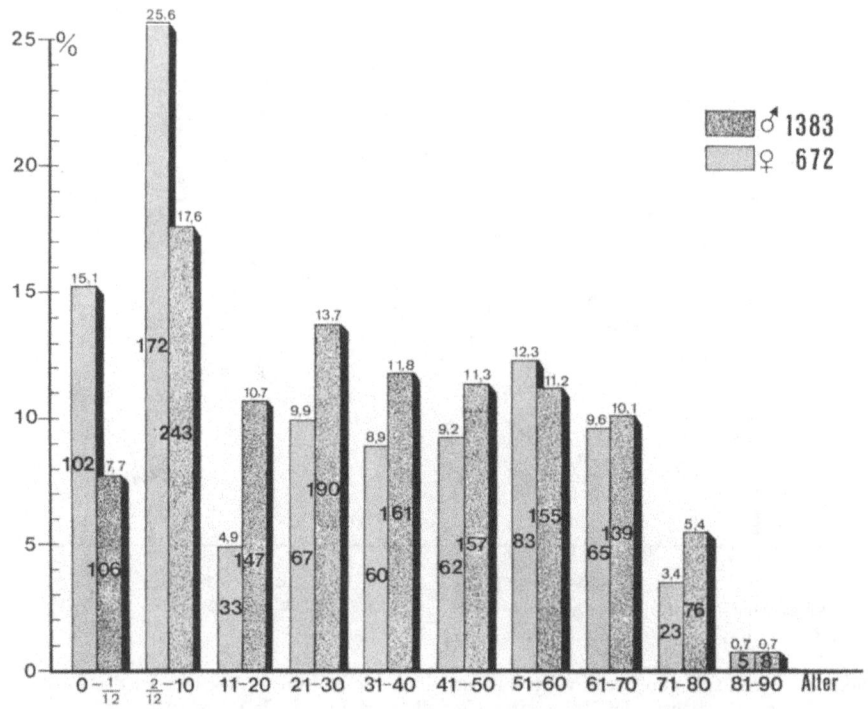

Abb. 154. Sterbealter der Obduktionen am Pathologischen Institut der Universität Heidelberg des Jahrganges 1945 (2055 Todesfälle)

Nach MAY (1958) bestehen besonders in der Relation zwischen Magen- und Duodenalgeschwür erhebliche geographische Unterschiede. Das Magengeschwür überwiegt in Argentinien, Chile, Ceylon, Irland, Japan, Norwegen, Peru, Schweiz, Uganda und Venezuela und das Duodenalgeschwür in England, Fidschiinseln, Frankreich, Indien, Italien, Malaya, Mexiko, Schottland, Tanganjika und in der Türkei. In Kenya, Österreich, Schweden und den USA soll die Relation 1:1 betragen.

Vergleicht man das Geschlechtsverhältnis der Ulcuskrankheit über größere Zeiträume, so sind nach KUCSKO (1958) bis zur Zeitperiode 1931/1935 Frauen häufiger als Männer Geschwürsträger, während GABLER (1956) den Wendepunkt bereits um das Jahr 1920 datiert (vgl. KNUTSEN u. SELVAAG, 1947; HANSEN, 1949; HETENYI 1958. Klinische Angaben: WEIDINGER 1940; WIEBEL u. KUNSTREICH,

1940; KATSCH u. PICKERT, 1953). Bezüglich der Geschlechtsverteilung variieren klinische und patho-anatomische Statistiken nur unwesentlich (s. Tabelle 10).

Unbeschadet welcher Lokalisation dominieren Männer nach JORDAN (1959) mit 3,4:1 gegenüber Frauen. SHAY und SUN (1963) geben für das Duodenalulcus eine Relation von 4:1 und für das Magenulcus eine Relation von 2,1:1 zugunsten der Männer an. Diese Zahlenangaben entsprechen jenen von VALENCIA-PAR-

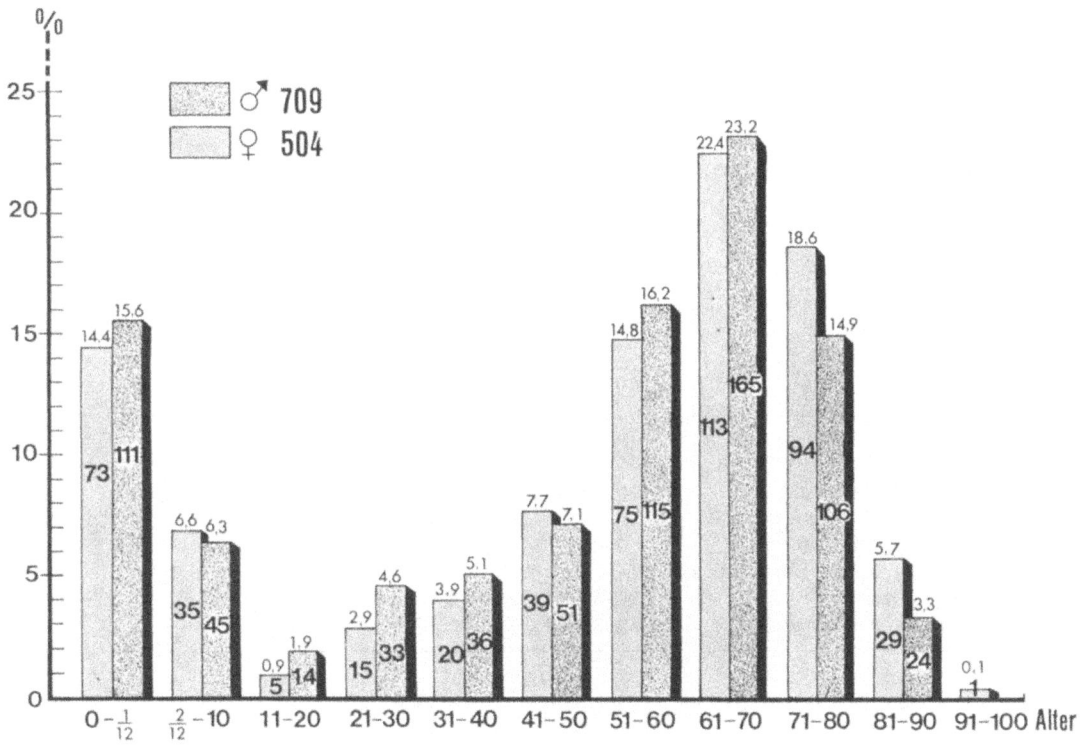

Abb.155. Sterbealter der Obduktionen am Pathologischen Institut der Universität Heidelberg des Jahrganges 1967

PARCEN u. Mitarb. (1959) für Venezuela, von SIFFERT (1959) für Brasilien und von WISSMER u. Mitarb. (1959) für die Schweiz.

Nach EUSTERMAN und BALFOUR (1935) beträgt das Durchschnittsalter während der Erstsymptome beim Duodenalgeschwür 33 und beim Magengeschwür 41 Jahre (WANKE, 1962: für das Ulcus ventriculi $43^{1}/_{6}$ Jahre). SIFFERT (1959) gibt für das Ulcus duodeni ein Durchschnittsalter von 29 Jahren und für das Ulcus ventriculi von 38 Jahren an. Überwiegend wird der Erkrankungsgipfel für das Ulcus duodeni in die 4. und für das Ulcus ventriculi in die 5. Lebensdekade verlegt (JORDAN, 1959; SOMMER u. Mitarb., 1960; SPIRO, 1960). Nach klinischen Übersichten scheinen Frauen insgesamt etwas später als Männer zu erkranken. JONES (1959) gibt für Männer einen Erkrankungsgipfel von 9,6% zwischen dem 45. und 54. Lebensjahr und für Frauen einen solchen von 6,1% zwischen dem 55. und 64. Lebensjahr an. Vergleichsweise geben die Tabellen 9 und 10 die entsprechenden Zahlenverhältnisse aus dem Obduktionsgut des Heidelberger Pathologischen Institutes für die Zeitspanne zwischen 1945 und 1969 wieder. Der spätere Erkrankungsgipfel bei Frauen wird mit dem Einsetzen der Arteriosklerose nach der Menopause in Zusammenhang gebracht.

Tabelle 9. *Häufigkeitsverhältnis von Ulcus ventriculi zu Ulcus duodeni in klinischen und autoptischen Übersichten*

| Autor | Jahr | Jahrgang | Land | Anzahl | Verhältnis U.v.:U.d. |
|---|---|---|---|---|---|
| *Klinisch* | | | | | |
| Eusterman u. Balfour | 1935 | 1935 | USA | 2299 | 0,16:1 |
| Mayo Klinik (nach White) | 1951 | 1935 | USA | 6284 | 0,08:1 |
| White | 1951 | 1920—1945 | USA | 934 | 0,14:1 |
| Mattison (nach Katsch u. Pickert) | 1953 | 1910—1917 | Schweden | 767 | 4:1 |
| Emery u. Monroe (nach Katsch u. Pickert) | 1953 | 1913—1932 | USA | 1435 | 1:5,4 |
| Holmgren (nach Katsch u. Pickert) | 1953 | 1921—1927 | Schweden | 495 | 1:1 |
| Chang u. Chang (nach Katsch u. Pickert) | 1953 | 1921—1936 | China | 355 | 1:2 |
| Wiebel u. Kunstreich (nach Katsch u. Pickert) | 1953 | 1933—1936 | USA | 1263 | 1:23 |
| Weidinger (nach Katsch u. Pickert) | 1953 | 1934—1939 | USA | 1398 | 1:1,2 |
| Ihre u. Müller (nach Katsch u. Pickert) | 1953 | 1935—1940 | Schweden | — | 1:3,5 |
| Petersen (nach Katsch u. Pickert) | 1953 | 1930—1944 | Deutschland | }3530 { | 1:2 |
| | 1953 | 1945—1951 | Deutschland | | 2:1 |
| *Autoptisch* | | | | | |
| Rokitansky | 1839 | 1839 | Österreich | 79 | 12,0:1 |
| Hurst u. Stewart | 1939 | 1939 | USA | 374 | 1:1 |
| Portis u. Jaffe | 1938 | 1929—1936 | USA | 436 | 1,1:1 |
| Gordon u. Manning | 1941 | 1920—1937 | USA | 534 | 1,1:1 |
| White | 1951 | 1940—1950 | USA | 380 | 1,1:1 |
| Ellison u. Mitarb. | 1959 | 1937—1955 | USA | 812 | 1:1 |
| Path. Inst. Heidelberg | 1970 | 1945—1969 | Deutschland | 1605 | 1,85:1 |

Zusammenfassend ergeben die statistischen Übersichten folgendes Bild:

1. Das Duodenalgeschwür war vor der Jahrhundertwende praktisch unbekannt.
2. Nach der Jahrhundertwende zeigt die Geschwürskrankheit eine stetige Zunahme. Sie wird nach dem ersten Weltkrieg gegenüber der Jahrhundertwende erstmalig signifikant und weist nach dem zweiten Weltkrieg eine weitere kontinuierliche Steigerung auf.
3. Mit der steigenden Lebenserwartung drückt sich diese Zunahme in pathoanatomischen Statistiken besonders in einer Zuwachsrate des Ulcus ventriculi aus, während klinische — insbesondere internmedizinische — vermehrt Duodenalgeschwüre beobachten.

4. Bemerkenswert, indessen ungeklärt ist die Tatsache, daß Frauen bis 1920 häufiger als Männer Ulcusträgerinnen waren.

5. Klinische Statistiken ergeben, daß der Morbiditätsgipfel für das Duodenalgeschwür in der 4. und für das Magengeschwür in der 5. Lebensdekade liegt, wobei Frauen insgesamt später als Männer erkranken.

6. Nach klinischen Statistiken überwiegt im Alter das Ulcus ventriculi, während im Obduktionsgut kein Unterschied im Häufigkeitsverhältnis zu ermitteln ist.

Tabelle 10. *Verhältnis der Ulcushäufigkeit zwischen Männern und Frauen sowie die Relation Ulcus ventriculi zu Ulcus duodeni im klinischen und autoptischen Untersuchungsgut*

| Autor | Jahr | Gesamtzahl | | ♂ : ♀ | |
|---|---|---|---|---|---|
| | | U.v. | U.d. | U.v. | U.d. |
| *Klinisch* | | | | | |
| SMITH und JORDAN | 1948 | 541 | — | 2,2:1 | — |
| BOCKUS | 1943 | — | 786 | — | 4,2:1 |
| WHITE | 1951 | 112 | 934 | 1,1:1 | 6,3:1 |
| *Autoptisch* | | | | | |
| PORTIS u. JAFFE | 1918 | 185 | 145 | 2,6:1 | 4,0:1 |
| GORDON u. MANNING | 1941 | 213 | 162 | 2,3:1 | 3,1:1 |
| WHITE | 1951 | 202 | 178 | 2,5:1 | 3,3:1 |
| ELLISON u. Mitarb. | 1959 | 372 (akut 230 chronisch 142) | 389 (akut 157; chronisch 232) | 2,0:1 (akut 1,8:1; chronisch 2,5:1) | 2,7:1 (akut 2,0:1; chronisch 3,5:1) |
| Path. Inst. Heidelberg | 1945 bis 1969 | 1042 | 563 | 4,0:1 | 3,8:1 |

## 2. Das Magen- und Duodenalgeschwür im Säuglings- und Kindesalter

Das Vorkommen von Magen- und Duodenalgeschwüren bei Säuglingen und Kindern ist seit CRUVEILHIER (1829, zit. nach HAUSER, 1926) bekannt. Beobachtungen über Ulcera in dieser Altersgruppe stellen indessen in klinischen und pathoanatomischen Untersuchungsserien eine Seltenheit dar. BURDICK (1940) erwähnt unter 21231 Patienten nur 8 Fälle; DONOVAN und SANTIELLE (1945) berichten über 10 Beobachtungen. Auch im Obduktionsgut begegnet man entsprechenden Ulcera selten: GRUBER (1911): auf 1147 Obduktionen 9 Fälle von Ulcus duodeni, SCHMIDT (1913): auf 1109 Obduktionen 20 Duodenalulcera; BERGLUND (1928): auf 1323 Obduktionen 5 Magen- und 10 Duodenalgeschwüre bei Säuglingen und 4 Duodenalgeschwüre bei Kindern und WALTHER (1958, Lit.): unter 1245 Obduktionen 1 Magen- und 6 Duodenalgeschwüre bei Säuglingen sowie 1 Magen- und 4 Duodenalgeschwüre bei Kindern bis zum 14. Lebensjahr. Im Heidelberger Pathologischen Institut wurden unter 27103 Obduktionen während der Jahre

1945—1969 bei Säuglingen 5 Magen- und 5 Duodenalulcera festgestellt. Nach 283 Fällen aus dem Weltschrifttum ermittelte TUDOR (1950) eine Relation von Magen- zu Duodenalgeschwür wie 1:3.

KARLSTROM (1964) beobachtete von 1953—1962 in den schwedischen Kinderkliniken insgesamt 184 Patienten unter 15 Jahren mit Ulcus. In 168 Fällen gelang

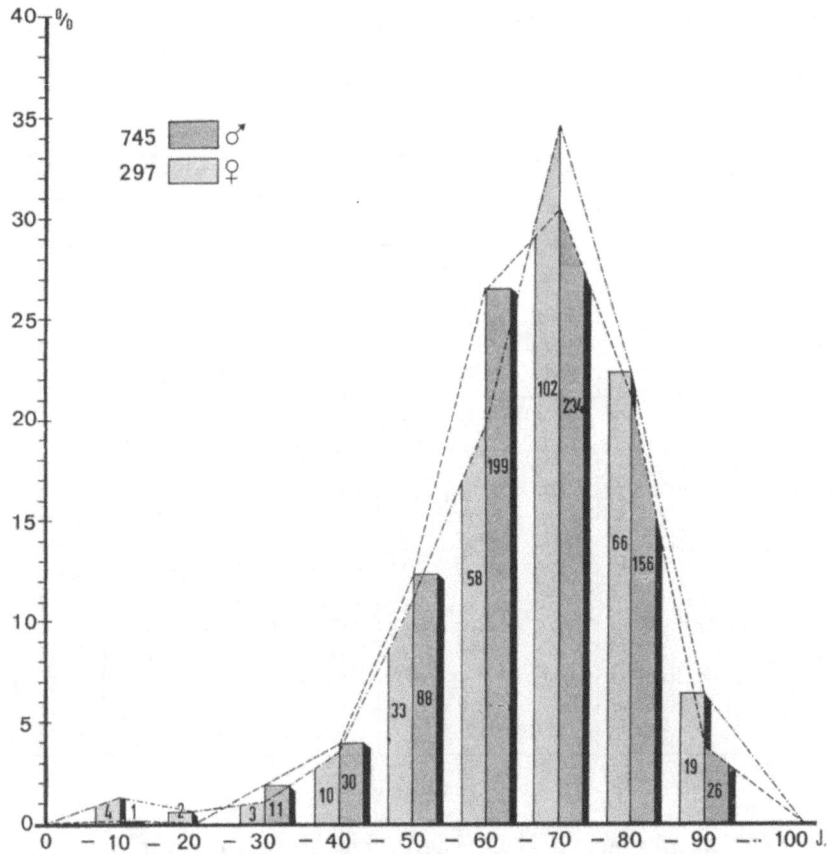

Abb. 156. Schematisierte Darstellung der Alters- und Geschlechtsverteilung des Ulcus ventriculi im Sektionsgut des Pathologischen Institutes der Universität Heidelberg in den Jahren 1945—1969

der röntgenologische Kraternachweis. Bei gleicher Verteilung über die schwedischen Provinzen, war die Erkrankungsquote höher unter der städtischen als unter der ländlichen Bevölkerung. Knaben waren mit 66% und Mädchen mit 34% betroffen. In 85% handelte es sich um Duodenal- und in 14% um Magengeschwüre, während in 1% Magen- und Duodenum gleichzeitig Ulcussitz waren. Eine familiäre Belastung wird mit 47% angegeben. Eine Umfrage unter Röntgenologen in den USA ergab 419 Ulcera bei Kindern, wobei in größeren Hospitälern im Mittel 2 Erkrankungsfälle pro anno angegeben wurden (SINGLETON und FAYKUS, 1964). Unter 50 Kindern mit verifiziertem Ulcus war dieses bei Kleinkindern in 7 von

10 Fällen und bei älteren Kindern in 9 von 40 Fällen mit Steroidtherapie oder anderen schweren Erkrankungen kombiniert (THOMSON u. JEWETT, 1964).

Berücksichtigt man nur Erkrankungsfälle während des ersten Lebensmonats, so handelt es sich nahezu ausschließlich um akute Ulcera, deren Pathogenese im Abschnitt Melaena neonatorum (vgl. S. 351) abgehandelt wurde. Aufgrund der

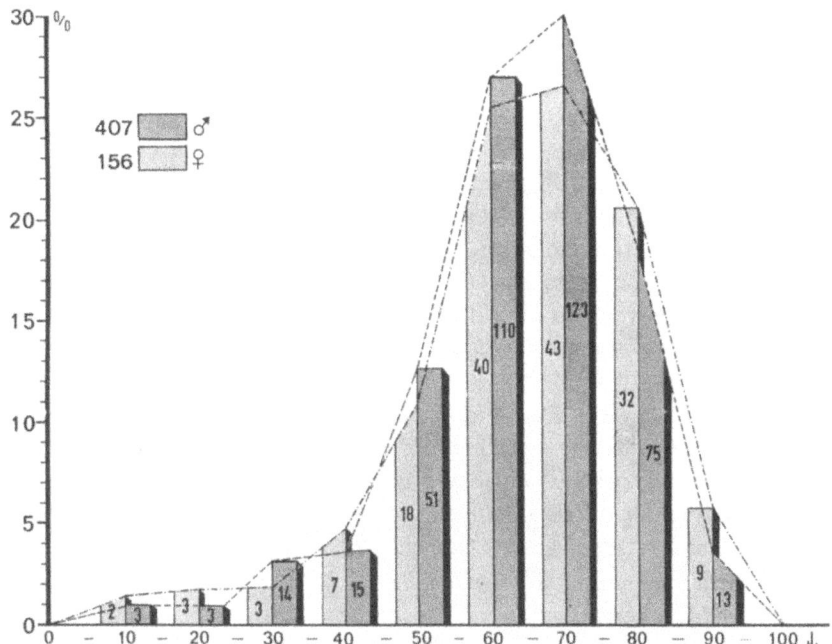

Abb. 157. Schematisierte Darstellung der Alters- und Geschlechtsverteilung des Ulcus duodeni im Sektionsgut des Pathologischen Institutes der Universität Heidelberg in den Jahren 1945—1969

höheren Lebenserwartung von Früh- und Mangelgeburten ist in den letzten Dezennien auch in dieser Altersgruppe — besonders klinisch — eine steigende Morbiditätsquote zu verzeichnen (LADD u. GROSS, 1941; ROSENBERG u. HEATH, 1946; COLE, 1950; INGRAM, 1950; MORGAN, 1951; LUSTZIG u. Mitarb., 1954; LASSRICH u. Mitarb., 1955)

Dem subakuten Ulcus begegnet man nach KATSCH und PICKERT (1953) dann bereits nach der 3.—4. Lebenswoche, während das chronische Ulcus nach dem 1. Lebensjahr langsam an Häufigkeit zunimmt. Das morphologische Bild des subakuten und chronischen Ulcus gleicht auch in diesem Lebensalter jenem des Erwachsenen (TUDOR, 1950).

Im Kindesalter geben MOYSON und WITTEK (1967) eine Ulcushäufigkeit von 0,1—1,5% an. GOLDBERG (1957) beobachtete im eigenen Krankengut während einer 5-Jahres-Zeitspanne 20 Fälle von Ulcus duodeni bei 7—15jährigen. LASSRICH und SCHÄFER (1965) sahen von 1950—1964 bei 112 Kindern zwischen dem 5. und 14. Lebensjahr Ulcera. Die Relation Ulcus duodeni zu Ulcus ventriculi wird mit 7:1 angegeben und das Geschlechtsverhältnis 5 Jungen auf 3 Mädchen (vgl. SALEM, 1953: für das 2. Lebensjahrzehnt männlich:weiblich wie 2:1 und für das 3. Lebensjahrzehnt wie 3:1). Für die Zunahme der Ulcuskrankheit im Erwachsenenalter ist nach HAFNER (1965) in einem bemerkenswert hohen Prozentsatz der sprunghafte Frequenzanstieg der Ulcera bei Jugendlichen (14.—21. Lebensjahr) verantwortlich zu machen. So erfuhr der prozentuale Anteil jugendlicher Magenkranker von der Gesamtzahl der Magenuntersuchungen nach HAFNER (1965) in den Jahren 1959—1964 eine Steigerung von 2,7 auf 3,6% (männlich:weiblich wie 3,3:1). Diese Patienten geben in 20—30% anamnestisch eine Familienbelastung an.

v. ROKITANSKY (1842) machte erstmalig auf die Koinzidenz von cerebralen Erkrankungen — insbesondere tuberkulöse Meningitiden — und Ulcusleiden in der Kindheit aufmerksam. ROKITANSKY (1842) sah in der zentral induzierten Vagusreizung mit konsekutiver Hypersekretion die entscheidende Ursache für die Entstehung des frühkindlichen Ulcus. Diese Konzeption von ROKITANSKY (1842) wurde später von BERGLUND (1928), BENNER (1943) sowie SCHLUMBERGER (1951) übernommen, während die Untersuchungen von GUTHRIE (1942; vgl. auch BISCHOF, 1965) diese Zusammenhänge nicht verifizieren konnten (s. weiter unter „Zirkulationsstörungen", S. 343).

DOLL und BUSH (1950), IVY und FLOOD (1950), WINKELSTEIN (1945) sowie DRAPER (1942) postulierten eine hereditär konstitutionelle Belastung im Sinne einer Vagusübererregbarkeit. Daneben gibt es Einzelbeobachtungen, bei denen Beziehungen mit anderen Erkrankungen wie Lebercirrhose (FIRMAN u. EDWARDS, 1941) oder fetaler Erythroblastose bestehen (CRAWFORD u. STEWART, 1943).

Sog. Hirntraumen unter der Geburt (POLSON, 1947), protrahierte Kollapsphasen, durch Kokkeninfektion ausgelöst, die Folgen „operativer" Eingriffe (WALTHER, 1958) sowie die intrauterine Asphyxie sind ätiologische Komponenten des „Stress-Ulcus" in der Neugeborenenperiode. Die Pathogenese der akuten Erosionen und Exulcerationen in der Neugeborenenperiode entspricht jener des Stress-Ulcus (vgl. S. 335) und ist vorwiegend auf eine kurzfristige Dyszirkulation mit Hypoxie im Schock zurückzuführen.

WITTSTOCK (1967) fand bei Neugeborenen und Säuglingen bis zum 12. Lebenstage in 12% kleinste und bis zu 2 mm im Durchmesser haltende Magenschleimhautnekrosen. Diese Veränderungen betreffen bevorzugt Frühgeborene und Säuglinge, die zwischen der 12. und 72. Lebensstunde verstarben. Diese Kinder zeigten zudem häufig pulmonale hyaline Membranen; ein Befund, der gleichfalls als Schockäquivalent in der Neugeborenenperiode zu werten ist (BLEYL u. BÜSING, 1969; BLEYL u. Mitarb., 1969).

Damit handelt es sich bei dem akuten Ulcus in der Neugeborenenperiode um eine spezielle Form des Stress-Ulcus, während Ätiologie und Pathogenese der Ulcuskrankheit im Kindes- und Adolescentenalter jener des Erwachsenen entsprechen und das gleiche bunte Spektrum aufweisen.

### 3. Das Ulcus im Senium

Das Ulcus im Senium ist nicht nur kalendarisch als Antipode des Neugeborenenulcus anzusehen. Steht im *Neugeborenenalter* die *funktionelle* Dyszirkulation als Schockfolge im Vordergrund, so findet man beim *Altersulcus* bereits eine „stati-

*sche"* Manifestation morphologisch dokumentierbarer Gefäßveränderungen. Während in der Neugeborenenperiode und im Kindesalter das Ulcus duodeni überwiegt, ist das Altersulcus nach SPANG (1947) ein Magenulcus.

Auf den zahlenmäßigen Anstieg der Magengeschwüre im fortgerückten Lebensalter wird seit Beginn der 40er Jahre vermehrt hingewiesen (KALK, 1943; BÜRGER, 1944; SPANG, 1947; HENNING u. STADLER, 1949). Nach dem 50. Lebensjahr erstmalig auftretend, zeichnet sich das Altersulcus durch eine kurze Anamnese, schlechte Heilungstendenz, Blutungsneigung bei Gefäßsklerose, Gefahr der malignen Entartung und Fehlen der Periodizität aus (vgl. S. 643). Die vielfach geäußerte Ansicht, daß mit zunehmendem Alter das Geschwür mehr in Kardianähe rücken soll, wurde von WANKE (1963) nicht bestätigt. Nach WANKE (1963) sind Lokalisation der Geschwüre und Anamnesedauer von dem Alter der Patienten unabhängig. Ätiologisch wird seit HAUSER (1926) die Bedeutung der primären Gefäßsklerose diskutiert (WANKE, 1962, 1963, 1964, 1965, Lit.).

LEVRAT u. Mitarb. (1966) beobachteten in ihrem Krankengut während 11 Jahren 1796 Ulcera, von denen 16% Patienten jenseits des 60. Lebensjahres betrafen. Die Geschlechtsverteilung von 86 zu 14% zugunsten der Männer bei Patienten unter 60 Jahren verschiebt sich in den höheren Altersklassen auf 65 zu 35%, wobei der Anteil an Magenulcera von 33% auf 43% ansteigt. Die Beobachtungen von FRIEDMAN (1959) fallen etwas aus dem allgemeinen Rahmen; FRIEDMAN fand unter 62 Altersulcera 44 Duodenalgeschwüre gegenüber 18 Magengeschwüren und eine Geschlechtsverteilung von 46 männlichen zu 16 weiblichen Patienten.

Diesen klinischen Beobachtungen entsprechen die durch Obduktion gewonnenen Daten. In einer Sammelstatistik von MUSLOW (1941) entfallen unter 4079 Ulcera 10,5% auf Träger jenseits des 60. Lebensjahres. MEDALIA und WHITE (1952) fanden bei 1251 Sektionen von Patienten jenseits des 60. Lebensjahres eine Ulcushäufigkeit von 6,5%. Besonders bei männlichen Patienten wurde ein Überwiegen des Ulcus duodeni ersichtlich. ERB (1955) ermittelte im Autopsiegut des Baseler Altersheimes in den Jahren 1932—1952 unter 1389 Obduktionen gleichfalls in 6,5% Ulcera. Ulcus duodeni und Ulcus ventriculi verhalten sich in ihrer Häufigkeit indessen wie 1:2. Diese Werte entsprechen jenen des Gesamtkollektives des Heidelberger Institutes. In 12% der von ERB (1955) untersuchten Fälle verursachten diese Ulcera den unmittelbaren Tod durch Blutung oder Perforation.

Diese Verhältniszahlen zeigen in den letzten 25 Jahren indessen eine deutliche Verschiebung. Infolge der zunehmenden Überalterung wird diese besonders in den Obduktionsstatistiken deutlich. In dem Sektionsgut des Pathologischen Institutes der Universität Heidelberg wurden in den Jahren 1945—1969 unter 1605 Ulcusfällen 818 bei Patienten festgestellt, die jenseits des 60. Lebensjahres verstarben (50,9%). Auch wenn in dieser Gegenüberstellung die Anamnesedauer des Einzelfalles unberücksichtigt bleibt, ist die Konstanz der Relation Magen- zu Duodenalulcus mit 1,9:1 bei vor und nach dem 60. Lebensjahr Verstorbenen bemerkenswert. Während für die Gesamtsumme kein prozentualer Unterschied zwischen der Häufigkeit von Magen- und Duodenalgeschwür gegeben ist, wird bei Frauen eine signifikante Prädominanz des Ulcus ventriculi in höherem Lebensalter deutlich (s. Tabelle 11).

Tabelle 11. *Verhältnis von Ulcus ventriculi zu Ulcus duodeni bei über 60jährigen im Obduktionsgut des Path. Inst. Heidelberg während der Jahre 1945—1969*
Unter 1605 Fällen von Ulcus ventriculi (1042 und Ulcus duodeni (563) (U.v.:U.d. $\approx$ 1,9:1) sind 818 Fälle älter als 60 Jahre = 50,9% (U.v:U.d. $\approx$ 1,9:1

| Ulcus ventriculi | Ulcus duodeni |
|---|---|
| 416 von 745 ♂ = 55,8% | 231 von 407 ♂ = 56,8% |
| 187 von 297 ♀ = 63,0% | 84 von 156 ♀ = 53,8% |
| 603 von 1042 ♂ + ♀ = 57,9% | von 563 ♂ + ♀ = 56,0% |

## II. Ätio-Pathogenese des Magen- und Duodenalulcus

In seiner Schlußbemerkung zur Panel-Diskussion über die Pathophysiologie der Ulcuskrankheit auf dem 3. Weltkongreß für Gastroenterologie 1966 in Tokyo resumierte Bockus: "I am a little afraid we did not go away with the answer to the etiopathology of peptic ulcer disease." Auch heute ist der Gordische Knoten noch nicht gelöst. Weiterhin werden verschiedene Komplexe kausaler Faktoren diskutiert. Indessen bahnt sich eine gewisse Ordnung pathogenetisch bedeutsamer „Gruppenfaktoren" an. Die unitarische Konfrontation einzelner Theorien, wie sie besonders kraß in den 20er bis 40er Jahren erfolgte, ist der allgemeinpathologischen Einsicht gewichen: was nach dem morphologischen Substrat gleich ist, kann hinsichtlich seiner Ätio-Pathogenese erheblich divergieren.

### 1. Erbfaktoren und Ulcus

#### a) Ulcussippen

Die familiäre Ulcusbelastung ist durch klinische (CZERNECKI, 1910; GROTE, 1920; OHLY, 1923; REICH, 1925; D'AMATO, 1932; LEVRAT u. Mitarb., 1960; LEVRAT, 1967) und autoptische Untersuchungen (PLITEK, 1910; ROESSLE, 1940) bekannt. Man spricht von „Ulcussippen". Nach KALK (1934) und SCHINDLER (1935) soll nicht nur das Ulcusleiden an sich, sondern auch der individuelle Krankheitsverlauf mit seiner jeweiligen Neigung zu Perforation und Blutung eine „gewisse" erbliche Abhängigkeit erkennen lassen. LEVRAT (1967) vermutet eine konstitutionelle Prädisposition, auf deren Hintergrund eine Fülle ätiologischer Faktoren realisierend einwirken. Von KALK (1934) stammt eine über vier Generationen reichende „Ahnentafel" mit einer auffälligen Häufung von Magengeschwüren und weiteren Magenerkrankungen. Eine familiäre Belastung wird besonders bei Ulcusträgern in der Adoleszenz angenommen; in der Literatur wrden Häufigkeitsangaben zwischen 15 und 80% genannt (KALK, 1934; 75—80%; LACHNER, 1962/1963: 51%; HAFNER, 1965: 30%; LUKASH, 1962: 22%; MELTZER, 1936: 15%). Statistische Erhebungen nach Familienanamnesen von Ulcusträgern ergeben ebenfalls kein einheitliches Bild: PLÖNIES (1905) 76%, ADLER (1926) 60%, NORRLIN (zit. nach KATSCH u. PICKERT, 1953) 30%, LEVRAT (1967) 30%, DAUWE (1913) 25% und STRAUSS (1921) 24%. Eine Übersicht von BAUER (1950) umfaßt die Familien von 225 Ulcusträgern. In diesen Familien wurde eine Magenulcushäufigkeit von 17,3 ± 6,7% gegenüber 3,5 ± 2,6% bei 400 Kontrollfällen festgestellt (vgl. auch LINDLAU, 1940; GUTZEIT u. LEHMANN, 1940; REGENBOGEN, 1941; ROCHAS, 1955; BOLCK, 1960).

Über den Erbgang des Ulcusleidens innerhalb dieser Ulcussippen besteht weitgehende Unkenntnis. ROESSLE (1940) sowie WEITZ (1943) postulierten einen dominanten Erbgang, während nach VERSCHUER (1959) keine bindende Aussage möglich ist, da allem Anschein nach Heterogonie „mit besonderer Betonung psychischer Einflüsse" vorliegt. Weiterhin wird eine Übertragung der Ulcusdisposition durch die Mutter auf die Filialgeneration diskutiert (DAUWE, 1913). DUBARRY und PISOT (1958) sowie PISOT u. Mitarb. (1957) halten das gastroduodenale Ulcus sogar für eine obligatorisch hereditäre Erkrankung; die Disposition zum Geschwürsleiden soll recessiv vererbt werden und an ein doppeltes Genpaar gebunden sein.

### b) Zwillingsforschung

Legten bereits die aufgeführten Familienuntersuchungen besonders für das Ulcus in der Adoleszenz eine erbliche Komponente in der Ulcusgenese nahe, so scheint diese Beobachtung durch simultan auftretende Ulcera bei *Zwillingen* bekräftigt zu werden (BAUER, 1922; CURTIUS u. KORKHAUS, 1930; CAMERER u. SCHLEICHER ,1935; SCHINDLER, 1935; v. MENTZINGER, 1936; HUHN, 1939; GUTZEIT u. LEHMANN, 1940; PASCUAL u. Mitarb., 1949; v. VERSCHUER, 1945, 1959; FREEMAN, 1947; ROBINSON, 1947; DOLL u. BUCH, 1940; DOLL u. Mitarb., 1951; IVY u. FLOOD, 1950; WRETMARK, 1953; LEVRAT u. Mitarb., 1960). v. VERSCHUER (1959) konnte in einer Zusammenstellung auslesefreier Serien zeigen, daß bei 72 eineiigen Zwillingspaaren 18 (25%) und bei 82 zweieiigen Zwillingspaaren nur 9 (11%) konkordant erkrankten. Diese unterschiedliche Morbiditätsquote eineiiger und zweieiiger Zwillingspaare wird als beweisend „für einen gewissen erblichen Einfluß" angesehen. Die Diskordanz unter den 72 eineiigen Zwillingspaaren läßt zudem darauf schließen, daß auch exogene Faktoren maßgeblich bei der Realisation des Ulcusleidens mitwirken (vgl. LEVRAT, 1967).

### c) Blutgruppen und Blutgruppenantigene

Das menschliche Magensekret enthält ABH(0) Blutgruppenantigene (HOSKINS, 1967) Sie wurden von KABAT (1956) als wasserlösliche Antigene im Magensaft und Speichel jeweils bei 3 von 5 Personen nachgewiesen. Diese Fähigkeit A-, B- oder H-Antigene in wasserlöslicher Form zu sezernieren, wird dominant vererbt; 79% der Bevölkerung besitzen diese Fähigkeit und werden als „secretors" bezeichnet. Die Bedeutung dieser Blutgruppenantigene dürfte darin liegen, daß sie vermutlich eine wichtige Komponente der basalen Adhärenzlinie zwischen Zelloberfläche und Sekretfilm darstellen, die unter pathologischen Bedingungen bereits durch eine blande HCl-Hydrolyse beschädigt werden kann (HOSKINS, 1967). Das Ausmaß der Adsorption scheint bedeutungsvoll für die Widerstandskraft der Mucosabarriere (s. weiter S. 424).

Über Zusammenhänge zwischen der *Blutgruppe A* und dem Magencarcinom berichteten erstmalig AIRD und BENTELL (1953). Während von einzelnen Autoren Beziehungen zwischen der Blutgruppe 0 und dem Magengeschwür (AIRD u. Mitarb., 1954) angenommen und von anderen negiert wurden (KØSTER u. Mitarb., 1955; KHERUMIAN u. MULLEC, 1959; JORDAL, 1956; SPEISER, 1956), ist eine solche zwischen Blutgruppe 0 und Duodenalulcus weitgehend anerkannt (SPEISER, 1956; SHAY u. SUN, 1963; HOSKINS, 1966). Unter Patienten mit Ulcus duodeni beschrieben CLARKE u. Mitarb. (1956), FRASER und ROBERTS (1957) sowie DOLL u. Mitarb. (1951) eine höhere Anzahl von Personen, bei denen im Speichel oder Magensekret ABH(0)-Antigene fehlten — „nonsecretors" —. Die Sekretion der wasserlöslichen Blutgruppen-Antigene wird durch drei voneinander unabhängige Gene gesteuert:

1. ein Gen, das die ABH(0)-Blutgruppenspezifität bedingt;
2. ein Sekretor-Gen und
3. das Lewis-Antigen Gen.

Die Wirkung von „nonsecretors" und Blutgruppe 0 scheinen sich zu addieren. Der Nachweis signifikanter Beziehungen verschiedener genetischer Faktoren zum Duodenalulcus besagt nach CLARKE u. Mitarb. (1956) nicht zwangsläufig, daß auch ein Kausalzusammenhang zwischen beiden gegeben ist. Dieser Zusammenhang könnte mit rassischen Gruppen in der Gesamtbevölkerung verbunden sein, wobei diese Gruppe zudem eine höhere Duodenalulcusquote als auch die genannten Faktoren erkennen ließe. CLARKE u. Mitarb. (1956, 1959) untersuchten daraufhin Blutgruppen- und Sekretor-Status von Familien, deren Mitglieder Ulcus duodeni-Träger waren. Sie fanden, daß die Incidenz beider genetischer Komponenten bei Patienten mit und ohne Duodenalulcus dieselbe war. CLARKE u. Mitarb. (1959) folgerten daraus, daß es sich somit nur um „rassische Merkmale" handele. Diese Ergebnisse lassen sich indessen nicht mit den Befunden in verschiedenen Ländern aller Kontinente vereinen, in denen jeweils eine Koinzidenz zwischen Blutgruppe 0 und Duodenalulcus verifiziert wurde.

BALME und JENNINGS (1957) kamen zu abweichenden Befunden; sie beschrieben ein Überwiegen der Blutgruppe A bei Personen mit pylorusnahen Ulcera oder Carcinomen und ein gehäuftes Auftreten der Blutgruppe 0 bei Ulcuslokalisation im Korpusbereich. Auch nach BROWN u. Mitarb. (1956) soll das Anastomosenulcus bei Trägern der Blutgruppe 0 doppelt so häufig wie bei solchen der Blutgruppe A auftreten (s. dagegen BALESTRA u. MATTIOLI, 1958).

Hohe Konzentrationen der Lewis- (Le)-Substanz findet man stets im Magensaft der „nonsecretors". CLARKE u. Mitarb. (1959) machten wahrscheinlich, daß die verschiedenen Typen der ABH(0)-Sekretoren und Nichtsekretoren annähernd die gleiche Gesamtmenge an Blutgruppensubstanzen — gemessen an ihrem Fucosegehalt — produzieren. Die Fucosekonzentration im Mundspeichel erwies sich in diesen Untersuchungen als bei Kontrollen und Patienten mit Duodenalulcus identisch. CLARKE u. Mitarb. (1959) folgerten aus ihren Ergebnissen, daß die relative Feihung der Sekretoren gegenüber dem Erwerb von Ulcera nicht durch eine „Schutzwirkung" der Blutgruppensubstanzen erzielt wird, sondern auf immunologischen Reaktionen beruhe (vgl. auch S. 171). HOSKINS (1967) weist auf die potentielle antigene Wirkung von Blutgruppensubstanzen durch milde saure Hydrolyse hin. Normalerweise werden keine Antikörper gebildet, wenn gereinigte Blutgruppensubstanzen Menschen gleichen Blutgruppenphänotyps injiziert werden. Dagegen wird die säurelabile Fucose-Bindung zerstört, wenn gereinigte Blutgruppensubstanzen einer milden sauren Hydrolyse unterworfen werden (KABAT u. Mitarb., 1943; ALLEN u. KABAT, 1959). Dieses, durch Fucoseabspaltung veränderte Molekül wird zum Antigen. Es ist befähigt, die

Bildung spezifischer Antikörper zu stimulieren, wenn es wiederum Personen mit derselben Blutgruppe injiziert wird. Der dargelegte Vorgang kann bereits unter physiologischen Bedingungen im Magenlumen erfolgen, zur Fucoseabspaltung führen und entsprechende Antigene bereitstellen. So sind 14% des Gesamtfucosegehaltes des Magensekretes dialysierbar (HOSKIN und ZAMCHECK, 1965). Gelangen diese potentiellen Antigene in den Kreislauf, so vermögen sie die Bildung von Autoimmunantikörpern zu induzieren. Dieser Reaktionsablauf ist bei der atrophischen Gastritis mit intestinaler Metaplasie (vgl. S. 279; RUBIN, 1969; Umwandlung der Mucosa des Magens von einem sekretorischen in ein absorptives Epithel!) bei der sog. perniziösen Anämie hinlänglich bekannt.

Eine weitere Möglichkeit der Incidenz von Blutgruppe 0 und Ulcus duodeni wäre darin zu sehen, daß Patienten der Blutgruppe 0 und Nichtsekretoren eine Belegzellvermehrung aufweisen; so berichteten KØSTER u. Mitarb. (1955) über Beziehungen zwischen Hypersekretion und vermehrte Acidität bei Patienten der Blutgruppe 0.

## 2. Umweltfaktoren und Ulcus

Der ausgesprochene Wechsel zwischen Ulcushäufigkeit, Ulcuslokalisation, Alter und Geschlecht der Geschwürsträger in Europa (SUSSER, 1961), hebt die Bedeutung exogener Einflüsse hervor. Der Versuch, diese Variabilität mit bestimmten Berufen in Verbindung zu bringen, führte bislang zu keinem Ergebnis (SCHELLONG, 1937; DUESBERG, 1938; DOLL u. JONES, 1951; KATSCH u. PICKERT, 1953; HARDOUIN, zit. nach MAY, 1958; CASTROVILLI, 1957; MAY, 1958). IVY u. Mitarb. (1950) lehnen einen Zusammenhang zwischen Ulcusbefall und Zivilisationsverhältnissen ab. Indessen zeigt die Ulcusincidenz auf den einzelnen Kontinenten, doch recht unterschiedliche Erkrankungsquoten und -bilder.

Nach HARDOUIN (zit. nach MAY, 1958) ist die Ulcushäufigkeit in *Nordafrika* zwischen Weißen und Farbigen gleich. Dagegen sollen bei Moslems während der Fastenzeit Ulcusperforationen häufiger auftreten. LEVRAT (1967) beobachtete eine besonders hohe Ulcusincidenz bei in Frankreich lebenden nordafrikanischen Immigranten. DAVIES (zit. nach MAY, 1958) berichtet aus Uganda eine gleiche Ulcushäufigkeit wie in anderen Ländern, indessen eine niedrigere Komplikationsrate. In französisch Afrika und Madagaskar ist die Ulcusquote hoch (PAYET, 1958); es handelt sich in 80—90% um Duodenalgeschwüre, die nicht selten multipel auftreten. VASALLO (1937) gibt für die in Ost-Afrika lebende Mischbevölkerung folgende Ulcusquote an:

Afrikaner: 1 Ulcusfall auf 1800 Einwohner,
Araber:   1 Ulcusfall auf 1000 Einwohner,
Inder:    1 Ulcusfall auf  652 Einwohner.

EAGLE und GILLMAN (1938) begegneten in Süd-Afrika bei Europäern dem Ulcus in 3%, bei Mischlingen in 1% und bei Bantunegern in 0,4% (vgl. HIGGINSON u. SIMSON, 1958; Lit.). In Abessinien ist die Ulcuskrankheit relativ häufig (BERGSMA, 1931). In Nigeria liegt der Prozentsatz an Ulcusfällen im Süden höher als im Norden; das Ulcus duodeni überwiegt (KONSTAM, 1958; Lit.).

In *China* selbst, aber auch unter Chinesen, die in Vietnam, Java oder Malaya leben, ist das Ulcusleiden sehr verbreitet. BONNE u. Mitarb. (1938), sowie KOU-

WENAAR (1954) berichteten für Indonesien und MARSDEN (zit. nach MAY, 1958) für Malaya, daß in diesen Ländern die Ulcuskrankheit bei eingewanderten Chinesen und Indern häufiger als bei Europäern auftritt. Auf den Fidschi-Inseln zeigen Europäer den höchsten Ulcusbefall. Ihnen am nächsten, aber in weitem Abstand folgen die Inder, während Eingeborene kaum erkranken (MAY, 1958).

In *Indien* ist das Ulcus vor allem eine Erkrankung der ärmeren Bevölkerungsschichten (DOGRA, 1940; MAY, 1958). Blutungen und Perforationen sollen selten vorkommen (SOMMERVELL u. ORR, 1936). Männer überwiegen in der Ulcusincidenz gegenüber Frauen im Verhältnis von 18:1. Das Ulcus duodeni ist wesentlich häufiger als das Ulcus ventriculi. Eine Familiendisposition soll in knapp 20% nachweisbar sein (DOGRA, 1940). Die Gesamthäufigkeit der Ulcuskrankheit wird von RAGHAVAN (1967) für Indien im klinischen Untersuchungsgut mit 0,4% und im autoptischen mit 1,2% beziffert. Gegenüber der Zeitperiode von 1931—1940 mit einer Erkrankungsquote von 0,26% ist zwischen 1951 und 1956 in Bombay ein Anstieg auf 0,68% zu verzeichnen. Berechnet auf jeweils 1000 Patienten ergibt sich nach RAGHAVAN (1967) folgendes Bild:

| Ulcus duodeni | | Ulcus ventriculi (%) | | Jahrgänge |
| ♂ | ♀ | ♂ | ♀ | |
|---|---|---|---|---|
| 0,23 | 0,06 | 0,07 | 0,03 | 1931—1940 |
| 0,36 | 0,07 | 0,08 | 0,005 | 1941—1950 |
| 0,74 | 0,17 | 0,01 | 0,01 | 1951—1956 |

HARDLEY (1958) fand das gastro-duodenale Ulcus im Punjab im Gegensatz zu Süd-Indien und Kashmir sehr selten vertreten. Das Duodenalgeschwür überwiegt im Punjab mit 10:1 gegenüber dem Magenulcus. In Ceylon scheint die Ulcuskrankheit relativ häufig zu sein. Hier überwiegt das Ulcus ventriculi mit 2:1 gegenüber dem Duodenalgeschwür (MAY, 1958).

In *Japan* beträgt der Anteil der Todesfälle an Magengeschwüren bei Männern 32 und bei Frauen 12 auf 100000 Verstorbene (MAY, 1958). Die klinisch diagnostizierte Morbiditätsquote beträgt 3—4% und macht damit 9—15% der in Japan auftretenden gastro-intestinalen Erkrankungen aus (YAMAGAT, 1967). Das Ulcus ventriculi ist häufiger als das Ulcus duodeni; das Verhältnis beträgt 1,2:1 nach YAMAGATA (1967) oder 1,4:1 nach KUROKAWA und MASUDA (1958). Männer erkranken 3—5mal häufiger als Frauen, wobei kombinierte Magen-Duodenalgeschwüre besonders häufig bei Männern vorkommen.

Vergleicht man die Relation Magen- zu Duodenalgeschwür in der Gesamtbevölkerung von *Peru* — 1:1,3 — mit jener des Hochlandes, so wird eine Relationsumkehr und Prädominanz der Magengeschwüre mit 2,3:1 gegenüber den Duodenalgeschwüren deutlich. Im Hochland ist die Blutungsquote mit 40—66% gegenüber der Küstenregion mit 10—30% besonders imponierend (VARGAS, 1967). Werden Hochlandbewohner in das Flachland umgesiedelt, so readaptieren sie sich rasch. Die Prädominanz des Ulcus ventriculi bleibt jedoch bestehen. Nur die Blutungsquote „normalisiert" sich auf 9—30%. Der hohe Prozentsatz komplizierender Blutungen wird auf die chronische Hypoxie im Hochland der Anden zurückgeführt; sie unterhält einen „latenten Schockzustand", bewirkt eine Hyposensibilität der insuffizienten Nebennierenrinde gegenüber ACTH und geht mit einer abnormen „Brüchigkeit" der Gefäße einher. Die Blutungen stammen zu einem hohen Prozentsatz nicht aus den akuten Ulcera selbst, sondern aus perifokalen hämorrhagischen Erosionen. Die Befunde von VERGAS (1967) unterstreichen die Beobachtung von ELLISON u. Mitarb. (1959), daß sich die Relation Ulcus ventriculi zu Ulcus duodeni jeweils zugunsten des Magengeschwüres verschiebt, wenn es sich um akute Ulcera handelt (ELLISON u. Mitarb., 1959: U.v.: U.d. akut 1,5:1, chronisch 0,9:1,7).

Für *Nordamerika* geben PORTIS und JAFFE (1938) zwischen 1929 und 1936 eine Ulcusincidenz von 5% an. ELLISON u. Mitarb. (1959) ermittelten für die Zeitspanne von 1937 bis 1955 eine Ulcusquote von 4,1% unter 20000 Obduktionen. Nach WEISS u. Mitarb. (1949) erkranken 5—12% der Nordamerikaner einmal während ihres Lebens an einem Ulcus. Für Mexiko stellte JOSE DE LA VEGA (1956) eine Häufung des Ulcusbefalles zwischen dem 41. und 49. Lebensjahr fest. An Komplikationen werden Perforation mit 0,5%, Stenosen mit 11% und Blutungen mit 12% genannt.

## 3. Konstitution und Ulcus

V. BERGMANN (1913) sprach von der „vegetativen Stigmatisierung" des Ulcusträgers und induzierte mit dieser Konzeption eine Forschungsrichtung die versucht, das Bild der „Ulcuspersönlichkeit" zu zeichnen. Nach V. BERGMANN (1913) erkrankten Personen von leptosomen Habitus bevorzugt an einem Ulcus. Dieser Ansicht wurde vielfach beigepflichtet (SCHENK, 1947; SCHMITZ, 1950 u. a.) aber auch ebenso häufig heftig widersprochen (V. WEIZSÄCKER, 1926; LINDLAU, 1940; ROBINSON u. BRUCE, 1940; ROULET u. FRUTIGER, 1943; KATSCH u. PICKERT, 1953). WRETMARK (1953) betont in seiner Monographie „The peptic ulcer individual", daß beim Ulcus duodeni Patienten von leptosomen Habitus überwiegen, wogegen das Magengeschwür keine besondere Bindung zu einem Konstitutionstyp erkennen läßt. Im angloamerikanischen Schrifttum vor allem, wird die psychosomatische Komponente der "Ulcusförderung" hervorgehoben (DUNBAR, 1935; SLAUGHTER, 1947; HELLPACH, 1949; s. a. GLATZEL, 1945, 1947, 1949). Nach HAFNER (1965) hat die psychosomatische Komponente besonderes Gewicht für das Ulcus in der Adoleszenz. Dabei soll die Konstitution über das vegetative Nervensystem und die innere Sekretion auf die Harmonie von Sekretion und Motilität Einfluß nehmen.

## 4. Ernährung und Ulcus

Die Frage, ob der 2. Weltkrieg und die ihm folgende Nachkriegsperiode der Fehl- und Mangelernährung eine tatsächliche Frequenzsteigerung der Ulcuskrankheit brachte, wird unterschiedlich beurteilt. GUTZEIT (9143) konnte weder bei der zivilen Bevölkerung noch bei Frontsoldaten eine Häufung der Ulcusfrequenz feststellen. SPANG (1948) verhält sich aufgrund seiner Untersuchungen sehr zurückhaltend und GABLER (1956) beobachtete gleichfalls keine Zunahme des Gastro-Duodenalulcus während der Kriegs- und Nachkriegsperiode. Bereits 1932 diskutierte HAMPERL die Bedeutung der Fehl- und Mangelernährung anhand der Erfahrungen in Rußland während der Zeit des 1. Weltkrieges und der Revolutionswirren auf die Zuwachsrate der Ulcuskrankheit. Die beobachtete Häufigkeitszunahme entsprach dem allgemeinen Trend; sie betraf von Hungersnot betroffene und verschonte Gebiete gleichermaßen. Auch ZSCHOCH (1965) kommt nach statistischer Aufschlüsselung des Leipziger Sektionsgutes zu dem Ergebnis, daß keine signifikante Zunahme der Ulcuskrankheit in Zeiten schlechter Ernährung festzustellen ist.

Einen deutlichen Anstieg der Ulcuskrankheit während der Kriegs- und Nachkriegsjahre beschrieben dagegen ROTHE (1941), HENNING (1944), BÜRGER (1944), VOGT (1949), ESCHEBACH (1949), KRÄMER und SARRE (1950), BREVDO (1950) sowie KUCSKO (1958). HENNING (1944) sprach sogar von einem „Krisen- und Kriegsgeschwür". Während das Gastro-Duodenalulcus nach der Übersicht von KUCSKO (1958) in Wien für den Zeitraum zwischen 1906—1910 eine Frequenz von 1,6% aufweist, erreicht es in der Periode von 1940—1944 einen Gipfel von 7,5%, der zwischen 1950—1954 geringfügig auf 7,1% zurückgeht. Für den Jahrgang 1945 wurde am Heidelberger Pathologischen Institut bei Zugrundelegen der gleichen Kriterien ein Prozentsatz von 3,4% ermittelt; dieser sinkt während der Periode der Fehl- und Mangelernährung zwischen 1946 und 1949 sogar auf 2,9% ab, um von 1950—1969 kontinuierlich auf 8,1% anzusteigen.

HENNING (1944) stellte fest, daß während dieser Periode der „vermehrten" Belastung und der Fehl- und Mangelernährung eine deutliche Zunahme des Ulcus ventriculi gegenüber dem Ulcus duodeni zu verzeichnen sei. Pathogenetisch wesentlich erachtete HENNING (1944) die erhöhte körperliche und geistige Leistung — „Stress" — bei mangelhafter Eiweiß- und Fetternährung sowie übermäßig schlackenreicher Kohlenhydratkost. WÜST (1955) fand für die Periode 1940—1949 im Obduktionsgut des Krankenhauses St. Georg in Leipzig eine Zunahme der Komplikationen. Tödliche Blutungen waren gegenüber der Periode 1930—1939 um das Dreifache und Perforationen auf das Doppelte angestiegen. Von dem Begriff des „Krisen- und Kriegsulcus" ist die „Stress-Stuation" mit Überwiegen der Magenulcera geblieben — akute Ulcera —. Die dargelegten Beziehungen zwischen Fehl- und Mangelernährung überzeugen nicht (KALK, 1945; DAUWE, zit. nach KATSCH u. PICKERT, 1953; BERG, 1948; KATSCH u. PICKERT, 1953). Vergleicht man weiterhin die dargelegten Arbeiten über das „Krisen- und Kriegsulcus" mit jenen der geographischen Pathologie, kommt man zu demselben Schluß wie MAY (1958), daß es zur Zeit nicht möglich ist, die vielfach postulierten Beziehungen zwischen Ernährung und Geschwürsentstehung zu konkretisieren.

## 5. Stress und Ulcus

Im Gegensatz zum klassischen Ulcus simplex des vorigen Jahrhunderts stellt das Stress-Ulcus wie seine Bezeichnung eine „moderne Erkrankung", ein akutes Geschwür besonderer ätio-pathogenetischer Prägung dar. Auslösend werden umfangreiche und zeitraubende chirurgische Eingriffe, Traumen, Verbrennungen und cerebrale Erkrankungen angeschuldigt. Das Stress-Ulcus als gastro-intestinale „Komplikation" im Sinne einer Zweiterkrankung entwickelt sich perakut, ohne Prodromi. Die klinische Symptomatologie ist in der Regel uncharakteristisch und wird durch die häufigen Komplikationen Blutung und Perforation beherrscht.

Bleibt das Stress-Ulcus klinisch „stumm", so heilt es fast immer folgenlos ab. Die Pathogenese dieser akuten Ulcera wird durch hormonale, neurogene und vasculäre Theorien zu erklären versucht.

### a) Das Hypothalamico-Hypophysen-Nebennieren-System

1953 beobachteten GRAY u. Mitarb., daß ACTH oder Cortison die Magensekretion fördert. Da diese Stimulation nicht durch den Vagus beeinflußt wird, vermuteten sie eine hormonale, adrenale Phase der Magensaftsekretion, die wesentlich für die Ulcusgenese sei. Der stimulierende Stress wirkt nach diesem Konzept über sensible Nerven aus dem traumatisierten Areal (HUME u. Mitarb., 1962; JOHNSTON, 1964) auf den Hypothalamus ein. Der Einfluß auf den Magen wird über die Hypophyse und Nebenniere gesteuert. PORTER u. Mitarb. (1953) postulierten, daß ein „Stress", der den posterioren Hypothalamus trifft, direkt über den Hypophysenvorderlappen auf humoralem Wege rückgekoppelt wird und zur ACTH-Freisetzung führt. Das sich entwickelnde Ulcus wird vielfach als Kombinationseffekt aus verstärkter HCL- und Pepsinsekretion sowie gehemmter Defektheilung betrachtet.

Die Labilität dieses Regelkreises wird durch die Beobachtung unterstrichen, daß beim Menschen bereits mit Narkoseeinleitung der 17-Hydroxycorticoidspiegel im Serum ansteigt (MOORE, 1959). Wenige Minuten nach Beginn des chirurgischen Eingriffes erreicht er im Serum 30—80 µg/100 ml gegenüber einem Normwert von 5—15 µg/100 ml, um noch weiterhin für 2—4 Std nach Beendigung des Eingriffes anzusteigen. Dabei bestehen Beziehungen zur Schwere des operativen „Trauma". Fehlen postoperative Komplikationen, so ist der Hypercorticismus nur von kurzer Dauer. Nach einer subtotalen Gastrektomie normalisiert sich der 17-Hydroxycorticoidspiegel im Serum wieder nach wenigen Stunden, während die Ausscheidung im Urin noch über 2—4 Tage erhöht ist (GOLD u. Mitarb., 1958). Diese endokrine Reaktion ist nach kardio-vasculären Operationen mit extrakorporalem Kreislauf besonders ausgeprägt; eine erhöhte 17-Hydroxycorticoidausscheidung kann mehr als 5 Tage nachweisbar sein (CARVETH u. Mitarb., 1965). Tritt eine postoperative Komplikation auf, so bleibt der Hypercorticismus bestehen. Handelt es sich um Spätkomplikationen, so werden sie von einem erneuten Hormonanstieg im Serum begleitet. Prolongierte Schockzustände können, sofern sie nicht zu einer Erschöpfung der Nebennierenrinde führen, eine Nebennierenrindenhyperplasie bewirken (MOORE, 1959).

Während einer Infektionskrankheit oder im bakteriellen Schock ist der Serumcorticoidspiegel regelmäßig eleviert (MELBY u. SPINK, 1958). Dabei ist der erneute Anstieg des Serumcorticoidspiegels nicht nur die Folge der vermehrten Hormonproduktion, sondern auch der Hormonkatabolismus ist verlangsamt. Die Clearence von Hydrokortison und Prednisolon erfährt nach größeren chirurgischen Eingriffen eine Verzögerung (CAMPBELL u. Mitarb., 1960). Die Hormonkonjugation ist nach Traumen außerdem gestört. Sie ist nach gleichzeitigen Leberparenchymschäden besonders betroffen (MOORE, 1959).

Die *neurogene* Theorie des Stress-Ulcus postuliert einen direkten Angriff der „Noxe" am Zentralnervensystem mit efferent gesteuerter Fehlsekretion, Dysmotilität und Dyszirkulation (vgl. S. 343: centrogen induzierte Magenblutung).

Die *vasculäre* Theorie des Stress-Ulcus legt das Hauptgewicht auf die ischämiebedingte Anoxie in umschriebenen Mucosabezirken, die als Folge eines, wenn auch nur passageren, hypovolämischen Schocks angesehen wird (vgl. S. 335: Stress und Schock).

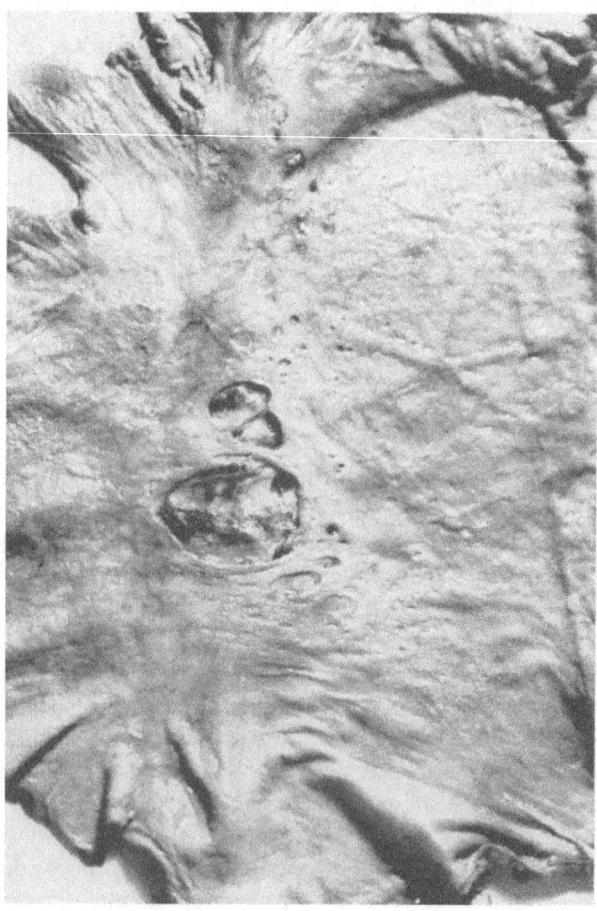

Abb. 158. Verblutung aus zahlreichen frischen Ulcera in der Magenstraße (Stress ulcera). Status nach Femurfraktur, Unterkühlung, operative Verschraubung der Fraktur. 61jährig, männlich. (SN 434/58, Path. Inst. Zürich)

Nach einem Trauma sind Volumen und Acidität des Magensekretes (HOWARD, 1955) während der ersten 48—72 Std verringert. So beobachtet man nach ausgedehnter Verbrennung primär keine Hypersekretion oder vermehrte HCl-Sekretion (WILSON u. PIROZYNSKI, 1965). Im Augenblick der höchsten postoperativen endokrinen Gegenregulation ist das Sekretvolumen besonders niedrig (HARDY, 1951). Eine Hypersekretion fehlt im Verbrennungs- und postoperativen Schock.

Das traumatische — exogen oder iatrogen-postoperativ —, das Curling-Ulcus und das Stress-Ulcus in der Neugeborenenperiode sind auf entsprechende pathogenetische Mechanismen zurückzuführen.

## b) Trauma und Ulcus

Neben „traumatischen" Ulcera im Rahmen einer exogenen (Abb. 158) oder iatrogen-postoperativen Stress-Situation können auch stumpfe Bauchtraumen direkt akute Geschwüre zur Folge haben. Sofern keine Komplikationen wie Blutungen (vgl. S. 326) oder Perforationen auftreten (STERN, 1900; THIEM, 1915; DIETRICH, zit. nach MERKEL, 1956; HAUSBRAND, 1943; CROHN u. GERENDASY, zit. nach MERKEL, 1956; KALK, 1957), heilen sie rasch ab. Die Annahme kausalpathogenetischer Zusammenhänge zwischen einem erfolgten Bauchtrauma und einem chronischen Ulcus wird mit größter Skepsis betrachtet. RUGE (1931) konnte nach Analyse von 104 eigenen Beobachtungen in allen Fällen einen Kausalzusammenhang ausschließen (vgl. JUST, 1932; KOEPPEN, 1942). Über die Beziehungen zwischen Hirntrauma und Ulcus s. S. 335.

## c) Das postoperative Stress-Ulcus

Das Auftreten postoperativer Stressulcera ist seit langem bekannt und wurde erstmalig von BILLROTH (1867) beschrieben (vgl. v. EISELSBERG, 1899; BUSSE, 1914). Gegenüber einem allgemeinen Mittelwert von 1,6% erhöht sich der Prozentsatz auf 20%, sobald pulmonale Komplikationen vorliegen (BRIHAYE u. Mitarb., 1969, Lit.). MÜLLER u. Mitarb. (1967) fanden unter 19 postoperativen Stressulcera bei 14 Patienten pulmonale Komplikationen; auf schwere Operationen und erhebliche Traumen bezogen, ermittelten sie in ihrem Krankengut 3,6% Stressulcera. KONRAD und WEDELL (1964) nennen nach Herz- und Gefäßoperationen 2,8% Stressulcera; KRICKE (1963) beschrieb im Sektionsgut in 12% Ulcera und Erosionen nach allgemein-chirurgischen Eingriffen. FLETCHER und HARKINS (1954) sahen in 1% unter 4000 aufeinanderfolgenden Operationen postoperative akute Ulcera und JENNY u. Mitarb. (1968) ermittelten nur einen morphologisch gesicherten Anteil von 0,7%.

Unter 91 Fällen von Stressulcera geben BRIHAYE u. Mitarb. (1969) folgende Lokalisation an:

|  | Lokalisation | | | | | |
| --- | --- | --- | --- | --- | --- | --- |
|  | Oesophagus | Magen | Duodenum | Magen/ Duodenum | Jejunum | Colon |
| Fallzahl | 3 | 42 | 31 | 9 | 2 | 4 |
| Multiplizität | — | 26 | 11 | — | 2 | 4 |

## d) Das Ulcus nach Verbrennungen (Curling-Ulcus)

Die ersten Mitteilungen über das Auftreten von Magen- und Duodenalgeschwüren nach Verbrennungen gehen auf SWAN (1823), DUPUYTREN (1832), COOPER (1839) und LONG (1840) zurück. Allgemein bekannt wurden diese Zusammenhänge indessen erst durch die Darstellung von CURLING (1842), der über 10 Fälle von akuten Duodenalgeschwüren nach ausgedehnten Verbrennungen berichtete.

PERRY und SHAW (1893) schätzten die Koinzidenzhäufigkeit zwischen Verbrennung und Ulcus auf 3,8%. HARKINS (1938; vgl. auch MEARS, 1953) kommt nach einer Literaturübersicht der Jahre 1840—1937 zu demselben Prozentsatz von 3,8%, indem er unter 680 Verbrennungskranken in 26 Fällen Ulcuskomplikationen feststellen konnte. WEIGEL u. Mitarb. (1953) gibt unter 600 Verbrennungen nur eine Ulcusquote von 0,8% an, während JACKSON (1963) 2,4% nennt. Diese Zahlendiskrepanzen unterstreichen die Inhomogenität der klinischen Kollektive sofern keine Graduierung der Verbrennung und ihrer Ausdehnung erfolgte. SEVITT (1967) sah unter 291 Patienten, die an den Folgen ausgedehnter 2. bis 3.gradiger Verbrennung verstarben in 24,7% Ulcera und Erosionen mit folgendem Verteilungsmuster:

| | | |
|---|---|---|
| Ulcus duodeni | 8,9% | (26 Fälle) |
| Gastritis erosiva | 14,4% | (42 Fälle) |
| Ulcus duodeni et ventriculi: | 1,4% | ( 4 Fälle). |

Eine Zusammenstellung von 245 Fällen durch BRIHAYE u. Mitarb. (1969) gibt nachstehende Verteilung akuter Ulcera:

| | | |
|---|---|---|
| Oesophagus: | 3,7% | ( 9 Fälle) |
| Magen: | 40,0% | ( 98 Fälle) |
| Duodenum: | 55,1% | (135 Fälle) |
| Dünndarm: | 1,2% | ( 3 Fälle) |

Das Ulcus bei Verbrennung trägt überwiegend „gutartigen Charakter". Das morphologische Bild entspricht jenem akuter Ulcera oder jenem hämorrhagischer Erosionen. Diese Curling-Ulcera findet man besonders bei Patienten, bei denen flächenhafte Verbrennungen 3. Grades vorliegen (WEIGEL, 1953: 33—75% der Körperdecke mit einem Mittelwert von 57% errechnet von 22 Patienten). BRIHAYE u. Mitarb. (1969) fanden unter 63 Fällen einen Mittelwert von 53% der Körperdecke. 216 aus dem Schrifttum zusammengestellte Fälle mit Curling-Ulcus wiesen in 96% (209 casus) Verbrennungen 3. Grades auf, während nur 5 Patienten mit Verbrennungen 2. Grades und 2 mit solchen 1. Grades ein akutes Ulcus akquirierten (BRIHAYE u. Mitarb., 1969).

BRIHAYE u. Mitarb. (1969) geben folgende Altersverteilung der Curling-Ulcera an:

| Alter | 0—10 | 11—20 | 21—30 | 31—40 | 41—50 | 51—60 | 61—70 | 71—80 |
|---|---|---|---|---|---|---|---|---|
| Anzahl | 63 | 33 | 24 | 11 | 9 | 4 | 3 | 3 |

Der zeitliche Abstand von dem Verbrennungstrauma, zu dem die akuten Ulcera auftreten, zeigt eine charakteristische Kumulation während der ersten 14 Tage nach dem Unfallereignis (BRIHAYE u. Mitarb., 1969):

| Tage | 0 | 1 | 2 | 3 | 4 | 5 | 5 | 7 | 1. Woche: | |
|---|---|---|---|---|---|---|---|---|---|---|
| Anzahl | 5 | 7 | 12 | 8 | 11 | 10 | 18 | 5 | Summe 76 | (48,1%) |
| Tage | 8 | 8 | 9 | 10 | 11 | 12 | 13 | 14 | 2. Woche: | |
| Anzahl | | 2 | 4 | 6 | 10 | 5 | 8 | 8 | Summe 43 | (27,2%) |
| Wochen | | | 3 | 4 | 5 | 6 | | | 3.—6. Woche: | |
| Anzahl | | | 22 | 8 | 5 | 4 | | | Summe 39 | (24,7%) |
| | | | | | | | | | 158 | (100,0%) |

Danach entwickeln sich fast 50% der Curling-Ulcera innerhalb der ersten Woche nach der Verbrennung und nur noch knapp 25% nach dem 14. Erkrankungstage. Entsprechend findet man chronische Curling-Ulcera extrem selten (KIRCHMAYER, 1922; BERGK, 1938).

Die Deutungsversuche der Pathogenese des Curling-Ulcus sind zahllos. CURLING (1842) selbst hielt das Verbrennungsgeschwür für die Folge einer Überaktivität der Brunnerschen Drüsen. BROWN-SÉQUARD (zit. nach MEARS, 1953) suchte die Erklärung im Rahmen eines spinalen Reflexgeschehens. HUNTER (1890) stellte entzündliche Vorgänge in den Vordergrund. PONFICK (1877) machte Erythrocytenzerfallsprodukte und BUSSE (1914) eine Autointoxikation verantwortlich. BILLROTH (1867) sowie MOYNIHAN (1912, zit. nach MEARS, 1953) dachten an septische Embolien; so sprach auch SHAW (1894) von einem Status septicoinfectiosus des Curling-Ulcusträgers. Bei Verbrennungen mit Sepsis beschrieb MONCRIEF (1964) in bis zu 42% Ulcera; es handelte sich vorwiegend um Pseudomonasinfektionen. HAUSER (1926) sah das Verbrennungsgeschwür als Folge zentral ausgelöster Spasmen der Mucosacapillaren an. HARRIS (1927), LEVIN (1929), BENNET und DRURY (1931), KISIMA (1938) sowie NECHELES und OLSEN (1941, 1942, 1946) hielten die vermehrte Histaminliberierung aus den Mastzelldepots für wesentlich. ZINCK (1940) sprach von einer primären Gefäßwandschädigung.

Bereits BLALOCK (1931) wies auf die Bedeutung der Hämokonzentration mit Anoxie als Schockfolge hin (vgl. auch KAPSINOW, 1934; COPE u. RHINELANDER, 1943; WEIGEL u. Mitarb., 1953). Somit steht auch beim Curling-Ulcus wie beim postoperativen Stress-Ulcus und jenem der Neugeborenenperiode der Schock mit seiner, wenn auch nur passageren Folge der inadäquaten capillären Perfusion, umschriebenen Mucosaischämie und konsekutivem Zusammenbruch der Schleimbarriere im Vordergrund (vgl. S. 335).

Nicht nur Hitzeeinwirkung, sondern auch ein *Kälteschaden* kann zu einer akuten Geschwürsbildung führen, wie dies bereits von FOERSTER (1861) angenommen und von SUN (1927) experimentell reproduziert werden konnte. TODOW (1943) beobachtete bei Schiffbrüchigen akute Ulcera und nahm einen pathogenetischen Zusammenhang zwischen einer unterkühlungsbedingten Hirnstammschädigung und der Geschwürsbildung an. Wie indessen die besonders während der 50er Jahre in breitem Rahmen durchgeführten therapeutischen Hypothermien lehrten, dürfte auch bei dieser Ulcusgenese der lokalisierte Erstickungsstoffwechsel im Vordergrund stehen. Die Pathogenese des akuten Ulcus nach Unterkühlung entspricht damit jener des Curling-Ulcus.

## 6. Inkretorik und Ulcus

### a) Hypothalamus/Hypophyse

PAL (1916) berichtete erstmalig über einen aus dem Hypophysenhinterlappen gewonnenen Extrakt, der einen inhibitorischen Effekt auf die Magensaftsekretion ausübt. Die Befunde von PAL (1916) wurden von HESS und GUNDLACH (1920) bestätigt. Hierbei kommt es zu einer Inhibierung der Histaminwirkung (DODDS u. Mitarb., 1937). Trotz dieser „Histamininhibition" gelang es DODDS u. Mitarb.

(1934) durch intravenöse oder subcutane Injektion des Hypophysenhinterlappenextraktes Magenulcera zu erzeugen. Die Befunde wurden von BERGAMI (1935), NEDZEL (1938) und BERG (1942) bestätigt, während MAZZARELLI (1936) sowie DUTTON und IVY (1950) keine entsprechenden Resultate erzielten.

Die Hypophyse übt keinen eigenständigen Einfluß auf die Magensekretion und -motorik aus, sondern wirkt als Relais zwischen Hypothalamus und Nebenniere. Experimente von PORTER u. Mitarb. (1953) ermöglichten eine nähere Spezifizierung dieses Regelkreises. Bei Affen verursacht die elektrische Stimulierung des ventralen Hypothalamus in Höhe des Chiasma opticum einen pH-Abfall des Magensaftes mit einem Minimum 1—2 Std nach Reizung. Die Ausgangswerte werden wieder nach 3 Std erreicht. Nach bilateraler Vagotomie bleibt diese Reaktion aus. Eine Stimulation der dorsalen Hypothalamuskerne in Höhe der Corpora mamillaria zeigt eine verzögerte Reaktion; das Maximum wird nach 3 Std erreicht und nach 5 Std werden wieder Normalwerte registriert. Diese Reaktion bleibt nach vorheriger bilateraler Adrenalektomie aus. Gleiche Effekte wie nach Stimulation der dorsalen Hypothalamuskerne sind durch intravenöse Injektion von Corticotropin, Cortison oder Epinephrin zu erzielen (FRENCH u. Mitarb.. 1953). Affen, bei denen eine doppelseitige Adrenalektomie oder eine doppelseitige Vagotomie vorgenommen wurden, produzierten weder nach Reizung der ventralen noch dorsalen Hypothalamuskerne eine Alteration der Säuresekretion des Magens. Weiterhin zeigte die insulininduzierte Hypoglykämie zwei Kurvenphasen, die jenen nach Stimulierung der ventralen oder dorsalen Hypothalamuskerne entsprachen. Die erste, frühe Komponente ist an intakte Vagi, die zweite an funktionstüchtige Nebennieren gebunden. PORTER u. Mitarb. (1953) postulierten, daß ein den dorsalen Hypothalamus treffender „Stress" humoral auf den Hypophysenvorderlappen rückwirkt und damit eine Freisetzung von ACTH induziert. SHAY und SUN (1963) bestätigten die Ergebnisse von FRENCH u. Mitarb. (1953) sowie PORTER u. Mitarb. (1953).

Die intravenöse Applikation von ACTH führte indessen in ihrer Wirkung auf die Magensaftsekretion zu recht widerspruchsvollen Ergebnissen. Beim Menschen bewirkt eine einzige ACTH-Injektion nach VARRO u. Mitarb. (1956) bereits einen Anstieg des Plasmapepsinogenspiegels. Der Uropepsinspiegel soll über 3—6 Tage erhöht bleiben (GRAY, 1953). Dieser Effekt ist durch Vagotomie nicht zu beeinflussen. GRAY (1959) beobachtete nach ACTH-Injektion weiterhin einen Anstieg der Säure- und Pepsinsekretion. Niedrige intravenöse ACTH-Dosen (0,25 mg) bewirken bei Patienten mit Ulcus duodeni einen höheren Anstieg der Plasmahydrocorticoide als bei gesunden, gleichalten und gleichgeschlechtlichen Kontrollpersonen.

Von anderer Seite wurde dagegen ein signifikanter ACTH-Effekt auf die Magensaftsekretion verneint (FRIEDMAN, 1951; DRAGSTEDT, 1956; RAGINS u. Mitarb., 1956).

### b) Nebennieren

Physischer und psychischer Stress (SELYE, 1950) erregen die Großhirnrinde, die den Impuls an das Zwischenhirn und die Hypophyse weiterleitet. Durch ACTH-Ausschüttung kommt es zu einer Stimulierung der Nebennierenrinde. Die

Mobilisation von Steroidhormonen einschließlich Cortison (SELYE, 1946) bewirkt damit einen Zustand, der als „Alarmreaktion" (SELYE, 1950) bezeichnet wird. Diese Alarmreaktion bewirkt eine Vergrößerung und Leistungssteigerung der Nebennierenrinde und gleichzeitig eine erhöhte Glykocorticoidausschüttung. Daneben beobachtet man eine Reduktion des thymo-lymphoretikulären Apparates (Lymphoklasie) mit Lymphopenie, einen Abfall der eosinophilen Granulocyten im strömenden Blut und eine erhöhte Ausscheidung von 17-Ketosteroiden und 11-17-Oxysteroiden und von Uropepsin im Harn. Im Rahmen dieser Alarmreaktion kommt es auch zu einer Stimulation der Magensekretion auf hormonalem Wege unabhängig vom Nervus vagus (GRAY u. Mitarb., 1951). Diese „physiologische Alarmreaktion" wird während der Patho- und Morphogenese des Stress-Ulcus vor allem durch vasculäre Komponenten im Rahmen des Schock-Kollapsgeschehens überlagert (vgl. S. 335).

Allgemein angenommen, und teleologisch verständlich, ist die Seltenheit eines Ulcus beim Morbus Addison. SCHMIDT (1932) fand unter 25 Patienten mit Morbus Addison in keinem Falle ein komplizierendes Ulcus. MARANON u. Mitarb. (1934) entdeckten unter 160 Patienten in 3 Fällen ein Magengeschwür. BASTENIC (1949) fand unter 58 Patienten wiederum keinen Ulcusfall, während JARVIS u. Mitarb. (1954) in 2 von 24 Fällen röntgenologisch Bulbusdeformitäten erkannten; indessen hatten diese Patienten bereits vor dem Auftreten der Nebenniereninsuffizienz eine positive Ulcusanamnese. KIRSNER (1953) hebt in seiner Übersicht das Fehlen von Ulcera bei Morbus Addison hervor. Charakteristisch ist das Auftreten von Ulcera unter der Substitutionstherapie (ENGEL, 1955; GRAY u. Mitarb., 1956). SPARBERG (1967) beschrieb eine zweifelsfreie Beobachtung eines Ulcus duodeni bei einem 34jährigen Mann mit untherapiertem Morbus Addison.

Während ROWNTREE und SNELL (1931) bei Patienten mit Morbus Addison in 53% eine Achlorhydrie beobachteten (vgl. SOFFER, 1948; FEYRTER u. KLIMA, 1952; STEMPIN u. DAGRADI, 1954; ENGEL, 1955) fanden SMITH u. Mitarb. (1961) sehr schwankende Säureverhältnisse nach maximaler Histaminstimulation. Liegt indessen eine Hypacidität tatsächlich vor, so kann diese durch Glykocorticoidmedikation wieder weitgehend normalisiert werden (STAMPIEN u. DAGRADI, 1954; ENGEL, 1955).

Demgegenüber geht der Morbus Cushing nach KYLE u. Mitarb. (1956) mit einer erhöhten Sekretionsrate einher. Nach subtotaler Adrenalektomie resultiert innerhalb weniger Monate ein Absinken der Säurewerte um zirka 50%. SCHMID u. Mitarb. (1961) sowie TAFURT (1967) konnten indessen keine Anhaltspunkte für einen Kausalzusammenhang zwischen Morbus Cushing und Ulcus simplex erbringen. Allerdings stützt sich die Aussage von TAFURT (1967) nur auf das „klinische Bild"; bei seinen 23 aufgeführten Patienten wurde nur in 3 Fällen eine Röntgenuntersuchung, in weiteren 3 Fällen eine Magenschleimhautbiopsie durchgeführt.

Versuche, eine Hyperaktivität der Nebennierenrinde bei Ulcuspatienten zu realisieren, ergeben widerspruchsvolle Befunde. Im Gegensatz zu CUMMINS und GOMPERTZ (1957) sowie SLEISENGER u. Mitarb. (1958) ermittelten ROZENBOJM u. Mitarb. (1956) bei Patienten mit Ulcus erhöhte Serum- und Urinwerte für 17-Hydroxycorticosteroide. Legt man nach YAMAGAT (1967) das mathematische

Mittel des Normalfalles als Vergleichsbasis zugrunde, so liegt die 17-Ketosteroidausscheidung im Urin bei aktiven Ulcera ventriculi an der oberen Grenze der Norm; besonders die Spitzenwerte kehren unter der Ulcustherapie wieder zur „Norm" zurück. BOJANOWICZ (1963, 1968) spricht von einer ulcerogenen Dyshormonose der Nebennierenrinde mit erhöhter Glykocorticoidausschüttung. Da bereits ein „emotioneller Stress" erwiesenermaßen in der Lage ist, via Nebennierenrinde die Magensaftsekretion zu beeinflussen, ist nach SHAY und SUN (1963) in keiner Weise eine konstante Überproduktion für die positive Korrelation zwischen Ulcus und Hyperkortizismus erforderlich.

Tabelle 12. *Zusätzliche Nebennierenerkrankungen bei 812 Patienten mit Ulcusleiden-Autopsien. (Nach* ELLISON *u. Mitarb., 1959)*

| Ulcustyp | Fälle | Hyperplasie [a] | | Unilaterale Adenome | | Carcinom | |
|---|---|---|---|---|---|---|---|
| | | Nr. | % | Nr.) | % | Nr. | % |
| Ulcus duodeni, akut | 157 | 25 | 15,9 | 4 | 2,5 | 1 | 0,6 |
| Ulcus duodeni, chronisch | 232 | 28 | 12,1 | 9 | 3,9 | 1 | 0,4 |
| Ulcus ventriculi, akut | 230 | 20 | 8,7 | 8 | 3,5 | 0 | |
| Ulcus ventriculi, chronisch | 142 | 20 | 14,1 | 4 | 2,8 | 0 | |
| Ulcus pylori | 7 | 1 | 14,3 | 0 | | 0 | |
| Ulcus duodeni/Ulcus ventriculi, akut | 21 | 3 | 14,3 | 0 | | 0 | |
| Ulcus duodeni/Ulcus ventriculi, chronisch | 23 | 10 | 43,5 | 0 | | 0 | |
| Summe | 812 | 107 | 13,2 | 25 | 3,1 | 2 | 0,2 |

[a] Einschließlich noduläre Hyperplasie, corticale Hyperplasie und bilaterale Adenome.

Von ELLISON u. Mitarb. (1959) sowie BIGGWART und WILLIS (1959) wurden im Autopsiegut 3—5mal häufiger Adenome oder Hyperplasien der Nebennierenrinde bei Ulcusträgern als bei Magengesunden beobachtet (s. Tabelle 12). Auch ZSCHOCH (1965) weist auf den signifikanten Zusammenhang zwischen Nebennierenrindenadenom und Ulcuskrankheit hin. Aus den recht widerspruchsvollen experimentellen und klinischen Ergebnissen über die Beziehungen zwischen Nebennierenrinde und Ulcuskrankheit ziehen SHAY und SUN (1963) folgende Schlußfolgerungen:

1. Die Nebennierenrinde ist mitverantwortlich für den geordneten Sekretionsmechanismus der Magendrüsen.

2. Die Adrenalektomie bewirkt eine Reduktion der Magensekretion.

3. ACTH und Corticosteroide vermögen in adäquater Dosierung bei Hund und Mensch während der Langzeittherapie die Sekretion zu stimulieren.

4. Es ist daher gerechtfertigt, der Nebennierenrinde einen fördernden Einfluß auf die Ulcusgenese zuzuschreiben.

Diese Vorstellungen werden durch die Häufung von Ulcera nach Cortisondauertherapie unterstrichen. Die Häufigkeitsangaben dieser Cortisonulcera schwanken zwischen 3,6% (MELTZER u. Mitarb., 1958) und 47% (DUBOIS u. Mitarb., 1960): KERN (1957) 7,1%, BULGARIN u. Mitarb. (1960) 7,8%, HARTWEG (1963) 9,2% und HARTWEG (1963) 12%. Nach DUBOIS u. Mitarb. (1960) bleiben Tagesdosen bis 10 mg symptomlos; bei Tagesdosen von 10—50 mg ist in 4—23% mit dem Auftreten von Ulcera zu rechnen, während der Prozentsatz bei Dosierungen über 60 mg pro Tag für 2 und mehr Monate verabreicht mit einer Ulcusquote von 47% belastet sind. Aufgrund einer statistischen Auswertung von 5285 in 92 Arbeiten niedergelegten Fällen kommt RAUSCH-STROOMANN (1965) entgegen der Auffassung von DUBOIS u. Mitarb. (1960) zu dem Schluß, daß keine Dosisabhängigkeit besteht. Neben der Provokation frischer Ulcera kann es unter der Cortisontherapie auch zu einer Reaktivierung bereits verheilter Geschwüre kommen (BECK u. Mitarb., 1950; HABIF u. Mitarb., 1950; SMYTH, 1951; MISBACH u. Mitarb., 1951; PALMER, 1955; LAMBLING u. Mitarb., 1957; EDGCOMB, 1958; ELLISON u. Mitarb., 1959 u. a.).

Die Cortisonulcera sind nach SANDWEISS (1954) in 34% hämorrhagischer Natur; die Perforationsquote wird von ihm mit 28% beziffert, während HOFFMANN (1967) in 5% mit Komplikationen wie Blutungen und Perforationen rechnet. GEDDA und MORITZ (1959) sahen in 19% Ulcera bei cortisontherapierter rheumatischer Arthritis. Nach SPIRO und MILLES (1960) liegt die Ulcusquote in England bei Männern um 5,8% und bei Frauen um 1,9%. Patienten mit chronischer Polyarthritis lassen bereits einen höheren Prozentsatz erkennen: Männer 6,5% und Frauen 3,0%; unter der Steroidtherapie steigen die entsprechenden Werte für Männer auf 11—33% und für Frauen auf 12,5%. Nach KAMMERER u. Mitarb. (1958), RAUSCH-STROOMAA (1965) sowie BEGEMANN und KABOTH (1967) sollen indessen im Gegensatz zum üblichen Geschlechtsverhältnis der Ulcuskrankheit Frauen häufiger betroffen sein. Das Verhältnis Ulcus ventriculi zu Ulcus duodeni wird für das Steroidulcus mit 2:1 angegeben. Antrum und kleine Kurvatur sind bevorzugter Ulcussitz.

Klinisch bemerkenswert ist die häufige Symptomenarmut der Cortisonulcera selbst bei massiver Blutung, Penetration oder Perforation (EVANS, 1958; HILGISH u. Mitarb., 1958; SPIRO u. MILLES, 1960; WENDENBURG, 1967). SPIRO und MILLES (1960) führen die geringen Beschwerden der Patienten auf die cortisonbedingte blande celluläre Reaktion im Wundgebiet zurück. Auch die ödemverhindernde Wirkung der Corticoide dürfte von Bedeutung sein. Neben der antiproliferativen Wirkung des Cortison (ZACHARIAE u. ASBOE-HANSEN, 1954; GRAUMANN, 1964) mit Reduktion der Mitoserate (RÄSÄNEN, 1962) und negativer Beeinflussung des Zellturnover und der Überlebensrate der Belegzellen (RAGINS u. Mitarb., 1967), beeinflußt es auch die Polymerisierung der bereits gebildeten Grundsubstanz (RAGAN u. Mitarb., 1950; LAYTON, 1951); es hemmt die Hyaluronsäurebildung und die Chondroitinsulfatsynthese (ASBOE-HANSEN, 1952; SCHILLER u. DORFMAN, 1957; DENKO, 1958; KOWALEWSKI u. STRUTZ, 1959).

Bei Betrachtungen über die Pathogenese des Cortisonulcus (Abb. 159) wird von vielen Autoren die Auswirkung der Cortisontherapie auf die HCl- und Pepsinsekretion in den Vordergrund gestellt. Therapeutische Gaben von ACTH, Cortison und Hydrocortison oder des stärker wirksamen Prednison und Prednisolon über Tage und Wochen können Hyper- und Leersekretion eines besonders HCl- und pepsinreichen Magensaftes bewirken (GRAY u. Mitarb., 1953; BOCK, 1956).

Während einerseits eine Zunahme der HCl- und Pepsinsekretion beschrieben wurde (SPIRO u. Mitarb., 1950; GRAY u. Mitarb., 1953; HIRSCHOWITZ u. Mitarb., 1955; CREAN, 1963), konnte eine Vielzahl von Untersuchern diese Befunde nicht bestätigen (FERSTEL u. Mitarb., 1951; KIRSNER, 1953; WELBOURNE u. CODE, 1953; KIRSNER u. FORD, 1955; WINKELSTEIN, 1957; BECK u. Mitarb., 1960).

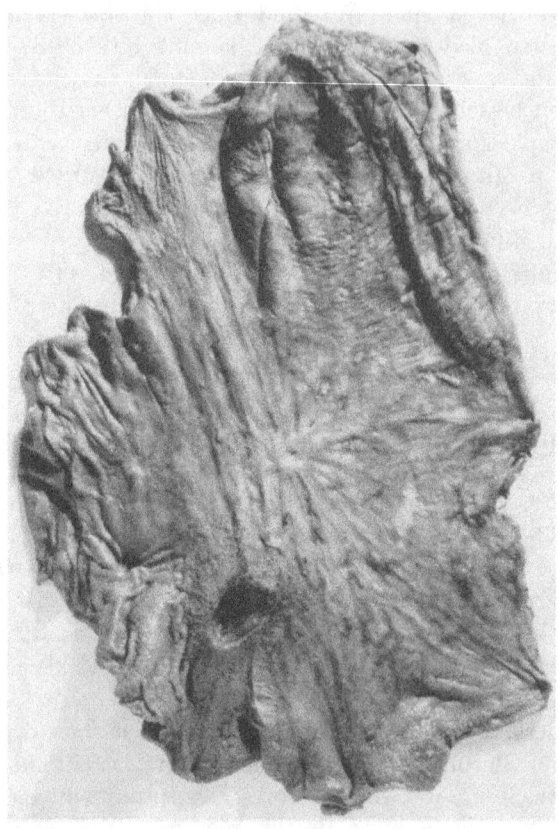

Abb. 159. Ulcusnarbe an der kleinen Kurvatur. Letale Blutung aus einem chronisch penetrierenden Magengeschwür unter der Cortisontherapie. 47jährig, weiblich. (SN 681/57, Path. Inst. Zürich)

Diese sich widersprechenden Ergebnisse hinsichtlich der HCl- und Pepsinsekretion stimulierten die Suche nach weiteren Ursachen. Seit einigen Jahren gewinnt die Wirkung des Cortison auf die „Schleimkomponente" des Magensekretes zunehmendes Interesse. HIRSCHOWITZ u. Mitarb. (1955) beobachteten nach Verabreichung von ACTH und Cortison eine deutliche Viscositätsabnahme des Magenschleimes. Diese Abnahme der Viscosität erreichte 6—10 Std nach Medikation einen Maximalwert. Während dieses Versuches war die Menge an sichtbarem Schleim insgesamt verringert. KAMMERER u. Mitarb. (1958) kamen zu entsprechenden Ergebnissen. HITZELBERGER und GLASS (1962) sahen im dialysierten und gefriergetrockneten Magensaft papierelektrophoretisch einen Abfall der kohlenhydratreichen Fraktion bei PAS-Färbung. Die gleichzeitig nachgewiesene verminderte negative Ladung wurde auf einen Abfall an Neuraminsäure zurückgeführt. Kürzlich gelang es KUHN (1969) festzustellen, daß es bei Patienten unter der Cortisontherapie zu einer Reduktion der Glykoproteide im Magensaft kommt. Es wird vermutet, daß Cortison hemmend in die Biosynthese der Glykoproteide eingreift. So stellte KUHN (1969) eine Verminderung der fucosehaltigen und neuraminsäurereichen Glykoproteide fest. Im Basalsekret des Magensaftes wurde ein durchschnittlicher Abfall der Neuraminsäure von 40,9% und nach Stimulation von 45,3% festgestellt, während die Erniedrigung der Fucose im Basalsekret 29,6% und nach Stimulation 28,6% betrug. Die Hexosen waren um 35,5% bzw. 38,1% erniedrigt und das Hexosamin um 34,4% bzw. 37,4%. Damit war der Gesamtkohlenhydratgehalt um 39,6% bzw. 36,4% abgefallen. KUHN (1969) folgert aus seinen Befunden, daß unter Cortison eine mengenmäßige Reduktion aller Glykoproteide auftritt und daß weiterhin das ursprüngliche Verhältnis von fucosereichen und neuraminsäurereichen Glykoproteiden zu ungunsten der neuraminsäurereichen Fraktion verschoben wird. Für die Beurteilung der von KUHN (1969) erarbeiteten Befunde ist es wichtig hervorzuheben, daß unter der Cortisontherapie keine signifikant erhöhten Säurewerte im Basalsekret oder nach Stimulation gemessen wurden. Die Änderung im Glykoproteidgehalt des Magensaftes ist damit unter Cortison unabhängig von der Säuresekretionsleistung der Mucosa. Dieser Abfall der kohlenhydratreichen Glykoproteide scheint nun von wesentlicher pathogenetischer Bedeutung zu sein, da ihre Anwesenheit primär die Andaubarkeit des Magenschleimes verzögert. So sind die kohlenhydratreichen Glykoproteide gegenüber der Pepsinverdauung äußerst resistent (YAMASHINA, 1966). Von protektiver Bedeutung sind hierbei vor allem die neuraminsäurehaltigen Glykoproteide. Die endständig gebundene N-Acetyl-Neuraminsäure des Glykoproteidmoleküls soll vor der Pepsineinwirkung schützen (GOTTSCHALK, 1960; KENT, 1962; MENGUY u. MASTERS, 1963; YAMASHINA, 1966; MENGUY u. Mitarb., 1968). Diese Veränderungen der Glykoproteidkomponenten des Magensaftes machen einerseits verständlich, daß bei gleichbleibender HCl- und Pepsinsekretion durch Reduktion eines wesentlichen „defensiven" Faktors der Mucosaschutz empfindlich gestört ist, zum anderen läßt sich das unterschiedliche Verhalten der ermittelten Säurewerte verstehen. Bereits HIRSCHOWITZ u. Mitarb. (1955) sowie KAMMERER u. Mitarb. (1958) beschrieben die Viscositätsabnahme des Magenschleimes unter der Cortisontherapie und DAVENPORT (1965, 1966, 1968) sowie OVERHOLT u. Mitarb. (1968) wiesen auf die Bedeutung der Rückdiffusion von $H^+$-Ionen vom Magenlumen in die Lamina propria mucosae als Ursache norm- oder hypacider Werte bei Ulcuskranken hin.

### c) Keimdrüsen und Ulcus

SANDWEISS u. Mitarb. (1939) konnten bei Untersuchungen von 70310 Graviden nur in einem Falle ein florides Geschwür feststellen. Seine Ergebnisse führten zu der Annahme, daß die Gravidität das Ulcusleiden günstig zu beeinflussen vermöge (CLARK, 1953). Auch DURST und LIEGER erfaßten unter 150000 Schwangeren in Nordamerika nur 6 Ulcuskranke. Kommt es zu Geschwürsblutungen (HECKSCHER, 1928; IKEDA, 1931; MULSOW u. BROBN, 1936) oder Perforationen (STEPHAN, 1922; SANDWEISS u. Mitarb., 1939; TSCHAKMAKOFF, 1939; KATSCH u.

Pickert, 1953; Huber, 1959), so liegt dieses Ereignis in der Regel am Ende der Schwangerschaft oder kurz nach der Entbindung. Exakte Häufigkeitsangaben sind indessen kaum zu gewinnen, da die Röntgenuntersuchung als einziges, die Diagnose sicherndes Verfahren, bei Schwangeren aus Gründen der Vorsicht nur mit Zurückhaltung angewandt wird und Beschwerdefreiheit das Vorliegen eines Ulcus nicht ausschließt (Kyank u. Gülzow, 1966). Indessen verfolgten Sandweiss u. Mitarb. (1939) den Krankheitsverlauf bei 25 Frauen mit nachgewiesenen Magen- oder Duodenalgeschwüren während nachfolgender Schwangerschaften. Nur eine Gravide erkrankte in dieser Phase an einer akuten Exacerbation. Clark (1953) beobachtete ebenfalls 118 ulcuskranke Frauen während der Gravidität (313 Schwangerschaften). 44,8% waren beschwerdefrei, 43,4% zeigten in dieser Zeitspanne eine deutliche Besserung der Symptome, während nur 11,8% keine Besserung bemerkten. Bei diesen Frauen nahmen die Beschwerden im letzten Trimenon wieder zu; sie erreichten um den Geburtstermin oder 3 Wochen danach ihr Maximum.

Nach Kirsner (1953) soll die Magensaftsekretion zur Zeit der Menses und bis zur Schwangerschaftsmitte abnehmen. Gegen Ende der Gravidität und im Wochenbett soll es dann wieder aufgrund erhöhter Nebennierenrindenaktivität zu einem Sekretionsanstieg kommen, wobei nicht selten eine überschießende Gegenregulation beobachtet wird. Diese Befunde erklären sowohl die Seltenheit der Ulcuskrankheit während der ersten beiden Schwangerschaftstrimester als auch das bevorzugte Auftreten von Komplikationen im letzten Trimenon und im Wochenbett. Die Menopause soll mit einer Verschlimmerung eines bereits bestehenden Ulcusleidens einhergehen (Borri, 1904; Sandweiss, 1939 u. Mitarb.; Clark, 1953). Entsprechend liegt der Erkrankungsgipfel bei Frauen gegenüber Männern später und fällt in das Klimakterium; aggravierend kommt hinzu, daß bei Frauen mit der Menopause die Arteriosklerose rasch an Intensität zunimmt und sich jener gleichalter Männer angleicht.

Über die in ihrer therapeutischen Wirkung widerspruchsvollen Ergebnisse durch Gaben von weiblichen Sexualhormonen ein bestehendes Ulcusleiden günstig zu beeinflussen, berichten Palade (1940), Loewenstein (1942), Schmid (1951) sowie Kyank und Gülzow (1966, Lit.). Hafner (1965) spricht den Oestrogenen einen hemmenden Effekt auf die Geschwürsentstehung zu. Die Follikelhormone sollen anticholinergische Wirkung besitzen, während Progesteron eher einen aggravierenden Einfluß nehmen soll (Bernstine u. Friedman, 1948).

#### d) Epithelkörperchen und Ulcus

Im Rahmen eines primären Hyperparathyreoidismus können klinisch relativ häufig Beschwerden auftreten, die jenen bei Ulcus duodeni gleichen (Castlema u. Cope, 1951). Bereits 1934 sahen Gutman u. Mitarb. in diesem Symptomenkomplex die Folge einer „toxischen Manifestation" des Parathormons, während Schelling (1935) die Beschwerden auf eine durch das inkretorische Grundleiden verursachte Störung des Wasser- und Elektrolythaushaltes bezog.

Erste autoptische Untersuchungen ergaben eine Koincidenz von primärem Hyperparathyreoidismus und Magen-Darmulcera in 9—17% (Rogers, 1946; Rogers u. Mitarb., 1947). Hellström (1958/1959) fand unter seinen 121 Patienten mit primärem Hyperparathyreoidismus in 11,5 % gastro-duodenale Geschwüre. ZOLLINGER und CRAIG (1960) geben in einer Literaturübersicht eine Koincidenz von 13 % an. OSTROW u. Mitarb. (1960) ermittelten unter 429 Patienten mit histologisch verifiziertem primären Hyperparathyreoidismus in 9,1 % Magen-Duodenalgeschwüre bei einem Überwiegen männlicher Patienten und einer Prädominanz des Ulcus duodeni mit 3,7 gegenüber dem Ulcus ventriculi (vgl. PACOVSKY u. Mitarb., 1966).

Nicht geklärt ist bisher die Frage, ob die Epithelkörperchen direkt oder indirekt über den Serumcalciumspiegel auf die Mucosa und damit die Sekretion einwirken. Ein „normaler" Serumcalciumspiegel scheint indessen für eine „geordnete" Sekretion erforderlich zu sein. Die Injektion von Parathormon bewirkt nach DONEGAN und SPIRO (1960) beim Menschen einen signifikanten Anstieg der Pepsinsekretion und des Sekretvolumen. OTTENJANN u. Mitarb. (1963) bestätigen eine Korrelation zwischen $Ca^{++}$-Ionen-Konzentration und Intensität der Magensaftsekretion. Die intravenöse Calciuminjektion bewirkt beim Menschen im Gegensatz zum Hund (LICK u. Mitarb., 1966) eine Sekretionsstimulation mit Anstieg der Gesamtacidität. BARRERAS und DONALDSON (1967) berichteten über eine Patientin mit multiplen Epithelkörperchenadenomen und zwei großen Duodenalgeschwüren bei stark erhöhter Basalsekretion. Nach Exstirpation der Adenome kam es zu einer Normalisierung der Sekretionsrate, wogegen die iatrogen provozierte Hypercalcämie einen erneuten Anstieg der Basalsekretion nach sich zog. Diese Beobachtungen entsprechen der ausgeprägten Stimulierung der HCl- und Pepsinsekretion unter Erhöhung der Sekretionsrate nach intravenöser Gabe von Calcium. Dieser Anstieg der Säuresekretion soll beim Menschen entweder durch eine Gastrinfreisetzung bewirkt oder über einen gesteigerten cholinergen Effekt gesteuert werden (MURPHEY u. Mitarb., 1966). Die Interpretation von MURPHEY u. Mitarb. (1966) schlägt eine Brücke zu Überlegungen von SHAY und SUN (1963). Letztere analysierten die Fallberichte von MOLDAWER u. Mitarb. (1954), UNDERDAHL u. Mitarb. (1953) sowie WERMER (1954). Dabei stellte sich heraus, daß in diesen Fällen neben den Epithelkörperchenadenomen in einem hohen Prozentsatz weitere Adenome vorlagen, wobei es sich auch um nicht-$\beta$-Zelladenome des Pankreas handelte. Danach liegt die Vermutung nahe, daß es sich bei den meisten Fällen um eine besondere Variante des Zollinger-Ellison-Syndroms bei pluriglandulären Adenomen handelt. Klinisch dominiert hierbei zunächst die durch das Epithelkörperchenadenom gesteuerte Symptomatik und erst mit dem Auftreten gastro-duodenaler Komplikationen wird ein „Zollinger-Ellison-Syndrom" entlarvt.

### e) Schilddrüse und Ulcus

Hypo- und Hyperfunktion der Schilddrüse werden nach KIRSNER, 1968; Lit.) nur selten mit der Ulcuskrankheit vergesellschaftet angetroffen. Das Ulcus soll bei Hyperthyreose sogar seltener als bei Vergleichspersonen auftreten (BERRYHILL u. WILLIAMS, 1932; LERMAN u. MEANS, 1932), während das Ulcus bei Hypothyreose häufiger vorkommen soll (BOCKUS, 1943; ELLISON u. Mitarb., 1959). Hypercholesterinämie, frühzeitige Gefäßsklerose, Magen-Darmatonie und Dyskrinie sind pathogenetisch wesentliche Faktoren für das Ulcus bei Hypothyreose.

#### f) Inselapparat und Ulcus

*α) Zollinger-Ellison-Syndrom*

1955 beschrieben ZOLLINGER und ELLISON eine bis zu diesem Zeitpunkt unbeachtete Erkrankungstrias, die durch folgende Befunde charakterisiert ist:

1. Singuläre oder multiple Ulcera oft ungewöhnlicher Lokalisation — Kardia, Pars ascendens duodeni, Jejunum —, die trotz „optimaler" chirurgischer Therapie rezidivieren.

2. Eine ausgeprägte Hypersekretion — 3000—12000 ml/24 Std, HCl 150 bis 300 mÄq/24 Std (WEGMANN u. Mitarb., 1964) — sowie eine erhöhte Basal- und Leersekretion.

3. Ein nicht-insulinproduzierender Pankreastumor.

Als 4. Kardinalsymptom ist noch die Diarrhoe hinzugekommen (ZOLLINGER, 1967).

Das Geschlechtsverhältnis beträgt 3 männliche auf 2 weibliche Erkrankungsfälle. Bei einem von 4 Patienten ist das Ulcus im distalen Duodenum oder proximalen Jejunum lokalisiert; nur 6% der Ulcera sind im Magen gelegen (ELLISON u. WILSON, 1964). 75% der Ulcera zeigen eine „typische" Lokalisation.

Die Untersuchungen von ZOLLINGER und ELLISON (1955) erklärten eine Reihe klinisch bereits bekannter, pathogenetisch indessen unklarer Krankheitsbilder wie das „primäre Ulcus pepticum jejuni" und jenes der nicht-erblichen endokrinen Polyadenomatose. So ist das Zollinger-Ellison-Syndrom in 21% der Fälle mit weiteren endokrinen Erkrankungen assoziiert (ELLISON u. WILSON, 1964). Diese nicht-erbliche endokrine Polyadenomatose ist durch das gleichzeitige Auftreten multipler endokriner Adenome in Hypophyse, Nebenschilddrüsen, Nebennieren und Pankreas gekennzeichnet und geht in einem hohen Prozentsatz mit therapieresistenten Ulcera einher (Abb. 160). Für eine spezielle Gruppe der endokrinen Polyadenomatose hatte WERMER (1954) bereits einen hereditären Charakter wahrscheinlich machen können. 1950 hatten HOWARD u. Mitarb. 398 Fälle von Inselzelltumoren zusammengestellt. Von diesen waren nur 66,7% Insulinome im engeren Sinne mit den typischen Zeichen der Hypoglykämie. 25,8% wurden zunächst als hormonell inaktiv klassifiziert. 1951 sammelte ESKELUND 36 Fälle hormonell inaktiver Inselzelltumoren; in einem Fall bestand gleichzeitig ein perforiertes Ulcus. Nachdem ZOLLINGER und ELLISON (1955) die Phänomenologie des nach ihnen benannten Syndroms erarbeiteten, stellte ELLISON (1956) die Hypothese auf, daß die so charakteristische Hypersekretion auf einen tumoreigenen humoralen Stoff zurückzuführen sein müsse. 1960 gelang es dann dem Arbeitskreis von GREGORY, aus Tumorextrakten eine Substanz zu isolieren, die chemisch und physiologisch dem Gastrin entspricht.

Die Fallbeobachtungen häufen sich rasch; ZOLLINGER u. Mitarb. (1962) stellten 1962 163 Beobachtungen zusammen, die sich 1966 bereits auf über 400 erhöhten (WILSON u. ELLISON, 1966). Bei der weiten Verbreitung der Ulcuskrankheit ist das Syndrom dennoch selten, so daß exakte Häufigkeitsangaben bislang noch nicht zu gewinnen sind. Nach ZOLLINGER und GRANT (1964) beobachtet man in annähernd 10% der therapieresistenten Ulcera ulcerogene Pankreastumoren. ELLISON (1956) ermittelte unter 1500 Obduktionen von Ulcuspatienten während einer Dekade 5 Fälle mit zweifelsfreien ulcerogenen Tumoren, was einem

Prozentsatz von 0,33% entspricht. v. PLANTA (1957) stellte im Obduktionsgut des Zürcher Pathologischen Institutes bei einer Ulcusincidenz von 7,7% auf 20000 Obduktionen in 0,2% nicht-$\beta$-Zelltumoren des Inselapparates fest. Eine signifikante Geschlechtsdifferenz besteht nach PERRIER (1965, Lit.) nicht. 2% der Erkrankungsfälle werden bereits in der Kindheit beobachtet (WILSON u. ELLISON, 1966). Der jüngste Patient war 8 Jahre (JACKSON u. Mitarb., 1963). Erkrankungsfälle

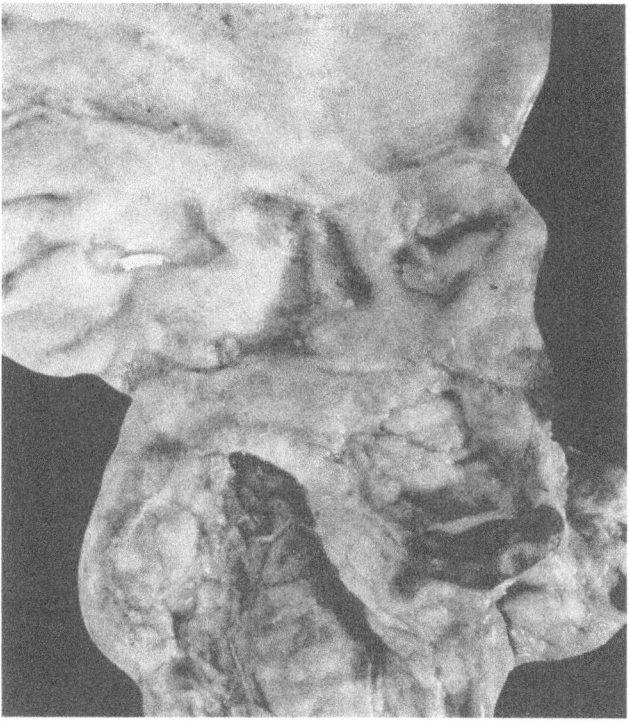

Abb. 160. Zollinger-Ellison-Syndrom. Ulcera ad pylorum und im Bulbus duodenie, 65 Jahre, weiblich. (SN 1949/62, Path. Inst. Zürich)

zwischen dem 71. und 80. Lebensjahr sind keine Raritäten (BROWN u. Mitarb., 1950; ELLISON, 1956; OBERHELMAN u. Mitarb., 1961; WILBUR u. Mitarb., 1963). Eine gewisse Häufung tritt zwischen dem 4. und 6. Lebensjahrzehnt auf (PERRIER, 1965) und entspricht damit weitgehend dem Morbiditätsgipfel der „banalen" Ulcuskrankheit. Die Gestationsperiode der Frau scheint keinen Einfluß auf Häufigkeit und Manifestation der Erkrankung zu nehmen. ZOLLINGER und MCPHERSON (1958) erwähnen eine Beobachtung von PATTON, bei der es während der Gravidität zur Manifestation der Erkrankung kam.

In 75% wird die *klinische Symptomatologie* durch das Ulcusleiden beherrscht. Bei den restlichen Fällen stehen Diarrhoen im Vordergrund. In Einzelfällen dominieren zunächst Erkrankungen anderer endokriner Drüsen wie ein primärer Hyperparathyreoidismus (vgl. S. 398) oder eine Akromegalie bei Hypophysenvorderlappenadenom. In einem hohen Prozentsatz findet man eine Maldigestion, die nicht immer mit einer Steatorrhoe verbunden zu sein braucht. Stenosen mit ihren Folgen werden in 20% beschrieben. Die Stenose kann, wie das Ulcus selbst, im Bereiche der Ora serrata (CHARLES u. COCHRANE, 1960; JULIEN u. Mitarb., 1962), ad pylorum (CODE u. Mitarb., 1962), im Duodenum — am häufigsten — (BROWN u. Mitarb., 1950; HOWARD u. Mitarb., 1950; UNDERDAHL u. Mitarb., 1953; ELLISON, 1956; ZUBROD u. Mitarb., 1958; FRAME u. HAUBRICH, 1960; RUDOLF u. Mitarb., 1960; ESPINGER u. BEAVEN, 1962; JULIEN u. Mitarb., 1962; MIEHER u. Mitarb., 1962; WILBUR u. Mitarb., 1963 u. a.) sowie im Bereiche des übrigen Dünndarmes lokalisiert sein (FREIDELL u. Mitarb., 1959; JACKSON u. Mitarb., 1963). In 33% treten schwere Komplikationen wie Blutungen und Perforationen auf; entsprechend ist die Mortalität hoch. Nach CHRIESTLIEB und SCHUSTER (1964) wurde die Diagnose zu Lebzeiten nur in 22% vermutet; die Mortalität betrug 50%. Nach PERRIER (1965) handelt es sich bei 40% der im Schrifttum mitgeteilten Fälle um autoptische Befunde.

Nach der Ansicht von ZOLLINGER (1967) gibt es für das „primäre Ulcus pepticum jejuni" keine andere ätiologische Erklärung als die der gastralen Hypersekretion bei nicht-$\beta$-Zell-Inselzelltumoren. Besonders atypische Ulcuslokalisationen sollten den Verdacht auf das Vorliegen eines Zollinger-Ellison-Syndroms lenken wie therapieresistente Ulcera im Bereich des terminalen Oesophagus und der Ora serrata (WADDELL u. Mitarb., 1959; CHARLES u. COCHRANE, 1960; RUDOLF u. Mitarb., 1960; FRIESEN u. Mitarb., 1962), in der Pars horizontalis oder ascendens duodeni, sowie im Jejunum. In 20% der Fälle liegt eine Multiplizität der Ulcera vor. Das patho-anatomische Substrat des Ulcus selbst zeigt keine speziellen Charakteristika und entspricht jenem des Ulcus simplex.

Daneben gibt es Fälle, bei denen wäßrige Durchfälle ohne Ulcus das klinische Bild beherrschen (BROWN u. Mitarb., 1950; MOLDAWER u. Mitarb., 1954; VERNER u. MORRISON, 1958; CHEARS u. Mitarb., 1960; GOULON u. Mitarb., 1960; EDMEADS u. Mitarb., 1962). Die Koinzidenz von massiven wäßrigen Durchfällen und Inselzelladenom wurde zuerst von PRIEST und ALEXANDER (1957) näher analysiert. Weitere Beobachtungen ohne gleichzeitige Ulcuskrankheit stammen von BROWN u. Mitarb. (1950), PARKINS (1961), CHEARS u. Mitarb. (1960), BORG u. Mitarb. (1961), POTH u. Mitarb. (1961), ESPINGER und BEAVEN (1962) sowie BRUGISSER und MERKI (1963). Häufiger ist indessen die Kombination mit zusätzlichem Ulcusleiden (PRIEST u. ALEXANDER, 1957; MACKENZIE u. Mitarb., 1958; CAWKWELL, 1960; COOKE u. Mitarb., 1960; ARON u. Mitarb., 1961; CHARLES u. COCHRANE, 1960; TELLING u. SMIDDY, 1961; HAUBRICH u. Mitarb., 1962; ANGERVALL u. Mitarb., 1963; CHRIESTLIEB u. SCHUSTER, 1964). Insgesamt gehen die nicht-insulinproduzierenden Pankreastumoren in etwa einem Drittel der Fälle mit Diarrhoen einher.

Über das Auftreten von Steatorrhoe bei Hypersekretion berichteten erstmalig MAYNARD und POINT (1958). Es folgten sehr bald weitere Mitteilungen (FREIDELL u. Mitarb., 1959; WADDELL u. Mitarb., 1959; COOKE u. Mitarb., 1960; RAWSON u. Mitarb., 1960; ARON u. Mitarb., 1961; OBERHELMAN u. Mitarb., 1961; ANGERVALL u. Mitarb., 1963; SPENCER u. SUMMERSKILL, 1963; WILBUR u. Mitarb., 1963).

Die Mehrzahl der Untersucher ist sich darin einig, daß eine direkte Relation zwischen Hypersekretion und Diarrhoe gegeben ist. So gehen beide Symptome in 90% der Erkrankungsfälle parallel. Die Resektion des „ulcerogenen Tumors" stoppt in der Regel die Diarrhoen; bei „Versagern" muß mit dem Vorkommen eines Zweittumors gerechnet werden.

Theoretisch möglich, und von ESPINGER und BEAVEN (1962) auch erstmalig diskutiert, ist die Sekretion zweier Komponenten, von denen die eine dem Gastrin entsprechen dürfte, während die andere motilitätssteigernd auf den Dünndarm einwirken soll. Um die Symptome Hypersekretion, Diarrhoe und Steatorrhoe zu erklären ist es indessen nicht erforderlich, zwei verschiedene Wirkstoffe zu postulieren (HAUBRICH u. Mitarb., 1962; PRESHAW, 1964). Die Hypersekretion wird von einer Maldigestion begleitet (PRESHAW, 1964), die von einem signifikanten Anstieg der fekalen Fettexkretion gefolgt wird. Entscheidend ist, daß die Pankreaslipase unter einem pH-Wert von 4,5 inaktiviert wird, so daß bei Hypersekretion keine ausreichende Triglyceridspaltung mehr im Dünndarm möglich ist. Während die Alkalisekretion des Pankreas unverändert bleibt (HAUBRICH u. Mitarb., 1962; SPENCER u. SUMMERSKILL, 1963), reicht sie nicht zur Neutralisation des Magensekretes aus. So bestimmten SPENCER und SUMMERSKILL (1963) bei ihren Patienten im Jejunum noch pH-Werte um 1,5. Diese ausgeprägte Acidose reicht allein aus, die Pankreaslipase irreversibel zu inaktivieren und eine Steatorrhoe zu verursachen. Eine von LAWRIE u. Mitarb. (1962) vermutete Beschleunigung der Magenentleerung blieb bislang unbestätigt. Nach ZOLLINGER und GRANT (1964) produzieren indessen viele dieser ulcerogenen Adenome noch zusätzlich Glucagon; Glucagon stimuliert die Säure-, Pepsin- und Pankreassekretion sowie die Magen-Darmmotilität, so daß in einzelnen Fällen eine zusätzlich beschleunigte Magen-Darmpassage nicht von der Hand zu weisen ist.

Als Folge der therapieresistenten Diarrhoen beim Zollinger-Ellison-Syndrom entwickelt sich bei vielen Patienten ein schweres Kaliumverlust-Syndrom.

*Patho-anatomisch* liegt dem Zollinger-Ellison-Syndrom in 10% eine Hyperplasie, in 30% ein Adenom und in 60% ein Adenocarcinom der „nicht-$\beta$-Zellen" (D-Zellen) des Inselapparates des Pankreas zugrunde (AMBERG u. Mitarb., 1964; WEGMANN u. Mitarb., 1964; ZOLLINGER u. GRANT, 1964). Wie die Mehrzahl der Inseladenome, so ist auch der ulcerogene Tumor bevorzugt im Bereiche des Pankreasschwanzes und -körpers lokalisiert. CHRIESTLIEB und SCHUSTER (1964) beschrieben in 78% palpable Tumoren, wobei in ihrem Material der Tumorsitz sogar in 62% extrapankreatisch gelegen war; häufig handelte es sich um dystopes Pankreasgewebe in peripankreatischen Lymphknoten, die dann bevorzugt perikapital zu finden waren. Atypische Lokalisationen von dystopem Pankreas mit Inselzelladenomen werden zudem nicht selten in der Duodenalwandung gefunden (OBERHELMAN u. Mitarb., 1961; BRYANT u. Mitarb., 1964; WATSON u. Mitarb., 1968). Begleitende endokrine Tumoren beschrieben CHRIESTLIEB und SCHUSTER (1964) in 37% aller und in 50% der autopsierten Fälle; ELLISON und WILSON sahen unter 260 Fällen in 21% assoziierte endokrine Erkrankungen.

Die Größe dieser ulcerogenen Tumoren variiert zwischen wenigen mm bis zu 10 cm Durchmesser, so daß ein palpatorisch oder makroskopisch unauffälliges Pankreas dennoch Sitz multipler Adenome im mikroskopischen Bereiche sein kann. Dieser Umstand bewirkt eine schwer abschätzbare Höhe der Dunkelziffer dieser Erkrankung. Es wird weiterhin verständlich, daß exakte Angaben über seine Koinzidenz mit der Ulcuskrankheit praktisch unrealistisch sind. Auch der Nachweis palpabler Tumoren schließt nicht das Vorkommen weiterer mikroskopisch kleiner Tumoren aus. Weiterhin können Primärtumoren mikroskopischer Dimension bereits Metastasen gesetzt haben, ein Umstand, der die Zahlenangaben von CHRIESTLIEB und SCHUSTER (1964) verständlicher werden läßt. In der Beobachtung von JACKSON u. Mitarb. (1963) war eine 10 cm im Durchmesser haltende Lebermetastase auf einen 1 mm großen Primärtumor im Pankreas zu beziehen.

Makroskopisch zeigt der Tumor bei genügender Größe eine weiß-gelbliche bis grau-rötliche Schnittfläche. Die Abgrenzung gegenüber dem benachbarten Parenchym ist scharf. Nekrosen bewirken nicht selten Pseudocysten.

Mikroskopisch ist der „endokrine Aspekt" der Zellulation auffällig. Nach dem geweblichen Aufbau können 3 Typen unterschieden werden (MARKS u. Mitarb., 1961; MARTIN u. POTET, 1962):

1. Der *retikuläre* Typ zeigt schmale kubische bis zylindrische Zellen, die zu ein- oder zweizeiligen Bändern formiert sind und in dichten oder losen Maschen anastomosieren. Sie werden durch wechselnd reichliches interstitielles Stroma und vasculäre Lacunen unterteilt. Bei schwächerer Vergrößerung entsteht dadurch das Bild eines „Zopfmusters".

2. Der *trabeculäre* Typ weist breitere Zellbalken mit vereinzelt syncytialem Bau auf. Die Zellen sind größer und unregelmäßiger gestaltet. Die Polarität der Anordnung fehlt.

3. Der *acinäre* oder *canaliculäre* Typ läßt wieder einen geordneteren Aufbau erkennen. Die vorwiegend kubischen Zellen bilden Acini mit inkompletten und kompletten, zentral gelegenen Lumina, die häufiger ein PAS-positives Sekret enthalten.

Alle drei Typen lassen wiederholt Abschnitte erkennen, in denen die Zellen dichtgepackt liegen und vacuolisiert sind. Auch sämtliche drei Differenzierungstypen können in einem Tumor nebeneinander vorkommen. Die Tumorzellen selbst besitzen die gleiche Größe wie die $\alpha$- und $\beta$-Zellen. Sie sind vorwiegend polygonal, vereinzelt auch zylindrisch und können Pseudorosetten bilden. Der in Einzahl vorhandene ovoide Zellkern zeigt ein feines Chromatingerüst und zwei, häufiger auch mehrere Nucleoli. Mitosen sind selten. In Einzelfällen können jedoch auch reichlich Mitosen nachgewiesen werden (ARON u. Mitarb., 1961). Die Nucleoli treten etwas deutlicher und zahlreicher hervor als in den $\alpha$- und $\beta$-Zellen der Inseln. Der Cytoplasmasaum ist breit und nur schwach eosinophil. Nicht selten stellt sich ein peripherer Cytoplasmasaum färberisch etwas kräftiger dar. Das Cytoplasma kann fein granuliert oder vacuolisiert sein. Das Stroma ist nur spärlich entwickelt und in der Regel reich vascularisiert. In einzelnen Fällen ist eine ausgeprägte Stromahyalinose vorhanden. MARTIN und POTET (1962) machten auf die Anwesenheit kleiner basophiler Zellgruppen aufmerksam, die jenen sympathischer Ganglienzellen oder denen des Nebennierenmarkes sehr ähnlich sind. Eine Invasion von Lymph- oder Blutgefäßen besteht nicht. Dagegen kann die Organkapsel infiltriert werden und kleinere Tumorzellnester findet man nicht selten zwischen dem exokrinen Parenchym. Insgesamt breiten sich die Tumorzellverbände indessen bevorzugt expansiv aus. Zur Abgrenzung gegenüber den mit Hypoglykämie einhergehenden Insulinomen sprechen die meisten Untersucher von „nicht-$\beta$-Zelltumoren" oder „D-Zelltumoren" (LASZLO u. ORMOS, 1967). Einzelne Autoren betonen die morphologische Ähnlichkeit mit $\alpha$-Zellen

(FISHER u. FLANDREAU, 1957; ZOLLINGER u. CRAIG, 1960), wobei besonders auf entsprechende elektronenmikroskopische Befunde verwiesen wird (ZOLLINGER u. CRAIG, 1960; THIERY u. BADER, 1962). Im elektronenoptischen Bild erscheinen die α-Granula rund und die β-Granula abgewinkelt (GREIDER u. Mitarb., 1963).

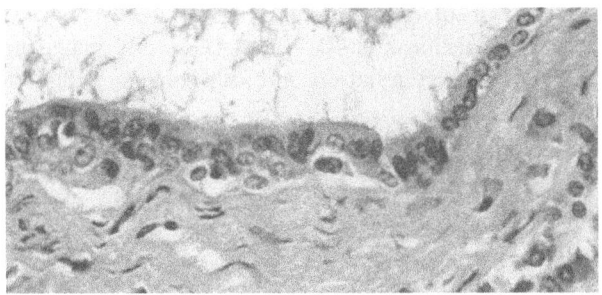

Abb. 161. Pankreas: Zahlreiche sog. helle Zellen an der Basis der Epithelleiste eines mittelstarken Ausführungsganges. 34jährig, männlich. Färbung: Masson-Goldner, Vergr. 400fach. [Aus V. BECKER: Der Zollinger-Ellison-Mechanismus. Klin. Wschr. **44**, 370 (1966)]

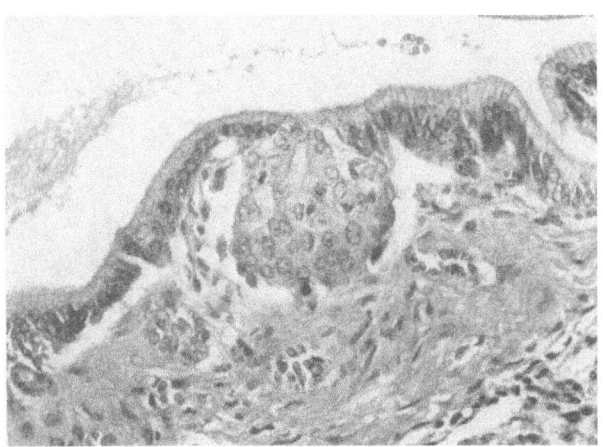

Abb. 162. Pankreas: Multiple Endophytien des Gangorganes in allen Gangabschnitten. 69jährig, weiblich. Tod an metastasierenden Inselzellcarcinom. Färbung: Masson-Goldner, Vergr. 300fach. [Aus V. BECKER: Der Zollinger-Ellison-Mechanismus. Klin. Wschr. **44**, 370 (1966)]

Ihre Form läßt an eine kristalloide Struktur denken. Beide Granula enthalten Lipoide. Bei den ulcerogenen Tumoren findet man massenhaft runde α-Granula. Nach der Ansicht von GREIDER u. Mitarb. (1963) besteht aufgrund des elektronenoptischen Befundes kein Zweifel daran, daß es sich bei der Zellulation ulcerogener Tumoren um Abkömmlinge der α-Zellen handelt. Auch wenn das morphologische Zellbild „gutartig" erscheint, konnten ZOLLINGER u. Mitarb. (1962) unter 132 Fällen bereits in 40% Metastasen nachweisen; eine Tumormultiplizität lag in 55% der Fälle vor. Die Biologie dieser Tumoren ist am besten mit jener der metastasierenden Schilddrüsenadenome zu vergleichen.

Nach FEYRTER (1962, Lit.) sowie V. BECKER (1965, 1966, 1969) handelt es sich bei den Adenomen des Zollinger-Ellison-Syndromes zwar um inselwertige Zellhaufen, nicht aber um Abkömmlinge ausgereifter Inseln. FEYRTER (1962) sowie BECKER (1965, 1966, 1969) sehen ihre Entstehung auf dem Boden von Sprossungen, Endophytien und Bourgeonnements des insulären Gangorganes (Abb. 161—163). Das insuläre Gangorgan wird nach dieser Konzeption als Regelstation in den Funktionskreis-HCl-Sekretion- und Sekretin, Bicarbonatausscheidung sowie Gastrinstimulation mit einbezogen. Adenome und diffuse

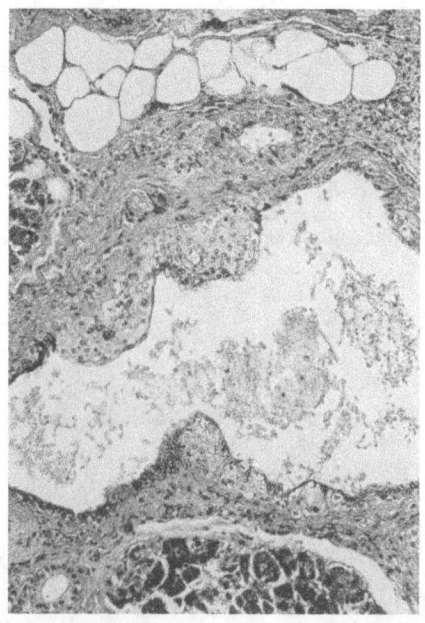

Abb. 163. Pankreas: Exzessive Entfaltung des Feyrterschen Gangorganes mit polsterartiger flächenhafter Ausbreitung unter der Epithellage der mittelkalibrigen und größeren Ausführungsgänge. Chronisches Ulcusleiden mit Verblutungskollaps. 73jährig, männlich. Färbung: Masson-Goldner, Vergr. 120fach. [Aus V. BECKER: Der Zollinger-Ellison-Mechanismus. Klin. Wschr. **44**, 370 (1966)]

Hyperplasien dieser Zellmatrix vermögen nach V. BECKER (1966) die gleichen Symptome auszulösen.

Beim ulcerogenen Tumor nach ZOLLINGER und ELLISON sind folgende histochemische Reaktionen positiv:

1. Argyrophilie (CAVALLERO u. SOLCIA, 1965).
2. Toluidinblaumetachromasie (CAVALLERO u. SOLCIA, 1965),
3. α-Glycerophosphatdehydrogenase (SCHMIDT u. Mitarb., 1967),
4. Cholinesterase (SCHMIDT u. Mitarb., 1967),
5. unspezifische Esterase (SCHMIDT u. Mitarb., 1967).

Die $A_1$-Zellen der Pankreasinseln (D-Zellen) zeigen folgende Reaktionen als positiv:

1. Argyrophilie (SOLCIA u. SAMPIETRO, 1965),
2. Toluidinblaumetachromasie (SOLCIA u. SAMPIETRO, 1965),
3. α-Glycerophosphatasedehydrogenase (V. BECKER, 1969).

Das Tumorgewebe scheint nur einen geringen Einfluß auf das benachbarte Pankreasgewebe auszuüben. Neben duktulären Proliferationen (Pseudoduktuli?!) werden eine perifokale Atrophie und Dilatation einzelner Endbeeren beschrieben (COOKE u. Mitarb., 1960; FISHER u. FLANDREAU, 1957). Es handelt sich ausschließlich um unspezifische perifokale Reaktionen.

Im Rahmen des Zollinger-Ellison-Syndromes sind die morphologischen Veränderungen nicht auf den Tumor selbst beschränkt. Als bedeutendste und folgenschwere pathophysiologische Reaktion auf diesen Tumor kann es zu einer Hyperplasie der Belegzellen kommen. Makroskopische und röntgenographische Befunde erfassen eine generelle Wandverdickung mit plumpem Schleimhautrelief, das an jenes der Ménétrierschen Erkrankung (vgl. S. 273) erinnert. Nach ANGERVALL u. Mitarb. (1963) zeigt die Mucosa eine Verdickung mit hyperplastischen, stark gewundenen Hauptdrüsen. OTTENJANN u. Mitarb. (1967) fanden bei einem 19jährigen Mann eine tumorförmige Hyperplasie der Magenschleimhaut. Schematisiert ist die Gegenüberstellung verschiedener Modi der Magenschleimhauthyperplasie in Abb. 164 nach DEMLING u. Mitarb. (1968) wiedergegeben.

Die mucoiden Drüsenzellen sind zudem häufiger vacuolisiert und enthalten große acidophile Sekretgranula an der Zellbasis. Eine Hyperplasie der Belegzellen selbst wird von SUMMERSKILL (1959), RUDOLF u. Mitarb. (1960), FRIESEN u. Mitarb. (1962) sowie HAUBRICH u. Mitarb. (1962) aufgeführt. Dabei soll eine exakte Korrelation zwischen Belegzellsumme (numerisch ermittelt) und maximaler HCl-Sekretion nach Histaminreiz bestehen (CARD u. MARKS, 1960). Für das voll ausgebildete Zollinger-Ellison-Syndrom wird allerdings als pathognomonisch gewertet, daß nach Histamin keine weitere Sekretionssteigerung erzielt wird, da die Belegzellen bereits maximal stimuliert sind (ZOLLINGER u. GRANT, 1964). Nach POLACEK und ELLISON (1966) ist bei Ulcus duodeni die Belegzellanzahl auf das dreifache, beim ulcerogenen Tumor auf das sechsfache der Norm vermehrt. Die topische Verteilung der Belegzellen zeigt demgegenüber in den Hauptdrüsen keine Abweichung von der Norm.

### β) Endokrine Polyadenomatose und Ulcus

1954 stellte WERMER den heridetären Charakter einer besonderen Gruppe der endokrinen Polyadenomatose heraus, die in 50% der Fälle mit Magen- und Duodenalgeschwüren kombiniert auftritt. Diese Beobachtung selbst ist nicht neu und geht auf ERDHEIM 1903 zurück. Weitere Beobachtungen stammen unter anderem von CLAUDE und BAUDOIN (1911), MOLINEUS (1913), LLOYD (1929), HADFIELD und ROGERS (1932), KALBFLEISCH (1937), GERSTEL (1938), SHELBOURNE (1945) sowie FURBETTA (1952). Bereits 1939 beschrieben ROSSIER und DRESSLER eine Familie mit endokriner Polyadenomatose und hoher Erkrankungsrate an Ulcera.

WERMER (1954) betonte besonders, daß die betroffenen endokrinen Organe wie Hypophyse, Nebenschilddrüse, Nebenniere oder Inselapparat des Pankreas gleichzeitig oder nacheinander erkranken können. Dabei kann dieses Wermer-

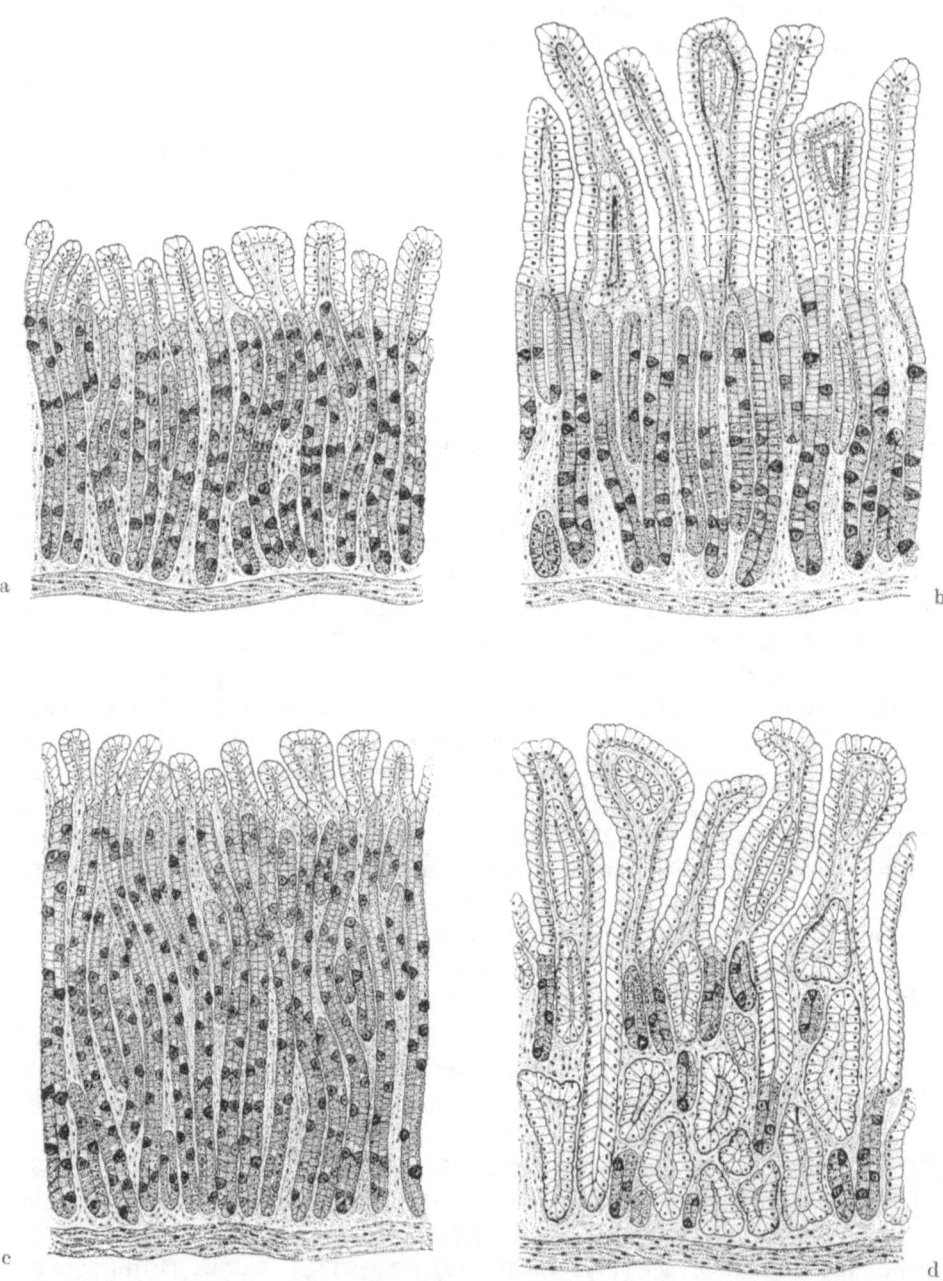

Abb. 164a—d. Schema der normalen Corpusschleimhaut und verschiedener Formen der Magenschleimhauthyperplasie (umgezeichnet nach DEMLING u. Mitarb., 1968). a Normale Corpusschleimhaut; b Morbus Ménétrier mit Grübchenhyperplasie (Typ 1/2 Palmer); c glanduläre Hyperplasie bei Zollinger-Ellison-Syndrom; d Morbus Ménétrier mit Grübchenhyperplasie und Drüsenatrophie (Typ 4 Palmer)

Syndrom zunächst monosymptomatisch mit Hyperaktivität einer endokrinen Drüse — primärer Hyperparathyreoidismus — beginnen. Nach WERMER (1954) ist eine Abgrenzung gegenüber der monoglandulären Form berechtigt, da diese keine familiäre Häufung aufweist (vgl. auch MOLDAWER, 1962). Über familiäre endokrine Polyadenomatose mit oder ohne begleitendes Ulcus berichteten im Zusammenhang mit primärem Hyperparathyreoidismus COOKE u. Mitarb. (1960), FISHER und FLANDREAU (1957), ELLISON und WILSON (1964) sowie BALLARD u. Mitarb. (1964). Von anderer Seite wurde auf ein Zusammentreffen mit Hypophysenadenomen, Nebennierenrindenadenomen oder Hyperinsulinismus hingewiesen (CUNNINGHAM u. Mitarb., 1952; FURBETTA u. SANTUCCI, 1952; EISEMAN u. MAYNARD, 1956; GOULON u. Mitarb., 1960; ELLISON u. WILSON, 1964; BALLARD u. Mitarb., 1964). In dem Material von ELLISON und WILSON (1964) handelte es sich in 3% der ulcerogenen Tumoren um eine endokrine Polyadenomatose im Sinne eines Wermer-Syndromes, bei insgesamt 21% assoziierter endokriner Erkrankungen.

Im Rahmen der Diskussion um die Beziehungen zwischen Zollinger-Ellison-Syndrom und endokriner Polyadenomatose sind besonders die Untersuchungen von FEYRTER (1962) zu erwähnen. FEYRTER (1962, Lit.) machte auf die Verwandtschaft der nicht-insulinproduzierenden A-Zell-Adenome mit den Tumoren des enterochromaffinen Zellsystemes, den Carcinoiden aufmerksam. Dabei ist es weiterhin wichtig, daß in 21—33% der Fälle von Zollinger-Ellison-Syndrom eine Erkrankung im Sinne der Polyadenomatose vorliegt (SEIFERT u. BERDROW, 1958). Der Mutterboden der Inselgeschwülste ist nach der Auffassung von FEYRTER (1962) sowie V. BECKER (1966, 1969) im wesentlichen das insuläre Gangorgan. Bei diesen häufig hell getönten Zellen (Helle-Zellen-Organ) handelt es sich nach FEYRTER (1962):

1. um A-Zellen mit $\alpha$-Körnelung,
2. um B-Zellen mit $\beta$-Körnelung,
3. um argyrophile Zellen ohne $\alpha$-Körnelung,
4. um argyrophile Zellen ohne $\beta$-Körnelung und
5. um seltene argentaffine Zellen.

Daneben findet man im insulären Gangorgan eine Verschmelzung von Inselgewebe mit A- und B-Zellen und dem gastro-enteralen Gelbe-Zellen-Organ. Ihre Kardinalmerkmale sind:

Verstreut basal, lumenfern liegende endokrine (parakrine) Zellen, Endophytie und fakultative geschwulstmäßige Entfaltung der abgetropften Zellhaufen zu soliden, plexiformen carcinoiden Tumoren.

Unter 94 männlichen und 26 weiblichen Trägern benigner enteraler Carcinoide beobachtete FEYRTER (1962) in 25,5% bei Männern und in 12,8% bei Frauen Ulcera oder Ulcusnarben.

FISHER und HICKS (1960) beschrieben einen 32jährigen Patienten mit Ulcera im Duodenum und Jejunum und Polyadenomatose bei Zollinger-Ellison-Syndrom. Zusätzlich zum A-Zell-Adenom des Pankreas bestand eine basophile und amphophile Hyperplasie des Hypophysenvorderlappens, eine Epithelkörperchenhyperplasie, eine Nebennierenrindenhyperplasie und ein Duodenalcarcinoid.

## 7. Allergie und Ulcus

Ulcusfälle, die eine echte Syntropie zu einer allergischen Diathese des Geschwürsträgers aufzeigen und damit kausale Zusammenhänge als wahrscheinlich erachten lassen, sind im Schrifttum nur vereinzelt anzutreffen. Einer strengen Kritik dürften auch die Beobachtungen von BERGER (1928), LEWICKI (1943) und v. BERGMANN (1948) standhalten.

Die wiederholt geäußerte Ansicht, das Geschwürsleiden ist Ausdruck einer allergischen Entzündung (KERN u. STEWART, 1931; DZINIS u. Mitarb., 1941) oder einer Überempfindlichkeitsreaktion (NOTHAAS, 1940), geht in dieser allgemeinen Fassung sicherlich weit über die tatsächlichen Gegebenheiten hinaus. Auch die Vermutung von CROHN und SHWARTZMAN (1937), Ulcera, die in Begleitung von Erkrankungen der oberen Luftwege auftreten als Manifestation des Shwartzman-Phänomenes anzusehen, wurde nicht weiter bestätigt. Bisher gibt es keine überzeugenden Beweise dafür, daß das Ulcus eine Manifestation eines allergisch-hyperergischen Geschehens sei. An dieser Vorstellung ändert auch die Feststellung von CEBAVS und PROBST (1948) nichts, daß sie in 30—40% der von ihnen untersuchten Ulcusmägen ein Bild sahen, das durch seine Gewebseosinophilie auffallend war und von ihnen als Ausdruck einer allergischen Gewebsreaktion gedeutet wurde (s. dazu eosinophile Gastritis und eosinophiles Granulom, S. 306). Untersuchungen von KÜHL (1953) über das Vorkommen eosinophiler Granulocyten am Geschwürsrand und -grund ergaben, daß diese Zellgarnitur bei dem progredienten callösen Ulcus und den chronisch rezidivierenden Geschwüren nur ganz vereinzelt, bei dem stationären Ulcus dagegen in großer Zahl nachweisbar sind. Weiterhin ist die Identität dieser Gewebseosinophilen mit den Bluteosinophilen noch nicht eindeutig abgeklärt. EHRENFRIED u. Mitarb. (1939) konnten nach umfangreichen anamnestischen Erhebungen keine signifikante Syntropie zwischen allergischer Diathese und Geschwürsbildung feststellen (vgl. HENNINGSEN u. GRIESSMANN, 1941; BOCKUS, 1943; GLATZEL, 1945; KATSCH u. PICKERT, 1953, Lit.; HETENYI, 1958). Dennoch gibt es Ulcusträger, die eine Allergie gegen bestimmte Nahrungsmittel besitzen. Bei diesen Patienten lehrt die klinische Erfahrung (SHAY u. SUN, 1963), daß sie erst symptomfrei werden, wenn das Nahrungsallergen aus der Diät eliminiert werden kann. Ein weiteres Problem ist die Bedeutung der Autoantikörperbildung und jene der ABH(0) Blutgruppenantigene (s. hierzu S. 381).

## 8. Drogen und Ulcus

Unter der Vielzahl ulcerogener Drogen sollen nur jene aufgeführt werden, die klinisch und damit in ihren Folgen auch patho-anatomisch von Bedeutung sind und die in ihrem Schädigungsmuster zur Klärung der Ulcuspathogenese „unfreiwillig" beitragen.

### a) Salicylate

Salicylate beeinträchtigen direkt die Schleimbarriere, indem sie direkt von der Mucosazelle absorbiert werden (DAVENPORT, 1964, 1965). Aspirin gelangt an seinen „pathologischen" Wirkort bei oraler oder parenteraler Applikation und hemmt die Biosynthese der Glykoproteide der Mucosa (KENT, 1968). Neben einer Permeabilitätssteigerung der Schleimbarriere für $H^+$-Ionen und damit erhöhter

Rückdiffusion derselben in die Lamina propria mucosa wird ein gesteigerter Ausstrom von $Na^+$ und $K^+$-Ionen in das Magenlumen beobachtet. Bedeutungsvoll ist weiterhin ein Anstieg der Capillarpermeabilität und eine Zerstörung der Capillarwandung mit den Folgen der „Aspirinblutung" (s. weiter S. 341).

BILLINGTON (1965, Lit.) machte auf die steigende Morbiditäts- und Mortalitätsrate junger Frauen an Ulcus ventriculi in Australien aufmerksam. Dieser bemerkenswerte Frequenzanstieg kann seit 1943 verfolgt werden und ist in den Provinzen Neusüdwales und Queensland besonders ausgeprägt. Während dieser Zeitspanne blieb die Erkrankungsquote und topische Korrelation von Magen- zu Duodenalgeschwür bei Männern konstant. Für die ungewöhnliche Häufung von Magenulcera bei jungen Frauen schuldigten bereits DOUGLAS und JOHNSTON (1961) die Aspirineinnahme wegen Kopfschmerzen an. DUGGAN (1965, 1967, 1968) konkretisierte die positive Korrelation zwischen Aspirineinnahme und Magenulcera mit seinen Komplikationen Blutung und Perforation. Eine statistisch gesicherte Korrelation zwischen hohen Aspirindosen und Ulcus ventriculi besteht nach den Untersuchungen von CHAPMAN und DUGGAN (1969) bei Frauen in der Altersspanne zwischen 30 und 59 Jahren.

Dieser Typ des Medikamentenulcus (hämorrhagische Erosion, akute Ulcera) unterstreicht die Einflußnahme exogener Faktoren auf Lokalisation und Geschlechtsverhältnis des Gastroduodenalulcus und seine „geographische" Pathologie.

### b) Phenylbutazon

Butazolidin gleicht in seiner Wirkung und in seinem pathogentischen Angriffspunkt an der Magenschleimhaut weitgehend den Salicylaten und den Corticoiden (vgl. S. 340). Bestehende Ulcera können exacerbieren (Abb. 165) und frisch induziert werden (GRANIREI, 1952; KRAININ, 1953; SHIELDS u. Mitarb., 1953; BEUTLER u. BERGENSTAL, 1954; KIRSNER u. FORD, 1955; RAFFENSPERGER, 1957). Die orale Gabe von 200 mg Butazolidin stimuliert die basale Magensaftsekretion bei 5 vcn 12 Hunden; die intramuskuläre Langzeitmedikation kann durch Magen- und Duodenalgeschwüre kompliziert werden. Akute Ulcera können noch Tage nach Absetzen des Medikamentes auftreten (SHIELDS u. Mitarb., 1953; MIALARET u. EDELMAN, 1955). KIRSNER und FORD (1955) berichteten über einen Anstieg der freien Säure, seltener der Basalsekretion oder des Sekretvolumen nach einmaliger Gabe von 200—600 mg oral in einem Drittel der Probanden. Kontrollen sowie Ulcusträger zeigten die gleiche Reaktion.

### c) Reserpin

Alkaloide der Rauwolfia serpentina, in hohen Dosen mediziniert, können durch Ulcera und Magenblutungen kompliziert werden (WOFFORD u. CUMMINS, 1956; HOLLISTER, 1957). Insgesamt handelt es sich um ein seltenes Ereignis. Experimentelle Untersuchungen ergaben, daß Reserpin einen depressorischen Effekt auf den Hypothalamus ausübt (BEIN, 1953; BEIN u. Mitarb., 1953). Die folgende parasympathicomimetische Wirkung wird dem sympathicolytischen Effekt des Reserpin zugeschrieben. Bei Hunden mit vagal innervierten Haidenhein-Taschen bewirkt Reserpin einen Anstieg von Sekretvolumen und freier Säure. Dieser Effekt ist durch Antrenyl oder Hexamethonium zu blockieren. PLUMMER u. Mitarb.

(1954) vertreten die Ansicht, daß die Sekretionssteigerung über eine Stimulierung parasympathischer Ganglien erfolge. Reserpin bewirkt weiterhin beim Hund eine intestinale Motilitätssteigerung (PLUMMER u. Mitarb., 1954; BEIN, 1953; BARRET u. Mitarb., 1955; LABARRE, 1958, 1959). Neben dieser Direktwirkung auf die Magensaftsekretion liberiert Reserpin noch Serotonin aus den Depots des Gastro-Intestinaltraktes (BRODIE zit. nach SHAY u. SUN, 1963). Obwohl Serotonin selbst die Magensaftsekretion hemmt (HAVERBACK u. Mitarb., 1957; SHAY u. Mitarb.,

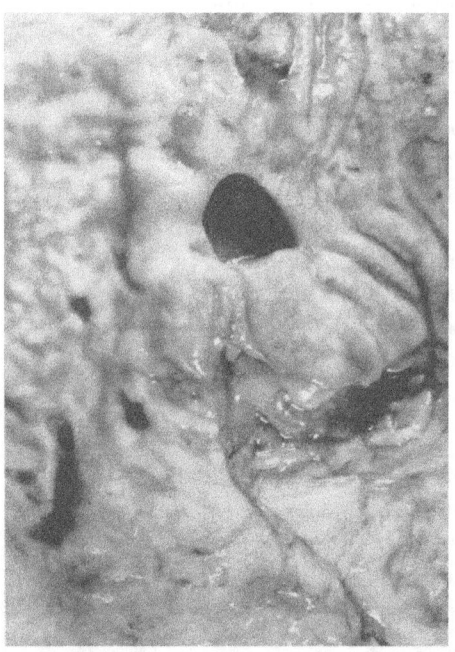

Abb. 165. Verblutung aus einem aktivierten, chronischen Duodenalulcus nach Butazolidin. 65jährig, männlich. (SN 117/65, Path. Inst. Zürich)

1959), wobei diese Hemmung nicht durch Histaminstimulierung zu durchbrechen ist (SMITH, 1958), bewirken wiederholte Serotonininjektionen wie seiner Vorstufe 5-Hydroxytryptophan im Drüsenmagen der Ratte Ulcera. Dieser Serotonineffekt wird seiner peripher vasoconstrictorischen Wirkung zugeschrieben. Reserpindosen über 0,25 mg führen zu einer Hypersekretion, die dosisabhängig gesteigert werden kann (VACHON, 1957; RIDER u. Mitarb., 1957; LEVRAT u. LAMBERT, 1959). Wiederholt wurde das Auftreten von hämorrhagischen Erosionen und akuten Ulcera nach entsprechender Therapie beschrieben (HUSSAR u. BRUNO, 1956; KROGSGAARD, 1957; RIDER, 1957; HOLLISTER, 1957; WEST, 1959; LEVRAT u. LAMBERT, 1959; FOSSATI u. Mitarb., 1963).

### d) Nicotin

Nicotin inhibiert die Hungerkontraktionen des Magens (CARLSON u. LEWIS, 1914; DANIELOPOLU u. Mitarb., 1925; SCHNEDORF u. IVY, 1939). Nicotininhalationen steigern bei Patienten mit Ulcus duodeni Sekretion und Acidität (GRAY, 1927, 1930). Während weiterhin SACCHETTI und TESTOLIN (1927) sowie ROSENBLUM (1938) das Rauchen als heftiges Stimulans für die Gesamtsekretion ansehen, beobachteten FRIEDRICH (1934), HODGES und GILMOUR (1950) sowie STEIGMANN u. Mitarb. (1954) keinen Effekt. SCHNEDORF und IVY (1939) sowie SCHIEPHAKE und SIMMET (1944) sahen sogar eine Hemmung der Gesamtsekretion. Auch nach KOEHLER u. Mitarb. (1947) beeinflußt das Rauchen nicht die Magensekretion, sondern reduziert nur geringfügig die Galleabgabe.

SCHIMERT (1944) untersuchte bei Hunden die Durchblutungsrate der Magenwand nach intravenöser Nicotininjektion von Dosen zwischen 0,005—0,05 mg/kg Körpergewicht. Diese Injektionen wurden regelmäßig von einem Blutdruckanstieg und einer Erhöhung der Durchströmungsrate für eine sehr kurze Zeitspanne beantwortet; es folgte dann jeweils eine 15—25minütige Minderdurchblutung. Bei höheren Dosen fehlte der initiale Blutdruckanstieg mit Erhöhung der Durchströmungsrate; es trat eine unmittelbare Minderdurchblutung auf. Beim Rauchen einer ungefilterten Zigarette werden etwa 3 mg Nicotin absorbiert; damit inkorporiert sich ein 60 kg schwerer Raucher mit einer Zigarette Konzentrationen, die jenen von SCHIEMERT (1944) nach intravenöser Injektion von 0,05 mg/kg Nicotin entsprechen. Diese Experimente lassen den Schluß zu, daß das Inhalieren von Nicotin für einen Ulcusträger oder „Ulcusanwärter" nicht gleichgültig ist und daß das Nicotin offensichtlich in der Lage ist, die Magenfunktion zu beeinflussen (SHAY u. SUN, 1963). So ist die Beeinflussung der Magenmotilität im fördernden und hemmenden Sinne gleichsam unerwünscht. Motilitätsstörungen und solche der Durchblutungsrate potenzieren jeweils die Wirkung aggressiver Faktoren. Von der Mehrzahl der Untersucher wird Nicotin als ulcerogener Faktor angesehen (CRÄMER, 1925; LICKINT, 1925; NOAH, 1926; FRIEDRICH, 1934; BANDEL, 1934; BRÜGGEMANN, 1948; KATSCH u. PICKERT, 1953, Lit.; SHAY u. SUN, 1963).

### e) Coffein

Coffein potenziert die Wirkung von Histamin, Alkohol, cholinergen Drogen, elektrischen Vagusreizen und von Fleischextrakten auf die Magenschleimhaut (ROBERTSON u. Mitarb., 1950; ROTH, 1950; ROTH u. IVY, 1944; ROTH u. SUN, 1951; KATSCH u. PICKERT, 1953, Lit.). Daneben läßt Coffein einen direkten Einfluß auf die Belegzellen selbst erkennen.

## 9. Entzündungstheorie der Ulcusgenese

Die Entzündungstheorie stellt den ältesten Erklärungsversuch der Ätio-Pathogenese der Ulcuskrankheit dar. Sie geht in ihren Anfängen auf BROUSSAIS (1816), CRUVEILHIER (1829) und ABERCROMBIE (1828) zurück.

Mit „Geburt" der Bakteriologie lag es nahe, die Entwicklung der Geschwürskrankheit auf eine bakterielle Infektion der Magenschleimhaut zurückzuführen. Umschriebenen bakteriellen — vereinzelt embolisch-metastatischen — Infekten der Magenschleimhaut kommt indessen nur in Ausnahmefällen eine ursächliche Bedeutung zu. NAUWERCK (1895) beschrieb embolisch-bakterielle Metastasen in der Magenschleimhaut mit Exulceration bei Scharlach und Endokarditis, SCHULTZE (1908) bei Streptokokken-, GUNDELACH (1923) bei Puerperalsepsis sowie NAUWERCK und FLINZER (1908) bei Paratyphus (vgl. S. 309).

In den 20iger Jahren wurde von STOERCK (1922), MOSZKOWICZ (1922), KONJETZNY (1923, 1928, Lit.), KALIMA (1924), PUHL (1926) und R. WANKE (1929) das Krankheitsbild der Gastritis eingehend in seinen Beziehungen zum Ulcus ventriculi analysiert und besonders von KONJETZNY auch in den folgenden Jahren (1947, Lit., 1954, Lit.) leidenschaftlich gegenüber „ketzerischen Vorstellungen" vertreten. Diese Untersuchungen basieren zum Teil auf den Beschreibungen eines Krankheitsbildes, das von NAUWERCK (1895, 1897) als „Gastritis ulcerosa" bezeichnet, indessen ausdrücklich nicht mit der Entstehung des „banalen" Ulcus simplex in Zusammenhang gebracht wurde.

Die von KONJETZNY und seiner Schule an Resektionsmägen erarbeiteten Vorstellungen über die kausalen Zusammenhänge der Ulcuskrankheit gehen von dem morphologischen Bild der Gastritis aus. Sie gipfeln in der Feststellung, daß sich das Ulcus stets auf dem Boden einer entzündlich alterierten Mucosa entwickelt. KONJETZNY resümiert 1947: „daß das typische Magen- und Zwölffingerdarmgeschwür im allgemeinen einem von der Schleimhautoberfläche in die Tiefe sich allmählich ausbreitenden Zerstörungsvorgang entspricht, ohne wesentliche Mitwirkung des Magensaftes". Auf dem Höhepunkt des Entzündungsgeschehens findet man regelmäßig Schleimhauterosionen — die „Gastro-Duodenitis erosiva" (KONJETZNY, 1928). Die Erosionen sind einerseits Folge der Permeation von Exsudat und Leukocyten durch das Deck- und Grübchenepithel, andererseits entwickeln sie sich nach Bersten des Epithelbelages durch das in der Lamina propria mucosae angereicherte entzündliche Exsudat. Das Exsudat quillt wie „Rauchschwaden aus einer Esse" aus den Grübchen (KONJETZNY, 1947). Infolge weiterer entzündlicher Schübe entstehen dann breite Erosionen, akute Ulcera und schließlich chronische Ulcera. „Quellungsnekrosen" wurden von KONJETZNY (1928, 1947, Lit.) nie beobachtet. Besonders diese Feststellung bekräftigte KONJETZNY in der Überzeugung, daß die Geschwürsbildung eine unmittelbare Folge primär ausschließlich entzündlicher Vorgänge ohne wesentliche Mitwirkung des Magensaftes sei.

Die Ausführungen von KONJETZNY und seiner Schule blieben nicht unwidersprochen. Zunächst wies BÜCHNER (1927, 1931, 1951) darauf hin, daß die von KONJETZNY immer wieder beschriebenen Erosionen nicht einer akuten, sondern vielmehr einer subakuten Läsion entsprächen und daß demzufolge an akuten Nekrosen einwandfrei Quellungsnekrosen als Folge der Magensafteinwirkung nachweisbar wären. Die häufig zu beobachtende räumliche Trennung zwischen einer bestehenden Antrumgastritis und dem Ulcus veranlaßten im weiteren WOLFHARDT (1925), LEHMANN (1930), KLASEN (zit. nach MERKEL, 1956), HAMPERL (1932), CHRISTIANSEN (1940), SCHINDLER (1947), KLEWITZ (1949) und viele andere, die entzündliche Ulcustheorie zumindest in ihrer Ausschließlichkeit in Zweifel zu ziehen. Indessen ist auch die „Quellungsnekrose" als Pfeil gegen die Entzündungstheorie und Zeuge der „Pepsis" nicht einhellig akzeptiert worden, zumal die Befunde am Rattenvormagen erarbeitet wurden: Der Prozeß beginnt mit einer Quellung des Plattenepithels besonders seiner oberflächlichen Schichten (BÜCHNER u. MOLLOY, 1927).

## 10. Peptische Theorie der Ulcusgenese

1852 äußerte GÜNZBURG die Vorstellung, daß der Magensaft durch unmittelbare Einwirkung auf die intakte Magenschleimhaut zur Ulcusbildung führt. Damit wurde GÜNZBURG zum Begründer der peptischen Ulcustheorie — „Ätztheorie". Bereits GÜNZBURG (1852) brachte die Geschwürsbildung speziell mit der durch Vagusreiz verursachten „Hypersekretion hyperaciden Magensaftes" in Verbindung. QUINCKE schloß sich dieser Konzeption 1882 an; auf ihn geht auch der Begriff „Ulcus pepticum" zurück.

Kaum konzipiert, stieß die peptische Theorie bereits auf heftigen Widerspruch. Unter Bezugnahme auf das Ulcus simplex wandte VIRCHOW (1853) ein, daß eine so umschriebene Läsion nur in einer direkten Abhängigkeit von topisch zugeordneten lokalen Ursachen wie eines Gefäßverschlusses durch Thrombose oder Embolie verstanden werden könne. Folge des lokalen Gefäßverschlusses sei dann die ischämische Wandnekrose. Der „hyperacide" Magensaft kann bei Kontakt mit der unveränderten Magenwand nach VIRCHOW (1853) nur eine flächenhafte „Magenerweichung" bewirken.

Nach BÜCHNER (1951) drückt die am Beginn jeder Geschwürsbildung zu beobachtende „Quellungsnekrose" (s. dagegen KOLIG, WANKE u. Mitarb., 1969, 1970, vgl. S. 335) der Geschwürskrankheit den Stempel eines primär peptischen Geschehens auf: „Die akute erosive Gastritis und Duodenitis ist hiernach eine akute, durch den Magensaft hervorgerufene, peptische Gastroduodenitis, die in der Regel bald über das Stadium der nekrosefreien Erosion abheilt" (BÜCHNER, 1951).

Als wesentlich wird weiterhin hervorgehoben, daß sich das chronische Ulcus pepticum im intensivierten Wirkungsbereich des sauren Magensaftes entwickelt: an der kleinen Kurvatur, in der Regio pylorica, an der Magenhinterwand und im Duodenum bulbusnahe. Während im „Ruhezustand" — als interdigestive Sekretion, kontinuierliche Sekretion, nächtliche Sekretion, Basalsekretion oder spontane Leersekretion bezeichnet — nur geringe Sekretmengen produziert werden (vgl. S. 181), zeigen besonders Patienten mit Duodenalgeschwüren eine verstärkte Leersekretion, wogegen Patienten mit Achylie (z.B. Perniciosakranke) in der Regel keine Ulcera acquirieren. Im postoperativen Jejunalgeschwür sah BÜCHNER (1951) wie im Auftreten peptischer Geschwüre im Meckelschen Divertikel eine Stütze der peptischen Ulcusgenese (Kritik s. KONJETZNY, 1947).

Tierexperimentelle Untersuchungen ergaben, daß der Magensaft ex se tatsächlich umschriebene Geschwürsbildungen zu erzeugen vermag. Diese „peptischen" Läsionen treten stets dort auf, wo unter physiologischen oder pathologischen Bedingungen eine längere Verweildauer des Magensaftes erzwungen wird. Sie wurden von BÜCHNER und MOLLOY (1927), GOTTSCHLICH (1930), PUHL (1932), PENKERT (1941) sowie REME (1951) als primäre Quellungsnekrosen bezeichnet. Besonders die an Ratten im Vormagen beschriebenen „peptischen Läsionen" provozierten den Widerspruch von KONJETZNY (1947).

Der verstärkten Leersekretion wird weiterhin eine entscheidende pathogenetische Bedeutung für die Ulcuskrankheit beigemessen (BÜCHNER u. Mitarb., 1928; WANGENSTEEN u. Mitarb., 1940; WINKELSTEIN u. Mitarb., 1956; TOLEDO, 1958 u.v.a.). Eine signifikante Beziehung zwischen Ulcus, Belegzellanzahl und

HCl-Maximalsekretion ermittelten GUISS und STEWART (1948; vgl. Zollinger-Ellison-Syndrom, S. 400). Die Gesamtacidität ist nach maximalem Histamintest annähernd proportional der Belegzellanzahl „einer Mucosaeinheit" (TONGEN, 1950). Bei Patienten mit Ulcus duodeni wird die Belegzellanzahl als erhöht angegeben (MEYERS, 1948; COX, 1952); gegenüber gesunden Kontrollpersonen mit 1,09 Billionen Belegzellen bei männlichen und 0,82 Billionen bei weiblichen Individuen zeigen Patienten mit Ulcus duodeni eine Belegzellerhöhung auf 1,8 Billionen (COX, 1952). Basierend auf den Untersuchungen von DAVENPORT (1939), CRANE und DAVIS (1951) sowie MARKS (1956) folgerten CARD und MARKS (1960), daß 1 mÄq HCl/Std unter den Bedingungen der maximalen Histaminstimulierung (Methode von KAY, 1953) von annähernd 40 Millionen Belegzellen sezerniert werden. Die gefundenen Werte sind bei Mensch und Hund weitgehend identisch; diese Feststellung ist für vergleichende Experimente von großer Bedeutung.

Auch wenn die „peptische Wirkung" des Magensaftes als conditio sine qua non für die Ulcusbildung weitgehend anerkannt ist, bleibt noch die Frage weiterhin offen, welche Faktoren als wesentlich für die Resistenzminderung der Mucosa anzusehen sind, damit die „Aushülsung" der Nekrose erfolgt.

## 11. Gefäßtheorie der Ulcusgenese

Bereits VIRCHOW (1853) betonte, daß dem herdförmigen Bild des chronischen Ulcus simplex nur eine lokale Ursache zugrunde liegen kann. VIRCHOW vermutete zunächst Zirkulationsstörungen im venösen Gefäßschenkel infolge Thrombosen oder Embolien. HAUSER (1883) nahm die Gedanken VIRCHOWs wieder auf und entwickelte aus ihnen die „anatomische Gefäßtheorie". Nach ihr steht am Beginn die grob-mechanische Lichtungsverlegung eines Magenarterienastes durch Arteriosklerose, Thrombose oder Embolie, der im weiteren die ischämische Wandnekrose des zugeordneten Wandbezirkes folgt. Die Aushülsung dieser Nekrose durch den Magensaft zur Erosion oder zum Ulcus wird als Sekundäreffekt gedeutet.

Beruht eine Interpretation auf Ausschließlichkeit, wie bereits bei der peptischen und Entzündungstheorie deutlich wurde, so vermag sie nur einen Teilsektor des Problemkreises zu beleuchten. Entsprechend geriet die Gefäßtheorie sehr bald dadurch in Mißkredit, daß sie sich besonders der Arteriosklerose als Kronzeugin bediente (HAUSER, 1926, Lit.). Die häufig zitierte Arbeit von BUDAY (1908) schildert Extremfälle, und das Material von HAMBURGER (1909) war nicht umfangreich genug — 10 Fälle —, um Verallgemeinerungen zu rechtfertigen. So mußte auch HAUSER (1926) einräumen, nachdem er der Arteriosklerose die führende Rolle im Ulcusgeschehen zugewiesen hatte, daß die Zahl der gesicherten Beobachtungen nur gering sei (POWELL, 1877; PILLIET, 1892; GRÜNFELD, 1882). Systematische Serienschnittuntersuchungen des Ulcusgrundes schienen weiterhin keinen Zusammenhang zwischen Ulcus und Gefäßveränderungen zu erbringen (STROMEYER, 1912; BÜCHNER, 1927); die beobachteten Gefäßveränderungen wurden jeweils als Ulcusfolge und nicht als Ulcusursache gedeutet.

Für besonders gelagerte Fälle blieb indessen auch in der Folgezeit die „unitarische Gefäßtheorie" der Ulcusgenese „unangetastet". Es sind vor allem jene

Ulcera, die im Rahmen einer Panarteriitis nodosa (GRUBER, 1930; DE NAVASQUEZ u. FRENCH, 1947), einer Endarteriitis obliterans v. WINIWARTER-BÜRGER (HILLEBRAND, 1956; WANKE, 1964), einer amyloiden Degeneration der Magengefäße (HAUSER, 1926), einer Endarteriitis bei Neurofibromatose RECKLINGHAUSEN (HECTOR, 1953) und bei riesenzelliger, granulomatöser Arteriitis (KODOUSEK, 1956) zur Beobachtung kommen.

Neuerdings wird die ursächliche Bedeutung der *Arteriosklerose* (Altersulcus SPANG, 1948) wieder mehr in den Vordergrund gestellt (SPANG, 1947; ELKELES, 1953; SCHUBERT u. PETERS, 1956; KUHN u. Mitarb., 1957; PREUSS u. HEIDELMANN, 1958; POKORNY u. PRAZAK, 1959; HOLSTEIN u. STECKEN, 1960; IVANYI u. FIGUS-ILLINYI, 1960; WANKE, 1962, 1963, 1964, 1965, 1966; PANNHORST, 1963; MUNSCHECK u. TRAUTMANN, 1964), Abb. 166—168.

Selten sind *Embolien* in die Magenarterien Ursache eines akuten Ulcus. Wie die allgemeine erhöhte Lebenserwartung das Interesse an der primären Gefäßsklerose der Magenarterien erneut belebte, werden auch die unmittelbaren Folgen der Arteriosklerose häufiger beobachtet. So berichteten kürzlich ANDERSON u. Mitarb. (1967, Lit.) über Magen- und Darmulcera infolge Embolisierung atheromatöser Partikel.

Über Ulcera nach Fettembolien findet man eine weit verstreute Kasuistik (SCRIBA, 1880; STERNBERG, 1907; SCHRIDDE, 1907; GRAHAM, 1907; WARTHIN, 1913; LECOUNT u. GAUSS, 1915; WANGENSTEEN, 1945).

Geschwüre über Tumoren (Lipome: BURMEISTER, 1933; SOBCZYK, 1941. Myome: LORENZ, 1928; DOMANING, 1930) werden auf lokale Zirkulationsstörungen zurückgeführt (vgl. Geschwüre nach Fremdkörperinkorporation, z.B. Bezoare: DOMAGK, 1927).

Auch die Stauungen im Pfortaderkreislauf infolge Lebercirrhose (FALCONER, 1943) oder die Rückstauung in den großen Kreislauf bei Rechtsherzversagen (SCHUMANN, 1960, Lit.) werden als pathogenetisch wesentliche Komponenten diskutiert.

KLEBS modifizierte 1869 die Konzeption von VIRCHOW (1853) indem er eine *funktionelle Gefäßsperre* durch Arteriolenkrampf postulierte. KEY (1871) vermutete eine durch Muskelkontraktion bedingte venöse Stauung. BENEKE (1908) sah in den Stigmata ventriculi die Folge einer spastischen Ischämie; sie sollte sich auf dem Boden nervaler Reize entwickeln.

Die erweiterten Kenntnisse um den Dualismus neurovegetativer Steuerungen der Lebensvorgänge übertrugen EPPINGER und HESS (1910) auf ihre klinische Lehre von der „Vagotonie". Galt das Ulcus bisher als ein in Ursache und Folge streng örtlich fixiertes Krankheitsgeschehen, so büßte es unter dieser Konzeption sogar seine Stellung als autochthone Krankheit ein; es wurde zum Symptom in einer Kette krankhafter Vorgänge, die sich aus der Störung übergeordneter neurovegetativer Steuerungsmechanismen ergaben. Diese neue Deutung der Ulcusgenese fand weiterhin ihren Niederschlag in der 1913 von RÖSSLE entwickelten Lehre vom „Ulcus als zweite Krankheit". Maßgeblich für diese Betrachtungsweise war für RÖSSLE die Beobachtung, daß den Ulcera in seinem Sektionsgut in 30% häufiger, als der Wahrscheinlichkeit entsprechen würde, ein anderes, „primäres" Krankheitsgeschehen vorausging. Es handelte sich vor allem um abdominelle Erkrankungen wie Gallenblasenleiden, Appendicitiden und chirurgische abdominelle Eingriffe. In allen diesen „primären" Erkrankungen sah RÖSSLE die „Quellinfektion", also jenes primum movens, das über vagale Impulse reflektorisch zu einer Kontraktion der Magenwandmuskulatur mit konsekutiver Gefäßkompression, Ischämienekrose und schließlich zum Ulcus führt. RÖSSLE (1913) knüpfte damit

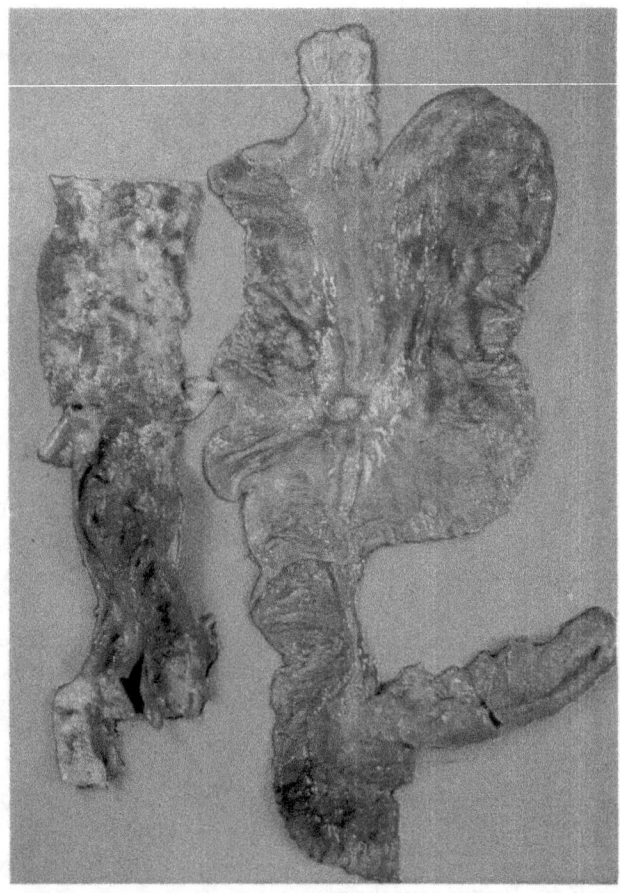

Abb. 166. „Altersulcus". Hochgradige allgemeine exulcerative Arteriosklerose. Chronisches Ulcus ventriculi an der Corpus-Antrum-Grenze. 82jährig, männlich. (SN 388/67, Path. Inst. Heidelberg)

an die Vorstellungen von KLEBS (1869), BENEKE (1908), KOBAYASHI (1909) und LICHTENBELT (1912) an, die eine lokale Schleimhautischämie infolge umschriebener Kontraktionen der Muscularis mucosae als Antwort auf eine vagale Irritation ansahen.

Auch v. BERGMANN (1912/1913) nahm die Gedankengänge von RÖSSLE auf und erweiterte sie unter Einbeziehung und Modifikation des Vagotonie-Begriffes von EPPINGER und HESS (1910) zu seiner ursprünglichen Fassung der „funktionellen Gefäßtheorie" der Ulcusgenese. Danach ist das Ulcus nur ein Glied in der Kausalkette jener Störungen, die sich als Folge einer „primären Disharmonie des

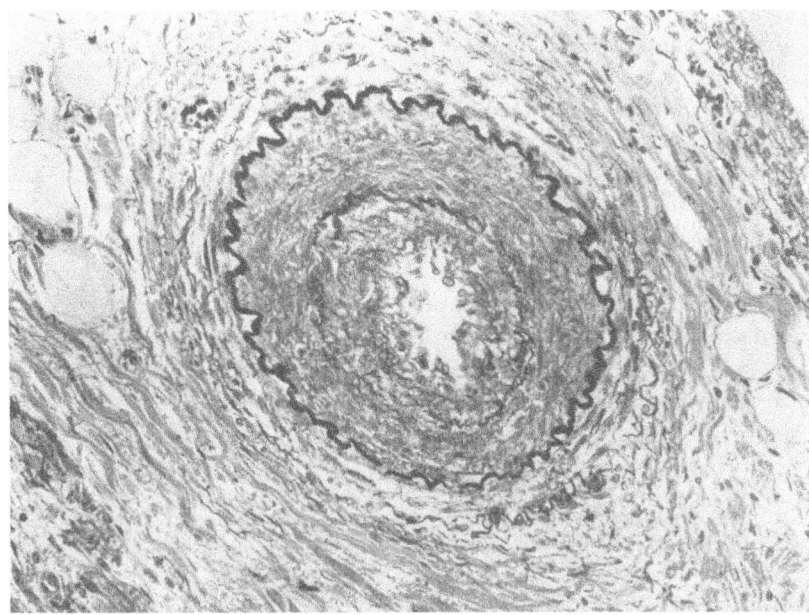

Abb. 167. Allgemeine „entzündliche Arteriosklerose", chronisches, in den Pankreaskopf penetrierendes Ulcus duodeni. Quergetroffene Submucosaarterie 1 cm neben dem Defekt; entsprechende Gefäßveränderungen findet man an den submucösen Magenarterien. 42jährig, männlich (SN 802/63, Path. Inst. Heidelberg). Färbung: Elastica-Masson-Goldner, Vergr. 50fach. [Aus M. Wanke: Langenbecks Arch. klin. Chir. **306**, 215 (1964)]

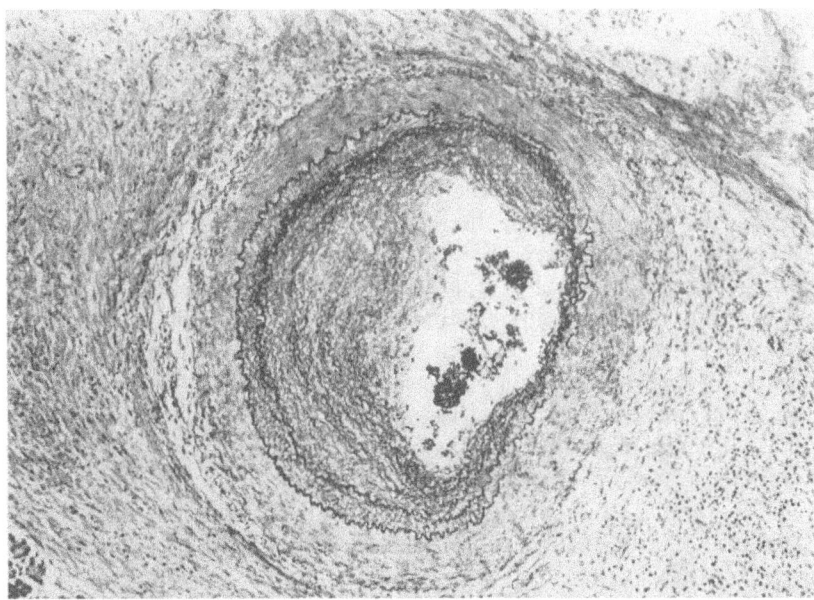

Abb. 168. Allgemeine „entzündliche Arteriosklerose", chronisches, in den Pankreaskopf penetrierendes Ulcus duodeni. Arrosionsblutung. Quergetroffene Subserosaarterie; entsprechende Gefäßveränderungen findet man auch an den subserösen und intramuralen Magenarterien. 42jährig, männlich (SN 802/63, Path. Inst. Heidelberg). Färbung: Elastica-Masson-Goldner, Vergr. 20fach. [Aus M. Wanke: Langenbecks Arch. klin. Chir. **306**, 215 (1964)]

vegetativen Nervensystemes" bei einem bereits „vegetativ stigmatisierten Individuum" einstellt. Der „überwertige" Vagusimpuls soll Hypermotorik und Hypersekretion bewirken. Auf dem Boden dieser „funktionellen Dysregulation" entstehen nach v. BERGMANN (1912/1913) lokale Ischämienekrosen der Mucosa und durch Abdauung Ulcera. Im gleichen Sinne äußerten sich seine Schüler WESTPHAL und KATSCH (1913) über die neurogene Genese des Ulcus duodeni. Diese ursprüngliche Konzeption wurde von v. BERGMANN ständig erweitert und führte ihn 1936 schließlich zu der Vorstellung, daß das Ulcus Folge einer örtlichen Vitalitätsminderung des Gewebes sei, die durch Spasmen, Entzündung, lokale Gefäßschäden und mechanische Faktoren ausgelöst werden können.

Der morphologische Gedanke der Gefäßtheorie konnte in den vergangenen 50 Jahren ständig durch neue Befunde gestützt und durch physiologisch-funktionelle Ergebnisse erweitert werden.

## 12. Nervensystem und Ulcus

Störungen der nervösen Steuerung und der durch sie beherrschten Funktionsabläufe am Verdauungskanal können grundsätzlich in verschiedener „Höhe" angreifen:

1. am neurovegetativen Wandplexus,
2. am Vagus oder Sympathicus,
3. am nervösen Zentralorgan.

1. Die Rolle des *nervösen Wandplexus* während der Morphogenese der Ulcuskrankheit wird auch heute noch uneinheitlich beurteilt. STÖHR (1944) fand degenerative Veränderungen der nervösen Plexus, die sich an den Ganglienzellen in Kernpyknose, Homogenisation und Vakuolisierung des Cytoplasma, an den Neuriten, besonders in Ulcusnähe, durch Ausfließen von Neuroplasma und Verfilzung von Nervenfasern dokumentieren. STERN (1952) erwähnt zusätzlich Veränderungen des terminalen perivenösen Netzes. Entsprechende Befunde wurden in Carcinom- (RIEDER, 1934; MIYAKE, 1936) und Gastritismägen (HOLSTI, 1931; MIYAKE, 1936; RIEDER, 1934; STÖHR, 1944) beschrieben. Aus diesem Grunde wurde eine pathogenetische Bedeutung für das Ulcusleiden abgelehnt. Berücksichtigt man indessen die von anderer Seite immer wieder betonten Zusammenhänge zwischen Gastritis, Ulcus und Carcinom (KONJETZNY, 1947, Lit., 1954, Lit.), so ist dieses Gegenargument nicht absolut überzeugend. Allerdings ist nicht entschieden, ob die geschilderten Veränderungen der entzündlichen, ulcerösen oder neoplastischen Wanderkrankung vorausgehen und sie damit zumindest mitbedingen, oder ob sie ihr erst sekundär folgen, was allgemein angenommen wird. EDELMAN u. Mitrab. (1956) sehen dagegen die perineuro asculären \ eränderungen als primär an.

2. *Nervus vagus* und *Sympathicus:* Die Ausschaltung des Vagus wird im Tierversuch auffällig häufig von Ulcerationen begleitet (YZEREN, 1901; GREGGIO, 1915; BLAZELL u. IVY, 1936; FERGUSON, 1936; KOGA, 1937; HAMORI u. Mitarb., zit. nach HETENYI, 1958).

Anatomische Veränderungen am Nervus vagus wurden von SCHMID (1916) niemals bei Geschwürskranken gefunden und auch bei schweren Vagusschädigungen infolge Beriberi wurden niemals Magenulcera von DÜRCK (1908) beobachtet.

3. *Nervöses Zentralorgan:* CUSHING (1932) lenkte wieder, basierend auf den klassischen Experimenten von SCHIFF (1845, 1846, 1854, 1867) und den Erfahrungen von v. ROKITANSKY (1842), durch seine Abhandlung „Peptic ulcer and interbrain" die Aufmerksamkeit auf mögliche Zusammenhänge zwischen Hirnschädigung und Ulcus (vgl. S. 343, zentrogen induzierte Magenblutung). GRUBER (1911), SACK (1946) und GAGEL (1947) bejahen eine Koinzidenz zwischen Hirnschädigung und Ulcus. Nach KATSCH und PICKERT (1953, Lit.) beträgt die Ulcushäufigkeit bei Hirnprozessen 10%. Werden Ulcera beobachtet, so handelt es sich nahezu ausschließlich um akute Ulcera (STÄMMLER, 1949; KALK, 1956; BISCHOF, 1965, Lit.), die eine rasche Heilungstendenz erkennen lassen oder zur plötzlichen

Tabelle 13. *Koinzidenz von Ulcus und Erkrankungen des Zentralnervensystems bei 761 Autopsien. (Nach* ELLISON *u. Mitarb., 1959)*

| Ulcustyp | Hirn-ödem | Cerebrale Thrombose | Hirnblutung | Meningitis | Tumor | Bulbäre Poliomyelitis | Blutungen: epidural, subdural, subarachnoidal | Fälle | % |
|---|---|---|---|---|---|---|---|---|---|
| Akut (387) | 36 | 19 | 19 | 19 | 12 | 9 | 29 | 143 | 37 |
| Chronisch (374) | 9 | 4 | 6 | 2 | 2 | 0 | 4 | 27 | 7 |
| Summe (761) | 45 | 23 | 25 | 21 | 14 | 9 | 33 | 170 | 22 |

Perforation Anlaß geben (KALK u. BRÜHL, 1948). KALK (1956) lehnt die Ansicht von VEIL und STURM (1942) ab, wonach die Ulcusentstehung (chronisches Ulcus) im Anschluß an ein cerebrales Trauma ein häufiges Ereignis darstellt. Unterscheidet man exakt zwischen akuten und chronischen Hirnschäden, ergibt sich, daß Ulcera und Magen-Darmblutungen bevorzugt im akuten Stadium auftreten, während sie bei chronischen intrakraniellen Prozessen selten sind.

Die zahlreichen Statistiken, die eine Darstellung von Zusammenhängen zwischen zentralnervösen Schädigungen und Geschwürsbildung zu belegen versuchen, umfassen zentral-nervöse Prozesse der verschiedensten Art (s. Tabelle 13): Erkrankungen der Hirnhäute (RÖSSLE, 1913; ROKITANSKY, 1842; BERGLUND, 1928; KING u. REGANIS, 1953; HARTUNG u. WARKANY, 1938) wie tuberkulöse Meningitis, eitrige Meningitis und das Bild der Pachymeningosis haemorrhagica interna; Hirnblutungen (HART, 1913; MOGILNITZKY, 1925; v. BALO, 1941) und Tumoren (CUSHING, 1932; BAILLEY u. Mitarb., 1948; TARTARINI, 1949; DALGAARD, 1957) werden gleichfalls ursächlich angeführt.

Als Sonderform eines „neurogen-trophischen" Ulcus sind Oesophagus-, Magen- und Duodenalgeschwüre bei Syringomyelie anzusehen. Wir verfügen selbst über eine entsprechende Beobachtung (vgl. S. 51, Oesophagus).

Experimentell gelingt es, akute Erosionen durch Hirnstammschädigung zu provozieren (R. WANKE, 1948); der Prozentsatz dieser „rein" zentrogenen Ulcera ist schwer abzuschätzen; in der überwiegenden Mehrzahl der Fälle handelt es sich um akute Ulcera als Schockfolge bei akuten traumatischen oder iatrogenen Hirnläsionen (BISCHOF, 1965, Lit.).

Die *cortico-viscerale* Pathogenese der Ulcuskrankheit (BYKOV u. KURTSIN, 1954, 1966) wird besonders im russischen Schrifttum vertreten. BYKOV und KURTSIN (1954, 1966) deuten das Ulcus als Folge einer Störung der harmonischen Funktionsabläufe zwischen den Regulationszentren des Cortex und dem ihm untergeordneten Subcortex. Diese Konzeption kann als Weiterentwicklung der Gedankengänge von RÖSSLE (1913) und von v. BERGMANN (1912/1913) angesehen werden. Die Einflußsphäre wird vom Diencephalon (CUSHING, 1932; R. WANKE, 1948) auf die Ebene der Großhirnrinde verlagert. Bei diesen Patienten soll eine besondere Labilität des Gefäßtonus, eine abnorme Reaktion auf verschiedene Reize, eine auffällige Änderung der Vasoconstriction und Vasodilatation sowie eine Dysfunktion in der Stabilisierung des Gefäßtonus bestehen. Insgesamt handelt es sich um eine bisher noch nicht näher konkretisierte Hypothese.

## 13. Ulcus als Ursache einer Störung der Harmonie von Motilität und Sekretion

ZUKSCHWERDT (1931) ging in seinen Untersuchungen über die Bedeutung der „Störung der Harmonie von Sekretion und Motilität" für die Ulcusgenese von der Tatsache aus, daß Motilität und Sekretion eng miteinander gekoppelt sind. So steuert das Duodenum während der intestinalen Digestionsphase durch seine Motorik und intestinale Hormone (vgl. S. 181) reflektorisch die Funktion von Magen und Gallengängen und die Leber- und Pankreassekretion. Diese intestinale Phase der Magensekretion wird durch Säuerung inhibiert; das kritische pH wird mit 2,5 angegeben. Weiterhin werden Motilitätssteigerung und -hemmung durch humorale, hormonelle und nervöse Impulse gesteuert.

Der besonders hohe Prozentsatz der Antrumgastritis wird auf Entleerungsstörungen zurückgeführt. Es wird im weiteren hervorgehoben, daß auch beim Ulcus ventriculi keine „qualitativen Veränderungen des Magensekretes" vorlägen. Eine „Hyperacidität" im physiologischen Sinne gibt es nicht. Für die Ulcuslokalisation präpylorisch wird von ZUKSCHWERDT (1931) primär eine chronische Gastritis postuliert; diese ist Folge eines Refluxes oder einer verzögerten Entleerung.

Die Bedeutung motorischer Interferenzzonen (WANKE, 1966) geht auch aus den Untersuchungen von OI u. Mitarb. (1962, 1969) hervor. Danach nimmt der Motilitätsunterschied zwischen Korpus und Antrum einen entscheidenden Einfluß auf die Lokalisation des Ulcus ventriculi in dieser Region der kleinen Curvatur. So wurden bei Patienten mit Gastritis und Magenulcus hier die höchsten Wandspannungen gemessen. Weitere Untersuchungen von OI u. Mitarb. (1969) ergeben, daß 97% der Ulcera drei Areale bevorzugen:

1. die Nachbarschaft der Ora serrata,
2. die Korpus-Antrumgrenze und
3. die unmittelbar prä- und postpylorische Region.

Hier liegen zudem Schleimhautgrenzzonen:

1. Plattenepithel des Oesophagus/Kardiadrüsen,
2. Fundusdrüsen/Pylorusdrüsen,
3. Pylorusdrüsen/Duodenaldrüsen.

Die wechselnde Physio-Motorik hat ihr morphologisches Äquivalent in einem unterschiedlichen, funktionsangepaßten Gefäßeinbau. So beobachtet man um die Magengefäße exakt von der Kardia (anatomische Kardia) bis zum Pylorus scherengitterförmig angeordnete Begleitmuskelfasern (WANKE, 1959) in der perivasalen Verschiebeschicht, die den Gefäßverlauf den einzelnen Kontraktionsphasen des Magens anpassen. Sie fehlen in dieser Form im Oesophagus (NAGEL, 1938) sowie im Duodenum (HORSTMANN, 1942).

Eine Störung der Motilität kann auch durch dystopes Pankreasgewebe induziert werden, wie dies besonders für die Beobachtungen von HEMPEL (1965), FRENCH (1967), DEVEREAUX und RIDER (1959), FRANCESCO (1959), CHAPMAN u. Mitarb. (1947) sowie WANKE und KAISER (1970) zutrifft. In den Fällen von CHAPMAN u. Mitarb. (1947), FRANCESCO (1959) sowie WANKE und KAISER (1970) lag die Dystopie im Bereiche der Korpus-Antrumgrenze, die übrigen Fälle waren präpylorisch lokalisiert.

Die Zahlenangaben über eine Koinzidenz von Ulcus ventriculi und Magenentleerungsstörung schwanken zwischen 25 und 80% (BURGE, 1966, Lit.).

Bekannt und akzeptiert ist die Tatsache, daß ein Reflux von Mageninhalt eine „peptische Oesophagitis" (vgl. S. 49) zu induzieren vermag und in einzelnen Fällen auch mit einem „peptischen Oesophagusulcus" einhergehen kann. Das analoge Konzept, daß ein Reflux von Duodenalinhalt bei Motilitätsstörung, insbesondere von Galle in den Canalis pyloricus, entzündliche Veränderungen verursacht, die durch eine Exulceration kompliziert werden können, wird wieder vermehrt diskutiert (JANOWITZ, 1969).

Eingehende Untersuchungen von OI u. Mitarb. (1959, 1962, 1969) über die Lokalisation von Geschwüren in der Pylorusregion und histologische Untersuchungen begleitender Antrumgastritiden (Gastro-Duodenitis — KONJETZNY, 1928, 1947, 1954) bei Ulcera in der Pylorusregion (SCHRAGER u. Mitarb., 1967) betonen wieder die Bedeutung eines duodeno-gastrischen Refluxes als initiierenden oder chronifizierenden Faktor für diese Ulcera.

Tatsächlich ist ein duodeno-gastrischer Reflux in der interdigestiven Phase bei Patienten mit Magengeschwüren relativ häufig zu beobachten (DU PLESSIS, 1965; CAPPER, 1967). Bei Patienten mit Ulcus ventriculi erkennt man röntgenologisch oft einen Bariumreflux (CAPPER, 1967); bei ihnen ist im Magensaft eine höhere Konzentration von Gallensäuren als bei Patienten mit Ulcus duodeni zu bestimmen (DU PLESSIS, 1965). Nach BUCKLER (1965, zit. bei CAPPER, 1967) ist der Magensaft gesunder Personen in 40% frei von Gallenfarbstoffen. Liegt ein Duodenalgeschwür vor, findet man 79% Gallenfarbstoffe im Magensekret; beim Magengeschwür sind diese sogar in 97% nachweisbar. RHODES u. Mitarb. (1969) konnten demonstrieren, daß bei Patienten mit Ulcus ventriculi ein vermehrter duodeno-gastrischer Gallereflux nicht nur während der interdigestiven Phase, sondern besonders signifikant nach Einnahme einer flüssigen Standardkost eintritt; die Bestimmungen wurden mit radioaktiv markierten Desoxycholsäuren durchgeführt. In diesem Zusammenhang ist vor allem auf die cytotoxische Wirkung unkonjugierter Gallensäuren hinzuweisen (GRANT u. Mitarb., 1951; WANKE, 1970, Lit.), die in hohem Prozentsatz bei ausgedehntem Leberparenchymschaden auftreten. Diese Konstellation wirft ein neues Licht auf die Syntropie von Ulcus und Leberschaden.

DAVENPORT (1968) sowie CHAPMAN u. Mitarb. (1969) demonstrierten die Zerstörung der Schleimbarriere der Fundus- und Pylorusdrüsenzone durch Galle oder Gallensalze. Neben diesem reinen Gallereflux muß auch an die besondere „inflammatorische" Wirkung von Gallensalzen in Kombination mit Pankreassekret gedacht werden (LAWSON, 1964).

## 14. Das Ulcus als Folge eines Fehlgleichgewichtes zwischen defensiven und aggressiven Faktoren

Eine Dysbalance defensiver und aggressiver Faktoren geht häufig mit einer Störung der Sekretion und Motilität einher und beleuchtet das Ulcusproblem nur in einem weiteren Rahmen (Abb. 169). Nach HOWAT (1961) ist das Ulcus duodeni

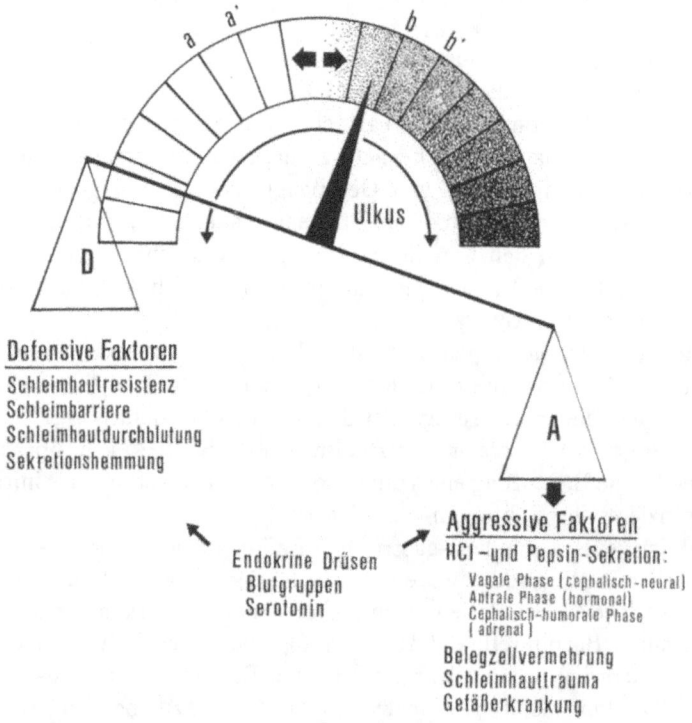

Abb. 169. Ätiologie der Ulcuskrankheit. (Modifiziert nach SHAY und SUN, 1963)

durch eine Tag und Nacht einbeziehende Hypersekretion ausgezeichnet, während des Ulcus ventriculi Folge des verlängerten Magensaftkontaktes bei Hypomotilität sein soll.

Nach SKORYNA (1967) konvergieren eine Vielzahl unabhängiger Faktoren in der Ulcuskrankheit. SKORYNA (1967) vergleicht die Situation mit einem Multikoordinatensystem der Mathematik; jeder kausale Faktor hat nur eine kontributorische Wirkung wechselnder Bedeutung. Die eine Gruppe ist jene *aggressiver* Faktoren und eng mit der HCl- und Pepsinsekretionsaktivität verbunden, die andere ist jene *defensiver* Faktoren. Letztere gewährleisten die Mucosaresistenz.

SKORYNA (1967) fügt eine dritte Gruppe unter der Bezeichnung „gastric let" (Magenaderlaß) hinzu. In diese Gruppe werden alle Faktoren eingeordnet, die protektiv und destruktiv wirken können und damit eine ambivalente Wirkung entfalten. Sie sind besonders für chemische und physikalische Schädigungen der Mucosa verantwortlich, die toxischen oder bakteriellen Noxen den Weg bereiten. Die Faktoren des „gastric let" umfassen nach dieser Konzeption Faktoren wie Mucine, Osmolarität, den Mundspeichel und die Nahrungsaufnahme. Dieses Multikoordinatensystem schließt nicht aus, daß es Sonderfälle gibt, bei denen „*ein*" Faktor ursächlich angeschuldigt werden kann.

### a) Defensive Faktoren

1954 stellte HOLLANDER seine Zweikomponenten-Theorie auf: danach bildet ein schmaler, der Mucosa durch Adhäsion und hohe Viscosität zäh anhaftende Sekretfilm eine erste Barriere. Dieser Sekretfilm soll nach BALL und JAMES (1961) durch HCl oberflächlich präzipitiert und dadurch „widerstandsfähiger" gegen mechanische Abschilferung und peptische Andauung werden. Seine Kohäsion verhindert chemischen Agentien die Permeation. Normalerweise wird dieser Film kontinuierlich „abgewaschen" und ständig erneuert. Erlahmt der Nachschub, oder ist die Abschilferung gesteigert, bildet das Deck- und Kryptepithel die zweite Verteidigungslinie. Nach dem Konzept von HOLLANDER (1954) kommt es nur in einem Bezirk reduzierter „Defensivreserve" zur Ulcusbildung. Veränderungen der Schleimqualität („s. S. 410, Drogenulcus") und der Schleimquantität sind besonders hervorzuheben. Die Widerstandsfähigkeit der Schleimbarriere ist weitgehend von der Durchblutungsrate abhängig (KOLIG, WANKE u. Mitarb., 1969, 1970). Obstruktionen kleinerer Blutgefäße durch Embolie — Fettembolie: BARONOFSKY u. Mitarb. (1945) — oder Drogen, die eine Vasoconstriction bewirken wie Epinephrin (FRIEDMAN, 1959; PENNER u. BERNHEIM, 1939) oder Pitressin (NEDZEL, 1938) können Ulcera in Magen und Duodenum bewirken; diese heilen in der Regel indessen rasch wieder ab. Auch eine Gefäßdilatation mit Atonie und Dyshorie wie nach Histamingaben induziert mit gleicher Wirkung die Entwicklung akuter Ulcera (MERKEL, 1942). Serotonin und seine Vorstufe 5-Hydroxytryptophan (HAVERBACK u. BOGDANSKI, 1957; HEDINGER u. VERAGUTH, 1957) bewirken im Drüsenmagen der Ratte Ulcera, obwohl diese Drogen die Sekretionsrate reduzieren (SHAY u. Mitarb., 1959); es kommt zu einem Zusammenbruch der Schleimbarriere. Patienten mit Carcinoiden lassen eine über die zu erwartende Incidenz gehende Ulcusrate erkennen (MACDONALD, 1956; vgl. FEYRTER, 1962, Lit.). WANKE (1962, 1963, 1964, 1965, 1966) sowie SHAY und SUN (1963) messen dem vasculären Faktor eine wesentliche Bedeutung bei und führen insbesondere die schlechte Heilungstendenz des Altersulcus auf eine vasculäre Komponente zurück. So sprechen SHAY und SUN (1963) vom „arteriosclerotic ulcer of VIRCHOW".

Für die Harmonie der Sekretion ist eine dem Nahrungsangebot angepaßte Sekretionsrate erforderlich, die durch einen duodenalen Hemmechanismus — im anglo-amerikanischen Schrifttum als „duodenal-brake" bezeichnet — gesteuert wird. Das Duodenum hat beim gesunden Menschen die Funktion einer pH-Schleuse (KRONBERGER, 1964). Die Pufferkapazität von Galle und Pankreassekret kontrolliert die Region bis zur Vaterschen Papille. pH-Grenzwerte von pH 3,8 werden in rhythmischer Folge nur kurz durchbrochen; bei pH 2,5 tritt eine endgültige Sekretionshemmung ein. Beim nichtstenosierenden Ulcus duodeni, weniger beim Ulcus ventriculi, fehlt dieser rhythmische Wechsel. Es kommt zu einer pH-Verschiebung mit Erhöhung der Wasserstoffionenkonzentration.

Zusätzlich ist die Duodenalschleimhaut durch das hochviscöse, stark alkalische Sekret der Brunnerschen Drüsen geschützt, die bis zur Vaterschen Papille reichen. Das Funktionieren der pH-Schleuse ist auch von dem intakten Pylorusspiel abhängig. Magengesunde erreichen nach einem sauren Probetrunk rasch wieder duodenale pH-Werte zwischen pH 5,5 und pH 6,2. Liegt ein Ulcus duodeni vor, können diese Werte auf pH 2,5 sinken. Dagegen ist der Entleerungsmechanismus beim pylorusfernen Magengeschwür in der Regel nicht gestört (vgl. S. 181), so daß pH-Werte wie bei Gesunden im Duodenum gemessen werden können. Ist dieser duodenale Hemmechanismus gestört oder sogar aufgehoben, resultiert eine Hypersekretion (SHAY u. Mitarb., 1942; LORBER u. SHAY, 1956; ANDERSSON u. Mitarb., 1958; SIRCUS, 1958). Interessante theoretische Überlegungen knüpften CURT und PRINGLE (1969) an ihre Befunde bei Patienten mit Ulcus duodeni an. So ermittelten sie bei diesen Patienten eine erhöhte Viscosität des visiblen Magenschleimes. Dieser zähanhaftende Schleim soll die Chemorezeptoren isolieren und damit den physiologischen Hemmechanismus unmöglich machen. Bei Patienten mit Ulcus ventriculi ist in der Regel eine erhöhte Rückdiffusion von $H^+$-Ionen, nicht dagegen bei Personen mit Ulcus duodeni zu messen (OVERHOLT u. POLLARD, 1968). Da allgemein anerkannt wird, daß das Ulcus duodeni mit erhöhtem Vagotonus (DRAGSTEDT, 1954 u.a.) einhergeht, der Hypersekretion und Motilitätssteigerung bewirkt, dürfte die fehlende Sekretionshemmung aufgrund des hochviscösen überlagernden Sekretfilmes zur Folge haben, daß ein kontinuierlicher, unverdünnter und enzym- wie HCl-reicher Magensaft die Mucosa berieselt. Die Beobachtungen von CURT und PRINGLE (1969) eröffnen neue Aspekte zum Problem der Dyskrinie.

Unter den *aggressiven* Faktoren sind HCl und Pepsin die Komponenten, die für das Ulcus als conditio sine qua non betrachtet werden. So fanden PALMER und NUTTER (1940) unter 2200 Ulcuspatienten keinen einzigen Fall mit kompletter histaminrefraktärer und permanenter Achlorhydrie (s. dagegen u.a. KONJETZNY, 1947, 1954; HEFFNER u. Mitarb., 1949; LASHER, 1948; RUFFIN u. DICK, 1939). Unter experimentellen Bedingungen gelingt es allein, durch kontinuierliche Tropfinfusion von 0,1 N HCl (CUMMINS u. Mitarb., 1948) oder von HCl und Pepsin (FOGELMAN u. Mitarb., 1949) Magen- und Duodenalgeschwüre zu erzeugen. Die gleichzeitige Gabe von $NaHCO_3$ intravenös vermag die Entwicklung dieser Ulcera zu verhindern. Wird die HCl-Konzentration oder die HCl-Pepsin-Instillationsmischung von 0,1 N HCl auf 0,15 N HCl gesteigert, wird die defensive Reserve überspielt und kann dann auch nicht mehr durch die intravenöse Infusion von $NaHCO_3$ kompensiert werden (FOGELMAN u. Mitarb., 1949). Diese experimentellen Ergebnisse unterstreichen die Tatsache, daß die aggressiven Faktoren allein ausreichen können, um die Schleimbarrieren zu durchbrechen, wenn sie eine bestimmte Konzentration überschreiten. Aber selbst beim Zollinger-Ellison-Syndrom, das die einzige vergleichbare Situation beim Menschen abgeben würde, handelt es sich um ein komplexes Geschehen, bei dem nicht nur die aggressiven Faktoren erhöht, sondern auch die defensiven reduziert sind.

Das Fehlen einer Hypersekretion beim Ulcus ventriculi führte zu der Annahme, daß das Magengeschwür auf dem Boden einer verminderten Mucosaresistenz entstünde. Die Mucosaresistenz hängt einerseits von ihrer Regenerationskapazität (FOGELSON, 1931; BARRETT, 1946; JOHNSON, 1957; MILTON u. Mitarb., 1960), andererseits von ihrer Glykoproteidzusammensetzung ab (KUHN, 1969, Lit.).

KONJETZNY (1928, 1947, 1954) und PALMER (1954) fanden beim Ulcus ventriculi eine ausgeprägte chronische Gastritis, wobei jeweils exakte topische Beziehungen festzustellen waren. Nur von wenigen Ausnahmen mit hypertrophischer Gastritis, mit Cortisonmedikation, gutartigen Tumoren, Pylorusstenose und Thrombose der A. gastrica sinistra abgesehen, fand PALMER (1954) bei seinen Ulcusfällen stets zusätzlich eine atrophische Gastritis. Gastritische Veränderungen sind beim Ulcus ventriculi jeweils ausgeprägter als beim Ulcus duodeni. Nach JOHNSON (1957) geht das Ulcus duodeni sehr häufig dem Ulcus ventriculi zeitlich voraus. Ascendiert die Gastritis, rückt auch der Ulcussitz kardianäher (BALL u. JAMES, 1961). Als Gastritisursache wird von vielen Autoren ein Reflux von Duodenalinhalt erwogen (SPIRA, 1956; LAWSON, 1964; DU PLESSIS, 1965). Dieser Reflux kann einerseits Folge eines Ulcus duodeni mit gestörtem Sphincterspiel sein, andererseits auch unabhängig von einem Duodenalgeschwür in bestimmten Fällen einhergehen. Die HCl-Sekretion ist bei präpylorischen Ulcera weitgehend der Norm entsprechend und bei weiter oral gelegenen Ulcera eher erniedrigt (MARKS u. SHAY, 1959). Es wird eine enge Beziehung zwischen HCl-Sekretion und Gastritisintensität gesehen und die erniedrigte HCl-Sekretion bei Korpusulcera als Folge einer atrophischen Gastritis gewertet. CHAPMAN u. Mitarb. (1967, 1968) ermittelten bei Patienten mit Magengeschwüren eine erhöhte Rückdiffusion von $H^+$-Ionen; die Werte waren gegenüber Kontrollpersonen signifikant. Weiterhin beobachteten CIECIURA u. Mitarb. (1968) eine signifikant reduzierte Reaktion auf „Mucopolysaccharide" gegenüber Kontrollen. In diesem Zusammenhang ist die intestinale Metaplasie, wie sie bestimmten Formen der chronischen Gastritis eigen ist, pathophysiologisch von größter Bedeutung (GRAHAM u. SCHADE, 1965; RUBIN u. Mitarb., 1966, 1967; RUBIN, 1968; SIURALA u. TARPILA, 1968; KIMURA u. Mitarb., 1969). Infolge ausgedehnter intestinaler Metaplasie, umschrieben oder diffus, wird die sekretorische Mucosa in eine absorptive transformiert. Die Folge ist eine erhöhte Absorption von Noxen. Ohne Intensivierung aggressiver Faktoren ist damit eine gesteigerte Permeation möglich. Die Schleimbarriere wird durchlässig. Besonders GRAHAM und SCHADE (1965) wiesen auf die engen topischen Beziehungen zwischen Ulcus und intestinaler Metaplasie hin.

Damit ist das Magensekret zwar eine conditio sine qua non der Ulcusentstehung, für die Ulcusrealisation ist indessen eine „Prädisposition" der Mucosa erforderlich. Der saure, pepsinhaltige Magensaft stellt in der Regel den finalen Weg dar, über den eine Vielzahl ulcusfördernder Faktoren auf die Mucosa einwirken (MENGUY, 1964).

## 15. Wechselwirkungen und Unterschiede zwischen Magen- und Duodenalulcus

Der ätiologische Unterschied zwischen Ulcus ventriculi und Ulcus duodeni wird wieder mehr in den Vordergrund gestellt. KIRSNER (1968) nannte in diesem Zusammenhange vier wesentliche Punkte:

1. Für die Genese des Ulcus ventriculi ist das Antrum von ausschlaggebender Bedeutung. Magenresektionen, die auf das Antrum beschränkt bleiben, bewirken Rezidive oder Magenulcera, wenn die Resektion wegen eines Ulcus duodeni, nicht wenn sie wegen eines Ulcus ventriculi durchgeführt wurde.

2. Pylorusferne Magenulcera heilen nach Antrumresektion.

3. 20% der Patienten mit Ulcus ventriculi haben zusätzlich ein Ulcus duodeni mit Pylorusstenose und Stase.

4. Oesophagusresektionen mit doppelseitiger Vagusdurchtrennung wegen eines Carcinomes können durch Magenulcera kompliziert werden. Diese Komplikation ist durch jede Operationsmethode zu verhindern, die die Magenentleerung fördert (EISENBERG u. WOODWARD, 1967).

Das durchschnittliche Erkrankungsalter an Ulcus duodeni liegt ein Dezennium vor jenem an Ulcus ventriculi und soll Männer in höherem Prozentsatz betreffen.

Auf die Unterschiede im Sekretionsverhalten wird immer wieder hingewiesen (Abb. 170). Beim Ulcus duodeni steht die gesteigerte Leer- und Hypersekretion im Vordergrund; für das Ulcus ventriculi wird eine Hypomotilität mit verlängertem Mucosakontakt des „nocens" als wesentlich erachtet (HOWAT, 1961). Nach SHAY und SUN (1963) handelt es sich bei den Unterschieden in Motilitäts- und Sekretionstyp zwischen Ulcus ventriculi und duodeni nur um die Folgen der jeweiligen Ulcuslokalisation und nicht um Unterschiede der Erkrankung per se (vgl. SHAY, 1944). Diese Interpretation wird durch die Erfahrung unterstützt, daß präpylorische Ulcera wie die Duodenalgeschwüre mit Hypersekretion einhergehen.

Nach WORMSLEY und MAHONY (1967) sowie BANKS u. Mitarb. (1967) ist beim Ulcus duodeni das Verhältnis zwischen der Bicarbonatsekretion des Pankreas und der HCl-Sekretion zuungunsten der Pufferkapazität verschoben (vgl. dagegen RUNE u. VISKUM, 1969). JOHNSON (1957) sowie AARGARD (1963) unterscheiden nach dem „Sekretionstyp" drei Ulcusgruppen:

1. Präpylorische, dem Ulcus duodeni entsprechende und mit Hyperacidität einhergehende Magengeschwüre.

2. Magenulcera bei Ulcus duodeni oder im Gefolge einer Pylorusobstruktion, die gleichfalls bevorzugt in der präpylorischen Region liegen.

3. Typische Magenulcera ohne Hypersekretion, aber mit reduziertem Schleimschutz.

ILLINGWORTH (1956) betont, daß beim Ulcus ventriculi in der Regel norm- oder subacide Werte gemessen werden. Diese Befunde sprechen nach CHAPMAN u. Mitarb. (1967, 1968) für eine reduzierte Mucosaresistenz beim Ulcus ventriculi und werden auf eine erhöhte $H^+$-Ionen Rückdiffusion und nicht auf eine reduzierte Sekretion bezogen, so daß nach diesem Konzept nur eine scheinbare Sub- oder Normacidität vorliegt. Nach SHAY und SUN (1963) gibt es einen Gradienten der Mucosasuszeptibilität. So ist die Mucosa der Kardia- und Fundusregion gegenüber ihrem Sekret besonders widerstandsfähig, während die Mucosa der Pylorusdrüsenzone eine erhöhte Vulnerabilität erkennen läßt. Diese Widerstandskraft gegenüber dem Magensekret ist im Duodenum noch geringer, um aboral weiterhin abzunehmen. Dieser Gradient spielt nach SHAY und SUN (1963) eine entscheidende Rolle für die Ulcuslokalisation (vgl. OI u. Mitarb., 1969: „border-line ulcer";

MARKS u. SHAY, 1959: „junctional-ulcer"). Aggravierend zu dieser abnehmenden Mucosaresistenz kommt hinzu — post sive propter hoc —, daß die Gastritis im Bereiche des Canalis pyloricus sehr viel häufiger und intensiver als im Korpus und Fundus (Hauptdrüsenzone) ist; das Ausbreitungsmuster der chronischen Gastritis läßt weiterhin in der Regel eine Ascendenz-Tendenz erkennen. Bei Patienten mit

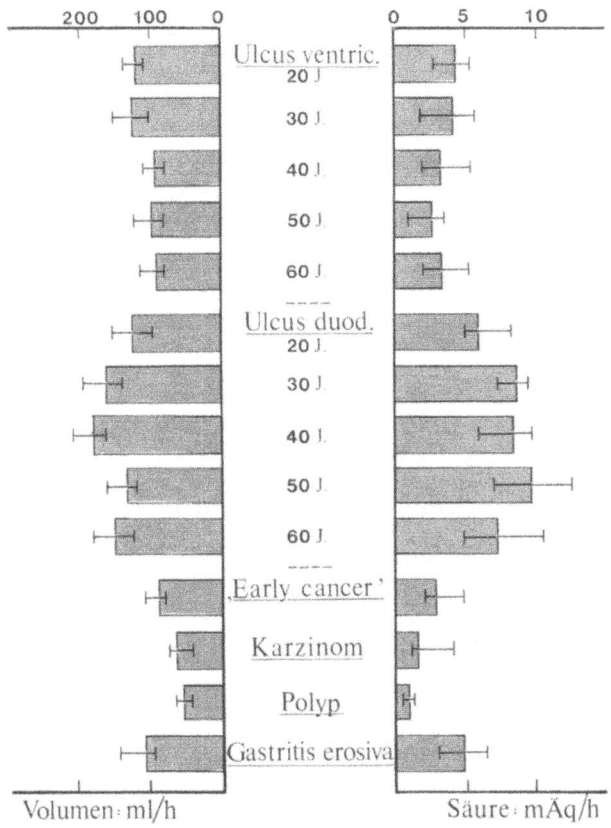

Abb. 170. Verhalten von Volumen- und Säuresekretion bei verschiedenen Magenerkrankungen. (Umgezeichnet nach YAMAGATI, 1967)

Ulcus duodeni fand KRENTZ (1964) in 62% eine morphologisch unauffällige Korpusschleimhaut; eine diffuse Oberflächengastritis wurde in 7,4% und eine Gastritis mit fleckförmiger Atrophie in 1,6% beschrieben. KUTLIEV (1969) beobachtete bei Ulcus duodeni in 8,3% eine atrophische Gastritis. Nach FODOR (1967) ist die Magenschleimhaut bei aktivem Ulcus duodeni in 35% ohne morphologischen Befund; in 30% liegt eine Oberflächengastritis vor (KRENTZ, 1964; 25,5%) und in 5% wird eine umschriebene Atrophie angegeben.

Mit dem Neutralrottest kann eine „Mucosaclearance" bestimmt werden. Bei aktivem Ulcus duodeni wird der Farbstoff im Mittel nach 9 min und bei inaktivem

Ulcus duodeni nach 14 min sichtbar; bei gesunden Kontrollpersonen beträgt die Ausscheidungszeit 18 min. Bei aktiven Ulcera ist die $^{131}$J-Ausscheidung beschleunigt (FODOR, 1967).

Gegen eine pathogenetische Beziehung zwischen Gastritis und Ulcus wird vielfach angeführt, daß die Häufigkeit morphologischer Veränderungen nahezu jener bei Kontrollpersonen entspräche. Es ist indessen zu betonen, daß die Gastritismorbidität bei „Kontrollen" nach den Untersuchungen von SIURALA und TARPILA (1968) den erstaunlich hohen Prozentsatz von 50% aufweist.

Wesentlicher als die entzündliche „Begleitreaktion" ist nach FODOR (1967) der deutliche Unterschied im Gefäßverhalten bei aktiven und inaktiven Duodenalulcera. Die gesteigerte Neutralrot- und $^{131}$J-Ausscheidung im Magen bei aktivem Ulcus duodeni spricht für eine Permeabilitätssteigerung der Magengefäße; es muß in Erwägung gezogen werden, ob die „Gastropathie" bei Ulcus duodeni über eine begleitende Dyshorie initiiert wird. Diese Vorstellung wird durch Befunde „urämischer Gastritiden" unterstrichen, bei denen neben der Dyskrinie ein ausgeprägtes submuköses und muköses Ödem der Ulcusbildung vorausgeht (WANKE u. Mitarb., 1970).

Die überwiegende Mehrzahl der Untersucher beschreibt indessen eine das Ulcus duodeni begleitende Gastritis (Gastro-Duodenitis, KONJETZNY, 1928, 1947, 1954). Diese Syntropie erklärt die häufige Koinzidenz von Ulcus ventriculi und Ulcus duodeni und macht die Genese des Magenulcus „nach" Duodenalulcus verständlich. Im Obduktionsmaterial wird das simultane Auftreten von Magen- und Duodenalgeschwüren nicht zuletzt wegen des durchschnittlich hohen Sterbealters der zur Untersuchung anstehenden Fälle selten gesehen. Im Obduktionsgut des Heidelberger Pathologischen Institutes beobachteten wir in den Jahren 1945—1969 bei Frauen unter 11 133 Obduktionen in 0,21% und bei Männern unter 15 970 Obduktionen in 0,35% gleichzeitig Magen- und Duodenalulcera. Häufiger wird beim Ulcus duodeni eine zusätzliche Entleerungsstörung des Magens beschrieben; durch die Verlängerung der antralen Kontaktphase vermögen aggressive Faktoren hier (präpylorisch) länger auf die Mucosa einzuwirken. Dagegen beobachteten GRIFFITH u. Mitarb. (1968) bei Patienten mit unkompliziertem Ulcus duodeni eher eine Entleerungsbeschleunigung und bei Korpusulcera keine Beeinflussung des Entleerungsmechanismus; bei Sitz des Ulcus präpylorisch und in Kombination mit einem Ulcus duodeni beobachteten indessen auch GRIFFITH u. Mitarb. (1968) Entleerungsverzögerungen.

Im Gegensatz zu DRAGSTEDT (1958) glauben SHAY und SUN (1963) nicht daran, daß Hypersekretion infolge Entleerungsverzögerung ex se der wesentliche Determinationsfaktor eines Magenulcus darstellt. STOUT (1947) fand 93% der Magengeschwüre im Bereiche der Pylorusdrüsenzone (vgl. OI u. Mitarb., 1969). Nach LANDBOE-CHRISTENSEN (1944) nimmt die Pylorusdrüsenzone 44% der kleinen und 12% der großen Kurvatur ein; eine entsprechende Lokalisationsverteilungshäufigkeit zeigt das Ulcus ventriculi nach LANDBOE-CHRISTENSEN (1944). Daß eine zusätzliche Traumatisierung der Mucosa, wie von ASCHOFF (1912, 1928) immer wieder hervorgehoben, eine zusätzliche Rolle spielt, geht aus den Experimenten mit dem Man-Williamson-Hund hervor; so ist das auftretende Jejunalulcus jeweils an der Stelle lokalisiert, auf die die Nahrung trifft.

Die Häufigkeit von Duodenal- und Magengeschwüren bei einer Person wird recht unterschiedlich beurteilt. Das kombinierte Auftreten von Magen- und Duodenalgeschwüren im klinischen Untersuchungsgut wird mit 12—50% angegeben (HURST u. STEWART, 1929: 12%; TANNER, 1954: 25%; JOHNSON, 1957: 25%; WILKIE, 1926: 50%; CARD u. SIRCUS, 1958: 50%). In dem Material von TANNER (1954) und JOHNSON (1957) entwickelte sich das Ulcus ventriculi jeweils zeitlich nach dem Ulcus duodeni. Nach TANNER (1954) ist das Ulcus ventriculi in 90% der Fälle floride, während das Ulcus duodeni bereits inaktiv oder vernarbt ist; handelte es sich um ein florides Ulcus duodeni, war auch das konkomittante Ulcus ventriculi akut oder subakut. Wurden aktive Magenulcera festgestellt, verkleinerte sich das Ulcus duodeni während der Verlaufskontrolle und das Ulcus ventriculi nahm vielfach an Umfang zu. VESELEY (1964) konnte bei 38,7% seiner Patienten mit Ulcus ventriculi anamnestisch ein im Mittel 12—13 Jahre vorausgegangenes Ulcus duodeni ermitteln, während ein umgekehrtes Verhalten in keinem Falle festgestellt wurde. TANNER (1954) vermutet, daß die Gastritis bei Ulcus duodeni im Laufe der Jahre zu einer progredienten Mucosaatrophie im Antrum führt (vgl. auch S. 488ff.); es wird weiterhin angenommen, daß in diesem Zusammenhang eine Reduktion der Gastrinbildung und entsprechend ein Sistieren der Hypersekretion eintritt, womit die Abheilung des Duodenalulcus begünstigt werden soll. Die Antrumgastritis ist dann nach diesem Konzept ihrerseits in der Lage, unterstützt durch die eingetretenen Komplikationen des Ulcus duodeni mit Motilitätsstörung des Pylorus und Canalis pyloricus die Antrummucosa zu „zermürben", um bei Erschöpfung der defensiven Mucosakapazität trotz Reduktion aggressiver Faktoren pylorusnahe Ulcera zu erzeugen. Die Konzeption von TANNER (1954) ist bestechend. Sie unterstreicht die Bedeutung aggressiver und defensiver Faktoren. Sie erklärt das unterschiedliche Verhalten von Sekretion und Motilität bei Ulcus duodeni und Ulcus ventriculi. Sie macht die unterschiedlichen Erkrankungsgipfel beider Ulcusformen verständlich und erklärt Ulcus duodeni und Ulcus ventriculi als zwei Phasen „*einer* Leidensgeschichte".

## III. Syntropie und Dystropie der Ulcuskrankheit mit Erkrankungen anderer Organe

Untersuchungen über häufiges oder fehlendes Zusammentreffen von Magen- oder Duodenalgeschwüren mit den verschiedensten Erkrankungen — Syntropie/Dystropie (PFAUNDLER u. SEHT, 1921) — sind in der Literatur in großer Anzahl zu finden (s. Tabellen 14 und 15). Wegbahnend für die Forschungsrichtung war die Konzeption von RÖSSLE (1913), das Ulcusleiden als „zweite Krankheit" zu interpretieren.

Auf eine Syntropie der Ulcuskrankheit mit entzündlichen Affektionen der Appendix, des Peritoneum, der Gallenblase und der Adnexe wiesen neben RÖSSLE (1913) im weiteren v. ARX (1929) und für die chronische Appendicitis im besonderen HARTMANN und BROWN (1929) sowie LEOTTA (1934) hin. TOKORO (1957) betonte aufgrund eines umfangreichen Obduktionsgutes (41 011 Obduktionen) die sehr häufige Vergesellschaftung der Geschwürskrankheit mit Pankreatitis, Cholelithiasis und hepatobiliären sowie pankreatischen Carcinomen (vgl. WANKE u. Mitarb., 1969).

Sieht man von konkomittieren den Erkrankungen des „gastro-duodenalen Verbundsystemes" (NIEDNER, 1967) im Sinne einer „Erkrankungseinheit" ab, sind besonders „Zusatz-" oder „Begleiterkrankungen" zu nennen, die geeignet sind, das labile Gleichgewicht zwischen defensiven und aggressiven Faktoren an

Tabelle 14. *Häufigkeit von Magen- und Zwölffingerdarmgeschwür (unter 1200 Obduktionen) iu Rahmen topisch benachbarter Oberbaucherkrankungen*

|  | Fallzahl | % | ♂ | ♀ |
|---|---|---|---|---|
| 1. Cholecystitis/Cholelithiasis | 227 | 18,9 | 104 | 123 |
| 2. Ulcus ventriculi et duodeni | 124 | 10,3 | 82 | 42 |
| 3. Lebercirrhose | 84 | 7,0 | 60 | 24 |
| 4. Cholesteatose | 54 | 4,5 | 26 | 28 |
| 5. Pankreatitis | 40 | 3,3 | 28 | 12 |
| 6. Magencarcinom | 37 | 3,1 | 23 | 14 |
| 7. Cholecystektomie (Zustand nach) | 32 | 2,7 | 11 | 21 |
| 8. Gallenblasen-/Gallengangscarcinom | 14 | 1,2 | 1 | 13 |
| 9. Pankreascarcinom | 9 | 0,8 | 5 | 4 |

Tabelle 15. *Begleiterkrankungen bei Ulcus ventriculi. (Nach YAMAGATA, 1966)*

|  | Fallzahl | % |
|---|---|---|
| Diabetes mellitus | 55 | 5,5 |
| Arteriosclerose | 34 | 3,5 |
| Gallenwegserkrankungen (benigne) | 23 | 2,4 |
| Lebererkrankungen | 19 | 2,0 |
| Lungentuberkulose | 19 | 2,0 |
| Pankreatitis | 9 | 0,9 |
| Myokardläsionen | 7 | 0,7 |
| Magen- und Coloncarcinom | 6 | 0,6 |
| Carcinome anderer Organe | 5 | 0,3 |
| Gallenwegs- und Pankreascarcinom | 3 | 0,3 |
| Thyreotoxikose | 3 | 0,3 |
| Nephritis | 3 | 0,3 |
| Sonstige | 84 | 8,7 |
| Keine Begleiterkrankungen | 755 | 77,5 |
|  | 975 | 100,0 |

der Magenschleimhaut zu stören. Sie sind zum anderen geeignet, „pathogenetische Faktoren" der Ulcusgenese erkennen zu lernen. In diesem Sinne sind vor allem Untersuchungen über die Zusammenhänge zwischen Ulcus und Leberschädigung zu erwähnen.

### a) Leberschaden und Ulcus

Angaben über das Zusammentreffen von Lebererkrankungen und Magen-Darmgeschwüren schwanken im Weltschrifttum zwischen 1,5% und 40,9% (ZITTEL, 1967, Lit.) (Abb. 171 und 172). Besonders die Koinzidenz zwischen Lebercirrhose und Ulcus ist seit langem Gegenstand der Diskussion.

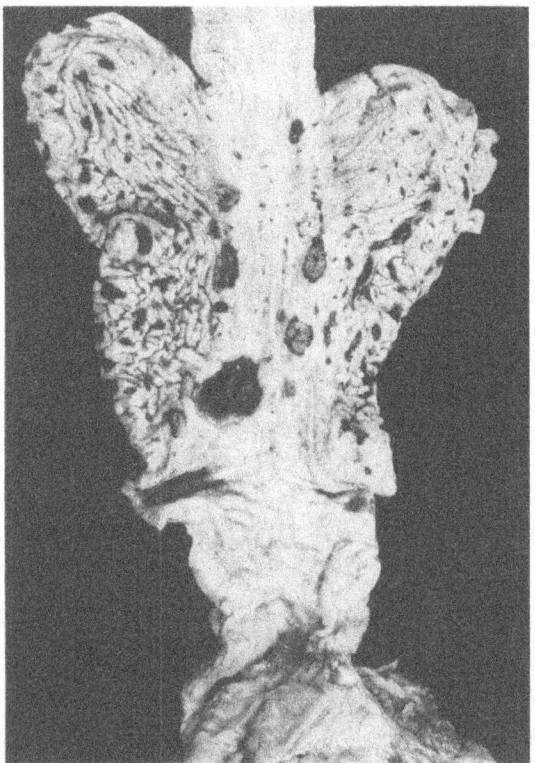

Abb. 171. Multiple frische und ältere Magengeschwüre bei atrophischer Lebercirrhose. 66jährig, weiblich. (SN 496/70, Path. Inst. Heidelberg)

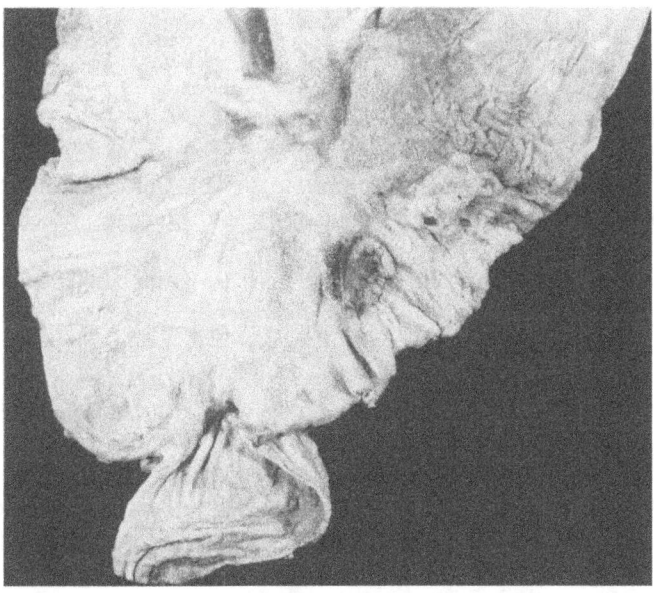

Abb. 172. Chronische Gastritis; seichte, landkartenförmige Ulcera des Antrum ventriculi bei atrophischer Lebercirrhose. 63jährig, männlich. (SN 224/70, Path. Inst. Heidelberg)

1933 machte LEBEDINSKAJA erstmalig darauf aufmerksam, daß Hunde mit Eckscher Fistel und vagal innervierten Heidenhain-Taschen eine signifikante Sekretionssteigerung demonstrieren („Taschensekret"), wenn eine Obstruktion der Fistel vorgenommen wird. Die Ergebnisse wurden von GEREZ und WEISS (1936/1937) bestätigt; sie blieben indessen zunächst unbeachtet. Dieser Befunde erinnerte man sich erst wieder, als BARONOFSKY und WANGENSTEEN (1945) feststellten, daß die durch Histamingabe in Bienenwachs induzierte Ulcusdiathese bei venöser Hyperämie gesteigert wird. GREGORY (1957, 1958) bestätigte dann weiter einen Anstieg von Sekretvolumen und -acidität nach Nahrungsstimulation und einen erheblichen nach maximaler Histaminstimulierung, wenn zuvor eine Unterbindung der Vena portae vorgenommen wurde. GREGORY (1957, 1958) beobachtete einen entsprechenden Effekt nach Pfortaderunterbindung und Scheinfütterung oder Magenüberdrehung auch im denervierten Magen. Ergänzend stellte man einen Sekretionsanstieg nach portocavaler Anastomose fest (CLARKE u. Mitarb., 1958). SILEN und EISEMAN (1959) hoben weiterhin hervor, daß die Proteinzusammensetzung der Nahrung im gegebenen Zusammenhang bedeutungsvoll sei. Die Annahme lag damit nahe, daß säurelockende Substanzen, die primär in der Leber metabolisiert werden, erneut und vermehrt in den großen Kreislauf gelangen und dadurch eine verstärkte Sekretionsstimulierung unterhalten (CLARKE u. Mitarb., 1959). CLARKE u. Mitarb. (1960) bestätigten zunächst die Ergebnisse von GREGORY (1958), daß die Reaktion auf Histamin gesteigert ist. Von anderer Seite wurde festgestellt, daß die gesunde Leber in der Lage ist, die sekretionsstimulierende Wirkung des Histamin zu zerstören (SILEN u. EISEMAN, 1959; IRVINE u. Mitarb., 1959; SILEN u. EISEMAN, 1961; GILLESPIE u. GROSSMAN, 1962); im Pfortaderblut wurden höhere Histamin-Serumwerte als im Lebervenenblut gemessen (SILEN u. EISEMAN, 1961). Nach porto-cavalem Shunt bestimmten DAY u. Mitarb. (1963) einen erhöhten Serumhistaminspiegel; ANTON und WOODWARD (1966) beobachteten Hypersekretion und Ulcusbildung nach porto-cavalem Shunt und einen Anstieg des Histamin-Serumspiegels.

STORACE (1965) erzielte durch experimentelle Lebercirrhose bei Hunden Hypersekretion; nach Anlage einer porto-cavalen Anastomose erfolgte eine weitere Sekretionssteigerung um 200—500%. STELZNER (1964, 1965) führt die Hypersekretion bei Lebercirrhose und porto-cavaler Anastomose auf einen mangelhaften Gastrinabbau zurück.

Eine Häufung des Ulcusleidens bei Lebercirrhose wird allgemein beobachtet, wobei die Prozentsätze einer positiven Koinzidenz zwischen 7% (GLIEDMAN u. Mitarb., 1965) und 17% (FAINER u. HALSTED, 1955) schwanken (LIPP u. LIPSITZ, 1952: 11,5% gegenüber 6,6%; TABAQCHALI u. DAWSON, 1964: 11,3%). UEBELHART (1957) fand bei Lebererkrankungen eine dreifach höhere Ulcusrate als bei Kontrollen. TOKORO (1957) sah unter 2397 Autopsien von Lebererkrankungen ein Zusammentreffen mit einem Magengeschwür in 136 Fällen: Lebercirrhose 6,5%, Leberkrebs 4,4%, „Hepatopathie" 2,4%, Cholecystitis/Cholelithiasis 5,2% (vgl. auch SCHUMANN, 1960; WANKE u. EHLERS, 1963). Die Bedeutung der hämodynamischen Komponente für die Koinzidenz von Lebercirrhose und Ulcusleiden geht aus der in Tabelle 16 wiedergegebenen Übersicht der Todesursachen von 144 Fällen von Lebercirrhose hervor:

Tabelle 16. *Todesursache von 144 Fällen mit Lebercirrhose*

| Todesursache | Fallzahl | Prozentsatz |
|---|---|---|
| Coma hepaticum | 31 | 21,5 % |
| Herzversagen | 30 | 20,8 % |
| Oesophagusvaricenblutung | 29 | 20,1 % |
| Magenblutung | 16 | 11,1 % |
| Bronchopneumonie | 11 | 7,7 % |
| Peritonitis | 9 | |
| Perikarditis | 1 } 11 | 7,7 % |
| Meningitis | 1 | |
| Uraemie | 7 | 4,8 % |
| Lungenarterienembolie | 6 | 4,2 % |
| Apoplexie | 3 | 2,1 % |

### b) Kardio-vasculäre Erkrankungen und Ulcus

Ging man bei der Entflechtung der Beziehungen zwischen Ulcus und Leberschaden zunächst von der Bedeutung der porto-venösen Stauungshyperämie aus, so steht auch bei der Koinzidenz kardiovasculärer Erkrankungen und Ulcus der Einfluß der passiven venösen Hyperämie im Vordergrund. BURGER (1947) wies auf das simultane Auftreten von Ulcus und Angina pectoris hin. FELDMAN und MORRISON (1951), MORRISON und GONZALEZ (1953) sowie MEARS (1953) bestätigten einen Zusammenhang, während WALSH u. Mitarb. (1941) sowie THOMPSON (1954) zu negativen Ergebnissen kamen. WOLDMAN (1952) beschrieb bei Patienten, die an Herzversagen verstarben, Hämorrhagien und Ulcerationen in 26,8%. TOKORO (1957) fand unter 1065 Obduktionen von Ulcusträgern in 132 Fällen eine Koinzidenz mit kardiovasculären Erkrankungen:

| Klappenerkrankungen | 6,4 % |
|---|---|
| Myokardläsionen | 6,7 % |
| Gefäßerkrankungen | 4,2 % |
| Kardio-viscerale Syphilis | 8,8 % |

BROOKS u. Mitarb. (1963) ermittelten eine signifikante Beziehung zwischen stenosierender Coronararteriensklerose und Duodenalulcus; bei 38,0% der Duodenalgeschwüre wurde eine Koinzidenz mit Coronarsklerose festgestellt.

Sieht man von der „gemeinsamen Basis" einer allgemeinen Arteriosklerose ab, so ist die Syntropie von Ulcus und Myokardinfarkt als „unabhängiger Zweiterkrankung" nur im Rahmen des kardiogenen Schocks als akutes Stress-Ulcus verständlich (SHIPP u. Mitarb., 1959; MING, 1965); nur unter diesem Gesichtspunkt ist auch die hohe Prozentzahl der positiven Koinzidenz von 26,8% verständlich, wie sie von WOLDMAN (1952) mitgeteilt wurde.

### c) Pulmonale Erkrankungen und Ulcus

Die Syntropie zwischen Ulcus und pulmonalen Affektionen umfaßt im wesentlichen zwei Krankheitskomplexe: einmal infektiöse Lungenerkrankungen wie Bronchiektasen (ROULET u. FRUTIGER, 1943), Pneumonien, Lungengangrän und

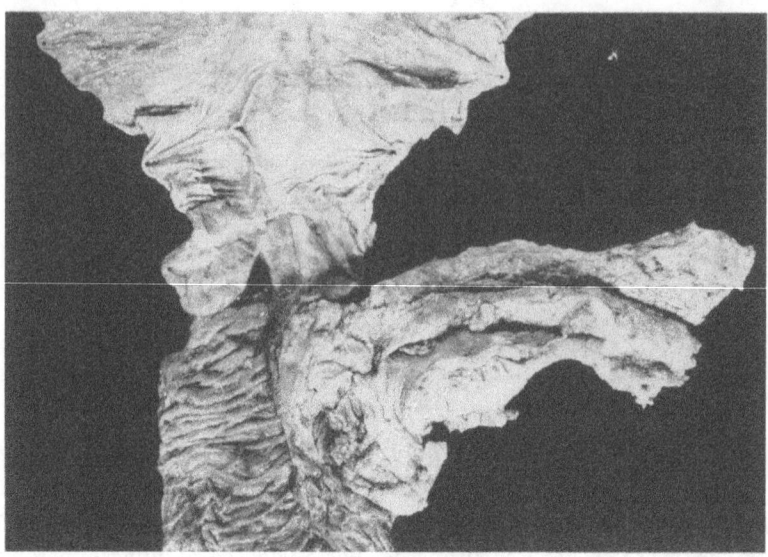

Abb. 173. Akutes Ulcus duodeni mit Perforation. Chronisch obstruktives Lungenemphysem, chronisches Cor pulmonale, Stauungsinduration der Leber. 55jährig, männlich. (SN 467/66, Path. Inst. Heidelberg)

Lungenabscesse (TOKORO, 1957), zum anderen das Lungenemphysem mit vermehrter Rechtsherzbelastung und Rückstauung in den großen Kreislauf (Abb. 173). Ablehnung (SCHNEIDER u. HYATT, 1963; MENTES u. Mitarb., 1967 u.a.) und Anerkennung (COHEN u. JENNY, 1962; SALTER u. Mitarb., 1964; GLICK u. KERN, 1964; MENGUY, 1964; KROEKER, 1966) stehen in ihren Aussagen schroff gegeneinander. KROEKER (1966) schlüsselte sein Material nach Emphysemintensitätsgraden I—IV auf und fand folgende Ulcushäufigkeit:

| Emphysemgrad | Ulcushäufigkeit |
|---|---|
| I | 39,2 % |
| II | 19,4 % |
| III | 15,8 % |
| IV | 11,1 % |

In 72% der Fälle von KROEKER (1966) handelte es sich um ein Ulcus duodeni, in 15% um ein Ulcus ventriculi und in 10% um ein kombiniertes Ulcus, während in 3% keine nähere Lokalisation feststand. GLICK und KERN (1964) nennen eine Koinzidenz von 22% und COHEN und JENNY (1962) fanden unter 58 Patienten mit schwerem Lungenemphysem in 21% Ulcera. ELLISON u. Mitarb. (1964) zeigten, daß die gastrische Acidität durch Hyperkapnie und Hypoxie erhöht wird. NAITOVE und PENZA (1964) zeigten, daß Hyperkapnie durch Inspiration von 7,5% $CO_2$ in der Atemluft über 40 min von einer signifikanten Erniedrigung der HCl-Sekretion begleitet wird; Veränderungen in der $O_2$ Spannung bleiben in einer Breite von 67—138 mm Hg ohne Einfluß. Die Ergebnisse von NAITOVE und PENZA (1964) demonstrieren, daß der vielfach angeschuldigte Einfluß der Hyperkapnie auf die Magensekretion von den geprüften Parametern abhängt. Danach läßt sich die Syntropie zwischen Lungenerkrankungen und Ulcusleiden nicht über eine Beeinflussung der Sekretionsleistung im engeren Sinne erklären. KOCH (1964) wies auf die Syntropie von Mucoviscidose und insbesondere auch der „Erwachsenen-Mucoviscidose" (KOCH u. Mitarb., 1964) und Ulcuskrankheit hin; danach würde eine durch allgemeine „Dyskrinie" als übergeordnetes Grundleiden u.a. die Schleimproduktion im Bereiche des Respirations- und des Gastro-Intestinaltraktes beeinflußt. Nach KOCH (1964) disponiert das Mucoviscidosigen bei älteren homozygoten mucoviscidosiskranken Kindern und bei heterozygoten Jugendlichen und Erwachsenen zur Manifestation der Ulcuskrankheit. KARLISH (1964) diskutiert insbesondere eine positive Koinzidenz zwischen Mucoviscidose und Ulcus duodeni.

#### d) Endokrine Erkrankungen und Ulcus; Übersicht

Die Angaben über eine Koinzidenz von Ulcuskrankheit und Diabetes mellitus sind widersprüchlich (s. Tabelle 17 und Abb. 174). Nach ZSCHOCH (1965), KIRSNER (1953) sowie JOSLIN (1937) liegt keine Syntropie vor. Ältere Statistiken und

Tabelle 17. *Häufigkeit des Diabetes mellitus bei 812 Ulcuspatienten (Autopsien). (Nach* ELLISON *u. Mitarb., 1959)*

| Ulcustyp | Fallzahl | Diabetes mellitus | |
|---|---|---|---|
| | | Fälle | % |
| Ulcus duodeni, akut | 157 | 17 | 10,8 |
| Ulcus duodeni, chronisch | 232 | 5 | 2,2 |
| Ulcus ventriculi, akut | 230 | 9 | 3,9 |
| Ulcus ventriculi, chronisch | 142 | 3 | 2,1 |
| Ulcus pylori | — | 0 | ... |
| Ulcus duodeni et ventriculi, akut | 21 | 3 | 14,3 |
| Ulcus duodeni et ventriculi, chronisch | 23 | 0 | ... |
| Summe | 812 | 37 | 4,6 |

Übersichten (vgl. KATSCH u. PICKERT, 1953) können aufgrund der allgemeinen besseren Lebenserwartung von Diabetikern nicht mehr zum Vergleich herangezogen werden.

WILDER (1940) ermittelte unter 2584 Diabetikern nur eine Ulcusinzidenz von 2,3% und SCHLIACK (1950) unter 1000 Fällen eine solche von 2,9%. ELLISON u. Mitarb. (1959) fanden unter 812 autoptisch verifizierten Ulcusträgern in 4,6% zusätzlich einen Diabetes mellitus gegenüber einer Gesamtulcusinzidenz von 4,06%. WOOD (1947) stellte bei Diabetikern mit Magen-Darmgeschwüren fest, daß 50% der Erkrankten keine anamnestischen Angaben über typische Ulcusschmerzen machen, daß die Säurewerte nicht selten vermindert sind, und daß bei diesen Patienten Ulcusblutungen mit 25,5% auffallend häufig sind. Eine Aufschlüsselung der Magengefäßsklerose nach ihrer Ätiologie ergab nach WANKE (1965), daß eine primäre Sklerose der intramuralen Magenarterien nur auf dem Boden eines Diabetes mellitus oder im Rahmen einer generalisierten Arteriitis als „entzündliche Arteriosklerose" zu beobachten ist (vgl. „Altersulcus", S. 416).

Die Beziehungen zwischen Pankreas und Magen-Darmgeschwüren sind vielschichtig; Näheres ist dem Abschnitt Zollinger-Ellison-Syndrom und endokrine

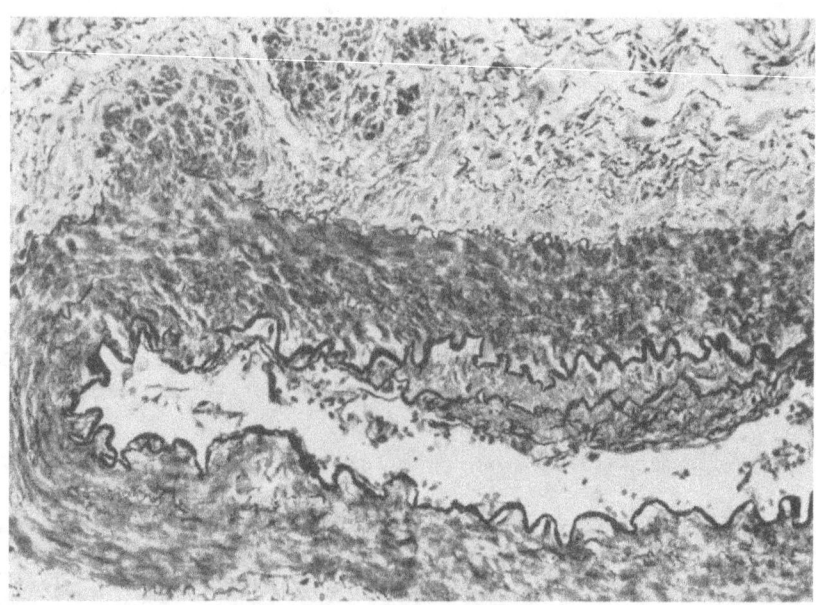

Abb. 174. Submuköse Magenarterie mit frischem sklerotischem Polster bei akutem Ulcus ventriculi 2 cm supra pylorum. Entsprechende Veränderungen finden sich jeweils bis 3 cm über den Defekt hinausreichend und insulär subkardial. Am unteren Bildrand zwei Bündel quergetroffener Begleitmuskulatur. 73jährig, weiblich. Coma diabeticum; allgemeine „diabetische Angiopathie" (SN 366/63, Path. Inst. Heidelberg). Färbung: Masson-Goldner/Resorcinfuchsin, Vergr. 50fach. [Aus M. WANKE: Sklerose der trunculär-afferenten und radikulär-intramuralen Magenarterien. Langenbecks Arch. klin. Chir. **306**, 215 (1964)]

Polyadenomatose zu entnehmen (vgl. S. 400). Auf die Koinzidenz von Mucoviscidose und Magen-Darmulcera machten besonders KOCH u. Mitarb. (1964) sowie KARLISH (1964) aufmerksam. Der Beweis für diese Konzeption steht indessen noch aus.

Auf die Häufigkeit begleitender Magen-Darm-Ulcera bei Pankreatitis wiesen unter anderen WARREN und CATTELL (1959), HOWARD und JORDAN (1960), ZOLLINGER u. Mitarb. (1962), FITZGERALD u. Mitarb. (1963) sowie EYLER u. Mitarb. (1962) hin. MARKS und BANK (1963) sowie MARKS u. Mitarb. (1967) fanden zwar in 20% gastro-intestinale Blutungen, indessen nur in 3,5% Ulcera (vgl. WANKE u. Mitarb., 1969). Nach den Untersuchungen von KOLIG, WANKE u. Mitarb. (1969, 1970) sind hämorrhagische Erosionen und Stress-Ulcera eine geläufige Komplikation des postpankreatitischen Schocks.

Die Syntropie von spezifischen und unspezifischen Infektionskrankheiten (vgl. S. 285) mit der Ulcuskrankheit ist eine bekannte klinische Erfahrung und die klassischen Beobachtungen von DIEULAFOY (1897/1898) betreffen akute Exulcerationen in Bindung an septische Metastasen.

Überblickt man die im Schrifttum erwähnten Krankheitsbilder, die eine Syntropie mit der Ulcuskrankheit erkennen lassen, so sind diese unter folgenden pathogenetischen Prinzipien zu subsummieren:

*Syntropie*

| Pathogenetisches Prinzip | Erkrankungen |
|---|---|
| 1. Schock/Stress | Herzinfarkt, cerebrale Läsionen, Pankreatitis, Peritonitis |
| 2. Humoral/hormonell | Poly- und Monoadenomatosen endokriner Drüsen, Lebercirrhose |
| 3. Dyskrinie | Mucoviscidose, Urämie, Lebercirrhose |
| 4. Hämodynamisch | Lungenemphysem, Rechtsherzdekompensation, Polycytämie, Lebercirrhose |
| 5. Generalisierte Gefäßerkrankungen | Arteriosklerose, (z. B. Diabetes, Coronarsklerose) Arteriitis |
| 6. Sepsis | Entzündliche Lungenerkrankungen, Endokarditis |

## IV. Das spontane Ulcus bei Haus- und Wildtieren

Bei Auswertung experimenteller Befunde und Übertragung ihrer Ergebnisse auf die Pathogenese des menschlichen Ulcus ist zu bedenken, daß auch im Tierreich Spontanulcera auftreten und die Ulcusanfälligkeit der einzelnen Species recht unterschiedlich ist. Magengeschwüre kommen nach LINDT (1970) bei allen Haustieren wie Pferd, Rind, Schwein, kleinen Wiederkäuern, Hund, Katze, Kaninchen sowie dem Hausgeflügel vor. Wie die Haustiere, erkranken auch in Gefangenschaft lebende Wildtiere an der Ulcuskrankheit. Bei folgenden Tieren wurden Ulcera beschrieben: Tiger (HAMMERTON, 1933), Luchs (SOSNOWSKI u. ZUCHOWSKA, 1964), Puma (CHRISTENSEN u. Mitarb., 1966), Affen und Meersäuger (SCHRÖDER u. WEGEFORTH, 1935; O'CONNOR-HOLLORAN, 1958; KOWALCZYK u. Mitarb., 1960), Känguruh (FOX, 1923), Klippschliefer (KÖHLER u. SUPPERER, 1960), Vögel (WIENER, 1954), Katta (RUGGERI, 1959), Rentier (CHRISTENSEN, 1967) sowie Boa constrictor (Eigenbeobachtung). SHILLINGER (1929), RUGGERI (1959) sowie KOWALCZYK u. Mitarb. (1960) beschrieben Magengeschwüre bei den Farmtieren Silberfuchs, Nerz und Frettchen.

Wildlebende Wiederkäuer, der Fuchs (WIENER, 1954) sowie Robben (SCHRÖDER u. WEGEFORTH, 1935) erwerben Spontanulcera.

Bei den Laboratoriumstieren wie Maus, Ratte, Meerschweinchen und Goldhamster sind Magengeschwüre keine Seltenheit (CUTTING u. Mitarb., 1937; ARCARI u. Mitarb., 1968). Für bestimmte Rattenstämme gab SINGER (1913) 8% Spontanulcera an (vgl. WILLIAMS u. Mitarb., 1967).

Die formenreiche Ausgestaltung des ursprünglich primitiven Magenrohres in der Entwicklungsreihe der Wirbeltiere ist mit einer geweblichen Differenzierung verbunden, die nicht nur die einzelnen Schichten der Magenwand betrifft, sondern auch in Besonderheiten der Angioarchitektonik (Abb. 175 und 176) ihren Ausdruck findet. Das Auftreten periadventitieller und adventitieller Hilfseinrichtungen in

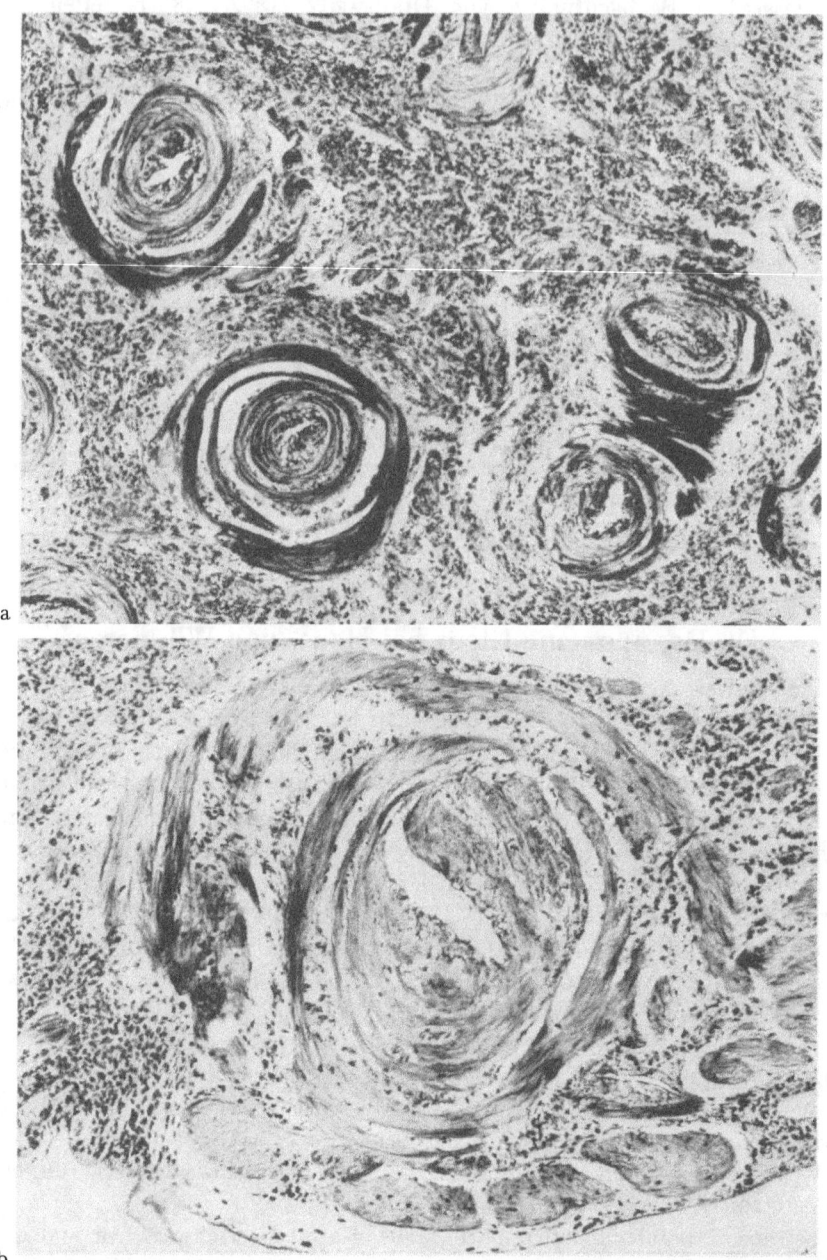

Abb. 175a u. b. Thun: Submucosaarterien quer mit spiraler Anordnung adventitieller, in die Media ein- und ausstrahlender glatter Muskulatur. Färbung: Goldner-Masson; Vergr. a 120fach; b 250fach

der Magenwand ist nach WANKE und GRÜNBERG (1964) nicht an eine bestimmte Organisationshöhe gebunden. Es treten vielmehr an verschiedenen Stellen des zoologischen Systemes der Vertebraten unterschiedlich differenzierte perivasale

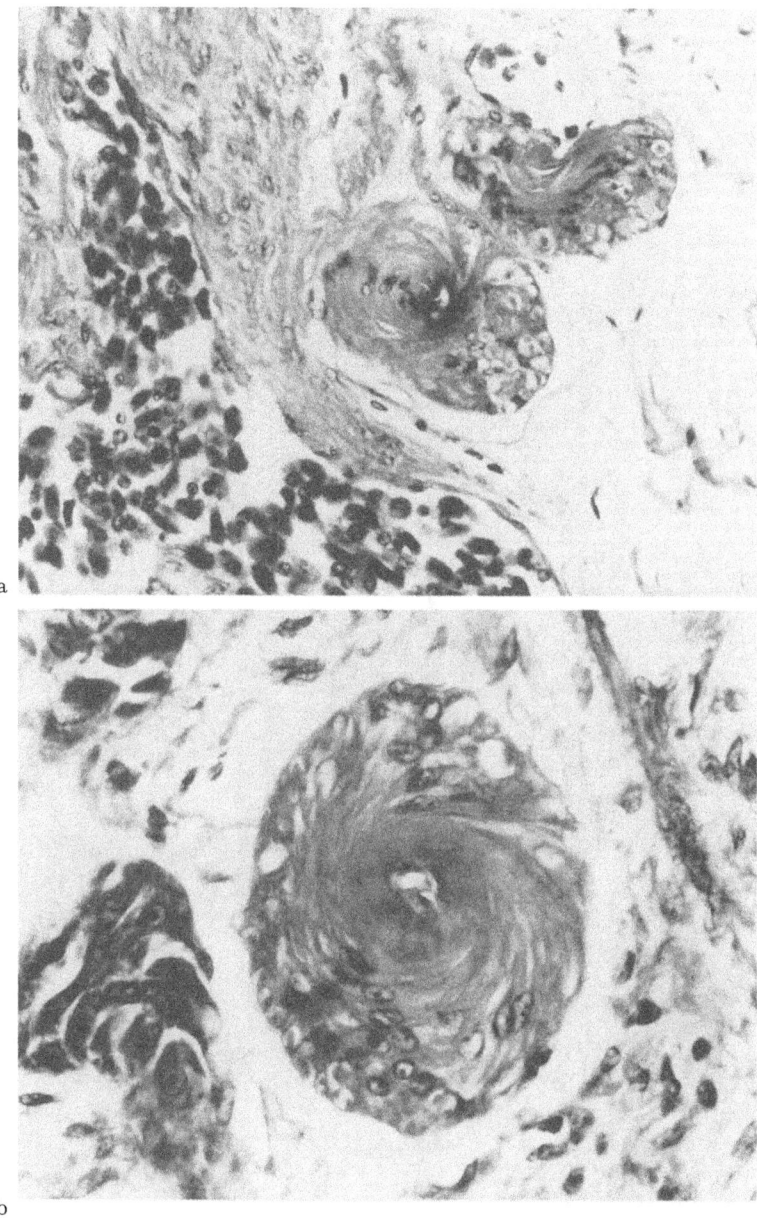

Abb. 176a u. b. Rochen: submuköse Spiralarterien mit Quellzellen quer. Färbung: Haematoxylin-Eosin; Vergr. a 250fach, b 450fach

Strukturen in Erscheinung (Abb. 177), so daß von einer Evolution des elastischmuskulären Begleitapparates (WANKE, 1959) nicht gesprochen werden kann. So findet man bei systematisch weit getrennt stehenden Tieren, wie sie unter e in Abb. 177 zusammengefaßt sind (Riesenschlangen, Hunde, Robben, Menschenaffen), einen elastisch-muskulären Begleitapparat vor, der dem der menschlichen

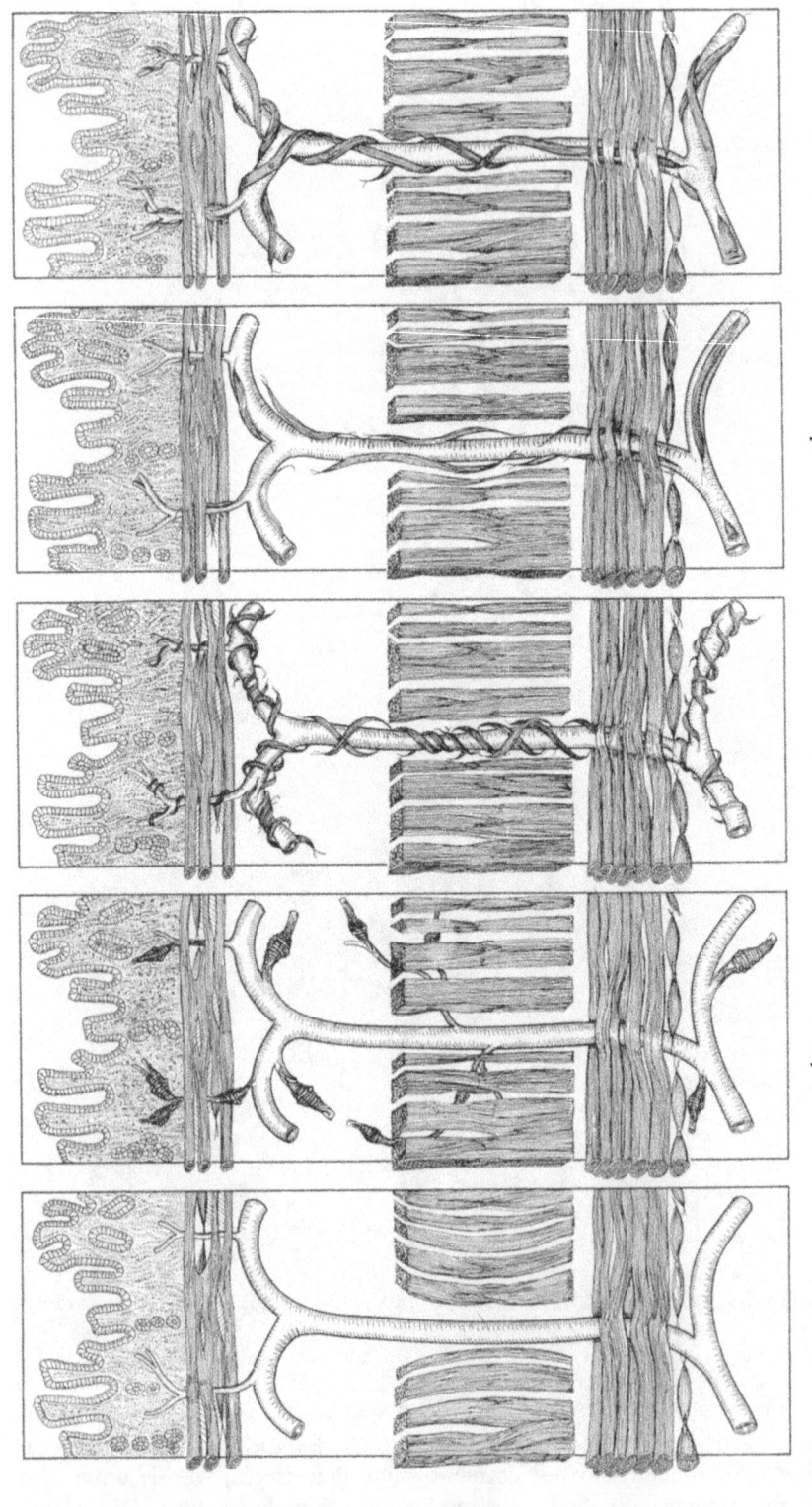

Abb. 177a—e. Schema der Einbautypen und muskulären Sonderstrukturen in der Magenwand verschiedener Wirbeltiere. a Froschlurche, Wiederkäuer; b Knochenfische, Vögel; c Knorpelfische; d Einhufer, Nagetiere, Affen; e Riesenschlangen, Hunde, Robben, Menschenaffen, Mensch. (Umgezeichnet nach M. WANKE u. W. GRÜNBERG, 1964)

Magengefäße (WANKE, 1959) nahezu vollständig gleicht. Der von Einhufern, verschiedenen Nagetieren und Altweltaffen repräsentierte Typ d der Abb. 177 weist perivasale Begleitstrukturen auf, die hinsichtlich ihres Ausbildungsgrades als Vorstufe der menschlichen Verhältnisse angesehen werden können.

Stellt man diesen Befunden die noch lückenhaften Kenntnisse über die Verbreitung des Ulcus ventriculi im Tierreich gegenüber, so findet man vorwiegend bei jenen Species chronisch verlaufende Magengeschwüre, deren Gefäßeinbau mit Hilfe differenzierter Sonderstrukturen erfolgt. Es sei besonders auf die Geschwürsanfälligkeit von Robben verwiesen (SCHROEDER u. WEGEFORTH, 1935).

Die Aufstellung eines umfangreichen Vergleichsmateriales wird noch dadurch erschwert, daß das Tier zwar Geschwürsträger, aber nur ausnahmsweise Geschwürskranker ist (NIEBERLE u. COHRS, 1961).

*Ätiologisch* erwähnt LINDT (1970) Zirkulationsstörungen und mechanische Einflüsse. Kälber im Absatzalter (4.—14. Woche) erwerben häufig präpylorische Ulcera, die auf Rauhfutter zurückgeführt werden (BONGERT, 1912; TANTZ, 1912; JOEST, 1919; LUEDECKE u. Mitarb., 1956); in der 10. Lebenswoche wird ein Erkrankungsgipfel von 5% erreicht (BONGERT, 1912). Auch bei älteren Kühen beobachtet man entsprechende Ulcera nach Verfütterung von ungewöhnlich hartem Rauhfutter (JENSEN u. FREDERICK, 1939). Nach Verletzungen mit spitzen Fremdkörpern (TUTT u. JULL, 1955; RUGGERI, 1959) oder durch Gastrophiluslarven (MICHELETTI, 1933) entwickeln sich Ulcera. Decubitalulcera beschrieben LEGOURD (1901), SVENDSEN (1965) sowie CHRISTENSEN u. Mitarb. (1966) nach Verschlingen von großen Mengen Sand oder von Steinen. In die Gruppe der Decubital- und Dehnungsulcera sind auch die Ulcera bei Riesenschlangen (WANKE u. GRÜNBERG, 1964) zu ordnen, die nicht selten einen chronischen Verlauf nehmen.

Infektionskrankheiten können auch bei Kälbern und Kühen durch Labmagenulcera kompliziert werden: bei Maul- und Klauenseuche (MACRIDES, 1957), Mucosal disease (BEGG, 1950; ROONEY u. Mitarb., 1956), infektiöse Pneumonie (KERNKAMP, 1945), Leptospirose und Tuberkulose (NIEBERLE u. COHRS, 1961). Auch bei Pilzinfektionen wurden Ulcera beschrieben (PINSENT u. RITCHIE, 1955; GITTER u. AUSTWICK, 1957).

Ulcera treten weiterhin nach Fehlernährung, wie nach einseitig proteinarmem Futter (CHRISTENSEN, 1967) oder langdauerndem Vitamin A-Mangel (BECK u. PEACOCK, 1941) auf. Kälber mangelernährter Muttertiere können nach GILKA (1964) schon bei der Geburt Labmagenulcera aufweisen.

Weiterhin führt eine Atonie des Labmagens bei Kühen zu Ulcera (LINDT, 1970, Lit.).

Beobachtungen sprechen dafür, daß es auch bei Haustieren „Stress-Ulcera" gibt. Kühe unter Leistungsstress (TASKER u. Mitarb., 1958), nach Transport, Wetterveränderung und Futterumstellung (ROONEY u. Mitarb., 1956) zeigen vermehrt Ulcera. Neuerdings beobachtet man bei Schweinen, die geschlachtet wurden, in 25—50% blutende oder perforative gastro-oesophageale Ulcera (PERRY u. Mitarb., 1966). Kausal werden „Ernährungs-" und „Umweltfaktoren" angeführt. Die schmalen Tierboxen gleichen immer häufiger den experimentellen Bedingungen des „restraint ulcer" der Ratten. Auch LE BARS u. Mitarb. (1962) beschrieben immobilisationsbedingte Ulcera bei Schweinen in „hautengen" Transportkisten.

## V. Das experimentelle Ulcus

Unabhängig davon, auf welche Weise im Experiment die Erzeugung eines Ulcus gelingt und unabhängig von dessen Ähnlichkeit mit entsprechenden akuten oder chronischen Läsionen beim Menschen, fehlt dem experimentellen Ulcus stets ein charakteristisches Merkmal in seinem klinischen Verlauf: der so typische, phasenartig an bestimmte Zeitperioden gebundene Krankheitsrhythmus.

Das experimentelle Ulcus zeigt nach MAN (1951) zwei, nach formaler Genese, morphologischem Erscheinungsbild und zu einem gewissen Grade auch nach der Lokalisation unterschiedliche Varianten charakteristischer Prägung.

Am häufigsten wird dem Typ 1 begegnet:

In der Regel multipel und bevorzugt im Magen lokalisiert, ist sein kennzeichnendes Merkmal die initiale, durch eine *vasculäre Läsion bewirkte Blutung*, der die umschriebene Nekrose folgt. Die so entstandenen Geschwüre heilen in der Regel rasch ab; ihr Bild und ihre Pathogenese entsprechen weitgehend jenem des akuten oder Stress-Ulcus des Menschen. Unter der Zusatzmedikation von Atophan können indessen auch chronische Ulcera mit hoher Perforationsquote entstehen.

Der Typ 2:

Der Typ 2 läßt eine Neigung zur Ausbildung solitärer Geschwüre erkennen, die Lokalisationen bevorzugen, wo eine direkte Einwirkung des Magensaftes gegeben ist. Ihre Progredienz ist rasch. Perforationen sind häufig.

Die experimentelle Ulcusforschung erbrachte drei wesentliche Ergebnisse:

1. Durch verschiedene Noxen gelingt es, in Magen und Duodenum akute und chronische Ulcera bei verschiedenen Species zu erzeugen.

2. Ein spezieller Typ des experimentellen Ulcus hat als initiales Merkmal die vasculäre Läsion mit Blutung, der die umschriebene Nekrose folgt. Dieser Ulcustyp entspricht in der Regel dem menschlichen „Stress-Ulcus".

3. Die Umwandlung einer akuten Läsion in ein chronisches Ulcus ist in erster Linie davon abhängig, ob und in welchem Ausmaße der Magensaft die Möglichkeit hat, die Defektheilung zu verzögern oder zu verhindern.

Im Laufe der Zeit wurden „Standardmethoden" entwickelt, mit denen es gelingt, verschiedene pathogenetische Prinzipien im Experiment nachzuahmen.

### 1. Das experimentelle Drogenulcus

Das Drogenulcus ist Folge verschiedener pathogenetischer Wirkungsabläufe. Wir kennen Drogen, die die Zirkulation, die Motilität, die HCl- und Pepsinsekretion oder die Glykoproteidzusammensetzung des Magenschleimes beeinflussen; dabei handelt es sich häufig um komplexe Reaktionsabläufe (z.B. die Histaminwirkung). Besonders die unterschiedliche Interpretation der Versuchsergebnisse nach Anwendung entsprechender polyvalenter Drogen hat zu einer erheblichen Begriffsverwirrung beigetragen.

#### a) Histamin

Im Gegensatz zu vielen anderen Wirkstoffen, deren Bildungsort weitgehend auf ein Organ beschränkt ist, kommt Histamin nahezu ubiquitär vor (FELDBERG,

1956). Die Histaminkonzentration liegt indessen in der Magenschleimhaut deutlich über jener anderer Organe (LORENZ u. Mitarb., 1968; vgl. S. 187) und erreicht ihre höchsten Werte in der Fundus- und Corpusmucosa). FELDBERG u. HARRIS (1953) sowie SMITH (1958) bestimmten den höchsten Histamingehalt in Nachbarschaft der Belegzellen. Weiterhin muß eine lokale, mageneigene, von einer peripheren „Histaminquelle" unterschieden werden. Die Histaminspeicher der Magenwand sind in Tabelle 3 auf S. 188 zu finden. Bezogen auf die Stimulation der Magensaftsekretion wird von LORENZ u. Mitarb. (1968) folgende Wirkungskette angenommen:

Gastrin — Histaminfreisetzung — Produktion eines sauren Magensaftes (vgl. S. 193, Abb. 40).

Für die Magenphysiologie steht der Histamineffekt im Rahmen der Säuresekretion im Vordergrund; das Histaminwirkungsspektrum ist indessen breiter. Histamin induziert eine Kontraktion der glatten Muskulatur; es erweitert die Arteriolen und verengt die Venolen; dadurch resultiert ein erheblicher Anstieg des Capillardruckes mit consecutivem Ödem. Zudem werden durch Histamin die zwischenzelligen Haftstellen der cytoplasmatischen Ausläufer der Endothelzellen gelöst. Die Zellen weichen auseinander. Die Folge ist eine erhöhte Gefäßpermeabilität (MAGNO u. PALADE, 1961), die durch den gesteigerten Capillardruck noch betont wird und die Ödemneigung intensiviert.

Dieses breite pharmakodynamische Wirkungsspektrum des Histamin erklärt die recht widerspruchsvollen im Schrifttum niedergelegten Ergebnisse. So wurde der Histamineffekt zum Kronzeugen der peptischen (BÜCHNER u. MOLLOY, 1927; BÜCHNER u. Mitarb., 1928) und der vasculären (MERKEL, 1942; KOWALEWSKI u. BAIN, 1954; LÖFGREN, 1954) Ulcustheorie. BÜCHNER und MOLLOY (1927) induzierten durch Histamin Ulcera im Rattenvormagen. MCILLROY (1928) konnte zeigen, daß Histaminverabreichung auch bei Katzen Ulcera verursacht und die Heilung artefizieller Läsionen verzögert. Histaminulcera erzeugte BÜRKLE DE LA CAMP (1929) bei Ratten und Hunden, MATSUEDA (1931) bei Meerschweinchen, Kaninchen und Hunden, PUHL und BRODERSEN (1931) bei oesophagotomierten Hunden und IMPERATORI (1936) bei Katzen. Als pathogenetisches Prinzip wurde jeweils die durch Histamin verursachte Hypersekretion und HCl-Liberierung angesprochen.

1932 erzeugten EPPINGER und LEUCHTENBERG durch intravenöse Injektionen hoher Histamindosen (30 mg) bei Hunden einen schweren Kollaps. Die Magenschleimhaut dieser Tiere zeigte Ödem und Blutungen sowie eine hämorrhagischerosive Gastritis. EPPINGER und LEUCHTENBERG (1932) sahen diese Befunde als Folge eines primären Gefäßschadens mit nachfolgender Durchblutungsstörung an. Sie bezeichneten die „peptische" Wirkung als sekundäres Phänomen. Die Konzeption von EPPINGER und LEUCHTENBERG (1932) wurde vielfach bestätigt (HEINLEIN u. KASTRUP, 1938; MERKEL, 1942; DEUTSCH u. THALER, 1951; IVY, 1946; LAMBLING u. Mitarb., 1951; LÖFGREN, 1954; KOWALEWSKI u. BAIN, 1954 u.v.a.). BYRD und SAWYERS (1957) konnten weiterhin zeigen, daß nach Resektion des HCl-produzierenden Magenabschnittes Hunde *nicht* gegen „peptische Ulcera" *gefeit* waren, die durch Histamin hervorgerufen wurden (s. dagegen SMITH u. HOWES, 1964). Die Implantation von Duodenal- oder Ileocoecalschleimhaut in das Antrum zeigt bei Hunden unter Histaminstimulierung einen Resistenzabfall der Mucosa vom Duodenum über das Ileum zum Colon (GUEST, 1964). Die Reduktion des Histamingewebsspiegels vermag bei Ratten die Quote an „restraint-ulcers" zu senken (RITCHIE u. Mitarb., 1967).

WALPOLE und WANGENSTEEN (1940) modifizierten die Histaminexperimente durch Verabreichung der Droge in Bienenwachs. Bienenwachs ermöglicht eine langsame, niedrig dosierte und kontinuierliche Einschleusung von Histamin in den Organismus des Versuchstieres. WALPOLE und WANGENSTEEN (1940) erzeugten mit dieser Methode bei Hunden, Katzen, Schweinen, Kälbern, Meerschweinchen, Murmeltieren, Hühnern und Enten Veränderungen, die alle Phasen der Ulcusbildung von der akuten Erosion bis zur Ulcusperforation erkennen ließen.

Die Entdeckung der Antihistaminica legte den Gedanken nahe, daß durch simultane Verabreichung dieser Droge auch der Histamineffekt auf die Magenwand ausgeschaltet werden könne. Es zeigte sich indessen, daß durch diese Versuchsanordnung zwar die „Schockwirkung" des Histamins, nicht aber sein „gastrotoxischer" Effekt aufgehoben werden kann (ROULET, 1945; HALPERN u. MARTIN, 1946; CRANE u. Mitarb., 1947; PASTEUR-VALERY-RADOT u. Mitarb., 1947; MARCONI u. COSTA, 1949; DEUTSCH u. THALER, 1951 u.a.).

Neben der direkten Applikation von Histamin gelingt es auch, Ulcera mit Histaminliberatoren (48/80, Polymyxin B u.a.) zu erzeugen (MORETTINI u. Mitarb., 1961, Lit.).

Unter patho-physiologischen Bedingungen tritt der „bipolare" Effekt der Histaminwirkung auf die Magenschleimhaut besonders kraß zutage; Histamin intensiviert die aggressiven Faktoren durch HCl-Stimulation und reduziert die defensiven Faktoren durch seine Wirkung auf Gefäßsystem und glatte Muskulatur.

### b) Atophan

Oral, subcutan, rectal oder intravenös appliziert, ja selbst in die Wand des Jejunum implantiert, verursacht Atophan bei Hunden eine schwere Gastritis. Es entwickeln sich rasch tiefgreifende Geschwüre in Magen und Duodenum sowie — seltener — im Oesophagus (VAN WAGONER u. CHURCHILL, 1932; CHURCHILL u. MANSHARDT, 1933). Die Erzeugung von Atophangeschwüren gelang weiterhin bei Hühnern (CHENEY, 1940), bei Katzen (SCHWARTZ u. SIMONDS, 1935) und im operativ ausgeschalteten Pylorusanteil des Hundes durch direkte Instillation des Atophan über eine Fistel (GIUSTI u. TOMATI, 1953).

Der Atophangastritis liegt initial eine seröse Entzündung der Mucosa zugrunde. Ihr folgen Erosionen, die entweder abheilen oder in tiefgreifende Ulcera übergehen (ENDES, 1944). Im Vordergrund steht eine plasmacelluläre Infiltration der Mucosa (SIMONDS, 1938). Auch Mikroabscesse sind keine Seltenheit (HARDOUIN u. Mitarb., 1953).

BERTI und RIBOLI (1940) gelang es, durch Blockade des reticulohistiocytären Systemes mit Trypanblau das Angehen von Atophanulcera zu verhindern; sie sahen das Atophangeschwür als Folge eines anaphylaktischen Schocks an. Auf der anderen Seite wird eine lokale Vasomotorenstörung aufgrund einer Schädigung höherer Nervenzentren diskutiert (RUDIK, 1935; GRAULICH, 1939; AMARANTE, 1955). HAMORI u. Mitarb. (1951) verfolgten Entstehung und Ausbreitung von Atophangeschwüren mit einem Tuscheverfahren; schon bei frischen Erosionen wird lokal reichlich Histamin liberiert; diese Histaminfreisetzung geht mit einer umschriebenen Dyszirkulation einher. HARDOUIN u. Mitarb. (1953) sehen das Atophangeschwür im Rahmen einer Allgemeinerkrankung des Versuchstieres, von der besonders Leber, Nieren und Nebennieren betroffen sind; in Abhängigkeit von diesem drogeninduzierten „Grundleiden" wird das Ulcus über eine Vascularisationsstörung der Mucosa mit konsekutiver Nekrose interpretiert.

Auch bei dem Atophanulcus neigt sich primär die Waage zu ungunsten der defensiven Faktoren.

### c) Pilocarpin

Pilocarpin, ein Parasympathicomimeticum und in seiner Wirkung ein Antagonist des Atropin, verursacht bei Meerschweinchen (REHFUSS, 1909/1910; WESTPHAL, 1914; BISHTON, 1950), Kaninchen (WESTPHAL, 1914; FRIEDMANN, 1918; NICOLAYSEN, 1920; NAKASHIMA, 1925), Affen (BOLTON, 1915/1916; NAKASHIMA, 1925) und Ratten (BSU MALLIK, 1955) anämische oder hämorrhagische Erosionen und entzündliche Mucosareaktionen. Hunde reagieren auf Pilocarpingaben mit schweren Darmblutungen. Diese haben den Tod der Tiere zur Folge, bevor Magengeschwüre auftreten. Wird Pilocarpin mit Adrenalin und Morphin gemeinsam verabreicht, werden die Darmspasmen coupiert. Dagegen beobachtet man Spasmen der Magenmuskulatur und hämorrhagische Erosionen (NAKASHIMA, 1925). Pilocarpin bewirkt eine Steigerung der HCl-Produktion und eine spastische Kontraktur der Magenmuskulatur. BASU MALLIK (1955) konnte an hungernden Albino-Ratten durch Gefäßinjektion demonstrieren, wie im Gefolge der Pilocarpinmedikation lokalisierte Schleimhautischämien bei gesteigerter Peristaltik des Drüsenmagens auftreten; es entwickeln sich in diesen ischämischen Bezirken Schleimhauterosionen. Unter der Einwirkung des Magensaftes erfolgt deren Aushülsung. Die Erosionsbildung kann nicht durch Vagotomie, wohl aber durch Atropin- und Alkaligaben verhindert werden.

### d) Coffein

SALANT und REIGER (1909) erzielten bei Hunden durch Coffeininjektion Ulcera. Die gleichzeitige Entfernung des Glomus caroticum oder eine simultane Atropingabe vermögen in einem hohen Prozentsatz das Angehen dieser Ulcera zu verhindern (MOLTINI, 1941). MOLTINI (1941) folgerte aus seinen Experimenten, daß pathogenetisch eine vasomotorische Komponente im Vordergrund steht. Durch tägliche parenterale Coffeingaben gelingt es, bei Katzen, Hunden und Meerschweinchen, chronische Magenulcera zu erzeugen (HANKE, 1934; JUDD, 1943; ROTH u. IVY, 1944, 1945, 1946; MEREDINO u. Mitarb., 1945). Nach GIDDINGS u. Mitarb. (1945) verursachen nur tödliche Coffeindosen bei Katzen Ulcera.

Coffein potenziert die Wirkung von Histamin, Alkohol, cholinergen Drogen, elektrischen Vagusreizen und Nahrungsreizen auf die Magenschleimhaut (ROTH u. IVY, 1944; ROTH u. SUN, 1951; ROBERTSON u. Mitarb., 1950; ROTH, 1950; KATSCH u. PICKERT, 1953; Lit.).

### e) Cholinerge Drogen

Intravenöse (HALL u. Mitarb., 1936; NECHELES u. MASUR, 1939; HORSWELL, zit. nach HETENYI, 1958) und intramuskuläre (HETENYI u. KALAPOS, zit. nach

HETENYI, 1958) Acetylcholingaben verursachen beim Hund hämorrhagische Gastro-Enterocolitiden, blutige Diarrhoen und Magenschleimhauterosionen. Ähnliche Effekte sind mit Mecholyl in Bienenwachs appliziert zu erzielen (WENER u. Mitarb., 1948). HETENYI und KALAPOS (zit. nach HETENYI, 1958) deuten diese Magenveränderungen als Folge der angiotoxischen Acetylcholinwirkung.

### f) Adrenalin

FARLAND (zit. nach HENNING u. DEMLING, 1954) erzielte durch Adrenalininjektion unter die Darmserosa, in die Mundschleimhaut oder intracutan Ulcusblutungen. SUZUKI (1912) erzeugte durch Adrenalininjektion in die Magenwand oder die Magengefäße Geschwürsbildungen.

### g) β-Tetra-Hydro-Naphthylamin

Die subcutane Injektion von $\beta$-Tetra-Hydro-Naphthylamin bewirkt bei jungen Schweinen Magengeschwüre (ELLIOT, 1914).

### h) Phenylbutazon

Bei Ratten gelingt es, durch Phenylbutazon (BONFILS u. Mitarb., 1953, 1954; CIOLI u. Mitarb., 1967, Lit.) im Drüsenmagen der Ratten Geschwüre zu erzeugen. Sie beginnen als oberflächliche Nekrosen. Mit Abstoßung der Nekrose kommt es zur Geschwürsbildung. Im Geschwürsgrund subakuter Ulcera wird ein entzündlich infiltriertes Granulationsgewebe nachweisbar.

Die Phenylbutazonwirkung auf die Magenschleimhaut entspricht weitgehend jener der Salicylate.

### i) Salicylate

Zum Studium drogeninduzierter Magenulcera ist ein neues Konzept von DAVENPORT (1964, 1967) hinzugekommen. Danach verursachen Aspirin, Salicylate oder Eugenol gastro-intestinale Blutungen infolge Alterierung der Schleimbarriere gegenüber $H^+$-Ionen. $H^+$-Ionen sollen durch die Mucosa rückdiffundieren und die bereits durch Histamin sensibilisierten Capillaren weiterhin schädigen. Diese Hypothese ist experimentell durch Rattenversuche bestätigt worden. Salicylate beeinträchtigen, oral oder peroral verabreicht, die Schleimbarriere; indem sie von der Mucosazelle absorbiert werden, hemmen sie die Biosynthese der Glykoproteide der Deck- und Kryptenepithelien (KENT, 1968). Vagotomie oder die Gabe von Antacida mildern die Aspirinwirkung, während erneute HCl-Instillation wieder „Aspirinläsionen" provoziert (BRODIE u. CHASE, 1967). Ob es sich hierbei um ein allgemeines Prinzip handelt, oder ob dieser Effekt nur auf die Gruppe der antiinflammatorisch wirksamen Drogen wie Phenylbutazon, Indomethacin, Serotonin und Reserpin beschränkt ist, bleibt noch zu klären. Vermutet wird weiterhin, daß die Wirkung dieser antiinflammatorischen Drogen auf die Magenschleimhaut in einer Reduktion des Schleimfilmes beruht (MENGUY u. DESBAILLET, 1967), so daß nicht nur die Schleimqualität (KENT, 1968; KUHN, 1969, Lit.), sondern auch die Quantität beeinträchtigt wird.

Die Rückdiffusionstheorie von DAVENPORT (1964, 1967) hat weitere Belege. Aspirin in ulcerogenen Dosen „erniedrigt" die Acidität des Magensaftes bei

Ratten (LISH u. Mitarb., 1959); zunächst wurde vermutet, daß diese Droge eine inhibitorische Wirkung auf die Belegzellen auszuüben vermöge. Bei gesunden Hunden beeinträchtigen kurzkettige Fettsäuren oder Acetyl-Salicylat wesentlich die Schleimbarriere (DAVENPORT, 1964); das Compound gelangt in die Mucosa; unter den aufgeführten Experimenten ist bei gesunden Tieren die Fettlöslichkeit des Compounds der limitierende Faktor seiner Penetrationsfähigkeit „gegen den Sekretionsstrom"; wandelt sich die Mucosa im Gefolge einer chronischen Umbaugastritis in ein absorptives Epithel (RUBIN, 1969, Lit.), entfällt diese Zusatzsicherung, und der gesteigerten Absorption steht keine „Schranke" mehr gegenüber. Zusätzlich wird noch vermutet, daß unter Salicylsäure der rasche Transport von $H^+$-Ionen den lokalen Puffer „überrennt". Weiterhin kann Acetylsalicylat Protion präcipitieren und als Enzyminhibitor wirken.

## 2. Chirurgische Methoden der experimentellen Ulcuserzeugung

Die in Rede stehenden chirurgischen Methoden der Ulcusprovokation haben die Fragestellung, in welchem Ausmaße und unter welchen Bedingungen HCl und Pepsin, isoliert oder kombiniert, in der Lage sind, eine ulcerogene Wirkung zu entfalten.

MATTHEWS (1893) untersuchte erstmalig die Wirkung des Magensaftes auf die freigelegte Magenwandmuskulatur und die eines HCl-Pepsin-Gemisches auf die unveränderte Schleimhaut isolierter Dünndarmschlingen. Es zeigte sich, daß gesundes, lebendes Gewebe gegenüber verdauenden Enzymen refraktär ist. Eine Gewebsvorschädigung ist Voraussetzung ihrer „autoaggressiven" Wirkung.

PANOW berichtete 1899 über perforierende Magengeschwüre nach Scheinfütterung; seine Befunde wurden durch SILBERMANN (1927) sowie BÜCHNER und SCHNEIDER (1931) im wesentlichen bestätigt, während DRAGSTEDT (1942) sowie SCHMIDT und FOGELSON (1937) mit der gleichen Methodik nur negative Resultate erzielten.

Den Grundversuchen der Jahrhundertwende folgten später methodische Variationen (LITTHAUER, 1909; BOLTON, 1915; GREGGIO, 1916; DRAGSTEDT, 1917; RASSERS, 1925; MCCANN, 1929; MATTHEWS u. DRAGSTEDT, 1932; MATZNER u. Mitarb., 1936; PENKERT, 1941; SCHIFFRIN u. WARREN, 1942; DRIVER u. Mitarb., 1945; KOLOUCH, 1945; LEVEEN, 1947; GROSSMAN, 1947; BERG, 1949; IVY u. Mitarb., 1950; MANN, 1951; REME, 1952; SKORYNA, 1963 u. v. a.).

Nach BERG (1949) sind es, sieht man von der Pylorusligatur ab, im wesentlichen vier Methoden, die allgemein angewandt werden:

1. die Ausschaltung der Galle,
2. die Ausschaltung des Pankreassekretes,
3. die Ausschaltung von Galle- und Pankreassekretion,
4. die Ausschaltung des gesamten Duodenalsaftes vom oberen Verdauungskanal.

Von diesen Methoden ist jene nach MANN und WILLIAMSON am Hunde die am weitesten verbreitete (MANN u. WILLIAMSON, 1923; MARKOWITZ u. Mitarb., 1954; MANZANO u. Mitarb., 1966). Das wesentliche Ergebnis dieser Experimente ist der Beleg, daß HCl und pepsinhaltiger Magensaft für die Erzeugung dieser Läsionen erforderlich ist (STAUFFER u. HALLENBECK, 1963), wobei von MENGUY und MINGS (1961) noch zusätzlich an den Fortfall eines intestinalen Inhibitormechanismus gedacht wird. Große Vergleichsserien sind wegen des operativen Aufwandes dieser Methode indessen nicht aufgestellt worden. Da der pathogenetische Mechanismus des Mann-Williamson-Ulcus nach BRODIE (1968) jenem des Shay-Ulcus entspricht, dieses dagegen bei der Ratte einfacher, risikoloser und in großen Vergleichsserien zu erzielen ist, bietet der Mann-Williamson-Hund angeblich keine experimentellen Vorteile. Einzuwenden ist indessen, daß Anatomie und Physiologie des Hundemagens den humanen Verhältnissen sehr nahe kommen, wogegen der Rattenmagen doch erhebliche Unterschiede gegenüber den humanen Gegebenheiten aufweist.

### a) Ableitung des Lebersekretes

KÖLLIKER und MÜLLER (1856) beobachteten bei Hunden mit Gallenblasenfisteln chronische Duodenalgeschwüre. Dieser „Grundversuch" wurde später in verschiedenen Modifikationen wiederholt. GUNDERMANN (1914) erreichte durch Ligatur des Ductus choledochus Magen-Duodenalblutungen und Gastro-Duodenalulcera. Gleiche Ergebnisse erzielten BERG und JOBLING (1930) durch Ableiten der Galle in das Nierenbecken, in den unteren Dünndarm oder in das Colon. KAPSINOW (1926) beobachtete Magen-Duodenalulcera nach Anlage einer Gallenblasen-Nierenbeckenfistel und gleichzeitiger Ligatur des Ductus choledochus. SCOTT (1945) gelang es bei Hunden, diese Ulcera durch parenterale Gaben von Vitamin A und D, Gallensäuren, Alkali oder Magenschleim zu verhindern.

MANN und WILLIAMSON (1923) sowie BOLLMAN und MANN (1927) erzielten durch Ligatur des Ductus choledochus mit oder ohne gleichzeitige Cholecystektomie oder partielle Hepatektomie und Anlage einer Eckschen Fistel bei Hunden in einem hohen Prozentsatz Duodenalgeschwüre; das Angehen dieser Ulcera konnte auch nicht durch Verfütterung von Blasengalle verhindert werden. Zusätzlich wurde in allen Fällen ein cirrhotischer Leberumbau beobachtet. DRAGSTEDT (1942) sieht die Ursache der Geschwürsbildung bei diesem Versuchsmodell im allgemeinen schweren Ikterus der Versuchstiere. Damit sind wiederum Beziehungen zwischen Lebercirrhose und Ulcus angesprochen (LEBEDINSKAJA, 1933; GEREZ u. WEISS, 1936/1937; STELZNER, 1964, 1965; STORACE, 1965; HARJOLA u. SIVULA, 1965; WOHLGEMUTH u. SCHILLE, 1966; ORLOFF u. Mitarb., 1966; BONFILS, 1967; SHIDA u. Mitarb., 1967; GOKSEN u. Mitarb., 1968). Der Ausfall der Leberfunktion wird einerseits mit einer mangelhaften Histamin-, andererseits mit einer unvollkommenen Gastrininaktivierung ursächlich mit der Ulcusgenese in Zusammenhang gebracht (vgl. S. 432).

### b) Ableitung des Pankreassekretes

Es wird allgemein bestätigt, daß die Ableitung des Pankreassekretes vom Duodenum (FAULEY u. IVY, 1929) entweder durch Pankreatektomie (ELLIOTT u. Mitarb., 1961), Gangfistelung (GRANT u. Mitarb., 1962; GREENLEE u. Mitarb., 1959) oder Gangunterbindung (GREENLEE u. Mitarb., 1961) mit einer ausgeprägten gastralen Hypersekretion einhergeht.

Während die einfache äußere Pankreasfistelung nach DRAGSTEDT u. Mitarb. (1936) nur selten beim Versuchstier eine Geschwürsbildung induziert, da immer noch reichlich „Nebensekret" in das Duodenum gelangt, bedingt die Gangligatur in bis zu 29% Ulcera. Wichtig ist bei dem operativen Vorgehen, die unterschiedliche Pankreasgangtopik und -anzahl bei den verschiedenen Species zu beachten (WANKE, 1968, 1970, Lit.).

ELLIOTT u. Mitarb. (1961) vermuteten zunächst, daß die der Gangligatur folgende Pankreasatrophie mit der Freisetzung eines humoralen Stoffes verbunden sei, der die Magenschleimhaut zur Hypersekretion stimulieren würde. Erstaunlich blieb die Tatsache, daß die Pankreasresektion diesen Effekt nicht zu verhindern vermag. Das von ELLIOTT u. Mitarb. (1963) aus atrophischen Pankreata isolierte „Sekretagogon" wurde von anderen Untersuchern nicht nachgewiesen (HALLENBECK u. Mitarb., 1963; McILRATH u. Mitarb., 1963; SILEN u. POLOSO, 1966). Die der Pankreasligatur folgende Magensafthypersekretion kann verhindert werden, wenn mit Pankreasextrakt inkubierte Nahrung verfüttert wird (HEIN u. Mitarb., 1962, 1963; ALBO u. Mitarb., 1963). Die Beobachtungen von CHEY u. Mitarb. (1964), daß die Verabreichung von Pankreasextrakt oder die intraduodenale Instillation von Pankreassaft signifikant die Säureproduktion nach Pankreasgangunterbindung reduziert, bestätigt die Befunde von HEIN u. Mitarb. (1962, 1963).

MENGUY (1962) beschrieb funktionelle Leberveränderungen nach Pankreasgangunterbindung. Bei diesen Experimenten sind die speciesunterschiedlichen Beziehungen zwischen Ductus choledochus und Ductus pancreaticus besonders zu beachten. Während die Ligatur des Ductus choledochus nahe der Papilla Vateri bei Ratten in etwa 50% eine Refluxpankreatitis induziert (WANKE u. Mitarb., 1970), tritt ein entsprechender Reflux bei Hunden nicht auf. Im Rahmen der Enzymentgleisung kommt es bei Hunden und Ratten während einer akuten Pankreatitis zu Leberparenchymnekrosen, die im Gegensatz zu den perizentral orientierten „Schocknekrosen" in Nachbarschaft der periportalen Felder und sublobulären Venen lokalisiert sind (WANKE u. GRÖZINGER, 1965; WANKE u. Mitarb., 1970).

WESTERHEIDE u. Mitarb. (1964) vermuteten zunächst, daß das Antrum in diesen Regelkreis der Hypersekretion nach Gangligatur mit einbezogen sei; indessen wird die Hypersekretion durch Antrumresektion nicht beeinflußt (SILEN u. PELOSO, 1966). WILSON u. Mitarb. (1946) beschrieben nach Pankreasgangligatur eine Vermehrung der Belegzellanzahl der Fundusdrüsen. Die von MASON u. Mitarb. (1963) während einer akuten Pankreatitis beobachtete Hypersekretion wurde von KOLIG, WANKE u. Mitarb. (1969, 1970) nicht bestätigt.

### c) Kombinierte Ausschaltungsmethoden

#### α) Ausschaltung des Leber- und Pankreassekretes

Als klassische Methode zur Ausschaltung des Leber- und Pankreassekretes hat sich jene nach MANN und WILLIAMSON (1923) durchgesetzt. Sie wurde vordem bereits von BICKEL (1909), EXALTO (1911), LANGENSKJÖLD (1914) und KEHRER (1914) angewandt. Die Mann-Williamsonsche Operation besteht in Anlegung einer Gastro-Jejunostomie bei gleichzeitiger Einnähung des Duodenalstumpfes in den aboralen Ileumanteil. Nach 30 Tagen bis 3 Monaten entwickelt sich beim Hund in 95% der Fälle ein Anastomosenulcus im Jejunum. Diese Geschwürsbildung wird durch eine Reihe von Faktoren begünstigt: einerseits fördert die direkte Einwirkung der Magensäure auf die Jejunumschleimhaut die Ulcusbildung — sie kann weitgehend durch Neutralisation des Magensaftes verhindert werden —, andererseits verursacht die Gefäßligierung im Anastomosenring eine postoperative Ernährungsstörung und weiterhin kommt der mechanischen Mucosairritation ein lokalisierender Effekt zu. So liegen die Ulcera jeweils in der Gleitrichtung der Nahrung. Weiterhin sollen Darmspasmen ulcusbegünstigend wirken (STEINBERG u. STARR, 1934; FAULY u. IVY, 1936; DEBRAY u. HARDOUIN, 1953). Das Anastomosenulcus nach Mann-Williamscher Operation wird als Äquivalent des humanen Anastomosenulcus bei Gastro-Enterostomie angesehen.

### β) Ausschaltung des gesamten Duodenalsaftes durch Pylorusligatur

TALMA (1890) erzeugte durch Ligatur des Duodenum dicht unterhalb des Pylorusringes bei Hunden und Kaninchen Magenblutungen und perforierende Geschwüre. Gleiche Befunde erzielte BOLTON (1910) bei Katzen. Die experimentell gesetzte Stenosierung des Duodenum führt bei Hunden ebenfalls zum Bild der hämorrhagisch erosiven Gastritis (SLOCOMB, 1927). In den folgenden Jahren wurde die Pylorusligatur zur Standardmethode der Magensaftanalyse (BRODI, 1968, Lit.). 1945 beobachteten SHAY u. Mitarb. zufällig, daß diese Tiere mit großer Regelmäßigkeit hämorrhagische Erosionen und Ulcera mit hoher Perforationsquote entwickeln, wenn sie länger als 18 Std leben. In einer Übersichtsarbeit demonstrierten SUN und CHEN (1963) die Brauchbarkeit dieser Methode zur Testung von Medikamenten und führten die Bezeichnung „Shay-rat" ein. In den 50er Jahren wurde die Methode wieder ihrem ursprünglichen Zweck, Magensaft zu sammeln, zugeführt und Vergleichsuntersuchungen zwischen Pylorusligatur und Fistelung vorgenommen (BRODIE u. Mitarb., 1962; BRODIE, 1966). Danach bedingt die Pylorusligatur bei Ratten eine Sekretionsstimulierung ein Befund, der für den Hund nicht bestätigt werden konnte (KOLIG, WANKE u. Mitarb., 1969, 1970).

Nach HARKINS und HOOKER (1947) soll die transthorakale Vagotomie zwar bei Shay-Ratten und beim Mann-Williamson-Hund, nicht aber beim Meerschweinchen nach entsprechender Operation die Ulcusbildung im Magen verhindern. Auch nach BRODIE (1966) steht die beobachtete Sekretionssteigerung nach Pylorusligatur bei Ratten mehr unter vagaler als unter hormonaler Kontrolle. Entsprechend werden anticholinerge Drogen mit Erfolg verwandt (SHEA, 1956). Die klinische Therapie mit anticholinergen Drogen basiert auf den Ergebnissen, die an Shay-Ratten gewonnen wurden (BARRETT u. Mitarb., 1953; VISSCHER u. Mitarb., 1954; BACK u. Mitarb., 1961). Es ist offensichtlich, daß jede Droge, die entweder Acidität oder das Sekretvolumen oder beide Faktoren zu reduzieren vermag, effektiv ist. Drogen, die keine oder eine nur geringfügige Senkung der HCl-Sekretion bewirken, indessen die peptische Aktivität blockieren, vermögen die Perforation seichter Ulcera zu verhindern (BIANCHI u. COOK, 1964). Prostaglandin $E_1$ subcutan oder per infusionem injiziert, inhibiert dosisabhängig Sekretvolumen, HCl-Konzentration und HCl-Sekretion, die Pepsinsekretion und den Fucose-output. Es inhibiert die Entwicklung von zwei Ulcustypen: das Shay-Ulcus und das Steroidulcus. Der Wirkungsmechanismus ist noch nicht abgeklärt; vermutet wird eine Einflußnahme auf die Bildung von Adenosinmonophosphat im Magen oder auf die Durchblutungsrate (ROBERT u. Mitarb., 1968, vgl. S. 193). Während der Fucose-output sinkt, steigt die Fucosekonzentration im Magenschleim deutlich an.

LAMBLING u. Mitarb. (1953) sahen die Geschwürsbildung bei der Shay-Ratte als Folge des Operationstraumas an, das zunächst eine subepitheliale Infarktbildung in der Pylorusschleimhaut auslöst. Die sich entwickelnden Geschwüre sollen nach LAMBLING u. Mitarb. (1953) durch eine „vasotrope Sekretion von Seiten der geschädigten Niere" an der Heilung gehindert werden. KOLIG, WANKE u. Mitarb. (1969, 1970) sahen beim Hund nach Pylorusligatur und postpankreatitischem Schock Erosionen und Ulcera bevorzugt im Duodenum; berücksichtigt wurden nur Erosionen und Ulcera außerhalb der „Traumazone". Diese schockbedingten Ulcera entwickeln sich auf dem Boden einer lokalen Dyszirkulation. Sie sind in Magen und Duodenum zu finden, wobei letztere Lokalisation aufgrund der Pylorusligatur eine HCl- und Pepsinwirkung ausschließt.

### d) Ulcus durch Devascularisation

Zu der von VIRCHOW (1853) inaugurierten und von HAUSER (1883) wieder aufgenommenen unitarischen Infarkttheorie der Ulcusgenese erbrachte die experimentelle Pathologie vorwiegend unbefriedigende und widerspruchsvolle Ergebnisse.

BARON (1914), YANO (1925), OMATA (1928) und BERG (1947) gelang es, Geschwüre durch Gefäßunterbindungen im Magen zu erzeugen. Auch der plötzliche Verschluß der Pfortader — Schockfolge — (MÜLLER, 1860; GUNDERMANN, 1914) oder die Verlegung der V. lienalis (BARONOFSKY u. Mitarb., 1945) geht mit Magengeschwüren einher.

Der Mehrzahl der Untersucher gelang es indessen nicht, durch teils bis knapp an die totale Devascularisation herangehende Gefäßligaturen Magenulcera zu provozieren (GANDY, 1899; FENWICK, 1900; LITTHAUER, 1909; BERNHEIM, 1932; DIEULAFE, 1936; POUCHKAREV, 1939; NAGAYO u. Mitarb., 1955 u.a.). Bei Übertragung dieser Befunde auf das humane Ulcus bleibt unberücksichtigt, daß nur die großen, extragastrischen Arterien unterbunden werden. Der Ulcusprozeß spielt dagegen „intramural"; die Verschiebung des Blutvolumens zwischen Mucosa und Submucosa (vgl. S. 190) ist für die „präulceröse" Phase entscheidend. Diese Blutdepots werden trotz „subtotaler" Devascularisation aufgrund des dichten Anastomosennetzes der Magenarterien aufgefüllt.

Zahlreich sind dagegen die Experimente, in denen durch künstlich provozierte Embolien typische Magengeschwüre erzeugt werden konnten (COHNHEIM, 1872; HONDA, 1927; PANUM, 1862; PAYR, 1907; GROSSI, 1921; WILKIE, 1911; BARONOFSKY u. Mitarb., 1945 u.a.).

### e) Ulcus durch Störung der nervösen Versorgung

SCHIFF (1846) beobachtete nach Läsionen im Bereiche des Thalamus und der Hirnschenkel perforierende Magengeschwüre beim Hund. Eingriffe in Nachbarschaft der Vierhügelplatte, des Corpus striatum oder an der Hirnrinde führten zu entsprechenden Veränderungen (EBSTEIN, 1874; POMORSKI, 1892; v. PREUSCHEN, 1894; BROWN-SÉQUARD, zit. nach MEARS, 1953). Diese Experimente des vorigen Jahrhunderts bildeten die Grundlage für weitere Versuche von PIGALEW (1932).

Läsionen des Zwischenhirnes oder der Substantia perforata, ebenso wie die Anlegung eines Glasringes um das Infundibulum mit Stimulation des Zwischenhirnes bewirken bei Hunden Ulcera (PIGALEW, 1932). Die Ergebnisse wurden von BURDENKO (1933) bestätigt und von BYKOW und KURZIN (1954) zu der Lehre der „cortico-visceralen Ulcusgenese" erweitert.

WATTS und FULTON (1935) gelang es in Fortführung der Versuche von PIGALEW (1932), an Affen durch Hypothalamusverletzung Magen- und Duodenalgeschwüre zu provozieren. Ihre Genese wurde in einer zentral ausgelösten Ischämie gesehen. KELLER u. Mitarb. (1933) beschrieben Ulcera nach Blutungen in die Hirnventrikel.

Nach Injektion von Hypophysin in die Hirnvenen sah CUSHING (1932) eine Steigerung der Magenmotorik, eine retrograde Peristaltik und Erbrechen; diese Reaktionen konnten durch Atropingabe verhindert werden. CUSHING (1932) postulierte ein parasympathisches Zentrum im Bereiche des Tuber cinereum, das mit dem Mittelhirn und der Medulla oblongata funktionell in Verbindung steht und auf diese Weise eine Reizübertragung auf die Vaguskerne herbeiführt; diese sollen dann ihrerseits umschriebene Spasmen der terminalen Mucosagefäße und damit Ulcera bewirken. Je nach dem Irritationsfeld werden sympathische oder parasympathische Kreislaufregulationszentren getroffen (R. WANKE, 1948).

BISCHOF (1965, Lit.) interpretiert die „neurogen" induzierten Magen-Darmblutungen und akuten Exulcerationen im Rahmen eines generalisierten Schocksyndromes (vgl. S. 343).

Im weiteren wurde versucht, durch *peripher-nervöse* Reize experimentell Ulcera zu induzieren. THALMA (1919) provozierte nach mehrstündiger Reizung des linken Nervus Vagus bei Kaninchen Gefäßspasmen und erzielte dadurch präpylorisch situierte Ulcera (vgl. KEPPICH, 1921; STAHNKE, 1924; WESTPHAL u. KUCKUCK, 1934). Die Ausschaltung des Vagus durch Vagotomie (GÜNZBURG, 1902; ZIRONI, 1910 u. a.) zeitigte nicht immer eindeutige Resultate. An Kaninchen kann die Ligatur des Nervus vagus sinister mit Ulcera an der vorderen und die des Nervus vagus dexter mit Ulcera an der Magenhinterwand einhergehen, während die einseitige Vagotomie oft ohne Ergebnis bleibt (KOBAYASHI, 1909).

Die bilaterale Vagotomie führt bei Kaninchen zur Geschwürsbildung (IVY, 1920); die doppelseitige Vago- und Sympathicotomie führt bei Hunden zu Blutungen im Duodenum und präpylorischen Magenabschnitt. Eine transdiaphragmatikale Vagusresektion geht beim Hund nur selten mit Ulcera an der kleinen Curvatur einher — 1 : 10 — (HAMORI u. Mitarb., zit. nach HETENYI, 1958). FREISINGER und BIKALI (1954) erzeugten bei Kaninchen durch subdiaphragmatikale Umschlingung der Nn. vagi mit einem Karbol-Xylol-Paraffingetränkten Gazestreifen präpylorische Ulcera. Wurde vor der Operation zur Auslösung einer Magenatonie zusätzlich Papaverin verabreicht, entstanden schwerste, oft über den gesamten Magenfundus ausgedehnte Exulcerationen. Ursächlich wird ein Gefäßspasmus angenommen.

Simultane bilaterale Vagotomie und Pylorusligatur führen bei Ratten nicht zur Ulcusbildung (SHAY u. Mitarb., 1949). SUNDELL und TEIR (1956) beobachteten nach intraabdomineller Vagotomie bei Ratten bis zum 7. postoperativen Tage keine Veränderungen am Drüsenmagen. Wurde indessen einige Tage (3—5) vor der Pylorusligatur eine doppelseitige Vagotomie vorgenommen, so acquirierten diese

Tiere innerhalb von 7 Tagen Ulcera im Drüsenmagen. SUNDELL und TEIR (1956) nehmen an, daß die Vagusdurchtrennung das nervöse Gleichgewicht der Mageninnervation stört und damit die Geschwürsbildung entscheidend fördert, obwohl sich die Sekretion bereits wieder normalisiert hat.

Die Arbeiten von VAN YZEREN (1901) bestätigend, beobachtete LINARES (1964) nach kompletter Vagektomie innerhalb von 90 Tagen bei 3 von 10 Kaninchen chronische Ulcera, während 2 von 10 Tieren partiell abgeheilte Ulcera erkennen ließen. Wurde zusätzlich eine Gastroenterostomie oder Pyloroplastik durchgeführt, kam es nicht zur Ulcusbildung.

Die Experimente mit Vagektomie erlauben folgende Schlußfolgerungen:

Die Vagusdurchtrennung verursacht eine signifikante Sekretionssteigerung; die hierbei auftretenden chronischen Ulcera entwickeln sich bei Hypersekretion, Hypomotalität oder Atonie des Magens mit Speisestagnation und verlängertem Mucosakontakt über eine forcierte Gastrinstimulierung. Entsprechend beobachtet man bei Patienten mit stenosierenden Duodenalgeschwüren sekundäre Magenulcera (HILDEBRAND u. THOMPSON, 1964). Diese sekundären Magengeschwüre heilen rasch nach *Vagektomie und Drainageoperationen*. Diese Beobachtungen in Verbindung mit fehlenden Gastro-Jejunalgeschwüren im Bereiche der Enteroanastomose nach exakter Resektion der Pylorusdrüsenzone sprechen für die Bedeutung der forcierten Gastrinfreisetzung als pathogenetischem Ictus (DRAGSTEDT u. Mitarb., 1964).

## 3. Ulcus durch Immobilisation, „restraint-ulcer"

Ein besonderer Typ des experimentellen Ulcus ist der nach Immobilisation. Dieser Ulcustyp wird vielfach als experimentelles Äquivalent des humanen Streß-Ulcus bezeichnet (ARTZ u. FITTS, 1966; GROSZ u. WU, 1967). Die Methode ist einfach (BRODIE, 1962; BONFILS u. Mitarb., 1966; BLUM, 1968); sie besteht darin, Ratten in „hautengen" Drahtmaschenröhrchen aufzuhängen und die Läufe zu fixieren. Diese Immobilisation ist exakt zu standardisieren und erlaubt es, große Vergleichsserien aufzustellen.

Nach BRODIE (1968) demonstrieren sämtliche „Streß-Methoden" einen am Magen monoton ablaufenden pathogenetischen Mechanismus. Die einfache Bewegungshinderung der Ratte in körperengen Drahtmaschenröhren bewirkt innerhalb von 4—6 Std, mit einem Maximum nach 24 Std (ROBERT u. Mitarb., 1966) im Drüsenmagen in bis zu 100% hämorrhagische Erosionen. Können sich die Tiere wieder frei bewegen, so heilen diese hämorrhagischen Erosionen rasch wieder ab, ohne Narben zu hinterlassen. Mit histochemischer, mikroskopischer und elektronenoptischer Methodik beobachteten GOLDMAN und ROSOFF (1968) neben frischen Ulcera in frühen Stadien eine Dilatation der Mucosavenen, Läsionen der Muscularis mucosae und Coagulationsnekrosen; initial soll eine lokale Kontraktion der Muscularis mucosae mit umschriebener Ischämie auftreten; zu dieser lokalen hypoxischen Schädigung tritt eine erhöhte HCl-Produktion. Die Immobilisation verursacht eine rasche Degranulierung von Mastzellen der Magenwand (GUTH u. Mitarb., 1966; GUTH u. HALL, 1966; LUDWIG u. LIPKIN, 1969). Initial tritt gleichzeitig eine signifikante Verlangsamung der Mucosazirkulation in den leistenspitzennahen Lagen der Lamina propria mucosae auf. Diese Veränderungen entwickeln sich innerhalb der ersten 30 min nach Bewegungshinderung und gehen der Exulceration voraus (vgl. KOLIG, WANKE u. Mitarb., 1969, 1970: Pathogenese der akuten Schock-Ulcera, S. 335). RITCHIE u. Mitarb. (1967) gelang es durch Senken des Gewebshistaminspiegels, die Ulcusquote signifikant zu reduzieren.

Während der Immobilisation steigt die HCl-Sekretion deutlich an und cholinerge Drogen sowie Vagotomie üben eine gewisse protektive Wirkung aus (BRODIE, 1962; BONFILS u. Mitarb., 1966). Nach BRODIE (1962) ist dieser Ulcustyp im wesentlichen „psychogen" bedingt. Zentral angreifende Drogen, die primär keine antiulcerogene Wirkung aufweisen, wie Tranquillizer und Antidepressiva (BRODIE, 1968) zeigen einen günstigen Effekt. BLUM (1968) konnte sich indessen nicht von einer Wirkung der Psychopharmaka Chlordiazepoxyd und Amitriptyllin im Immobilisationsversuch überzeugen.

Bei der Genese dieser Streß-Ulcera wirken mehrere Komponenten zusammen:
1. Eine Veränderung der Mucosazirkulation — sie steht am Anfang (GUTH u. Mitarb., 1966; GUTH u. HALL, 1966; LUDWIG u. LIPKIN, 1969);
2. eine Senkung der Turnoverrate der Deck- und Kryptenepithelien (KIM u. Mitarb., 1967);
3. ein Anstieg der HCl- und Volumensekretion (BRODIE, 1962);
4. Unentschieden ist noch die Stellung der Nebennierenrinde während des pathogenetischen Ablaufes (SIMLER u. SCHWARTZ, 1962; SMITH u. MCHUGH, 1967).

## 4. Störungen des Hormonhaushaltes und Ulcus

Die klinische und patho-anatomische Kasuistik ist reich an syntropen Beobachtungen von Ulcus und Erkrankungen endokriner Drüsen oder „endokriner Ausnahmesituationen".

### a) Hypophyse

DODDS u. Mitarb. (1935) erzeugten bei Affen, Kaninchen, Meerschweinchen, Ratten und Mäusen durch Injektion von Hypophysenextrakten Ulcera im Drüsenmagen; Oesophagus, Pylorus und Duodenum blieben bis auf ein Mucosaödem unverändert. DODDS u. Mitarb. (1935) bezogen die beobachteten Veränderungen auf die „gastrotoxische" Wirkung des Pressorfaktors des Hypophysenhinterlappens. Die Ergebnisse wurden von NEDZEL (1936, 1938), BERG (1940, 1942, 1949) und SAEGESSER (1953) bestätigt; sie injizierten intravenös Hypophysin mit entsprechendem Ergebnis. Die intravenöse Injektion von Hypophysenhinterlappenextrakten steigert die HCl-Sekretion und reduziert die Mucosadurchblutung um 50% (CUTTING, 1937). METZ und LAKEY (1938) sowie NECHELES und MASUR (1939) sahen nach intravenöser Injektion von Hypophysin langdauernde spastische Kontraktionen der Magenwand- und Gefäßmuskulatur, denen im weiteren ein Mucosaödem, Blutungen, Erosions- und Ulcusbildung folgten. Der Pitressin-(Vasopressin-)Effekt wird durch plötzlich auftretende Oberflächennekrosen der Mucosadeckepithelien eingeleitet (CRANE, 1954), denen Blutungen in die tieferen Drüsenschichten und entzündlich reaktive Veränderungen folgen. Ursache der Initialnekrose ist nach CRANE (1954) ein extremer Arteriolenspasmus in Zusammenwirkung mit dem Magensaft. Die Mucosablutungen treten dagegen erst nach Lösen des Arteriolenspasmus und Wiederdurchströmung anämischer

Schleimhautbereiche auf. Sie werden als Folge der ischämiebedingten Capillarwandschädigung angesehen (BARONOFSKY u. Mitarb., 1945).

KOWALEWSKI und BAIN (1954) demonstrierten im Meerschweinchenversuch, daß der Hypophysenhinterlappen-Extrakt durch seine Wirkung auf die terminale Strombahn — Arteriolenspasmus — einen antagonistischen Effekt gegenüber Histamin entfaltet; er ist befähigt, die Histamin-Läsionen an der Magenschleimhaut zu reduzieren. Entsprechende Beobachtungen machte LØFGREN (1954) nach gleichzeitiger Injektion von Histamin und somatotropem Hormon bei Meerschweinchen.

### b) Nebenniere

TUERKISCHER und WERTHEIMER (1944, 1945, 1946) prüften den Effekt der doppelseitigen Adrenalektomie auf die Magensekretion an Shay-Ratten. Nach Sekretionsstimulierung mit Doryl wird gegenüber gesunden Kontrolltieren eine Verminderung der HCl- und Pepsinkonzentration und des Sekretvolumens beobachtet. Die Verabreichung von Nebennierenrindenextrakt normalisiert die Werte wieder, während ACTH wirkungslos bleibt. MADEN und RAMSBURG (1951) fanden bei adrenalektomierten Shay-Ratten zwar eine Verminderung der Gesamtsaftmenge, aber keine Änderung der pH-Werte; sie sahen nach Cortison-Acetat und ACTH weder eine qualitative noch quantitative Änderung der Magensaftsekretion. Diese negativen Befunde von MADDEN und RAMSBURG (1951) sprechen für eine inkomplette Nebennierenexstirpation; so ist nach bilateraler Adrenalektomie unbedingt zu prüfen, ob dystopes Nebennierengewebe vikariierend die Funktion der exstirpierten Hauptorgane übernommen hat. Die Quote dystoper Nebennierenanlagen variiert bei den einzelnen Rattenstämmen erheblich und kann bis zu 30% betragen (WANKE u. NAGEL, 1968; Lit.).

Die bilaterale Adrenalektomie bedingt bei Shay-Ratten eine Minderung der HCl-Produktion und des Saftvolumens; durch Cortison ist wieder eine Normalisierung der Sekretionsrate zu erzielen. Zum Unterschied von nichtträchtigen Tieren zeigen schwangere Shay-Ratten trotz Entfernung der Nebennieren „normale" Magensaftwerte (WELBOURN u. CODE, 1953).

Die Verabreichung hoher Corticoiddosen geht mit Ulcusbildung einher (INGLE u. Mitarb., 1951; BONFILS u. Mitarb., 1957; LUCHERINI u. GOSPODINOFF, 1956; SKORYNA u. WEBSTER, 1958; SCHAPER, 1962; ROBERT u. NEZAMIS, 1964; MOSONYI u. Mitarb., 1965; RAUSCH-STROOMANN, 1965; KUBO, 1968; KUHN, 1969).

Nach RITCHI u. Mitarb. (1966) nimmt unter Cortison die Zahl der Belegzellen um 74% und die Größe der Drüsenschläuche um 27% zu. Bei denervierten Tieren wurde eine Vermehrung der Belegzellen um 59% beobachtet. Gleichzeitig steigt die Menge der freien Salzsäure um 160%.

Shay-Ratten zeigen unter Cortisongaben vermehrt Ulcera und eine deutliche Reduktion der Schleimproduktion (ROBERT u. NEZAMIS, 1963). Die Ulcuslokalisation betrifft das Corpus ventriculi; hier ist die Schleimreduktion nach ROBERT und NEZAMIS (1963) besonders ausgeprägt, während im Antrum keine Ulcera bei normaler Schleimsekretion gefunden wurden. Auch MENGUY und MASTERS (1963) sehen die Cortisonwirkung vornehmlich in einer Reduktion der Schleimsekretion. So wurde bei Hunden eine erhebliche Verminderung PAS-positiver Schleimbestandteile ermittelt. Nach ACTH-Gabe kann bei Hunden eine Herabsetzung der Neuraminsäure- und Fucosewerte festgestellt werden (SUN u. HOLLANDER, 1966; DESBAILLETS u. MENGUY, 1967). Die „Verschmälerung" des Schleimfilmes über der Mucosa betrifft Magen, Duodenum und Colon (BAKER u. BRIGMAN, 1954; ROBERT u. NEZAMIS, 1964).

Cortison übt danach einen stimulierenden Effekt auf die HCl- und Pepsinsekretion und einen hemmenden auf die Schleimsekretion der Mucosadeck- und Kryptenepithelien aus (KUHN, 1969, Lit.; vgl. S. 397). Das Cortisonulcus ist ein Musterbeispiel für die Verschiebung aggressiver Faktoren zu ungunsten defensiver Faktoren im Sinne von SHAY und SUN (1963).

### c) Ovar

ANTONSON (1963) beobachtete bei Experimenten mit anticholinergen Drogen, daß weibliche Shay-Ratten ulcusanfälliger als männliche waren. Die Gabe von Oestrogenen war weiterhin in der Lage, bei weiblichen Tieren die Ulcusquote anzuheben.

Feten von Mäusen und Ratten wie auch menschliche Feten produzieren reichlich Histamin. Rasches Zellwachstum und Zellvermehrung ist in den Geweben häufiger mit einem hohen Histaminspiegel verbunden. Während der letzten Schwangerschaftswoche sind Mäuse und Ratten einem vom Feten stammenden ungewöhnlich hohen Histaminspiegel ausgesetzt, der in dieser Höhe bei nichtschwangeren Tieren spontane Ulcera bewirken würde (LILJA u. SVENSSON, 1964). Histamin vermag die Uteruskontraktion zu verhindern; dieser extrem hohe Histaminspiegel wird als „Fruchtschutz" interpretiert. Während der Schwangerschaft vermag der Histaminliberator Polymyxin B nicht oder in nur verschwindend niedrigem Prozentsatz Schleimhautulcera im Magen zu erzeugen. Unter der extragenitalen Wirkung der Ovarialhormone ist hervorzuheben, daß Oestrogene durch Beeinflussung hypothalamischer vegetativer Zentren einen Parasympathicotonus und Gestagene einen Sympathicotonus unterhalten (SCHREINER, 1970).

### d) Schilddrüse/Nebenschilddrüse

Durch wiederholte Injektionen von Histamin gelingt es, bei Meerschweinchen Ulcera zu erzeugen, die mit einer hohen Perforationsquote belastet sind (WATMAN u. NASSET, 1951). Wird während des bereits laufenden Versuches eine Thyreoidektomie durchgeführt, so versterben die Tiere sehr viel rascher. Dieser Effekt ist durch die Substitutionstherapie mit Schilddrüsenextrakt, nicht aber durch Gaben von kristallinem Thyroxin zu paralysieren. WATMAN und NASSET (1951) schlossen aus diesem Verhalten auf die Existenz eines Faktors in der Schilddrüse, der eine gewisse Schutzfunktion auf die Magenschleimhaut ausüben soll.

Die Entstehung von Geschwüren nach Entfernung der Schilddrüse und Nebenschilddrüse bleibt aus (KEROPIAN, 1925), wenn gleichzeitig eine doppelseitige subdiaphragmaticale Vagusdurchtrennung vorgenommen wird.

LICK u. Mitarb. (1964) prüften bei Ratten die Wirkung der Hypercalcämie — als „Repräsentationssymptom" des Hyperparathyreoidismus — durch Gaben von Parathormon oder Vitamin D auf die Magenschleimhaut und den Gesamtorganismus. Chronische Magenulcera entstanden dadurch nicht. Neben regelmäßig eintretender Mucosahyperämie und Rundzellinfiltration der Lamina propria mucosae treten vereinzelt Schleimhautnekrosen und ausgedehnte Mucosa-

sowie Gefäßwandverkalkungen auf. Diese Veränderungen wurden von LICK u. Mitarb. (1964) als Teilursache der Ulcusgenese beim Hyperparathyreoidismus diskutiert. Die akute Hypercalcämie nach intravenöser Calciuminjektion bewirkt nach LICK u. Mitarb. (1966) keine Steigerung der Magensaftsekretion (vgl. S. 399). Die Stellung der Epithelkörperchen als Kofaktor der Ulcusgenese wird am ehesten im Rahmen der endokrinen Polyadenomatose verständlich, einem Krankheitsbild, das in dieser Form jedoch nicht experimentell reproduzierbar ist.

### e) 5-Hydroxy-Tryptamin

Die intraperitoneale Verabreichung von 5-Hydroxy-Tryptamin führt bei Ratten durch vasculäre Schädigung zur Erosions- und Ulcusbildung (HEDINGER u. VERAGUTH, 1957). Reserpin wirkt neben seiner sympathicolytischen Eigenschaft motilitätssteigernd auf das Intestinum (PLUMMER u. Mitarb., 1954; BEIN, 1953; BARRET, 1955; LABARRE, 1958, 1959). Weiterhin liberiert Reserpin Serotonin aus den Depots des Gastro-Intestinaltraktes, den Thrombocyten und der Epiphyse (BRODIE, zit. nach SHAY u. SUN, 1963). Obwohl Serotonin selbst die Magensaftsekretion hemmt (HAVERBACK u. Mitarb., 1957; SHAY u. Mitarb., 1959), induzieren wiederholte Serotonininjektionen wie die seiner Vorstufe 5-Hydroxy-Tryptamin im Drüsenmagen der Ratte die Bildung von Ulcera. Dieser Serotonineffekt wird seiner vasoconstrictorischen Wirkung zugeschrieben.

## 5. Immunsera, Organextrakte und Ulcus

BOLTON (1913) „immunisierte" Kaninchen durch intraperitoneale oder subcutane Injektion einer Suspension von Meerschweinchenmagenschleimhaut. Das gewonnene Kaninchen-Immunserum („Gastro-cyto-toxin") verursachte nach Injektion bei Meerschweinchen rasch heilende hämorrhagische Erosionen und akute Ulcera. Ein gleicher Effekt konnte durch „Hepato-toxin", „Entero-toxin" oder durch Hämolysin erzielt werden. Bestätigung erfuhren die Ergebnisse von BOLTON (1913) durch MIYAGAWA (1920) und SKURKOVIC (1956). COOPMAN (1924, zit. nach HETENYI, 1954) sowie HAMORI und OLAH (1950, zit. nach HETENYI, 1958) kamen zu negativen Ergebnissen.

THEOHARI und BABES (1903) stellten eine Hundemagenschleimhaut-Salicylsäure-Suspension her und injizierten sie anderen Hunden. Kleine Dosen dieser Emulsion verursachten Hypersekretion, größere Dosen Magenschleimhautblutungen (Salicylsäureeffekt!). HARDOUIN u. Mitarb. (1953, 1954) injizierten Ratten homologe Organextrakte oder heterologes Kaninchenserum nach vorangegangener einseitiger Nephrektomie und Cellophanumhüllung der verbliebenen Niere. Sie sahen nach etwa 12 Tagen in einem hohen Prozentsatz Erosionen und Geschwüre des Vor- und Drüsenmagens. Histologisch beginnen die Veränderungen mit einem teils umschriebenen, teils diffusen Magenwandödem (vgl. urämische „Gastritis", S. 263), dem Epithelnekrosen, perivasculäre lympho-histiocytäre Infiltrate in der Submucosa und Erosionen im Drüsenmagen folgen. NAIRN und WILLIAMS (1955) verabreichten Kaninchen intravenös wäßrige Organextrakte aus arteigenen oder menschlichen Nieren und Leber, ohne daß es bei dieser Versuchsanordnung zu Magenschleimhautveränderungen kam. Wurden diese Extrakte indessen nephrektomierten Kaninchen injiziert, so erwarben die Tiere hämorrhagische Erosionen und perforierende Magen-Duodenalgeschwüre, während entsprechend behandelte Ratten nur Magengeschwüre zeigten. Von NAIRN und WILLIAMS (1955) wird mit Recht hervorgehoben, daß Anurie nach doppelseitiger Nephrektomie oder Ureterligierung allein bereits beim Versuchstier in der Lage ist, durch die resultierenden Störungen des Wasser- und Elektrolythaushaltes entsprechende Veränderungen an der Magenschleimhaut zu bewirken. Die in diesem Zusammenhange durchgeführten Experimente sind nicht geeignet, immunologische Beziehungen im Sinne einer Antigen-Antikörperreaktion und Ulcus zu konkretisieren. Die Versuchsansätze sind jeweils komplex und die zu beobachtenden Magenschleimhautveränderungen zwanglos auf „Zusatznoxen" wie Urämie oder Drogen zu beziehen.

## 6. Avitaminosen sowie Mangel- und Fehlernährung, Ulcus

Vitamin A-Mangel erzeugt Geschwüre im Vormagen der Ratte (FUJIMAKI, 1926). Die gleichzeitige Verfütterung von Butterfett schränkt die Ulcusincidenz ein, während die gleichzeitige Tokopherolgabe die Ulcusbildung verhindert (JENSEN, 1946). HARRIS u. Mitarb. (1947) beobachteten das Auftreten von Ulcera im Rattenvormagen bei Vitamin A- und -$B_6$-Mangel sowie Mangel an ungesättigten Fettsäuren jeweils erst, wenn die Mangelsubstanz plötzlich wieder dem Futter beigegeben wurde. Der Mangel an Vitamin B-Komplex führt zur Geschwürsbildung im Rattenvormagen (DALLDORF u. KELLOG, 1932; SURE u. TRATCHER, 1933; HOWES u. VIVIERS, 1936; BERG u. Mitarb., 1949). Eine C-Acitaminose verursacht bei Meerschweinchen, indessen nicht bei Ratten Ulcera (WÖRDEHOFF, 1938). Nach CHENNEY (1949/1950) soll das im Kohlsaft reichlich vorhandene Vitamin U bei Hühnern und Meerschweinchen das Auftreten von Atophan- und Histaminulcera verhindern.

DAM u. Mitarb. (1934, 1950) sowie CHENNEY (1942) beobachteten bei Hühnchen nach Verabreichung von Lebertran häufiger perforative Geschwüre im Muskelmagen; die Verfütterung von Vitamin $B_{12}$ und einem an ungesättigten Fettsäuren reichen Extrakt aus Kalbshirn verhindert die Ulcusbildung.

NAFSTAD (1967) sowie NAFSTAD u. Mitarb. (1967) prüften den Einfluß des Nahrungsprotein, des Nahrungsfettes und des Vitamin E auf die Entwicklung von Geschwüren bei Schweinen. Vitamin $B_1$, Aminosäuren und fettarmes Futter bleiben ohne Einfluß auf die Ulcusquote, während Vitamin E diese geringfügig einschränkt. Proteinarmes Futter prononciert das Ausmaß, nicht aber die Anzahl der Ulcera. In Nachbarschaft des Ulcusgrundes findet man Gefäßveränderungen mit Intimaverdickung infolge Proliferation glatter Muskelzellen und Fibroblasten; die Lamina elastica interna ist fragmentiert; vereinzelt liegt eine komplette Lumenobliteration vor. Diese Gefäßveränderungen treten bereits auf, bevor es zur Ulcusbildung kommt. Die Ulcusentwicklung läßt sich verhindern, wenn Lebertran durch hydriertes Cocosnußöl und Casein durch Sojabohnenmehl ersetzt wird. Der Ersatz ungesättigter Fettsäuren durch gesättigte bewirkt eine Ulcusverkleinerung. Werden dem Futter 36% Sojabohnenmehl als alleinige Proteinquelle beigefügt, treten keine Epithelveränderungen auf.

Allgemein erhöht der vermehrte Proteingehalt in dem Futter bei Ratten die Mucosaresistenz (SHAY u. Mitarb., 1948), während ein Proteinmangel bei Ratten

(HOELZEL u. DA COSTA, 1937) und Hunden (WEECH u. PAIGE, 1937) mit einer hohen Ulcusquote belastet ist. Die zusätzliche Gabe einer fettarmen Diät oder von Gallensalzen beschleunigt die Ulcusbildung (LI u. FREEMAN, 1946).

## 7. Bakterielle Infektion und Ulcus

Die Injektion von Bakterienkulturen führt bei Versuchstieren zu recht unterschiedlichen Ergebnissen. Die Mitteilungen aller Autoren vor und um die Jahrhundertwende müssen aufgrund der damaligen groben Versuchsanordnung als zweifelhaft angesehen werden (LEBERT, 1857: intravenöse Eiterinjektion; TÜRCK, 1906: Coliexperimente; CELLER, 1916: intravenöse Staphylokokkeninjektion bei Kaninchen). Strittig sind heute auch die Versuche von ROSENOW (1913, 1915, 1916, 1923) mit Staphylokokken aus Fokalinfekten und Bakterienaufschwemmungen vom Ulcusgrund, die intravenös injiziert wurden. HARTMAN (1946, zit. nach KATSCH u. PICKERT, 1953) fand bei Hunden mit schwerer, experimentell verursachter Verbrennung in allen Fällen positive Bakterienkulturen und in 78% Duodenalgeschwüre (Stress-Ulcera!, vgl. S. 335, 389). Die Ulcusinzidenz sank unter der Penicillintherapie auf 23%. Auch dieser Versuchsansatz ist komplex; neben der Schock und Stress-Situation mit Histaminliberierung nach Verbrennung (ARTZ u. FITTS, 1966) kommt es zur Freisetzung von Rösttoxinen (BURRI u. ALLGÖWER, 1964) und vasoaktiven Polypeptiden, so daß die Bedeutung des „bakteriellen Faktors" kaum abzuschätzen ist.

## 8. Röntgen- und Gamma-Strahlen, Ulcus

Als unmittelbare Reaktion auf Röntgen- und Gamma-Strahlen tritt beim Menschen (LINDERT u. KOSZALKA, 1948) und beim Versuchstier (ENGELSTAD, 1935, 1938) simultan mit fortschreitender Atrophie, Teleangiektasiebildung und Hyperpigmentation der Bauchhaut eine dauernde Achylie ein. Morphologisch sind in diesen Fällen degenerative Veränderungen an den schleimbildenden Deck- und Drüsenepithelien und an den Haupt- und Belegzellen der Magenschleimhaut nachweisbar. Dabei erweisen sich die Hauptzellen als strahlensensibler als die Belegzellen. Die Bildung des Intrinsic factor wird nach STENSTROM u. Mitarb. (1940) nicht beeinflußt. Bei Verabreichung höherer Strahlendosen, die an der Bauchhaut bereits Verbrennungen setzen, treten beim Menschen (MIESCHER, 1923; DOUGLAS u. Mitarb., 1950) nach einer Latenzzeit von einigen Wochen und beim Kaninchen (ENGELSTAD, 1935) schon nach 7 Tagen Magen- und Duodenalulcera auf. Sie sind bald solitär, bald multipel und von variabler Größe. Neben ihrer Neigung zu Blutung und Perforation zeichnen sie sich durch eine ausgesprochen schlechte Heilungstendenz aus (SCHÜRCH u. UEHLINGER, 1935; ELLINGER, 1957; ERRERA u. FORSSBERG, 1960).

## 9. Ultraschall und Ulcus

Die Einwirkung von Ultraschall (3 W/cm$^2$/90 sec) auf die Meerschweinchenbauchhaut verursacht insbesondere kurz nach Nahrungsaufnahme neben lokalen Coagulationsnekrosen an Haut und Muskulatur der Bauchdecke Lebernekrosen und perforierende Magengeschwüre (ALLEGRANZA u. SCALTRINI, 1950, 1953).

## VI. Morphologie und Topographie des Magen- und Duodenalulcus

Die experimentelle Ulcusforschung konnte demonstrieren, daß die HCl- und Pepsinwirkung zwar in der Regel eine conditio sine qua non für die Ulcusbildung darstellt, daß die „pepsis" indessen nur eine „vorgeschädigte" Mucosa trifft. Die überwiegende Mehrzahl der unterschiedlichsten Versuchsansätze erbrachte den Beleg für die entscheidende Bedeutung initialer Zirkulationsstörungen. Atonien oder Spasmen im Bereiche der terminalen Strombahn bewirken gleichermaßen umschriebene Ischämien der Mucosa. Die Waage aggressiver und defensiver Faktoren pendelt unterschiedlich zwischen beiden Komponenten und erklärt die Fülle ätio-pathogenetisch bedeutsamer Befundkonstellationen; diese Konzeption von SHAY und SUN (1963) umreißt am treffendsten unser heutiges Wissen um die Ulcuspathogenese, auch wenn in speziellen Fällen Ulcera „unifaktoriell" bedingt sein können.

Diesem bunten ätio-pathogenetischen Spektrum steht ein enttäuschend monotones morphologisches Äquivalent gegenüber, auch wenn die „spezielle" Morphogenese gewisse Unterschiede erkennen läßt.

### 1. Die Erosion

In der Gastro-Duodenalschleimhaut können unter besonderen Bedingungen bis maximal an die Muscularis mucosae reichende Nekrosen auftreten (Abb. 178 bis 180). Sie zeigen bevorzugt hämorrhagischen, seltener ischämischen Charakter. Abdauung und Abstoßung — Aushülsung — dieser Nekrosen läßt vorwiegend keilförmige Substanzverluste entstehen. Sie werden als hämorrhagische (Abb. 181 und 182) oder ischämische Erosionen bezeichnet (Erosion hémorrhagique Cruveilhier oder Stigmata ventriculi Beneke). Diesen Erosionen begegnet man bevorzugt im Magen. Frische Erosionen sind ubiquitär nachweisbar. Innerhalb der Duodenalschleimhaut lassen sie nicht selten „eine eigenartige Symmetrie und in ihrer unregelmäßigen Form eine auffallende Spiegelbildlichkeit" (BÜCHNER, 1959) erkennen. Die hämorrhagischen Erosionen entwickeln sich aus punktförmigen, seltener unregelmäßig landkartenförmig begrenzten Nekrosen. Sie können initial etwas das Schleimhautrelief überragen. Sie sind schwarz bis blau-rot und verfärben sich unter HCl-Einwirkung braun-schwarz. Ihre Größe schwankt zwischen jener einer Stecknadel und einer Münze. Die Erosionen treten fast ausschließlich multipel auf. Die Frühveränderungen zeigen im Magen keine Prädilektionsorte; subakute Erosionen findet man dagegen an den Lokalisationsorten chronischer Magengeschwüre vermehrt, da hier eine Heilungsverzögerung deutlich wird, während an den übrigen Positionen kleinere Erosionen bereits abgeheilt sein können, so daß das primäre Verteilungsmuster nicht mehr erkennbar ist. Ist die Nekrose klein, so weist sie einen scharfen Rand auf; größere Erosionen werden von einem unregelmäßig gezeichneten Saum abgegrenzt. Der Erosionsgrund enthält häufiger noch Reste der hämorrhagischen Nekrose oder Fibrin und Erythrocyten als Zeichen der frischen Blutung. In der Magenlichtung befindet sich in solchen Fällen schwarz-rot oder braun-rot tingierter „visibler Schleim". Nach Reinigung der Erosion wird der Grund glatt und weiß; nach HAUSER (1926) ist in diesem Stadium die primär hämorrhagische nicht mehr von der primär ischämischen Erosion abzugrenzen.

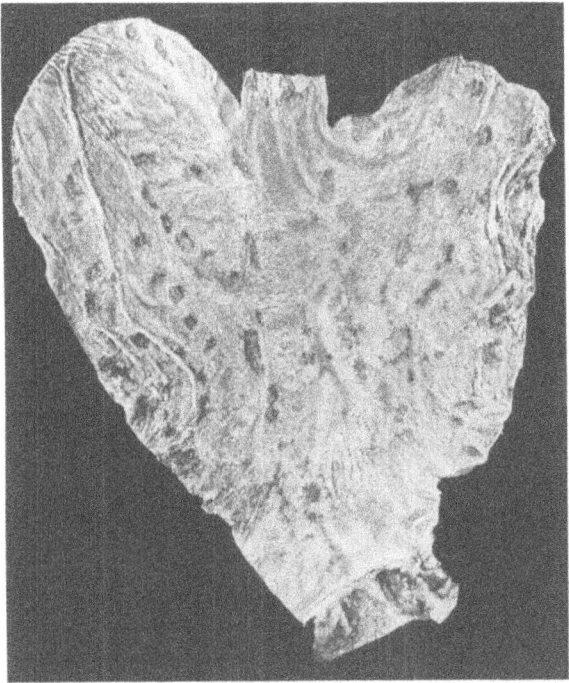

Abb. 178. Multiple frische Erosionen und Ulcera ventriculi. Produktive Lungentuberkulose, allgemeine Arteriosklerose. Tod an massiver Lungenarterienembolie. 67jährig, männlich. (SN 983/64, Path. Inst. Heidelberg)

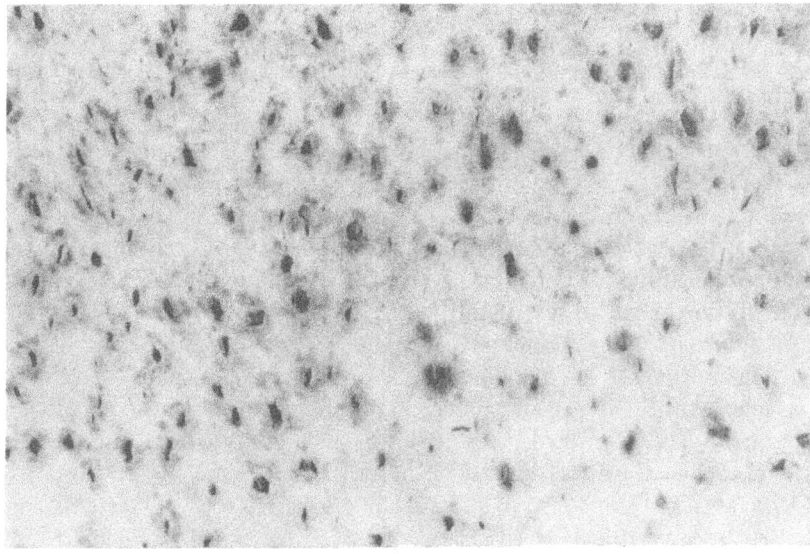

Abb. 179. Multiple, vereinzelt bereits ausgehülste hämorrhagische Erosionen des Magens. Sepsis nach Schrittmacherimplantation. Lebercirrhose. 61jährig, männlich. (SN 203/69, Path. Inst. Heidelberg)

HAMPERL (1932/1933) sah die kausale Pathogenese in einer primär umschriebenen Blutung in die oberflächlichen Lagen der Lamina propria mucosae (vgl. KOLIG, WANKE u. Mitarb., 1969, 1970); der Blutung geht in der Regel die umschriebene Ischämie voraus. Unter dem Einfluß der „peptischen" Wirkung des Magensaftes entstehen innerhalb dieser Blutungen kleinste hämorrhagische Nekrosen mit „fibrinoider Nekrosezone" (ASKANAZY, 1921; BÜCHNER, 1927; HAMMER, 1929). Gleichzeitig beobachtet man einen Zusammenbruch der Schleim-

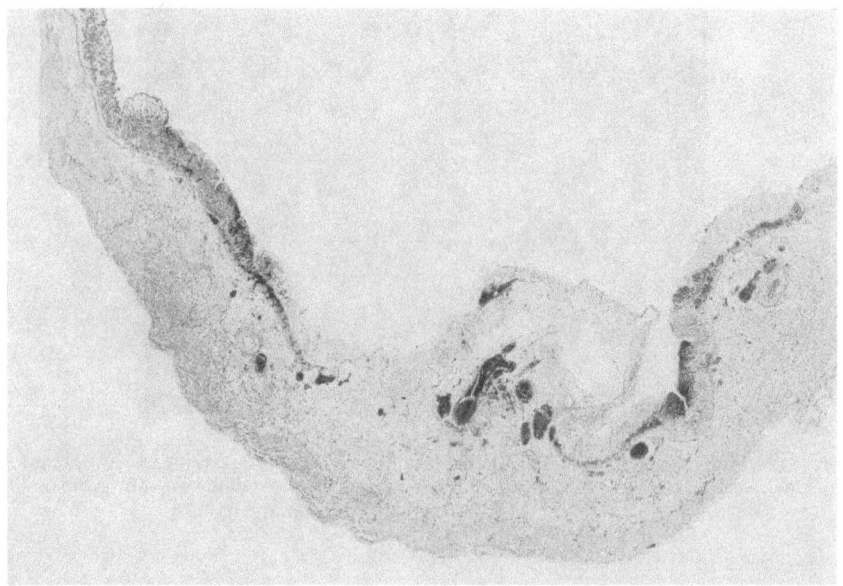

Abb. 180. Herdförmiges muköses und submuköses Ödem und Dyskrinie bei Urämie; umschriebene Rubrostase; beginnende Mucosanekrose (Bildzentrum), „Ödemulcus" in statu nascendi. 42jährig, männlich. (SN 706/69, Path. Inst. Heidelberg). Färbung: Hämatoxylin-Eosin; Vergr. 5fach

barriere mit Nekrosen der Deck- und Kryptenepithelien (KOLIG, WANKE u. Mitarb., 1969, 1970). Der umschriebene Substanzdefekt wird von einem Hof weitgehend sekretentblößter Deck- und Kryptenepithelien umsäumt. Die perifokalen Capillaren sind atonisch und prall mit Erythrocyten angefüllt. Die Lamina propria mucosae ist ödemreich; eingestreut sind wechselnd reichlich Erythrocyten. Nach ROKITANSKY (1842) sowie KUNDRAT (1880) treten die Erosionen insbesondere auf der Höhe der Schleimhautfalten auf. ROKITANSKY (1842) betonte zudem, daß er die Erosionen jeweils gemeinsam mit dem Bild der akuten oder chronischen Gastritis angetroffen hätte. Diese Vorstellung entspricht jener von KONJETZNY (1928, 1947, 1954); die hämorrhagisch-erosive Gastritis beginnt nach KONJETZNY in der Pylorusdrüsenzone pylorusnahe und ascendiert entlang der kleinen Kurvatur oralwärts. KONJETZNY (1928) konnte in seinen Untersuchungen keine Quellungsnekrosen nachweisen und interpretierte die Erosionsbildung allein als Folge einer chronischen Gastritis mit Aufbruch der Leistenspitzen durch das entzündliche Exsudat; als wesentlich wurde der Nachweis reparatorischer Epithelproliferationen in Nachbarschaft der Erosionen angesehen.

BÜCHNER (1927, 1956) sowie HAMPERL (1932, 1934) machten wahrscheinlich, daß die Mehrzahl akuter Erosionen, die sich nicht selten nur auf die Leistenspitzen der Haupt- und Pylorusdrüsen beschränken, mit Epitheldefekten beginnen;

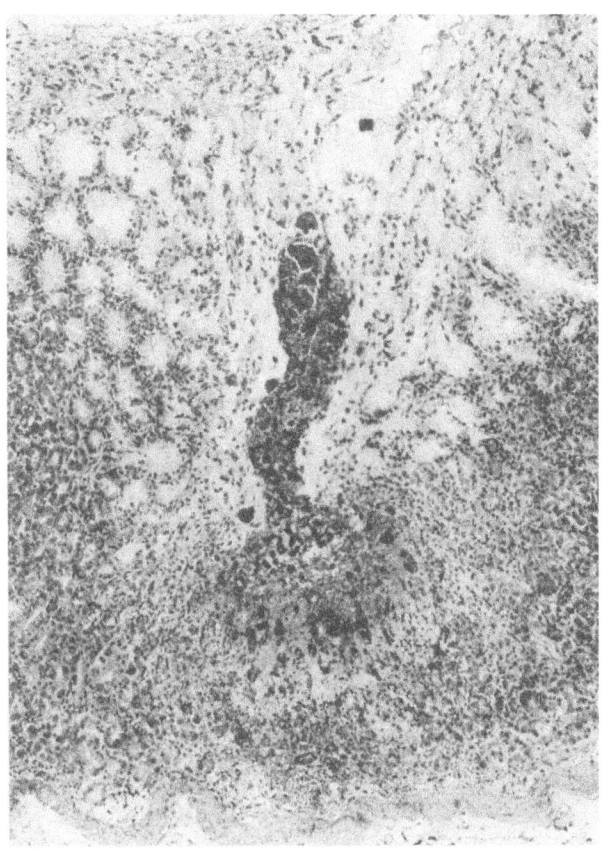

Abb. 181. In Aushülsung begriffene hämorrhagische Erosion; dystrophischer Schub einer chronisch aggressiven Hepatitis. 62jährig, weiblich (SN 166/68, Path. Inst. Heidelberg). Färbung: Hämatoxylin-Eosin, Vergr. 60fach

das freiliegende Stroma läßt dann Quellungsnekrosen erkennen, die als typisch für die Einwirkung des Magensaftes angesehen werden (BÜCHNER, 1927; HAMPERL, 1932, 1934; BAHRMANN, 1938; THELEN, 1938).

Nach OKABAYASHI (1958) entsteht zunächst innerhalb der Schleimhaut oder auch in den tieferen Wandschichten bis zur Serosa reichend, eine „pilzförmige" exsudativ-hämorrhagische oder hämorrhagisch-nekrotisierende Läsion. Über diesen präulcerösen Herden fallen die Deckschichten im weiteren einer Quellungsnekrose anheim. Unter der Einwirkung des Magensaftes kommt es dann zur Defektbildung, die je nach Tiefenausdehnung als Erosion oder akutes Ulcus anzusprechen ist (ODA, 1957).

Treten innerhalb der Nekrosen Blutungen auf, so kann auch aus einer primär ischämisch-weißen Erosion eine hämorrhagische Erosion werden. Im Nekroseareal gelegene Capillaren weisen Wandnekrosen auf und enthalten Thromben. Nach Abstoßung der Nekrose und Leukocytenansammlung im Defektgrund wird aus der akuten die subakute Erosion. Diese „entzündliche Erosion" lag nach Ansicht

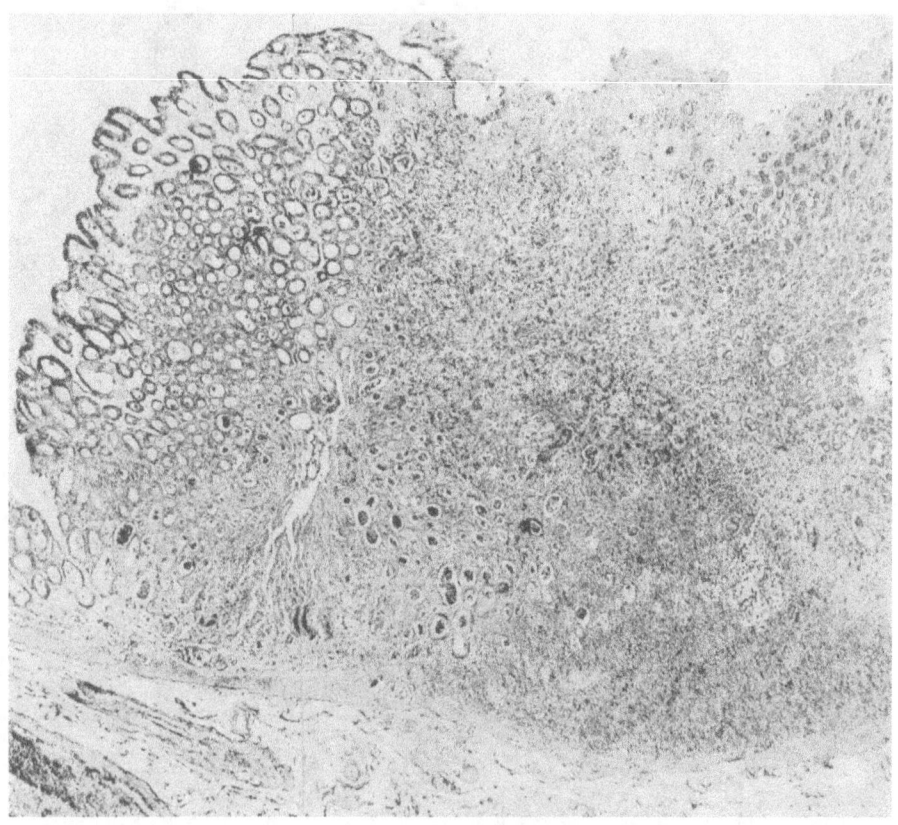

Abb. 182. Randbezirk einer frischen Erosion; Erosion am rechten Bildrand. Benachbart ausgeprägtes Ödem der Lamina propria mucosae des lumennahen Drüsendrittels. Dyskrinie der Deck- und Kryptenepithelien. Urämie. 42jährig, männlich (SN 706/69, Path. Inst. Heidelberg). Färbung: Hämatoxylin-Eosin, Vergr. 40fach

von Büchner (1954) bei den Befunden von Konjetzny (1928) vor. Jetzt beobachtet man Epithelregenerate. Die Wiederherstellung der „normalen" Schleimhaut bahnt sich an.

Der Nachweis von Quellungsnekrosen bestimmte Büchner (1956) im Gegensatz zu Konjetzny (1928, 1954) dazu, in der Erosion wenigstens für den überwiegenden Teil der Fälle ein „peptisches" und kein „entzündliches" Geschehen zu sehen, während Merkel (1942), Shay und Sun (1963) sowie Wanke (1966), Kolig, Wanke u. Mitarb. (1969, 1970) die initiale lokale Dyszirkulation in den Vordergrund stellen. Stress- und Schockexperimente der letzten Jahre haben unser Wissen um diese Frühveränderungen ersichtlich bereichert (vgl. S. 335,

Abschn. ,,Haemorrhagien"). Eine ,,Hyperacidität", wie im älteren Schrifttum postuliert, existiert nicht. Hypersekretion, Norm- und Hypacidität können das morphologische Bild der Erosion formen, wenn eine Mucosavorschädigung gegeben ist. Es liegen entsprechende Gegebenheiten wie bei der ,,tryptischen Pankreatitis" vor; auch die akute Pankreatitis trifft in der Regel kein ,,gesundes" Pankreas (DOERR, 1959, 1964; WANKE, 1970, Lit.).

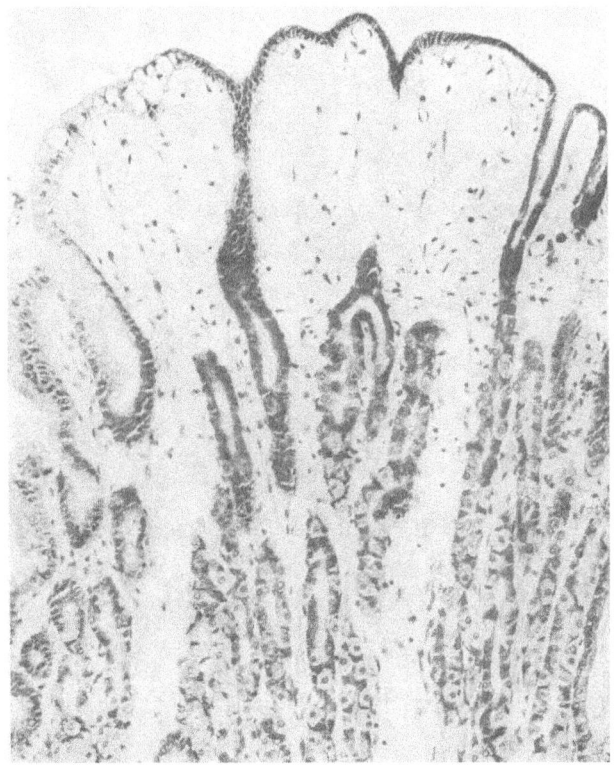

Abb. 183. Ausgeprägtes Ödem im Bereiche der Lamina propria mucosae, besonders des lumennahen Drüsendrittels; keine entzündliche Infiltration. Dyskrinie der Deck- und Kryptenepithelien. Urämie. 41jährig, männlich (SN 1010/69, Path. Inst. Heidelberg). Färbung: Hämatoxylin-Eosin, Vergr. 100fach

Diese Vorschädigung der Mucosa kann primär vasaler Genese — morphologisch oder funktionell — sein, oder sie kann primär an den Deck- und Kryptenepithelien angreifen, indem sie auf die ,,Schleimquantität" oder ,,Schleimqualität" Einfluß nimmt (Abb. 183).

## 2. Das akute und chronische Magen- und Duodenalulcus

Die ,,erosive Gastritis" neigt zu Rezidiven. Die Heilungstendenz der Erosionen ist lokalisationsabhängig (MERKEL, 1942). Unter der Vielzahl hämorrhagischer Erosionen, die über die gesamte Magenschleimhaut verstreut liegen können, wird eine ,,lokalisatorische Auswahl" getroffen, die in sich bereits die Potenz zum Ulcus chronicum trägt (vgl. OI u. Mitarb., 1969).

Erosion und akutes Ulcus können synchron entstehen. In anderen Fällen entwickelt sich das akute Ulcus aus der Erosion, indem die Muscularis mucosae zerstört wird und die Nekrose auf die Submucosa übergreift (Abb. 184—187). Auch in diesen Fällen wirkt die Lokalisation der Läsion mit als Realisationskomponente.

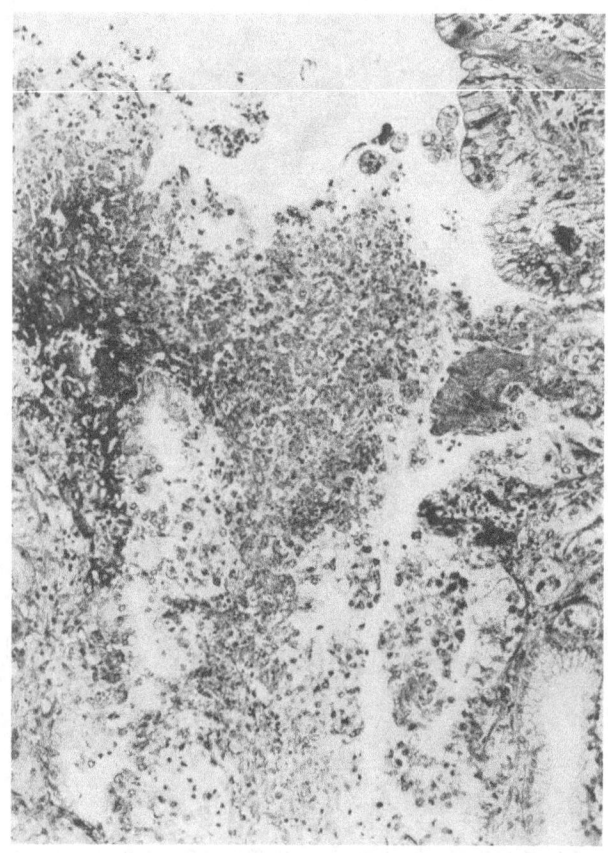

Abb. 184. Randbezirk eines frischen Ulcus duodeni. Urämie bei doppelseitiger pyelonephritischer Schrumpfniere. 41jährig, männlich (SN 1010/69, Path. Inst. Heidelberg). Färbung: Hämatoxylin-Eosin, Vergr. 100fach

Die morphologische Grenze zwischen Erosion und Ulcus wird durch die Muscularis mucosae gezogen. Makroskopisch erscheint das akute Ulcus durch Retraktion der Muscularis mucosae rund, seltener zeigt es ovaläre oder landkartenförmige Gestalt (Abb. 188—190). Die Ulcusränder liegen im Niveau der umgebenden Schleimhaut. Der Geschwürsgrund ist graugelb oder nach Abstoßung der basalen Nekrose — Geschwürsreinigung — graurot und kann in der Submucosa, Muscularis propria oder Subserosa liegen. Einzelne akute Ulcera entwickeln sich in Stunden und führen „monophasisch" zur Perforation.

Histologisch ist das subakute Geschwür nach „Aushülsung" durch eine Quellungsnekrose im Geschwürsgrund ausgezeichnet. Im perakuten Stadium fehlen hier polymorphkernige Granulocyten. Man beobachtet „blande" Nekrosen (WANKE u. Mitarb., 1970), wie sie für das „urämische" Ulcus besonders charakteristisch sind. In Nachbarschaft dieser blanden Nekrosen ist ein ausgeprägtes muköses und submuköses Ödem ersichtlich; im „präulcerösen Stadium" liegt bei extremer Ödemisierung der Lamina propria mucosae eine deutliche Reduktion

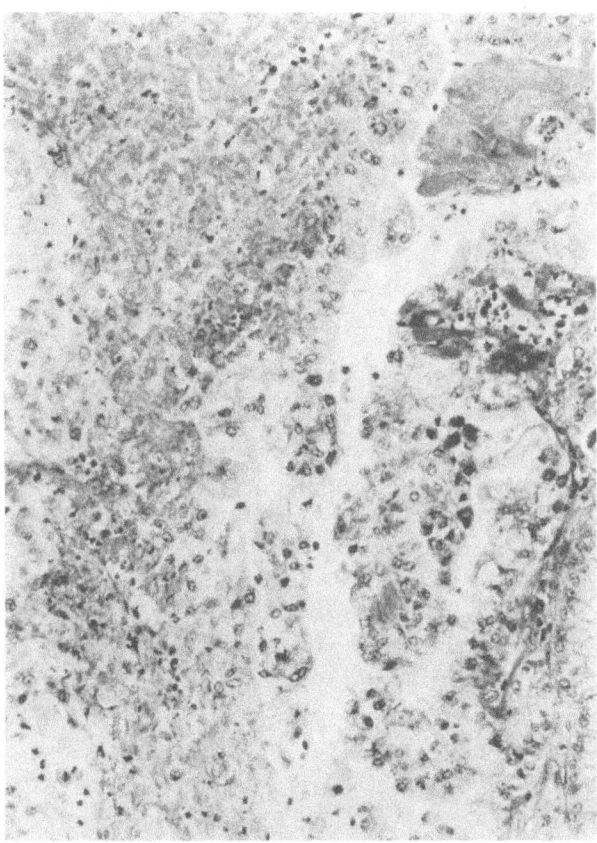

Abb. 185. Randbezirk eines frischen Ulcus duodeni. Urämie bei doppelseitiger pyelonephritischer Schrumpfniere. 41jährig, männlich (SN 1010/69, Path. Inst. Heidelberg). Färbung: Hämatoxylin-Eosin, Vergr. 250fach

des PAS-positiven Sekretes der Deck- und Kryptenepithelien vor; der „Schleimfilm" ist erheblich verschmälert. Granulocytäre Infiltrate kennzeichnen bereits das subakute Geschwürsstadium.

Unterbleibt im akuten Geschwürsstadium der reparative Heilungsvorgang, so entwickelt sich das chronische Ulcus, das von CRUVEILHIER (1829) als Ulcus simplex, von ROKITANSKY (1842) als erosives Geschwür und von QUINCKE (1882) als Ulcus ex digestione bezeichnet wurde.

Makroskopisch imponiert das chronische Ulcus ventriculi häufig als kreisrunde „wie mit einem Locheisen geschlagener Defekt" (ROKITANSKY, 1842), der eine

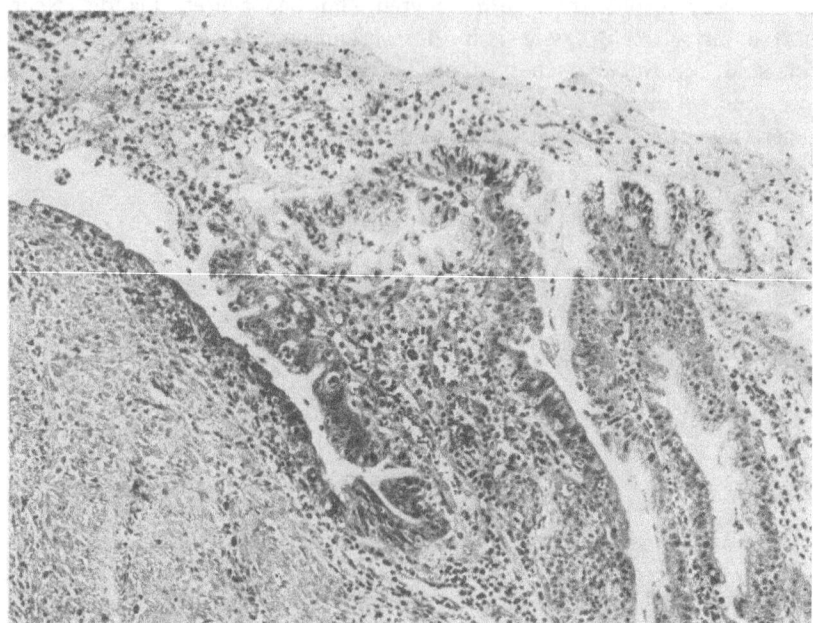

Abb. 186. Randbezirk eines frischen Ulcus duodeni. Urämie bei doppelseitiger pyelonephritischer Schrumpfniere. 41jährig, männlich (SN 1010/69, Path. Inst. Heidelberg). Färbung: Hämatoxylin-Eosin, Vergr. 100fach

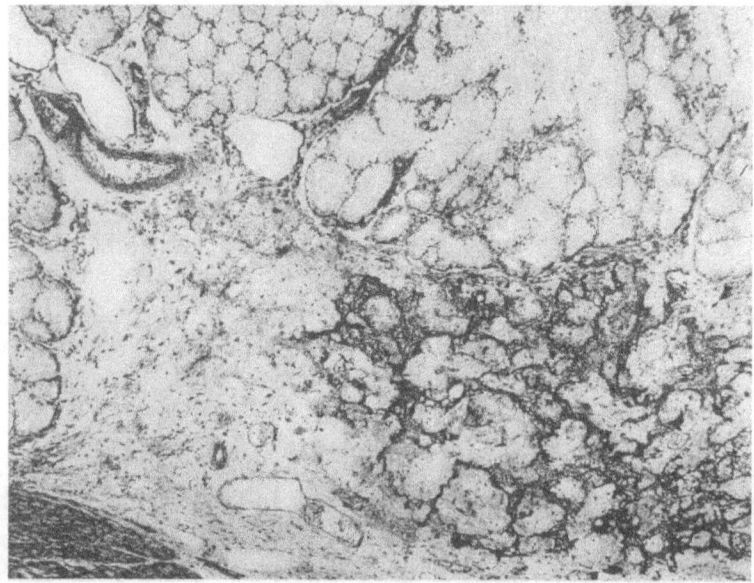

Abb. 187. Randbezirk des Ulcusgrundes mit Abhebung der Schicht der Brunnerschen Drüsen von der Muscularis propria durch detritushaltiges entzündliches Ödem. Urämie bei doppelseitiger pyelonephritischer Schrumpfniere. 41jährig, männlich (SN 1010/69, Path. Inst. Heidelberg). Färbung: Hämatoxylin-Eosin, Vergr. 40fach

wechselnde Tiefenausdehnung erkennen läßt. Reicht der Geschwürsgrund nur bis an die Muscularis propria heran, so besitzt das Ulcus bevorzugt Trichterform. Die Geschwürswände descendieren treppenförmig zum Ulcusgrund. Die Schleimhaut des oralen Randes wölbt sich, solange eine Vernarbung fehlt, über den Defekt und kann ihn bei kleineren Geschwüren vollkommen abdecken. Der aborale Mucosasaum ist oftmals von dem Geschwürsgrund „abgeschoben". Die „Trichter-

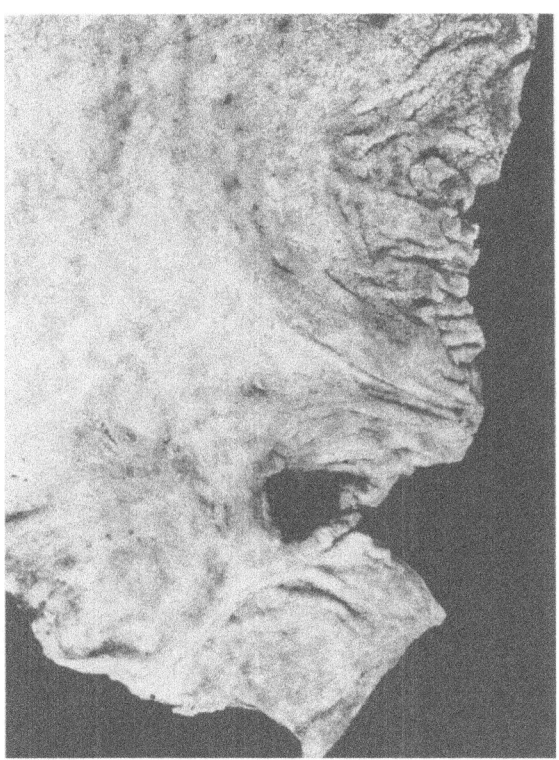

Abb. 188. Chronische atrophisierende Gastritis; münzgroßes Ulcus ad pylorum. 72jährig, männlich; allgemeine Arteriosklerose. (SN 39/70, Path. Inst. Heidelberg)

achse" dieser Ulcera ist schräggestellt. Aschoff (1912) und Stromeyer (1912) führten die Schrägstellung der Trichterachse auf mechanische Momente wie Wandperistaltik und „Druck" des Mageninhaltes zurück. Die dem Ulcus benachbarten Schleimhautfalten ordnen sich durch den Zug der Muscularis mucosae und des vernarbenden Geschwürsgrundes und -randes radiär an. Diesem am Leichenmagen zu erhebenden Befund entspricht in vivo infolge Kontraktion der Muscularis mucosae eine „kanalartige Einengung des Geschwürsrandes, die röntgenologische Ulcusnische".

Auch das chronische Ulcus zeigt bei Progredienz eine graugelbe Nekrose im Grund. Die Serosa kann über dem geschwürigen Defekt bereits weißlich schwielige Verdickungen besitzen. Diese Ulcusform wurde von Moutier (1935) als „ulcère térébrante, type Cruveilhier" bezeichnet.

472 Morphologie und Topographie des Magen- und Duodenalulcus

Daneben begegnet man auch bei chronischen Ulcera flachen Geschwüren, deren Basis im Niveau der Submucosa gelegen ist. Diese Form bezeichnete MOUTIER (1935) als „ulcère plate, type KONJETZNY". Auch SCHADE (1958) stellte diese Ulcusvariante besonders heraus; sie soll häufiger nach Cortisonmedikation auftreten. Sie können lange Zeit als flache Defekte bestehen bleiben, heilen oder

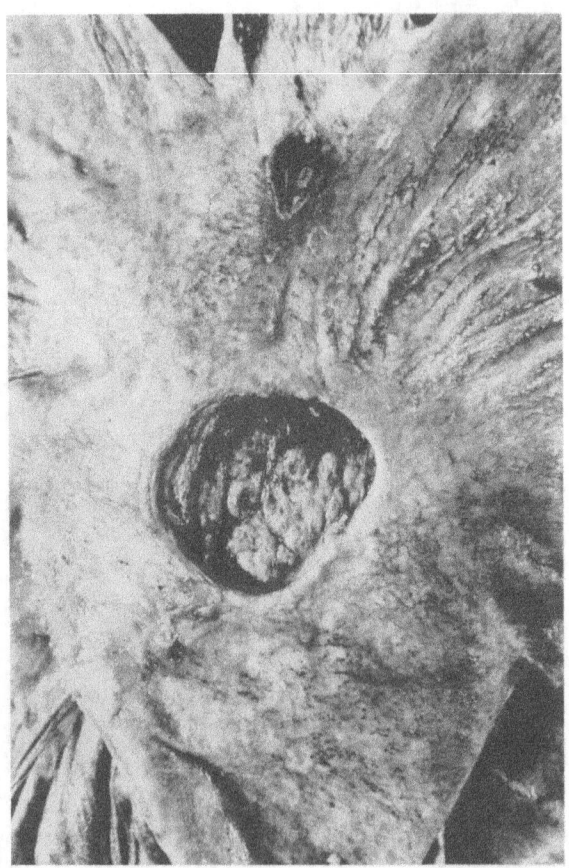

Abb. 189. Chronisches penetrierendes Ulcus ventriculi der kleinen Kurvatur; Verblutungskollaps. 75jährig, weiblich. (SN 1025/64, Path. Inst. Heidelberg)

durch Progredienz in die Muscularis propria sich dem erstgenannten Typ angleichen (KONJETZNY, 1947). SCHADE (1958) brachte die „flach-abweidenden" Ulcera mit dem „Altersulcus" (SPANG, 1947) in Beziehung. Sie sind in der Regel mit einer ausgeprägten Umbaugastritis vergesellschaftet. Handelt es sich um „Cortisonulcera", so kann es zu einer zentralen oder perizentralen Perforation kommen, ohne daß sich der Typ „CRUVEILHIER" als Zwischenstadium entwickelt.

Die chronischen Duodenalgeschwüre sind in der Regel kleiner als jene des Magens; eine Trichterform ist seltener nachweisbar. Entzündliche Veränderungen an der Serosa können, wie am Magen, das typische Bild ergänzen. Die regionären

Lymphknoten zeigen bei Magen- und Duodenalgeschwüren einen chronischen unspezifischen Sinuskatarrh (BENEDETTO u. RINALDI, 1953).

*Histologisch* ist das chronische Magen- und Duodenalgeschwür durch die von ASKANAZY (1921, 1924) beschriebene zonale Gliederung seines Grundes gekennzeichnet (Abb. 191 u. 192):

1. Die oberflächliche Exsudatschicht enthält neben Schleim Fibrin, Leukocyten und Erythrocyten.

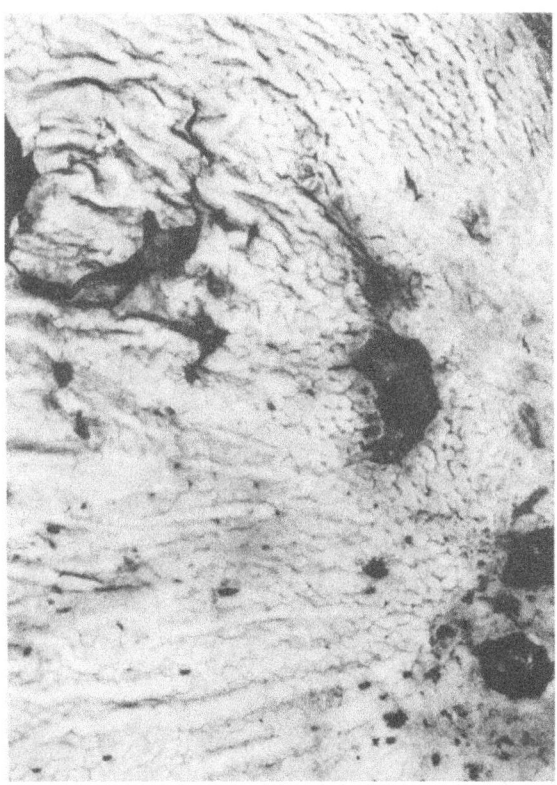

Abb. 190. Multiple frische, teils landkartenförmige, teils münzenförmige Magengeschwüre im Bereiche der Korpus-Antrum-Grenze. 49jährig, männlich. (SN 335/69, Path. Inst. Heidelberg)

2. Die Zone der fibrinoiden Nekrose („Quellungsnekrose": THELEN, 1938) ist häufig dicht von Leukocyten durchsetzt. Sie kennzeichnet im besonderen die Progredienz des Geschwüres.

3. Es folgt die Zone des capillarreichen Granulationsgewebes.

4. Der „bindegewebige Narbencallus" (BÜCHNER, 1956) verleiht bei besonders starker Ausprägung dem Geschwür den Charakter eines „Ulcus callosum" — „Ulcustumor" (PERMAN, 1922; OSHIKAWA, 1924; KARSNER, 1925).

Durch die narbigen Schrumpfungsvorgänge wird die Muscularis propria an den Geschwürsrändern häufig nach innen hin gezogen (HAUSER, 1926; ORATOR,

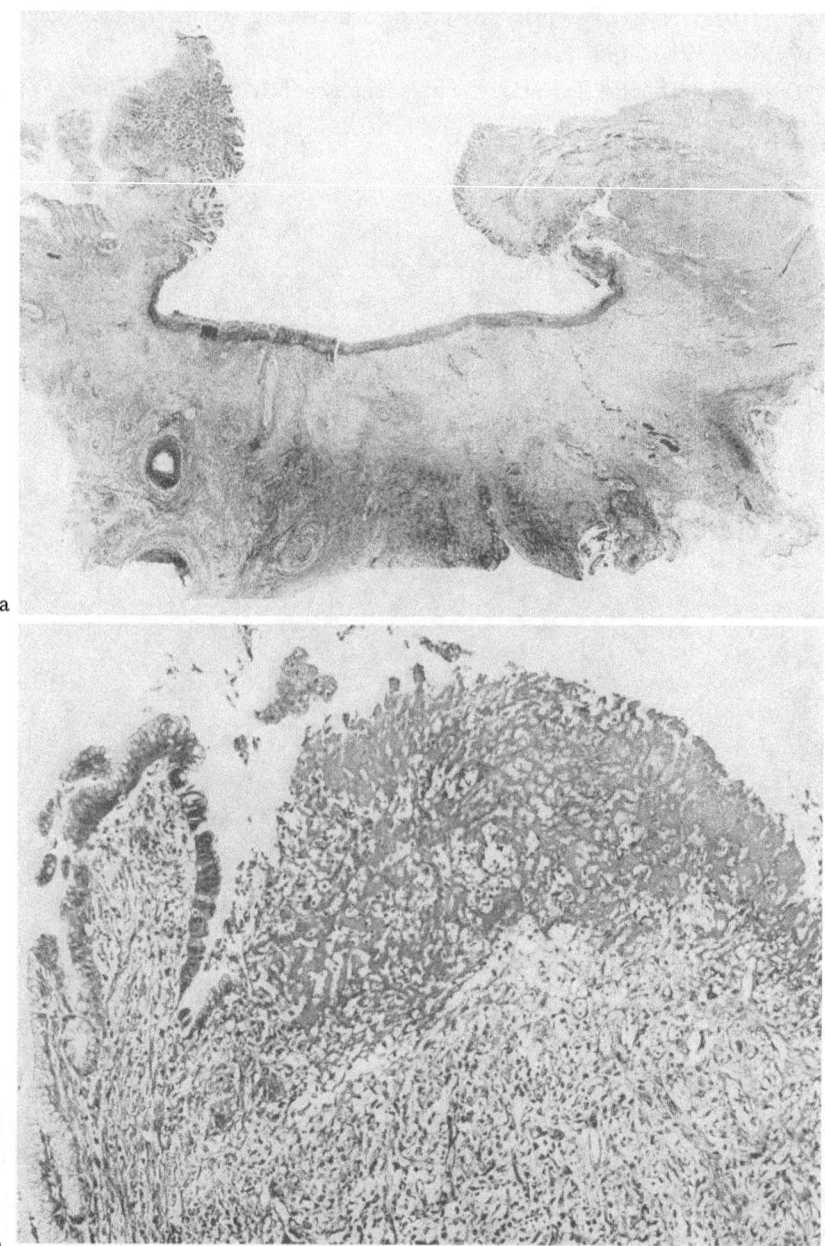

Abb. 191 a—c. Chronisch penetrierendes Ulcus duodeni mit typischer Zonenbildung im Sinne von ASKANAZY. 25jährig, männlich (E.-Nr. 26994-95/69, Path. Inst. Heidelberg). Färbung: Hämatoxylin-Eosin. Vergr.: a Übersicht 2fach, b Ulcusrand 100fach, c Ulcuszentrum 100fach

Abb. 191c

a b

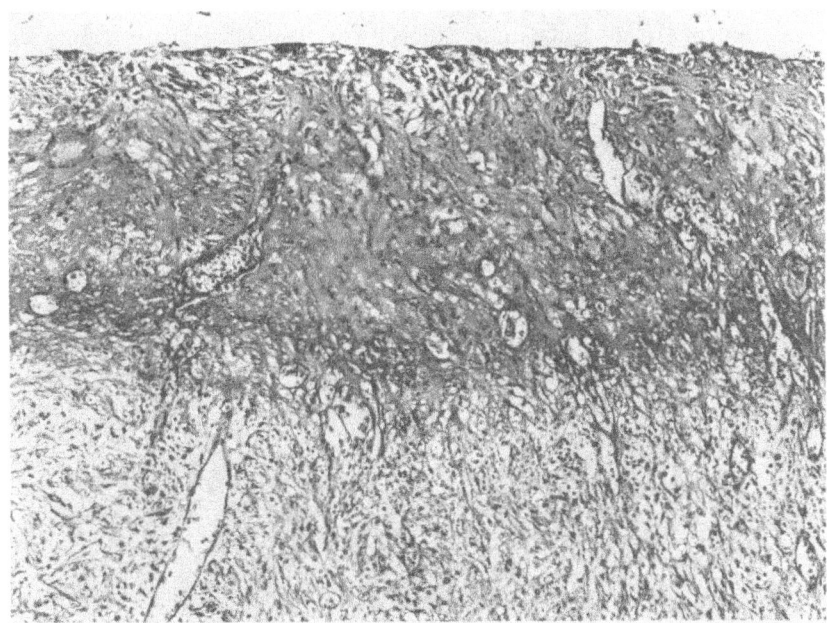

Abb. 192a u. b. Chronisch penetrierendes Ulcus duodeni mit typischer Zonenbildung im Sinne von ASKANAZY. 25jährig, männlich (E.-Nr. 26994-95/69, Path. Inst. Heidelberg). Färbung: Hämatoxylin-Eosin, Vergr. a 100fach, b 250fach

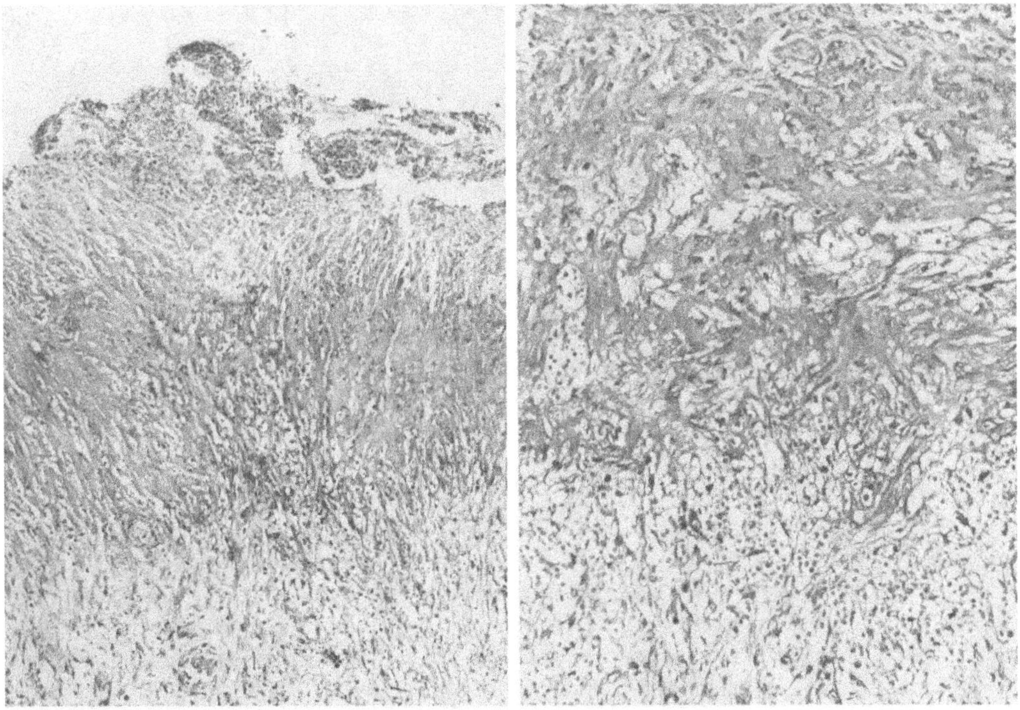

1925). Am Geschwürsrand bildet die Mucosa nicht selten polypöse Wucherungen (HAUSER, 1926). In der subakuten oder chronischen Ulcusphase kommt es zur Granulationsgewebsbildung am Grunde des geschwürigen Defektes. Dieses Granulationsgewebe kann in seinen oberflächlichen Schichten wiederum der Quellungsnekrose anheimfallen. Dadurch lassen die Capillaren des Granulationsgewebes die sonst an Oberflächen übliche geschlossene Schlingenbildung vermissen und liegen gleichsam „offen" am Boden der Nekrose (OKABAYASHI, 1958). Proliferation und Nekrose mit Demarkierung wiederholen sich wechselweise und bedingen die Ulcuspropagation nach den Seiten und in die Tiefe (Abb. 193 und 194).

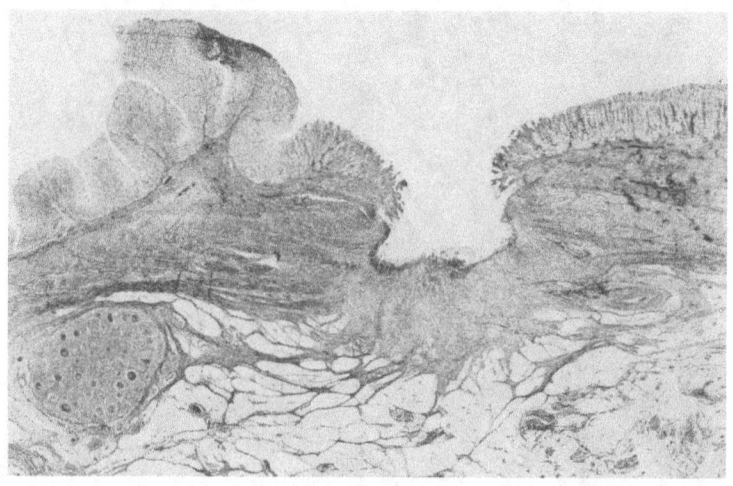

Abb. 193. Chronisch penetrierendes Ulcus ventriculi. Einbeziehung des perigastrischen Bindegewebes in das Narbengewebe. 63jährig, männlich. (E.-Nr. 290/56, Chirurgische Universitätsklinik Kiel)

Unter der Granulationsgewebsschicht tritt eine ödematöse Zone auf, die als Folge der Dyshorie der terminalen Strombahn aufgefaßt wird und in einer Ödemfibrose enden kann (KURAKAWA u. OKABAYASHI, 1958; ODA, 1957). NAKAGAWA u. Mitarb. (1957) sehen in der periulcerösen ödematös sklerosierten Zone eine direkte Folge der Magensafteinwirkung, während W. W. MEYER (1953) die „Callusbildung am Geschwürsgrund" als selbständigen Vorgang ansieht, der dem Vordringen des Geschwüres vorausgehen soll. Nach der Vorstellung von W. W. MEYER (1953) wird das durch die Ulcusprogredienz zerstörte Callusgewebe durch neugebildete Mesenchymreserven ersetzt. Sie werden u.a. durch Einbeziehung des perigastrischen Gewebes in den Callus gewonnen. Synchron mit der Neubildung kollagener Fasern treten nervöse Wucherungen, „Stumpfneurome" auf (STÖRCK, 1921; ASKANAZY, 1926; OKKELS, 1927; MIYAKE, 1936). Die Neubildung glatter Muskelfasern tritt nach W. W. MEYER (1953) bevorzugt im Bereiche der Muscularis mucosae auf, wo unter der regenerierenden Mucosa die Muskellagen völlig wiederhergestellt werden können (s. dagegen Abschn. „Regeneration", S. 150). Heilende Geschwüre sind am Rand und Grund von „neuformierten" Muskelfasern „zylinder- oder korbartig" umgeben. Bei diesen von W. W. MEYER (1953) beschriebenen

„neugebildeten" glatten Muskellagen handelt es sich überwiegend um Residuen der perivasalen Begleitmuskulatur (WANKE, 1959, 1962), die eine Verankerung der Gefäße an der Muscularis mucosae und in der Submucosa bewirkt und im Rahmen der Geschwürsprogredienz aus seinen „Halterungen" gelöst wird und damit eine „ungewohnte" Topik erkennen läßt.

Die chronische hyperplastische *Phlebitis* im Ulcusgrund läßt in weiterer Entfernung vom Ulcusherd die akuten entzündlichen Veränderungen vermissen und macht einer einfachen Fibrose Platz, wie sie auch an den Extremitätenvenen zu finden ist (HAUSWIRTH u. Mitarb., 1933). Im Rahmen der endophlebitischen

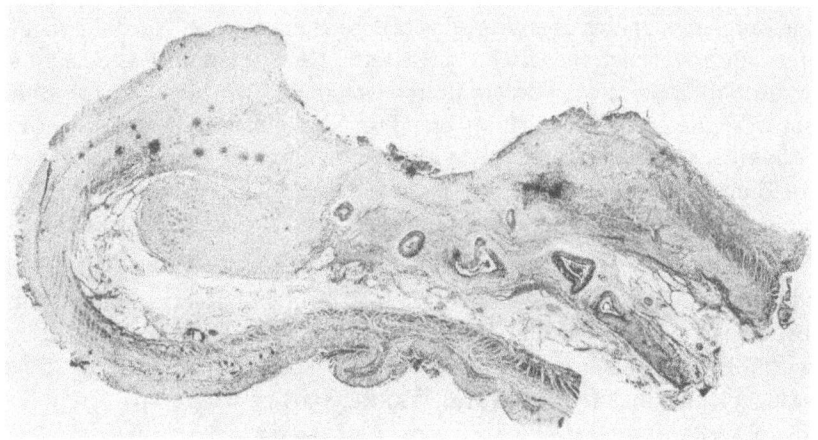

Abb. 194. Ulcus callosum eines 44jährigen Mannes, 11 cm supra pylorum an der kleinen Kurvatur gelegen. Sekundäre Gefäßsklerose im Ulcusgrund; unversehrte Randgefäße. Färbung: Silberimprägnation nach GÖMÖRI, Vergr. 2fach. [Aus M. WANKE: Altersulcus. Seine gefäßmorphologischen Grundlagen. Z. Kreislaufforsch. **54**, 81 (1965)]

Veränderungen kann es zu einer adaptativen Hypertrophie der präformierten, auch die Venen umgebenden Begleitmuskelfasern (WANKE, 1962) kommen. Fernerhin resultiert eine Vermehrung der perivasalen glatten Muskulatur und eine herdförmig oft sehr ausgeprägte Elastose oder eine einfache Venenfibrose (W. W. MEYER, 1953; WANKE, 1962).

Pathologische Veränderungen an den *Gefäßen* und ihrer adventitiellen Verschiebeschicht können bereits bei der chronischen Gastritis beobachtet werden (WANKE, 1962); diese „Insuffizienz" der perivasalen Verschiebeschicht ist für Heilung, Chronizität oder Progredienz des Ulcus nicht bedeutungslos.

Beginnend mit einem ödemreichen, gequollene Endothelien enthaltenden Intimapolster an der Peripherie des Defektes (Abb. 195) treten nach EDER (1951) zu der kontinuierlich anwachsenden Intimaverdickung noch feine kollagene Fasern und reichlich Fibrocyten hinzu (Abb. 196 und 197). Mit Annäherung an das Ulcus sintert das fibröse Gewebe zusammen, um im Ulcusgrund völlig von dichtliegenden Fibroblasten verschlossen zu werden. Im Restlumen sind zusätzlich häufig noch Thromben nachweisbar, die unterschiedliche Stadien der Organisation erkennen lassen. Die erste Phase dieser Gefäßveränderungen entspricht der von FRIEDLÄNDER (1876) gegebenen Beschreibung einer Arteriitis obliterans in Gebieten chronischer Entzündung. Die Endphase wird von STAEMMLER (1955) ähnlich geschildert. Dieses, als für das Ulcus callosum weitgehend typische Bild der Gefäßveränderungen (EDER, 1951) ist nach WANKE (1962) noch dahingehend zu ergänzen, daß die kleineren Arterien in der Regel eine Intimafibrose vermissen lassen. Die beim chronischen Ulcus von der Peripherie des Defektes bis zum fibrösen Teilverschluß im Ulcusgrund zu beobachtenden Veränderungen laufen gleichermaßen dem Entwicklungsstadium vom Ulcus simplex zum Ulcus callosum parallel. Der Prozeß beginnt mit einem zellreichen Intimaödem, das eine hochgradige Lumeneinengung bewirkt. Bald beobachtet man feine, von der Lamina elastica interna unabhängige elastische Lamellen zwischen dem Intimaproliferat; später überwiegt das fibröse Bindegewebe. Nach Abklingen des akuten Ödemes erfolgt wieder eine Erweiterung der Gefäßlumina. So sind gerade die größeren Arterien am Boden älterer Geschwüre relativ weit; die Blutungsgefahr ist in diesen Fällen groß. Während man bei jüngeren Personen den Befund der Arteriitis stenosans FRIEDLÄNDER (1876) beobachtet, findet man bei jenseits des 61. Lebensjahres Verstorbenen (jenseits dieses Alters gegenüber Jugendlichen signifikant) den Befund der „Arteriitis proliferans sclerosans" (WANKE, 1962, 1963, 1964, 1965).

Auch im Rahmen einer generalisierten Arteriitis obliterans kann es zu einer Mitbeteiligung der Magen- und Duodenalarterien kommen (Abb. 198 und 199); in diesen Fällen liegt eine primäre Arteriitis mit sekundärem Ulcus vor (LISCIA u. DORCHE, 1950; HILLENBRAND, 1956; WANKE, 1963).

Vergleichsweise sind bei Gastritis, Ulcus simplex und Ulcus callosum folgende Befunde an den Begleitmuskelfasern (Abb. 200) und innerhalb der perivasalen Verschiebeschicht (Abb. 201 und 202) zu erheben (Tabelle 18):

Tabelle 18. *Häufigkeit der histologischen Einzelbefunde von 522 Fällen*

Aus M. WANKE: Die Begleitmuskelfasern der Magengefäße und ihre Bedeutung für die Pathogenese des Ulcus ventriculi. Langenbecks Arch. klin. Chir. **300**, 166 (1962).

| | Gastritis (136 Fälle) | U. simplex (196 Fälle) | U. callosum (190 Fälle) |
|---|---|---|---|
| 1. Rundzelleninfiltrate perivasal | 45,6% | 67,4% | 63,5% |
| 2. Hyalinose der Begleitmuskelfasern | 14,7% | 29,6% | 36,5% |
| 3. Fragmentation der Begleitmuskelfasern | 19,1% | 45,5% | 55,3% |
| 4. Elastose des perivasalen Netzes | 4,4% | 12,8% | 36,5% |
| 5. Hypertrophie der Begleitmuskelfasern | 10,3% | 17,4% | 22,4% |
| 6. Invagination der Media | 4,4% | 10,5% | 18,8% |
| 7. Vacuoläre Mediadegeneration | 2,9% | 10,7% | 22,4% |
| 8. Arteriitis | 20,1% | 61,7% | 70,6% |
| a) obliterans-stenosans | 14,7% | 36,6% | 44,7% |
| b) sclerosans | 12,5% | 28,9% | 38,8% |
| 9. Zarte Gefäße | 54,4% | 15,1% | 9,2% |

Die unter Ziffer 8 aufgeführten Werte geben die absolute Verteilung arteriitischer Gefäßveränderungen wieder und sind nicht als Summe von a u. b aufzufassen, da es sich häufig um Mischformen handelt.

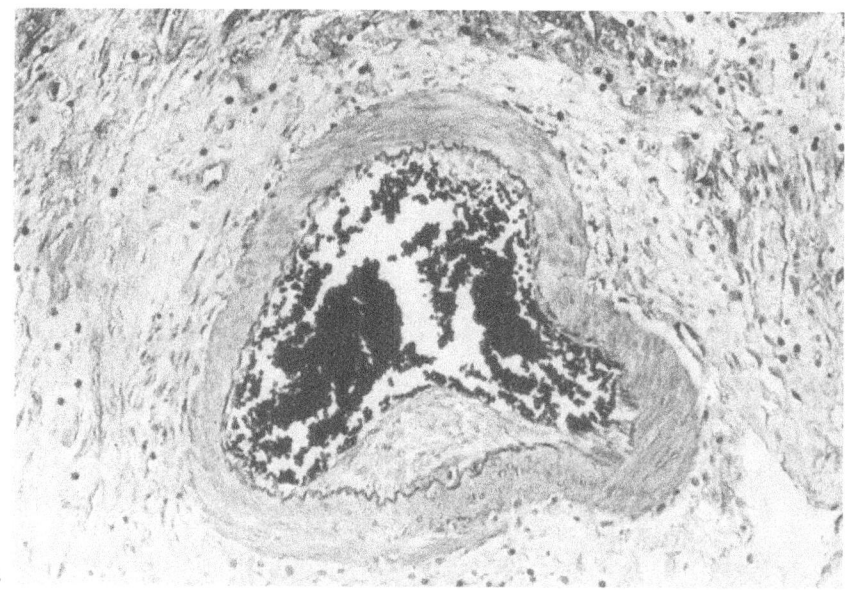
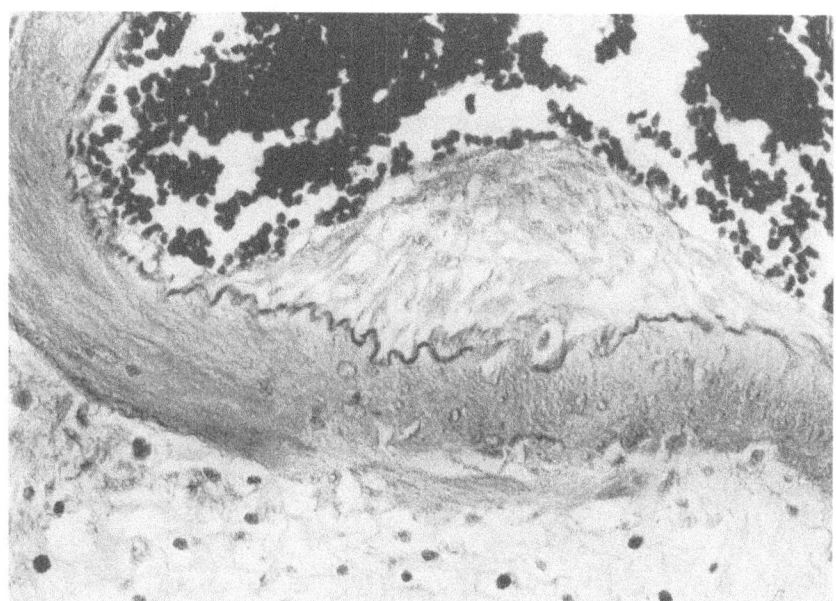

Abb. 195a u. b. Submuköse Magenarterie quer, kleine Kurvatur. Exzentrische, beetförmige Intimahyperplasie. a Resektionspräparat. 37jährig, weiblich. Färbung: Masson-Goldner/ Resorcinfuchsin, Vergrößerung 140fach. b Ausschnittsvergrößerung 350fach. [Aus M. WANKE: Primäre Arteriitis obliterans und Ulcus ventriculi. Langenbecks Arch. klin. Chir. **305**, 174 (1964)]

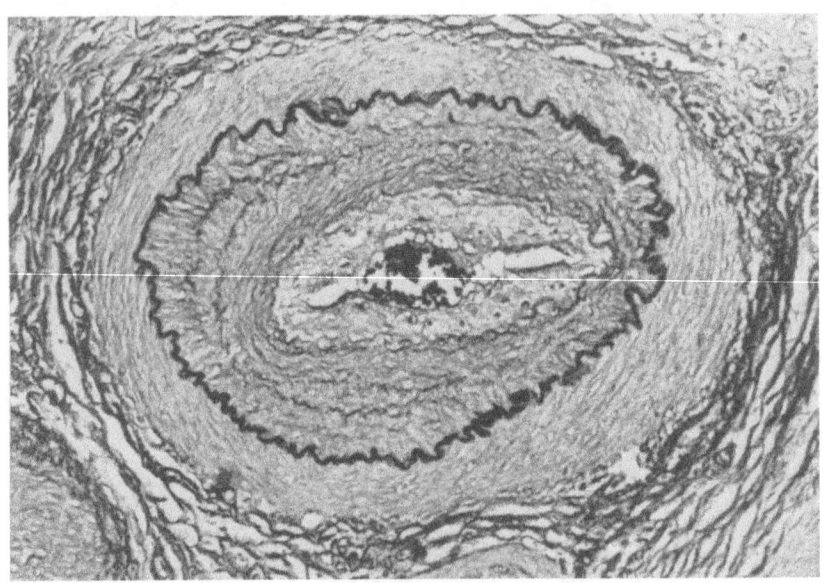

Abb. 196. Submucosaarterie quer, kleine Kurvatur einer 58jährigen Frau. Konzentrisch stenosierende faserige Intimafibrose und Elastose. Färbung: Hämatoxylin-Eosin/Resorcinfuchsin, Vergr. 60fach. [Aus M. WANKE: Primäre Arteriitis obliterans und Ulcus ventriculi. Langenbecks Arch. klin. Chir. **305**, 174 (1964)]

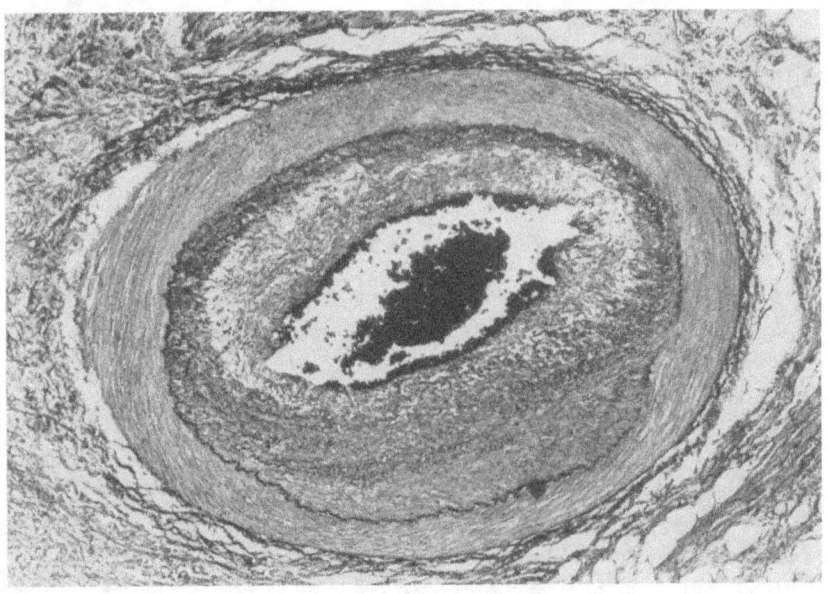

Abb. 197. Submucosaarterie quer, kleine Kurvatur eines 40jährigen Mannes. Konzentrisch stenosierende, saftarme faserige Intimafibrose und Elastose. Färbung: Masson-Goldner/Resorcinfuchsin, Vergr. 40fach. [Aus M. WANKE: Primäre Arteriitis obliterans und Ulcus ventriculi. Langenbecks Arch. klin. Chir. **305**, 174 (1964)]

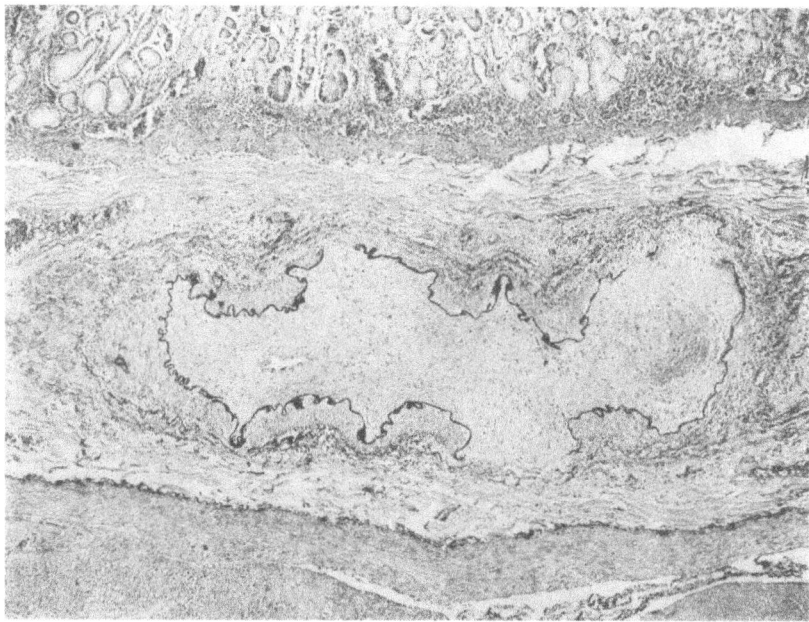

Abb. 198. Generalisierte, sich im Narbenstadium befindliche, teilweise unter dem Bilde einer Endangiitis obliterans verlaufende Panarteriitis nodosa mit Befall der Magengefäße; multiple frische Erosionen und flache Ulcera. 38jährig, männlich (SN 307/70, Path. Inst. Heidelberg). Färbung: Hämatoxylin-Eosin/Resorcin-Fuchsin. Vergr. 40fach

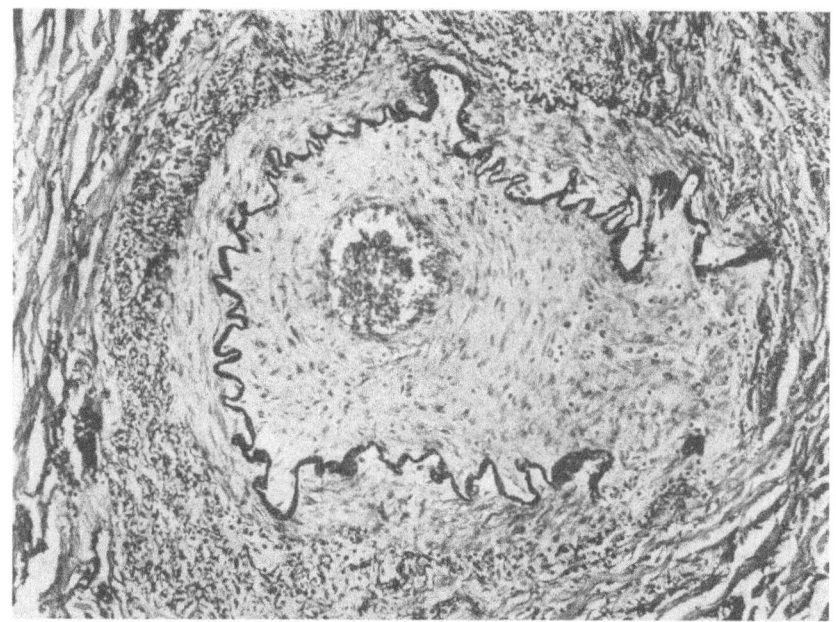

Abb. 199. Generalisierte, sich im Narbenstadium befindliche, teilweise unter dem Bilde einer Endangiitis obliterans verlaufende Panarteriitis nodosa mit Befall der Magengefäße; multiple frische Erosionen und flache Ulcera. Submuköse Arterie. 38jährig, männlich (SN 307/70, Path. Inst. Heidelberg). Färbung: Hämatoxylin-Eosin/Resorcin-Fuchsin. Vergr. 100fach

Die *Lymphgefäße* sind in der periulcerösen Zone infolge „dynamischer Insuffizienz der Lymphströmung" (RENYI u. VAMOS, 1954) deutlich dilatiert.

Das Ulcus ventriculi findet man häufig in Kombination mit entzündlichen Veränderungen der Magen- und Duodenalschleimhaut (KONJETZNY, 1928, 1947, 1954: in 100%). SCHADE (1958) wies erneut auf diese Zusammenhänge hin und betonte, daß beim Ulcus duodeni in 70% eine Umbaugastritis des Antrum pylori nachgewiesen werden kann. Diese Befunde von SCHADE (1958) stimmen unter

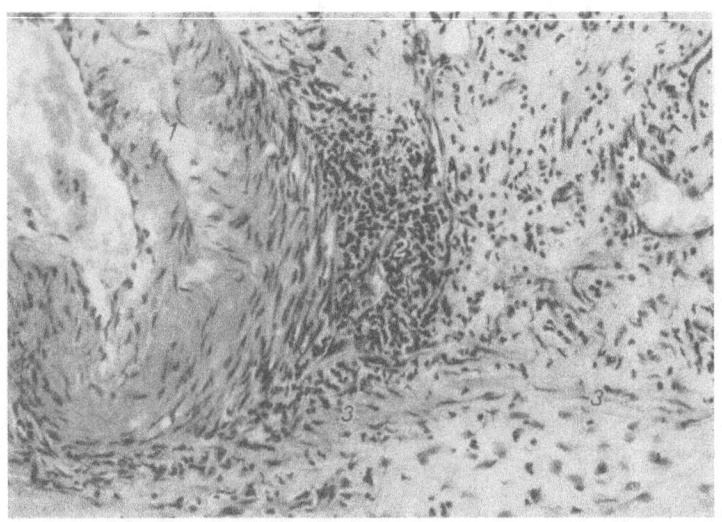

Abb. 200. Submucosaarterie längs, kleine Kurvatur eines 67jährigen Mannes. *1* vacuolär degenerierte Media, *2* rundzellige perivasale Infiltration, *3* Reste von Begleitmuskelfasern. Färbung: Hämatoxylin-Eosin, Vergr. 100fach. [Aus M. WANKE: Die Begleitmuskelfasern der Magengefäße und ihre Bedeutung für die Pathogenese des Ulcus ventriculi. Langenbecks Arch. klin. Chir. **300**, 166 (1962)]

anderem auch mit jenen von MORSON überein, nach denen die metaplastischen Veränderungen der Magenschleimhaut beim Ulcus duodeni die Pylorusdrüsen betreffen, wogegen sie beim Ulcus ventriculi auch in der Fundusdrüsenzone nachweisbar werden (vgl. RUBIN, 1969, Lit.). BLOMQUIST (1954) betonte dagegen, daß metaplastische Umbauvorgänge in der periulcerösen Zone nicht ausgeprägter als an ulcusfernen Stellen der Magenschleimhaut zu finden sind (vgl. Abschnitt Gastritis, S. 240 ff.).

Die Verteilung der *eosinophilen* Leukocyten in der Magenwand nimmt in Fällen von gastro-duodenalem Ulcus pyloruswärts zu. Das Verhältnis *Mastzellen* zu eosinophilen Leukocyten soll beim Duodenalulcus ausgeprägter zugunsten der Mastzellvermehrung verschoben sein (RÄSÄNEN, 1958). In unmittelbarer Ulcusnähe sind Mastzellen dagegen nur spärlich anzutreffen. Sie sollen nach SQUARTINI u. Mitarb. (1956) als „kleine unabhängige Enzymzentren wirken, deren Aufgabe es ist, die Prozesse der Fibrillogenese anzuregen, zu koordinieren und zu kontrollieren". TALALAEVA (1957) beschreibt eine Mastzellenvermehrung bei blutenden Geschwüren und nimmt an, daß diese durch entsprechend vermehrte Heparinbildung die Blutgerinnung hemmen und damit die Blutung unterhalten.

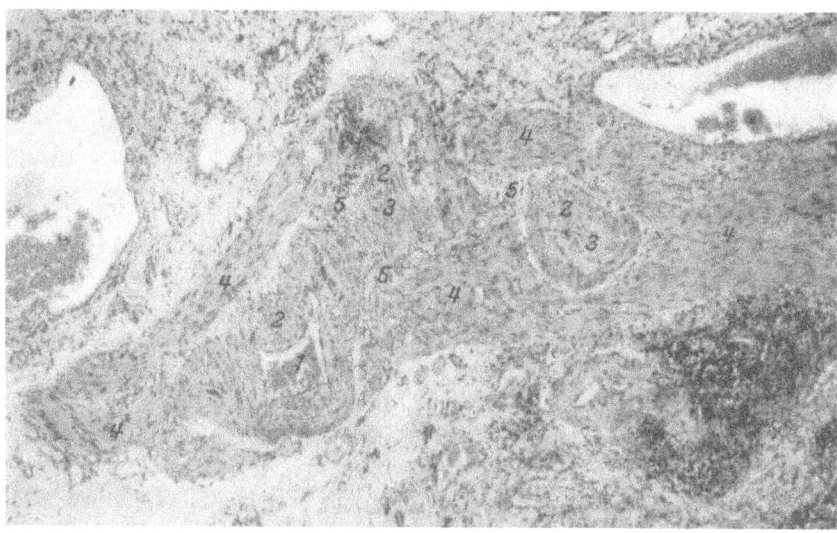

Abb. 201. Submucosaarterie längs, kleine Kurvatur einer 55jährigen Mannes. *1* Gefäßlumen, *2* Media, *3* Gefäßanschnitte, *4* hypertrophische Begleitmuskulatur, *5* perivasale Verschiebeschicht mit rundzelliger Infiltration. Färbung: Hämatoxylin-Eosin, Vergr. 25fach. [Aus M. WANKE: Die Begleitmuskelfasern der Magengefäße und ihre Bedeutung für die Pathogenese des Ulcus ventriculi. Langenbecks Arch. klin. Chir. **300**, 166 (1962)]

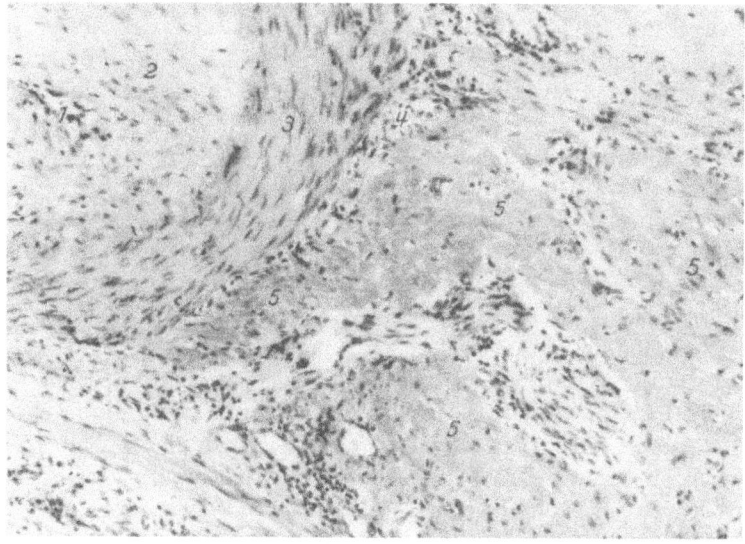

Abb. 202. Submucosaarterie quer, kleine Kurvatur eines 53jährigen Mannes. *1* Gefäßlumen, *2* hyalin degenerierte hyperplastische Intima, *3* Media, *4* rundzellig infiltrierte perivasale Verschiebeschicht, *5* hyalin degenerierte hypertrophische Begleitmuskulatur. Färbung: Hämatoxylin-Eosin, Vergr. 100fach. [Aus M. WANKE: Die Begleitmuskelfasern der Magengefäße und ihre Bedeutung für die Pathogenese des Ulcus ventriculi. Langenbecks Arch. klin. Chir. **300**, 166 (1962)]

Nach CORBETTA (1951) ist die Anzahl der Mastzellen bei akuten Ulcera um das 3fache höher als bei chronischen Geschwüren; CORBETTA (1951) führt diese Mastzellenvermehrung auf Reparationsvorgänge zurück.

## 3. Heilung und Narbenbildung des Magen- und Duodenalulcus

Verletzungen der Mucosa heilen beim Menschen (CRÄMER, 1891) und Versuchstier (HAUSER, 1926, Lit.; WILLIAMS, 1953, Lit.; LEVANDER, 1968, Lit.) in der Regel rasch und komplikationslos. Auch die akuten Erosionen und Ulcera bilden von dieser Regel grundsätzlich keine Ausnahme. Narbenbildungen wurden von LEHMANN (1930) neunmal so häufig wie aktive Ulcera gesehen. Im Gegensatz zu den Prädilektionsstellen chronischer Geschwüre lassen die Narben eine mehr wahllose Verteilung im Magen erkennen. Auch Erosionen können unter Bildung zarter, weißlicher, indessen nicht strahliger Narben abheilen (ASCHOFF, 1928).

Die Heilung akuter Magengeschwüre wird durch den exzentrischen Zug der Muscularis mucosae an den Geschwürsrändern erschwert; die Geschwürsränder klaffen in diesen Fällen und die Geschwürsfläche wird vergrößert. Eine Annäherung der Wundränder und damit eine Verkleinerung der Wundfläche als wesentliche Voraussetzung der Abheilung kann in der Regel erst eintreten, wenn eine Vernarbung des frischen Granulationsgewebes einsetzt. Großflächige Wunden sind bei ungestörter Heilung nach 12—14 Tagen durch ein frisches Granulationsgewebe ausgefüllt (WANKE u. Mitarb., 1966, 1967). Zwischen dem 12. und 14. Tage nach Wundsetzung haben Fibroblasten in der Regel bereits reichlich kollagene Fasern gebildet. Dieser an tiefgreifenden und flächenhaften Hautwunden verfolgte Heilungsablauf läßt zeitliche Parallelen zur Ulcusheilung erkennen. So ermittelten CUMMINS u. Mitarb. (1968) für das Ulcus duodeni eine durchschnittliche Heilungszeit von 40 Tagen und für das Ulcus ventriculi von 42 Tagen (Abb. 203 und 204); diese Heilungszeiten waren unabhängig von der Kratergröße, dem Alter der Patienten, der Dauer der Symptome und der Tatsache, ob es sich um rekurrierende oder Erstulcera handelte.

Nach DEELMAN (1959) bestehen aus anatomischen Gründen deutliche Unterschiede im Heilungsablauf und in der Heilungsrate zwischen Magen- und Duodenalgeschwüren. Der Duodenalschleimhaut fehlt zum Unterschied von der Magenschleimhaut die Submucosa in der Zone der Brunnerschen Drüsen. Die Brunnerschen Drüsen reichen bis an die Muscularis propria heran (Abb. 205). Die verzweigten, zwischen den Drüsen gelegenen Bündel der Muscularis mucosa sichern diesem Abschnitt der Mucosa ihre Eigenbeweglichkeit. Bei mittlerem Kontraktionszustand liegt die Duodenalschleimhaut in Längsfalten, die zwischen sich Faltentäler wechselnder Tiefe einschließen. Am Grunde dieser Faltentäler entwickeln sich die akuten Geschwüre; sie breiten sich an der Grenze zwischen Brunnerschen Drüsen und Muscularis propria aus. Sie können abheilen oder im weiteren die Muscularis propria miterfassen, sie „aushöhlen" und bis auf die Serosa zerstören. In diesen Fällen bildet sich nach DEELMAN (1959) eine „Kammer", die durch einen schmalen „Kamin" mit der Duodenallichtung in Verbindung steht. Der exzentrische Zug des Scherengeflechtes der Muscularis mucosae fehlt beim Duodenalgeschwür; die Annäherung der Wundränder ist von Anbeginn erleichtert; so zeichnet sich das Duodenalgeschwür durch eine ausgesprochen

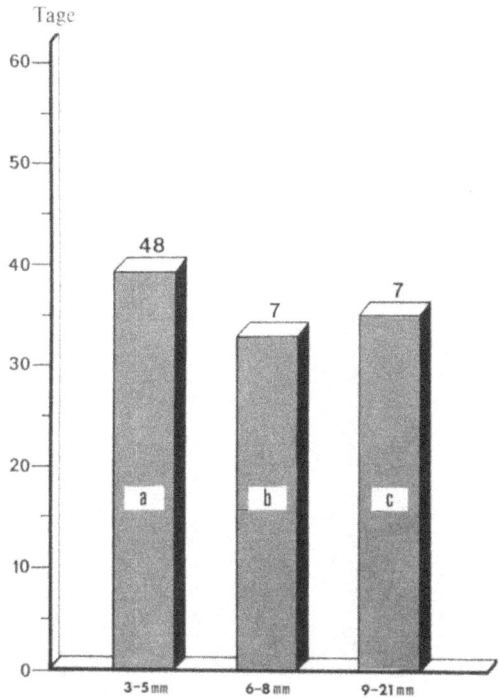

Abb. 203. Durchschnittliche Heilungszeit kleiner (a), mittelgroßer (b) und großer (c) Duodenalgeschwüre. (Umgezeichnet nach CUMMINGS u. Mitarb., 1968)

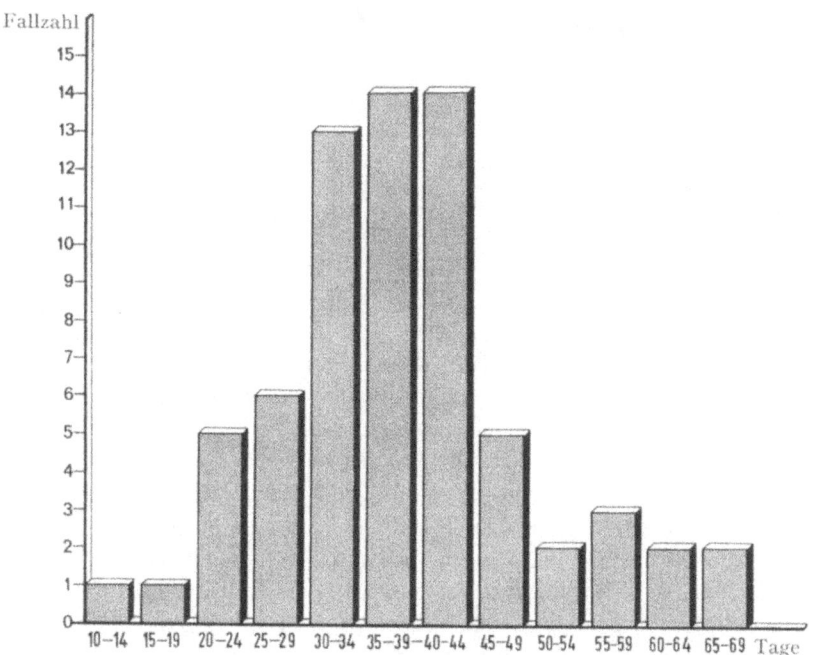

Abb. 204. Durchschnittliche Heilungsdauer des Duodenal- und Magengeschwüres in Tagen. (Nach CUMMINGS u. Mitarb., 1968)

günstige Heilungstendenz aus. Die Wiederkehr von Beschwerden bedeutet nach DEELMAN (1959) beim Ulcus duodeni nicht „periodische Aktivität eines einzigen Ulcus, sondern ständige Neubildung bzw. Abheilung von kleinen Geschwüren".

Ist der geschwürige Defekt durch Granulationsgewebe ausgefüllt, erfolgt die Reepithelisierung von den Randbezirken. Nach HAUSER (1926) werden nur Drüsen mit indifferenten Epithelien wieder aufgebaut, während die Muscularis

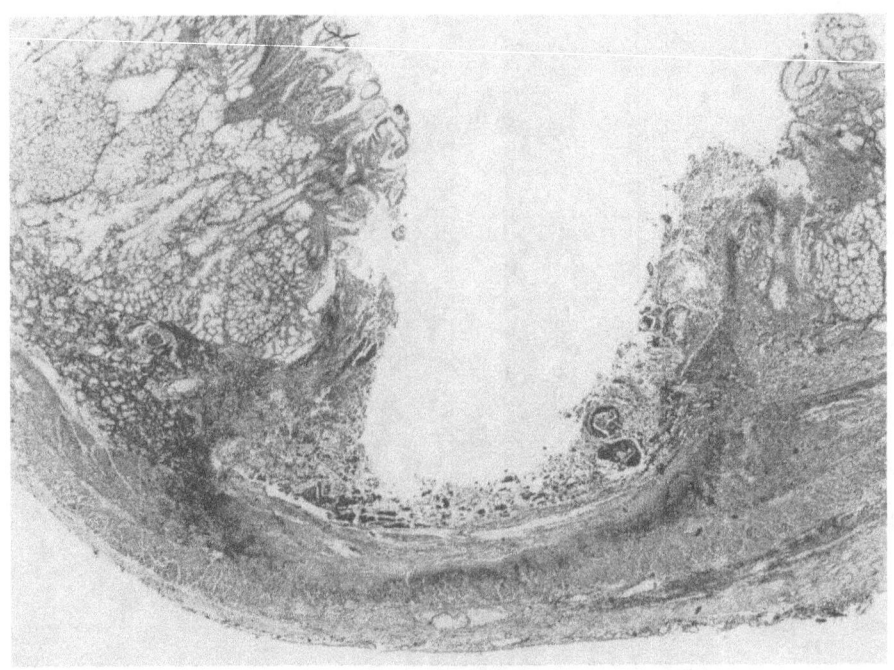

Abb. 205. Frisches Ulcus duodeni im Bulbusbereich. Zustand nach doppelseitiger Nephrektomie und Nierentransplantation wegen vorwiegend intracapillärer chronischer Glomerulonephritis. Urämie. 42jährig, männlich (SN 706/69, Path. Inst. Heidelberg). Färbung: Hämatoxylin-Eosin, Vergr. 5fach

mucosae keine Regenerationstendenz zeigt (vgl. dagegen W. W. MEYER, 1953). Auch im Experiment beobachteten LEMPINEN u. Mitarb. (1968, Lit.) bei fehlender Regeneration der Hauptzellen nur vereinzelt regenerierte Belegzellen, während die Deck- und Kryptenepithelien färberisch und histochemisch weitgehend den „normalen" Vorstufen entsprachen. Die Mitoserate ist bei der Geschwürsheilung nach LIAVÅG (1968) pylorusnahe höher als im Fundusabschnitt. Durch Umwandlung von Granulationsgewebe in Schwielengewebe entstehen unverschiebliche weißliche Narbenfelder (Abb. 206), die durch ihren konzentrischen Zug eine radiäre Anordnung der benachbarten Schleimhautfalten bedingen. Eine Divertikelbildung innerhalb solcher Narbenfelder wird nach HITZENBERGER (1923) weitgehend durch elastische Fasern verhindert.

Entgegen der allgemeinen Deutung und Beobachtung der Heilungsvorgänge von Magengeschwüren gibt LEVANDER (1953, 1956) eine abweichende Interpretation aufgrund seiner Experimente wieder. Die Regeneration nach Schleimhautdefekten soll durch Freisetzen eines „spezifischen Faktors" des Granulationsgewebes aus sich heraus auf „induktivem Wege" veranlaßt werden. Es soll zunächst eine dünne Epithelschicht — „Blastemschicht" — gebildet werden, die

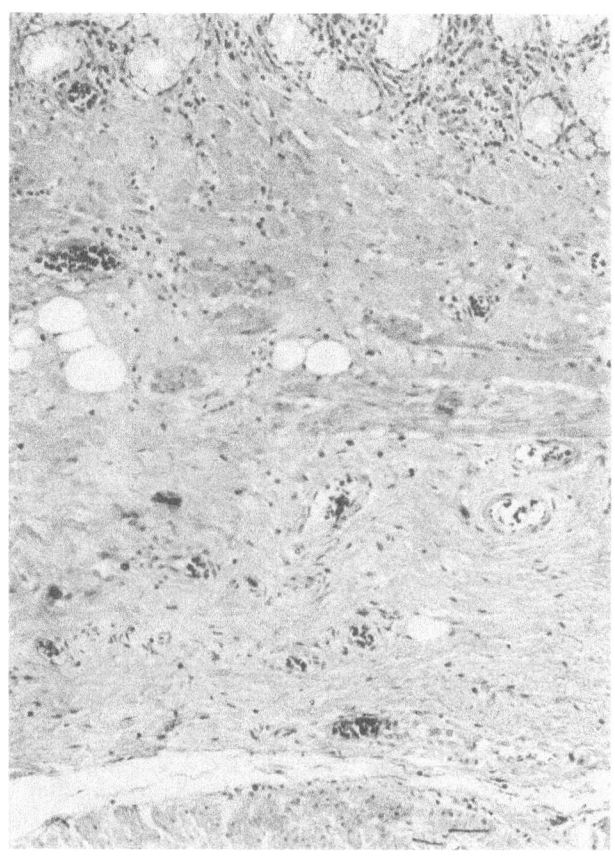

Abb. 206. Chronische Antrumgastritis mit ausgeprägter submuköser Vernarbung bei Ulcus duodeni. 38jährig, männlich (E.-Nr. 12131/70, Path. Inst. Heidelberg). Färbung: Hämatoxylin-Eosin, Vergr. 100fach

den Defekt abschirmt und im weiteren die Regeneration ortseigenen Epithels durch Differenzierung veranlaßt.

Die Abheilung eines chronischen Geschwürs ist nur dann möglich, wenn es klein ist, nicht penetriert und keinen Callus bildet. Auch in diesen Fällen entwickeln sich strahlige Narbenfelder. Große Geschwüre oder solche, die primär „Nierenform" besitzen, heilen unter Bildung linearer Narben ab. Sie können quer zur Längsachse des Magens orientiert sein (GRÜNFELD, 1883). Sie sind bevorzugt an der Magenhinterwand anzutreffen und können eine Magendeformierung im Sinne eines Sanduhrmagens bedingen.

## 4. Lokalisation und Größe des Magen- und Duodenalulcus

59% (PORTIS u. JAFFE, 1938) bis 64% (NIWAYAMA u. TERPLAN, 1959) der Magengeschwüre befinden sich in den distalen 6 cm des Canalis pyloricus. Nach IVY u. Mitarb. (1950) liegt die Mehrzahl der Ulcera an oder bis einen Inch (2,54 cm) von der kleinen Kurvatur entfernt. Von ASCHOFF (1912) stammte bereits die Beobachtung, daß Magengeschwüre bevorzugt in der Zone intermediärer Drüsen

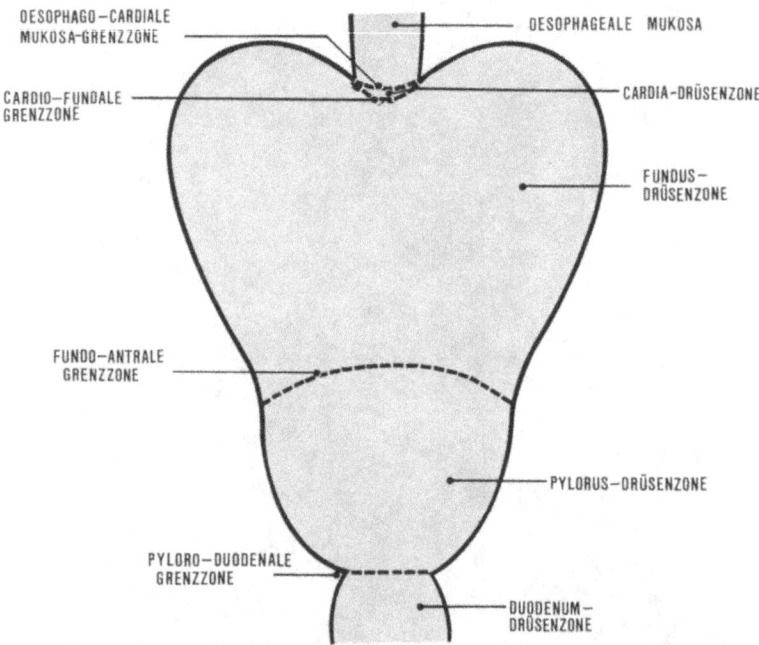

Abb. 207. Drüsenzonen von Magen und benachbarter Oesophagus-Duodenalregion mit den für die Ulcustopik wichtigen Drüsen-Grenzzonen. (Nach OI u. Mitarb., 1969)

(Korpus-Pylorusdrüsen-Interferenzzone) liegen, während das Duodenalulcus pylorusnahe zu finden sei. Diesen Grenzzonen wird neuerdings als „border line" wieder vermehrt Aufmerksamkeit geschenkt (RUDING, 1967; OI u. Mitarb., 1969, Abb. 207 und 208). Bei histologischer Untersuchung ist festzustellen, daß 88% (OI u. Mitarb., 1959) bis 93% (STOUT, 1947) der Magengeschwüre in der Pylorusdrüsenzone gelegen sind (Abb. 209). Die Mehrzahl der Geschwüre liegt weiterhin innerhalb einer Zone, die bis 1,5 cm distal der „border line" reicht (Mittelwert 0,32 cm; OI u. Mitarb., 1969); von 50 Magengeschwüren bei Ulcus duodeni waren nur 8 außerhalb dieser Grenzzone gelegen. Die in dieser Region befindlichen Ulcera entsprechen den „junctional ulcers" von MARKS und SHAY (1959). Während die Pylorusdrüsenzone (LANDBOE-CHRISTENSEN, 1944) nur 11,5% der Mucosafläche des Magens einnimmt, bedeckt sie doch 44% der kleinen Kurvatur. Damit reicht die Pylorusdrüsenzone in der Regel ersichtlich über die fälschlicherweise als Grenzmarke angegebenen Incisura angularis oralwärts. So waren unter 38 in der Pylorusdrüsenzone situierten Magenulcera nach MARKS und SHAY (1959)

13 distal und 20 proximal der Incisura angularis zu finden. OI u. Mitarb. (1969) analysierten 855 Ulcera aus 640 Resektionsmägen in ihren Beziehungen der Ulcuslokalisation zu Mucosa und Muskulatur. Neben einer Bindung an die dargelegten Grenzzonen und Drüsenareale wurden noch besondere „Muskelareale"

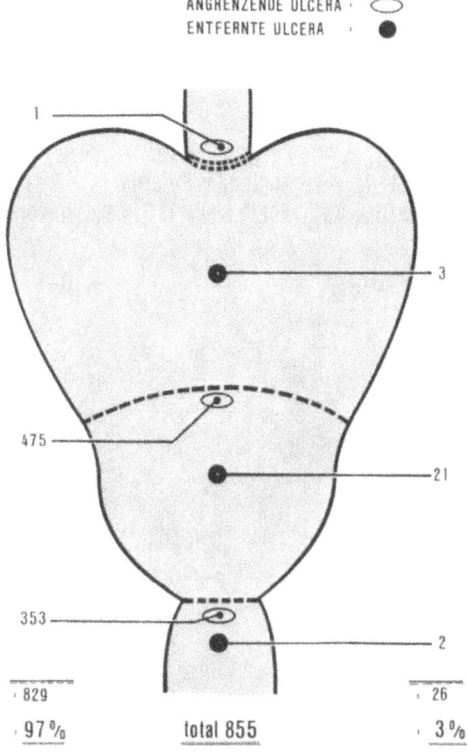

Abb. 208. Ulcuslokalisation in topischer Beziehung zu „Mucosagrenzzonen". (Umgezeichnet nach OI u. Mitarb., 1969)

angegeben. Nach OI u. Mitarb. (1969) wird die Ulcuslokalisation durch zwei Komponenten determiniert:

1. Durch die Mucosarandzonen und 2. durch „bestimmte Muskelbündel". Es wird von einem „dual controlmechanism" gesprochen. Damit wird bestätigt, daß an der Korpus-Antrum-Grenze eine motorische Interferenzzone (WANKE, 1962) vorliegt, die sich als funktionell besonders störanfällig erweist.

Auch die Duodenalulcera liegen bevorzugt grenzzonennahe und zwar innerhalb eines 1—2 cm breiten Mucosastreifens distal des Pylorusringes. Kleine und große Kurvatur sind gleichhäufig Geschwürssitz (KATSCH u. PICKERT, 1953).

In der Regel kommen die Ulcera in der Einzahl vor. Multiple Magengeschwüre werden in 5—12,8% der Fälle beschrieben (NIWAYAMA u. TERPLAN, 1959; OI u. Mitarb., 1959, Abb. 210). Gastroskopisch werden häufiger ein oder mehrere — röntgenologisch nicht darstellbare — Ulcera in Nachbarschaft eines großen Geschwüres entdeckt. Multiple Duodenalgeschwüre werden in bis zu 25 % beschrieben.

Generell betrachtet, bevorzugt das akute Geschwür im Magen die kleine Kurvatur und die präpylorische Region und im Duodenum die Vorder- und Hinterwand des pylorusnahen Bulbusabschnittes (MARTIN, 1909; HAUSER, 192 PORTIS u. JAFFE, 1938; BÜCHNER, 1959; MARKS u. SHAY, 1959; OI u. Mitarb.,

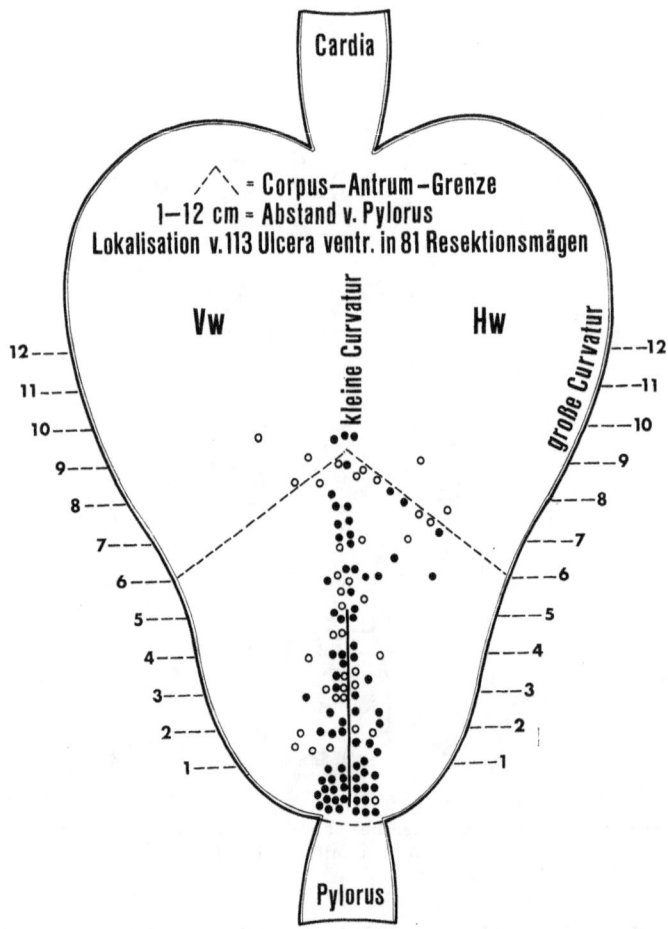

Abb. 209. Ulcusverteilung; weitgehende Bindung der Ulcera an die Pylorusdrüsenzone ○ = weiblich, ● = männlich. (Umgezeichnet nach STOUT, 1947)

1959, 1959) (s. Tabelle 19 u. Abb. 211). Besonders an der kleinen Kurvatur wird multiplen Geschwüren und Erosionen häufiger begegnet. DOLPHIN u. Mitarb. (1953, Lit.) fanden in ihrem Krankengut sogar in 22% multiple Magengeschwüre.

Das chronische Geschwür ist in der Regel solitär und wird, nach seiner Häufigkeit geordnet, im Bulbus duodeni pylorusnahe, an der kleinen Kurvatur unmittelbar distal der Hauptdrüsenzone — etwa in Magenmitte — und präpylorisch angetroffen. Im Magen ist die Hinterwand bevorzugter Ulcussitz (BÜCHNER, 1959); im Duodenum besteht diesbezüglich keine Prädilektionsstelle (KATSCH u. PICKERT, 1953). Für das simultane, in ihrer Genese weitgehend ungeklärte Auftreten von Geschwüren an der Duodenalvorder- und -hinterwand hat sich die

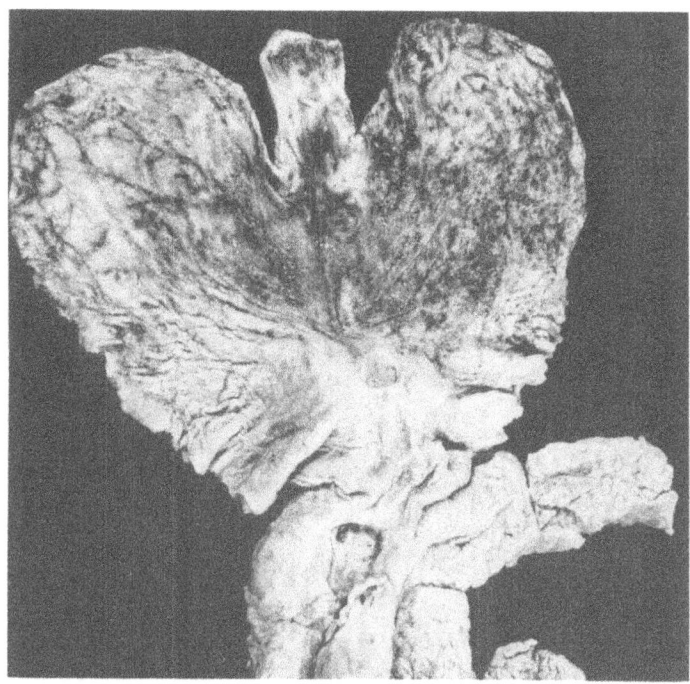

Abb. 210. Chronisches Ulcus duodeni; frische Ulcera ventriculi an der kleinen Kurvatur; Zustand nach Übernähung eines perforierten Ulcus ad pylorum. Tod an massiver Lungenarterienembolie. 69jährig, männlich. (SN 490/70, Path. Inst. Heidelberg)

Bezeichnung „kissing ulcers" (Abb. 212) eingebürgert. Sehr selten begegnet man Geschwüren an der großen Magenkurvatur. BAKER und GATTAS (1953, Lit.) konnten neben 4 eigenen Fällen nur insgesamt 33 Beobachtungen aus dem Schrifttum sammeln. Während die primär multiplen Ulcera nach REITTER (1956) eine „Gastritis ulcerosa NAUWERCK" darstellen, lassen die sekundär multiplen Geschwüre (Abb. 213) gewisse Beziehungen zum „Sekretionsstatus" der Magenschleimhaut erkennen.

Tabelle 19. *Geschlechtsverteilung und Ulcustyp bei 812 Patienten mit Ulcusleiden unter 20000 fortlaufenden Autopsien. (Nach ELLISON u. Mitarb., 1959)*

| Ulcustyp | ♂ | | ♀ | | Summe | |
|---|---|---|---|---|---|---|
| | Fälle | % | Fälle | % | Fälle | % |
| Ulcus duodeni, akut | 105 | 13,0 | 52 | 6,5 | 157 | 19,5 |
| Ulcus duodeni, chronisch | 180 | 22,0 | 52 | 6,5 | 232 | 28,5 |
| Ulcus ventriculi, akut | 149 | 18,4 | 81 | 9,9 | 230 | 28,3 |
| Ulcus ventriculi, chronisch | 101 | 12,4 | 41 | 5,0 | 142 | 17,4 |
| Ulcus pylori | 4 | 0,5 | 3 | 0,4 | 7 | 0,9 |
| Ulcus duodeni et ventriculi, akut | 14 | 1,7 | 7 | 0,9 | 21 | 2,6 |
| Ulcus duodeni et ventriculi, chronisch | 15 | 1,8 | 8 | 1,0 | 23 | 28 |
| Summe | 568 | 69,8 | 244 | 30,2 | 812 | 100,0 |

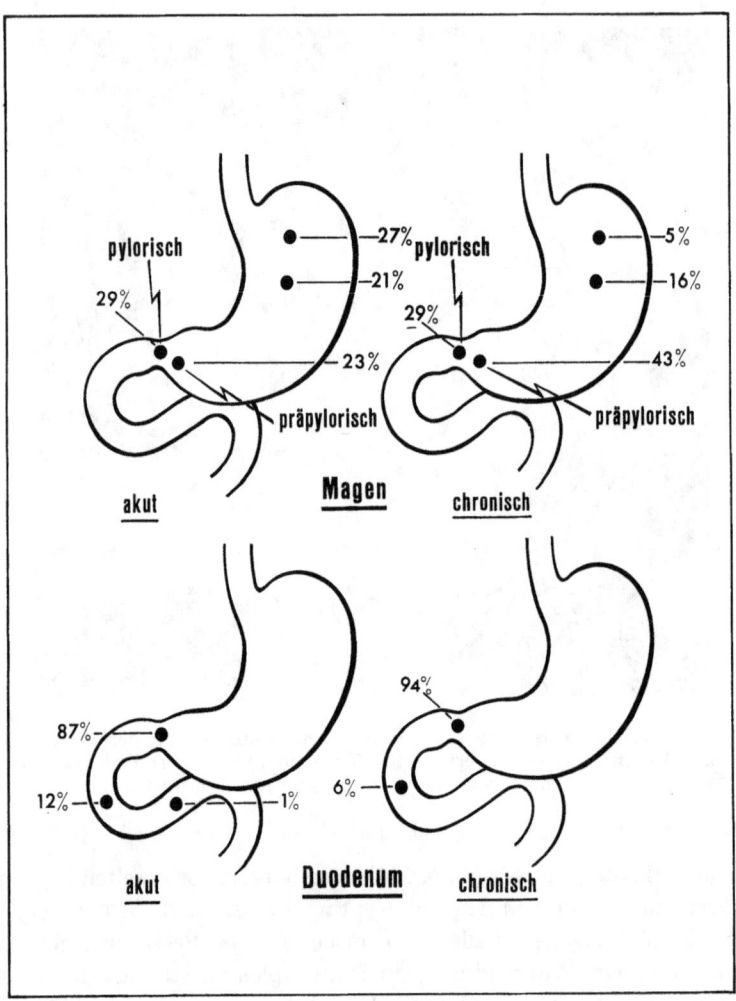

Abb. 211. Ulcuslokalisation unter 812 Fällen. (Umgezeichnet nach ELLISON u. Mitarb., 1959)

1. pylorusnahe Magen- oder Duodenalgeschwüre gehen mit hohen Säurewerten einher.
2. pylorusferne Ulcera werden von Norm- oder Subacidität begleitet.

Ist das primäre Ulcus „hyperacid" — pylorusnahe —, so ist auch das sekundäre — pylorusferne — Ulcus „hyperacid"; es besteht ein Vagotonus. REITTER spricht von einem *Ascendenstyp*.

Ist das primäre Ulcus pylorusfern — hypacid —, so sind auch die sekundären, pylorusnahen Ulcera hypacid; hierbei findet man häufiger eine atrophische Gastritis. Es liegt ein Sympathicotonus vor. REITTER spricht von einem *Descendenstyp*.

Die *Größe* der Magengeschwüre schwankt nach HAUSER (1926) zwischen Linsen- und Handtellergröße, wobei diese Riesenulcera (Abb. 214) in der Regel flach sind und auf die Vorder- und Hinterwand des Magens übergreifen, sofern

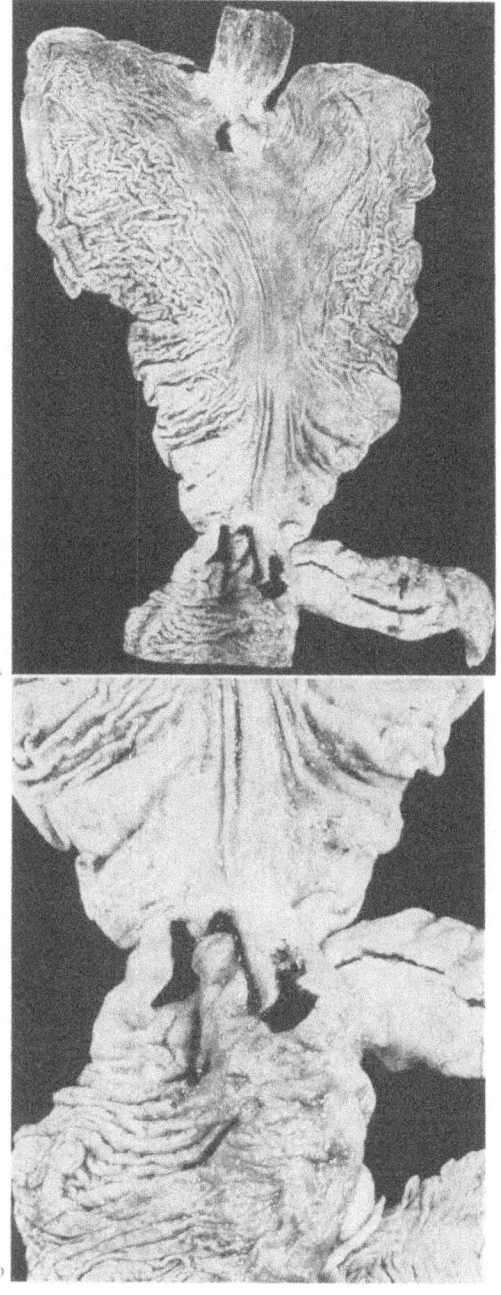

Abb. 212a u. b. Kissing-ulcers im Buldus duodeni; Ulcus ventriculi ad cardiam. Gallengangscarcinom mit metastasierender Carcinose und allgemeinem Ikterus. 46jährig, weiblich. (SN 1038/69, Path. Inst. Heidelberg.) a Übersicht, b Detail

sie von der kleinen Kurvatur ausgehen. Große Substanzverluste mit zackigen Geschwürsrändern gehen in einzelnen Fällen aus mehreren kleineren Ulcera hervor. Cis- und transpylorische Ulcera können über eine innere Magen-Duodenum-Fistel miteinander kommunizieren (MERKEL, 1956).

Nach PANNHORST (1969) erlaubt das histologische Strukturbild, orientiert nach 12 verschiedenen Merkmalen (Abb. 215 und 216), keine Aussage über die

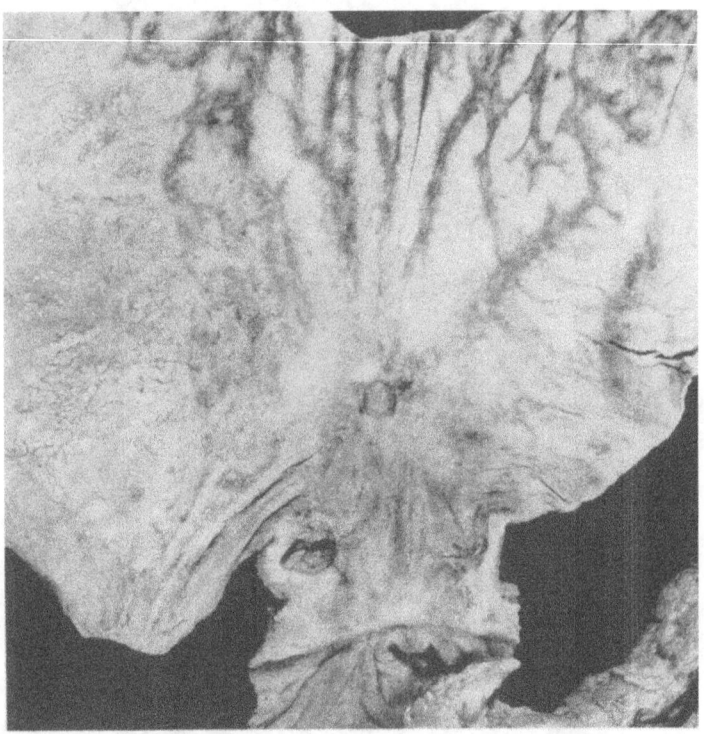

Abb. 213. Doppelulcus; Ascendenstyp nach REITTER. 88jährig, männlich. (SN 370/70, Path. Inst. Heidelberg)

Lokalisation eines Ulcus; immer wiederkehrende, bestimmten Magenbezirken zuzuordnende charakteristische Strukturveränderungen konnten nicht konkretisiert werden.

Unter 260 Magengeschwüren zeigten 48% und unter 235 Duodenalgeschwüren 39% nach NIWAYAMA und TERPLAN (1959) einen kleineren Durchmesser als 9 mm. Über 50% der Duodenalgeschwüre maßen mehr als 10 mm (vgl. ELKIN, 1941) und knapp 9% mehr als 30 mm im Durchmesser. Auch im Duodenum kommen Riesenulcera vor (BRDICZKA, 1931; BULLOCK u. SNYDER, 1952; PINCK u. HELD, 1961; KIRSH u. BRENDEL, 1968). KIRSH u. BRENDEL (1968) stellten 41 Fälle von Duodenalriesengeschwüren aus dem Schrifttum zusammen. Diese Ulcera können den gesamten Bulbus duodeni einbeziehen; dennoch werden von diesen Geschwüren nach PINCK u. HELD (1961) nur etwa $1/3$ der Fälle röntgenologisch diagnostiziert.

DOBROWOLSKI u. Mitarb. (1966) beschrieben als besonderen Ulcustyp das Ulcus ventriculi dissecans (Abb. 217). Dieses Ulcus entsteht durch eine parallel zur Magenachse gerichtete Spaltung und Auseinanderdrängung der Magenwandschichten (Submucosa/Muscularis propria) ohne Läsion der Serosa. Ursächlich wird eine „Insuffizienz" des Granulationsgewebes an den Ulcusseitenwänden an-

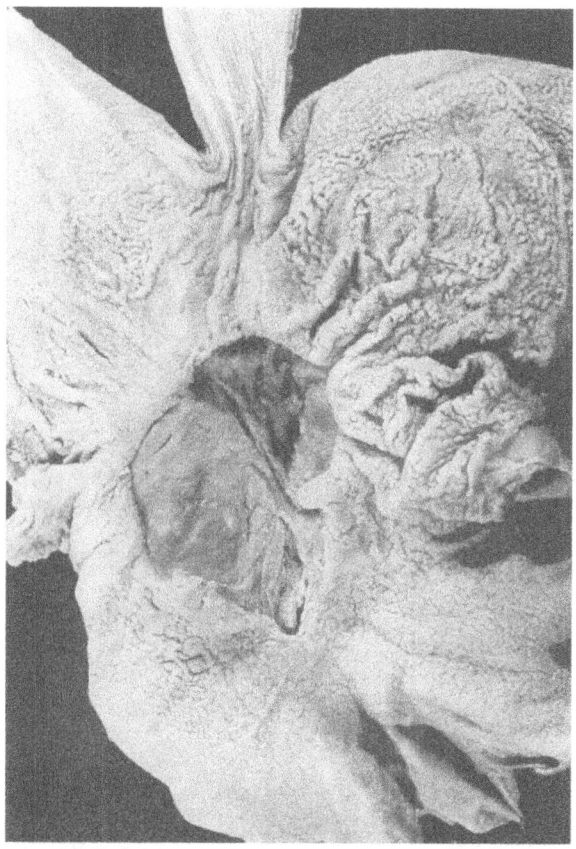

Abb. 214. „Riesenulcus" an der kleinen Kurvatur des Magens. Sammlungspräparat des Path. Inst. Heidelberg

genommen. DOBROWOLSKI u. Mitarb. (1966) vermuten Beziehungen zu den Riesenulcera des Magens.

Unter 638 Ulcusfällen fanden ALVAREZ und MCCARTHY (1928) keines mit einem größeren Durchmesser als 4 cm gutartig. In ihrer Serie zeigten 80% einen Durchmesser unter 18 mm, während die Malignome in 71% eine über 40 mm breite Kraterweite aufwiesen. In der Zwischenzeit ist mit der höheren Lebenserwartung und der steigenden Quote an Altersulcera ein Gestaltenwandel eingetreten. Die Größe eines Magenulcus kann nach KIRSNER (1968) nicht mehr als Kriterium der Gut- oder Bösartigkeit herangezogen werden. MARSHAK u. Mitarb. (1953) berichteten über 7 Fälle gutartiger Magenriesenulcera mit bis zu 70 mm Durchmesser (vgl. JENNINGS u. RICHARDSON, 1954).

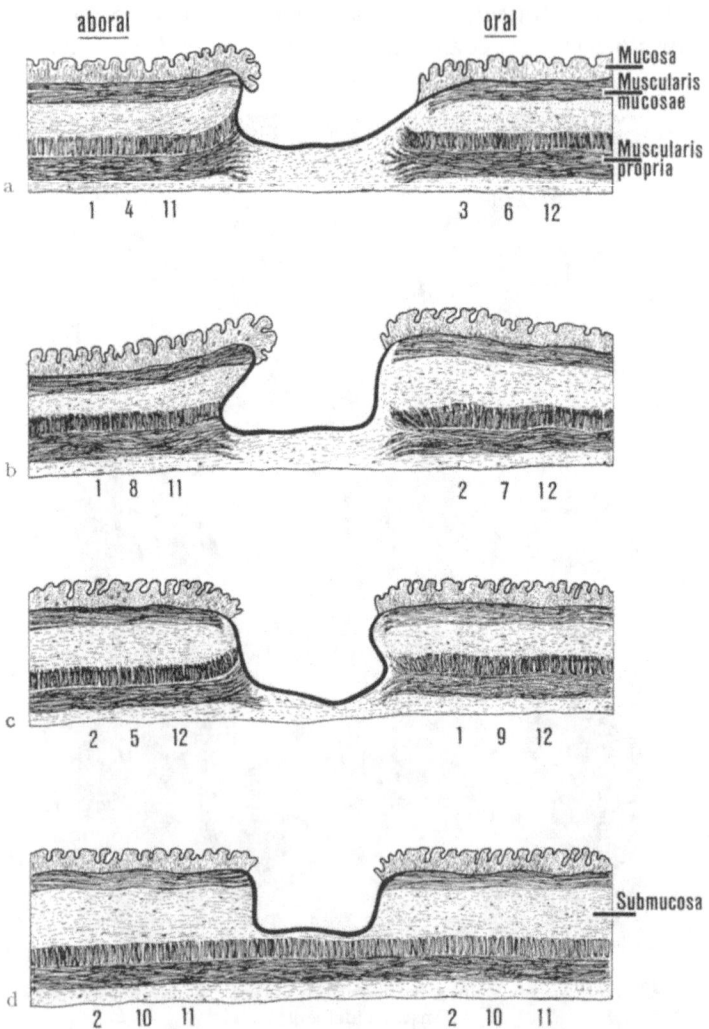

Abb. 215a—d. Schematische Darstellung der am Ulcusrand besonders häufig nachweisbaren Wandschichtmerkmale (nach PANNHORST, 1969). Schnittführung jeweils durch die Kardia-Pylorus-Achse. a—d Modi der Ulcuskraterachsen. Merkmale: *1* Wallbildung des Ulcusrandes; *2* Kraterbildung des Ulcusrandes; *3* flächenhafter Anstieg des Ulcusrandes; *4* Aufwärtskrümmung der Muscularis propria und Verschmelzung mit der Muscularis mucosae, Mucosa herabgezogen; *5* Aufwärtskrümmung der zurückgewichenen oder im Geschwürsrand endenden, auch gesplitterten Muscularis propria; *6* Muscularis propria zurückgewichen, im Ulcusgrund als Strang endend; *7* Muscularis propria zurückgewichen, im Ulcusgrund zersplittert endend; *8* Muscularis propria am Geschwürsrand als Strang endend; *9* Muscularis propria am Geschwürsrand aufgesplittert endend; *10* Muscularis propria unter dem Ulcusgrund hindurchziehend; *11* Muscularis mucosae bis an den Ulcusrand gut erhalten; *12* Muscularis mucosae in Ulcusnähe defekt

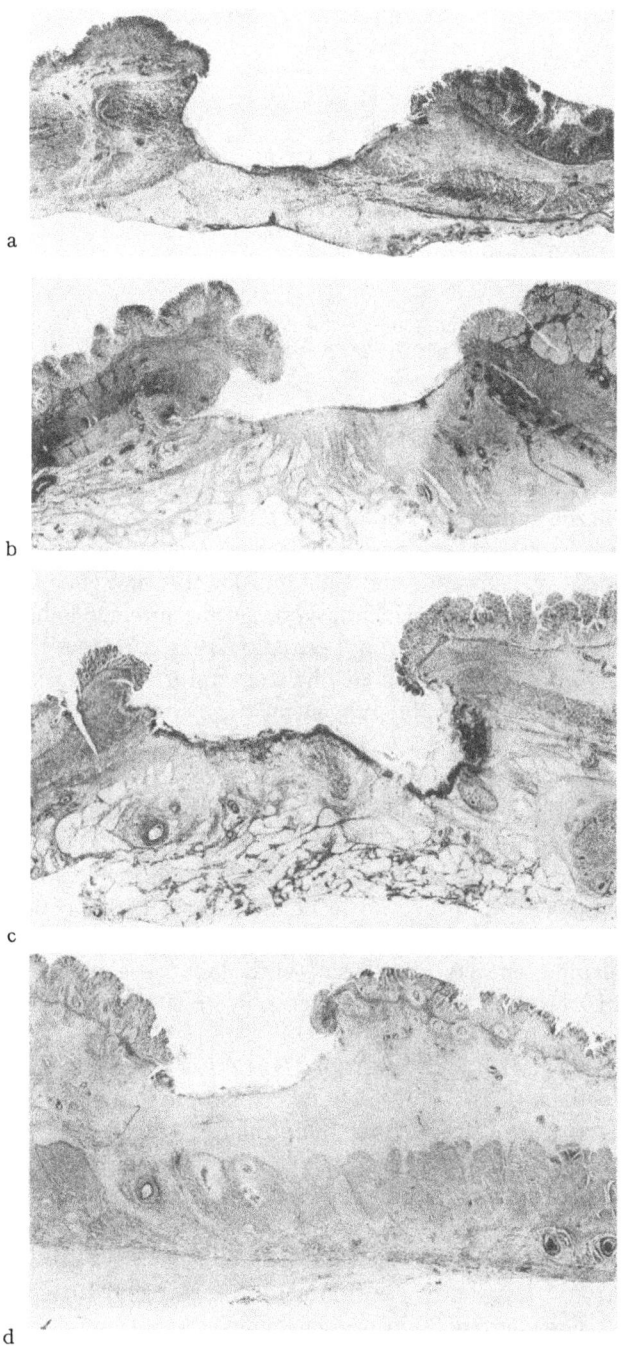

Abb. 216a—d. Modi der Kraterrichtung bei chronischen Ulcera. Färbung: Hämatoxylin-Eosin, Vergr. 2fach

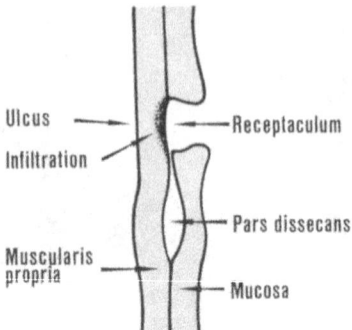

Abb. 217. Schematische Darstellung des Ulcus ventriculi dissecans. (Umgezeichnet nach DOBROWOLSKI u. Mitarb., 1966)

## 5. Ursachen der Chronizität von Magen- und Duodenalulcus

Neben Größe und Tiefe eines Geschwüres beeinflussen komplexe Vorgänge den Übergang in die chronische Verlaufform eines Ulcus.

v. BERGMANN (1913) erklärte das Chronischwerden der Geschwüre mit neurogenen Spasmen der Magenwand- und Gefäßmuskulatur und auch ORATOR (1922) sah die auslösende Ursache der Heilungsverzögerung in einer Fehlsteuerung der Magenmotorik. Dabei werden die von ASKANAZY (1921, 1924) beschriebenen Veränderungen der Nervengeflechte im Geschwürsgrund u.a. als Reizfoci angesehen. Entzündliche und narbige Veränderungen an der perivasalen Verschiebeschicht (WANKE, 1962, vgl. Tabelle 18, S. 478) in ihrer progredienten Intensität bei Gastritis, akutem und chronischem Ulcus geben eine morphologische Interpretation der von v. BERGMANN (1913) konzipierten funktionellen Fehlregulation.

MERKEL (1942, 1944) postuliert eine intermittierende Zirkulationsstörung als Ursache der Heilungsverzögerung akuter Ulcera. Auch den sekundären Gefäßveränderungen im Ulcusgrund sowie in der näheren Ulcusumgebung (HAUSER, 1926; WANKE, 1964, 1965) wird eine wesentliche Bedeutung für die Heilungsverzögerung beizumessen sein. Für die schlechte Heilungsneigung der Altersulcera wird die Gefäßsklerose verantwortlich gemacht (SPANG, 1948; WANKE, 1963, 1964, 1965).

Nach STROHMEYER (1912) und ASCHOFF (1912) sind es im wesentlichen mechanische Momente, die die Entstehung eines Ulcus fördern und die Abheilung akuter Ulcera verhindern. Nach dieser Vorstellung dient die an der kleinen Kurvatur gelegene Magenstraße als „Gleitrinne" für Speisen und Magensaft (K. H. BAUER, 1920, 1923, 1926; LOSSEN u. SCHNEIDER, 1925; HITZENBERGER u. REICH, 1924; BABKIN, 1944). Diese „Gleitrinne" ist mechanischen Insulten besonders ausgesetzt, wodurch eine Heilung verzögert oder sogar verhindert werden soll (s. dagegen: v. ELZE, 1919, 1921; KATSCH u. FRIEDRICH, 1922; HAUSER, 1926, Lit.). Die von ASCHOFF (1912) postulierten funktionellen Magenengen (Zwerchfellenge, Leber-Milz-Enge, Wirbelsäulen-Leber-Pankreas-Enge, Pylorus-Enge) wurden von HAUSER (1926) einer kritischen Analyse unterworfen und ihre Existenz und funktionelle Bedeutung abgelehnt. HAUSER (1926) billigte lediglich Verkrümmungen der Wirbelsäule bei Kyphoskoliose und der Schnürwirkung in der Gürtellinie eine gewisse Bedeutung für die Ulcusgenese zu. So fand auch WÜSTEFELD (1949) direkte Beziehungen zwischen Spangenbildungen im Bereiche der Brustwirbelsäule und Ulcusbildung.

Die von ASKANAZY (1921, 1924) betonte Heilungsverzögerung durch Soorpilzbefall des Ulcusgrundes hat heute jegliche Bedeutung verloren (SIEMENS, 1925; KIRCH u. STAHNKE, 1926; HAUSER, 1926; MERKEL, 1956).

KONJETZNY (1928, 1947, 1954) sah die Ulcusbildung und seine Heilungsverzögerung durch rezidivierende Gastro-Duodenitiden bedingt, während BÜCHNER (1956) die Rolle der Fehl- und Leersekretion in den Vordergrund stellte.

Nach KALK (1956) ist das chronische Ulcus Ausdruck einer besonderen Konstitution, die ihrerseits „eine Legierung aus Genotyp und erworbener Umstimmung des Organismus" darstellt.

Chronizität und Lokalisation der Magen- und Duodenalgeschwüre lassen sich nach unseren heutigen Vorstellungen am ehesten durch Synthese normalanatomischer und funktioneller Prämissen erklären. Die motorisch-funktionellen Interferenzzonen (OI u. Mitarb., 1959, 1969; WANKE, 1966) in Verbindung mit lokaler Angioarchitektonik und Schleimhautdifferenzierung (Plattenepithel/Kardiadrüsen, Haupt-/Pylorusdrüsen, Pylorus-/Duodenaldrüsen) determinieren Lokalisation und Morphogenese der Ulcera.

## 6. Komplikationen des Magen- und Duodenalulcus

Tabelle 20. *Häufigkeit der Ulcuskrankheit selbst als Todesursache unter 812 Autopsien mit Ulcuskrankheit. (Nach ELLISON u. Mitarb., 1959)*

| Ulcustyp | Obstruktion | | Perforation | | Hämorrhagie | | Summe | |
|---|---|---|---|---|---|---|---|---|
| | Fälle | % | Fälle | % | Fälle | % | Fälle | % |
| cus duodeni, akut | 0 | | 20 | 12,7 | 16 | 10,2 | 36 | 22,9 von 15 |
| cus duodeni, chronisch | 6 | 2,6 | 62 | 26,8 | 48 | 20,7 | 116 | 50,0 von 23 |
| cus ventriculi, akut | 0 | | 12 | 5,2 | 20 | 8,7 | 32 | 13,9 von 230 |
| cus ventriculi, chronisch | 2 | 1,4 | 38 | 26,8 | 24 | 16,9 | 64 | 45,0 von 142 |
| cus pylori | 0 | | 1 | 14,3 | 1 | 14,3 | 2 | 28,6 von 7 |
| cus duodeni et ventriculi, akut | 0 | | 0 | | 5 | 23,8 | 5 | 23,8 von 21 |
| cus duodeni et ventriculi, chronisch | 1 | 4,3 | 9 | 39,0 | 4 | 17,4 | 4 | 60,7 von 23 |
| mme | 9 | 1,1 | 142 | 17,4 | 118 | 14,5 | 269 | 33,1 von 812 |

### a) Stenosen

Die *narbige* Abheilung von pylorusnahen Ulcera wird nicht selten von einer progredienten Einengung des Pförtnerlumens und einer chronischen Gastritis stenosans des distalen Pyloruskanales (KONJETZNY, 1928) — „benigne Pylorusstenose" — begleitet. Die Muscularis propria und M. mucosae der oral angrenzenden Magenabschnitte zeigen eine kompensatorische Hypertrophie, der proximal des Canalis pyloricus eine hochgradige Magenektasie folgen kann (vgl. S. 148, Muskelarchitektur von Magen und Canalis pyloricus"). Die ausgeprägte Verzögerung der Magenentleerung bewirkt Stenosenperistaltik. Die weiteren Folgen sind Erbrechen, Refluxoesophagitis, Alkalose, Tetanie, Hypochlorämie, hypochlorämische Nephrose und Wasserretention in das Gewebe infolge Chlorverlust (HENNING, 1951).

Ulcera der mittleren Magenabschnitte können bei narbiger Abheilung zum erworbenen Sanduhrmagen — ventriculus bilocularis — führen, wobei die taillenartige Einschnürung in der Regel 10—15 cm oral vom Pylorus gelegen ist. Auch mehrfache derartige Verengerungen mit interponierter divertikelartiger Ausbuchtung wurden von BORSZEKY (1914) und SCHLESINGER (1917) beschrieben. Narbige Abheilungen von Duodenalgeschwüren vermögen zum klinischen Bild der „hohen Duodenalstenose" zu führen. Ausgeprägte Ektasien des Bulbus duodeni mit Ausbildung der Hartschen Tasche oder Haudeckschen Nische stellen besondere Formen von Pulsationsdivertikel dar. Begleitend findet man nicht selten eine Magenektasie.

KOZOLL und MEYER (1964) fanden unter 8451 Patienten mit „peptischen Ulcera" am Cook County Hospital zwischen den Jahren 1936 und 1955 in 10,5% (885 Fälle) Stenosen; es handelte sich in 82% um männliche Patienten.

### b) Penetration

Die *Ulcuspenetration* durch die Magenwand bewirkt infolge entzündlicher Mitreaktion der Serosa ein Übergreifen auf Nachbarorgane; ist so eine entzündliche „Verklebung" eingetreten, kann der ulceröse Prozeß in Nachbarorgane penetrieren. Auf diese Weise vermag das Ligamentum hepato-duodenale den Ulcusgrund zu bilden. Bei fortschreitender Vernarbung mit Schrumpfung knickt die kleine Kurvatur ein — „schneckenartige Einrollung" (KATSCH u. PICKERT, 1953). Geschwüre der kleinen Kurvatur, die auf die Magenhinterwand übergreifen, penetrieren in das Pankreas oder das Colon transversum. Geschwüre der Magenvorderwand greifen auf den linken Leberlappen über, während Fundusulcera gegen die Milz, den Pankreasschwanz und das linke Nierenlager penetrieren können. Duodenalgeschwüre penetrieren bei Sitz an der Hinterwand in das Pankreas und bei Lokalisation an der Vorderwand in die Leber oder Gallenblase.

### c) Perforation

Die *Perforation* eines Ulcus durch die Magenwand kann in allen Stadien der Ulcusbildung eintreten (DE BAKEY, 1940). Postoperativ auftretende perakute Ulcera vermögen innerhalb weniger Stunden zur Perforation zu führen.

Die Häufigkeit der Ulcusperforation wird uneinheitlich angegeben. HAUSER (1926) nannte für das Magenulcus eine Perforationsquote von 10% und für das Duodenalgeschwür eine solche von 41%. KALK (1938) beziffert die Perforationsinzidenz insgesamt mit unter 10%. Duodenalgeschwüre zeigen eine höhere Perforationsquote als Magengeschwüre (LUER, 1949: Ulcus duodeni zu Ulcus ventriculi wie 3:1). Männer werden von diesem Ereignis sehr viel häufiger als Frauen betroffen (HAUSER, 1926; WATSON, 1930; ZUKSCHWERDT u. ECK, 1931; LUER, 1949; KOZOLL u. MEYER, 1964). CASSELL (1969) gibt ein Verhältnis perforativer Geschwüre von männlich zu weiblich wie 6,25 zu 1 an (vgl. MACKAY, 1966; SANDERS, 1967). Besonders die Riesengeschwüre sollen durch eine hohe Perforationsquote belastet sein (STEWART u. WINSER, 1942; SPICER u. Mitarb., 1944; WÜST, 1955; GABLER, 1956). Die Perforationshäufigkeit steht zur Ulcusfrequenz in den einzelnen Altersgruppen (DE BAKEY, 1940; CASSELL, 1969) in direkter

Komplikationen des Magen- und Duodenalulcus

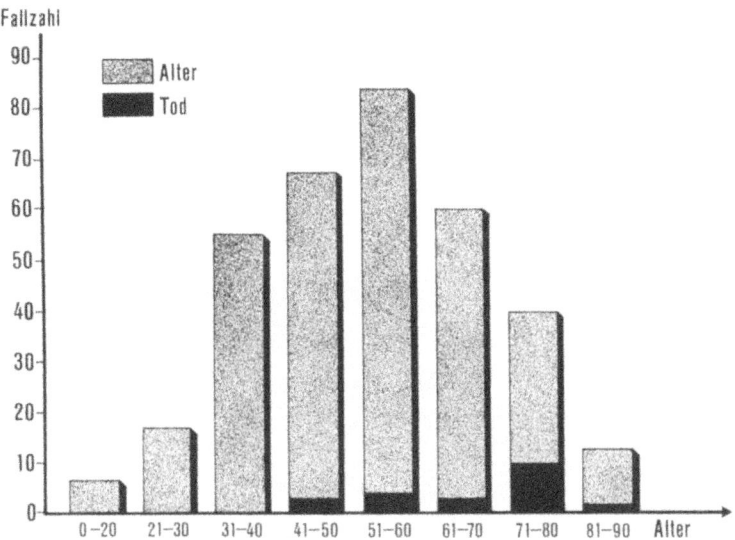

Abb. 218. Schematisierte Darstellung der Altersverteilung und Mortalitätsrate perforierter Duodenalgeschwüre. (Nach CASSEL, 1969)

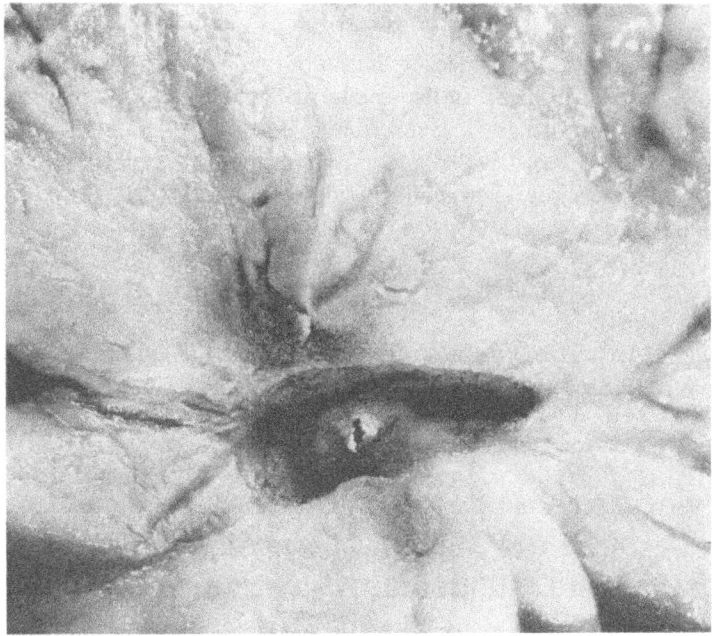

Abb. 219. Blutendes Ulcus in Magenmitte. 79jährig, weiblich (SN 655/70, Path. Inst. Heidelberg)

Beziehung (Abb. 218). BURDETT und RASMUSSEN (1968) sahen unter 103 Fällen von Ulcusperforation (95 Männer, 8 Frauen) 25 Todesfälle:

| Altersgruppe | Patientenzahl | Todesfälle |
|---|---|---|
| 10—39 | 27 | — |
| 40—49 | 29 | 6 |
| 50—59 | 20 | 4 |
| 60—69 | 14 | 5 |
| 70—79 | 11 | 8 |
| 80—89 | 2 | 2 |

DEVITT und TAYLOR (1967) beobachteten unter 402 Fällen mit Ulcusperforation ein Geschlechtsverhältnis von männlich zu weiblich wie 4:1. 35% der Patienten waren über 65 Jahre alt. Das Verhältnis Magen- zu Duodenalulcus betrug 12,5:1 bei Männern und 5,1:1 bei Frauen. Die Gesamtletalität wird mit 20,1% angegeben.

Die Geschwürsperforationen treten unter den Magenulcera bevorzugt bei präpylorisch gelegenen Ulcera auf; Magenulcera an der Korpushinterwand perforieren selten (LUER, 1949). Bei multiplen Ulcera wurden Mehrfachperforationen von GROSS (1919) beschrieben.

Im Duodenum ist es besonders das Vorderwandulcus, das eine höhere Perforationsquote aufweist, während jenes der Hinterwand bevorzugt in das Pankreas penetriert (LUER, 1949; MERKEL, 1956). Die Perforation kann in die Bauchhöhle — freie Perforation —, oder in präformierte (Bursa omentalis) oder durch Adhäsion neugeschaffene Räume — gedeckte Perforation — erfolgen. Primär gedeckte Perforationen brechen nicht selten sekundär in die freie Bauchhöhle durch. Ulcusperforationen in die linke Herzkammer beschrieben RAPPERT (1950), MUR und KRALIK (1956), PENDL (1958) sowie RITZ und FISCHER (1966). Einen Geschwürsdurchbruch in die Pleurahöhle beschrieben HAUSER (1926) sowie HUDSON (1937) und eine entsprechende Perforation in Kombination mit einer traumatischen Zwerchfellhernie (LORANGE, 1953). Die Perforation in den Uterus erwähnen LEE und WELLS (1953) und in die Bauchdecken KAUFMANN (1931) sowie MOLOCK u. WALTERS (1944).

*Blutungen* (Abb. 219) s. unter „Hämorrhagien", S. 317, 326.

*Maligne Entartung* s. unter „Magentumoren", S. 643.

# J. Pylorusstenose des Erwachsenen, Invaginationen im Bereiche des Magens sowie des angrenzenden Oesophagus und Duodenum, erworbene Magendivertikel

Die Pylorusstenose des Erwachsenen, Invaginationen im Bereiche des Magens und des angrenzenden Oesophagus und Duodenum sowie eine Gruppe von Magendivertikel stellen Krankheitsbilder dar, die gegenüber kongenitalen Varianten (vgl. S. 193 ff.) abgegrenzt werden müssen.

## I. Die Pylorusstenose des Erwachsenen

Die idiopathische Form der Pylorusstenose des Erwachsenen ohne „Zusatzerkrankungen" wurde erstmalig von LANDERER (1879) sowie MAIER (1885) beschrieben. Sie kann mit oder ohne eine muskuläre Hyperplasie einhergehen. Patho-anatomisch werden fokale von zirkulären Formen der Pylorushypertrophie unterschieden (Übersichtsarbeiten von: ANDERSON u. Mitarb., 1946; NOTH u. JOHNSON, 1950; ALBOT u. MAGNIER, 1953; LORIMIER u. NIEDA, 1956; CRAVER, 1957; CHRISTIANSEN u. GRANTHAM, 1962; FLURY, 1963; BERK, 1963; WELLMANN u. Mitarb., 1964).

Das morphologische Bild der einzelnen Varianten der Pylorushyperplasie wird durch die normalanatomische Architektur von Canalis pyloricus und Pylorusring verständlicher. Im Pylorusgebiet werden ein Sinus und ein Canalis egestorius unterschieden (TROGERSEN, 1942, 1968); seine Motorik wird durch zwei Muskellagen koordiniert und gesteuert. Die zirkuläre Muskelschicht setzt sich kontinuierlich von dem Canalis pyloricus bis an den Pylorusring fort und ist gegenüber jener des Duodenum durch ein schmales fibröses Septum getrennt (HORTON, 1928; BELDING u. KERNOHAN, 1953). Dagegen greifen viele der longitudinalen Fasern in das Muskelgeflecht des Duodenum über; zirka 50% der longitudinalen Fasern strahlen in den pylorischen „Sphincter" ein (HORTON, 1928; TROGERSEN, 1942). Daneben bilden die zirkulären Muskelbündel zwei charakteristische Ringschlingen (TROGERSEN, 1942, 1968; MCNAUGHT, 1957). Eine erste Ringschlinge umfaßt, von der großen Kurvatur ausgehend, den Pylorus, der eine zweite etwas weiter caudal folgt. Beide Ringschlingen verknüpfen sich an der kleinen Kurvatur zu einem „Torusknoten". Diese Schlingen ermöglichen der Pars pylorica des Canalis egestorius eine „darmartige" Peristaltik, während der Pylorusring selbst in „Ruhestellung verharrt (BLACKWOOD, 1969).

Bei sämtlichen Formen der Pylorushypertrophie ist eine zirkuläre pylorische von einer präpylorischen Variante zu unterscheiden, wobei Übergänge keine Seltenheit darstellen. Die fokalen Hyperplasien betreffen bevorzugt die kleine Kurvatur und hier den Torus (KEET, 1956). Pylorische und präpylorische „Muskelplatten" beschrieb BACHMANN (1952). Von den zirkulären Formen (MAIER, 1885; CHIARI, 1913; HEIDENHAIN u. GRUBER, 1923) unterschieden ALBOT und MAGNIER (1953) eine multinoduläre Abart. Morphologische Klassifikationen gehen auf MAIER (1885), CHIARI (1913), WALLENSTEN (1952), ALBOT und MAGNIER (1953), SKORYNA u. Mitarb. (1959) sowie WELLMANN u. Mitarb. (1964) zurück.

WELLMANN u. Mitarb. (1964) klassifizieren wie folgt:

1. Fokal:
   a) pylorisch (Torushyperplasie),
   b) präpylorisch,
   c) pylorisch und präpylorisch;
2. Multifokal (multinodulär);
3. Zirkulär (generalisiert):
   a) pylorisch,
   b) präpylorisch,
   c) pylorisch und präpylorisch.

Die *Ätio-Pathogenese* der Pylorusstenose des Erwachsenen wird durch viele Hypothesen zu erklären versucht. WELLMANN u. Mitarb. (1964) unterscheiden:

A. Primäre (idiopathische) muskuläre Hypertrophie ohne pylorusnahe Begleiterkrankungen.

B. Sekundäre (konkomitante) muskuläre Hypertrophie in Kombination mit prä- oder postpylorischen Erkrankungen wie Ulcus, Gastritis, Carcinom etc.

C. Kongenital enger Pyloruskanal ohne muskuläre Hyperplasie.

Die *primäre*, idiopathische muskuläre Hypertrophie wird auch im Erwachsenenalter bevorzugt auf eine Persistenz der infantilen Form zurückgeführt. Diese Hypothese wird durch viele Beobachtungen unterstützt. Unter konservativer Therapie der infantilen Pylorusstenose bleiben lange morphologische Restzustände erhalten (RUNSTRÖM, 1939; EHNERT, 1958; NIELSEN u. ROELSGAARD, 1960); bei 13% der Erkrankten sind auch im Erwachsenenalter Residuen der kindlichen Pylorusstenose nachweisbar (NIELSEN u. ROELSGAARD, 1960). Unter operativer Therapie erfolgt eine raschere Rückbildung. Nachuntersuchungen von DITTRICH und FRIOLET (1961) zwischen dem 1. und 12. Lebensjahr erbrachten nur in 59% Beschwerdefreiheit. Dieser Prozentsatz blieb zwischen dem 21. und 31. Lebensjahr mit 58% weiterhin konstant. Erfolgt statt der Pylorotomie nur eine Gastro-Enterostomie, so entwickelt sich nach HOLT (1917) später kein „normaler" Pylorus (vgl. LEWIS u. GRULEE, 1915; WALTERS, 1946; DONOVAN, 1946; ARMITAGE u. RHIND, 1951; BELDING u. KERNOHAN, 1953; ANDERSEN u. Mitarb., 1946); Die pylorische Muskelhypertrophie verbleibt unverändert und kann noch bei Erwachsenen nachgewiesen werden. Viele Patienten bieten weiterhin Brückensymptome seit der Kindheit (CROHN, 1928; KLEITSCH, 1952; NIELSEN u. ROELSGAARD, 1960; STEINICKE u. ROELSGAARD, 1960). Röntgenologische Zeichen der Pylorusstenose werden auch bei asymptomatischen Fällen aus Sippen mit hypertrophischer Pylorusstenose beschrieben (RUNSTRÖM, 1939; PRINZ, 1939; FENWICK, 1953). Wie nach den Befunden von DITTRICH und FRIOLET (1961) zu erwarten, kann die Hypertrophie der Pylorusmuskulatur persistieren und auch nach erfolgter Operation weiterhin röntgenologisch nachweisbar bleiben (RUNSTRÖM, 1939; NIELSEN u. ROELSGAARD, 1956; LUMBSDEN u. TRUELOVE, 1958; STEINICKE u. ROELSGAARD, 1960; NIELSEN u. ROELSGAARD, 1960). Das morphologische Bild der infantilen und adulten Form ist entsprechend (BELDING u. KERNOHAN, 1953; RAIA u. Mitarb., 1956). In beiden Altersgruppen ist die Hyperplasie häufiger in der präpylorischen Region als am Pylorusring selbst zu finden (RÖSSLE, 1935; ANDERSEN u. Mitarb., 1946; WALLENSTEN, 1952; COPLEMAN, 1962). EHLERS demonstrierte 1907 eine Beobachtung von kombinierter Hypertrophie der Pylorus- und Oesophagusmuskulatur.

BACHMANN (1952) sieht die fokale Hyperplasie als Folge „unbekannter" Ätiologie an. Bei der fokalen Hyperplasie fehlen die Charakteristika eines „banalen" Leiomyomes und aufgrund der ungeordneten Architektur der hypertrophischen Muskelfasern kann auch nicht von einer einfachen Hyperplasie gesprochen werden. Ob die fokale Variante eine Vorstufe der zirkulären Form darstellt (SKORYNA u. Mitarb., 1959) wird diskutiert, indessen von WELLMANN u. Mitarb. (1964) als unwahrscheinlich erachtet.

Es gibt sicherlich Beobachtungen, die von Kindheit an persistieren, während sich andere erst im Erwachsenenalter de novo entwickeln (WELLMANN u. Mitarb.,

1964). Bis heute ist das zahlenmäßige Verhältnis beider Formen nicht anzugeben, da nachweislich persistierende infantile Formen eine lange, klinisch stumme Latenzperiode durchmachen können (DULIN u. ADY, 1951), um erst wieder im Erwachsenenalter klinisch unter dem Bilde der ,,Pylorusstenose des Erwachsenen" manifest zu werden. In diesen Fällen täuscht zudem in hohem Prozentsatz (40%: DITTRICH u. FRIOLET, 1961) eine komplizierende Gastritis die erworbene Form vor.

Von anderer Seite wird die Pylorusstenose des Erwachsenen auf nervös ausgelöste *Spasmen* des ,,Sphincter pyloricus" zurückgeführt (MCCLURE, 1931;

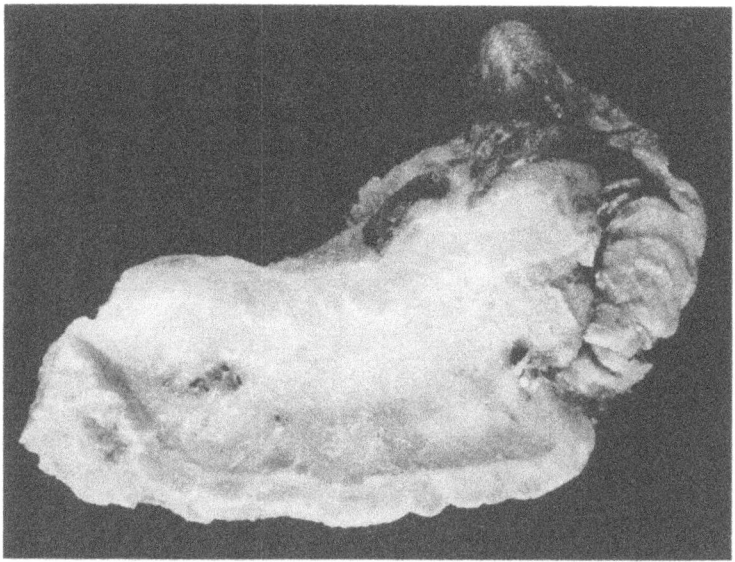

Abb. 220. ,,Hypertrophische Antrumgastritis", inveteriertes submuköses Ödem, ,,benigne Pylorusstenose" bei penetrierendem chronischem Ulcus ventriculi der kleinen Kurvatur 6 cm supra pylorum. 63jährig, weiblich. (E.-Nr. 2381/70, Path. Inst. Heidelberg.) Vergr. 5fach

BENDIX u. NECHELES, 1947); eine primäre Störung des vegetativ nervösen Systems wird erwogen. Diese Patienten zeigen auch in anderen Bereichen des Verdauungskanals häufiger Spasmen, die indessen nur am Pylorus (FREEMAN, 1929) eine muskuläre Hypertrophie auslösen sollen. Dadurch entwickelt sich im Sinne einer phylogenetischen Regression ein Zustandbild, wie es während der Entwicklung zwischen dem 5. und 6. Embryonalmonat erreicht wird. Zu diesem Zeitpunkt weist die Pylorusmuskulatur ihre größte Dicke auf (HORTON, 1928). RÖSSLE (1935) bezog die Pylorushypertrophie wie das Ulcus auf abnorme funktionelle Reize; beide Krankheitsbilder wurden von RÖSSLE (1935) nach seinem Konzept als ,,zweite Krankheit" interpretiert (vgl. PELLOJA, 1953). Daß Spasmen im Bereiche des Canalis pyloricus auftreten können, ist überzeugend dokumentiert worden (KEET, 1956), bezweifelt wird indessen, daß sie in der Lage sein können, eine Hyperplasie oder Hypertrophie der Pylorusmuskulatur zu induzieren. Pylorus und Antrum bilden eine funktionelle Einheit (vgl. S. 181). Nach ATKINSON u. Mitarb. (1957) ist dieser ,,funktionelle Sphincter" zu unabhängigen Kontraktionen infolge visceraler Irritationen oder pathologischer Reize befähigt.

Neben den Formen der idiopathischen Pylorusstenose beobachtet man die große Gruppe der sekundären, konkomitanten muskulären Hypertrophie in Verbindung mit Erkrankungen der Regio pylorica. In diese Gruppe gehören die Fälle von KROMPECHER (1910), die von ihm als „Sklerostenose" bezeichnet wurden.

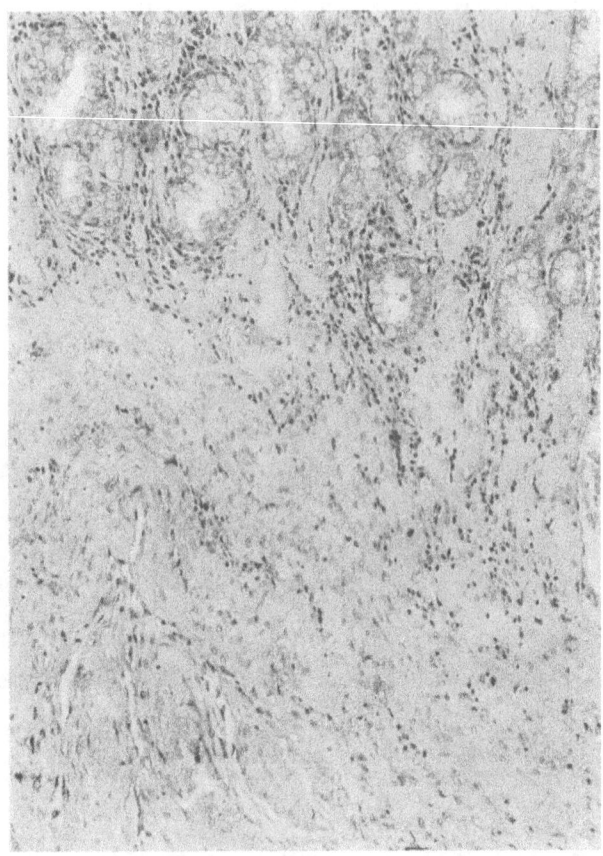

Abb. 221. Submuköse Vernarbung im Bereiche des Canalis pyloricus mit benigner Magenausgangsstenose bei Ulcus duodeni. 73jährig, männlich. (E.-Nr. 5604/70, Path. Inst. Heidelberg.) Färbung: Hämatoxylin-Eosin, Vergr. 100fach

KROMPECHER (1910) interpretierte die Pylorusstenose des Erwachsenen als Folge einer fibrösen Induration nach Stauungsödemen, Defektheilungen bei Ulcus duodeni sive ventriculi, als Folge chronischer Gastrititiden (Abb. 220 und 221), als Begleiterscheinung bei scirrhösen Magencarcinomen (Abb. 222 und 223) oder gutartigen Magentumoren, zu denen dystope Pankreata in Nachbarschaft des Pylorusringes zu rechnen sind (JOSSELIN DE JONG, 1917; WANKE u. KAISER, 1970, Lit.) und endlich bei intragastrischen Fremdkörpern und perigastrischen Adhäsionen.

CRAVER (1957) sah innerhalb von 24 Jahren 11 Fälle idiopathischer Pylorushypertrophie gegenüber 155 Fällen sekundärer Pylorusstenosen. Sehr häufig ist

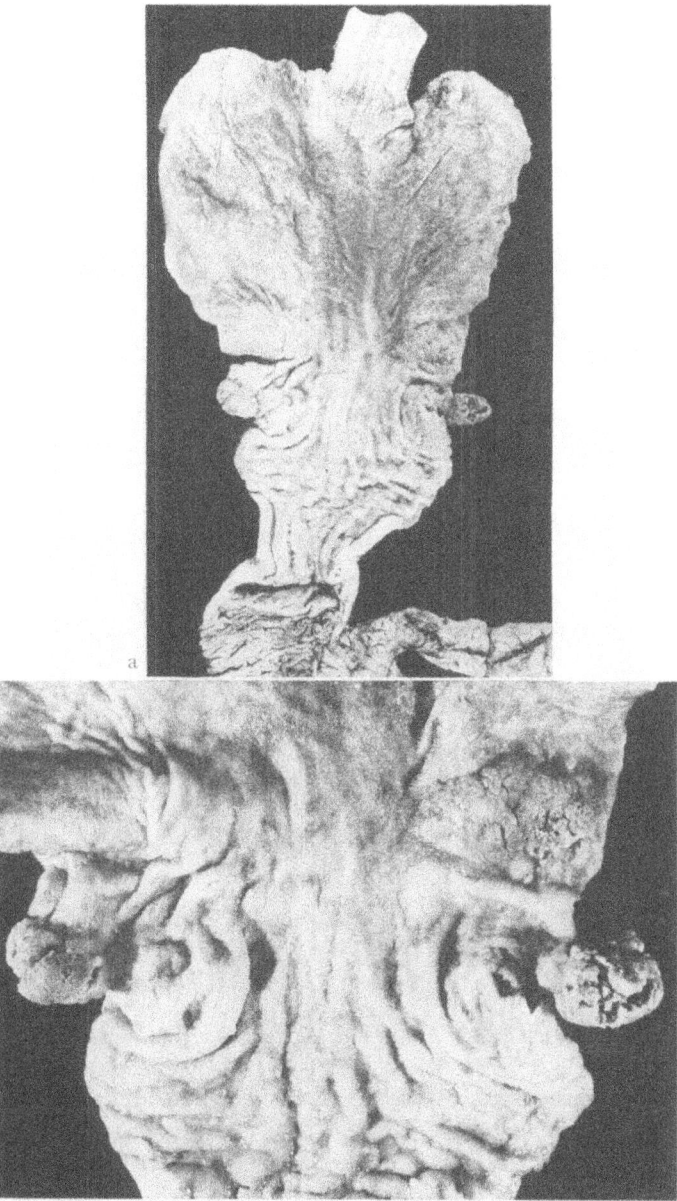

Abb. 222a u. b. Hypertrophische Pylorusstenose bei Antrumgastritis, Magenschleimhautpolyp und flach polypösem, scirrhösem Adenocarcinom proximal des Polypen (rechte Bildseite). 64jährig, weiblich (SN 677/70, Path. Inst. Heidelberg). a Übersicht; b Detail mit Polyp an der großen Kurvatur (infolge Sektionsschnitt halbiert) und proximal benachbart gelegenem (rechte Bildseite) flach polypösem Carcinom

die Pylorushypertrophie des Erwachsenen Folge einer chronischen Gastritis (KONJETZNY, 1933; GOLDEN, 1937; PRINZ, 1939; COLE, 1946; ANDERSEN u. Mitarb., 1946; ZITTERGREN, 1949; NORTH u. JOHNSON, 1950; KLEITSCH, 1952; BERG, 1952; ALBOT u. MAGNIER, 1953; SKORYNA u. Mitarb., 1959), pylorusnaher Ulcera (HORWITZ u. Mitarb., 1929) oder pylorusnaher Magencarcinome (HORWITZ u. Mitarb., 1929; STOUT, 1943; KEYNES, 1965). In diesen Fällen handelt es sich in

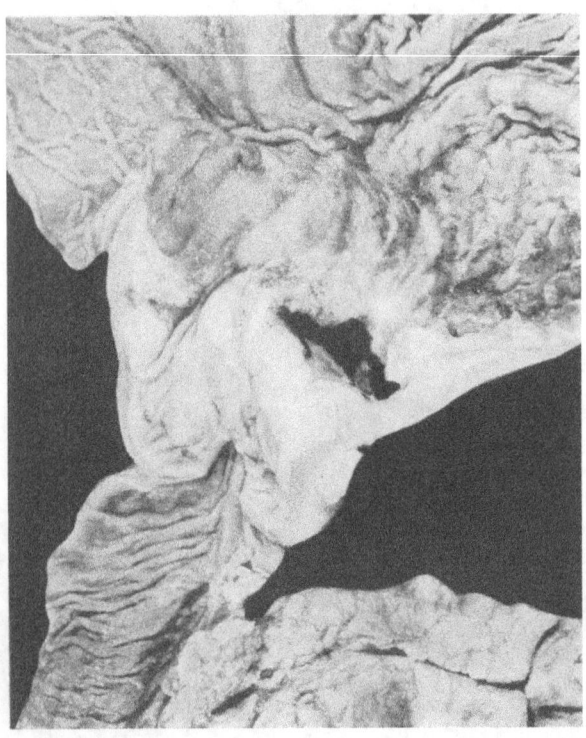

Abb. 223. Scirrhöses Adenocarcinom des Magens, Pylorusstenose, muskulärer Magenschleimhautprolaps. 22jährig, weiblich. (SN 1942/69, Path. Inst. Heidelberg)

der Regel um nachweislich sekundäre Formen dieses Krankheitsbildes. KREEL und ELLIS (1965) fanden unter 100 Patienten, die mit der Diagnose Pylorusstenose stationär aufgenommen wurden, in 56 Fällen ein Duodenalulcus, in 36 Fällen ein präpylorisches Carcinom, in 4 Fällen ein pylorusnahes Magenulcus, in 2 Fällen eine idiopathische Pylorushypertrophie und in je einem Fall einen Morbus Hodgkin und eine Pankreasektopie.

Hochsitzende Magengeschwüre können von Pylorusstenosen begleitet werden (COLEMAN, 1932; CRAVER, 1957; DESMOND u. SWYNNERTON, 1957; KIRKLIN u. HARRIS, 1933; MCNAUGHT, 1957; PATTINSON u. Mitarb., 1959; TEMPLETON, 1944; RAFFENSBERGER, 1955). Eine Hypertrophie der Pylorusmuskulatur wurde auch bei Patienten mit Kardiacarcinom beschrieben (BOCKUS, 1950. Ausschaltung des Vagus? Die Verbindung von Pylorushypertrophie und Magenulcus wird unter anderem auf eine Nahrungsstase bei Pylorusobstruktion zurückgeführt; das Ulcus wird in diesen Fällen in Abhängigkeit von der Pylorushypertrophie — und nicht umgekehrt — gesehen (RIGLER u. Mitarb., 1955) Das post et propter hoc läßt sich nicht immer exakt entflechten. RAFFENSBERGER (1955) beobachtete bei einem Patienten mit einem Ulcus an der großen Magenkurvatur, wie sich innerhalb von 5 Wochen eine Hypertrophie der Pylorusmuskulatur entwickelte. TEMPLETON (1944) beschrieb rezidivierende Ulcera bei einem Patienten mit kongenital engem Pylorus.

Im Erwachsenenalter wird den Hiatushernien als „Realisationsfaktoren" der Pylorushypertrophie Erwachsener neuerdings vermehrt Aufmerksamkeit geschenkt. BURGE u. Mitarb. (1966) geben sogar eine Koinzidenz von 77% an (vgl. BOYD, 1964; HOCHULI, 1965; BODON u. HAAKE, 1968).

Sekundäre, konkomitante Formen der Pylorusstenose begleiteten um die Jahrhundertwende und am Beginn dieses Jahrhunderts nicht selten eine Lues (LE WALD, 1921; STRAUSS, 1929; HUBER, 1930; FENSTER, 1937; VOIGT, 1940) und auch die Tuberkulose spielte früher ätiologisch eine größere Rolle (RICARD u. CHEVRIER, 1905; PFANNER, 1915; SEVERIN, 1917; LUSENA, 1921; GORODINSKI, 1927; WATSON u. Mitarb., 1936/1937). Der Morbus Boeck (ORIE u. Mitarb., 1950; APPEL u. Mitarb., 1951; SIRAK, 1954; HOCHULI, 1959) sowie eosinophile Granulome und Infiltrate der Regio pylorica (BARRIE u. ANDERSON, 1948; SPENCER u. Mitarb., 1950; RUZIC u. Mitarb., 1952; LYNCH u. Mitarb., 1956; FERRIER u. DAVIS, 1957; HAFTER u. SIEBENMANN, 1962; BOQUIEN u. Mitarb., 1966) sind neben der seltenen Manifestation einer gastrointestinalen Sklerodermie präpylorisch (ARCILLA u. Mitarb., 1956) oder einer Enteritis regionalis in diesem Bereiche (ROSS, 1949) differentialdiagnostisch zu berücksichtigen.

Vergleichbare *Häufigkeitsangaben* der Pylorusstenose sind, wie bereits erwähnt, nur schwer zu gewinnen. ANDRESEN u. Mitarb. (1946) erwähnen in ihrer Literaturübersicht von 1885—1940 175 Fälle, 8 eigene Beobachtungen eingeschlossen, während NORTH und JOHNSON (1950) bis 1950 nur 64 Fälle aus dem Schrifttum als primäre Hypertrophie im Erwachsenenalter anerkannten. Unter einem ausgesuchten Material von 100 Patienten mit Pylorusstenose beobachteten KREEL und ELLIS (1965) 2 Fälle idiopathischer Pylorushypertrophie.

Im Gegensatz zu ihrer Seltenheit im klinischen Untersuchungsgut werden in röntgenologischen und patho-anatomischen Studien jeweils höhere Prozentsätze ermittelt. So schwanken die Häufigkeitsangaben in verschiedenen Röntgenserien zwischen einer Beobachtung auf 100 bzw. 2000 Untersuchungen (KIRKLIN u. HARRIS, 1933; TWINING, 1933; ANDERSEN u. GAMELGAARD, 1946; LORIMIER u. NIEDA, 1956; COPLEMAN, 1962). Unter 7000 fortlaufenden Obduktionen sahen CLELAND und GODFREY (1960) in 0,2% eine Pylorushyperplasie; BACHMANN (1952) nennt unter 600 fortlaufenden Routineautopsien Erwachsener eine Inzidenz von 2% und RÖSSLE (1935) gibt sogar eine Quote von 3,3% an. RÖSSLE (1935) führte nur Formen vom zirkulären Typ an. In den patho-anatomischen Serien waren sämtliche lokalisierten und die Mehrzahl der zirkulären Formen klinisch stumm.

Das „klinische Normalmaß" der Pylorusdicke wird mit 0,3—0,85 cm angegeben (HEIDENHAIN u. GRUBER, 1923; CRAVER, 1957; KNIGHT, 1961). Dieses „Normalmaß" variiert mit dem Alter und Gewicht des Patienten sowie dem Kontraktions- oder Erschlaffungsgrad zum Zeitpunkt der Fixierung des Resektions präparates (HORTON, 1931; KEET, 1956). Entsprechend gibt es „klinisch" gesicherte Fälle idiopathischer Pylorushypertrophien mit „Normalmaßen" (ACKMAN, 1929; HEIDENHAIN u. GRUBER, 1923; WAKEFIELD, 1944) und andere Fälle mit deutlicher Hyperplasie und fehlender klinischer Symptomatik (KLOSE u. BERNSTEIN, 1932; RÖSSLE, 1935; BACHMANN, 1952). Aus diesen Gründen variieren klinische und patho-anatomische Zahlenangaben erheblich und sind abhängig von den zugrunde gelegten Parametern (numerisch/funktionell).

Das *Geschlechtsverhältnis*, das für die infantile Form mit 4:1 zugunsten der Knaben angegeben wird (RUNYON u. Mitarb., 1955; DE LORIMIER u. NIEDA, 1956), zeigt bei der adulten Form keine so deutliche Prädominanz männlicher Patienten. Sie wird für den Erwachsenentyp mit 2—3:1 angegeben (ATKINSON u. Mitarb., 1957; NORTH u. JOHNSON, 1950; CHRISTIANSEN u. GRANTHAM, 1962). HAVIER und DE BRUN (1933) sahen in ihrem Untersuchungsgut sogar ein Überwiegen weiblicher Patienten.

Klinisch erfolgt die Diagnosestellung der adulten Form in der Regel zwischen dem 30. und 60. Lebensjahr, indessen stammen Einzelbeobachtungen symptomatischer Pylorusstenosen auch aus der 9. Lebensdekade (NORTH u. JOHNSON, 1950; ALBOT u. MAGNIER, 1953; SOUTHWICK u. Mitarb., 1955; MCNAUGHT, 1957).

BERK (1963) unterscheidet 3 Patientenkategorien bei der Pylorusstenose:

1. Patienten, die Beschwerden seit der Kindheit haben und wiederholt über Erbrechen klagen (CROHN, 1928); nach NORTH und JOHNSON (1950) macht diese Gruppe 25% der Erkrankungsfälle aus.

2. Patienten, die auch bei langer Anamnese erste Symptome im Erwachsenenalter bieten und

3. Patienten im mittleren oder fortgerückten Lebensalter mit kurzer, oft progressiver Symptomatik, die jener der Ulcuskrankheit sehr ähnelt (DESMOND u. SWYNNERTON, 1957).

Es bleibt nach dieser Übersicht eine Patientengruppe unberücksichtigt, die keine oder klinisch negligeable Symptome bieten und bei denen röntgenologisch oder autoptisch der Befund der Pylorushypertrophie zu erheben ist (MAIER, 1885; RÖSSLE, 1935; ANDRESEN, 1939/1940; BACHMANN, 1952; LUMSDEN u. TRUELOVE, 1958; SKORYNA u. Mitarb., 1959; BERK, 1963).

Die wichtigste und klinisch bedeutungsvollste *Komplikation* der adulten Form der Pylorushypertrophie ist wie bei der infantilen Form die Pylorusobstruktion; sie ist bei Erwachsenen extrem selten. Als sekundäre Folgen dieser Stenose werden erosive Gastritiden und Ulcera beschrieben; Blutungen sind in diesen Fällen dann keine Seltenheit (CRAVER, 1957; MCNAUGHT, 1957).

*Patho-anatomisch* unterscheidet KEET (1956) drei Formen (vgl. WELLMANN u. Mitarb., 1964):

1. Hyperplasie der Pylorusringmuskulatur,

2. Hyperplasie der präpylorischen Muskulatur,

3. Plattenförmige Hyperplasie der prä- und pylorischen Muskulatur (vgl. BACHMANN, 1952).

Bei *makroskopischer* Betrachtung (vgl. S. 214) imponiert vornehmlich eine scharf begrenzte, frei bewegliche Verdickung des Pylorusringes. Nach HORWITZ u. Mitarb. (1929) variiert die Dicke der Pylorusmuskulatur am fixierten Präparat zwischen 0,38 und 0,85 cm mit einem Mittelwert von 0,58±0,1 cm. Die longitudinale Ausdehnung der Hypertrophie beträgt 2—4 cm. In der Regel wird der gesamte Pylorusring betroffen, vereinzelt ist die Hypertrophie auch fokal. Sie imponiert als noduläre Verdickung und ist bevorzugt an der kleinen Kurvaturseite des Pylorusringes im Bereiche des sog. Torus gelegen (TORGERSEN, 1942; BACHMANN, 1952; KEET, 1956). Der Pyloruskanal kann auf wenige mm eingeengt sein. *Mikroskopisch* liegt nahezu ausnahmslos eine Verdickung der zirkulären Fasern der Ringschlingen vor (s. dagegen LIEBERMANN, 1966). Von BELDING und KERNOHAN (1953) wurden gleichermaßen Hypertrophie und Hyperplasie der Muskelfasern beschrieben. In einzelnen Fällen ist an dieser Veränderung auch die longitudinale Muskulatur mit beteiligt. Diese Hypertrophie endet charakteristisch am Pylorusring und greift nicht auf die Pylorusmuskulatur über. Ein weiterer typischer Befund ist die Irregularität der Anordnung der inneren Ringmuskelschichten, die in sämtlichen Richtungen zu streben scheinen. Infolge des submukösen und mukösen Ödems und der capillären Ektasie (WALLENSTEN, 1952) sind Mucosa und Submucosa häufig deutlich verdickt. Mucosa und Submucosa zeigen eine mehr oder minder ausgeprägte lympho-plasmacelluläre Infiltration. Eingestreut findet man weiterhin eosinophile Granulocyten. Ödemfibrose und -sklerose, wie sie im Gefolge chronischer Gastritiden auftreten, sind selten.

## II. Invaginationen im Bereiche des Magens sowie des angrenzenden Oesophagus und Duodenum

Pathogenese und klinische Bedeutung dieses Krankheitsbildes, insbesondere der Variante des transpylorischen Schleimhautvorfalles, sind nach wie vor heiß umstritten. Nach HENSCHEN (1927) kannte CRUVEILHIER bereits polyploide Prolapsformen der Magenmucosa. ENGEL (1887), CHIARI (1888) sowie ENDERLEON (1903) berichteten über Einzelbeobachtungen von Invaginationen im Bereiche des Magens und der benachbarten Intestinalabschnitte. Eine erste zusammenhängende Darstellung des gastro-duodenalen Schleimhautprolapses stammt von SCHMIEDEN (1911). Die von HENSCHEN (1927) erarbeitete Systematik der einzelnen Prolapsvarianten hat noch heute Gültigkeit (Abb. 224). Topisch werden gastro-oesophageale und oesophago-gastrale, gastro-gastrische und gastro-duodenale Invaginationen am nicht-operierten Magen unterschieden.

### 1. Gastro-oesophageale und oesophago-gastrale Invagination

Diesen Invaginationsformen liegen Tumoren oder prolabierte Schleimhautfalten zugrunde. So berichtete BRESCHET 1817 (zit. nach HENSCHEN, 1927) über eine Beobachtung, bei der ein $6^1/_2$ Zoll messender Polyp des terminalen Oesophagus durch den Pylorusring bis in das Duodenum pendelte. Kasuistische Mitteilungen stammen von LANNON und CULINER (1946), WELLS (1947), FELDMAN (1951), SARASIN und HOCH (1951) sowie FAGAN und PALMER (1963). Der Prolaps kann in den terminalen Oesophagus oder aus diesem in den Magen erfolgen. Beide Prolapsformen können Stieldrehungen erfahren; diese nekrotischen „Polypen" werden vereinzelt abgestoßen und führen damit zum „Spontanabgang". Sie sind in der Regel mit Hiatushernien vergesellschaftet (FRIK, 1965), wobei die gastro-oesophageale Variante die seltenere ist und häufig durch Einklemmung und Blutungen kompliziert wird (FAGAN u. PALMER, 1963). Der klinisch irrelevante, geringgradige Vorfall terminaler oesophagealer Schleimhautfalten in die anatomische Kardia stellt keine Seltenheit dar.

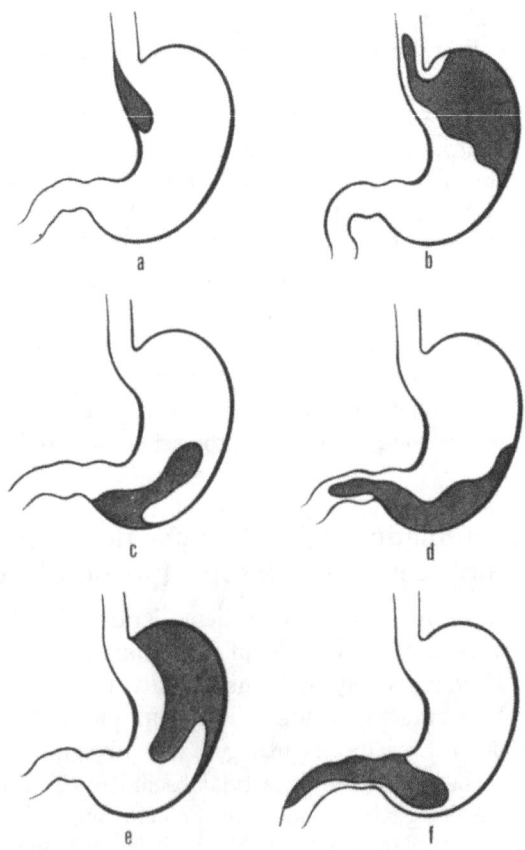

Abb. 224a—f. Schematisierte Darstellung einzelner Invaginationsmöglichkeiten im nicht operierten Magen. a oesophago-gastral, b gastro-oesophageal, c retrograd gastro-gastral, d gastroduodenal, e gastro-gastral, f duodeno-gastral

Die Pathogenese der kardialen Prolapsformen konnte von PALMER (1955) weitgehend geklärt werden. Anläßlich einer Hernienoperation markierte PALMER mit einem Silberclip in der Muscularis propria die Oesophagus-Magengrenze. In einer zweiten Sitzung wurde oesophagoskopisch eine Schleimhautbiopsie entnommen und die Epithelgrenze zwischen Magen und Oesophagus ermittelt; sie wurde durch einen zweiten Silberclip markiert. Röntgenokinematographische Aufnahmen ergaben ständig wechselnde Distanzen zwischen dem „muskulären" und dem „mukösen" Clip. Dabei blieb die Lage des muskulären Clip jeweils unverändert. Danach verschiebt sich die Mucosa im terminalen Oesophagus während des Schluckaktes gegenüber der Muscularis propria und gleitet über die Muskelunterlage. PALMER beobachtete „Exkursionen" bis zu 2,0 cm.

## 2. Gastro-gastrische Invagination

Diese Form der Invagination ist, obwohl gleichfalls sehr selten, insgesamt etwas häufiger als die oesophago-gastrische Invagination. Die Einstülpung kann in ortho- oder retrograder Richtung erfolgen. Intragastrische Tumoren leisten diesem Geschehen in der Regel Vorschub (ENGEL, 1887; CAPUA, 1938; LENARDUZZI, 1939; ZDANSKY, 1939; AGATI, 1941). Über gastro-gastrische Invaginationen ohne Tumor berichteten LENARDUZZI (1939) sowie AGATI (1941). Bemerkenswert an der Beobachtung von ENGEL (1887) ist, daß die ausgedehnte Invagination klinisch stumm blieb, obwohl die linke Magenhälfte über die rechte stark narbig verzogene hinübergestülpt war und den Pylorus in die Kardia schob. In dem Fall von CAPUA (1938) hatte ein ringförmiges stenosierendes Antrumcarcinom die retrograde gastro-gastrische Invagination ausgelöst. Nach einer weiteren Mitteilung von ZDANSKY (1939) fixierte ein in das Duodenum invaginierter Magenpolyp das Antrum; dadurch wurde ein zweiter, an der Magenhinterwand situierter Polyp in den Canalis pyloricus verschoben und ebenfalls eingeklemmt; über diesen zweiten Polypen invaginierte die proximale Magenschleimhaut. In einem zweiten Fall wurde eine entsprechende Invagination durch Fixierung der Pars pylorica an die Gallenblase infolge chronisch vernarbender Pericholecystitis verursacht. Aufgrund der Magenaufhängung zwischen Kardia und Pylorus und der weiteren Verankerung mit dem Colon transversum und der Leber wird ein Ineinanderschieben der Magenwände verhindert. Auch die birnenförmige Verjüngung des Magens gegen den Canalis pyloricus verhindert in der Regel die Fixierung des Intusceptum durch das Intuscipiens. Die Immobilisation des caudalen Magenabschnittes in Verbindung mit Lockerung seiner Verankerungen ist somit eine wesentliche Voraussetzung dafür, daß sich craniale Magenwandabschnitte über diesen Fixpunkt hinüberschieben können. Diese Vorstellung wird durch Tierversuche bestätigt (OSELLADORE, 1937; BROOKS u. Mitarb., 1948). OSELLADORE (1937) provozierte bei Hunden Invaginationen (gastro-gastrische) durch Infiltration des Antrum mit 0,001%-iger Silbernitratlösung; sofort nach Infiltration mit Silbernitrat kam es bei den Tieren zu einem erheblichen mukösen und submukösen Ödem und einer lokalen Immobilisation, während proximal jeweils heftige Kontraktionen zu verzeichnen waren. Der hypermobile proximale Magenabschnitt stülpte sich über den starren distalen.

## 3. Gastro-duodenale Invagination „Magenschleimhautprolaps"

Dieser relativ häufige Invaginationstyp kann als Komplikation gestielter, überwiegend gutartiger Tumoren (HENSCHEN, 1927; LÖNNERBLAD, 1933; ZDANSKY, 1939; LINDENSCHMIDT, 1951) oder in Form eines Prolapses präpylorischer Schleimhautfalten in das Duodenum auftreten (SCHMIEDEN, 1911; COVE u. CURPHEY, 1949; MANNING, 1950; MECAMED, 1950; LINDENSCHMIDT, 1951; FRIK, 1955; FRANK, 1956; PREVOT, 1957; SEYSS, 1957; ALNOR u. Mitarb., 1962). In beiden Fällen ist nach HENSCHEN (1927) entweder ein partieller — lateraler — oder ein totaler — ringförmiger, zentraler — Vorfall der Schleimhaut des Canalis pyloricus möglich (Abb. 225). Je nach Tumorart und Stiellänge kann das Invaginat sogar bis in das Jejunum hängen (SCHMIEDEN, 1911; HENSCHEN, 1927, Lit.).

Der gastro-duodenale Schleimhautprolaps wurde lange Zeit als selbständiges Krankheitsbild abgelehnt. Insbesondere die verfeinerte Röntgentechnik sicherte die Eigenständigkeit dieses Krankheitsbildes und zeigte zudem, daß es sich hierbei nicht um eine Rarität handelt (ALNOR u. Mitarb., 1962; FRIK, 1965).

*Ätiologisch* handelt es sich um einen uneinheitlichen Krankheitskomplex. Die Mucosaautoplastik wird durch mechanische, chemische und nervale Reize gesteuert (vgl. S. 119). Ein unveränderliches, präformiertes Schleimhautfaltensystem besteht in der Regel bis auf einzelne Längsfalten entlang der kleinen

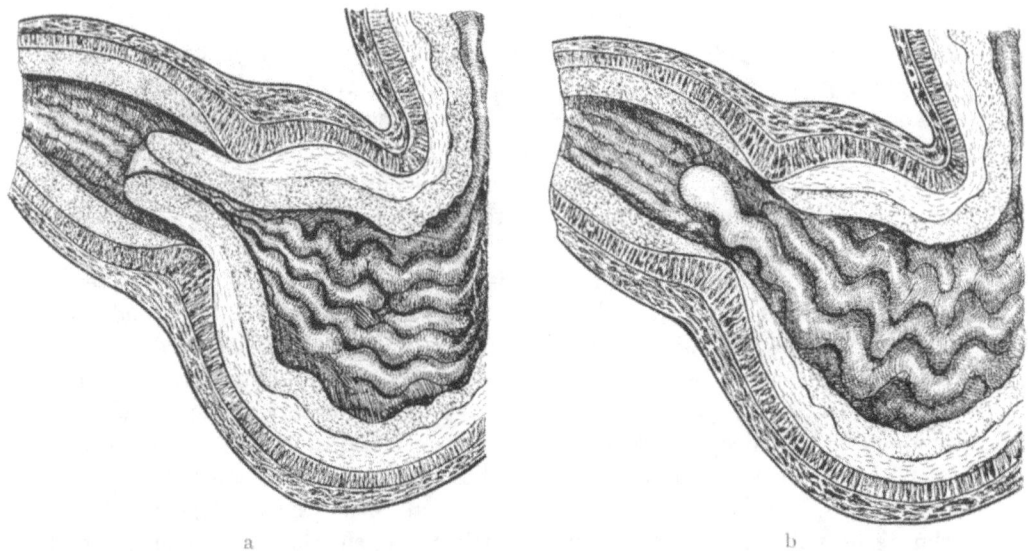

Abb. 225a u. b. Schematisierte Darstellung des a totalen zirkulären und b unilateralen partiellen Prolapses

Kurvatur nicht. Nach der Nahrungsaufnahme wird aus dem Initialrelief das Arbeitsrelief, wobei eine funktionelle muköse „Pylorussperre" eine Okklusion des Canalis pyloricus bewirkt und zunächst den Nahrungsfluß stoppt. Unter pathologischen Bedingungen können diese innig aneinandergeschmiegten längsverlaufenden Schleimhautfalten gestaucht werden und sich präpylorisch verwerfen, so daß sie der Peristaltik einen „Fremdkörperwiderstand" bieten und durch den Pylorusring gepreßt werden.

Experimentell und am Menschen konnten SCHMIEDEN u. WESTHUES (1927) zwei Phasen der Invagination feststellen:

1. die aktive Invagination des Magens in das Duodenum durch Zug an einem Polypen oder einem „Fremdkörper" und

2. die anschließende passive Invagination des Magens mit Herüberstülpen des Duodenum über das Intussusceptum, nachdem dieses durch Anspannung der Bandverbindungen von Magen und Duodenum fixiert ist.

Als anatomische Voraussetzung des gastro-duodenalen Prolaps ist der präpylorische Reichtum an submukösem Stroma anzusehen; dadurch zeichnet sich dieser Magenwandabschnitt durch eine ausgeprägte Verschieblichkeit seiner

Wandschichten gegeneinander aus. Durch zunehmenden Elastizitätsverlust mit dem Alter nimmt diese Verschieblichkeit weiterhin mit fortrückendem Lebensalter zu (SEYSS, 1954); als wesentlich wird weiterhin die mit dem Alter ausgeprägter werdende Sklerosierung „glatter Sphincteren" angesehen. Das Verhältnis der präpylorischen Schleimhautoberfläche zur kontrahierten Muskulatur beträgt 2:1 (LOTZIN, 1935). Durch die Brunnerschen Drüsen ist die Duodenalschleimhaut bei Fehlen einer Submucosa auf der Muscularis propria fixiert; hier liegt ein Fixpunkt, über den der Prolaps erfolgen kann.

Die Realisation der gastro-duodenalen Invagination ist nach HENSCHEN (1927) an eine „anatomische und funktionelle Invaginationsbereitschaft gebunden", für die HENSCHEN folgende Komponenten angibt:

1. Langziehen eines Polypenstieles.
2. Hochgradige Stenoseektasie des Magens.
3. Lockerung der Magenverankerung und damit abnorme Magenbeweglichkeit.
4. Hypertonie und muskuläre Hypertrophie des Magens.
5. Abnorme Pylorusweite mit Erschlaffung des Ringmuskelsystems.
6. Abnorme Weite des Duodenum.
7. Abnorme Dünndarmmobilität gegenüber der Pankreasverbindung.
8. Abnorme Länge des Ligamentum gastro-colicum.
9. Erhöhte Reizbarkeit des Magens.
10. Örtliche Magenstarre durch inveteriertes entzündliches Ödem.

LINDENSCHMIDT u. ZUKSCHWERDT (1960) führen folgende auslösende Faktoren an:

1. Hyperplasie der Magenschleimhaut.
2. Hyperplastische Gastritis.
3. Hypermotilität des Magens.
4. Kongenitale Variationen der Magenausgangsanatomie.

Sieht man von einem Polypenprolaps (Abb. 226) oder jenem angeborener Riesenfalten (MOERSCH u. WEIR, 1942; ALNOR u. Mitarb., 1962, Lit., vgl. S. 215) ab, so ist die Erkrankung als Resultat prominenter hypermobiler antraler Schleimhautfalten anzusehen, die bei kräftiger Magenperistaltik durch den Pylorusring gedrängt werden. Nach SEYSS (1957) ist eine konstitutionell bedingte abnorme Verschieblichkeit der präpylorischen Schleimhaut wesentlich, zumal nach SCHRÖDER (1951) besonders im Antrum keine feste Verankerung zwischen Mucosa und Muscularis gegeben ist. Die Bedeutung chronischer Gastritiden wird immer wieder in den Vordergrund gestellt (ELIASON u. WRIGHT, 1925; KONJETZNY, 1947; LINDENSCHMIDT, 1951; LINDENSCHMIDT u. ZUKSCHWERDT, 1960; ALNOR u. Mitarb., 1962). Ein Prolaps entwickelt sich nicht selten in Nachbarschaft präpylorischer Ulcera oder bei vernarbenden Duodenalgeschwüren (ELIASON u. WRIGHT, 1925; BRALOW u. Mitarb., 1950; MANNING u. GUNTER, 1950; ZIMMER, 1950; FELDMAN u. Mitarb., 1952; MELAMED u. Mitarb., 1953; MELAMED, 1956; LE GAL u. Mitarb., 1959), wobei BRALOW u. Mitarb. (1950) folgende Kausalkette annehmen: Ulcus — Gastritis — Schleimhauthypertrophie — Prolaps. Wesentlich ist in diesem Zusammenhang ein fallweise recht ausgeprägtes submuköses Ödem (SCHWARZKOPF, 1953); neben diesem submukösen Ödem bei chronischer Gastritis wird ein solches bei Stauungshyperämie durch Herzinsuffizienz (MELAMED u. MELAMED, 1949) oder bei Hypoproteinämie (MELAMED, 1956) im Zusammenhang mit dem

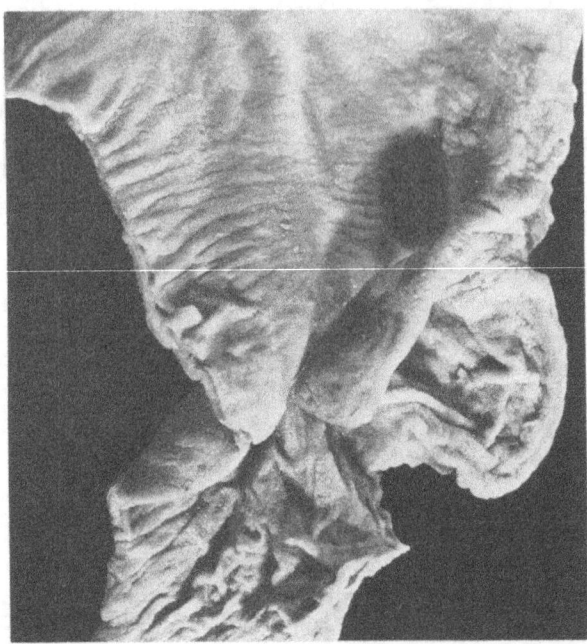

Abb. 226. Pylorusobstruktion bei prolabiertem Antrumpolypen. 90jährig, männlich. (SN 662/69, Path. Inst. Heidelberg)

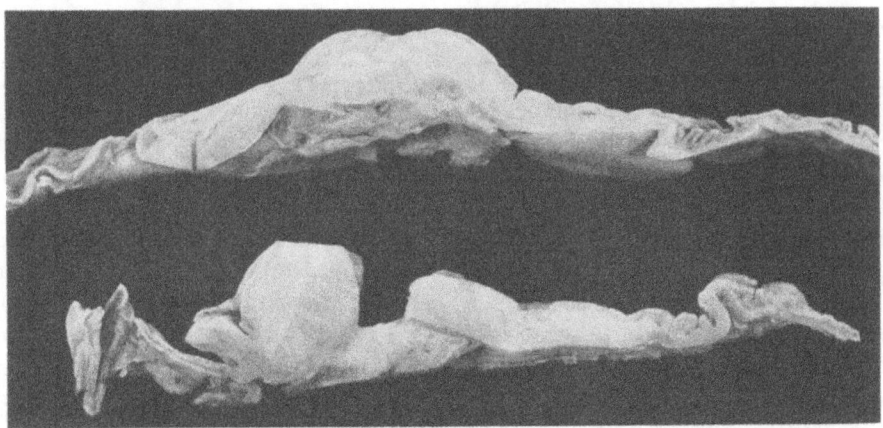

Abb. 227. Scirrhöses Adenocarcinom des Magens. Axialer Längsschnitt, gastro-duodenaler Prolaps. 22jährig, weiblich. (SN 1042/69, Path. Inst. Heidelberg)

gastro-duodenalen Magenschleimhautprolaps erwähnt. Außer einem submukösen Ödem kann auch eine ausgeprägte submuköse Lipomatose als „Gleitschiene" für die Mucosa wirken (ETTER, 1952; FRANK, 1956).

Nach ihrer Ätio-Pathogenese sind somit zwei große Gruppen von gastro-duodenalen Prolapsen zu unterscheiden:

1. ein *primärer* Prolaps auf dem Boden einer kongenitalen Variation des Magenausganges, wobei kongenitale Schleimhautriesenfalten eingeschlossen sind und

2. ein *sekundärer* Prolaps auf dem Boden von Vorerkrankungen wie chronischer Gastritis, Ulcus oder gut- und bösartigen Tumoren (Abb. 227).

Die *Altersspanne*, in der sich der Magenschleimhautprolaps manifestiert, reicht vom frühen Schulalter bis an das Ende der 9. Lebensdekade (BARTELS u. ELTORM, 1952; PATTERSON u. WEINTRAUB, 1954; ALNOR u. Mitarb., 1962; DIANKOW u. ANGÖSOWA, 1965); der Erkrankungsgipfel liegt zwischen dem 30. und 60. Lebensjahr. Die Geschlechtsverteilung (männlich: weiblich) differiert in den einzelnen Übersichten erheblich: ALNOR u. Mitarb. (1962) 9:1, MELAMED u. Mitarb. (1953) 5:1, DELORMIER und GATES (zit. nach ALNOR u. Mitarb., 1962) 2—5:1, FELDMAN (1954) 2,5:1 sowie GRABENER u. HEUCK (1960) 1:2,5.

Eine Aufschlüsselung des Krankengutes von ALNOR u. Mitarb. (1962) ergibt folgende Geschlechtsverteilung:

|  | Behandlung | | |
| --- | --- | --- | --- |
|  | konservativ | operativ alleiniger Befund | operativ Zusatzbefund |
| Männlich | 29 | 27 | 26 |
| Weiblich | 2 | 7 | 1 |
| Gesamtzahl | 31 | 34 | 27 |

Nach ALNOR u. Mitarb. (1962) stehen bei den akuten Prolapsformen (23 operierte Fälle) charakteristische Befunde im Vordergrund:

| Schmerzen | 14 | Teerstühle | 4 |
| --- | --- | --- | --- |
| Koliken | 12 | Hämatemesis | 3 |
| Erbrechen | 11 | Gewichtsverlust | 3 |

Klinische und patho-anatomische *Häufigkeitsangaben* von verläßlicher Aussagekraft zu gewinnen ist äußerst problematisch, da besonders die klinische Einstellung zu diesem Krankheitsbild sehr von der methodischen Haltung des Untersuchers abhängt. Es kann heute nicht mehr bezweifelt werden (POHLANDT, 1955), daß ein oft flüchtiger und reversibler Prolaps von Magenschleimhaut in die Bulbusbasis vorkommt (FRIK, 1955, 1965; ALNOR u. Mitarb., 1962). Eine klinische Bedeutung erfährt dieser Schleimhautvorfall allerdings erst, wenn Einklemmungserscheinungen auftreten (PREVOT, 1957; ALNOR u. Mitarb., 1962). Die Vorstellung von MELAMED und MELAMED (1949), daß ein Prolaps immer einen pathologischen Befund darstellt, wird als überholt angesehen (SCHRÖDER, 1951; FRIK, 1954, 1965; ALNOR u. Mitarb., 1962). Wertet man nur die Fälle, die einen chirurgischen Eingriff erforderten, so machen sie nach APPLEBY (1947) unter 594 Magenresektionen etwas mehr als 1% aus. Dagegen schwanken die röntgenologischen Häufigkeitsangaben zwischen 0,1% und 18,0% (REES, 1937; BARTELS u. ELTORM, 1952; DINES u. Mitarb., 1958; MELNICK, 1957; LEVIN u. FELSON, 1951). Besonders im angloamerikanischen Schrifttum findet man die Feststellung, daß der Magenschleimhautprolaps erstaunlich häufig bei asymptomatischen Patienten zu beobachten sei (BARTELS u. ELTORM, 1952; LEVIN u. FELSON, 1951; BERK, 1963, Lit.); in diesen Fällen dürfte es sich überwiegend um „physiologische Prolapsformen" handeln, so daß Prozentangaben, die eine Häufigkeit über 5% nennen, von ALNOR u. Mitarb. (1962) als äußerst zweifelhaft angesehen werden.

Auch nach dem Röntgenbefund sind die beiden patho-anatomischen Varianten (ZIMMER, 1950) zu differenzieren:

1. der partielle unilaterale und
2. der totale oder zirkuläre Vorfall.

Bei 1. unterscheidet ZIMMER (1950) noch den partiellen Prolaps einer Schleimhautfalte (1a), ein Zustand, der noch als „Normalbefund" gewertet wird; im anderen Falle (1b) ragt das aborale Ende der im Canalis pyloricus längsgestellten Falten deutlich in den Bulbus duodeni hinein. Nur wenn der Befund 1b realisiert ist, spricht ZIMMER (1950) von einem partiellen unilateralen Prolaps und mißt dieser Veränderung klinische und pathologische Bedeutung zu. Die unexakte Differenzierung zwischen den Modi 1a und 1b macht die divergierenden Häufigkeitsangaben verständlich:

Häufigkeitsangaben aufgrund von Röntgen-Untersuchungen:

| | |
|---|---|
| REES (1937) | 0,1% auf 3000 Untersuchungen |
| ALNOR, u. Mitarb. (1962) | 0,5% auf 8810 Untersuchungen |
| GRABENER und HEUCK (1960 | 0,5—1,5% auf 2600 Untersuchungen |
| SCOTT (1946) | 1,0% auf 1346 Untersuchungen |
| MANNIG und GUNTER (zit. nach SEYSS, 1954) | 1,2% auf 7317 Untersuchungen |
| FRANK (1956) | 1,5% auf 1822 Untersuchungen |
| COSSU und RACUGNO (1956) | 1,6% auf 827 Untersuchungen |
| HAWLEY u. Mitarb. (1949) | 2,8% auf 1257 Untersuchungen |
| BRAUN und SCHMITT (1960) | 3,4% auf 2070 Untersuchungen |
| SEYSS (1954) | 3,8% auf 2000 Untersuchungen |
| MELAMED u. Mitarb. (1953) | 6,2% auf 2404 Untersuchungen |
| RAPPOPORT u. Mitarb. (1952) | 15,5% auf 1000 Untersuchungen |
| LEVIN und FELSON (1951) | 18,0% auf 100 Untersuchungen |

Pathologisch-anatomische Befunde: Die Invagination von Magenabschnitten in das Duodenum ist seit CHIARI (1888) bekannt. Im Obduktionsgut beobachtete man vor allem den transpylorischen Prolaps von Tumoren. Der Prolaps von Magentumoren durch den Pylorusring besitzt Modellcharakter und hat geholfen, die Pathogenese des Schleimhautprolapses dem Verständnis näherzubringen. Das makro- und mikroskopische Bild des gastro-duodenalen Prolapses variiert erheblich. Nur ein Sektor oder die gesamte Magencircumferenz können betroffen sein (MANNING u. GUNTER, 1950; ZIMMER, 1950; MELAMED, 1956; ALNOR u. Mitarb., 1962, Lit.). Vielfach sind eine oder mehrere Falten des Canalis pyloricus vergrößert, frei beweglich und prolabieren. Diese Falten sind „zart und schmiegsam" (SCOTT, 1946) oder verdickt und fibrosiert (MANNING u. GUNTER, 1950; ALNOR u. Mitarb., 1962). Das Deckepithel der prolabierten Mucosa ist unauffällig, ödemisiert, hyperämisch oder weist die Stigmata einer chronischen Gastritis mit distinkten Erosionen auf (FELDMAN u. Mitarb., 1952; ALNOR u. Mitarb., 1962). Die Submucosa ist ungewöhnlich aufgelockert und gleitet spielend über die Muscularis propria. Nur in Ausnahmefällen ist die Mucosa incarceriert und im

Bulbus duodeni fixiert. Dicke der Pylorusmuskulatur und Pylorusweite variieren in einem breiten Spielraum (MANNING u. GUNTER, 1950; LINDENSCHMIDT u. ZUKSCHWERDT, 1960; ALNOR u. Mitarb., 1962). Patho-anatomische Beschreibungen mehrten sich erst, nachdem von klinischer und röntgenologischer Seite auf die Häufigkeit dieser Erkrankung aufmerksam gemacht wurde. SCHWARZKOPF (1953) sowie KLEITSCH und LAWTON (1957) stellten je zwei Fälle und REUSSI u. Mitarb. (1951) eine einschlägige Beobachtung vor. In dem einen Falle von SCHWARZKOPF (1953) wurde die Diagnose erst am Resektionspräparat nach Duodenotomie gestellt.

Die Diskrepanz zwischen häufigem klinischen Vorkommen und relativ seltener Beobachtung am anatomischen Präparat ist nicht zuletzt auf die „Magenatonie" nach Lösen der Totenstarre am Leichenmagen zu erklären. Geringfügige Schleimhautvorfälle (Typ 1a, ZIMMER, 1950) sind am frischen Resektionspräparat nach ALNOR u. Mitarb. (1962) in 33% der Fälle nachweisbar; sie bewirken die typische Konturstufe am Übergang von Pylorusring zu Duodenum. Infolge der ringförmigen Verdickung der Pylorusmuskulatur mit nachfolgender abrupter Wandverjüngung im Duodenum entsteht eine S-förmige Konturstufe. Über sie wird die nur locker fixierte Mucosa des Canalis pyloricus bis zu einem gewissen Grade stets durch die Peristaltik in das Duodenum geschoben. Dieser physiologische Befund ist am Resektionspräparat und röntgenologisch leicht zu reproduzieren und erklärt die hohen Prolapsquoten im anglo-amerikanischen Schrifttum. Schwierigkeiten bereitet die Klassifizierung von Grenzfällen und so haben ALNOR u. Mitarb. (1962), um Vergleichsmaße zu gewinnen, nur Schleimhautvorfälle über 2 cm gewertet. Unter Zugrundelegung dieser Kriterien ermittelten sie unter 1046 Magenresektionen 36 Magenschleimhautprolapse als alleinigen pathologischen Befund (=3,5%) und 28 Prolapse mit Zweiterkrankung (=2,6%). Eine Aufschlüsselung der in den Jahren 1950—1960 an der Kieler Chirurgischen Universitätsklinik erfolgten Magenresektionen durch ALNOR u. Mitarb. (1962) demonstriert das Verhältnis der reinen Prolapsformen zu den übrigen „großen" Magenerkrankungen:

| | | | |
|---|---|---|---|
| Ulcus ventriculi et duodeni | 469 | Gesamtmaterial von 1046 Mägen: | |
| Carcinom | 316 | | |
| Gastritis | 129 | Reiner Prolaps | 36 (3,5%) |
| Ulcus ventriculi et duodeni, perf. | 90 | Prolaps mit Zweiterkrankung | 28 (2,6%) |
| Benigne Tumoren | 43 | Gesamtzahl der Prolapse | 64 (6,1%) |
| Prolaps | 36 | | |

ALNOR u. Mitarb. (1962) unterteilten die Prolapsformen nach folgenden Gesichtspunkten:

A. Der Befund am gesamten Resektionspräparat:
    1. Veränderungen der Mucosa und Submucosa,
    2. Veränderungen der Muscularis propria.

B. Der Befund am eigentlichen Prolaps:
    1. Größe und Form des Vorfalles,
    2. Veränderungen der Mucosa,

3. Veränderungen der Submucosa
4. Veränderungen der Muscularis propria.

Sieht man von prolabierten Polypen ab, sind im wesentlichen zwei Prolapsformen zu unterscheiden, die jeweils als partielle, unilaterale oder totale, zirkuläre Invaginate auftreten können: Die erste, kleinere Gruppe zeigt ein „normales" Schleimhautrelief ohne gastritische Veränderungen (vgl. S. 215, „Fehlbildungen"). Der krankhafte Befund beschränkt sich ausschließlich auf den Prolaps; ALNOR u. Mitarb. (1962) sahen diese Prolapsform 9mal unter ihren 36 „reinen" Prolapsen.

Die zweite Gruppe tritt in Begleitung chronischer Antrumgastritiden auf. Hierbei liegt keine isolierte Hyperplasie der quergestellten präpylorischen Schleimhautfalten vor; der Prolaps wird im Rahmen der Antrumgastritis gesehen (ALNOR u. Mitarb., 1962, Lit.). Makroskopisch ist der typische Befund der Antrumgastritis mit petechialen Blutungen, kleinen Erosionen im Bereiche der Magenstraße und feingeweblich das typische Nebeneinander akuter und chronischer gastritischer Veränderungen mit Schleimhautumbau gegeben. Häufig erkennt man mikroskopisch eine verbreiterte, teils aufgelockerte, teils ödemisierte oder fibrosierte Submucosa (MELAMED u. Mitarb., 1953; LE GAL u. Mitarb., 1959). Mucosa und Submucosa sind weiterhin in wechselndem Ausmaße lympho-plasmacellulär infiltriert; eingestreut sind eosinophile Granulocyten. Diese, für eine Gastritis typische Zellformel wird von ZACHO (1948) sowie MELAMED u. Mitarb. (1953) als Folge wiederholter „Mikrotraumen" und Incarcerationen des Prolapses angesehen. Die Intensität der morphologischen Veränderungen an Mucosa und Submucosa läßt eine gewisse Parallelität erkennen (ALNOR u. Mitarb., 1962). Nach dem anatomischen Substrat sind mit LE GAL u. Mitarb. (1959) sowie ALNOR u. Mitarb. (1962) drei verschiedene Prolapstypen zu differenzieren:

1. Muköser Prolaps; das Invaginat besteht nur aus prolabierter Schleimhaut.
2. Fibröser Prolaps; das Invaginat besteht vornehmlich aus fibrosierter, verbreiterter Submucosa.
3. Muskulärer Prolaps; das Invaginat besteht im wesentlichen aus einem prolabierten Muskelwulst.

ALNOR u. Mitarb. (1962) sahen folgende Verteilung dieser drei Prolapsformen in ihrem Untersuchungsgut:

|  | Mukös | Fibrös | Muskulär | Summe |
| --- | --- | --- | --- | --- |
| Reiner Prolaps | 24 | 7 | 5 | 36 |
| Prolaps mit Zweiterkrankung | 11 | 14 | 3 | 28 |
| Gesamtzahl | 35 | 21 | 8 | 64 |

Besonders die muskuläre Form des gastro-duodenalen Prolapses hat ihre klinische und differentialdiagnostische Bedeutung. Die Verbreiterung der Muscularis propria ist in diesen Fällen nicht kammartig auf den Prolaps beschränkt, sondern läuft gegen das Antrum hin aus. Diese flächenhafte, zum Magenausgang hin an Umfang zunehmende Muskelhypertrophie kann bis zu 2,0 cm Dicke erreichen (ALNOR u. Mitarb., 1962). Man beobachtet sie bevorzugt bei den „reinen" Prolapsformen ohne begleitende Ulcera. Der vorwiegend muskuläre Prolaps "ähnelt" sehr der "Linitis plastica Brinton" und hat Beziehungen zum Krankheitsbild der hypertrophischen Pylorusstenose des Erwachsenen (PUHL, 1926; KONJETZNY, 1928; WANKE, 1930). Die hypertrophische Pylorusstenose des Erwachsenen kann in einen muskulären gastroduodenalen Prolaps übergehen (ALNOR u. Mitarb., 1962).

## III. Magendivertikel (erworbene)

Magen und Duodenum sind die seltensten Lokalisationsorte von Divertikeln des Gastro-Intestinaltraktes. Nach TESKE (1965) sind im Weltschrifttum annähernd 600 Mitteilungen zu finden. Die Mehrzahl betrifft kongenitale Divertikel (vgl. S. 198, "Fehlbildungen"). Magendivertikel sind in der Regel klinisch stumm und stellen einen Zufallsbefund dar; entsprechend ist die Häufigkeitsquote wesentlich vom Untersuchungskollektiv und der angewandten Untersuchungsmethode abhängig (PALMER, 1951):

| | |
|---|---|
| Gesamtkrankenhausaufnahmen | 0,004 % |
| Röntgen-Routineuntersuchung | 0,043 % |
| Routineautopsie | 0,020 % |
| Magenoperationen | 0,089 % |
| Gastroskopie | 0,300 % |

SHIFLETT (1937) nennt einen Prozentsatz von 0,65 % unter 782 Magenröntgenuntersuchungen. TESKE (1965) ermittelte 4 Fälle unter 6000 Magenuntersuchungen.

Die Magendivertikel werden eingeteilt in:
1. angeborene Divertikel (vgl. S. 198);
2. erworbene Divertikel:
   a) Pulsionsdivertikel,
   b) Traktionsdivertikel.

Die Mehrzahl der erworbenen Magendivertikel ist der Gruppe der Traktionsdivertikel zuzuordnen. Sie entstehen auf dem Boden perigastrischer Vernarbungen bei Gallenblasen-, Lymphknoten-, Milz- oder Pankreasaffektionen; auch Adhäsionen, die der Ulcusheilung folgen, können eine Divertikelbildung nach sich ziehen (BRDICZA, 1930; KAISER, 1935). Sie sind bevorzugt im Bereiche des Corpus ventriculi lokalisiert (BAYER u. PANSDORF, 1933; MARKHOFF, 1949). Im weiteren findet man Divertikel in Verbindung mit gut- und bösartigen Tumoren (FELDMAN, 1945); diese Divertikel liegen häufiger in Pylorusnähe und sind zudem nicht selten mit ektopischen Pankreasanlagen vereint (vgl. S. 205 ff.). WILSON und WILSON (1956) berichteten über 5 Beobachtungen, die primär irrtümlicherweise als Ulcera angesehen wurden.

Die Magendivertikel treten in der Regel singulär auf und ihre Weite variiert zwischen wenigen Millimetern bis zu 7 cm (WILLARD, 1963). Sie können sich in jedem Lebensalter entwickeln; da es sich bevorzugt um Zufallsbefunde handelt, erfolgt auch die Diagnosestellung häufiger erst im mittleren oder fortgerückten Lebensalter. Frauen sollen etwas häufiger erkranken. Die Mehrzahl der Divertikel bleibt klinisch stumm. Nur Einzelfälle wurden durch massive Blutungen kompliziert (SUTHERLAND, 1925; BROWN u. PRIESTLEY, 1938; COSMAN u. Mitarb., 1957).

## K. Benigne Magentumoren
### I. Häufigkeit, Verteilung, Symptomatologie und prospektive Malignität

Angaben über die Häufigkeit gutartiger Magentumoren schwanken in röntgenologischen, klinischen und patho-anatomischen Statistiken zwischen 0,3 (THOMPSON u. OYSTER, 1950) und 24% (PALMER u. MARTIN, 1953) (Abb. 228). Die erstaunlich hohe Streubreite der ermittelten Prozentsätze ist u. a. auf die unterschiedliche Definition des Begriffes „benigner Magentumor" zurückzuführen (FRIK, 1965).

So sind in der vorliegenden Zusammenstellung Pankreasdystopien unberücksichtigt geblieben und in dem Kapitel Fehlbildungen (vgl. S. 205) abgehandelt.

Generell gesehen, sind gutartige Geschwülste im Magen selten. Ihr Anteil liegt im Sektionsmaterial unter 1%:

| | | |
|---|---|---|
| THOMPSON und OYSTER (1950) | 0,30% von | 20000 Obduktionen |
| STEWART (1929) | 0,43% von | 11000 Obduktionen |
| ROSSO und ABBO (1953) | 0,60% von | 2000 Obduktionen |
| RIGLER und ERICKSEN (1936) | 0,70% von | 6742 Obduktionen |
| DUDDLEY u. Mitarb. (1942) | 0,80% von | 4413 Obduktionen |
| PLACHTA und SPEER (1957) | 0,97% von | 14620 Obduktionen |

Im klinischen Untersuchungsgut werden etwas höhere Prozentsätze ermittelt:

| | |
|---|---|
| EUSTERMAN und SENTY (1922) | 1,3% |
| DUDDLEY u. Mitarb. (1942) | 1,3% |
| CHAMBERLIN (1938) | 1,6% |
| SCHINDLER (1942) | 1,6% |

Der prozentuale Anteil gutartiger Tumoren an der Gesamtzahl von Magentumoren liegt im klinischen Material zwischen 0,5 und 9,2% (HUNT, 1937; TARBIAT, 1964):

| | | |
|---|---|---|
| TARBIAT (1964) | 1,9% von | 890 Magentumoren |
| KREMER (1956) | 2,0% von | 700 Magentumoren |
| WOLF (1956) | 2,2% von | 386 Magentumoren |
| BENZER (1959) | 2,6% von | 2605 Magentumoren |
| MARSHALL (1955) | 4,8% von | 1700 Magentumoren |
| FRANCE und BRINES (1950) | 9,2% von | 359 Magentumoren |

MONDANI (1965) beobachtete unter 1400 chirurgisch behandelten Magengeschwüren in 2,1% „gutartige Tumoren" wie Polypen, Nebenpankreata, Myxome, Rhabdomyxome, Fibrome, Neurinome und Angiome.

Im Einsendungsgut des Göttinger Pathologischen Institutes ermittelten GREGL u. Mitarb. (1968) in 4% gutartige Magentumoren.

Der prozentuale Anteil benigner Magengeschwülste an der Gesamtquote der Magentumoren beträgt nach Sektionsstatistiken bis zu 24%:

| | |
|---|---|
| THOMPSON und OYSTER (1950) | 13,6% |
| RIENIETS (1930) | 16,0% |
| EURICH (1968) | 17,9% |
| DUDLEY u. Mitarb. (1942) | 22,0% |
| STEWART (1929) | 22,2% |

RIGLER und ERICKSEN (1936)   23,2%
PALMER und MARTIN (1953)    24,1%

Wird die Statistik auf die zur Zeit der Tumorerfassung histologisch als gutartig klassifizierten Tumoren beschränkt und weiterhin die Polyadenomatose im

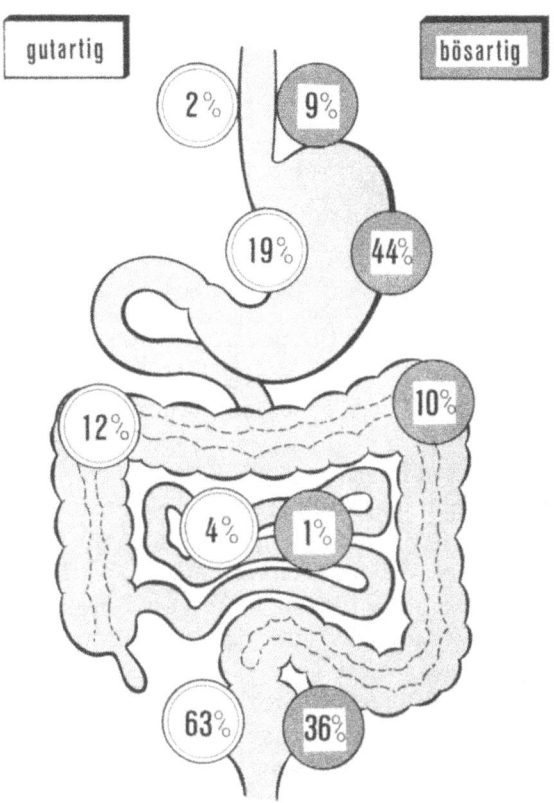

Abb. 228. Lage von Tumoren des Verdauungstraktes (Klinikgut).
(Umgezeichnet nach LINDER u. GRÖZINGER, 1968)

Sinne von MÉNÉTRIER (1888) sowie die Varianten der Pankreasdystopien (vgl. S. 205: „Pseudoadenome") nicht zu den benignen Magentumoren im engeren Sinne gerechnet, so dürfte nach FRIK (1965) die von MOUTIER u. Mitarb. (1961) genannte Häufigkeit von 5% den tatsächlichen Gegebenheiten am nächsten kommen.

Das Häufigkeitsverhältnis benigner Magentumoren im Vergleich zu jenem benigner Tumoren des übrigen Verdauungstraktes gibt die Abb. 229 von LINDER und GRÖZINGER (1968) wieder. EURICH (1968) fand unter 10000 Obduktionen (Pathologisches Institut der Universität Heidelberg 69 (21,7%)] von 323 benignen Tumoren des Verdauungskanals im Magen lokalisiert.

Nach ihrer morphologischen Matrix sind *epitheliale* von *mesenchymalen* und *neurogenen* benignen Magentumoren zu unterscheiden.

Jeder dieser Gruppen ist eine Anzahl von Untergruppen zuzuordnen, die neben einem „spezifischen" histologischen Gepräge Besonderheiten in ihrem biologischen und klinischen Verhalten erkennen lassen.

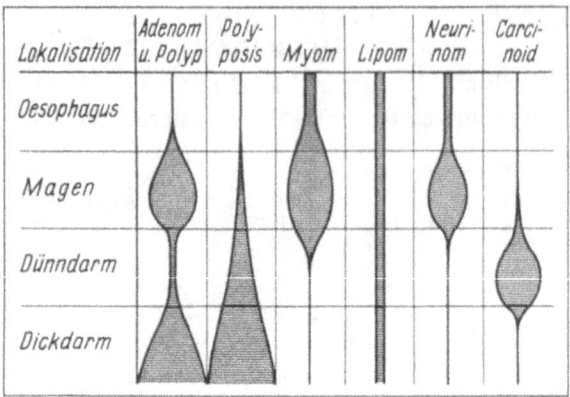

Abb. 229. Schema der histogenetischen Verteilung benigner Tumoren im Verdauungstrakt. [Aus F. LINDER u. K. H. GRÖZINGER: Benigne Geschwülste des Verdauungstraktes. Langenbecks Arch. klin. Chir. **322**, 94 (1968)]

In Anlehnung an die UICC werden folgende benigne Tumoren des Verdauungstraktes unterschieden:

Eine Synopsis der Häufigkeit einzelner Varianten im Gesamtkollektiv gutartiger Magentumoren gibt die Tabelle 21 wieder. Sie basiert auf den Arbeiten von ELIASON und WRIGHT (1925), MINNES und GESCHICKTER (1939), STOUT (1953), GRAFE u. Mitarb. (1960) sowie MOUTIER u. Mitarb. (1961). Bemerkenswert ist die unterschiedliche Häufigkeitseinschätzung neurogener Tumoren (vgl. hierzu S. 722).

Die *klinische* Symptomatik der gutartigen Magentumoren hängt von ihrer Größe, Topik und ihrer „biologischen Aggressivität" ab. Kleinere Tumoren bleiben klinisch stumm. Größere Tumoren können zu Dyspepsie und Erbrechen sowie zur Anämie infolge okkulter oder profuser Blutungen führen. Epigastrische Schmerzen vom „Ulcustyp" stellen keine Seltenheit dar. Das Krankheitsbild des gastro-duodenalen Schleimhautprolapses ist auf S. 511 abgehandelt.

| Epithelial | Mesenchymal | Neurogen |
|---|---|---|
| 1. Polyp<br>Adenom<br>Fibroadenom<br>Polyposis<br>2. Carcinoid<br>(benigne) | 1. Myom<br>Leiomyom<br>Myoblastom<br>Rhabdomyom<br>2. Fibrom<br>Histiocytom<br>3. Lipom<br>Fibrolipom<br>Hibernom<br>Lipomatose<br>4. Angiom<br>Lymphangiom<br>Hämangiom<br>Glomangiom<br>Pericytom | 1. Neurinom<br>Neurofibrom |
| Sonderformen: Osteochondrome, Dermoide, Teratome | | |

Tabelle 21. *Prozentuale Verteilung gutartiger Magentumoren*

| | ELIASON u. WRIGHT (1925) | MINNES u. GESCHICKTER (1939) | STOUT (1953) | GRAFE u. Mitarb. (1960) | MOUTIER u. Mitarb. (1961) |
|---|---|---|---|---|---|
| Epithelial | 22,6 | 39,3 | 43,0 | 49,5 | 50,0 |
| Adenomatöser Polyp | 5,9 | 24,2 | 32,0 | 48,5 | |
| Papillom | 9,8 | 9,6 | — | — | |
| Polyposis | 2,0 | 1,8 | 10,0 | — | |
| Carcinoid | — | — | 1,0 | 1,0 | |
| Cysten | 4,9 | 3,7 | — | — | |
| Mesenchymal | 80,6 | 53,7 | 56,0 | 49,5 | 35—40 |
| Leiomyom | 53,2 | 37,0 | 39,0 | 42,5 | 8,0 |
| Myoblastenmyom | — | — | 1,0 | — | |
| Fibrom | 4,8 | 4,5 | — | — | 5,0 |
| Lipom | 4,8 | 3,5 | 1,0 | 7,0 | 2—3 |
| Hämangiom | 1,6 | 1,7 | — | — | |
| Endotheliom | — | 1,2 | — | — | |
| Hämangiopericytom | — | — | 4,0 | — | |
| Glomus-Tumor | — | — | 2,0 | — | |
| Lymphangiom | 2,3 | 1,6 | 2,0 | — | |
| Myxom | 0,5 | — | — | — | |
| Osteom | 0,2 | 0,1 | — | — | |
| Osteochondrom | 0,2 | 0,1 | — | — | |
| Neurogen | — | 11,0 | 3,0 | 1,0 | 10—15 |
| Eosinophiles Granulom | — | — | 5,0 | — | |
| Nicht klassifiziert | 1,8 | — | — | — | |

Die wesentliche klinische und patho-anatomische Bedeutung der primär gutartigen Magentumoren liegt in ihrer fakultativen malignen Entartung. Die „Malignitätsrate" ist bei den einzelnen Typen mesenchymaler, epithelialer und neurogener Magentumoren recht unterschiedlich. Während die maligne Entartung der Gruppe mesenchymaler Magentumoren zu den Ausnahmen zählt, ist die morphologische Klassifizierung und Einschätzung der biologischen Aktivität neurogener Tumoren bis heute äußerst problematisch geblieben. Nach CANNEY (1948) ist bei neurogenen Tumoren in 10% mit einer malignen Entartung zu rechnen (vgl. auch S. 722). BAUMANN und KAMMER (1967) übersehen 6 Neurinome des Magen-Darm-Traktes. Von diesen nahmen zwei einen bösartigen Verlauf, während ein dritter Fall, morphologisch als maligne klassifiziert, klinisch eine gutartige Entwicklung zeigte. Auch wenn die Größe neurogener Magentumoren kein sicheres Kriterium ihrer Gut- oder Bösartigkeit darstellt, werden entsprechende Neubildungen unter 5 cm Durchmesser von BAUMANN und KAMMER (1967) als in der Regel gutartig angesehen. Charakteristisch für diese Tumoren ist, daß ihr invasives Wachstum kein eindeutiges Malignitätsindiz darstellt; so weisen sie bereits „normalerweise" eine innige Verflechtung mit der Organmuskulatur auf. „Als allein verbindliches und endgültiges Malignitätskriterium bleibt letzten Endes nur der Nachweis von Metastasen übrig" (BAUMANN und KAMMER, 1967; vgl. weiterhin: EDWARDS u. BROWN, 1950; FRANCE u. BRINES, 1950; KRÜGER, 1955; WOLF, 1956).

Auch die Malignitätsrate epithelialer primär gutartiger Magentumoren wird im Weltschrifttum recht unterschiedlich beurteilt. Es werden Werte bis zu 27% (STEWART, 1931) erwähnt. Die Kontroverse über die fakultative maligne Entartung von Magen-Darm-Polypen ist nach CASTLEMAN und KRICKSTEIN (1966) auf folgende Punkte zurückzuführen:

1. Es handelt sich häufig um papilläre, villöse, breitbasig aufsitzende Adenome, die entgegen den adenomatösen Polypen in relativ hohem Prozentsatz maligne entarten.

2. Viele „Polypen" stellen in Wirklichkeit ein polyploides Carcinom von morphologisch nur geringem „Malignitätsgrad" dar. Aufgrund ihres langsamen Wuchses entwickelt sich ein Stiel und die Wandinfiltration und blastomatöse Verankerung kann unterbleiben.

3. Die Läsion sitzt der Magenwand flach auf. Sie stellt morphologisch ein gut-differenziertes Adenocarcinom dar und wurde zunächst röntgenologisch fälschlicherweise als sessiler Polyp gruppiert.

4. Die Mitteilung basiert auf der Beobachtung von Fernmetastasen, die auf einen „Polypen" bezogen wurden, wogegen ein „echter" okkulter Primärtumor übersehen wurde.

5. Ein Carcinom entwickelt sich in einem Areal, das zusätzlich von einer familiären Polyposis betroffen ist. So fehlt bislang jeglicher Beweis dafür, daß singuläre Polypen des Erwachsenen und die familiäre Polyposis einen gleichen familiären oder hereditären „background" besitzen.

Die Wahrscheinlichkeit, daß ein Magenpolyp unter 2,0 cm Durchmesser ein Carcinom darstellt, wird allgemein als äußerst gering erachtet (SPRATT u. ACKERMAN, 1960; WELCH, 1964).

Die Zusammenstellung von 1534 Polypen aus dem Weltschrifttum, ungeachtet ihrer morphologischen „Typifizierung", ergibt eine Malignitätsrate von 14,4% (221 Polypen):

| Autoren | Anzahl | Davon maligne |
|---|---|---|
| BRUNN und PEARL (1926) | 89 | 11 |
| STEWART (1931) | 56 | 15 |
| LAWRENCE (1936) | 50 | 3 |
| SPRIGGS und MARXER (1943) | 48 | 9 |
| CAREY und HAY (1948) | 71 | 5 |
| CROMER u. Mitarb. (1949) | 185 | 35 |
| KADE (1949) | 260 | 34 |
| STATE u. Mitarb. (1949) | 85 | 7 |
| EDWARD und BROWN (1950) | 22 | 5 |
| SALEM (1953) | 33 | 2 |
| OTTOMAN (1955) | 13 | 4 |
| WOLF (1956) | 4 | 2 |
| CARLSON und WARD (1958) | 71 | 11 |
| BENZER (1959) | 56 | 9 |
| EKLOF u. Mitarb. (1960) | 122 | 27 |
| HUPPLER (1960) | 206 | 25 |
| TARBIAT (1964) | 8 | 4 |
| MAJIMA u. Mitarb. (1963) | 155 | 13 |
| Summe | 1534 | 221 : 14,4% |

## II. Benigne epithelial-entodermale Magentumoren

Unter dem Terminus „Polyp" werden alle jene gutartigen, fibroepithelialen Neubildungen verstanden, die im wesentlichen von der Mucosa des Magens ihren Ausgang nehmen und in ihrem Bauplan die epithelial-drüsigen und mesenchymalen Gewebskomponenten des Mutterbodens in jeweils wechselndem Verhältnis zueinander widerspiegeln. Sie lassen weder eine einheitliche Pathogenese noch eine einheitliche patho-anatomische Struktur erkennen. Sie sitzen als Gebilde unterschiedlicher Größe der Submucosa gestielt oder breitbasig auf und sind gegenüber ihrer Unterlage gut verschieblich. Ihre Oberfläche ist glatt oder flach-bucklig (adenomatöse Polypen) oder seltener zottig-papillär (papillärer Zottentumor). Gestielte oder besonders große Polypen können, auch wenn sie gutartig sind, im Bereiche ihrer Stirnseite exulcerieren und dann entzündlich bedingte Zell- und Kernatypien erkennen lassen. In Einzelfällen treten die Schleimhautfalten der Umgebung radiär an die Polypen heran. Der bevorzugte Sitz dieser Tumoren ist die Regio pylorica, wo sie solitär oder bei der seltenen Polyposis ventriculi auch in Vielzahl gefunden werden.

Die Häufigkeit dieser epithelial-entodermalen Magentumoren ist nach pathoanatomischen und klinischen statistischen Angaben gering und schwankt zwischen 0,04 und 4,0 %:

0,04 % BALFOUR (1919),
0,05 % CHOSROJEFF (1912),
0,10 % CARMAN (1920), BORRMANN (1926), PUCINELLI (1943),
0,50 % KUTHAN (1939),
0,70 % STÄMMLER (1924),
0,90 POP und ONACA (1931),
1,60 % CHAMBERLIN (1938),
4,00 % MILLER u. Mitarb. (1930).

Die Diagnosestellung erfolgt bevorzugt zwischen dem 5. und 7. Lebensjahrzehnt. Im Obduktionsgut beträgt das Durchschnittsalter der Polypenträger nach KADE (1949) $67^1/_2$ Jahre; während die Häufigkeit im Gesamtkrankengut von KADE (1949) mit 0,5 % beziffert wird, liegt sie bei Perniciosakranken sehr viel höher: 14 % (VELDE, 1933, zit. nach KADE, 1949) bzw. 4,6 % (RIGLER u. Mitarb., 1945, zit. nach KADE, 1949). Eine Geschlechtsdifferenz besteht nicht (ELIASON u. WRIGHT, 1925; RETZLAFF, 1942). Nach LAWRENCE (1952) soll indessen bei Negern ein 5mal höherer Befall der Männer gegenüber den Frauen gegeben sein. Über Polypen bei Kindern und Jugendlichen berichteten MAURO und PRIOR (1957).

Nach dem feingeweblichen Befund und aufgrund pathogenetischer Zusammenhänge werden die Polypen übereinstimmend in zwei große Gruppen unterteilt:

a) die entzündlich-hyperplastischen Polypen „Pseudopolypen" und
b) die adenomatös-blastomatösen Polypen (adenomatös oder papillär).

### 1. Entzündlich-hyperplastische Polypen, „Pseudopolypen"

Auf der Grenze zwischen entzündlicher Reaktion und Geschwulst stehen die entzündlich-hyperplastischen Magenpolypen. Entsprechend ihrem breiten ätiopathogenetischen und patho-anatomischen Spektrum (vgl. S. 306: eosinophile

Gastritis, eosinophiles Magengranulom) werden diese Veränderungen auch mit einer Vielzahl von Bezeichnungen belegt:

1. Polyploides Fibrom (KONJETZNY, 1920).
2. Inflammatorischer fibroider Polyp (BULLOCK u. MORAN, 1953; HELWIG u. RANIER, 1953; RANIER, 1955; COHEN u. Mitarb., 1959; URELES u. Mitarb., 1961; ACKERMAN, 1964; GOULD u. Mitarb., 1964; SALM, 1965; SAMTER u. Mitarb., 1966).

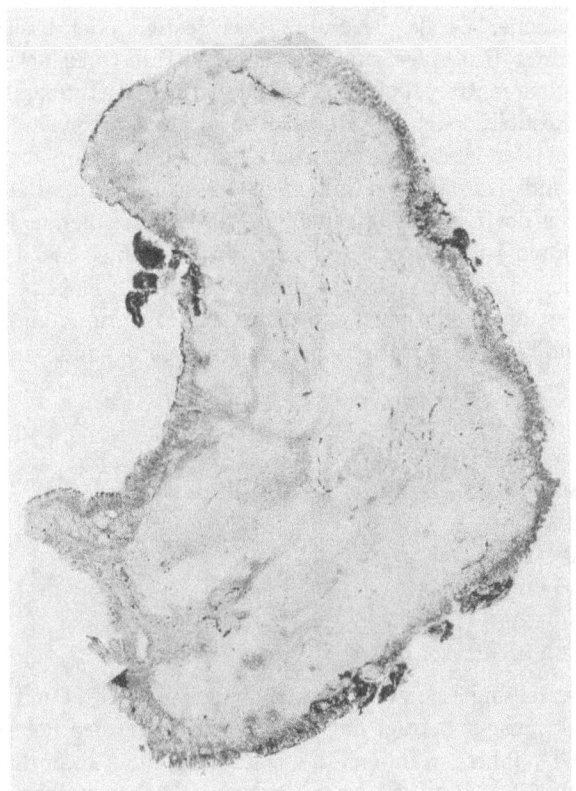

Abb. 230. Entzündlicher Pseudopolyp des Antrum ventriculi. 65jährig, weiblich (E.-Nr. 28065/69, Path. Inst. Heidelberg). Vergr. 4fach

3. Submuköses Granulom mit eosinophiler Infiltration (VANEK, 1949).
4. Eosinophiles Granulom (KAIJSER, 1937; BOQUIN u. Mitarb., 1966).
5. Granuloblastom (BOLCK, 1949).

Die gegebene Aufzählung (1.—5.) kann im Sinne einer „morphologischen Reihe" verstanden werden, wobei 1. und 2. verwandte Veränderungen darstellen 3. eine Zwischenstellung einnimmt und 4. sowie 5. die Gruppe der „eosinophilen Granulome" sensu strictu repräsentieren.

---

Abb. 231a u. b. Entzündlicher Pseudopolyp des Antrum. 65jährig, weiblich (E.-Nr. 28065/69, Path. Inst. Heidelberg). a Stirnseite des Polypen. Färbung: HE. Vergr. 120fach. b Polypenstroma. Färbung: HE. Vergr. 200fach

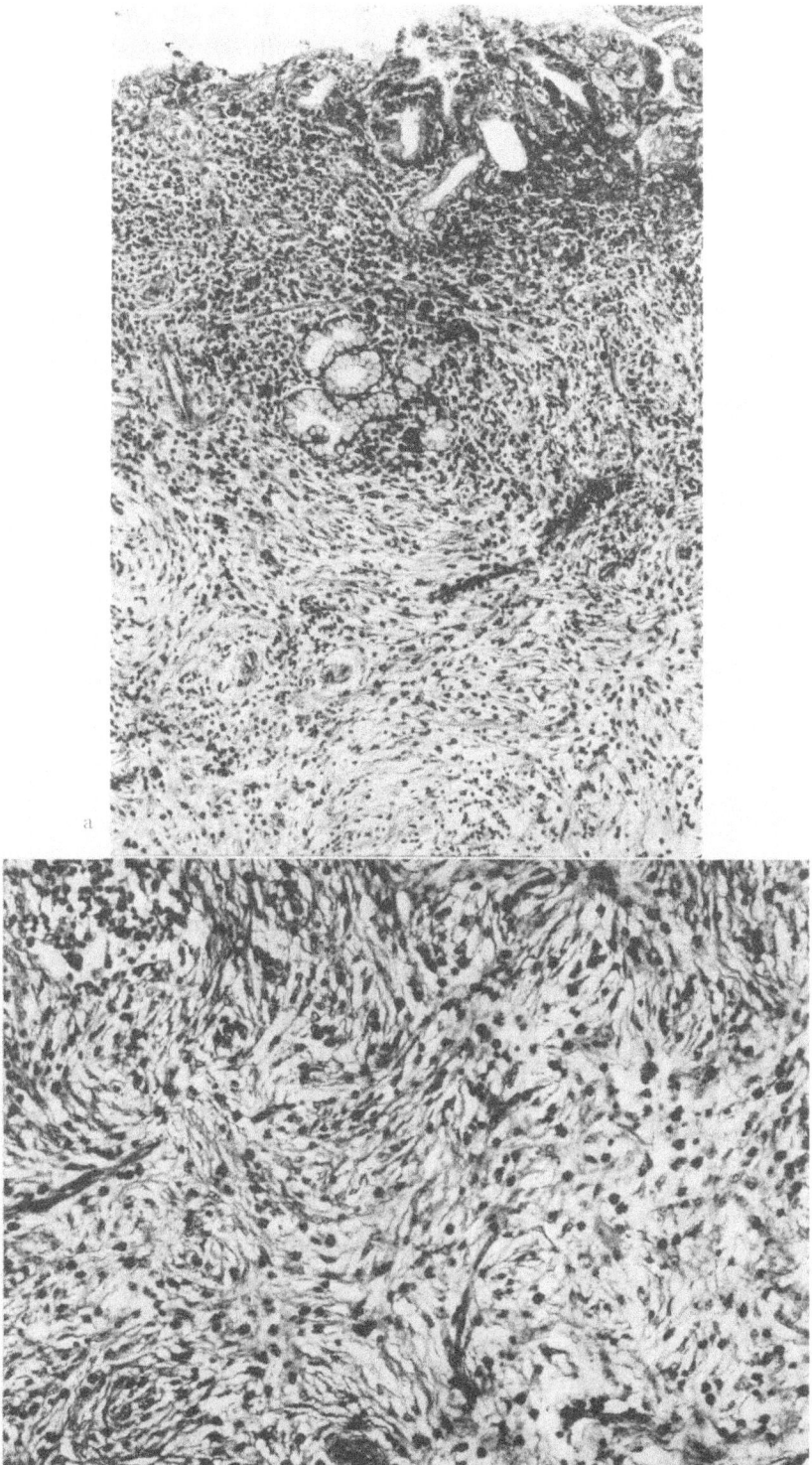

Abb. 231 a u. b

Eine Sondergruppe der „inflammatorischen fibroiden Polypen" ist nach GOLDMAN und FRIEDMAN (1967) neurogener „Natur". Bereits SHUBIN und SARGENT (1955) hatten diese „Polypen" als Neurofibrome angesehen. GOLDMAN und FRIEDMAN (1967) interpretieren sie als Analogon der entzündlich induzierten Neurome der Appendix (MASSON, 1928, 1932). Wir verfügen über eine entsprechende eigene Beobachtung (Abb. 230 und 231); die „Stromazellen" geben bei Einschlußfärbung nach FEYRTER vereinzelt eine positive Rhodiochromie, wie sie von FEYRTER (1948, 1949) als spezifisch für Neurome bezeichnet wird (vgl. S. 579).

Die entzündlich-hyperplastischen Polypen (1, 2), die eigentliche Gruppe der Pseudopolypen, kommen im Bereiche der Magenschleimhaut solitär oder multipel, beetförmig oder gestielt vor. Ihr bevorzugter Sitz ist das Antrum pyloricum. Feingeweblich werden sie in ihrem Zentrum von einem bindegewebigen Grundstock des Schleimhautstroma gebildet, der sich über der regelrecht gestalteten Muscularis mucosae erhebt und von einer der jeweiligen Topik entsprechenden Schleimhaut bekleidet wird. Das Stroma dieser „Neubildungen" erweist sich als ausgesprochen lympho- und plasmacellulär infiltriert. Mucosaretentionscysten sollen dagegen nur selten auftreten. Die Basalmembran der Drüsenschläuche ist jeweils scharf gezeichnet. Atypien der Drüsenepithelien fehlen in der Regel. Der elevierte, hyperplastische Schleimhautbereich geht gleitend in die Mucosa der Nachbarschaft über; auch diese ist in der Regel entzündlich verändert. Die entzündlich-hyperplastischen Polypen stellen nach KONJETZNY (1913, 1928) geläufige Befunde bei der chronisch-hypertrophischen Gastritis dar (vgl. Problematik der hypertrophischen Gastritis auf S. 246ff.). Ihre Abgrenzung gegenüber adenomatös-blastomatösen Polypen ist oft nur schwer zu vollziehen (vgl. DOERR, 1961). Besonders KONJETZNY (1913, 1928, 1954) betonte immer wieder, daß gleitende Übergänge zwischen der „chronisch-atrophisch-hypertrophischen Gastritis", der umschriebenen Schleimhauthyperplasie, entzündlich-hyperplastischen Polypen und dem Magencarcinom beobachtet werden können (s. weiter S. 633ff.). Experimentell gelang es RODRIGUEZ-OLLEROS und GALINDO (1965) bei Kaninchen durch perorale Applikation des carcinogen wirksamen Crotonöles eine Gastritis papillomatosa zu provozieren. Dabei lassen das Crotonöl und sein Lösungsmittel an der Magenschleimhaut unterschiedliche Effekte erkennen. Während das Äther-Alkohol-Gemisch infolge Kontraktion der Muscularis mucosae eine papilläre Verformung des Schleimhautreliefs bewirkt, führt Crotonöl über eine vermehrte Schleimproduktion zu Deckepithelveränderungen, einem Ödem des Stratum proprium mucosae und schließlich zu einer Ödemfibrose. Später können noch Schleimhautnekrosen und Ulcera entstehen, denen Drüsenproliferationen folgen. Morphologisch ist das Bild einer „Reizgeschwulst" gegeben.

Zeichnen sich diese „Polypen" durch besonderen Reichtum an eosinophilen Granulocyten aus, so bestehen fließende Übergänge zum Krankheitsbild der „eosinophilen Gastritis" und zum „eosinophilen Granulom" des Magens. Beide Bezeichnungen umfassen verschiedene Krankheitsbilder:

1. innerhalb eines Magenpolypen als „eosinophiles Granulom" ohne Beziehungen zur Allergie und

2. in Form diffuser Wandverdickung als eosinophiles Granulom, eosinophile Gastro-Duodenopathie, Löffler-Syndrom des Magens, eosinophile Linitis plastica oder Magengranulom mit Eosinophilie bezeichnet.

Die zweite Gruppe ist in der Regel mit allergischen Symptomen und Bluteosinophilie vergesellschaftet (s. weiter S. 306).

Mit eosinophilem Granulom werden Infiltratbildungen bezeichnet, die aus cytoplasmareichen monocytären Zellen und eosinophilen Granulocyten zusammengesetzt sind. Vornehmlich in der Regio pylorica und entlang der kleinen Kurvatur gelegen, tritt das eosinophile Granulom bald als solitärer, großer und gelappter Tumor, als polypenartige Geschwulst oder als diffuse Wandinfiltration in Erscheinung (BOLCK, 1949; DEL VIVO u. MAGNI, 1952; MÄRKI, 1954). Ausgedehnte Ulcerationen der überkleidenden Schleimhaut stellen keine Seltenheit dar (VANEK, 1949; KOFLER, 1952; SCHÜMANN, 1952; KIRCHMAIR u. SCHUBERT, 1955; SMITH, 1956; BOQUIEN u. Mitarb., 1966, Lit.).

Das *flächenhaft ausgebreitete eosinophile Granulom* (diffuse eosinophile Gastroenteritis) bevorzugt das Antrumgebiet; die Infiltrate breiten sich vielfach über den Pylorusring hinaus auf das Duodenum und den übrigen Dünndarm aus und greifen ebenfalls zwischen die Lagen der Muscularis propria. Charakteristisch ist weiterhin eine Angiitis vom hypersensitivity-Typ und eine eosinophile Infiltration der regionären Lymphknoten (HEDDLE u. Mitarb., 1969). Grundlage der Infiltratbildung ist in vielen Fällen eine Allergose, die in bis zu 20% konkretisiert werden kann (FERRIER u. DAVIS, 1957); s. weiter auch S. 307).

Auch das *umschriebene eosinophile Granulom* des Antrum ventriculi umfaßt verschiedene Krankheitsbilder, wobei auf der einen Seite wiederum eine Allergose im Vordergrund steht (BOQUIEN u. Mitarb., 1966), während sie in anderen Fällen vermißt wird (HAMMER u. LENZEWEGER, 1965). Die Gruppe granulomatöser Mageninfiltrate mit Vorherrschen eosinophiler Granulocyten differenzierte MÄRKI (1954) in zwei Formen:

1. Handelt es sich um kleine, häufiger multiple oder diffuse Wucherungen mit langjähriger Anamnese. Eine Knochenmarks- und Bluteosinophilie wird häufiger nachgewiesen. Diese Gruppe wird von MÄRKI (1954) den hyperergischen Reaktionskrankheiten zugeordnet (vgl. Beobachtungen von KAIJSER, 1937; FEYRTER, 1948; KOFLER, 1952; HAYNES u. Mitarb., 1964; HARDY u. ELESHA, 1968).

2. Handelt es sich um große solitäre Tumoren, die rasch wachsen und nur eine kurze Anamnese haben (BOLCK, 1949; MÄRKI, 1954).

Sieht man von der „blastomatösen Form" ab (Beobachtungen von BOLCK, 1949; VANEK, 1949; MÄRKI, 1954; PICKARD u. Mitarb., 1954; URELES u. Mitarb., 1961; FOSSGREEB, 1962), deren Ätiologie ungeklärt ist, gelang es BOQUIEN u. Mitarb. (1966) für die Fälle mit Bluteosinophilie ursächliche Beziehungen zu dem Genuß von Fischmahlzeiten zu eruieren. Hierbei handelte es sich jeweils um Fische, die mit den Larven verschiedener Ascaridenarten infiziert waren, unter denen das *Eustoma rotundatum* besonders häufig nachgewiesen werden konnte.

## Malakoplakie

Die Malakoplakie ist im Schrifttum allgemein als Sonderform einer proliferativen Cystitis bekannt (Abb. 232) (ZOLLINGER, 1966). Seltene Beobachtungen betreffen die Lokalisation im Bereiche des Nierenbeckens oder der Ureteren (VAN ZILC-SCOTT u. SCOTT, 1958; LEWIS u. Mitarb., 1961). Nach der Mitteilung von HAUKOHL und CHINCHINIAN (1958) über einen Fall von Malakoplakie des Hodens berichteten weiterhin BLACKWELL und FINLAY-JONES (1959) sowie BROWN und SMITH (1967) über entsprechende Veränderungen. Von den 8 durch BROWN und SMITH (1967) zusammengestellten Fällen waren 6 zunächst als unspezifische granulomatöse Orchitis klassifiziert worden. Weiterhin liegen zwei Beobachtungen mit Befall der Prostata vor (HOFFMANN u. GARRIDO, 1964; GOLDMAN, 1965). In jüngster Zeit wurden indessen auch Fälle von Malakoplakie beschrieben, die außerhalb des Uro-Genitaltraktes lokalisiert sind. In 8 Fällen war das Colon (GONZALEZ-ANGULO u. Mitarb., 1965; TERNER u. LATTES, 1965;

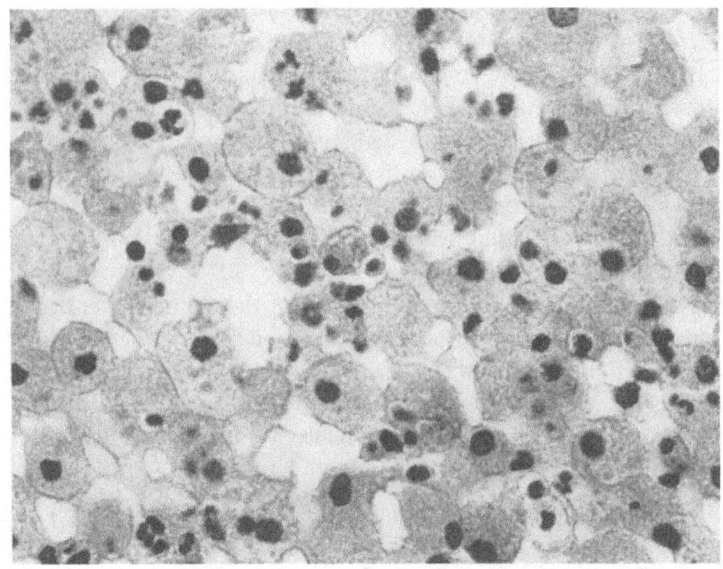

Abb. 232. Malakoplakie: Massenhaft große Phagocyten mit granuliertem Protoplasma und kleinen, runden pyknotischen Zellkernen, eingestreut Lymphocyten und Plasmazellen. Vergr. 400fach. [Aus H. U. ZOLLINGER: Niere und ableitende Harnwege. In: Spezielle pathologische Anatomie (Hrsg. W. DOERR u. E. UEHLINGER), Bd. 3, Abb. 680, S. 755. Berlin-Heidelberg-New York: Springer 1966]

YUNIS u. Mitarb., 1967; FINLAY-JONES u. Mitarb., 1968) und in einer Beobachtung von YUNIS u. Mitarb. (1967) auch der Magen betroffen.

Die Bezeichnung „Malakoplakie" — weiche Platte — geht auf v. HANSEMANN (1903) zurück und charakterisiert den auffälligen makroskopischen Befund. v. HANSEMANN (1903) gab auch die erste genaue feingewebliche Beschreibung dieser seltenen Veränderung wieder. Es handelt sich in der Regel um nur münzgroße Infiltrate eines an Histiocyten reichen Granulationsgewebes. Diese „Histiocyten" sind groß, rundlich und besitzen einen breiten eosinophil tingierten Cytoplasmasaum (sog. v. Hansemann-Zellen). Sie sind in ein lockeres Stroma eingebettet, das zudem mehr oder weniger ausgeprägt lympho-plasmacellulär infiltriert ist. Die Hansemann-Zellen stellen Phagocyten dar und enthalten ovale bis runde, aus Kalk, Eisenpigment und Lipoiden aufgebaute Einschlußkörperchen (MELICOW, 1957, Lit.; NATION, 1956, Lit.; CURTIS u. Mitarb., 1961, Lit.). Sie werden als

Michaelis-Gutmann-Körperchen bezeichnet. Sie sind 1 und mehr μ groß und sollen nach elektronenmikroskopischen Untersuchungen von KIEL u. Mitarb. (1962) Kondensationsprodukte der Protoplasmagranula der Phagocyten darstellen. Nach den Untersuchungen von TERNER und LATTES (1965) handelt es sich bei den Michaelis-Gutmann-Körperchen histochemisch um Glykoproteide, die mit keinem sonst im menschlichen Organismus vorkommenden Polysaccharid-Lipid-Gemisch identisch sein sollen. Es wird vermutet, daß die umschriebene Freisetzung großer Mengen an Glykolipiden durch einen spezifischen Mikroorganismus verantwortlich für die Entwicklung des „spezifischen" polypösen Granulationsgewebes ist, zumal die Veränderungen im Bereiche des Gastro-Intestinal-Traktes ihren Ausgang von der Mucosa nehmen. Die Beobachtung von YUNIS u. Mitarb. (1967) ergab im weiteren, daß die Granula der Malakoplakiezellen histochemisch aus hochmolekularen neutralen Mucopolysacchariden zusammengesetzt sind. YUNIS u. Mitarb. (1967) gelang es zudem, Zwischenstufen zwischen den Granula der Phagocyten und den Michaelis-Gutmann-Körperchen zu erfassen. Es wird vermutet, daß die Malakoplakie-Zellen eine besondere Funktions- und Speicherform der Mastzellen darstellen.

*Ätiologie* und *Pathogenese* dieser seltenen Erkrankung sind nach wie vor ungeklärt. Die erste Konzeption von MICHAELIS und GUTMANN (1902), daß es sich um eine Neoplasie handele, wurde bald wieder verworfen. Die klinische Bedeutung dieser Erkrankung liegt aber weiterhin in ihrer Abgrenzung gegenüber „echten" Neoplasmen (MELICOW, 1957). Auch die scheinbare Beziehung zur Tuberkulose oder ausgedehnter Kachexie (MICHAELIS u. GUTMANN, 1902; v. HANSEMANN, 1903; LANDSTEINER u. STOERK, 1904; KIMLA, 1906) wird als widerlegt angesehen. Wiederholt wurde die Sarkoidose ätiologisch angeschuldigt (REDEWILL, 1943; MORISON, 1944; FRENCH u. MASON, 1951; HAGEMANN, 1951; KNOOP, 1958), womit allerdings nur eine Unbekannte durch eine weitere ersetzt wird. Die Mehrzahl der Untersucher führt die Veränderungen auf eine „Entzündung" zurück, womit die Gruppierung dieses Krankheitsbildes unter die Gruppe der „entzündlich-hyperplastischen Polypen" ihre Berechtigung erführe. Während nur DICKSON u. Mitarb. (1927) „fungusartige Partikel" nachwiesen, wird im allgemeinen die Escherichia coli als wesentliche Noxe angesehen (LOELE, 1910; McDONALD u. SEWELL, 1913/14; BLEISCH u. KONIKOV, 1952). So gelang es BLEISCH und KONIKOV (1952) sowie OKUDAIRA u. Mitarb. (1961) durch Versetzen von Escherichia coli Kulturen mit Harn, den Michaelis-Gutmann-Körperchen ähnliche Sphäroide zu reproduzieren. Die eindrucksvollste Unterstützung der entzündlichen Genese der in Rede stehenden Erkrankung wurde durch die Beobachtung von CURTIS u. Mitarb. (1961) erbracht, die unter intensiver Antibiotica-Therapie Heilung beobachteten.

Durch die Beobachtungen der Malakoplakie außerhalb des Uro-Genitaltraktes verlieren indessen Vorstellungen an Bedeutung, wonach eine Permeabilitätssteigerung der Harnblasenschleimhaut infolge Urininsudation eine Conditio sine qua non darstelle (LOELE, 1910; OPPERMANN, 1924). Insbesondere die Beobachtung von YUNIS u. Mitarb. (1967) einer „Magenmalakoplakie" eröffnet wieder neue ätio-pathogenetische Aspekte. Hierbei handelte es sich um eine Kombination der Malakoplakie mit systemischer Fehlbildung (Neurofibromatose v. RECKLINGHAUSEN und multiple Hämangiome) und einem Neoplasma (Syringomyelie). Im

Gegensatz zu den übrigen im Schrifttum zu findenden Mitteilungen nahm die Erkrankung einen letalen Ausgang. Der 51jährige Patient wurde mit Diarrhoen, Ödemen, Atemnot und in hochgradig reduziertem Allgemeinzustand eingeliefert; er verstarb 3 Tage nach der klinischen Aufnahme. Bei der Obduktion zeigte die Magenschleimhaut im Bereiche der kleinen Kurvatur multiple, leicht erhabene, rundlich weiche polypoide Herde bis zu 2,5 cm Durchmesser mit gelblich-nekrotischen Belägen. Weiterhin wurden teils konfluierende, teils polypöse Herde im Bereiche des Dickdarmes nachgewiesen. Es lag eine Mitbeteiligung regionärer Lymphknoten vor. Neben dem typischen Granulationsgewebe der Malakoplakie war der Reichtum an Mastzellen auffällig. Da es YUNIS u. Mitarb. (1967) gelang, Zwischenstufen zwischen den Granula der Makrophagen (v. Hansemann-Zellen) und den Michaelis-Gutmann-Körperchen histochemisch zu erfassen, sehen diese Autoren in den Malakoplakie-Zellen eine besondere Funktions- und Speicherform der Mastzellen. Warum die „spezifische" Umwandlung erfolgt, ist allerdings noch ungeklärt.

Das Manifestationsspektrum der Malakoplakie ist somit nach den Beobachtungen der letzten Jahre breiter als primär vermutet und nicht an den Uro-Genitaltrakt gebunden. Neben bisher etwa 120 Beobachtungen im Bereiche des Uro-Genitaltraktes, mehren sich Mitteilungen gastro-intestinaler Manifestationsformen. Auch wenn die Ätio-Pathogenese dieses seltenen Krankheitsbildes nach wie vor unbekannt ist, sprechen die vorliegenden Mitteilungen dafür, daß es sich um eine besondere Form einer „granulomatösen Entzündung" handelt.

## 2. Adenomatös-blastomatöse Polypen

Die Erstbeobachtung eines Magenpolypen geht auf AMATUS LUSITANUS (1557) zurück. 1769 gab MORGAGNI die genaue Beschreibung eines pendulierenden Magenpolypen bei einer 50jährigen Frau wieder. Im weiteren berichtete CRUVEILHIER (1835) über Magenpolypen und wies bereits auf die Gefahr ihrer potentiellen malignen Entartung sowie ihren transpylorischen Prolaps hin.

*Makroskopisch* (Abb. 233) den vorgenannten entzündlich-hypertrophischen „Neubildungen" in vielen Fällen weitgehend entsprechend, unterscheiden sie sich *histologisch* durch ihre scharfe Abgrenzung gegenüber der sie umgebenden Magenschleimhaut und die ausgeprägte Proliferation epithelial-drüsiger Elemente. Dabei erscheinen die neugebildeten Drüsenschläuche bald langgestreckt, bald gewunden oder weit verzweigt und sind vielfach durch Retention von Schleim in ihrer Lichtung, bedingt durch einen Mangel an Ausführungsgängen, cystisch erweitert. Diese Retentionscysten können einen Durchmesser bis zu 10 mm erreichen (NOVAK, 1920). Das Drüsenepithel ist von wechselnder Höhe, kubisch bis hochzylindrisch und in der Regel einschichtig. Seltener ist es an umschriebener Stelle proliferiert (sog. Epithelpapillen nach STÄMMLER, 1940). Insgesamt wird ein gewisser Grad der Polymorphie deutlich. Die Basalmembranen der Drüsenschläuche setzen sich jedoch jeweils scharf ab und sind intakt. Die Muscularis mucosae ist besonders im Bereiche des Polypenstieles häufiger aufgesplittert und lumenwärts verzogen. Sie bildet indessen bei den gutartigen Polypen jeweils eine undurchbrochene Grenze zwischen den epithel-drüsigen Wucherungen und der Submucosa. Im bindegewebigen Stroma liegen reichlich acidophile Russelsche

Körperchen, die als Residuen von Plasmazellen angesehen werden (APITZ, 1937 u.v.a.).

Diese „Grundform" adenomatöser Polypen (Abb. 234—237) kann durch unterschiedliche Betonung der epithelialen oder mesenchymalen Komponente Abwandlungen erfahren (Adenopapillom, Fibroadenom). Gelegentlich wird Polypen begegnet, deren Drüsen ausschließlich oder vorwiegend von „Darmepithel" aus-

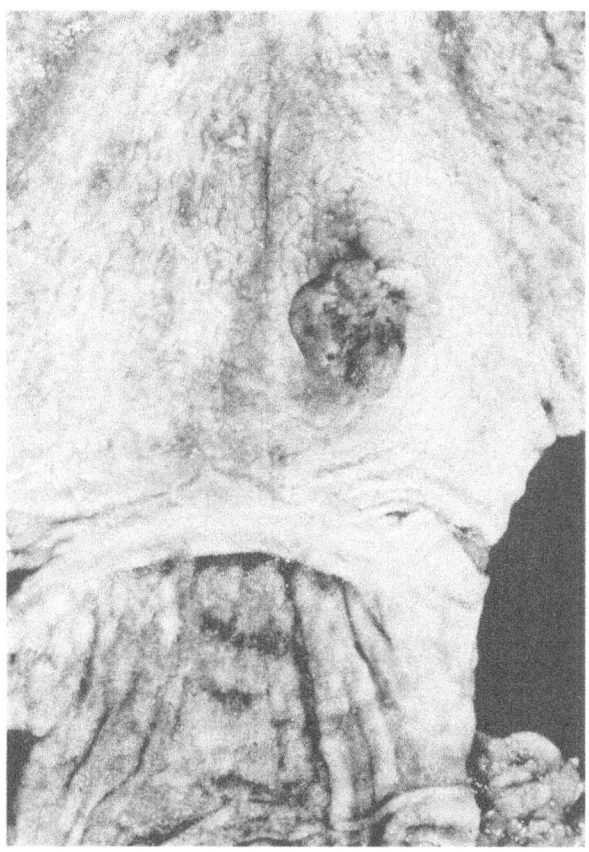

Abb. 233. Adenomatöser Polyp des Antrum ventriculi. 80jährig, weiblich (SN 734/70, Path. Inst. Heidelberg)

gekleidet sind und dementsprechend Becherzellen, Deckzellen mit Bürstenbesatz, Panethsche sowie reichlich argyrophile Zellen enthalten. MORSON (1955), der auf diese Polypenform besonders hinwies, konnte bei seinen Fällen stets in der Nachbarschaft der Polypen eine ausgeprägte intestinale Metaplasie der entsprechenden Mucosaareale beobachten.

Die biologische Aktivität der Magenpolypen und damit die Gefahr der potentiellen malignen Entartung ist bei den einzelnen Typen unterschiedlich. Dieser Umstand erklärt die große Streubreite in den statistischen Angaben über den jeweiligen prozentualen Anteil maligner Polypen (vgl. S. 526), da in der Regel keine nähere Spezifizierung der einzelnen Polypen vorgenommen wurde.

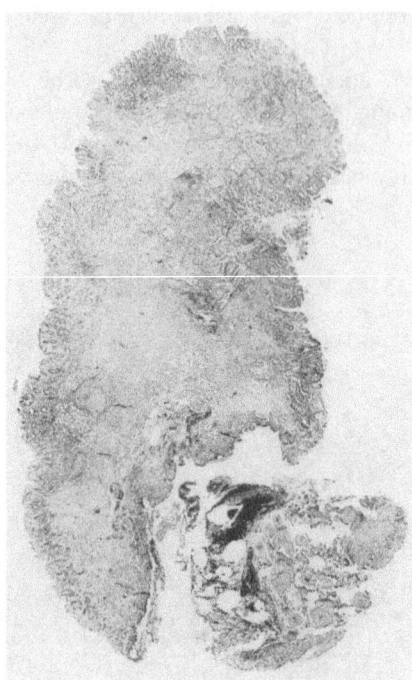

Abb. 234. Adenomatöser Polyp des Antrum ventriculi (2,0:1,0:0,8 cm). 56jährig, weiblich (E.-Nr. 3223/67, Path. Inst. Heidelberg). Färbung: HE. Vergr. 8fach

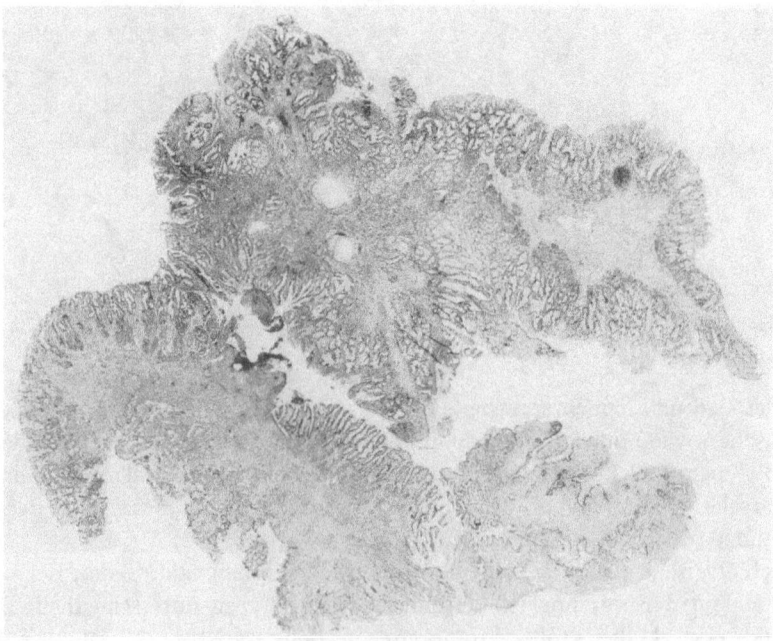

Abb. 235. Adenomatöser Magenschleimhautpolyp. 64jährig, weiblich (E.-Nr. 2769/67, Path. Inst. Heidelberg). Färbung: HE. Vergr. 8fach

Adenomatös-blastomatöse Polypen 537

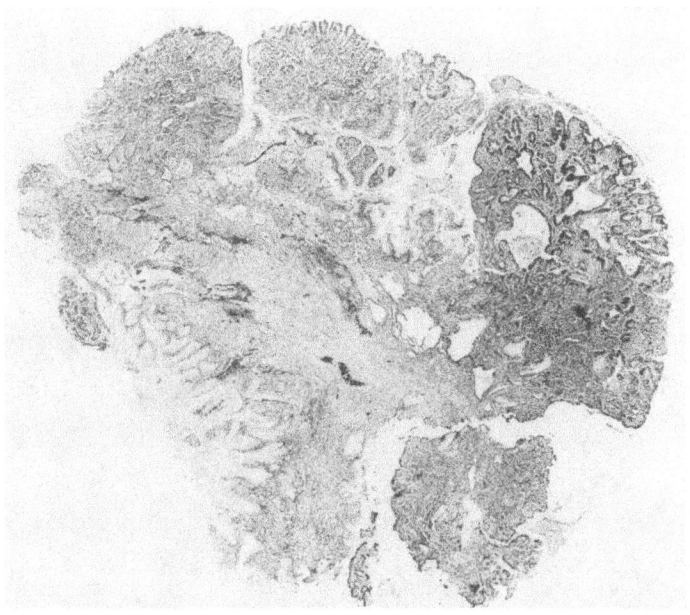

Abb. 236. Adenomatöser Polyp des Antrum ventriculi (1,2:1,0:0,7 cm). 70jährig, weiblich (E.-Nr. 17918/67, Path. Inst. Heidelberg). Färbung: HE. Vergr. 5fach

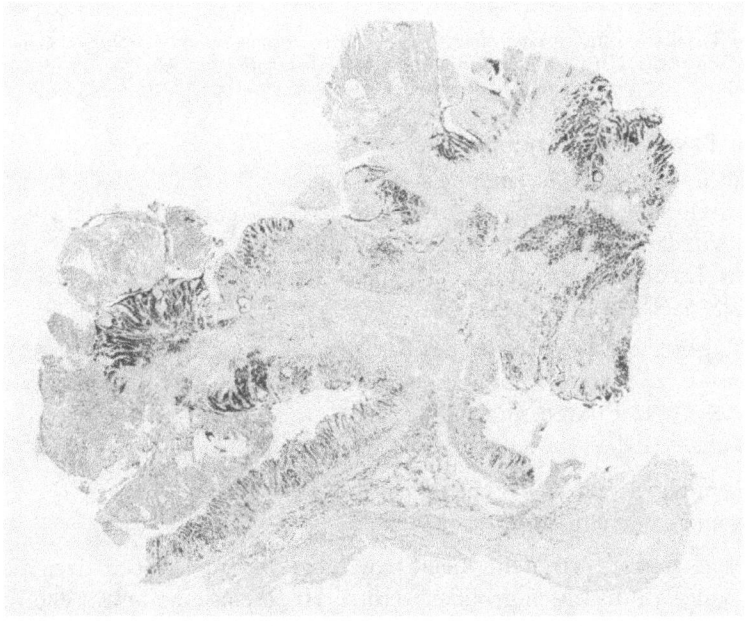

Abb. 237. Adenomatöser Magenschleimhautpolyp. 70jährig, männlich (E.-Nr. 20517/67, Path. Inst. Heidelberg). Färbung: PAS. Vergr. 4fach

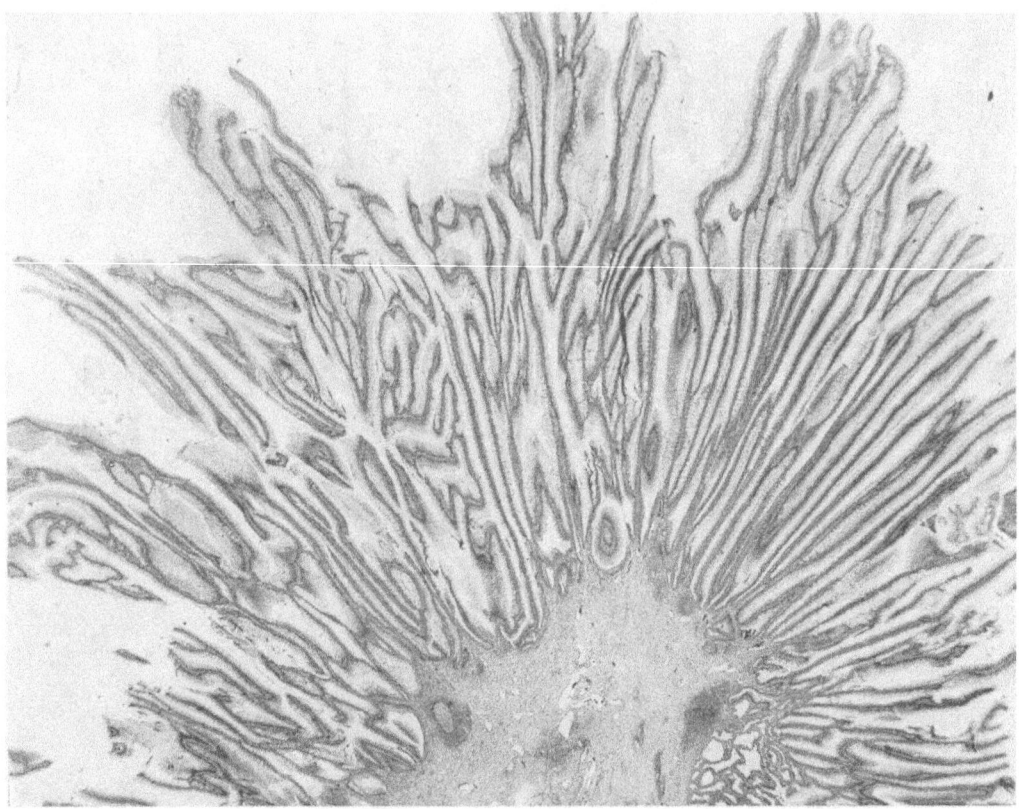

Abb. 238. Papillärer Magenschleimhautpolyp, Zottentumor, villöser Polyp. Färbung: HE. Vergr. 48fach. (Aus UICC, Illustrated Tumor Nomenclature, 2nd ed., Fig. 48, S. 49. Berlin-Heidelberg-New York: Springer 1969)

Nach TØNNESEN (1931) unterscheidet man:

1. den Drüsenpolyp, er entspricht dem Adenom;

2. den Oberflächenpolyp, er entspricht dem Zottentumor (Abb. 238), Tumor villosus, papillärer Polyp, „Blumenkohl-Papillom";

3. den Kombinationspolyp, er entspricht dem Adenopapillom von KELSEY (1886) (zit. nach KATSCH u. PICKERT, 1953).

Die Typen 2 und 3 (Abb. 239) der Klassifizierung von TØNNESEN (1931) weisen im Gegensatz zu Typ 1 (Abb. 240) jeweils eine hohe Quote maligner Entartung auf (WALK, 1951; FUNG u. GOLDMAN, 1970).

MING und GOLDMAN (1965) unterscheiden weiterhin zwischen

1. einem regenerativen Polypen und

2. einem adenomatösen Polypen.

Der *regenerative* Typ stellt kleine, gut abgegrenzte Polypen dar, die überwiegend von Pylorusdrüsen gebildet werden. Hyperplasie und cystische Erweiterung der Drüsen sind nahezu ausschließlich auf die lumennahen Areale des Polypen beschränkt. Die Zeichen der akuten Entzündung und Leistenspitzenerosionen findet man häufiger an der Stirnseite dieser Polypen. Dagegen wird das Polypen-

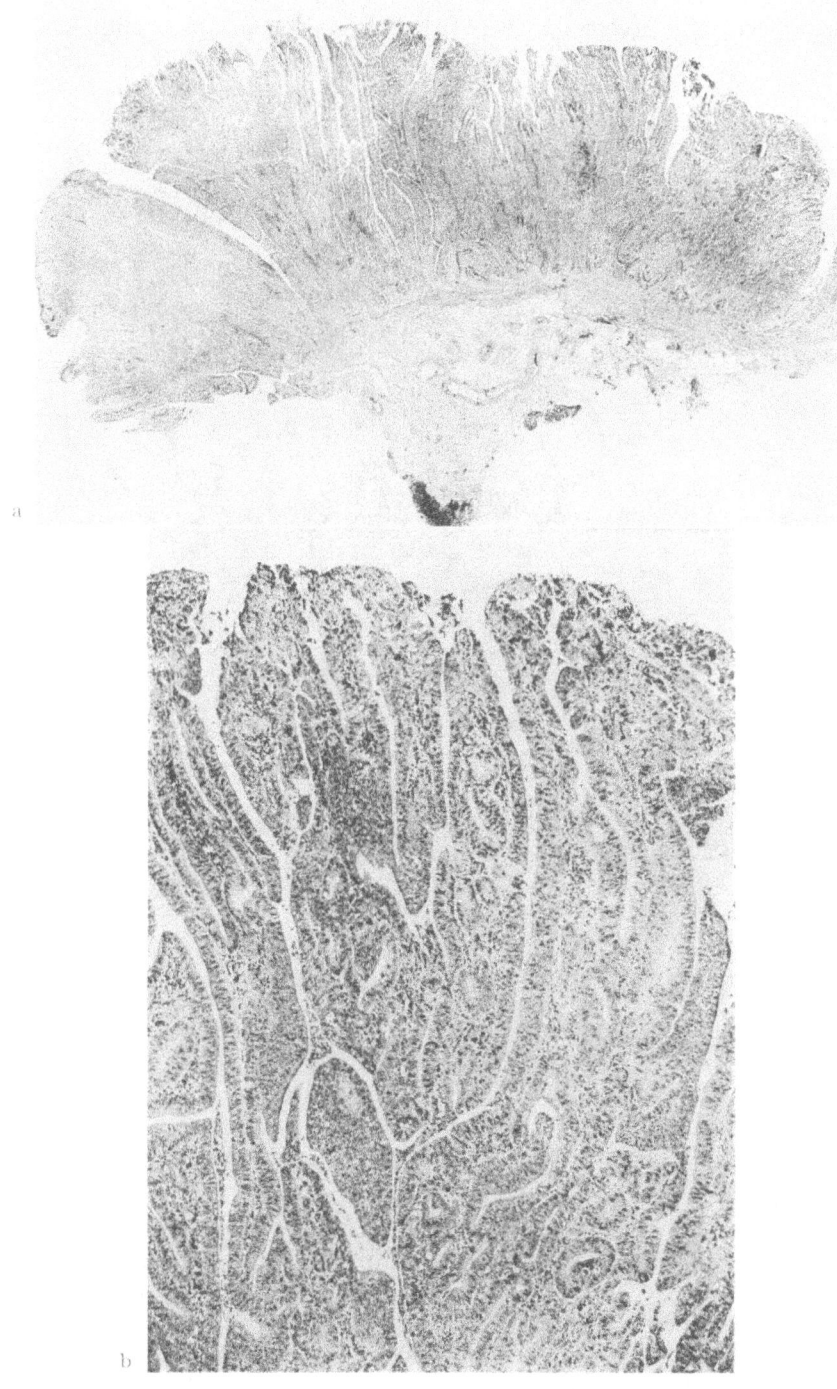

Abb. 239a u. b. Breitbasig aufsitzender maligner villöser Polyp der Fundusschleimhaut. Fehlende blastomatöse Infiltration der Muscularis mucosae (zusätzlich bestehendes scirrhöses Adenocarcinom des Antrum ventriculi). 59jährig, männlich (E.-Nr. 23352/70, Path. Inst. Heidelberg). Färbung: HE. Vergr. a 5fach, b 50fach

stroma nur selten von den entzündlichen Infiltraten erreicht. Die hyperplastischen Deckepithelien bilden vereinzelt papilläre und pseudopapilläre Abfaltungen. Der Zellbesatz bleibt aber jeweils einzeilig und regelmäßig. Die Zellkerne sind klein und basal gelegen. Eine intestinale Metaplasie wird bei diesem Typ nur ausnahms-

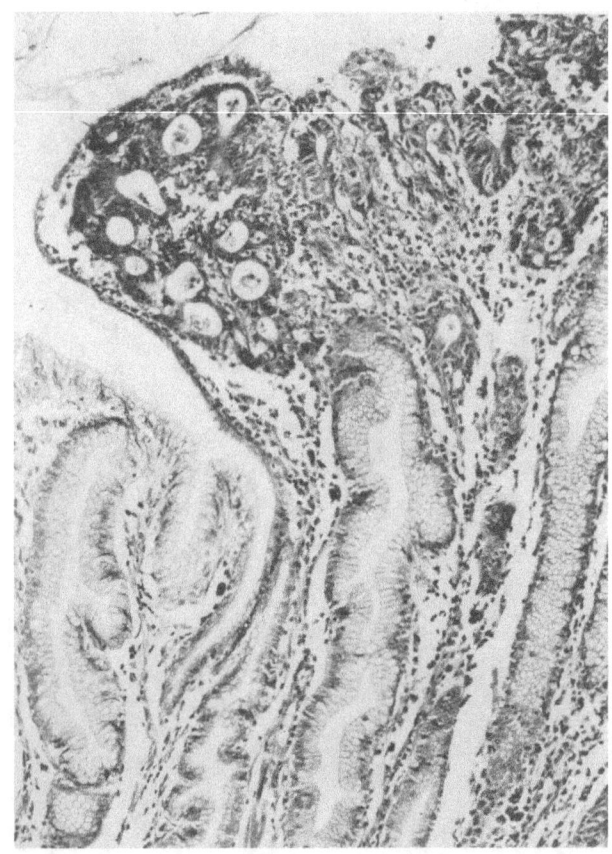

Abb. 240. Adenomatöser Polyp des Antrum ventriculi (3,5:2,0:2,0 cm) mit beginnender maligner Entartung im Bereiche der Stirnseite (E.-Nr. 20517/67, Path. Inst. Heidelberg). Färbung: HE. Vergr. 120fach

weise beobachtet. Eine maligne Entartung sahen MING und GOLDMAN (1965) nicht unter ihren Fällen.

Im Gegensatz zum regenerativen Polypen stellt der *adenomatöse* Polyp eine echte Neoplasie dar und neigt in hohem Prozentsatz zur malignen Entartung. Er entspricht dem Typ 3, dem Kombinationspolypen von TØNNESEN (1931). Intestinale Metaplasien sind die Regel und die entsprechend alterierten Epithelien weisen häufig beträchtliche Atypien auf. Die Übergänge zur malignen Entartung sollen fließend sein.

Eine besondere Stellung nimmt die zuerst von CRUVEILHIER (1829) beschriebene *Polypositas gastrica* ein. Es handelt sich um ein Krankheitsbild, bei dem entweder isoliert im Magen, oder auf den gesamten Magen-Darm-Trakt verteilt, eine Vielzahl von Polypen nachweisbar sind. Es handelt sich dem feingeweblichen Aufbau nach jeweils um Polypen vom adenomatösen Typ. Sie entsprechen damit völlig den isolierten adenomatösen Polypen im histologischen Bild. TØNNESEN (1931) vertritt für die Polyposis gastrica die Ansicht, daß sie entzündlicher Genese sei. TØNNESEN (1931) sieht in diesem Leiden einen Folgezustand nach chronischer Gastritis und wendet sich scharf gegen eine Deutung, wonach es sich um eine angeborene Entwicklungsstörung handeln soll (BORRMANN, 1926; STÄMMLER, 1940). Indessen sind bei diesem Krankheitsbild die Grenzen gegenüber einer diffusen Polyposis des Magens in Kombination mit Darmpolypen und Lippenmelanose (Peutz-Jeghers-Syndrom) nicht immer streng zu ziehen (vgl. auch KLOSTERMANN, 1960).

Das Krankheitsbild wurde von PEUTZ (1921) erstmalig in Holland beschrieben und von JEGHERS u. Mitarb. (1949) weiter erarbeitet. BRUWER u. Mitarb. (1954) prägten die Bezeichnung Peutz-Jeghers-Syndrom. Frühere Untersucher (PEUTZ, 1921; JEGHERS u. Mitarb., 1949; BERKOWITZ u. Mitarb., 1955) beschrieben diese Polypen als „adenomatöse Polypen" und sahen in ihnen eine Präcancerose mit mutmaßlicher Malignitätsrate bis zu 20%. Weitere Untersuchungen ließen es indessen als wahrscheinlich erachten, daß diese hohe Malignitätsrate auf einer Fehlinterpretation des morphologischen Befundes beruhte. So sehen neuere Untersucher in den Polypen des Peutz-Jeghers-Syndroms eine *Hamartie* (WELLER u. MCCOLL, 1966; DOZOIS u. Mitarb., 1969, Lit.). Die Polypen beim Peutz-Jeghers-Syndrom variieren sehr in Größe und Gestalt, Anzahl und Lokalisation. Sie können gestielt oder breitbasig aufsitzend sein. In abnehmender Häufigkeit findet man sie nach BARTHOLOMEW u. Mitarb. (1962) im:

Jejunum, Ileum, Colon, Rectum, Magen, Duodenum, Appendix.

Makroskopisch bestehen keine wesentlichen Unterschiede gegenüber dem „banalen" adenomatösen Polypen. Feingeweblich wird indessen deutlich, daß es sich um lokale Hamartome handelt; so liegt eine Proliferation der ortsständigen Drüsenformationen vor; die Zellformel des Polypen entspricht jeweils der aktuellen Topik. Typisch für diese Polypen ist weiterhin die arborisierte Anordnung der glatten Muskellagen im Stroma, sowie die relative Häufigkeit von Mitosen. Insbesondere dieser Nachweis von Mitosen gab wiederholt Anlaß in den Polypen eine Präcancerose zu sehen (DOZOIS u. Mitarb., 1969). Bis 1960 stellten BARTHOLOMEW u. Mitarb. 182 Fälle aus dem Weltschrifttum zusammen. Sie konnten 1969 auf 326 Beobachtungen erweitert werden (DOZOIS u. Mitarb., 1969).

Magenpolypen im Rahmen weiterer Syndrome mit generalisierter intestinaler Polyposis werden neuerdings vermehrt beschrieben. YONEMOTO u. Mitarb. (1969) beobachteten drei entsprechende Fälle familiärer Polyposis des gesamten Intestinaltraktes bei Kindern. YONEMOTO u. Mitarb. (1969) differenzierten ihre Fälle vom Peutz-Jeghers-Syndrom sowie Cronkhite-Canada-Syndrom; sie ließen indessen die Frage offen, ob es sich bei ihren Beobachtungen nicht um Varianten des Gardner-Syndroms handelt. Bei dem Gardner-Syndrom liegt eine dominant erbliche mesenchymale Dysplasie mit Polyposis des Colon, Hauttumoren und Schädelosteomen vor.

Aus den Mitteilungen der letzten Jahre geht immer deutlicher hervor, daß die Magenpolyposis ein ätio-pathogenetisch äußerst inhomogenes Krankheitsbild umfaßt, welches makroskopisch kaum zu differenzieren ist.

Krone und Gelfand (1969) beschrieben kürzlich den Befund einer chronischen Gastritis unter dem Bilde multipler Magenpolypen (Abb. 241). Multiple adenomatöse Polypen sind bei der hypertrophischen Gastritis keine Seltenheit (Brunn u. Pearl, 1926; Konjetzny, 1928; Spriggs, 1943 u.v.a.). Sie werden weiterhin beobachtet beim Magencarcinom, Lymphosarkom, der Magensyphilis, der Magentuberkulose, der Magenmucose (Ricketts u. Mitarb., 1947; Feiber, 1955; Stiegmann u. Mitarb., 1957) oder bei Riesenfalten mit „normalem" histologischen Befund (Thompson, 1959).

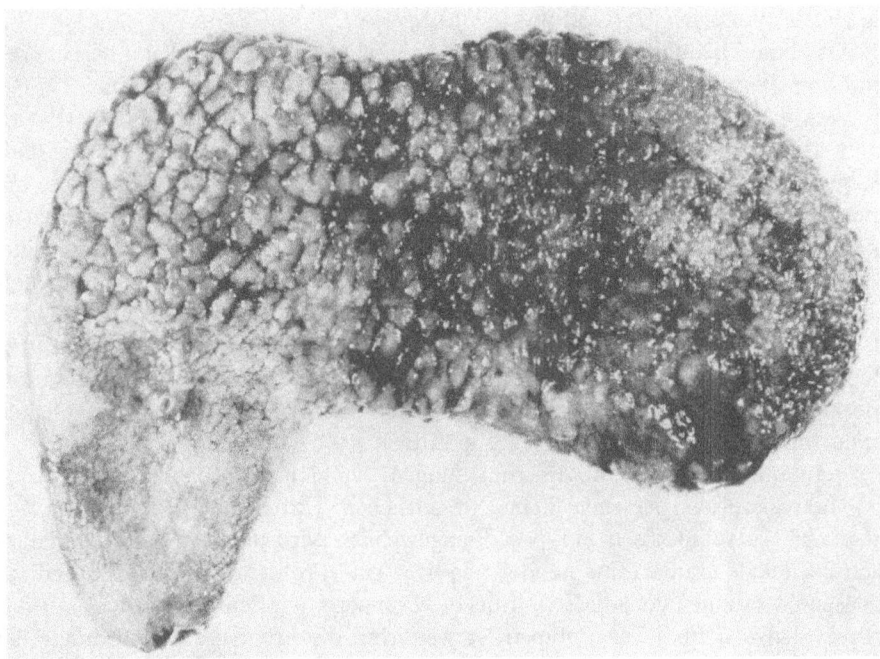

Abb. 241. Dichtliegende Pseudopolypen des Magens. Übersicht. [Aus C. L. Krone u. M. D. Gelfand: Gastritis presenting as multiple polyposis of the stomach. Gastroenterology 57, 703 (1969)]

Krone und Gelfand (1969) stellten den Fall einer 42jährigen Frau mit schwerer Gastritis unter dem Bilde multipler Magenpolypen vor. Klinisch imponierte ein rapider Gewichtsverlust, eine hypochrome Anämie sowie eine ausgeprägte Kachexie. Bei der Operation erwies sich der Magen als übersät mit breitbasig aufsitzenden Polypen, die das normale Faltenrelief vollkommen umgebaut hatten. Die Größe der Polypen variierte zwischen 3 und 10 mm mit kleineren Polypen im Antrum ventriculi. Kleinflächige Blutungen waren disseminiert zu finden. Feingeweblich ließen diese Polypen eine ausgeprägte Infiltration der Lamina propria mucosae mit Lymphocyten, Plasmazellen und polymorphkernigen Granulocyten erkennen. Das ortsständige Epithelmuster der Drüsen blieb gewahrt. Die Polypen bestanden aus aufgeworfener Mucosa und Submucosa und wurden durch tiefe Furchen getrennt (vgl. Abb. 91, S. 276: Typ b von Palmer, 1954). An der Furchenbasis fanden sich häufiger Ulcera mit perifokaler, besonders ausgeprägter entzündlicher Reaktion. Die Drüsen waren gut differenziert, mit geringem Mitoseindex und ohne jegliche Zeichen einer malignen Degeneration. Die Mucosa war jeweils auf 1—2 cm verdickt. Ähnliche Fälle wurden von STOUT (1953) als „Gastritis polyposa" bezeichnet (vgl. KONJETZNY, 1928 u.v.a.). KONJETZNY (1928) sowie STOUT (1953) sahen sie jeweils als Sonderform einer hypertrophischen Gastritis an (vgl. PALMER, 1954). SCHINDLER (1947, 1962) klassifizierte diese „Polypen" je nach der Zunahme der mucoiden Drüsen, der Belegzellen und Hauptzellen oder der interstitiellen Komponente der Mucosa. Da die Bezeichnung „Gastritis" nicht überzeugend die Mucosahyperplasie erklärt, wurde der Begriff der *hypertrophischen Gastropathie* geprägt, um die Unabhängigkeit dieser Veränderungen vom Krankheitsbild der chronischen Gastritis zu verdeutlichen (STEMPIEN u. Mitarb., 1964; CHUSID u. Mitarb., 1964). Damit ist auch eine Trennung dieser „Polypen" von jenen der Gruppe „entzündlich-hyperplastischer Polypen" vollzogen. Die in diesen Fällen zu beobachtende entzündliche Mucosainfiltration wird als post und nicht als propter gedeutet. Fälle, die von einer diffusen Hypertrophie über die Bildung adenomatöser Polypen zum invasiven Carcinom verfolgt werden konnten, sprechen nach Ansicht von CHUSID u. Mitarb. (1964), PALUMBO (1951) sowie HAWKSLEY (1963) für eine primäre Fehlbildung.

Die *Polyposis* umschriebener Regionen des Magen-Darm-Traktes ist seit langem bekannt. MÉNÉTRIER beschrieb 1888 als erster die gastrische Polyposis — polyadénomes polypeux. MÉNÉTRIER (1888) lag es besonders daran, dieses Krankheitsbild von der Gruppe chronischer Gastritiden zu differenzieren (vgl. S. 273). Die Einteilung der Polyadenomatose-Formen durch MÉNÉTRIER (1888) nahmen MARTINI und DÖLLE (1961) wieder auf:

1. „Polyadénome polypeux": es handelt sich um multiple Adenome in Gestalt von Polypen;
2. „Polyadénome en nappe": bei dieser Form bilden viele Adenome einen von der regelrecht differenzierten benachbarten Mucosa scharf abgegrenzten, elevierten Teppich.

Beim *Polyadénome polypeux* wird weiterhin zwischen einem Typ I und II unterschieden:

Der Typ I ist durch eine allgemeine Hypertrophie der Drüsen ausgezeichnet; Bindegewebsstränge umschnüren die Drüsenausführungsgänge. Die Folge ist eine Einengung des epithelialen Drüsenanteiles mit Falten- und Cystenbildung infolge „Abschnürung der Ausführungsgänge".

Der Typ II läßt gleichfalls ein gesteigertes Längenwachstum der Drüsenschläuche erkennen. Die Hauptveränderungen betreffen indessen die Basis der Drüsenschläuche, während die Ausführungsgänge unbeeinflußt bleiben. Verbindungen der interglandulären Septen liegen nicht vor. Dagegen handelt es sich um eine ausgeprägte Proliferation der basalen Drüsenabschnitte, die zu ihrer Schlängelung und Aufknäulung führt und das Bild einer „Glandula conglobata" entstehen läßt.

Dem *Polyadénome en nappe* liegt ebenfalls eine Drüsenhyperplasie zugrunde, die sich indessen gegenüber dem Polyadénome polypeux durch seine Wachstumsrichtung unterscheidet. Die proliferierten Drüsenschläuche verlaufen gestreckt und erreichen die 5- bis 6fache Länge der orthotopen Drüsen.

Kombinationsformen sind keine Seltenheit und beide Modi können im selben Magen nebeneinander vorkommen. Bemerkenswert ist klinisch, daß sich diese Fälle in relativ hohem Prozentsatz durch Ödembildung und Hypoproteinämie auszeichnen (MARTINI u. DÖLLE, 1961, Lit.). Das Ménétrier-Syndrom wird daher von vielen Autoren in die Gruppe der *exsudativen* Gastro-Enteropathie eingereiht (MARTINI u. DÖLLE, 1961, Lit.; GÖRSCH, 1965, Lit.). Entsprechend der primären Intention von MÉNÉTRIER (1888), vermeidet auch PALMER (1954) den Begriff der „Riesenfaltengastritis" und gibt eine Differenzierung nach dem feingeweblichen Befund wieder (vgl. Abb. 91, S. 276).

*Das Cronkhite-Canada-Syndrom*

1955 berichteten CRONKHITE und CANADA über 2 Fälle von ausgedehnter Polyposis des gesamten Gastro-Intestinaltraktes in Verbindung mit ektodermalen Veränderungen wie Alopecie, Atrophie der Fuß- und Zehennägel sowie Hyperpigmentation. In der Folgezeit wurden 7 weitere Beobachtungen bei Erwachsenen (KENNEDY u. HIRSON, 1961; MARTINI u. DÖLLE, 1961; JOHNSTON u. Mitarb., 1962; MANOUSOS u. WEBSTER, 1966; JARNUM u. JENSEN, 1966; CUNCLIFFE u. ANDERSON, 1967) und bisher 3 Beobachtungen bei Kindern (RAVITCH, 1948; McCOLL u. Mitarb., 1964; RUYMANN, 1969) mitgeteilt, so daß nunmehr insgesamt 12 einschlägige Fälle vorliegen.

Die Beobachtung von JARNUM und JENSEN (1966) zeichnete sich zusätzlich durch ein exzessives enterales Proteinverlustsyndrom mit Calcium-, Magnesium- und Kaliummangel aus. Bei der 58jährigen Patientin wurden neben den erwähnten Laborwerten röntgenologisch multiple Magen-, Duodenal- und Colonpolypen sowie rektoskopisch solche im Rectum und distalen Sigma erfaßt. Die Polypengröße variierte zwischen 5 und 10 mm. Die Biopsie aus der Rectummucosa ergab nur eine cystische Dilatation der Drüsenschläuche bei im übrigen „regelrechten" Mucosabild. Während der Colektomie wurde gleichzeitig eine Gastrostomie durchgeführt. Dabei stellte sich die Magenwand als verdickt und ödemisiert dar. Durch die Antrotomie prolabierten multiple, fingerförmige, bis 2 cm lange Polypen. Morphologisch wurde eine erhebliche Dilatation der Drüsenschläuche mit Vermehrung der mucoiden Deck- und Kryptenepithelien festgestellt. Der Dünndarm erscheint grob-anatomisch „normal"; die Palpation ergab indessen eine „granuläre" Konsistenz. Obwohl makroskopisch keine Polypen im engeren Sinne nachweisbar waren, zeigte die feingewebliche Untersuchung weit disseminiert liegende plumpe Zotten mit multiplen Cysten im Bereiche ihrer Lamina propria mucosae. Die Patientin verstarb 7 Tage nach erfolgter Colektomie und 10 Monate nach klinischer Manifestation der Erkrankung an den Folgen einer massiven Lungenarterienembolie. Der gastrale Elektrolytverlust pro die wird auf 9 mÄqu Kalium, 1,2 mÄqu Magnesium und 63 mg Calcium veranschlagt.

Von den 9 im Schrifttum erwähnten adulten Fällen überlebten 4. Der Fall von KENNEDY und HIRSON (1961) zeigte eine spontane Remission; in dem Fall von CUNLIFFE und ANDERSON (1967) gelang die „Heilung" unter Antibioticatherapie; die Beobachtung von MANOUSOS und WEBSTER (1966) überlebte nach

Gastrektomie und jene von ZDANSKY und RIEDERER (1963) nach Hemikolektomie. Klinisch im Vordergrund standen in allen Fällen jeweils Diarrhoen und ein z. T. ausgeprägtes Eiweiß- und Elektrolytverlustsyndrom.

Ergänzend zu den adulten Formen wurden bisher 3 kindliche Fälle beschrieben (RAVITCH, 1948; MCCOLL u. Mitarb., 1964; RUYMANN, 1969) mit letalem Verlauf und Tod im 17., 18. sowie 48. Lebensmonat.

Auch in diesen Fällen dominierten faulige bis blutige Diarrhoen und ein ausgeprägtes Eiweißverlustsyndrom. Wegen der patho-anatomischen und klinischen Ähnlichkeit der adulten und juvenilen Formen wurden nochmals die Polypen der adulten Variante von JOHNSTON u. Mitarb. (1962) untersucht und morphologisch als „*juvenile Polypen*" klassifiziert. Die juvenilen gastro-intestinalen Polypen werden von den „banalen" adenomatösen Polypen aufgrund ihrer unterschiedlichen Pathogenese differenziert (ROTH u. HELWIG, 1963). Obwohl die Bezeichnung primär einen Befall Jugendlicher impliziert, findet man diesen Polypentyp bei Kindern und Erwachsenen. Dieser Polypentyp ist auch für das Peutz-Jeghers-Syndrom charakteristisch. Die Polypen vom juvenilen Typ werden von VEALE u. Mitarb. (1966) wie folgt beschrieben: es handelt sich bei den juvenilen Polypen um solche, die extrem selten maligne entarten. Sie beginnen „sessil" und werden später „pendulierend" mit einem mehr oder weniger langen Stiel. Die Deckepithelien sind häufig exulceriert. Gewöhnlich kommen diese Polypen im Colon und Rectum vor; sie werden aber auch im Magen und Dünndarm beobachtet (vgl. DUHAMEL u. BAUCHE, 1965). Die Mehrzahl der Patienten sucht den Arzt auf wegen Blutungen, Intussusception oder Rectumprolaps. Sind diese Polypen multipel, was in 5% der Fall ist, verlieren diese Patienten große Mengen an Flüssigkeit, Protein und Elektrolyte mit dem Stuhl; sie entwickeln nicht selten ein Malabsorptionssyndrom. Die weitere Folge sind Dehydration, Hypalbuminämie und Kationendysbalance.

Im Gegensatz zum Peutz-Jeghers-Syndrom, dem eine Harmartie zugrunde liegen soll und zum Polyadénome polypeux sowie Polyadénome en nappe Ménétrier, dem die Mehrzahl der Untersucher gleichfalls eine Fehlbildung zugrunde legen (vgl. S. 215), ist die Ätiologie des Cronkhite-Canada-Syndroms bisher ungeklärt. Die Tatsache, daß in dem Fall von KENNEDY und HIRSON (1961), obwohl voll ausgebildet, eine komplette Remission erfolgen konnte, weist auf die Bedeutung exogener Einflüsse. Hereditäre Komponenten werden als unwahrscheinlich erachtet (JARNUM u. JENSEN, 1966). Nach den bisher vorliegenden Beobachtungen dominieren weibliche Patienten mit 3:1. Die ektodermalen Komponenten sind uncharakteristisch und unspezifisch, da sie vielen biochemischen Faktoren zugeordnet werden können oder Mangelerscheinungen darstellen, die auf eine Malabsorption zu beziehen sind: Hyperpigmentation ist ein Symptom der Pellagra; Haar- und Nägelveränderungen findet man bei prolongierter Hypocalcämie und bei experimenteller Hypomagnesiämie. In den bisher beobachteten Fällen ist der dargelegte Mechanismus indessen unwahrscheinlich. So zeigte die Beobachtung mit transitorischen Veränderungen „normale" Elektrolytwerte und keine Malabsorption. Die ektodermalen Veränderungen wurden jeweils bereits in den Frühstadien der Erkrankung bemerkt. Zu einem Zeitpunkt also, zu dem zumindest biochemisch noch keine Mangelerscheinungen erfaßt wurden.

Sieht man von dem Cronkhite-Canada-Syndrom und der exsudativen Gastro-Enteropathie ab, ist die *klinische* Symptomatologie der Polypen wenig charakteristisch. Epigastrische Schmerzen treten nach THOMPSON und OYSTER (1950) in 50%, Blutungen in 80% der Fälle auf, wobei nach WALK (1951) besonders den Adenopapillomen eine besondere Blutungsneigung eigen sein soll. WALK (1951) beobachtete bei seinen Patienten weiterhin in 50% eine schwere Anämie und bei

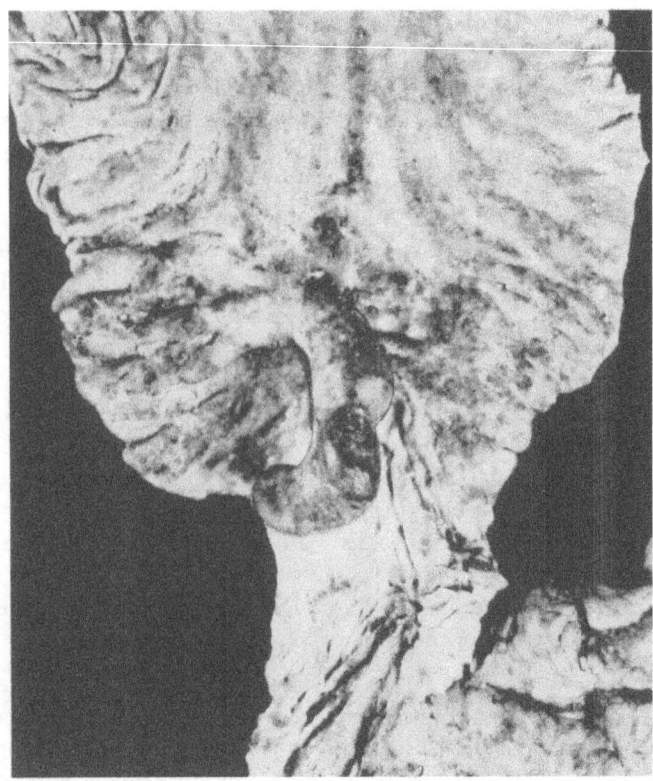

Abb. 242. Gestielter adenomatöser Polyp des Antrum ventriculi mit gastro-duodenalem Prolaps. 65jährig, weiblich (SN 339/70, Path. Inst. Heidelberg)

95% eine histaminrefraktäre Achylie (vgl. FINESILVER, 1942; KATSCH u. PICKERT, 1953). In dem Vorherrschen der histaminrefraktären Achylie sehen die Befürworter der entzündlichen Genese auch der adenomatösen Polypen eine Bestätigung ihrer Ansicht, daß ein kausaler Zusammenhang zwischen Achylie und chronisch-hypertrophischer Gastritis einerseits sowie Polypen- und Carcinomentstehung andererseits bestünde (NAPP, 1900; NOVAK, 1920; KONJETZNY, 1928; KATSCH u. PICKERT, 1953; LINDER u. GRÖZINGER, 1968: Abb. 229, S. 524). Auch ZUKSCHWERDT und LINDENSCHMIDT (1960) betonen, daß die häufig beobachtete Koinzidenz von Polyposis des Magens und sog. perniziöser Anämie (KADE, 1949, Lit.), die DEBRAY u. Mitarb. (1965) mit 13% beziffern, auf der Tatsache beruhe, daß beiden Erkrankungen in hohem Prozentsatz eine chronische Gastritis zugrunde läge.

Vergleiche:

| | |
|---|---|
| BOURNE[1] | 6,6% |
| RIEGLER und KAPLAN[1] | 7,0% |
| KADE (1949) | 7,0% |
| RAMBACH[1] | 10,4% |
| DEBRAY u. Mitarb. (1965) | 13,0% |
| HARING[1] | 14,0% |
| BRUNN und PEARL (1934) | 14,0% |
| BENEDICT und ALLEN (1934) | 30,0% |

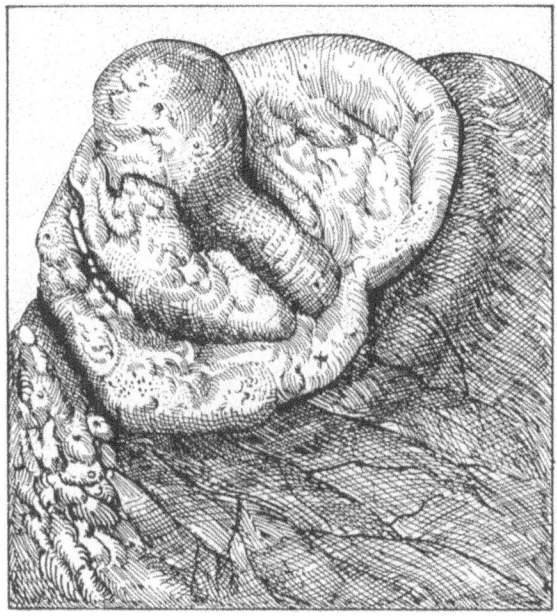

Abb. 243. In den Bulbus duodeni prolabierter Magenschleimhautpolyp. (Umgezeichnet nach ALNOR u. Mitarb., 1962)

Größere derartige Polypen können, insbesondere wenn sie gestielt sind und pylorusnahe sitzen, einen intermittierenden oder bei Incarceration persistierenden Pylorusverschluß verursachen (Abb. 242 und 243). Siehe weiter auf S. 513 über gastro-duodenale Invagination (ALNOR u. Mitarb., 1962; DEBRAY u. MUFFANG, 1953; DEWEY, 1944; FINESILVER, 1942; MATAS, 1923).

## 3. Polypen und Magencarcinom

Die *unterschiedliche Tendenz zur malignen Entartung* der *juvenilen und adulten, adenomatösen und villösen Polypen* in Verbindung mit verschiedenen Syndromen (Peutz-Jeghers-Syndrom, Cronkhite-Canada-Syndrom, Gardner-Syndrom) klang wiederholt an. Ihre Beurteilung im Schrifttum ist äußerst uneinheitlich und wird durch die unterschiedlichen prozentualen Zahlenangaben der jeweils mitgeteilten Malignitätsquote widergespiegelt.

---

[1] Zit. nach KATSCH und PICKERT (1953).

Gelegentlich entwickelt sich auf dem Boden des „*Morbus Ménétrier*" ein Carcinom (MATZNER u. Mitarb., 1951; KUSS u. SCHREIBER, 1957; WOOD u. TAFT, 1958; CARLSON u. WARD, 1958; PERRY u. SHEKARCHI, 1961; PEAR u. HORSCH, 1964; CHUSID u. Mitarb., 1964; RUBIN u. FINK, 1967). Die Transformation ist durch eine Unruhe in Form und Anordnung der Drüsenschläuche sowie im Zellbild charakterisiert und wird von einem Durchbruch der Drüsenschläuche durch die Muscularis mucosae mit Invasion der Submucosa begleitet. Dieser Transformation in ein Carcinom geht nach HAWSKLEY (1963) häufig eine „polypöse" Zwischenphase voraus. Als Präneoplasie werden beim Morbus Ménétrier Plattenepithelmetaplasien (BERNE u. GIBSON, 1949) und eine intestinale Metaplasie (PFEIFFER u. Mitarb., 1965) angesehen. Von GRIME und WHITEHEAD (1951/52), STOUT (1943) sowie TEXTER u. Mitarb. (1953) wird ein Zusammenhang zwischen Carcinom und Morbus Ménétrier abgelehnt (s. GÖRSCH, 1965, Lit.). Von der Mehrzahl der Untersucher wird weiterhin ein Zusammenhang zwischen Magencarcinomen und juvenilen Polypen (Peutz-Jeghers-Syndrom) abgelehnt (DOZOIS u. Mitarb., 1969, Lit.). Wird somit bei einem Patienten mit Peutz-Jeghers-Syndrom und Magenpolyposis ein Magenneoplasma beobachtet, so handelt es sich nach neuerer Ansicht um zwei voneinander unabhängige Ereignisse.

*Adulte adenomatöse* und *villöse* Polypen sind indessen als fakultative Präcancerose anzusehen, die insbesondere bei der villösen Variante höher sein soll. Die Malignisierungsrate der villösen Polypen des Magens entspricht nach MELTZER (1966) jener des Colon. Die Proliferationszone nimmt nach Untersuchungen von HOLMES (1966) vom Polypenzentrum ihren Ausgang. HOLMES (1966) konnte durch Serienbiopsien den Übergang eines adenomatösen Polypen in ein Carcinom verfolgen, wobei zunächst über ein „zentrales" Proliferationszentrum eine Elongation und Proliferation der Drüsen erfolgte, deren Epithelien mit der Zeit eine zunehmende Zell- und Kernatypie erkennen ließen, denen Drüsenatypien mit Übergang in ein Adenocarcinom folgten.

Die maligne Entartung adenomatöser Magenpolypen stellt nach KONJETZNY (1938) ein häufiges Ereignis dar. Es werden Prozentangaben bis zu 35% genannt (ELIASON u. WRIGHT, 1925). Die Zusammenstellung von 1534 Polypen aus dem Weltschrifttum, ohne Berücksichtigung ihrer morphologischen Klassifizierung, ergab eine Malignitätsquote von 14,4% (221 Polypen; vgl. S. 526). Nach STEWART werden zwar 28% der Polypen mit Magencarcinom, jedoch nur 4,9% der Magencarcinome mit Polypen vergesellschaftet angetroffen. Auch TACMURADOV (1954) beschrieb bei Patienten mit Magencarcinom 3mal multiple und 7mal solitäre Polypen und beobachtete die Vergesellschaftung von Ulcuscarcinom mit Magenpolypen, von denen einer bereits eine maligne Entartung erkennen ließ. MCMANUS und SOMMERS (1953) konnten in ihren 45 untersuchten Fällen von Magenpolypen in 75% das gleichzeitige Auftreten eines Carcinoms (in 13 Fällen Mehrfachcarcinome) nicht nur im Magen (6 Fälle), sondern auch in anderen Organen feststellen.

Die Malignitätsquote soll bei großen Polypen höher liegen. Die Vorstellung von RIENITS und BRODERS (1946), daß fast jeder Polyp mit einem Durchmesser über 20 mm maligne entartet, oder primär maligne ist, wurde verschiedentlich bestätigt (DAVIES u. JACKSON, 1959; EKLÖF u. Mitarb., 1960). In diese Gruppe dürften indessen zu einem hohen Prozentsatz fälschlicherweise polypöse Adenocarcinome einbezogen sein (vgl. DOZOIS u. Mitarb., 1969). Das breitbasige Aufsitzen eines Polypen, sowie meßbare Größenzunahme von Polypen während Verlaufskontrollen sprechen für Malignität (EKLÖF u. Mitarb., 1960). In 20% der Fälle multipler Polypen sollen nach EKLÖF u. Mitarb. (1960) gutartige Polypen neben bereits cancerisierten vorkommen. Bei Multiplizität soll die Gefahr der malignen Entartung eines Polypen besonders groß sein. HAY (1951) fand eine Cancerisierung bei 7 von 13 Polypen über 20 mm Länge; während unter 83 kleineren Polypen nur in einem Falle maligne Entartung beobachtet wurde. Indessen betonen GRAFE u. Mitarb. (1960), daß auch bei kleinen Polypen eine maligne Entartung keine Seltenheit darstellt; unter 42 Fällen waren die Polypen in 2 von 3 Beobachtungen multipel, wenn eine maligne Entartung vorlag; in einem Falle handelte es sich um 5 Antrumpolypen, von denen der größte nur einen Durchmesser von 5 mm aufwies. Nach CARSON und WARD (1958) bestand in 2 von 45 Fällen singulärer Polypen und in 2 von 22 Fällen multipler Polypen unabhängig von diesen ein Magencarcinom. BERG (1958) diagnostizierte 106 Adenome bei 45 Patienten, in 13% lag ein invasives Carcinom vor und in 65% wurden Zellatypien ermittelt.

Während die Polypen des Dickdarmes in der Regel von einer „normalen" Mucosa umgeben werden, entwickeln sich die Magenpolypen (abgesehen von den Hamartien) nicht auf dem Boden einer „gesunden", sondern auf jenem einer bereits „alterierten" Mucosa. Nach MCNEER (1960) ist die Prognose der Magencarcinome, die auf dem Boden von Polypen entstehen, sehr viel günstiger; Metastasen sah MCNEER (1960) nicht (vgl. Problematik de searly cancer S. 670/671). Entgegen diesen „bejahenden" Mitteilungen beobachteten PLACHTA und SPEER (1957) 65 Polypenträger über 29 Monate bis 23 Jahre; sie sahen in keinem Falle die Entwicklung eines Carcinoms auf dem Boden dieser Polypen (juveniler Typ?!).

Allgemein wird jedoch bei Multiplizität der Polypen auch eine höhere Malignitätsrate gefunden. DAVIES und JACKSON (1959) nennen jeweils 1 Fall auf 14 Beobachtungen. HUPLER u. Mitarb. (1960) sahen unter 206 Polypen bei *Singularität* in 9% und bei *Multiplizität* in 14% eine carcinomatöse Entartung; EKLÖF u. Mitarb. (1960) ermittelten unter 122 Polypen bei Singularität eine Häufigkeit maligner Entartung von 6% und bei Multiplizität eine solche von 33%. Bei singulären Polypen beobachteten JOLY und MCNEER (1959) unter 22 Fällen kein Carcinom, bei Multiplizität dagegen unter 11 Fällen 4mal.

Feingeweblich finden sich die ersten Anzeichen der Malignität nach MCROBERTS (1933) sowie EVANS (1956) an den Übergangszonen des Polypen zur angrenzenden Mucosa, während HOLMES (1966; vgl. auch BELL u. Mitarb., 1967) ein polypenzentrales Proliferationszentrum ermitteln konnte. Als diagnostische Kriterien gelten eine besondere Polymorphie der Zellen und ihrer Kerne, der Mitosereichtum (cave juveniler Polyp!), die Defektbildung der Basalmembran, solide Epithelhaufen und schließlich papilläre Epithelwucherungen — sog. Carcinoma in situ, präinvasives Carcinom (KONJETZNY, 1928; MCROBERTS, 1933; BENEDICT u. ALLEN, 1934; HUNT, 1937; FINESILVER, 1942; EVANS, 1956). Während der invasiven Krebsphase erfolgt schließlich das Eindringen der neoplastischen Epithelformationen entweder in den Polypenstiel oder nach Passieren der Muscularis mucosae in die Submucosa.

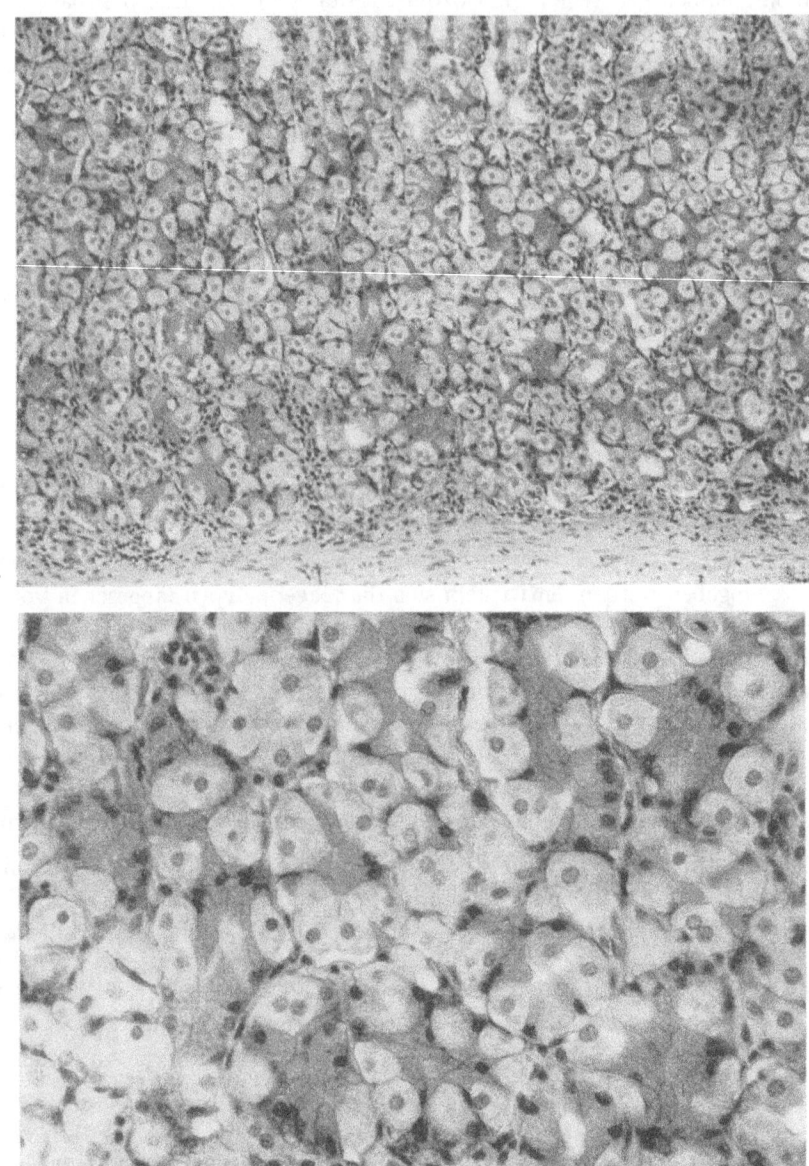

Abb. 244a u. b. Onkocytäre Hyperplasie der Korpusschleimhaut. a Übersicht. Färbung: HE. Vergr. 120fach. b Drüsenschläuche der Korpusschleimhaut mit eckig begrenzten oder abgerundeten Onkocyten, z.T. mehrkernig. Färbung: HE. Vergr. 330fach. [Aus H. J. KLEIN u. H. G. PFISTERER: Onkocytäre adenomatöse Hyperplasie der Magenschleimhaut. Frankfurt. Z. Path. **73**, 651 (1964)]

*Anhang*

Die seltene Beobachtung einer onkocytären adenomatösen Hyperplasie der Magenschleimhaut beschrieben KLEIN und PFISTERER (1964) bei einem 15jährigen

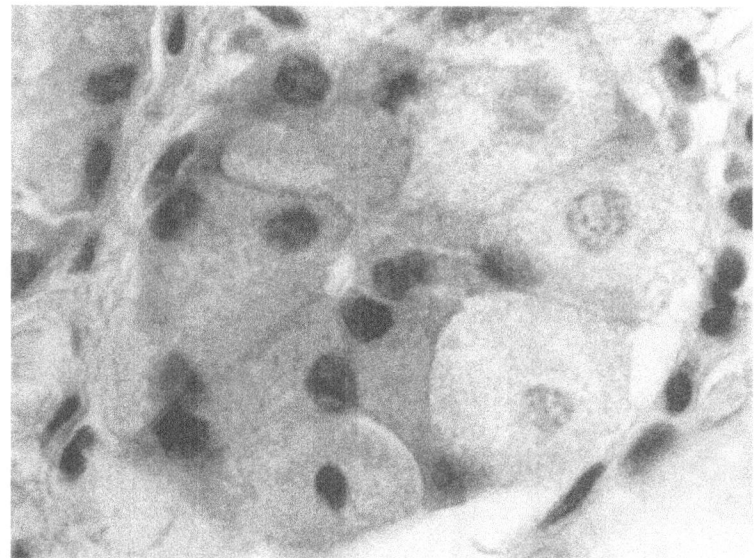

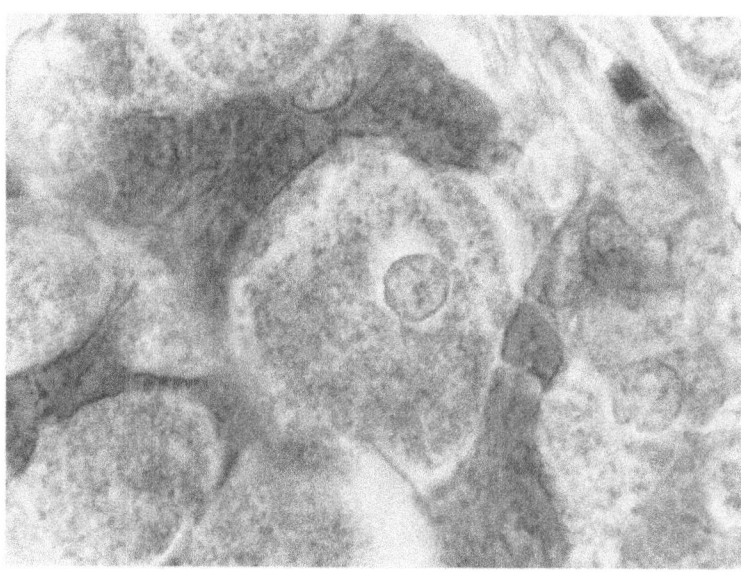

Abb. 245a u. b. Onkocytäre Hyperplasie der Korpusschleimhaut. a Von der Drüsenlichtung abgedrängte Onkocyten, den Haupt- und Belegzellen aufliegend. Einengung der Drüsenkanallichtung. Färbung: HE. Vergr. 1200fach. b Schwarz tingierte Lipidtröpfchen im Cytoplasma der Onkocyten. Färbung: Sudanschwarz, Vergr. 1200fach. [Aus H. J. KLEIN u. H. G. PFISTERER: Onkocytäre adenomatöse Hyperplasie der Magenschleimhaut. Frankfurt. Z. Path. 73, 651 (1964)]

Knaben (Abb. 244 und 245). WOLFF und WOLF (1964) sahen bei einem 60jährigen Patienten ausgedehnte „Cystadenome" im Bereiche der Mucosa und Submucosa (vgl. weiter S. 205 über morphologische Varianten dystoper Pankreasanlagen).

## III. Carcinoide (Argentaffinome)

Die Carcinoide stellen seltene epitheliale Tumoren des Verdauungstraktes dar (vgl. Bd. II/b). Ihre Häufigkeit schwankt in autoptischen Übersichtsarbeiten zwischen 0,14 und 0,34% (RITCHIE, 1956). 2—3% dieser Carcinoide sollen im Magen lokalisiert sein (McDONALD, 1956; DAVIES, 1960). SANDERS und AXTELL (1964) stellten 2579 Fälle aus dem Schrifttum zusammen, von denen 86 im Magen lokalisiert waren, was einem Prozentsatz von 3,3% entspricht. Nach POCHATZEVSKY und SHERMAN (1959) sowie TARASOV und PODDUBNAYA (1969) kann man auch multiplen Carcinoiden im Magen begegnen. Der „Malignitätsindex" der einzelnen Carcinoide hängt von ihrer Topik ab (DAVIES, 1960):

Tabelle 22

| Organ | Benigne | Maligne |
|---|---|---|
| Magen | 28 | 12 |
| Duodenum | 18 | 6 |
| Gallenblase | 3 | 1 |
| Jejunum | 14 | 14 |
| Ileum | 101 | 133 |
| Meckelsches Divertikel | 11 | 2 |
| Appendix | 233 | 22 |
| Ileo-Coecal-Region und Colon | 11 | 33 |
| Rectum | 79 | 18 |

Nach DAVIES (1960) (s. Tabelle 22) ist der höhere Prozentsatz der Carcinoide des Ileum maligne. HINES und SAVAGE (1955) erachten 19% ihrer Fälle von Magencarcinoid als maligne. RITCHIE (1956) schätzt, daß 20% der Magencarcinoide Metastasen setzen. Nach der Übersicht von SANDERS und AXTELL (1964) liegt bisher folgende Metastasierungsquote der verschiedenen Carcinoidlokalisationen vor (Tabelle 23).

Tabelle 23

| Organ | Fallzahl | Prozentsatz mit Metastasen |
|---|---|---|
| Magen | 86 | 28 |
| Duodenum | 64 | 23 |
| Jejunum/Ileum | 841 | 33 |
| Meckelsches Divertikel | 30 | 17 |
| Appendix | 1173 | 3 |
| Caecum | 40 | 71 |
| Colon | 28 | 52 |
| Rectum | 302 | 28 |
| Gallenblase | 5 | 0 |
| Abdominelle Metastasen bei unbekanntem Sitz des Primärtumors | 10 | |
| Gesamtzahl | 2579 | |

Sofern eine Metastasierung erfolgt, geschieht sie zunächst in die regionären Lymphknoten oder in die Leber. Die Prognose ist indessen auch bei erfolgter Metastasierung günstig. So berichten LATTES und GROSSI (1956) über drei Patienten, die 10, 13 und 13 Jahre nach Feststellung bereits erfolgter Metastasierung überlebten.

Das Alter der mitgeteilten Fälle liegt zwischen 8 (JOSZT u. KALICINSKI, 1968) und 89 Jahren, mit einem Durchschnittsalter von 48 Jahren (SCHOENFELD u. Mitarb., 1959). Es entspricht dem Verteilungsmuster der übrigen Magentumoren mit dem höchsten „Morbiditätsindex" im mittleren und fortgerückten Lebensalter (SOKOLOFF, 1968). Nach DAVIES (1960) liegt folgende Altersverteilung in Abhängigkeit von der jeweiligen Topik der Carcinoide vor (Tabelle 24).

Tabelle 24

| Organ | Altersmittel | |
|---|---|---|
| | benigne | maligne |
| Magen | 60,7 | 53,5 |
| Duodenum | 56,2 | 55,4 |
| Gallenblase | 65,0 | 68,0 |
| Jejunum | 53,7 | 65,2 |
| Ileum | 62,5 | 56,5 |
| Meckelsches Divertikel | 53,4 | 54,0 |
| Appendix | 28,8 | 26,2 |
| Ileo-Coecal-Region und Colon | 61,6 | 54,1 |
| Rectum | 50,6 | 39,0 |
| Flush-Syndrom | — | 48,1 |

Ein Geschlechtsunterschied hinsichtlich der Häufigkeits- und Altersverteilung besteht nicht (DAVIES, 1960):

| | Männlich | Weiblich |
|---|---|---|
| Gesamtmaterial | 371 | 365 |
| Appendix gesondert | 86 | 168 |

DAVIES (1960) führt das jugendliche Alter der Patienten mit Carcinoidlokalisation in der Appendix auf die Häufigkeit der aus anderer Indikation durchgeführten häufigen Appendektomie und das Überwiegen weiblicher Individuen auf den Usus der „Gelegenheitsappendektomie" im Rahmen gynäkologischer Eingriffe zurück. Es handelt sich somit in der Mehrzahl der Fälle um Zufallsbefunde.

Im Vergleich zu den Carcinoiden der Appendix, des Ileum und des Rectum scheinen solche des Magens relativ selten zu sein (DAVIES, 1960; EKLÖF, 1961; DOCKERTY, 1963; SANDERS u. AXTELL, 1964; POSTLETHWAIT, 1966; BLACK u. HAFFNER, 1967), wobei die „Dunkelziffer" jener der übrigen gutartigen Magentumoren entsprechen dürfte.

*Klinisch* stehen häufiger epigastrische Schmerzen, oft vom Ulcustyp, Anämie, Hämatemesis oder Melaena im Vordergrund (MARSHAK u. FRIEDMAN, 1951;

SCHOENFELD u. Mitarb., 1959). Röntgenologisch imponieren diese Tumoren als polypoide Gebilde oder Füllungsdefekte (POCHACZEVSKY u. SHERMAN, 1959; EKLOF, 1961; SHORB u. MCCUNE, 1964; THOMPSON u. COON, 1964) und sind klinisch differentialdiagnostisch gegenüber adenomatösen Polypen, Leiomyomen, Lymphomen und Carcinomen abzugrenzen. Ein Carcinoid-Syndrom kann sich nach erfolgter Lebermetastasierung entwickeln (SANDLER u. SNOW, 1958; CHRISTO-DOULOPOULOS u. KLOTZ, 1961; OATES u. SJOERDSMA, 1962; SJOERDSMA u. MELMON, 1964; POSTLETHWAIT, 1966). Während MCKIRDIE (1966) die Carcinoide

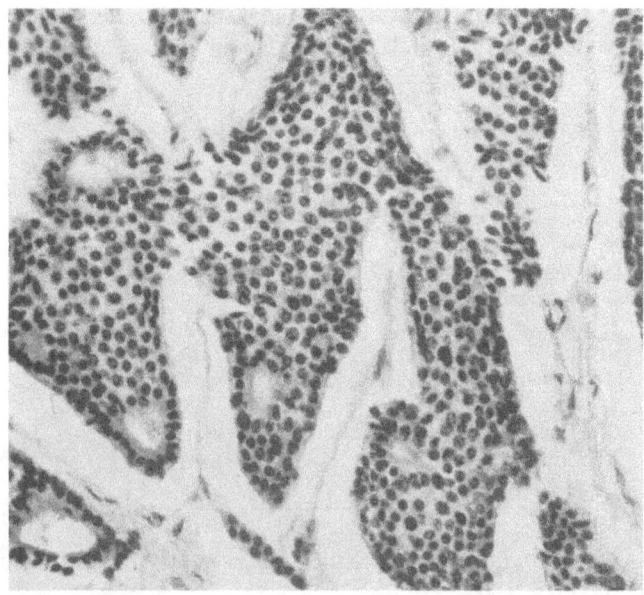

Abb. 246. Carcinoid, Argentaffinom. Färbung: HE. Vergr. 263fach. (Aus UICC, Illustrated Tumor Nomenclature, 2nd ed., Fig. 49, S. 51. Berlin-Heidelberg-New York: Springer 1969)

grundsätzlich als potentiell maligne erachtet, verhält sich wohl die Mehrzahl dieser Tumoren nicht wie eine maligne aggressive Neubildung und stellt häufig nur einen Zufallsbefund bei der Autopsie dar (LATTES u. GROSSI, 1956; DOCKERTY, 1963). Im Ileum werden multiple Carcinoide in bis zu 30% beschrieben (MOERTEL u. Mitarb., 1961; RITCHIE, 1956); im Magen stellt die Multiplizität dieser Tumoren dagegen eine Rarität dar. So fand PESTANA (1963) unter 90 Fällen von Magencarcinoid nur in 6 Fällen Multiplizität. Dabei zeigte das Resektionspräparat des Falles PESTANA selbst 7 verschiedene Tumoren.

Die Carcinoide leiten sich von den Kultchitzky-Masson-Zellen (GEFFROY, 1966, Lit.; BLACK u. HAFFNER, 1968, Lit.) oder in der Appendix auch von den argentaffinen Zellen ab (MASSON, 1928, 1930) (Abb. 246). Diese Tumoren nehmen ihren Ausgang von entsprechenden argentaffinen und argyrophilen Zellen anderer Darmabschnitte (STOUT, 1942; MOERTEL u. Mitarb., 1961) wie auch des Bronchialsystems (BENSCH u. Mitarb., 1965). Die Carcinoide, die aus dem Bereiche des Vorderdarmes hervorgehen (Bronchialsystem, Magen, proximales Duodenum) unterscheiden sich in der Regel histochemisch von denen des übrigen Dünndarmes und der Appendix (WILLIAMS u. SANDLER, 1963). Die Carcinoide des Magens und des Bronchialsystems geben seltener eine positive argentaffine Reaktion. Bei Behandlung mit reduzierenden Substanzen zeigen sie nach Färbung mit Silbersalzen eine deutliche argyrophile Reaktion (LILLIE u. GLENNER, 1960; WILLIAMS u. SANDLER, 1963; WEICHERT u. Mitarb., 1967). BLACK und HAFFNER (1968) stellen die bisher unikale Beobachtung einer diffusen Hyperplasie der argyrophilen Zellen des Magens mit einer Vielzahl von Carcinoiden vor. Histochemisch und Ultrastrukturell besteht kein Unterschied zwischen den „hyperplastischen" und „neoplastischen" Zellen. Sie gleichen jeweils weitgehend den argyrophilen Zellen der Bronchialcarcinoide und den argyrophilen Zellen menschlicher Kontrollmägen. Dagegen bestätigten BLACK und HAFFNER (1968) deutliche Unterschiede dieser Zellulation der Magencarcinoide gegenüber jenen des Ileum:

|  | Argentaffine Reaktion nach FONTANA-MASSON | Diazoniumreaktion für argentaffine Zellen | Argyrophile Reaktion nach SEIVERS-MUNGER |
|---|---|---|---|
| Kontrollmagen | 0—1 + | 0—1 + | 2 + |
| Hyperplastische Zellen | 0 | 0 | 4 + |
| Magencarcinoid | 0 | 0 | 4 + |
| Kontrollileum | 2 + | 2 + | 2 + |
| Ileumcarcinoid | 4 + | 4 + | 4 + |

Carcinoide des Vorderdarmes und des Bronchialsystems sind seltener aus argentaffinen Zellen aufgebaut und geben statt dessen eine positive argyrophile Reaktion, während jene des Mitteldarmes in typischer Weise argentaffin positiv sind (WILLIAMS u. SANDLER, 1963; BLENKINSOPP, 1966; ROSENBERG, 1966). Ein unterschiedliches klinisches Bild des flush-Syndroms wird bei Carcinoiden des Magens oder des distalen Dünndarmes beschrieben (OATES u. SJOERDSMA, 1962; SJOERDSMA u. MELMON, 1964; BRINDLEY u. BONNET, 1967). So sollen Patienten mit metastasierenden Magencarcinoiden einen postprandialen flush entwickeln. Vorderdarm-Carcinoide produzieren häufiger die Vorstufe des Serotonin, das 5-Hydroxytryptophan. Weiterhin sind diese Carcinoide mit einer deutlicheren Erhöhung des Blut- und Urinhistaminspiegels kombiniert als jene des Mitteldarmes (SJOERDSMA u. MELMON, 1964; WILLIAMS u. SANDLER, 1963). Diese klinischen und histochemischen Unterschiede der einzelnen „Carcinoidlokalisationen" legen den Verdacht nahe, daß mehr als ein Zelltyp als Tumormatrix in Frage kommt (BLACK u. HAFFNER, 1968). ITO und WINCHESTER (1963) beschrieben elektronenmikroskopisch im Magen zwei unterschiedliche Zelltypen, wobei die Differenzierung im wesentlichen aufgrund der Mitochondrienunterschiede gelang. Diese Varianten wurden von ITO und WINCHESTER (1963) nicht als Phase des Funktionszustandes der Einzelzelle gewertet, sondern als Hinweis für das Vorliegen zweier verschiedener Zellarten. Diese Befunde wurden von BLACK und HAFFNER (1968) bestätigt. Nach BLACK und HAFFNER (1968) bestehen auch elektronenoptische Unterschiede zwischen der Zellulation der Carcinoide des Magens und des Ileum. So zeigen die Mitochondrien deutliche Differenzen in Größe, Struktur und Matrixdichte. Die Sekretionsgranula in den ilealen Tumoren variieren mehr in Größe und Gestalt als jene des Magens und zeigen eine gleichförmige Dichte (vgl. auch VERLEY, 1965). In der gesunden Mucosa des Bronchialsystems und des Magens sind relativ wenige argentaffine Zellen nachweisbar und die Carcinoide dieser Topik sind für gewöhnlich aus argyrophilen Zellen aufgebaut (SANDLER u. SNOW, 1958; ITO u. WINCHESTER, 1963; BENSCH u. Mitarb., 1965; BLENKINSOPP, 1966; ROSENBERG, 1966; BLACK u. HAFFNER, 1968). Sie haben kleine, dichte, wurmförmige Mitochondrien und relativ kleine, dicht strukturierte Sekretionsgranula. Carcinoide, die sich von den argyrophilen Zellen ableiten, scheinen mit einem erhöhten Serum-Histamin- und 5-Hydroxytryptophan-Spiegel einherzugehen, während der Serotoninspiegel in der Regel nicht erhöht ist (WILLIAMS u. SANDLER, 1963). BENSCH u. Mitarb. (1965) wiesen auf die innige topische Beziehung zwischen diesen Tumorzellen und den Mastzellen hin (vgl. auch BLACK u. HAFFNER, 1968).

## IV. Dermoide und Teratome des Magens

Bei den Dermoiden und Teratomen des Magens handelt es sich um besondere Raritäten. Die erste einschlägige Beobachtung soll von RUYSCH 1732 stammen. PALMER (1951) führt in seiner Zusammenstellung insgesamt 8 Fälle an: GRAY und NESSELRODE (1917), CARMAN (1920), EUSTERMAN und SENTY (1922), BALFOUR und HENDERSON (1927), LOVE (1930), POLONY (1936) sowie SELMAN (1943). Diesen 8 Fällen sind noch 6 weitere hinzuzufügen: es handelt sich noch um die Veröffentlichung zweier Fälle durch ELIASON und WRIGHT (1925) und jene von LARGE u. Mitarb. (1952), MOOIJ (1952/53), HANDELSMANN u. Mitarb. (1955) sowie COORAY und JAYARATNE (1959).

Bei diesen 14 Fällen handelt es sich fast ausschließlich um Veröffentlichungen aus chirurgisch gewonnenem Material, wobei Melaena und Hämatemesis die Hauptindikationen zum chirurgischen Eingriff waren. Daneben stand die Wahrnehmung eines „Tumors" durch den Patienten im Vordergrund. Alle Altersgruppen sind vertreten: Säuglinge (SELMAN, 1943; LARGE u. Mitarb., 1952; HANDELSMANN u. Mitarb., 1955; COORAY u. JAYARATNE, 1959), Jugendliche (MOOIJ, 1952/53) und Patienten im fortgerückten Lebensalter (GRAY u. NESSELRODE, 1917).

Die Teratome können dabei eine beträchtliche Größe erreichen: 18 zu 13 zu 10 cm (POLONY, 1936), 15 zu 10 zu 8 cm (SELMAN, 1943), 15 zu 9 zu 5 cm (MOOIJ, 1952/53) oder 12 zu 8 zu 6 cm (HANDELSMANN u. Mitarb., 1955).

Als Sitz bevorzugen diese Tumoren die Magenhinterwand. Sie können sich intragastrisch (GRAY u. NESSELRODE, 1917; LARGE u. Mitarb., 1952) oder exogastrisch (MOOIJ, 1952/53; HANDELSMANN u. Mitarb., 1955) vorwölben sowie nach innen (GRAY u. NESSELRODE, 1917) oder nach außen hin (ELIASON u. WRIGHT, 1925; POLONOY, 1936) gestielt sein.

In der Mehrzahl der Fälle sind diese Tumoren teils solide, teils von kleineren und größeren cystischen Hohlräumen durchsetzt, die dem Tumor ein gelapptes Aussehen verleihen. Feingeweblich können Derivate aller drei Keimblätter zur Beobachtung kommen, wobei die Gewebskomponenten in Zusammensetzung und Reife außerordentlich wechseln.

Maligne Teratome wurden im Magen bisher nicht beobachtet.

## V. Benigne mesenchymale Magentumoren

Häufigkeitsangaben über benigne mesenchymale Magentumoren schwanken zwischen 80,6 (ELIASON u. WRIGHT, 1925) und 35—40% (MOUTIER u. Mitarb., 1961) des Gesamtkollektives benigner Magentumoren, wobei insbesondere die Abgrenzung gegenüber neurogenen Magentumoren auf große differentialdiagnostische Schwierigkeiten stößt.

### 1. Leiomyome

Die Gruppe der Leiomyome umfaßt die „reinen" Leiomyome, die Fibromyome und die Adenomyome. SKANDALAKIS u. Mitarb. (1960) stellten bis 1958 1017 Fälle aus dem Weltschrifttum zusammen. Die Erstmitteilung wird MORGAGNI 1762 zugeschrieben, während jene der malignen Variante 1847 von BRUCH erfolgte. Die genauere Beschreibung dieser Tumorgruppe geht auf FÖRSTER (1858), (zit. nach FREESMEYER, 1939) zurück, der sie als „Muskelgeschwülste" des Magens aufführt. Nach SKANDALAKIS u. Mitarb. (1960) macht die Gruppe der Leiomyome 41,7% der gutartigen Magentumoren aus, wogegen nur 0,51% der bösartigen Magentumoren als Leiomyosarkome imponieren.

Erst FEYRTER (1948, 1949) gelang es, durch Einführung einer neuen histochemischen Färbemethode (Einschlußfärbung mit weinsteinsaurem Thionin), eine „exakte" Abgrenzung dieser Leiomyome gegenüber Fibromen und neurogenen Gewächsen vorzunehmen. Die im Schrifttum mitgeteilten prozentualen Zahlenangaben über die Häufigkeit von Leiomyomen, Fibromen und Neurinomen des Magen-Darm-Traktes können, solange sie nur auf der Anwendung „üblicher" Färbemethoden beruhen, nur mit Zurückhaltung referiert werden. Diese kleinen und kleinsten Myome des Verdauungskanals sind nach FEYRTER (1948) zu 80% im Magen lokalisiert; dort bevorzugen sie die Korpus-, Fundus- und Kardiaregion; in der Regio pylorica werden sie seltener gesehen. PALMER (1951) führt 40% in der Pars media ventriculi und 25% im Antrum an. Die kleine Kurvatur ist häufiger Sitz dieser Tumoren. Kleine zu großer Kurvatur verhalten sich in dieser Hinsicht wie 3 zu 2, wobei die Hinterwand doppelt so häufig betroffen sein soll (GOLDEN u. STOUT, 1941).

Nach FEYRTER (1948, 1949) nehmen die Leiomyome ihren Ausgang immer von der *inneren* Ringmuskelschicht der Muscularis propria und wölben sich dementsprechend „kaum je nach außen vor". Nie erscheinen sie gestielt. Sie können solitär, relativ häufig aber auch multipel (etwa 10%) innerhalb sog. „Myomfelder" auftreten. Sie stehen dann entweder bereits makroskopisch sichtbar in Gruppen („Konglomeratmyome"), oder ordnen sich als kleinste Knötchen um ein makroskopisch sichtbares Myom („Satellitenknötchen") (Abb. 247 und 248).

Die Myome sind bei Frauen dreimal so häufig wie bei Männern. In der Altersverteilung stimmen die Myome des Magens bei Frauen mit jenen des Uterus überein (Häufigkeitsgipfel zwischen dem 45. und 54. Lebensjahr), während bei Männern die Zunahme des Myombefalles mit dem steigenden Alter parallel geht (FEYRTER, 1949).

Scharf begrenzt, besitzen die Leiomyome keine „mikroskopische" Kapsel. Dieses Fehlen einer Kapsel wird von GOLDEN und STOUT (1941) als wichtiges differentialdiagnostisches Kriterium gegenüber den Neurolemmomen angeführt;

diese sollen „immer" mit einer Kapsel versehen sein (vgl. S. 579). Die Schnittfläche der Leiomyome ist grau-rosa und zeigt eine verflochtene Struktur. Herde von Nekrosen, Hohlräume, Blutungen, Abscedierung, Calcifizierung und Cystenbildung stellen keine Seltenheit dar.

*Feingeweblich* zeigen diese Myome einen gebündelten und durchflochtenen Aufbau, wie er in dieser Form auch den Fibromen sowie den fusi- und multiformen Neuromen eigen ist. Die Bündel sollen indessen im Myom flacher gewölbt verlaufen, während sie im Neurom eher rankenförmig angeordnet sind (Abb. 249). Bereits bei der Übersichtsvergrößerung wird deutlich, daß eine Kapsel fehlt. Indessen ist die Abgrenzung gegenüber der Nachbarmuskulatur jeweils scharf. Bei stärkerer Vergrößerung wird allerdings offenbar, daß stellenweise fließende Übergänge zwischen den Bündeln des Tumors und jenen der Muscularis propria bestehen. Der Plexus myentericus Auerbach zieht serosawärts an diesen Myomen vorbei.

Die Existenz divertikulärer Myome (COHEN, 1925; vgl. dystopes Pankreas S. 205) wird von FEYRTER (1949) abgelehnt. Dagegen sollen derartige Divertikelbildungen bei Neuromen relativ häufig zu finden sein.

Die Myomzelle imponiert plumper im Vergleich mit der regelrechten glatten Muskelzelle der Magenwand. Der Kern ist stäbchen- bis eiförmig. Das Cytoplasma bietet nach FEYRTER (1949) folgende differentialdiagnostisch gegenüber dem Neurom wichtige färberische Eigenschaften:

| Färbung | Myom | Neurom |
| --- | --- | --- |
| Hämatoxylin-Eosin . . . . . . . . . | kräftig rot | zart rosa |
| van Gieson . . . . . . . . . . . . . | kräftig gelb | zart gelb |
| Trichrom (Goldner) . . . . . . . . | kräftig orange | — |
| Feyrter . . . . . . . . . . . . . | zart blau *Cyanochromie* | rosenrot *Rhodiochromie* |

Zwischen den glatten Muskelfasern liegt ein feines, zartes Gitterfaserwerk. Eingestreut findet man weiterhin reichlich elastische Fasern und seltener auch insuläre Fettzellen. FEYRTER (1949) beschrieb außerdem degenerative Veränderungen wie „Verklumpung" der elastischen und der Gitterfasern, kleinste Cystenbildungen und in 20% eine Hyalinisierung sowie in Einzelfällen auch Verkalkungen. Interstitielle und perifokale lymphocytäre Infiltrate sind ein geläufiger Befund (1 auf 7). Eine „banale" Neuritis des Plexus myentericus in Nachbarschaft der Myome wird von FEYRTER (1949) beschrieben.

Morphogenetisch nehmen die Magenmyome von den glatten Muskelfasern der Innenschicht der Muscularis propria ihren Ausgang. Für eine Entstehung aus „versprengten Keimen" oder für ihren Ursprung von der glatten Muskulatur der Gefäßwände liegen keine sicheren Anhaltspunkte vor (FEYRTER, 1949).

Durchmustert man die Weltliteratur auf Mitteilungen über Myome und Neurome des Magen-Darm-Traktes, so wird deutlich, auf wie große Schwierigkeiten die Differentialdiagnose zwischen beiden Tumoren stößt (STOUT, 1949; PALERMA u. MARTIN, 1953; ABRAMS, 1954; EKLUND u. Mitarb., 1961 u.v.a.). Mit Sicherheit als „Myome" abzulehnen sind jene Fälle, bei denen der Tumor als

„eingekapselt" (STOUT, 1949) oder als „divertikuläres Myom" (FEYRTER, 1949) beschrieben wird.

Die Schwierigkeiten der Differentialdiagnose zwischen Myomen und Neurinomen wird durch die Zahlenangaben im Schrifttum verdeutlicht:

ELIASON und WRIGHT (1925) beziffern den Anteil der Myome am Gesamtkollektiv benigner Magentumoren in ihrer Sammelstatistik mit 57,3%, während neurogene Tumoren unerwähnt bleiben! MINNES und GESCHICKTER (1936) geben in ihrer Übersicht für die Magenmyome 36,6% und für die „Neurofibrome"

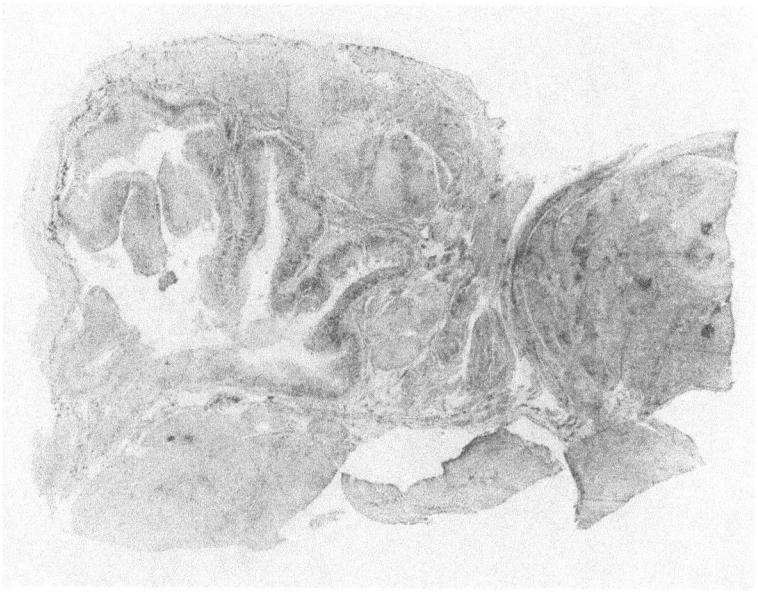

Abb. 247. „Satellitenleiomyome" im Bereiche der Cardia und des Fundus ventriculi. 56jährig, weiblich (E.-Nr. 12092/70, Path. Inst. Heidelberg). Färbung: HE. Vergr. 3fach

10,9% an. PALMER und MARTIN (1953) beziffern den Prozentsatz der Magenmyome im Obduktionsgut mit 23,0% und im chirurgischen Resektionsmaterial mit 33,3%. LEIDLER (zit. nach STOUT, 1949) ermittelte unter 1000 Obduktionen eine Myomfrequenz von 23% und MEISSNER (1944) eine solche von 46%. RIENIETS (1930) fand unter 200 konsekutiven Obduktionen bei sorgfältiger Nachprüfung in 17% Leiomyome des Magens. EURICH (1968) ermittelte unter 10000 Obduktionen am Pathologischen Institut der Universität Heidelberg 69 gutartige Magentumoren; auf die Gruppe der Myome entfielen 2, auf jene der Fibrome 8 und jene der Neurome 13 Beobachtungen. Bemerkenswert an diesem, allerdings kleinen, Zahlenmaterial ist die Häufigkeitsrelation der drei Gruppen untereinander. Damit entsprechen diese Ergebnisse am ehesten jenen von MOUTIER u. Mitarb. (1961), die den Prozentsatz an Magenmyomen „nur" mit 8,0% und jenen der neurogenen gutartigen Magentumoren mit 10—15% angeben.

FEYRTER (1949) sowie ELIASON und WRIGHT (1925) nehmen eine bevorzugte Erkrankung der Frauen an, während von anderen Untersuchern keine Geschlechts-

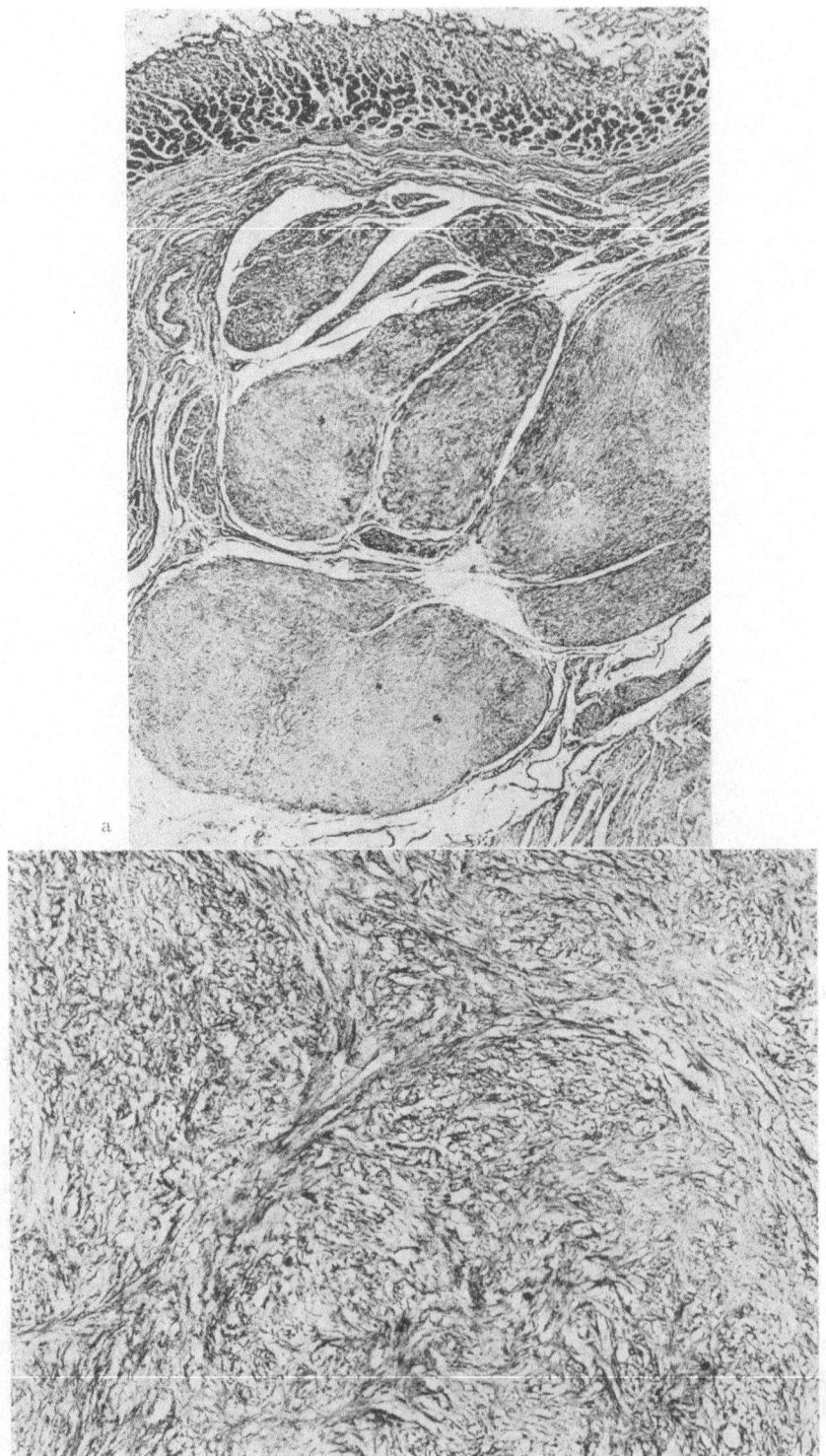

Abb. 248 a u. b

differenz ermittelt werden konnte (LAZARUS u. RICCI, 1950; STOUT, 1949; JACKSON, 1953; ABRAMS, 1954; CRESSMAN, 1954; EVERTS u. KAZAL, 1954).

Eine Häufung des Myombefalles in der 4.—6. Lebensdekade wurde von CONWAY (1936), FREESMEYER (1939), GOLDEN und STOUT (1941), MARSHALL und MEISSNER (1951), ABRAMS (1954) sowie CRESSMAN (1954) beschrieben. Arbeiten über Myome im jugendlichen Alter (ROSSO u. ABBO, 1953, Lit.; LANNA u. Mitarb., 1961) werden nur mit Zurückhaltung aufgenommen.

Wiederum im Gegensatz zu den Angaben von FEYRTER (1949), aber auch von MEISSNER (1944) stehen Mitteilungen, wonach die Regio pylorica der bevorzugte

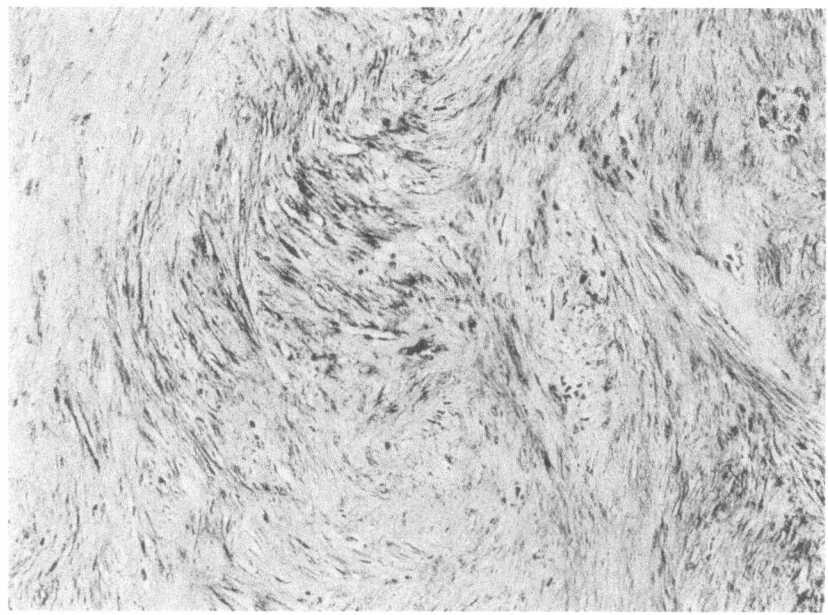

Abb. 249. Leiomyom des Magens. 61jährig, männlich (E.-Nr. 17739/67, Path. Inst. Heidelberg). Färbung: HE. Vergr. 120fach

Sitz der Magenmyome ist (LAHEY u. COLCOCK, 1940; GOLDEN u. STOUT, 1941; FORSSMANN, 1943; BEHREND, 1944; FRANCE u. BRINES, 1950). In diesem Zusammenhang ist allerdings die Mitteilung von COLLINS und COLLINS (1938) geeignet, diese Diskrepanz etwas zu klären, als sie im autoptisch gewonnenen Material Myome zu 85% an der Kardia und im chirurgisch entnommenen Material indessen zu 65% in der Pylorusregion fanden. Kleinste Myome werden nur durch Zufall bei der Operation oder Obduktion entdeckt, während große Myome die überlagernde Mucosa durch Druck zur Exulceration bringen können (in 47% nach EUSTERMAN u. BALFOUR, 1935; vgl. HUNT, 1937; DANIELE u. Mitarb., 1966)

---

Abb. 248a u. b. ,,Satellitenleiomyome'' im Bereiche der Cardia und des Fundus ventriculi. 56jährig, weiblich (E.-Nr. 12092/70, Path. Inst. Heidelberg). Färbung: HE. Vergr. a 25fach, b 120fach

und damit klinisch manifest werden. Dabei stehen Blutungen (MORGAN, 1931) oder unklare Oberbauchbeschwerden (in 26% nach EUSTERMAN u. BALFOUR, 1935; vgl. ABRAMS, 1954), sowie Schmerzen vom Ulcustyp (COLE u. BARRY, 1950; CRESSMAN, 1954) oder eine Pylorusstenose (GOLDEN u. STOUT, 1941) klinisch im Vordergrund. Seltener ist eine tastbare Resistenz im Oberbauch nachweisbar Gelegentlich kann es auch zur Invagination in den Zwölffingerdarm kommen (EUSTERMAN u. SENTY, 1922; MEYER u. SINGER, 1931; HOBBS u. COHEN, 1946; FRANCE u. BRINES, 1950; ALNOR u. Mitarb., 1962; vgl. S. 513).

KOLOSKI (1950) beschreibt ausgedehnte Verkalkungen eines Magenleiomyoms bei einer 67jährigen Frau (vgl. auch CRUMMY u. JUHL, 1962).

MEISSNER (1944) sowie ROSSO und ABBO (1953) berichteten über das gemeinsame Vorkommen von Leiomyomen und Lipom, MEISSNER (1944) weiterhin über die Koinzidenz von Myom und Polyp sowie RABINOVITCH u. Mitarb. (1948) über eine solche von Myom und Ulcus ventriculi.

Myofibrome des Magens beschrieben FISCHER (1905), CHEYNE (1912), MC ARTHUR (1918), PALMER (1951), ROSSO und ABBO (1953), JULIANI (1954) sowie EURICH (1968).

Auf die Möglichkeit der *malignen* Entartung von Magenmyomen wiesen PERROTINI u. Mitarb. (1961) sowie TACHDJIAN (1963) hin. Nach diesen Autoren soll die sarkomatöse Entartung keine Seltenheit darstellen, während SKANDALAKIS u. Mitarb. (1960) im Gegensatz zur „allgemeinen Häufigkeit" der Magenleiomyome nur in 0,51% Leiomyosarkome sahen.

Variationen von Größe und Gestalt der Tumorzellen werden nicht als Indiz einer malignen Entartung gewertet; nur der erhöhten Mitoserate wird eine besondere Bedeutung beigemessen. Das Fehlen von Mitosen darf jedoch nicht als Beweis der Benignität des Einzelfalles gewertet werden. Weiterhin wird hervorgehoben, daß die Tumoren der glatten Muskulatur des Gastro-Intestinaltraktes zwar mikroskopisch ein „gutartiges" Bild bieten, klinisch indessen einen „malignen" Verlauf nehmen können. Während die Metastasierung in die regionären Lymphknoten als ungewöhnlich bezeichnet wird, sollen die Zellverbände häufiger in die Venen einbrechen und damit zu einer Metastasierung in Leber und Lungen Anlaß geben (DAPENA: zit. nach TACHDJIAN, 1963).

### a) Leiomyoblastom

1962 untersuchte STOUT eine Gruppe von 69 Magentumoren, die aus bizarr gestalteten glatten Muskelfasern aufgebaut waren. Als charakteristisch für diesen Tumortyp gelten rundliche oder polygonale Zellen mit hellem perinucleären Hof und gelegentlich acidophilem Cytoplasma. Die Ähnlichkeit und Vergleichbarkeit dieser Zellelemente mit den Leiomyoblasten und die intramurale Lage der Tumoren erlaubt ihre Gruppierung unter die Leiomyome. Von den bisher mitgeteilten 73 Beobachtungen (STOUT, 1962: 69 Fälle; GUPTA u. CHANDLER, 1965 sowie KELSEY, 1966 je ein Fall; SCHOFIELD u. FOX, 1965: 2 Fälle) zeigten nur 2 Fälle von STOUT (1962) einen malignen Verlauf.

Es handelt sich um 48 Männer und 25 Frauen im Alter zwischen 17 und 86 Jahren. Die Tumorgröße schwankt zwischen 5 mm und 20 cm im Durchmesser. Bei größeren Tumoren stellt die Cystenbildung keine Seltenheit dar. Die

Mitoserate dieser Tumoren ist gering und in etwa $^2/_3$ der Fälle konnten keine Mitosen nachgewiesen werden.

Differentialdiagnostisch ist das Leiomyoblastom gegenüber dem Leiomyosarkom abzugrenzen.

Die klinische Symptomatik entspricht jener der anderen gutartigen Magentumoren. Einen etwas ungewöhnlichen Verlauf nahm nur der von KELSEY (1966) beobachtete Fall: bei einem 59jährigen Patienten nahm der Tumor einen „exogastrischen" Wuchs und gab zu einer massiven intraperitonealen Blutung Anlaß.

### b) Myoblastenmyom (Abrikossoff), Klarzelltumor

Nachdem ABRIKOSSOFF (1926, 1931) erstmalig über Myoblastenmyome berichtete, sind bis heute 11 Beobachtungen entsprechender Tumoren im Bereiche des Magens mitgeteilt worden (SVEJDA u. HORN, 1958; GOODMAN u. Mitarb., 1962; FABRE u. Mitarb., 1964; SCHWARTZ u. GAETZ, 1965; VANCE u. HUDSON, 1969).

In seiner ersten Mitteilung charakterisierte ABRIKOSSOFF (1926) die Tumoren wie folgt: Die Tumoren können ihren Ausgang von der willkürlichen, quergestreiften Muskulatur nehmen und sowohl aus quergestreiften Elementen (Rhabdomyome) als auch aus atypischen, nicht in quergestreifte Fasern differenzierten Bausteinen (Myoblastome) aufgebaut sein. Beide Varianten können ihrer Struktur und ihrem Verlauf nach einen „sarkomatösen Charakter" haben. 1931 ergänzte ABRIKOSSOFF seine Aussagen noch dahingehend, daß ABRIKOSSOFF neben dem Ausgang dieser Tumoren von der quergestreiften Muskulatur auch einen solchen postuliert, bei dem die Tumoren keine Verbindung mit der quergestreiften Muskulatur erkennen lassen. Dieser Typ kommt sogar an Stellen vor, an denen primär keine quergestreifte Muskulatur angelegt ist. In diesem Zusammenhang stellte ABRIKOSSOFF (1931) ein Myoblastom des Oesophagus vor.

ABRIKOSSOFF (1931) unterschied 4 Formen:

1. Typische Myoblastenmyome. Es handelt sich um Tumoren, die aus runden, eiförmigen oder auch gestreckten, 20—50 μ großen Myoblasten oder auch aus büschelförmigen Zellsträngen ohne Quer- oder Längsstreifung aufgebaut sind.

2. Reife Myoblastenmyome. Sie entsprechen in ihrem Bau den typischen Myoblastenmyomen, weisen indessen zusätzlich eine Längs- und Querstreifung der Fasern auf.

3. Hypertrophische Myoblastenmyome. Sie sind aus mehrkernigen sehr großen Myoblasten aufgebaut, die 40—160 μ erreichen können.

4. Das Myoblastensarkom.

CEELEN (1931) hielt die dysontogenetische Genese dieser Tumoren für am wahrscheinlichsten. Nach der Übersicht von VANCE und HUDSON (1969) ist die Multiplizität dieser Tumoren bemerkenswert. VANCE und HUDSON (1969) beobachteten 52 Tumoren bei 42 Patienten, wobei in 5 Fällen auch der Magen Sitz des Tumors war. Es handelte sich um 28 Frauen und 14 Männer. 31 Patienten waren Neger (auch die beiden Beobachtungen von SCHWARTZ und GAETZ, 1965, betrafen Neger). Bei der Diagnosestellung betrug das Durchschnittsalter der Patienten für die Frauen 34 und die Männer 40 Jahre. In keinem Falle konnten

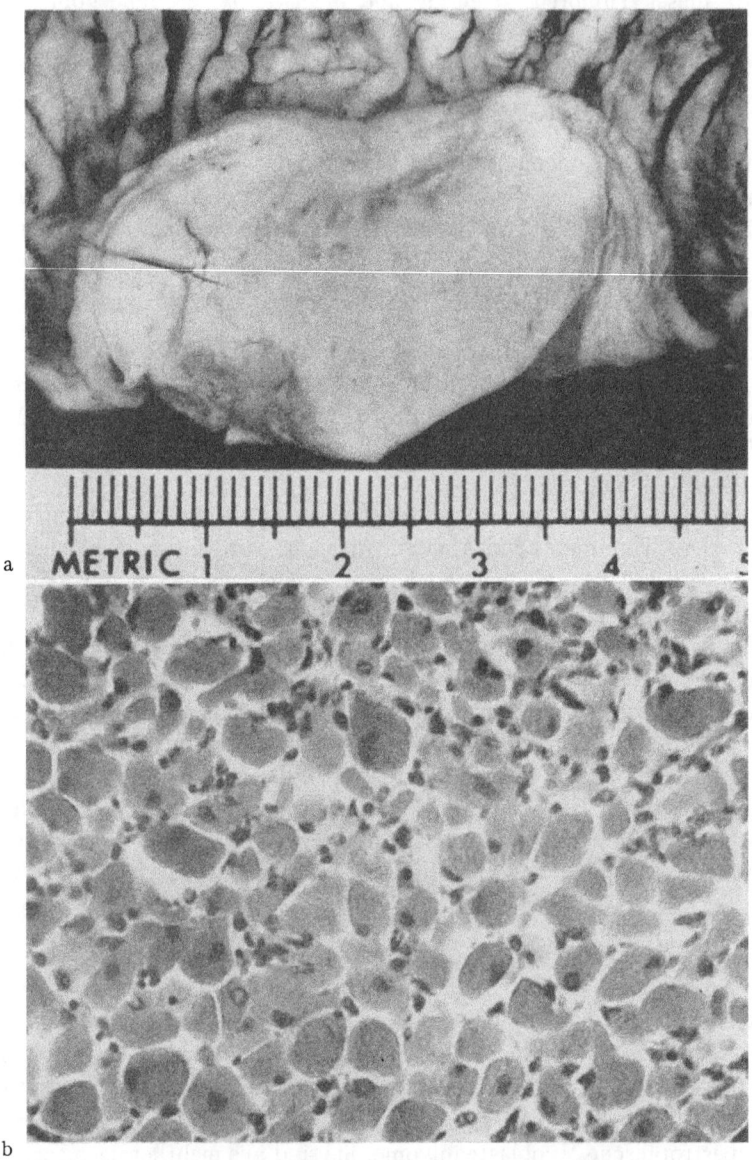

Abb. 250a u. b. Rhabdomyom des Magens. a Übersicht; b Runde bis ovale, vereinzelt elongierte Zellen mit exzentrischen Zellkernen. Färbung: HE. Vergr. 400fach. [Aus R. Tuazon: Rhabdomyoma of the stomach. In: Amer. J. clin. Path. **52**, 37 (1969)]

Vance und Hudson (1969) Beziehungen zum Morbus Recklinghausen oder der Xanthomatose ermitteln.

### c) Rhabdomyom

Rhabdomyome stellen generell gesehen eine absolute Rarität dar. 1964 unterzogen Moran und Enterline die im Weltschrifttum niedergelegten Fälle einer

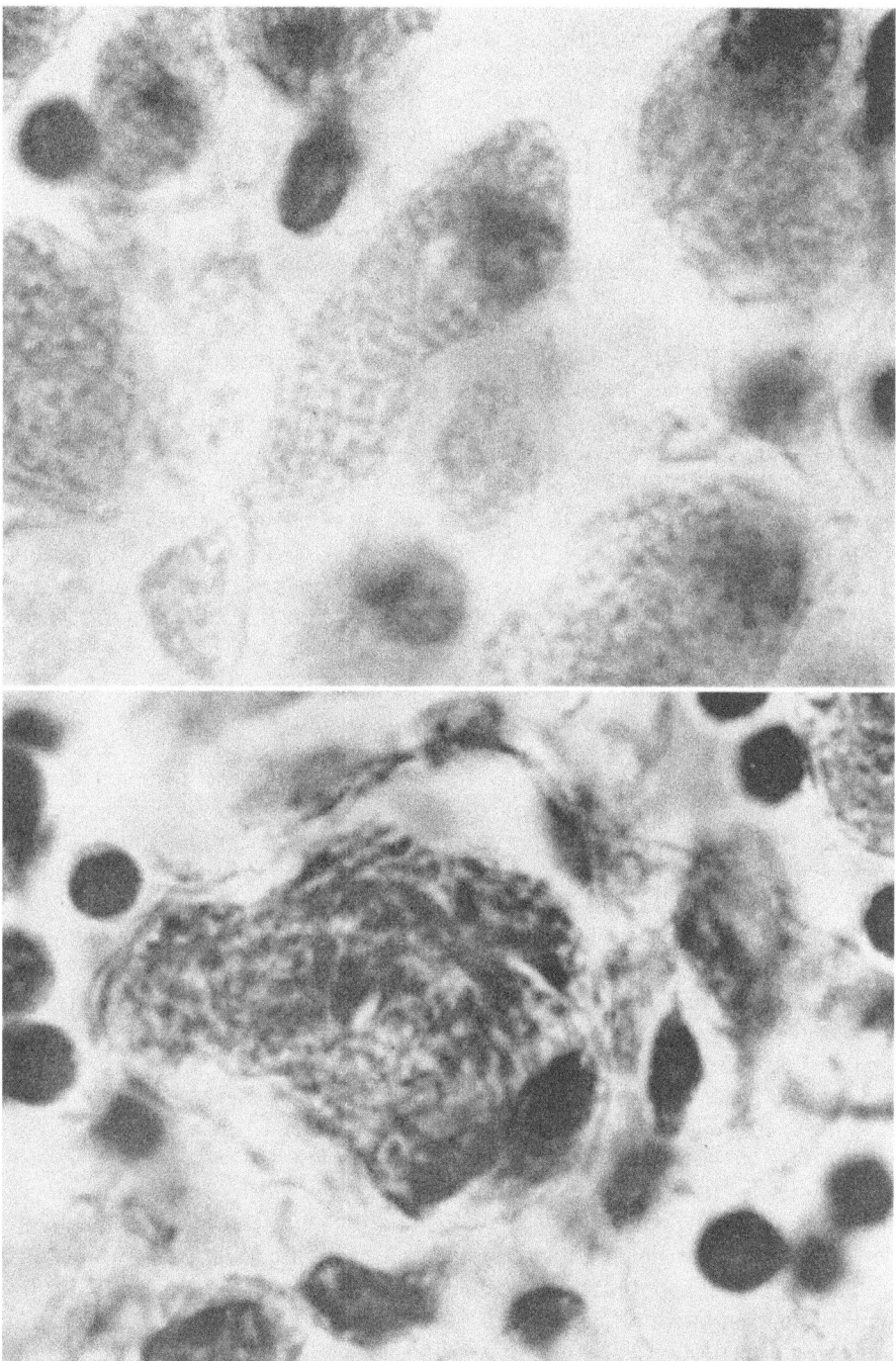

Abb. 251a u. b. Rhabdomyom des Magens. a Querstreifung der Muskelzellen. Färbung: PTAH. Vergr. 1000fach. b Dichtliegende, elongierte und spitz zulaufende Strukturen im Zellcytoplasma, möglicherweise Myosinkristalle. Färbung: PTAH. Vergr. 1000fach. [Aus R. Tuazon: Rhabdomyoma of the stomach. In: Amer. J. clin. Path. **52**, 37 (1969)]

kritischen Sichtung. Unter Ausschluß der „Rhabdomyome" des Herzens und nur mangelhaft dokumentierter Beobachtungen hielten nur 11 Fälle dieser „strengen Zensur" stand. Später berichteten noch TSUKADA und PICKREN (1965) über ein Rhabdomyom der Sublingualregion, ROSS (1968) über ein solches im Musculus sternocleidomastoideus sowie CZERNOBILSKY u. Mitarb. (1968) über eines der Retropharyngealregion. In allen Fällen handelt es sich um Tumorlokalisationen, wo bereits orthisch quergestreifte Muskulatur zu finden ist.

TUAZON (1969) beobachtete den ungewöhnlichen Fall eines Rhabdomyoms des Magens bei einer 47jährigen Frau, die an den Komplikationen eines Rectumcarcinomes verstarb und bei der dieser Magentumor einen Nebenbefund darstellte. Es handelte sich um einen 4,3 zu 2,5 zu 2,5 cm großen Tumor an der Magenhinterwand nahe der Kardia und 4 cm von der Ora serrata entfernt. Der Tumor war in einem 0,5 cm tiefen und 0,8 cm breiten Bezirk exulceriert. Die Schnittfläche wurde als fest und grau-weiß-farben geschildert. Der Tumor erwies sich als gut abgegrenzt, partiell abgekapselt und vollkommen in der Submucosa gelegen. Das feingewebliche Bild zeigte kompakt gelagerte, in ihrer Größe geringfügig variierende ovale bis runde sowie elongierte Zellen mit reichlich eosinophil tingiertem Cytoplasma. Die Querstreifung trat deutlich hervor. Glykogen- und Fettfärbung waren positiv. Die Zellkerne imponierten als klein, vereinzelt vacuolisiert und mit deutlichen Nucleolen. Auch Myofibrillen konnten von TUAZON (1969) nachgewiesen werden (Abb. 250 und 251).

## 2. Fibrome

FEYRTER (1949) hält die Magenfibrome für extrem seltene Tumoren und in der Regel für Neurofibrome. Tumoren vom Typ der „spindelzellig, zellreichen Fibrome" (Fibroma molle) sah FEYRTER (1948, 1949) nicht in seinem Untersuchungsgut. Es handelte sich vielmehr jeweils um fusi- oder multiforme Neurome. PALMER (1951) stellt in seiner Abhandlung über die Magenfibrome fest, daß die von ihm nach dem Weltschrifttum (144 Fälle; 1960 von FOVET und GUERRIN auf 160 Fälle ergänzt) errechnete hohe Quote (35,7%) gutartiger mesenchymaler Magentumoren wohl Folge einer Fehlklassifizierung sein dürfte. PALMER (1951) vermutete, daß es sich bei der Mehrzahl dieser „Fibrome" des Schrifttums um Tumoren neurogener Herkunft gehandelt haben dürfte und daher der Prozentsatz der „echten" Magenfibrome sehr viel niedriger liegen müsse (vgl. RABINOVITCH u. Mitarb., 1949; THOMPSON u. OYSTER, 1950). Nach der Übersicht von MOUTIER u. Mitarb. (1961) entfallen auf die Magenfibrome etwa 5%.

Mit diesen aufgeführten Einschränkungen kommt allen Antworten auf die Fragen nach Häufigkeit, Geschlechtsverteilung und Sitz der Fibrome innerhalb des Magens zur Zeit nur ein relativer und orientierender Wert zu.

PALMER (1951) konnte für die Fibrome aufgrund der von ihm aus dem Schrifttum zusammengestellten Fälle keine Geschlechtsunterschiede hinsichtlich der Tumorfrequenz feststellen. Alle Altersgruppen waren vertreten. Eine Häufung der als „Fibrome" bezeichneten Tumoren fällt in die 4. und 6. Lebensdekade.

Innerhalb des Magens werden Fibrome in allen Abschnitten beschrieben (Abb. 252), wobei etwa 10% in der Gegend der Kardia oder des Pylorus beobachtet wurden. Innerhalb der Magenwand können sie sich submukös oder subserös und dann entsprechend endo- oder exogastrisch entwickeln. Sie stellen in der Regel solitäre, seltener multiple (FRANCE u. BRINES, 1950), ovaläre Bildungen dar (Abb. 253). Die Fibrome sind scharf begrenzt und imponieren auf der Schnittfläche faserig-sehnig; sie sind weiß und derb und nur selten verkalkt (ELIASON u. WRIGHT, 1925). Ihre Größe ist wechselnd. Neben kleinsten Bildungen, wie sie

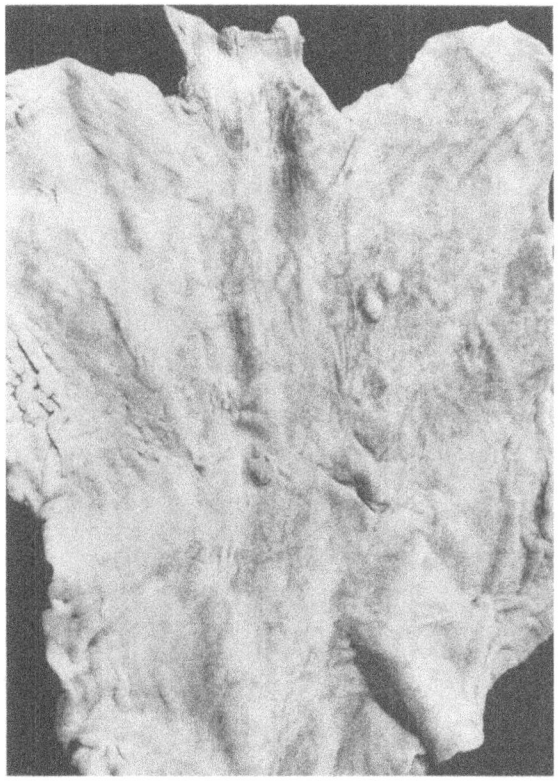

Abb. 252. Multiple submuköse Fibrome des Magens. 68jährig, weiblich (SN 965/70, Path. Inst. Heidelberg)

FEYRTER (1948) beschrieb, wurden Fibrome von recht beträchtlichen Ausmaßen beobachtet: 38 zu 34 zu 32 (MALINOVSKY, zit. nach PALMER, 1951) oder 27 zu 35 zu 13 (PENDL, 1927); kindskopfgroße Fibrome beschrieben DANNEEL (1933) sowie TIMONEN (1948). PALMER (1951) gibt als mittlere Größe einen Durchmesser von 12 cm an. Abweichungen von der üblichen umschriebenen ovalären Form zeigte der Fall von ERDMANN (1913) — Ringform — sowie jener von LEITHAUSER und CANTOR (1935) mit einer diffusen Ausbreitung des „Fibroms". Gestielte Fibrome fand PALMER (1951) in etwa einem Sechstel der von ihm zusammengestellten Fälle, wobei der Prolaps eines „Knoten" in das Duodenum erwähnt wird (MOURA u. Mitarb., 1934). Exulcerationen der Mucosa über Fibromen scheinen häufig aufzutreten (nach PALMER, 1951 in 50%; vgl. KONJETZNY, 1920). Es werden Tumorgewichte bis zu 5,5 kg angegeben.

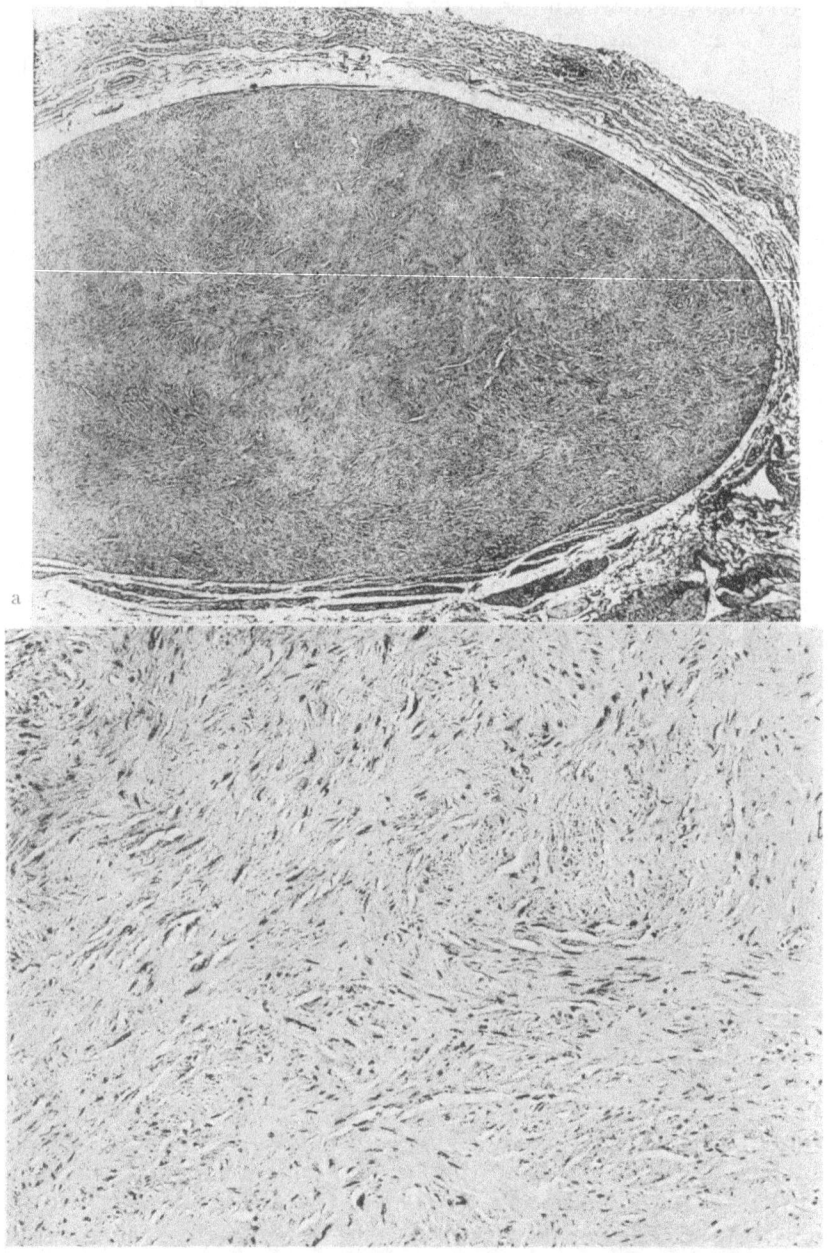

Abb. 253a u. b. Submuköses Fibrom des Magens. Der Tumor zeigte negative Rhodio- sowie Cyanochromie bei Einschlußfärbung nach FEYRTER. 68jährig, weiblich (SN 965/70, Path. Inst. Heidelberg). Färbung: HE. Vergr. a 25fach, b 120fach

Abb. 254a u. b. Angiomyxofibrom des Magens. 33jährig, männlich (E.-Nr. 11725/67, Path. Inst. Heidelberg). Färbung: HE. Vergr. a 120fach, b 250fach

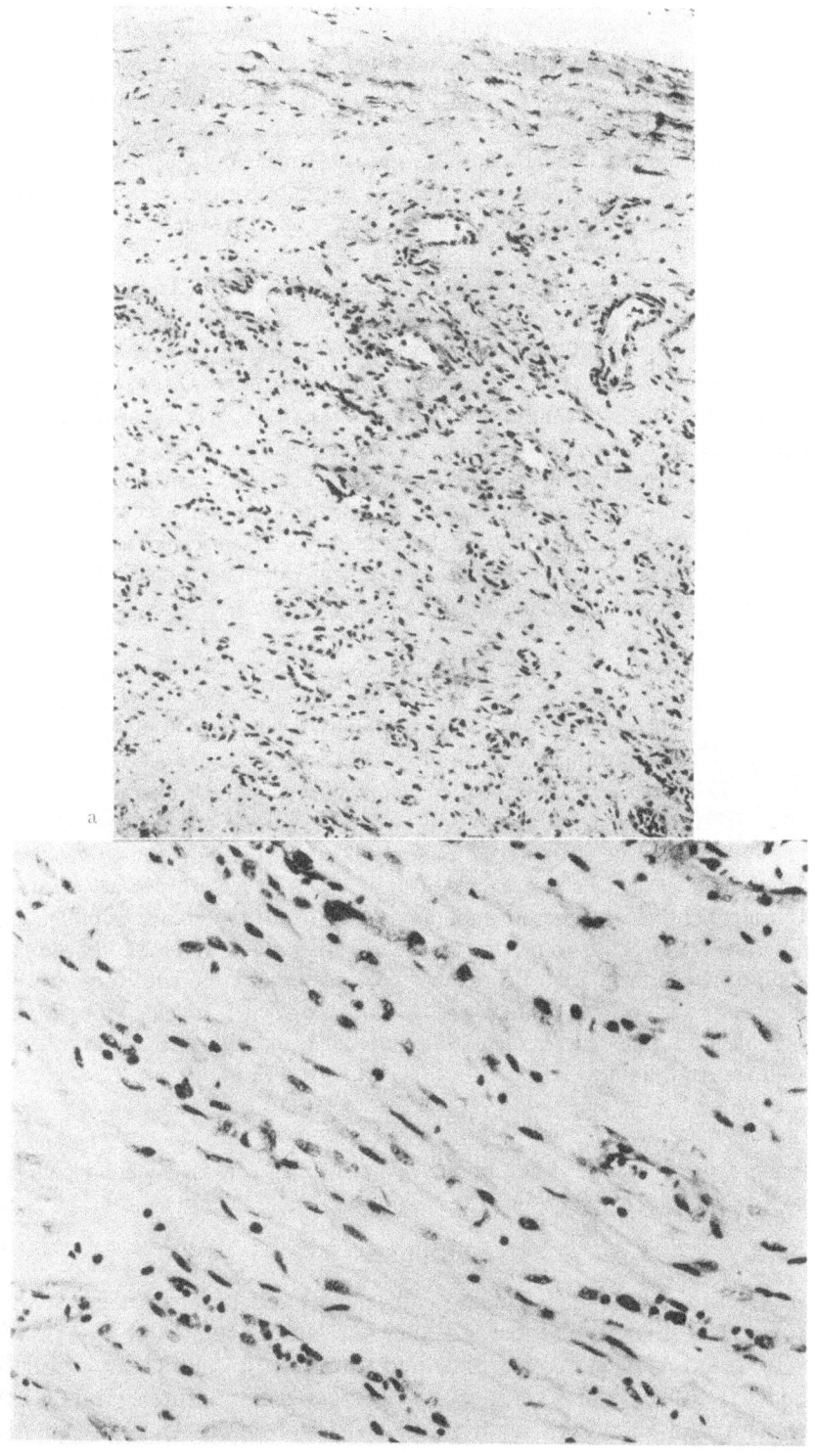

Abb. 254a u. b

Durch fluorescenzmikroskopische Untersuchungen mit saurem Fluorochrom (Thiazinrot R) gelingt es aufgrund der Sekundärfluorescenz Fibrome von Neuromen und Myomen abzugrenzen (HACKENSELLNER u. LIND, 1956). Die Fibrome fluorescieren blau bis malvenfarben und bei den Myomen sowie Neuromen leuchten die plasmatischen Strukturen ziegelrot auf. Die Zellkerne zeigen in allen Fällen eine ziegelrote Fluorescenz.

*Klinisch* treten nur die großen Fibrome in Erscheinung, wobei wiederum Schmerzen vom Ulcustyp, massive Blutungen, tastbare Resistenzen, Stenosierung des Pylorus (KRAFFT, 1921; MCCARTHY u. HEKTEON, 1913) oder einfache Dyspepsie beobachtet wurden.

Neben den „reinen Fibromen werden in der Literatur noch Tumoren erwähnt, die neben der bindegewebigen Komponente noch andere proliferierte Gewebsstrukturen besitzen: Myofibrome (PALMER, 1951; EURICH, 1968), Myxofibrome (SWAN, 1925; VITTORIO, 1932; GALLETTI, 1948; BIDART-MALBRAN u. REYES-WALKER, 1944) sowie Xanthofibrome (KAUFMANN, 1967). Wir selbst konnten ein Angiomyxofibrom bei einem 33jährigen Mann beobachten (Abb. 254).

NELSON (1931) beschrieb bei einem 61jährigen Mann ein teilweise ossifiziertes exogastrisches Fibrom, das mit einem Magencarcinom vergesellschaftet war. Auch WEBSTER (zit. nach THOMPSON u. OYSTER, 1950) beschrieb ein ossifizierendes Magenfibrom. POLAYES (1953) berichtete über ein calcifizierendes „psammöses" Fibroangiom bei einer 62jährigen Frau.

## 3. Histiocytome

Sehr selten scheinen gutartige Magentumoren zu sein, die ihren Ausgang von den Reticulumzellen nehmen und in der Literatur auch als Reticulome oder Reticulohistiocytome bezeichnet werden. Eine einschlägige Beobachtung (6. Fall der Weltliteratur) teilten DIMATTEO und NOVI (1953, Lit.) mit. Es handelte sich um eine 49jährige Frau mit einem hühnereigroßen, in der Submucosa gelegenen und scharf bindegewebig abgegrenzten Tumor, über dem die Mucosa exulceriert war. Histologisch bestand diese Neubildung aus einem feinsten argyrophilen und kollagenen netzigen Faserwerk, in das runde bis ovale, unscharf abgegrenzte Zellen mit schwach färbbarem Protoplasma eingestreut waren. Die Kerne werden als bläschenförmig beschrieben. Diese retikulären Zellen zeigen eine gewisse Polymorphie und eine teils fasciculäre, bündelförmige, teils wirtelige und häufig perivasculäre Anordnung.

## 4. Osteochondrome

ERKLES (1919) beschrieb die unikale Beobachtung eines Osteochondroms des Magens.

## 5. Lipome

Der Anteil dieser seltenen Tumoren an jenem benigner Magentumoren wird von MOUTIER u. Mitarb. (1961) sowie EKLUND u. Mitarb. (1961) mit 2—3%, von HART (1967) mit 3% sowie von HOBBS und COHEN (1946) mit 3—4% beziffert. Während WEINBERG und FELDMAN (1955) Lipome im Autopsiegut in 5,2% fanden, wird ihre Häufigkeit in der Regel niedriger angegeben. ELIASON und

WRIGHT (1925) sahen Lipome des Magens unter 8000 Obduktionen nur einmal. Im Sektionsgut der Mayo-Klinik fand COMFORT (1931) 4 Magenlipome unter 3942 Fällen. PALMER (1951) registrierte sie unter 47780 Obduktionen 14mal (0,029%) und EURICH (1968) erfaßte unter 10000 Obduktionen des Pathologischen Institutes der Universität Heidelberg 11 Fälle (0,11%). PALMER (1951)

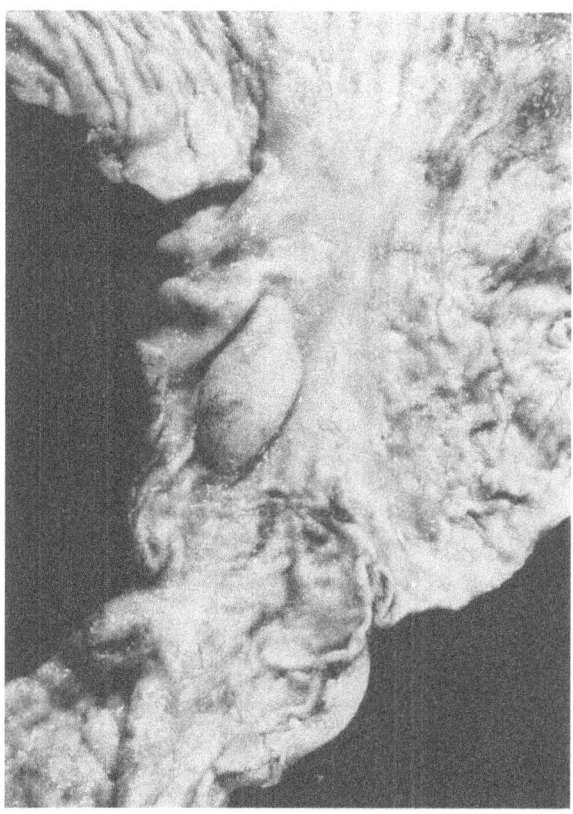

Abb. 255A. Submuköses Lipom, präpylorisch. 65jährig, weiblich. (SN 44/71, Path. Inst. Heidelberg)

stellte 103 entsprechende Tumoren aus dem Schrifttum zusammen, denen YOON und LUDECKE (1958) 22 weitere hinzufügen konnten.

Ein Geschlechtsunterschied besteht bezüglich der Häufigkeit nicht. Der bevorzugte Sitz der Magenlipome ist die Vorder- und Hinterwand des Antrum pyloricum: 69% (PALMER, 1951; vgl. auch WEINBERG u. FELDMAN, 1955). Hier bilden sie submukös gelegene, glatte (HOBBS u. COHEN, 1946; WEINBERG u. FELDMAN, 1955), seltener gelappte oder gar gestielte Tumoren von Erbs- bis Hühnereigröße (s. Abb. 255A). Ein gestieltes subseröses Lipom wird bei ORTH (1887) erwähnt. Nur selten erreichen diese Neubildungen besondere Größe wie die Fälle von NEUMANN (1930) mit 15 zu 4 cm, von SPITZMÜLLER (1926) mit 27 zu 20 cm sowie von REITTER (1947) mit 10 zu 6,5 zu 2,5 cm.

Man kann einen submukösen (intragastrischen) von einem subserösen (exogastrischen) Typ unterscheiden.

Die Lipome treten innerhalb der Magenwandung in der Regel als solitäre kleine Geschwülste auf. Es liegen jedoch auch Beobachtungen über eine Multiplizität dieser Neoplasien vor: LeRoy (1945), Underwood (1948) sowie Weinberg und Feldman (1955) je zwei Tumoren, Troisier u. Mitarb. (1936) 12 Magenlipome sowie Peabody und Ziskind (1953) 13 Lipome bei einem Fall.

*Makroskopisch* erscheinen die Lipome als gelbliche bis gelblich-weiße, von einer bindegewebigen Kapsel umgebene Tumoren, denen bindegewebige, mit der Kapsel in Zusammenhang stehende Septen auf der Schnittfläche ein lappiges Gefüge verleihen. Die überlagernde Mucosa ist bei kleinen Lipomen unauffällig, während sie bei größeren druckatrophisch oder exulceriert sein kann (Spitzmüller, 1926; Burmeister, 1933; Mandl u. Vogl, 1933; Melchior, 1934).

*Mikroskopisch* zeigen auch die Magenlipome das typische Bild der dichtliegenden univacuolären Fettzellen mit vereinzelten Bindegewebszügen bevorzugt in Nachbarschaft der spärlich interponierten Gefäße. Lipoblasten finden sich nur gelegentlich an der Tumorperipherie (Stämmler, 1924).

*Fibrolipome* im Magen beobachteten Fischer (1905), Glass (1935), Didier (1937), Dudley u. Mitarb. (1942), Buckstein (1948) sowie Eurich (1968). Über ein Lipomyxom berichtete Mabescott (1927), Schinz (1935) über ein Lipofibrom und Bezza (1932) über ein Angiolipom.

Kleine Lipome bleiben *klinisch* stumm. Größere verursachen Erbrechen, eventuell sogar mit Regurgitation des Tumors (Gourrand, zit. nach Palmer, 1951). Sie bewirken eine Einengung der Magenlichtung (Spitzmüller, 1926; Reitter, 1947) oder gehen mit Invagination der Magenschleimhaut in das Duodenum einher (Hobbs u. Cohen, 1946). In anderen Fällen kann ein Totalprolaps des Tumors in das Duodenum erfolgen (Weinberg u. Feldman, 1955) oder ein intermittierender Pylorusverschluß eintreten. Ausgedehnte Exulcerationen der überlagernden Mucosa gehen klinisch mit typischer Ulcussymptomatik einher (Lapeyre u. Carabalona, 1955). Lebensbedrohliche Blutungen sind dann kein ungewöhnliches Ereignis (Agey u. Ponka, 1955; Cassel u. Guccione, 1955; Ramos u. Mitarb., 1958).

Über Simultanlipome im Magen und Duodenum berichtete Geever (1949). Das gleichzeitige Vorkommen eines Lipoms und Neurofibroms im Magen sahen Thompson und Oyster (1950). Die Kombination von Magenlipom und -carcinom teilten Scott und Brunschwig (1946) und jene von Magenlipom und -ulcus Sapia (1942) sowie Rabinovitch u. Mitarb. (1949) mit.

Literaturübersichten stammen von:

| | |
|---|---|
| White und Judd (1929) | 14 Fälle |
| Comfort (1931) | 22 Fälle |
| Rumold (1940) | 33 Fälle |
| Palmer (1951) | 103 Fälle |
| Lapeyre und Carabalona (1955) | 110 Fälle |
| Yoon und Ludecke (1958) | 125 Fälle |

*Xanthome* in der Magenwand beschrieben Halpert u. Mitarb. (1956) sowie Kaufmann (1967).

## 6. Gefäßtumoren

An Gefäßtumoren begegnet man im Magen: Lymphangiomen, Hämangiomen (capillär, kavernös, gemischt), Teleangiektasien (hereditär: OSLER-WEBER-RENDU; erworben), Glomustumoren und Pericytomen.

Diese Tumorgruppe ist zahlenmäßig deutlich geringer als jene der Leiomyome oder der neurogenen Tumoren. Gewöhnlich gehen sie von den submukösen Gefäßen aus. Sie können sämtliche Wandschichten durchsetzen, landkartenförmig konfiguriert sein und dabei eine beträchtliche Größe erreichen. In der Mehrzahl der Fälle sind sie indessen rund bis oval, von weicher Konsistenz und blauschwarzer Farbe. An klinisch bedeutungsvollen Komplikationen sind in erster Linie Blutungen zu erwähnen.

### a) Lymphangiome

Die Lymphangiome nehmen ihren Ausgang von den intramuralen Lymphbahnen und sind im Magen extrem selten. Ihre Erstbeschreibung geht auf ENGEL und REIMERS (1879) zurück. Weitere Beobachtungen teilten OBERNDORFER (1921) — ein Fall von kavernösem, gestielten, „exogastrischen" Lymphangiom — sowie BRITES (1932) — ein Fall von Lymphangiofibrom — mit.

### b) Hämangiome

Obwohl häufiger als die Lymphangiome, sind die Hämangiome innerhalb der Magenwand ebenfalls äußerst selten auftretende Neubildungen. PALMER (1951) sammelte 59 Beobachtungen aus dem Weltschrifttum. Ihnen ist weder eine besondere Altersdisposition noch Geschlechtsbevorzugung eigen.

BONGIOVI und DUFFY (1967) konnten, eine eigene Beobachtung eingeschlossen, nur 36 Fälle von *isolierten* Hämangiomen des Magens aus dem Schrifttum zusammenstellen. So blieben Fälle von Morbus Osler-Weber-Rendu unberücksichtigt. In dem Material von GENTRY u. Mitarb. (1949) sind unter 106 vasculären Magen-Darm-Tumoren nur 4 Fälle isolierter Hämangiome des Magens aufgeführt. In den verschiedenen Statistiken variiert die Häufigkeitsangabe gastro-intestinaler multipler Hämangiome zwischen 0 und 4,5% (MORTON u. BURGER, 1941; GLADDEN, 1942; DARDI u. GALASSI, 1964; THYSSEN, 1964/65).

Es wird vermutet, daß die kavernösen und capillären Hämangiome mit bestimmten Teleangiektasien in die Gruppe der Hamartome und damit entwicklungsgeschichtlich bedingten Fehlbildungen zu rechnen sind (BONGIOVI u. DUFFY, 1967, Lit.). GENTRY u. Mitarb. (1949) betonen, daß die capillären Hämangiome im Magen gewöhnlich in der Einzahl auftreten, gut abgekapselt sind und von dem submukösen Venenplexus ihren Ausgang nehmen. Die Tumorgröße ist äußerst variabel. Es werden pendulierende, in das Magenlumen reichende, sowie „obstruktive Polypen" beschrieben. In 50% erfolgt die Exulceration der überlagernden Mucosa (Abb. 255 B und 256), so daß nach dem primären Eindruck eine frische Erosion oder ein seichtes Ulcus vorliegt.

Gegenüber dem capillären Hämangiom bevorzugt das kavernöse als Lokalisation die Subserosa. Es ist größer und bereits makroskopisch leicht zu erkennen. Calcifizierung und Phlebolithenbildung werden besonders in den venösen Lacunen beobachtet (GENTRY u. Mitarb., 1949). Entgegen den Ausführungen von GENTRY

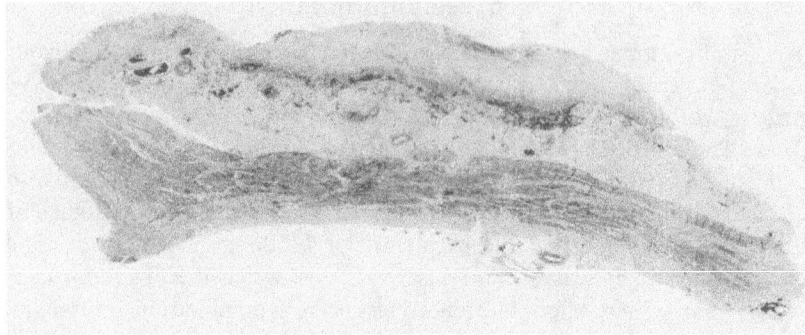

Abb. 255 B. Münzgroße hämorrhagische Erosion im Bereiche der Magenvorderwand über einem capillären submukösen Hämangiom. 84jährig, weiblich (SN 888/70, Path. Inst. Heidelberg). Vergr. 5fach

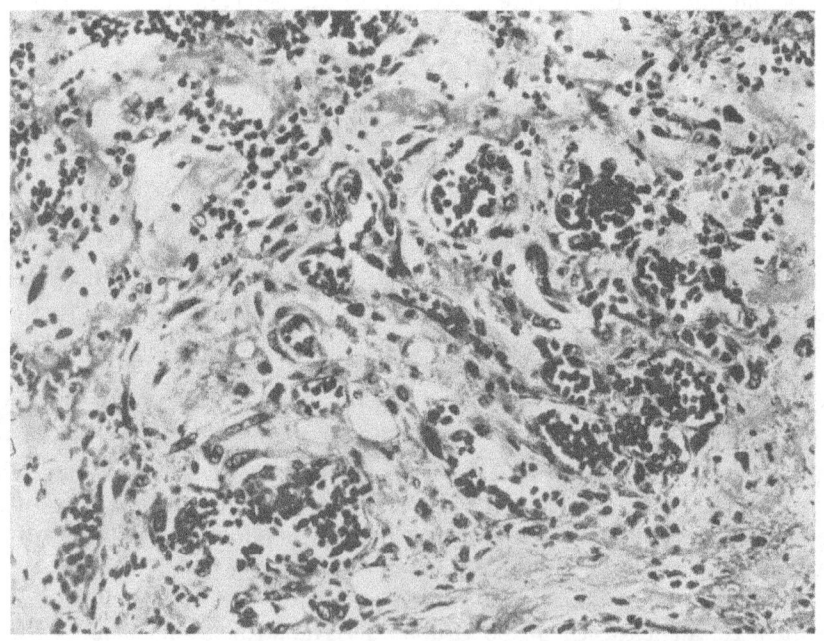

Abb. 256. Submuköses capilläres Hämangiom des Magens. 84jährig, weiblich (SN 888/70, Path. Inst. Heidelberg). Färbung: HE. Vergr. 250fach

u. Mitarb. (1949) betont THYSSEN (1964/65), daß kleine 3—10 mm große kavernöse Hämangiome im Bereiche der Antrummucosa anzutreffen seien.

Die Klassifizierung der Hämangiome des Magens bereitet, wie jene in den übrigen Körperregionen, gewisse Schwierigkeiten. Nach der Einteilung von KAIJSER (1941) wird zwischen multiplen Phlebektasien, kavernösen und capillären Hämangiomen und der generalisierten Angiomatose unterschieden:

Die *multiplen Phlebektasien* sind durch oft zahllose, stecknadel- bis erbsgroße, submuköse (BENECKE, 1906) oder subseröse (LILLIE, 1879) gelegene, blaurote knötchenförmige Herde gekennzeichnet. Diese „Tumoren" sind indes nicht als echte Geschwülste zu werten, sondern wegen ihres in der Regel generalisierten Auftretens dem Osler-Weber-Rendu-Syndrom zuzuzählen.

Die *kavernösen Hämangiome*, die teils als mehr umschriebene, teils als mehr diffuse Neoplasien in Erscheinung treten können (MORTON u. BURGER, 1941), stellen Tumoren mit unregelmäßig gestalteter Oberfläche dar. Sie haben eine schwammige Beschaffenheit und blaurote Farbe. Eine bevorzugte Topik ist im Magen nicht zu ermitteln. Innerhalb der Magenwand werden sie submukös, zwischen den Lagen der Muscularis propria und subserös gefunden (KONJETZNY u. ANSCHÜTZ, 1921; MORTON u. BURGER, 1941). Die Beobachtung von MORTON und BURGER (1941) ließ indessen eine ausgeprägte Proliferationstendenz der Endothelien der Blutträume erkennen, ein Umstand, der im Zusammenhang mit der Ausbreitung des Tumors seine Klassifizierung als „benignes Hämangiom" zweifelhaft erscheinen läßt.

Die *capillären Hämangiome* (Angioma simplex) werden als umschriebene, submuköse (LAMMERS, 1893; SCHUBERT, 1957) oder als mehr diffuse, alle Wandschichten durchsetzende Neubildungen (LEMON, 1920; SIEBNER, 1933) beschrieben, wobei letztere eine Neigung erkennen lassen, auf das Gewebe der Nachbarschaft überzugreifen (LAMMERS, 1893; LEMON, 1920).

Die *generalisierte Angiomatose* kommt vom Typ des Kavernoms oder des Angioma simplex vor (BLANK, 1908; MCCLURE u. ELLIS, 1930; KAIJSER, 1937).

*Klinisch* können diese Gefäßtumoren in jedem Lebensalter durch profuse Blutungen manifest werden. STOCKIS (1904) teilte eine tödliche Angiomblutung bei einem Neugeborenen mit. Weitere Literaturzusammenstellungen finden sich bei KAIJSER (1941), PALMER (1951) sowie BONGIOVI und DUFFY (1967).

### c) Glomustumoren

Glomustumoren des Magens (Glomangiom, arterielles Angioneurom) sind extreme Seltenheiten. ALLAN und DAHLIN (1954) berichteten über 6 Fälle, die neben den drei Beobachtungen von KAY u. Mitarb. (1951) jene von SPÄNGLER (1953) und zwei eigene betreffen. 1956 führt STOUT 9 Fälle auf, denen noch jene von SHOCKET u. Mitarb. (1957), DONNOVAN u. Mitarb. (1958), ARGE (1960) sowie ALLAN und MILLER (1960) hinzuzufügen sind, so daß augenblicklich 13 gesicherte Beobachtungen vorliegen.

Der von SPÄNGLER (1953) beschriebene cystische, 20 zu 16 zu 10 cm messende, gestielte und exogastrisch wachsende Glomustumor ist im Schrifttum unikal. Sämtliche, bisher bekannt gewordenen Glomangiome des Magens erwiesen sich biologisch als gutartig. Rezidive oder Metastasen wurden im Unterschied zu derartigen Neubildungen anderer Körperregionen im Magen nie beschrieben (EHRHARDT, 1952; SPÄNGLER, 1953; ARGE, 1960; RANDERATH u. CANDREVIOTIS, 1955; ALLAN u. MILLER, 1960).

In ihrem *feingeweblichen Aufbau* entsprechen die Angioneurome des Magens zum überwiegenden Teil dem angiomatösen Typ der Glomustumoren, wobei die beteiligten Gefäße beide von MASSON (1924) beschriebenen Varianten zeigen. Im Vordergrund stehen epitheloide Zellen mit runden bis ovalen, wechselnd chromatinreichen Kernen und einem perinucleären hellen Hof. Der breite Protoplasma-

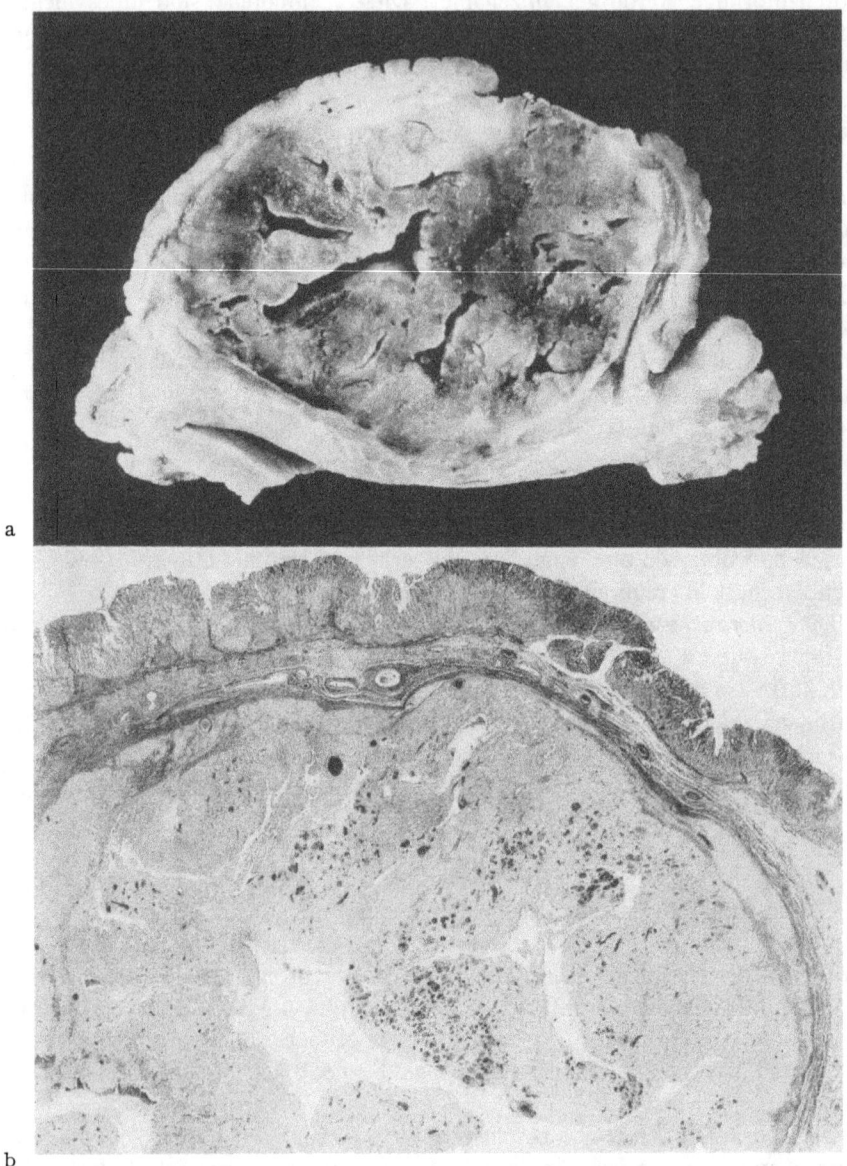

Abb. 257a u. b. Hämangiopericytom des Magens. Scharf begrenzter, 6:4 cm haltender, submukös gelegener Tumor. 70jährig, männlich (E.-Nr. 12961/69, Path. Inst. Heidelberg). a Holoptischer Schnitt, b Färbung: HE. Vergr. 5fach

saum ist fein granuliert. Mitosen fehlen in der Regel. Werden Mitosen beobachtet, so treten sie nur weit disseminiert auf. Die Silberimprägnation deckt zwischen den epitheloiden Zellen in wechselnder Dichte und auch in gewöhnlich unregelmäßiger Anordnung Gitterfasern auf. Nervöse Elemente fehlen fast immer in diesen Neubildungen.

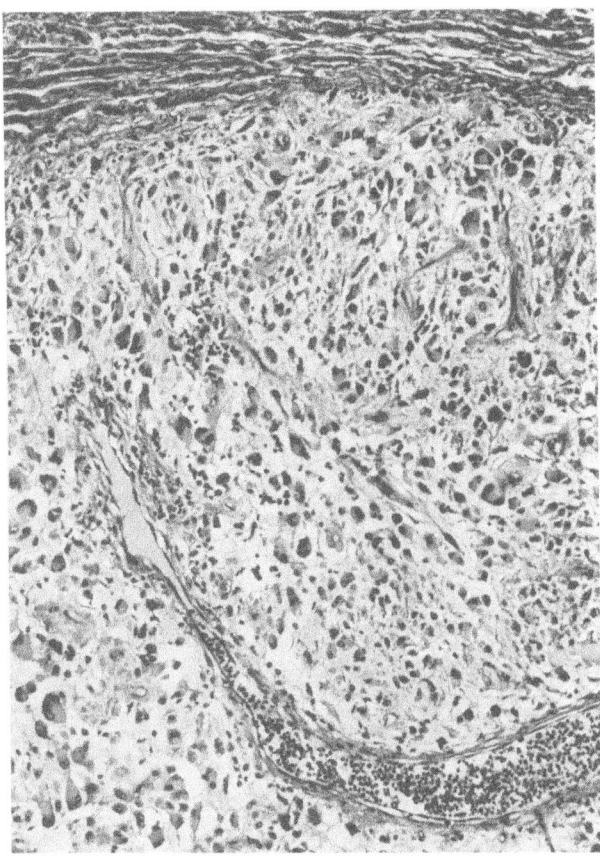

Abb. 258. Hämangiopericytom des Magens. Der Tumor ist riesenzellreich und allseitig scharf begrenzt. 70jährig, männlich (E.-Nr. 12961/69, Path. Inst. Heidelberg). Färbung: HE. Vergr. a 4fach, b 120fach

In den bisher bekannt gewordenen Fällen handelt es sich vorwiegend um Männer in der 4.—6. Lebensdekade.

### d) Pericytom

MURRAY und STOUT (1942) beschrieben eine besondere, sehr seltene Gefäßgeschwulst, die sie als „Pericytom" bezeichneten. Innerhalb der Magenwand bilden diese Pericytome in der Regel kleine, solide Knoten, die bevorzugt in der Muscularis propria lokalisiert sind. Die abgebildete Eigenbeobachtung (Abb. 257) betrifft einen 6 zu 4 cm großen, submukös lokalisierten, scharf begrenzten Tumor. Feingeweblich zeigen diese Tumoren capilläre Blut- oder Lymphräume (STOUT, 1953; ENTERLINE u. ROBERTS, 1955; COHEN u. Mitarb., 1959; BADEN u. BONNEAN, 1960; TACHDJIAN, 1963). Die Strombahnen werden von dichten Zellsäumen umgeben, deren Einzelelemente helle, chromatinreiche Kerne in vielfach zirkulärperivasaler Lagerung darstellen (Abb. 258 und 259). Neben der pericytären Zell-

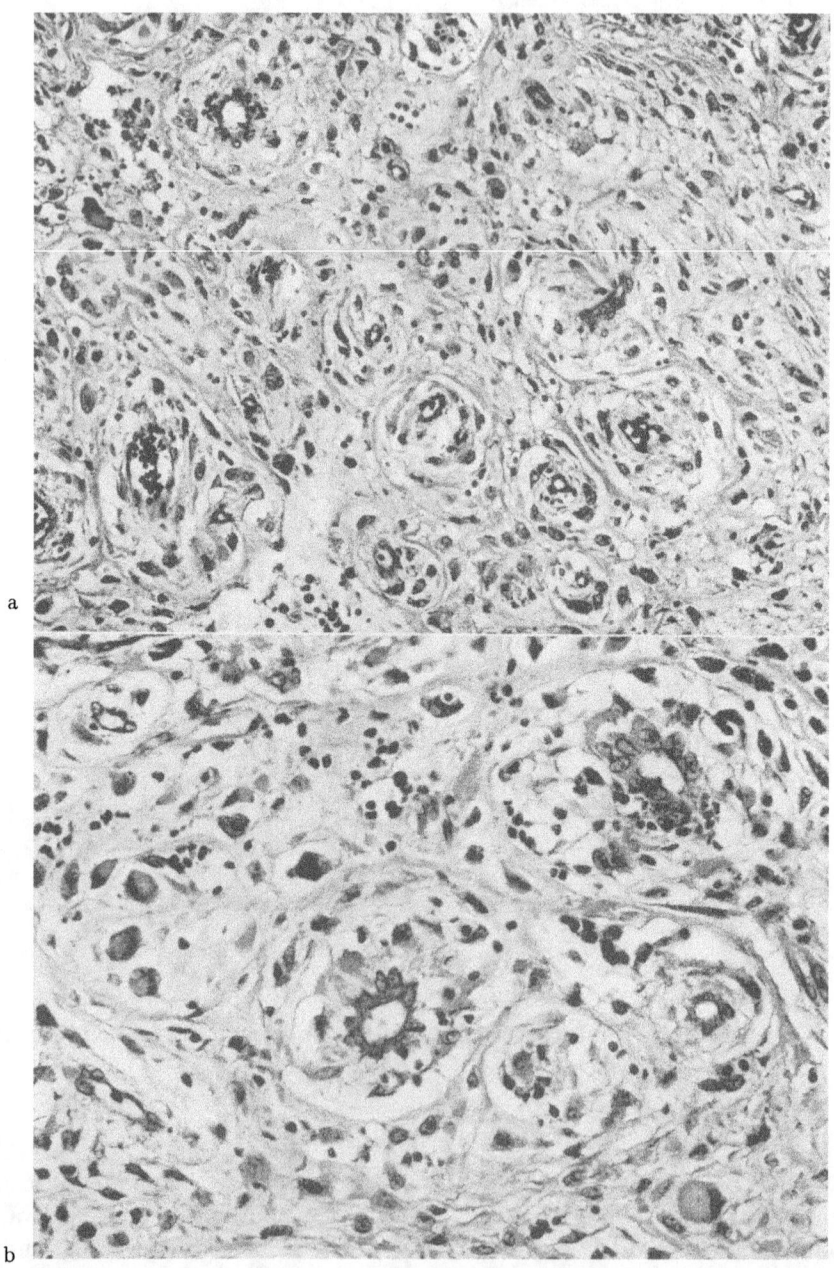

Abb. 259a u. b. Hämangiopericytom des Magens. Reichlich Riesenzellen und Rosettenbildung. 70jährig, männlich (E.-Nr. 12961/69, Path. Inst. Heidelberg). Färbung: HE. Vergr. a 200fach, b 300fach

wucherung werden gelegentlich granulomatöse Proliferationen in der Mucosa und Submucosa beobachtet, die morphologisch dem eosinophilen Granulom sehr ähneln (STOUT, 1956).

Ob das „Pericytom" (STOUT, 1953) als Tumor sui generis differenziert werden kann, wird allgemein in Frage gestellt. Zweifellos bestehen zwischen dem Pericytom und dem Glomustumor (MASSON, 1924) in morphologischer und histogenetischer Hinsicht besonders durch die epitheloiden Zellen engste Beziehungen. MURRAY und STOUT (1942) glaubten diese celluläre Verwandtschaft auch ohne die Ergebnisse einer Gewebekultur annehmen zu dürfen. Zur Frage der Klassifizierung des Pericytoms schreibt STOUT (1956) selbst: "This tumor might represent a less differentiated and non-organoid variant of the glomustumor"! FERGESON u. Mitarb. (1954) sind der Meinung, daß „Glomustumoren", die nicht in der Subcutis zur Beobachtung kommen, als „Pericytome" zu bezeichnen seien. v. ALBERTINI (1955) sowie RANDERATH und CANDREVIOTIS (1955) halten die Pericytome und Glomangiome für morphologisch identische Geschwülste. RANDERATH und CANDREVIOTIS (1955) entkräfteten überdies noch die Feststellung von STOUT (1949, 1956), daß Glomustumoren im Unterschied zu den Pericytomen nicht metastasieren. Sie teilten die Beobachtung mit, bei der ein am Daumen gelegener „typischer Glomustumor" in die regionären Lymphknoten metastasierte und diese Metastasen in ihrem Bauplan einem „Pericytom" entsprachen (vgl. EHRHARDT, 1952; FARBER u. Mitarb., 1957).

## VI. Benigne neurogene Magentumoren

RANSOM und KAY sahen sich noch 1940 in der Zusammenfassung ihrer eingehenden Studie über die neurogenen Tumoren des Verdauungskanals zu der resignierenden Feststellung gezwungen, daß die Abgrenzung neurogener Neoplasmen gegenüber den myogenen Tumoren auf die größte Schwierigkeit stoße und gelegentlich sogar überhaupt nicht möglich sei.

Erst durch die Untersuchungen von FEYRTER (1948, 1949, 1950) gelingt es mit der Einschlußfärbung mit weinsteinsaurem Thionin eine Differenzierung zwischen Tumoren neurogener und myogener Herkunft „exakt" vorzunehmen. Bei Anwendung dieser Färbung erweisen sich die *neurogenen* Tumoren als *rhodiochrom* (Abb. 260) und die *myogenen* als *cyanochrom*. Die folgenden Ausführungen über die benignen neurogenen Magentumoren basieren zunächst in Hinblick auf Nomenklatur und morphologische Differenzierung auf den Ergebnissen von FEYRTER (1948, 1949).

Der Begriff „Neurom" umfaßt nach FEYRTER (1948/49) die Gesamtheit jener Tumoren, die ihren Ausgang vom peripheren Nervengewebe nehmen; dabei wird eine Klassifizierung nach der mutmaßlichen Mutterzelle dieser Tumoren bewußt vermieden. Allen Neuromen des Magens ist der Mangel an Neurofibrillen gemeinsam. Gemeinsam ist ihnen außerdem die Rhodiochromie nach Einschlußfärbung mit weinsteinsaurem Thionin.

FEYRTER (1948) unterscheidet zwei Tumorgruppen:

I. Neurome des Plexus submucosus (MEISSNER): granuläre Neurome (sog. „gekörntzellige neurogene Tumoren")
II. Neurome des Plexus myentericus (AUERBACH):
 1. fusiforme Neurome
 2. multiforme Neurome
 3. retikuläre Neurome

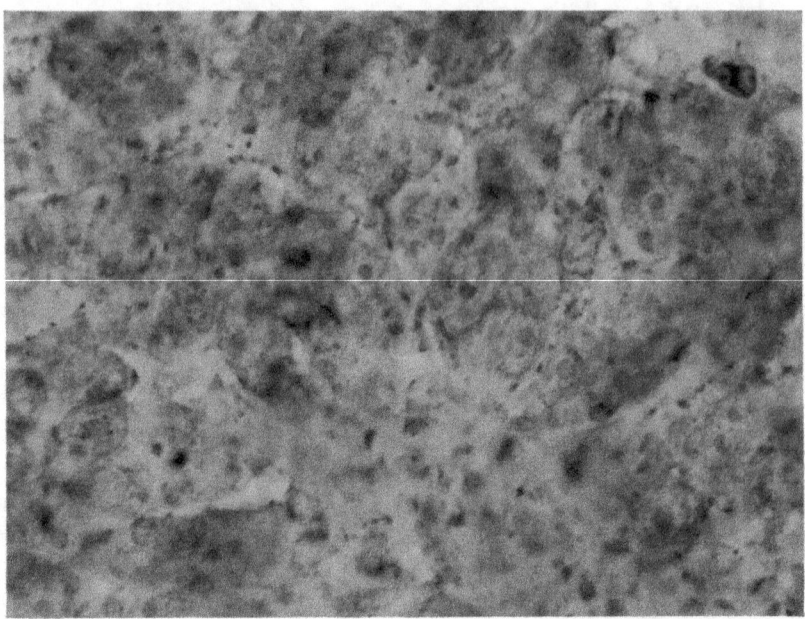

Abb. 260. Neurom des Magens mit positiver Rhodiochromie. 12jährig, weiblich (E.-Nr. 22489/70, Path. Inst. Heidelberg). Färbung: Einschlußfärbung nach FEYRTER. Vergr. 1000fach

4. plumpspindelige Neurome (PIRINGER-KUCHINKA)
5. mikrocytäre Neurome
6. Myoneurome
7. Neurofibrome
   a) fibrillär
   b) grobgebündelt

Dieser Neuromklassifizierung von FEYRTER (1948) fügte PIRINGER-KUCHINKA (1950) noch die „Neurome mit kurzer Spindelzellform ihrer Elemente" hinzu. Sie werden als Variante von II/4 der Einteilung von FEYRTER (1948) angesehen.

*Gruppe I: Neurome des Plexus submucosus* (MEISSNER)

Das *granuläre Neurom* stellt eine Rarität dar und wurde von FEYRTER (1948) je einmal an der Kardia und im Bereiche des Magenfundus (jeweils 58jährig und männlich) nachgewiesen. Es bildet bis kirschgroße, endogastrisch vorgewölbte und von unversehrter Mucosa überzogene Knoten.

Feingeweblich zeigen diese, in den drei Innenschichten der Magenwand gelegenen Neurome stets einen engen Zusammenhang mit dem Plexus submucosus. Sie sind entweder aus gekörnten, plumpspindeligen, untereinander abgrenzbaren, vereinzelt auch syncytial gelagerten Zellen, oder aus weniger deutlich gekörnten, schmal-spindeligen Elementen aufgebaut. Sie weisen eine bündelig-wirtelige, mehr oder weniger dichte Anordnung auf. Die Zellkerne sind eiförmig und in der Regel chromatinreich. Seltener sind sie auch bläschenförmig. Die verschieden gestalteten Körnchen besitzen eine einfache Lichtbrechung. Sie werden durch Sudan zart gelb, durch Mucicarmin und Bestsches Carmin rot und durch die Einschlußfärbung ebenfalls rot — rhodiochrom — tingiert. Im Zwischengewebe größerer Tumoren kann eine Hyalinisierung und Verkalkung nachgewiesen werden.

FEYRTER (1948, 1949) weist auf die morphologische Ähnlichkeit dieser Tumoren mit den sog. Myoblastenmyomen von ABRIKOSSOFF (1926, 1931) hin (vgl. S. 563).

*Gruppe II: Neurome des Plexus myentericus* (AUERBACH)
*1. Das fusiforme Neurom.* Feingeweblich besitzen die fusiformen Neurome einen gebündelt-wirteligen Bau aufgrund der Gruppierung schlank-spindeliger Einzelzellen. Die Kerne sind fadenförmig, spindelig und chromatinreich; sie besitzen kleine Nucleolen. Das Protoplasma ist fein-fibrillär gezeichnet oder erscheint infolge Artefaktbildung optisch leer (Abb. 261). Diese ausgeprägt rhodiochromen Zellen werden von Gitterfasern in unregelmäßiger Anordnung umhüllt, die am Querschnitt ein grobes Maschenwerk aufweisen (PIRINGER-KUCHINKA, 1950). Pericapillär liegen reichlich kollagene und einzelne elastische Fasern. Die Neigung zur Hyalinisierung und Verkalkung dieser Variante ist ausgeprägt. Größere Tumoren zeichnen sich weiterhin durch ihren Mitosereichtum (typische) als Ausdruck der Proliferationstendenz aus (PIRINGER-KUCHINKA, 1950).

*2. Das multiforme Neurom.* Das multiforme Neurom ist feingeweblich aus plumpen, protoplasmareichen, oft verzweigten, im übrigen kräftig rhodiochromen Zellen aufgebaut. Die Kerne besitzen eine recht ausgeprägte Polymorphie (Abb. 262). Mitosen und Riesenzellbildung sind häufig. Das Gitterfasergerüst ist nur locker und lückenhaft entwickelt. In kleineren multiformen Neuromen fand FEYRTER (1948) „homogene Körperchen" und in größeren sah PIRINGER-KUCHINKA (1950) eine „kleinvacuoläre Degeneration" („dégéneration micropolykystique", GOSSET, 1923) und „mucoide Aufhellungsherde" („dégéneration myxoide", GOSSET, 1923).

Makroskopisch bilden die Neuromtypen II/1 und II/2 spindelige, zwischen Ring- und Längsschicht der Muscularis propria gelegene Knoten. Diese können sich bei Größenzunahme endo- oder exogastrisch vorwölben und „Dekubitalulcera" der Mucosa induzieren oder „divertikelartig" (Abb. 263) ausgehöhlt werden (PIRINGER-KUCHINKA, 1950; SPÄNGLER, 1953; WANDL, 1957). Die Ähnlichkeit beider Neuromtypen wird noch durch den Umstand unterstrichen, daß fusi- und multiforme Mischtypen besonders bei größeren Tumoren beobachtet werden. In ihrem wirteligen Aufbau und der Palisadenstellung ihrer Zellkerne erinnern diese Tumorvarianten an die von VEROCAY (1908) beschriebenen Neurome. Das multiforme Neurom soll ihnen nach FEYRTER (1948) entsprechen.

*3. Das retikuläre Neurom.* Dieser makroskopisch scharf begrenzte, knolliglappig gebaute Tumor wurde von FEYRTER (1948) nur einmal in der Pars pylorica ventriculi als haselnußgroßer intramuraler Knoten beobachtet. Größere retikuläre Neurome beschrieben PIRINGER-KUCHINKA (1950: 6 Fälle), HACKENSELLNER (1952: 2 Fälle, von denen einer bereits eine sarkomatöse Entartung zeigte), SPÄNGLER (1953: 3 Fälle) sowie ROSENKRANZ und HELMER (1954: 1 Fall eines 13jährigen Mädchens). Sitz dieser Tumoren war jeweils der distale Magenabschnitt.

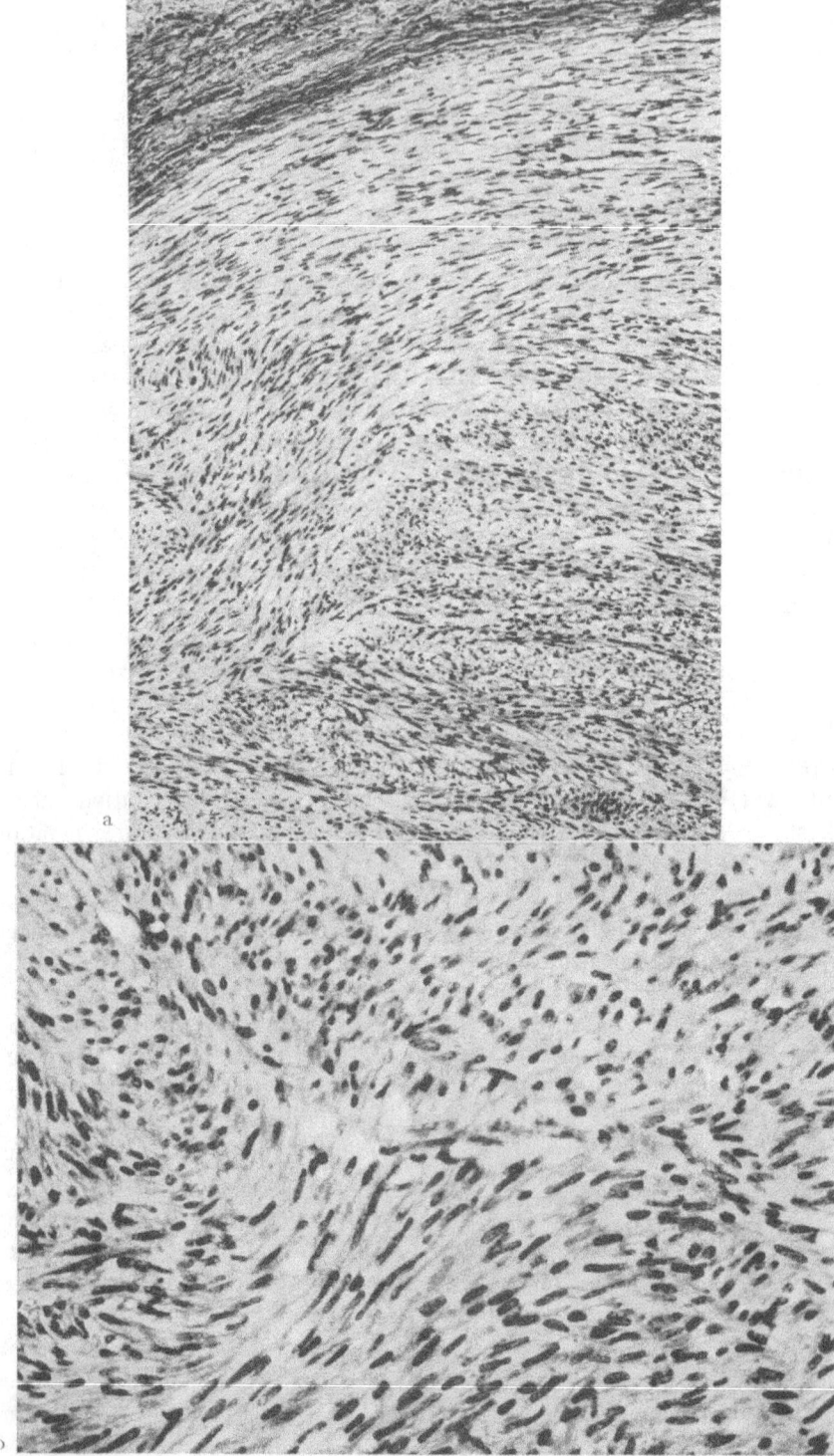

Abb. 261 a u. b

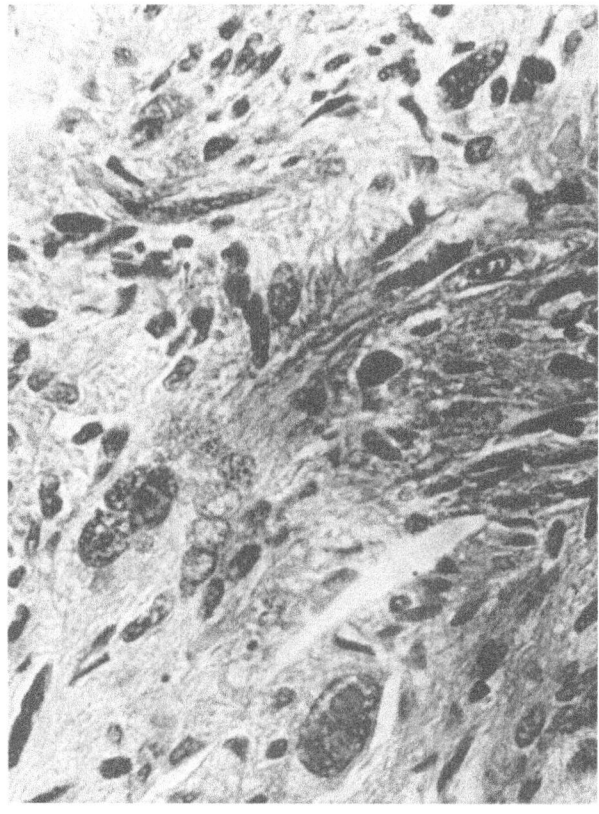

Abb. 262. Multiformes Neurom. Färbung: HE., mittlere Vergrößerung. [Aus PIRINGER-KUCHINKA: Zur Histologie und Biologie der Neurome des Magen-Darmschlauches. Acta neuroveg. (Wien) **1**, 441 (1950)]

Feingeweblich werden diese Neurome aus „protoplasmareichen, verästelten oder auch keulenförmigen Zellen mit oxyphilem Protoplasma (Abb. 264), die gelegentlich auf Capillaren fußen" aufgebaut (FEYRTER, 1948). PIRINGER-KUCHINKA (1950) beobachtete an größeren Tumoren oft ein syncytiales Zellgefüge von intensiver Rhodiochromie, eine ausgeprägte Kernpolymorphie und reichlich Mitosen. Die intracelluläre Hyalinablagerung kann chondroide Strukturen innerhalb solcher Neurome vortäuschen. Auch eine myxomatöse Umwandlung der Grundsubstanz stellt keinen seltenen Befund dar. Dagegen begegnet man nie Verkalkungen oder elastischen Fasern. Das Gitterfaserbild ist, der Zellanordnung entsprechend, sehr wechselvoll: es kann die knollig-lappige Grundstruktur betonen, eine konzentrische Schichtung nachzeichnen, innerhalb myxoma-

---

Abb. 261a u. b. Fusiformes Neurom des Magens. 61jährig, weiblich (E.-Nr. 7556/70, Path. Inst. Heidelberg). Färbung: HE. Vergr. a 120fach, b 200fach

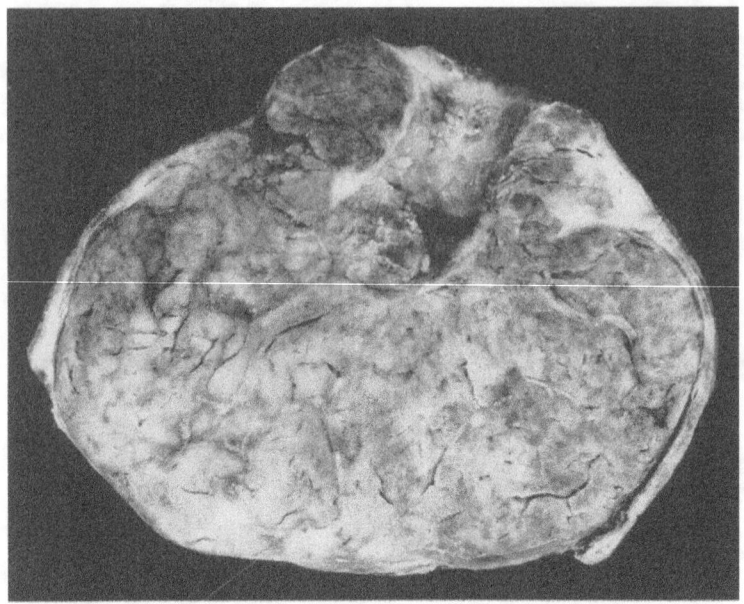

Abb. 263. „Divertikelneurinom" des Magens. 52 Jahre, männlich. Operationspräparat: 8:7:6 cm (E.-Nr. 18980/65, Path. Inst. Heidelberg). (Aus Dissertation K. EURICH, Heidelberg, 1968)

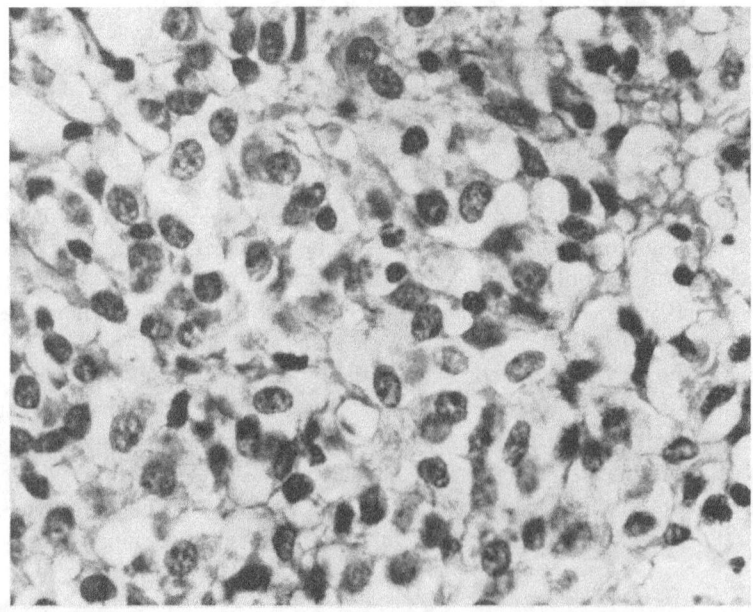

Abb. 264. Retikuläres Neurom. Färbung: HE. Mittlere Vergrößerung. [Aus PIRINGER-KUCHINKA: Zur Histologie und Biologie der Neurome des Magen-Darmschlauches. Acta neuroveg. (Wien) **1**, 441 (1950)]

töser Herde nahezu fehlen oder die Ablagerung grob-homogener, schwärzlichbräunlicher Bezirke entsprechend der hyalin degenerierten Neurompartien betont hervortreten lassen.

*4. Das plump-spindelige Neurom.* PIRINGA-KUCHINKA (1950) diagnostizierte diesen Geschwulsttyp dreimal im Magen. Er kann einen endo- oder exogastrischen Wuchs nehmen und beträchtliche Größe erreichen (bis zu 17:12:8 cm). Zentrale Exulcerationen oder „Divertikelbildungen" stellen keine Seltenheit dar (Abb. 265). Das plump-spindelige Neurom steht dem retikulären Neurom auch im feingeweblichen Bild sehr nahe. So sieht man histologisch eine nur herdförmige fasciculäre Anordnung oder Palisadenstellung seiner Bausteine. Die Matrix ist kompakt und dichtgefügt (Abb. 266). Die rhodiochrome Einzelzelle ist plump, kurz-spindelig und weist einen ovalären bis runden, mäßig chromatinreichen Kern sowie einen deutlich oxyphilen Nucleolus auf. Degenerative Veränderungen, wie sie das retikuläre Neurom kennzeichnen, sind ebenfalls häufiger zu finden. „In seinem Gitterfaserbild (Abb. 267) zeigt sich die Neigung zur Ausbildung ebenmäßiger, rundlicher Felderchen aus starren, linearen Fasern" (PIRINGER-KUCHINKA, 1950).

*5. Das mikrocytäre Neurom.* Das mikrocytäre Neurom wurde von FEYRTER (1948) nur in einem Falle in der Magenwand beobachtet. Verglichen mit ähnlichen Tumoren des übrigen Verdauungstraktes ist die Uneinheitlichkeit der feingeweblichen Architektur dieser Neuromvariante bemerkenswert.

Histologisch fehlt dem mikrocytären Neurom der bündelig-wirtelige Aufbau. Es liegt dagegen ein „faserig verfilztes Gefüge" aus „kleinen, nur selten spindeligen" protoplasmaarmen Zellen mit länglich-eckigen, chromatinreichen Kernen vor. Sie sind von einem breiten, hellen Hof umgeben. Zwischen diesen Zellen liegen solche, die große Kerne und reichlich Protoplasma besitzen. Sie alle werden von einem ungeordneten, aus Gitter- und kollagenen Fasern bestehenden Flechtwerk umgeben. Eine schleimige Degeneration oder Hyalinisierung sieht man nur in sehr geringem Umfang und Verkalkungen fehlen.

*6. Das Myoneurom.* Innerhalb der Magenwand sah FEYRTER (1948) einen Fall von Myoneurom. Als Mutterboden wird die Muscularis propria angesehen. Dieser Tumor ist scharf begrenzt und gleicht damit makroskopisch dem „banalen Myom". Er ist aus durchflochtenen Bündeln von Myom- und fusiformem Nervengewebe aufgebaut. Es bestand in dem Fall von FEYRTER (1948) eine herdförmige Hyalinablagerung, jedoch keine Verkalkung.

*7. Das Neurofibrom.* Neurofibrome sind im Magen wesentlich seltener als im Dünndarm zu finden. Sie wurden von FEYRTER (1948) insgesamt nur 4mal und von PIRINGER-KUCHINKA (1950) nur 1mal beobachtet. Histologisch sind zwei Varianten zu differenzieren:

*a) Fibrilläre, zart-faserige* Fibrome: Sie liegen bevorzugt in der Submucosa und scheinen bei Frauen häufiger vorzukommen (FEYRTER, 1948; PIRINGER-KUCHINKA, 1950). Die scharf begrenzten Tumoren sind zellarm und faserreich. Die Einzelzelle ist dünn-spindelig und ihr Zellkern oval und nur mäßig chromatinreich. Es handelt sich vorwiegend um kollagene Fasern. Sie sind zart und wirken oft wie verfilzt. Die eingestreuten Gitterfasern sind gebündelt. Sie verlaufen

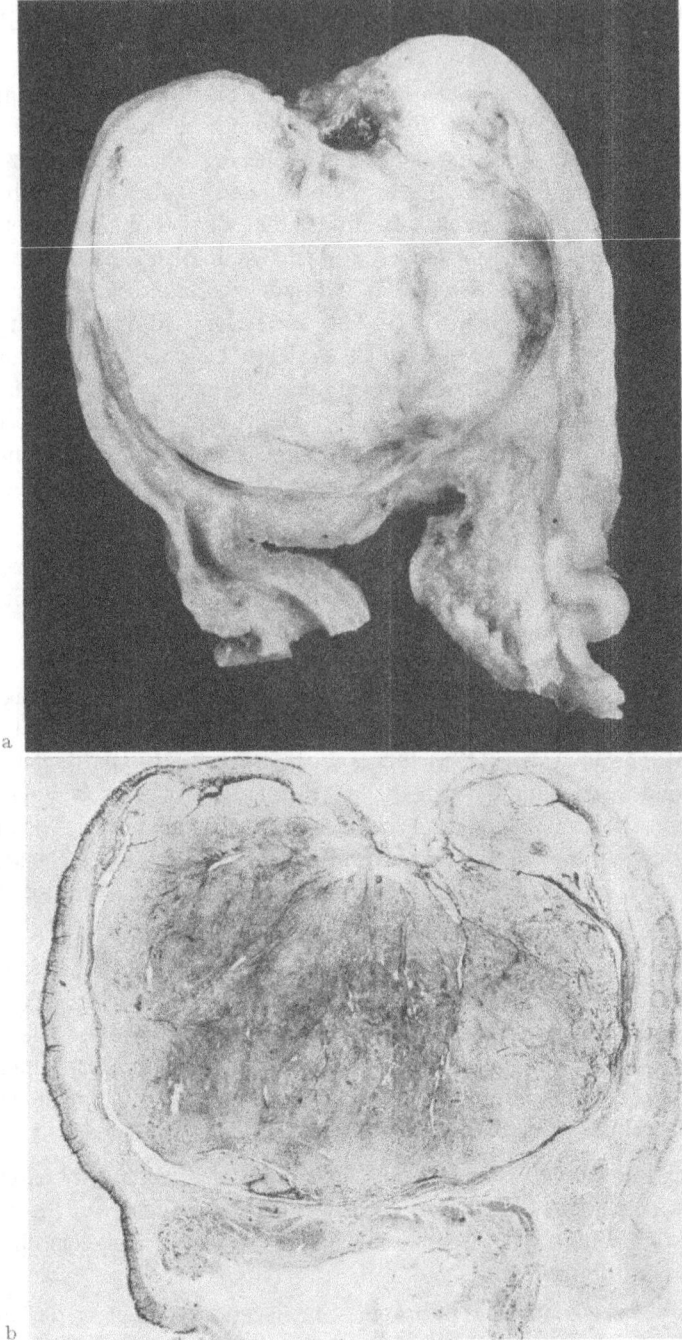

Abb. 265a u. b. „Divertikuläres" Neurom des Magens, kleine Kurvatur (7,5:7,5 cm), 61jährig, weiblich (E.-Nr. 7556/70, Path. Inst. Heidelberg). a Resektionspräparat, b Färbung: HE. Vergr. 3fach. (Die Größendifferenz beider Übersichtspräparate beruht auf fixierungsbedingten Schrumpfungseffekten!)

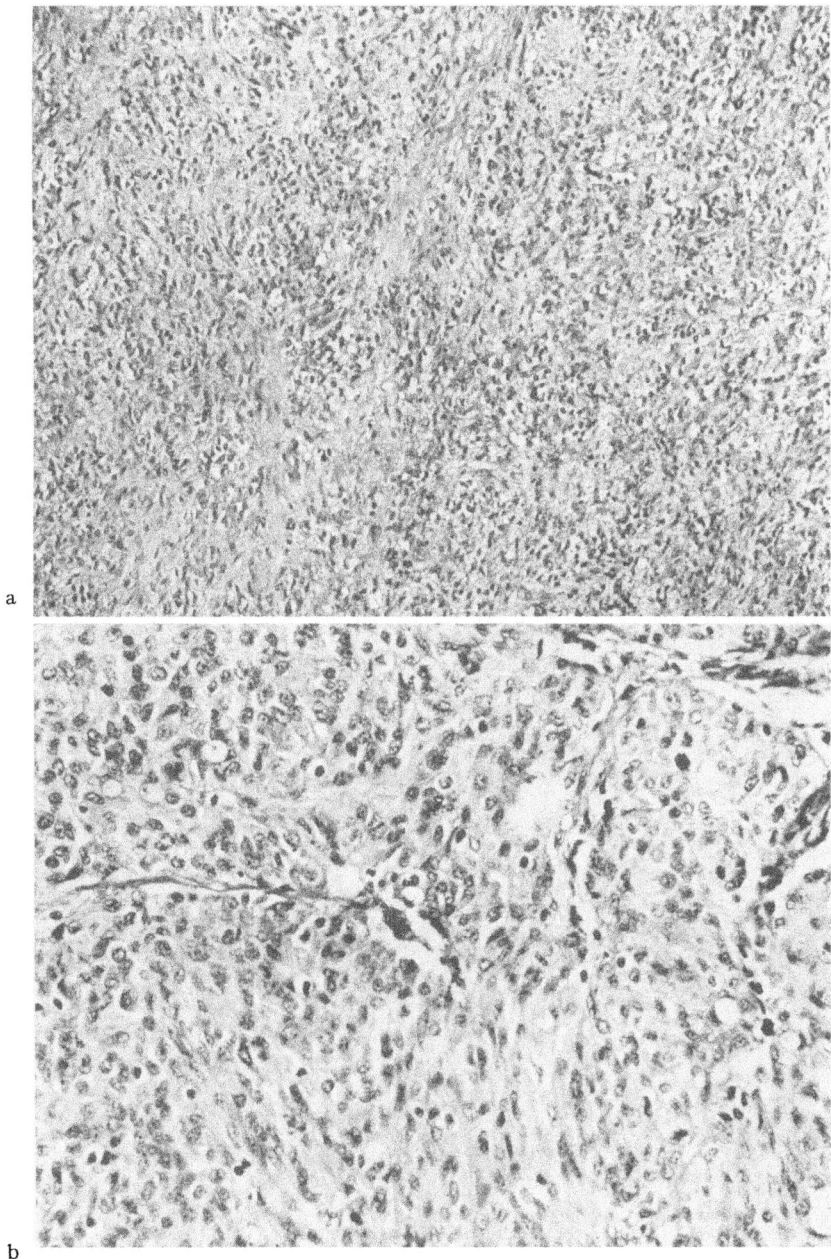

Abb. 266a u. b. Teils plump-spindeliges, teils mikrocytäres Neurom des Magens. 12jährig, weiblich (E.-Nr. 22489/70, Path. Inst. Heidelberg). Färbung: HE. Vergr. a 120fach, b 250fach

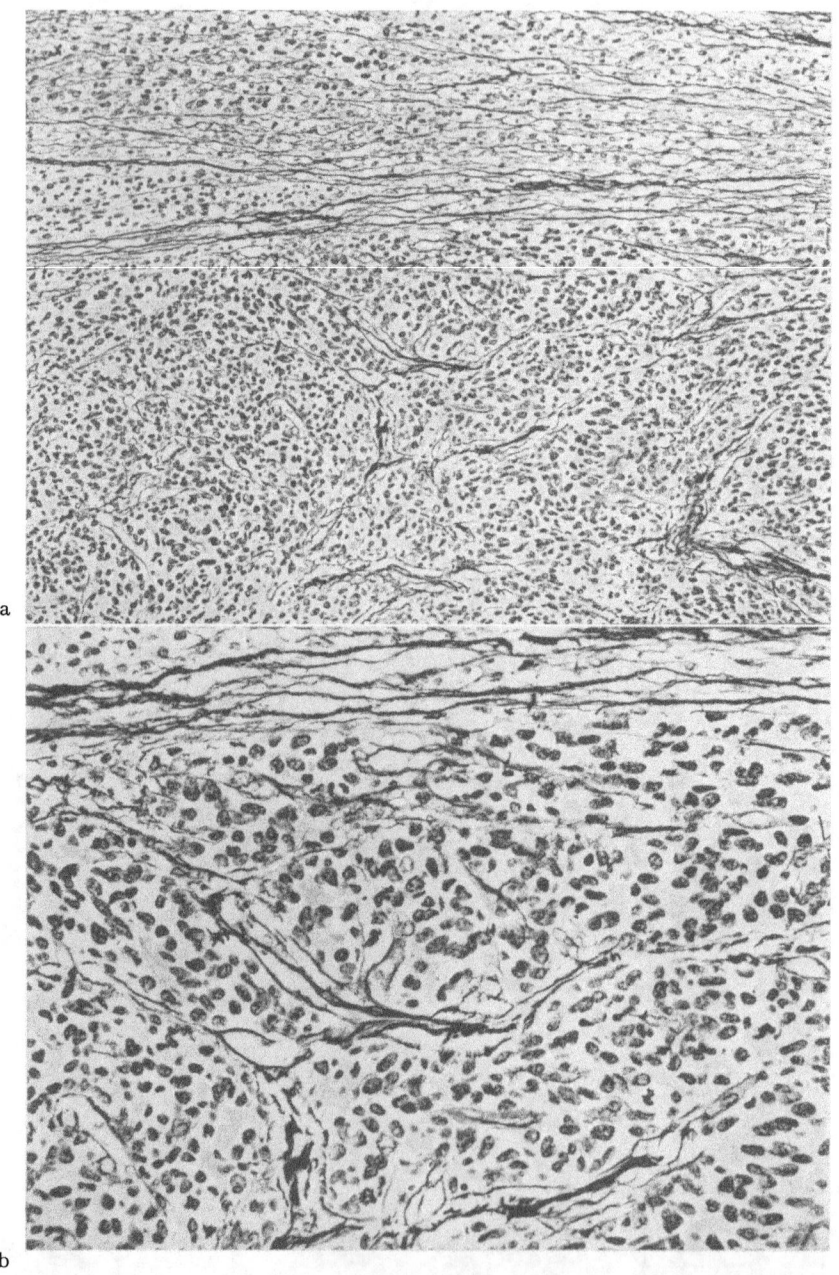

Abb. 267a—f. Neurom des Magens. Gitterfaserstruktur eines teils mikrocytären, teils plumpspindeligen Neuromes. 12jährig, weiblich (E.-Nr. 22489/70, Path. Inst. Heidelberg). Färbung: Gömöri. Vergr. a, c, e 120fach; b, d 250fach; f 300fach

gerade und lassen Übergänge in kollagene Fasern erkennen. Elastische Fasern sind dagegen nur äußerst spärlich zu finden. Fettzellen können so reichlich interponiert sein, daß das Bild eines Lipofibroms entsteht. Ganglienzellen innerhalb

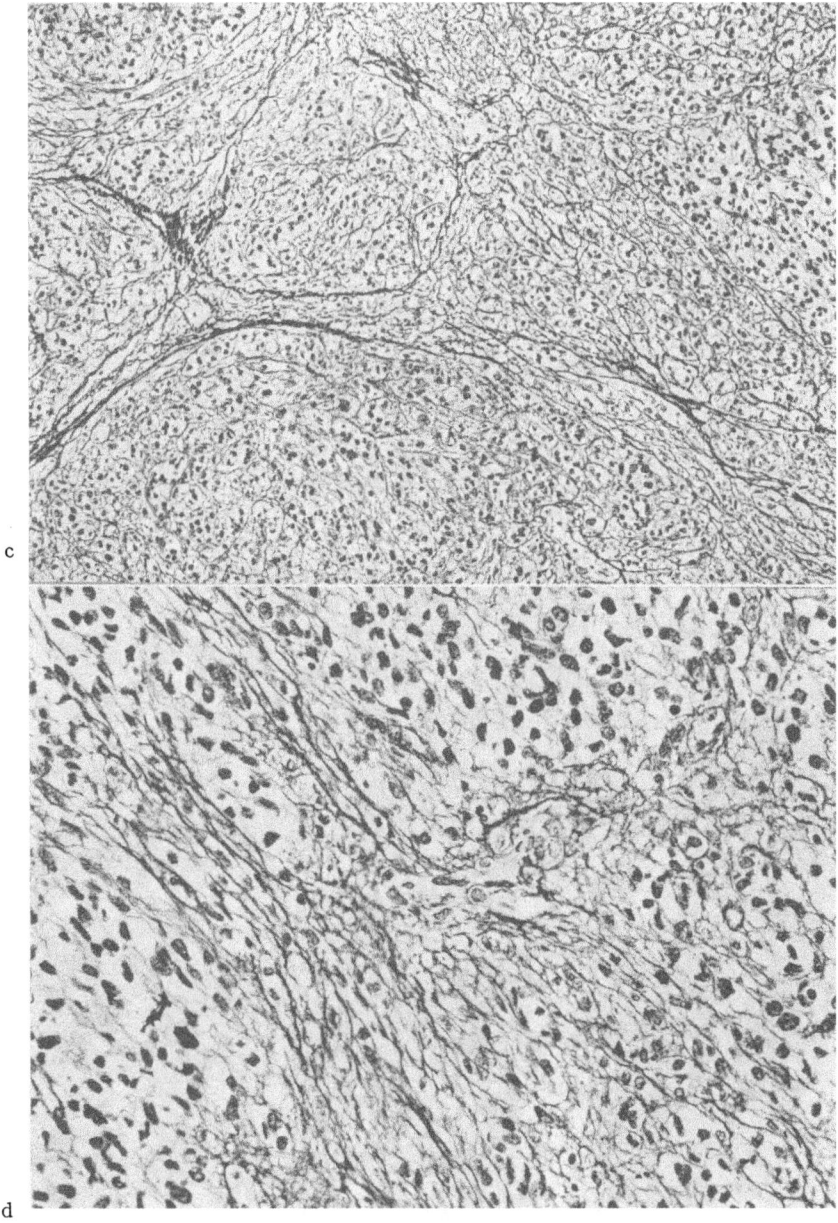

Abb. 267 c u. d

dieser Fibrome sind nach FEYRTER (1948), im Gegensatz zu den Beobachtungen von PIRINGER-KUCHINKA (1950) ein „regelmäßiges Vorkommnis". Nach FEYRTER (1948) lassen sich von den Tumorzellen bindegewebige Züge durch die Muscularis propria hindurch bis zu dem Plexus myentericus verfolgen. Dieser erscheint „verdickt und bindegewebsreicher".

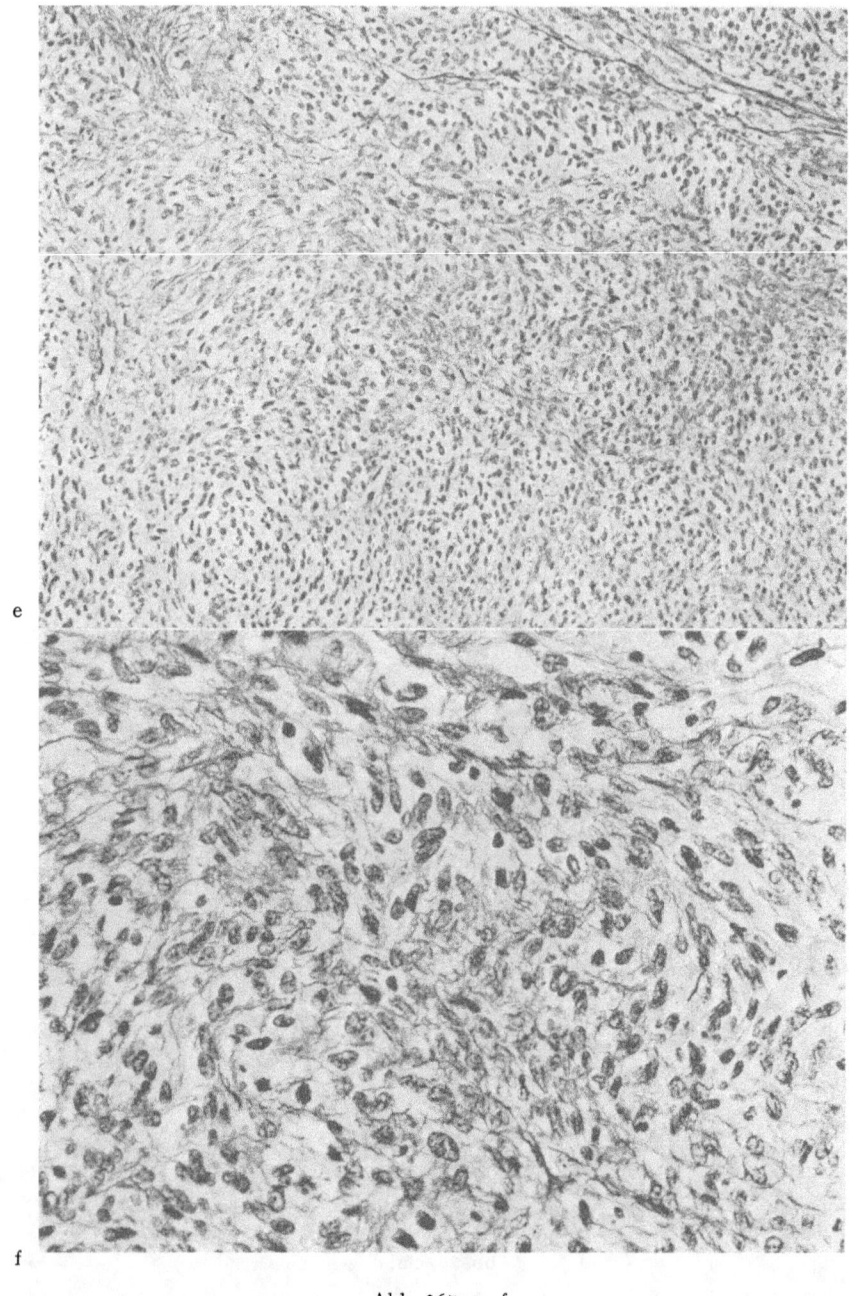

Abb. 267 e u. f

*b) Fasciculäre, grob gebündelte Fibrome.* Diese Variante sah FEYRTER (1948) innerhalb des Magens je einmal submukös (Abb. 268) und subserös gelegen. Feingeweblich handelt es sich um Tumoren, die aus grob gebündelten kollagenen Fasern und spärlich eingestreuten Fibrocyten aufgebaut sind. Gitterfasern fehlen.

Die Tendenz zur Hyalinisierung und Verkalkung ist ausgeprägt. Bei fasciculären Fibromen von submukösem Sitz tritt häufiger eine Interposition von Fettzellen in Erscheinung, Ganglienzellen fehlen nie. Neuriten sind dagegen nicht vorhanden.

Bei der Neurofibromatosis v. RECKLINGHAUSENS beschrieb FEYRTER (1948) im Bereich des Magens fusi- und multiforme Neurome sowie Neurofibrome.

Zellreiche Fibrome (Fibroma molle) sah FEYRTER (1948) nie innerhalb der Magenwand. Lagen zellreiche, spindelzellige Tumoren vor, so handelte es sich

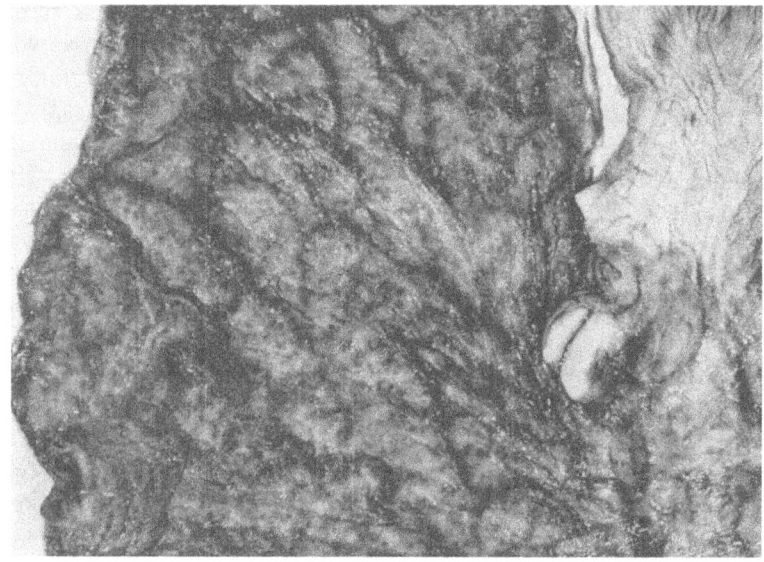

Abb. 268. Submuköses Neurofibrom infra cardiam. 70jährig, männlich. (SN 1349/69, Path. Inst. Heidelberg)

nach der Ansicht von FEYRTER (1948) stets um neuroektodermale Derivate in Form der fusi- oder multiformen Neurome.

Hinsichtlich der *formalen Genese* stellt FEYRTER (1948, 1949) an den Beginn der Veränderungen eine „tuberöse Plexusneuritis", die anschließend in eine „tuberöse geschwulstige Fibrose" übergehen soll. Die Matrix dieser Neurofibrome ist nach dem Konzept von FEYRTER (1948) das „endo-perineurale Hüllgewebe der feineren Netze des nervösen örtlichen Geflechtes".

*Gefäßveränderungen innerhalb der Neurome.* Gefäßveränderungen innerhalb der beschriebenen Tumoren findet man bevorzugt bei den multiformen und seltener bei den retikulären und plump-spindelzelligen Neuromen. Bei der fusiformen Variante beobachtete PIRINGER-KUCHINKA (1950) zwei Modi der Gefäßalterationen:

1. Es tritt eine Verdickung der Gefäßwand auf, die auf einer Vermehrung der Wandzellen beruht. Diese besitzen mit den sog. epitheloiden Gefäßwandzellen (Quellzellen) sehr große Ähnlichkeit. Durch Proliferation dieser Zellen kommt es zu zirkulären oder herdförmig umschriebenen, nach innen oder außen gerichteten Vorwölbungen, wie sie FEYRTER (1948, 1949) als „intrablastomatöse

vasculäre Neurofibromatose" in multiformen Neuromen beschrieb (vgl. auch SCHERER, 1934; REUBI, 1944; OBIDITSCH-MAYER, 1949).

2. Es werden weite, dünnwandige sinuöse Bluträume beobachtet, die mitunter so stark in den Vordergrund treten, daß angiomartige Bilder entstehen können.

*Histogenese der Neurome.* FEYRTER (1948, 1949) sowie PIRINGER-KUCHINKA (1950) leiten die Neurome von dem vegetativ-nervösen Endnetz und deren intercalären Zellelementen ab: danach gehen die granulären, fusi- und multiformen Neurome von den „fadenförmigen Zellen", die retikulären und plump-spindelzelligen von den „großen intercalären Zellen" und die mikrocytären Neurome von den „kleinen intercalären Zellen des Endnetzes" aus. Markhaltige Nervenfasern fehlen daher in allen diesen Neubildungen.

*Allgemeine Angaben zur klinischen Symptomatologie und Häufigkeit der Neurome.* *Klinisch* gesehen, zeigen die Neurome keine spezifische Symptomatologie. Kleinere derartige Neubildungen bleiben in der Regel unbemerkt oder sie stellen Zufallsbefunde dar. Die großen Neurome verhalten sich klinisch wie die übrigen gutartigen Tumoren des Magens: eine tastbare Tumorresistenz, eine akute Blutung, Perforation oder Tumorstieldrehungen stehen im Vordergrund. Äußerst schwierig bleibt die Beantwortung der Frage, *wann* diese Neurome *noch* als *benigne* zu gelten haben (HOFFER, 1964; BAUMANN u. KAMMER, 1967):

Das makroskopische Bild ist häufig trügerisch. Die fusiformen Neurome sind histologisch nie scharf begrenzt und die retikulären, selbst wenn sie maligne sind, noch scharf begrenzt. Die Kernpolymorphie kennzeichnet das multiforme Neurom und ist somit für die Malignitätsdiagnose dieser Variante nicht verwertbar. Nekrosen sind bei Exulceration geläufig. Treten Nekrosen indessen bei nichtexulcerierten Tumoren auf, so rechtfertigen sie den Verdacht auf Malignität. Als einziges verläßliches Merkmal für Malignität oder die beginnende maligne Entartung eines primär benignen Neuroms gilt nach PIRINGER-KUCHINKA (1950) der *Mitosereichtum* innerhalb des Tumors und besonders, wenn noch atypische Kernteilungsfiguren vorliegen.

Angaben über den Prozentsatz maligne entarteter Magenneurome schwanken im Schrifttum zwischen 0 und 60% (JELINEK u. ZEITLHOFER, 1967, Lit.). CANNEY (1948) nennt eine Malignitätsrate von 10%. PEYCELON und REPLUMAZ (1958) nennen ein Verhältnis von 1 zu 5 und RANSOM und KAY (1940) von 3 zu 7 (vgl. auch SANGUILY u. BLANCO, 1945; KRÜGER, 1955).

Aus den Mitteilungen von FEYRTER (1948, 1949) sowie PIRINGER-KUCHINKA (1950) ergeben sich für die Beurteilung der im Weltschrifttum niedergelegten Fälle „neurogener" Magentumoren zwei wesentliche neue Gesichtspunkte:

1. Die neurogene Herkunft eines Tumors und seine Abgrenzung gegenüber myogenen Tumoren ist durch die Rhodiochromie bei Einschlußfärbung nach FEYRTER (1948, 1949) zu konkretisieren. Wurde sie nicht durchgeführt, so ist die Diagnose „neurogener Tumor" zumindest nicht zweifelsfrei.

2. Die Matrix der Neurome des Verdauungstraktes sieht FEYRTER (1948, 1949) in den zelligen Elementen des vegetativ-nervösen Endnetzes, nicht dagegen in den Schwannschen Scheidenzellen.

1899 beschrieb ASKANAZY erstmals „Neurofibrome des Verdauungsschlauches", die er in Analogie zu den besonders bei der Neurofibromatosis v. RECKLINGHAUSENS den in der Haut nachweisbaren Neoplasien an die Seite stellte. 1908 legte VEROCAY die Kriterien für einen besonderen, vom Nervengewebe ausgehenden Tumor fest, den er als „Neurinom" bezeichnete. Als Matrix dieser Tumoren sah VEROCAY (1908) die Schwannschen Scheidenzellen an und stellte so das „Neurinom" dem vom Nervenbindegewebe ausgehenden „Neurofibrom" gegenüber. GOSSET u. Mitarb. befaßten sich 1924 eingehend mit den „neurogenen" Tumoren des Magen-Darm-Traktes. GOSSET u. Mitarb. (1924) sahen diese Tumoren in ihrer Gesamtheit als Abkömmlinge der Schwannschen Scheidenzellen an und führten die Bezeichnung „Schwannom" ein. 1935 unterschied STOUT zwei Gruppen nervöser Tumoren:

1. Tumoren, die vom Nervenbindegewebe ihren Ausgang nehmen: *Neurofibrome* und

2. Tumoren, die von den Schwannschen Scheidenzellen ausgehen: *Neurilemmome*.

Mit dieser Einteilung setzte sich STOUT (1935) in Widerspruch zu den Vorstellungen von MALLORY (1920) sowie später PENFIELD (1936), die in den Neurinomen (Neurilemmomen) Tumoren sahen, die von der mesodermalen endoperineuralen Bindegewebszelle ausgehen sollten. PENFIELD (1936) bezeichnete diese Tumoren auch als „perinervale Fibroblastome".

Der Neurilemmom-Begriff von STOUT (1935) beherrscht das amerikanische Schrifttum. Entsprechend der Konzeption von ANTONI (1920) werden die Neurilemmome in zwei Typen unterteilt:

Typ A: Er ist gekennzeichnet durch die Palisadenstellung seiner Zellen und ihrer Kerne und der

Typ B: Er ist durch eine lockere, schwammartige Anordnung der Schwannschen Zellen charakterisiert, die zwischen sich kleinste Cysten (mikrocystische Degeneration) und Retikulinfasern einschließen.

RANSOM und KAY (1940) differenzieren:

I. Nervenscheidentumoren

   A. gutartig:

      1. Neurolemmom (= Schwannom, bei dem FEYRTER (1948) 7 Typen unterscheidet, perineurales Fibroblastom)
      2. Neurofibrom (Typ Neurofibromatose v. RECKLINGHAUSENS)
      3. Plexiformes Neurofibrom
      4. Ganglioneurofibrom

   B. bösartig:

   Neurosarkom

II. Neuroblastome der Sympathicusanlage

      1. Sympathoblastom
      2. Paragangliom
      3. Ganglioneurom

Bei dem augenblicklichen Stand der Diskussion ist es praktisch unmöglich, die neurogene Natur eines in der Literatur so bezeichneten Tumors kritisch zu prüfen. Bezeichnenderweise schwanken auch die Häufigkeitsangaben über benigne neurogene Magengeschwülste zwischen 0 und 35% (vgl. auch DELANNOY, 1965; GÜNTHER u. URBAN, 1966). Bereits PALMER (1951) bemerkte in seiner Zusammenstellung, daß diese Gruppe wahrscheinlich die häufigste unter den benignen Magengeschwülsten sein würde, wenn die histologischen Kriterien der neurogenen Tumoren genauer umrissen wären.

Neurinome im Sinne von FEYRTER (1948) finden sich bei PIRINGER-KUCHINKA (1950), HACKENSELLNER (1952) — der diese Tumoren allerdings wieder auf undifferenzierte Schwannsche Scheidenzellen zurückführt —, NEUNER und PLENK (1951), SPÄNGLER (1953), ROSENKRANZ und HELMER (1954), WANDL (1957) sowie JELINEK und ZEITLHOFER (1967).

Als Neurome bezeichnete Tumoren beschrieben: GOSSET u. Mitarb. (1924), SPÜHLER (1935), STOUT (1949), SANGUILY und BLANCO (1945), FRANCE und BRINES (1950), PALMER (1951, Lit.), CELLA und GIUSTI (1952), DORFMAN (1953), LONGO und NANI (1953), PALMER und MARTIN (1953), ZAMPI (1955), CORAZZA und PALOTTI (1957), HOTTINGER (1957), PEIPER (1957), RUTTEN (1965), SAUER (1966), GÜNTHER und URBAN (1966), BAUMANN und KAMMER (1967) u.v.a.

Sympathicoblastome des Magens beschrieben: QUIRIN (1921), BIANCHI und CIEZA-RODRIGUEZ (1927), BIANCHI (1934), CIEZA-RODRIGUEZ und BIANCHI (1934), ECHEVERRY und PAGES (1935), PAUCHET und LUQUET (1938).

Paragangliome erwähnen JONES und MCKEE (1949).

Ganglioneurome beobachteten BERTINI (1936), PITTS und HILL (1947) sowie DAHL u. Mitarb. (1957).

GILLESPIE (1947) erwähnt ein Neuroepitheliom, VERONESI (1956) ein Neurilemnom.

Neuroblastome beschrieben ICETON u. Mitarb. (1931) sowie LOCKWOOD (1932) und einen Fall von Lemmo-Schwanno-Blastom CORNIL und GASTAUT (1947).

HORTOLOMEI und BURGHELE (1937) sahen ein Myoneurom.

# L. Bösartige Magentumoren

## I. Carcinome

Auf den Florentiner Arzt ANTONIO BENEVIENI (1470—1502) soll die erste ausführliche Beschreibung des Magencarcinomes und die Bestätigung der Diagnose durch eine Autopsie zurückgehen. Aber erst mehr als 150 Jahre später wird dieses Leiden wieder in den gelehrten Traktaten des FREDERIK RUYSCH (1638—1731) erwähnt, um dann in den Schriften des GIOVANNI BATTISTA MORGAGNI (1682—1771) sowie des METHEW BAILLIE (1761—1823) ausführlich abgehandelt zu werden.

Nach wie vor stellt das Magencarcinom in der Bundesrepublik Deutschland die häufigste Carcinommanifestation dar. Neuere Erkenntnisse auf dem Gebiete der Carcinogenese und Syncarcinogenese und ihre Übertragung besonders auf die Nahrungsmittelhygiene (K. H. BAUER, 1963, Lit.) übermitteln ermutigende Daten. So ist die Morbiditätsrate an Magencarcinomen auf der ganzen Welt rückläufig.

## 1. Häufigkeit, Alters-, Geschlechts- und geographische Verteilung des Magencarcinomes

Die zunehmende Lebenserwartung der Gesamtbevölkerung und eine erstaunliche Umschichtung der Altersklassen gegenüber der Jahrhundertwende (Abb. 269: K. H. BAUER u. OTT, 1965) lassen ältere Zahlenangaben nur noch von historischem Interesse erscheinen (BORRMANN, 1926, Lit.) und den Gesamtprozentsatz

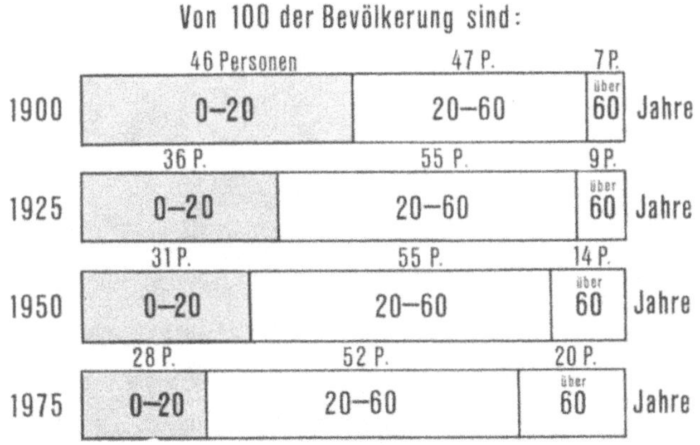

Von 100 der Bevölkerung sind:
46 Personen
47 P.
7 P.
1900
0–20
20–60
über 60
Jahre
36 P.
55 P.
9 P.
1925
0–20
20–60
über 60
Jahre
31 P.
55 P.
14 P.
1950
0–20
20–60
über 60
Jahre
28 P.
52 P.
20 P.
1975
0–20
20–60
über 60
Jahre

Abb. 269. Umschichtung der Altersklassen von 1900—1975. (Umgezeichnet nach K. H. BAUER u. G. OTT, 1965)

30 000
20 000
10 000
0
Magen
Atmungsorgane
Mamma
Uterus
Prostata
Verkehrsunfälle
Tbc

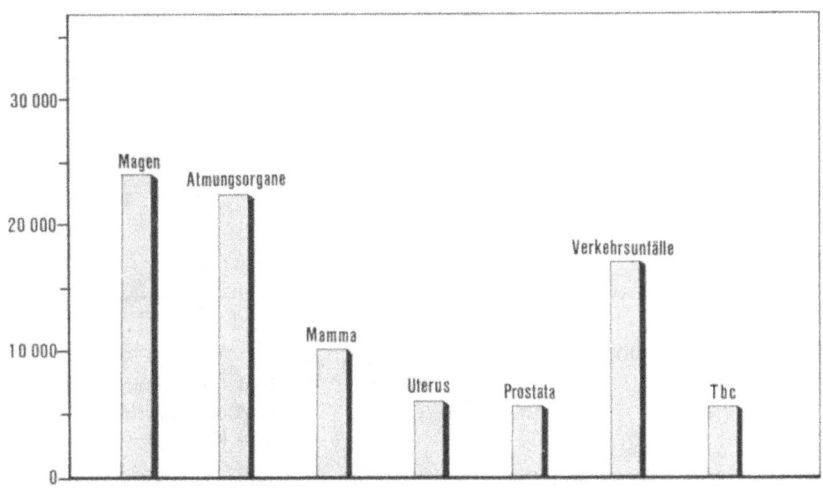

Abb. 270. Mortalität bei bösartigen Neubildungen, Verkehrsunfällen und Tuberkulose in der BRD 1969. (Nach SCHÄFER u. Mitarb., 1970)

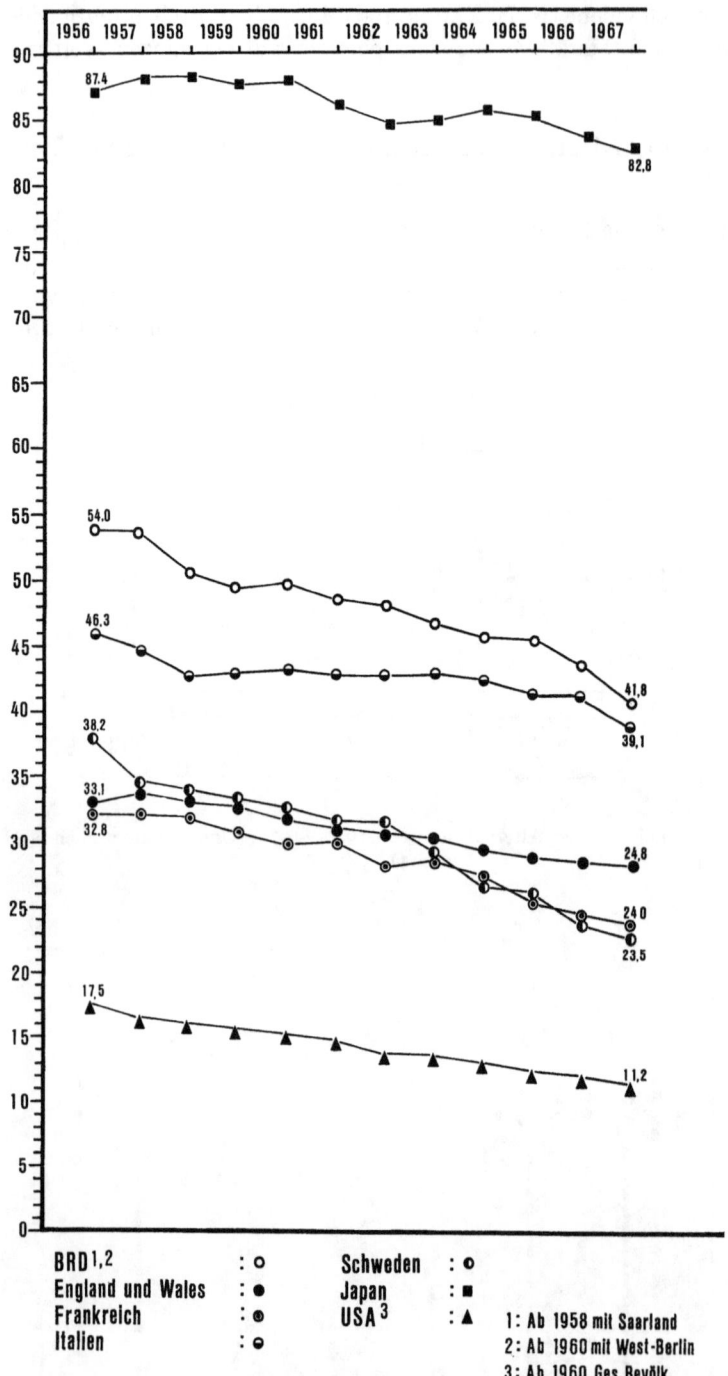

Abb. 271. Sterbefälle an bösartigen Neubildungen des Magens auf 100000 männliche Einwohner. (Standardisierte Sterbeziffern)

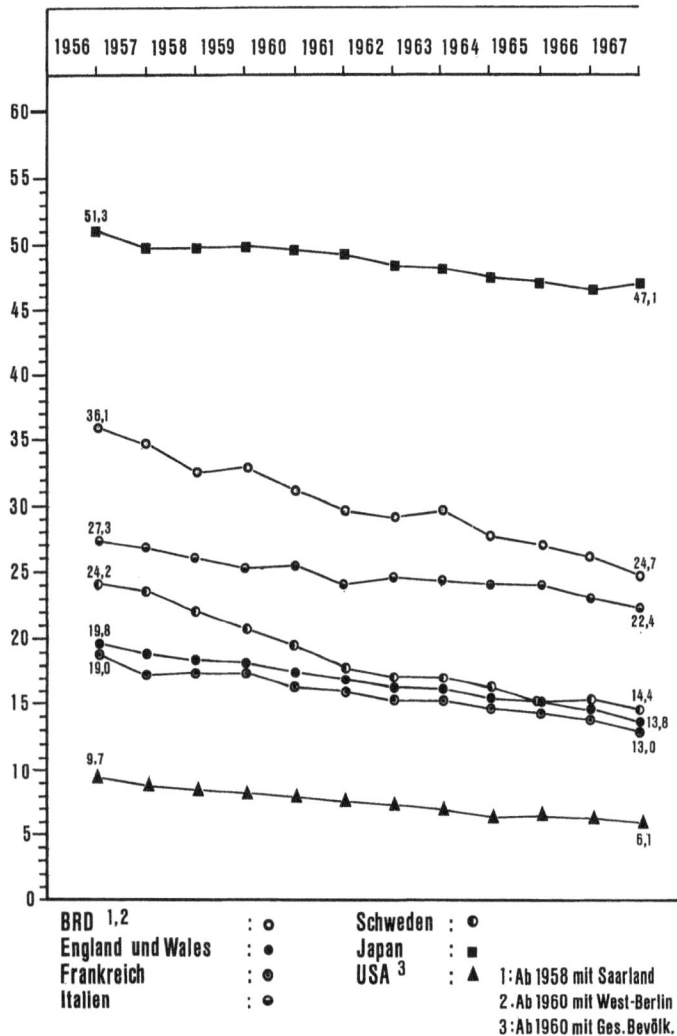

Abb. 272. Sterbefälle an bösartigen Neubildungen des Magens auf 100000 weibliche Einwohner. standardisierte Sterbeziffern)

der Krebstodesfälle an der allgemeinen Mortalität rapide ansteigen. Nach K. H. BAUER und OTT (1965) ist nachstehende Zahlenreihe aufzustellen:

1900 verstarb jeder 30. Deutsche an Krebs,
1910 verstarb jeder 28. Deutsche an Krebs,
1920 verstarb jeder 15. Deutsche an Krebs,
1930 verstarb jeder  8. Deutsche an Krebs,
1950 verstarb jeder  6. Deutsche an Krebs,
1960 verstarb jeder  5. Deutsche an Krebs.

Bezogen auf die Gesamtbevölkerung, ist das Magencarcinom auch in der Bundesrepublik Deutschland das häufigste Carcinom (SCHÄFER u. Mitarb., 1970; Abb. 270), auch wenn in den Großstädten (vgl. Tabelle 26, Zahlen für Hamburg)

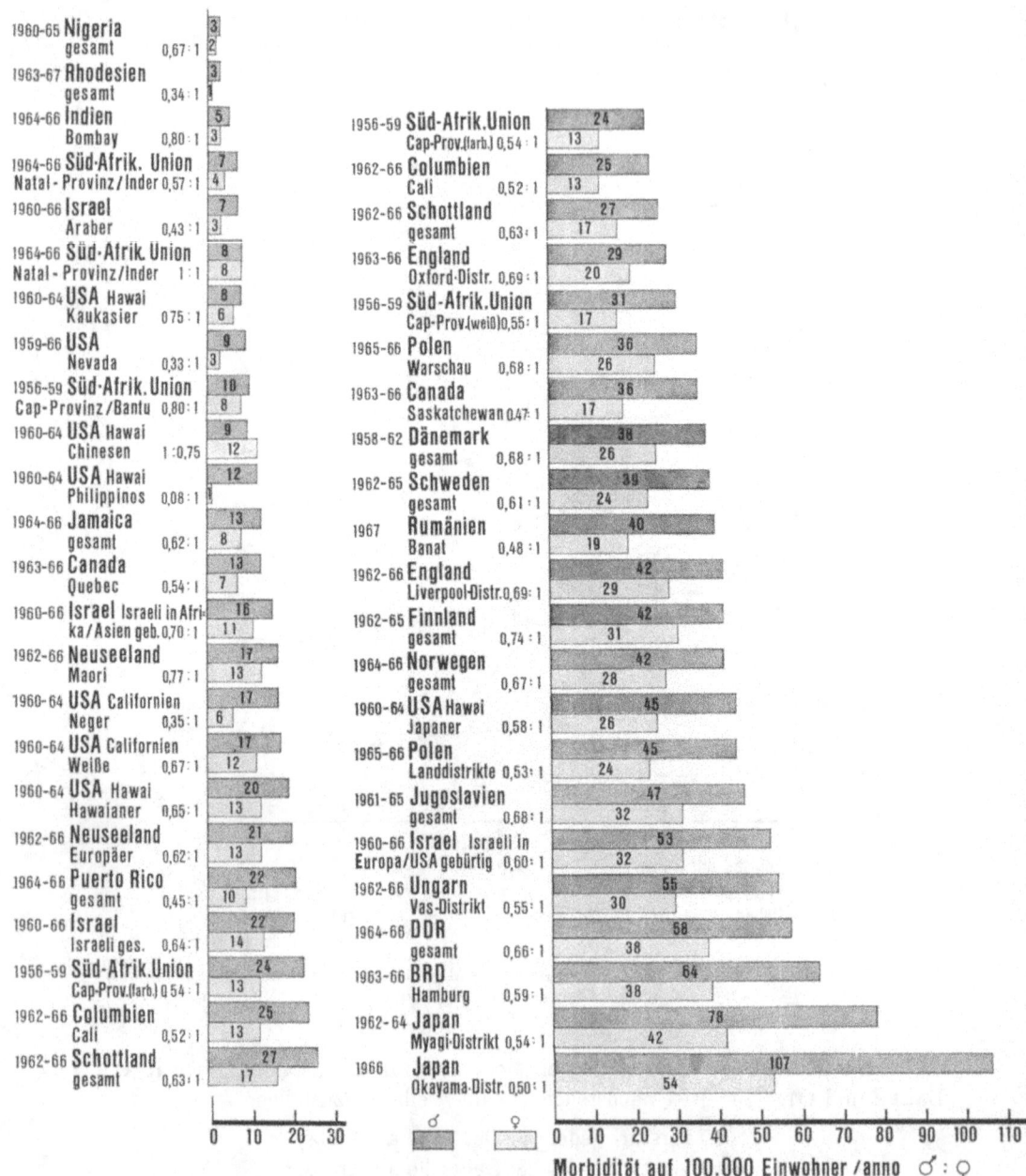

Abb. 273. Jährliche Morbidität an Magencarcinom in 5 Kontinenten bezogen auf jeweils 100000 Einwohner in ihrer Geschlechtsrelation. (Nach Angaben der UICC, 1970)

bereits das Bronchialcarcinom an erster Stelle steht. Vergleicht man die Morbiditätskurven in den einzelnen Ländern der 5 Kontinente, so wird deutlich, daß Magencarcinome beim Manne häufiger als bei der Frau vorkommen und diese

Relation relativ konstant 2:1 oder 3:2 beträgt (vgl. Abb. 273). Weiterhin wird ein steiler Anstieg der Krebsmorbidität mit steigender Lebenserwartung ersichtlich. Die vergleichende Pathologie ergibt außerdem in Ländern mit geringer mittlerer Lebenserwartung wie z.B. Nigeria, Rhodesien oder Indien besonders niedrige Morbiditätsquoten für das Magencarcinom. So haben K. H. BAUER und OTT (1965) betont darauf hingewiesen, daß bei vergleichenden Betrachtungen zur geographischen Pathologie der unterschiedliche Altersaufbau der in Rede stehenden Länder unbedingt in Rechnung gestellt werden muß. Neben einer allgemeinen Verschiebung der Morbiditäts- und Mortalitätsskala verlagert sich auch die Relation von Carcinom zu Sarkom im Laufe des Lebens immer eindeutiger zugunsten der Carcinome (K. H. BAUER u. OTT, 1965):

| Mittlere Lebenserwartung | Carcinom: Sarkom Häufigkeit |
|---|---|
| Über 40 Jahre | 1: 4 |
| Über 50 Jahre | 1: 8 |
| Über 60 Jahre | 1:12 |
| Über 70 Jahre | 1:16 |

Aus Vergleichsuntersuchungen in 5 Kontinenten geht hervor, daß das Magencarcinom in den letzten 10 Jahren an Häufigkeit kontinuierlich abnimmt (Abb. 271 und 272) (vgl. CHIARI, 1952; ROULET, 1954; HUNZIKER, 1955; K. H. BAUER u. OTT, 1965; SAXEN u. HAKMA, 1967). Bei Berücksichtigung standardisierter Sterbeziffern gibt SEGI (1967) für die Jahre 1960—1961 auf 100000 Einwohner bezogen für 39 Länder die in Tabelle 25 (S. 600) aufgeführten Zahlenwerte an.

Nach einer statistischen Erfassung der Krebshäufigkeit in 5 Kontinenten durch die UICC (1970), denen Mittelwerte mehrerer Jahrgänge zugrunde liegen (Variationen zwischen 1959—1967; in der Regel vier fortlaufende Jahrgänge), liegen für die in Tabelle 26 (S. 601—602) erfaßten Länder folgende Morbiditätsquoten bezogen auf 100000 Einwohner (Mittelwert aus allen Altersgruppen) vor:

Die unterschiedliche *Geschlechtsverteilung* in den einzelnen Ländern gibt die Abb. 273 wieder, wonach dieses in der Mehrzahl der Fälle 2:1 bzw. 3:2 zugunsten der Männer beträgt. BORRMANN (1926) fand für klinische Statistiken einen Mittelwert von 54:46 und für pathologisch-anatomische Statistiken einen solchen von 59:41 zugunsten der Männer; CHIARI (1952) errechnete unter Zugrundelegung des operativ gewonnenen Materiales am pathologischen Institut der Universität Wien für die Jahre 1935—1944 ein Geschlechtsverhältnis von männlich zu weiblich wie 57:43 (vgl. weiterhin: WALTHER, 1948; KATSCH u. PICKERT, 1953; SAFAR u. CLIFFTON, 1953; TORGERSEN, 1953; ACKERMANN u. REGATO, 1954; KAPP, 1954; BARCLAI, 1955; CORREA, 1955; OCHSNER u. Mitarb., 1955; TAKEDA, 1955; EVANS, 1956; BALLARATI, 1956; ZUKSCHWERDT u. LINDENSCHMIDT, 1960; BOCKUS, 1963; BERNDT u. Mitarb., 1969; STEVENSON, 1969).

*Altersverteilung.* Das Magencarcinom ist vor dem 30. Lebensjahr selten (SCHMITT, 1967). BORRMANN (1926), der sogar zwei „angeborene" Fälle und einen weiteren eines 5 Wochen alten Mädchens sowie eines $1^1/_2$jährigen Knaben zitiert

Tabelle 25

| Männlich | | Weiblich | |
|---|---|---|---|
| Land | Rate | Land | Rate |
| 1. Chile | 71,00 | 1. Chile | 45,79 |
| 2. Japan | 69,50 | 2. Japan | 36,80 |
| 3. Island | 64,98[a] | 3. Island | 28,44[a] |
| 4. Ungarn | 46,40 | 4. Österreich | 26,49 |
| 5. Österreich | 45,55 | 5. Ungarn | 26,11 |
| 6. Finnland | 45,17 | 6. Finnland | 26,07 |
| 7. Tschechoslowakei | 43,59 | 7. Tschechoslowakei | 23,97 |
| 8. Bundesrepublik | 39,95 | 8. Bundesrepublik | 23,22 |
| 9. Polen | 39,79 | 9. Venezuela | 21,96 |
| 10. Italien | 34,56 | 10. Polen | 19,39 |
| 11. Venezuela | 33,00 | 11. Italien | 18,49 |
| 12. West-Berlin | 32,72 | 12. Columbien | 18,35 |
| 13. Belgien | 31,44 | 13. Belgien | 18,14 |
| 14. Portugal | 31,30 | 14. Spanien | 18,09 |
| 15. Niederlande | 31,10 | 15. Schweiz | 17,60 |
| 16. Schweiz | 30,41 | 16. West-Berlin | 17,54 |
| 17. Spanien | 30,37 | 17. Norwegen | 17,45 |
| 18. Norwegen | 29,11 | 18. Portugal | 17,37 |
| 19. Südafrika | 28,62 | 19. Irland | 16,74 |
| 20. Nordirland | 27,88 | 20. Niederlande | 16,45 |
| 21. Schottland | 26,83 | 21. Nordirland | 16,35 |
| 22. Schweden | 26,12 | 22. Dänemark | 16,26 |
| 23. Dänemark | 25,96 | 23. Schottland | 16,09 |
| 24. England/Wales | 25,44 | 24. Südafrika | 15,84 |
| 25. Frankreich | 25,44 | 25. Israel | 14,97 |
| 26. Irland | 23,79 | 26. Schweden | 14,30 |
| 27. Israel | 22,29 | 27. England/Wales | 13,26 |
| 28. Taiwan | 21,86 | 28. Frankreich | 12,74 |
| 29. Jugoslawien | 21,72 | 29. Jugoslawien | 12,70 |
| 30. Columbien | 21,20 | 30. Taiwan | 11,93 |
| 31. USA (Nichtweiße) | 20,14 | 31. Australien | 9,65 |
| 32. Canada | 19,45 | 32. Canada | 9,61 |
| 33. Neuseeland | 19,01 | 33. Griechenland | 9,47 |
| 34. Australien | 18,38 | 34. Neuseeland | 9,22 |
| 35. Griechenland | 15,17 | 35. USA (Nichtweiße) | 8,89 |
| 36. USA (Weiße) | 11,46 | 36. Mexiko | 8,58 |
| 37. Mexiko | 8,72 | 37. Ceylon | 8,16 |
| 38. Ceylon | 5,21 | 38. USA (Weiße) | 5,81 |
| 39. Ägypten | 2,43 | 39. Ägypten | 1,49 |

[a] Durchschnittswert aus den Jahren 1951—1960.

(allerdings Literaturangaben aus dem vorigen Jahrhundert mit fraglicher Objektivierung des Befundes), konnte bis 1926 nur insgesamt 17 Fälle von Magencarcinom aus dem Schrifttum bei Jugendlichen unter 25 Jahren zusammenstellen. McNEER (1941) führte jedoch schon 500 Beobachtungen auf (vgl. weiterhin: KARL, 1915; KONJETZNY, 1938; BLOCK u. Mitarb., 1948; BELLEGIE u. DAHLIN, 1953; BOLES u. BAUM, 1955; STRUKELY, 1955; TAMURA u. CURTISS, 1960).

Tabelle 26

| Männlich | | Weiblich | |
| --- | --- | --- | --- |
| Land | Rate | Land | Rate |
| 1. Japan (Okayama-Distrikt) | 106,9 | 1. Japan (Okayama-Distrikt) | 54,4 |
| 2. Japan (Miyagi-Distrikt) | 77,9 | 2. Japan (Miyagi-Distrikt) | 42,0 |
| 3. Bundesrepublik (Hamburg) | 63,7 | 3. Bundesrepublik (Hamburg) | 38,4 |
| 4. DDR (gesamt) | 58,4 | 4. DDR (gesamt) | 37,9 |
| 5. Ungarn (Vas-Distrikt) | 55,2 | 5. Jugoslawien (gesamt) | 31,9 |
| 6. Israel (Europa/Amerika geb.) | 53,2 | 6. Israel (Europa/Amerika geb.) | 31,8 |
| 7. Jugoslawien (gesamt) | 47,4 | 7. Finnland (gesamt) | 30,6 |
| 8. Polen (Landbevölkerung) | 45,4 | 8. Norwegen (Stadtbevölkerung) | 30,2 |
| 9. USA (Hawaii/Japaner) | 45,3 | 9. Ungarn (Vas-Distrikt) | 29,7 |
| 10. Ungarn (Szabolcs-Szatmár) | 43,3 | 10. England (Wales/Liverpool-Distrikt) | 29,2 |
| 11. Norwegen (Landbevölkerung) | 42,5 | 11. Norwegen (gesamt) | 27,5 |
| 12. Norwegen (gesamt) | 42,2 | 12. Dänemark (gesamt) | 26,0 |
| 13. Norwegen (Stadtbevölkerung) | 41,9 | 13. USA (Hawaii/Japaner) | 25,9 |
| 14. Finnland (gesamt) | 41,8 | 14. Polen (Warschau) | 25,7 |
| 15. England (Wales/Liverpool-Distrikt) | 41,8 | 15. Norwegen (Landbevölkerung) | 25,6 |
| 16. Rumänien (Banat-Distrikt) | 40,0 | 16. England Süd/West | 25,5 |
| 17. Schweden (gesamt) | 40,0 | 17. Polen (Landbevölkerung) | 25,5 |
| 18. Dänemark (gesamt) | 38,8 | 18. Schweden (gesamt) | 23,5 |
| 19. England (Süd/West) | 37,9 | 19. Ungarn (Miskolc-Distrikt) | 22,3 |
| 20. Canada (Saskatchewan) | 35,8 | 20. England (Birmingham-Distrikt) | 22,3 |
| 21. Polen (Warschau) | 35,5 | 21. England (Sheffield-Distrikt) | 21,7 |
| 22. Polen (Krakau-Distrikt) | 33,7 | 22. England (Oxford-Distrikt) | 20,0 |
| 23. Ungarn (Miskolc-Distrikt) | 31,8 | 23. Rumänien (Banat-Distrikt) | 19,0 |
| 24. England (Sheffield-Distrikt) | 31,5 | 24. Canada (Neufundland) | 18,7 |
| 25. England (Birmingham-Distrikt) | 31,2 | 25. Ungarn (Szabolcs-Szatmâr) | 18,3 |
| 26. Südafrika (Cap-Provinz, weiß) | 30,8 | 26. Polen (Katowitz-Distrikt) | 17,5 |
| 27. Canada (Neufundland) | 30,2 | 27. Schottland (gesamt) | 17,2 |
| 28. England (Oxford-Distrikt) | 28,8 | 28. Südafrika (Cap-Provinz, weiß) | 17,0 |
| 29. Polen (Katowitz-Distrikt) | 28,2 | 29. Polen (Krakau-Distrikt) | 16,9 |
| 30. Canada (Manitoba) | 27,0 | 30. Canada (Saskatchewan) | 16,9 |
| 31. Schottland (gesamt) | 26,7 | 31. Israel (Israeli gesamt) | 14,0 |
| 32. Columbien (Cali-Distrikt) | 25,2 | 32. Canada (Manitoba) | 13,9 |
| 33. Südafrika (Cap-Provinz, farbig) | 24,3 | 33. Neuseeland (Europäer) | 13,3 |
| 34. Israel (Israeli gesamt) | 22,2 | 34. Südafrika (Cap-Provinz, farbig) | 13,2 |
| 35. Puerto Rico (gesamt) | 21,5 | 35. Columbien (Cali-Distrikt) | 12,8 |
| 36. Neuseeland (Europäer) | 21,1 | 36. Neuseeland (Maori) | 12,5 |
| 37. USA (Hawai, Hawaiianer) | 19,9 | 37. USA (Hawaii, Hawaiianer) | 12,5 |
| 38. Canada (New-Brunswik) | 19,4 | 38. USA (Hawaii, Chinesen) | 11,8 |
| 39. USA (Californien, weiß) | 17,6 | 39. USA (Californien, weiß) | 11,7 |
| 40. USA (Connecticut) | 17,5 | | |
| 41. USA (Californien, Neger) | 17,1 | | |
| 42. Neuseeland (Maori) | 16,7 | | |

Tabelle 26 (Fortsetzung)

| Männlich | | Weiblich | |
|---|---|---|---|
| Land | Rate | Land | Rate |
| 43. Israel (Israeli, Afrika/ Asien geb.) | 15,6 | 40. Canada (New-Brunswik) | 11,4 |
| 44. Canada (Alberta) | 13,5 | 41. Israel (Israeli, Afrika/ Asien geb.) | 10,7 |
| 45. Canada (Quebec) | 13,0 | 42. USA (Connecticut) | 9,9 |
| 46. Jamaica (gesamt) | 12,9 | 43. Puerto Rico (gesamt) | 9,6 |
| 47. USA (Hawaii, Philippinos) | 12,2 | 44. Südafrika (Cap-Provinz, Bantu) | 8,3 |
| 48. USA (Texas, Lateiner) | 10,6 | 45. Südafrika (Natal-Provinz, Inder) | 7,9 |
| 49. Südafrika (Cap-Provinz, Bantu) | 10,3 | 46. Jamaica (gesamt) | 7,6 |
| 50. USA (Nevada) | 9,3 | 47. Canada (Quebec) | 6,5 |
| 51. USA (Hawaii, Chinesen) | 9,2 | 48. USA (Hawaii, Kaukasier) | 6,3 |
| | | 49. USA (Texas, Lateiner) | 6,1 |
| 52. USA (Hawaii, Kaukasier) | 8,3 | 50. USA (Californien, Neger) | 6,1 |
| | | 51. Canada (Alberta) | 5,8 |
| 53. Südafrika (Natal-Provinz, Inder) | 7,7 | 52. Südafrika (Natal-Provinz, Afrikaner) | 3,6 |
| 54. Israel (Araber) | 7,4 | 53. Indien (Bombay) | 2,7 |
| 55. Südafrika (Natal-Provinz, Afrikaner) | 6,6 | 54. Israel (Araber) | 2,6 |
| | | 55. USA (Nevada) | 2,5 |
| 56. Indien (Bombay) | 4,7 | 56. Nigeria (gesamt) | 1,7 |
| 57. Rhodesien (gesamt) | 2,7 | 57. USA (Hawaii, Philippinos) | 0,8 |
| 58. Nigeria (gesamt) | 2,6 | 58. Rhodesien (gesamt) | 0,6 |

Nach einer früheren Angabe von WELCH (1885) beträgt der Anteil des Magencarcinomes des Jugendlichen an der Gesamtzahl der Magenkrebserkrankungen 2,8%, MORIAN (1931) nennt 1,2%, MCNEER (1941) 0,7%, WALTHERS u. Mitarb. (1942) 0,8%, BLOCK u. Mitarb. (1948) 1,4% sowie STRUKELY (1955) 3,3%.

Auch in dieser Altersgruppe fand BORRMANN (1926) ein Überwiegen des männlichen Geschlechtes mit 69:31 gegenüber dem weiblichen. BLOCK u. Mitarb. (1948) ermittelten ein Geschlechtsverhältnis männlich zu weiblich wie 2:1, während nach MCNEER (1941) in den drei ersten Lebensdekaden der Anteil beider Geschlechter am Magencarcinombefall annähernd gleich ist. TORGERSEN (1953) neigt sogar zu der Ansicht, daß der Magenkrebs des Jugendlichen das weibliche Geschlecht bevorzugt. Bemerkenswerterweise erwähnen MARSDEN und STEWART (1968) in ihrer Übersicht kindlicher Magentumoren nicht das Magencarcinom.

Für die Altersverteilung auf die folgenden Lebensdekaden errechneten WALTHERS u. Mitarb. (1942), basierend auf 10890 Magencarcinomfällen der Mayo-Klinik im Zeitraum von 1907—1938 folgende Prozentwerte:

Unter 30 Jahren . . . . . . . . . . . . 0,8%
30—39 Jahre . . . . . . . . . . . . . 6,1%
40—49 Jahre . . . . . . . . . . . . . 20,4%
50—59 Jahre . . . . . . . . . . . . . 33,2%
60—69 Jahre . . . . . . . . . . . . . 31,3%
über 70 Jahre . . . . . . . . . . . . . 8,2%

Tabelle 27. *Morbiditätsrate an Magencarcinomen in den Altersgruppen vor dem 20. Lebensjahr, berechnet auf 100000 männliche Einwohner*

| Land[a] | 0—4 Jahre | 5—9 Jahre | 10—14 Jahre | 15—19 Jahre |
|---|---|---|---|---|
| 1. Canada (Quebec) | — | — | — | 0,1 |
| 2. Canada (Saskatchewan) | — | — | — | 0,6 |
| 3. USA (Californien, weiß) | — | — | — | 0,7 |
| 4. USA (Californien, Neger) | — | — | — | 4,2 |
| 5. Puerto Rico (gesamt) | — | — | — | 0,2 |
| 6. Japan (Miyagi-Distrikt) | — | — | — | 1,6 |
| 7. Neuseeland (Maori) | — | — | — | 2,1 |
| 8. Indien (Bombay) | — | — | — | 0,1 |
| 9. Israel (Israeli gesamt) | — | 0,1 | 0,1 | 0,1 |
| 10. Israel (Israeli, Afrika/Asien geb.) | — | — | — | 0,4 |
| 11. Israel (Araber) | — | — | — | 1,0 |
| 12. Israel (Israeli, Amerika/Europa geb.) | — | 2,8 | 0,9 | — |
| 13. England (Wales/Liverpool-Distrikt) | — | — | — | 0,2 |
| 14. Dänemark (gesamt) | 0,1 | — | 0,1 | — |
| 15. Schweden (gesamt) | — | — | — | 0,2 |
| 16. Finnland (gesamt) | — | — | 0,1 | — |
| 17. Polen (Krakau-Distrikt) | — | — | — | 0,4 |
| 18. Polen | 0,9 | — | — | — |

[a] Zahlenwerte nach Angaben der UICC 1970; erfaßt wurden die Länder wie in Tabelle 26.

Tabelle 28. *Morbiditätsrate an Magencarcinomen in den Altersgruppen vor dem 20. Lebensjahr berechnet auf 100000 weibliche Einwohner*

| Land[a] | 0—4 Jahre | 5—9 Jahre | 10—14 Jahre | 15—19 Jahre |
|---|---|---|---|---|
| 1. Canada (Quebec) | — | — | — | 0,1 |
| 2. USA (Californien, weiß) | — | — | — | 0,7 |
| 3. Puerto Rico (gesamt) | — | — | 0,2 | — |
| 4. Japan (Miyagi-Distrikt) | — | — | — | 0,8 |
| 5. Israel (Israeli gesamt) | — | — | 0,1 | 0,1 |
| 6. Israel (Israeli Afrika/Asien geb.) | — | — | 0,6 | 0,4 |
| 7. England (Birmingham-Distrikt) | — | — | — | 0,1 |
| 8. England (Oxford-Distrikt) | — | — | — | 0,4 |
| 9. England (Sheffield-Distrikt) | — | — | — | 0,1 |
| 10. Schottland (gesamt) | — | — | 0,1 | — |
| 11. Schweden (gesamt) | — | — | — | 0,1 |
| 12. Finnland (gesamt) | — | — | — | 0,8 |
| 13. Ungarn (Vas-Distrikt) | — | — | — | 1,8 |
| 14. Jugoslawien (gesamt) | — | — | — | 0,3 |
| 15. Polen (Warschau) | 1,5 | — | — | 1,0 |
| 16. DDR | — | — | — | 0,1 |

[a] Zahlenwerte nach Angaben der UICC 1970; erfaßt wurden die Länder wie in Tabelle 26.

Berücksichtigt man neuere statistische Erhebungen, denen „gereinigte" bzw. nach Altersgruppen aufgeteilte relative Morbiditätsziffern zugrunde liegen (vgl. Abb. 275—283, gezeichnet nach Angaben der UICC, 1970), so wird deutlich, daß in fast

Tabelle 29

| Land | % | Magen-Ca., Plazierung | Häufigster Tumor | Jahrgang |
|---|---|---|---|---|
| 1. Japan (Okayama Distrikt) | 50,0 | 1. | Magen | 1966 |
| 2. Japan (Miyagi-Distrikt) | 48,4 | 1. | Magen | 1962—1964 |
| 3. Polen (Landbevölkerung) | 28,9 | 1. | Magen | 1965—1966 |
| 4. Ungarn (Szabolcs-Szatmár) | 27,0 | 1. | Magen | 1962—1966 |
| 5. Südafrika (Cap-Provinz, Farbige) | 24,2 | 1. | Magen | 1956—1959 |
| 6. Ungarn (Vas-Distrikt) | 23,7 | 1. | Magen | 1962—1966 |
| 7. Jugoslawien (gesamt) | 22,7 | 1. | Magen | 1961—1965 |
| 8. Polen (Krakau-Distrikt) | 22,6 | 1. | Magen | 1965—1966 |
| 9. USA (Hawaii/Japaner) | 22,5 | 1. | Magen | 1960—1964 |
| 10. Polen (Katowitz-Distrikt) | 22,3 | 1. | Magen | 1965—1966 |
| 11. Columbien (Cali) | 21,6 | 1. | Magen | 1962—1966 |
| 12. Norwegen (Landbevölkerung) | 19,5 | 2. | Prostata | 1964—1966 |
| 13. Ungarn (Miskolc) | 18,7 | 1. | Magen | 1962—1966 |
| 14. DDR (gesamt) | 18,2 | 2. | Bronchus | 1964—1966 |
| 15. Rumänien (Banat) | 17,8 | 1. | Magen | 1967 |
| 16. Norwegen (gesamt) | 17,1 | 2. | Prostata | 1964—1966 |
| 17. Polen (Warschau-Stadt) | 17,0 | 2. | Bronchus | 1965—1966 |
| 18. Finnland (gesamt) | 16,6 | 2. | Bronchus | 1962—1965 |
| 19. Bundesrepublik (Hamburg) | 16.1 | 2. | Bronchus | 1963—1966 |
| 20. Neuseeland (Maori) | 15,6 | 2. | Bronchus | 1962—1966 |
| 21. Israel (Israeli Europa/Amerika geb.) | 15,5 | 1. | Magen | 1960—1966 |
| 22. Südafrika (Natal/Inder) | 14,5 | 1. | Magen | 1964—1966 |
| 23. Norwegen (Stadtbevölkerung) | 14,4 | 2. | Prostata | 1964—1966 |
| 24. Canada (Neufundland) | 14,1 | 2. | Haut | 1963—1966 |
| 25. Puerto Rico (gesamt) | 13,9 | 2. | Haut | 1964—1966 |
| 26. Israel (Israeli gesamt) | 13,6 | 2. | Bronchus | 1960—1966 |
| 27. USA (Hawaii/Hawaiianer) | 13,3 | 2. | Bronchus | 1960—1964 |
| 28. Schweden (gesamt) | 13,0 | 2. | Prostata | 1962—1965 |
| 29. Dänemark (gesamt) | 13,0 | 2. | Bronchus | 1958—1962 |
| 30. Jamaica (gesamt) | 12,2 | 1. | Magen | 1964—1966 |
| 31. England (Wales/Liverpool) | 11,4 | 2. | Bronchus | 1963—1966 |
| 32. Israel (Israeli Afrika/Asien geb.) | 11,3 | 2. | Bronchus | 1960—1966 |
| 33. England (Sheffield-Distrikt) | 10,6 | 2. | Bronchus | 1963—1966 |
| 34. USA (Texas/„Lateiner") | 10,1 | 3. | Haut | 1960—1966 |
| 35. England (Süd/West) | 10,0 | 3. | Bronchus | 1962—1965 |
| 36. England (Birmingham-Distrikt) | 10,0 | 3. | Bronchus | 1963—1966 |
| 37. Südafrika (Cap-Provinz/Bantu) | 9,5 | 3. | Leber | 1956—1959 |
| 38. Schottland (gesamt) | 9,3 | 3. | Bronchus | 1963—1966 |
| 39. England (Oxford-Distrikt) | 9,2 | 3. | Bronchus | 1963—1966 |
| 40. USA (Californien/Neger) | 9,2 | 3. | Bronchus | 1960—1964 |
| 41. Israel (Araber) | 9,0 | 2. | Bronchus | 1960—1966 |
| 42. Canada (Saskatchewan) | 8,7 | 3. | Haut | 1963—1966 |
| 43. Südafrika (Cap Provinz/weiß) | 8,6 | 3. | Haut | 1956—1959 |
| 44. USA (Hawaii/Philippinos) | 8,3 | 4. | Bronchus | 1960—1964 |
| 45. Canada (Manitoba) | 8,2 | 4. | Bronchus | 1963—1966 |
| 46. Neuseeland (Europäer) | 8,1 | 3. | Bronchus | 1962—1966 |
| 47. Nigeria (gesamt) | 7,8 | 4. | Sarkome | 1960—1965 |
| 48. Canada (Quebec) | 7,4 | 4. | Prostata | 1963—1966 |
| 49. Canada (New-Brunswik) | 7,0 | 4. | Haut | 1963—1966 |

Tabelle 29 (Fortsetzung)

| Land | Männlich | | | |
|---|---|---|---|---|
| | % | Magen-Ca., Plazierung | Häufigster Tumor | Jahrgang |
| 50. Indien (Bombay) | 6,5 | 6. | Pharynx | 1964—1966 |
| 51. Canada (Alberta) | 6,4 | 5. | Haut | 1963—1966 |
| 52. USA (Californien/weiß) | 6,1 | 5. | Bronchus | 1960—1964 |
| 53. USA (Connecticut) | 5,9 | 6. | Bronchus | 1963—1965 |
| 54. USA (Hawaii/Kaukasier) | 5,6 | 5. | Bronchus | 1960—1964 |
| 55. Südafrika (Natal/Afrikaner) | 5,2 | 5. | Bronchus | 1964—1966 |
| 56. USA (Hawaii/Chinesen) | 4,4 | 7. | Colon | 1960—1964 |
| 57. USA (Nevada) | 3,8 | 7. | Haut | 1959—1966 |
| 58. Rhodesien (gesamt) | 2,9 | 7. | Leukämien | 1963—1967 |

allen, an der Erhebung beteiligten Ländern mit zunehmendem Alter auch ein signifikanter Anstieg der Carcinommorbidität vorliegt. Die Zahlenwerte von WALTHERS u. Mitarb. (1942) spiegeln nur die scheinbare, durch die derzeitige Absterberate überdeckte prozentuale Verteilung wieder. Indessen ist die Übersicht von WALTHERS u. Mitarb. (1942) im Vergleich zu den Abb. 275—283 äußerst instruktiv, da noch heute vielfach eine Aufgliederung nach Altersgruppen fehlt, so daß verzerrte Zahlenwerte vorliegen.

Nach wie vor ist das Auftreten von Magencarcinomen vor dem 20. Lebensjahr äußerst selten. Eine Weltübersicht in Anlehnung an Unterlagen der UICC (1970) geben die Tabellen 27 und 28 wieder:

Der Prozentsatz der Magentumoren bezogen auf die Gesamttumorquote der jeweiligen Länder wurde von der UICC (1970) aus den Mittelwerten aller Altersgruppen, bezogen auf 100000 Einwohner ermittelt. Die Tabellen 29 und 30 geben die Werte für Männer und Frauen getrennt wieder:

Tabelle 30

| Land | Weiblich | | | |
|---|---|---|---|---|
| | % | Magen-Ca., Plazierung | Häufigster Tumor | Jahrgang |
| 1. Japan (Okayama-Distrikt) | 32,1 | 1. | Magen | 1966 |
| 2. Japan (Miyagi-Distrikt) | 31,1 | 1. | Magen | 1962—1964 |
| 3. Polen (Landbevölkerung) | 16,9 | 1. | Magen | 1965—1966 |
| 4. USA (Hawaii/Japaner) | 16,9 | 1. | Magen | 1960—1964 |
| 5. Jugoslawien (gesamt) | 15,5 | 1. | Magen | 1961—1965 |
| 6. Ungarn (Szabolcs-Szatmár) | 13,5 | 3. | Haut | 1962—1966 |
| 7. Südafrika (Cap-Provinz/Farbige) | 13,3 | 3. | Cervix uteri | 1956—1959 |
| 8. Finnland (gesamt) | 13,2 | 2. | Mamma | 1962—1965 |
| 9. Ungarn (Vas-Distrikt) | 13,2 | 2. | Haut | 1962—1966 |

Tabelle 30 (Fortsetzung)

| Land | % | Magen-Ca., Plazierung | Häufigster Tumor | Jahrgang |
|---|---|---|---|---|
| 10. Polen (Katowitz-Distrikt) | 12,0 | 3. | Cervix uteri | 1965—1966 |
| 11. Polen (Krakau-Distrikt) | 12,0 | 3. | Cervix uteri | 1965—1966 |
| 12. DDR (gesamt) | 11,9 | 3. | Mamma | 1964—1669 |
| 13. Norwegen (Landbevölkerung) | 11,8 | 2. | Mamma | 1964—1966 |
| 14. Ungarn (Miskolc-Distrikt) | 11,7 | 4. | Cervix uteri | 1962—1966 |
| 15. Südafrika (Natal/Inder) | 11,6 | 2. | Cervix uteri | 1964—1966 |
| 16. Canada (Neufundland) | 11,1 | 3. | Haut | 1963—1966 |
| 17. Norwegen (gesamt) | 11,0 | 2. | Mamma | 1964—1966 |
| 18. Neuseeland (Maori) | 10,4 | 4. | Mamma | 1962—1966 |
| 19. Norwegen (Stadtbevölkerung) | 10,3 | 2. | Mamma | 1964—1966 |
| 20. Bundesrepublik (Hamburg) | 10,1 | 3. | Mamma | 1963—1966 |
| 21. England (Wales/Liverpool) | 9,3 | 3. | Mamma | 1963—1966 |
| 22. Polen (Warschau-Stadt) | 9,3 | 3. | Cervix uteri | 1965—1966 |
| 23. USA (Hawaii/Hawaiianer) | 8,9 | 4. | Mamma | 1960—1964 |
| 24. Südafrika (Cap-Provinz/Bantu) | 8,8 | 3. | Cervix uteri | 1956—1959 |
| 25. Rumänien (Banat) | 8,7 | 4. | Cervix uteri | 1967 |
| 26. Columbien (Cali) | 8,6 | 4. | Cervix uteri | 1962—1966 |
| 27. Israel (Israeli Afrika/Asien geb.) | 8,4 | 2. | Mamma | 1960—1966 |
| 28. Dänemark (gesamt) | 8,4 | 4. | Mamma | 1958—1962 |
| 29. Israel (Israeli Europa/Amerika geb.) | 8,1 | 2. | Mamma | 1960—1966 |
| 30. Israel (Israeli gesamt) | 8,0 | 2. | Mamma | 1960—1966 |
| 31. England (Sheffield-Distrikt) | 7,8 | 4. | Mamma | 1963—1966 |
| 32. England (Birmingham-Distrikt) | 7,7 | 4. | Mamma | 1963—1966 |
| 33. Schweden (gesamt) | 7,4 | 3. | Mamma | 1962—1965 |
| 34. England (Süd/West) | 7,3 | 4. | Mamma | 1962—1965 |
| 35. Puerto Rico (gesamt) | 7,0 | 4. | Haut | 1964—1966 |
| 36. England (Oxford-Distrikt) | 6,9 | 4. | Mamma | 1963—1966 |
| 37. Schottland (gesamt) | 6,7 | 4. | Mamma | 1963—1966 |
| 38. Jamaica (gesamt) | 5,8 | 4. | Cervix uteri | 1964—1966 |
| 39. USA (Hawaii/Chinesen) | 5,7 | 8. | Mamma | 1960—1964 |
| 40. Neuseeland (Europäer) | 5,6 | 4. | Mamma | 1962—1966 |
| 41. Israel (Araber) | 5,6 | 6. | Mamma | 1960—1966 |
| 42. Südafrika (Cap-Provinz/Weiße) | 5,4 | 5. | Haut | 1956—1959 |
| 43. Canada (Saskatchewan) | 5,3 | 5. | Haut | 1963—1966 |
| 44. Canada (Manitoba) | 4,6 | 7. | Mamma | 1963—1966 |
| 45. USA (Californien/Weiße) | 4,0 | 7. | Mamma | 1960—1964 |
| 46. Canada (New-Brunswik) | 4,0 | 6. | Haut | 1963—1966 |
| 47. USA (Texas/„Lateiner") | 4,0 | 7. | Cervix uteri | 1960—1966 |
| 48. Indien (Bombay) | 4,0 | 6. | Cervix uteri | 1964—1966 |
| 49. USA (Californien/Neger) | 3,8 | 8. | Mamma | 1960—1964 |
| 50. Nigeria (gesamt) | 3,8 | 7. | Cervix uteri | 1960—1965 |
| 51. USA (Connecticut) | 3,5 | 8. | Mamma | 1963—1965 |
| 52. Canada (Quebec) | 3,5 | 8. | Mamma | 1963—1966 |
| 53. USA (Hawaii/Kaukasier) | 3,5 | 8. | Mamma | 1960—1964 |
| 54. Südafrika (Natal/Afrikaner) | 3,5 | 7. | Cervix uteri | 1964—1966 |
| 55. Canada (Alberta) | 2,8 | 8. | Mamma | 1963—1966 |
| 56. Rhodesien (gesamt) | 1,5 | 15. | Cervix uteri | 1963—1967 |
| 57. USA (Nevada) | 1,0 | 17. | Mamma | 1959—1966 |
| 58. USA (Hawaii/Philippinos) | 1,0 | 18. | Mamma | 1960—1964 |

## 2. Ätio-Pathogenese des Magencarcinomes

Unser Wissen um die Ätio-Pathogenese bösartiger Tumoren im allgemeinen und jenes der Magentumoren im speziellen ist äußerst unvollkommen, auch wenn die Literatur zu den in Rede stehenden Problemen kaum noch zu übersehen ist. Die im Schrifttum niedergelegten Einzeldarstellungen sind häufig nur unter dem Blickwinkel einer bestimmten Arbeitshypothese gesammelt und in vielen Fällen recht widerspruchsvoll. Im folgenden kann daher nur ein Überblick über die Forschungsrichtungen und vorläufigen Ergebnisse gegeben werden.

Tabelle 31. *Stochastische Krebsmodelle* (WAGNER U. BÜHLER, 1968)

| Autoren | Jahr | Beschreibung des Modelles |
|---|---|---|
| ARLEY u. IVERSEN | 1951 | Ein Treffer, dann Inkubationszeit |
| NEYMAN | 1961 | ein Treffer, spontane Zweitmutation |
| STOCKS[a] | 1953 | C Stufen, dann Latenz, C = 5 |
| NORDLING[a] | 1963 | C = 6, Poisson — Prozeß |
| ARMITAGE u. DOLL | 1954 | verschiedene Raten für verschiedene Stufen |
| ARMITAGE u. DOLL | 1957 | erster Treffer: exponentielles Wachstum; zweiter Treffer: Krebsentstehung |
| TUCKER | 1961 | erster Treffer: Hyperplasie — diese kann durch zweiten Treffer maligne werden |
| KENDELL | 1960 | |
| WAUGH | 1961 | Zwei-Treffer-Modelle, Geburts- und Todesprozesse für Erst- bzw. Zweitmutanten |
| NEYMAN u. SCOTT | 1967 | |
| PREHN | 1964 | Carcinogen wirkt selektiv toxisch |
| KRYBERG | 1965 | kritische Dosis des Carcinogenes |
| IVERSEN u. BJERKNES | 1963 | Feedback-Modell der normalen Haut |

[a] Zur Entstehung eines Krebses sind mehrere (C) Schritte erforderlich, wobei dem Denkmodell C = 1 Jahr zugrundegelegt wurde.

Das Carcinom ist keine „moderne" Erkrankung oder ein Danaergeschenk unserer Zivilisation, auch wenn den exogen auf uns einwirkenden Carcinogenen eine immer größere Bedeutung beizumessen sein wird. Carcinome waren bereits den „Alten" bekannt und konnten in ägyptischen Mumien nachgewiesen werden. Weiterhin begegnet man Tumoren im Tierreich, wobei Skelettumoren an Fossilien von Tieren festgestellt werden konnten, die vor hunderten von Millionen Jahren lebten.

Um dem Problem der Carcinogenese im gedanklichen und experimentellen Ansatz näher zu kommen, gibt es nach WAGNER und BÜHLER (1968) eine Reihe theoretisch-mathematischer Modelle, die auf dem Modell der Isomorphie beruhen. Dabei werden zwei Modelle als isomorph bezeichnet, wenn ihre Einzelelemente und deren wechselseitige Beziehungen einander entsprechen. Im gegebenen Zusammenhang spielen die stochastischen Krebsmodelle eine wesentliche Rolle. Sie basieren fast ausnahmslos auf der „Mutationstheorie" (K. H. BAUER, 1928) der Krebsentstehung: es erfolgen sprunghafte, bei der Zellteilung vererbliche Veränderungen, die ihrerseits zum Tumorwachstum führen. Man unterscheidet Ein-, Zwei- und Mehrstufenmodelle, je nachdem wieviele mutagene Schritte bis zur Carcinomrealisation als erforderlich postuliert werden. Jeder „Stufe" entspricht ein „Treffer" (Ein- oder Mehrtreffer-Theorien).

WAGNER und BÜHLER (1968) geben eine Übersicht stochastischer Modelle zur Krebsentstehung wieder, die in der experimentellen und geographisch-ethnischen Krebsforschung bereits Anwendung fanden (siehe Tabelle 31).

Die Modelle von STOCKS (1953, 1966), NORDLING (1953) sowie ARMITAGE und DOLL (1954) setzen mehrere Treffer (5 oder 6) voraus. Sie wurden im wesentlichen zur Erklärung epidemiologischer Daten konstruiert.

Nach WAGNER und BÜHLER (1968) haftet allen diesen Modellen das Odium der Manipulierbarkeit an; allerdings ist diese Manipulierbarkeit unter Kontrolle zu bringen, wenn die Parameter des jeweiligen Modelles mit biologischen Größen identifiziert werden.

Das schematisierte Konzept der Krebsentwicklung von BUTENANDT (1949) hat noch heute seine volle Gültigkeit und macht speziell die „Epidemiologie" des Magencarcinomes verständlicher:

*Modell der Krebsentwicklung. (Nach BUTENANDT, 1949)*

```
   Carcinogen            Fördernde Faktoren der Umgebung
       ↓                              ↓
   Normalzelle  ────────→    Krebszelle  ────────→  Geschwulst
                                                         ↑
           Initialphase       ────────→         Entwicklungsphase
                ↑
           Latenzzeit
```

### a) Erbfaktoren und Magencarcinom

Bemerkenswert wenige Arbeiten befassen sich nach der Ansicht von K. H. BAUER (1963, Lit.) mit der „Vererbung" des in Deutschland noch immer häufigsten Carcinomes, dem Magencarcinom. GRAHAM und LILIENFELD (1958) nennen drei als wesentlich anzusehende Methoden, um die Bedeutung hereditärer Faktoren für die Carcinomgenese näher zu analysieren:

1. Familien- oder Stammbaumforschung,
2. Zwillingsforschung und
3. statistische Erhebungen über die Häufigkeit bestimmter Carcinome bei Verwandten von Krebsträgern.

LEONHARDT (1939) untersuchte bereits vor mehr als 20 Jahren ein auslesefreies Material von 54 Stammbäumen. Dabei hatten von 413 Nachkommen Krebskranker 274 das krebsfähige Alter erreicht. Insgesamt erkrankten unter den 413 Nachkommen 13 Personen an einem Carcinom, von denen 5 Fälle den Magen betrafen. LEONHARDT (1939) folgert aus seinen Untersuchungen zu Recht, daß die familiäre Häufung, besonders der Magencarcinome (Familie Bonaparte) sehr überschätzt wird (vgl. S. 613, Umweltfaktoren und Ernährung).

Dagegen wiesen VIDEBAEK und MOSBECH (1954) daraufhin, daß unter Blutsverwandten von Magencarcinomträgern der Magenkrebs 4mal häufiger auftritt, als in nicht mit einer Krebserkrankung belasteten Familien. WITZEL (1967) berichtete über die „endogene Disposition" bei 3 Geschwistern, die alle im Alter von 36 und 39 Jahren an einem Magenkrebs verstarben. Auch MACKLIN (1940, 1955) ermittelte aus einer, allerdings nur sehr geringen Fallzahl, eine um das 5fache höhere Krebsmorbidität bei Kindern krebskranker Eltern gegenüber Kindern aus krebsgesunden Familien.

Eine Ergänzung zu diesen Fragestellungen brachte die Zwillingsforschung. Nach den Untersuchungen von MILITZER (1935) sowie VERSCHUER und KOBER

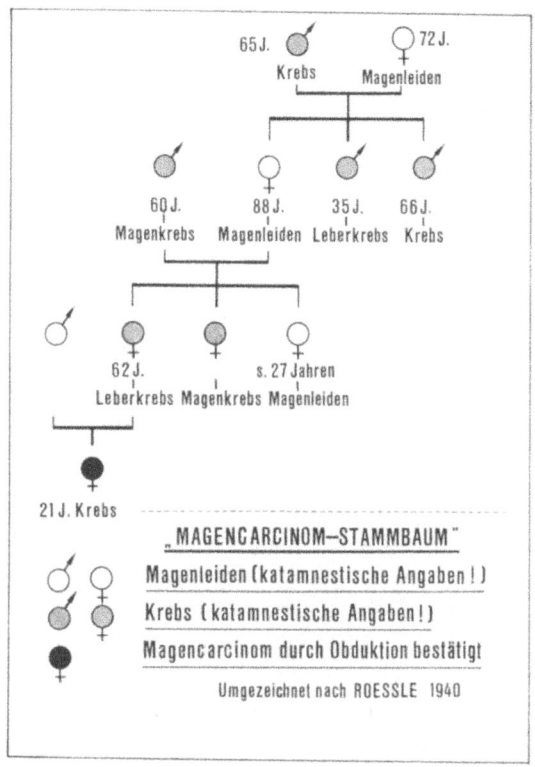

Abb. 274

(1940) zeigen monocygote Zwillinge häufiger Krebse gleicher Lokalisation, gleichen Types und im entsprechenden Lebensalter. Über das gehäufte Auftreten des Magenkrebses unter Geschwistern berichteten MAIMON und ZINNINGER (1953; vgl. dazu nochmals WITZEL, 1967). Aus diesen und ähnlichen Ergebnissen wurde gefolgert, daß für das Magencarcinom eine organspezifische hereditäre Prädisposition bestehen müsse, wobei weiterhin exogene Faktoren (z.B. Ulcus simplex ventriculi) die Manifestation dieser latenten Krebsneigung auslösen würden. Die dargelegten Ergebnisse scheinen indessen durch die Untersuchungen von HABS (zit. nach K. H. BAUER, 1949, 1963) an auslesefreien Zwillingspaaren widerlegt zu sein, die durch ihre überraschend hohe Zahl diskordanter Krebsfälle selbst bei eineiigen Zwillingen dazu zwingen, exogene Faktoren für die Carcinogenese auch beim Magencarcinom absolut in den Vordergrund zu stellen. Der

„konstitutionelle Charakter" des Magencarcinomes ist nach K. H. BAUER (1963) durch den Zwillingstest naturwissenschaftlich widerlegt. Ganz entschieden wendet sich K. H. BAUER (1949, 1963) gegen die Überschätzung der Ergebnisse der Stammbaumforschung in sog. Krebsfamilien, da die diesbezüglichen katamnestischen Erhebungen in der Regel nur auf Erinnerungsangaben von Angehörigen beruhen und sich einer naturwissenschaftlichen Überprüfung entziehen. Bezeichnend für diese Situation ist ein von ROESSLE (1940) in der „Pathologie der Familie" aufgeführter Stammbaum (Abb. 274). *Nur* der letzte Fall der 21jährigen, an einem scirrhösen Adenocarcinom des Magens verstorbenen jungen Frau, wurde durch die Autopsie gesichert, während alle übrigen verzeichneten Fälle lediglich auf katamnestischen Erhebungen bei Verwandten zurückgehen und mithin nur äußerst untergeordnete Beweiskraft besitzen.

Nachdem die AB0-Blutgruppen in den 20er Jahren entdeckt wurden, brachten viele Autoren sie mit einer Fülle von Erkrankungen in einen kausalen Zusammenhang, so daß eine Phase allgemeiner kritischer Ablehnung entsprechender Zusammenhänge folgte (VOGLER, 1961). So wurde der Arbeit von AIRD u. Mitarb. (1953) besondere Beachtung gezollt, aus der eine statistisch gesicherte Korrelation zwischen Blutgruppe A und dem Magencarcinom hervorging. Die Untersuchungen von AIRD u. Mitarb. (1953) wurden vielfach bestätigt (KØSTER u. Mitarb., 1955; MCCONNELL, 1955; JORDAL u. Mitarb., 1956; WALTHER u. Mitarb., 1956; ROBERTS, 1957; TURUNEN u. PASILA, 1957; HOGG u. PACK, 1957; MOSBECH, 1958; MAJOR, 1960; CRUZE u. Mitarb., 1961; GREGOR u. Mitarb., 1970). BILLINGTON (1956) glaubte anhand von 483 Magenkrebsfällen zeigen zu können, daß der antro-pylorische Magenkrebs vorwiegend bei Trägern der Blutgruppe A und jener der Fundus-Korpusregion bevorzugt bei Patienten der Blutgruppe 0 in Erscheinung träte. JENNINGS u. Mitarb. (1961) leiteten aus den Untersuchungen von 119 Magencarcinomen den Schluß ab, daß Patienten mit der Blutgruppe A im Gegensatz zu jenen der Blutgruppe 0 besonders zum Erwerb des antropylorische Magenkrebses neigen. ROBERTS (1957) fand in seiner Übersicht von etwa 4000 Ulcus- und mehr als 6500 Magencarcinompatienten bei Trägern der Blutgruppe 0 eine Relation Ulcus zu Carcinom wie 1,2:1,0 und bei jenen der Blutgruppe A eine solche von 0,84:1,0.

SPEISER (1956; vgl. auch EKLUND u. Mitarb., 1963; DOLL u. Mitarb., 1960) sah dagegen keine statistisch zu sichernden Beziehungen zwischen Magencarcinom, den Blutgruppen AB0 sowie dem Rhesus-Faktor.

GREGOR u. Mitarb. (1970) geben in einer Übersicht die Beziehungen zwischen Blutgruppen und Acidität beim Magencarcinom wieder. Danach haben Patienten mit Magencarcinom, der Blutgruppe A und Achlorhydrie eine besonders schlechte Prognose:

1. Unter allen Blutgruppen hat die Blutgruppe A bei beiden Geschlechtern die höchste Magencarcinom-Quote. Der Krankheitsverlauf ist schwerer und die Überlebensrate liegt niedriger (5-Jahres-Grenze).

2. Die Häufigkeit der Achlorhydrie ist bei Patienten mit Magencarcinom statistisch signifikant höher. Dabei haben Patienten mit Achlorhydrie eine größere Chance, ein hochsitzendes Magencarcinom zu erwerben, als Patienten mit

Normacidität. Auch in diesen Fällen ist der Verlauf gravierender und die Überlebensrate niedriger als bei Normaciden.

3. Die Kombination der Blutgruppe A mit Achlorhydrie hat die schlechteste Prognose.

Heute liegen bereits eine Fülle überzeugender Mitteilungen vor, nach denen Blutgruppensubstanzen für die Auslösung oder Verhütung von Magenschleimhauterkrankungen bedeutungsvoll sein dürften (vgl. S. 381, 171). Diese Erkenntnis, in Verbindung mit der nachweislich hereditären Häufung der Achlorhydrie, läßt die familiäre Kumulation des Magencarcinomes in einzelnen Sippen in einem anderen Lichte erscheinen.

In der Beurteilung hereditärer „Faktoren" im Rahmen der Ätio-Pathogenese des Magencarcinomes divergieren methodischer Ansatz und methodische Haltung des Einzeluntersuchers besonders kraß, so daß bereits nur durch Verschiebung der „Akzente" opponente „Lehrmeinungen" kreiert werden:

1. Nach HESTON (1961) sind in der Ätiologie der Neoplasmen aller Species während der Carcinomdetermination Gene wahrscheinlich bedeutungsvoller als die Fülle der übrigen Faktoren. Aufgrund unseres derzeitigen Wissens um den Kontrollmechanismus, den die Gene über Physiologie und Wachstum ausüben, wäre es nach HESTON (1961) unverständlich anzunehmen, daß Carcinome nicht gleichfalls in irgend einer Weise durch Gene beeinflußt würden. Die Cancerisierung wird als erbliche Veränderung aufgefaßt, auch wenn das entscheidende Agens für ein bestimmtes Individuum ein Virus, ein Hormon, ein chemisches oder physikalisches Carcinogen oder der Genotyp des Wirtes ist. Die „Basisreaktion" dieser Veränderung wird in den genetischen Mechanismus der Zelle verlegt. SHIMKIN (1961) erweiterte das Konzept von HESTON (1961). Danach laufen im Wirtsorganismus „Veränderungen verschiedenen Charakters" ab, bevor sich ein Neoplasma entwickeln, ausbreiten und metastasieren kann. SHIMKIN (1961) vermutet, daß das Magencarcinom einerseits einen „abhängigen" Tumor darstellt, der nur bei einem „beeinflußten" Wirt angeht und andererseits in gewisser Weise „autonom" ist, indem es sich bei einem „normalen" Wirt infolge Genmutation entwickelt. SHIMKIN (1961) vermutet „gene transmitted characters" und zusätzliche Modifikatoren des Wirtsorganismus von Proteincharakter. Somit wird wieder der Begriff der „Susceptibilität" des Wirtes als genotypisch fixierte Eigenschaft des Individuum (WELLS, 1931; SLYE, 1933) als Hilfshypothese eingefügt.

2. K. H. BAUER (1928, 1949, 1963) sieht die „Vererbung" im weiteren Sinne als „celluläre Vererbung", die nicht auf die Filialgeneration übertragen wird und erklärt das Phänomen durch seine Mutationstheorie. Als Beleg der Anwendbarkeit der Mutationstheorie auf die *„erworbene"* Carcinogenese, wertet K. H. BAUER (1963) u.a. das Beispiel der *„hereditär"* genisch determinierten *Acanthosis nigricans:*

Diese an sich seltene Hauterkrankung ist durch das Auftreten von graubläulichen oder dunkelbraunen, warzig-papillomatösen Bildungen an mechanisch irritierten Hautstellen wie Axilla, Ellen-, Knie- und Leistenbeugen sowie den Schleimhäuten (besonders: Mundhöhle, Oesophagus, Rectum) gekennzeichnet.

Feingeweblich handelt es sich um Fibroepitheliome. Der gewucherte epitheliale Anteil zeichnet sich in seinen oberen Zellagen durch eine ausgeprägte

Hyperkeratose und in seiner Basalzellschicht durch Einlagerung von feinkörnigem Melanin aus.

Die Acanthosis nigricans tritt in ihrer *juvenilen* Form bei Kindern und Jugendlichen vor der Pubertät in Erscheinung. Sie ist nach CURTH (1936) inkretorisch bedingt (Hypophyse, Nebennieren, Gonaden); sie geht so gut wie niemals mit einem Carcinom der inneren Organe einher.

Die *adulte* Form der Acanthosis nigricans ist indessen in einem hohen Prozentsatz mit Tumoren der inneren Organe vergesellschaftet, unter denen das Magencarcinom mit 50% der Beobachtungen an erster Stelle steht (CURTH, 1943; Lit.: 395 Fälle aus dem Schrifttum). Nach K. H. BAUER (1963) entspricht die Häufigkeitsskala der koinzident auftretenden Tumoren (Magen, Colon, Rectum, Uterus, Leber, Lunge, Mamma) ihrem üblichen prozentualen Anteil an der Gesamttumorquote. Die Hauterscheinungen können diesen Tumoren vorausgehen und damit eine gewisse diagnostische Bedeutung erlangen (SUTTON u. SUTTON, 1949).

Während CURTH (1943; vgl. auch: KNOWLES u. Mitarb., 1929; MONTGOMERY u. O'LEARY, 1930; CURTH u. SCHNETZ, 1939) Erbfaktoren diskutierten, die das Krankheitsbild der Acanthosis nigricans sowie jenes des Magencarcinomes gemeinsam betreffen, spricht K. H. BAUER (1963) von einer erbgenetisch bedingten „Neigung" (vgl. „Susceptibilität", S. 657) zum Umschlag der Körperzellen in Krebszellen. Für die genetisch bedingte Natur dieser allgemeinen Krebsdisposition sprechen nach K. H. BAUER (1963):

1. Die stets nachweisbare Symmetrie der Hautveränderungen bei der „benignen" Variante,

2. die familiäre Häufung der Acanthosis nigricans,

3. die beobachtete Kombination mit anderen Erbkrankheiten wie Diabetes mellitus, pathologischer Fettsucht oder Chondrodystrophie und

4. die Geschlechtsverteilung von annähernd 1:1.

*Pathogenetisch* wird die Acanthosis nigricans des Erwachsenen auf Störungen der Nebenniere oder Ausschaltung des sympathischen Grenzstranges durch das destruktive Tumorwachstum zurückgeführt. *Histologisch* bestehen zwischen der juvenilen und adulten Form keine Unterschiede.

Bei einem flüchtigen Vergleich scheinen sich die Vorstellungen von HESTON (1961) sowie SHIMKIN (1961) einerseits und K. H. BAUER (1963) andererseits zu entsprechen und durch das Beispiel der Acanthosis nigricans bestätigt zu werden. Indessen geht K. H. BAUER (1963, Lit.) von der *Ausnahme* einer mutmaßlich erwiesenen *erblichen Krebsdisposition* aus, um das primär theoretische Konzept der Mutation im Erwachsenenorganismus als biologisches Prinzip zu definieren. Nach K. H. BAUER (1963) wirken äußere und innere Noxen nur dann carcinogen, wenn sie, ohne die Zelle zu töten, ihren Regulationsmechanismus der Differenzierung und des Wachstums abzuändern vermögen. Die letzten stofflichen Träger der Geschwulsteigenschaften sind nach dem Konzept der Mutationstheorie mutierte Erbanlagen der Zelldifferenzierung *eines* Organismus und in Abhängigkeit davon *seines* Zellwachstums. So hat nach wie vor der Satz von BORST (1922) Gültigkeit: „Alle Geschwülste nehmen ihren Ausgang von den Zellen unseres Körpers und setzen sich in all ihren Teilen aus körpereigenen

Zellen zusammen." Der Übergang von Körperzellen in Krebszellen erfolgt durch Gen-Änderung (K. H. BAUER, 1968). Die Parallelität gleicher mutationsauslösender und gleicher krebsauslösender Strahlen wird von K. H. BAUER (1968) als stärkstes Argument für die Schlüssigkeit der Mutationstheorie der Krebsentstehung gewertet. Nachdem heute bekannt geworden ist, daß auch onkogene Viren in die DNS-Synthese einzugreifen vermögen, sieht K. H. BAUER (1968) keinen Gegensatz mehr zwischen der „Virus-" und „Mutationstheorie" der Carcinogenese und in dem Sonderfall der „malignen Transformation durch Viren" (MUNK, 1967) eine weitere Bestätigung der molekular-biologischen Mutationstheorie.

### b) Umweltfaktoren und Ernährung

Abkömmlinge und Repräsentanten niederer sozio-ökonomischer Klassen, haben nach HAENSZEL (1958) eine um das 2fache höhere Tumorrate als Angehörige sozial saturierter Klassen. HUEPER und CONWAY (1964) geben folgende standardisierte Mortalitätsraten 20—65jähriger in fünf sozialen Klassen an:

| Soziale Klasse | Mortalitätsrate des Magencarcinomes |
|---|---|
| I. Selbständige und wohlsituierte Berufe . . . . . . . . | 80 |
| II. Zwischen I und II stehende Berufe . . . . . . . . . | 82 |
| III. Künstler und analoge Berufe . . . . . . . . . . . . | 100 |
| IV. Zwischen III und V stehende Berufe . . . . . . . . | 106 |
| V. Gelernte und ungelernte Arbeiter . . . . . . . . . . | 130 |

Das Magencarcinom ist nach BOYLAND (1968, Lit.) seltener unter wohlsituierten Personen und nimmt entsprechend der allgemeinen Verbesserung des sozio-ökonomischen Status weltweit ab. Ursächlich sind biologische, chemische und physikalische Noxen anzuführen. Nach BOYLAND (1968) sind vermutlich weniger als 5% der Tumoren viral bedingt, wenn man den Burkitt-Tumor und die Leukämien mit einbezieht. Weiterhin werden nicht mehr als 5% der menschlichen Tumoren in Abhängigkeit von Bestrahlung, einschließlich ionisierter Strahlen und UV-Licht entstanden gedacht. Die verbleibenden 90% dürften durch chemische Noxen bedingt sein, deren Katalog bislang noch weitgehend unbekannt ist. Weiterhin sprechen experimentelle Untersuchungen dafür, daß die Mehrzahl der Carcinome durch *externe* Faktoren induziert werden, die bei Kenntnis vermeidbar wären (vgl. K. H. BAUER, 1963). Diese Sachverhalte machen die weltweite hohe Morbiditätsrate an Magencarcinomen verständlich und die entscheidende Chance, die Carcinommorbidität zu reduzieren ist einmal als solche erkannte Carcinogene aus der Nahrung (z.B. das Buttergelb), den Cosmetica und anderen Substanzen, mit denen der Mensch häufiger in Kontakt kommt, zu eliminieren.

*Umweltfaktoren und die örtliche Speisekarte* sind für die Ätio-Pathogenese des Magencarcinomes wichtiger als schwer zu definierende „rassische" Faktoren. So haben die Häufigkeitsanalysen des Magencarcinomes z.B. in Israel ergeben, daß

„rassische" Faktoren, wenn überhaupt, von untergeordneter Bedeutung sind. So handelt es sich speziell bei den Israelis um eine „Glaubensgemeinschaft", deren Mitglieder primär den verschiedensten ethnischen Gruppen entstammen, so daß ein „rassischer" Schmelztiegel par excellence vorliegt. Die Erhebungen in Israel sind besonders geeignet, geographische Faktoren zu unterstreichen, wobei die „rituelle Speisekarte" das ihrige tut.

Die Unterschiede zwischen Stadt- und Landbevölkerung sind nach K. H. BAUER (1963) in der Regel nur schwer faßbar und mahnen in ihren Schlußfolgerungen zu großer Vorsicht. Indessen ist der wissenschaftliche Ansatz von SAXEN und HAKAMA (1967) sowie HAENSZEL und SEGI (1967) der weiteren Beobachtung wert (s. weiter S. 617). Auffällig ist, daß in der Regel Magencarcinome unter der Landbevölkerung häufiger als unter der Stadtbevölkerung vorkommen (vgl. DENK u. Mitarb., 1967); entsprechend ist in Ländern mit hohem Prozentsatz ländlicher Bevölkerung auch die Mortalitäts- und Morbiditätsquote an Magencarcinomen besonders hoch.

Bei der *Vielseitigkeit* der Nahrung, dem Unbemerktbleiben beigegebener Carcinogene und der in der Regel langen Latenzzeit carcinogener Noxen dürften diese nur ausnahmsweise in epidemiologischen Untersuchungen erkennbar werden. Man findet oft Mitteilungen über die Tatsache, daß das Überhitzen von Fetten auf etwa 350°C oder von Fleisch, Butter und Kaffee auf 275°C krebserzeugende Stoffe produziere (COOK, 1937, 1938; WATERMAN, 1937, 1940; BERGMANN, 1939; ROFFO, 1940; MORTON, 1941; DOLL, 1956; ARFFMANN, 1960 u.v.a.).

Der bevorzugte Befall der ländlichen Bevölkerung zeigt (K. H. BAUER, 1963, Lit.), daß die Nahrung dieser Bevölkerungsschichten in Wirklichkeit sehr viel weniger abwechslungsreich und vitaminärmer als jene der Stadtbevölkerung ist. Besonders früher spielte das Räuchern und Pökeln als Konservierungsmethode eine entscheidende Rolle. Die Nahrungsaufnahme stark gesalzener Nahrung wie in Japan oder von geräuchertem Fleisch und Fisch wie in Island (DUNGAL, 1961) und einzelnen Landstrichen der UdSSR werden von STEWART (1967) als Cofaktoren angesehen. Die unterschiedliche Morbiditätsrate der Magencarcinome zwischen Küsten- und Binnenlandbewohnern ist in Island sehr auffällig und wird mit dem im Binnenland höheren Konsum von geräuchertem Fleisch und Fisch in Zusammenhang gebracht. Speck und Fett gelten als besonders gute Lösungsmittel für carcinogene Kohlenwasserstoffe (vgl. STOCK, 1957) der Rauch- und Rußpartikel. So sollen sich die geräucherten Lebensmittel im isländischen Binnenland durch einen hohen Gehalt von 3—4-Benzpyren auszeichnen (K. H. BAUER, 1963, Lit.). Überblickt man die im Schrifttum niedergelegten Arbeiten über positive oder negative Koinzidenz zwischen Aufnahme „überhitzter Fette" und Magencarcinom, muß man feststellen, daß der Begriff „überhitztes Fett" per se wenig Erkenntniswert besitzt und einer genaueren chemischen Analyse bedarf (LIJINSKY u. SHUBIK, 1965), um Mißverständnisse auszuräumen.

Neben der aufgenommenen Nahrung scheint auch die lokale Bodenbeschaffenheit eine Rolle zu spielen. So ermittelte STEWART (1967) eine relativ hohe Magencarcinomquote in Landstrichen mit Torfböden wie in bestimmten Regionen von England, Holland und der Tschechoslowakei oder in solchen mit hohem Zinkgehalt wie in Japan. STEWART (1967) vermutet, daß die Nahrungsgewohnheiten in frühester Jugend wesentlicher als im Erwachsenenalter seien.

Die Variabilität der Magencarcinomhäufigkeit in Ländern weitgehend entsprechender ethnologischer Zusammensetzung (HAENSZEL, 1958; SEGI u. KURIHARA, 1960; CLEMMENSEN, 1965; HIGGINSON, 1967) und der Wechsel der Morbiditätsrate bei Immigranten (vgl. S. 617) (HAENSZEL, 1961; TERRIS u. HALL, 1963; HAENSZEL u. DAWSON, 1965) weist auf die Bedeutung von „Umweltfaktoren" für das Magencarcinom hin.

Eine katamnestische Studie von HIGGINSON (1967) in Kansas City über die „Speisekarte" von Carcinomträgern ergab eine mäßig deutliche Beziehung zwischen Fettkonsum und Magencarcinom. Signifikante Korrelationen zu eruieren sind bis heute problematisch geblieben, da jeweils nur Einzelfaktoren berücksichtigt wurden. So ermittelten SEGI u. Mitarb. (1957) in Japan bei Magencarcinomträgern einen höheren Reiskonsum als bei Kontrollpatienten gleichen Alters. Nun spielt aber der Reiskonsum in Ländern wie Chile oder Island, die eine besonders hohe Morbiditätsrate an Magencarcinomen aufweisen, gar keine Rolle. Wichtig an dem Faktor „Reiskonsum" ist indessen, daß hoher Reiskonsum und niedere sozio-ökonomische Provenienz in Japan fast als Synonyma angesehen werden können und damit nur als vordergründiges Symptom einer falschen „Speisekarte" in Erscheinung tritt. Ähnlich liegen die Verhältnisse in Island und Chile; auch in diesen Ländern ist die Fehlernährung ein wesentlicher Faktor. Hinzu kommt, daß Personen sozio-ökonomisch niederer „Klassen" häufiger bereits kontaminierte und schlecht konservierte Nahrungsmittel zu sich nehmen. So sind landwirtschaftliche Produkte wie Reis und Erdnüsse besonders in Asien und Afrika nicht selten mit Aspergillus flavus „vergiftet" (JOFFE, 1969; GOLDBLATT, 1969, Lit.). Aspergillus flavus bildet als Mycotoxin das *Aflatoxin*, eine Mischung aus den Metaboliten $B_1$, $B_2$, $G_1$ und $G_2$ (LIJINSKY u. BUTLER, 1966, Lit.). Das Aflatoxin $B_1$ ist ein hochwirksames Carcinogen (WRAGG u. Mitarb., 1967; DOLIMPIO u. Mitarb., 1968; MADHAVAN u. GOPALAN, 1968; GARRETT u. Mitarb., 1968; GOLDBLATT, 1969, Lit.). Es bewirkt Chromosomenaberrationen und -fragmentationen (LILLY, 1965; DOLIMPIO u. Mitarb., 1968) und greift hemmend in die DNA-Synthese ein (WRAGG u. Mitarb., 1967).

Im Gegensatz zu HIRAYAMA (1967) fand HAENSZEL (1958) in früheren Untersuchungen keine signifikanten Beziehungen zwischen Aufnahme von Milchprodukten sowie frischen Früchten und Magencarcinom in den USA, Japan und Finnland. HIGGINSON (1967) führt als Gegenargument weiterhin an, daß in Afrika die Konsumption von Milchprodukten und frischem Gemüse niedriger als in den USA sei (HIGGINSON u. OETTLE, 1960), während das Magencarcinom in den USA deutlich häufiger als in den berücksichtigten afrikanischen Ländern ist. Bezeichnend für eine Vielzahl entsprechender Arbeiten ist, daß zwei inkommensurable Größen verglichen werden. In Afrika (vgl. Abb. 278) ist die Altersgruppenstruktur eine andere als in den USA; hier ist die Magencarcinomquote besonders niedrig, weil die Lebenserwartung besonders niedrig liegt und ein Großteil der Bevölkerung bereits verstirbt, bevor das „Carcinomalter" erreicht wird. HIGGINSON (1967) sah dagegen in seiner Studie bei Carcinomträgern einen erhöhten Konsum von Tiefkühlkost (vgl. STEWART, 1967) und tierischen Fetten im Vergleich zu den Kontrollpersonen, die mehr pflanzliche Fette zu sich nahmen. STOCKS (1957) fand entsprechende Verhältnisse, nicht dagegen ACHESON und DOLL (1964). Bemerkenswert ist, daß in den USA in den letzten 30 Jahren der Konsum pflanzlicher Fette enorm angestiegen, und das Magencarcinom im Vergleich zu anderen Ländern besonders stark abgenommen hat.

Epidemiologische Untersuchungen von HIRAYAMA (1967) in Japan ergänzen das Dargelegte. Im Vergleich zu anderen ethnischen Gruppen ist das Magencarcinom in Japan unter Japanern und Koreanern ersichtlich häufiger als unter Kaukasiern und Chinesen. Bereits früher hatten HU-CHIN (1936), SNAPPER (1941) sowie YEH und COWDRY (1954) festgestellt, daß das in Rede stehende Krankheitsbild in China zwar nicht selten, aber doch ersichtlich seltener als unter Japanern anzutreffen sei.

Mortalität und Morbiditätsraten werden höher, je niedriger der sozio-ökonomische Status der entsprechenden Populationsgruppe ist. Diese Situation entspricht jener in den USA, England und Wales sowie Dänemark (CLEMMESEN u. NIELSEN, 1951; DORN u. CUTLER, 1959; HIRAYAMA, 1963; HIRAYAMA u. YUSA, 1963). Wie in anderen Ländern sinkt auch in Japan seit 1955 die Morbiditätsrate des Magencarcinomes. Eine Analyse der regionären Häufigkeitsverteilung zeigt ein signifikantes Überwiegen in den nördlichen Provinzen der japanischen See (Tohoku und Hokuriku). Alle dargelegten Fakten weisen auf einen nicht zu übersehenden Einfluß von Umweltfaktoren hin, die offensichtlich Männer bevorzugt betreffen. So ist das Verhältnis bei Magencarcinomträgern nahezu auf der ganzen Welt konstant mit 2:1 zugunsten der Männer. HIRAYAMA (1963) fand weiterhin unter Zugrundelegung standardisierter Sterbeziffern die Magencarcinomrate in den Provinzen signifikant höher, in denen die durchschnittliche Aufnahme von Calcium besonders niedrig lag. Außerdem konnte in diesen Fällen eine positive Relation zum Salzgehalt der konsumierten Sojabohnenpaste festgestellt werden. Auch der Erdboden „endemischer" Regionen erwies sich als saurer, verglichen mit Provinzen niedriger Carcinomquote. HIRAYAMA (1967) fand in seinem Untersuchungskollektiv bei Männern und Frauen eine „eindeutige" Korrelation zwischen entsprechender Kost und Magencarcinom (Kanagawa-Distrikt: 61454 Carcinompatienten und 61454 Kontrollpatienten der gleichen Altersverteilung, Berufsdifferenzierung und Geschlechtsverteilung). Bei beiden Patientenkollektiven verglich HIRAYAMA (1963) die Eß- und Rauchgewohnheiten. Magencarcinompatienten tranken signifikant weniger Milch als die Kontrollen, wogegen der Genuß stark gesalzener Speisen signifikant höher als bei den Kontrollen lag. Unterschiede des Zigarettenkonsumes bestanden nicht zwischen beiden Gruppen. Ergänzende Untersuchungen in weiteren Distrikten gelangten zu den gleichen Resultaten. Zwischen Reis-, Sojasuppen, Fisch-, Tee- und Zigarettenkonsum und Carcinomquote konnten keine signifikanten Beziehungen ermittelt werden. Nach HIRAYAMA (1967) ist der Verzehr stark gesalzener Speisen und der niedrige Konsum von Milch (Milch als Gastritis- und Ulcustherapeuticum!) entscheidend.

Wird das Minimumrisiko, ein Magencarcinom zu acquirieren, zugrunde gelegt, so kommt HIRAYAMA (1967) bei Vergleich verschiedener Kostzusammensetzungen zu dem Ergebnis, daß Individuen, die reichlich Milch, Fleisch und Frischgemüse zu sich nehmen, die geringste Chance haben, ein Magencarcinom zu erwerben. Sie soll $1/4$ jener Kost entsprechen, die keine dieser Komponenten enthält. Seit der eindeutigen Abnahme des Magencarcinomes begann HIRAYAMA 1965 eine prospektive Studie (HIRAYAMA, 1967), deren erstes Ergebnis wiederum die Bedeutung des Milchgenusses unterstreicht. Die Untersuchungen von HIRAYAMA (1967) lassen folgenden Schluß zu:

1. Der tägliche Milchgenuß reduziert die Magencarcinomquote.
2. Nach Genuß stark gesalzener Speisen (Pökelfleisch, eingesalzenes Gemüse) wird eine besonders hohe Magencarcinomrate zu erwarten sein.

Der Einfluß stark gesalzener Speisen wird als chronisches Irritans mit Zerstörung der Schleimbarriere (vgl. S. 425) betrachtet, wie er experimentell von SATO u. Mitarb. (1959) sowie MINOWA u. Mitarb. (1963) dargelegt werden konnte. Im Hinblick auf die Ursachen der protektiven Wirkung des Milchkonsumes sollten seine Nährwirkung in Verbindung mit den physiko-chemischen Charakteristica der Milch berücksichtigt werden.

Pathogenese und Epidemiologie des Magencarcinomes in ihren Beziehungen zu Umweltfaktoren und geographischen Einflüssen sind besonders übersichtlich an Auswanderern zu verfolgen (HAENSZEL u. SEGI, 1967). Die japanische Bevölkerung bietet sich in den USA als „Modell" an, um genetische und Umweltfaktoren in ihrer Wertigkeit gegeneinander abzugrenzen. So gehören beim Vergleich internationaler Mortalitätsraten (vgl. Abb. 275—285) Japan mit Chile und Island (SEGI u. KURIHARA, 1964) zu den Ländern mit extrem hoher Magencarcinomrate. Seit mehr als 50 Jahren sind Japaner in großer Zahl nach Hawaii, einem Lande mit niedriger Morbiditätsrate ausgewandert. Entsprechendes gilt für Inder, die aus einem Lande niederer Risikorate nach Südafrika, einem Lande höherer Risikorate emigrierten. Auf dem nordamerikanischen Kontinent ermittelte bereits STEINER (1954) eine erstaunlich hohe Magencarcinomrate im Los Angeles County General Hospital unter immigrierten Japanern gegenüber anderen ethnischen Gruppen. SMITH (1956) fand zwischen 1949 und 1952 unter den US-Japanern eine um das 3fach höhere Morbiditätsrate an Magencarcinomen gegenüber der übrigen weißen US-Bevölkerung; sie betrug etwa 80% jener des Mutterlandes. Dieses Verhalten ist für das Magencarcinom äußerst charakteristisch und mit keinem anderen Organkrebs zu vergleichen. HAENSZEL und SEGI (1967) unterschieden bei ihren Erhebungen zwischen *Erstauswanderern — Issei —* und deren in den USA geborenenen *Nachfahren — Nisei*. Für die Issei beträgt das Risiko ein Magencarcinom zu erwerben 67% und für die Nisei 42% der Heimatbevölkerung in Japan (Abb. 286). Diese auf dem US-Kontinent gewonnenen Erfahrungen entsprechen weitgehend den Erhebungen auf Hawaii (vgl. Abb. 281).

Die dargelegten Daten über Umweltfaktoren und Ernährung verdeutlichen, daß die Erkrankungsquote der Magencarcinome erheblichen geographischen Schwankungen unterworfen ist und in den meisten Ländern ein Sinken der Erkrankungsrate zu verzeichnen ist. Es besteht Übereinstimmung in der Auffassung, daß die Mehrzahl dieser Unterschiede real sind und nicht auf einer „bodenständigen" Diagnostik oder Therapie beruhen (SAXEN u. HAKAMA, 1967). Die Ursachen eines Magencarcinomes können in den einzelnen Ländern verschiedene sein. Der weltweite Rückgang des Magencarcinomes (SEGI u. KURIHARA, 1960, 1961; HAENSZEL, 1958) wird mit einer „Verbesserung der Speisekarte" in Zusammenhang gebracht (BAUER u. OTT, 1965; SAXEN u. HAKAM, 1967) (Abb. 287).

Folgende Komponenten werden im Weltschrifttum immer wieder mit dem Magencarcinom ursächlich in Verbindung gebracht (K. H. BAUER, 1963, Lit.; CLEMMESEN, 1965, Lit.; SAXEN u. HAKAMA, 1967, Lit.):

Cofaktoren des Magencarcinomes

| | |
|---|---|
| *Bodenverhältnisse* | saure Böden<br>Sumpfgelände<br>Torfböden<br>tiefliegende Lehmböden<br>tiefer Grundwasserspiegel<br>Mineralgehalt, hohes Zink-Kupfer-Verhältnis |
| *Klima* | nördliche Länder<br>starker Regenfall<br>niedrige Temperaturen |
| *Umwelt* | ländliche Gegend<br>Getreidestaub<br>Eisenstaub<br>kieselsäurehaltiger Staub |
| *Beruf* | Bauern<br>Steinbrucharbeiter<br>niedrige sozio-ökonomische Klasse |
| *Diätetische Faktoren* | unregelmäßige Mahlzeiten<br>hoher Zink- und Kupfergehalt<br>Eisenmangel<br>Molybdän<br>Mangel an Vitamin A, $B_1$, $B_{12}$, C<br>Rauchen<br>Alkohol<br>Paraffinöle (Purgativa) |
| *Speisekarte* | hoher Konsum kohlehydrat- und stärkereicher Nahrung wie Reis, Hülsenfrüchte, Kartoffeln<br>stark gepökeltes Fleisch oder Gemüse, selbstgeräucherter Speck, Salamiwurst, geräucherte, gesalzene, heiße Speisen<br>Tiefkühlkost<br>niedriger Proteingehalt<br>wenig frisches Gemüse und Früchte |
| *Erkrankungen* | Magenulcus<br>chronische Gastritis<br>Polypen<br>intestinale Metaplasie<br>Hyposekretion<br>Perniciosa<br>Plummer Vinson<br>Zahnkaries |
| *Heredität* | Blutgruppe A |

Graphisch gibt die Abb. 288 die dargelegten Zusammenhänge synoptisch wieder (SAXEN u. HAKAMA, 1967). Nach Ansicht von SAXEN und HAKAMA (1967) ist die „natürlichste" Interpretation geographischer Unterschiede der Morbidi-

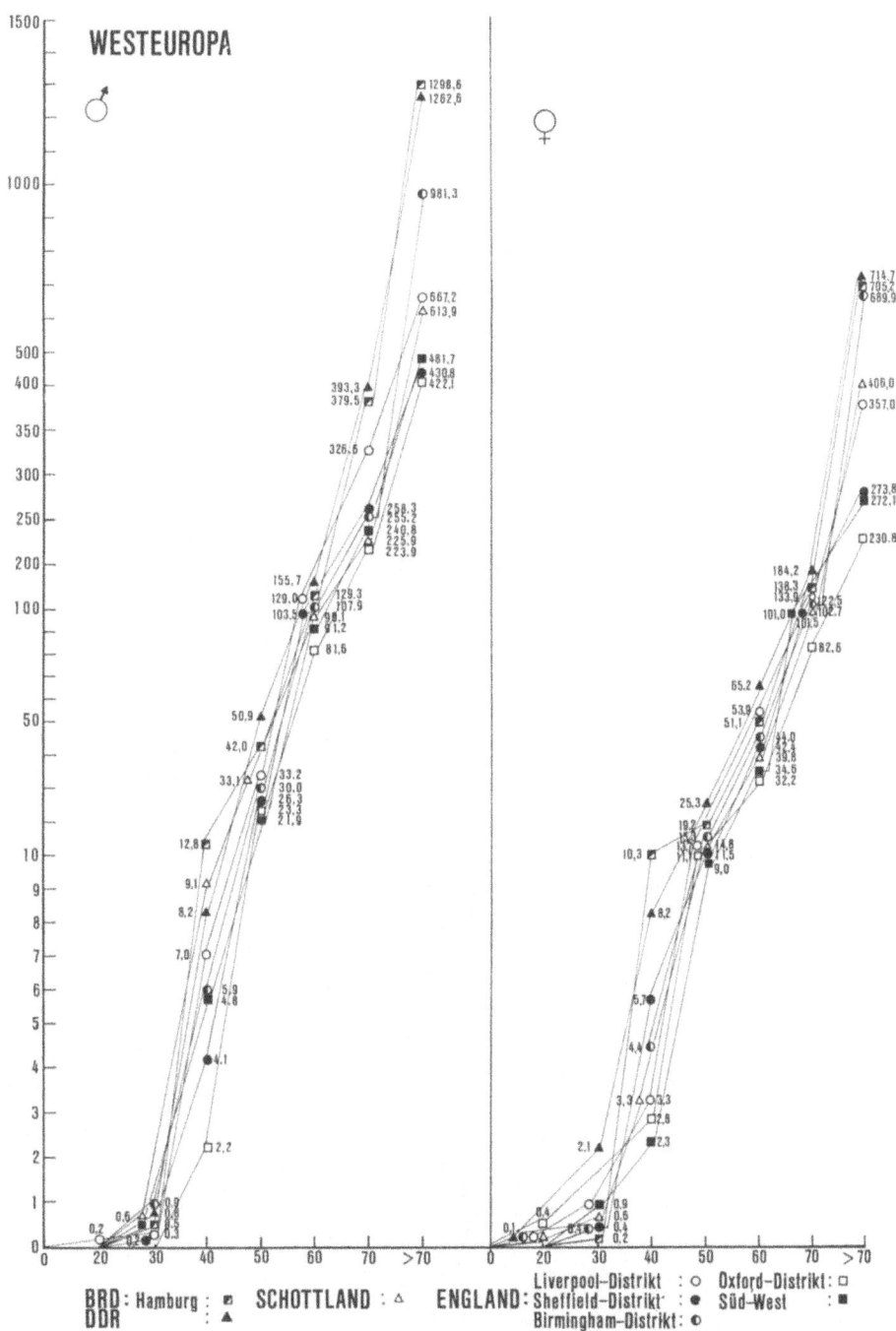

Abb. 275

Abb. 275—283. Jährliche mittlere Erkrankungsziffer an Magencarcinom bezogen auf 100 000 Einwohner der jeweiligen Lebensdekade bei Mann und Frau. [Gezeichnet nach Zahlenangaben aus: Cancer Incidence in Five Continents, vol. 2 (R. DOLL, C. MUIR, J. WATERHOUSE, eds.), 1970. Distributed for the UICC by Springer-Verlag Berlin-Heidelberg-New York]

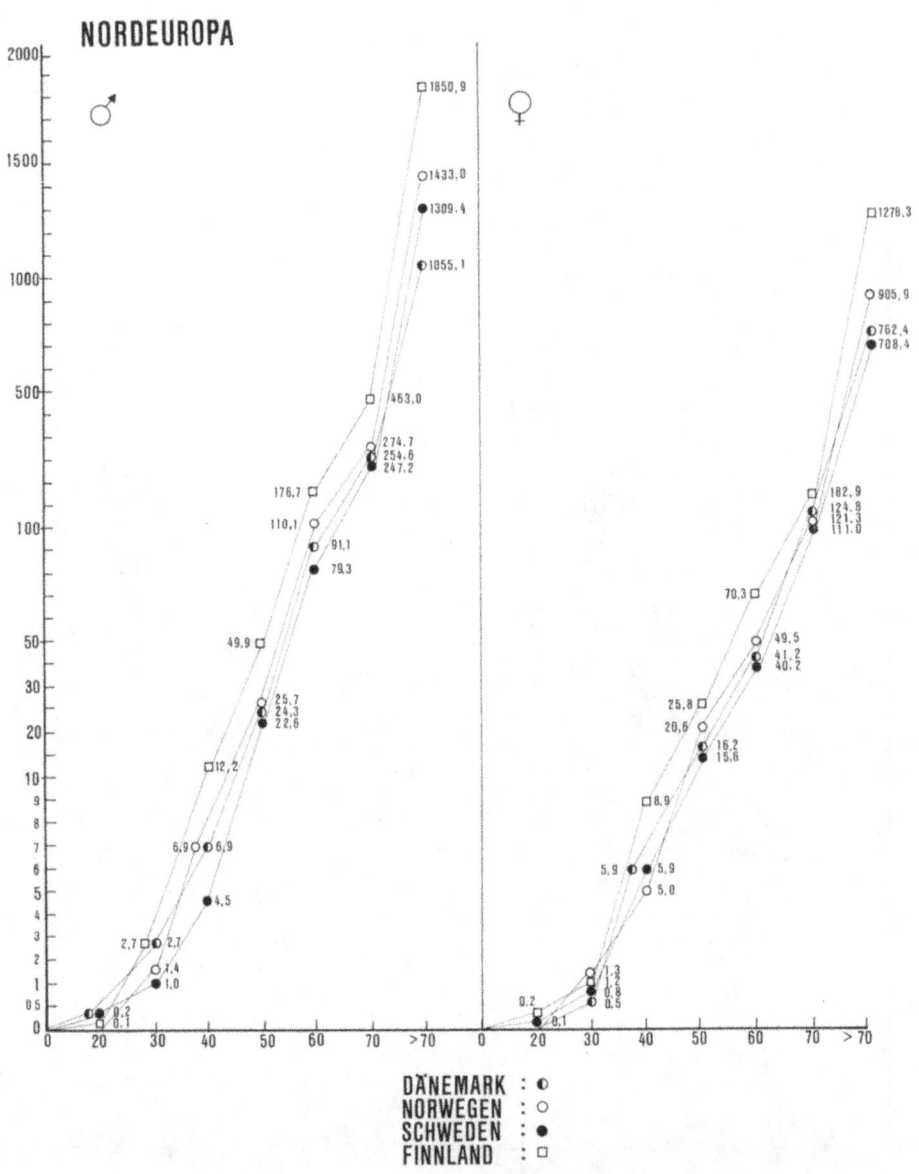

Abb. 276

Ätio-Pathogenese des Magencarcinomes

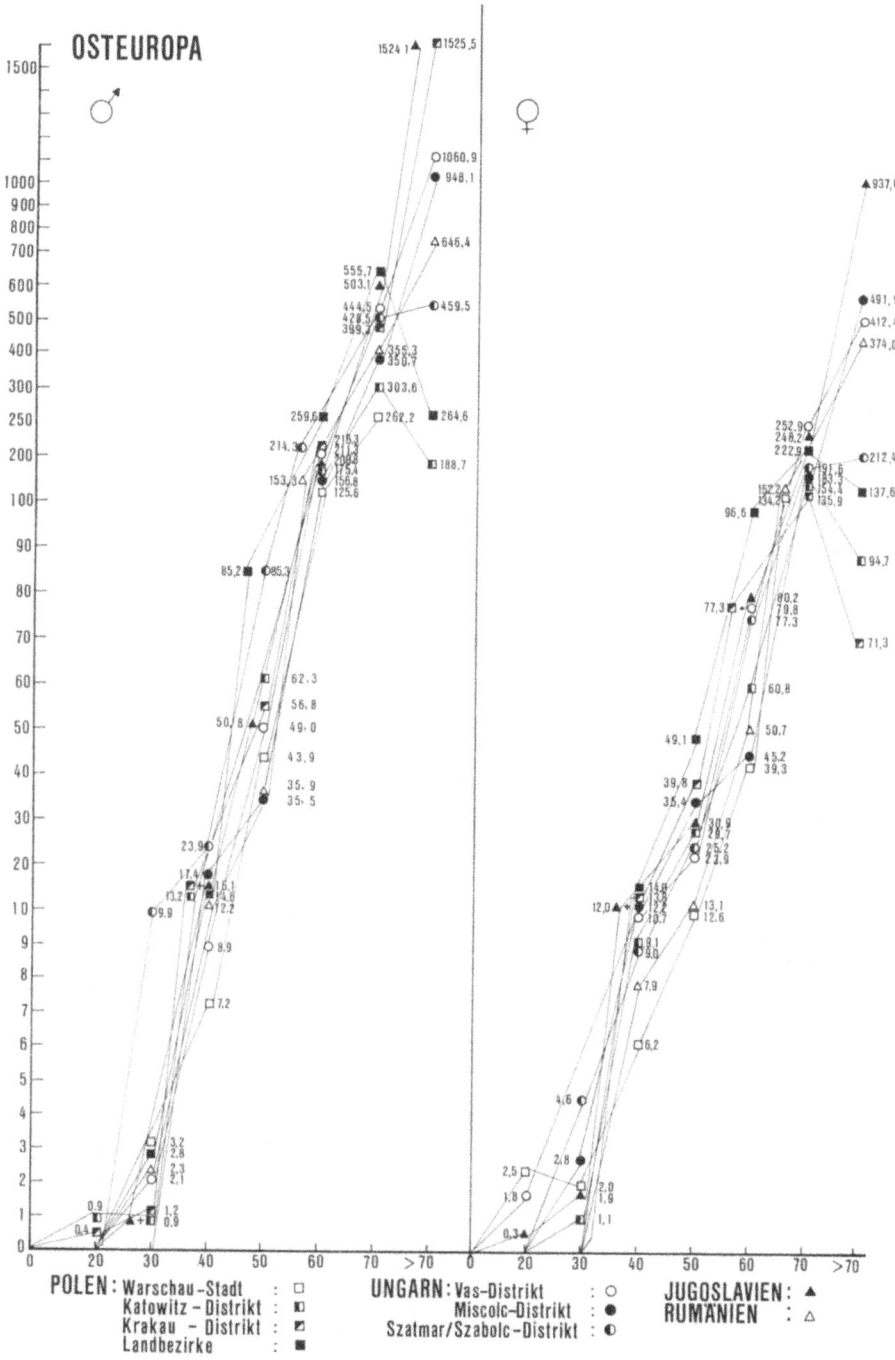

Abb. 277

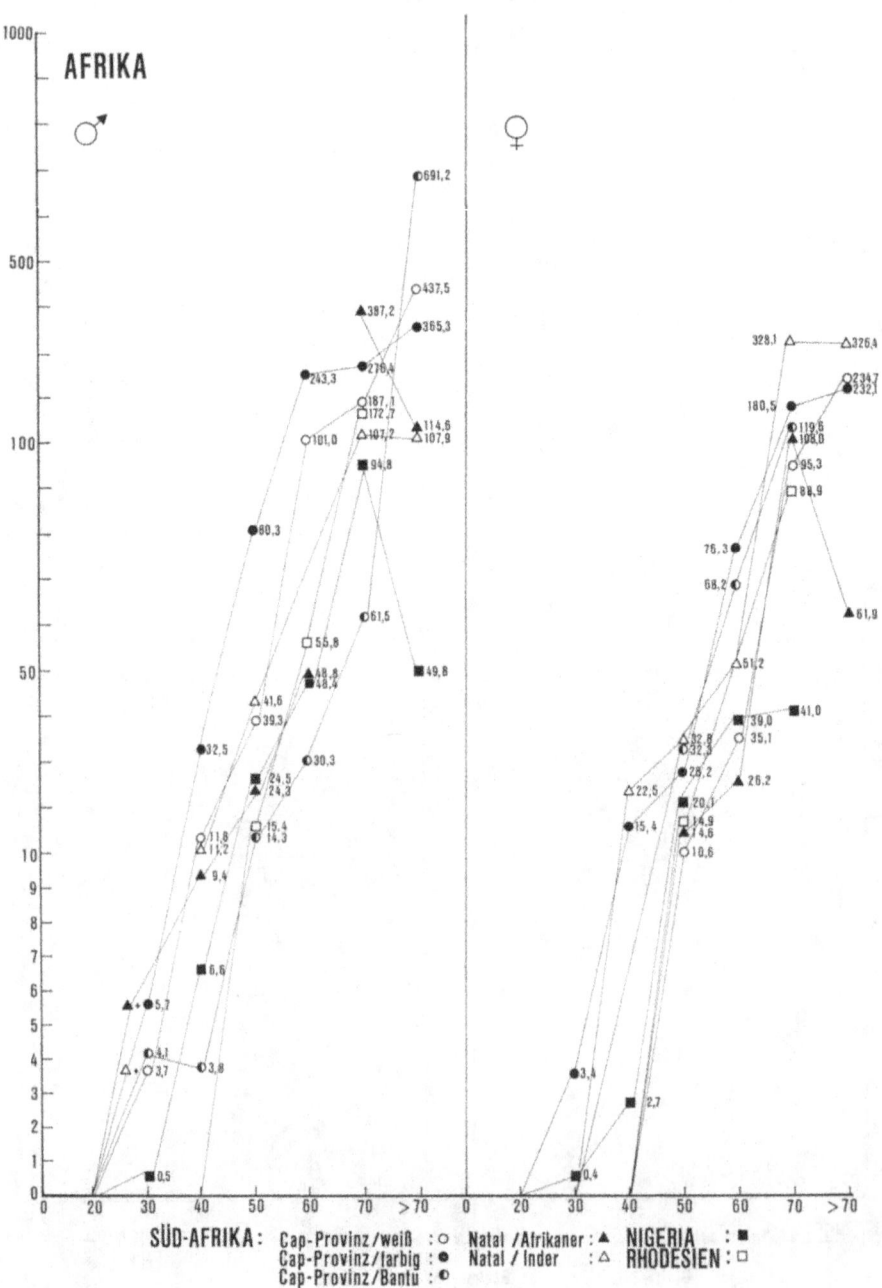

Abb. 278

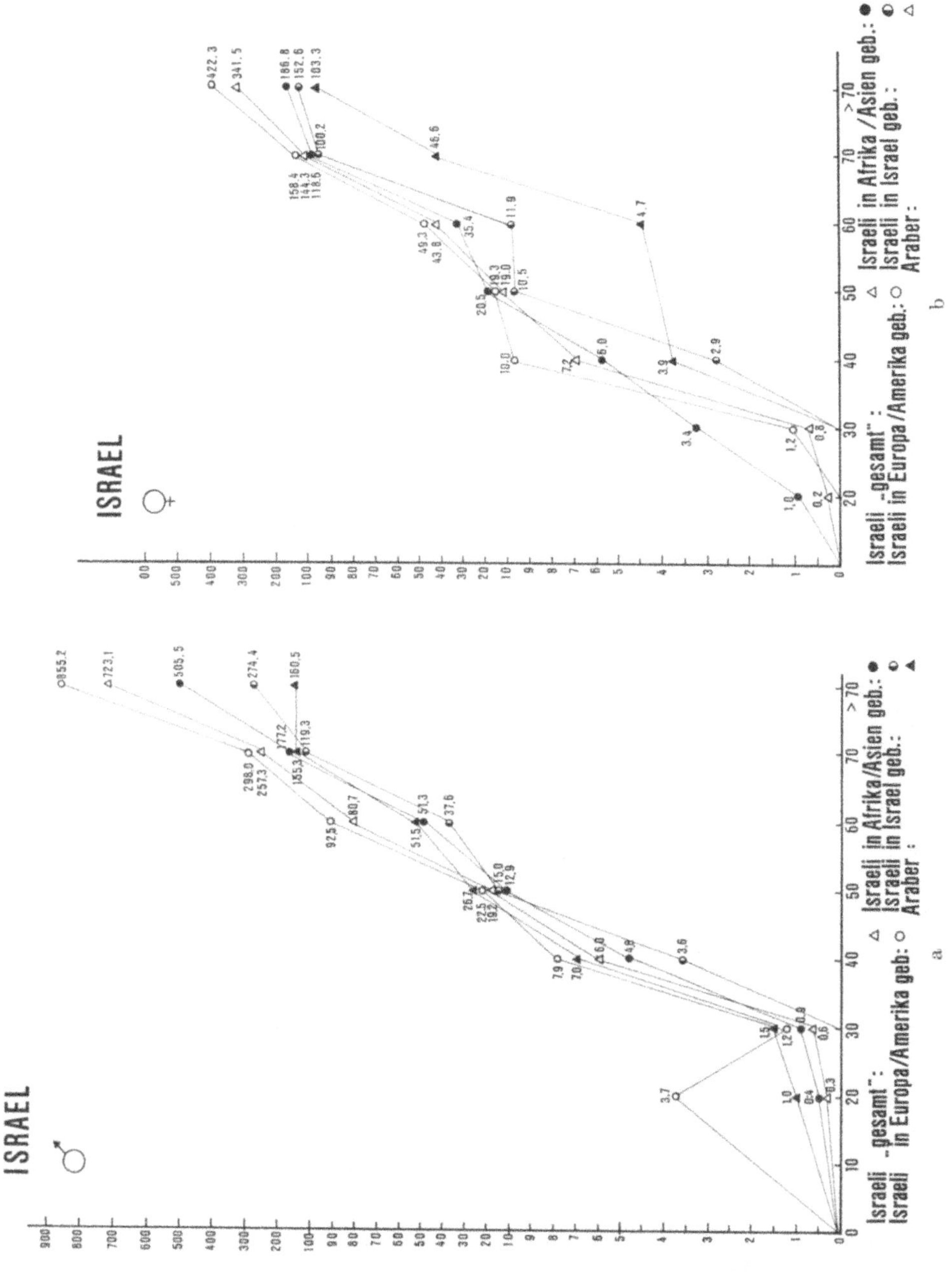

Ätio-Pathogenese des Magencarcinomes

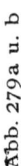

Abb. 279a u. b

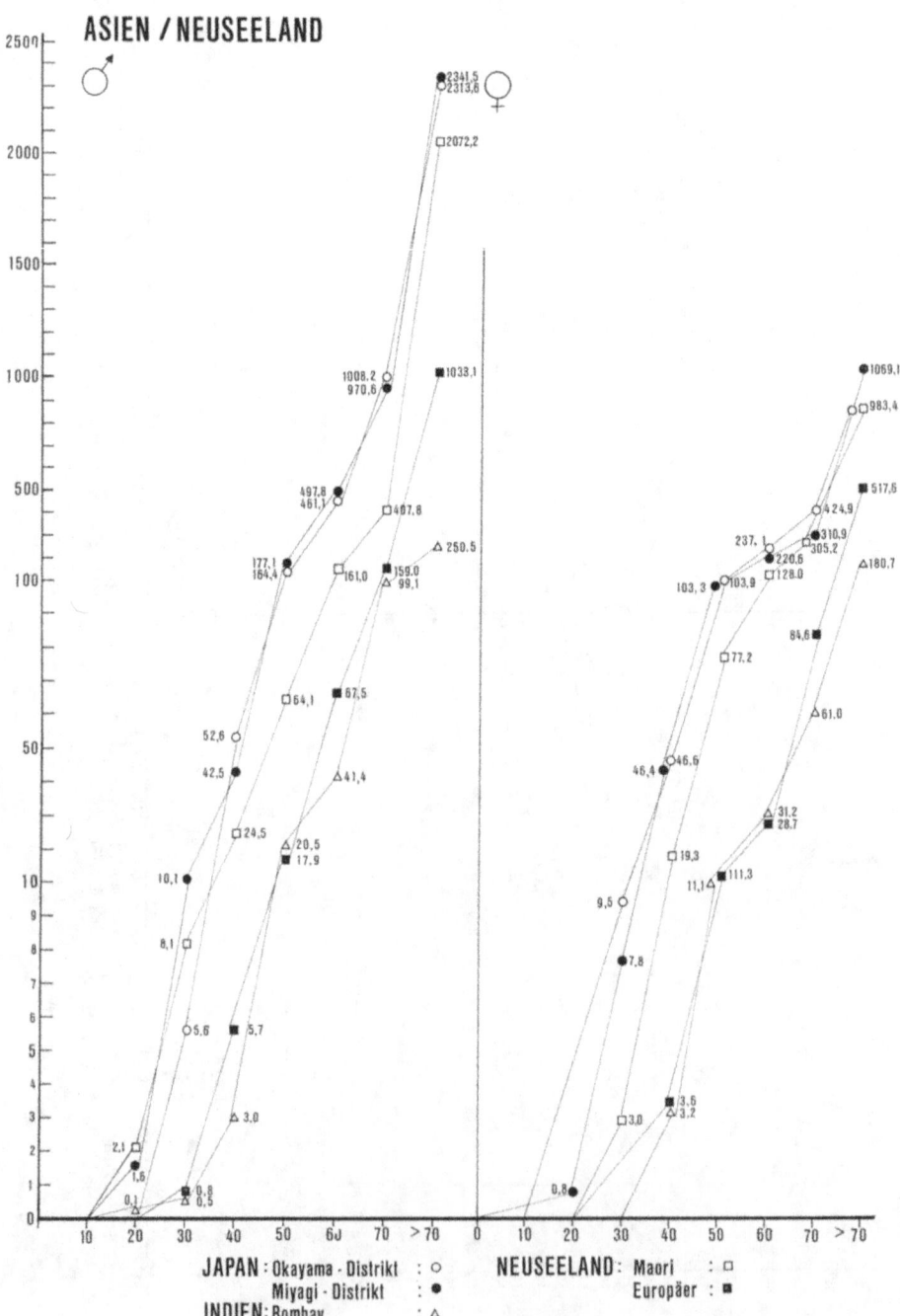

Abb. 280

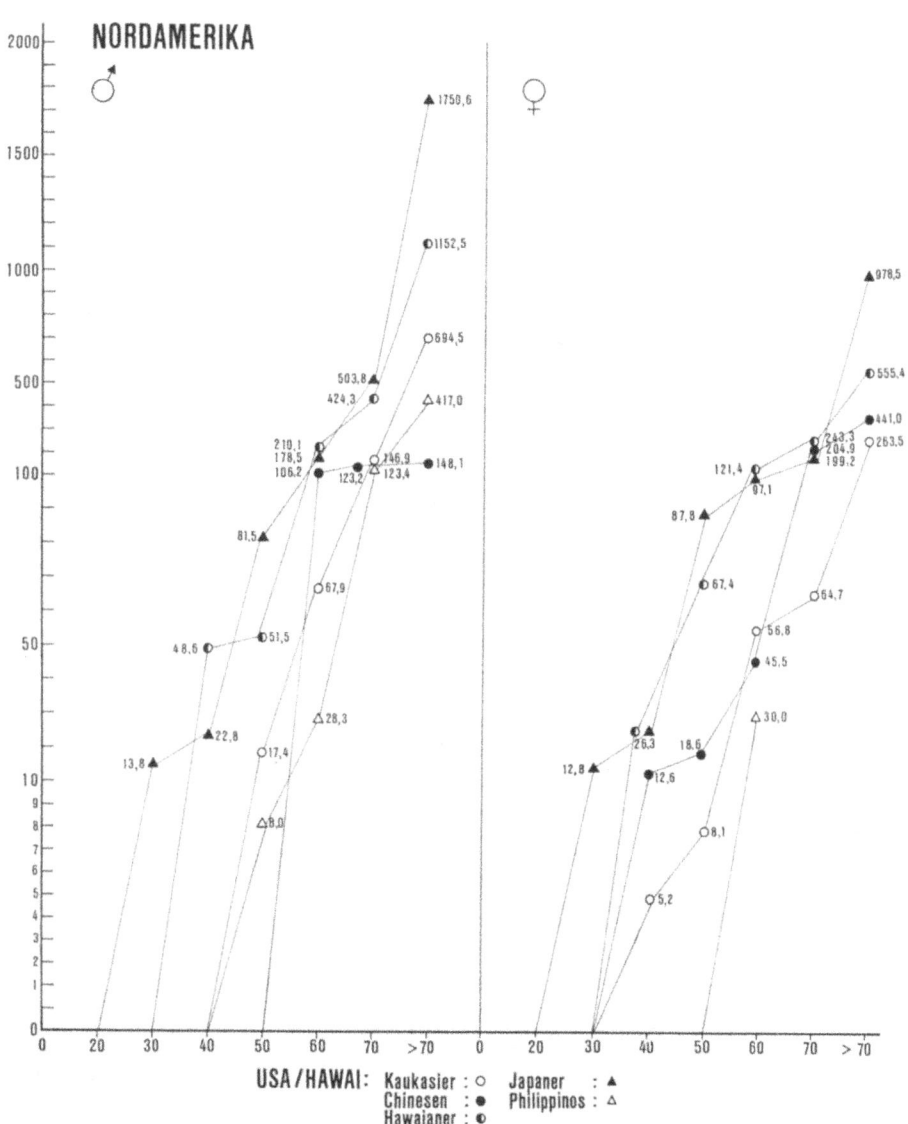

Abb. 281

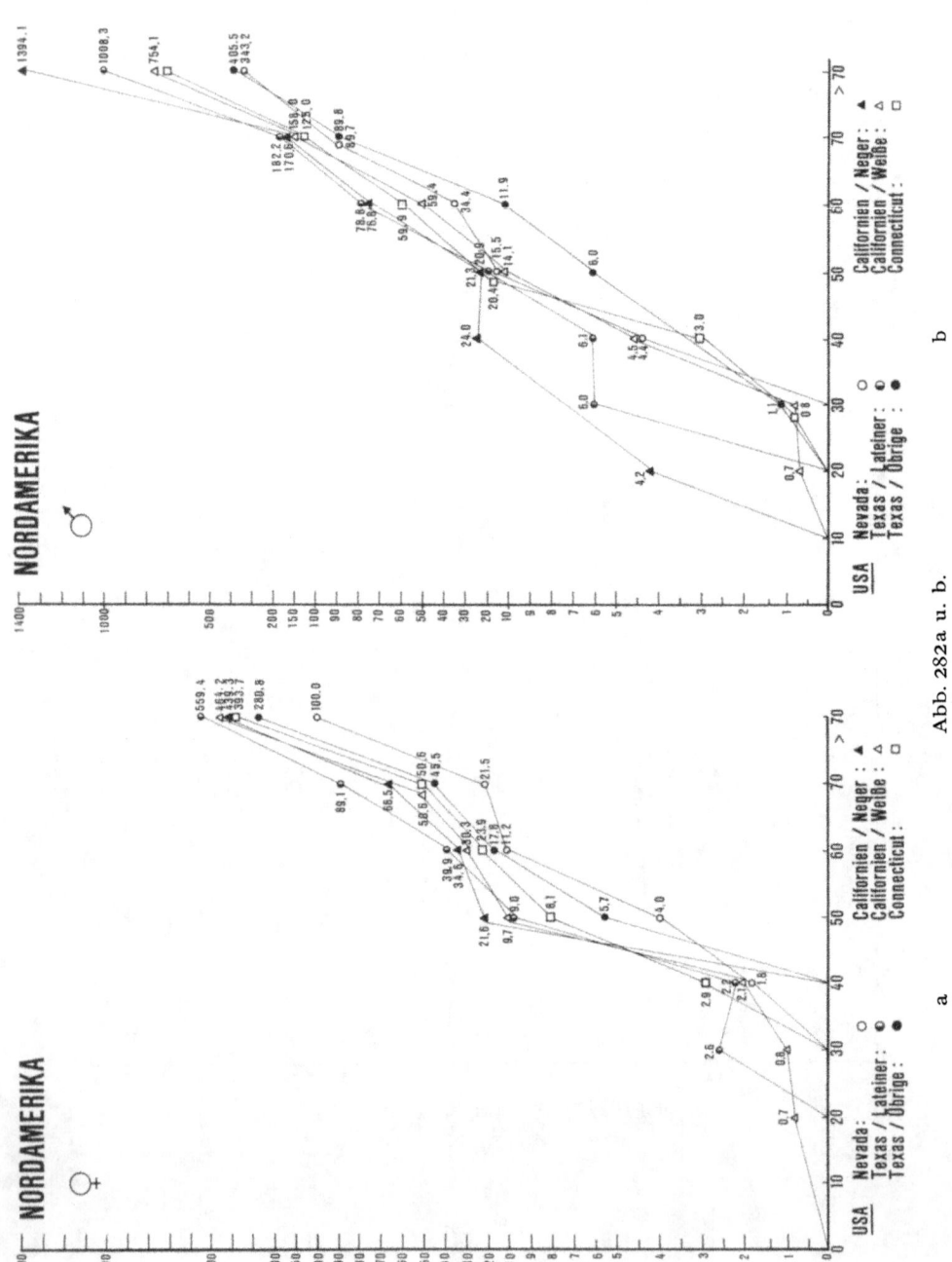

Abb. 282a u. b.

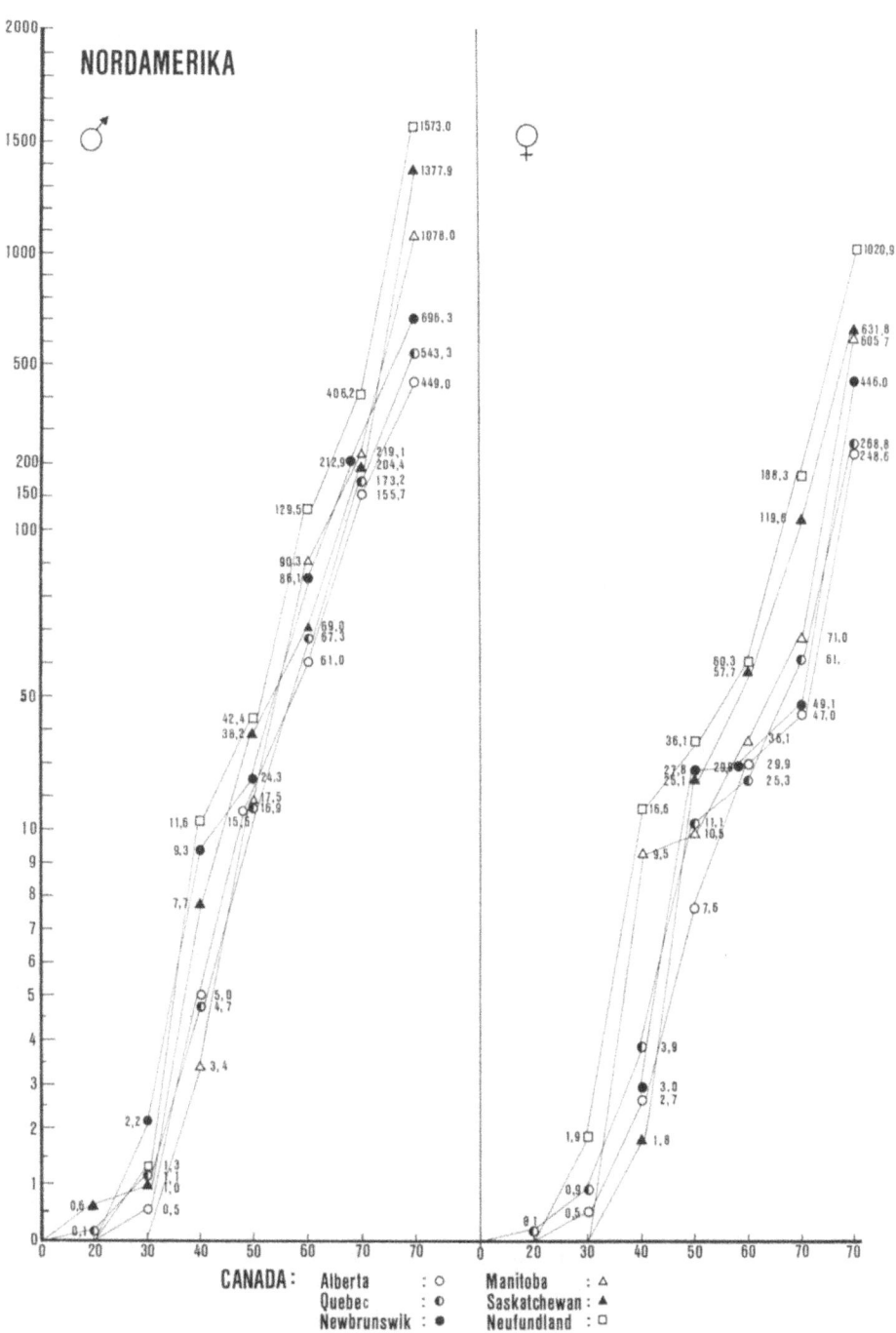

Abb. 283

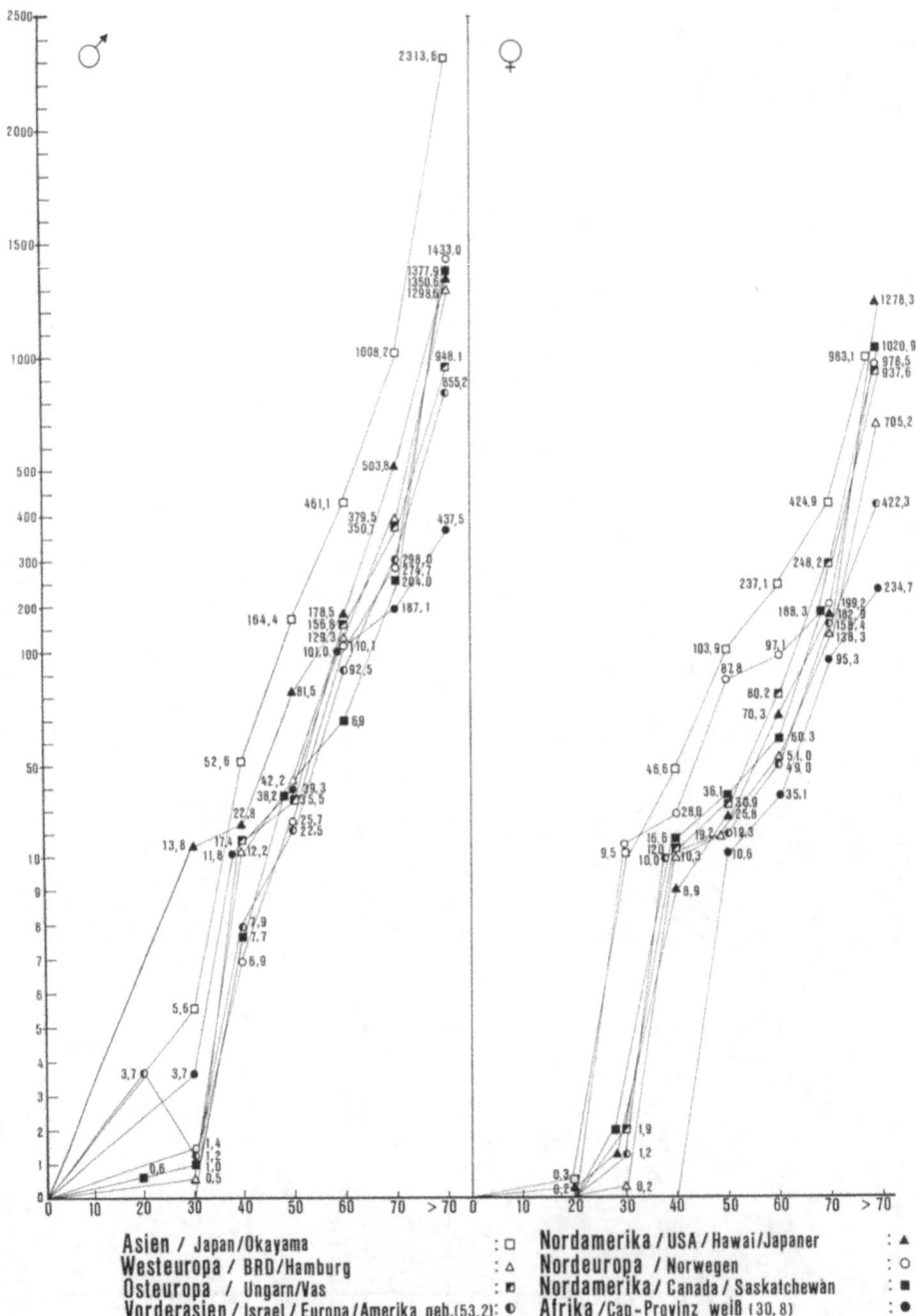

Abb. 284. Mittlere Erkrankungsziffern pro anno an Magencarcinom bezogen auf 100000 Einwohner der jeweiligen Lebensdekade bei Mann und Frau. *Höchste* Morbiditätsraten. [Gezeichnet nach Zahlenangaben aus: Cancer Incidence in Five Continents, vol. 2 (R. DOLL, C. MUIR, J. WATERHOUSE, eds.), 1970. Distributed for the UICC by Springer-Verlag Berlin-Heidelberg-New York]

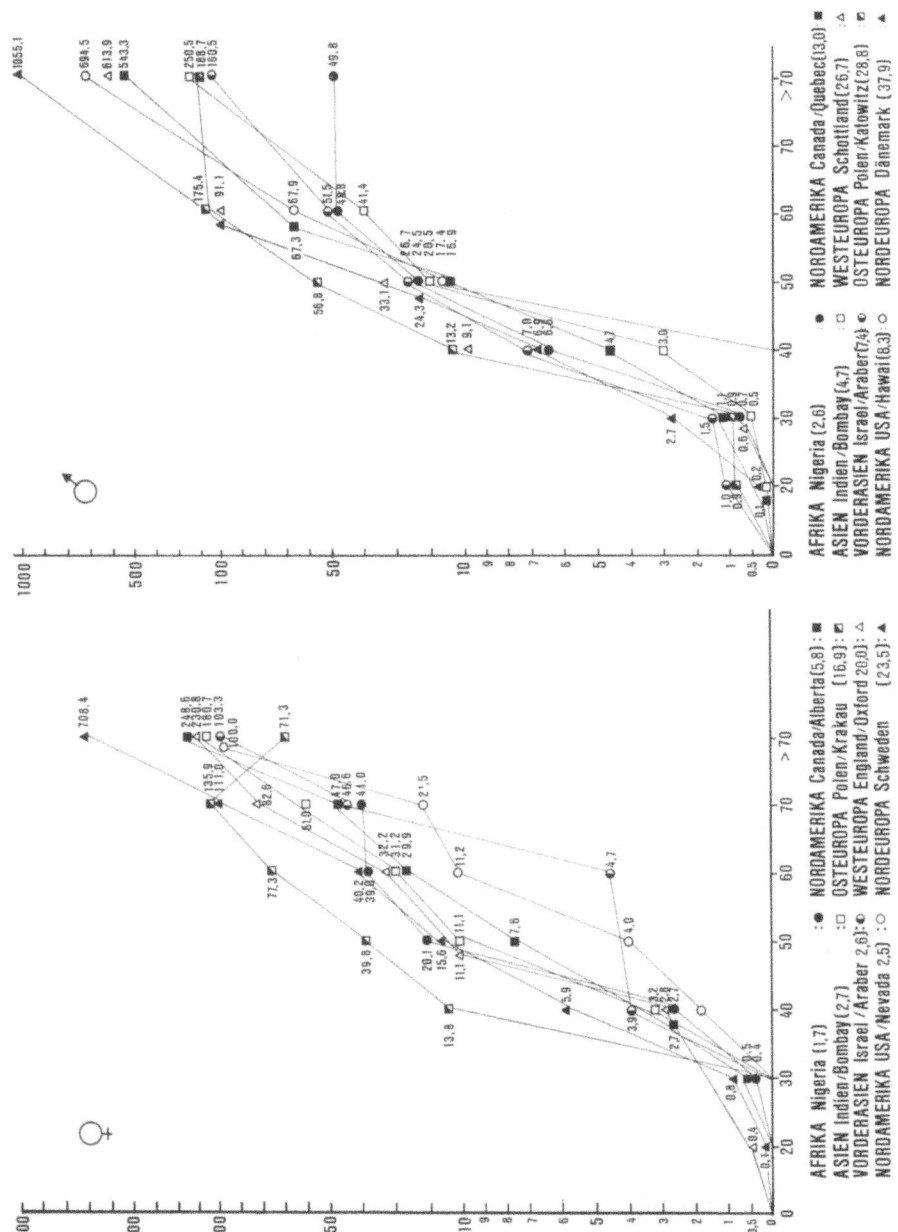

Abb. 285. Mittlere Erkrankungsziffern pro anno an Magencarcinom bezogen auf 100000 Einwohner der jeweiligen Lebensdekade bei Mann und Frau. *Niedrigste* Morbiditätsraten. [Gezeichnet nach Zahlenangaben aus: Cancer Incidence in Five Continents, vol. 2 (R. DOLL, C. MUIR, J. WATERHOUSE, eds.), 1970. Distributed for the UICC by Springer-Verlag Berlin-Heidelberg-New York]

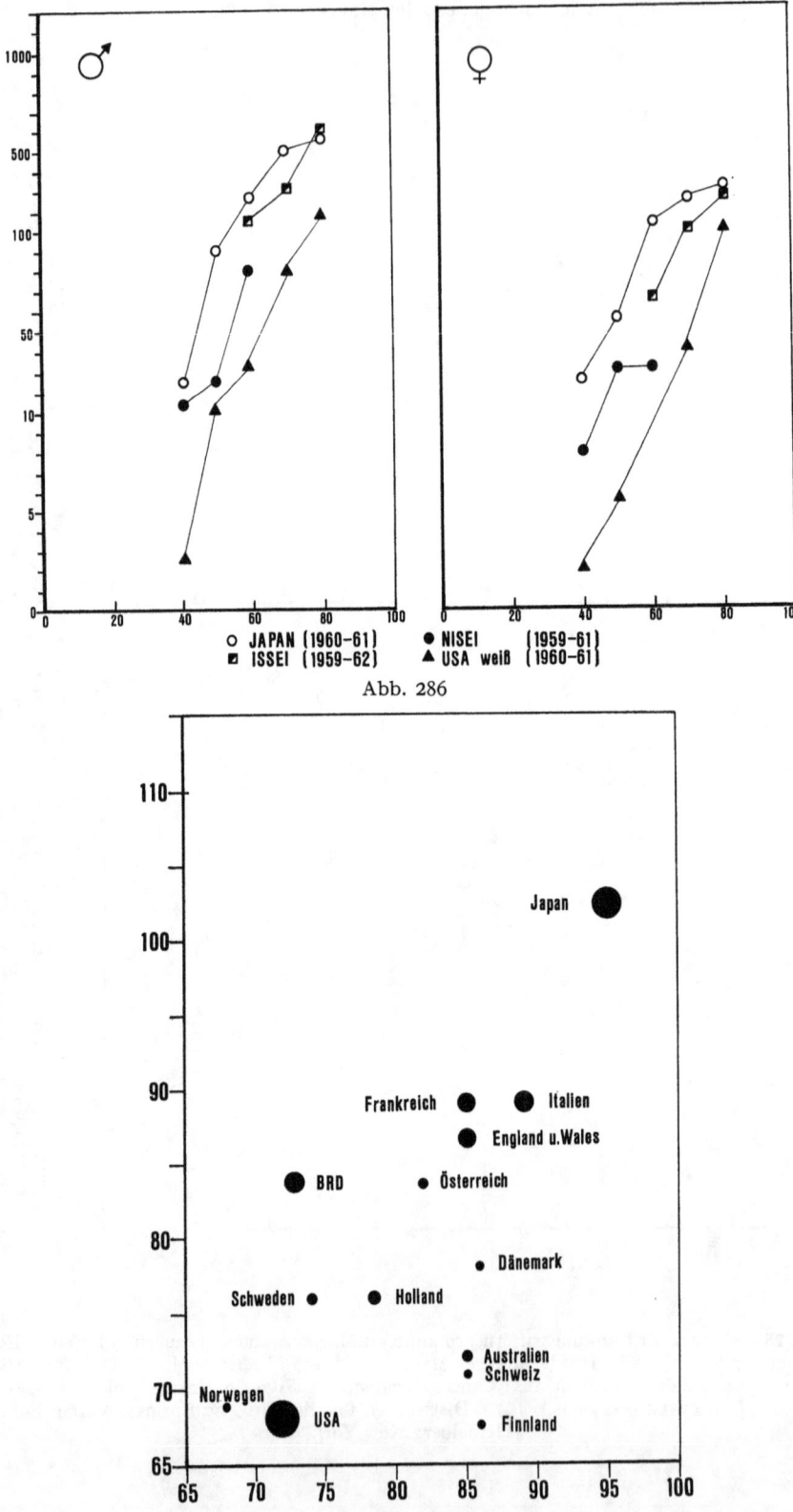

Abb. 286

Abb. 287

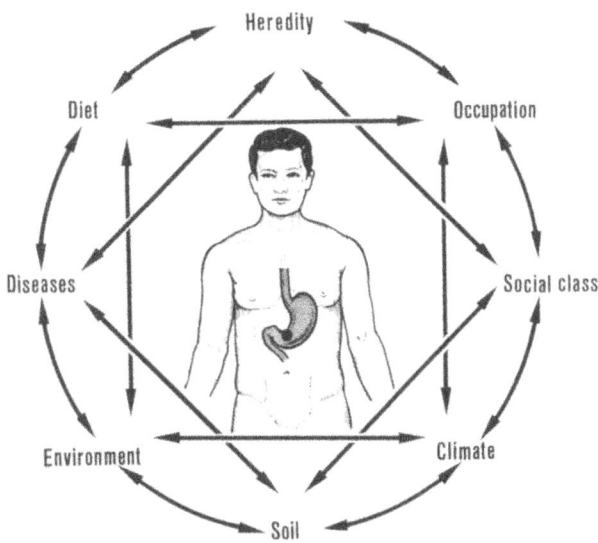

Abb. 288. Die Wechselwirkungen von einzelnen, für das Magencarcinom wesentlichen ätiopathogenetischen Faktoren. (Nach SAXEN u. HAKAMA, 1967)

tätsrate von Magencarcinomen, daß die Zahlen die „spezifischen Umweltfaktoren" reflektieren, wobei den speziellen Nahrungsgewohnheiten die größte Bedeutung beigemessen wird.

### c) Präcancerosen

Quantitative Aspekte der chemischen Carcinogenese lassen nach DRUCKREY (1967) den Schluß zu, daß die Carcinogenese bei kontinuierlicher Applikation der Noxe unabhängig vom Carcinogen und unbeschadet des speziell betroffenen Organes, in dem sich der Tumor entwickelt, klare Dosis- und Zeitabhängigkeiten erkennen läßt: $d\,t^n = $ const. Diese Formel hat nicht nur für das Tierexperiment, sondern auch für die menschliche Carcinogenese ihre Gültigkeit (NORDLING, 1953; DOLL, 1963; DRUCKREY, 1967). Der numerische Wert von $n$ variiert erheblich bei den einzelnen Carcinogenen; DRUCKREY (1967) gibt Grenzen zwischen 1,1 und 6,5 an. Das Zahlenverhältnis kann als Indikator der carcinogenen Aktivität einer speziellen Verbindung angesehen werden. Nach der dargelegten Formel steigt die carcinogene Wirkung einer bestimmten Verbindung bei kontinuierlicher Applikation mit der Zeit an und wird als „Verstärkerwirkung" (DRUCKREY, 1967)

---

Abb. 286. Altersgruppenadjustierte Mortalitätsziffern an Magencarcinom unter in Japan lebenden Japanern, in Amerika lebenden Japanern (Issei), deren in Amerika geborenen Nachkommen (Nisei) und der übrigen weißen US-Bevölkerung. (Nach HAENSZEL u. SEGI, 1967)

Abb. 287. Korrelation zwischen altersadjustierter Magencarcinommortalitätsrate und Getreide-(Mehl-)Konsum pro Einwohner. (Nach SAXEN u. HAKAMA, 1967.) Die unterschiedliche Punktgröße symbolisiert die Relation zwischen Abnahme der Carcinommortalität (1952/53 gegenüber 1960/61) und Rückgang des Getreide-(Mehl-)Konsumes (1934—1938 gegenüber 1960/61) zugunsten einer ausgewogenen Kost aufgefaßt. Aus dieser Sicht wurde die Hypothese postuliert, daß ein Carcinom durch einen einzigen „Impuls" (Treffer, vgl. Tabelle 32; vgl. BÜCHNER, 1960) induziert würde. Das potentielle Risiko bei Inkorporation verschiedener Carcinogene variiert mit einer Streubreite von 1:10 Millionen!

Schematisiert läuft die Cancerisierung nach BÜCHNER (1960) wie in Tabelle 32 wiedergegeben ab:

Tabelle 32. *Schematisierter Ablauf der Cancerisierung* (BÜCHNER, 1960)

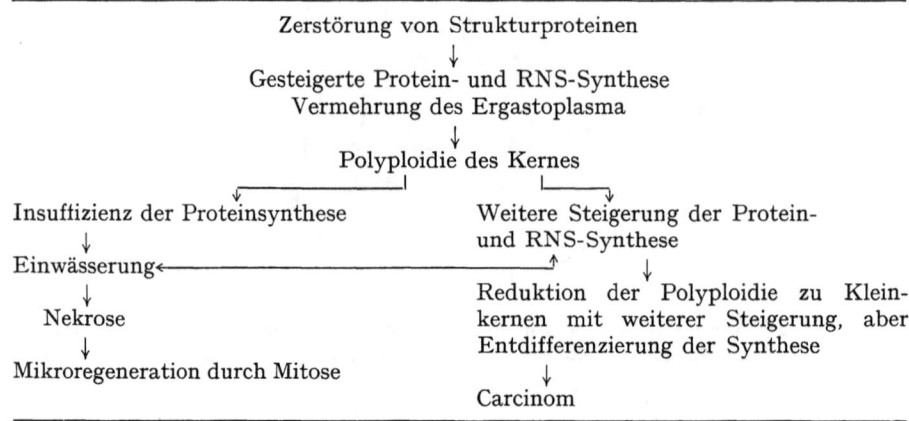

Bei Mensch und Tier entwickeln sich Carcinome fokal oder multifokal in einer Region, die in der Regel diffus Carcinogenen ausgesetzt war (FOULDS, 1961), wobei drei Hauptschritte der Tumorentwicklung unterschieden werden:

1. Das Carcinogen induziert nach dem „Trefferereignis" den Status der latenten Präneoplasie in einem dem Expositionsfeld entsprechenden Bezirk. In dieser Phase fehlt in der Regel eine morphologisch erfaßbare Zellveränderung, obwohl bereits eine „Mutation" erfolgte.

2. Nach einer Zwischenphase, die mit oder ohne weitere äußere Stimulation (Ein- oder Mehrtreffer-Ereignis) verläuft, entwickeln sich fokal oder multifokal innerhalb der „präparierten" Zone visible Läsionen. Sie sind häufiger multipel und variabel. Es können bereits „unvollkommene Neoplasien" vorliegen.

3. Definitive maligne Tumoren entwickeln sich erst zu einem sehr viel späteren Zeitpunkt. Diese liegen in der präparierten Zone, oder in solchen, die keine Veränderungen im Sinne der Phase 2 erkennen ließen.

Die Initialläsionen der Phase 2 sind einem unterschiedlichen Schicksal unterworfen. Die Mehrzahl bleibt „benigne", während nur ein geringer Prozentsatz in ein definitives Malignom übergeht. Diese Veränderungen sind Präcancerosen in dem Sinne, als ihnen eine bestimmte statistische Wahrscheinlichkeit zukommt, in ein Carcinom überzugehen. Das *Carcinoma in situ* ist als präinvasives-Carcinom definiert, während das invasive Carcinom sich aus einer Progression entwickelt, die der Primärläsion nicht eigen ist.

Präcanceröse Veränderungen sind somit potentielle, aber nicht obligatorische Carcinomvorstufen. Sie sind nur im Sinne einer bestimmten statistischen Wahrscheinlichkeit, in ein Carcinom überzugehen, als solche zu werten.

MIZUKAMI (1959) erfaßt in seiner pathogenetischen Klassifikation des „early cancer" den prozentualen Anteil, den die für den Magen wesentlichen Präcancerosen am Gesamtkollektiv der Magencarcinome nehmen (Tabelle 33):

Tabelle 33. *Pathogenetische Klassifikation des Magencarcinomes*
(Nach MIZUKAMI, 1959)

| | | |
|---|---|---|
| Gastritiscarcinome | 110 Fälle | 41,1% |
| Ulcuscarcinome | 111 Fälle | 41,4% |
| Carcinome auf dem Boden von Magenpolypen | 43 Fälle | 16,0% |
| Carcinome auf dem Boden dystoper Zellkeime | 4 Fälle | 1,5% |

α) *Gastritis und Magencarcinom*

Bereits 1771 beschrieb BOERHAAVE die Koexistenz von chronischer Magenentzündung und Magencarcinom. Die Diskussion entflammte erneut, nachdem KONJETZNY (1913) sowie SALTZMAN (1913) darauf hinwiesen, daß das Magencarcinom jeweils auf dem Boden einer chronischen Gastritis entstünde. Seitdem wird das Für und Wider dieser These heftig diskutiert. Von der Mehrzahl der Untersucher wird eine direkte Beziehung zwischen chronischer Gastritis und Magencarcinom anerkannt, wobei nicht so sehr der entzündliche Vorgang an sich, sondern der durch ihn ausgelöste Um- und Fehlbau der Schleimhaut als entscheidend betrachtet wird (KONJETZNY, 1913, 1928, 1938; SALTZMAN, 1913; ANSCHÜTZ u. WANKE, 1931; ORATOR, 1925; PUCHERT, 1931; ROLLER, 1938; HENSCHEN, 1948, 1960; HURST, 1939; USLAND, 1935; ROEMCKE, 1950; BERG, 1950; BÜCKER, 1950; MORSON, 1962; HAWSKLEY, 1963; SIURALA, 1965; SCHINDLER, 1965; SIURALA u. Mitarb., 1966; WOLFF, 1968; u.v.a.). Von einzelnen Autoren wird ein Kausalzusammenhang abgelehnt (BORRMANN, 1926; GEISSENDÖRFER, 1928; KAUFMANN, 1931; STÄMMLER, 1937; HARING, 1939; WANSER, 1939; STEWART, 1941; SIMON, 1955), während von anderen Ausmaß und Lokalisation der Gastritis mit der Geschwulst nicht in Einklang gebracht werden konnte (MAGNUS, 1937; SHAPIRO u. Mitarb., 1942; HEBBEL, 1943; COX, 1949).

Im Rahmen der Umbaugastritis kommt der *intestinalen Metaplasie* nach neueren Untersuchungen eine zentrale Bedeutung zu (vgl. S. 281) (GRAHAM u. SCHADE, 1965; RUBIN u. Mitarb., 1966, 1967; RUBIN, 1968; SIURALA u. TARPILA, 1968; KIMURA u. Mitarb., 1969). Infolge ausgedehnter umschriebener oder diffuser intestinaler Metaplasie wird die sekretorische Mucosa in eine absorptive transformiert. Die Folge ist eine erhöhte Absorption potentieller sowie erwiesener Carcinogene. Damit wird die intestinale Metaplasie zum entscheidenden Bindeglied zwischen Gastritis und Ulcus einerseits und Gastritis und Carcinom andererseits (vgl. MORSON, 1962; SCHINDLER, 1965; SIURALA u. Mitarb., 1966). ISCHIOKA u. Mitarb. (1970) entnahmen Mucosabiopsien aus 12 Teststellen des Magens und bestätigten, daß der Prozentsatz der intestinalen Metaplasie mit dem Alter der Patienten ansteigt. Patienten im Alter von 30 Jahren lassen in 30% eine intestinale Metaplasie erkennen und solche von 50 Jahren in 67%. Gewertet wurden Herde intestinaler Metaplasie im Bereiche der kleinen Kurvatur in der Hauptdrüsenzone. In diesem Zusammenhang sind die Untersuchungen von KIMURA u. Mitarb. (1970) bedeutungsvoll. Danach wird eine chronologische Aszendenz der

Übergangszone von Pylorus- zu Haupt- oder Fundusdrüsen im Verlauf der chronischen Gastritis beobachtet. Die Untersuchungen ergänzen frühere Befunde von KONJETZNY (1928, 1938), HILLENBRAND (1930) sowie BÜCHNER (1956) über die Aszendenz der chronischen Antrumgastritis (vgl. S. 248). KIMURA u. Mitarb. (1970) definierten die Topik ihrer Biopsien durch Stufenbiopsien entlang der kleinen Kurvatur unter Sicht des Auges und maßen jeweils den cm-Abstand vom Pylorusring. Die Grenze zwischen Pylorus- und Hauptdrüsen ist bei der chronischen Gastritis nicht statisch, sondern einer dynamischen oralwärts orientierten

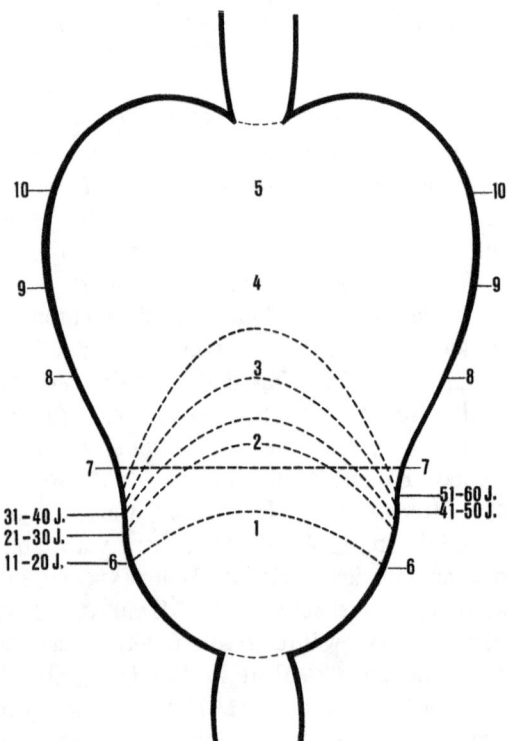

Abb. 289. Altersabhängige Ascension der Pylorusdrüsenzone. (Nach KIMURA u. Mitarb., 1970.) Die Markierungen *1—5* sowie *6—10* geben die Entnahmestellen der Mucosabiopsien an der kleinen und großen Kurvatur wieder

Verschiebung unterworfen. Diese Aszendenz geht annähernd dem Alter der Patienten parallel und erfolgt an der kleinen Kurvatur rascher als an der großen (Abb. 289).

KONJETZNY (1938) erachtete die sog. *atrophisch-hypertrophische* Gastritis (vgl. S. 240ff.) mit ihren regeneratorisch-reparativen „Wucherungen" sowie ihren Beziehungen zu den „Magenpolypen" als die entscheidende Präcancerose. Diese „polypösen" Wucherungen (Abb. 290) wurden als Mutterboden für eine oft multizentrische Krebsentstehung erachtet. DJAJA u. Mitarb. (1970) berichteten kürzlich über statistisch signifikante Beziehungen zwischen „atrophic-hyperplastic gastritis" und Magencarcinom. Die Mehrzahl der Untersucher (vgl. S. 252ff.) vermeidet indessen heute die Bezeichnung atrophisch-hypertrophische Gastritis

Ätio-Pathogenese des Magencarcinomes 635

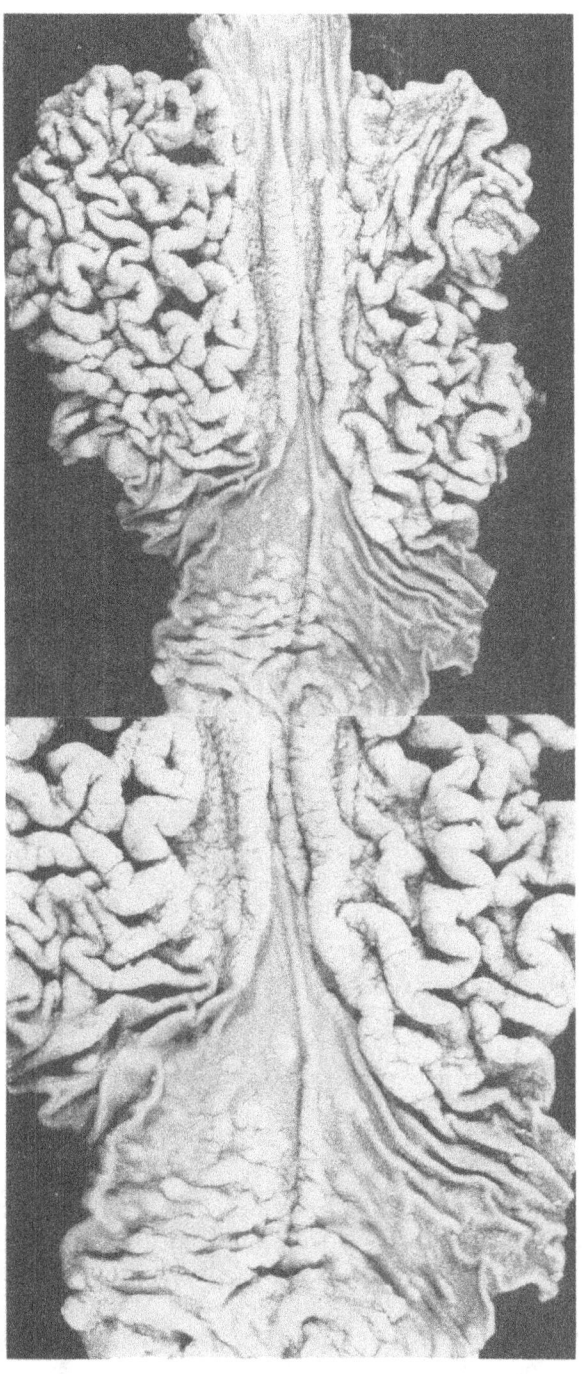

Abb. 290. Hypertrophische Gastritis mit multiplen Polypen im Bereiche des Antrum (Sammlungspräparat Path. Inst. Heidelberg)

und auch die „hypertrophische Gastritis" per se bleibt als Präcancerose umstritten (vgl. S. 246). HAWSKLEY (1963) teilte eine 16jährige Beobachtungszeit einer Gastritis mit, die zunehmend polyploid wurde, bis ein morphologisch verifiziertes Carcinom entstand (vgl. auch STOUT, 1953).

Das morphologische Bild der chronischen Gastritis mit Dedifferenzierung (Abb. 291, vgl. S. 255 und Tabelle 6; s. auch DEMLING u. Mitarb., 1968) kann

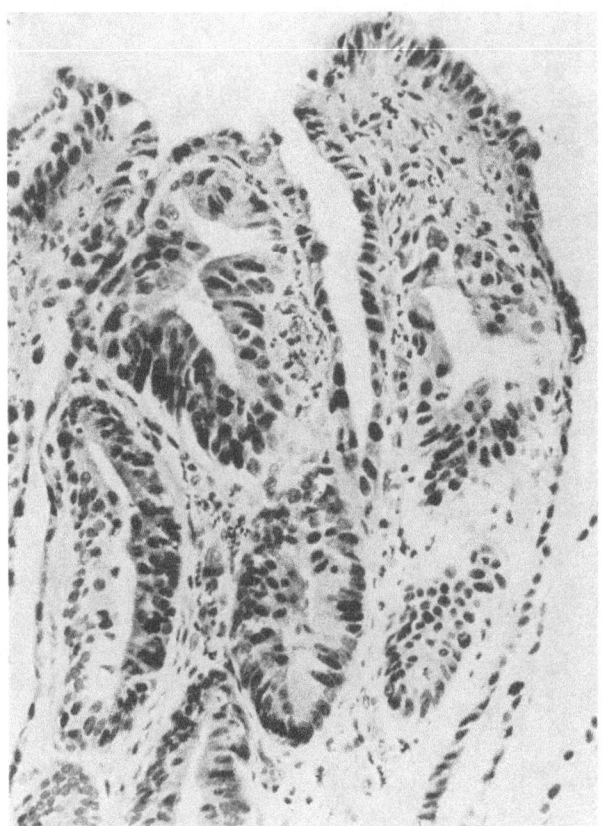

Abb. 291. Chronische Antrumgastritis mit Dedifferenzierung (E.-Nr. 6202/70, Path. Inst. Heidelberg). Färbung: HE, Vergr. 250fach

in Einzelfällen nur schwer von einem „Gastritiscarcinom" im Stadium des „early cancer" zu unterscheiden sein. Die Drüsenschläuche verlaufen unregelmäßig, ihr Abstand untereinander variiert und die umsäumenden Epithelien sind in der Regel stiftförmig, dichtstehend und mit hyperchromatischen Zellkernen versehen. Weiterhin ist die Mitoserate gesteigert (vgl. auch WOLFF, 1968). Während im Bereiche der Pylorusdrüsen die Regenerationszone basisnahe liegt (vgl. S. 153) und damit einen der Dünndarmschleimhaut weitgehend entsprechenden Regenerationsmodus erkennen läßt (vgl. EDER, 1969, Lit.), liegt das Regenerationszentrum der Hauptdrüsen (vgl. S. 150) in der Drüsenhalsregion. Hier findet man auch bei der chronischen Gastritis mit Umbau eine erhöhte Mitoserate sowie

Zell- und Kernatypien, die nicht selten mit einer Verschiebung der Kern-Plasmarelation zugunsten der Zellkerne einhergeht. Auch das Magencarcinom nimmt seinen Ausgang von den Zellen dieser Regenerationszone (KRAUSPE u. GUSEK, 1961; MIZUKAMI, 1958). Wichtig ist an dieser Stelle hervorzuheben, daß sich die Tumorzellen weder in ihren „stofflichen" noch „enzymatischen" Ausstattungen prinzipiell von ihrem Ausgangsgewebe unterscheiden (GREENSTEIN, 1947; BUTENANDT u. DANNENBERG, zit. nach STILLER u. STILLER, 1964).

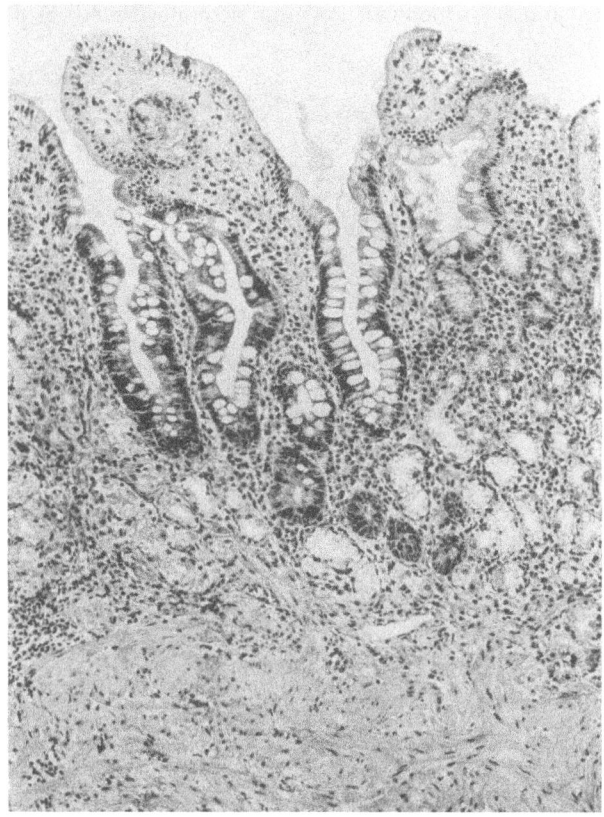

Abb. 292. Chronische Antrumgastritis mit intestinaler Metaplasie (E.-Nr. 24215/69, Path. Inst. Heidelberg). Färbung: HE, Vergr. 120fach

Neben der chronischen Gastritis mit intestinaler Metaplasie (Abb. 292) wird die chronische Gastritis mit Dedifferenzierung (Abb. 293) nach den eigenen Untersuchungen ebenfalls als Präcancerose angesehen.

Als Indiz des Kausalzusammenhanges zwischen Gastritis und Magencarcinom einerseits sowie Gastritis und Ulcus andererseits wird die Koinzidenz dieser Befunde gewertet. ISHIMORI u. Mitarb. (1970) unternahmen vergleichende Untersuchungen zur Frage der Gastritis um ulceröse Läsionen und Sekretionsfunktion bei „peptischen" Ulcera und dem ulcerativen Typ des Magencarcinomes:

1. Atrophische Veränderungen findet man perifokal um das Ulcus und das Carcinom.

2. Um das Carcinom zeigen die atrophischen Mucosaveränderungen eine größere Variabilität des morphologischen Bildes als um benigne Ulcera.

3. Grad und Ausdehnung der Mucosaatrophie ist besonders beim Carcinom im Einzelfalle großen Schwankungen unterworfen.

4. Beim benignen Ulcus ist die Mucosaatrophie im Bereiche des Ulcusrandes am ausgeprägtesten.

5. Nach Ulcusheilung bleiben Intensität und Ausdehnung der perifokalen Mucosaatrophie in der Regel stationär, während sie beim Carcinom ausgeprägter werden, an Ausdehnung zunehmen und mit dem Fortschreiten des Carcinomes konfluieren.

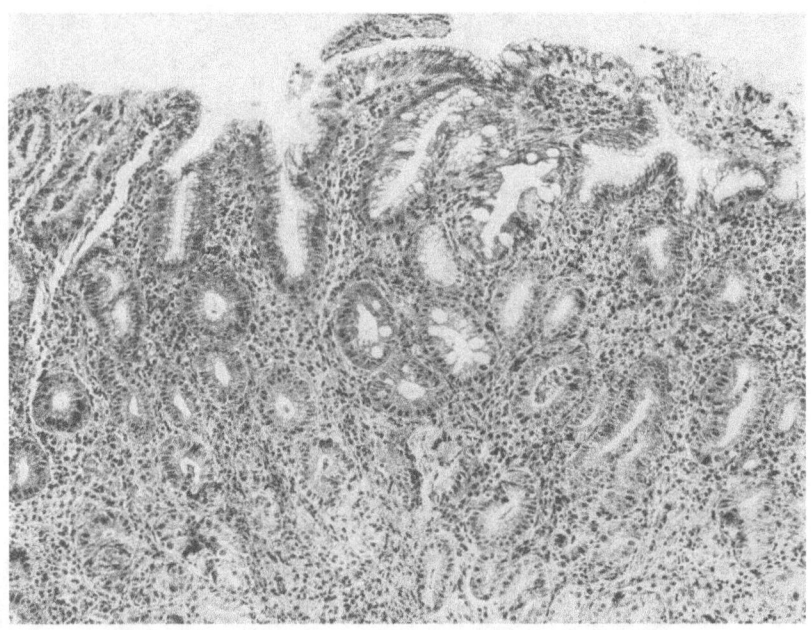

Abb. 293. Chronische Antrumgastritis mit intestinaler Metaplasie und Dedifferenzierung (E.-Nr. 4572/70, Path. Inst. Heidelberg). Färbung: HE, Vergr. 120fach

ISHIMORI u. Mitarb. (1970) folgern aus ihren Befunden, daß die Schleimhautveränderungen um ein Ulcus sekundär entstanden sein dürften (s. dazu S. 413), die Mucosaatrophie beim Carcinom progredient ist und die Sekretion speziell beim Carcinom erheblich beeinträchtigt ist.

Die Angaben über eine Koinzidenz von Magencarcinom und chronischer Gastritis schwanken je nach Tumorlokalisation zwischen annähernd 50 und 100% (KONJETZNY, 1938, 1954, Lit.; SHAPIRO u. Mitarb., 1942; WARREN u. MEISSNER, 1944; STOUT, 1945; MEYERS, 1948; GUISS u. STEWART, 1948, 1963; MONROE u. Mitarb., 1964; SCHINDLER, 1965; BECKERT, 1968; u.v.a.).

SCHINDLER (1965) fand unter 167 Carcinomen perifokal in 24,1% eine „normale" bzw. noch annähernd als normal zu bezeichnende Mucosa eine atrophische Gastritis dagegen in 68,3% der Fälle. In 4,2% beobachtete SCHINDLER (1965) eine „hypertrophisch-glanduläre" Gastritis.

BECKERT (1968) untersuchte 170 Magencarcinome von Patienten über 50 Jahre nach der swiss-roll-Technik (Tabelle 34):

Tabelle 34. *Häufigkeit und Lokalisation der chronischen Gastritis beim Magencarcinom* (Nach BECKERT, 1968)

|  | Schleimhaut | |
|---|---|---|
|  | Korpus | Antrum |
| Kardiacarcinom | 50% | 46% |
| Korpuscarcinom | 67% | 53% |
| Antrumcarcinom | 75% | 63% |

Die Beziehungen zwischen chronischer Gastritis und Magencarcinom konnten durch Studien an Mikrocarcinomen („early cancer") näher analysiert und eine positive Korrelation wahrscheinlich gemacht werden (KONJETZNY, 1953; MAJIMA u. Mitarb., 1965; NAGAYO u. Mitarb., 1965; KURU, 1967; KURAKAWA u. Mitarb., 1967). Das frühe Magencarcinom wird in diesem Zusammenhang als Tumor definiert, der noch auf die Mucosa und Submucosa beschränkt ist. KURAKOWA u. Mitarb. (1967), KURU (1967) sowie MAJIMA u. Mitarb. (1965) kommen in ihrer pathogenetischen Klassifizierung des „early cancer" zu weitgehend entsprechenden Prozentsätzen (Tabelle 35):

Tabelle 35

|  | KURAKOWA u. Mitarb. | KURU | MAJIMA u. Mitarb. |
|---|---|---|---|
| Patientenzahl | 240 | 100 | 95 |
| Gastritiscarcinom | 33,8% | 38,0% | 40,0% |
| Ulcuscarcinom | 59,5% | 38,0% | 42,1% |
| Polypcarcinom | 6,7% | 18,0% | 10,5% |
| Ohne Angabe | — | 6,0% | — |

Die chronische Gastritis (vgl. S. 240) läßt in der Regel ein diffuses, aus dem Antrum ventriculi ascendierendes Ausbreitungsmuster erkennen (vgl. auch HEINKEL u. Mitarb., 1956; HENNING u. Mitarb., 1962; WOLFF u. SCHWARZ, 1967). In 2—5% der Fälle liegt jedoch eine fokale Ausbreitung vor (HEBBEL, 1949; WOLFF, 1968). WOLFF (1968) sieht die Diskrepanz zwischen der positiven Korrelation von Gastritis und Magencarcinom einerseits sowie den Typen des *Magencarcinomes mit* sowie *ohne perifokaler Gastritis* andererseits durch den Nachweis der *diffusen* sowie *fokalen* Gastritis gelöst. Nach dem Konzept von WOLFF (1968) wird die diffuse Gastritis als „Präcancerose" des Magencarcinomes mit perifokaler Gastritis und die fokale Gastritis als „Präcancerose" des Magencarcinomes ohne perifokale Gastritis angesehen.

Als wichtigstes Indiz einer positiven Korrelation zwischen chronischer Gastritis und Magencarcinom wird die intestinale Metaplasie mit ihren patho-physiologischen Besonderheiten (vgl. S. 281) gewertet. MORSON (1955; vgl. JÄRVI u. LAUREN,

1951) versuchte im gegebenen Zusammenhange zwischen „Magen"- und „Darmschleim" zu differenzieren; nach MORSON (1955) verhält sich der Magenschleim gegenüber Mucicarmin wie der Schleim des Darmes oder der intestinalen Metaplasie; MORSON (1955) vermutet, daß in seinem Material von 107 Magencarcinomfällen 33% aus der intestinalen Metaplasie hervorgegangen seien (vgl. über Schleimfärbungen bei Magencarcinomen: MASAMUNE u. Mitarb., 1958; HOSODA u. Mitarb., 1960; STILLER u. STILLER, 1964; MORSON, 1962). Nach Untersuchungen von LAUNIALA und SIURALA (1968) zeigt die atrophische Gastritis mit intestinaler Metaplasie eine höhere Maltase- und Sukraseaktivität und möglicherweise auch eine höhere Lactaseaktivität als die normale Mucosa und jene der atrophischen Gastritis ohne intestinale Metaplasie. In Metaplasieherden konnten LANGER u. Mitarb. (1965) eine höhere unspezifische Esteraseaktivität sowie eine hohe Aktivität der alkalischen Phosphatase und Aminopeptidase feststellen. Bei Gastritis mit intestinaler Metaplasie ermittelten BURHOL und MYREN (1968) eine deutliche bis leichte Erhöhung der Dehydrogenaseaktivität der Krypten- und Deckepithelien. Die Phosphoamidaseaktivität ist nach SUGIMOTO (1962) in Carcinomen am höchsten, um über die chronische Gastritis mit Umbau bis zur normalen Mucosa kontinuierlich abzufallen.

Histochemische Arbeiten zur Frage des Kausalzusammenhanges zwischen chronischer Gastritis und Magencarcinom ergaben einerseits Befunde, wie sie für chronische „Entzündungsherde" mit Regeneration typisch sind, andererseits unterstreichen sie die „Schlüsselstellung" der intestinalen Metaplasie mit „Umfunktionierung" der Magenschleimhaut.

Die umfangreichen und konsequenten Untersuchungen von SIURALA u. Mitarb. (SIURALA u. Mitarb., 1959; SIURALA u. SEPPÄLÄ, 1960; SIURALA u. Mitarb., 1966) umfassen methodisch einwandfreie Verlaufsbeobachtungen bioptisch gesicherter Fälle mit chronischer Gastritis. 10—15 Jahre nach der Erstuntersuchung erkrankten 9 von 116 Patienten mit chronischer Gastritis an einem Magencarcinom. 168 Patienten dienten als Kontrollgruppe; sie zeigten bei der Erstuntersuchung eine als „normal" zu bezeichnende Mucosa; die Zweituntersuchung nach 8 bis 10 Jahren ergab indessen, wie bei 93 Patienten mit „Oberflächengastritis" in keinem Falle ein Magencarcinom (SIURALA u. VUORINEN, 1963). WOLFF (1967) untersuchte Patienten jenseits des 50. Lebensjahres ohne Magenanamnese oder Magenbeschwerden und konnte in 42% eine chronische Gastritis feststellen. Wird unterstellt (WOLFF, 1968), daß die Häufigkeit der chronischen Gastritis in der Gesamtbevölkerung in der entsprechenden Größenordnung liegt und in Mägen mit einem Carcinom in etwa 90% eine chronische Gastritis gegeben ist (ORATOR, 1925; KONJETZNY, 1938; WARREN u. MEISSNER, 1944; STOUT, 1945; HEBBEL, 1949; GUISS u. STEWART, 1948, 1963; u.v.a.) wird deutlich, daß das Magencarcinom und die chronische Gastritis gemeinsam häufiger als erwartet vorkommen.

*Chronische Gastritis mit intestinaler Metaplasie sowie chronische Gastritis mit Dedifferenzierung sind als Präcancerosen zu werten.*

*Perniciöse Anämie und Magencarcinom*
1876 wies QUINCKE erstmalig auf die häufige Koinzidenz von Magencarcinom und sog. perniciöser Anämie hin. Diese „gehäufte Koinzidenz" ist statistisch

signifikant (RAMBACH, 1936; CÖSTER, 1941; RIGLER, 1945; KAPLAN u. RIGLER, 1945, 1947; MOSBECH u. VIDEBAEK, 1950; KADE, 1949; NORCROSS u. Mitarb., 1952; DEBRAY u. MUFFANG, 1953; ZAMCHECK u. Mitarb., 1955; HITCHCOCK u. Mitarb., 1957; SIURALA u. Mitarb., 1958; DEMMLER, 1966; SHEARMAN u. Mitarb., 1966). Die von den einzelnen Autoren genannten Zahlenwerte schwanken indessen in sehr weiten Grenzen:

| | |
|---|---|
| JENNER (1959) | 4,0% |
| RIGLER (1959) | 6,0% |
| ZAMCHECK u. Mitarb. (1955) | 10,0% |
| BRANDES (1921) | 14,6% |
| HITCHCOCK u. Mitarb. (1957) | 21,9% |

Bei Patienten mit sog. perniziöser Anämie sind nach BEGEMANN (1960) weiterhin 70—90% aller Carcinome im Magen lokalisiert. HANIK und GREGOR (1970) beobachteten 123 Patienten mit sog. perniziöser Anämie und atrophischer Gastritis über 10 Jahre und verifizierten in 9 Fällen ein Magencarcinom. Nach HITCHCOCK u. Mitarb. (1957) erkranken Patienten mit Achlorhydrie 3,2mal, Menschen mit Hypochlorhydrie 2,6mal und Perniciosakranke 18,3mal häufiger an einem Magenkrebs als der altersgleiche Anteil der „magengesunden" Gesamtbevölkerung.

Das morphologische Bild der chronischen Gastritis bei der sog. perniziösen Anämie ist recht charakteristisch (vgl. S. 279) und durch eine hochgradige Atrophie der Korpus- und Fundusmucosa gekennzeichnet (BOCKUS u. Mitarb., 1932; COX, 1943; MOLOFSKY u. HOLLANDER, 1951). CERANKA und FEYRTER (1948), FEYRTER und KLIMA (1952), TE VELDE u. Mitarb. (1966), TICHY und HRADSKY (1967), JOHANSEN und RØDBRO (1968) sowie RUBIN (1969) beschreiben das morphologische Bild der chronischen Gastritis bei sog. perniziöser Anämie wie folgt:

1. Die Veränderungen sind *diffus* und betreffen in der Regel den gesamten Magen.
2. Es kommt zu einem hochgradigen Schwund der Beleg- und Zymogenzellen. Elektronenoptisch werden in den Hauptzellen unterschiedlich ausgedehnte Verdichtungen der unregelmäßig gestalteten Sekretionsgranula, eine Vacuolisierung des Cytoplasma und eine Chromatinanhäufung an der Zellkernbegrenzung beschrieben. Es liegt ein „Mangelgewebe" vor.
3. Die Veränderungen am Deckepithel und jenem der Foveolae gastricae betreffen besonders die Fundusregion. Die Sekretion erlischt; es kommt zur Zell- und Kernpolymorphie. In ihren submikroskopischen Merkmalen tendieren die Deckepithelien zum Zelltyp der Darmepithelien (vgl. DEMLING u. Mitarb., 1966; RUBIN u. ROSS, 1966). Hinsichtlich der Enzymreifung (WATTENBERG, 1959; PLANTEYDT u. WILLIGHAGEN, 1960; NIEMI u. Mitarb., 1961; PLOSSCOWE u. Mitarb., 1963; RAGINS u. DITTBRENNER, 1965; KLEIN u. Mitarb., 1968) sowie ihrer Fähigkeit des Lipidtransportes gleichen sie den Jejunalepithelien. Besonders diese Transformation der Mucosa von einer sekretorischen in eine resorptive unterstreicht die Bedeutung der chronischen Gastritis bei Perniciosa als Präcancerose.

4. Drüsengruppen mit intestinaler Metaplasie sind weiterhin reich an enterochromaffinen Zellen (HAMPERL, 1927; MOTTERAM, 1951; SINGH, 1962; vgl. elektronenoptische Untersuchungen von ELLIOTT u. GUILLEN, 1964; TICHY u. HRADSKY, 1967). Der Schwund argentaffiner Zellen (SINGH, 1962; BLACK u. HAFFNER, 1968) wird durch eine ,,vikariierende" Hypertrophie leistungsmäßig unzureichender argyrophiler Zellen des ,,Gelbe-Zellenorganes" versuchsweise ,,kompensiert". RUBIN (1969) fand bei Perniciosa reichlich argentaffine Zellen im intestinalisierten Epithel, nicht aber in den noch ,,normalen" Drüsen.

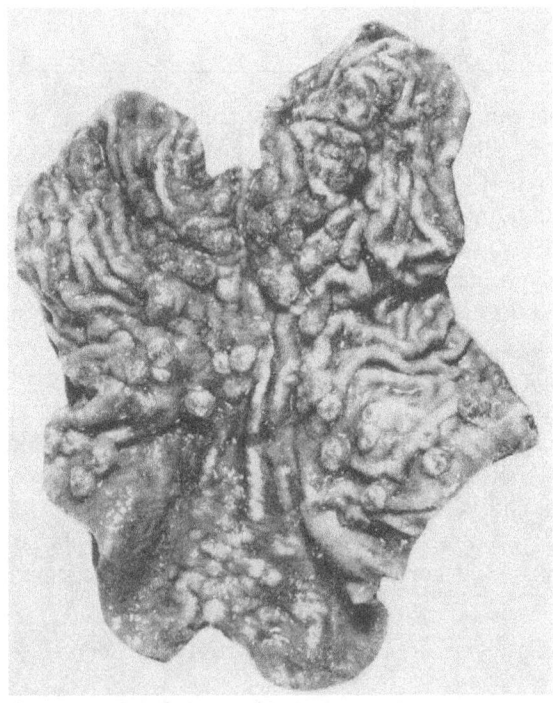

Abb. 294. Polyposis gastrica. 53jährig, männlich (Path. Inst. Zürich)

5. Die chronisch entzündliche Infiltration der Lamina propria mucosae wird durch Lymphocyten, Plasmazellen und Monocyten beherrscht. Daneben besteht eine Hyalinose der Lymphfollikel, eine Hypertrophie der Muscularis mucosae und eingestreut liegen reichlich Russelsche Körperchen.

6. Neben den Veränderungen an den Hauptdrüsen findet man eine Reduktion der Pylorusdrüsen und eine Atrophie der Duodenalmucosa.

7. Die Kardiadrüsen bleiben in der Regel von dem Umbau verschont.

Für die familiäre Häufung von Belegzellantikörpern im Serum (vgl. S. 171) und sog. perniziöser Anämie wird ein gemeinsamer genetischer ,,background" vermutet (TE VELDE u. Mitarb., 1966, Lit.).

Über die *Koinzidenz von Tuberkulose (im Magen) und Magencarcinom* findet man im älteren Schrifttum wiederholt Angaben: HAMPERL (1926), SPRUNT (1930),

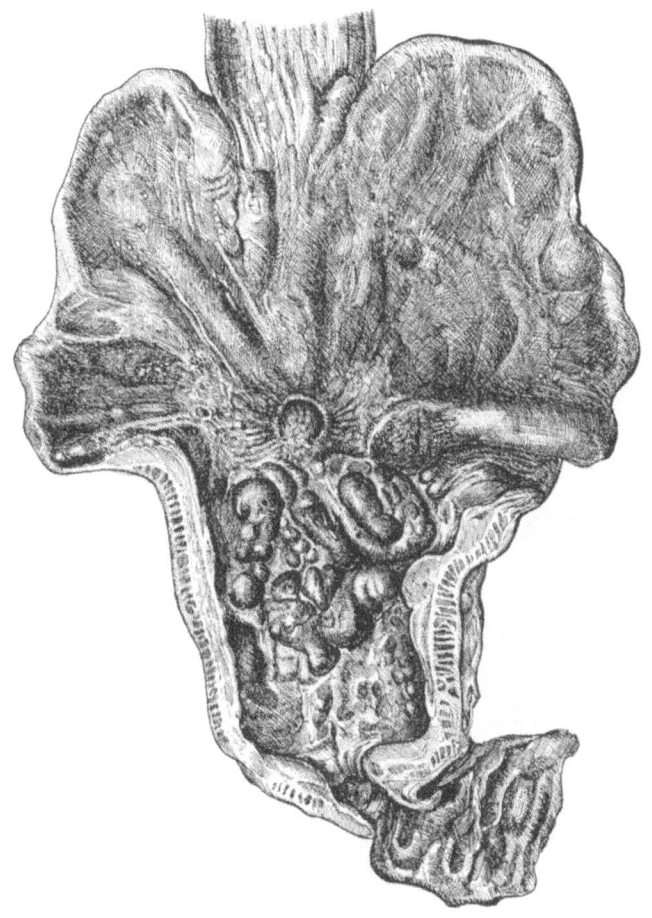

Abb. 295. Carcinoma scirrhosum ventriculi in vicinitate Ulceris rotundi cicatricati ortum. Stenosis pylori

FALTIN (1926), WOLF (1930), RIZZI (1934), BOLSVAKOWA (1935), BOYKSEN (1939) sowie WHITE (1943).

### β) Polypen und Magencarcinom

Über die Bedeutung der Magenschleimhautpolypen (Abb. 294) als Präcancerose s. S. 534 ff..

### γ) Ulcus ventriculi und Magencarcinom

Als 1829 CRUVEILHIER die hypothetische Forderung nach der Existenz eines Ulcuscarcinomes stellte, die durch Beobachtungen von ROKITANSKY (1842) sowie BRINTON (1845) bestätigt wurde (Abb. 295), entfesselte sie in der „Fachpresse" eine leidenschaftliche Diskussion. In ihrem Mittelpunkt stehen die Streitfragen nach der Existenz, der Häufigkeit, dem klinischen Bild und dem pathoanatomischen Substrat des Ulcuscarcinomes. Nach 140 Jahren ist die Diskussion nicht verstummt und wird vereinzelt wieder recht apodiktisch geführt. EWINGS pessimistische Äußerung aus dem Jahre 1936 ist bis heute aktuell geblieben; die

Beziehungen zwischen Magengeschwür und Magencarcinom sind „rather close, quite obscure, and as yet, incompletely explained".

Wenngleich die Existenz des Ulcuscarcinomes heute durch die ersten eingehenden Untersuchungen von HAUSER (1883) außer Zweifel steht, ist die Frage nach dessen Häufigkeit, seinem pathoanatomischen Substrat sowie seiner Frühdiagnose geblieben. Im älteren wie neueren Schrifttum schwanken die Häufigkeitsangaben in weiten Grenzen; indessen ist seit der Jahrhundertwende generell eine fallende Tendenz zu verzeichnen, so daß die vormalige Spannweite von 0—100% (vgl. KONJETZNY, 1938) einer geringeren Divergenz gewichen ist. WILSON und MACCARTY (1909) gaben noch 71% an, während ROBBINS (1959) 50 Jahre später die Quote des Ulcuscarcinomes mit maximal 1,0% beziffert und STEVENSON (1962) für die USA eine Rate von 2—3% vermutet. Im europäischen und anglo-amerikanischen Schrifttum findet man vorwiegend für das Ulcuscarcinom Häufigkeitsangaben zwischen 1 und 20% (FISCHER, 1941):

| | |
|---|---|
| ROBBINS (1959) | 1,0% |
| IHRE u. Mitarb. (1964) | 1,1% |
| TORRES (1954) | 1—2% |
| BECKER u. MAYLAND [a] (1966) | 3,1% |
| SMITH [b] (1966) | 3,2% |
| ERB (1955) | 3,3% |
| GÜTHERT (1957) | 3,5% |
| HESS (1953) | 4,4% |
| SCHORNAGL (1955) | 4,8% |
| MICHAUD (1950) | 8,0% |
| EKSTRÖM (1952) | 11,6% |
| LINDENSCHMIDT u. SCHWABE (1967) | 15,0% |
| CHIARI (1952) | 16,5% |

[a] Unter Einbeziehung der Dunkelziffer: 15,0%.
[b] Bei Vergleich größerer Patientenserien (1000, 1930, 795, 707 Fälle): 9—13%.

MARSHALL und ADAMSON (1957) sowie ACKERMAN (1961) lehnen das Ulcus ventriculi als Präcancerose ab.

Nach ROBBINS (1959) bleibt die Relation von benignem zu malignem Ulcus unabhängig vom Alter mit 3:1 nahezu konstant:

| | |
|---|---|
| 51—60 Jahre | 26,7% maligne Ulcera |
| 61—70 Jahre | 35,0% maligne Ulcera |
| 71—80 Jahre | 28,4% maligne Ulcera |
| 81—90 Jahre | 28,0% maligne Ulcera |

Die „altersadjustierte" Mortalitätsrate an Magenulcera (Tabelle 36 nach SEGI, 1967) zeigt im Vergleich zur „altersadjustierten" Mortalitätsrate an Magencarcinomen (vgl. Tabelle 25; SEGI, 1967) eine bemerkenswerte Übereinstimmung. Unter männlichen Patienten ist das Ulcus ventriculi in Japan, Chile und Finnland durch besonders hohe Sterbeziffern belastet; es handelt sich um Länder, die gleichfalls eine sehr hohe Magencarcinomrate aufweisen. Auch unter den Frauen wurden in Japan und Chile hohe Raten für das Ulcus ventriculi *und* das Magencarcinom ermittelt (Tabelle 36):

Tabelle 36. *Altersadjustierte Mortalitätsrate für Magenulcera (nach* SEGI, *1967) bezogen auf 100000 Einwohner/anno*

| Männlich | | Weiblich | |
|---|---|---|---|
| Land | Mortalitätsrate | Land | Mortalitätsrate |
| 1. Japan | 16,00 | 1. Japan | 5,85 |
| 2. Portugal | 9,65 | 2. Portugal | 2,52 |
| 3. Südafrika | 6,98 | 3. Irland | 2,39 |
| 4. Chile | 6,89 | 4. Chile | 2,39 |
| 5. Finnland | 6,27 | 5. Südafrika | 2,15 |
| 6. Bundesrepublik | 5,43 | 6. Österreich | 2,06 |
| 7. Österreich | 5,17 | 7. Dänemark | 2,00 |
| 8. Irland | 4,90 | 8. England (Wales) | 1,99 |
| 9. Italien | 4,74 | 9. Schweden | 1,99 |
| 10. USA (Farbige) | 4,49 | 10. Schottland | 1,97 |
| 11. England (Wales) | 4,41 | 11. Finnland | 1,70 |
| 12. Schweden | 4,40 | 12. Australien | 1,67 |
| 13. Schottland | 4,40 | 13. Schweiz | 1,64 |
| 14. Dänemark | 4,28 | 14. Nordirland | 1,59 |
| 15. Belgien | 4,22 | 15. Neuseeland | 1,55 |
| 16. Nordirland | 4,16 | 16. USA (Farbige) | 1,49 |
| 17. USA (Weiße) | 3,91 | 17. USA (Weiße) | 1,42 |
| 18. Australien | 3,57 | 18. Canada | 1,31 |
| 19. Canada | 3,57 | 19. Bundesrepublik | 1,26 |
| 20. Neuseeland | 3,53 | 20. Norwegen | 1,20 |
| 21. Schweiz | 3,46 | 21. Niederlande | 1,16 |
| 22. Frankreich | 3,20 | 22. Israel | 1,13 |
| 23. Niederlande | 3,11 | 23. Belgien | 1,11 |
| 24. Israel | 2,38 | 24. Italien | 0,97 |
| 25. Norwegen | 2,29 | 25. Frankreich | 0,74 |

56% der malignen und 58% der benignen Ulcera liegen im Canalis pyloricus (ROBBINS, 1959). BECKER und MAYLAND (1966) beobachteten von 1935—1964 1875 Patienten mit Magencarcinomen und 1545 Patienten mit Ulcus ventriculi; während dieser Zeitspanne wurden 60 Ulcuscarcinome diagnostiziert; danach gehen 3,1% der Magencarcinome aus primär benignen chronischen Magengeschwüren hervor bzw. 3,7% der Magengeschwüre entarten maligne. Zusätzlich veranschlagen BECKER und MAYLAND (1966) eine „Dunkelziffer" von 10%, da das Carcinom in einem hohen Prozentsatz zum Zeitpunkt der Operation das Ulcus bereits „überwuchert" hat und häufig nicht mehr entschieden werden kann, ob ein exulceriertes Carcinom oder ein Ulcuscarcinom vorliegt. Eine Bestätigung ihrer Hypothese, daß 15% Ulcuscarcinome sind, sehen BECKER und MAYLAND (1966) in der Häufigkeit des Carcinomes im operierten Magen (vgl. S. 650). Die Zahlendifferenzen hinsichtlich der Häufigkeit des Ulcuscarcinomes beruhen, abgesehen von geographischen Häufigkeitsschwankungen des Ulcus und des Carcinoma ventriculi, vornehmlich auf der unterschiedlichen methodischen Einstellung zu diesem Problem.

HAUSER berichtete 1882 über die Entwicklung von Carcinomen im Randbezirk chronischer Ulcera. Aber bereits 1912 warnte STROMEYER davor, diese Koinzidenz zu häufig zu unterstellen, da die Möglichkeit eines exulcerierten Carcinomes nicht immer zweifelsfrei auszuschließen sei. EWING (1936) betonte, daß der Nachweis von Carcinomgewebe im Bereiche eines Ulcuswinkels nicht den Schluß zuläßt: es liegt ein Ulcuscarcinom vor. MALLORY (1940) pointierte noch die Vorstellungen von EWING (1936), wonach auch ein „carcinoma in situ" exulcerieren könne, so daß die Kriterien von HAUSER (1882), vgl. S. 647, nach der Vorstellung von MALLORY (1940) wertlos sind. Auch wenn die peptische Exulceration eines „carcinoma in situ" vereinzelt vorkommen dürfte, berechtigt diese Tatsache nach Auffassung von KURU (1967) nicht dazu, die Existenz eines Ulcuscarcinomes zu negieren. Im Gegenteil, der Prozentsatz der „echten" Ulcuscarcinome darf nach KURU (1967) in Japan nicht unterschätzt werden. Dieser Konzeption folgend, wird der „early cancer" in Japan einerseits nach dem makroskopischen Bild (vgl. Abb. 311; S. 670), andererseits nach seinen „Präcancerosen" klassifiziert (KURU, 1967): Ulcuscarcinom, Polyp-Carcinom, Mucosa-Carcinom („Gastritiscarcinom") und Carcinome nichtbestimmbaren Ursprungs (vgl. Abb. 301).

Die *Lokalisation* eines suspekten Ulcuscarcinomes hat keine Beweiskraft für die Diagnose (vgl. MICHAUD, 1950). Auch die *Form* und *Größe* eines „Ulcus simplex" läßt keine Rückschlüsse auf seine Histogenese zu. Die Vorstellung von MCCARTY (1928) sowie ALVAREZ und MCCARTY (1928), daß Geschwüre mit einem Durchmesser von über 1,5 cm zum größten Prozentsatz exulcerierte Carcinome seien und jene von COMFORT und BUTSCH (1936), daß „ulcera" von über 4,5 cm Durchmesser mit an „Sicherheit grenzender Wahrscheinlichkeit" Carcinome darstellen, ist nicht mehr haltbar (WILEY, 1944; TURNER u. Mitarb., 1957; ROBBINS, 1959). Nach ROBBINS (1959) sind 10% der Ulcera über 4 cm Durchmesser benigne und 20% der Ulcera unter 2 cm im Durchmesser maligne; letztere sollen besonders frühzeitig metastasieren.

Ausschlaggebend für die *Diagnose „Carcinoma ex ulcere ortum"* ist allein das *histologische Bild*. In die Gruppe der Ulcuscarcinome sind nur solche Magencarcinome zu ordnen, die zweifelsfrei das Vorliegen eines primären chronischen Ulcus simplex neben einer sekundären malignen Neubildung erkennen lassen.

Nicht in die Gruppe der Ulcuscarcinome sind folgende Carcinomtypen zu rechnen:

1. Ist der Ulcusgrund in ganzer Ausdehnung blastomatös infiltriert, so liegt ein exulceriertes Carcinom vor, wenn dem Geschwürsgrund die Kennzeichen eines chronischen Ulcus simplex fehlen (vgl. dazu S. 647).

2. Ist der Geschwürsgrund von Fremdgewebe durchsetzt, der Geschwürsrand jedoch krebsfrei, so ist die Diagnose Ulcuscarcinom abzulehnen, wenn die Zeichen des chronischen Ulcus fehlen.

Die *histologischen Kriterien* eines Ulcuscarcinomes wurden im Prinzip bereits von HAUSER (1883) genannt (vgl. NEWCOMB, 1933; KONJETZNY, 1938). KON-

JETZNY (1938) sowie EVANS (1956) betonten indessen ausdrücklich, daß nicht *eines* der unten angeführten Kriterien für sich *allein* zur Diagnose Ulcuscarcinom ausreicht, sondern erst die Summe *aller* Kriterien die Unterscheidung des Ulcuscarcinomes vom exulcerierten Carcinom ermöglicht:

1. Der Geschwürsgrund liegt jenseits der Muscularis mucosae.
2. Im Geschwürsgrund und subserös oder extraserös ist eine ausgeprägte Fibrose nachweisbar.

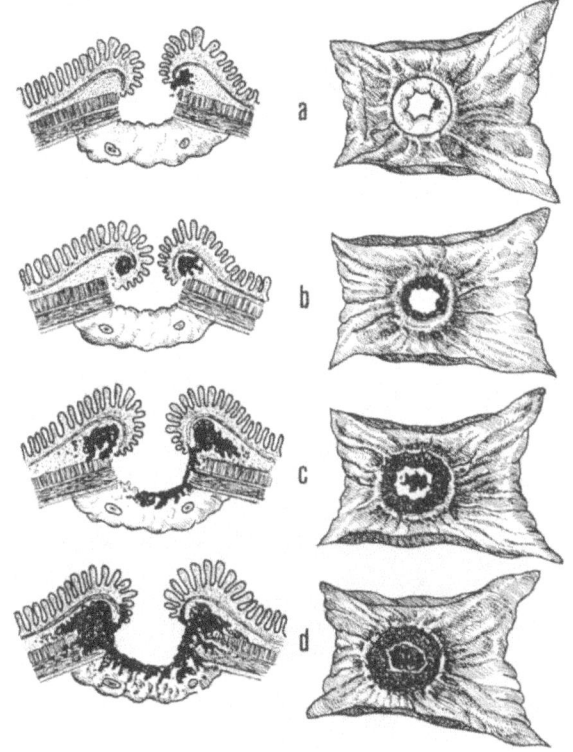

Abb. 296a—d. Morphogenese des Ulcuscarcinomes. (Nach KURU, 1967)

3. Die Muscularis mucosae ist in der Regel am Geschwürsrand durch Vernarbung mit der Mucosa eleviert.
4. Arterien und Venen des Geschwürsgrundes und seiner näheren Umgebung zeigen den Befund der Endangiitis obliterans im Sinne von FRIEDLÄNDER oder jenen der sekundären sklerosierend proliferierenden Endangiitis (WANKE, 1962, 1963).

*Tritt zu diesen 4 Kriterien des chronischen Ulcus simplex der Nachweis von verkrebsten Drüsenformationen am Geschwürsrand, so ist die Diagnose Ulcuscarcinom gerechtfertigt* (Abb. 296—298).

Der morphologische Ausdruck fakultativer Malignität sind Heterotopie und Anaplasie. Die Hyperchromasie der Zellkerne, das Fehlen der Polarität der Einzelzelle sowie das vermehrte Auftreten von Mitosen sind Charakteristica der Ana-

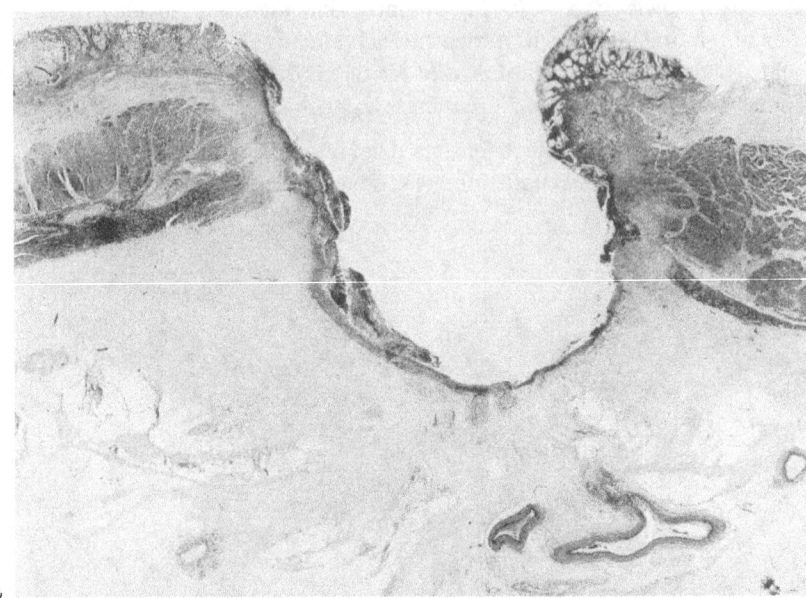
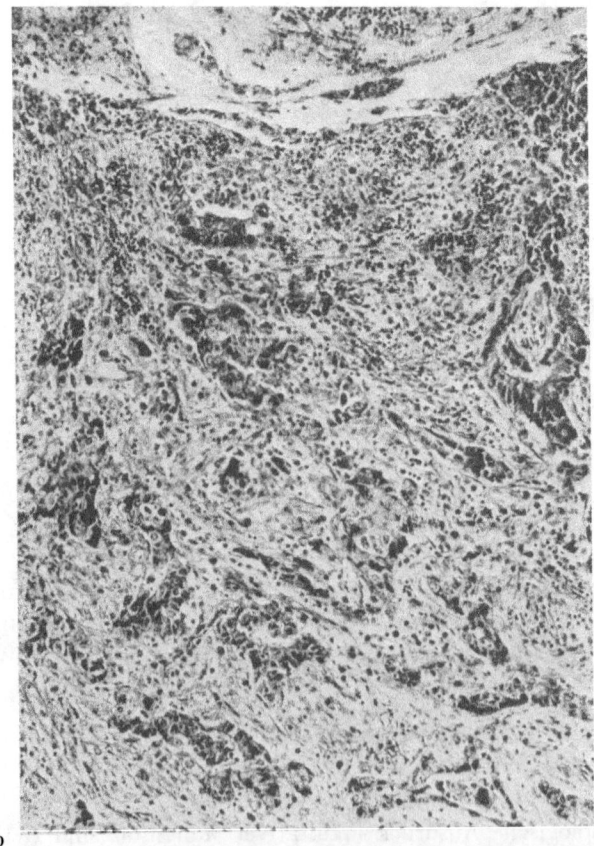

Abb. 297a u. b. Chronisches, penetrierendes Ulcus ventriculi der kleinen Kurvatur. Incipientes Adenocarcinom submukös im Bereiche des rechten oberen Ulcusrandes. 58jährig, männlich (Path. Inst. Heidelberg). Färbung: HE, Vergr. a 5fach, b 120fach

plasie. Der einzige Unterschied, der das regenerierende Epithel am Ulcusrand mit mehr oder minder ausgeprägter Anaplasie von dem definitiven Malignom unterscheidet, ist die Reversibilität im Stadium der Reparation (KONJETZNY, 1938; KURU, 1967). In Fällen typisch verlaufender Regeneration wird die Phase der „Anaplasie" rasch überwunden. In ungünstig gelagerten Fällen prolongierter Heilung, wie bei tiefen callösen Ulcera, wird die Möglichkeit zu einer malignen Transformation begünstigt. Das morphologische Bild in der Phase der „passageren"

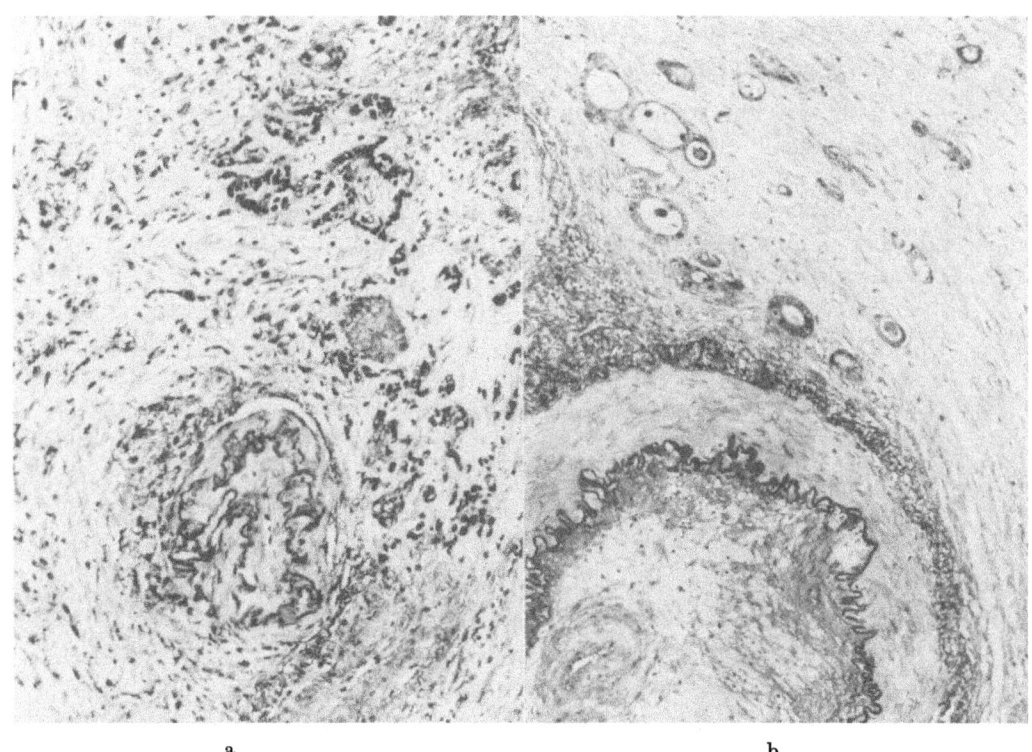

a        b
Abb. 298a u. b. Ulcuscarcinom, 75jährig, weiblich. Ulcusbasis mit Endangiitis obliterans, Narbengewebe und Infiltration durch ein scirrhöses Adenocarcinom (E.-Nr. 26264/70, Path. Inst. Heidelberg). Färbung: HE, Vergr. a 200fach, b 120fach

oder „permanenten" Anaplasie entspricht jenem des „Carcinoma in situ", und es ist mehr eine Frage der methodischen Haltung als des „exakten" Wissens, ob man diese Veränderungen bereits als Präcancerose im engsten Sinne des Wortes ansieht oder nicht. *Sensu strictu* ist die maligne Neubildung *nur* an ihrem destruktiven Wachstum zu erkennen. Mit Sicherheit ist daher die Diagnose Ulcuscarcinom erst zu stellen, wenn die epithelial-zelligen Proliferate die präformierte Basalmembran durchbrochen haben und damit das Bild des „Oberflächencarcinomes" vorliegt. KURU (1967) zeigt beginnende Carcinome, die ihren Ausgang von einem Ulcuswinkel nehmen. Die maligne Transformation kann auch in der Mucosa der Ulcusrandzone erfolgen. Auch wenn keine Invasion der Muscularis mucosae gegeben ist, dürfen diese Carcinome nach KURU (1967) nicht als incipiente Carcinome angesehen werden, sondern müssen als „vollwertige"

Carcinome betrachtet werden (vgl. KONJETZNY, 1938, 1953). Im Bereiche eines Ulcus rotundum kann die maligne Entartung uni- oder multizentrisch erfolgen (MURAKAMI, 1952; MAJIMA u. Mitarb., 1965); die Propagation erfolgt im weiteren durch Konfluenz, Proliferation und Infiltration (EVANS, 1956). Nach blastomatöser Durchsetzung der narbigen Fusion zwischen Lamina propria mucosae und Muscularis mucosae am Geschwürsrand kommt es zum Einbruch derselben in die Submucosa. Nunmehr kann sich das Carcinom schrankenlos perifokal um das Ulcus ausbreiten.

Auf die Bedeutung des *Ulcusnarbenkrebses* wies erneut ECK (1955) hin.

In der Deutung der Ätio-Pathogenese des Ulcuscarcinomes stehen einander zwei Auffassungen gegenüber:

1. Zwischen der chronischen Gastritis, dem Ulcus simplex und dem Ulcuscarcinom besteht ein einfacher, linear-kausaler Zusammenhang (KONJETZNY, 1938). Auf dem Boden der chronischen Umbaugastritis mit „Entgleisung" der regeneratorisch-reparativen Vorgänge am Ulcusrand entwickelt sich das Ulcuscarcinom in der Regel multizentrisch (KONJETZNY, 1938; vgl. KURU, 1967; MURATA u. HIRONO, 1970).

2. Zu einem bestimmten Zeitpunkt befindet sich ein mehr oder weniger ausgedehnter Mucosabezirk im Zustand der „Prädisposition zur multizentrischen Krebsentstehung". Liegt ein Ulcus simplex vor, so wird das Carcinom, das sich in jedem Falle entwickelt hätte, im Bereiche des Ulcusrandes als dem „potentiellen Tumorfeld" angehen. Nach diesem Konzept würde zwischen Ulcus und Carcinom nicht ein einfacher Ursache-Folge-Komplex bestehen, sondern das Ulcus im Sinne eines „Trauma" die schon bestehende Tumortendenz an den „Geschwürsrand fixieren" (SCHORNAGEL, 1954; EVANS, 1956).

### δ) *Das Primärcarcinom des operierten Magens*

Mit dem Terminus „Primärcarcinom des operierten Magens" wird gedanklich zwangsläufig ein kausaler Zusammenhang zwischen Operation und Krebsentstehung im Restmagen verknüpft. Ein entsprechender Kausalzusammenhang kann indessen nur bei Zugrundelegung folgender Voraussetzungen diskutiert werden:

1. Die vorausgegangene Magenoperation muß klinisch und pathoanatomisch ein primäres Magencarcinom ausgeschlossen haben.

2. Zwischen erfolgter Erstoperation und klinischer Manifestation des Carcinomes im operierten Magen muß ein Intervall von 5 Jahren liegen.

3. Das primäre Carcinom im operierten Magen *sensu strictu* ist das Anastomosencarcinom.

3a. In der Regel fällt jedoch in diese Rubrik generell das Carcinom im Restmagen bei vordem wegen eines Ulcus oder anderer benigner Erkrankungen reseziertem Magen.

Unter den Primärcarcinomen des operierten Magens stellen indessen die reinen „Anastomosencarcinome" (Abb. 299) die seltenere Gruppe dar (FRIEDMAN u. BERNE, 1954; KÜHLMAYER u. ROKITANSKY, 1954; BUSSER u. Mitarb. (1955). Nach einer Übersicht von GRIESSER (1968) schwanken die Häufigkeitsangaben des Magenstumpfcarcinomes wegen vorausgegangener Ulcusresektion zwischen 0,5 und 3,3% (DENCK u. SALZER, 1957: 0,5%; HOFFMANN, 1964: 0,8%; BECKER u. FREUND, 1964: 1,1%; HEINZEL u. Mitarb., 1960: 1,4%; LIAVAAG, 1962 sowie RAPANT, 1961: 2,3%; HELSINGEN u. HILLESTAD, 1956: 3,3%).

Differentialdiagnostisch sind vom Carcinom im Restmagen zu trennen (GREGL u. WIEDENMANN, 1966, Lit.):

1. Das Carcinom im Restmagen als Rezidiv einer wegen Carcinom durchgeführten Erstoperation und

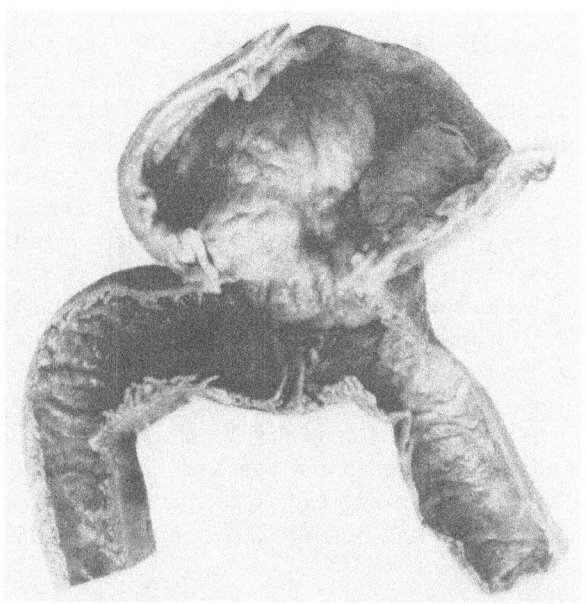

Abb. 299. Carcinom im Restmagen. Zustand nach zeitlich zurückliegender Magenresektion (Modus Billroth II) wegen Ulcus ventriculi, 41jährig, weiblich (SN 6843/38, Path. Inst. Wien)

2. das Carcinom im Restmagen bei bereits malignem Ulcus (vgl. auch OWEN, 1926; BEATSON, 1926; KONJETZNY, 1938; KYRLE u. WILD, 1952).

Häufiger als das Anastomosencarcinom ist das Carcinom im Restmagen in der Fundus- oder Kardiaregion (vgl. BOLLER, 1954; KÜHLMAYER u. ROKITANSKY, 1954). Nach KÜHLMAYER und ROKITANSKY (1954) tritt das Funduscarcinom 10mal häufiger beim Operierten als beim Nichtoperierten auf.

Die Entwicklung von Magencarcinomen im Restmagen nach Resektion wegen eines Ulcus duodeni entspricht in seiner Häufigkeit — bezogen auf die Gesamtbevölkerung — der erwarteten Koinzidenz in nichtoperierten Mägen (BURNS u. TAUBMAN, 1967). Wurde die Operation dagegen wegen eines Ulcus ventriculi durchgeführt, so steigt die Risikorate erheblich an (HELSINGEN u. HILLESTAD, 1956). Das Zusammentreffen von Magencarcinom und benignem Magenulcus ist selten (MURATA u. HIRONO, 1970). Abgesehen von 6 Duodenalgeschwüren lag das Ulcus in dem Material von MURATA und HIRONO (1970) bei 36 Patienten oral vom Carcinom. 14mal waren es multiple Ulcera. In 15 Fällen handelte es sich um einen

„early cancer", und in 8 Fällen war das Carcinom multizentrisch auf dem Boden einer chronischen Gastritis entstanden. BURNS und TAUBMAN (1967, Lit.) stellten 78 Fälle von koexistentem Magencarcinom und Ulcus duodeni zusammen. Der Prozentsatz beträgt nach FISCHER u. Mitarb. (1947) 0,1% (vgl. SAWYER, 1962).

Über die Häufigkeit des Carcinomes im Restmagen nach verschiedenen Operationsmethoden (BI, BII, GE) liegen nur äußerst widerspruchsvolle Ergebnisse vor (VARGHA u. REPASY, 1963; COFFEY u. CARDENAS, 1964; KÜHLMAYER, 1964; BERNHARD u. Mitarb., 1964; GREGL u. WIEDEMANN, 1966; BECKER u. MAYLAND, 1966).

Das primäre Carcinom des operierten Magens tritt erst nach einer langen *Latenzzeit* in Erscheinung. FRIEDMAN und BERNE (1954) geben Mittelwerte von 17 Jahren, HELSINGEN und HILLESTAD (1956) von 20 Jahren und KÜHLMAYER (1964) von 21 Jahren an. Wesentlich höhere Intervalle stellen jedoch keine Seltenheit dar: KYRLE und WILD (1952): 26 Jahre, HELSINGEN und HILLESTAD (1956): 28 Jahre, BANDMANN (1953): 35 Jahre sowie FREEDMAN und BERNE (1954): 40 Jahre. Das männliche Geschlecht ist häufiger betroffen; allerdings entspricht das Geschlechtsverhältnis weitgehend jenem für das Carcinom des nicht-operierten Magens mit 2:1 bzw. 3:2 zugunsten des männlichen Geschlechtes. KÜHLMAYER (1964) errechnete ein mittleres Erkrankungsalter für die Stumpfcarcinome von 62 Jahren.

Die *Ätio-Pathogenese* des postoperativen primären Magencarcinomes ist umstritten. Ursächlich werden nach GREGL und WIEDEMANN (1966, Lit.) die Summe der bisher noch ungenügend bekannten Faktoren angeschuldigt, die auch das Carcinom der übrigen Bevölkerung bewirken (vgl. S. 631, Abb. 288). Daneben wird eine Reihe auslösender und begünstigender Faktoren für die Carcinogenese im Restmagen diskutiert:

1. Die chronische Gastritis (KONJETZNY, 1938),

2. die maligne Entartung eines primär gutartigen Leidens (ANSCHÜTZ u. WANKE, 1931),

3. die Wahl der Behandlungsmethode bei der Erstoperation (GREGL u. WIEDEMANN, 1966),

4. Änderung der Säureverhältnisse und Narbenbildung in der Resektionslinie (PIRNER, 1953).

Nach HUBER (1953) berührt die Diskussion um die Äthiopathogenese des Carcinomes im Restmagen im wesentlichen 3 Fragen:

1. Jene der primären Fehldiagnose bei der Erstoperation,

2. jene der sekundären malignen Degeneration eines primär gutartigen Leidens, das durch die Erstoperation nicht radikal beseitigt wurde (vgl. 2 oben) und

3. jene der Schaffung krebsbegünstigender Verhältnisse durch die Erstoperation.

Pathologisch-anatomisch läßt das Primärcarcinom des operierten Magens gegenüber den übrigen Magencarcinomen keine speziellen Besonderheiten erkennen. Der primäre Anastomosenkrebs neigt jedoch zur zirkulären Ausbreitung und damit zur frühzeitigen Stenosierung.

ε) *Magencarcinome auf dem Boden von Heterotypien*

Magencarcinome, die sich auf dem Boden echter Hetero- oder Dystopien entwickeln, sind Raritäten. Unter den 30 im Schrifttum mitgeteilten Fällen von *Plattenepithelcarcinomen* des Magens (ALTSHULER u. SHAKA, 1966, Lit.) sind

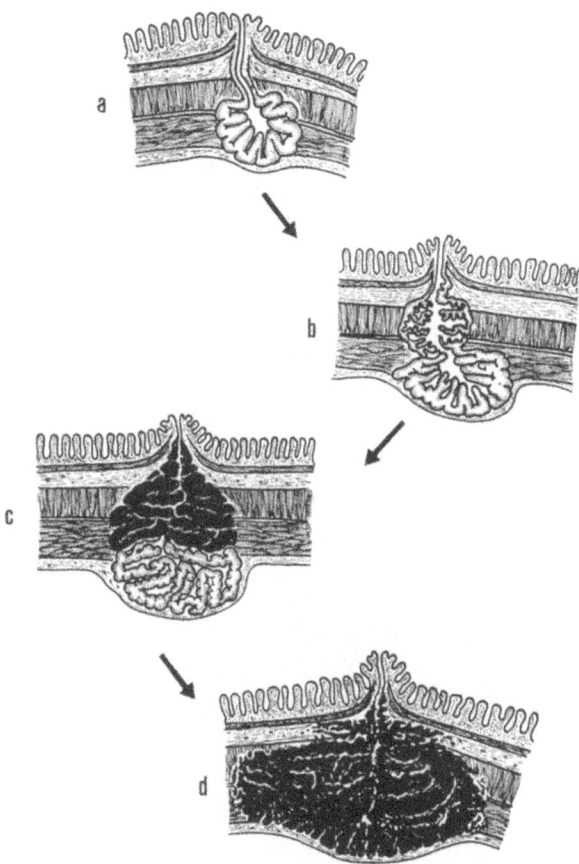

Abb. 300a—d. Maligne Entartung einer Pankreasdystopie in der Magenwand. (Nach KURU, 1967)

mehrere Fälle Adenoacanthome (vgl. S. 696), während bei anderen die Tumorlokalisation nicht exakt beschrieben wurde, so daß ein ,,descendiertes" Oesophaguscarcinom nicht auszuschließen ist. Von diesen 30 Beobachtungen halten nur 18 einer strengen Kritik stand (RÖRING, 1895; PENNA DE AZEVEDO u. VILLELA, 1936; GAUTHIER-VILLARS u. LEGAR, 1940; DREYER u. LOUW, 1956/57; CRUZE u. Mitarb., 1960; BOSWELL u. HELWIG, 1965; ALTSHULER u. SHAKA, 1966). Der Fall von DIAZ (1951) dürfte aufgrund seiner Lokalisation im Antrum als 19. Beobachtung hinzuzufügen sein, obwohl von DIAZ (1951) selbst ein oesophagealer Ursprung erwogen wird. Nach SAILER (1943) handelt es sich nur in Ausnahmefällen um heterotope Plattenepithelnester; eine Plattenepithelmetaplasie wird für wahrscheinlicher erachtet. Den aufgeführten 19 Beobachtungen dürfte indessen eine „echte" Plattenepithelheterotopie zugrunde liegen.

THIERFELDER (zit. bei BEUTLER, 1923) vermutete bereits, daß einzelne Fälle von Magencarcinomen ihren Ausgang von dystopen Pankreasanlagen nähmen. KURU (1954) (Abb. 300) schätzt den Prozentsatz der Magencarcinome, die auf dem Boden dystoper Pankreasanlagen entstehen auf 1,9%; MIZUKAMI gibt 1,5% an.

### 3. Spontane Magentumoren im Tierreich

Während für Wildtiere im wesentlichen kasuistische Mitteilungen vorliegen, findet man unter unseren Haustieren bemerkenswerte hohe Prozentsätze für das Magencarcinom, insbesondere, wenn man die aus ökonomischen Gründen niedrige Lebenserwartung dieser Tiere in Rechnung stellt. Unter Rindern führt das Magencarcinom mit 13,5%, während es bei Pferden mit 9,1% an 5. Stelle der Häufigkeitsskala der Tumoren dieser Species steht (DOBBERSTEIN, 1953; NIEBERLE u. COHRS, 1961; HOWELL, 1964); der Hund erkrankt in 1,2—2,4% an einem Magencarcinom (LINDT, 1970).

Bei Nagern, Suiden und Equiden muß zwischen einem Carcinom der Vormagenabteilung und dem Adenocarcinom des Drüsenmagens unterschieden werden. So ist beim Pferd das Plattenepithelcarcinom am häufigsten und kann bis Mannskopfgröße erreichen (LINDT, 1970). Dabei wiegen diese blumenkohlähnlichen Konglomerattumoren in Einzelfällen 20 kg (THOONEN u. IDE, 1942). Sie entwickeln sich häufiger auf dem Boden einer primär gutartigen papillomatösen Epithelhyperplasie (parasitär bedingt?!: LINDT, 1970). Die von der Drüsenschleimhaut ausgehenden Magencarcinome im engeren Sinne wurden bisher am häufigsten bei Rind, Hund, Kaninchen, Geflügel und Laboratoriumstieren beschrieben (STURM, 1889; EBERLEIN, 1897; PARASHANDOLO, 1901; SCHMORL, 1903; ZANNINI, 1907; KITT, 1923; MÜLLER, 1936; PAULI, 1944; V. SANDERSLEBEN, 1956; DOBBERSTEIN u. TAMASCHKE, 1958; KUPROWSKI, 1958; BOGDAN u. KNEZIK, 1959; HOWELL, 1964; LINDT, 1970). Auch bei Affen wurden Magentumoren beobachtet (SCHMEY, 1914; BONNE u. SANDGROUND, 1939). Die Häufigkeitsdiskrepanz zwischen Magencarcinomen bei Tier und Mensch wird durch die „unnatürlichen" Nahrungsgewohnheiten des Menschen erklärt (LINDT, 1970). Dispositionelle Faktoren sollen bei Hunden eine gewisse Rolle spielen. So wird über Sippen berichtet, in denen 10% Magencarcinomträger gegenüber 5% bei Kontrollen waren (ANON, 1954). Entsprechende Beobachtungen sind von Inzuchtmäusestämmen bekannt (HACKMANN, 1954).

Das morphologische Bild der Magentumoren entspricht jenem des Menschen. LONGIN (1967) unterscheidet nach dem makroskopischen Aspekt 4 Typen:

1. Oberflächlicher Schleimhautkrebs,
2. tumorbildender Typ,
3. ulcerierender Typ und
4. infiltrierender Typ.

Eine Sonderstellung nimmt das „kleinzellige Carcinom" der Katzen ein. Es wächst rasch und scheint seinen Ausgang von den Kulchitzki-Zellen zu nehmen;

neben einer frühzeitigen Metastasierung findet man häufiger Perforationen im Bereiche des Primärtumors (JUPP u. KENNEDY, 1963).

## 4. Das experimentelle Magencarcinom

Das spontane Magencarcinom ist unter Haus- und Laboratoriumstieren nicht so selten, wie bislang im allgemeinen angenommen wurde. Auch die Suszeptibilität für den Erwerb eines experimentell induzierten Magencarcinomes variiert bei einzelnen Species und verschiedenen Stämmen erheblich.

Bisher gelang es nie einwandfrei, durch Verfütterung von Parasiten (vgl. Versuche von FIBIGER, zit. nach BORRMANN, 1926) oder Bakterien (SAUNDERS, 1931; BARBER u. FRANKLIN, 1946) am Versuchstier spontane Magencarcinome zu erzeugen.

Mit zunehmender Kenntnis um die Kausalzusammenhänge zwischen Nahrungsgewohnheiten und Magencarcinom-Morbiditätsrate werden Anhaltspunkte gewonnen, peroral aufgenommene Carcinogene in ihrer Wirkung auf die Magenschleimhaut experimentell zu überprüfen. Man wird sich aber darüber klar sein müssen, daß bei der Vielgestaltigkeit der Nahrung, der langen Latenzzeit einzelner Carcinogene sowie dem Unbemerktbleiben ihrer Beimischung die spezielle, krebserzeugende Noxe immer nur in Ausnahmefällen gefunden wird (K. H. BAUER, 1963).

Durch das Überhitzen von Fetten oder Fleisch sollen Carcinogene erzeugt werden (WATERMAN, 1937, 1940; ROFFO, 1939, 1940; MORTON, 1941; IVY, 1955; ARFFMANN, 1960). Aus einer Übersicht von BARETT (1953) ist zu entnehmen, daß nach umfangreichen Fütterungsversuchen mit überhitztem Fett bei Mäusen nach etwa 400 Tagen neben Papillomen und Hepatomen auch Adenome und Carcinome der Magenschleimhaut festgestellt werden konnten. Dem aus dem Kochgefäß herausgelösten Eisen wird eine große Bedeutung im Sinne der Syncarcinogenese beigemessen. Auch die Versuche von WATERMAN (1937) basieren auf dem Phänomen der Syncarcinogenese; so wurde den Ratten Benzpyren in Schweineschmalz verfüttert.

Experimentell wurde vor allem die Wirkung *carcinogener polycyclischer Kohlenwasserstoffe* auf die Mucosa des Magen-Darmtraktes untersucht (DOMAGK, 1956, Lit.; STEWART, 1967, Lit.). Oral verabreicht bewirken sie bei Mäusen nur im Vormagen, jedoch nicht im Drüsenmagen Carcinome (STEWART, 1953); Carcinome wurden nach entsprechender Applikation weiterhin im Bereiche der Mundschleimhaut, der Zunge, des Oesophagus, Jejunum und Ileum, jedoch nicht im Duodenum oder Dickdarm festgestellt. Dieses topische Verhalten der in Rede stehenden Tumoren und die ausgesprochene „Feiung" der Magen- und Duodenalschleimhaut gegenüber peroral verfütterten carcinogenen polycyclischen Kohlenwasserstoffen ist bemerkenswert. In seiner Wirkung ist 3-Methylcholanthren potenter als Dibenz(a,h)anthracen und Dimethylbenz(a)anthracen übertrifft noch beide erstgenannten Carcinogene mit seiner induzierten Tumorrate (STEWART, 1967). Schwarze C57 Mäuse zeigen nach BOCK und KING (1959) gegenüber 3-Methylcholanthren sowie gegenüber Dimethylbenz(a)anthracen eine höhere Susceptibilität der Vormagenepithelien als die Epidermis. Die Verfütterung von 3-Methylcholanthren bewirkt bei Mäusen in der Mundhöhle Papillome (verlängerter lokaler Kontakt!?; WHITE u. STEWART, 1942) sowie multiple Tumoren im Dünndarm; im Drüsenmagen und Duodenum entwickeln sich keine Tumoren. Wird 3-Methylcholanthren in einer Mineralölsuspension angeboten, so ist diese für die Vormagenepithelien carcinogener als eine 3-Methylcholanthren-Olivenölsuspension (LORENZ u. STEWART, 1940). HITCHCOCK (1954) beschleunigte das Angehen von Plattenepithelcarcinomen des Vormagens mit Vitamin-B-Komplex-Mangeldiät, während durch Zugabe von Eugenol oder Galle zu dem Futter eine Verzögerung bewirkt werden konnte (vgl. auch KOWALEWSKI u. KASPER, 1967). Erhielten Mäuse vor Gabe von Mineralöl eine Grenzdosis von Dimethylbenz(a)-anthracen, so war die Tumorausbeute im Vormagen erhöht.

Die perorale Applikation carcinogener polycyclischer Kohlenwasserstoffe in einer wäßrigen Olivenöl- oder Mineralölemulsion anstatt des Trinkwassers ermöglicht es, exakte Tagesdosen eines bestimmten Carcinogenes anzubieten (LORENZ u. STEWART, 1940, 1947, 1948; STEWART u. LORENZ, 1947, 1949; STEWART, 1953). Die Zusammensetzung der Emulsion hat einen entscheidenden Einfluß auf die Lokalisation der prospektiven Tumoren im Magen-Darmtrakt. Wird eine Standardemulsion mit Natriumhydroxyd als Emulgator verwandt, so ist die carcinogene Wirkung von Dibenz(a,h)anthracen oder 3-Methylcholanthren vor allem auf den Dünndarm und nur in geringem Prozentsatz auf den Vormagen gerichtet. Die Tumorausbeute läßt weiterhin erhebliche Unterschiede bei den verschiedenen Mäusestämmen erkennen. Wird die Olivenölemulsion durch Zugabe des Natriumsulfosuccinat Dioctylester stabilisiert, um eine Zerstörung derselben durch die Salzsäure zu verhindern, wird die Tumorausbeute im Vormagen erheblich gesteigert. Auch in diesen Fällen liegt wiederum eine unterschiedliche Susceptibilität der verschiedenen Mäusestämme vor (STEWART, 1967). Stabilisierte Mineralölemulsionen induzieren eine höhere Tumorausbeute als stabilisierte Olivenölemulsionen.

Bemerkenswert ist, daß bisher *nach peroraler Gabe polycyclischer Kohlenwasserstoffe* — unbeschadet welches Vehikel für das Carcinogen benutzt wurde — *bei keinem Laboratoriumstier im Drüsenmagen Carcinome* erzeugt werden konnten (STEWART u. LORENZ, 1949; SETÄLÄ u. ERMALA, 1951; WONG u. Mitarb., 1959; SHAY u. Mitarb., 1952). Bei entsprechendem Vorgehen erzeugten MORI u. Mitarb. (1955) in einem Fall ein Coloncarcinom (Spontankrebs?). Intestinale Carcinome erzeugten HORAVA und von HAAM (1958), DELLA PORTA (1961) sowie CHU (1966; zit. bei STEWART, 1967).

Dagegen gelingt es durch *lokale Applikation des Carcinogen* eine relativ *hohe Tumorrate* zu induzieren. Plattenepithelcarcinome und Sarkome sahen STEWART (1940) sowie FIRMINGER und STEWART (1951) im Vormagen von Mäusen. Auch die lokale intramurale Injektion der polycyclischen carcinogenen Kohlenwasserstoffe in den Drüsenmagen bewirkt bei Mäusen (STEWART u. LORENZ, 1941; STEWART, 1941; STEWART u. LORENZ, 1942; STRONG, 1945, 1949; SAXEN u. STEWART, 1952; STEWART u. Mitarb., 1953) sowie bei Ratten (HARE u. Mitarb., 1952; MIZUKAMI, 1959) Adenocarcinome und Sarkome; diese jedoch in geringerer Frequenz.

Die Gegenüberstellung von Prozentsatz sowie Lokalisation der experimentell induzierten Tumoren beim Laboratoriumstier und Mensch ergibt eine erstaunliche Übereinstimmung (STEWART, 1967):

| Species | Carcinogen | | Tumorlokalisation | | |
|---|---|---|---|---|---|
| | | | Antrum | HCl-Zone | Gesamt-magen |
| Mensch | ? | ? | 55% | 25% | 7% |
| Ratte | 3-Methylcholanthren | lokale Injektion | 76% | 22% | 2% |
| Ratte | N,N'2,7-Fluorenylen-bisacetamid | oral, intraperitoneal | 70% | 30% | — |

Während die getesteten polycyclischen Kohlenwasserstoffe selbst Carcinogene darstellen, wirken aromatische Amine und viele Nitrosoverbindungen als Cocarcinogene. Bei Ratten wurden gutartige und bösartige Vormagentumoren durch Verfütterung von $\beta$-Propriolacton und $\beta$-Butyrolacton (VAN DUUREN u. Mitarb., 1965), von p-Dimethyl-aminobenzen-1-azo-1-naphthalen (MULAY u. FIRMINGER, 1952), von Dihydroxy-benzidin (BAKER, 1953), von 2-nitrofluoren (MILLER u. Mitarb., 1955) sowie von Aminostilben (ANDERSEN u. Mitarb., 1964) erzeugt; entsprechende Ergebnisse wurden nach oraler oder intravenöser Applikation von Nitrosamin erzielt (SCHOENTHAL u. MAGEE, 1962; DRUCKREY u. Mitarb., 1964; THOMAS u. SCHMÄHL, 1964; SCHOENTHAL, 1966).

Vormagentumoren wurden bei Mäusen durch orale Gabe von Diazoaminobenzol (OTSUKA, 1935) sowie N-nitroso-N-äthylurethan (SCHOENTHAL, 1963) erzeugt. LACASSAGNE u. Mitarb. (1963) erzielten bei Mäusen Vormagentumoren durch eine Benzopyrido-carbazolen oder polycyclische Analoge enthaltende Olivenölemulsion. STEWART u. Mitarb. (1961) gelang es erstmalig mit peroraler Gabe von N,N'-2,7-Fluorenylenbisacetamid im Drüsenmagen der Ratte Carcinome zu erzeugen; zu entsprechenden Ergebnissen kamen MORRIS u. Mitarb. (1962) nach intraperitonealer Injektion des Carcinogen. Die Susceptibilität von Antrum- und Korpus-Fundusregion verhält sich wie 5:2.

An weiteren Carcinogenen, die ein Drüsencarcinom des Magens zu induzieren vermögen, seien noch 4-Nitroquinolin-N-oxyd oder N-nitroso-N-methylurethan und andere Nitrosoverbindungen bei Applikation per Magentubus (SCHOENTHAL, 1963) sowie von 3-Methylcholanthren (BABA u. Mitarb., 1962) bei percutaner Gabe erwähnt. Aspergillus flavus (BUTLER u. BARNES, 1963, 1966), einer kontaminierten Erdnußnahrung beigegeben (vgl. S. 615, z. B. Aflatoxin), sowie N-hydroxy-2-acetylaminofluoren (ANDERSEN u. Mitarb., 1964; MILLER u. Mitarb., 1964) führen zu entsprechenden Magenbefunden.

Abhängig von ihrer chemischen Struktur vermögen Nitrosoverbindungen Tumoren der Zunge, der Mundhöhle, des Pharynx, Oesophagus, Vor- und Drüsenmagens sowie des Intestinum zu induzieren (DRUCKREY u. Mitarb., 1961, 1963, 1964, 1965; MAGEE u. SCHOENTHAL, 1964; SCHOENTHAL, 1963, 1966). Nach DRUCKREY u. Mitarb. (1963) ist ein direkter, lokaler Effekt der Nitrosaminverbindungen unwahrscheinlich; es wird vermutet, daß die „Transportform" resorbiert wird, um dann nach Dealkylierung lokal carcinogen zu wirken. Eine Anzahl von Nitrosaminen, unter ihnen Dimethylnitrourea und Dimethylnitrosurethan (DRUCKREY u. Mitarb., 1961) bewirken nach peroraler Applikation im Rattenvormagen Plattenepithelcarcinome, während andere Verbindungen nur nach intravenöser Injektion an der Magenschleimhaut als Carcinogen wirksam werden können. Nach OJIMA (1963) wird die Tumorausbeute durch Splenektomie erheblich gesteigert. TOLEDO (1963) konnte mit autoradiographischen Studien am Rattenvormagen nach N-nitroso-N-methylurethan den stufenweisen Übergang von hyperplastischen und proliferativen Vorgängen bis zu dem definitiven Carcinom verfolgen. Bei allen experimentell erzeugten Magencarcinomen ist festzustellen, daß die Initialantwort auf das Carcinogen eine mehr oder minder ausgeprägte Mucosahyperplasie darstellt, aus der das Carcinom hervorgeht (LINDT, 1970). MAGEE und FARBER (1962) schreiben die carcinogene Wirkung der Nitrosoverbindungen dem Intermediärprodukt Diazoalkan zu, das in Stickstoff- und Carbonionen zerfällt und dadurch alkalisierend auf die Nukleinsäuren wirkt.

Die bisher als gastro-intestinal wirksam bekannten Carcinogene sind in ihrer „Tumorausbeute" abhängig von ihrem Wirkort, ihrer jeweiligen Latenzperiode, ihrer chemischen Struktur, ihrer Dosiswirkung, ihrer physikalischen Beschaffenheit, ihres Vehikels, der Art ihrer Applikation, ihrer Metabolisierungsschritte, ihrer Metabolisierungslokalisation sowie ihres Ausscheidungsweges (STEWART, 1967); daneben spielen hormonale und Ernährungsfaktoren, das Geschlecht und die „genetic constitution" des Testtieres eine noch schwer abschätzbare Zusatzrolle.

Die unterschiedliche Topik einzelner Carcinome und Sarkome in Abhängigkeit von der im Spezialfall verabreichten carcinogenen Noxe erklärt möglicherweise das so bunte geographische Verteilungsspektrum der verschiedenen Tumoren. Weiterhin unterstreichen die experimentellen Ergebnisse die Bedeutung der exogen inkorporierten Carcinogene. Bemerkenswert ist außerdem, daß das Angehen von Magencarcinomen nach Gabe von 20-Methylcholanthren durch Salzsäuremangel und Schleimhautatrophie begünstigt wird (KOWALEWSKI und KASPER, 1967). STEIN-WERBLOWSKY (1962) erachtet einen direkten Kontakt des Carcinogenes mit der „Regenerationszone" der Mucosa für unerläßlich und sieht hierin eine Bestätigung für die engen Beziehungen zwischen Ulcus und Carcinom (vgl. IVY, 1955).

Im weiteren vermag die *Ganzkörperbestrahlung* mit Röntgenstrahlen oder schnellen Neutronen bei Mäusen in Einzelfällen Carcinome des Drüsenmagens zu bewirken (NOWELL u. Mitarb., 1958; vgl. LUSHBAUGH, 1962). NOWELL u. Mitarb. (1958) erzielten mit schnellen Neutronen in 2% und nach Röntgenbestrahlung in 1% Adenocarcinome. Nach Gammastrahlenexposition sahen UPTON u. Mitarb. (1960) in 0,8% Plattenepithelcarcinome und in 0,23% Adenocarcinome sowie nach Exposition mit schnellen Neutronen in 0,96% Plattenepithelcarcinome und in 1,42% Adenocarcinome. SAXEN (1952) führte Röntgenbestrahlungen des Magens durch und verfütterte einer zweiten Tiergruppe zusätzlich 7,12-Dimethylbenz(a)anthracen. Er ermittelte jeweils nur Plattenepithelcarcinome des Vormagens sowie eine Fibrose und Mucosaatrophie im Drüsenmagen.

## 5. Morphologie und Topographie des Magencarcinomes

### a) Die formale Genese

Das initiale Magencarcinom wurde von vielen Autoren nach seiner mutmaßlichen formalen Genese gruppiert (EVING, 1936, 1940; KONJETZNY, 1938; STOUT, 1946; GUTMANN u. BERTRAND, 1948; MURAKAMI, 1952; COLLINS u. GALL, 1952; EVANS, 1956; KURU, 1967. — Siehe weiterhin S. 631 ff., Präcancerosen und S. 670, das Frühcarcinom). EVANS (1956) sieht drei Möglichkeiten, die Initialstadien des Magencarcinomes morphologisch zu erfassen:

1. Die polypösen und pseudopolypösen Mucosabezirke bei chronischer Umbaugastritis („chronisch-atrophisch-hypertrophische Gastritis", KONJETZNY, 1938),

2. das Ulcus simplex ventriculi sive duodeni im Beginn seiner malignen Entartung (MURAKAMI, 1952) und

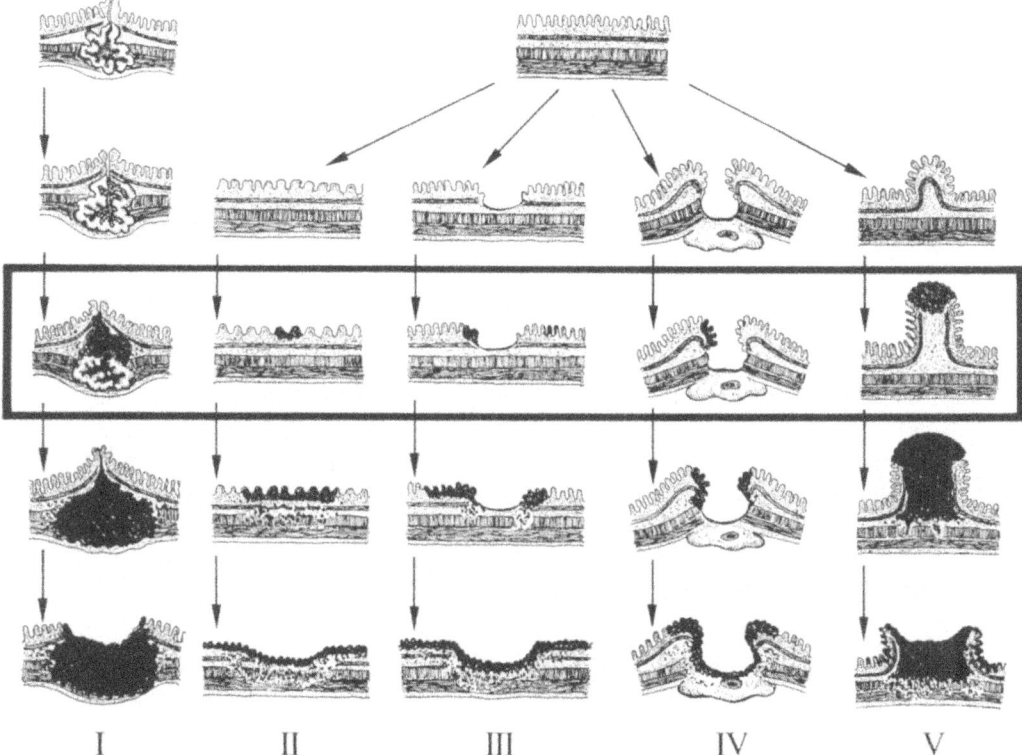

Abb. 301 I—V. Morphogenese des Magencarcinomes in Beziehung zu seinen Präcancerosen. (Nach KURU, 1967.) I Auf dem Boden einer dystopen Pankreasanlage, II auf dem Boden einer chronischen Gastritis, III auf dem Boden einer unbekannten Präcancerose, IV auf dem Boden eines chronischen Ulcus, V auf dem Boden eines Polypen

3. die Nachbarbezirke bereits makroskopisch erkannter Carcinome („continuous plaque phenomenon" nach COLLINS und GALL, 1952; „Appositionszone" nach HAUSER, 1895 sowie KONJETZNY, 1938).

In Ergänzung zu den für den Magen allgemein akzeptierten Präcancerosen (vgl. S. 631 ff.) hat sich die Einteilung von KURU (1967) insbesondere auch in Hinblick auf den „early cancer" (vgl. S. 670) klinisch und patho-anatomisch besonders bewährt (Abb. 301). Nach der formalen Genese differenziert KURU (1967):

    I. Ulcus-Carcinom,
   II. Polyp-Carcinom,
  III. Mucosa sive Gastritis-Carcinom und
  IV. Carcinome unbekannter Genese.

Von zentraler Bedeutung für das Ulcus- und Gastritiscarcinom ist die umschriebene oder diffuse intestinale Metaplasie (vgl. S. 633ff.). Der initiale Magenkrebs ist in der Regel polyzentrischen Ursprungs; seine Keimzelle ist die Drüsenhalsregion umgebauter Drüsenfelder (BERTRAND, 1937; KRAUSPE u. GUSEK, 1961). Autoradiographische Untersuchungen von TANAKA (1968) ließen 3 Proliferationstypen in den Magendrüsen differenzieren:

1. *Intermediate type*. Es handelt sich um den Normalfall mit der Regenerationszone in der Drüsenhalsregion (vgl. Abb. 24 und 25, S. 150 und 151).

2. *Upward type*. Es kommt zu einer lumenwärtigen Verschiebung der Regenerationszone bis zu den Deckepithelien. Dieser Typ ist für das Ulcus charakteristisch.

3. *Downward type*. Die Regenerationszone descendiert von der Drüsenhalsregion in Richtung auf die Drüsenbasis. Dieser Typ wurde bei Carcinompatienten gefunden.

In seinen Frühstadien läßt das Magencarcinom drei Wachstumsphasen erkennen, die gleitend ineinander übergehen:

1. Das *Carcinoma in situ* (EVING, 1936, 1940) sive präinvasives Carcinom (vgl. hierzu S. 671):

In diesen Fällen zeigen die bereits cancerisierten Epithelien *mehrschichtige* Anordnung, so daß häufiger papilläre und pseudopapilläre Abfaltungen vorliegen oder „Sekundärdrüsen" gebildet werden, die in die Lichtung der Primärdrüsen hineinragen. Das Protoplasma dieser Epithelien färbt sich intensiv an. Ihre Zellkerne sind groß und oft bizarr konfiguriert und von der Basis abgerückt. Mitosen sind reichlich nachweisbar. Zugleich kann eine vermehrte sekretorische Zelleistung auftreten (Schleimbildung; vgl. STILLER u. STILLER, 1964), die eine mikrocystische Ausweitung der Drüsen bewirkt (BOCIAN u. GESCHKE, 1958; KUHLENCORDT, 1959).

2. Der *Oberflächenkrebs* (KONJETZNY, 1940, 1953), „cancération in situ de la muqueuse gastrique" (BERTRAND, 1937):

Dieses Oberflächencarcinom ist dadurch gekennzeichnet, daß die Carcinomzellen die Basalmembranen ihrer Ausgangsdrüsen unter Bildung drüsiger oder solider Formationen zerstören und sich in der Lamina propria mucosae ausbreiten. Die Muscularis mucosae bleibt als scharfe Grenze gegenüber dem Carcinomgewebe erhalten (KONJETZNY, 1940; HESS, 1956).

3. Das *invasive Carcinom* sive „superficial spreading carcinoma" (STOUT, 1953) sive „Cancer gastrique érosif à marche lente" (GUTMANN und BERTRAND, 1948):

Dieses Carcinom ist durch die Miteinbeziehung der Submucosa in die krebsige Infiltration nach Durchbruch durch die Muscularis mucosae charakterisiert. Diese Form ist bereits den „typischen" Carcinomen zuzurechnen und nimmt nur durch den klinischen Verlauf „à marche lente" eine gewisse Sonderstellung ein (s. weiter unter „early cancer" S. 670/671).

## b) Lokalisation

Die Häufigkeitsangaben über die Lokalisation des Magencarcinomes sind in den einzelnen Statistiken großen Schwankungen unterworfen. Bereits KONJETZNY (1938) wies daraufhin, daß dieser Umstand auf die unterschiedliche Terminologie (vgl. Abb. 2, S. 120) der einzelnen Magenabschnitte zurückzuführen ist. Übereinstimmend ist jedoch aus dem Schrifttum zu entnehmen, daß die *Regio pylorica* unter Einbeziehung des Canalis pyloricus, des Antrum pyloricum und der kleinen Kurvatur bevorzugte Lokalisation des Magencarcinomes ist (KONJETZNY, 1938: 82%; CHIARI, 1952: 86%; EVANS, 1956: 85%; jeweils präpylorisch und kleine Kurvatur; vgl. Abb. 302 nach STOUT, 1947). Nur 10% der Magencarcinome sind

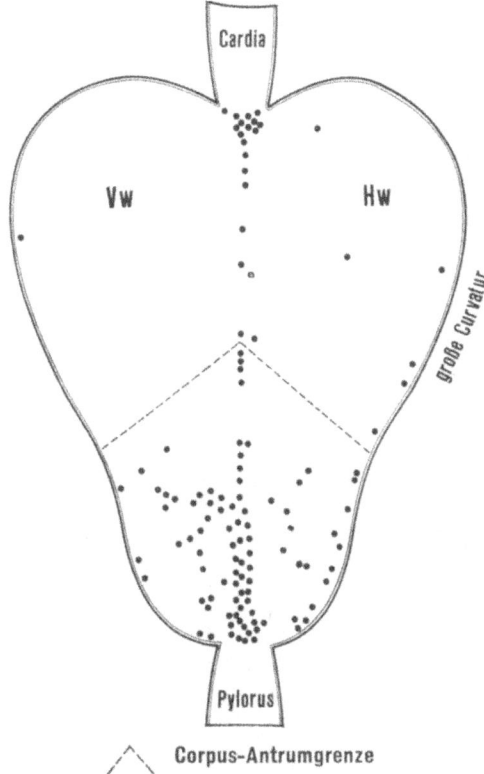

Abb. 302. Lokalisation von 120 Carcinomata ventriculi in 120 Resektionsmägen. (Umgezeichnet nach STOUT, 1947)

nach MOORE (1951) im Bereiche des Fundus, der Magenvorder- oder Hinterwand sowie der großen Kurvatur zu finden; diese Zahlenrelation verschiebt sich indessen bei sog. perniziöser Anämie (vgl. S. 279); in diesen Fällen findet man etwa $2/3$ der Carcinome in der Fundusregion. Entscheidend ist, daß das Magencarcinom die Pylorusdrüsenzone bevorzugt (vgl. S. 634: altersabhängige, dynamische Aszendenz der Pylorusdrüsenzone).

BERNDT u. Mitarb. (1969) geben folgende Verteilung für das Magencarcinom an:

| | |
|---|---|
| Antrum | 41% |
| Korpus | 29% |
| Kardia | 4% |
| Gesamtmagen | 12% |
| Ungruppiert | 14% |

MERKEL (1956) gibt nachstehende Übersicht:

| | |
|---|---:|
| Pylorus | 53,2% |
| Kleine Kurvatur | 13,3% |
| Kardia | 10,0% |
| Magenhinterwand | 3,2% |
| Fundus | 2,7% |
| Große Kurvatur | 2,7% |
| Magenvorderwand | 2,3% |
| Diffuses Carcinom | 6,1% |

Das Kardiacarcinom, dessen Häufigkeit mit 4—10% der verschiedenen Magencarcinomlokalisationen beziffert wird (POCHARISSKY, 1930; WERTHEMANN, 1933; OPPOLZER, 1937; BIENENGRÄBER, 1950; MERKEL, 1956; BERNDT, 1969), kann auch in Vergesellschaftung mit Hiatushernien auftreten (PATTISON u. Mitarb., 1955).

Über eine extreme Rarität berichteten MAYO u. Mitarb. (1955); sie konnten in einer intramuralen antralen, 6 cm im Durchmesser haltenden Cyste bei einem 64jährigen Patienten ein metastasierendes papilläres Adenocarcinom nachweisen. Die krebsfreie Cystenwand wurde noch von einem sezernierenden Zylinderepithel bekleidet.

### α) Multiplizität

LUND (1933) gruppierte das Spektrum multipler Carcinome wie folgt:

1. Multiple Malignome mit multizentrischem Ursprung:

    a) Multiple Malignome derselben Matrix in einem Organ,
    b) multiple Malignome derselben Matrix in verschiedenen Organen,
    c) multiple Malignome in paarigen Organen.

2. Multiple Malignome verschiedener Organe oder Matrices.
3. Malignom multizentrischen Ursprungs in Verbindung mit einem Malignom anderer Matrix oder eines anderen Organes.

Als diagnostische Kriterien führt MOERTEL (1966) auf:

1. Jeder Tumor muß einen unterschiedlichen histologischen Aufbau zeigen.
2. Die Tumorlokalisation muß eine ausreichende Trennung der Einzeltumoren zulassen.
3. Jeder Tumor muß seine eigenen Metastasen setzen.

Viele Autoren zählen auch die Tumoren im Restmagen (vgl. S. 650) zu diesem Krankheitsbild, sofern die Erstoperoperation wegen eines morphologisch gesicherten Carcinomes erfolgte, und der Zweittumor erst nach einem 5jährigen freien Intervall diagnostiziert wurde (STOUT, 1943: nach 20 Jahren; BROWN und MOOTS, 1954: nach 8 Jahren; IRONS, 1964: nach 5 Jahren).

1855 stellte BARTH erstmalig eine Beobachtung mit multiplen Magencarcinomen in der Anatomischen Gesellschaft in Paris vor. Bis 1934 konnten WARREN und GATES nur 34 weitere Beobachtungen aus dem Schrifttum hinzufügen. BRINDLEY u. Mitarb. (1943) erfaßten während einer Dekade 23 Fälle multipler

Magencarcinome an der Mayo-Klinik und stellten die relative „Häufigkeit" der Tumormultiplizität besonders heraus. Bis 1966 wurden 186 Fälle publiziert (MOERTEL, 1966, Lit.).

Tabelle 37

| Autoren | Magen-carcinom, Gesamtzahl | Magen-carcinom, multipel | Prozent-satz |
|---|---|---|---|
| COLLINS u. GALL (1952) | 117 | 4 | 3,4 |
| MACDONALD (1960) | 293 | 7 | 2,4 |
| MOERTEL (1966) | 1835 | 40 | 2,2 |
| BRINDLEY u. Mitarb. (1943) | 1184 | 23 | 1,9 |
| OOTA u. TANAKA (1952) | 354 | 5 | 1,4 |
| BROWN u. MOOTS (1954) | 500 | 5 | 1,0 |
| ALBRECHT (1952) | 1206 | 10 | 0,8 |
| MOORE u. MORTON (1955) | 163 | 1 | 0,6 |
| GORIAINOWA u. SCHABAD (1930) | 334 | 2 | 0,6 |

Besonders hervorzuheben sind die Untersuchungen von COLLINS und GALL (1952); bei den 117 Carcinomen ergab die makroskopische Untersuchung (vgl. Tabelle 37) 4 sicher abgrenzbare Einzeltumoren. Ergänzend erbrachte die exakte feingewebliche Untersuchung bei weiteren 22 Fällen zusätzliche, scharf von den übrigen Tumoren zu trennende „Carcinomata in situ". Nach TEPERSON u. Mitarb. (1952) wäre die therapeutische Konsequenz bei Magencarcinomen generell die totale Gastrektomie; diese Überlegungen werden durch Befunde von WALTERS u. Mitarb. (1952) unterstrichen, wonach $^1/_3$ der Patienten nach erfolgter Magenresektion wegen eines Carcinomes ein Rezidiv im Restmagen „unabhängig" vom Primärtumor entwickeln sollen.

### β) Koinzidenztumoren

Als SLAUGHTER (1944) das Schrifttum sichtete, fand er multiple Carcinome im selben oder in paarigen Organen in 54% (vgl. WATSON, 1953: 54%; MACDONALD, 1960: 57%). Die Autoren stimmen darin überein, daß multiple Carcinome eines Organes oder paariger Organe häufiger, als der Erwartung entspricht, vorkommen. Diese Erkenntnis kann für das Magen-, Colon- und Mammacarcinom sowie jene der Mundhöhle und des Harntraktes als erwiesen angesehen werden (MOERTEL, 1966, Lit.). Diese Tatsache, sowie die histologischen Untersuchungen von SLAUGHTER (1946), COLLINS und GALL (1952), McGRATH u. Mitarb. (1952), WILLIAMS (1952), BLACK und ACKERMAN (1952) sowie QUALHEIM und GALL (1957) führten zu dem Konzept des multizentrischen Ursprunges der Malignome (vgl. auch S. 632).

So ist auch das Zusammentreffen von Magencarcinomen mit primären Carcinomen des Verdauungsschlauches (vgl. S. 655 ff. experimentelles Carcinom) keine Seltenheit:

Magencarcinom und Lippencarcinom      6 Fälle (MOERTEL, 1966)
Magencarcinom und Zungencarcinom      je 1 Fall (BORRMANN, 1926; MOERTEL, 1966)

Magencarcinom und Pharynxcarcinom  1 Fall (WILLIS, 1948)
Magencarcinom und Oesophaguscarcinom je 1 Fall (KAUFMANN, 1931; BIRGFELD, 1934)
Magencarcinom und Dünndarmcarcinoid  2 Fälle (MOERTEL, 1966)
Magencarcinom und Pankreascarcinom  3 Fälle (MOERTEL, 1966)
Magencarcinom und Coloncarcinom  17 Fälle (MOERTEL, 1966) und je 1 Fall (KAUFMANN, 1931) und ROWLANDS (1933)
Magencarcinom und Rectumcarcinom  1 Fall (BORRMANN, 1926)

Als seltener wird im allgemeinen die Koinzidenz von Magencarcinomen mit Primärcarcinomen außerhalb des Verdauungstraktes angesehen wie mit einem Bronchuscarcinom (BORRMANN, 1926) oder einem Mammacarcinom (FRITZSCHE, 1920; BORRMANN, 1926; WALTHER, 1948; WILLIS, 1948). MOERTEL (1966) zeigt in seiner Übersicht indessen, daß eine entsprechende Kombination keineswegs als Rarität anzusprechen ist:

| | |
|---|---|
| Magencarcinom und Prostatacarcinom | 14 Fälle |
| Magencarcinom und Mammacarcinom | 4 Fälle |
| Magencarcinom und hypernephroides Nierencarcinom | 2 Fälle |
| Magencarcinom und Schilddrüsencarcinom | 2 Fälle |
| Magencarcinom und Cervixcarcinom | 1 Fall |
| Magencarcinom und Lungencarcinom | 1 Fall |
| Magencarcinom und Hodenseminom | 1 Fall |
| Magencarcinom und Uteruscarcinom | 1 Fall |

An Mehrfachcarcinomen in Verbindung mit einem Magencarcinom erwähnt MOERTEL (1966):

| | |
|---|---|
| Magencarcinom und Prostatacarcinom und Astrocytom | 1 Fall |
| Magencarcinom und Pankreascarcinom und Coloncarcinom | 1 Fall |
| Magencarcinom und Zungencarcinom und Coloncarcinom | 1 Fall |
| Magencarcinom und Duodenalcarcinoid und Prostatacarcinom | 1 Fall |
| Magencarcinom und hypernephroides Nierencarcinom und Prostatacarcinom | 1 Fall |
| Magencarcinom und Pankreascarcinom und Ovarialcarcinom | 1 Fall |
| Magencarcinom und Coloncarcinom und Rectumcarcinom | 1 Fall |
| Magencarcinom und bilaterales Mammacarcinom | 2 Fälle |

Wiederholt wird auch über die Koincidenz von Magencarcinom und Hämoblastosen einschließlich der Lymphogranulomatose berichtet:

Chronische lymphatische Leukämie und Magencarcinom 22 Fälle
(SAUPE, 1936; PENZOLD, 1937; DUSTIN, 1941; OSBORNE u. Mitarb., 1947; BICHEL, 1949; DEENSTRA u. Mitarb., 1949; SVEJDA zit. nach BICHEL, 1949; BERESFORD, 1952; BOUSSER u. MATHÉ, 1954; BRENNER u. EPSTEIN, 1956; PISCIOTTA u. HIRSCHBOECK, 1957; CATTAN u. DELAVIERRE, 1958; LAWRENCE u. DONALD, 1959; POTOCZEK u. Mitarb., 1961; CORNES u. Mitarb., 1961; FABER u. BORUM, 1962),

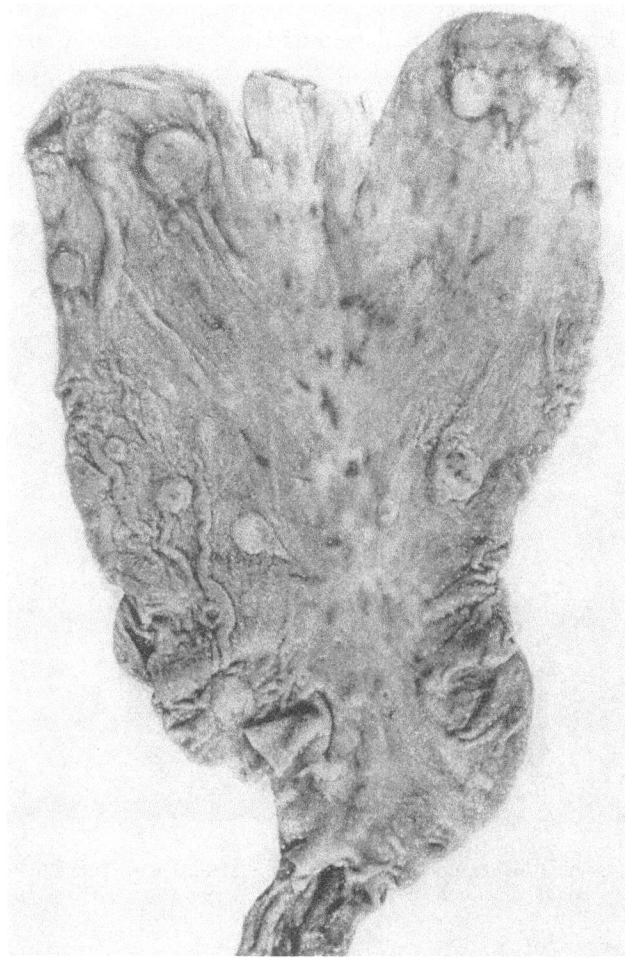

Abb. 303. Magenschleimhautmetastasen eines anaplastischen Carcino-Sarkomes der Schilddrüse. 77jährig, weiblich (SN 874/70, Path. Inst. Heidelberg)

chronische myeloische Leukämie 5 Fälle
  (Burg, 1924; Zadek, 1933; Hilgert, 1939; Faber u. Borum, 1962; Moertel, (1966),
akute Leukämie 1 Fall (Varshavskii, 1962),
Lymphosarkom 6 Fälle
  (Saar zit. nach Kreibig, 1929; Warwick, 1930; Burke, 1936; Delcourt, 1943; Rabinovitch u. Mitarb., 1952; Moertel, 1966),
Reticulumzellsarkom 1 Fall von Moertel (1966), sowie
Morbus Hodgkin 1 Fall von Moertel (1966).

### γ) Metastasen in der Magenwand

Entsprechend der alten Regel von Virchow, wonach „fast alle diejenigen Organe, welche eine große Neigung zu protopathischer Geschwulstbildung zeigen, eine sehr geringe Neigung zur metastatischen darbieten und umgekehrt", sind hämatogene Metastasen in der Magenwand bei primären Carcinomen anderer Lokalisation selten (Abb. 303 und 304). WALTHER (1948) stellte 73 entsprechende Beobachtungen aus dem Schrifttum zusammen. Derartige Metastasen entstehen nach WALTHER (1948) durch Geschwulstembolien in die Capillaren der Magenschleimhaut, wo sie wechselnd große, häufig exulcerierte Sekundärtumoren bilden.

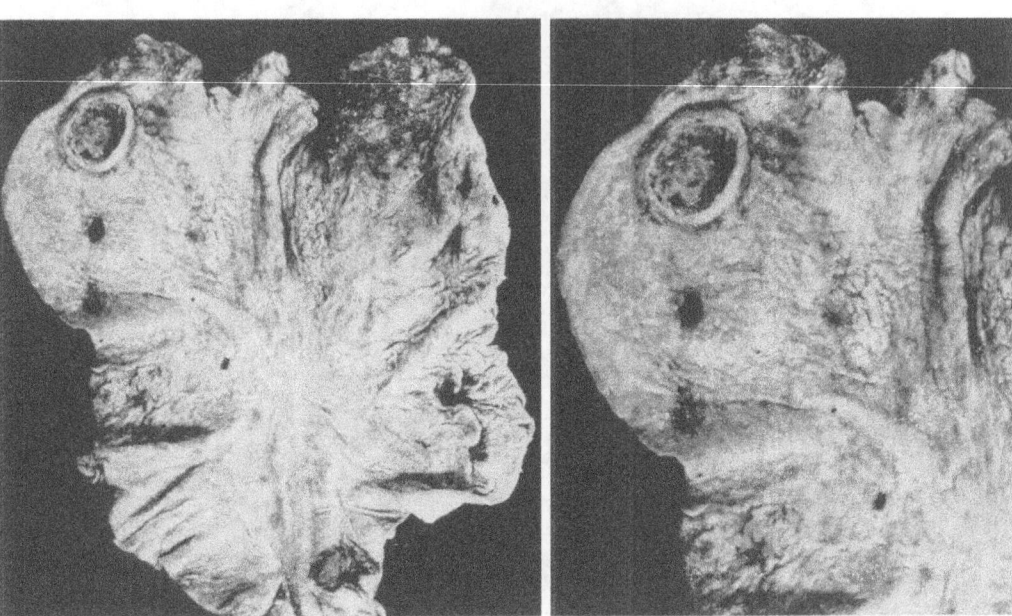

Abb. 304. Hämatogene Magenfundusmetastase eines kleinzelligen Bronchuscarcinomes und multiple frische Ulcera ventriculi. 63jährig, männlich (SN 609/70, Path. Inst. Heidelberg)

Maligne Melanome (Abb. 305) metastasieren in etwa 20% in die Magenschleimhaut (CALDERON u. Mitarb., 1955; POMMERANTZ u. MARGOLIN, 1962; POTCHEN u. Mitarb., 1964). Einzelbeobachtungen betreffen Metasten im Bereiche des Magens bei Zungen- und Lebercarcinom, bei Adenosarkom der Niere und Uteruscarcinom (WALTHER, 1948), bei Mammacarcinom (FRITZSCHE, 1920; BORRMANN, 1926; WALTHER, 1948; WILLIS, 1948), bei Pharynxcarcinom (WILLIS, 1948), bei Bronchialcarcinom (BORRMANN, 1926; SEYSS, 1967) sowie bei Zungen- und Rectumcarcinom (BORRMANN, 1926).

### c) Das makroskopische Bild

Die weitverbreitete „klassische" Einteilung der Magentumoren von BORRMANN (1926) umfaßt 4 Typen:

    a) Das circumscripte, solitäre, polypöse Carcinom ohne erhebliche Ulceration,
    b) ulcerierte Carcinome mit wallartigen Rändern und scharfer Grenze,
    c) ulcerierte Carcinome mit teils wallartiger Begrenzung, teils diffuser Ausbreitung und
    d) diffuse Carcinome.

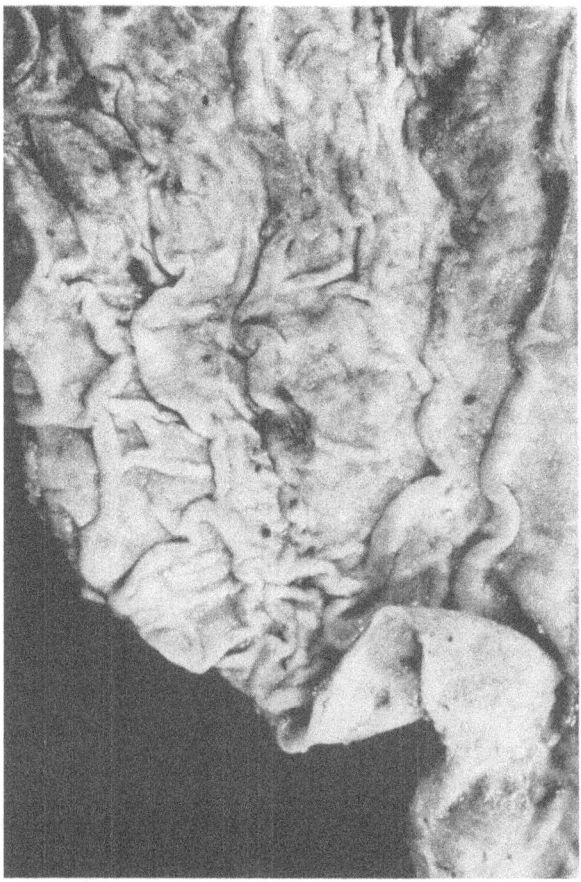

Abb. 305. Magenschleimhautmetastasen eines malignen Melanomes. 31jährig, männlich (SN 708/70, Path. Inst. Heidelberg)

In Anlehnung an BORRMANN (1926) sowie KONJETZNY (1938) unterscheiden LINDENSCHMIDT und ZUKSCHWERDT (1960):

a) Carcinomatöse Polypen,
b) das polypöse Carcinom,
c) das schüsselförmige, zentral ulcerierte Carcinom,
d) das infiltrierende, ulcerierende Carcinom,
e) das diffuse, fibröse oder sklerosierende Carcinom, „Linitis plastica" und
f) den oberflächlichen Schleimhautkrebs.

Versucht man das makroskopische Bild mit der Kliniko-Pathologie der einzelnen Magencarcinome zu korrelieren, so sind im wesentlichen 4 Carcinomtypen zu differenzieren:

a) Das Oberflächencarcinom (Abb. 306),
b) das polypöse Carcinom (Abb. 307),
c) das schüsselförmig exulcerierte Carcinom (Abb. 308) und
d) das diffus infiltrierende Carcinom (Abb. 309).

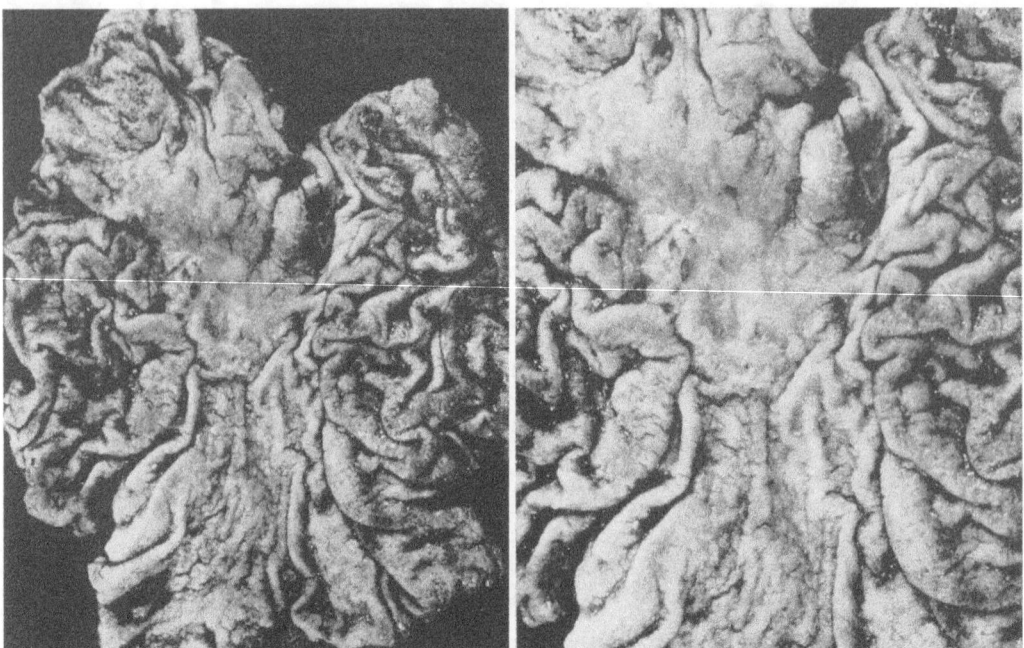

Abb. 306. Kardianahes Oberflächencarcinom. 69jährig, männlich (E.-Nr. 27136/69, Path. Inst. Heidelberg)

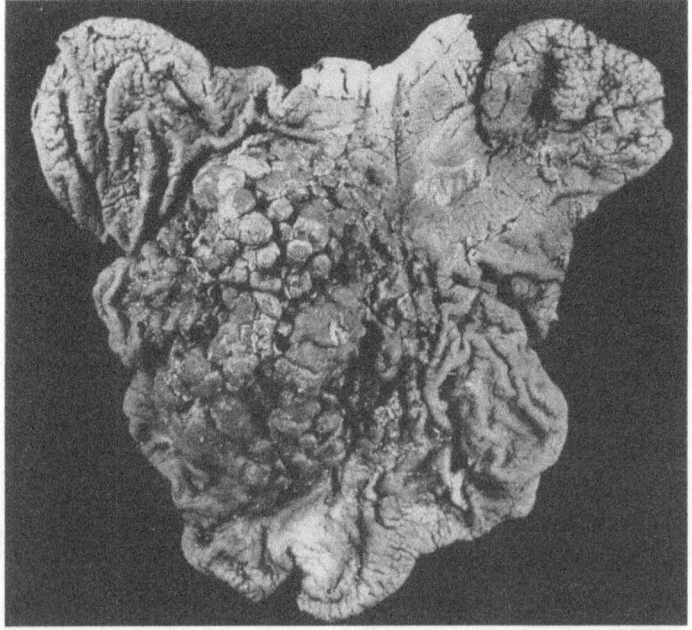

Abb. 307. Polypöses Adenocarcinom des Magens, 10:9:6 cm, ohne nachweisbare Lymphknotenmetastasen. 64jährig, weiblich (E.-Nr. 20831/65, Path. Inst. Heidelberg)

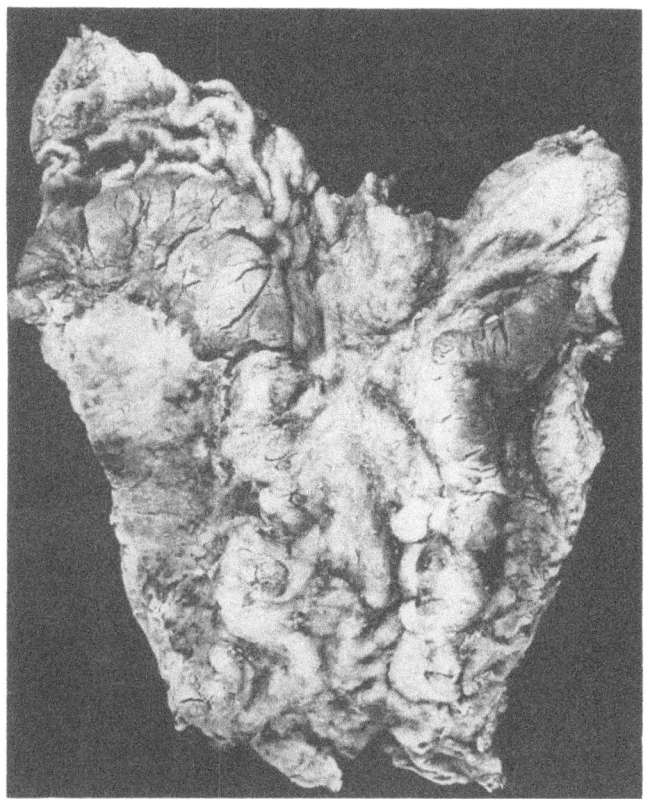

Abb. 308. Schüsselförmig exulceriertes, zirkulär gewachsenes Adenocarcinom des Magens (8:13 cm) mit blastomatöser Infiltration sämtlicher Wandschichten. 72jährig, männlich (E.-Nr. 620/70, Path. Inst. Heidelberg)

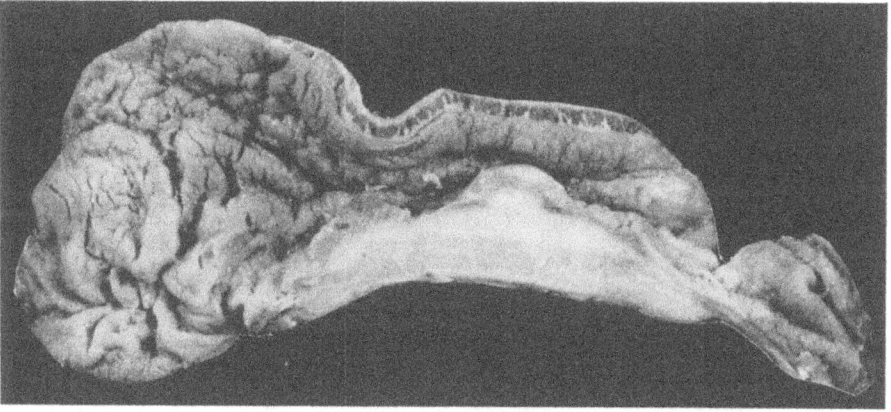

Abb. 309. Scirrhöses, diffus infiltrierendes Adenocarcinom des Antrum ventriculi, kleine Kurvatur, mit „maligner" Pylorusstenose. 22jährig, weiblich (SN 1042/69, Path. Inst. Heidelberg)

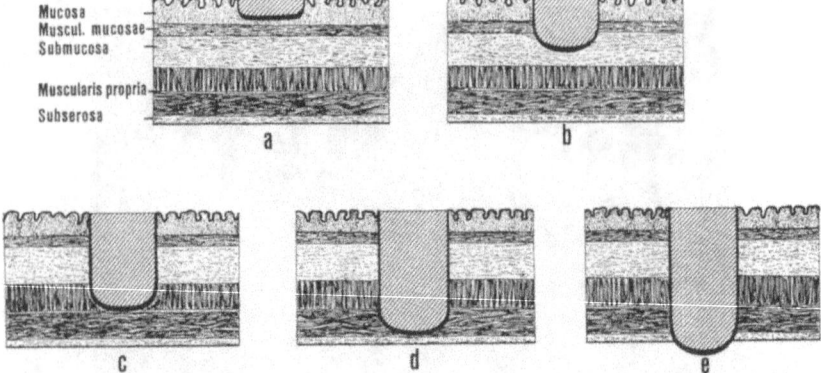

Abb. 310a—e. Morphologische Definition und Gegenüberstellung von „early cancer" (a, b) und „advanced cancer" (c, d). (In Anlehnung an SAKITA u. Mitarb., 1970)

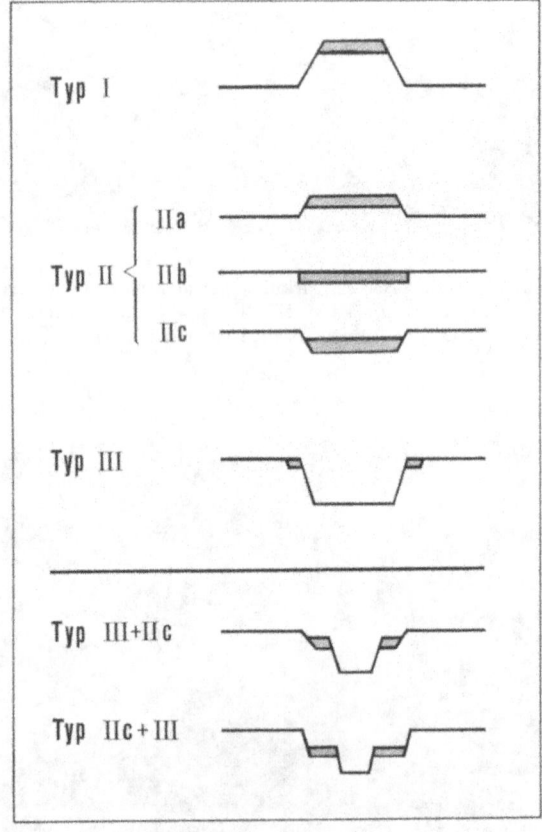

Abb. 311. Makroskopische Klassifizierung des frühen Magencarcinomes (Japanische Gesellschaft für Gastroenterologie und Endoskopie 1962). Typ I: Vorgewölbter Typ. Typ II: Oberflächlicher Typ. Typ IIa: Erhabener Typ. Typ IIb: Flacher Typ. Typ IIc: Eingesenkter Typ. Typ III: Exkavierter Typ. Typ III und IIc/Typ IIc und III: Mischformen

## α) Oberflächencarcinom

Seit VERSÉ (1908) erstmalig auf die Existenz des Schleimhautcarcinomes hinwies, ist speziell diesem Carcinomtyp in der Folgezeit zunehmende Aufmerksamkeit geschenkt worden (EVING, 1936; GUTMANN u. Mitarb., 1939; KONJETZNY, 1940; MALLORY, 1940; KURU, 1967; u.v.a.). Gegenüber dem polypösen Carcinom, dem schüsselförmig exulcerierten Carcinom und dem diffus infiltrierenden Carcinom handelt es sich bei dem Oberflächencarcinom um ein Frühcarcinom, das hinsichtlich des makroskopischen Aspektes en miniature allerdings dem polypösen sowie schüsselförmig exulcerierten fortgeschrittenen Carcinom in gewisser Weise ähneln kann. Die exakte Differenzierung der Frühcarcinome ist somit nur histologisch möglich. KONJETZNY (1940) unterschied makroskopisch 5 Typen des Frühcarcinomes (vgl. PRINZ, 1947; SCHLOTTER, 1955; KONJETZNY, 1955; ZUKSCHWERDT u. LINDENSCHMIDT, 1960):

1. Warzige, beetartige, kammartige oder polypöse Mucosaveränderungen (KONJETZNY I).
2. Umschriebene, flächenhafte Wandveränderungen mit seichten Erosionen oder Ulcerationen (KONJETZNY II).
3. Große flächenhafte Erosionen mit breitem Mucosawall (KONJETZNY III).
4. Flache, muldenförmige Geschwüre (KONJETZNY IV).
5. Chronisches, penetrierendes Geschwür mit krebsiger Wucherung im Bereiche einer Geschwürsnische (KONJETZNY V).

GOLDEN und STOUT (1948) differenzierten zwei Typen des Oberflächencarcinomes (superficial spreading carcinoma): die ulcerative Variante soll 11,2% und die nicht-ulcerative 2,8% aller Magentumoren ausmachen. In dem Untersuchungsgut von NIKAIDO (1970) entfallen aufgrund der intensivierten Diagnostik in Japan bereits 26,5% sämtlicher Magentumoren auf den „early cancer".

Strenggenommen, gehört das Frühcarcinom, der „early cancer", zu den Oberflächencarcinomen (Abb. 310) (vgl. SHIRAKABE u. Mitarb., 1969); sein makroskopisches Bild wurde von der Japanischen Gastroenterologisch-Endoskopischen Gesellschaft 1962 wie folgt klassifiziert (Abb. 311):

I. Vorgewölbter Typ
II. Oberflächliche Form
   a) erhaben
   b) eben
   c) eingesenkt
III. Exkavierte Form
IV. Gemischte Formen
   (Typ IIc und III oder III und IIc)

## β) Polypöses Carcinom

Berücksichtigt man nur progressive Fälle (Abb. 312), so macht dieser Prototyp des „endogastrisch" wachsenden Carcinomes nach BORRMANN (1926) nur 6% aller Magencarcinome aus, während er in der Gruppe der „early cancer" von

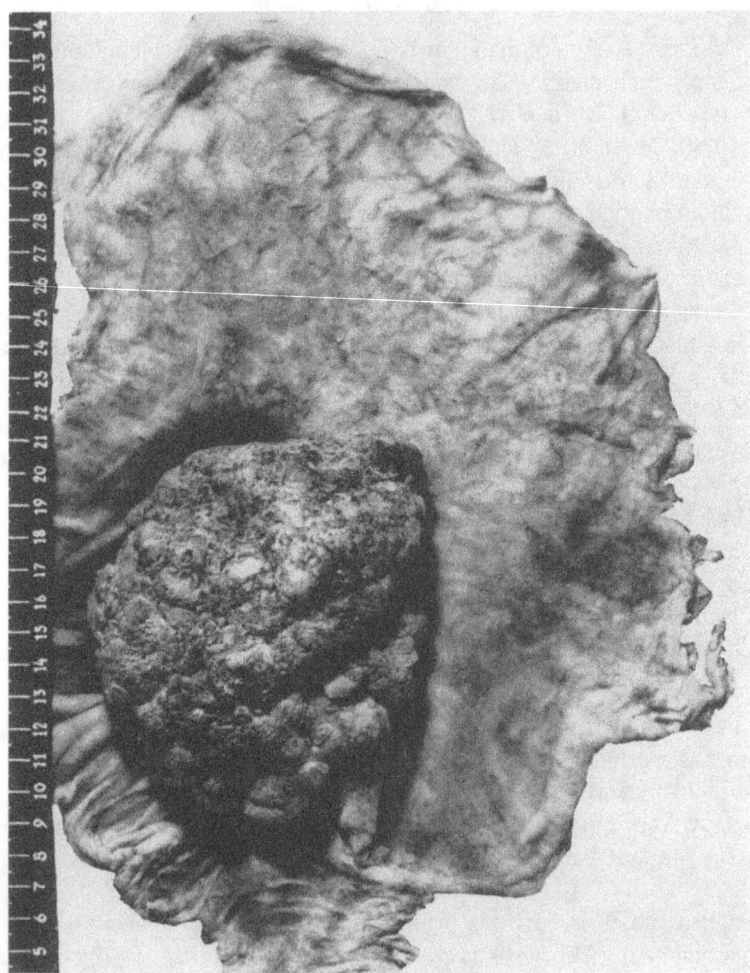

Abb. 312. Polypöses Adenocarcinom des Magens. 67jährig, männlich (SN 1158/33, Path. Inst. Zürich)

KURU (1967) 18% der Gesamttumorzahl beträgt. Die Oberfläche dieser, am Schnitt graurötlichen Geschwulstmassen kann knollig und feinporös mit kleinen Cysten, höckrig-papillär oder blumenkohlartig (das „cowliflower carcinoma" des anglo-amerikanischen Schrifttums) sowie grazil-zottig-villös konfiguriert sein. Oberflächlich findet man nicht selten seichte Erosionen oder tiefreichende Ulcerationen, die das höckrig-papilläre Bild noch betonen. Zu der Magenwand treten diese Carcinome bevorzugt breitbasig, seltener gestielt (PENDERGRASS u. PANCOAST, 1920) in Beziehung und sind je nach dem Ausmaß der krebsigen Infiltration der Basis gut (early cancer) oder schwer (progressive cancer) gegenüber der Magenwand verschieblich. Formalgenetisch zeigt dieser Tumortyp enge Beziehungen zu Magenpolypen (Abb. 313 und 314) (KONJETZNY, 1938; KURU, 1967).

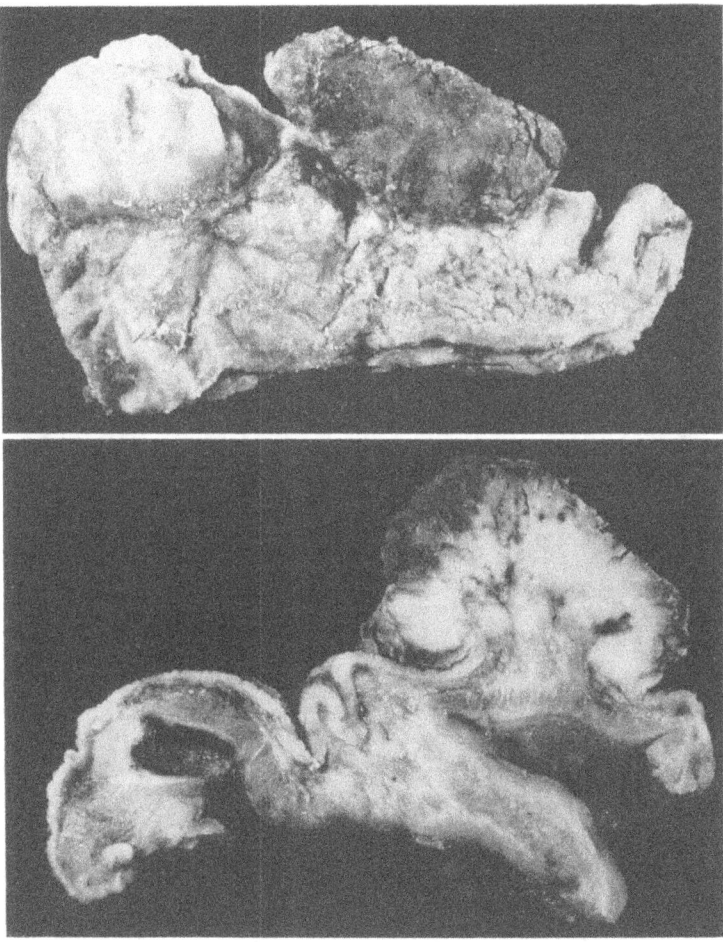

Abb. 313. Polypöses, vorwiegend exophytisches, papillär-tubuläres Adenocarcinom des Magens. 61jährig, weiblich (E.-Nr. 22146/70, Path. Inst. Heidelberg)

### γ) Schüsselförmig exulceriertes Carcinom

Schüsselförmig exulcerierte Carcinome können aus dem polypösen Carcinom hervorgehen (KONJETZNY, 1938; KURU, 1967, vgl. Abb. 314). Häufiger entstehen sie jedoch aus dem frühzeitigen Zerfall eines zunächst flächenhaft wachsenden Carcinomes (Abb. 315). Die das exulcerierte Carcinom umsäumende Mucosa ist wallartig erhaben. Sie kann entweder kontinuierlich in eine makroskopisch unauffällige Mucosa übergehen oder der Defekt wird unmittelbar von einer „unauffälligen" Mucosa umsäumt. Makroskopisch ist nicht zu entscheiden, ob es sich um ein carcinomatös entartetes Ulcus oder um ein exulceriertes Carcinom handelt (vgl. S. 643 ff.). Die schüsselförmigen Carcinome können ausgedehnte Flächen der Magenschleimhaut einnehmen und mit der Progression tiefe Krater bilden; die Gefahr der Perforation ist in diesen Fällen nicht unerheblich. STOUT (1953) fand

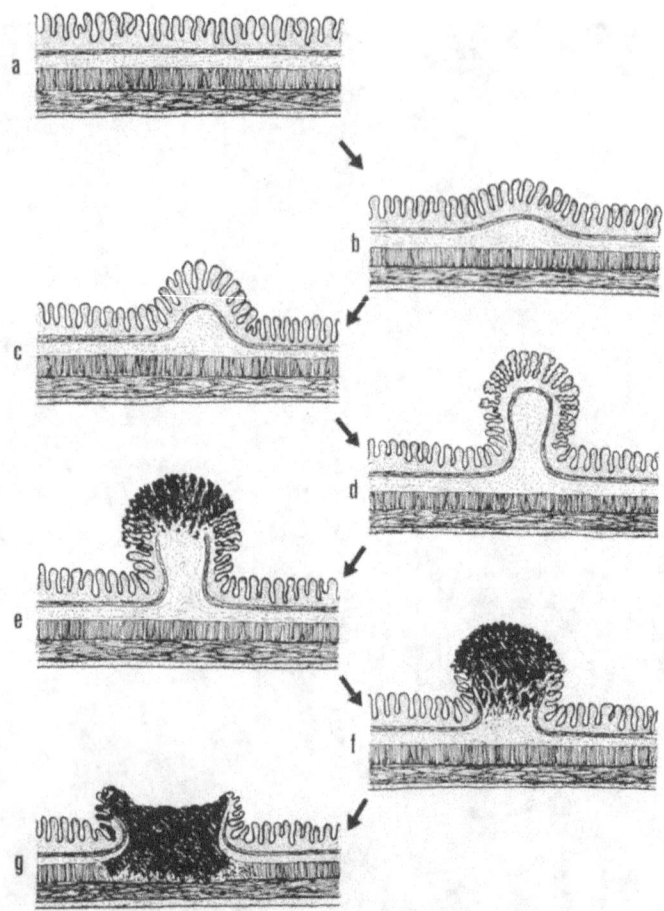

Abb. 314a—g. Morphogenese des „polypösen" Magencarcinomes. (Nach Kuru, 1967)

diesen Tumortyp unter 470 Carcinomen in 27,5%, Kuru (1967) in 38% als „Ulcus-Carcinom" unter seinen Fällen von „early cancer".

### δ) Diffus infiltrierendes Carcinom

Das diffus infiltrierende Carcinom ist durch sein flächenhaftes Wachstum in der Magenwand charakterisiert (Abb. 316—318). Exulcerationen treten nur spät und in geringer Ausdehnung auf. Infolge der diffusen blastomatösen Infiltration sämtlicher Magenwandschichten ist die Peristaltik des Magens bereits frühzeitig behindert. Das diffus infiltrierende Carcinom bevorzugt den Canalis pyloricus. Hier kann es ringförmig stenosierend zur Entwicklung gelangen und den „Feldflaschen-" oder „Sanduhrmagen" carcinomatöser Genese bewirken. Aber auch Fälle von hochgradiger Schrumpfung des gesamten Magens — „carcinomatöser Schrumpfmagen" — bei erhaltener Grundform des Magens, wurden beschrieben (Kaufmann, 1931; Konjetzny, 1938). Im blastomatös infiltrierten Magenabschnitt kommt es zu einer unscharf begrenzten Wandverdickung. In diesen

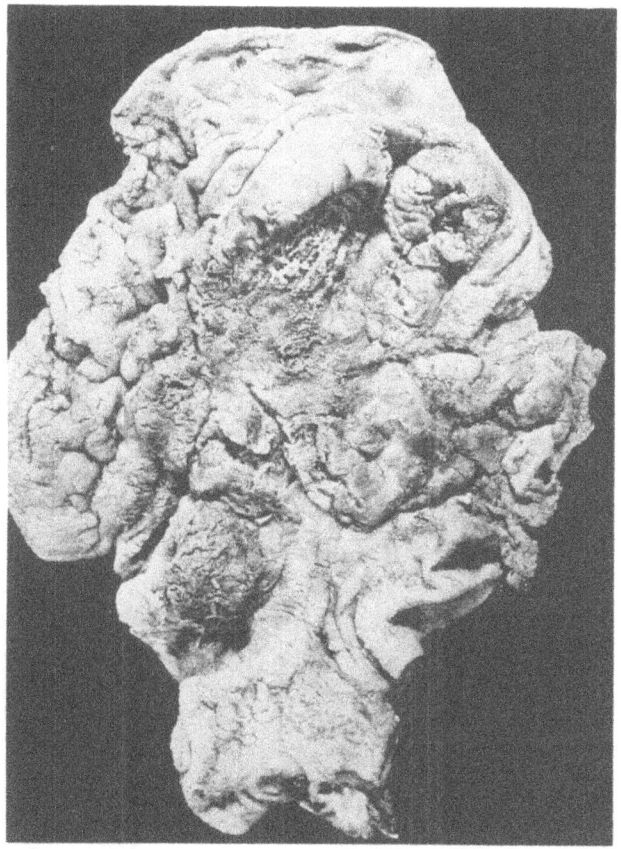

Abb. 315. Polypöses, flach-schüsselförmig exulceriertes Adenocarcinom des Magens (14:15 cm). 67jährig, weiblich (E.-Nr. 508/70, Path. Inst. Heidelberg)

Bezirken ist das Schleimhautrelief vollkommen verstrichen und die Mucosa unverschieblich. Exulcerationen fehlen im Anfangsstadium. Auffällig ist die Härte des Tumorinfiltrates. Auf holoptischen Schnitten durch die Magenwand ist die Mucosa und Submucosa einheitlich weißlich-schwielig und derb; entsprechende grau-weiße Bänder durchsetzen senkrecht die Muscularis propria. In weiter fortgeschrittenen Stadien ist auch die Subserosa verdickt. Eine Lymphangiosis carcinomatosa ist häufig bereits mit bloßem Auge als feines grau-weißes Netzwerk auszumachen. Diese Carcinome greifen frühzeitig auf das Peritoneum und die Magenligamente über. STOUT (1953) sah unter seinen 470 Carcinomfällen das Bild der Linitis plastica in 4,5%. Der Begriff der *Linitis plastica* (Abb. 319) (abgeleitet von linum, das grobe Leinen) wurde 1854 von BRINTON für die Trias: Mikrogastrie, Verdickung der Magenwand und Verengung der Magenlichtung geprägt. BRINTON (1854) deutete die Genese dieses Krankheitsbildes ausschließlich entzündlich; als weitere Synonyme findet man die Bezeichnungen: Maladie de Brinton, Gastrofibrose, Gastrosklerose, Gastritis fibroplastica, Gastroscirrhose oder Induratio fibrosa gastrica.

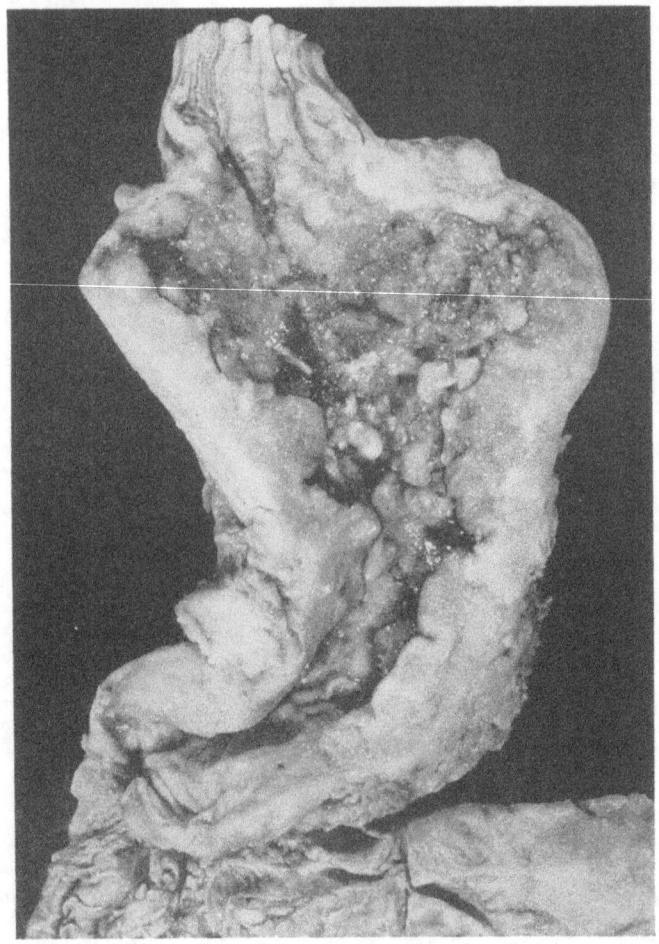

Abb. 316. Gallertcarcinom des Magens (bei Plattenepithelcarcinom des Larynx). 73jährig, männlich (SN 1194/69, Path. Inst. Heidelberg)

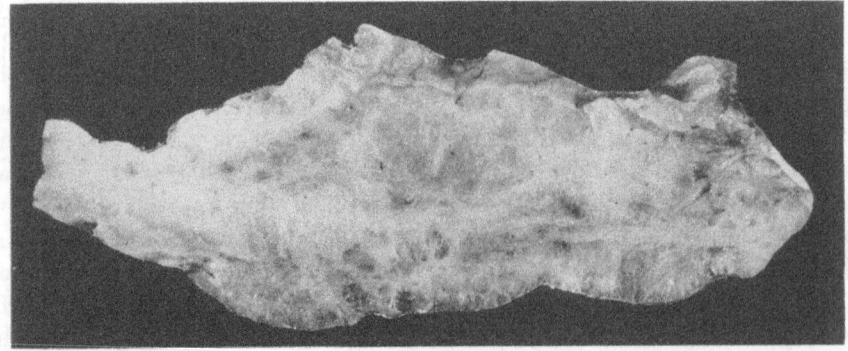

Abb. 317. Diffus infiltrierendes, schleimbildendes Adenocarcinom (Gallertcarcinom) des Corpus und Fundus ventriculi. 73jährig, weiblich (SN 1194/69, Path. Inst. Heidelberg)

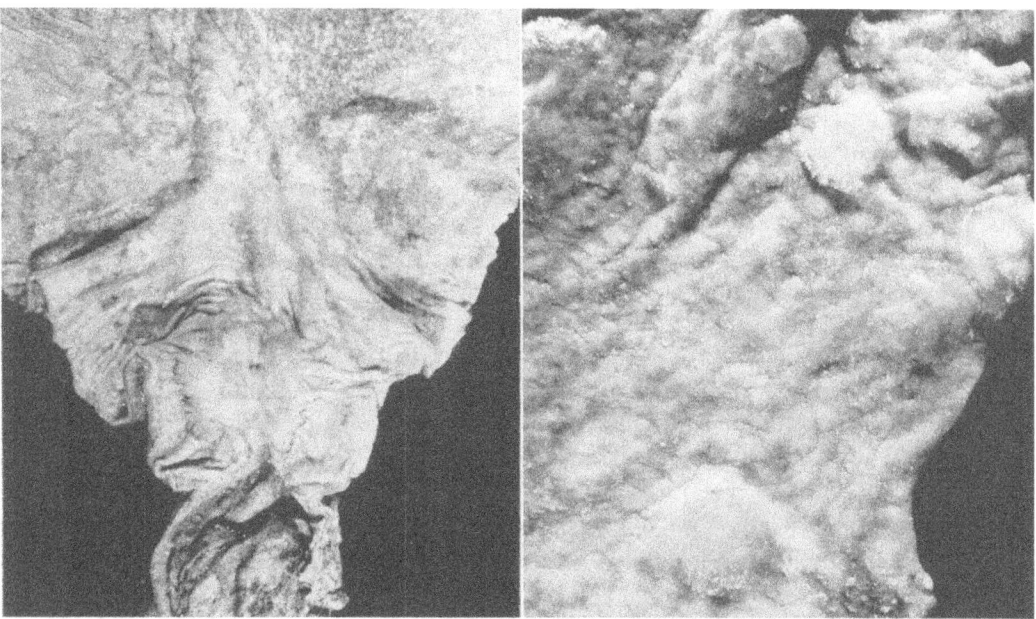

Abb. 318. Präpylorisch gelegenes schleimbildendes Adenocarcinom des Magens (5:5 cm) mit multiplen, münzgroßen Mucosametastasen im Korpus- und Fundusbereich. 64jährig, männlich (SN 255/70, Path. Inst. Heidelberg)

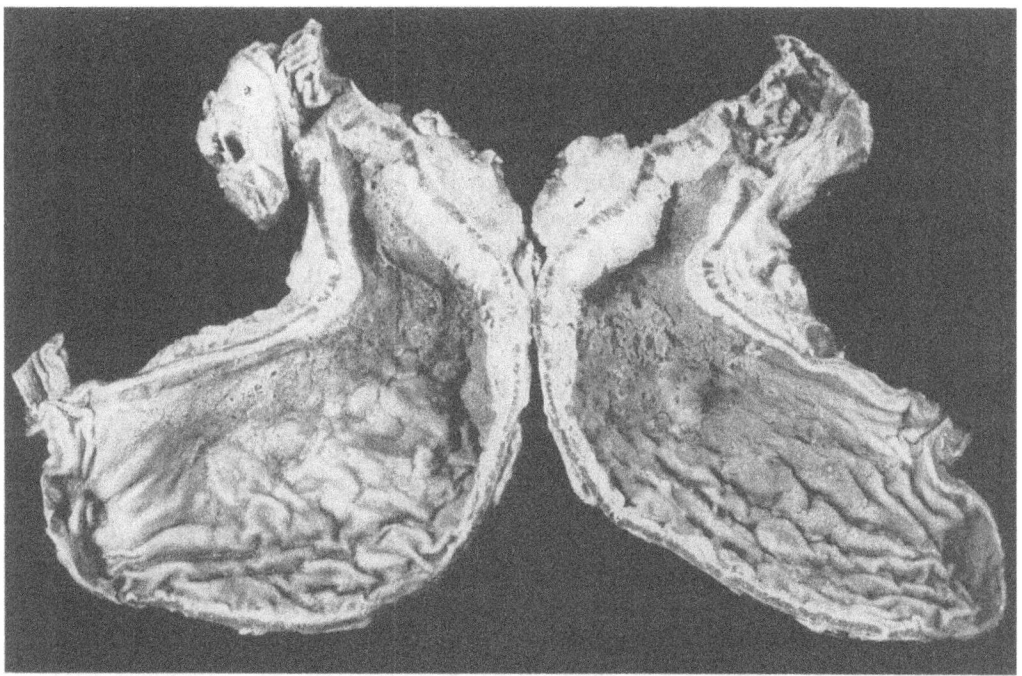

Abb. 319. Linitis plastica carcinomatosa bei einem diffus infiltrierenden wenig differenzierten Adenocarcinom des Magens (Sammlung Path. Inst. Heidelberg)

BOSNJAKOVIC (1954) unterscheidet:

1. Linitis carcinomatosa,
2. Linitis luica,
3. Linitis carcinomatosa et luica,
4. Linitis unspezifischer Genese.

Die Mehrzahl der Fälle von Linitis plastica sind neoplastisch-carcinomatöser Genese. Allerdings werden makroskopisch gleichartige Veränderungen, wenn auch sehr viel seltener, bei unspezifischer sowie spezifischer chronischer Gastritis (vgl. S. 242) (ALNOR u. Mitarb., 1962; BURKHART u. WILKINSON, 1965), nach Magenwandphlegmone (vgl. S. 273) sowie nach Säure- und Laugenverätzungen (vgl. S. 66; KENNEDY u. BAVAKI, 1967) gesehen. NIEMANN u. Mitarb. (1967) fand unter 2268 laparotomierten Magenpatienten 15 Fälle mit einer „Linitis plastica", es handelte sich ausschließlich um eine Linitis carcinomatosa. Es wurden Fälle eines Cancer atrophicans, sog. „atrophischer Scirrhus" (KONJETZNY, 1938, Lit.; SAPHIR u. PARKER, 1943) beschrieben, bei denen im Magen selbst die intensivste Suche nach Tumorgewebe im Bereiche der „Linitis plastica" erfolglos blieb, während die regionären Lymphknoten blastomatös okkupiert waren.

### d) Das mikroskopische Bild

Histogenetisch lassen sich die Magencarcinome, abgesehen von auf dem Boden von Dystopien oder Heterotopien entstandenen Malignomen, auf eine gemeinsame Ausgangs- oder Mutterzelle zurückführen: die *indifferente zylindrische Deck- oder Drüsenhalszelle* der Magenschleimhaut und ihrer Drüsen. Die „spezifischen" Drüsenzellen der Fundus- und Korpusschleimhaut beteiligen sich somit nicht an der carcinomatösen Wucherung. Trotz dieser einheitlichen Mutterzelle ist das morphologische Bild der Magencarcinome äußerst bunt; diese ausgeprägte histologische Variabilität ist einerseits auf den unterschiedlichen Differenzierungsgrad der Tumorzellen selbst, andererseits auf einen solchen des Stroma zurückzuführen. Hinzu kommt, daß nicht alle Tumorabschnitte den gleichen Aufbau erkennen lassen. Entsprechend richtet sich die morphologische Klassifizierung nach dem alten Leitsatz der Morphologie: a potiore fiat denominatio.

Die Mannigfaltigkeit der morphologischen Erscheinungsformen des Magencarcinomes bedingt es, daß kaum eine Typologie dieser Tumoren im Schrifttum der anderen gleicht (BORRMANN, 1926; KONJETZNY, 1938; DOCHAT u. GRAY, 1943; STEINER u. Mitarb., 1948; WALTHER, 1948; MULLIGAN u. REMBER, 1952, 1954; ACKERMAN u. DEL REGATO, 1954; V. ALBERTINI, 1955; EVANS, 1956; LAUREN, 1965; TAKIZAWA u. Mitarb., 1970). In der letzten Zeit ist es zudem zu einer gewissen klassifikatorischen Unsicherheit gekommen, so daß einzelne Autoren eine solche sogar generell ablehnen (STOUT, 1953; ACKERMAN u. DEL REGATO, 1962). JÄRVI und LAUREN (1951) konnten zeigen, daß etwa 50% aller Magencarcinome ihren Ausgang von intestinalen Metaplasien nehmen (vgl. MULLIGAN u. REMBER, 1954; MORSON, 1955, 1962; WATTENBERG, 1959; HENSCHEN, 1960). Entsprechend unterscheidet LAUREN (1965, Lit.) zwischen zwei histologischen Haupttypen des Magencarcinomes: diffuses und Intestinaltyp-Carcinom.

Magencarcinome von Intestinaltyp LAUREN (53% der Fälle) besitzen überwiegend adenomatöse Strukturen; die Drüsenlumina sind weit. Eingestreut findet man papilläre Abfaltungen und solide Strukturen. Die glanduläre Komponente fehlt praktisch nie; ist dies dennoch der Fall, so ist das Fremdgewebe zu bestimmten Epithelzügen formiert.

Das Magencarcinom vom diffusen Typ LAUREN (33% der Fälle) weist weit verstreut liegende Einzelzellen oder kleinere Zellhaufen auf. Kommt es zur Bildung abortiver Drüsenimitationen, so sind diese klein, unscharf begrenzt und leicht von jenen des intestinalen Types zu unterscheiden. Die Zellen des Carcinomes vom intestinalen Typ sind größer, besser abgegrenzt und weisen morphologisch stärkere Variationen auf als jene vom diffusen Typ. Die Zellen des diffusen Types lassen sich oft nur schwer als Epithelzellen definieren. Auch hinsichtlich der Kernstruktur liegen Unterschiede vor. Beim intestinalen Typ sind die Kerne größer, hyperchromatisch, zeigen Mitosen und eine erhebliche Formvarianz. Das diffuse Carcinom dagegen bietet kleine Zellkerne von monotoner Gestalt. Mitosen lassen sich kaum jemals nachweisen. Beim diffusen Carcinom ist in 100% eine Schleimproduktion nachweisbar; diese ist bei dem Intestinaltyp-Carcinom in 18% negativ; das Intestinaltyp-Carcinom zeigt in 61% eine diskrete, das diffuse in 90% eine ausgeprägte Schleimproduktion.

Die Japanische Gesellschaft für Pathologie erarbeitete kürzlich unter dem Vorsitz von TAKIZAWA (1970) eine histologische Klassifikation des Magencarcinomes; es wurden 5 Grundtypen differenziert:

1. Adenocarcinom,
2. Carcinoma simplex,
3. Carcinoma epidermoides,
4. Adenoacanthom,
5. Mischtypen.

1. *Adenocarcinom.* Es handelt sich um Tumoren, bei denen zumindest ein Tumorabschnitt ausgeprägte tubuläre Formationen erkennen läßt, im allgemeinen machen sie den Hauptanteil des Tumors aus. Die Tubuli bildenden Epithelien weisen in der Regel keine Nekrosen auf.

Fehlen echte tubuläre Strukturen, so ist der Tumor als Carcinoma simplex zu klassifizieren.

2. *Carcinoma simplex.* Der Tumor besteht aus soliden Zellnestern, die nicht dem Typ des Adenocarcinomes oder des Carcinoma epidermoides zugeordnet werden können.

3. *Carcinoma epidermoides.* Der Tumor ist aus soliden Zellnestern aufgebaut, die eine konzentrische Orientierung erkennen lassen und eine Differenzierungstendenz wie Plattenepithelien besitzen.

Liegen nur polygonale oder spindelzellige Elemente vor, so wird der Tumor als Carcinoma simplex klassifiziert.

4. *Adenoacanthom.* Es handelt sich um Tumoren, die eine Kombination von epidermoider und tubulärer Differenzierung aufweisen.

5. *Mischtyp.* Es sind Tumoren mit weiteren verschiedenen Charakteristica, die in die Gruppen 1—4 nicht einzuordnen sind (einschließlich Carcinoide).

Diese 5 Tumorgruppen erfahren eine weitere morphologische Definition, indem die Zellatypien (CAT I, II, III) strukturelle Atypien (SAT 1, 2, 3) und der Grad der Infiltration (INF, $\beta$) durch jeweils 3 Intensitätsgrade bestimmt werden. Zudem wird der morphologische Gesamtaufbau der Tumoren wie folgt differenziert:

| Tumortyp | Wuchs | Celluläre Funktion | Stroma |
|---|---|---|---|
| 1. Adenocarcinom | papillare tubulare acinosum | muconodulare mucocellulare | medullare scirrhosum |
| 2. Carcinoma simplex | macroalveolare mesoalveolare microalveolare | mucocellulare | medullare scirrhosum |
| 3. Carcinoma epidermoides | macroalveolare mesoalveolare microalveolare | keratosum | medullare scirrhosum |
| 4. Adenoacanthom | — | — | — |
| 5. Mischtyp | — | — | — |

In Ergänzung der japanischen Einteilung von TAKIZAWA u. Mitarb. (1970) differenzieren wir:

1. Carcinoma cylindrocellulare (Adenocarcinom) mit seinen Varianten tubulare, papillare, solidum und scirrhosum.
2. Carcinoma globocellulare mit seinen Varianten medullare, solidum simplex und scirrhosum.
3. Carcinoma gelatinosum sive colloides mit seinen Varianten adenomatosum und scirrhosum.
4. Seltene Formen:
   a) Carcinoma epidermoides,
   b) Adenoacanthom,
   c) Psammocarcinom Konjetzny,
   d) Flimmerepithelcarcinom,
   e) Carcinosarkom,
   f) Collisions-Tumor,
   g) Carcinome auf dem Boden von Pankreasdystopien.

Um über die Prognose des Einzelfalles aus dem speziellen morphologischen Bild Aussagen machen zu können, führte BRODERS bereits 1926 ein *grading* der Magentumoren durch (vgl. CHIARI, 1952):

Grad I: Das Carcinom zeigt eine ausgeprägte Differenzierung seiner Einzelzellen bei vorwiegend regelrechter tubulärer Anordnung, die jener gutartiger Tumoren ähnlich sein kann.

Grad II: Die Tubuli sind irregulärer und die Epithelien in mehreren Reihen angeordnet; in das Tubuluslumen können papilläre und pseudopapilläre Epithelabfaltungen ragen.

Grad III: Es werden nur noch vereinzelt Tubuli ausgemacht; die Hauptmasse der Tumorzellverbände bildet unregelmäßig formierte Zellkomplexe.
Grad IV: Adenomatöse Verbände werden nicht gebildet. Die Tumorzellen variieren in Größe und Gestalt und weisen eine vollkommene Irregularität ihrer Anordnung auf.

CHIARI (1952) schlägt eine Graduierung nach dem Zellbild vor:

Grad I: Ziemlich regelmäßige Zellkerne ohne erhebliche Hyperchromasie und Polymorphie derselben; die Kernplasma-Relation ist zugunsten des Plasma verblieben; eingestreut sind nur einzelne Mitosen.
Grad II: Man findet rundliche, mäßig hyperchromatische Zellkerne mit schmalen Plasmasäumen und mäßig-reichlich Mitosen atypischer Art.
Grad III: Es handelt sich um große, hyperchromatische, oft geblähte, sehr polymorphe Zellkerne mit schmalem Plasmasaum und reichlich atypische Mitosen.

### α) Carcinoma cylindrocellulare

Die Zylindercarcinome sind die häufigsten Magencarcinome (BORRMANN, 1926: 35%; CHIARI, 1952: 40,2%). Sie imitieren in Zellform und Aufbau die Matrix — das indifferente Zylinderepithel der Deck- und Drüsenepithelien — aus der sie hervorgehen, ohne jedoch deren „Ausreifung" zu erreichen (Abb. 320). Stets fehlen die der normalen Schleimhaut eigenen spezifischen Zellformen und die Basalmembran bei den drüsigen Krebsvarianten. Zeigen diese zylindrischen Krebszellen die Tendenz zur Bildung drüsiger Komplexe, so entstehen Bilder, die als *Carcinoma cylindrocellulare adenomatosum* (Adenocarcinom, KAUFMANN, 1931) bezeichnet werden. Unter den Zylinderzellcarcinomen fand CHIARI (1952) sie in 23,6%. Die höchstdifferenzierte Form dieser Variante besitzt hochprismatische Epithelien mit geringen Atypien (Malignitätsgrad Chiari I); sie begrenzen in einreihiger Lagerung drüsenartige Hohlräume (Carcinoma adenomatosum im engeren Sinne nach V. ALBERTINI, 1955). Diese hochdifferenzierte Form ist insgesamt selten; häufiger kommen weniger differenzierte Zylinderzellcarcinome zur Beobachtung. Sie stellen Variationen der erstgenannten organotypischen Grundform dar: dabei variieren die vielfach unregelmäßig verzweigten Drüsenschläuche in Größe und Form; das umsäumende Epithel ist kubisch, hochprismatisch, mehrreihig oder mehrschichtig und bedingt nicht selten einen Lumenverschluß. Die Einzelzelle kann die Malignitätsgrade I—III nach CHIARI (1952) aufweisen. V. ALBERTINI (1955) bezeichnet diese Form als Carcinoma adenomatoides.

Die erwähnten drüsigen Neubildungen enthalten entweder fibrinös-eitriges Exsudat oder als Ausdruck ihrer sekretorischen Restfunktion ein seröses bis schleimiges Sekret; in diesen Fällen kann es mitunter infolge Überdehnung der Drüsen zu in ihrer Größe variablen Cysten kommen. HAUSER (1890) wählte für diese Variante der Adenocarcinome die Bezeichnung Carcinoma cylindrocellulare microcysticum. Dieser Typ entspricht dem Adenoma malignum von BORRMANN (1926).

Eine weitere Variante der Zylinderzellkrebse ist das *Carcinoma cylindrocellulare papillare* (CHIARI, 1952: 6,8%), das in seinem Aufbau einem Fibroepitheliom ähnlich ist. Einem korallenstockartigen bindegewebigen Grundgerüst

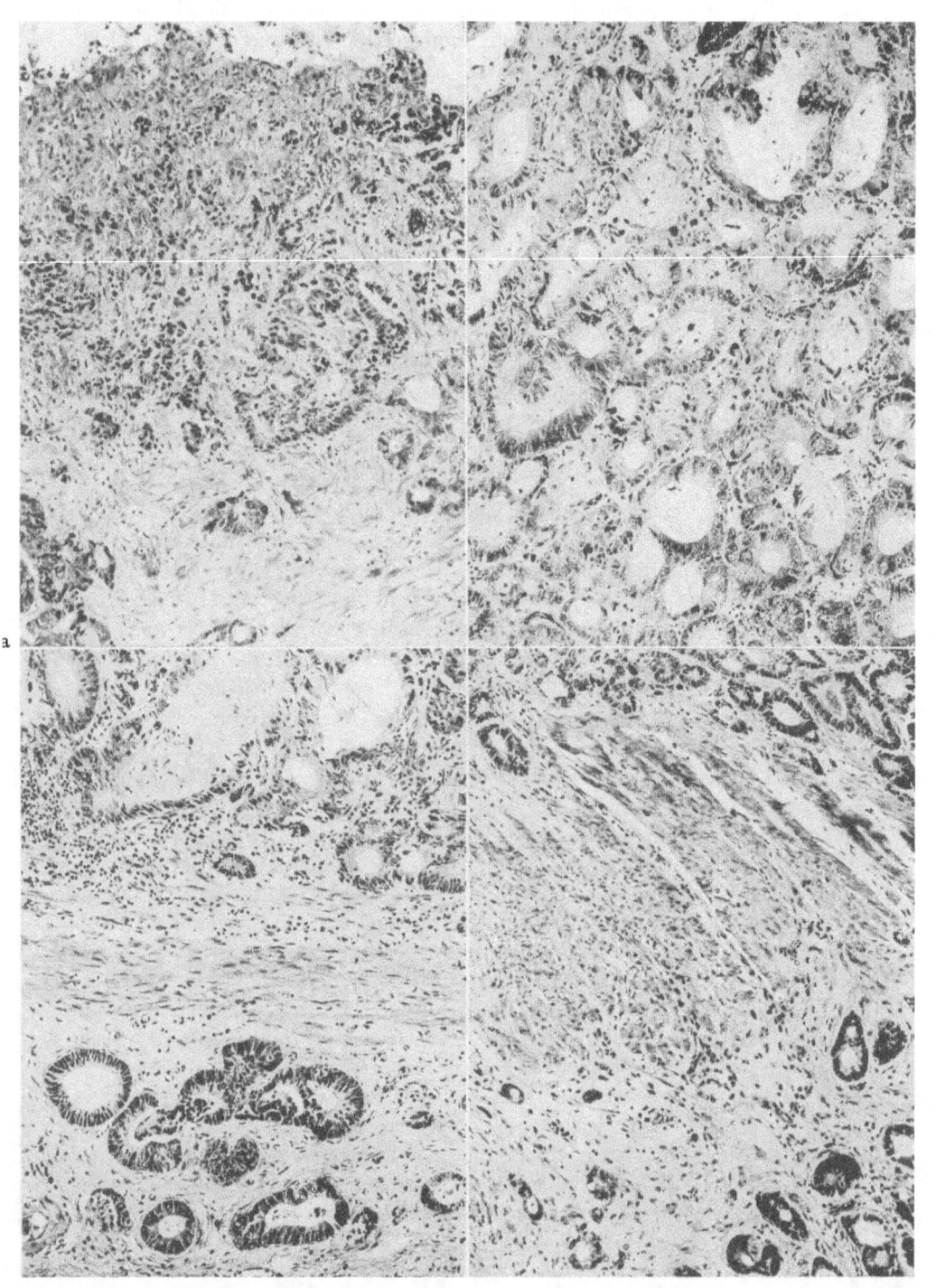

Abb. 320a—d. Exulceriertes, sämtliche Wandschichten durchsetzendes Adenocarcinom (4:4 cm) im Bereiche der kleinen Kurvatur. 75jährig, weiblich (E.-Nr. 26246/70, Path. Inst. Heidelberg). Färbung: HE, Vergr. a—d 120fach

sitzen zylindrische Tumorzellen auf (Abb. 321). Neben Zell- und Kernatypien findet man ein infiltratives Wachstum als differentialdiagnostisches Kriterium gegenüber villösen benignen Polypen.

Die am wenigsten differenzierte Variante der Zylinderzellkrebse ist das *Carcinoma cylindrocellulare solidum* (Abb. 322). Ihm fehlt die Fähigkeit zur drüsigen Hohlraumbildung. Die Zell- und Kernatypien sind recht ausgeprägt.

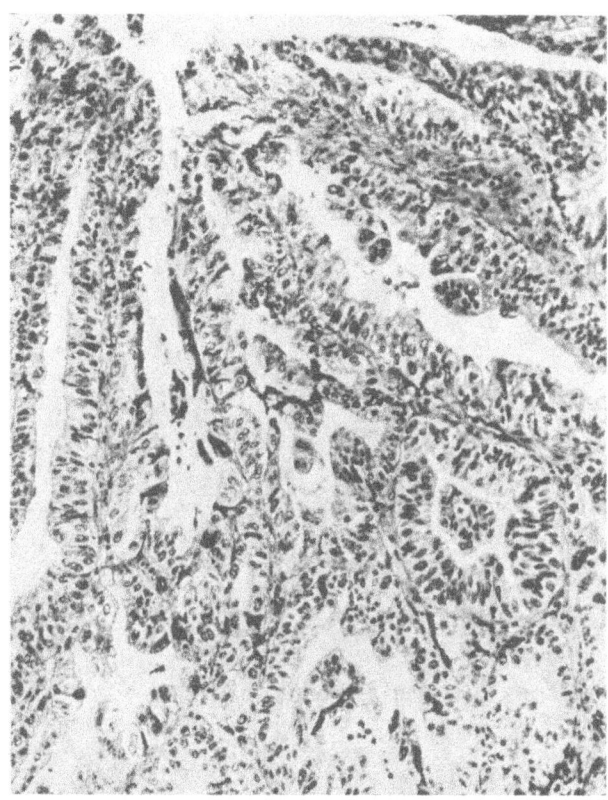

Abl. 321. Papilläres Adenocarcinom des Magens. 61jährig, weiblich (E.-Nr. 22146/70, Path. Inst. Heidelberg). Färbung: HE, Vergr. 120fach

Man findet solide alveoläre Zellhaufen oder solide Zellstränge, wobei die basalen Zellzapfen in der Regel noch die Zylinderzellform erkennen lassen. Nur dieser Umstand ermöglicht es noch, die Diagnose Zylinderzellcarcinom zu stellen. Das bindegewebige Stroma ist nur spärlich entwickelt. CHIARI (1952) fand diesen Carcinomtyp in 9,8% seiner Fälle. *Carcinoma cylindrocellulare scirrhosum* siehe S. 692, Tabelle 38.

### β) Carcinoma globocellulare

In diesen Carcinomen erinnert weder die Form der Einzelzelle noch die Zellanordnung entfernt an die vormalige Matrix. Vielmehr treten hier kleine, rundliche, durch den Wachstumsdruck oft polyedrisch gestaltete Zellen in Erscheinung, welche die Charakteristica der Malignitätsgrade II und III nach CHIARI (1952) erkennen lassen (Abb. 323—325). Die Epithelien sind zu soliden Haufen oder Strängen formiert. Entsprechend der Parenchym-Stroma-Relation unterscheidet man 3 Untergruppen:

a) Das zellreiche, stromaarme *Carcinoma globocellulare solidum medullare;*

b) das *Carcinoma globocellulare solidum simplex,* bei dem sich Parenchym und Stroma die Waage halten und das

c) *Carcinoma globocellulare scirrhosum,* ein zellarmes und sehr faserreiches Carcinom (Abb. 326).

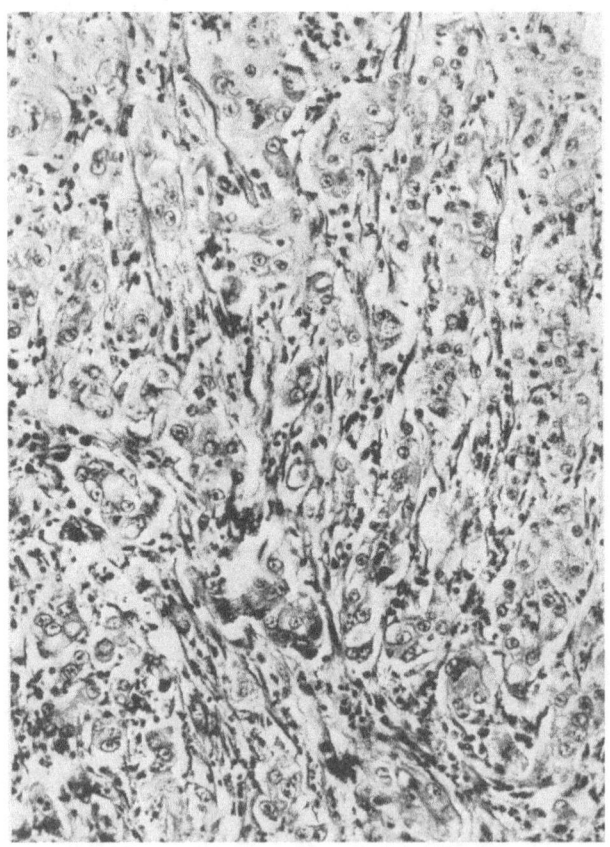

Abb. 322. Wenig differenziertes, tubuläres Adenocarcinom des Magens. 60jährig, männlich (E.-Nr. 7694/68, Path. Inst. Heidelberg). Färbung: HE, Vergr. 200fach

γ) *Carcinoma gelatinosum sive colloides*

Histologisch sind diese Carcinome durch die Fähigkeit ausgezeichnet, Mucostoffe zu bilden (Abb. 327 und 328), die qualitativ ihre histochemische Entsprechung in den für die Regeneration der Magenschleimhaut wichtigen Zonen haben (STILLER u. STILLER, 1964; STILLER, 1965). Die in den Gallertcarcinomen nachweisbaren Schleimqualitäten sind somit nicht Ausdruck des autonomen Wachstums; es handelt sich vielmehr um eine quantitative Störung, der offenbar eine intracelluläre Enzymgleisung zugrunde liegt. Die sulfatgruppenreichen

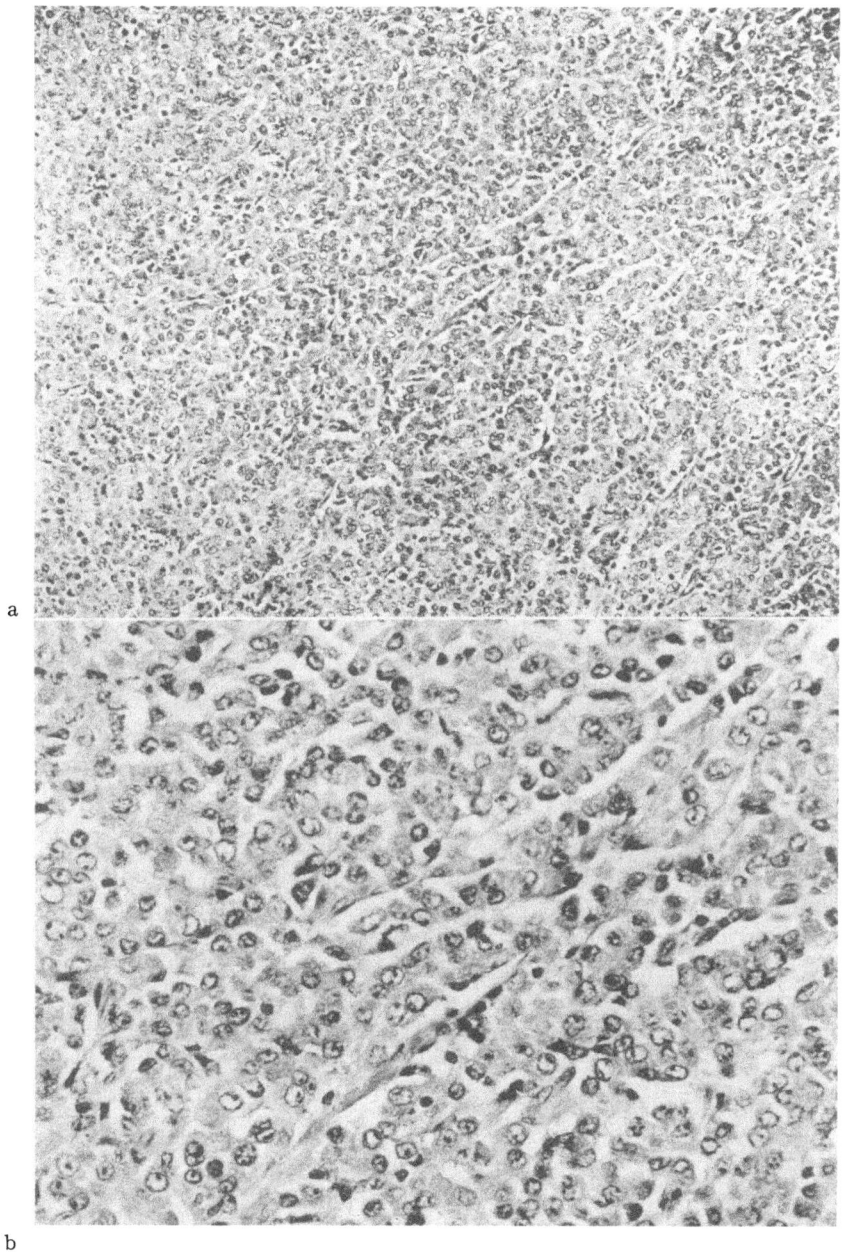

Abb. 323a—c. Carcinoma solidum ventriculi mit blastomatöser Okkupation der intramuralen Lymphbahnen. 61jährig, weiblich (E.-Nr. 22146/70, Path. Inst. Heidelberg). Färbung: HE, Vergr.: a 120fach, b 300fach, c 160fach (Abb. 323c s. S. 686)

Polysaccharide der gelatinösen Carcinome (STILLER, 1965) können intracellulär in Form kleinster Tropfen vorliegen oder durch Konfluenz den Kern an den Rand drängen und damit das Phänomen der Siegelringzellen bewirken. Diese ballonierten

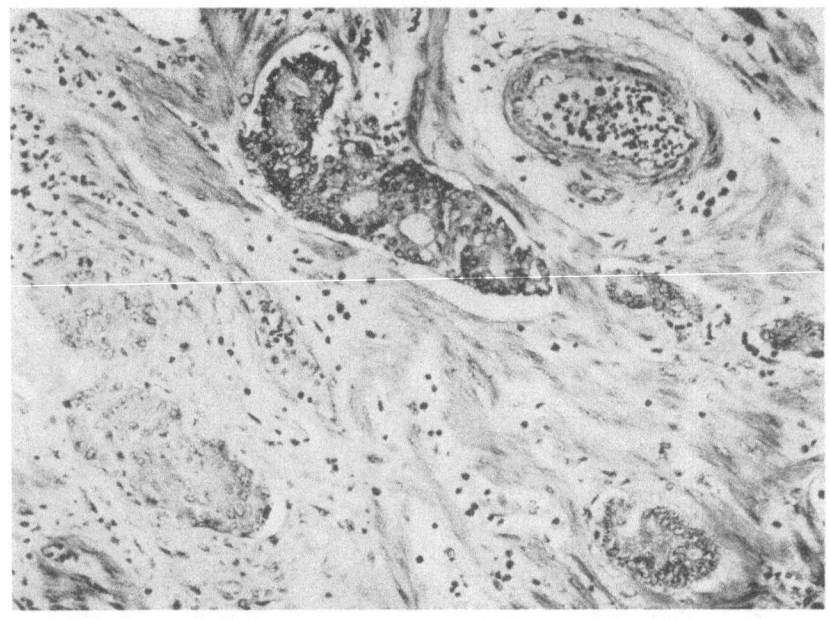

Abb. 323c

Zellen können platzen, während das Sekret in das Stroma übertritt. Histogenetisch wird die Becherzelle als Mutterzelle angesehen (WALTHER, 1948; COLLINS u. GALL, 1952; MULLIGAN u. REMBER, 1952, 1954; STOUT, 1953; PIACENTINI u. CAMPIONE, 1954; MORSON, 1955).

Nach Anordnung und Differenzierungsgrad der am Aufbau dieser Carcinome beteiligten Zellen werden zwei Varianten unterschieden:

1. Differenzierte Elemente, die Zylinderzellen entsprechen und in drüsenähnlichen Verbänden oder in soliden Haufen gelagert sein können (Abb. 329 und 330) sowie

2. undifferenzierte Elemente nach Art des Carcinoma globocellulare mit seiner medullären oder scirrhösen Modifikation (Abb. 331 und 332).

In beiden Formen können neben schleimproduzierenden nicht verschleimende Zellen angetroffen werden, wobei das Verhältnis zwischen beiden Varianten recht wechselhaft ist.

Makroskopisch können sich diese Gallertcarcinome in allen 4 Typen präsentieren:

1. als Oberflächencarcinom,
2. als polypöses Carcinom,
3. als schüsselförmig exulceriertes Carcinom und
4. als diffus infiltrierendes Carcinom.

*Stroma*

Das *Stroma* der Magencarcinome weist wechselvolle Bilder auf und prägt besonders den makroskopischen Aspekt der Tumoren. Zwischen den beiden

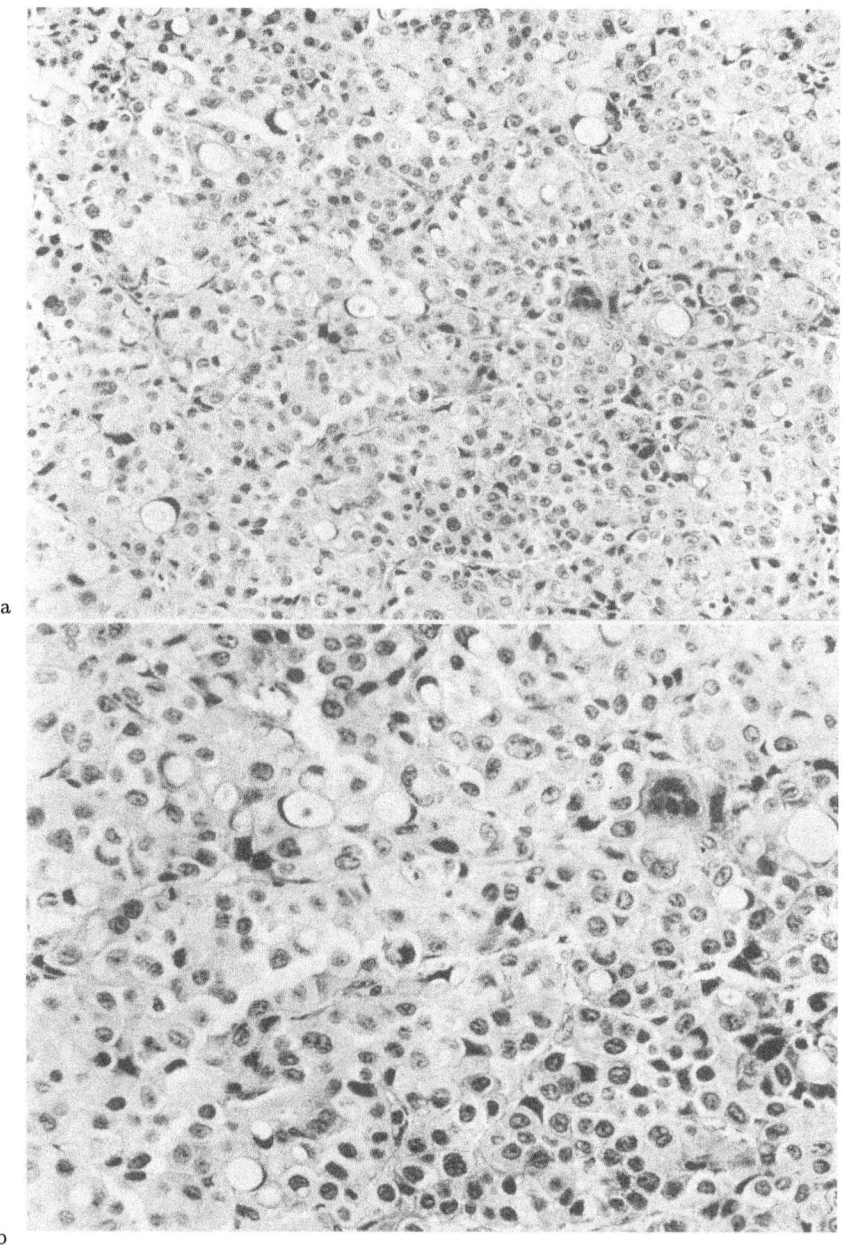

Abb. 324a u. b. Wenig differenziertes Carcinoma globocellulare partim mucinosum ventriculi, 57jährig, männlich (E.-Nr. 24536/70, Path. Inst. Heidelberg). Färbung: HE, Vergr. a 200fach, b 300fach

Extremen der Stromaarmut medullärer Carcinome und dem außerordentlichen Faserreichtum der scirrhösen Carcinome findet man auch innerhalb eines bestimmten Carcinomes wechselnde Verhältnisse.

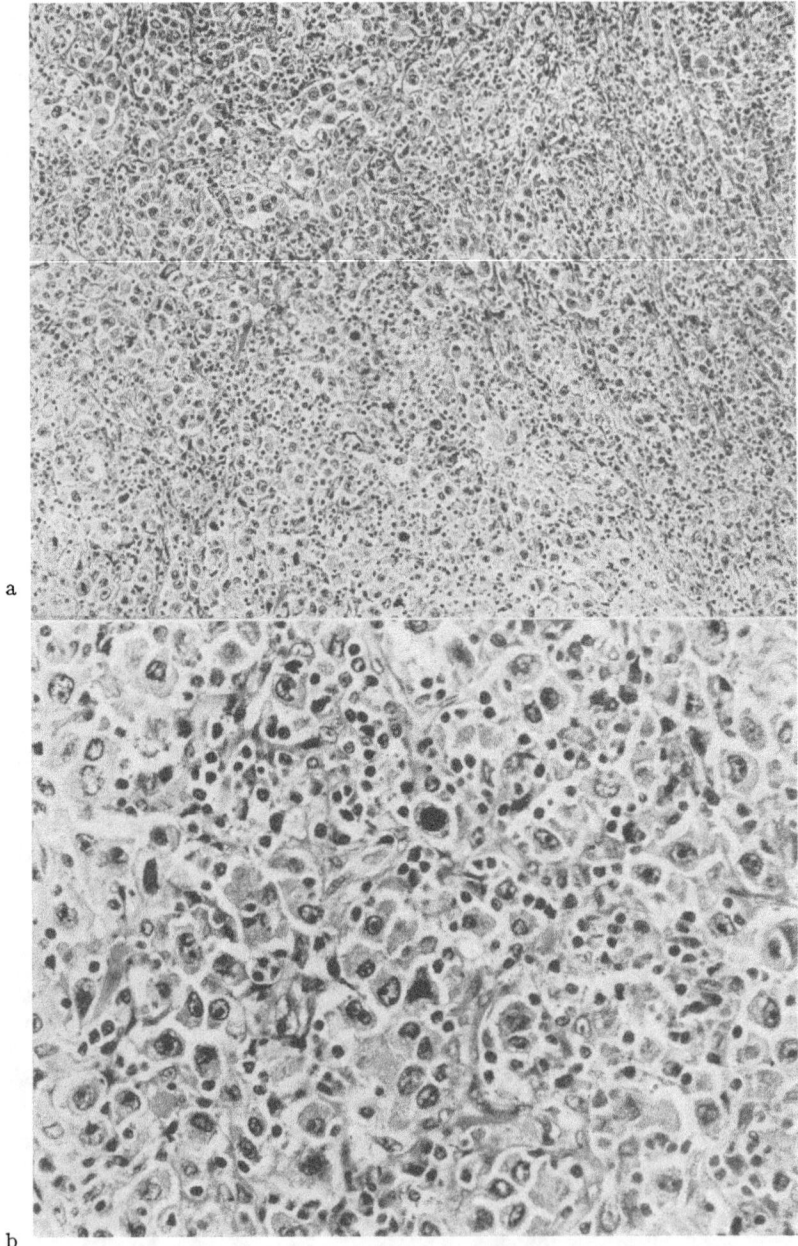

Abb. 325a u. b. Verwildertes globocelluläres Magencarcinom. 71jährig, weiblich (E.-Nr. 20201/66, Path. Inst. Heidelberg). Färbung: HE, Vergr. a 120fach, b 300fach

Während sich die Stromaelemente in der Regel auf Fibroblasten, Fibrocyten sowie kollagene und Gitterfasern neben Gefäßen verschiedener Reife (MIRO-LUBOV, 1964) beschränken, beschrieb erstmalig KAUFMANN (1931) beim medullären Zylinderzellcarcinom ein Stroma, das reich an Fibroblasten, neutro- und eosinophilen Granulocyten, Lymphocyten und Plasmazellen sowie mehrkernigen Riesenzellen war. KAUFMANN (1931) bezeichnete diese Carcinome als Carcinoma granulomatosum (vgl. KNOFLACH u. EICHELTER, 1926; KONJETZNY, 1938).

Eine weitere Variante im histologischen Bild des Carcinomstroma ist das Auftreten von Knochenbälkchen, wie dies GRUBER (1913) bei einem 59jährigen Patienten mit Adenocarcinom des distalen Antrum, HASEGAWA (1923) bei einem

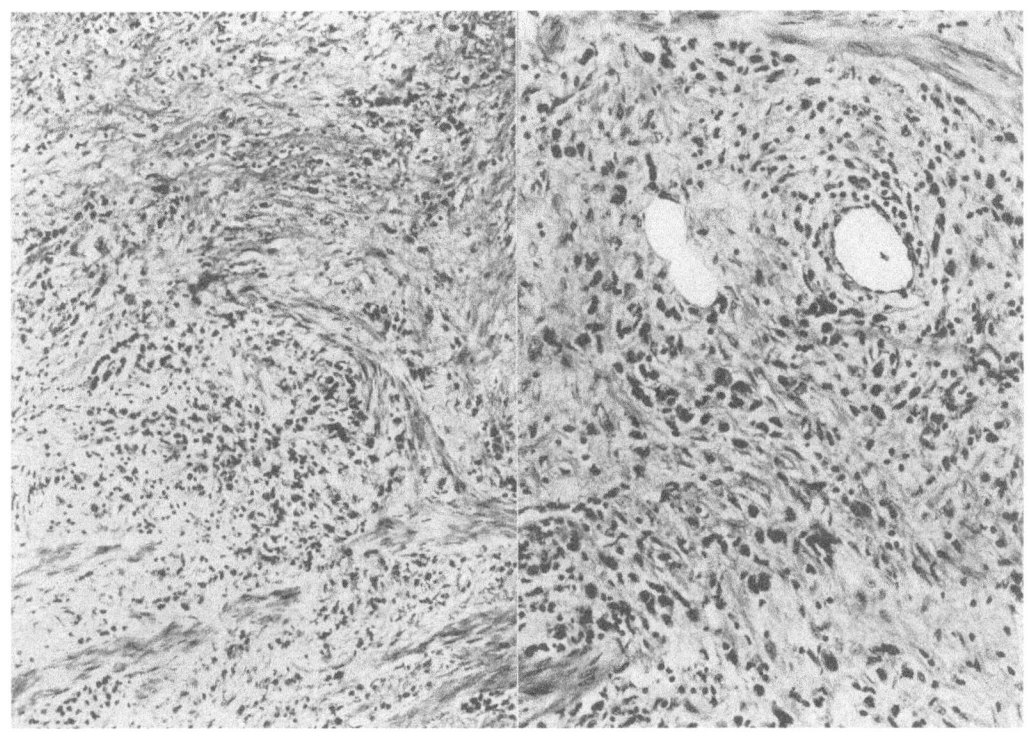

a    b
Abb. 326a u. b. Kleinzellig verwildertes, scirrhös anaplastisch gewordenes Adenocarcinom des Magens mit diffuser Wandinfiltration. Muscularis propria. 65jährig, weiblich (E.-Nr. 15613/68, Path. Inst. Heidelberg). Färbung: HE. Vergr. a 120fach, b 200fach

63jährigen Patienten mit Adenocarcinom im Bereiche der Kardia sowie BARRETO NETTO u. Mitarb. (1957) bei einem 52jährigen Mann mit Adenocarcinom des Magens beschrieben.

BUTLER und COTRAN (1959) stellten 9 Fälle von verkalktem Magencarcinom zusammen; bei der Eigenbeobachtung fanden BUTLER und COTRAN (1959) ein flächenhaft verkalktes schleimbildendes Adenocarcinom mit calcifizierten Metastasen. GEMELL (1964) konnte 5 weitere Fälle aus dem anglo-amerikanischen Schrifttum ermitteln.

Das Carcinoma cylindrocellulare, globocellulare sowie gelatinosum kommt in einer „scirrhösen Variante" vor; entsprechend wird der makroskopische Begriff Scirrhus häufig auch als Sammelbegriff für diese 3 Modi verwandt. Das histologische Kriterium des Carcinoma scirrhosum ist die Prävalenz des oft reichlich

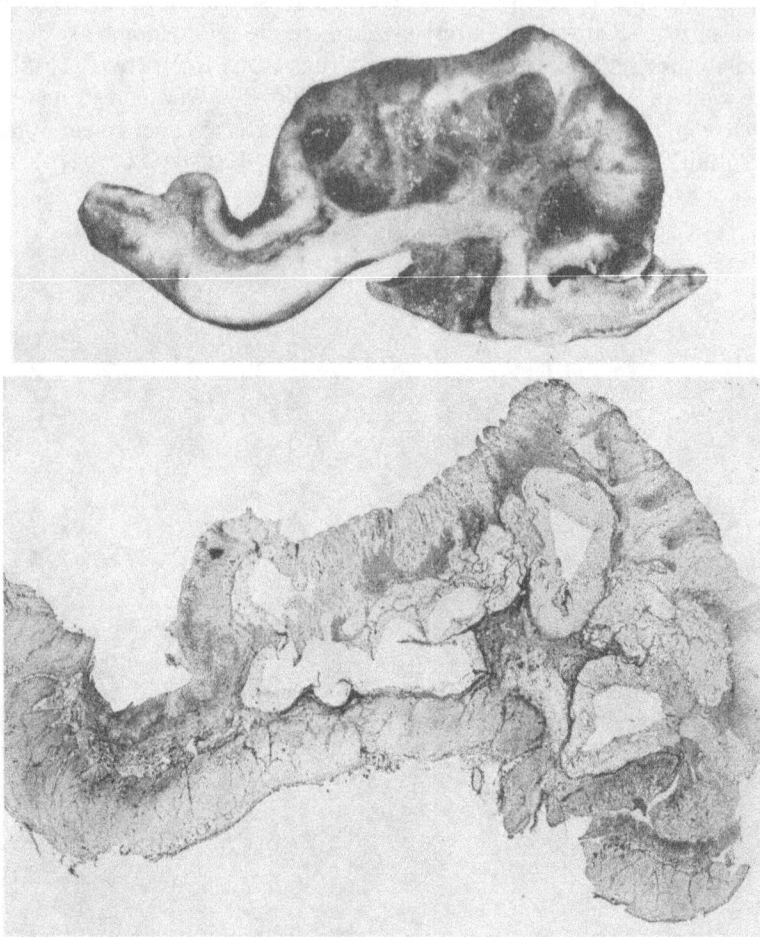

Abb. 327. Polypöses, schleimbildendes Adenocarcinom des Antrum ventriculi. 64jährig, männlich (E.-Nr. 25058/70, Path. Inst. Heidelberg)

neugebildete elastische Fasern enthaltenden bindegewebigen Stroma. Diese Prävalenz des Stroma kann so ausgeprägt sein, daß die Carcinomzellen nicht mehr in geschlossenen Zellverbänden, sondern weit disseminiert liegen oder in kleiner Zahl hintereinander gereiht, „im Gänsemarsch" formiert sind (atrophischer Scirrhus; Carcinoma disseminatum KROMPECHER und MAKAI, zit. nach BORRMANN, 1926). Infolge der überreichlichen Entwicklung des bindegewebigen Stroma zeigen die Krebszellen vielfach ausgeprägte degenerative Veränderungen mit Übergängen von fettiger Degeneration bis zur Nekrose.

Als Sonderform des „Carcinoma scirrhosum" differenzierte KONJETZNY (1938) das *Carcinoma fibrosum* (Abb. 333). Dieser Tumor ist neben der erheblichen Stromaproliferation durch seine submuköse Propagation charakterisiert. KRICKE (1962) führt folgende differentialdiagnostischen Kriterien des Carcinoma fibrosum Konjetzny gegenüber dem banalen scirrhösen Carcinom an:

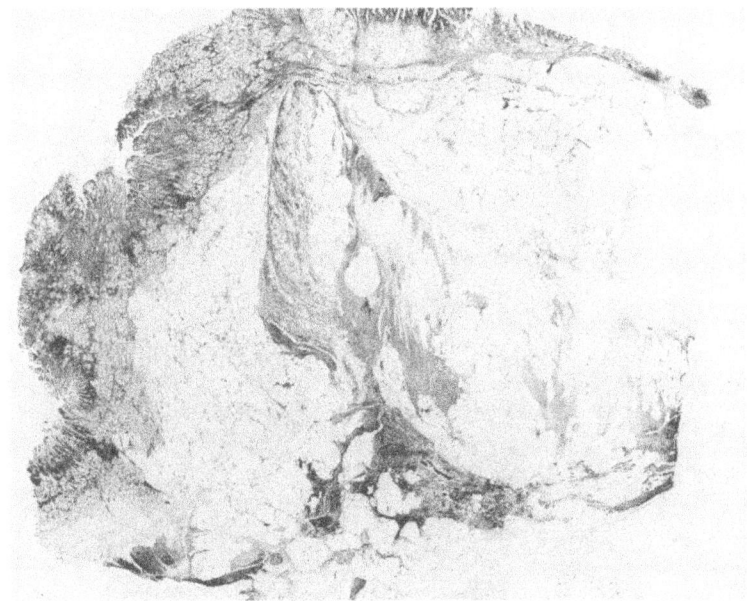

Abb. 328. Schleimbildendes Adenocarcinom des Magens (sog. Gallertcarcinom). 71jährig, männlich (E.-Nr. 26424/70, Path. Inst. Heidelberg). Färbung: HE, Vergr. 5fach

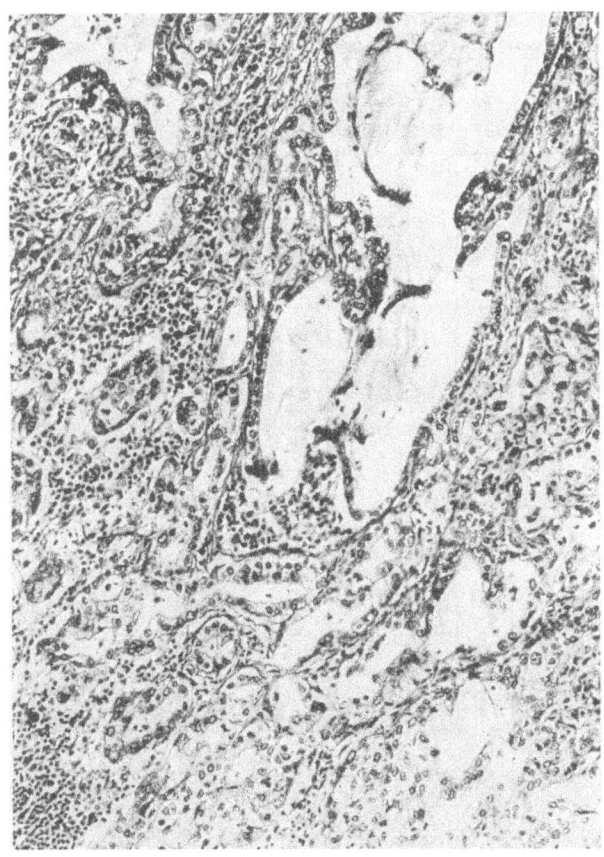

Abb. 329. Schleimbildendes Adenocarcinom des Magens. 70jährig, männlich (E.-Nr. 7766/66, Path. Inst. Heidelberg). Färbung: HE, Vergr. 120fach

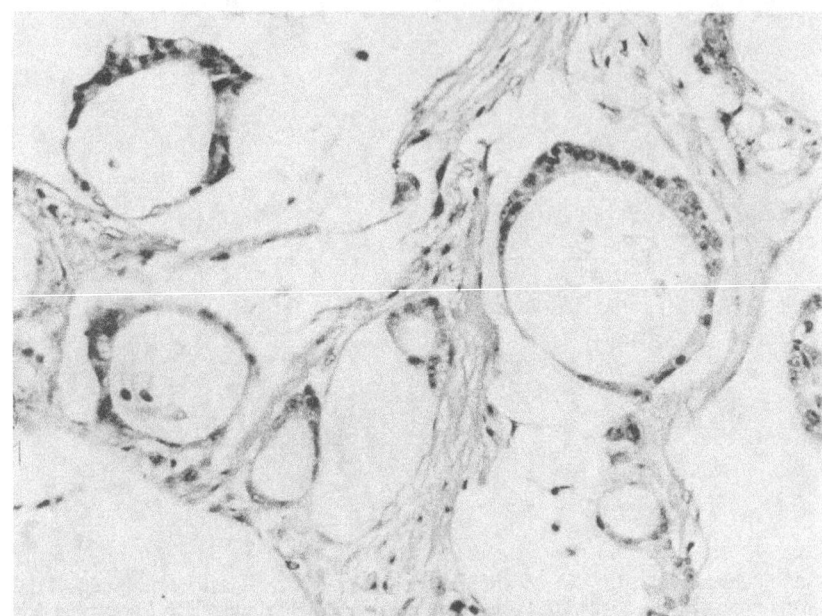

Abb. 330. Schleimbildendes Adenocarcinom, sog. Gallertcarcinom. 64jährig, männlich (E.-Nr. 6968/67, Path. Inst. Heidelberg). Färbung: HE, Vergr. 250fach

Tabelle 38. *Morphologisches Bild der Magencarcinome (nach* CHIARI, *1952) in seiner quantitativen Verteilung unter 1363 Fällen*

| Histologischer Typ | Zahl | % | Alter | Geschlecht ♂ | Geschlecht ♀ | Wuchsform knotig | Wuchsform diffus | Malignitätsgrad I | Malignitätsgrad II | Malignitätsgrad III | Lymphknotenbefall (%) |
|---|---|---|---|---|---|---|---|---|---|---|---|
| Carcinoma cylindrocellulare adenomatosum | 322 | 23,6 | 59,5 | 176 | 146 | 286 | 36 | 6 | 119 | 197 | 49,4 |
| Carcinoma cylindrocellulare solidum | 133 | 9,8 | 58,4 | 70 | 63 | 116 | 17 | 2 | 64 | 67 | 48,8 |
| Carcinoma cylindrocellulare papillare | 93 | 6,8 | 60,6 | 61 | 32 | 90 | 3 | 7 | 58 | 28 | 41,9 |
| Carcinoma globocellulare | 128 | 9,5 | 59,1 | 75 | 53 | 102 | 26 | — | 37 | 91 | 43,7 |
| Carcinoma gelatinosum | 80 | 5,9 | 58,4 | 46 | 34 | 56 | 24 | — | 50 | 30 | 57,8 |
| Carcinoma gelatinosum scirrhosum | 51 | 3,8 | 56,7 | 26 | 25 | 11 | 40 | — | — | 51 | 70,0 |
| Carcinoma cylindro- et globocellulare scirrhosum | 218 | 15,9 | 57,1 | 119 | 99 | 39 | 179 | — | — | 218 | 64,9 |

*Carcinoma fibrosum Konjetzny*

1. Submuköses Geschwulstwachstum,
2. makroskopisch erkennbare Wandschichtung,

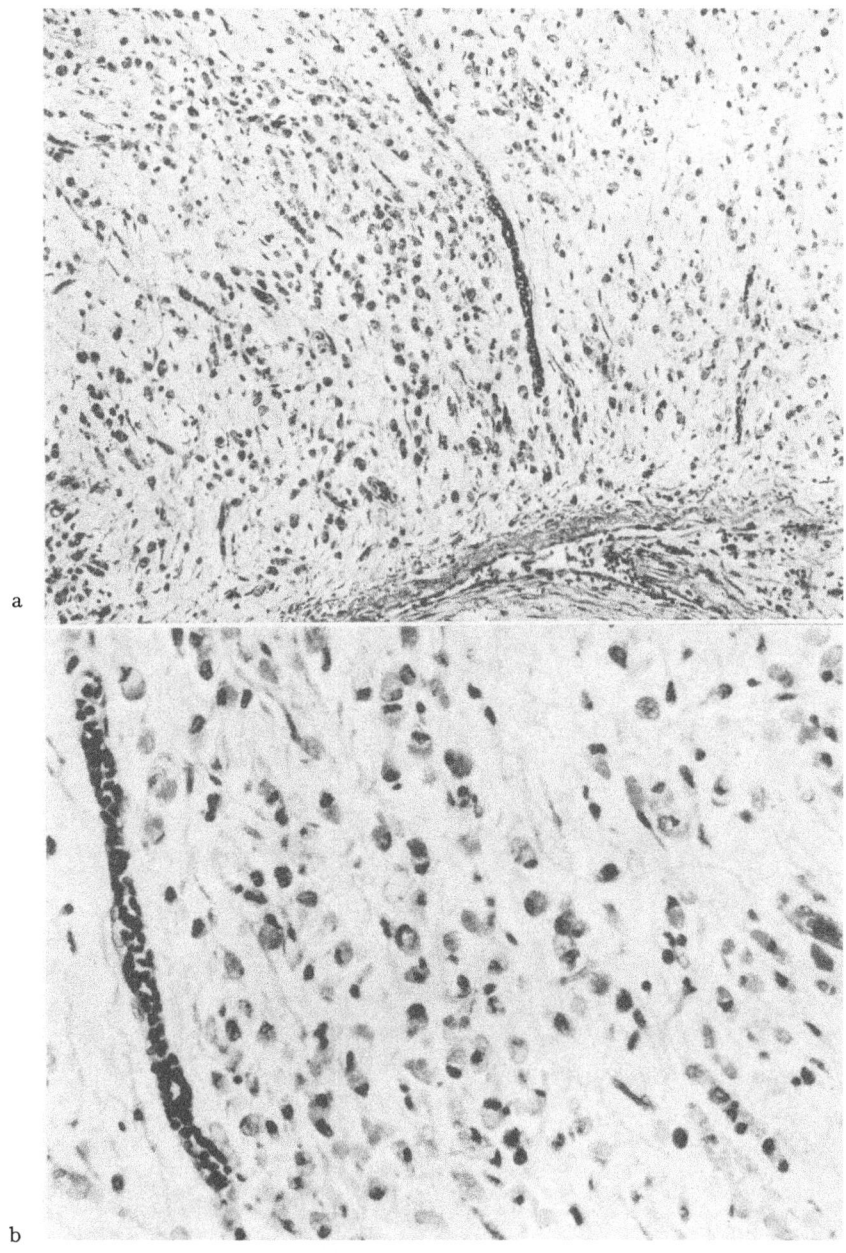

Abb. 331a u. b. Schleimbildendes, globocelluläres, scirrhöses Magencarcinom. 47jährig, weiblich (E.-Nr. 11739/67, Path. Inst. Heidelberg). Färbung: HE. Vergr. a 120fach, b 300fach

3. rein fibrös,
4. Schleimhaut erhalten, eventuell hyperplastisch und
5. Hypertrophie der Muscularis propria.

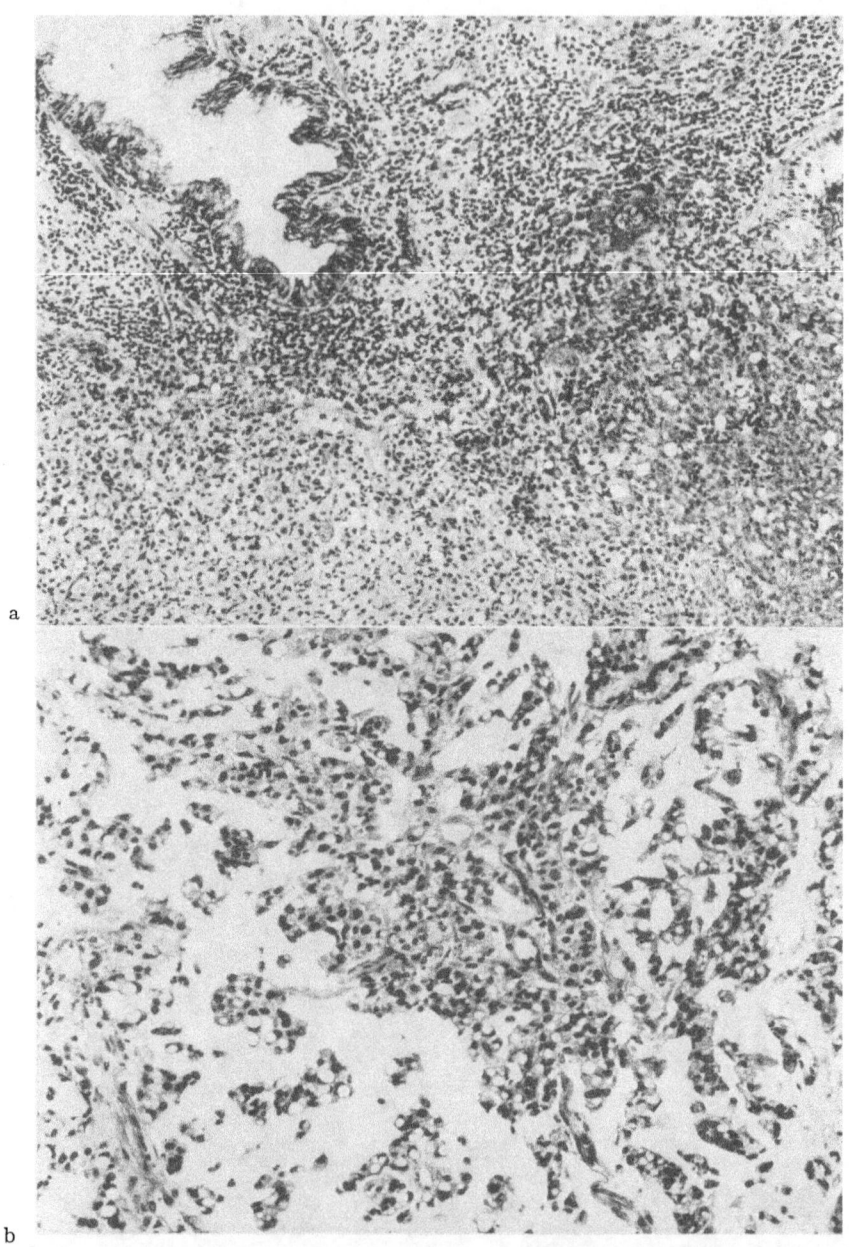

Abb. 332a u. b. Schleimbildendes, wenig differenziertes Adenocarcinom des Fundus ventriculi. 71jährig, männlich (E.-Nr. 26424/70, Path. Inst. Heidelberg). Färbung: HE. Vergr. a 120fach, b 200fach

*Carcinoma scirrhosum*
1. Gleichmäßige Geschwulstinfiltration sämtlicher Wandschichten,
2. Verlust der typischen Wandstruktur,
3. markig bis fibrös,

4. Schleimhaut ulceriert oder oberflächlich abgeweidet und
5. Muscularis propria nicht mehr zu differenzieren.

Unter 387 Magencarcinomen sah KRICKE (1962) in 14,9% „intramurale" Carcinome; hiervon entfielen auf das banale scirrhöse Carcinom 7,2%, auf das Carcinoma fibrosum Konjetzny 3,8% und auf das Carcinoma gelatinosum 3,9%. Das Carcinoma fibrosum Konjetzny zeigte hinsichtlich der 5-Jahres-Überlebensquote die schlechteste Prognose; sie wurde von keinem Patienten erreicht. CHIARI (1952) nennt die in Tabelle 38 folgende Aufschlüsselung der einzelnen histologischen Hauptformen des Magencarcinomes sowie Geschlecht und Alter der Carcinomträger, ferner den makroskopischen Befund, den Malignitätsgrad und den prozentualen Lymphknotenbefall. Den Ergebnissen liegen 1363 resezierte Magencarcinome zugrunde.

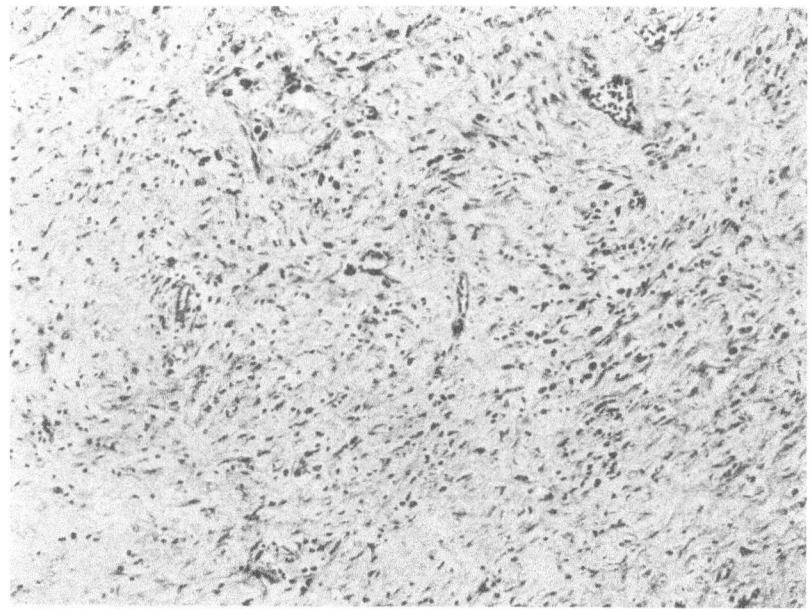

Abb. 333. Carcinoma fibrosum Konjetzny. 65jährig, männlich (E.-Nr. 11549/67, Path. Inst. Heidelberg). Submucosa mit diffuser Infiltration eines kleinzellig entdifferenzierten Carcinomes. Fibrose. Färbung: HE. Vergr. 120fach

*Seltene Magencarcinomformen*

*1. Carcinoma epidermoides*

Als diagnostische Kriterien gelten für das Carcinoma epidermoides nach BOSWELL und HELWIG (1965):

a) Verhornung und Hornperlenbildung,

b) Mosaikstrukturen der polygonalen Zellen mit scharf gezogenen Zellgrenzen und Einzelzellkeratosen,

c) Intercellularbrücken und

d) Nachweis vermehrter Sulfhydrylgruppen als Vorstufen der Verhornung.

Im älteren Schrifttum (BORRMANN, 1926, Lit.; KONJETZNY, 1938, Lit.) wird wiederholt die Oesophagus-Kardia-Grenze als relativ häufige Lokalisation dieses Tumortypes angeführt. Das Carcinoma epidermoides soll seine Entstehung in dieser Zone einer Heterotopie von Oesophagusepithelinseln verdanken. Eine Überprüfung der angeführten Fälle (vgl. auch ALTSHULER u. SHAKA, 1966, Lit.) ergibt jedoch, daß es sich ausnahmslos um „deszendierte" Carcinome des terminalen Oesophagus und damit um Oesophaguscarcinome handelt (vgl. Fälle von ROLLESTON u. HIGGS, 1907; CALDERARA, 1910; KAUFMANN, 1931). Die Mitteilungen von PUCCINI und STIGLIANI (1950) sowie HICKS (1953) blieben in der folgenden Tabelle 39 unberücksichtigt, da keine näheren Angaben zur Tumorlokalisation vorliegen. Somit konnten nur 24 *reine* Plattenepithelcarcinome des Magens als zweifelsfrei akzeptiert werden.

Tabelle 39

| Autoren | Lokalisation |
|---|---|
| 1. EPPINGER (1895) | Fundus |
| 2. RÖRIG (1895) | kleine Kurvatur |
| 3. PENNA DE AZEVEDO u. VILLELA (1936) | kleine Kurvatur |
| 4. WEIL (1936) | Pylorus |
| 5. GAUTHIER-VILLARS u. LEBER (1940) | Pylorus |
| 6. REICH (1944) | Canalis pyloricus |
| 7. DIAZ (1951) | Pylorus |
| 8. DREYER u. LOUW (1956/1957) | Pylorus |
| 9. CRUZE u. Mitarb. (1960) | Korpusvorderwand |
| 10. JOHNSTON u. PITTS (1962) | Pylorus |
| 11.—22. BOSWELL u. HELLWIG (1965) | Pylorus 7 Fälle |
|  | Fundus 4 Fälle |
|  | Fundus + Pylorus 1 Fall |
| 23. ALTSHULER u. SHAKA (1966) | Korpus |
| 24. PARKS (1967) | Korpusvorderwand |

## 2. Adenoacanthom

Die Adenoacanthome weisen eine Kombination von epidermoider und tubulärer Differenzierung auf. Die Bezeichnung Adenoacanthom geht auf PASTERNACK (1927) zurück; OBERLING und WOLF (1927) sprachen von einem Epithelioma polymorphe, GAUTHIER-VILLARS und LEGER (1940) von einem épithélioma malpighien spinocellulaire und RABSON (1936) von einem Adenocancroid oder adenosquamous cell carcinoma.

Bei Tumorsitz an der Oesophagus-Magen-Grenze gelten die bereits für das Carcinoma epidermoides vorgebrachten Bedenken. Weiterhin muß bei diesen „gastro-oesophagealen" Carcinomen (NOTKIN, 1928) das Vorliegen eines Kollisionstumors (vgl. S. 697) ausgeschlossen werden (Klassifikation und Fallanalysen gastro-oesophagealer Carcinome s. bei MCPEAK u. WARREN, 1948).

Die Adenoacanthome gelten als etwas häufiger als die reinen Plattenepithelcarcinome (Lit.: KONJETZNY, 1938; MERKEL, 1956; NAGEL, 1956; SZÖGI, 1959; BOSWELL u. HELWIG, 1965). Bis 1965 liegen im Schrifttum 34 morphologisch gesicherte Beobachtungen vor. Wie bei den reinen Plattenepithelcarcinomen ist die bevorzugte Lokalisation der zweifelsfreien Beobachtungen der Canalis pyloricus: ROLLSTON und TREVOR (1905), LUBARSCH (1906), HERXHEIMER (1907), OBERLING und WOLF (1927), BODECKER (1927: 2 Fälle), PASTERNACK (1927), MARTIN und POLLOSSON (1936), TAKAGI (1937), SCHEFFLER und FALK (1940), WOOD (1943: 2 Fälle), HIRAISI (1941), STRASSMANN (1946), MILANES u. Mitarb. (1950), DUARTE u. Mitarb. (1949), O'BRIEN und MEEHAN (1950), BELLEGIE und DAHLIN (1951: 2 Fälle), MCSHANE (1953), KOSEKI u. Mitarb. (1956), NAGEL (1956), SZOGI (1959) sowie BOSWELL und HELWIG (1965: 11 Fälle).

In den Metastasen werden bevorzugt beide Epithelkomponenten nebeneinander gefunden (TAKAGI, 1937; SCHEFFLER u. FALK, 1940; HIRAISI, 1941; WOOD, 1943; MILANES u. Mitarb., 1950; BOSWELL u. HELWIG, 1965, Lit.).

*3. Psammo-Carcinom Konjetzny*

Die Erstbeobachtung von KONJETZNY (1938) betraf ein solides Carcinom mit Verkalkung einzelner Carcinomepithelien und -alveolen; diese Veränderungen dürften als dystrophische Verkalkung der Krebszellnekrosen anzusehen sein. Die Zweitbeobachtung von KONJETZNY (1938) wird als Kalkablagerung in Form von Inkrustationen des Sekretionsproduktes eines stark verschleimenden Adenocarcinomes anzusprechen sein (vgl. BUTLER u. COTRAN, 1959; GEMELL, 1964: Stromaveränderungen S. 686). PETERSEN (1958) stellte 10 Beobachtungen aus dem Schrifttum zusammen.

Die „Eigenständigkeit" des „Psammocarcinomes Konjetzny" ist wohl nicht gerechtfertigt; es dürfte sich um besondere Stromareaktionen handeln.

*4. Flimmerepithelcarcinom*

Flimmerepithelcarcinome wurden nur von KÜLBS (1901) sowie QUENSEL (1921, Lit.; MERKEL, 1956) beschrieben. Ihre Existenz ist nach HAMPERL (1928) zweifelhaft.

*5. Carcino-Sarkome*

Unter diesem Terminus sind maligne epitheliale Magentumoren mit sarkomatöser Entartung des Stroma zu verstehen; es handelt sich um sog. Kompositionstumoren. Sie sind extrem selten (SCHUBACK, 1931, 1957; NAKAZAWA, 1937; KONJETZNY, 1938, Lit.; BATTAGLIA, 1951, Lit.); auch in ihren Metastasen (Lymphknoten, Leber, Lunge) soll das Bild des Carcinosarkomes (LINDEMANN, zit. nach BORRMANN, 1926) vorliegen.

*6. Kollisionstumoren*

Als Kollisionstumor („Vermischungsgeschwulst" nach R. MEYER) werden bösartige Tumoren bezeichnet, die zunächst unabhängig voneinander an zwei topisch differenten Lokalisationen entstehen und sich dann in ihrem späteren Wachstum besonders an ihren Grenzzonen durchdringen. Diese Tumoren stellen im Magen ausgesprochene Raritäten dar. BATTAGLIA (1951) fand im Schrifttum nur vier gesicherte Beobachtungen und beschrieb einen eigenen Fall; es handelte sich um einen 74jährigen Mann, bei dem ein Lymphosarkom mit einem teils soliden teils tubulären Adenocarcinom vergesellschaftet war. SMOOT (1953) berichtete über die Koinzidenz von Adenocarcinom und Leiomyosarkom des Magens (vgl. MOERTEL, 1966). RABINOVITCH u. Mitarb. (1952) sahen ein Lymphosarkom, das simultan mit einem Ulcuscarcinom auftrat und STOUT (1953) beschrieb das Zusammentreffen eines Adenocarcinomes mit einem Rhabdo-Myosarkom des Magens (vgl. auch CORNELIUS, 1949).

*7. Carcinome auf dem Boden von Pankreasdystopien*

Es handelt sich vorwiegend um tubuläre oder acinöse Adenocarcinome, die in ihren Frühstadien noch duktuläre Verbindungen zu submukös gelegenen differenzierten oder abortiven Pankreaskeimen erkennen lassen und durch eine primär submuköse Propagation gekennzeichnet sind (KURU, 1954, 1967). KURU (1954) vermutet, daß 1,9% aller Magencarcinome auf dem Boden entsprechender dystoper Pankreasanlagen entstehen. Sie können in seltenen Fällen vom exkretorischen Parenchym selbst (STEWART, 1926) oder, was sehr viel häufiger der Fall ist, von den Ausführungsgängen ihren Ursprung nehmen (MULLIGAN u. REMBER, 1952, 1954). Einzelbeobachtungen liegen von PFÖRRINGER (1904), BRANHAM (1908), NICHOLSON (1923), ASKANAZY (1923), BORRMANN (1926), GOLDFARB u. Mitarb. (1963) sowie JÄRVI und LAUREN (1964, Lit.) vor.

*Anhang: Magencarcinom und Magentuberkulose*

Im älteren Schrifttum findet man häufiger Angaben über die Koinzidenz von Magentuberkulose und Magencarcinom TANNER und SWYNNERTON (1956) wiesen daraufhin, daß tuberkulöse Veränderungen in carcinomatösen Mägen immer als *sekundär* und in der Regel im Rahmen einer bereits bestehenden aktiven Lungentuberkulose zu werten sind. In diesen Fällen findet man besonders in der Subserosa und Serosa teils produktive, teils proliferative knötchenförmige Herde. Die regionären Lymphknoten können tuberkulöse und carcinomatöse Herde nebeneinander aufweisen. In solchen Fällen ist der Nachweis von Tuberkelbacillen innerhalb der suspekten Bezirke unerläßlich, um morphologisch ähnliche Bilder anderer Genese auszuschließen.

### e) Ausbreitung des Magencarcinomes

Über die Initialphasen der Tumorinvasion (HAMPERL, 1967) oder die Rolle der Zelloberfläche während dieser Phase (AMBROSE, 1967) bestehen bislang nur hypothetische Vorstellungen, die u.a. an in vitro Modellen (AMBROSE, 1967; WOLFF, 1967) erarbeitet wurden. Das jeweilige Ausbreitungsmuster eines speziellen Magentumors ist von seiner primären Lokalisation abhängig. Um vergleichbare Zahlenwerte zu gewinnen, wären standardisierte Stadieneinteilungen des Magencarcinomes erforderlich, wie sie z.B. von BERNDT und GUMMEL (1967) erarbeitet wurden:

Im *Stadium I* ist der Tumor auf die Mucosa und Submucosa begrenzt und hat noch nicht auf die Muscularis propria übergegriffen (vgl. S. 670 early cancer). Die regionären Lymphknoten sind histologisch metastasenfrei; es fehlen Fernmetastasen.

Im *Stadium II* hat der Tumor die Muscularis propria infiltriert und die Subserosa erreicht. Eine Durchsetzung der Serosa liegt jedoch noch nicht vor. Es können Metastasen in den kardialen Lymphknoten sowie jenen der kleinen und großen Kurvatur vorliegen. Fernmetastasen bestehen noch nicht.

Im *Stadium III* hat der Tumor die Serosa durchbrochen und greift auf die Nachbarorgane über. Lymphknotenmetastasen findet man am Milzhilus, am Pankreasrand und Leberhilus; es fehlen noch Fernmetastasen.

Im *Stadium IV* liegt eine noch weitere lokale Ausbreitung vor und es ist in der Regel bereits zu einer Fernmetastasierung gekommen.

Die Ausbreitung des Magencarcinomes erfolgt auf mehreren Wegen:

1. Die intramurale Propagation,
2. das Übergreifen auf das Duodenum,
3. das Übergreifen auf den Oesophagus,
4. das Übergreifen auf Organe der Nachbarschaft,
5. die lymphogene Metastasierung,
6. die hämatogene Metastasierung und
7. die peritoneale Propagation.

### α) *Intramurale Propagation*

Die intramurale Propagation eines Carcinomes kann *per continuitatem* oder entlang und innerhalb der Lymphbahnen erfolgen; bei letzterem Modus kommt es häufiger zu Schleimhautmetastasen (Abb. 334 und 335, vgl. Abb. 318). Wesentlich ist, daß die makroskopisch sichtbare oder tastbare Abgrenzung eines Tumors in keiner Weise seiner tatsächlichen Ausbreitung — auch nicht im Primärstadium — entspricht. Die Ausdehnung dieser „periblastomatösen" carcinomatösen Infiltration unterliegt erheblichen Schwankungen: BOYD (1947) nennt 2 cm, VERBRUGGHEN (1934) sowie KUYSER (1952) 3—5 cm. KONJETZNY (1938) erachtet diese allgemeinen Formulierungen, die den Resektionsrand bei einem Carcinom 3—5 cm jenseits der grob-anatomisch festgestellten Tumorinfiltration operativ für ausreichend erachten, als ungenügend und gefährlich. Besonders Carcinome der kleinen Kurvatur breiten sich aufgrund des reich verzweigten Lymphnetzes (vgl. Abb. 13, S. 133) im allgemeinen wesentlich weiter kardiawärts aus als solche der großen Kurvatur (KONJETZNY, 1938; ZINNINGER, 1954). Neben dieser „okkulten" Art der lymphogenen intramuralen Tumorpropagation ist die häufige Multiplizität (vgl. S. 662) der Magentumoren zu berücksichtigen; entsprechend halten TEPERSON u. Mitarb. (1952) beim Magencarcinom die totale Gastrektomie für therapeutisch indiziert.

### Übergreifen des Magencarcinomes auf das Duodenum

Die lange Zeit vertretene Ansicht (Lit. KONJETZNY, 1938), daß jedes Antrumcarcinom — auch der Scirrhus — vor der „Pylorusbarriere" Halt macht, ist ein durch ausschließlich makroskopische Betrachtung bedingter Trugschluß. CASTLEMAN (1936) gibt ein Übergreifen pylorusnaher Carcinome auf das Duodenum (Abb. 336) mit 25—30% an; FODDEN (1948) nennt 33% und AREZIO (1954) sogar 44% — bei allerdings nur 25 untersuchten Fällen! Nach Ansicht von CHIARI (1952) überschreitet nur das scirrhöse Magencarcinom die Pylorus-Duodenumgrenze (s. dagegen Abb. 336); dieser „Übergriff" soll nur 1—2 mm erfolgen, da die Brunnerschen Drüsen trotz lymphogener Anastomosen zwischen Pars pylorica und Bulbus

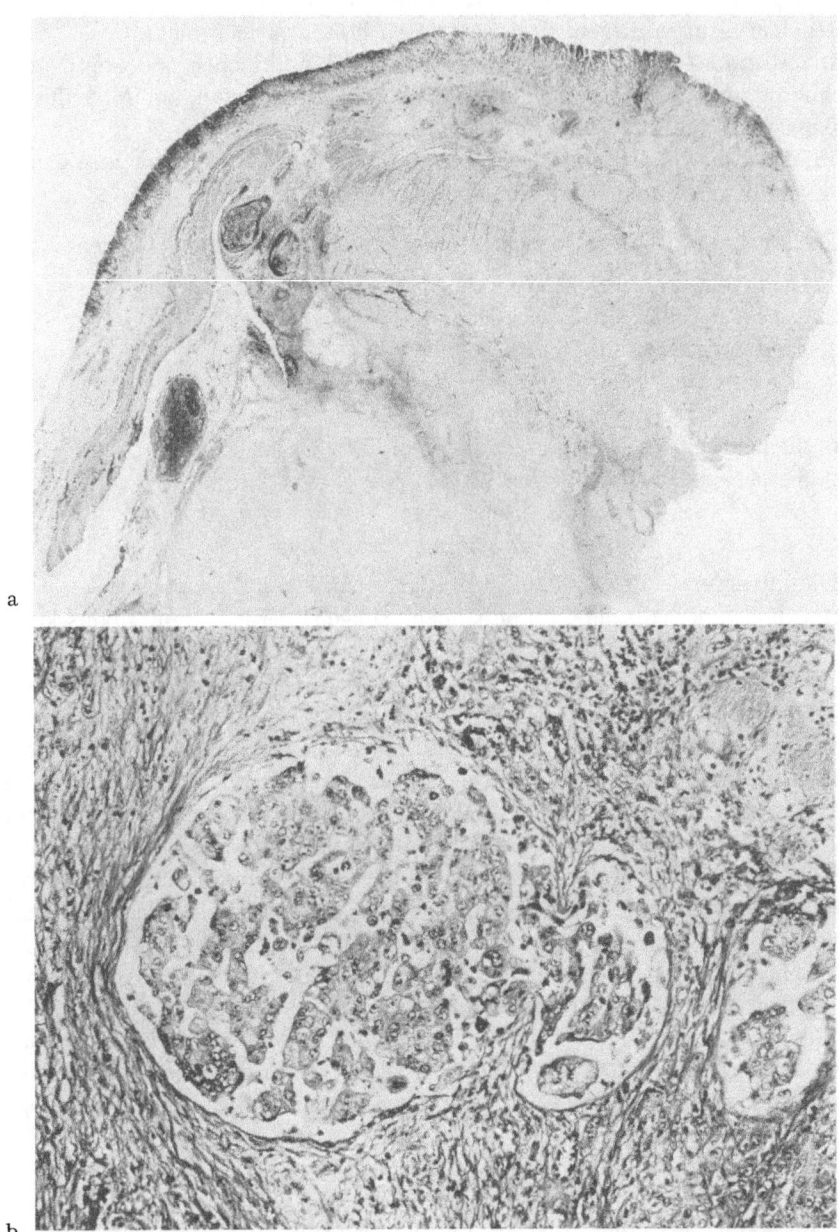

Abb. 334a u. b. Seicht exulceriertes, sämtliche Wandschichten durchsetzendes, vorwiegend tubuläres Adenocarcinom des Magens. a Übersicht, b blastomatöse Okkupation submuköser erweiterter Lymphbahnen (E.-Nr. 27811/70, Path. Inst. Heidelberg). Färbung: HE. Vergr. a 5fach, b 160fach

duodeni Widerstand entgegensetzen (vgl. auch KÜHNE, 1953). LINDENSCHMIDT (1957) sah in 25% der Pyloruscarcinome ein Übergreifen auf das Duodenum. Von 188 Magencarcinomen der Antrum- und Pylorusregion hatten 185 Fälle lymphogen das Duodenum erreicht (vgl. HISAMASA u. Mitarb., 1959). Unreife Carcinome wie wenig differenzierte Adenocarcinome und scirrhöse Adenocarcinome lassen eine stärkere Tendenz erkennen, das Duodenum zu infiltrieren (LINDENSCHMIDT, 1957). PARAMANANDHAN (1967) sah unter 29 Magencarcinomen in 3 Fällen bereits eine makroskopisch erkennbare Invasion des Duodenum;

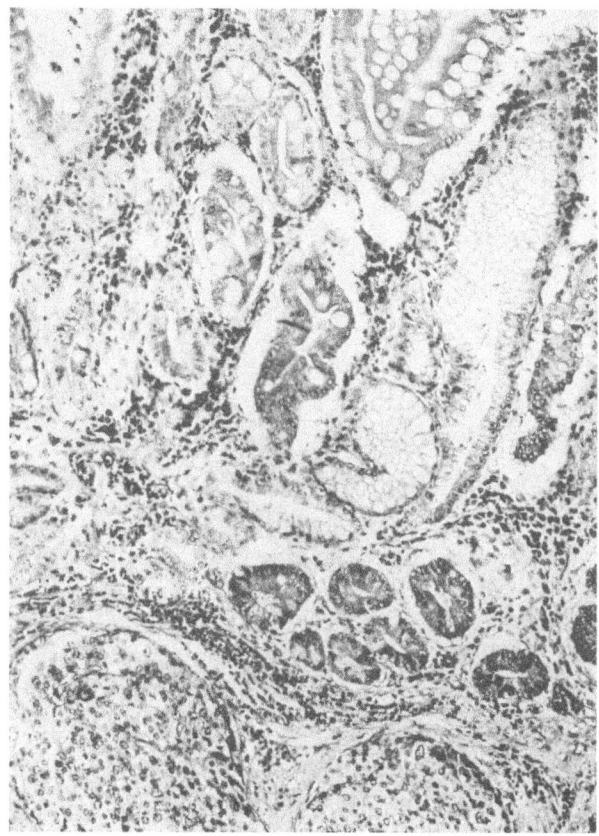

Abb. 335. Chronische Umbaugastritis, Antrum. Carcinoma solidum mit blastomatöser Okkupation der submukösen weitgestellten Lymphbahnen. 75jährig, männlich (E.-Nr. 5769/68, Path. Inst. Heidelberg). Färbung: HE, Vergr. 120fach

19 von 25 Fällen ergaben histologisch, daß eine Mitbeteiligung des Duodenum vorlag. Die blastomatöse Infiltration kann sämtliche Wandschichten betreffen. FERNET u. Mitarb. (1965) berichteten über 7 Fälle scirrhöser Magencarcinome unter dem Bilde der Linitis plastica mit generalisierter Carcinose des Gastro-Intestinaltraktes, wobei Kolonien von Siegelringzellen bis in den Oesophagus sowie das Colon nachweisbar waren.

*Übergreifen des Magencarcinomes auf den Oesophagus*

Da die Lymphbahnen der oralen Magenabschnitte und jene des terminalen Oesophagus anastomosieren, greifen Magencarcinome in dieser Region häufig auf den Oesophagus über (Abb. 337—339). Die blastomatös okkupierten Lymphbahnen können weißlich derbe, zunächst noch von dem Oesophagusepithel bedeckte, perlschnurartige Stränge bilden. Gemeinsam mit der kompensatorischen Hypertrophie der betroffenen Oesophaguswandmuskulatur wird dieser Abschnitt in ein starres, enges Rohr umgewandelt. Oberhalb der blastomatösen Infiltration

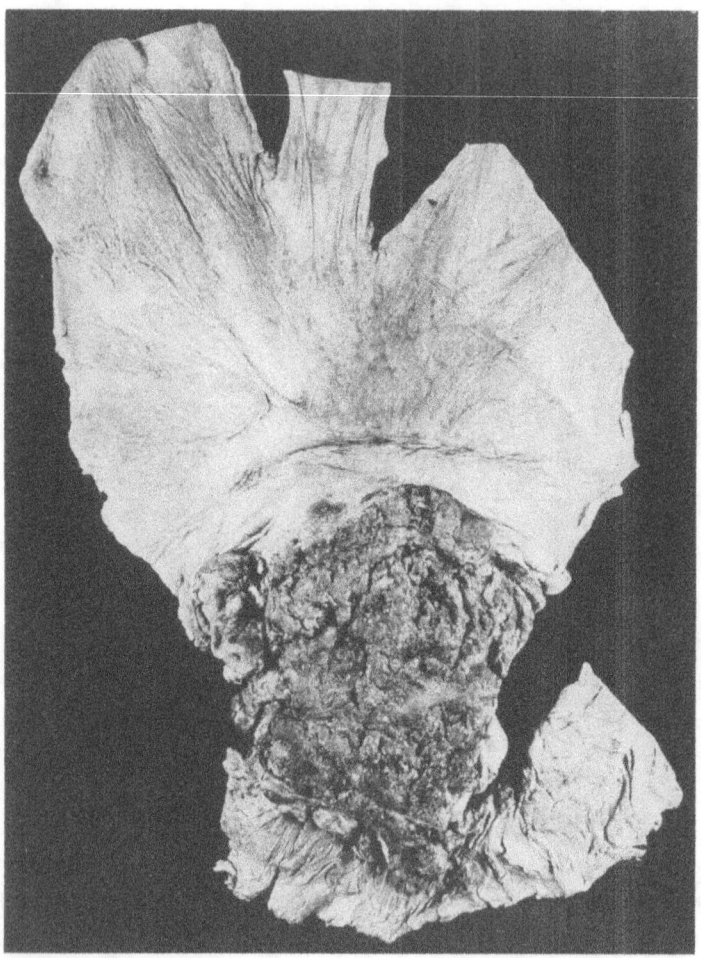

Abb. 336. Polypöses, flächenhaft auf das Duodenum übergreifendes Adenocarcinom des Antrum ventriculi. 50jährig, männlich (SN 484/64, Path. Inst. Heidelberg)

kann es zu einer erheblichen Oesophagusdilatation kommen (vgl. S. 28). MAJIMA u. Mitarb. (1964) berücksichtigten unter 202 Magencarcinomen besonders das Ausmaß der Carcinominfiltration des terminalen Oesophagus. In 50,6% der Fälle lag ein Übergreifen auf den terminalen Oesophagus vor; wurden nur Carcinome im Bereiche des oberen Magendrittels berücksichtigt, so stieg der entsprechende Prozentsatz sogar auf 65,9% an. Die Ausdehnung der blastomatösen Infiltration schwankte zwischen 0,5 und 2,7 cm. In 42,2% der Fälle erfolgt das Übergreifen

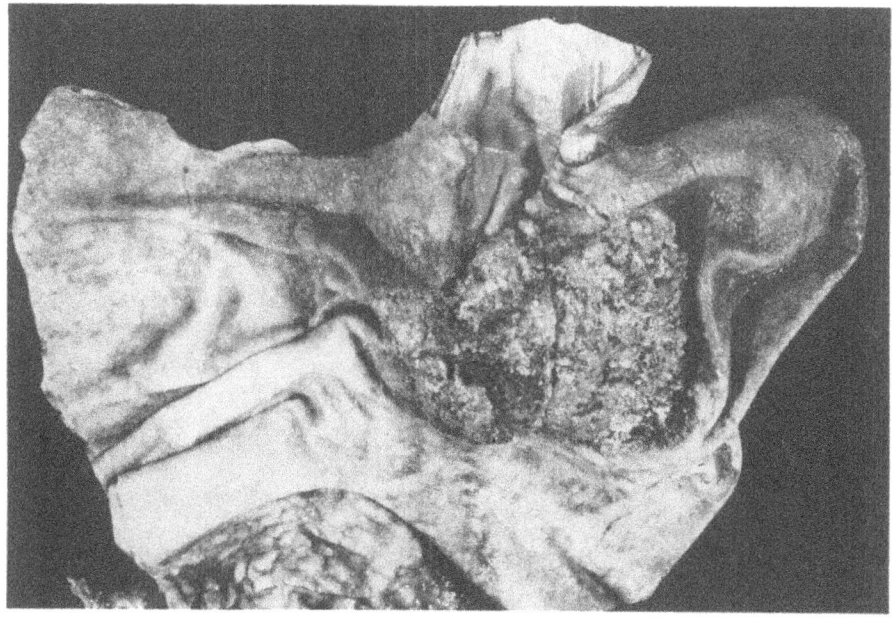

Abb. 337. Hochsitzendes, polypöses Adenocarcinom des Magens, sog. Kardiacarcinom. 78jährig, männlich (SN 1183/70, Path. Inst. Heidelberg)

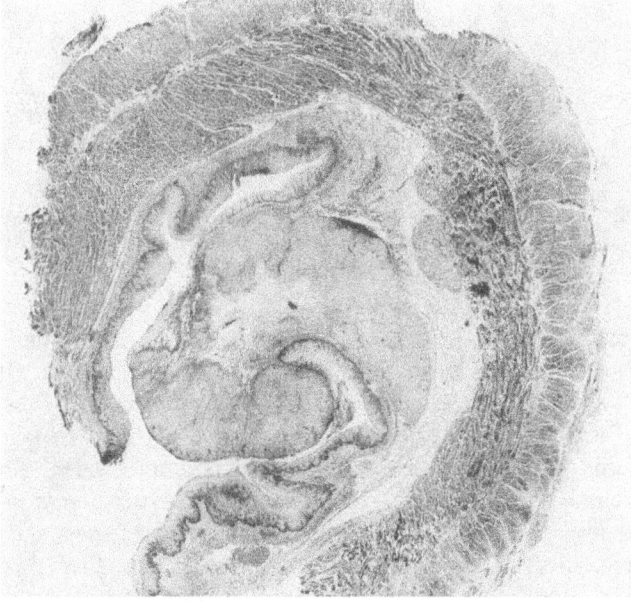

Abb. 338. Hochsitzendes tubuläres Adenocarcinom des Magens mit primär submuköser Propagation auf den terminalen Oesophagus. 51jährig, männlich (E.-Nr. 19130/68, Path. Inst. Heidelberg). Färbung: HE, Vergr. 5fach

der Magencarcinome auf den Oesophagus über die Lymphgefäße der Submucosa und in 33,3% nach Art einer Peritonitis carcinomatosa; die übrigen Fälle ließen beide Modi gemeinsam erkennen.

*Übergreifen des Magencarcinomes auf Organe der Nachbarschaft*

Annähernd 50% aller Magencarcinome greifen *per continuitatem* auf benachbarte Organe über (WALTHER, 1948). Dabei bevorzugt das kardianahe Carcinom

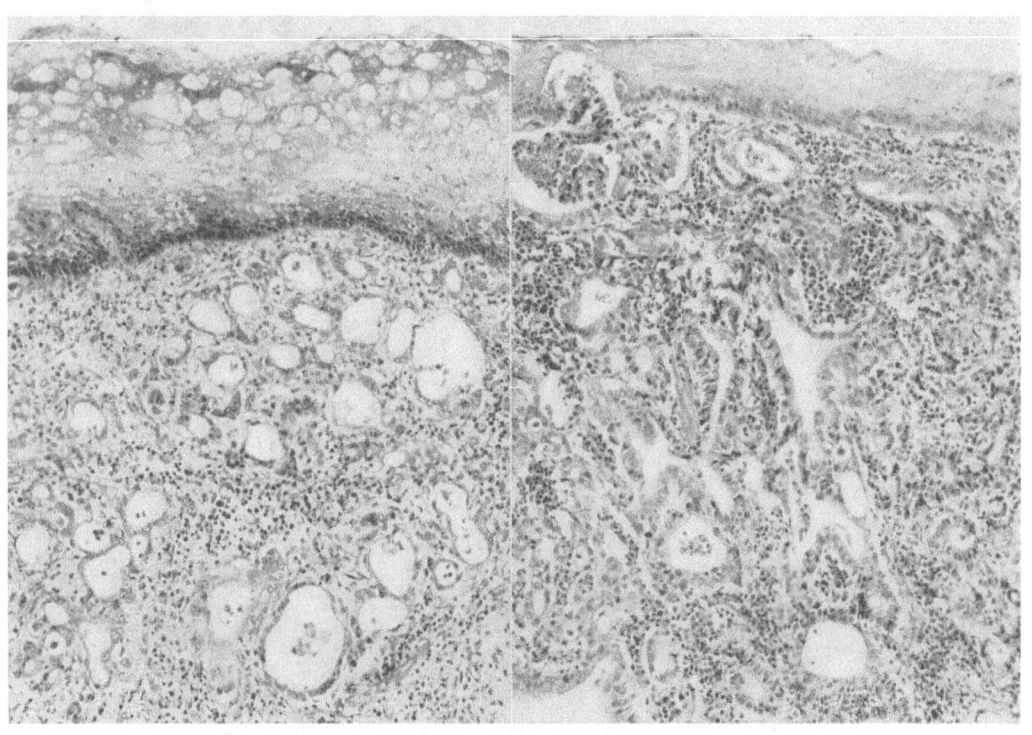

a b

Abb. 339a u. b. Tubuläres, hochsitzendes Adenocarcinom des Magens mit submuköser Propagation auf den terminalen Oesophagus. 51jährig, männlich (E.-Nr. 19130/68, Path. Inst. Heidelberg). Färbung: HE, Vergr. a und b 120fach

die Leber und das antro-pylorische Carcinom das Pankreas und Duodenum. Einerseits erfolgt die Propagation auf Oesophagus und Duodenum in der „Organkontinuität", zum anderen dient die Pars hepato-gastrica des Omentum minus als Brücke. Die Kompression des Ductus choledochus kann zu einem schweren Stauungsikterus führen und jene des Pfortaderstammes oder seiner Äste zur Pfortaderthrombose und Ascites. Weiterhin kann die carcinomatöse Infiltration benachbarter Organe über perigastrische Adhäsionen erfolgen, die im Rahmen der dem Carcinom so häufig vorausgehenden chronischen Gastritis (KONJETZNY, 1938; BÜCHNER, 1927, 1956) entstanden sind. Auf diese Weise ist ein Übergreifen des Magencarcinomes auf das Quercolon (Abb. 340), den Dünndarm, die Milz oder die vordere Bauchwand möglich.

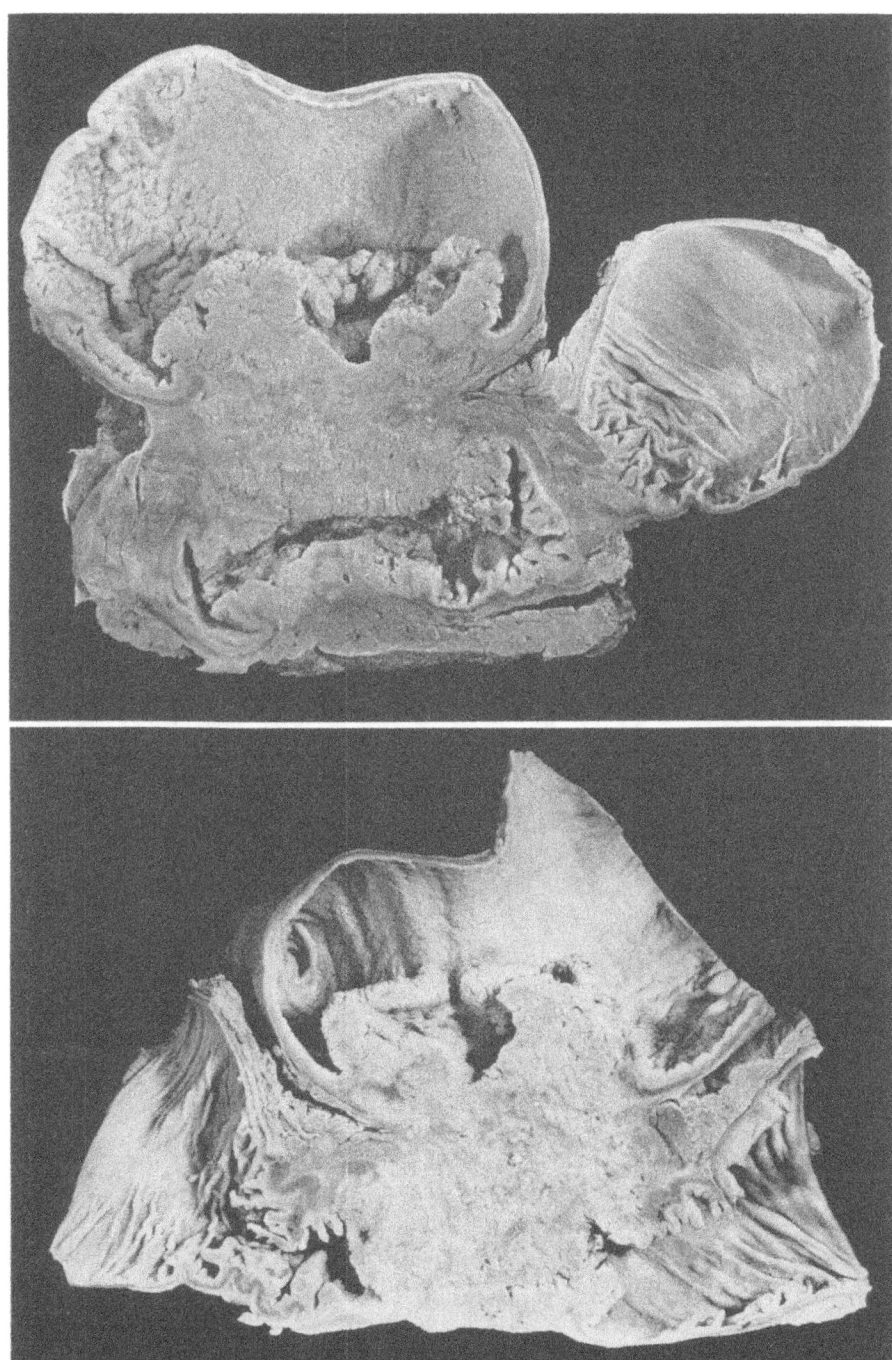

Abb. 340. Polypöses Adenocarcinom des Magens mit breitflächiger blastomatöser Infiltration des Colon transversum. (Sammlungspräparat Path. Inst. Heidelberg)

### β) Lymphogene Propagation

Aufgrund der dichten Lymphgefäßversorgung des Magens erreicht das Magencarcinom sehr frühzeitig die jeweiligen organeigenen Lymphknoten 1. Ordnung (GÜTGEMANN u. SCHREIBER, 1964). Der *lymphogene Abfluß der kleinen Kurvatur* ist gegenüber jenem in die retropylorischen, suprapylorisch-hepatischen und

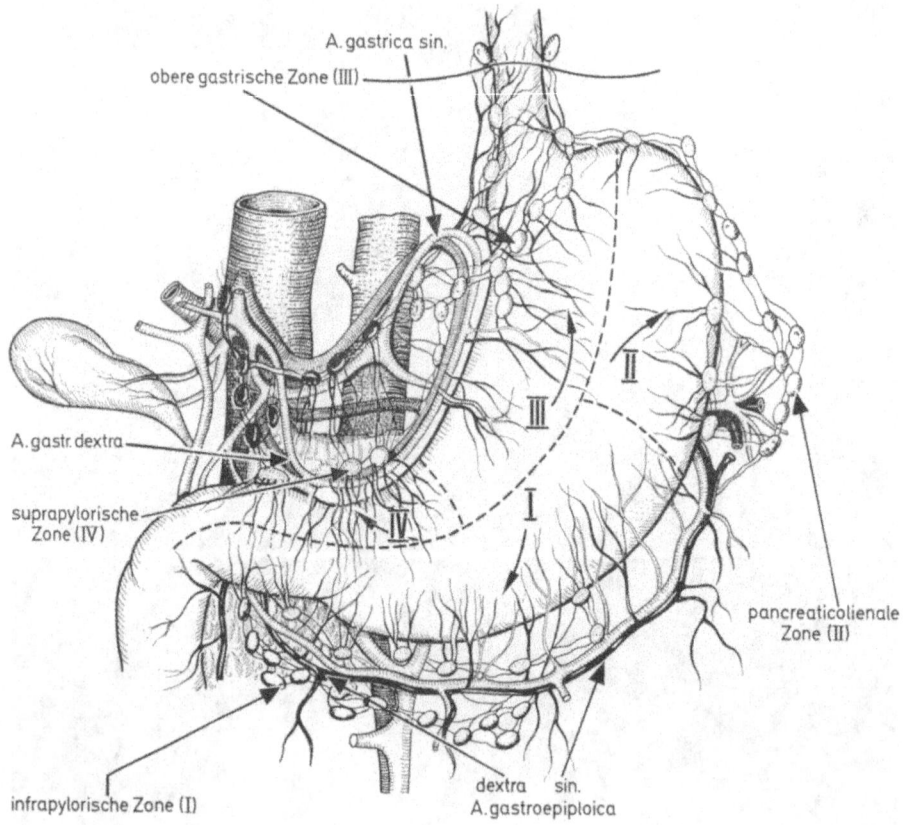

Areale der Lymphdrainage des Magens. (Modifiziert nach GÜTGEMANN und SCHREIBER, 1964)

gastro-lienal-suprapankreatischen Sammellymphknoten der *wichtigste*. Er umfaßt mit $^2/_3$ den größten Lymphabflußbereich des Magens. In seinem Versorgungsgebiet liegt weiterhin die Mehrzahl der Magencarcinome.

Angaben über die prozentuale Häufigkeit des Lymphknotenbefalles im Operationsgut oder Sektionsmaterial (BORRMANN, 1926; KONJETZNY, 1938) haben nur bedingten Wert; sie erfassen nur Mindestwerte. Am Pathologischen Institut der Universität Heidelberg sahen wir bei 250 resezierten Mägen ohne Berücksichtigung der Tumorlokalisation in 55% der Fälle Metastasen in den regionären Lymphknoten. Tumoren der oralen Magenabschnitte metastasieren im allgemeinen über die gastrolienalen und suprapankreatischen Lymphknoten (EKER u. EFSKIN, 1952). Da freie Anastomosen zwischen den Lymphbahnen der cranialen Anteile der kleinen Kurvatur und jenen des terminalen Oesophagus bestehen, ist das Übergreifen hochsitzender Magencarcinome auf den Oesophagus ein geläufiger Befund; MAJIMA u. Mitarb. (1964) geben einen Prozentsatz von 65,9% an. Auch weiter aboral an der kleinen Kurvatur gelegene Magencarcinome metastasieren noch in etwa 50,6% lymphogen in den terminalen Oesophagus (MAJIMA u. Mitarb., 1964).

Die orale Hälfte der großen Kurvatur besitzt dagegen nur wenige Lymphbahnen. CUMMINS (1963) bezeichnet diesen Magenbezirk als „silent area". Die

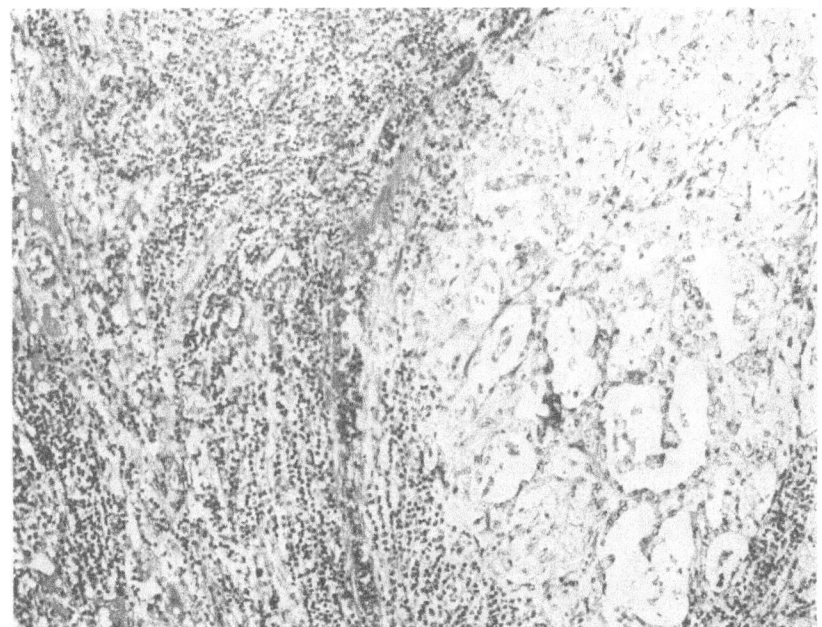

Abb. 341. Lymphknotenmetastase eines Adenocarcinomes des Magens. 48jährig, männlich (E.-Nr. 11344/70, Path. Inst. Heidelberg). Färbung: HE. Vergr. 120fach

Lymphdrainage erfolgt aus ihm in die pancreatico-lienale Zone am Milzhilus.

GOLDEN und STOUT (1948) fanden unter 31 Oberflächencarcinomen 15mal, COMFORT u. Mitarb. (1954) bei „kleinen" Carcinomen (Durchmesser maximal 4 cm) in 43,4% sowie BERKSON u. Mitarb. (1952) beim Magencarcinom generell in 58,9% der Fälle Lymphknotenmetastasen. Bei ausgereiften Adenocarcinomen sah CHIARI (1952) in 49,4% und bei scirrhösen Carcinomen in 64,9% Lymphknotenmetastasen (vgl. WALTHER, 1948; MEISSNER, 1949; STOUT, 1953). Diese Zahlenwerte repräsentieren weniger die unterschiedliche biologische Aktivität der in Rede stehenden Tumoren, sondern die Bedeutung der fatalen Pause und unsere derzeitigen mangelhaften diagnostischen Möglichkeiten.

Von den regionären Lymphknoten kann im weiteren eine blastomatöse Infiltration der mediastinalen und cervicalen Lymphknoten erfolgen (Abb. 341) und von diesen dann eine Lymphangiosis carcinomatosa pleurae et pulmonum ausgehen. Kommt es zu einem Carcinomeinbruch in die Cisterna chyli, so können über den Ductus thoracicus und Angulus venosus sinister Krebszellen lymphohämatogen in die Lungen eingeschwemmt werden. WALTHER (1948) bezeichnete diesen Metastasierungsmodus als „Cisternentyp"; scirrhöse Carcinome sollen in 50—75% der Fälle auf diesem Wege Lungenmetastasen setzen.

Der an der Einmündungsstelle des Ductus thoracicus in den Angulus venosus sinister gelegene Lymphknoten ist nach WALTHER (1948) bei Magencarcinomen nur in 3% der Fälle blastomatös infiltriert. Damit kommt der „Virchowschen Drüse" für die klinische Diagnostik des Magencarcinomes kaum eine Bedeutung zu (vgl. KONJETZNY, 1938; YOUNG, 1956).

Die Vergrößerung der regionären Lymphknoten bei Magencarcinomen muß nicht auf eine blastomatöse Infiltration zurückzuführen sein, sondern kann auch durch eine banale Lymphadenitis oder das Phänomen der sarcoid like lesion bedingt sein (TEN SELDAM, 1956, Lit.).

Entgegen dem allgemeinen Konzept der lymphogenen Propagation der Magencarcinome ist nach CARNETT und HOWELL (1932) der blastomatöse Befall entfernter Organe Folge einer „lymphatic permeation". Diese Metastasierung soll entgegen dem Lymphstrom durch Permeation erfolgen. Die Genese der Lebermetastasen wird durch lymphogene Permeation, portal und hämatogen erklärt.

In seltenen Fällen können die Metastasen zweier verschiedener Tumoren, wie Magencarcinom und Hypernephrom, in einzelnen Lymphknoten „collidieren" (KIKUCHI u. Mitarb., 1964, Lit.) und sich im Sinne eines „sekundären Kollisionstumors" geweblich verflechten.

Nach AZZOPARDI und POLLOCK (1963) enthalten Magencarcinome in 13% argyrophile und in 8% argentaffine Zellen; diese Zellen sollen auch in den Metastasen nachweisbar sein und damit eine Abgrenzung gegenüber Metastasen anderer Tumorlokalisation erleichtern.

### γ) Hämatogene Propagation

Die hämatogene Propagation des Magencarcinomes erfolgt zunächst über die Äste der Vena portae (Pfortadertyp der Metastasierung nach WALTHER, 1948). Die Leber wird damit zum „primären Filter" (ausgenommen der Zisternentyp nach WALTHER, 1948, s. S. 708) für die eingeschwemmten Carcinomzellen und weist dementsprechend nach den regionären Lymphknoten am häufigsten sekundäre Carcinommetastasen auf (STOUT, 1953: 70%; MERKEL, 1956: 42,5%). Subkapsulär gelegene Metastasen können durch Einriß der Glissonschen Kapsel zu einem tödlichen Hämaskos führen (BRESSLER, zit. nach KONJETZNY, 1938). Erreichen Krebszellen von Lebermetastasen Äste der Vena hepatica, so kann ihre Verschleppung über die Vena cava inferior und die Arteria pulmonalis in die Lungen erfolgen. Somit wird die Lungenstrombahn in der Regel zum „sekundären Filter". Erst nach Überwindung des Leber- und Lungenfilters können somit Carcinomzellen in den großen Kreislauf (ausgenommen bei offenem Foramen ovale Umgehung des Lungenfilters) gelangen und eine hämatogene Metastasierung in die übrigen Organe bewirken. Sie ist entsprechend selten (WALTHER, 1948):

| | |
|---|---|
| Knochenmark | 5,6% |
| Nebennieren | 1,8% |
| Milz | 1,5% |
| Nieren | 1,4% |

Innerhalb des Skelettes ist das Knochengerüst des Stammes und das proximale Femurdrittel bevorzugt betroffen; seltener findet man Metastasen in den Hand- und Fußwurzelknochen oder in den Epi- und Metaphysen von Fibula, Tibia, Radius und Ulna (SCHINZ u. Mitarb., 1946; SCHINZ u. BOTSZTESN, 1949). Unter dem Einfluß des wachsenden Tumors kann es zu An- und Abbauvorgängen im Knochen kommen (osteoplastische oder osteoklastische Metastasen); seltener wächst der Tumor indifferent, ohne reaktive Vorgänge am Knochen selbst auszulösen (indifferente Metastasen). Begleitend ist häufiger eine symptomatische Panmyelopathie klinisch augenfällig (GRAEV u. MAGGIORELLI, 1958; vgl. HARTMANN, 1947).

Noch seltener findet man Metastasen in anderen Organen wie: äußere Haut (KONJETZNY, 1938; MERKEL, 1956), Mamma (STAHR, 1923), Hoden (LUBARSCH, 1924), Augenmuskel (SPILLNER, 1913), Hypophysenstiel (WALTHER, 1948), Leptomeningen von Gehirn und Rückenmark (KONJETZNY, 1938; MEISSNER, 1953; WUKETICH, 1957).

Ovarialmetastasen (Krukenberg-Tumoren), wie sie besonders bei Zylinderzell- und Gallertcarcinomen zu beobachten sind, können nur dann als hämatogen entstanden angesehen werden, wenn keine Carcinosis peritonei vorliegt. Diese Krukenberg-Tumoren können klinisch als Primärcarcinome imponieren (PUPPEL, 1933), zumal sie oft erst sehr spät nach Entfernung des primären Magencarcinomes in Erscheinung treten (BORRMANN, 1926: 2—3 Jahre später; KOCHER, zit. nach KONJETZNY, 1938: sogar erst 25 Jahre später!).

In die großen Venen invadiert das Magencarcinom relativ selten (vgl. Intimacarcinose der Nierenvenen: WALTHER, 1948).

### δ) Peritoneale Propagation

Erreicht das Magencarcinom das subseröse Lymphgefäßnetz, so erfolgt entweder eine lymphogene Dissemination oder eine direkte Ausbreitung („Seminium" BORST, 1922) über das Bauchfell. Das Peritoneum wird in diesen Fällen örtlich begrenzt oder in seiner Gesamtheit betroffen. Es kommt zu verzweigten carcinomatösen Strängen, umschriebenen Herden oder diffusen, plattenförmigen Infiltraten, die im Bereiche des *großen Netzes* als „carcinomatöser Netztumor" palpabel werden können. Scirrhöse Carcinome bevorzugen das diffuse Ausbreitungsmuster (Abb. 342) (FERNET u. Mitarb., 1965, Lit.). Diese *Carcinosis peritonei* wird häufig von einem *hämorrhagischen Ascites* (Peritonitis haemorrhagica carcinomatosa) begleitet. Die Absinterung und Ausbreitung der Peritonealmetastasen in das Cavum Douglasi („Schnitzler-Metastasen") kann besonders bei scirrhösen Carcinomen zu schwersten Rectumstenosen führen (STRAUSS, 1920) und die klinische Symptomatik eines primären Rectumcarcinomes vortäuschen. Die Häufigkeit der peritonealen Propagation beziffert STOUT (1953) im Sektionsgut mit 43% und MERKEL (1956) mit 23,4% bei unbehandelten progressiven Magencarcinomen. Über Hyalinisierung, Osteoidbildung und Verkalkung in Peritonealmetastasen berichteten ALMASSY und GERLEI (1957, vgl. S. 697). Zu erwähnen sind noch *Nabelmetastasen* (LUBARSCH, 1924: in 0,2% bei Magencarcinomen; vgl. WITTHAUER, 1921; KONJETZNY, 1938), *Implantationsmetastasen* innerhalb von Laparotomienarben und die in der Regel doppelseitig auftretenden Ovarialmetastasen (Krukenberg-Tumoren), sofern sie nicht hämatogener Genese sind.

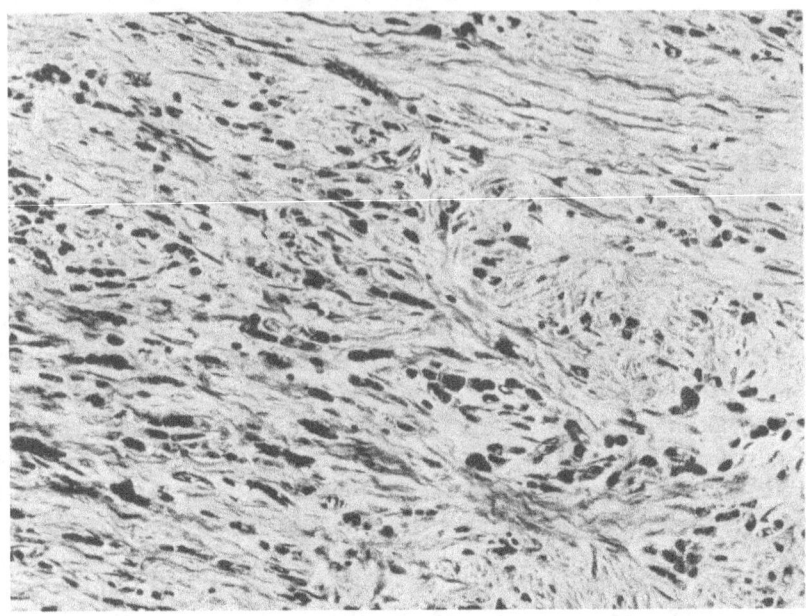

Abb. 342. Diffus infiltrierendes und auf das Omentum übergreifendes kleinzellig scirrhöses Magencarcinom. 75jährig, weiblich (E.-Nr. 12412/68, Path. Inst. Heidelberg). Färbung: HE. Vergr. 160fach

## 6. Kliniko-Pathologie des Magencarcinomes

Charakteristisch für das Magencarcinom ist das lange „stumme Intervall" zwischen Präcancerose und *Carcinoma in situ* einerseits und early oder progressive cancer andererseits. Der Zeitpunkt X mit Beginn des Frühcarcinomes wird von der „fatalen Pause" gefolgt; das Carcinom ist realisiert, die Diagnose aber noch nicht gestellt, da die klinischen Symptome während dieses „schmerzlosen Prodromalsyndromes" wenig kennzeichnend sind. So nimmt es nicht wunder, daß trotz kurzer Anamnese — Dauer der Vorgeschichte bis zur Carcinomerkennung nach TROMPKE u. Mitarb. (1965) im Mittel nur 5,8 Monate — die „natürliche Lebensdauer" eines Magencarcinomträgers durchschnittlich nur 9,1 Monate beträgt. Während des „schmerzlosen Prodromalsyndromes" dominieren Druck und Völlegefühl im Epigastrium nach Einnahme der Mahlzeiten, der Ekel besonders vor Fleisch, Müdigkeit und Mattigkeit, ein langsam progredienter Gewichtsverlust und eine mäßig ausgeprägte sekundäre Anämie. Dieser Ablauf der Frühphase kennzeichnet die Mehrzahl der Magencarcinomfälle (McVICAR u. DALY, 1927; SPRIGGS, 1928; HARRIS, 1936; STOUT, 1953; KATSCH u. PICKERT, 1953; BARTHELHEIMER, 1962). In anderen Fällen verläuft das Prodromalstadium unter dem Bild des „Ulcussyndromes"; diese Variante ist hingegen seltener (LADUE u. Mitarb., 1950: in 6,4%; EKER, 1951: in 25% unter 274 Magencarcinomen; vgl. USLAND, 1935; KONJETZNY, 1938; PALMER, 1943; ALLEN, 1945).

Schließlich gibt es noch symptomlose Frühphasen; bemerkt der Patient in diesen Fällen Beschwerden, so sind sie bereits Zeichen des progressiven Carcinomes mit infauster Prognose (ACKERMAN u. REGATO, 1954).

Die Tabelle 40 gibt eine Übersicht der Symptome bei Magencarcinom (BARTHELHEIMER, 1962) wieder. Unberücksichtigt bleibt die in ihrer formalen Genese noch nicht ausreichend geklärte spontane Hypoglykämie (MARKS u. Mitarb., 1965) bei metastasierendem Magencarcinom; weiterhin wird die Existenz von gastrinbildenden Antrumcarcinomen von OTTENJANN und ELSTER (1967) diskutiert.

Tabelle 40. *Symptome bei Magencarcinom. (Nach BARTHELHEIMER, 1962)*

| Symptome | Autoren | | | |
|---|---|---|---|---|
| | LA DUE u. Mitarb. (1950) | LA DUE u. Mitarb. (1950) | SHAHON u. Mitarb. (1956) | HARNETT (1952) |
| | frühes Carcinom (%) | progressives Carcinom (%) | (%) | (%) |
| Schmerzen (empfindlicher Magen) | 41,0 | 69,1 | 51,1 | 47,9 |
| Allgemeine Beschwerden | 18,1 | 27,6 | | |
| Verdauungsbeschwerden (Dysphagie) | 11,9 | 20,4 | 3,4 | 17,3 |
| Appetitlosigkeit (Widerwillen gegen Fleisch) | 8,0 | 30,2 | 10,1 | 6,4 |
| Erbrechen | 7,2 | 43,1 | 3,9 | 11,0 |
| Gewichtsverlust | 6,0 | 83,5 | 2,8 | 10,8 |
| Aufstoßen | 4,1 | 6,4 | 1,6 | |
| Darmsymptome | 3,8 | | 0,1 | 2,3 |
| Müdigkeit | 3,5 | 19,2 | 10,1 | |
| Übelkeit | 2,3 | 20,2 | 1,3 | |
| Hämatemesis | 1,1 | 6,4 | 0,8 | 1,5 |
| Fallzahl | 1117 | 1075 | 1152 | — |

Die *Achlorhydrie* ist beim Magencarcinom ein häufiger, jedoch nicht konstanter Befund (KONJETZNY, 1938; BOYD, 1947; KATSCH u. PICKERT, 1953; SCHREIBER u. Mitarb., 1966):

Tabelle 41. *Magensäureverhältnisse beim Magencarcinom*

| Autoren | „Hyperacidität" (%) | Normacidität (%) | Hypacidität (%) | Anacidität (%) | Fallzahl |
|---|---|---|---|---|---|
| KADE (1949) | 5 | 8 | 18 | 69 | 200 |
| HARNETT (1952) | 6,2 | 11,2 | 13,3 | 69 | 465 |
| SHAHON u. Mitarb. (1956) | 12,2 | | 15,3 | 72,5 | 897 |
| MUTO u. Mitarb. (1968) | | | | | |
| progressives Carcinom | 5,6 | 10,3 | 17,8 | 66,3 | 1867 |
| early cancer gesamt | 11,8 | 17,8 | 21,3 | 49,1 | 169 |
| early cancer "mucosal" | 13,9 | 19,4 | 18,1 | 48,6 | 72 |
| early cancer "submucosal" | 10,3 | 16,5 | 23,7 | 49,5 | 97 |

SCHREIBER u. Mitarb. (1966) sahen weiterhin Beziehungen zwischen Säurewerten und 5-Jahres-Heilquote:

| | |
|---|---|
| Normacidität | 29% 5-Jahres-Heilquote |
| Hypacidität | 25% 5-Jahres-Heilquote |
| Anacidität | 8% 5-Jahres-Heilquote |

Nahezu mit gleicher Häufigkeit wie nach Magenresektion begegnet man beim Magencarcinom einer schweren hypochromen *Anämie* vgl. S. 812 (GELBRAND u. Mitarb., 1955; HYMAN u. HARVEY, 1955; LEY, 1956; MILLER u. Mitarb., 1956; BARTHELHEIMER, 1962); dabei kann es bei erfolgter Leber oder Knochenmarksmetastasierung zu einer ausgedehnten Linksverschiebung des weißen Blutbildes und leukämoiden Reaktion kommen (KUGELMEIER, 1935). Diese Eisenmangelanämie ist einerseits durch die chronischen Blutverluste infolge Sickerblutung (in 95 bis 100% aller progressiven Magencarcinome, KONJETZNY, 1938), andererseits durch Störung der Magenschleimhautfunktion und damit der Eisenresorption bedingt (HEILMEYER u. BEGEMANN, 1960). Eine makrocytäre oder megalocytäre Anämie (LEY, 1956; MACLEAN u. SUNDBERG, 1956; MACLEAN, 1957) infolge Vitamin B 12-Mangel entwickelt sich aufgrund der Depotfunktion der Leber für Vitamin B 12 erst bei progressiven Carcinomen (MOLLIN u. ROSS, 1955); diese Fälle gehen im weiteren mit einer Neutropenie und Thrombocytopenie einher. Differentialdiagnostische Schwierigkeiten entstehen jedoch bei sog. perniziöser Anämie und Magencarcinom (vgl. S. 813). Selten beruht die Anämie auf einer Myelophthise (METTIER, 1940; FRUMIN u. Mitarb., 1954) oder handelt es sich um eine autoimmune hämolytische Anämie (FRUMIN u. Mitarb., 1954). BRAIN u. Mitarb. (1962) sowie LYNCH u. Mitarb. (1967) beschrieben eine ungewöhnliche Anämieform bei generalisierter Carcinose eines Magencarcinomes mit schwerer Hämolyse und pathologischen Veränderungen an den kleinen Blutgefäßen, als „microangiopathic hemolytic anemia" bezeichnet, und Erythrocytenveränderungen wie Anisocytose, Poikilocytose, Sphaerocytose und Schistocytose.

BANIHASCHEMI und KANZOW (1965) beobachteten in 4 Fällen von kleinem Magencarcinom eine makrocytäre bzw. megalocytäre Anämie mit Linksverschiebung, Leukocytose und Thrombopenie.

Die freie *Perforation* eines Magencarcinomes erfolgt in etwa 4—7% (KONJETZNY, 1938; MOORE u. Mitarb., 1948); WILSON (1966, Lit.) ermittelte aus dem Schrifttum eine Inzidenz der freien Perforation beim Magencarcinom bis zu 3,7% und sah sie selbst unter 1079 Carcinomfällen in 1,3%.

Gedeckte Perforationen können zum subphrenischen Absceß mit nachfolgender Durchwanderungsperitonitis, -pericarditis und -pleuritis führen. Auch retrograde Einbrüche perigastrischer Abscesse in die Magenlichtung mit Ausbildung von Magenfisteln bei gleichzeitiger „Perforation" der Bauchdecke wurden beobachtet (KONJETZNY, 1938). Kommunizieren solche Abscesse mit dem Quercolon, kann es zu einer bimukösen Fistel kommen, „Lienterie" (rapider Gewichtsverlust, diarrhoische Fettstühle).

SMITH (1966) beschrieb einen Fall von Gastritis emphysematosa (vgl. S. 273) bei einem Adenocarcinom des Magens; auch das Bild der Magenwandphlegmone (vgl. S. 268) ist extrem selten bei exulcerierten Magencarcinomen (KONJETZNY, 1938). ENACHESCU und PINCOU (1934) sahen das Bild einer Colisepsis bei einem verjauchten und exulcerierten Magencarcinom.

Verkrebste Antrumpolypen können einen intermittierenden akuten Magenileus durch Prolaps in das Duodenum (vgl. S. 513) bewirken (MEYER u. SINGER, 1931; DEBRAY u. MUFFANG, 1953).

Die *Lebenserwartung* eines *nicht behandelten* Magencarcinomträgers ist in der Regel nur kurz bemessen: NATHANSON und WELCH (1937) stellten fest, daß 25% derselben innerhalb von 8 Monaten, 50% innerhalb von 13 Monaten und 75% innerhalb von 17 Monaten nach Auftreten der ersten klinisch erfaßbaren Symptome verstarben. Die durchschnittliche Lebenserwartung eines Magencarcinomträgers vom Zeitpunkt der Diagnosestellung an bis zu seinem Tode wird von PARSONS (1933) mit 6, von TROMPKE u. Mitarb. (1965) mit 9,1, von LAHEY und JURDAN (1935) mit 13, von POLLARD und HENSLEY (1955) mit 10,6 Monaten und nach einer Zusammenstellung des British Ministry of Health (FARBER, 1931) mit 12,2 Monaten beziffert. Daneben gibt es jedoch auch Einzelfälle gesicherter Magencarcinome, die eine erstaunlich lange „Laufzeit" erkennen lassen: 4 Jahre (NATHANSON u. WELCH, 1937), 3,6, und 17 Jahre (FELDMAN, 1944) sowie 8 Jahre (POLLARD u. HENSLEY, 1955).

Die einzige, therapeutisch erfolgversprechende Maßnahme beim Magencarcinom ist die radikale Entfernung des Primärtumors und *aller* als Abflußbahn in Frage kommenden Lymphknoten; diese theoretische Forderung ist in praxi utopisch. EFSKIND u. Mitarb. (1965) versuchten diesem theoretischen Postulat möglichst nahe zu kommen und führten in den Jahren 1946—1958 300 abdominothorakale erweiterte Gastrektomien unter Einbeziehung der caudalen 7—8 cm des Oesophagus, der oralen 4—5 cm des Duodenums, der Milz, des großen Netzes, Teilen des Pankreas und kleinen Netzes und exakter Ausräumung der regionären Lymphknoten durch. 70% der Patienten verstarb in den ersten 2 Jahren nach der Operation und nur 34 Patienten überlebten 5—15 Jahre. Angaben über die Resektionsquoten auf 100 Magencarcinomträger schwankten früher in weiten Grenzen: 10—62% (KONJETZNY, 1938; vgl. MOORE u. MORTON, 1955; BALLARATI, 1956; EFSKIND u. Mitarb., 1965). Nach ECKMANN (1956) werden von 100 Magenkrebskranken, die den Arzt aufsuchen 57 operiert, 24 „radikal" reseziert und 2—6 Patienten überleben 5 Jahre.

SPRUNG ermittelte bereits 1936 ein günstigeres Ergebnis an der Kieler Chirurgischen Universitätsklinik. Von 325 zwischen 1901 und 1933 operierten Patienten mit Magencarcinom

| | | | | |
|---|---|---|---|---|
| lebten weniger | als | 1 Jahr | 30% | 98 Patienten |
| lebten länger | als | 1 Jahr | 70% | 227 Patienten |
| lebten länger | als | 2 Jahre | 40% | 115 Patienten |
| lebten länger | als | 3 Jahre | 29% | 79 Patienten |
| lebten länger | als | 5 Jahre | 19% | 46 Patienten |
| lebten länger | als | 8 Jahre | 18% | 35 Patienten |
| lebten länger | als | 10 Jahre | 15% | 25 Patienten |
| lebten länger | als | 15 Jahre | 13% | 13 Patienten |

MUTO u. Mitarb. (1968) kommen zu entsprechenden Zahlenwerten:

von 100 Magencarcinomträgern wurden

99 laparotomiert,
79 reseziert,
72 überlebten die postoperative Phase,
19 lebten länger als 5 Jahre.

ACKERMAN und REGATO (1954) wiesen daraufhin, daß paradoxerweise Patienten mit kurzer Anamnese eine wesentlich schlechtere Prognose besitzen, als Patienten mit langer Vorgeschichte (vgl. EDWARDS, 1950; SWYNNERTON u. TRUELOVE, 1952); auf die Beziehungen zwischen Acidität und Prognose wurde bereits eingegangen (S. 712).

Der Einfluß des *Alters* auf die Lebenserwartung wird unterschiedlich beurteilt (KONJETZNY, 1938; BARRETT, 1946; WERTHEMANN, 1948; GUISS, 1951). BROOKES u. Mitarb. (1965) ermittelten aus 5441 Magencarcinomfällen für Männer ein mittleres Erkrankungsalter von 60 und für Frauen von 64 Jahren; die Mortalität zeigt bei Männern mit 80 Jahren eine Spitze, während sie bei Frauen auch im höheren Alter weiter ansteigt (vgl. BERKSON u. Mitarb., 1952).

Zwischen *Tumorgröße* und Prognose besteht in der Regel eine enge Korrelation (KONJETZNY, 1938, Lit.). Träger von Magencarcinomen unter 2 cm Durchmesser haben eine relativ hohe Lebenserwartung; die 5-Jahres-Heilziffer wird mit 80% angegeben. Erreicht der Primärtumor 2—4 cm Ausdehnung, so sinkt die 5-Jahres-Heilziffer auf 26%, bei 4—6 cm auf 32% und bei mehr als 6 cm auf 21% (YANAGISAWA, 1967; vgl. THOMAS u. Mitarb., 1953; COMFORT u. Mitarb., 1954).

Die Prognose des *polypösen* und *schüsselförmig exulcerierten Carcinomes* wird im allgemeinen als relativ günstig beurteilt. Diese Tumoren bleiben längere Zeit örtlich beschränkt und selbst bei bedeutender Tumorgröße wird die Magenwand erst spät blastomatös infiltriert (KONJETZNY, 1938; MOORE u. Mitarb., 1948; STEINER u. Mitarb., 1948). Dagegen ist die Prognose des diffus infiltrierenden, scirrhösen Carcinomes besonders ungünstig; bereits sehr kleine Primärtumoren können frühzeitig metastasieren (u.a. CHIARI, 1952: Metastasen bei Operation in 65%). Über Ausnahmefälle mit langer Laufzeit scirrhöser Carcinome berichteten WEIL (1919) und KONJETZNY (1938).

*Oberflächen-* oder *Frühcarcinome*, die noch nicht metastasierten, erreichen nach YANAGISAWA eine 100%ige 5-Jahres-Heilung, die bei Tumorinfiltrationen der Submucosa bereits auf 75% reduziert wird (vgl. MYRHE, 1953; BRAGG u. Mitarb., 1967; TAYLOR u. Mitarb., 1967; SIKATA, 1970). Nach KASUGI (1970) beträgt die 5-Jahres-Überlebensrate für den „early cancer" (muköse und submuköse Fälle gemeinsam gerechnet) 92,5%. Dabei haben die rein mukösen Formen, das Oberflächencarcinom sensu strictu, eine 5-Jahres-Heilziffer von 93,4% ohne und 91,5% mit Metastasen und jene mit submuköser Infiltration eine solche von 89,0% ohne und von 80,5% mit Metastasen (HAYASHIDA u. KIDOROKO, 1970); die Fälle mit rein mukösem Carcinom zeigten bereits in 5,3% Metastasen in den regionären Lymphknoten und jene mit submuköser Infiltration in 19,6%. Eine Korrelation zwischen Überlebensrate und horizontaler Ausbreitung des early cancer sahen HAYASHIDA und KIDOROKO (1970) nicht. Aufgrund der intensivierten Magencarcinomdiagnostik nimmt die Quote der Frühcarcinome am Gesamtmagencarcinomkollektiv stetig zu und erreicht in dem Krankengut von NIKAIDO (1970) bereits 26,5%!

Von prognostischer Bedeutung ist weiterhin das jeweilige *Tumorstadium* (Einteilung I—IV nach BRODERS, 1926, oder I—III nach CHIARI, 1952, vgl. S. 692). So bestehen enge Beziehungen zwischen Tumorstadium und makroskopischem Wuchstyp, weniger jedoch zum histologischen Typ (Tabelle 42).

Tabelle 42. *Spätresultate nach Magenresektion wegen Carcinom*
(BERNDT u. GUMMEL, *1967*)

| Jahre | Stadium | | | | | | | | | | | |
|---|---|---|---|---|---|---|---|---|---|---|---|---|
| | I | | | II | | | III | | | IV | | |
| | a | b | c | a | b | c | a | b | c | a | b | c |
| 1 | 24 | 27 | 89 | 72 | 146 | 49,3 | 104 | 396 | 26,5 | 3 | 322 | 0,9 |
| 2 | 17 | 25 | 68 | 54 | 140 | 38,6 | 61 | 337 | 18,1 | 2 | 295 | 0,7 |
| 3 | 16 | 25 | 64 | 39 | 131 | 29,7 | 37 | 291 | 12,7 | 1 | 256 | 0,4 |
| 5 | 11 | 19 | 58 | 24 | 106 | 22,6 | 19 | 230 | 8,3 | 1 | 202 | 0,5 |

Es überleben a Patienten frei von Tumorsymptomen von b beobachteten Patienten in c Prozent.

Einfluß auf die prospektive Überlebensrate nimmt auch der *Sitz des Primärtumors*. HOLLE (1968) sah zum Zeitpunkt der Operation in 66% bereits Lymphknotenmetastasen. Sie verteilen sich auf die in Abb. 13, S. 133 wiedergegebenen Lymphabflußzonen wie folgt:

    65,5% obere gastrische Zone (III)
    48,0% infrapylorische Zone (I)
    47,1% suprapylorische Zone (IV)
    12,8% pancreatico-lienale Zone (II)

Danach metastasieren Tumoren im Bereiche der kleinen Kurvatur und des Canalis pyloricus besonders frühzeitig, während jene der großen Kurvatur und des Fundus in der „silent area" (CUMMINS, 1953) eine bessere Prognose haben, worauf bereits KONJETZNY (1938) besonders hinwies (vgl. weiterhin MARSHALL, 1957; MAYO u. NIXON, 1959; ZACHO u. Mitarb., 1963; NADLER u. CABRERA, 1964; LAWRENCE, 1965; MCNEER, 1965; PRIESTLY, 1966; LAWRENCE u. MCNEER, 1966; SHERLOCK u. Mitarb., 1967, Lit.).

Noch uneinheitlicher ist die Beurteilung des *histologischen Bildes* für die Prognose des Magencarcinomes (CHIARI, 1952, vgl. Tabelle 38, S. 692; BERNDT u. GUMMEL, 1967). FISHER und HOERR (1955) geben folgende, ascendierende Malignitätsskala:

1. Adenocarcinom.
2. Medulläres Carcinom.
3. Carcinoma simplex.
4. Scirrhöses Carcinom.

Übereinstimmend wird somit das scirrhöse Carcinom als ein Carcinom mit besonders schlechter Prognose beurteilt (vgl. auch RAZEMON und GAUTHIER-BENOIT, 1967).

Eine abweichende morphologische Klassifizierung geht auf LAUREN (1965) zurück, wonach nur zwischen Carcinomen vom *intestinalen* und *diffusen Typ* unterschieden wird. Entsprechend ergibt sich ein anderes Bild der jeweiligen Überlebensraten (INBERG u. Mitarb., 1966): 235 Patienten mit Gastrektomie wegen Magencarcinom wurden unter diesem Schema klassifiziert. Die 5-Jahres-Überlebensquote betrug insgesamt 26,8% und die 10-Jahres-Überlebensquote 11,1%. Auf das Antrumcarcinom entfielen 31,9%, auf Tumoren der Magenmitte 21,4% und jene in der oralen Magenregion 12,5%. Die 5-Jahres-Überlebensquote war am höchsten für Tumoren unter 5 cm Durchmesser und betrug 34,1%, jene für Tumoren „mittlerer" Größe 18,5% und jene für Tumoren über 10 cm Durchmesser 0%. Patienten ohne Tumorinfiltration der Muscularis propria überlebten in 46,8% die 5-Jahres-Grenze und mit Infiltration der Muscularis propria nur in 19,6%. 56% der Carcinome waren vom intestinalen, 34% vom diffusen Typ und 10% werden als „atypisch" klassifiziert. Tumoren vom intestinalen Typ erreichen in 31,8% und solche vom diffusen Typ nur in 21,5% eine 5-Jahres-Heilung.

*Frühdiagnose und exakte Resektion möglichst aller regionären Lymphknoten sind somit die einzigen Garanten für eine befriedigende Heilziffer.*

## II. Sonderformen von Magenmalignomen

### Primäres Chorionepitheliom des Magens

VOSS (1954) beschrieb erstmalig ein primäres Chorionepitheliom des Magens bei einem 70jährigen Patienten. Wegen unklarer Oberbauchbeschwerden wurde die Probelaparotomie durchgeführt und eine Metastasenleber festgestellt. Die histologische Untersuchung ergab ein „kleinzelliges Carcinom mit Übergang in chorionepitheliomatöse und hämorrhagisch nekrotische Strukturen". Die ASCHheim-Zondek-Reaktion erwies sich als positiv. Der Patient verstarb 10 Tage später. Die Obduktion ergab Veränderungen von Hypophyse, Thyreoidea und Mamma, wie sie für die Gravidität als typisch angesehen werden. Daneben wurde ein an der kleinen Kurvatur dicht unterhalb der Kardia gelegener Tumor ermittelt. Neben Metastasen in der Leber ließen sich nur noch solche in den Lungen nachweisen. Hoden und Retroperitonealraum ergaben keine Anhaltspunkte für ein etwaiges primäres Chorionepitheliom. Das morphologische Bild des Magentumors entsprach jenem der Metastasen. Zwei weitere, nicht eindeutig gesicherte Beobachtungen von PICK sowie DAVIDSON zitiert VOSS (1954). Entsprechende Beobachtungen liegen noch von GODER (1958), REGAN und CREMIN (1960) sowie MADERSBACHER (1964) vor. REGAN und CREMIN (1960, Lit.) stellten 16 Fälle aus dem Schrifttum zusammen. STOUT (1953) beschrieb Magenmetastasen eines Chorionepitheliomes neben einem primären Magencarcinom bei einer 78jährigen Frau.

## III. Magensarkome

### 1. Häufigkeit, Alters- und Geschlechtsverteilung sowie klinische Symptomatik

5% aller malignen Magentumoren sind nicht in die Gruppe der Carcinome zu klassifizieren (THORBJARNARSON u. Mitarb., 1959; YOUNG, 1963). Die Häufigkeit der Magensarkome wird im Schrifttum mit annähernd 1—5% beziffert (HESSE, 1912; EWING, 1940; MADDING, 1940 sowie JORDAN u. Mitarb., 1955 geben jeweils 1% an; SCHLESINGER, 1916: 1—2%; LOFARO, 1908: 1,9%; KONJETZNY, 1922: 2%; FERRIS, 1964: 2—3%; MARSHALL und MEISSNER, 1950: 3,5%; FRANCE und BRINES, 1950: 4,6%; FENWICK, 1901 5—8%; OCHSNER und OCHSNER, 1955: 5,7%). SCHREIBER und BARTSCH (1964) beobachteten in den letzten Jahren eine Häufigkeitszunahme der Magensarkome: während sie für die Jahrgänge 1928—1948 eine Inzidenz von 1,1% ermittelten (vgl. GÜTGEMANN und SCHREIBER, 1959), stieg sie 1961 auf 4,0% und 1962 auf 4,9% im Beobachtungsgut der Bonner Chirurgischen Klinik.

Im allgemeinen wird angenommen, daß das mittlere Erkrankungsalter für die Magensarkome etwa 10 Jahre unter jenem der Carcinome liegt, während MARSHALL und MEISSNER (1950) die Differenz etwas geringer veranschlagen. Generell betrachtet, werden sämtliche Altersstufen befallen (JENKE, 1950; NEUBURGER, 1957); das mittlere Erkrankungsalter wird zwischen 43 (BALFOUR u. MCCANN, 1930), 46 (MOORE, 1945; NEUBURGER, 1957), 53 (MARSHALL u. MEISSNER, 1950) sowie 57 Jahren (OCHSNER u. OCHSNER, 1955) angegeben. Während HESSE (1912), DOUGLAS (1920) sowie KATSCH und PICKERT (1953) keine Geschlechtsdifferenz feststellen konnten, wird von anderer Seite ein Überwiegen der männlichen Sarkomträger erwähnt: D'AUNOY und ZOELLER (1930) 1:1,7, MARSHALL und MEISSNER (1950) 1:1,9, MOORE (1945) 1:2,3 sowie OCHSNER und OCHSNER (1955) 1:3 bzw. 1:2 (weiblich zu männlich). Für die Gruppe der „malignen Lymphome" fanden JORDAN u. Mitarb. (1955) ebenfalls ein Überwiegen des männlichen Geschlechtes mit 2 bzw. 3:1.

Nach NEUBURGER (1957) ist die bevorzugte Lokalisation der Magensarkome im Gegensatz zu den Carcinomen die *große Kurvatur*.

Die *klinische Symptomatik* ist uncharakteristisch; in Einzelfällen stellen sie sogar Zufallsbefunde während der Obduktion dar (BALFOUR u. MCCANN, 1930). Beschwerden können über Jahre bestehen (JENKE, 1950); auch das Allgemeinbefinden des Sarkomträgers bleibt auffallend lange unbeeinträchtigt; zum Gewichtsverlust kommt es erst in Spätstadien (MARSHALL u. MEISSNER, 1950; KATSCH u. PICKERT, 1953 u.a.). Übelkeit und Erbrechen können über Jahre bestehen. Dumpfe Schmerzen oder solche vom „Ulcustyp" beobachteten SCHINDLER (1922) in 50% sowie JORDAN u. Mitarb. (1955) in 68% ihrer Patienten; HESSE (1912) sowie KONJETZNY (1922) sahen auch hierin nur ein Spätsymptom. Aufgrund der Exulcerationsneigung von Sarkomen sind Blutungen ein geläufiger Befund (als Meläna, Hämatemesis oder okkulte Blutbeimengung im Stuhl) und insbesondere für das Leiomyosarkom charakteristisch (MARSHALL u. MEISSNER, 1950; JORDAN u. Mitarb., 1955). Profuse tödliche Blutungen sind die Ausnahme (KONJETZNY, 1922; MATHIAS, 1933), während einer hypochromen Anämie leichten Grades häufig begegnet werden kann. Palpable Tumoren erheblichen Umfanges

(BRODOWSKI, 1876: 6 kg; KONDRING, 1913: 8,5 kg) entwickeln sich vornehmlich bei exogastrischem Wuchs der Sarkome (NIKOLAJEV, 1938). Die Werte für freie HCl im Magensaft besitzen geringe Aussagekraft für die Sarkomdiagnose: neben „Hyperacidität" (sog. Ulcusvariante des Sarkomes) findet man Anacidität oder Achylie mit Milchsäurevermehrung und Boas-Opplerschen Stäbchen* (Carcinomvariante des Sarkomes) sowie Normacidität. Nach KONJETZNY (1922) läßt die periblastomatöse Mucosa in der Regel gastritische Veränderungen vermissen (vgl. SCHINDLER, 1922; FRANK u. NAUMANN, 1951). Die Regurgitation von Geschwulstpartikeln ermöglicht in Einzelfällen die „spontanbioptische" cytologische Sarkomdiagnose zu stellen (KALK, 1938; FUNKEN, 1950). Gastroskopie und Röntgenuntersuchung haben nur in seltenen Fällen konkrete Hinweise für das Vorliegen eines Sarkomes gegeben (SCHINDLER, 1922; TAYLOR, 1939; MARSHALL u. MEISSNER, 1950; GRASSER, 1953; THORBJARNARSON u. Mitarb., 1956, 1959; FRIEDMAN, 1959; TESLER, 1959; JACOBS, 1963; JOSEPH u. LATTES, 1966; NELSON, 1970, Lit.). Über die Cytodiagnostik der „malignen Lymphome" berichteten u.a. RUBIN und MASSEY (1954) sowie KLEYMAN u. Mitarb. (1955). Cytologie s. weiter auf S. 767 ff.

## 2. Morphologie und Topographie

### a) Makroskopisches Bild

KONJETZNY (1922) differenziert die Sarkome nach ihrem *makroskopischen* Wuchstyp in:

*Exogastrische Sarkome.* Sie bilden breitbasig oder gestielt (KAUFMANN, 1931) der Magenwand außen aufsitzende Tumoren von derber, weicher oder prallelastischer (cystischer) Konsistenz. Sie können als „Pseudonetztumoren" (BORRMANN, 1926) zwischen die beiden Blätter des großen Netzes vorgebuckelt sein. Ihre bevorzugte Lokalisation ist die große Kurvatur.

*Endogastrische Sarkome.* Sie sind durch mehr oder weniger scharf begrenzte solitäre, seltener multiple (NAUMANN u. FRANK, 1948) knollig-knotige, flächenhafte oder gestielte Blastome gekennzeichnet, die in die Magenlichtung vorragen. Im Bereiche ihrer Stirnseite findet man häufig Exulcerationen, die Anlaß zu Blutungen geben (KONJETZNY, 1922).

*Intramurale Sarkome.* Sie bilden flächenhafte, diffuse Wandinfiltrate, die den gesamten Magen betreffen können, so daß ähnliche Bilder wie bei einer „Linitis plastica" (Abb. 343) oder der Ménétrierschen Erkrankung (Abb. 344) entstehen können; allerdings resultiert nur ausnahmsweise eine Lumeneinengung des Magens. Auch bei diesem Wuchstyp beobachtet man häufiger flächenhafte Exulcerationen (Abb. 345) wechselnder Tiefenausdehnung. Es gibt Übergänge zwischen diesen 3 Typen (BALABAN, 1934; NAUMANN u. FRANK, 1948).

Die überwiegende Anzahl der exogastrisch wachsenden Sarkome sind Fibro- und Spindelzellsarkome; 4 von 5 Fällen sind durch die Bauchwand zu palpieren (JAKI, 1928; KNERINGER u. FREY, 1955). Ihr Anteil am makroskopischen Erscheinungsbild wird mit 20% beziffert. Die endogastrisch und intramural wachsenden Sarkome sollen zu gleichen Anteilen (je 40%) Lympho- und Rundzellsarkome sein (FUNKEN, 1950).

---

* Lactobacillus acidophilus.

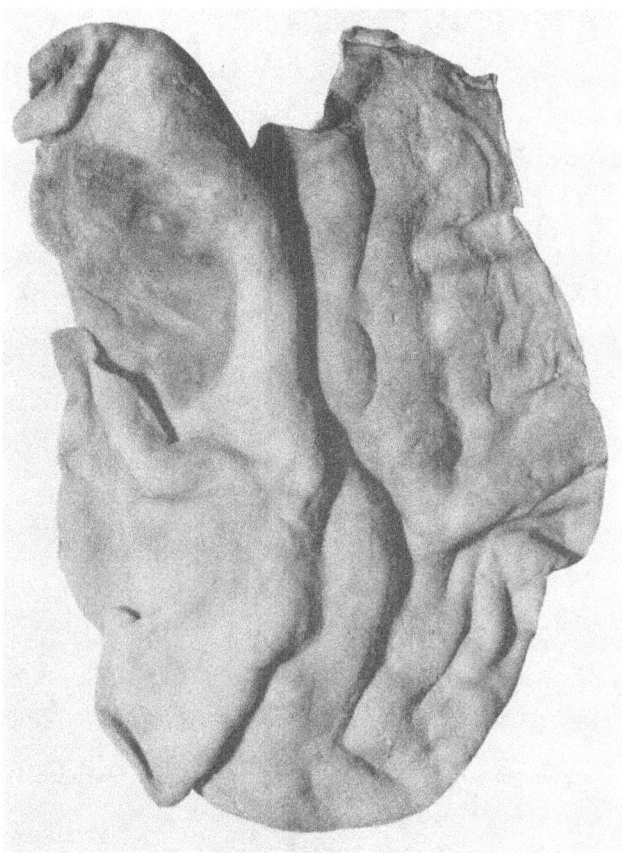

Abb. 343. Linitis sarcomatosa. 89jährig, weiblich (E.-Nr. 8728/56, Path. Inst. Zürich)

### b) Mikroskopisches Bild

Die Häufigkeit der feingeweblich zu differenzierenden Sarkomvarianten des Magens ist heute nicht exakt anzugeben. Einerseits ist aus den im Schrifttum niedergelegten Beobachtungen häufig nicht zu entnehmen, welche Kriterien der Tumorbeurteilung zugrundegelegt wurden, andererseits wurde im anglo-amerikanischen Schrifttum der Begriff des „malignen Lymphomes" eingeführt. In diesem „morphologischen Sammeltopf" findet man das Lymphosarkom, das Retothelsarkom, das Plasmocytom, die Brill-Symmersche Krankheit und den Morbus Hodgkin wieder. Die Übersicht von JORDAN u. Mitarb. (1955) ist bezeichnend für diese Situation: 60% „Lymphome", 20% Leiomyosarkome und 20% „Verschiedenes". THORBJARNARSON u. Mitarb. (1959) differenzieren 50 Magensarkomfälle wie folgt:

| | |
|---|---|
| „Maligne Lymphome" | 37 Fälle |
| Leiomyosarkome | 11 Fälle |
| Myxosarkom | 1 Fall |
| Fibrosarkom | 1 Fall |

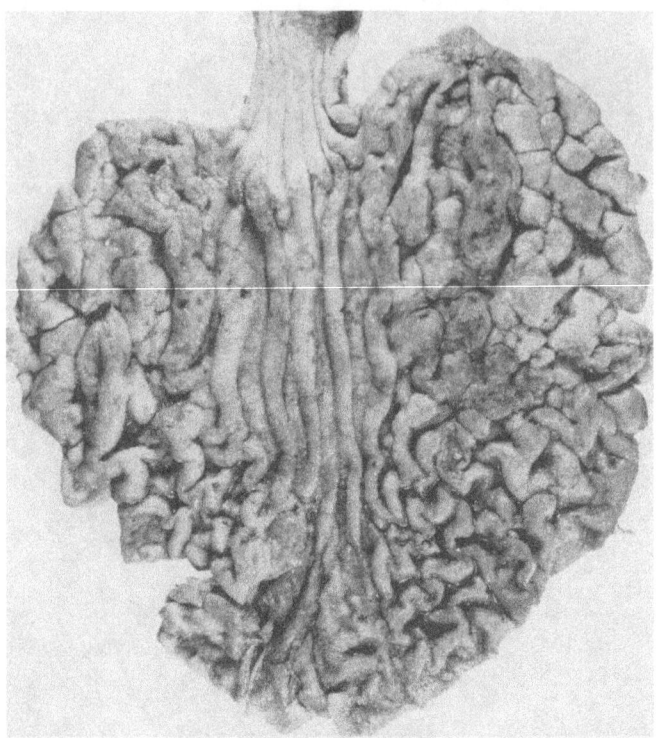

Abb. 344. Diffuse Lymphosarkomatose des Magens. 44jährig, männlich (SN 27/63, Path. Inst. Zürich).

In der Tabelle 43 sind die Klassifizierungen der Magensarkome von HESSE (1912), BORRMANN (1926) und PALMER (1950) aufgeführt:

Tabelle 43

|  | HESSE (1912) | BORRMANN (1926) | PALMER (1950) |
|---|---|---|---|
| Rundzell- und Lymphosarkome | 40% | 40% | 42 % |
| Spindelzellsarkome | 20% | 26% | — |
| Myosarkome | 16% | 16% | 20 % |
| Seltene Sarkome | 18% | 17% | 20,2% |
| Retothelsarkome | — | — | 8,8% |
| Morbus Hodgkin | — | — | 9% |

HOLLE (1968) gibt aus dem Schrifttum folgende Zusammenstellung:

a) Lymphatische Sarkome („maligne Lymphome") . . . . . 70%
    Lymphosarkom . . . . . . . . . . . . . . . . . . 43%
    Retothelsarkom . . . . . . . . . . . . . . . . . . 22%
    Morbus Hodgkin . . . . . . . . . . . . . . . . . . 5%
b) Leiomyosarkome (einschließlich Myxosarkom,
    Hämangio-Endotheliom und Carcino-Sarkom) . . . . . . . 25%
c) Übrige . . . . . . . . . . . . . . . . . . . . . . . 5%

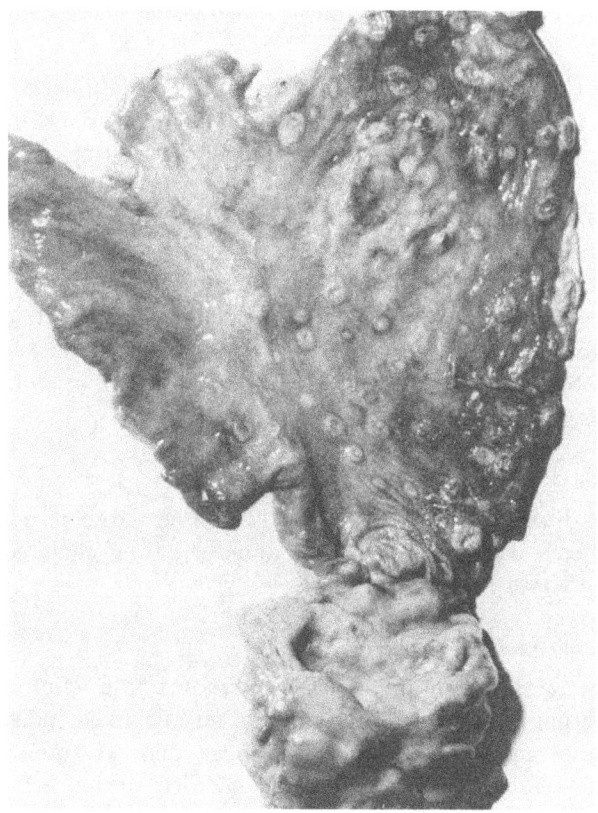

Abb. 345. Reticulosarkomatose von Magen und Duodenum. 69jährig, männlich (SN 63/57, Path. Inst. Zürich)

### α) Undifferenzierte Sarkome niedrigster Gewebsreife

Entsprechend der an ihrem Aufbau beteiligten Zellform unterscheidet man 3 Untergruppen:

*Rundzellsarkome.* Ihre Einzelelemente sind rundliche, mäßig protoplasmareiche Zellen von variabler Größe:

Klein-rund-zellige Sarkome (SUCK, 1928; RITTER, 1935; HINZE, 1948), mikrocytenreiche mittelgroß-zellige Sarkome (RITTER, 1935; V. ALBERTINI, 1955) sowie groß-rund-zellige Sarkome (KAUFMANN, 1931).

*Spindelzellsarkom.* Es ist eine klein- und großspindelzellige Variante zu unterscheiden; die Einzelzellen sind zu Zellbändern formiert, die sich in verschiedenen Richtungen überkreuzen, so daß ein grobes Flechtwerk entstehen kann (DEMEL, 1924; KAUMANN, 1931; STEITZ, 1941). KNERINGER und FREY (1955) berichteten über ein erfolgreich operiertes Spindelzellsarkom des Magens, das klinisch zunächst als Pankreascyste angesehen wurde.

*Polymorphzellige Sarkome.* Sie sind im Magen Raritäten. Neben klein- und großspindeligen Zellelementen treten Riesenzellen auf, die häufiger bizarr gestaltete Zellkerne erkennen lassen (NAUMANN u. FRANK, 1948).

*β) Differenzierte Sarkome höherer Gewebsreife*

*a) Fibrosarkome*

Innerhalb der Gruppe maligner mesenchymaler Magentumoren machen die Fibrosarkome 5% (D'AUNOY u. ZOELLER, 1930) bis 13,3% (BALFOUR u. McCANN, 1930) aus. Makroskopisch treten sie in allen drei Wuchstypen auf: diffus infiltrierend intragastrisch (FRANCE u. BRINES, 1950), endogastrisch (RABINOVITCH u. Mitarb., 1950) sowie exogastrisch. Ihre Matrix entstammt dem lockeren Bindegewebe der Submucosa.

Feingeweblich zeigen die hochdifferenzierten Formen reichlich Bindegewebszellen und kollagene Fasern, während die entdifferenzierten Varianten daneben Spindelzellen mit starker Atypie, reichlich Mitosen und Riesenzellen erkennen lassen (KAUFMANN, 1931; COUNSELLOR u. COLLINS, 1935; LEMON u. BRODERS, 1942; NAUMANN u. FRANK, 1948).

*b) Myxosarkome*

Sie werden von FRANCE und BRINES (1950) als Fibrosarkome mit ödematöser Durchtränkung oder myxomatöser Umwandlung der Intercellularsubstanz angesehen (vgl. KAUFMANN, 1931).

*c) Fibroliposarkome und Liposarkome*

Eine entsprechende Beobachtung teilten RABINOVITCH u. Mitarb. (1950) mit. Es handelte sich um einen teils grob-gelappten, teils polypoid endogastrisch ausgebreiteten Tumor mit ausgedehnten Blutungen und Nekrosen. Histologisch zeigte der Tumor Fibroblasten, Lipoblasten und Zellen, die an „echte" Fettzellen erinnerten. Ein reines Liposarkom, das feingeweblich aus Lipoblasten aufgebaut war und diffus die Magenwand infiltrierte, beschrieben MOLOTKOW (1931) sowie ABRAMS und TURBERVILLE (1941).

*d) Neurogene „Sarkome"*

Die Stellung der neurogenen Sarkome hat sich hinsichtlich ihrer diagnostischen Erfassung und damit allgemeinen Häufigkeit unter den Sarkomen außerordentlich gewandelt. FRANCE und BRINES bezeichneten sie noch 1950 sehr zu Unrecht als extrem selten. Wie schon aus dem Abschnitt „Neurome des Magens", S. 579ff., zu entnehmen war, ermöglicht es die Einschlußfärbung mit weinsteinsaurem Thionin nach FEYRTER (1948, 1949), auch die maligne Variante neurogener Tumoren zu erfassen und sie insbesondere gegenüber Leiomyosarkomen abzugrenzen. Es ist anzunehmen, daß viele als „Myosarkome" veröffentlichte Fälle der Weltliteratur in Wirklichkeit neurogene Sarkome darstellen. Problematisch ist indessen weiterhin die morphologische Klassifizierung und Einschätzung der biologischen Aktivität neurogener Tumoren geblieben. Im Schrifttum findet man Häufigkeitsangaben über maligne entartete Neurome zwischen 0 und 60% (JELINEK u. ZEITLHOFER, 1967, Lit.). CANNEY (1948) gibt eine Malignitätsrate von 10% an. Kasuistische Mitteilungen stammen von RANSOM und KAY (1940), STOUT (1943), SANGUILY und BLANCO (1945), PIRINGER-KUCHINKA (1950), HACKENSELLNER (1952), WEBER (1953), v. ALBERTINI (1955), KRÜGER (1955), VERONESI (1956), KNIGHT und GOODMAN (1958), PEYCELON und REPLUMAZ

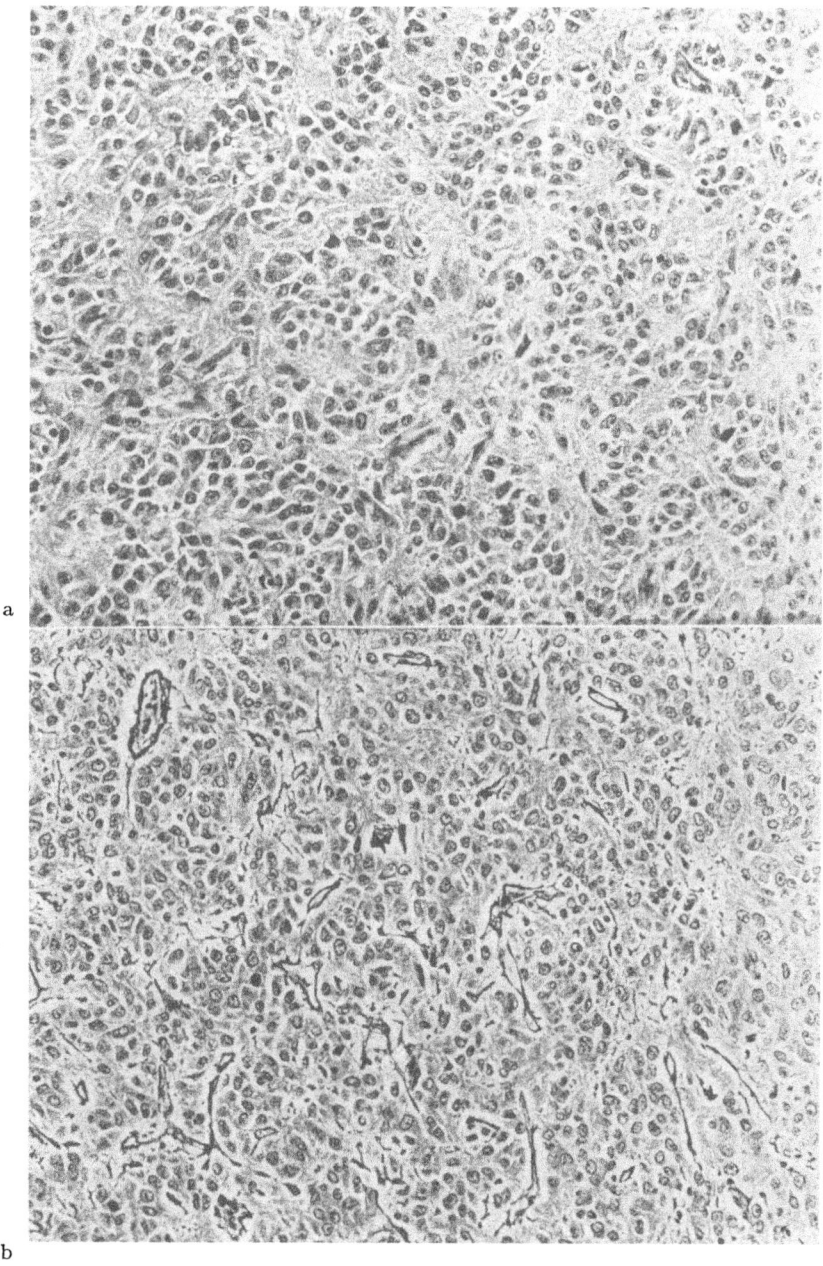

Abb. 346a u. b. Neurogenes Sarkom. 62jährig, männlich (E.-Nr. 21955/70, Path. Inst. Heidelberg). a Färbung: HE, Vergr. 200fach. b Färbung: Gömöri, Vergr. 200fach

(1958), JELENIK und ZEITLHOFER (1967) sowie BAUMANN und KAMMER (1967).

Wann ein Neurom noch als *benigne* anzusehen ist, ist morphologisch häufig nicht mit Sicherheit zu entscheiden (Abb. 346—348) (HOFFER, 1964; BAUMANN

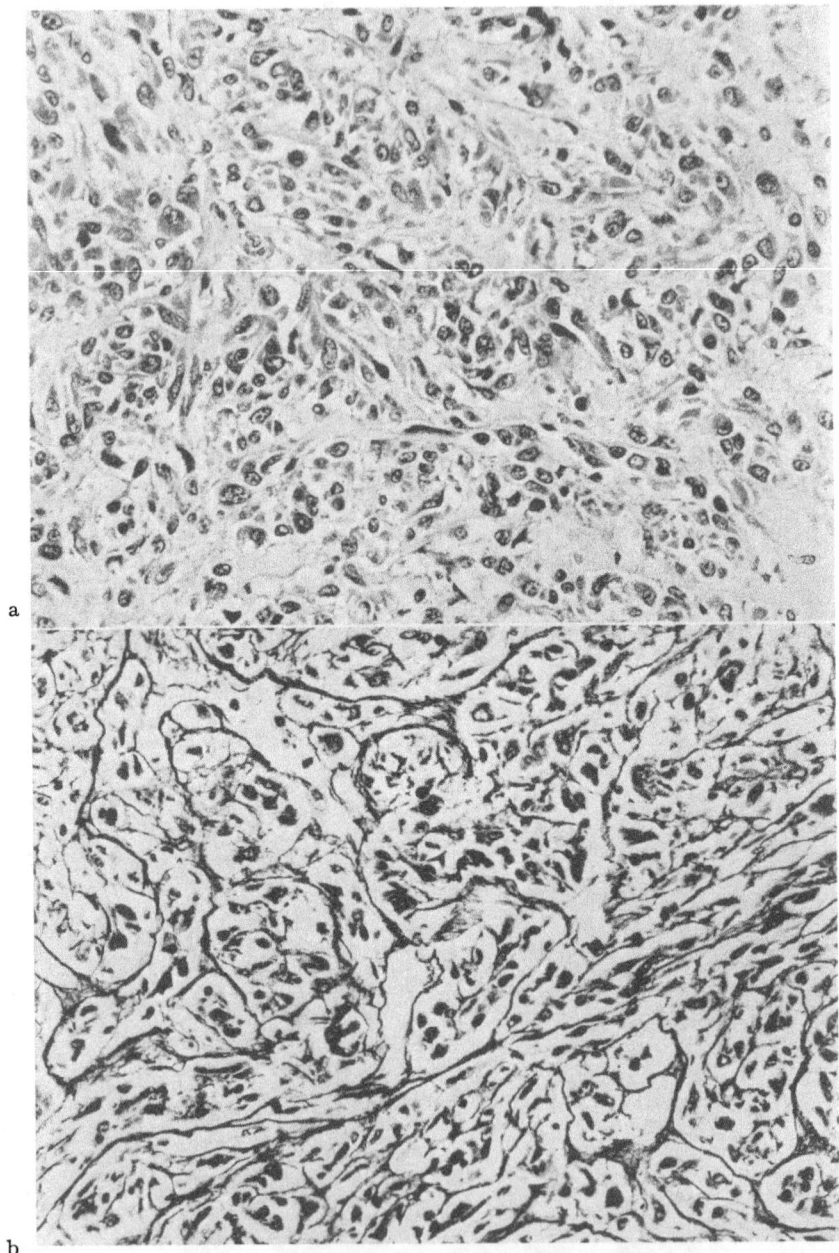

Abb. 347a u. b. Neurogenes Sarkom. 24jährig, männlich (SN 386/70, Path. Inst. Heidelberg).
a Färbung: HE, Vergr. 300fach. b Färbung: Gömöri, Vergr. 300fach

u. KAMMER (1967). Als „verläßliches" Kriterium der beginnenden malignen Entartung gilt nach PIRINGER-KUCHINKA (1950) der *Mitosereichtum* innerhalb des Tumors und das Auftreten atypischer Kernteilungsfiguren. Das makroskopische Bild gestattet keine verbindliche Aussage; so sind die retikulären Neurome noch scharf begrenzt, wenn sie bereits maligne entartet sind, und die fusiformen Neurome

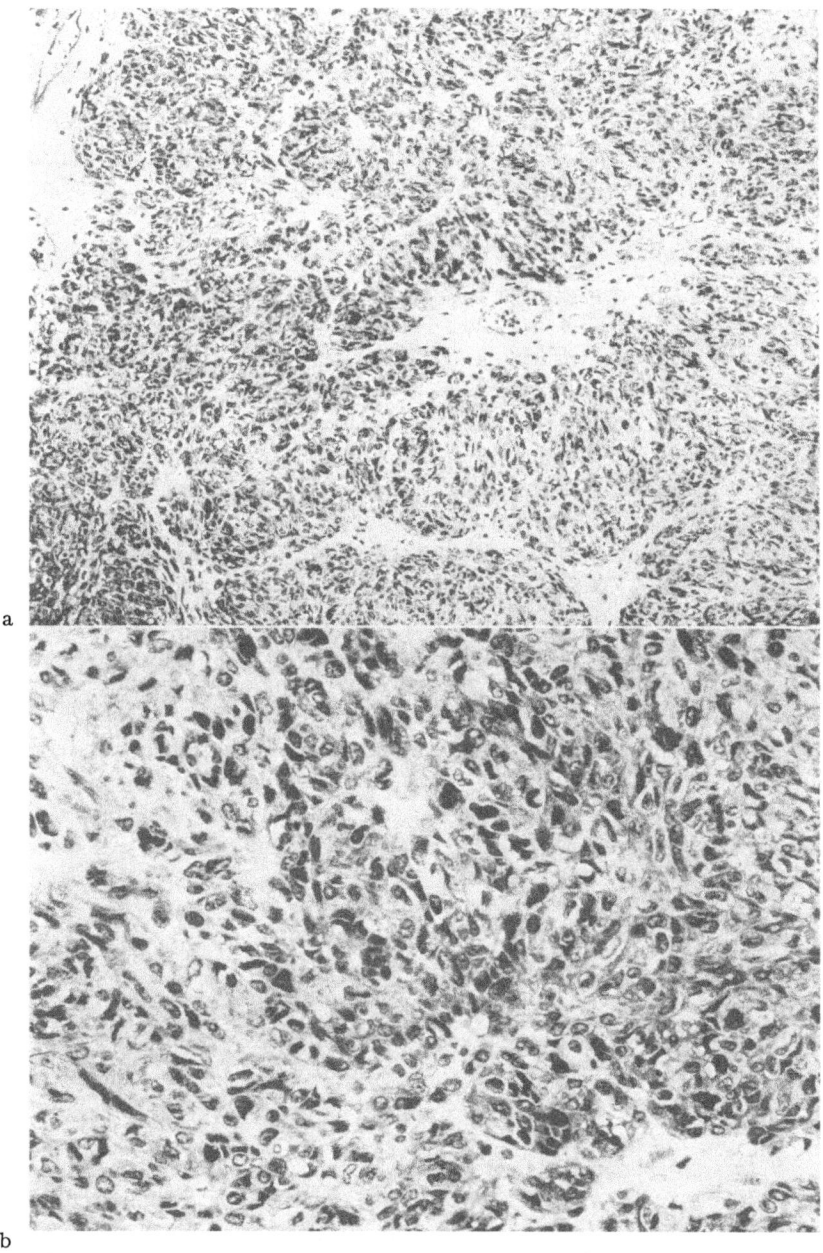

Abb. 348a u. b. Malignes Neurom. 63jährig, weiblich (E.-Nr. 25844/69, Path. Inst. Heidelberg). Färbung: HE. Vergr. a 120fach, b 300fach

sind morphologisch nie scharf begrenzt. Die Kernpolymorphie ist als Charakteristicum des multiformen Neuromes anzusehen und darf bei dieser Variante nicht als signum mali ominis gewertet werden. Exulcerieren Neurome, so sind Nekrosen häufig. Nekrosen rechtfertigen jedoch den Verdacht auf Malignität, wenn sie bei nicht-exulcerierten Tumoren auftreten. Als allein „verbindliches und endgültiges Malignitätskriterium" bleibt nach BAUMANN und KAMMER (1967) nur der Nachweis von Metastasen.

*Anhang: Malignes Melanom*

Maligne Melanome metastasieren zu hohem Prozentsatz in die Magenwand (vgl. S. 665/666). Ein *primäres*, multiples malignes Melanom des Magens bei einem 47jährigen Mann stellten BANZET u. Mitarb. (1953) zur Diskussion.

*e) Leiomyosarkome*

Auf die Möglichkeit der malignen Entartung von Leiomyomen wiesen besonders PEROFFINI u. Mitarb. (1961) sowie TACHDJIAN (1963) hin. Nach SKANDALAKIS repräsentieren die Leiomyosarkome 0,5% der malignen Magentumoren. Für die Leiomyosarkome gelten die entsprechenden klassifikatorischen Kriterien, wie sie für die neurogenen Sarkome erwähnt wurden (vgl. S. 722). Alle in diese Gruppe zu zählenden Tumoren können hinsichtlich ihrer Histogenese nur mittels der Feyrterschen Einschlußfärbung zweifelsfrei bestimmt werden. Ihre Häufigkeit innerhalb der Sarkomgruppe wird im Weltschrifttum mit 10—25% beziffert (FENWICK, 1901; HESSE, 1912; BORRMANN, 1926; LEMON u. BRODERS, 1942; MARVIN u. WALTERS, 1948; PALMER, 1950; FRANCE u. BRINES, 1950; RIPSTEIN u. FLINT, 1952; CRILE u. GROVES, 1953; EVERTS u. KAZAL, 1954; GIBERSON u. Mitarb., 1954; HORLEY, 1955; JORDAN u. Mitarb., 1955). THOMPSON und OYSTER (1950) wiesen daraufhin, daß Leiomyome und Leiomyosarkome bei Negerinnen besonders häufig vorkommen sollen.

Leiomyosarkome werden in allen Altersgruppen beobachtet; sie bevorzugen jedoch das 4.—6. Lebensjahrzehnt. Über entsprechende Tumoren bei Jugendlichen berichteten BELLERGIE und DAHLIN (1953). Während CHAFFIN (1938) unter seinen Fällen ein leichtes Überwiegen des männlichen Geschlechtes sah, wird in der Regel ein Geschlechtsunterschied bezüglich der Leiomyosarkomfrequenz abgelehnt (CRILE u. GROVES, 1953; GIBERSON u. Mitarb., 1954; JORDAN u. Mitarb., 1955).

Angaben über die Lokalisation sind im Schrifttum recht widerspruchsvoll. CHAFFIN (1938) betont die Bevorzugung der Pylorus- und Kardiaregion, während LEMON und BRODERS (1942) entsprechende Tumoren bevorzugt im Bereiche des Canalis pyloricus, selten am Pylorus selbst und nie an der Kardia sahen (vgl. BALFOUR u. MCCANN, 1930; FRANCE u. BRINES, 1950; GIBERSON u. Mitarb., 1954).

*Makroskopisch* bilden die Leiomyosarkome vorwiegend solitäre, gelegentlich auch multiple (ANTONOW, 1930) scharf begrenzte Tumoren. GIBERSON u. Mitarb. (1954) sahen unter ihren 40 Fällen Tumoren von 3,5—20 cm Durchmesser. Sie können sogar teilweise oder vollständig eingekapselt sein und sich endo- (FRANCE u. BRINES, 1950) oder exogastrisch vorwölben (KLIMKO, 1936: gestieltes Myofibrosarkom). Der exogastrische Typ kann bis zu 9 kg Gewicht erreichen (WATSON, 1949) und wird bevorzugt an der großen Kurvatur gefunden. Diese „exogastrischen" Leiomyosarkome reichen dann zwischen die Blätter des großen Netzes als „Pseudonetztumoren" (BORRMANN, 1926). Sie sitzen der Magenwand breitbasig oder gestielt auf und erreichen besondere Größe (WAGNER, 1938; CRILE u. GROVES, 1953). Regressive Veränderungen sind in größeren Tumoren regelmäßig zu finden: Nekrosen, Ödemisierung, Cystenbildung (CRILE u. GROVES, 1953; STOMPFF, 1944), hämorrhagische Infarzierung, Abscedierung und Calcifizierung (ALLEN u. HERBERT, 1939; EVERTS u. KAZAL, 1954). Bei endogastrischem Wuchs kommt es infolge Druckatrophie der überlagernden Mucosa zu Dekubitalulcera; Exulcerationen der überlagernden Mucosa werden dagegen nur selten durch das aggressiv-infiltrative Wachstum der Geschwulst selbst bewirkt. Folge der tiefreichenden Exulcerationen können tödliche Blutungen sein (LAHEY, 1938; WAGNER, 1938; SHEPHERD, 1950; MARKS, 1952; HORLEY, 1955) oder Vereiterung und Perforation (FRANCE u. BRINES, 1950). WAGNER (1938) beschrieb die blastomatöse Infiltration von Gallenblase und Duodenum.

*Feingeweblich* unterschied BORRMANN (1926) „maligne Myome" und „myoblastische Sarkome". Die malignen Myome im Sinne von BORRMANN (1926) zeigen feingeweblich ein der benignen Variante entsprechendes Bild und offenbaren ihren „malignen Charakter" erst durch das Auftreten von Fernmetastasen (LEMON u. BRODERS, 1942; EVERTS u. KAZAL, 1954). Die myoblastischen Sarkome entsprechen den „malignen Leiomyoblastomen" (STOUT, 1962). Sie sind aus spindeligen, glatten Muskelzellen weitgehend gleichenden Zellen mit breiten eosinophilen Protoplasmasäumen und zentral gelegenen Zellkernen aufgebaut; Riesenzellen stellen keine Seltenheit dar. Typische und atypische Mitosen findet man bei den jeweiligen Tumoren in wechselnder Anzahl. Leiomyosarkome von gezügelter Malignität zeigen zu Wirteln, Bändern und Palisaden formierte Zellverbände, während besonders maligne Varianten durch die Regellosigkeit der Zellanordnung, die Polymorphie und atypische Mitosen abzugrenzen sind. Regressive Veränderungen treten jeweils mehr oder weniger in den Vordergrund (MELNICK, 1932; GOLDEN u. STOUT, 1941; LAUBE, 1950; POSKANZER u. SCHMIDT, 1953). Einzelne Leiomyosarkome besitzen Areale, die in ihrem Zellmuster und deren Anordnung benignen Leiomyomen entsprechen können (ZELLHÖFER, 1935; YARDUMIAN, 1935; HERBUT, 1948; FRANCE u. BRINES, 1950; PALMER, 1950; SHEPHERD, 1950; RIPSTEIN u. FLINT, 1952; PALMER u. MARTIN, 1953; PUSINELLI, 1955; MARTIN u. Mitarb., 1960; STOUT, 1962).

Als Ausgangspunkt der Leiomyosarkome gilt die Muscularis propria (MEISSNER, 1944).

*Rezidive* können nach erfolgter Operation ungewöhnlich spät auftreten; so beschrieben GIBERSON u. Mitarb. (1954) ein solches nach 23 Jahren!

Auch die *Metastasierung* wird erst spät beobachtet (EKER u. EFSKIND, 1956: 6 Jahre post operationem); ihre Häufigkeit wird mit 10—50% beziffert (POSKANZER u. SCHMIDT, 1953; GIBERSON u. Mitarb., 1954; MASLEY, 1959) und betrifft bevorzugt die Leber. Die generalisierte Metastasierung ist selten (POSKANZER u. SCHMIDT, 1953; CRILE u. GROVES, 1953). Bereits kleine Primärtumoren können zu Streuherden ausgedehnter Metastasen werden (LYON u. SCHNEIDER, 1943). Auch bei erfolgter Metastasierung ist die postoperative Lebenserwartung noch hoch (POSKANZER u. SCHMIDT, 1953: bis zu 6 Jahren). Entsprechend ist die Prognose dieser im allgemeinen nur langsam wachsenden Tumoren günstig. 5-Jahres-Heilungen nach erfolgter Operation werden von JORDAN u. Mitarb. (1955) mit 37%, von GIBERSON u. Mitarb. (1954) mit 53,8% und von MARSHALL und MEISSNER (1950) mit 67% angegeben.

*f) Angiosarkome*

Die Terminologie dieser seltenen, von den Gefäßen ausgehenden Tumoren ist äußerst uneinheitlich; HAENISCH (1953) ermittelte 21 Bezeichnungen. Eine erneute Klassifizierung der im Schrifttum niedergelegten Fälle verbietet sich wegen der in der Regel unklaren Beschreibung oder mangelhaften morphologischen Dokumentation: so wird der von DONATH (1909) beschriebene und von ihm als „peritheliales Alveolarsarkom" bzw. als „Endotheliom" bezeichnete Fall von PENDL (1947) als angiogenes Sarkom überhaupt abgelehnt, dagegen von URBANEK (1951) sowie EKER und EFSKIND (1956) zu den „Hämangioendotheliomen" gerechnet.

PENDL (1947) differenziert nach kritischer Sichtung des Schrifttums zwischen Angiosarkomen im engeren Sinne und Hämangioendotheliomen.

Bei den *Angiosarkomen* im engeren Sinne handelt es sich nach PENDL (1947) um Tumoren, die neben den Charakteristica eines Angioma simplex oder Angioma cavernosum solide Zellhaufen, eine Polymorphie mäßigen Grades und einzelne Mitosen zeigen. Diese Tumoren werden als maligne Entartung eines primär vasculären Hamartomes aufgefaßt. PENDL (1947, Lit.) zählt in diese Gruppe die Fälle von BRUCH, HOWARD und KOSINSKI und bezeichnet jene von BERGMANN sowie STEUDEL als Lymphangiosarkome.

Das morphologische Bild der *Hämangioendotheliome* wird durch die Hohlraumbildung geprägt; diese werden teilweise von abgeflachten, endothelartigen Zellen sowie von atypischen, kubischen und häufig polymorphen Zellen ausgekleidet. Daneben findet man zellreiche Stränge, die von URBANEK (1951) als solide, atypische Capillarsprossen angesehen werden. Besonders diese soliden „Capillarsprossen" erschweren die Abgrenzung gegenüber den angiogenen Sarkomen im engeren Sinne. Richtungsweisend für die Diagnose Hämangioendotheliom sind der Nachweis eines die Hohlräume umgebenden argyrophilen Netzwerkes (STOUT, 1943; URBANEK, 1951; EKER u. EFSKIND, 1956), die autochthone Blutzellbildung in denselben (URBANEK, 1951) sowie die Endothelwucherung mit chromatinreichen Zellkernen und zahlreichen Mitosen.

Nach PENDL (1947, Lit.) sind in diese Gruppe die Beobachtungen von JUNGERMANN sowie SOBOLEW zu rechnen und im weiteren jene von LEMON und BRODERS (1942), URBANEK (1951), HAENISCH (1953), ASTORI (1954) sowie EKER und EFSKIND (1956).

ERNST u. Mitarb. (1965) berichteten erstmalig über ein malignes, metastasierendes *Hämangiopericytom* des Magens bei einem 40jährigen Patienten (vgl. auch S. 577). Es handelte sich um einen 8 zu 6 cm messenden, im Bereiche des Corpus ventriculi submukös situierten Primärtumor mit seichter Exulceration der Mucosa, Infiltration der Muscularis propria, flächenhafter subseröser Ausbreitung und Metastasierung in die regionären Lymphknoten. Feingeweblich zeigt der Tumor dichte Wirbel plump-spindeliger Zellverbände, die sich häufiger um zentrale Capillarspalten gruppieren; herdförmig findet man bei ausgeprägter Polymorphie epitheloidzellige Formationen, während in anderen Regionen zu Zügen angeordnete plump-spindelige Zellen mit hyperchromatischen Zellkernen liegen.

Mit ihrer *Lokalisation* bevorzugen die Hämangioendotheliome den distalen Magenabschnitt (EKER u. EFSKIND, 1956) und wurden bislang noch nicht im

Bereiche der Magenvorderwand beobachtet. Innerhalb der Magenwand liegen sie submukös oder subserös und können somit einen endo- oder exogastrischen Wuchs nehmen. Sie sind jeweils gut abgegrenzt, jedoch nicht abgekapselt. Sie sind von weicher Konsistenz und grauroter bis blauroter Farbe. Bei submukösem Sitz ist die überlagernde Mucosa häufiger exulceriert, während bei subseröser Lokalisation ein kontinuierliches Übergreifen auf die Nachbarorgane keine Seltenheit darstellt. Lymphknotenmetastasen sahen EKER und EFSKIND (1956) in 5 von 21 Fällen. Eine besondere Alters- oder Geschlechtsverteilung scheint nicht zu bestehen.

*Klinisch* gleichen die Angiosarkome den Carcinomen; sie haben jedoch eine günstigere Prognose. Von 21 operierten Fällen, die EKER und EFSKIND (1956) verfolgten, überlebten 15 und davon 10 die 5-Jahres-Grenze.

Unter den malignen mesodermalen Tumoren mit begleitender Hypoglykämie (CROCKER u. VEITH, 1965, Lit.) dominieren Hämangiopericytome und Fibrosarkome. Eine entsprechende Beobachtung mit Sitz des Primärtumors im Magen liegt bisher jedoch nur für ein metastasierendes Fibrosarkom von BOUSVAROS (1960) vor.

*g) Lympho-retotheliale Sarkome*

Im anglo-amerikanischen Schrifttum hat sich der Begriff „malignes Lymphom" eingebürgert, unter dem das Reticulumsarkom, das Lymphosarkom, das Plasmocytom und der Morbus Hodgkin subsummiert werden. Exakte Zahlenangaben für die „Untergruppen" fehlen weitgehend, da die Bezeichnung malignes Lymphom häufiger summarisch ohne nähere Spezifizierung verwandt wird.

Ausgangspunkt dieser Tumoren ist die tiefe Mucosa oder die Submucosa (STOUT, 1953). Nach ALLEN u. Mitarb. (1954) nehmen 25% der Fälle einen multizentrischen Ursprung. Makroskopisch werden 4 Varianten unterschieden:

1. Es handelt sich um Ulcerationen mit einem festen und derben Bindegewebsgrund, so daß makroskopisch Verwechslungen mit einem banalen Ulcus simplex naheliegen. Treten multiple entsprechende Ulcera auf, wird der Verdacht auf das Vorliegen eines malignen Lymphomes bestärkt. Die Ulcusränder können unauffällig sein oder wallartig erhabene Ränder mit Induration erkennen lassen (SNODDY, 1952).

2. Das Tumorgewebe kann zwischen das präexistente Magenstroma interponiert sein, ohne dieses zu zerstören; es bewirkt dadurch eine Versteifung und Verdickung der Magenwandung vom Typ der *Linitis plastica sarkomatosa*.

3. Steife, plumpe Falten können dicht liegen, so daß das Bild der Gastritis Ménétrier entsteht.

4. Ragt der Tumor bei polypoidem Wuchs exophytisch in das Magenlumen vor, so sieht das Bild einem polypoiden Adenocarcinom täuschend ähnlich.

Kommen zwei oder mehrere der genannten Typen in einem Tumor nebeneinander vor, so wird von einem *mixed-type* gesprochen.

Die Gruppe der malignen Lymphome setzt jeweils zunächst Metastasen in die regionären Lymphknoten, die zum Zeitpunkt der Operation bereits in 40% (MARSHALL u. ADAMSON, 1959) bis 80% (REDD, 1959) vorliegen. Ein Übergreifen der Tumoren auf das Duodenum (8%) oder den Oesophagus (4%) beschrieb

FRIEDMAN (1959). 50—60% aller Magensarkome entfallen auf die Gruppe der malignen Lymphome; sie machen nach STOUT (1953) sogar 7,6% der Magenmalignome aus; ALLEN u. Mitarb. (1954) fanden sie in 2% aller malignen Magentumoren. Selbst für die Gesamtgruppe der malignen Lymphome sind keine genauen Zahlenangaben zu gewinnen, da die Lokalisation im Magen häufig im Rahmen einer generalisierten Sarkomatose zu finden ist, wobei zum Zeitpunkt der Obduktion nicht mehr sicher zu entscheiden ist, ob die Erkrankung „primär"

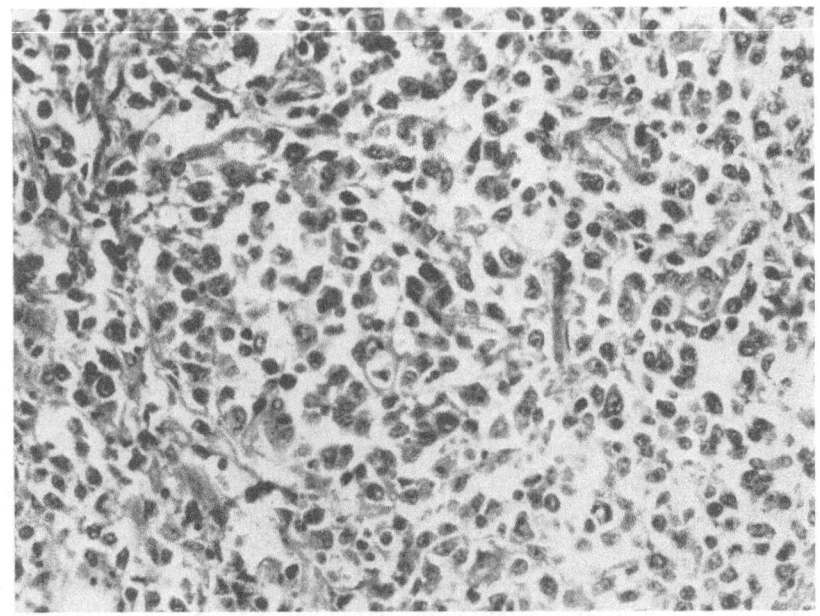

Abb. 349. Retikulosarkom des Magens. 59jährig, männlich (E.-Nr. 16391/69, Path. Inst. Heidelberg). Färbung: HE, Vergr. 300fach

im Magen begann. MARSHALL und ADAMSON (1959) sahen unter 62 malignen Lymphomen 21 Lymphosarkome, 14 Reticulumzellsarkome, 11 Fälle von HODGKIN und 16 nicht näher klassifizierte Beobachtungen. PALMER unterschied bei 500 Magensarkomen: 42% Lymphosarkome, 9% Hodgkin-Fälle und 8,8% Reticulumzellsarkome. Im allgemeinen wird der Gruppe der Lymphosarkome der höchste Prozentsatz zugebilligt (THORBJARNARSON u. Mitarb., 1956; FRIEDMAN, 1959).

*Reticulosarkom.* Reticulumzellsarkome des Magens wurden bereits bei Kindern beschrieben (SAVOLAINE u. THIBEAUX, 1967: 8jähriges Mädchen; LANGER, 1967: 11jähriger Junge).

Das Reticulosarkom des Magens zeigt *makroskopisch* die endo-, exogastrische (RAUBER u. Mitarb., 1956) sowie intramurale Wuchsform. Man beobachtet knotige oder polypoid gestielte (FUNKEN, 1950), weiche Tumoren, die in die Magenlichtung vorragen oder diffuse Infiltrate mit grotesker Vergröberung des Faltenreliefs (BECHER, 1950; PERKEL u. MACCHIA, 1950). Die Tumorschnittfläche ist von grau-rötlicher Farbe und homogener, fischfleischähnlicher Beschaffenheit.

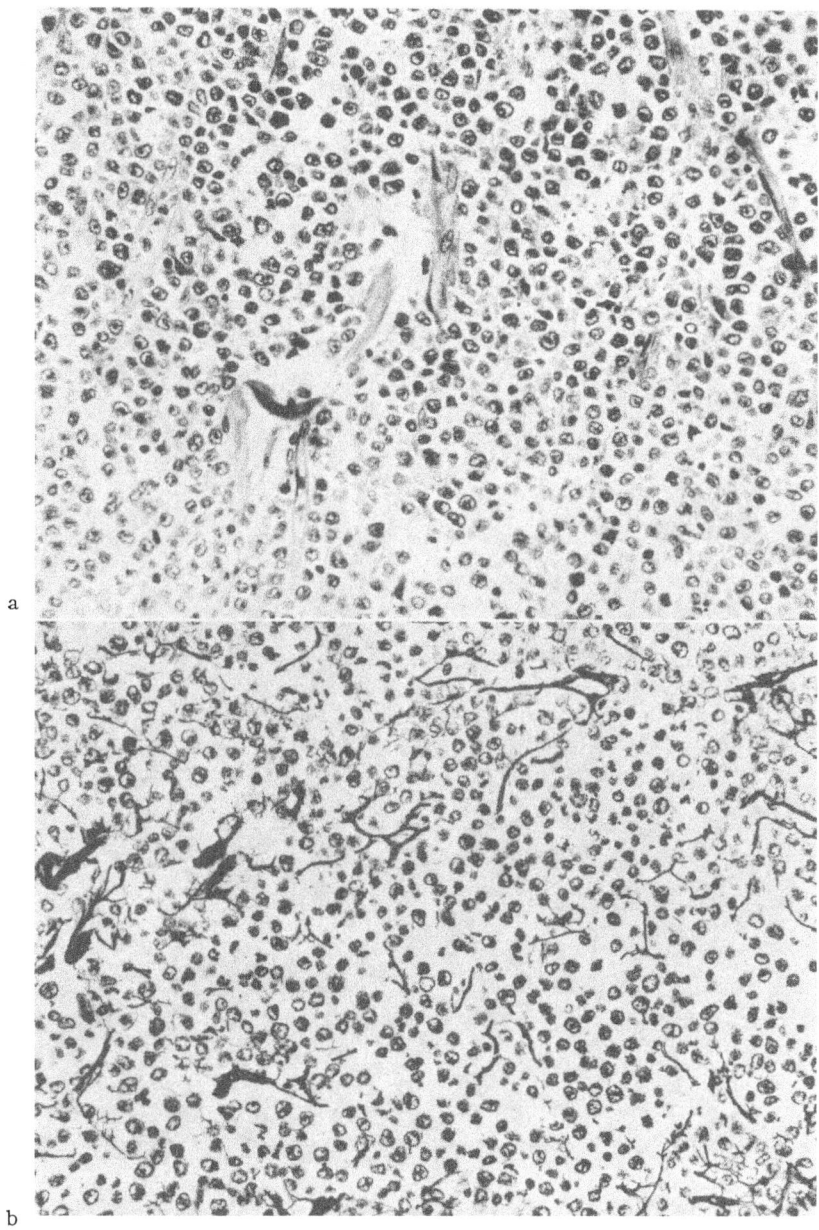

Abb. 350a u. b. Reticulosarkom, 48jährig, männlich (E.-Nr. 3189/70, Path. Inst. Heidelberg).
Färbung: a HE, b Gömöri, Vergr. 250fach

Exulcerationen wechselnder Flächen- und Tiefenausdehnung sind ein geläufiger Befund. Der Tumor entwickelt sich zunächst in der Mucosa und infiltriert kontinuierlich die Magenwandschichten, wobei im Gegensatz zu den Carcinomen die Muscularis propria relativ unversehrt bleibt.

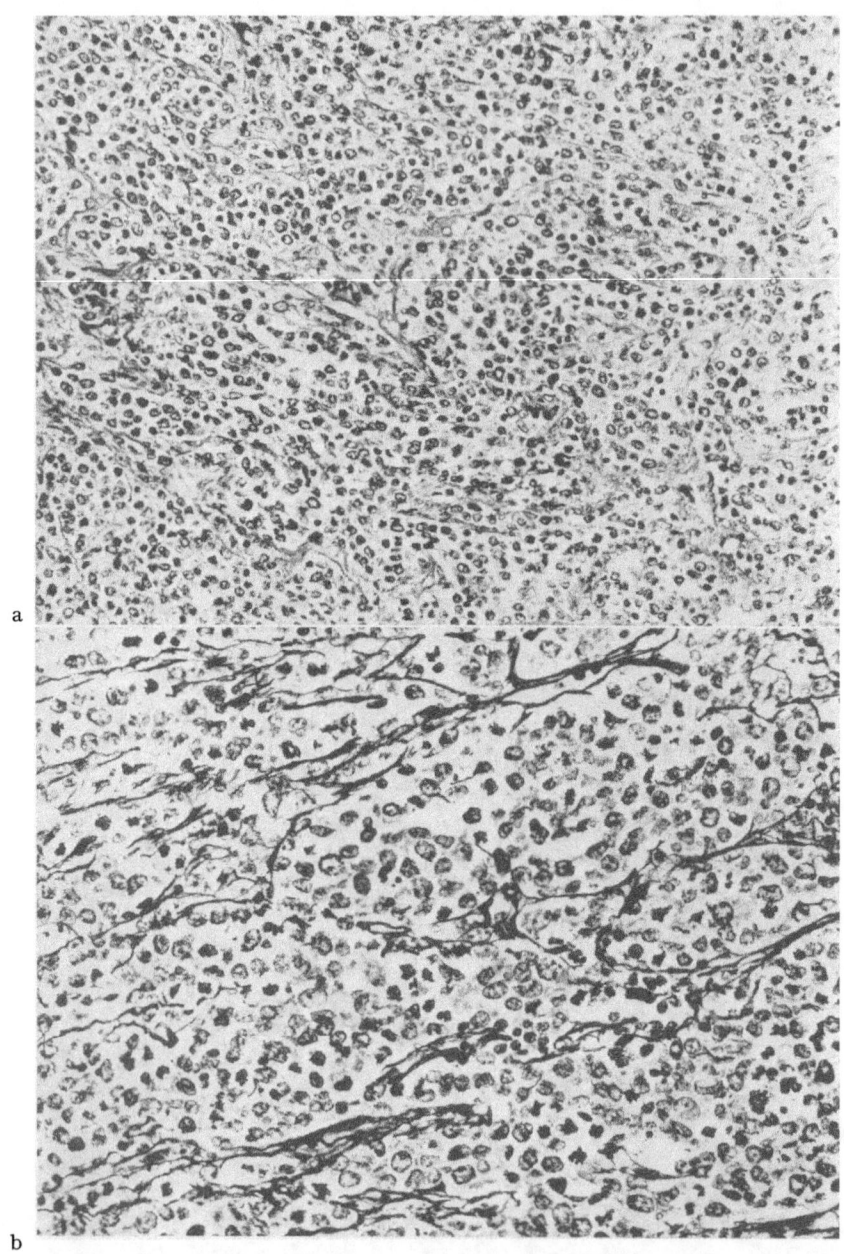

Abb. 351a u. b. Reticulosarkom des Magens. 56jährig, männlich (E.-Nr. 3432/66, Path. Inst. Heidelberg). a Färbung: HE, Vergr. 200fach. b Färbung: Gömöri, Vergr. 300fach

*Histologisch* handelt es sich um „geschwänzte" Zellen, die in einem mehr oder weniger locker gefügten syncytialen Verband angeordnet sein können (Abb. 349—352). Die Einzelzelle erreicht bis zu 25 μ im Durchmesser und besitzt ein blaß tingiertes Cytoplasma sowie chromatinarme, häufiger eingedellte Kerne mit deutlichem Nucleolus. Zwischen den Zellen breitet sich ein *argyrophiles, feinfaseriges Netzwerk* aus. Dieses ist um so ausgeprägter, je differenzierter der Tumor ist. Die undifferenzierten Formen weisen eine erhebliche Zell- und Kernpolymorphie, Riesenzellen und multiple Mitosen auf. Die Prognose der Reticulumsarkome wird ungünstiger als jene der Lymphosarkome beurteilt (MADDING u. WALTERS, 1940: s. dagegen WARREN u. LULENSKI, 1942; über 5-Jahres-Heilung: SCALFATI, 1954 sowie VERNEJOUL und JEAN, 1955). ROULET (1953) berichtete über ein primäres Reticulosarkom des Magens, bei dem der Träger nach 4 Jahren

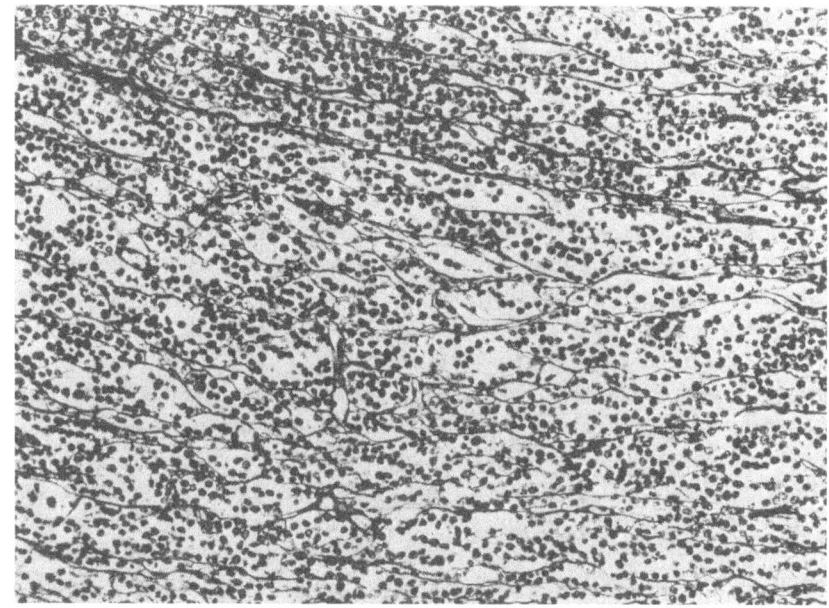

Abb. 352. Kleinzelliges Reticulosarkom. 32jährig, männlich (Path. Inst. Heidelberg). Färbung: Gömöri, Vergr. 200fach

an einer generalisierten Reticulosarkomatose ad exitum kam. Weitere Beobachtungen geben PERKEL und MACCHIA (1950), FUNKEN (1950), ASTORI (1953), SCALFATI (1954), SACENTI (1954), MAURO (1955), VERONESI (1956), RODEWALD (1958) sowie MARSHALL und ADAMSON (1959) wieder.

*Lymphosarkom.* In seinem *makroskopischen* Bild entspricht das Lymphosarkom weitgehend dem Reticulosarkom, wobei die Ausweitung des Magens als besonders charakteristisch bezeichnet wird. Multiple endogastrische Knotenbildungen beschrieb KAUFMANN (1931) als „Knollenmagen". Das Lymphosarkom kann in seiner Ausbreitung zunächst auf die Mucosa beschränkt bleiben (DUANY, 1939; JOSEPH u. LATTES, 1966, Lit.) oder nach Art des Reticulosarkomes alle Wandschichten durchsetzen und auf die Nachbarorgane übergreifen, wobei es zu einer blastomatösen Infiltration von Leber, Pankreas und Colon transversum (THORBJARNARSON u. Mitarb., 1956) sowie Duodenum (SNODDY, 1952) kommen kann. Nekrosen, Exulcerationen sowie Blutungen im Primärtumor sind häufig. Neben regionären Metastasen muß ein Lymphosarkom des Magens von einer generalisierten Lymphosarkomatose differenziert werden. Unter 71 Fällen von Lymphosarkom des Magens sahen JOSEPH und LATTES (1966) folgende makroskopischen Befunde (Tabelle 44):

Tabelle 44

| Art der Läsion | Fälle (71) |
|---|---|
| 1. Ulcerativ | 58 |
| 2. Diffus | 19 |
| 3. Polypoid | 18 |
| 4. Mit Faltenhypertrophie | 5 |
| 5. Kombinationstyp | 25 |
| 6. Singulärer Typ | 42 |
| 7. Unizentrisch | 56 |
| 8. Multizentrisch | 15 |

JOSEPH und LATTES (1966) bestimmten eine mittlere Tumorausdehnung von 9—11 cm (0,8—30 cm Streuung); von 65 primären Magenlymphosarkomen hatten 15 Fälle zum Zeitpunkt der Operation Metastasen in den regionären Lymphknoten (JOSEPH u. LATTES, 1966). 42% der 75 von FRIEDMAN (1959) zusammengestellten Lymphosarkome waren vom ulcerativen Typ. Die Beurteilung der mit Exulceration einhergehenden Fälle ist jedoch nicht einheitlich. So fand JAKOBS (1963) unter 70 zunächst als Lymphosarkom bezeichneten Fällen nur 32 gesicherte Lymphosarkome, 24 Pseudolymphome und 14 Fälle, bei denen keine nähere Klassifizierung möglich war. Das Auftreten einer Exulceration spricht nach JAKOBS (1963) eher für ein Pseudolymphom als für ein Lymphosarkom.

*Mikroskopisch* ist der Nachweis „freier lymphoider Zellen" innerhalb eines syncytial-fibrillären retothelialen Netzwerkes diagnostisch zu fordern. v. ALBERTINI (1955; vgl. ROSENBERG, 1961) unterscheidet 3 Typen:

1. Das *retikuläre* Lymphosarkom mit Vorherrschen der retikulären Bausteine,

2. das *lymphoblastäre* Lymphosarkom mit einem Überwiegen unreifer lymphoider Zellen (Lymphoblasten) (Abb. 353) und

3. das *lymphocytäre* Lymphosarkom, bei dem kleine Lymphocyten das morphologische Bild beherrschen.

ROSENBERG (1961) unterscheidet zwischen einem riesenfollikulären Lymphosarkom, einem Reticulumzellsarkom[1] und einem kleinzelligen Lymphosarkom.

Alle drei Varianten des Lymphosarkomes sind feingeweblich aus zwei Gewebskomponenten aufgebaut:

1. Ein syncytial-fibrilläres Grundnetz aus Reticulumzellen und Gitterfasern und

2. in die Lücken dieses Maschenwerkes eingelagerte Lymphocyten oder Lymphoblasten.

---

[1] Die Klassifizierung von ROSENBERG (1961) ist mißverständlich; das Reticulumzellsarkom entspricht in seiner Einteilung dem retikulären Lymphosarkom von v. ALBERTINI (1955); damit versäumt ROSENBERG (1961) eine Abgrenzung gegenüber dem „klassischen" Reticulosarkom (s. S. 730).

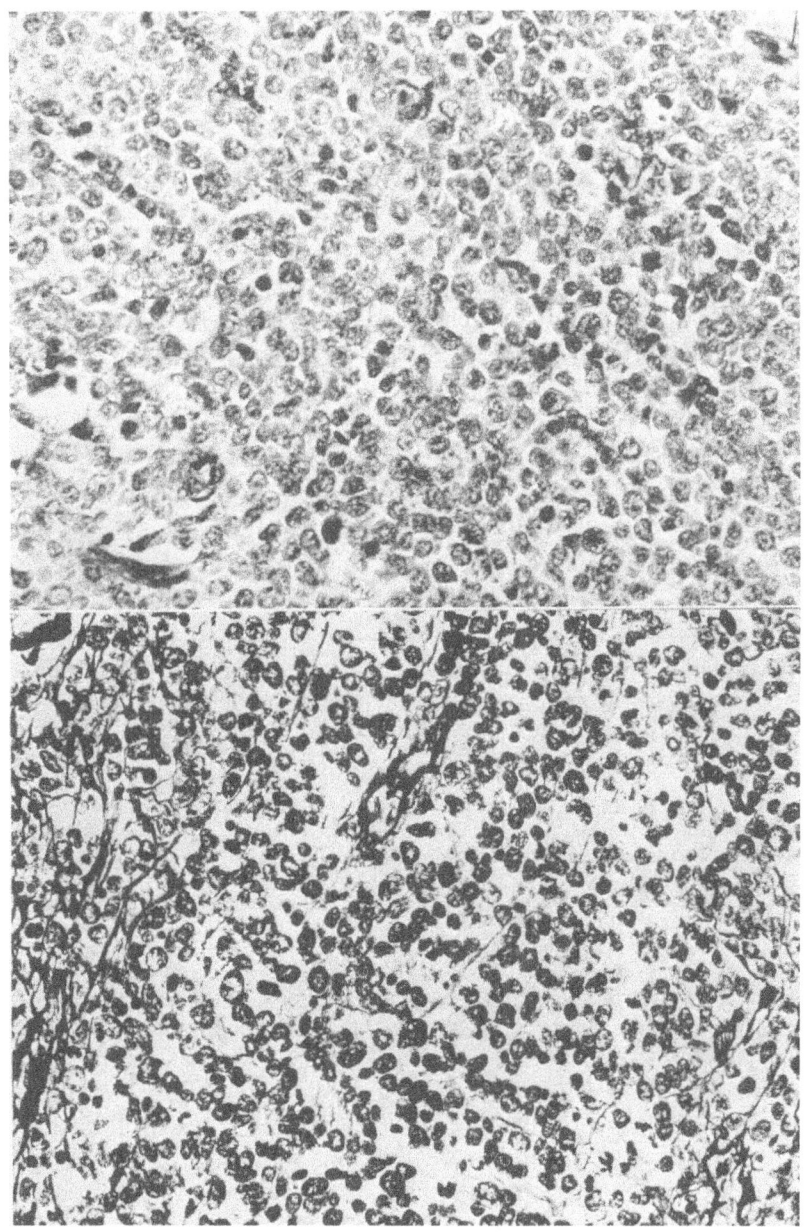

Abb. 353. Großzelliges lymphoblastäres Lymphosarkom des Magens. 53jährig, männlich (E.-Nr. 156061/67, Path. Inst. Heidelberg). Färbung: HE, Vergr. 300fach

Fehlt das retotheliale „Grundnetz" und sind somit nur runde, lymphocytoide Zellen nachweisbar, so ist dieses Sarkom als kleinzelliges Rundzellsarkom und damit als Malignom niedrigster Differenzierung zu bezeichnen.

Die *Prognose* des isolierten Lymphosarkomes des Magens wird selbst bei Befall der regionären Lymphknoten und breitflächiger Infiltration des Tumors in die Nachbarschaft noch als relativ günstig beurteilt. MARSHALL und MEISSNER (1950) beziffern die 5-Jahres-Heilungsquote nach erfolgter Resektion mit 44%, JAKOBS und LATTES (1966) mit 59% sowie CRILE u. Mitarb. (1952) mit 68%; die 10-Jahres-Überlebensrate beträgt nach JAKOBS und LATTES (1966) noch 28%.

Die „erstaunlich" hohe Überlebensrate von Patienten mit „Magenlymphomen" veranlaßte erstmalig SMITH und HELWEG (1958) zu einer Revision alter Befunde (vgl. S. 283). Danach werden im Schrifttum häufiger reaktive lymphatische Hyperplasien bei chronischer Gastritis lymphomatosa Konjetzny oder Ulcera ventriculi mit malignen Lymphomen verwechselt, wodurch eine scheinbar besonders günstige Prognose der Lymphosarkome vorgetäuscht wird (vgl. ALNOR, 1951; FARIS u. SALTZSTEIN, 1964; PEREZ, 1966; BERRY u. MATHEWS, 1967). ROUSSELOT und OBERLING (1965) erarbeiteten klare differentialdiagnostische Kriterien zur Unterscheidung von Pseudolymphom und Lymphosarkom, die in Tabelle 45 nochmals aufgeführt werden sollen:

Tabelle 45

|  | Pseudolymphom isomorph | Pseudolymphom polymorph | Lymphosarkom |
|---|---|---|---|
| Oberflächenbild | diffus infiltrierend | diffus infiltrierend | diffus infiltrierend |
| Submukös | nodulär | nodulär | diffus |
| Zellulation | Lymphocyten monomorph | Lymphocyten polymorph | monomorph mit Mitosen |
| Sklerose | stark | spärlich | selten |
| Invasion der M. propria | häufig | häufig | umschrieben |
| Invasion der intramuralen Ganglien | nie | nie | häufig |

Über Magenlymphosarkome bei generalisierter Lymphosarkomatose berichteten SCHMASSMANN (1941: 1 Fall), STOUT (1943: 1 Fall) sowie JOSEPH und LATTES (1966: 6 Fälle).

*Plasmocytom.* Extramedulläre Plasmocytome sind selten. Im Weltschrifttum sind etwas mehr als 250 Fälle dokumentiert (HELLWIG, 1943; INGEGNO, 1954; DOLIN u. DEWAR, 1956; ASTACIO u. QUEZADA, 1963; BROCK u. Mitarb., 1965). Am häufigsten findet man extramedulläre Plasmocytome im Bereiche des Nasen-Rachenraumes und Pharynx (DOLIN u. DEWAR, 1956, Lit.: 126 Fälle zusammengestellt); der Häufigkeit nach folgen extramedulläre Plasmocytome im Bereiche der Conjunctiven (HELLWIG, 1943: 50 Beobachtungen) und jene des Gastro-Intestinaltraktes. Letztere machen etwa 13% der extramedullären Fälle aus. In 26 Fällen lag ein isolierter Befall des Magens vor. Es handelt sich um 18 männliche und 8 weibliche Patienten; danach besteht ein Geschlechtsverhältnis männlich zu weiblich wie 2:1.

Nachstehend sind die Mitteilungen über isolierte extramedulläre Plasmocytome des Magens zusammengefaßt:

Tabelle 46

| Autor | Alter (Jahre) | Geschlecht |
|---|---|---|
| Vasiliu (1928) | 32 | weiblich |
| Pelegatti (1941) | 30 | männlich |
|  | 52 | weiblich |
|  | 65 | weiblich |
| Couret (1946) | 48 | weiblich |
| Schwander u. Mitarb. (1947) | 42 | männlich |
| Gowron u. Cohen (1949) | 57 | männlich |
| Ende u. Mitarb. (1950) | 63 | männlich |
| Siegmund (1952) | 45 | weiblich |
| Schumann (1953) | 53 | männlich |
| Ruland (1954) | 47 | weiblich |
| Merritt (1955) | 53 | männlich |
|  | 34 | weiblich |
| Hopf (1957) | 86 | männlich |
| Parakhoniak (1958) | 28 | männlich |
| Miselli (1958) | 43 | männlich |
| Annamunthodo u. Robertson (1959) | 50 | männlich |
| Ferrand u. Mitarb. (1961) | 69 | weiblich |
| Konuralp u. Mitarb. (1962) | 57 | männlich |
| Astacio u. Quezada (1963) | 35 | männlich |
|  | 45 | männlich |
|  | 68 | männlich |
|  | 78 | männlich |
| Konuralp u. Mitarb. (1963) | 49 | männlich |
| Brock u. Mitarb. (1965) | 46 | männlich |
| Line u. Lewis (1969) | 46 | männlich |

Die Mehrzahl der mitgeteilten Fälle wies zum Zeitpunkt der Operation bereits lokale Metastasen auf. Sieht man von einzelnen „Langlebern" ab (Fall Ende u. Mitarb., 1949: mehr als 13 Jahre; Parakhoniak, 1958 sowie Miselli, 1958: jeweils mehr als 2 Jahre), so verstarben die Patienten innerhalb von 2 Jahren nach erfolgter Magenresektion an den Folgen der Generalisation.

Die Mehrzahl der Fälle ist in der Regio pylorica lokalisiert (Hopf, 1957).

*Makroskopisch* dominieren umschriebene Tumorbildungen. Sie sind häufig exulceriert. Besondere Charakteristica fehlen. *Mikroskopisch* sind diese Tumoren aus dicht bei dicht liegenden, mehr oder minder typisch konfigurierten Plasmazellen aufgebaut. Eingestreut liegen Reticulumzellen, Lymphocyten und gelegentlich Russelsche Körper (Schaumann, 1953). Nach Versilberung tritt ein fibrilläres Netzwerk wechselnder Dichte zutage. Das morphologische Bild scheint für die Prognose des Einzelfalles nicht verwertbar zu sein.

*Lymphoblastoma folliculare* (Morbus Brill-Symmers, großfollikuläres Lymphoblastom, follikuläres Reticulom). Das Lymphoblastoma folliculare betrifft bevorzugt Menschen im 5. und 6. Lebensjahrzehnt. Männer erkranken häufiger als Frauen. Initial kommt es zu schmerzlosen Schwellungen einzelner Lymphknotengruppen: cervicale, axilläre, thorakale, abdominale, retroperitoneale oder inguinale (v. Albertini u. Rüttner, 1950; Lennert, 1964). Dagegen beginnt die Erkrankung nur selten in den Tonsillen, der Milz oder der Schleimhaut des Magen-

Darmtraktes (ROTTER u. BÜNGELER, 1955). MEESSEN (1954) beschrieb bei einer 40jährigen Frau ein primäres Lymphoblastoma folliculare des Magens, bei der zunächst unter der Verdachtsdiagnose eines Carcinomes der Magen reseziert wurde. Am Resektionspräparat fand man makroskopisch submukös dichtliegende Knoten, die durch Verformung des Schleimhautreliefs die klinische Carcinomdiagnose nahelegten. Einige Monate später verstarb die Patientin an den Folgen eines generalisierten Morbus Brill-Symmers (vgl. hierzu auch PRINZ, 1951).

Der Mitbefall des Magens beim Morbus Brill-Symmers wird dagegen häufiger erwähnt (GALL u. MALLORY, 1942; ADAMS-RAY u. SUNDSTRÖM, 1954; PELLICANE u. Mitarb., 1955; EKER u. EFSKIND, 1956; FRESEN, 1956; RAPPAPORT u. Mitarb., 1956; ROSTECK, 1958; BILGER, 1963; FÜREDI u. Mitarb., 1964; HEIM, 1964, Lit.).

In der Beobachtung von HEIM (1966) zeigte der gesamte Magenfundus ein feinnoduläres Infiltrat neben der Erkrankung eines tracheobronchialen und einzelner paraaortaler und perigastrischer Lymphknoten. Die Veränderungen im Magen werden als Ausdruck einer sehr frühen Entwicklungsphase des Morbus Brill-Symmers angesehen. Feingeweblich dominieren große Pseudofollikel mit Verdrängung der Gitterfasern und eingestreut liegenden Reticulumzellen mit großen chromatinreichen Kernen und schmalem Cytoplasmasaum.

*Primäres, isoliertes Lymphogranulom des Magens.* Die Erstbeobachtung eines auf den Magen beschränkten Morbus Hodgkin geht auf SCHLAGENHAUFER (1913) zurück. Während SANDICK (1950) nur 2 Fälle aus dem Schrifttum zusammenstellen konnte, ermittelten PORTMANN u. Mitarb. (1954) bis 1954 46 Fälle von isoliertem Morbus Hodgkin des Magens und fügten 6 eigene Beobachtungen hinzu (vgl. WAHL u. HILL, 1956; JACKSON, 1957; YOUNG, 1963).

WAHL und HILL (1956; vgl. AVENT, 1939) sahen autoptisch bei 9 *klinisch* als isolierte Magenlymphogranulomatose diagnostizierten Fällen jeweils einen Mitbefall auch anderer Organe. Sie unterschieden bei dieser „Begleitlymphogranulomatose" vier Ausbreitungstypen nach dem makroskopischen Aspekt:

1. Solitäre exulcerierte Infiltrate,
2. multiple exulcerierte Infiltrate,
3. diffuse Ausbreitung (Abb. 354) mit Vergröberung des Faltenreliefs und
4. kleinknotige umschriebene Herde.

Klinisch ist die Lymphogranulomatose des Magens gegenüber anderen Malignomen weder röntgenologisch noch gastroskopisch abzugrenzen (KATSCH u. PICKERT, 1953; SPERLING, 1954; vgl. NELSON, 1970). Weitere Beobachtungen von Lymphogranulomatose des Magens bei Generalisation des Leidens finden sich bei: HAYDEN und APFELBACH (1927), CORONINI (1928), KALK (1938), BRASS (1940), STOUT (1943), ATLEE u. Mitarb. (1951), BARD und PILEGGI (1952), SPERLING (1954), DAGRADI u. Mitarb. (1956), THORBJARNARSON u. Mitarb. (1956), GREMMEL (1958), REDD (1959), YOUNG (1963) sowie EHRICH u. Mitarb. (1968).

---

Abb. 354a—d. Lymphogranulomatose des Magens (sog. Hodgkin-Sarkom); der Reichtum an eosinophilen Granulocyten tritt in den regionären Lymphknotenmetastasen deutlicher in Erscheinung. 46jährig, männlich (E.-Nr. 21400/69, Path. Inst. Heidelberg). a Färbung: HE, Vergr. 200fach. b Färbung: Gömöri, Vergr. 200fach. c Färbung: HE, Vergr. 300fach. d Färbung: Gömöri, Vergr. 300fach

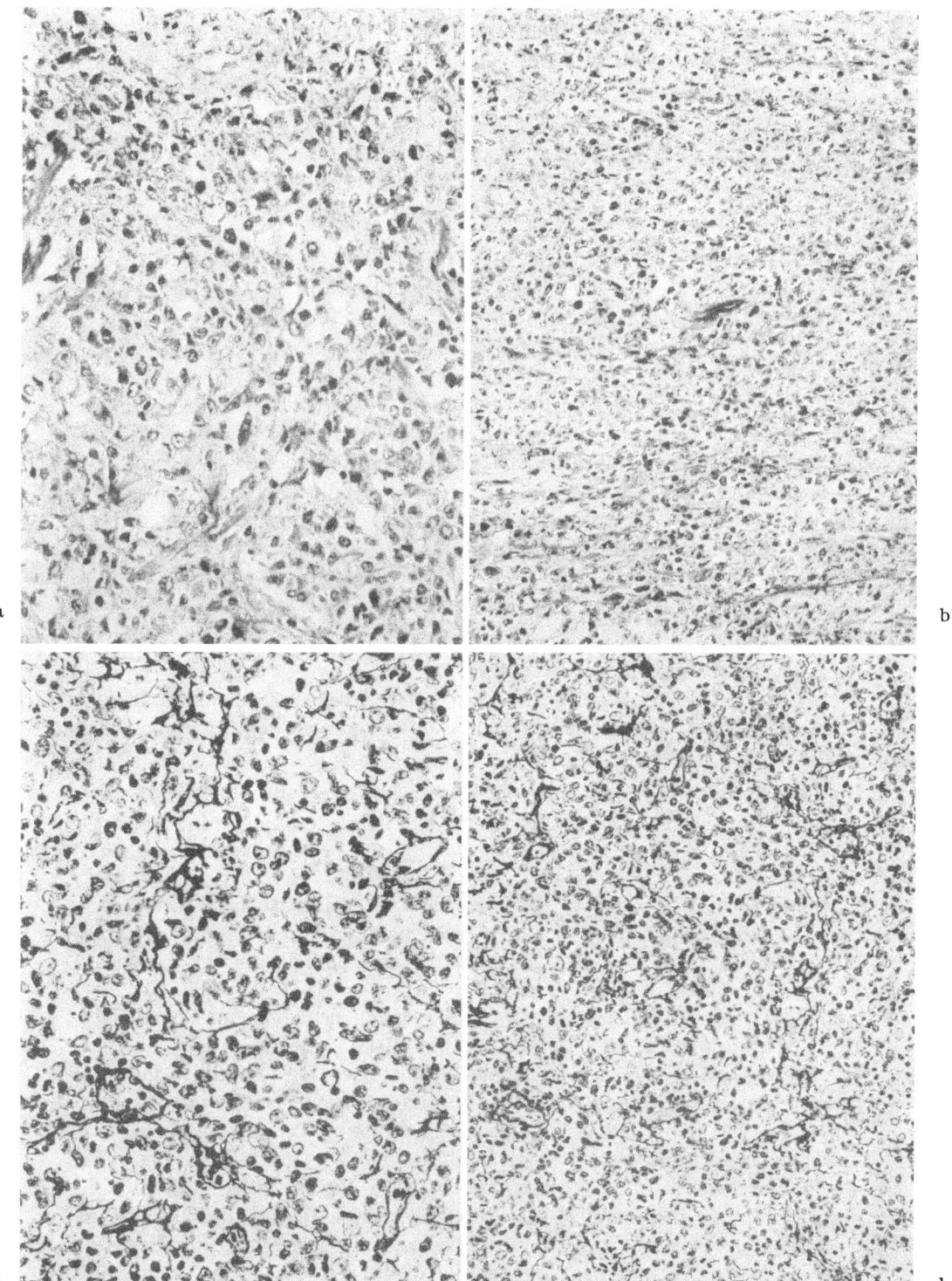

Abb. 354 a—d

Abschließend sei eine Übersicht von EHRICH u. Mitarb. (1968) über „maligne Lymphome" des Gastro-Intestinaltraktes aufgeführt, aus der die quantitative Verteilung der „malignen Lymphome" zu entnehmen ist:

Unter 323 Fällen von malignen Lymphomen des Gastro-Intestinaltraktes befanden sich
- 125 Fälle von Reticulumzellsarkom,
- 123 Fälle von Morbus Hodgkin und
- 75 Fälle von Lymphosarkom.

Auf den Magen entfielen
- 39 Fälle von Reticulumzellsarkom,
- 22 Fälle von Lymphosarkom und
- 16 Fälle von Morbus Hodgkin.

*γ) Leukämische Infiltrate der Magenwand*

Leukämische Infiltrate im Bereiche des Magen-Darmtraktes werden häufiger bei der lymphatischen als bei der myeloischen Form gesehen. Das Ausmaß derartiger Veränderungen wechselt zwischen Herden mikroskopischer Dimension und solchen, die bereits makroskopisch erkennbar sind. RIGLER (1936) betont, daß umschriebene leukämische Infiltrate makroskopisch einem scirrhösen Carcinom oder einer „Riesenfaltengastritis" gleichen können wie im Fall von BOIKAN (1931). WAHL und HILL (1956) unterscheiden nach dem *makroskopischen* Bild 2 Typen:

1. Knotige lokalisierte Herde und
2. diffuse, den gesamten Magen oder große Areale umfassende Infiltrate, welche die Schleimhaut grob-wulstig aufwerfen und ein hirnrindenähnliches Relief prägen.

Oberflächliche Exulcerationen sind bei beiden Formen häufig. Die Infiltrate erscheinen am Schnitt grauweißlich, homogen-fischfleischähnlich und sind von Manifestationen sarkomatöser Wucherungen in der Regel makroskopisch nicht zu unterscheiden.

BOIKAN (1931) beschrieb die klassische Beobachtung einer chronischen *lymphatischen* Leukämie, bei der der Magen enorm vergrößert war und große plumpe Schleimhautfalten als Folge muköser und submuköser Infiltration erkennen ließ (vgl. WAHL u. HILL, 1956).

IKEDA (1931) sah unter 22 Fällen von *myeloischer* Leukämie nur einmal einen Befall der Magenwand; PAUL und HENDRICKS (1948) fanden im Magen bei 5 von 9 Patienten mit myeloischer Leukämie kleinherdige Mucosainfiltrate mit diskreter Knötchenbildung und oberflächlicher Exulceration. PALMER (1955) untersuchte 5 Fälle von myeloischer Leukämie mit gastro-intestinalen Blutungen und entdeckte in einem ein kleines nabelförmiges muköses Infiltrat als Blutungsquelle. Eine weitere Beobachtung teilten CAVINS u. Mitarb. (1959, Lit.) mit. Wir verfügen über die Beobachtung einer chronischen myeloischen Leukämie eines im 58. Lebensjahr verstorbenen Patienten, bei dem multiple knotige Infiltrate in der Mucosa der Korpus- und Fundusschleimhaut des Magens von Münzgröße zu finden waren (Abb. 355). Eine diffuse leukämische Infiltration der Mucosa und Submucosa kompliziert durch Soor (vgl. Abb. 113, S. 313) sahen wir bei *Monocytenleukämie* (SN 1238/69, 67jährig, männlich). Entsprechende Beobachtungen bei Monocyten- und *Myeloblastenleukämie* teilten SARAKINOS und DEBRAY (1958) mit.

### δ) Ulcussarkom des Magens

Zweifelsfreie Beobachtungen über die sarkomatöse Entartung eines chronischen Ulcus ventriculi liegen nur als vereinzelte kasuistische Mitteilungen vor.

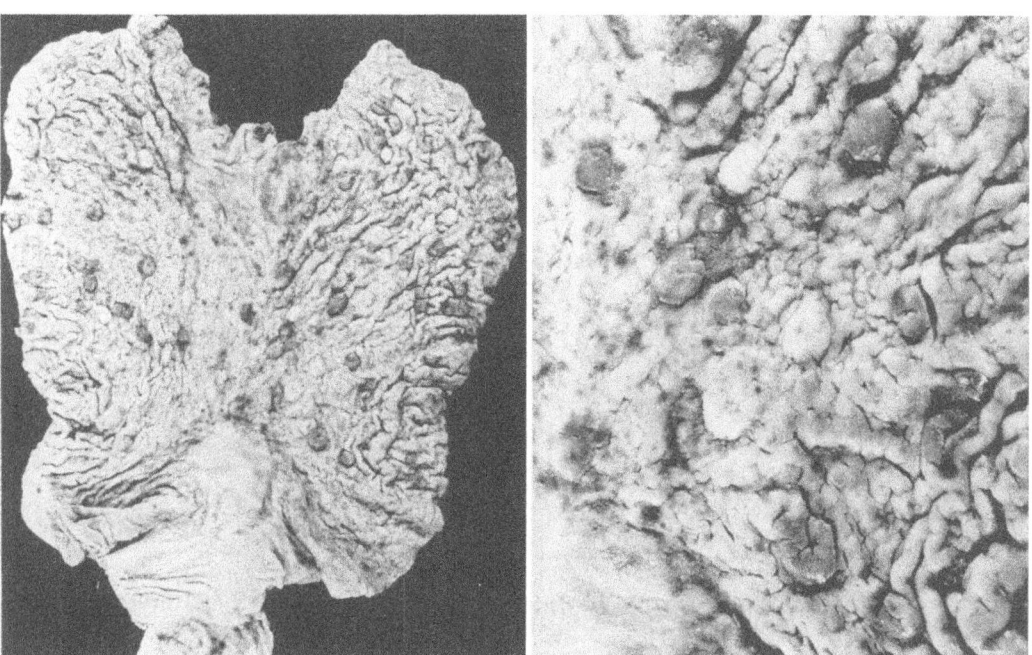

Abb. 355. Chronische myeloische Leukämie mit multiplen nodulären Herden im Bereiche der Magenschleimhaut. 58jährig, männlich (SN 1237/69, Path. Inst. Heidelberg)

Nach FRUHLING und MOUTIER (1953) darf, wie bei dem Ulcus-Carcinom (vgl. S. 646/647), nur dann von einem Ulcus-Sarkom gesprochen werden, wenn

1. ein typisches, callöses Ulcus ventriculi vorliegt,
2. an den Ulcusrändern Sarkomgewebe nachweisbar wird und
3. der Geschwürsgrund frei von Sarkomgewebe ist, um entsprechende Läsionen differentialdiagnostisch gegenüber exulcerierten Sarkomen abgrenzen zu können.

Unter Zugrundelegung dieser Kriterien anerkannten FRUHLING und MOUTIER (1953) nur die 4 von KREITNER (1948/49) mitgeteilten Fälle; sie fügten selbst 3 weitere Beobachtungen hinzu. Es handelt sich jeweils um Lymphosarkome, die ihren Ausgang von der lymphocytären Infiltration des Ulcusrandes nehmen sollen (FRUHLING u. MOUTIER, 1953). MUSY (1964) teilte 2 weitere Fälle mit, bei denen es sich um chronische Magenulcera handelte, in deren Randzonen sich Sarkome vom lymphoretikulären Typ entwickelten. REIMER u. Mitarb. (1966) beschrieben ein Reticulosarkom im Bereiche des Randwalles eines chronischen

Ulcus ventriculi bei einem 70jährigen Patienten. Es liegen somit bislang 10 gesicherte Beobachtungen von Ulcus-Sarkomen des Magens im Weltschrifttum vor.

### ε) Kollisionstumoren (Carcinosarkome)

Kollisionstumoren sind als „Mischgeschwülste" aus sarkomatösen und carcinomatösen Anteilen definiert. Sie sind zu trennen von Pseudocarcinosarkomen (SAPHIR u. VASS, 1938), bei denen es sich um Carcinome mit sarkomähnlicher

Tabelle 47

| Autoren | Alter (Jahre) | Geschlecht | Lokalisation |
|---|---|---|---|
| QUECKENSTEDT (1904) | 54 | weiblich | Pylorus |
| LINDEMANN (1908) | 46 | männlich | Pylorus |
| SAITO (1916) | 27 | weiblich | Gesamtmagen |
| KONJETZNY (1921) | 60 | männlich | Pylorus |
| KONJETZNY (1921) | 60 | weiblich | Pylorus |
| GÜTTING (1931) | 38 | männlich | Pylorus |
| SCHUBACH (1931) | 52 | männlich | Corpus |
| KAWANO (1933) | 55 | männlich | Pylorus |
| KANEKO u. NAKAZAWA (1937) | 61 | männlich | Pylorus |
| SHIMO (1938) | 37 | männlich | Pylorus |
|  | 42 | männlich | Pylorus |
| NAGASHIMA (1943) | 49 | männlich | Gesamtmagen |
| FURUKAWA (1946) | 46 | weiblich | kleine Kurvatur |
| KITAMURA (1949) | 40 | weiblich | Gesamtmagen |
|  | 64 | weiblich | Kleine Kurvatur |
| OTANI (1949) | 39 | weiblich | ? |
| HIJIKATA (1950) | 56 | weiblich | Pylorus |
| BATTAGLIA (1951) | 74 | männlich | kleine Kurvatur |
| NAKATANI u. Mitarb. (1951) | 45 | männlich | Cardia |
| HARA u. HIRAI (1953) | 40 | männlich | Pylorus |
| SATO (1954) | 53 | männlich | Pylorus |
| KYOGOKU u. Mitarb. (1960) | 49 | männlich | Pylorus |
| ARGANARAS u. RIGDON (1963) | 70 | männlich | Pylorus |
| TANIMURA u. FURUTA (1967) | 65 | weiblich | Cardia |

Proliferation des Stroma handelt. Daneben kann man in einem Magen getrennt Carcinome und Sarkome nebeneinander finden, die gesondert metastasieren und nicht im Sinne eines Kollisionstumors miteinander verflochten sind (MOERTEL, 1966; TANIMURA u. FURUTA, 1967, Lit.).

Bevor zweifelsfrei von einem Carcinosarkom gesprochen werden darf, müssen nach SAPHIR und VASS (1938) folgende Möglichkeiten differentialdiagnostisch ausgeschlossen werden:

1. Stark anaplastisches Carcinom mit pseudosarkomatösen Strukturen.

2. Hochgradige, z.T. pleomorphe Stromaproliferationen auf dem Boden einer entzündlichen Begleitreaktion.

3. Die carcinomatöse Durchsetzung eines benignen mesenchymalen Tumors und

4. die sarkomatöse Infiltration metaplastischer epithelialer Strukturen.

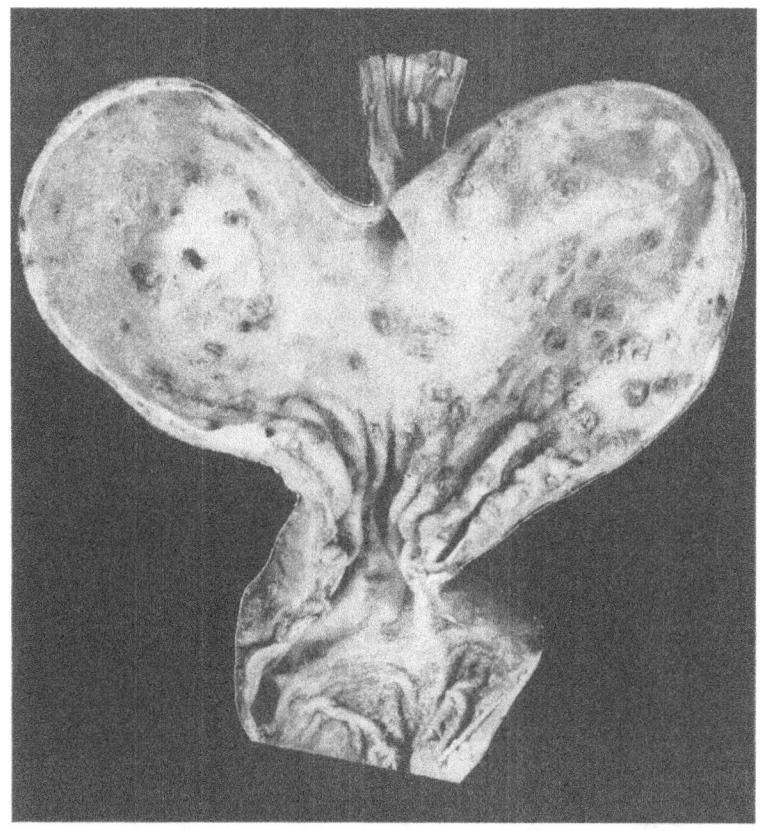
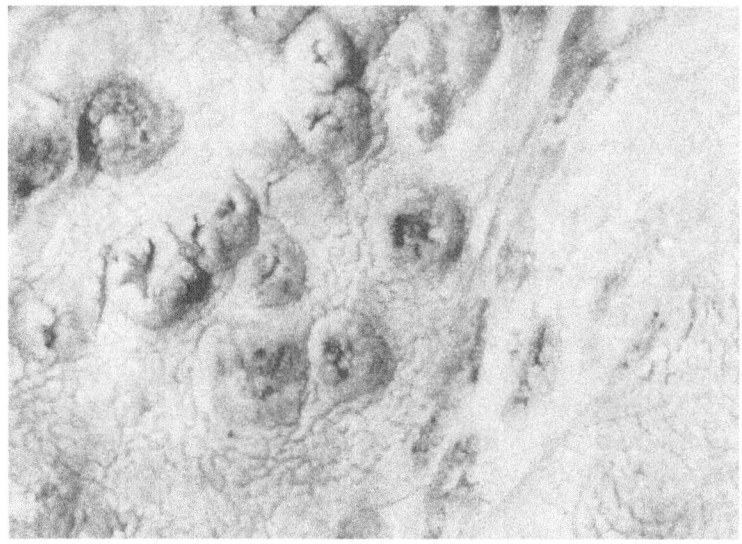

Abb. 356 a u. b. Generalisierte Reticulosarkomatose mit multiplen Mucosaherden. 63jährig, männlich (SN 1239/70, Path. Inst. Heidelberg). a Übersicht 1:2; b Detail, Corpus ventriculi

Unter Berücksichtigung der von SAPHIR und VASS (1938) erwähnten Kriterien sind nach TANIMURA und FURUTA (1967) 24 Mitteilungen aus dem Schrifttum als Carcinosarkome des Magens anzuerkennen, wobei die Erstbeobachtung auf QUECKENSTEDT (1904) zurückgeht (Tabelle 47).

### ζ) Sekundäre Sarkome des Magens

Perigastrische Sarkome, insbesondere Lymphosarkome, greifen häufiger von außen auf die Magenwand über; in anderen Fällen handelt es sich um Peritonealmetastasen, die per continuitatem die Subserosa des Magens infiltrieren. Die

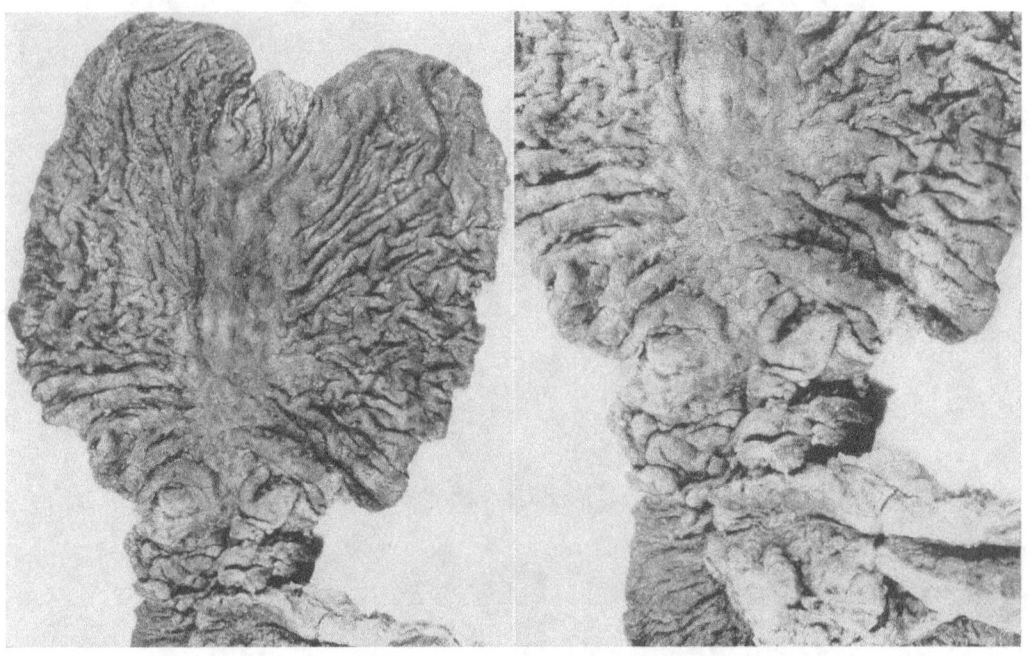

Abb. 357. Generalisierte Lymphosarkomatose mit diffuser submuköser blastomatöser Infiltration und seichter Exulceration im Bereiche der kleinen Kurvatur. 58jährig, männlich (SN 688/70, Path. Inst. Heidelberg)

Metastasierung von Sarkomen in den Magen ist dagegen selten und erfolgt bevorzugt nach dem Hohlvenentyp (WALTHER, 1948); WALTHER (1948) sah 6 Fälle wenig differenzierter Sarkome mit entsprechenden Magenmetastasen. Die überlagernde Mucosa war exulceriert (Abb. 356), so daß makroskopisch jeweils zuerst an das Vorliegen eines banalen Ulcus gedacht wurde. Unter den 71 von JOSEPH und LATTES (1966) zusammengestellten Lymphosarkomen des Magens handelte es sich in 6 Fällen um eine Mitbeteiligung des Magens bei generalisierter Lymphosarkomatose (Abb. 357). Beim Kaposi-Sarkom der Haut werden gelegentlich Tumorknoten im Bereiche des Magen-Darmtraktes beobachtet. Ob sie als Metastasen oder als Simultangeschwülste einer Systemerkrankung anzusehen sind, ist bei der unklaren Histiogenese dieser Tumoren bisher noch nicht zu entscheiden (STOUT, 1943; ACKERMAN u. REGATO, 1954).

*η) Mycosis fungoides*

Im Rahmen der Mycosis fungoides wird wiederholt über eine Mitbeteiligung des Magens berichtet (WIEDMANN, 1932; GOTTRON u. ZINK, zit. bei BENNEK, 1938; YAMADA u. MINOWADA, 1957). Die Veränderungen entsprechen weitgehend jenen der Haut mit lichenoiden Herden und typischen „himbeerfarbenen" tumorösen Granulomen, die eine Neigung zur Exulceration und Perforation erkennen lassen. Auch der „Stadienablauf" der Mycosis fungoides entspricht am Magen jenem der übrigen Manifestationsorte.

# M. Exfoliativcytologie des Magens

Die Exfoliativcytologie des Magens, als diagnostische Ergänzungsmethode, wurde bereits 1858 von BRINTON sowie von BEALE erwähnt. BRINTON (1858) konnte die zutreffende Diagnose eines Magencarcinomes am nativen Ausstrich von regurgitiertem Mageninhalt stellen. In der Folgezeit wurde diese „Methode" von ROSENBACH (1882), BOAS (1893) sowie REINEBOTH (1896) propagiert. MARINI (1909) führte dann erstmalig Magenspülungen zur Gewinnung von Zellmaterial durch; MARINI (1909) gelang es, in 32 von 37 Carcinomfällen Tumorzellen im Lavagesediment nachzuweisen. Er bediente sich hierbei einer mikromorphometrischen Methode, um Tumorzellen von benignen Deckepithelien zu differenzieren. MARINI (1909) beschrieb bereits eine Vielzahl morphologischer Detailbefunde, die noch heute als Kriterien der Malignität ihre Gültigkeit besitzen. LOEPER und BINET (1911) verfeinerten die Methode der Magenspülung und führten die Ausstrichfärbung in die Exfoliativcytologie ein.

Die Erweiterung röntgenologischer Methoden in den folgenden Jahren und die Konstruktion des flexiblen Gastroskopes ließen jedoch das klinische Interesse an der Exfoliativcytologie erlahmen. Es vergingen drei Dekaden, bis sie wieder Eingang in die klinisch-morphologische Diagnostik fand (PAPANICOLAOU u. COOPER, 1947; WITTE, 1951; HENNING u. WITTE, 1952; LEMON, 1952; RUBIN u. Mitarb., 1953). Methodische Angaben über die Magenspülung, die Aufarbeitung des gewonnenen Materials und seine färberische Darstellung werden eingehend von HENNING und WITTE (1957, 1968), HENNING u. Mitarb. (1968), VILARDELL (1963) sowie GIBBS (1968) abgehandelt.

Gegenüber der ebenfalls in ihren Anfängen auf die Jahrhundertwende zurückgehenden Abrasionstechnik (HEMMETER, 1899), hat sich die alleinige Magenspülung als überlegen erwiesen (BRANDBORG u. Mitarb., 1961, 1967, 1969; RASKIN u. Mitarb., 1962; MACDONALD u. Mitarb., 1963). Die Streitfrage, ob eine einfache saline (z.B. Ringerlösung) oder eine chymotrypsinhaltige Spülflüssigkeit zu verwenden ist, wurde eindeutig zugunsten letzterer entschieden (BRANDBORG u. Mitarb., 1961, 1967, 1969; MACDONALD u. Mitarb., 1963; TAEBEL u. Mitarb., 1965; REECE u. Mitarb., 1961; RASKIN u. Mitarb., 1962). YAMADA (1964) demonstrierte in vitro, daß Chymotrypsin die Exfoliation benigner und maligner Epithelien fördert, ohne sie zu zerstören.

## I. Das cytologische Bild beim Magengesunden und extragastrische „Zellverunreinigungen"

Das einschichtige hochzylindrische Deck- und Kryptenepithel der Magendrüsen ist unter physiologischen Bedingungen äußerst resistent gegenüber der „spontanen" Exfoliation. Sofern keine Abrasionsmethode verwandt wurde, sind sie beim Magengesunden im Cytogramm als weit disseminiert liegende Einzelzellen oder seltener als kleine Zellverbände anzutreffen. Wird nur eine Spülung vorgenommen, so fehlen Haupt- und Belegzellen im Ausstrich (VILARDELL, 1963; BRANDBORG, 1968).

Die Deckepithelien sind klein und schmal-zylindrisch. Aufgrund des beim Gesunden sauren Medium des Magensaftes besitzen sie runde, chromatindichte und nicht selten pyknotische Zellkerne. Auch der Verlust des Cytoplasmasaumes der exfoliierten Deckepithelien wird häufig beobachtet. Der Erhaltungszustand der abgeschilferten Deckepithelien ist bei niederer Acidität besser, so daß diesen „nacktkernigen" Zellen eine gewisse Bedeutung für die Gastritisdiagnose zukommt (GIBBS, 1968). Insgesamt zeigt der Zellkern bei Magengesunden nur geringe Form- und Chromatinvariabilitäten.

Bei Anwendung der Zelltupfsonde (HENNING u. WITTE, 1957, 1968) oder von Abrasionsmethoden (RICHARDS u. SPRIGGS, 1961) können auch Haupt- und Belegzellen im Ausstrich nachgewiesen werden. Nativ nach PAPPENHEIM angefärbt, stellen sich die Belegzellen orange-gelb und die Hauptzellen mit dunkel blauschwarzer Granulation dar (HENNING u. WITTE, 1968). Die Belegzellen sind in der Regel polyedrisch, mit kleinem, exzentrisch gelegenen Zellkern. Mehrkernigkeit stellt keine Seltenheit dar. Bei Betrachtung mit dem Phasenmikroskop treten die intracellulären Sekretkanälchen besonders deutlich hervor. Die plumpzylindrischen Hauptzellen besitzen große runde, an einem Zellpol liegende Kerne. Ihre basophilen Granula sind dicht gepackt. In der Färbung nach PAPPENHEIM sind die Granula häufiger ausgewaschen und erscheinen nur noch im Negativbild als Vacuolen. Die Granula sind weiterhin leicht vulnerabel und liegen im Ausstrich häufiger extracellulär. Am nativen, unfixierten Material zeigen die Deckepithelien bei Betrachtung mit dem Phasenkontrastmikroskop ein schaumig-wabiges Cytoplasma mit unterschiedlich grober Granulation. Aufgrund der „Schleimsekretion" ist der vormals apikale Zellpol jeweils vacuolisiert und die rund-ovalen Zellkerne liegen „basal" (HENNING u. WITTE, 1968). Somit ist die gesunde Deckzelle durch ihre charakteristische Polarität von Sekretionsprodukt und Kern ausgezeichnet. Ihre Kerne besitzen einen, und seltener auch zwei Nukleolen. Nativ mit Toluidinblau gefärbt, weist das Cytoplasma eine diskrete Metachromasie auf, während das Sekret ungefärbt bleibt und die Nukleolen deutlich tingiert hervortreten, wobei die Kernmembran vielfach doppelt konturiert erscheint.

An *magenfremden* Epithelien findet man häufiger *Plattenepithelien* aus der *Mundhöhle* und dem *Oesophagus* in der Spülflüssigkeit. Entsprechend ihrer Widerstandfähigkeit gegenüber HCl und der Pepsineinwirkung, sind sie in der Regel gut erhalten. Diese Epithelien sind groß und besitzen zentral gelegene, chromatindichte Zellkerne. Parabasalzellen mit physiologischer Verschiebung der Kern-Plasma-Relation zugunsten des Zellkernes und entsprechend relativ großem

Zellkern mit lockerem Chromatingerüst und schmalem Cytoplasmasaum können in ihrer Abgrenzung gegenüber Tumorzellen differentialdiagnostische Schwierigkeiten bereiten. Die morphologischen Variationen benigner Plattenepithelien, wie sie aus der Mundhöhle und dem Oesophagus stammen, gleichen weitgehend den aus der Gynäko-Cytologie bekannten Bildern (PAPANICOLAOU, 1954, 1956; SMOLKA u. SOOST, 1965). Unter den degenerativen Veränderungen stehen die perinucleäre Vacuolisation, die Kernkondensation und die Chromatinextrusion im Vordergrund; selten sind dagegen Phagocytose von Leukocyten oder Cytolyse unter Wahrung der Zellmembrankontinuität oder eine feinkörnige Fragmentation der Zellkerne. Letztgenannte Veränderungen sollen indessen bei Patienten mit Achlorhydrie häufiger zur Beobachtung gelangen können (GIBBS, 1968).

Erhaltene Zellen aus dem *Respirationstrakt* bereiten kaum differentialdiagnostische Schwierigkeiten. Es handelt sich bevorzugt um Fragmente oder Einzelepithelien des Bronchialbaumes; Zellkomplexe sind selten. Gelangen Zellkomplexe zur Darstellung, so stammen sie eher aus dem Nasen-Rachenraum. PAPANICOLAOU (1954, 1956) bildete multinucleäre Zellen des Respirationstraktes und FRIEDMANN (1951) solche aus dem Nasen-Rachenraum ab, die leicht mit Tumorzellen zu verwechseln sind. Auch ALI (1965) diskutiert den Ursprung multinucleärer Zellen in der Magenspülflüssigkeit aus dem Nasen-Rachenraum. Weiterhin werden wiederholt Histiocyten aus dem Bereiche des Respirationstraktes im Gastrocytogramm nachweisbar. Sie bieten nur selten differentialdiagnostische Schwierigkeiten. Ihre Kerne sind von uniformer Größe. Das Cytoplasma ist wolkig-schaumig und enthält in der Regel reichlich Ruß- oder Staubpartikelchen und auch bei Mehrkernigkeit bleibt die Kernkonfiguration regelmäßig. Im Magenschleim formieren sich diese Histiocyten oft zu Gruppen. Mit Staub- und Hämosiderinpartikel beladen, besitzen sie einen grünlich-tingierten Cytoplasmasaum bei Färbung nach PAPANICOLAOU. Nur bei Fehlen von Speicheungsprodukten kann ihre Abgrenzung gegenüber Tumorzellen vereinzelt problematisch werden. Die Bronchialepithelien selbst geben sich durch ihren langen Cilienbesatz zu erkennen, der deutlich gegenüber dem kurzen Bürstensaum der Dünndarmepithelien zu differenzieren ist. Nur wenn sie in dichten Verbänden liegen und überfärbt sind, können sie mit Tumorzellen verwechselt werden und zu falsch positiven Befundungen verleiten.

An Zellen *nicht-epithelialen* Ursprungs findet man im Ausstrich häufiger rote Blutkörperchen der unterschiedlichen Erhaltungszustände. Ihnen ist keine nennenswerte diagnostische Aussagekraft beizumessen (GIBBS, 1968). Dagegen stellen polymorphkernige Granulocyten in der Regel einen pathologischen Befund dar und werden häufig bei Ulcus- und Carcinompatienten gefunden. Ihr Cytoplasmasaum fehlt häufiger; sie sind jedoch an ihren vielgelappten Kernen zu erkennen. Das Cytoplasma bleibt besonders gut erhalten, wenn die Zellen in Schleimfäden gebettet liegen. Auch Lymphocyten findet man nur gelegentlich in Ausstrichen Magengesunder; liegen sie in der Mehrzahl vor, so spricht dieser Befund für eine atrophische Gastritis (GIBBS, 1968). Dagegen enthalten Gastrocytogramme von Patienten mit Lymphosarkom oder anderen malignen Lymphomen nicht zwangsläufig vermehrt Lymphocyten (BACH-NIELSEN, 1966). Auch der vermehrte Nachweis von Monocyten weist bereits auf pathologische Prozesse hin; so konnte GIBBS (1968) bei einem Patienten mit Monocytenleukämie und entsprechenden Herden in der Magenmucosa im Gastrocytogramm überreichlich Monocyten erkennen. Gleiches gilt für das vermehrte Auftreten von eosinophilen Granulocyten; FREW (1967) fand diese nur vermehrt bei einem Patienten mit eosinophilem Granulom des Magens.

Gastrohistiocyten und Plasmazellen werden nicht selten mit bizarr degenerativ veränderten Magenepithelien verwechselt. Findet man im Ausstrich vermehrt Plasmazellen (PANICO, 1953; RICHIR, 1956; SCHADE) so spricht dieser Befund für das Vorliegen einer chronischen Gastritis (HENNING u. WITTE, 1957, 1968), wobei dann noch zusätzlich Makrophagen auftreten können. RICHARDS und SPRIGGS (1961) halten es jedoch nicht für erwiesen, daß Plasmazellen die Mucosa durchwandern und nach GIBBS (1968) sind sie im washing selten und diagnostisch von untergeordneter Bedeutung. Ihr vermehrter Nachweis dürfte danach einen Artefakt bei Anwendung der Zelltupfsonde oder anderer Abrasionsmethoden darstellen und strenggenommen kein diagnostisches Äquivalent der Magenspülung darstellen.

## II. Kriterien der Malignität

Wie auch auf anderen Gebieten der Cytologie bereitet nach BARTELHEIMER (1962) weniger die mikroskopische Analyse der Zellulation selbst Schwierigkeiten, als die kunstgerechte Gewinnung eines diagnostisch verwertbaren Materials. Die Problematik der Cytologie generell liegt jedoch darin, daß es *kein beweisendes morphologisches Kriterium für die Malignität der Einzelzelle gibt*. Der cytologischen Diagnostik kommt daher niemals eine morphologische Beweiskraft zu. Sie dient als Suchmethode und muß durch die Biopsie oder den morphologischen Resektionsbefund ergänzt und bestätigt werden. Damit sind dieser Methode bereits ihre Grenzen gesetzt. Bei geübtem und personell umfangreichem Team könnte sie jedoch als „screening-method" für die Carcinomfrühdiagnose ausgearbeitet werden (JUNGHANNS u. WANKE, 1970). Dieser Sachverhalt macht es erforderlich, „exakte" *Kriterien der Malignität* für die cytologische Befundung zugrunde zu legen.

Der Vergleich lichtmikroskopischer und elektronenoptischer Befunde von Carcinomzellen (OBERLING u. BERNHARD, 1961) bestätigt jedoch, daß es bis heute *keine* „spezifischen" Merkmale benigner oder maligner Einzelzellen gibt (MERCER, 1962; BUSCH u. Mitarb., 1963; DAVID, 1970). Die Tumorzelle gleicht weitgehend ihrem Mutterboden. Die Anzahl der angelegten Zellorganellen ist vom Tumorwachstum abhängig; sie sind bei rasch wachsenden Malignomen deutlich reduziert (HRUBAN u. Mitarb., 1965). Auch die topisch spezifische Zell-Leistung bleibt über lange Zeit erhalten. Dagegen ist die gerichtete Abgabe des Sekretionsproduktes bereits frühzeitig gestört (DAVID, 1970). Außerdem ist die mit der Synthese verbundene Polarisierung der Organellen in der Regel aufgehoben.

Für die cytologisch-lichtmikroskopische Erarbeitung morphologischer Kriterien der Malignität gelten bestimmte färberische Charakteristica von Zellkern, Cytoplasma und Zellgruppen sowie gestaltliche Merkmale der Zellorganellen, die jeweils unabhängig von der Topik der entnommenen Zellproben ihre Gültigkeit haben (PANICO, 1953; CARDOZA, 1954; PAPANICOLAOU, 1954, 1956; SCHADE, 1960; GIBBS, 1968; FROST, 1969); sie können jeweils durch einzelne elektronenoptische Befunde ergänzt werden (DAVID, 1970; Lit.).

Der *Zellkern* zeigt jeweils die deutlichsten morphologischen Veränderungen bei der malignen Entartung (GRAHAM, 1956; GRABLE u. Mitarb., 1957; FROST, 1961; FROST u. STREET, 1962; SANDRITTER, 1968) (Abb. 358). Häufig besteht eine atypische Kern-Plasma-Relation. Charakteristisch für Tumorzellen ist eine Unregelmäßigkeit der äußeren Konturen primär runder oder ovalärer Strukturen wie Nucleolus oder Kernmembran sowie eine Irregularität üblicherweise uniformer Strukturen wie Chromatin, Kernmembrandicke, Kerngröße und Cytoplasmamenge. Als hervorstechende Merkmale am Zellkern von Tumorzellen beobachtet man Veränderungen am Chromatin, an der Kernmembran und dem Nucleolus.

Das *Chromatin* verklumpt und agglutiniert zu größeren Komplexen und seine Konturen werden extrem irregulär und scharfkantig. Bereits in einem Kern variieren diese Veränderungen erheblich. Die Irregularität nimmt mit dem Grade der Entdifferenzierung zu, während beim „Carcinoma in situ" das Chromatin mehr zu feinen Granula kondensiert, gerundet ist und gleichmäßig über den Zellkern verteilt liegt (FROST, 1969). Auch elektronenoptisch wird eine differente Lagerung des Chromatin mit Verklumpung und marginaler Kondensation deutlich (ASHWORTH u. Mitarb., 1960); weiterhin ist die Verteilung des Eu- und Heterochromatin verändert (HARBERS, 1967).

Die *Kernmembran* zeigt eine extreme Irregularität in Dicke und Oberflächenkontur. Ihrer Innenfläche liegen häufig Chromatinmassen an; dieser Umstand täuscht lichtmikroskopisch eine Membranverdickung vor. In anderen Bezirken erscheinen die Membranen wiederum lichtoptisch so dünn, daß sie nur als schemenhafte Begrenzung zwischen Kern und Cytoplasmasaum imponieren. In diesen Arealen fehlt die Chromatinapposition. FROST (1969) wertet besonders diesen ausgeprägten Wechsel von „Membranverdickung" und „Membranverschmälerung" als „sicheres" Indiz für das Vorliegen einer Tumorzelle. Auch die äußere Konturierung der Kernmembran ist ausgesprochen variabel und läßt In- sowie Evaginationen erkennen. Dabei wird elektronenoptisch deutlich, daß die Invaginationen mit einem Cytoplasmaeinschluß einhergehen. Es kann zu degenerativen Veränderungen mit Ausbildung von Myelinmembranen und Lipidablagerungen kommen. In Einzelfällen erfolgt auch nur eine Einbeziehung der inneren Kernmembran (HOSHINO, 1961), während andere Krebszellen „annulierte" Membranen erkennen lassen (ONOE, 1962).

Der *Nucleolus* wird übereinstimmend als hypertrophisch angegeben (DAVID, 1970; Lit.). Anzahl und äußere Konturierung der Nucleolen variieren erheblich. Besonders suspekt auf Malignität sind Zellen, deren großer Nucleolus Irregularitäten der Konturierung wie gezackte und winklige E- oder Invaginationen aufweist. Die Größe *per se* hat nach FROST (1969) keine differentialdiagnostische Aussagekraft. Nucleolusvergrößerungen sind allgemein mit einer gesteigerten Proteinproduktion verknüpft. Ist die Aktivität „unspezifisch", so erscheint der Nucleolus rund und weist, wenn überhaupt, nur diskrete Ein- oder Ausstülpungen auf. An der äußeren Circumferenz des Nucleolus können wechselnde Mengen von Chromatin beobachtet werden. Nach FROST (1969) ist die Vermehrung der Nucleoli pro Zellkern nahezu proportional dem Grad der Proteinsyntheseaktivität der betreffenden Zelle. Entsprechend ist die Nucleolusvergrößerung selbst viel-

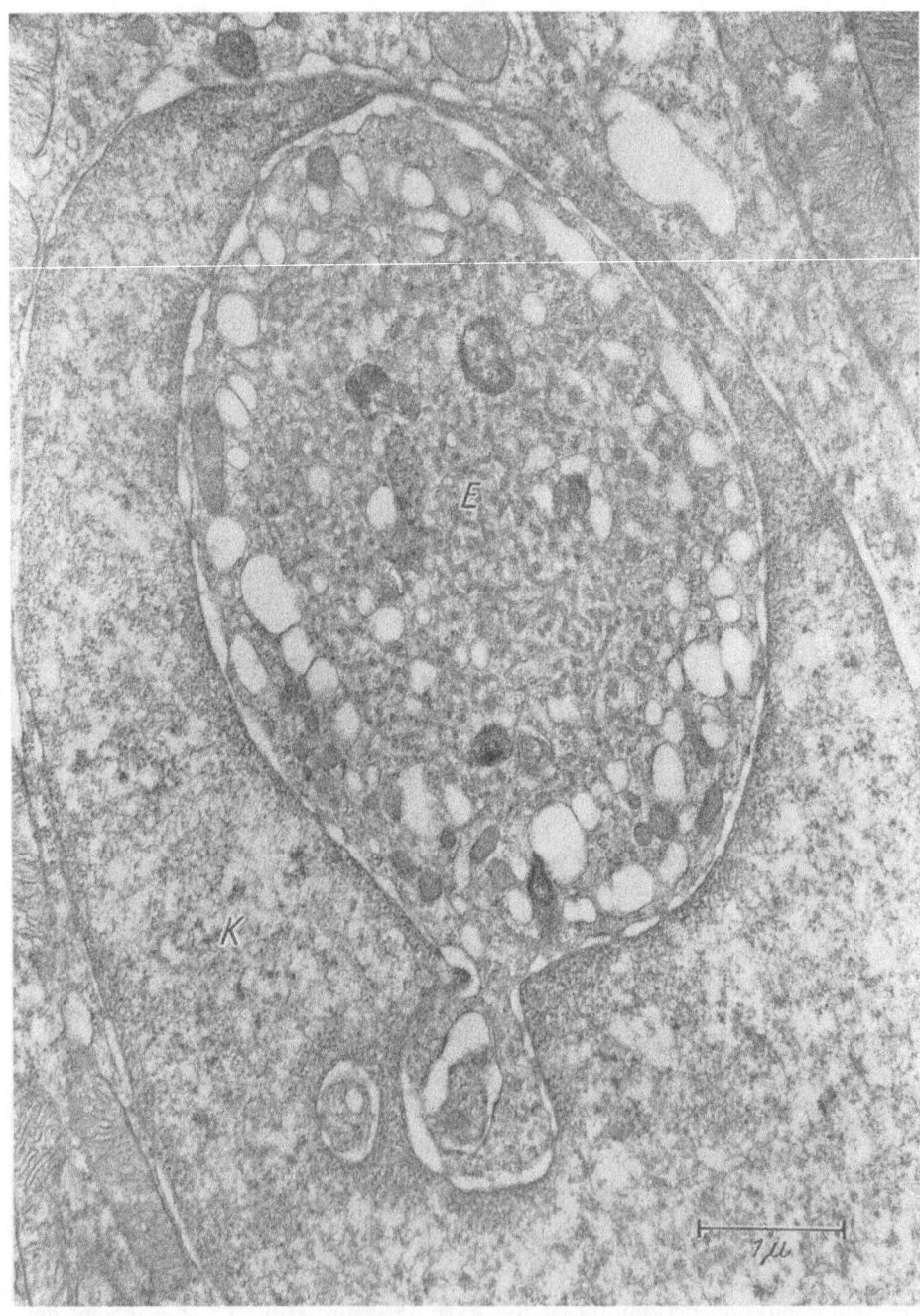

Abb. 358. Großer Kerneinschluß (E) in einer Tumorzelle mit Abbau und vesiculärer Umwandlung des eingeschlossenen Cytoplasmamaterials. K Kern. Vergr. 20000fach. [Aus H. David: Zellschädigung und Dysfunktion. In: Protoplasmatologia, Bd. X/1, Abb. 96, S. 283. Wien-New York: Springer 1970]

deutig und erst das Auftreten verschieden vieler Nucleoli in benachbarten, und besonders in gleichgestalteten Epithelien ist verdächtig auf Malignität. BERNHARD und GRANBOULAN (1968) beschrieben weiterhin Vacuolen und Einschlüsse in den Nucleoli von Carcinomzellen.

Die *Hyperchromasie* ist im weiteren ein Phänomen, das für die Mehrzahl der Tumorzellen typisch ist. Sie geht mit einer Vermehrung der Nucleinsäuren einher (MELLORS, 1952). Der DNS-Gehalt der Kerne von Magencarcinomzellen liegt nach mikrospektrophotometrischen Messungen (INUI u. OOTA, 1965; INUI, 1965) deutlich über jenem gesunder Vergleichszellen, wobei INUI (1965) eine nahezu vollkommene Übereinstimmung zwischen DNS-Gehalt der Zellkerne und Grad der Epithelatypie ermitteln konnte. Indessen ist auch die Hyperchromasie per se wiederum kein Specificum der Tumorzelle; auch Retro- und Proplasie (FROST, 1969) gehen mit Hyperchromasie einher. Sieht man jedoch von färberischen Artefakten ab, so ist generell ein quantitativer Unterschied der Chromasie zwischen benignen und malignen Zellen zu bejahen.

Vielfach wird der Cancerisierungsprozeß in engen Verbindungen mit Veränderungen im *DNS-* und *RNS-Stoffwechsel* gesehen (BÜCHNER, 1961; HEINLEIN u. Mitarb., 1962; HARBERS, 1967; DAVID, 1970, Lit.). So werden besonders elektronenmikroskopisch Alterationen des granulären endoplasmatischen Reticulum und der Ribosomen bei Carcinomzellen deutlich (Abb. 359). Nach MANSBRIDGE und KORNER (1966) ist die m-RNS in transplantablen Hepatomen 4,5mal höher als in gesunden Leberzellen. Die Anzahl großer Polysomen ist reduziert und die Monomeren nehmen zu. Nach DAVID (1970) betrifft die Ribosomenvermehrung vor allem die freien Ribosomen, während die membranständigen abnehmen. Auch das granuläre endoplasmatische Reticulum verliert seine reguläre Anordnung. Es wird fragmentiert und es bilden sich Vesikel und Vacuolen. DAVID (1970) beschreibt im endoplasmatischen Reticulum Einschlüsse mit Ribosomenansammlungen, die durch Cytoplasmainvagination in das Zisternenlumen zustande kommen sollen. Gegenüber gesunden Epithelzellen ist in Carcinomzellen die Oberfläche des granulären endoplasmatischen Reticulum signifikant reduziert (HOLLMANN, 1968; VERLEY u. HOLLMANN, 1968). Die Bedeutung der mitochondrialen DNS wird besonders von GRAFFI (1967) hervorgehoben. Die ubiquitäre Verteilung der Mitochondrien in der Zelle läßt nach DAVID (1970) eine Erhöhung der Trefferquote cancerogener Substanzen erwarten; dieser Umstand ließe die häufige multizentrische Krebsentstehung verständlicher erscheinen (Abb. 360). In Tumorzellen weisen die Mitochondrien qualitative und quantitative Veränderungen auf (BUSCH u. MERKER, 1968; HAAM, 1964) (Abb. 361). Es werden Ringbildungen und Trommelschlegelfiguren beschrieben. Auch das Golgi-System ist in vielen Tumorzellen hyperplastisch, multizentrisch und über das gesamte Cytoplasma verstreut (DAVID, 1970).

Die *Kerngröße* und *Kernform* weist bei Tumorzellen eine hochgradige Variabilität auf. Nach FROST (1969) sprechen große Kerne bei gut erhaltenem, schmalen Cytoplasmasaum für Neoplasie. Generell betrachtet verändern die Kerne ihre runde Gestalt in Abhängigkeit von der physiologischen Belastung; wird diese Formvariabilität jedoch grotesk, so muß sie als Indiz für das Vorliegen eines malignen Prozesses gewertet werden. GRABEL u. Mitarb. (1957) maßen ocularmikrometrisch durch Spülung gewonnene Oberflächenepithelien des Magens und

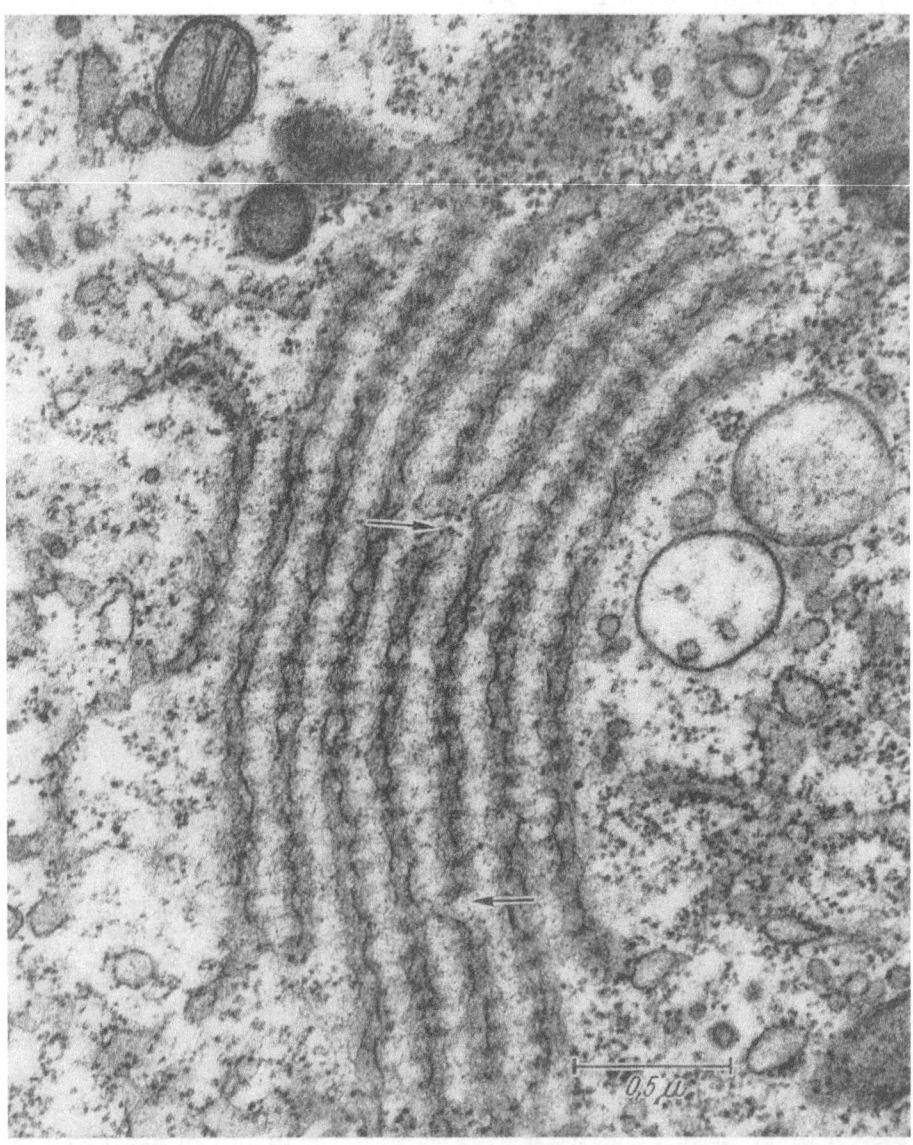

Abb. 359. Annullierte Lamellen im Cytoplasma einer Sarkom-Zelle. Zahlreiche Ribosomen an den Membranen und ihren Enden. Vereinzelt Poren (→) innerhalb der Membranen. Vergr. 42000fach. [Mit freundlicher Genehmigung von Frau Dr. CHAMBERS, Seattle/USA. Aus: J. Cell Biol. **21**, 133—139 (1964). Entnommen aus H. DAVID: Zellschädigung und Dysfunktion, Abb. 97, S. 284. Wien-New York: Springer 1970]

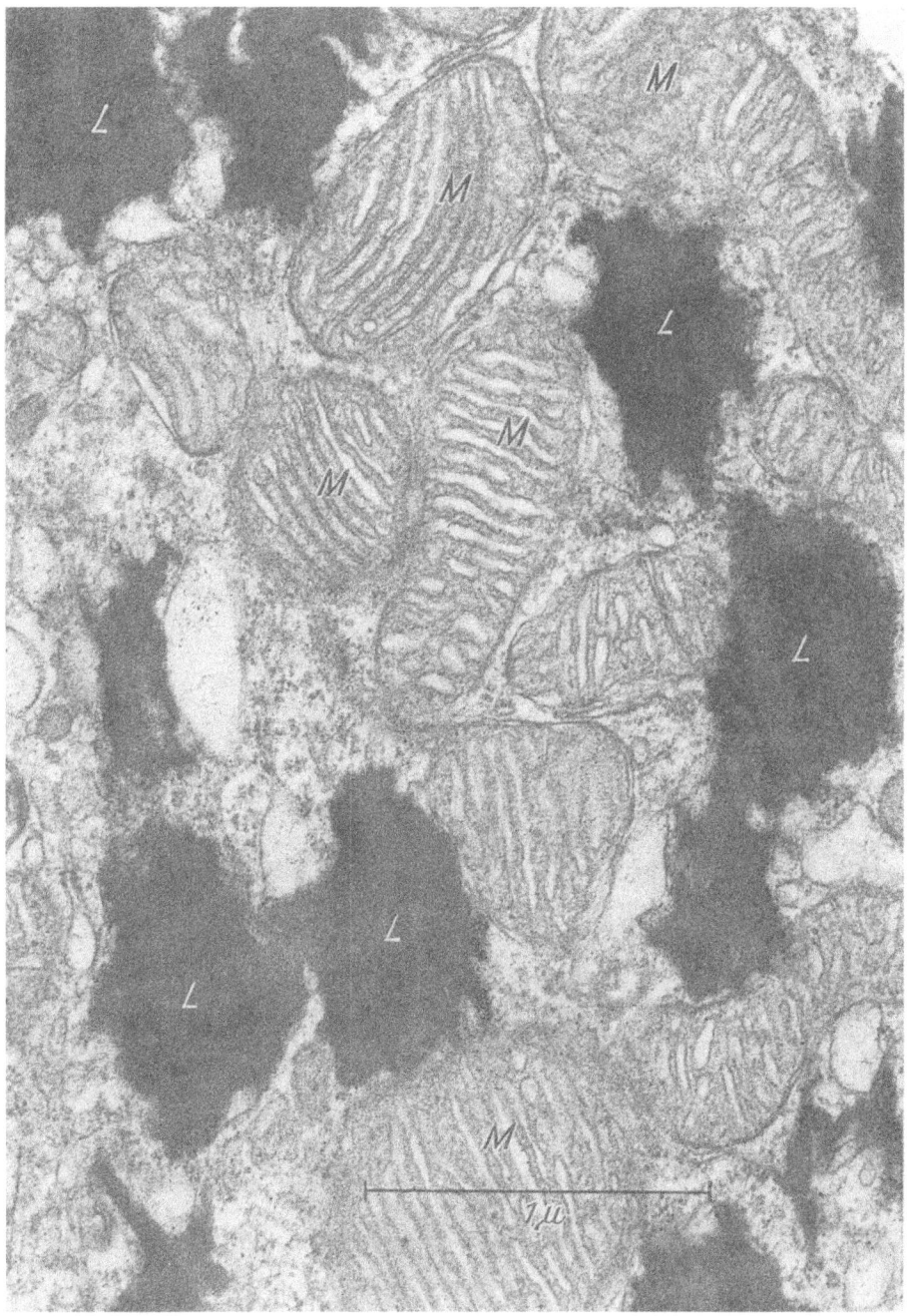

Abb. 360. Mitochondrien (M) mit erweiterten Cristae aus einer Tumorzelle. Großtropfige Verfettung (L). Vergr. 45000fach. [Aus H. DAVID: Zellschädigung und Dysfunktion. In: Protoplasmatologia, Bd. X/1, Abb. 99, S. 286. Wien-New York: Springer 1970]

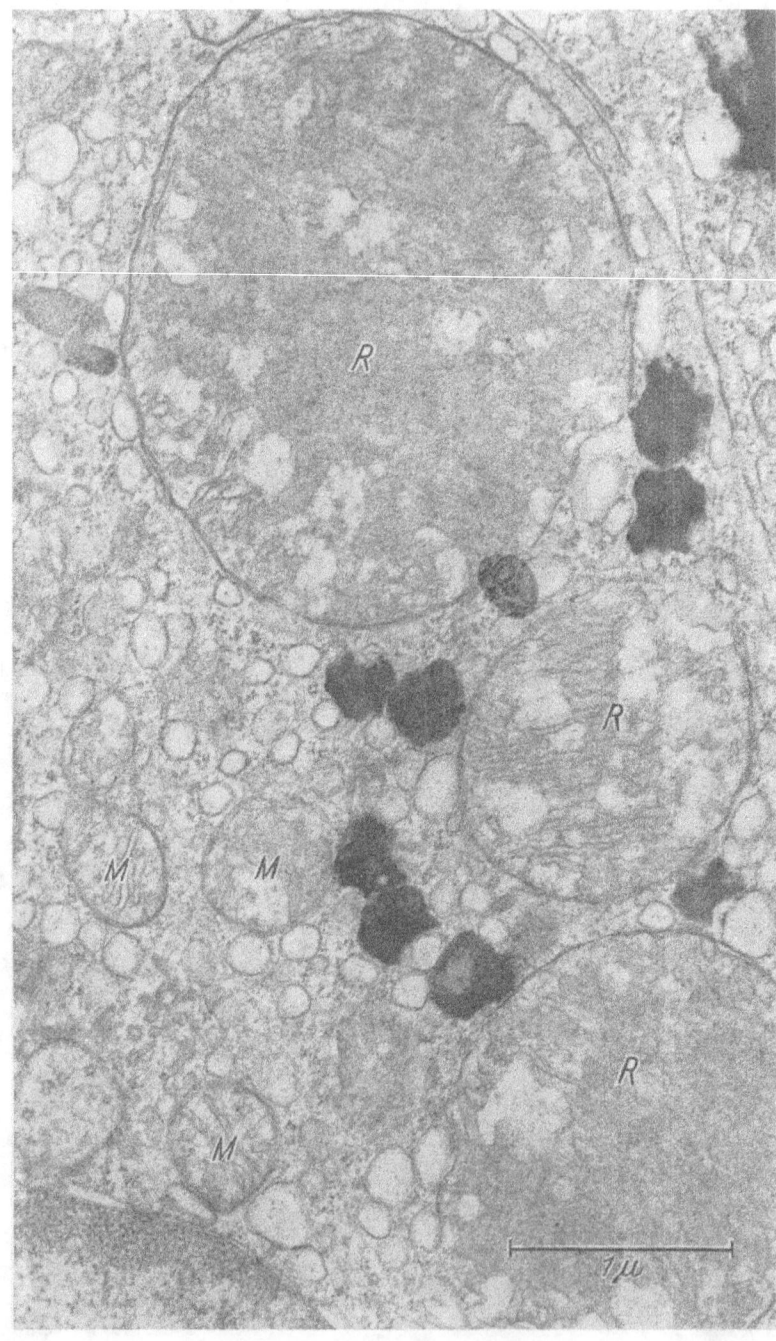

Abb. 361. Mitochondrienhyperplasie (R) in Tumorzellen. Feintropfige Verfettung. Vesiculäre Umwandlung des endoplasmatischen Reticulums. M Normalgroße Mitochondrien. Vergr. 30000fach. [Aus H. DAVID: Zellschädigung und Dysfunktion. In: Protoplasmatologia, Bd. X/1, Abb. 98, S. 285. Wien-New York: Springer 1970]

ermittelten von Normalpersonen über die sog. perniciöse Anämie bis zum Carcinom eine kontinuierliche Zunahme der Kerngröße und Formvariabilität.

Der Nachweis vermehrter, regelrecht ablaufender *Mitosen* erlaubt im Cytogramm keine Differenzierung zwischen Proplasie und Neoplasie (FROST, 1969). Dagegen sprechen abnorme Mitosen mit tripolaren oder quadripolaren Teilungsfiguren eher für Malignität. Sowohl in Mägen mit Ulcus wie mit Carcinom ist perifokal die Mitoserate höher als bei Vorliegen eines Ulcus duodeni (TEIR u. RÄSÄNEN, 1961). Auch bei chronischer Gastritis mit intestinaler Metaplasie wird eine ersichtliche Erhöhung der Mitoserate nachweisbar.

*Polymorphe Vielkernigkeit*, also Vielkernigkeit mit großer Variabilität der Tochterkerne, findet man bevorzugt bei Malignomen (FROST, 1969); dieses Phänomen erlaubt eine gute Abgrenzung gegenüber der Proplasie. Wesentlich ist in diesem Zusammenhange die Kernvariabilität in Größe und Form.

*Cytoplasmaveränderungen* besitzen nur eine geringe differentialdiagnostische Aussagekraft für die Unterscheidung zwischen benignen und malignen Zellen im Ausstrich. Von gewisser Bedeutung sind in diesem Zusammenhange Cytoplasmamenge und ihre Differenzierung. Voraussetzung für eine exakte Beurteilung ist die unversehrte Zelle. Nacktkernige Epithelien sprechen für degenerative Veränderungen im Sinne der Retroplasie (FROST, 1969); diese nacktkernigen Epithelien imitieren leicht Tumorzellen und geben damit Anlaß zu falsch positiven Befundungen. Entsprechend sollten nacktkernige Epithelien, oder solche mit Cytoplasmafragmenten nicht als diagnostische Kriterien für die Unterscheidung zwischen benigne und maligne verwandt werden. Zur Tumordiagnose aus dem Ausstrich sind somit unversehrte Epithelien mit intaktem Cytoplasmasaum Grundvoraussetzung.

*Cytoplasmasäume*, besonders wenn sie bei großen Zellen nur schmal sind, werden als Indiz für das Vorliegen von Tumorzellen gewertet. Bei der Zellbeurteilung ist es erforderlich (GIBBS, 1968; FROST, 1969), die fraglichen Zellen „durchzufocusieren", um den Cytoplasmasaum möglichst in sämtlichen Ebenen zu erfassen, zumal die Kerne der Deck- und Kryptenkerne in der Regel exzentrisch liegen bzw. polar orientiert sind.

Die *atypische Cytoplasmaausreifung* oder *-differenzierung* kann als differentialdiagnostisches Kriterium gewertet werden. Die starke Affinität des Cytoplasma in rasch wachsenden proplastischen und neoplastischen Zellen zu basischen Farbstoffen ist auf ihren Reichtum an Ribonucleinsäuren und Proteinen zurückzuführen (MASIN u. MASIN, 1963). Sie bewirkt weiterhin eine deutliche Acridinorange-Rotfluorescenz unter ultraviolettem oder tiefblauem Licht (KAPLAN u. Mitarb., 1960; SCHÜMMELFEDER, 1962), während die hochpolymerisierte Desoxyribonucleinsäure eine leuchtend gelbe Fluorescenz ergibt (BERTALANFFY, 1961). Der Acridinorange-Fluorescenzmethode kommt (SCHÜMMELFEDER, 1962; STEVENSON, 1964) wie auch der Tetracyclin-Fluorescenzmethode in der Cytologie *keine* differentialdiagnostische Aussagekraft zu (vgl. VASSAR u. Mitarb., 1960; BERK u. KANTOR, 1962; ACKERMAN u. MCFEE, 1963; STEFENELLI, 1964; SATO u. Mitarb., 1965; BOBIEN, 1967; EMMRICH u. Mitarb., 1967).

Die *Zellmembran* kann die für die Mutterzelle spezifische Differenzierung auch noch bei der Tumorzelle erkennen lassen; so werden Bürstensäume, Desmosomen, Mikrovilli, Schlußleisten oder Verzahnungen beschrieben. In der Regel sind sie jedoch reduziert (DAVID, 1970). Die Tumorzellen behalten weiterhin die Fähigkeit zur Phagocytose und Pinocytose. Die Beziehungen von Tumorzellen zur Basalmembran waren lange strittig. Es kann jedoch nunmehr als gesichert angesehen werden (DAVID, 1970), daß auch Tumorzellen im Besitz einer Glykocalyx und Basalmembran sind (MUKERJEE u. Mitarb., 1965; PIERCE, 1965).

Der *Kern-Plasma-Relation* wird im allgemeinen besondere diagnostische Aussagekraft beigemessen. Bei Tumorzellen ist die Kern-Plasma-Relation häufig zugunsten des Zellkernes verschoben. Die Wertigkeit dieses Befundes nimmt mit Größe der Zellen zu. Bei großen Tumorzellen erkennt man über weite Strecken Kontaktflächen zwischen Kern- und Zellmembran. Auch die Orientierung des Kernes im Cytoplasma ist von Bedeutung. Diese Kernorientierung ist bei den meisten Zellen (abgesehen u.a. von Plattenepithelien) Ausdruck der jeweiligen Funktion. Eine Lagerung des Kernes oberhalb des Zellzentrum sieht man bevorzugt bei metabolisch hochaktiven Zellen. Kernabflachungen, Einstülpungen und Lobulierungen beschreibt FROST (1969) bei Euplasie und Proplasie. Auch maligne Zellen imitieren diese Vorgänge; sie tun dies jedoch in grotesker Weise. Häufig liegen die Kerne von Tumorzellen so exzentrisch, daß sie die Zellmembran berühren und ihre abgerundete Oberfläche zum „Cytozentrum" orientiert ist.

Die *Zell- zu Zell-Relation* spiegelt die Variabilität der Individualzellen im Zellkomplex wider. Sie betrifft Kern, Cytoplasma und Organellen. Das Gesamtbild dieser drei Komponenten in seiner großen Variationsbreite ist für das Tumorgewebe charakteristisch.

In Anlehnung an GIBBS (1968) seien zusammenfassend folgende, für die Cytodiagnostik wichtigen Kriterien der Malignität aufgeführt:

1. Veränderungen des Zellkernes
    a) Anstieg der Kern-Plasma-Relation zugunsten der Zellkerne
    b) Hyperchromasie
    c) Abnormitäten des Chromatinmusters wie Verklumpung, marginale Kondensation, bizarre Formen
    d) polymorphe Vielkernigkeit, Variabilität der Kerngröße, Riesenkerne, Polymorphie des Einzelkernes
    e) Vergrößerung und Vermehrung der Nucleoli, unregelmäßige Nucleoluskonturen mit In- und Evaginationen
    f) Irregularität der Kernmembran mit Wechsel von „Verdickung" und „Verschmälerung", In- und Evaginationen

2. Veränderungen im Cytoplasma (geringe differentialdiagnostische Aussagekraft)
    a) Vacuolisierung, Anzeichen der pathologischen Schleimsekretion (mucicarminpositiv)
    b) atypische Cytoplasmaausreifung, durch Variabilität der Anfärbbarkeit hervortretend
    c) Leukocytenphagocytose
    d) Verschmälerung des Cytoplasmasaumes

3. Veränderungen in Zellgruppen
    a) „Kannibalismus"
    b) Verlust der Zellgrenzen
    c) Variabilität in Kerngröße und Form, in Nucleolenanzahl und -form, in Anfärbbarkeit zwischen benachbarten Zellen.

## III. Anwendungsbereich der Gastrocytologie

Über den Anwendungsbereich der Gastrocytodiagnostik gehen die Meinungen noch weit auseinander. Nach Ansicht von SCHADE (1960) ist die Domäne der Gastrocytologie das Oberflächencarcinom und der *early cancer*. HENNING und WITTE (1968) vertreten die Auffassung, daß diese Cytodiagnostik für die Erfassung von malignen Tumoren des Magens und der Speiseröhre nur eine „Zweitmethode" darstellt, der eine Röntgenuntersuchung vorausgehen soll (vgl. MASON, 1965). Als Suchmethode an einem unausgewählten Patientenkollektiv wird sie von RASKIN u. Mitarb. (1959), MACDONALD u. Mitarb. (1963) sowie TAEBEL u. Mitarb. (1965) abgelehnt. Jedoch wird sie für die Früherfassung kleiner Magencarcinome in zunehmendem Umfange forciert (SCHADE, 1964; YAMADA u. Mitarb., 1964). HENNING und WITTE (1968) führen folgende Indikationen für die Gastrocytologie an:

1. Röntgenologisch bekräftigter Tumorverdacht.
2. Durch negativen Röntgenbefund nicht entkräfteter klinischer Tumorverdacht bei mißlungener Gastroskopie und Gastrobiopsie.
3. Röntgenologisch und bioptisch gesicherte Magenschleimhautbefunde, die bekanntermaßen mit einem erhöhten Carcinomrisiko einhergehen, wie z.B. Perniciosa, Magenschleimhautpolypen oder Oesophagusstrikturen.
4. Tumorverdacht im Restmagen und
5. Patienten mit bioptisch gesicherter Umbaugastritis.

### 1. Gastritis

Die Zwischenstellung der chronischen Umbaugastritis zwischen gesunder Magenschleimhaut und Carcinom konnte besonders durch cytologische Untersuchungen bestätigt werden (WOLFF, 1968; Lit.). Die Gastrocytologie hat in diesen Fällen gegenüber der gezielten Biopsie den Vorteil, daß sie einen „Mittelwert" der Epithelveränderungen widerspiegelt. Dieser Umstand ist besonders in Hinblick auf die multizentrische Entstehung vieler Magencarcinome bedeutungsvoll.

CROFT u. Mitarb. (1966) bestimmten in der Magenspülflüssigkeit die Menge markierter DNS und schlossen aus der ebenfalls numerisch erfaßten Anzahl ausgereifter Epithelien auf den Umfang des Regenerationsvorganges. Es konnte eine kontinuierliche Zunahme des Markierungsindex von der gesunden Schleimhaut über die Oberflächengastritis zur atrophischen Gastritis und zur Gastritis bei sog. perniciöser Anämie ermittelt werden. Die Befunde wurden jeweils bioptisch bestätigt. Diese Ergebnisse stehen mit histophotometrischen DNS-Bestimmungen in Zellkernen der Korpus- und Antrumschleimhaut bei verschiedenen Gastritisstadien in Einklang (TIRELLI, 1962). Auch STEENBECK u. Mitarb. (1967) kamen zu entsprechenden Befunden bei Bestimmung des Nucleinsäurestoffwechsels mit $H^3$-Thymidin.

NIEBURGS u. Mitarb. (1965) konnten eine gute Korrelation zwischen Aciditätswerten und morphologischen Veränderungen im Gastrocytogramm ermitteln. Die cytologische Differenzierung erfolgte nach vier pathologischen Intensitätsstufen gegenüber Normalbefunden:

I: Die Kerne sind geringfügig vergrößert und weisen einzelne betont hervortretende Nucleolen und Chromozentren auf. Die anhaftenden Chromatinfäden reichen häufiger bis an die Kernmembran.

II: Die mäßig vergrößerten Kerne besitzen reichlich verdichtete Chromozentren, die betont hervortreten. Die übrige Kernstruktur ist blaß angefärbt.

III: Es liegt eine geringfügige Verschiebung der Kern-Plasma-Relation zugunsten des Kernes bei mittelgradiger Kernvergrößerung vor. Es finden sich blasse Kerne und solche mit mehreren Chromozentren.

IV: Die Kern-Plasma-Relation und die Kerngröße sind deutlich gegenüber der Norm verschoben. Als Kernstruktur dominieren Chromatinfäden und einzelne Chromozentren. Diese Epithelien unterscheiden sich von Tumorzellen durch das Fehlen der Chromatinvermehrung und -verdichtung und eine ungeordnete Chromatinstruktur.

Von 795 untersuchten Patienten fanden NIEBURGS u. Mitarb. (1965)

bei 536 Patienten Anacidität und Zellen der Stufen II—IV,
bei 186 Patienten Hypacidität und Zellen der Stufen II—III und
bei   73 Patienten freie HCl und Zellen der Stufen 0—I.

Bei allen Formen der Gastritis findet man als Ausdruck der gesteigerten *turn-over* Rate der Deck- und Kryptenepithelien einen vermehrten Zellgehalt im Gastrocytogramm. Während nacktkernige Epithelien für die Tumordiagnostik keine Aussagekraft besitzen, sind sie bei Gastritiden relativ häufig zu finden und erlauben in diesen Fällen auch diagnostische Rückschlüsse (GIBBS, 1968). Nacktkernige Epithelien sah GIBBS (1968) bei Norm- oder „Hyperacidität" häufiger als bei An- oder Hypacidität. Variationen im Kernbild findet man besonders bei chronischer Gastritis mit wie auch ohne intestinale Metaplasie. Bereits in Lavagen aus „gesunden" Mägen (*cave* Aussage ohne bioptische Kontrolle wegen Häufigkeit chronischer Gastritiden *ohne* Beschwerden!) findet man vereinzelt fahl-blau anfärbbare Kerne von Epithelien ohne Cytoplasmasaum und kleinere Streifen intakter Zellverbände. Atypische Variationen gutartiger Epithelien zeigen in Einzelfällen angedeutete Kriterien der Malignität. Die Erkennung und Abgrenzung dieser Epithelien gegenüber „echten" Tumorzellen ist von zentraler Bedeutung, um falsch positive Beurteilungen zu vermeiden. Entsprechende Zellulationen wurden wiederholt abgebildet (HENNING u. WITTE, 1957, 1968; RASKIN u. Mitarb., 1961; SEPPÄLÄ, 1961; RICHARDS u. SPRIGGS, 1961; GIBBS, 1968 u.a.). GIBBS (1968) demonstriert einen größeren Epithelverband mit uniformer Zellulation. Serienabbildungen bei verschiedener Focusierung zeigen über ein „honigwabenartiges" Zwischenstadium eine zunehmende Zellspreizung, durch den intracellulären Schleim bedingt. Die von GIBBS (1968) dargelegten Abbildungen verdeutlichen sinnfällig, daß Zellbilder entstehen können, die eine Differenzierung gegenüber Siegelringzellen sehr erschweren können. Häufig zu finden, und mühelos zu differenzieren, ist die Invasion polymorphkerniger Granulocyten in Deckepithelien (GIBBS, 1964, 1968; HENNING u. WITTE, 1968), wie sie bei verschiedenen Stadien der Gastritis beschrieben wurden (MAGNUS, 1946; MOTTERAM, 1951; WOOD u. TAFT, 1958; HENNING u. WITTE, 1968; GIBBS, 1968). Eine entsprechende Invasion oder auch Phagocytose von Leukocyten beobachtet man jedoch auch bei Tumorzellen. Stufenweise Zunahme degenerativer Veränderungen der Deckepithelien von leichter Gastritis über die schwere atrophisierende Gastritis bis zum Carcinom lassen fließende Übergänge der Intensitätsgrade von Zell- und Kernatypien erkennen.

Bei der *Oberflächengastritis* dominieren nach HENNING und WITTE (1968) im Zellbild hochprismatische Deckepithelien. Sie sind vermehrt parabasal vacuolisiert und können in kleineren Zellverbänden auftreten. Die Größe der Zellkerne variiert deutlich. Neben den Folgen der Autodigestion sind Kernpyknosen, eine Vergröberung und Verklumpung des Chromatingerüstes, ein Zerfall der Kerne in kleine dicht-homogene Fragmente oder eine Kernvacuolisierung zu sehen.

Im Verlaufe der *chronisch-atrophisierenden Gastritis* kommt es zu einer zunehmenden Zellschwellung, zu einer Fusion der Zellgrenzen, zu einer Variation in Größe und Gestalt der Kerne, zu einer Hyperchromasie sowie zu einer Chromatinverklumpung und betonter Nucleoluszeichnung. Einen spezifischenTyp der degenerativ veränderten Deckepithelien stellen solche dar, die mit Galle in Berührung gelangten (GIBBS, Lit.); die Karyorrhexis steht deutlich im Vordergrund (vgl. WANKE, 1966, 1968, 1970; WANKE u. Mitarb., 1966). Bei der atrophischen Gastritis findet man im Ausstrichpräparat nur noch selten hochzylindrische Zellen. Es dominieren statt dessen rundliche und plumpzylindrische Elemente. Neben einer unterschiedlichen Cytoplasmaanfärbbarkeit kommt es zu einer intensiven Basophilie. Es gelangen Symplasmen mit mehrschichtigen Kernlagen zur Beobachtung (HENNING u. WITTE, 1968). Mit Mucicarmin anfärbbare Becherzellen (RICHARDS u. SPRIGGS, 1961) sind keine Seltenheit mehr. Diese Becherzellen besitzen ein großblasiges Cytoplasma. Ihre Kerne liegen basal und sind dann abgeplattet. Besonders bei chronisch atrophisierender Gastritis findet man cytologische Grenzbefunde. Man sollte zurückhaltend sein, diese Zellveränderungen bereits im Sinne einer Präcancerose zu interpretieren (BRANDBORG, 1968). Sie sind in der Regel nur Ausdruck einer gesteigerten *turn-over* Rate (vgl. Kriterien der Malignität) bei der in Rede stehenden Erkrankung (vgl. PALMER, 1950; KONJETZNY, 1953).

Auf besondere cytologische Veränderungen bei der sog. *perniciösen Anämie* im Gastrocytogramm wird immer wieder hingewiesen (Abb. 362 und 363) (GRAHAM u. RHEAULT, 1954; MASSEY u. RUBIN, 1954; KLAYMAN u. MASSEY, 1954, 1955; ZAMCHECK u. Mitarb., 1955; RUBIN, 1955; GARDNER, 1956; BODDINGTON u. SPRIGGS, 1959; BRANDBORG u. Mitarb., 1961; HENNING u. WITTE, 1968). Dabei wird auf Kern- und Cytoplasmasaumvergrößerung, eine Mehr- und Vielkernigkeit, eine Nucleolenvergrößerung und eine abnorme Chromatinverteilung aufmerksam gemacht. In Einzelfällen erfolgt bereits eine Verschiebung der Kern-Plasma-Relation zugunsten der Kerne. Diese cytologischen Befunde können jedoch auch bei Achlorhydrie, Ulcus ventriculi, Carcinom oder tropischer Sprue erhoben werden (MASSEY u. KLAYMAN, 1955; GARDNER, 1956). Der gemeinsame Nenner dieser Zellveränderungen dürfte bei allen Patienten die atrophische Gastritis sein. Nach GIBBS (1968) gibt es für die sog. perniciöse Anämie kein spezifisches cytologisches Äquivalent. HENNING und WITTE (1968) werten die beschriebenen cytologischen Befunde im Sinne einer Präcancerose (s. dagegen BRANDBORG, 1968).

Die Bedeutung der cytologischen Methode liegt darin, frühzeitig eine „morphologische Brücke" zwischen chronischer Gastritis mit beginnender Dedifferenzierung, Ulcus mit Dedifferenzierung und Carcinom zu schlagen (HENNING u. WITTE, 1968; WOLFF, 1968).

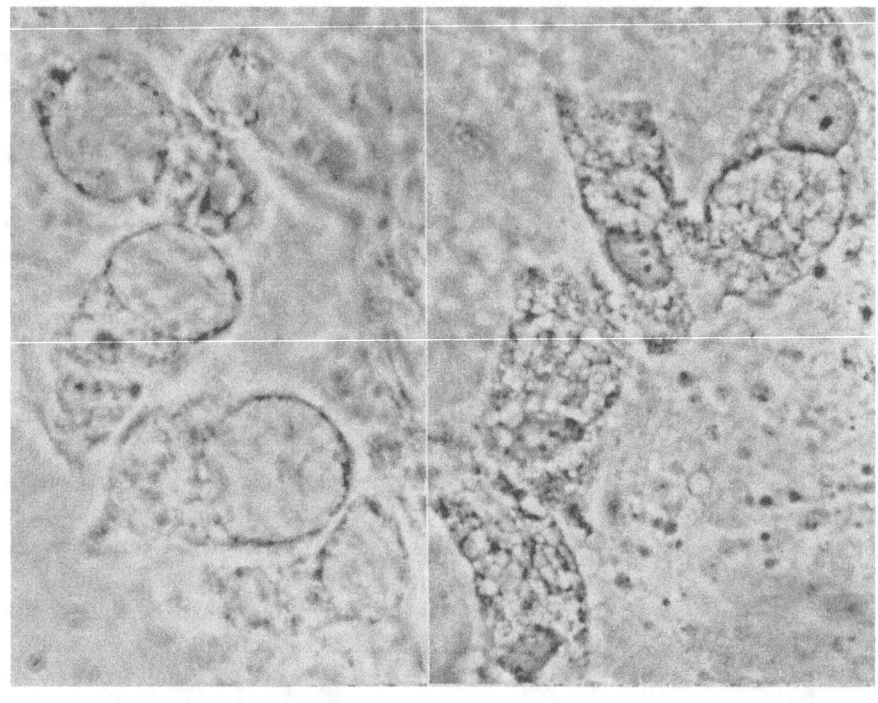

a b
Abb. 362a u. b. Gastrocytogramm bei Perniciosa. a Becherzellen, b kleinwabige Plasmavacuolisierung, Phasenkontrast. Vergr. 800fach. (Aus N. HENNING u. S. WITTE: Atlas der gastroenterologischen Cytodiagnostik, Abb. 51a u. b. Stuttgart: Thieme 1968)

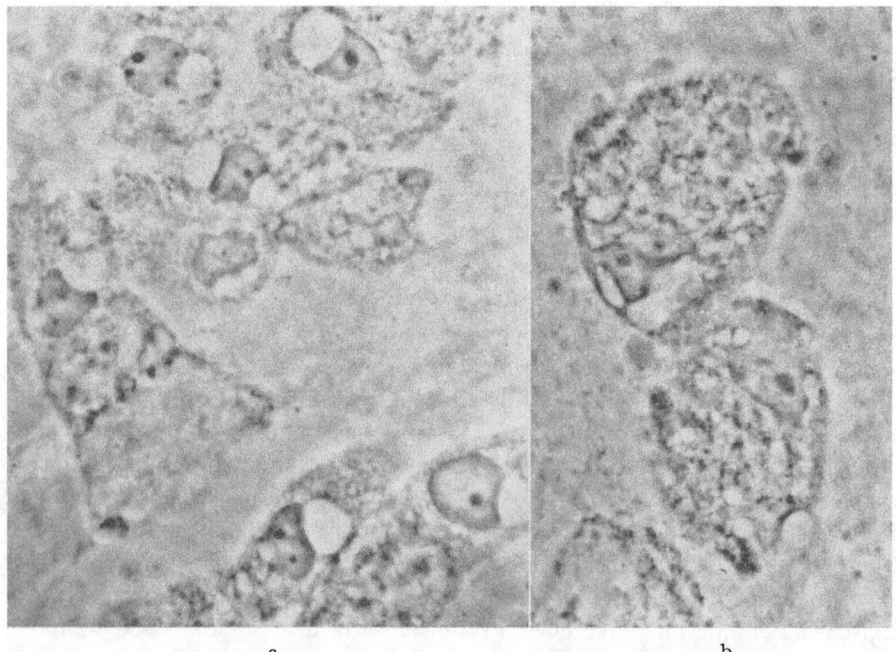

a b
Abb. 363a u. b. Gastrocytogramm bei Perniciosa. a Perninukleäre Vacuolisierung, b Cytoplasmavacuolisierung, Phasenkontrast. Vergr. 800fach. (Aus N. HENNING u. S. WITTE: Atlas der gastroenterologischen Cytodiagnostik, Abb. 54a u. b. Stuttgart: Thieme 1968)

## 2. Ulcus ventriculi

Die cytologische ,,Diagnose" des Ulcus ventriculi wurde besonders von WITTE erarbeitet (Abb. 364) (WITTE u. BRESSEL, 1965; HENNING u. WITTE, 1968). Ihre Bedeutung liegt in der Abgrenzung von ,,Ulcuszellen" (WITTE u. BRESSEL, 1965) gegenüber Tumorzellen. Die Ulcuszellen sind durch folgende Charakteristica ausgezeichnet:

Der Nucleolus ist in der Regel solitär; er liegt mittelständig und ist dicht strukturiert; er bleibt auch bei starker Vergrößerung rund bis oval. Dagegen findet man bei Tumorzellen eine Vermehrung und Polymorphie der Nucleoli (vgl. S. 749). Dieser Unterschied soll besonders deutlich bei Beurteilung im Phasenkontrastverfahren hervortreten.

Die gesteigerte Aktivität des Kernstoffwechsels (STÖCKER u. ALTMANN, 1963) der ,,Mutterzelle" findet ihren Niederschlag in einer verstärkten Anfärbbarkeit des plasmatischen Zellbestandteiles mit Fluorochrom. Die orale Gabe von Atebrin oder Acranil bewirkt bei Vorliegen eines Ulcus ventriculi eine klare mittel- bis grobgranuläre intraplasmatische gelb-grünliche Fluorescenz. Einen ähnlichen Befund sieht man jedoch auch bei Tumorzellen. Diese Ulcuszellen treten nach WITTE und BRESSEL (1965) bei chronischen Ulcera ventriculi, Altersulcera und Ulcera permagna mit verstärkten Atypien auf. Neben den oben beschriebenen Charakteristica werden noch lokalisierte ,,Verdickungen" der Kernmembran, Anisokaryose und Zellkolonien ohne erkennbare Zellgrenzen beschrieben. Diese ,,Übergangsbefunde" sind besonders wesentlich für die Morphogenese des Ulcuscarcinomes.

## 3. Malignome

Wie allgemein in der Cytologie, so gibt es auch für die Gastrocytologie kein sicheres Kriterium der Malignität einer speziellen Einzelzelle. Es gelingt nur selten, aus dem Cytogramm eine ,,histologische Diagnose" wie Adenocarcinom (zylindrische Zellen mit den Kriterien der Malignität sprechen für das Vorliegen eines gut differenzierten Adenocarcinomes) oder stark schleimbildendes Adenocarcinom, sog. Gallertcarcinom (Nachweis blasig aufgetriebener Siegelringzellen) zu stellen.

Die von PAPANICOLAOU (1954, 1956) angegebene Graduierung cytologischer Befunde hat eine weltweite Anwendung erfahren (s. dagegen BRANDBORG, 1968) und erlaubt eine treffende Beurteilung der cytologischen Bilder unabhängig von der Lokalisation des gewonnenen Materials:

I: Negativ; ausschließlich normale Zellen.
II: Negativ; unverdächtige, jedoch von der Norm abweichende Zellen.
III: Zweifelhaft; atypische Zellen, die weder als benigne noch als maligne klassifiziert werden können.
IV: ,,Positiv" mit Verdacht auf Malignität bei Vorliegen einzelner atypischer Zellen.
V: ,,Positiv" mit Verdacht auf Malignität bei Vorliegen zahlreicher atypischer Zellen oder Zellgruppen.

BRANDBORG (1968) lehnt diese ,,Malignitätsskala" von PAPANICOLAOU ab und unterscheidet nur zwischen negativen und positiven Befunden. BRANDBORG (1968)

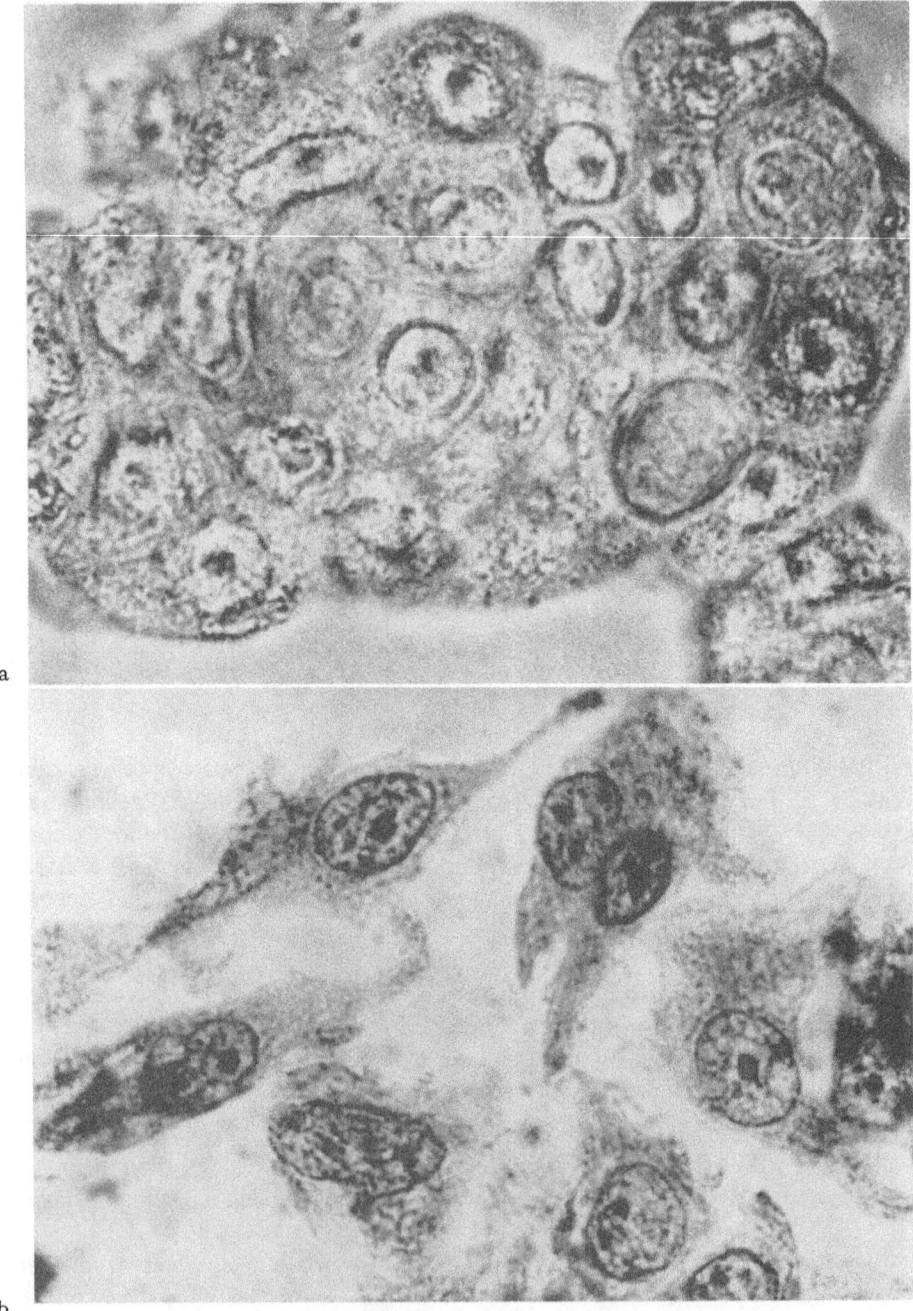

Abb. 364a u. b. Gastrocytogramm bei Ulcus ventriculi. a Deckepithelverband mit Anisokaryose und solitären, dichten Nukleolen, Phasenkontrast. Vergr. 800fach. b Vergrößerte, dichte Nukleolen. Färbung: nach PAPANICOLAOU. Vergr. 920fach. [Aus S. WITTE u. D. BRESSEL: Die cytologische Diagnose des Ulcus ventriculi. Dtsch. med. Wschr. **90**, 1100 (1965)]

weist besonders daraufhin, daß die Gruppe III nach PAPANICOLAOU sehr häufig bei der sog. perniciösen Anämie gefunden wird (GRAHAM u. RHEAULT, 1954; RUBIN, 1956). Aber gerade das von BRANDBORG (1968) als „Gegenargument" gewählte Beispiel unterstreicht den Wert dieser von PAPANICOLAOU vorgeschlagenen Differenzierung in 5 Stufen der Malignität, wenn man die Methode der Gastrocytologie als „Carcinomprophylaxe" verstanden wissen will und versucht mit ihrer Hilfe, Risikopatienten aus einem Allgemeinkollektiv herauszuwählen. Weiterhin bestätigt diese Graduierung unsere Vorstellungen über die Präcancerosen des Magencarcinomes (vgl. S. 633 ff.).

Multinukleäre Riesenzellen findet man nicht selten im Cytogramm von Carcinompatienten (GIBBS, 1968). Sie wurden jedoch auch bei chronischer „granulomatöser Gastritis" (RASKIN u. Mitarb., 1961) beschrieben. In diesen Fällen sind ihre „Mutterzellen" Gewebshistiocyten; diese können Fremdkörperriesenzellen weitgehend gleichen. Mittelgroße Riesenzellen bildeten RASKIN u. Mitarb. (1961) von einem Patienten mit Lymphogranulomatose ab. Auch wenn diesen Riesenzellen nach GIBBS (1968) keine diagnostische Beweiskraft beizumessen ist, lehrt die Erfahrung, daß diese multinukleären Riesenzellen in der Regel Carcinomzellen darstellen.

Bei Betrachtung mit dem Phasenkontrastmikroskop weisen die Tumorzellen große Nucleolen, eine stärker lichtbrechende Cytoplasmagranulierung und Vacuolisierung auf (HENNING u. WITTE, 1968). Native Zellen zeigen nach intravitaler Atebrinvorfärbung Cytoplasmagranula mit gelblicher Fluorescenz. Diese Granula sind in Tumorzellen dichter gelagert, unregelmäßig konfiguriert und geben eine intensivere Gelb-Fluorescenz. Differentialdiagnostisch sind Ulcuszellen (WITTE u. BRESSEL, 1965) durch ihre typisch gestalteten Nucleolen abgrenzbar. Auch die Granula dieser Ulcuszellen geben nämlich eine intensive Gelb-Fluorescenz. Als cytologisches Substrat dieser Fluorochromierung werden die Mitochondrien und Lipochondrien angesehen. Die Methode der Atebrin-Fluorochromierung basiert auf der biochemisch bestimmbaren verminderten Farbstoffausscheidung im Urin von Tumorträgern bei gesteigerter Speicherung desselben im Tumorgewebe (LEWIS u. GOLAND, 1948; BINGOLD u. Mitarb., 1955; BRILMAYER u. Mitarb., 1955).

Die Ergebnisse der Fluorochromierung mit Atebrin oder Acranil bei benignen und malignen Erkrankungen der Speiseröhre und des Magens weisen eine hohe Trefferquote der Methode auf (HENNING u. WITTE, 1968; vgl. auch BASTOS, 1965; ACKERMAN, 1966), siehe Tabelle S. 764.

*Plattenepithelcarcinome* des Magens stellen eine ausgesprochene Seltenheit dar (vgl. S. 695). Findet man im Gastrocytogramm exfoliierte Epithelien eines Plattenepithelcarcinomes, so handelt es sich in der Regel um Abkömmlinge eines Oesophaguscarcinomes oder eines des Nasen-Rachenraumes oder des Respirationstraktes.

Exfoliierte Zellen von Plattenepithelcarcinomen neigen dazu, sich aus dem Zellverband zu lösen und isoliert zu liegen. Das Cytoplasma dieser Epithelien ist aufgrund ihrer Widerstandfähigkeit gegenüber der HCl- und peptischen Verdauungspotenz des Magensaftes in der Regel unversehrt. Die Zellkerne liegen bevorzugt im Zellzentrum und dies auch bei spindeliger Konfiguration der Tumorzelle. Nur bei der „Kaulquappenzelle" liegt er exzentrisch (FROST, 1969). Das für reifende Plattenepithelien so typische fadenförmige Chromatinmuster kann bei der Tumorzelle Atypien aufweisen. Während der Zellreifung von der Basalzellschicht zu den apikalen Zellagen geht der Nucleolus normalerweise verloren. Auch desquamierte Epithelien reifer Plattenepithelcarcinome weisen diesen Verlust des Nucleolus auf. Dagegen besitzen wenig differenzierte Plattenepithelcarcinome als Indiz der gesteigerten biologischen Aktivität auch deutliche Nucleoli. Wie die euplastischen Zellen von den Basal- über die Parabasalzellen ausreifen, so wird auch eine zunehmende Kernpyknose deutlich. Durch Wasserverlust wird der Kerninhalt hyperchromatisch und die Kernmembran erhält eine gewellte Kontur. Das Kernmaterial selbst sintert zu einer amorphen Masse zusammen. Im „Finalstadium" ist eine Differenzierung reifer euplastischer und neoplastischer reifer Einzelzellen nicht mehr möglich (FROST, 1969).

Tabelle 48

| Diagnosen | Fallzahl | Fluorescenz | | |
|---|---|---|---|---|
| | | + | (+) | — |
| *Oesophagus* | | | | |
| Malignome | 82 | 56 | 12 | 14 |
| Benigne Fälle | 25 | 2 | 3 | 20 |
| *Magen* | | | | |
| Malignome | 83 | 61 | 14 | 8 |
| Ulcera | 94 | 12 | 49 | 33 |
| Gastritis | 97 | 5 | 55 | 37 |
| Polypen | 18 | 1 | 10 | 7 |
| *Gesamt* | | | | |
| Malignome | 165 | 117 (71%) | 26 (16%) | 22 (13%) |
| Benigne Fälle | 234 | 20 (9%) | 117 (50%) | 97 (41%) |

*Carcinome ohne nachweisbare funktionelle Differenzierung* lassen zwei Varianten erkennen:

1. Pleomorphe, großzellig-undifferenzierte Carcinome und
2. isomorphe, kleinzellig-undifferenzierte Carcinome (FROST, 1969).

Die *großzellig-undifferenzierten* Carcinome weisen eine ausgesprochene Pleomorphie der Einzelzelle auf. Neben großen findet man kleine Tumorzellen in bunter Mischung. Cytoplasmaanfärbung und -strukturierung wechseln von Zelle zu Zelle. Entsprechend variiert die jeweilige Kern-Plasma-Relation. Die Zellgrenzen sind häufiger verwaschen und unscharf gezeichnet. Die Kerne sind bevorzugt vesikulär und mit markanter Irregularität. Multiple Nucleolen und Mehrkernigkeit stellen keine Ausnahme dar.

Die *kleinzellig-undifferenzierten* Carcinome stellen häufiger typische Varianten des Plattenepithelcarcinomes dar (z. B. *oat-cell* carcinoma). Die Tumorzellen sind zu Zügen und Nestern formiert. Sie sind etwas größer als Lymphocyten und kleiner als Histiocyten und weisen einen extrem schmalen Cytoplasmasaum auf. Der Zellkern ist groß und nur diskret vesiculiert. Bei dichtliegenden Zellverbänden findet man häufiger Eindellungen durch Nachbarzellen. Das Kernchromatin ist in mäßigem Umfange verklumpt und weist eine ungleichmäßige Verteilung auf.

Exfoliierte Zellen eines *Reticulumzellsarkomes* bildeten RASKIN u. Mitarb. (1958, 1961) ab. Die Zellgröße entspricht jener mittelgroßer Histiocyten. Das Ausstrichbild ist monoton (Abb. 365). Die Kerne sind häufiger nieren- oder schuhsohlenförmig oder ausgeprägter lobuliert. KOSS (1968) beschrieb fingerförmige Kernausstülpungen, die in Einzelfällen das hervorstechende differentialdiagnostische Kriterium repräsentieren und diese Zellen als Abkömmlinge von Reticulumzellen ausweisen. Der Cytoplasmasaum ist in der Regel unscharf gezeichnet und irregulär. Die Mehrzahl der Zellen liegt einzeln; Zellnester werden nur nach langem Durchmustern des Ausstriches gefunden.

*Lymphosarkome*, von denen Einzelbeobachtungen vorliegen, die aus dem Ausstrich diagnostiziert werden konnten (ERNST u. Mitarb., 1951; RUBIN u. MASSEY, 1954; KLAYMAN u. Mitarb., 1955; RASKIN u. PLETICKA, 1960; RASKIN u. Mitarb., 1961; GIBBS, 1968) zeigen Zellen mit kräftig basophil tingierten Kernen und prominenten Nucleolen. Die Kern-Plasma-Relation ist zugunsten der runden Kerne verschoben. Jede Zelle liegt als Individuum ohne Eindellungen durch Nachbarzellen vor. Seltener findet man Gewebsfetzen im Ausstrich; aber auch in diesen Fällen sind Verformungen durch benachbarte Zellen die Ausnahme. Das betonte Hervortreten der Nucleolen kann als entscheidendes differentialdiagnostisches Kriterium gegenüber normalen Lymphocyten gewertet werden.

Fälle von *Lymphogranulomatose* stellten RASKIN u. Mitarb. (1961) vor. Die charakteristischen Hodgkin-Zellen stellen große Tumorzellen dar, die sich funktionell in Richtung einer germinalen Reticulumzelle oder eines Hämocytoblasten differenzieren (FROST, 1969). In den meisten Fällen imponieren sie jedoch nur als vergrößerte Zellen, die in typischer Weise zwei Kerne oder einen bohnenförmig tiefseptierten Kern enthalten (Abb. 366). Jeder Kern oder Teilkern ist von gleicher Größe und zeigt das entsprechende Chromatinbild mit prominenten, irregulär gestalteten Chromatinklumpen und markanter Parachromatin-clearing. Weiterhin liegt ein sehr deutlicher und vergrößerter Nucleolus vor, wobei in gegebenen Fällen jeder Doppel- oder Teilkern entsprechende Nucleoli aufweist. Dieses spiegelbildliche Verhalten ist äußerst charakteristisch. Begleitend findet man außerdem mehr oder weniger reichlich eosinophile und neutrophile Granulocyten.

Exfoliierte Zellen bei *Leiomyosarkomen* und *Fibrosarkomen* sind elongiert und imitieren nicht selten „Spindelzellen" von Plattenepithelcarcinomen (FROST, 1969). Ihre Zellmembran ist scharf und vereinzelt sind feine Fibrillen im Cytoplasma nachweisbar. Bei Routinefärbungen sind die Fibrillen in Leiomyosarkomen nicht von jenen der Fibrosarkome zu unterscheiden.

*Rhabdomyosarkome* zeigen im Ausstrich elongierte Zellen mit unscharfen Zellgrenzen und longitudinal verlaufenden intracytoplasmatischen Fibrillen. Diese weisen in periodischen Intervallen „Knoten" auf, die in benachbarten Fibrillen jeweils auf gleicher Höhe liegen, so daß die lichtmikroskopisch so charakteristische Querstreifung entsteht.

Im Gastrocytogramm können desquamierte Epithelien *maligner Melanome* (Metastasen) nachgewiesen werden (RASKIN u. Mitarb., 1958; REED u. Mitarb., 1962). Diese Tumorzellen liegen einzeln; bei Entdifferenzierung kann man jedoch auch häufiger Gewebsfragmente und Zellnester beobachten. Es handelt sich um große Zellen, deren Größe nur geringfügig variiert. Die Nucleolen treten betont hervor und können besonders hypertrophisch sein. Enthalten die desquamierten

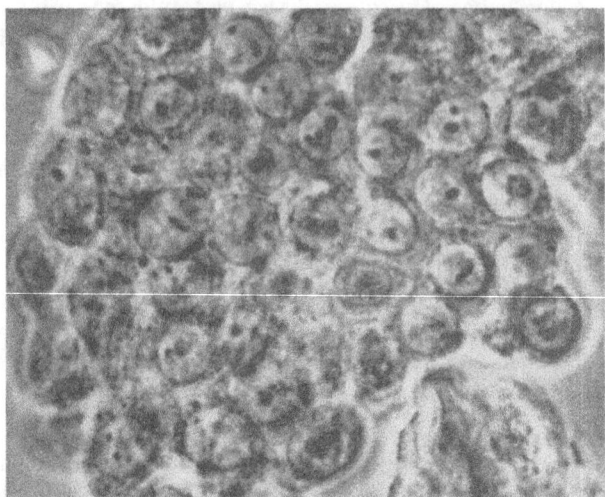

Abb. 365. Gastrocytogramm bei Retothelsarkom des Magens. Phasenkontrast. Vergr. 500fach. (Aus N. Henning u. S. Witte: Atlas der gastroenterologischen Cytodiagnostik, Abb. 83a. Stuttgart: Thieme 1968)

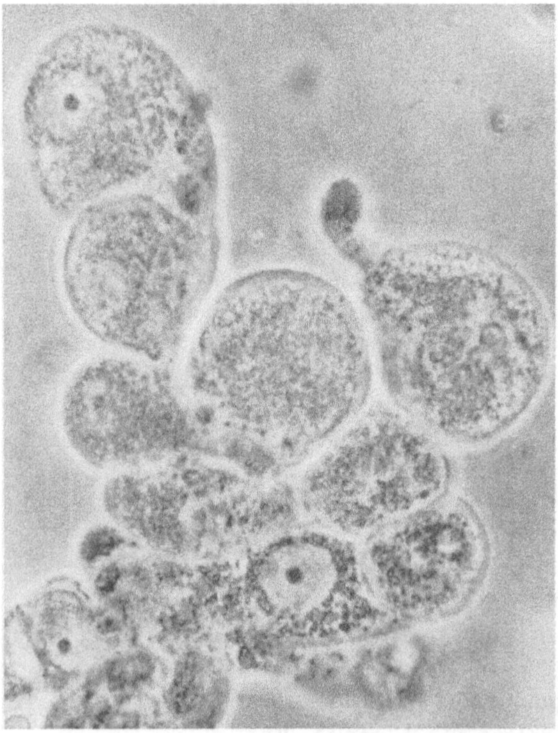

a

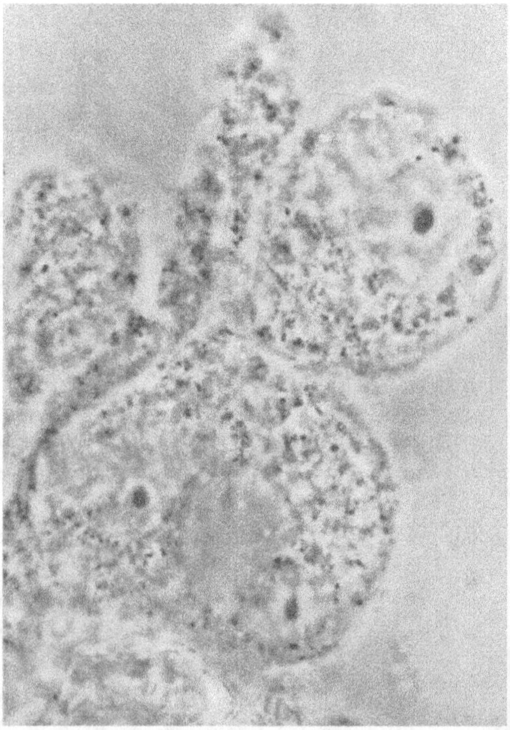

b

Abb. 366a u. b. Gastrocytogramm bei Lymphogranulomatose des Magens. a Wahrscheinlich Hodgkin-Zellen, b auch mehrkernige Riesenzelle. Phasenkontrast. Vergr.: a 510fach, b 800fach. (Aus N. Henning u. S. Witte: Atlas der gastroenterologischen Cytodiagnostik, Abb. 68a u. b. Stuttgart: Thieme 1968)

Epithelien Melaninpigment, so ist ihre Erkennung als Abkömmlinge eines malignen Melanomes leicht. Das Pigment ist gold-braun und fein-staubig bis massiv irregulär-klumpig verteilt. In einer Zelle variiert die Pigmentkorngröße bereits erheblich und es ist besonders diese Variabilität der Korngröße, die eine Differenzierung gegenüber anderen cytoplasmatischen Pigmenten erleichtert, so daß in dieser Hinsicht in der Regel keine differentialdiagnostischen Schwierigkeiten auftreten.

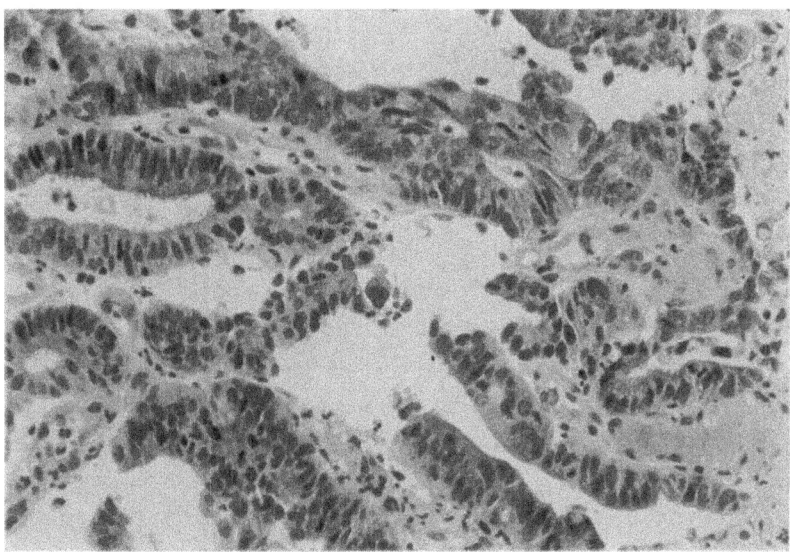

Abb. 367. Adenocarcinom des Magens. Biopsie, 75jährig, weiblich (E.-Nr. 14636/70, Path. Inst. Heidelberg). Färbung: HE, Vergr. 160fach

## IV. Die Trefferquote der Gastrocytologie im Vergleich zur Röntgenuntersuchung, Gastroskopie und Gastrobiopsie

Der Wert und die Anwendungsbreite einer Methode wird häufig an seiner Versagerquote bemessen, wobei in diesem Falle die Quote der falsch-positiven Diagnosen besonders ins Gewicht fällt. „Atypische" und „verdächtige" Zellen beobachtet man bereits bei atrophischer Gastritis mit und ohne intestinale Metaplasie, bei in Heilung begriffenen Ulcera oder bei Ulcera permagna sowie nach wiederholtem Erbrechen (GIBBS, 1968). Falsch negative Befunde resultieren nach GIBBS (1968) bei einem unter vier Carcinomträgern. Dabei legt GIBBS (1968) besonders strenge Maßstäbe an und bezeichnet auch solche Beurteilungen als „falsch negativ" bei denen „verdächtige", jedoch keine „eindeutigen" Tumorzellen nachweisbar sind. Besondere Schwierigkeiten bereiten in dieser Hinsicht ausgesprochen anaplastische (UMIKER u. Mitarb., 1958) oder sehr ausgereifte Tumoren (GIBBS, 1968). SCHADE (1960) fand unter 400 Malignomen bioptisch 3 Fälle von Reticulumzellsarkom, bei denen jeweils die Cytologie versagte. GIBBS (1968) verfügt über einen Fall eines bioptisch gesicherten, exulcerierten Lymphosarkomes, der ebenfalls cytologisch nicht diagnostiziert werden konnte, obwohl wiederholte und gezielte Spülungen durchgeführt wurden (vgl. BACH-NIELSEN,

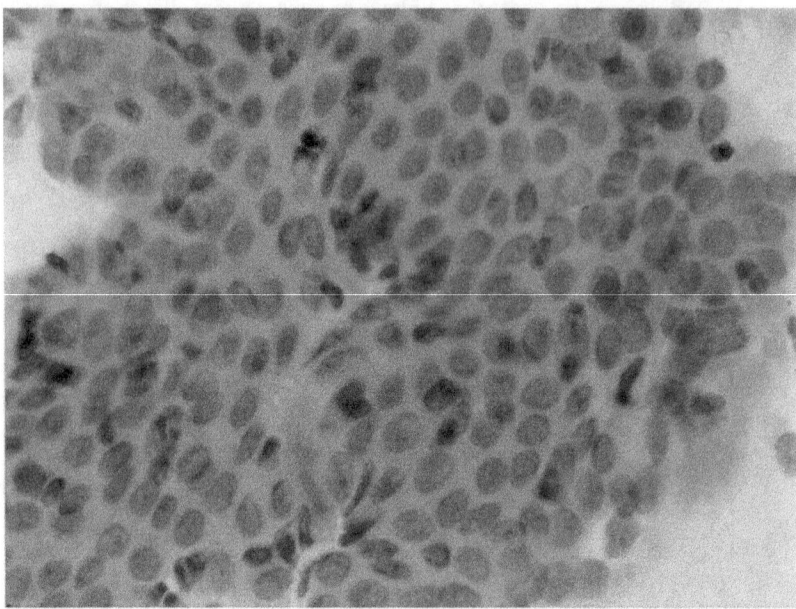

Abb. 368. Adenocarcinom des Magens. Weitgehende Isomorphie des Zellverbandes bei hochdifferenziertem Adenocarcinom. Washing, 75jährig, weiblich. Färbung nach PAPANICOLAOU
Vergr. 500fach

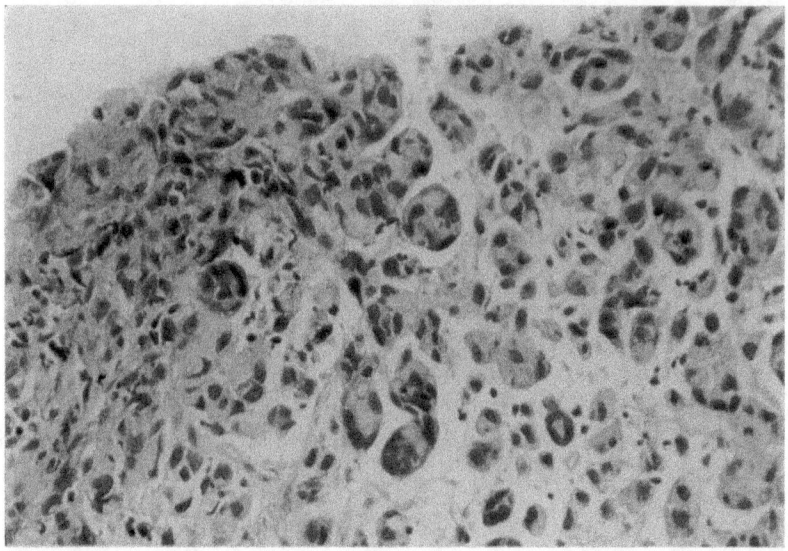

Abb. 369. Exulceriertes, wenig differenziertes Adenocarcinom des Magens. Biopsie, 67jährig, weiblich (E.-Nr. 18606/69, Path. Inst. Heidelberg). Färbung: HE, Vergr. 160fach

1966). TAEBEL u. Mitarb. (1965) übersehen das umfangreichste Patientenkollektiv mit cytologischer Untersuchung „maligner Lymphome": 10 Lymphosarkome, 10 Reticulumzellsarkome und 3 Fälle von Lymphogranulomatose des Magens. In

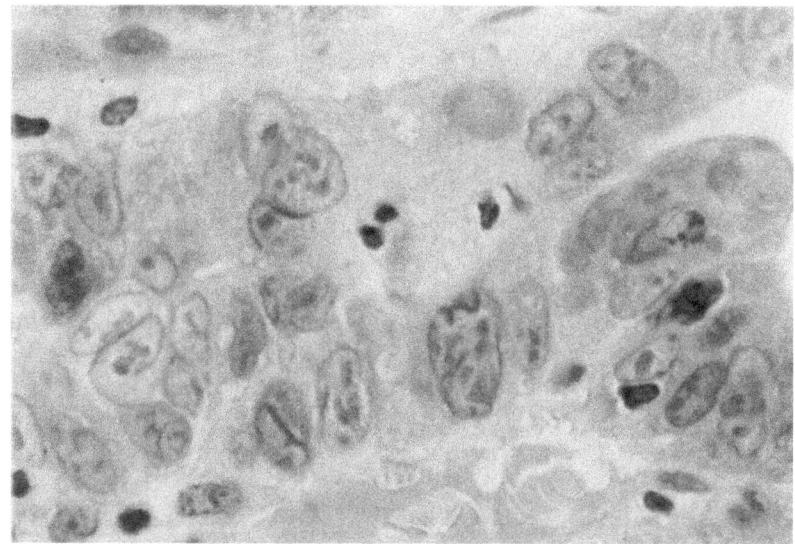

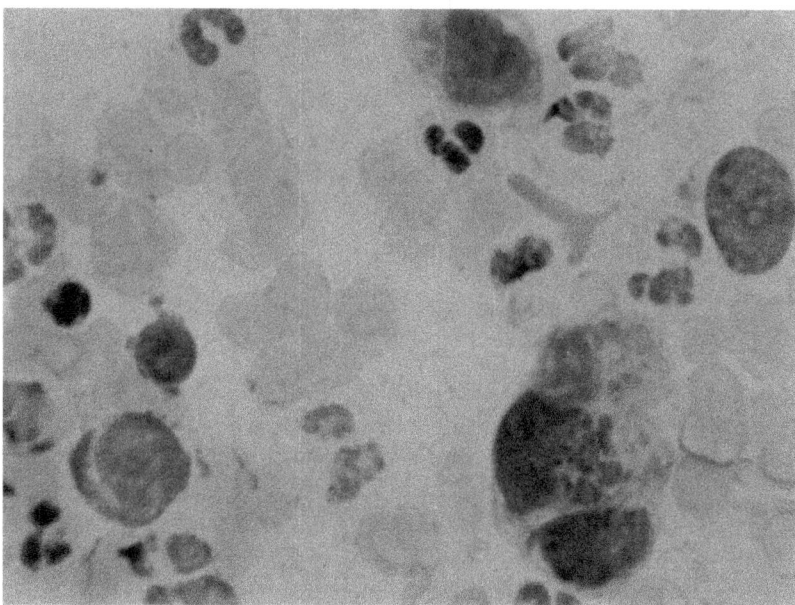

Abb. 370a u. b. Tumorzellen bei wenig differenziertem Adenocarcinom des Magens. Washing, 67jährig, weiblich. Färbung: a HE, b nach PAPANICOLAOU. Vergr. a u. b 1000fach

9 Fällen war die cytologische Untersuchung positiv, in 11 negativ und in 3 Fällen war das Ergebnis unbefriedigend. Danach ist die cytologische Erfassung mesenchymaler Magentumoren bis heute besonders problematisch geblieben.

Die Häufigkeitsangaben über falsch-positive Befunde liegen nach BRANDBORG (1968) unter 1% (BRANDBORG u. Mitarb., 1961, 1967; SEPPÄLÄ, 1961; RASKIN u. Mitarb., 1962; MACDONALD u. Mitarb., 1963; KERNES u. BALES, 1968). Nach

VILARDELL (1963) muß bei 200 cytologischen Untersuchungen mit einer Fehlbeurteilung gerechnet werden. Die Quote falsch-positiver Befunde ist besonders bei Anwendung von Abrasionsmethoden hoch. HENNING und WITTE (1968) errechneten in einer Sammelstatistik (RACHIR u. LAMBLING, 1958; GEPHART u. GRAHAM, 1959; MACDOALD u. Mitarb., 1963; HENNING u. Mitarb., 1964; YAMADA u. Mitarb., 1964; MACDONALD u. Mitarb., 1964; LANGE u. GROSSER, 1965; PAPAGEORGIOU, 1965; TAEBEL u. Mitarb., 1965; MELAMED u. KOSS, 1966) aus 11807 cytologischen Untersuchungen (Oesophagus und Magen betreffend) einen Prozentsatz von 1,5% falsch positiver Ergebnisse. Der Prozentsatz falsch-positiver Beurteilungen bei erwiesenermaßen gutartigen Erkrankungen der Speiseröhre und des Magens im Vergleich zu Röntgenologie und Endoskopie wird von HENNING und WITTE (1968) in einer Literaturübersicht wie folgt angegeben:

| Autoren | Cytodiagnostik | | Röntgenologie | | Endoskopie | |
|---|---|---|---|---|---|---|
| | Zahl der Fälle | davon falsch positiv | Zahl der Fälle | davon falsch positiv | Zahl der Fälle | davon falsch positiv |
| KLAYMAN u. Mitarb. (1955) | 78 | 1 | 78 | 6 | 43 | 1 |
| SEYBOLT u. PAPANICOLAOU (1957) | 421 | 1 | 421 | 17 | — | |
| Ross u. Mitarb. (1958) | 151 | 1 | 151 | 37 | — | |
| KUROKOWA u. Mitarb. (1960) | 461 | 9 | 461 | 18 | — | |
| BERES u. Mitarb. (1960) | 27 | 1 | 27 | 2 | — | |
| MACDONALD u. Mitarb. (1963) | 94 | 0 | 94 | 5 | 56 | 3 |
| HENNING u. Mitarb. (1964) | 153 | 6 | 152 | 8 | 135 | 4 |
| MCNEER u. KOSS (1966) | 800 | 1 | 800 | 6 | — | |
| Summe | 2185 | 20 | 2184 | 99 | 234 | 8 |
| Prozentsatz falsch + | | 0,9% | | 4,5% | | 3,4% |

Die cytologische *Tumorzellausbeute* hängt von der Lokalisation, der morphologischen Differenzierung und dem Ausmaß der Exulceration des jeweiligen Tumors ab (Abb. 367—372). Carcinome der Kardiaregion bieten eine hohe Tumorzellausbeute (BLOCK u. LANCASTER, 1964; TAEBEL u. Mitarb., 1965); in dieser Region ist die Cytologie der Röntgenologie und Endoskopie deutlich überlegen. Demgegenüber entgehen Tumoren des Canalis pyloricus häufiger dem cytologischen Nachweis. Papillär exophytische Tumoren werden zu einem hohen Prozentsatz cytologisch erfaßt, während ausgedehnt exulcerierte oder diffus infiltrierend wachsende Tumoren häufiger cytologisch negative Lavagen ergeben. Auch ein breiter, dem Tumor anhaftender Schleimfilm kann die Zelldesquamation in das Magenlumen verhindern und damit negative Befunde bewirken. Große „alte" Tumoren bieten ebenfalls eine schlechte Tumorausbeute, wogegen rasch wachsende, kleine Tumoren besonders gut cytologisch diagnostiziert werden können. Entsprechend werden auch die höchsten cytologischen Trefferquoten beim *early cancer* angegeben; sie erreichen in den Untersuchungen von KASUGAI (1970) 95%. Anaplastische Carcinome exfoliieren häufiger kleine Zellen und entziehen sich dadurch in vielen Fällen der richtigen Diagnose, da diese Tumorzellen mit

„Gastritiszellen" verwechselt werden können (UMIKER u. Mitarb., 1958). BRANDBORG und WENGER (1968) geben bei Anwendung einer α-Chymotrypsin-haltigen Spülflüssigkeit und „blind-washing" eine Trefferquote von 97,1%! gegenüber von 86% bei Anwendung einer einfachen Ringerlösung (TAEBEL u. Mitarb., 1965) an. Diese hohe Trefferquote sinkt jedoch auf 70% bei Vorliegen exulcerierter Carcinome. Die Treffsicherheit der Gastrocytologie ist somit besonders von der

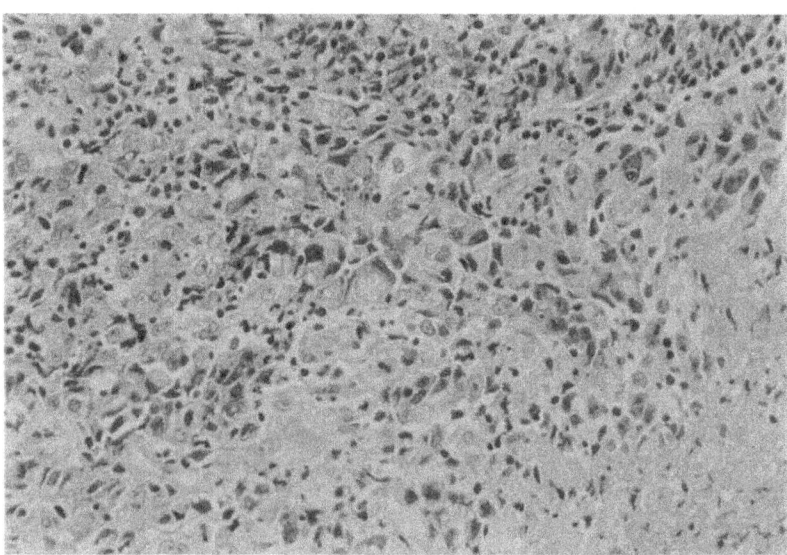

Abb. 371. Anaplastisches Adenocarcinom des Magens. Biopsie, 78jährig, weiblich (E.-Nr. 19001/69, Path. Inst. Heidelberg). Färbung: HE, Vergr. 160fach

angewandten Methode abhängig und die im Weltschrifttum zu findenden Prozentsätze, die eine Ausbeutequote von 46—97% wiedergeben, spiegeln nicht zuletzt die Exaktheit der jeweiligen Methodik und der gezielten Materialauswahl (BRANDBORG u. WENGER, 1968: Trefferquote von 97,1% bei Ausklammerung exulcerierter Carcinome) wider:

| Autoren | Fallzahl | Treffsicherheit in % |
|---|---|---|
| SEPPÄLÄ (1961) | 113 | 46 |
| WITTE (1959) | 184 | 65 |
| SEYBOLT u. PAPANICOLAOU (1957) | 114 | 66 |
| KLAYMAN u. Mitarb. (1955) | 75 | 80 |
| TAEBEL u. Mitarb. (1965) | 282 | 81 |
| NITZSCHE u. SCHUMANN (1965) | 95 | 84 |
| FUKUDA (1958) | 76 | 85 |
| KURUKAWA (1958) | 121 | 90 |
| CABRE-FIOL u. Mitarb. (1959) | 94 | 90 |
| RASKIN u. Mitarb. (1959) | 131 | 95 |
| KASUGAI (1970) | 120 | 95 |
| SCHADE (1960) | 258 | 97 |

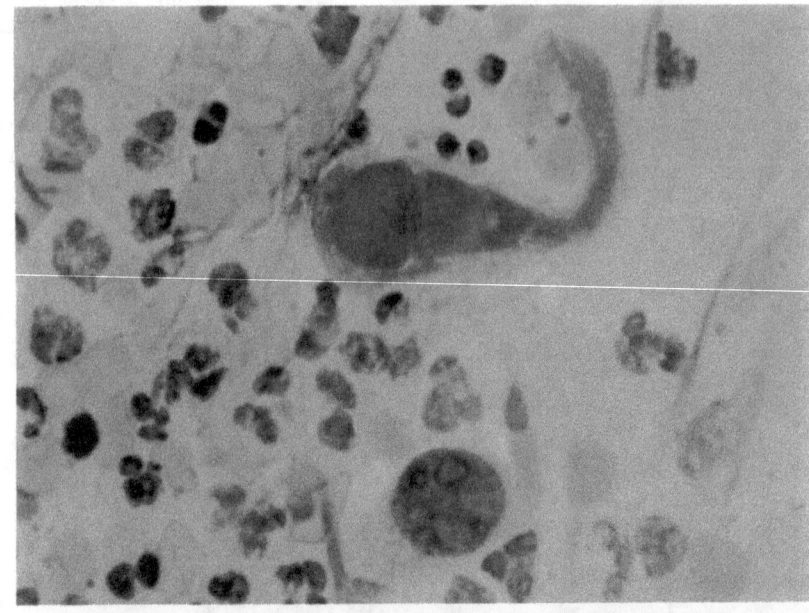

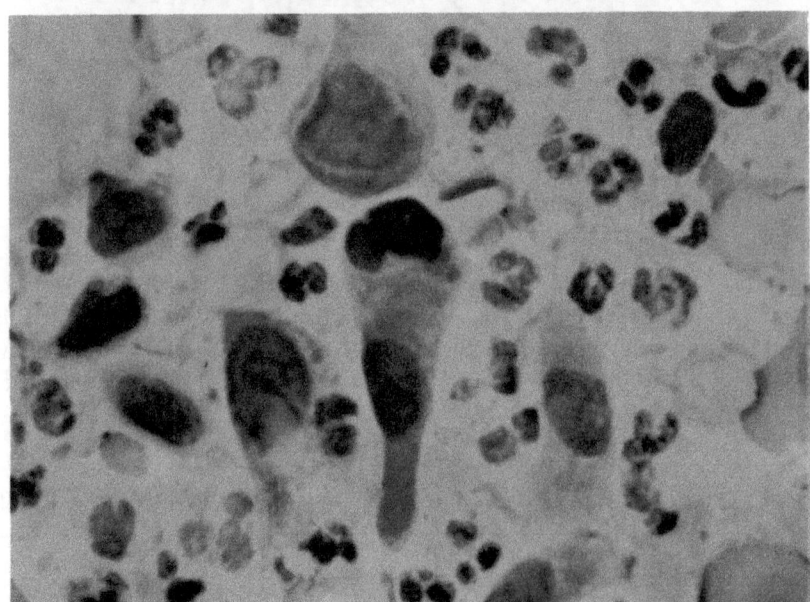

Abb. 372a u. b. Tumorzellen bei anaplastischem Adenocarcinom des Magens. Washing, 78jährig, weiblich. a u. b Färbung nach PAPANICOLAOU, Vergr. 1000fach

Die diagnostischen Möglichkeiten, die durch Anwendung der Cytologie eröffnet werden, erkennt man am eindrucksvollsten beim Vergleich röntgenologischer und endoskopischer Befundergebnisse. Nach BARTELHEIMER (1962) ist die Exfoliativcytologie die treffsicherste klinische Untersuchungsmethode zur

Erfassung von Magencarcinomen. Sie hat gegenüber der Röntgenologie nur den einen Nachteil, daß keine Aussagen über die funktionellen Veränderungen oder die Tumorausdehnung cytologisch möglich sind.

Die Trefferquote der Röntgenographie ist generell nur schwer zu erfassen. Sie wird von Optimisten mit 80—90% beziffert und erreicht im allgemeinen kaum 70%, wenn nur definitiv positive Diagnosen berücksichtigt werden (KLAYMAN u. Mitarb., 1955; SEYBOLT u. PAPNICOLAOU, 1957; ROSS u. Mitarb., 1958; RASKIN u. Mitarb., 1959); werden die tumorverdächtigen Befunde mit hinzugerechnet, so steigt die diagnostische Ausbeute auf etwa 85% an (CABRE-FIOL u. Mitarb., 1959; TAZAKI, 1959). Durch methodische Fortschritte japanischer Autoren ist jedoch die röntgenologische Früherfassung von Magencarcinomen ungemein gefördert worden (SHIRAKABE u. Mitarb., 1969, Lit.). Bei kombinierter Anwendung von Endoskopie und Röntgenologie erzielten CARNEVALI u. Mitarb. (1964) in 91 von 100 Fällen jeweils eine positive Tumordiagnose.

HAMANAKA (1967) diagnostizierte von 408 am Resektionspräparat später gesicherten Carcinomen den Tumor präoperativ bei fortgeschrittenen Carcinomen mit dem Fibergastroskop in 92,3% und durch gezielte Mehrfachbiopsien in 90,0%; bei exulcerierten Tumoren wurde mit dem Fibergastroskop in 75,0% und durch die Biopsie in 87,8% die richtige präoperative Diagnose gestellt und beim *early cancer* mit dem Fibergastroskop in 87,1% und durch die gezielte Biopsie in 90,3%.

Nach KASUGAI (1970) wurde die Diagnose des *early cancer* präoperativ durch Endoskopie, Biopsie und Cytologie wie folgt korrekt gestellt:

In 97,7% durch die Endoskopie (131 von 134 Fällen),
in 96,0% durch die Biopsie (121 von 126 Fällen),
in 95,0% durch die Cytologie (114 von 120 Fällen).

Ergänzend zu der Literaturübersicht von HENNING und WITTE, 1968 (REECE u. Mitarb., 1961; WITTE u. BRESSEL, 1962; MACDONALD u. Mitarb., 1963; PAPAGEORGIOU, 1964; LANCE u. GROISSER, 1965; TAEBEL u. Mitarb., 1965; NITZSCHE u. SCHUMANN, 1965) ergibt ein Vergleich der diagnostischen Resultate der röntgenologischen und cytologischen Methode folgende Zahlenwerte:

| Fallzahl | Cytodiagnostik | | | Fallzahl | Röntgenographie | | |
|---|---|---|---|---|---|---|---|
| | + | ± | 0 | | + | ± | 0 |
| 1690 | 1358 | 63 | 269 | 1669 | 1275 | 224 | 160 |
| Prozentsatz | 80,4 | 3,7 | 15,9 | | 76,4 | 14,0 | 9,6 |

Ein Vergleich der Resultate von Cytodiagnostik und Endoskopie ergibt in Ergänzung der Literaturübersicht von HENNING und WITTE, 1968 (RICHIR, 1956; WITTE u. BRESSEL, 1962; MACDONALD u. Mitarb., 1963; LANCE u. GROISSER, 1965; KASUGAI, 1970) folgende Zahlenwerte:

| Fallzahl | Cytodiagnostik | | | Fallzahl | Endoskopie | | |
|---|---|---|---|---|---|---|---|
| | + | ± | 0 | | + | ± | 0 |
| 544 | 443 | 22 | 79 | 465 | 361 | 31 | 73 |
| Prozentsatz | 81,4 | 4,1 | 14,5 | | 77,6 | 6,7 | 15,7 |

Die erweiterten röntgenologischen, gastrocinematographischen und endoskopischen Methoden haben es ermöglicht, daß besonders in Japan Frühcarcinome immer häufiger unter der Gesamtzahl resezierter Magencarcinome gefunden werden. Dieser diagnostische Erfolg der kombinierten Anwendung morphologischer und klinischer diagnostischer Methoden wird besonders in einer Übersicht von PROLLA (1970) verdeutlicht:

| Auf das Frühcarcinom entfielen | Resezierte Mägen |
|---|---|
| 1955—1956 | 3,8 % |
| 1959 | 10,8 % |
| 1964 | 15,9 % |
| 1966 | 34,5 % |

Nach UENO u. Mitarb. (1970) wird das Frühcarcinom bioptisch in 93,8% der Fälle präoperativ richtig diagnostiziert:

| Carcinomtyp | Fallzahl | Ergebnisse der Biopsie | |
|---|---|---|---|
| | | + | — |
| Progressives Carcinom: | | | |
| Borrmann I | 14 | 12 | 2 |
| Borrmann II | 66 | 57 | 9 |
| Borrmann III | 32 | 31 | 1 |
| Borrmann IV | 17 | 14 | 3 |
| Summe I—IV | 129 | 114 (87,6%) | 15 (12,4%) |
| Frühcarcinom: | | | |
| I | 16 | 16 | 0 |
| IIa | 14 | 9 | 5 |
| IIa + IIc | 19 | 19 | 0 |
| IIc | 66 | 64 | 2 |
| IIc + III | 45 | 43 | 2 |
| III | 1 | 1 | 0 |
| IIb | 1 | 0 | 1 |
| Summe | 162 | 152 | 10 |
| % | | 93,8% | 6,2% |

Die Domäne der Gastrocytologie wird in zunehmendem Maße die Erfassung des Magenfrühcarcinomes. Ihrer Anwendung als *screening method* steht in Deutschland im wesentlichen ein Personalmangel entgegen. Technisch wäre es durch die Gastrocytologie durchaus möglich, bioptisch als „Risikopatienten" erkannte Patienten einer fortlaufenden Kontrolle zu unterziehen. Vergleichende Untersuchungen über die Ergebnisse der Cytologie und Biopsie unter Zugrundelegung einer eigenen Gastritiseinteilung (vgl. S. 255) ermöglichen es, die Gruppe der Risikopatienten einer „morphologisch-klinischen" Kontrolle zu unterziehen (vgl. JUNGHANNS u. WANKE, 1970):

| "Papanicolaou" | "Gastritisstadium" | | | | | | | | | | | |
|---|---|---|---|---|---|---|---|---|---|---|---|---|
| | 0 | 0—1 | 1 | 2 | 3 | 4 | 4a | 5 | 5a | 6 | 7 | |
| I | 5 | 6 | 7 | 4 | 1 | — | — | — | — | — | — | |
| II | — | — | 1 | 1 | 4 | 5 | 6 | 4 | 4 | — | — | |
| III | — | — | — | — | — | 1 | 3 | 2 | 4 | 1 | 8 | |
| IV | — | — | — | — | — | — | — | — | 2 | 4 | 6 | |
| V | — | — | — | — | — | — | — | — | — | 3 | 19 | |
| Summe | 5 | 6 | 8 | 5 | 5 | 6 | 9 | 6 | 10 | 8 | 32 | =100 |

# N. Der operierte Magen

Jede „kurative" Magenoperation bedeutet, unabhängig vom Grundleiden, eine wesentliche Beeinträchtigung der Funktion von Magen, Duodenum, Jejunum, Pankreas, Leber und Gallenwegen. Diese „Störung der Digestionsharmonie" ist zwangsläufig um so ausgeprägter, je radikaler der operative Eingriff war.

Generell ist in der Magenchirurgie zwischen Methoden mit und ohne Resektion zu unterscheiden (HARKINS u. NYHUS, 1962; HOLLE, 1968, Lit.; ZUKSCHWERDT u. FARTHMANN, 1969, Lit.). Jede Methode ist durch eine relativ konstante Versagerquote belastet. Diese Versagerquote ist besonders in der Ulcuschirurgie durch die Polyätiologie des Grundleidens und die häufig nur unvollkommene Analyse der Pathogenese des Spezialfalles (z.B. Zollinger-Ellison-Syndrom, vgl. S. 400) bedingt. Die Magenchirurgie wird nach ZUKSCHWERDT und FARTHMANN (1969) im wesentlichen durch zwei Gesichtspunkte beeinflußt:

1. Die chirurgische Behandlung des Ulcus ventriculi sive duodeni mit dem Bestreben, eine möglichst „form- und funktionsgerechte" Methode zu wählen (HOLLE, 1967) und die Auswirkungen gestörter Funktion zu beseitigen.

2. Die chirurgische Behandlung des Magencarcinomes, mit dem Bestreben, eine möglichst radikale Tumorentfernung zu erreichen, wobei die Funktionserhaltung von untergeordneter Bedeutung bleibt.

Bei selektiver Indikationsstellung und einwandfreier operativer Technik (Folgen fehlerhafter operativer Technik und ihre Beseitigung s. bei HARKINS u. NYHUS, 1962; HOLLE, 1968; GÜTGEMANN u. SCHREIBER, 1969) werden in der Ulcuschirurgie in 85—95% gute Spätresultate erzielt (FINSTERER, 1947; NISSEN, 1952; WENZ u. Mitarb., 1960; GALL, 1963; SALZER, 1964; GUNDERSEN u. CLEMONS, 1965; KLOSSNER, 1966; NEUMAYR, 1967; RUEFF, 1967; HOLLE, 1968, Lit.; KOELSCH, 1969 u.a.). Entgegen dieser optimistischen Interpretation der Operationsergebnisse (vgl. die folgenden Abschnitte) ist nach BERG (1964) in sehr viel höheren Prozentsätzen mit unterschiedlich häufig auftretenden Folgeerscheinungen nach Magenresektion zu rechnen:

in 60% Verdauungsstörungen,
in 50% Eisenmangelanämien,

in 46% entzündliche Veränderungen,
in 36% eine beschleunigte Magenentleerung,
in 30% Pankreasschädigungen,
in 9% Dumping-Syndrom,
in 7% ausgesprochene Sturzentleerung.

Um den therapeutischen Erfolg oder Mißerfolg definitiv beurteilen zu können, muß man eine postoperative Anpassungszeit verstreichen lassen, ehe die optimale Leistung des Restmagens und die funktionelle Adaptation an den neuen Situs erfolgt. Diese Adaptationszeit wird von KOELSCH (1969) beim Magenresezierten mit 6—12 Monaten veranschlagt; danach wird das operative und funktionelle Ergebnis ebenfalls in 85—95% als zufriedenstellend bezeichnet. Die wichtigsten funktionellen Störungen nach den allgemein bevorzugt angewandten Methoden der Magenoperation sind nach NEUMAYR (1967) sowie KOELSCH (1969):

1. Durch die Verkleinerung des Magen-Drüsen-Apparates und den Ausfall der Antrummukosa ein Verlust der Magenverdauung, eine verminderte Produktion des *Intrinsic factor* sowie der HCl mit Keimaszension in den oberen Dünndarm.

2. Durch den Ausfall des Canalis pyloricus ein Verlust der Speicher-, Durchmischungs- und Verteilerfunktion des Magens und des Temperaturausgleiches der Ingesta.

3. Eine unerwünschte Stimulierung der gastrininduzierten Sekretion wird bedingt durch den Kontakt der Pylorusdrüsen mit Speisen bei unzureichender Resektionshöhe oder Gastroenterostomie — durch den Kontakt der Pylorusdrüsen mit alkalischem Duodenalinhalt (z.B. bei Ausschaltung nach FINSTERER oder unilateraler Pylorusausschaltung nach v. EISELSBERG) — sowie durch Stagnation und Distension im präpylorischen Bereich z.B. bei zu hoch angelegter Gastro-Enterostomie oder Vagotomie mit Hemmung der Magenmotorik bei fehlender Pyloroplastik.

4. Eine Entleerungsbehinderung mechanisch bedingt durch Verwachsungen, Obstruktionen und Kompressionen oder funktionell bedingt infolge Lähmung der Motorik nach Vagotomie.

5. Ausschaltung funktionell wichtiger Dünndarmsegmente wie Duodenum und oberes Jejunum mit mangelhafter Stimulierung des Pankreas infolge „Umleitung" der Ingesta und Ausfall des besonders intensiv resorbierenden Dünndarmsegmentes.

6. Unphysiologische Einwirkungsfolge der Verdauungsenzyme mit besonderer Beeinträchtigung der Lipolyse.

7. Störungen des Elektrolyt- und Säure-Basen-Haushaltes.

8. Die Rolle der zuführenden Schlinge.

9. Die Rolle der abführenden Schlinge und ihrer Kurzschlußverbindung zum Magen mit den Folgen des postprandialen Früh- und Spätsyndromes.

Um dem funktionellen und patho-anatomischen *Status post operationem* gerecht zu werden, muß die präoperative Ausgangslage mit berücksichtigt werden, da das zum Eingriff führende Grundleiden entscheidend das postoperative Zustandsbild prägt (WANKE u. EHLERS, 1963 u.a.).

Die methodischen Varianten der Ulcuschirurgie spiegeln wie kein anderes „Indiz" unser jeweiliges Wissen um die Ätio-Pathogenese der Ulcuskrankheit vor dem Hintergrund der Anatomie, Physiologie und Biochemie des Magens wider.

## I. Situs nach verschiedenen Methoden der Magenoperation wegen Ulcus oder Carcinom

BILLROTH führte 1881 die erste erfolgreiche Magenresektion beim Menschen durch; die Kontinuität wurde durch Gastro-Duodenostomie (Modus Billroth I) oder Gastro-Jejunostomie bei Verschluß des Duodenalstumpfes (Modus Billroth II) wieder hergestellt. Diese klassischen Operationsmethoden wurden in der Folgezeit wiederholt modifiziert (Abb. 373—375). Neben Anlage einer vorderen

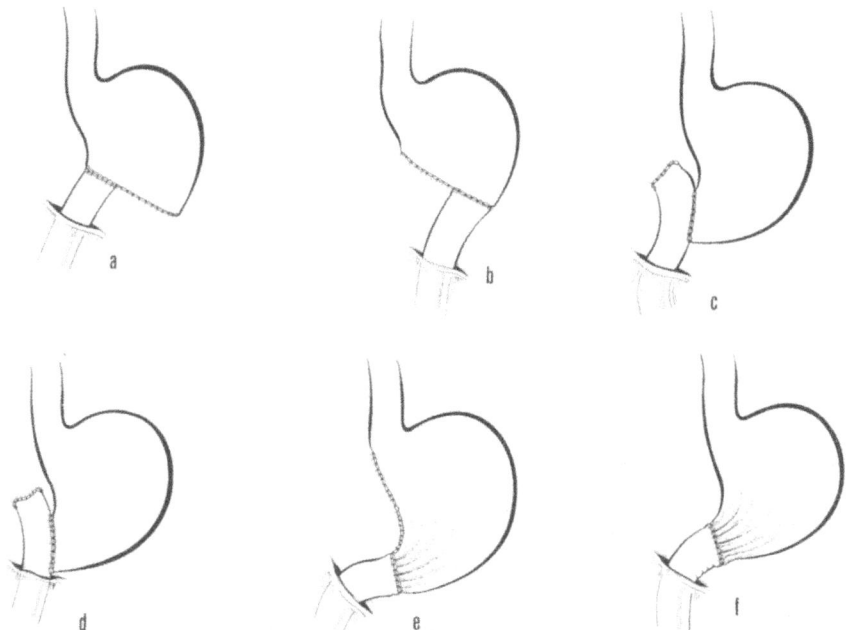

Abb. 373a—f. Modifikationen der Resektion nach Billroth I. a Originalmethode von BILLROTH, b nach BILLROTH/MAYO, c nach v. HABERER/FINNEY, d nach WINKELBAUER, e nach SHOEMAKER/MAYO, f nach v. HABERER (umgezeichnet nach ZUKSCHWERDT und FARTHMANN, 1969)

(WÖLFLER, 1881) oder hinteren (COURVOISIER, 1883) Gastro-Enterostomie wurden verschiedene Positionen der Anastomose und Jejunalschlinge empfohlen, um einen Gallereflux in den Magen zu verhüten; aus dieser Erwägung heraus wurden ergänzend Anastomosen zwischen zu- und abführender Schlinge angelegt (LAUENSTEIN, 1891; BRAUN, 1893). Die Y-förmige End-zu-Seit-Anastomose geht auf ROUX (1893) zurück. Die von v. EISELSBERG (1895) primär bei einem inoperablen Tumor angewandte Methode der „unilateralen Pylorusausschaltung" gewann später in der Ulcuschirurgie als „Resektion zur Ausschaltung" zunehmende Bedeutung. Bereits 1882 hatte RYDYGIER die erste Magenresektion wegen eines Ulcus vorgenommen. Unter dem Einfluß von VIRCHOW sowie HAUSER (vgl. S. 416) wurde das Ulcus jedoch zunächst nur als lokales Leiden aufgefaßt, so daß

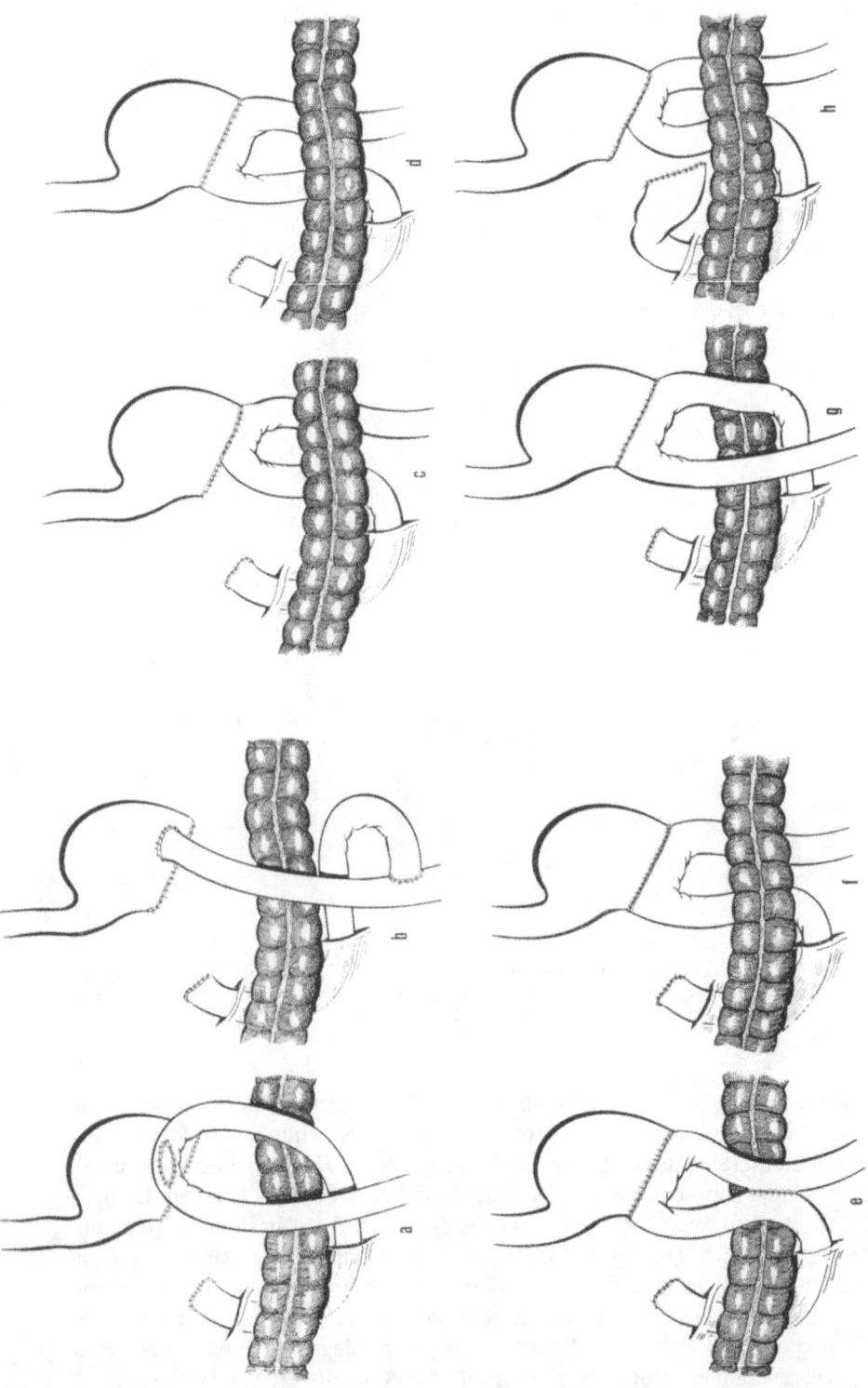

Abb. 374 a—h. Modifikationen der Resektion nach Billroth II. a Originalmethode nach BILLROTH, b nach Roux, c nach HOFMEISTER/FINSTERER, d nach REICHEL/POLYA, e nach KRÖNLEIN/BALFOUR, f nach SCHMIEDEN/PAUCHET, g nach KRÖNLEIN/MOYNIHAN, h nach FINSTERER (umgezeichnet nach ZUKSCHWERDT und FARTHMANN, 1969)

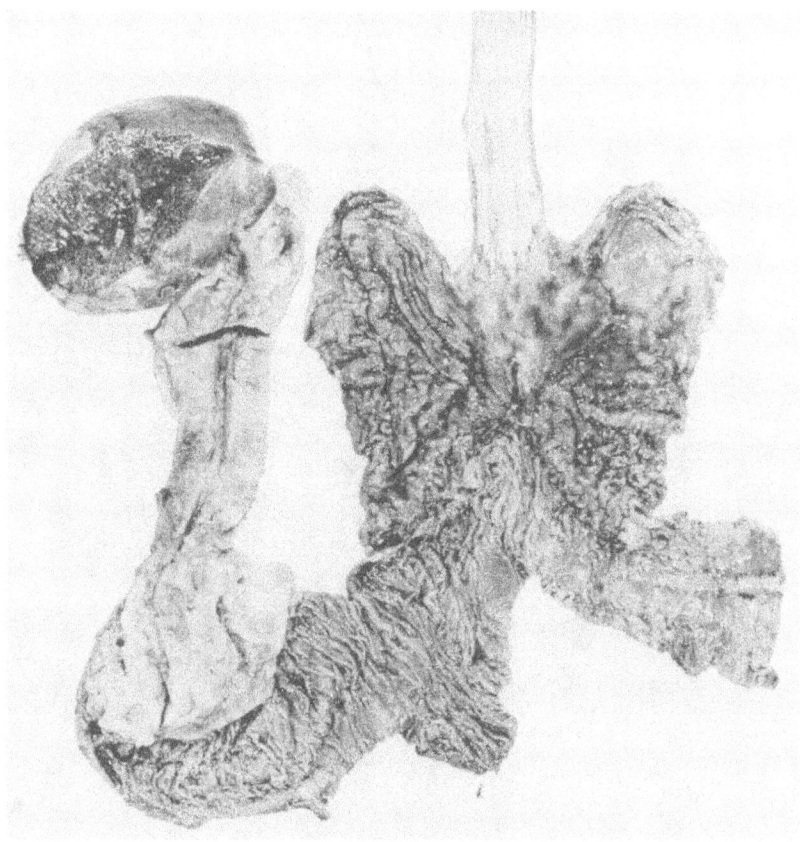

Abb. 375. Gastro-Enterostomie mit Resektion nach Billroth II. 53jährig, männlich
(SN 1084/70, Path. Inst. Heidelberg)

eine alleinige Ulcusexcision ausreichend erschien, wobei MOYNIHAN und MAYO (zit. nach ZUKSCHWERDT u. FARTHMANN, 1969) die Excision schon mit Gastro-Enterostomie oder Pyloroplastik (Abb. 376) verbanden. Auch die Segment- oder Querresektion geht auf BILLROTH (1887, zit nach v. HABERER, 1953) zurück (Abb. 377) (vgl. RIEDEL, 1909; PAYR, 1910). WANGENSTEEN (1957) kombinierte weiterhin die Segmentresektion mit einer Pyloroplastik und Vagotomie. Die Methoden der Pyloroplastik gehen im wesentlichen auf HEINEKE (1886), V. MIKULICZ (1888), JABOULAY (1892) und FINNEY (1902) zurück.

Die klassischen *resezierenden* Operationsmethoden mit $^2/_3$- bis $^3/_4$-Resektion des Magens und Anlage einer Gastro-Duodenostomie oder Gastro-Jejunostomie beeinträchtigen besonders ausgeprägt Form und Funktion des Magens. Die Wahl der Methoden basierte zunächst auf der Vorstellung, die säureproduzierende Belegzellmasse zu reduzieren, die Entleerungsbehinderung durch Pylorusresektion zu beseitigen und die hormonale Phase der Magensaftsekretion durch Resektion der Mucosaareale mit Pylorusdrüsen auszuschalten (SCHUR u. PLASCHKES, 1915; LORENZ u. SCHUR, 1922; ENDERLEN u. Mitarb., 1923; WANKE, 1929, 1930;

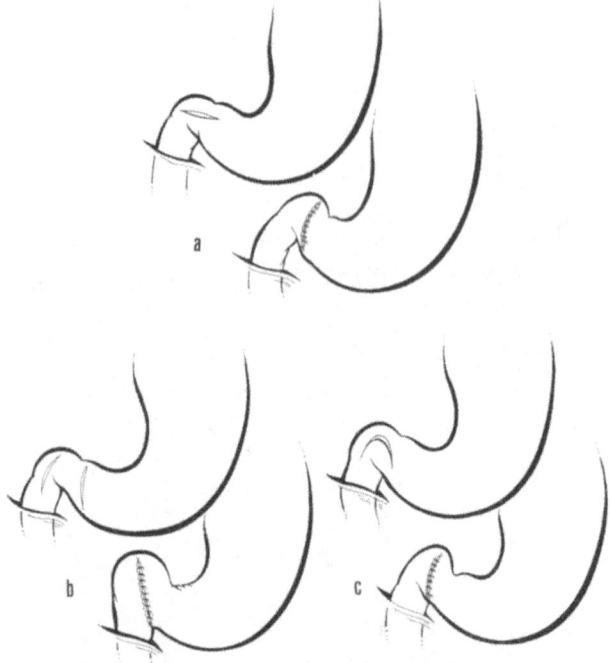

Abb. 376a—c. Drainageoperationen. a Pyloroplastik nach HEINEKE/v. MIKULICZ, b Gastro-Duodenostomie nach JABOULAY, c Gastro-Duodenostomie nach FINNEY (umgezeichnet nach ZUKSCHWERDT und FARTHMANN, 1969)

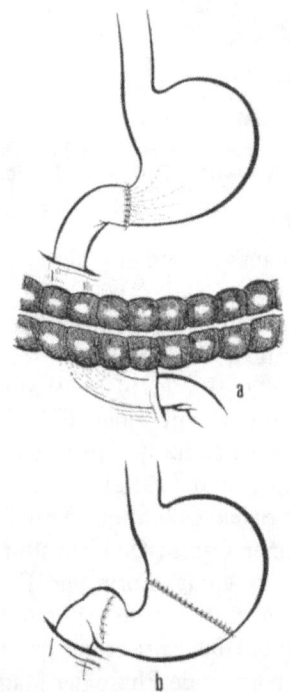

Abb. 377a u. b. Querresektionen. a Nach PAYR/RIEDEL, b nach WANGENSTEEN (mit Pyloroplastik) (umgezeichnet nach ZUKSCHWERDT und FARTHMANN, 1969)

WANKE u. ALNOR, 1950; KATSCH u. PICKERT, 1953; NISSEN, 1954; HENNING, 1956; HENNING u. Mitarb., 1961, 1966). Ein hoher Prozentsatz der Rezidive geht zu Lasten einer intraoperativen Fehleinschätzung der Pylorusdrüsenausdehnung (vgl. S. 822 ff.) und entsprechender ungenügend hoher Resektion. Nach ZUKSCHWERDT und FARTHMANN (1969) führen nahezu alle Varianten der Billroth II-Methode zu den gleichen Ergebnissen, wenn die zuführende Schlinge nicht zu lang und der „Abzugring" in der Gastro-Jejunostomie nicht zu weit oder zu eng bemessen wird. Wird die Anastomosierung nach dem Modus Billroth II vorgenommen, beobachtet man häufiger eine komplizierende Gastritis und ein Carcinom im Restmagen (ANSCHÜTZ u. WANKE, 1931; KALK, 1962; BERNDT, 1963; GERSTENBERG u. Mitarb., 1965; HENNING u. Mitarb., 1966; vgl. auch S. 651).

Im Zuge der Magenresektion werden bei der Mobilisation der kleinen Kurvatur häufiger zum Magen ziehende Vagusfasern durchtrennt; ein Umstand, der von GRIFFITH (1962) mit „antiselektive Vagotomie" (zit. nach ZUKSCHWERDT u. FARTHMANN, 1969) bezeichnet wurde.

Als besonderer Nachteil der Resektion nach dem Modus Billroth II (s. weiter S. 799 ff.) sind Sturzentleerung und Ausfall der hydrokinetischen Pankreassekretion anzusehen (HART u. LICK, 1966, Lit.), während die Wahrung der Kontinuität nach Gastro-Duodenostomie in dieser Hinsicht funktionell bessere Ergebnisse zeitigt (ALTENPOHL u. ALLGÖWER, 1957; EVERSON, 1954; HART u. LICK, 1965; HART u. Mitarb., 1966; HOLLE u. Mitarb., 1967; BARTSCH u. SCHREIBER, 1967 u.a.).

Zur Umgehung tiefsitzender, nicht zu resezierender Ulcera gab FINSTERER (1918) die Methode der Resektion zur Ausschaltung an (vgl. Abb. 374h). Nach BUCHBERGER und KUNZ (1968) folgte man der eigentlichen Empfehlung von FINSTERER (1918), die Mucosa aus dem distalen Magenstumpf „auszuschälen", nicht, so daß besonders diese Methode mit einer hohen Quote von Anastomosenulcera belastet ist.

KELLING (1918) und MADLENER (1923) empfahlen für hochsitzende Magengeschwüre eine Resektion bei Zurücklassung des Ulcus; aufgrund der häufigen Komplikationen wie Blutung, Perforation und maligne Entartung (fehlende morphologische Kontrolle des Lokalbefundes, primäres exulceriertes Carcinom!?) wurde diese Methode jedoch bald wieder aufgegeben. Anstelle der palliativen Resektion bei hochsitzenden Geschwüren halten ZUKSCHWERDT und FARTHMANN (1969) die Schlauchresektion nach SHOEMAKER (1911) für die Methode der Wahl.

Der Gruppe der *nicht-resezierenden* Verfahren sind die Modi der Gastro-Enterostomie (Abb. 378) und Vagotomie zuzurechnen.

RYDYGIER (1882) übernahm die Methode der Gastro-Enterostomie und wandte sie erstmalig auch bei benigner Pylorusstenose an. Die Varianten beruhen vornehmlich auf einer unterschiedlichen Schlingenführung (Abb. 378), der zusätzlichen Anlage eine Entero-Anastomose nach BRAUN oder ROUX sowie den Modi der „Resektion zur Ausschaltung nach v. EISELSBERG sowie SCHMILINSKY. SCHMILINSKY (1918) beabsichtigte, mit seiner Methode vornehmlich bei Vorliegen einer malignen Pylorusstenose durch Anlage seiner „inneren Apotheke"

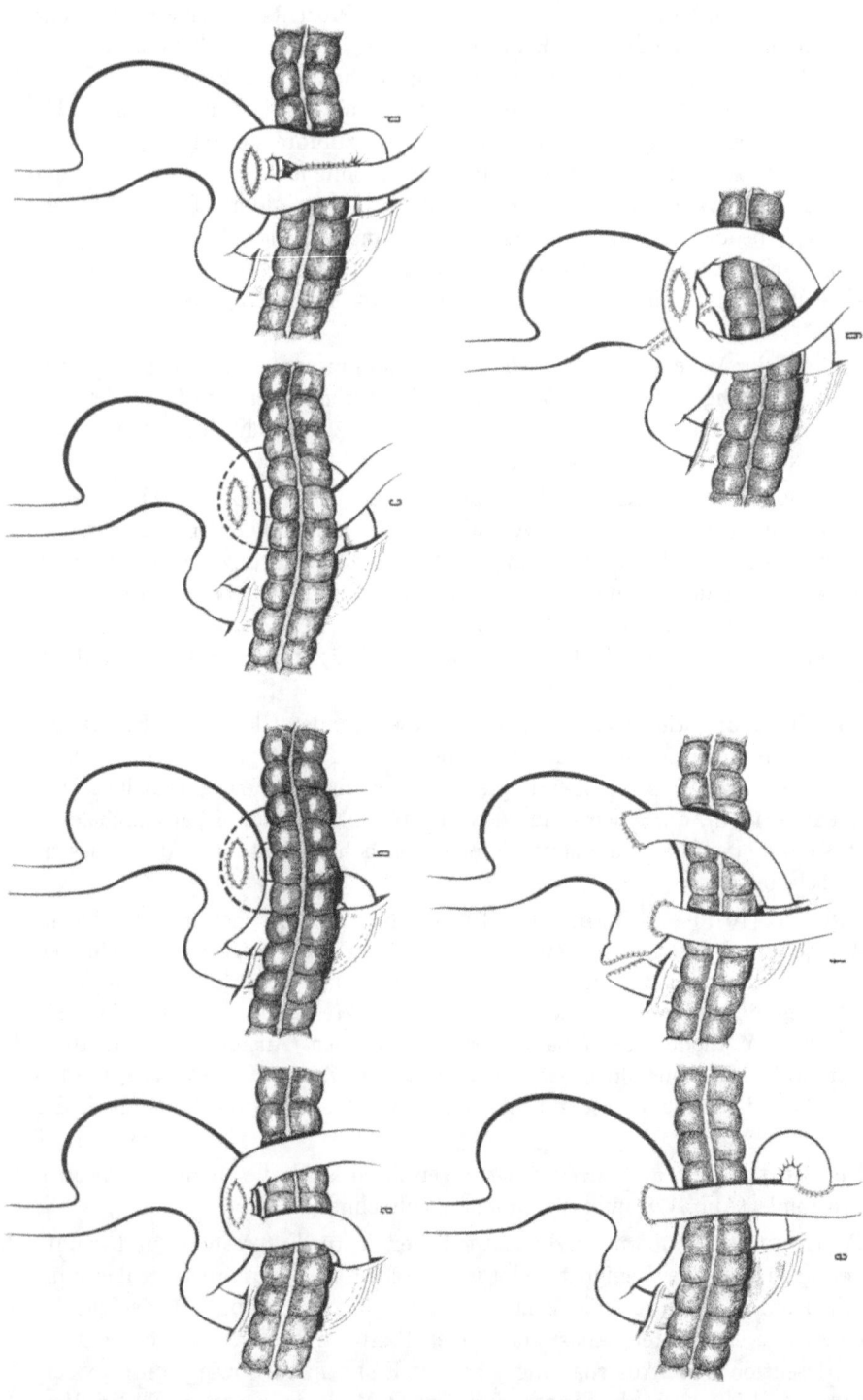

Abb. 378a—g. Modifikationen der Gastro-Enterostomie. a Nach WÖLFLER, b nach COURVOISIER, c nach v. HACKER, d nach BRAUN, e nach ROUX, f nach SCHMILINSKY, g nach v. EISELSBERG (umgezeichnet nach ZUKSCHWERDT und FARTHMANN, 1969)

das gesamte Duodenalsekret wieder in den Magen zu leiten, um eine möglichst optimale Digestion zu erreichen.

Eine „echte" Indikationsstellung für die Anlage einer Gastro-Enterostomie ist heute nur noch selten gegeben, da bei unveränderten Sekretionsverhältnissen zwangsläufig entscheidende Faktoren der Ulcusförderung weiter bestehen. Infolge des Refluxes von Galle und alkalischem Darminhalt resultiert eine kontinuierliche Stimulierung der Magensekretion. Die extreme Potenzierung aggressiver Faktoren bewirkt die sehr hohe Rezidivquote nach Gastro-Enterostomie (vgl. S. 424ff.). Heute gilt die Anlage einer alleinigen Gastro-Enterostomie nur noch bei inoperablen Carcinomen oder überalterten und in schlechtem Allgemeinzustand befindlichen Patienten mit Pylorusstenose für indiziert (FINSTERER, 1918; ENDERLEN u. v. REDWITZ, 1922; NISSEN, 1954; HENNING, 1956; LINDENSCHMIDT, 1958; ZUKSCHWERDT u. LINDENSCHMIDT, 1962; KALK, 1962; HARKINS u. NYHUS, 1962; HOLLE, 1968; ZUKSCHWERDT u. FARTHMANN, 1969; SCHREIBER u. KRENTZ, 1969).

Die *Vagotomie* wird in Verbindung mit nicht-resezierenden und resezierenden Verfahren angewandt (Übersicht s. Abb. 379a—g nach ZUKSCHWERDT u. FARTHMANN, 1969):

1. Vagotomie mit nicht-resezierenden Verfahren:
   a) Trunkuläre Vagotomie mit hinterer Gastro-Enterostomie nach DRAGSTEDT (Ulcus wird belassen).
   b) Trunkuläre Vagotomie mit Pyloroplastik nach HENDRY sowie WEINBERG (Ulcus wird excidiert oder umstochen).

2. Vagotomie mit resezierenden Verfahren:
   c) Trunkuläre Vagotomie mit Magenresektion nach dem Modus Billroth II nach EDWARDS sowie FARMER.
   d) Selektive Vagotomie mit Antrektomie und Gastro-Duodenostomie nach HARKINS und NYHUS.
   e) Trunkuläre Vagotomie mit Segmentresektion und Pyloroplastik nach BERNE.
   f) Selektive Vagotomie mit proximaler Magenresektion, Pyloroplastik und Oesophago-Gastrostomie End-zu-End nach HOLLE.
   g) Selektive Vagotomie mit proximaler Magenresektion, Pyloroplastik und Oesophago-Gastrostomie End-zu-Seit nach HOLLE.

Die nicht-resezierenden Operationsmethoden basieren auf der theoretischen Vorstellung, daß durch die Vagotomie die direkte sowie indirekte Stimulierung der Belegzellen (vgl. S. 176 ff.) und Motilität der Muscularis herabgesetzt würde. Erste Versuche der isolierten Vagotomie (EXNER, 1911; JABOULAY, 1901; STIERLIN, 1920; BIRCHER, 1925; LATARJET, 1923; SCHIASSI, 1925; HARTZELL, 1929) ergaben schlechte Spätresultate. So ist nach BROOKS und MOORE (1953) 10 Jahre nach subdiaphragmatischer Vagotomie in 14% mit einem Rezidiv zu rechnen. Als wesentliche Ursachen dieser hohen Rezidivquote werden Hypomotilität mit Entleerungsverzögerung und ein damit verbundener gesteigerter Gastrineffekt infolge mechanischer Überdehnung des Canalis pyloricus angesehen (SCHMITZ u. Mitarb., 1952; EVANS u. Mitarb., 1953). Entsprechend wird die Vagotomie heute durch Gastro-Enterostomie (DRAGSTEDT u. WOODWARD, 1951) oder Pyloroplastik (DRAGSTEDT u. OWENS, 1943; WEINBERG, 1954; NYHUS u. Mitarb., 1955;

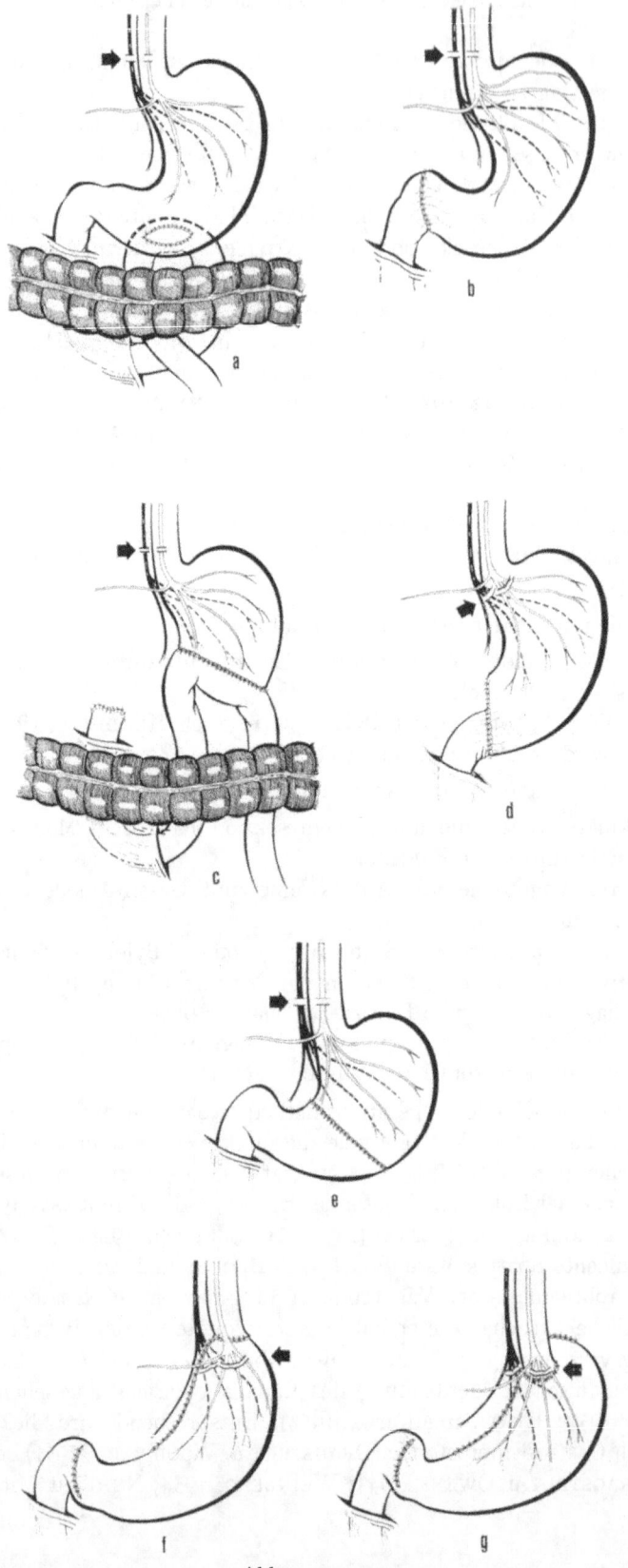

Abb. 379a—g

BERGLIN, 1959; BURGE, 1960; DRAGSTEDT u. Mitarb., 1964; KRAFT u. Mitarb., 1966, u.v.a.) ergänzt. Die Methode der selektiven Vagotomie (proximalen) (HART u. HOLLE, 1964) wurde besonders von HOLLE (1968, Lit.) ausgearbeitet.

SCHREIBER und KRENTZ (1969) sehen als Vorzug dieser „bionomen und biotechnischen" Operationsmethoden ein Ausbleiben der Atrophie der spezifischen Drüsenzellen der Korpusschleimhaut, der nicht nur für die Sekretionsleistung des Magens bedeutungsvoll ist, sondern auch die Gefahr der Präcancerose (atrophische Gastritis mit intestinaler Metaplasie oder Dedifferenzierung vgl. S. 633) bannt. Als Nachteil heben SCHREIBER und KRENTZ (1969) hervor, daß z.Z. noch langfristige Spätergebnisse fehlen, die der klassischen Ulcuschirurgie an Zahl und Verlaufszeit vergleichbar wären. Hingewiesen wird auch auf den großen technischen Aufwand der Methode (vgl. Abb. 379f—g), deren Erfolg oder Mißerfolg durch die exakt durchgeführte selektive (proximale) Vagotomie bestimmt wird (HOLLE u. HART, 1964; WEISS u. HOLLENDER, 1964; ALLGÖWER u. HEGGLIN, 1966; KRAFT, 1966; HART u. Mitarb., 1968).

Während es Ziel der selektiven Vagotomie ist, nur die zum Magen ziehenden Vagusäste zu durchtrennen (JACKSON, 1947; BURGE, 1960; GRIFFITH, 1962, 1966; HOLLE u. HART, 1964, 1967; HART u. Mitarb., 1968), um abdominelle Komplikationen zu vermeiden, wird die doppelseitige trunkuläre Vagotomie von entsprechenden Ausfallserscheinungen begleitet; Diarrhoen stehen im Vordergrund (BURGE u. Mitarb.: in 68%; BUTLER u. EASTMAN, 1965: in 15%; siehe weiter bei SCHREIBER u. KRENZ, 1969 sowie ZUKSCHWERDT u. FARTHMANN, 1969).

Die Spätergebnisse nach Vagotomie werden in annähernd 90% der Fälle als befriedigend bezeichnet (FEGGETTER u. PRINGLE, 1965; HOLT u. CYTHGOE, 1965; SMALL u. ASHRAF, 1965; MOREL, 1966 u.a.). Die Mortalitätsrate des Eingriffes liegt bei 1% (MCDONALD u. WELSH, 1965; DRAGSTEDT, 1967).

Die „bionom und biotechnisch" ausgerichteten Operationsmethoden versuchen unter Erhaltung der morphologisch-funktionellen Einheit von Magen und Duodenum gezielt die für die Ulcusgenese wesentlichen neurogenen und biochemischen Regulationsmechanismen zu „steuern" (DRAGSTEDT u. OWENS, 1943; BURGE, 1960; HOLLENDER u. Mitarb., 1960, 1966; DRAGSTEDT u. Mitarb., 1964; HOLLE u. HART, 1964, 1967; ALLGÖWER u. HEGGLIN, 1966 u.a.). Die *kombinierten* Operationsmethoden versuchen im weiteren die Vorzüge der „bionomen und biotechnischen" sowie resezierenden Methoden zu integrieren, um die erforderliche Resektion möglichst sparsam durchführen zu können. Nach HARKINS und NYHUS (1962) kann eine selektive Vagotomie mit distaler Magenresektion von 30—40% und Gastro-Duodenostomie durchgeführt werden. HOLLE und HART (1967) konnten die distale partielle Resektion auf 20% reduzieren, wenn es ihnen gelang, die beidseitige proximale Vagotomie unter Verschonung der ventralen und dorsalen antralen Vagusäste vorzunehmen. Diese Methoden werden angewandt, wenn bei

---

Abb. 379a—g. Vagotomie. a—d Trunkuläre Vagotomie: a Nach DRAGSTEDT mit Gastro-Enterostomie, b nach WEINBERG/HENDRY mit Pyloroplastik, c nach EDWARDS/FARMER mit Magenteilresektion nach Billroth II, d nach BERNE mit Segmentresektion und Pyloroplastik. e—g Selektive Vagotomie: e Nach HARKINS/NYHUS mit Antrektomie und Gastro-Duodenostomie; f nach HOLLE mit proximaler Magenresektion, Pyloroplastik und Oesophago-Gastrostomie End-zu-End; g nach HOLLE mit proximaler Magenresektion, Pyloroplastik und Oesophago-Gastrostomie End-zu-Seit (umgezeichnet nach ZUKSCHWERDT und FARTHMANN, 1969)

Ulcus ventriculi sive duodeni eine kombinierte vagale und antrale Überstimulierung der Sekretion nachgewiesen wurde (STRØM, 1952; ZOLLINGER u. ELLISON, 1955; v. PLANTA, 1957; JACKSON, 1959; COHEN u. Mitarb., 1960; CLARKE u. Mitarb., 1960; BORG u. Mitarb., 1961; HERRINGTON, 1966; HYHUS, 1967; BARTSCH u. Mitarb., 1967; HOLLE, 1968, Lit.).

Die Frequenz der Rezidivulcera liegt bisher nach den kombinierten Operationsverfahren niedriger als nach trunkulärer Vagotomie mit Pyloroplastik und wird heute mit 0,5% beziffert (PALUMBO u. SHARPE, 1964; RHEA u. Mitarb., 1965;

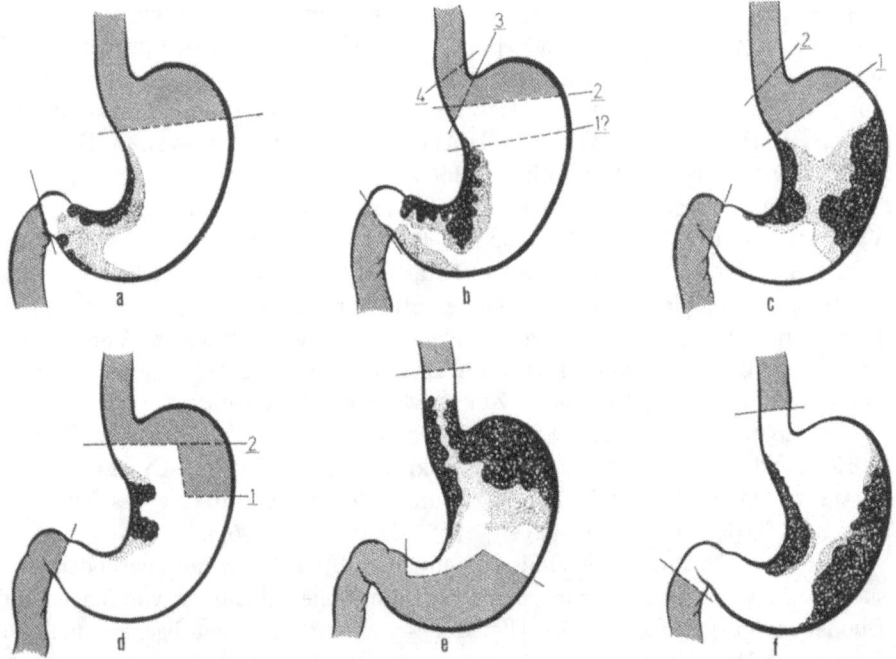

Abb. 380a—f. Resektion in Abhängigkeit von der Tumorlokalisation mit Sicherheitszonen (a—d). (Umgezeichnet nach GÜTGEMANN und SCHREIBER, 1964.) a Querresektion bei begrenztem Antrum-Carcinom. b Antrum-Corpus-Carcinom der kleinen Kurvatur — *1* nicht radikal reseziert, Resektionsmöglichkeiten *2—4*. c Hochreichendes Korpuscarcinom — *1* nicht radikal reseziert, *2* radikal. d Ulcuscarcinom kleine Kurvaturmitte mit stufenförmiger Resektion *1* und *2*. e „Kardia"-Carcinom mit Übergreifen auf den terminalen Oesophagus mit stufenförmiger Resektion unter Einbeziehung der kleinen Kurvatur, aber Antrumerhaltung. f Gastrektomie

NYHUS, 1967; HOLLE, 1968, Lit.). Angaben über die Mortalitätsziffern des Eingriffes variieren; sie liegen jedoch überwiegend höher als nach nicht resezierenden Operationen (SCHUBERT u. WESTERHOLM, 1965: 0,8%; NYHUS, 1967: 2,0%; PALUMBO u. SHARPE, 1965: 4,1%).

Die *individuelle* Magenoperation geht von dem im Einzelfall vorliegenden Sekretionstyp aus (HOLLENDER u. ADLOFF, 1960; BURGE u. CLARK, 1960; BURGE, 1960, 1964; BERGSTRÖM u. BROOMÉ, 1964; HOLLE u. HART, 1964; HOLLE, 1968, Lit.). Liegt ein „normaler" Sekretionstyp vor, geht man von der Überlegung aus, daß ein Versagen lokaler „defensiver Faktoren" wesentlich für die Ulcusgenese

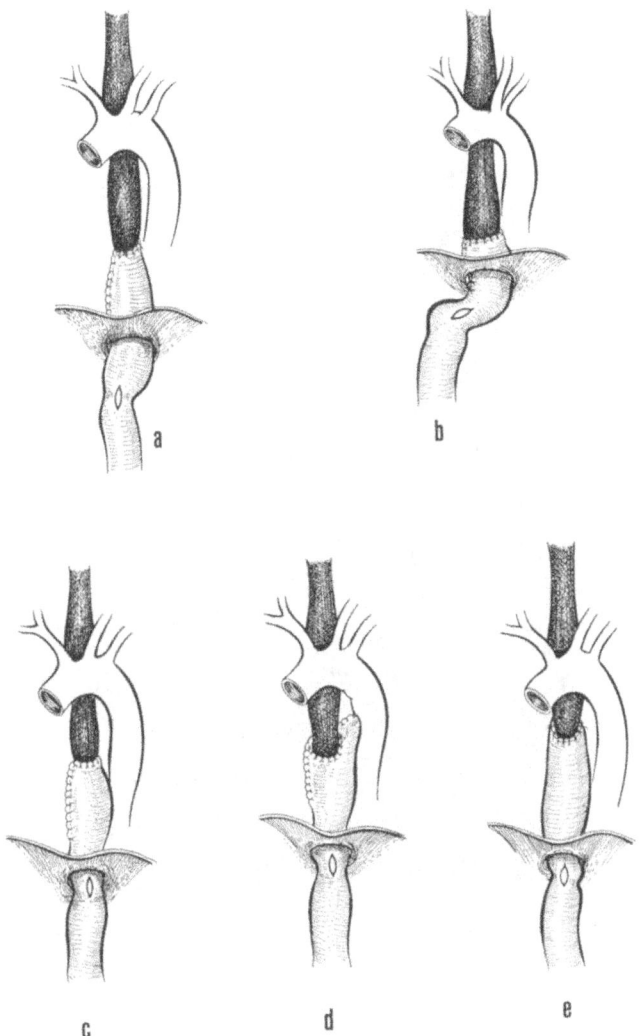

Abb. 381a—e. Modifikationen der stufenförmigen Magenteilresektion bei hochreichenden Magencarcinomen mit Pyloroplastik. (Umgezeichnet nach GÜTGEMANN und SCHREIBER, 1964.) a Transpleuro-transdiaphragmale Kardiaresektion, b abdominelle obere Teilresektion mit stufenförmiger Absetzung der kleinen Kurvatur, c—e abdomino-thorakale obere Teilresektion bei „Oesophago-Kardia-Carcinom"

ist und nimmt entsprechend nur eine sparsame Resektion vor (vgl. HOFFMANN, 1939). SCHREIBER und KRENTZ (1969) erachten es jedoch für erforderlich, eine eventuelle Änderung des Sekretionstypes einzukalkulieren und die Resektion mit Vagotomie und Pyloroplastik zu kombinieren.

Die Wahl der Operationsmethode wird beim *Magencarcinom* durch den Tumorsitz diktiert (Abb. 380). GÜTGEMANN und SCHREIBER (1964) sowie ZUKSCHWERDT und FARTHMANN (1969) unterscheiden zwischen „kurativen" und „palliativen" Operationsmethoden:

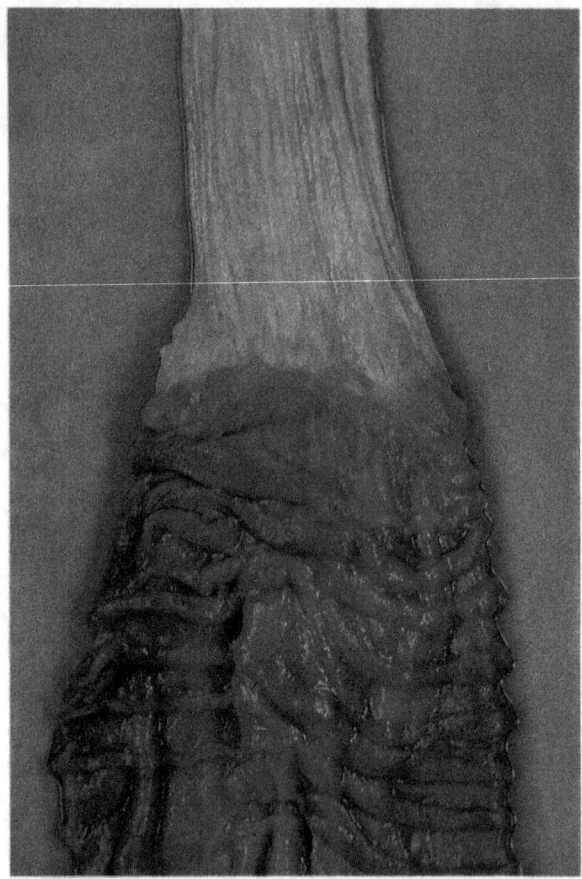

Abb. 382. Oesophago-Jejunostomie. 67jährig, männlich (SN 387/65, Path. Inst. Heidelberg)

1. Kurative Operationen:
   a) Untere Magenteilresektion bei Carcinomen im aboralen Magenabschnitt (Abb. 380a—d).
   b) Obere Magenteilresektion bei kardianahen Tumoren (Abb. 380e)
      α) als stufenförmige Magenteilresektion (Abb. 381—383[1]),
      β) als totale proximale Magenresektion (Abb. 384[1]).
   c) Gastrektomie (Abb. 380f)
      α) als einfache Gastrektomie,
      β) als erweiterte Gastrektomie unter Einbeziehung von Milz, Pankreasschwanz, Leber und Quercolon.

2. Palliative Operationen:
   a) Palliative Resektion,
   b) Tumorausschaltung (vgl. Abb. 374h; 378f, g),
   c) Gastro-Enterostomie (vgl. Abb. 378).

---

[1] Die Methoden der oberen Teilresektion werden mit Pyloroplastik kombiniert.

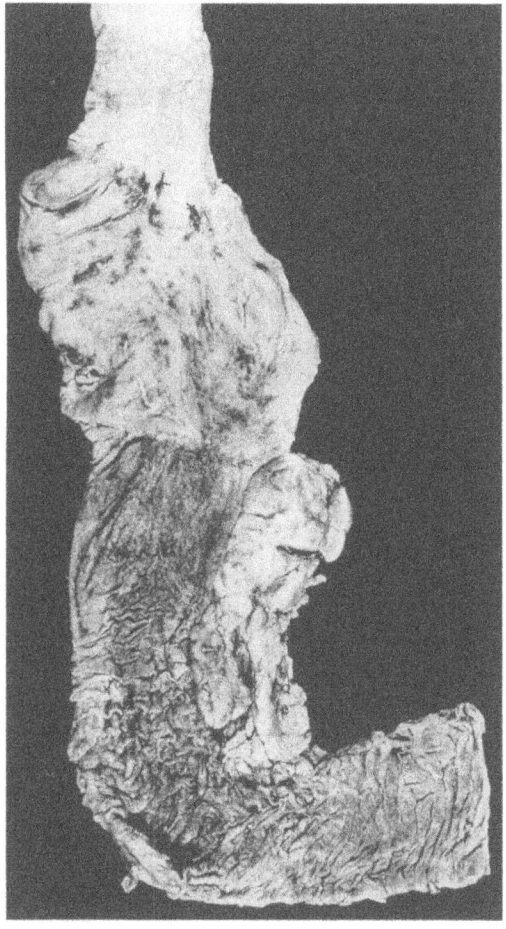

Abb. 383. Aborale Magenteilresektion mit Oesophago-Antrostomie. 58jährig, männlich (SN 1392/69, Path. Inst. Heidelberg)

SCHLATTER gelang bereits 1897 die erste erfolgreiche Gastrektomie. Die mit diesem Eingriff verbundene hohe Mortalitätsrate erklärt ihre zunächst nur extrem seltene Anwendung. Erst die optimistische Übersichtsarbeit von LONGMIRE (1947, Lit.) mit nur 2 Todesfällen unter 20 Gastrektomien verhalf dieser Methode zu breiterer Anwendung. Mit der Kenntnis um die Beschwerden des Gastrektomierten begannen die Bemühungen um einen geeigneten „Ersatzmagen" (Abb. 385 und 386). Neben besonderer Position der Dünndarmschlinge zur Oesophago-Jejunostomie (GRAHAM, 1943; TOMODA, 1951) werden ein Dünndarm- (LONGMIRE u. BEAL, 1952; HENLEY, 1952; HUNT, 1952; SOUPAULT u. Mitarb., 1953; NAKAYAMA, 1955; GÜTGEMANN u. SCHREIBER, 1964; BERNHARD u. Mitarb., 1964; GÜTGEMANN u. Mitarb., 1966) oder Dickdarmsegment zwischengeschaltet (MORONEY, 1951; HUNNICUT, 1952; HART, 1965). Die funktionell besten Ergebnisse werden durch Interposition einer orthograden, 25—35 cm langen

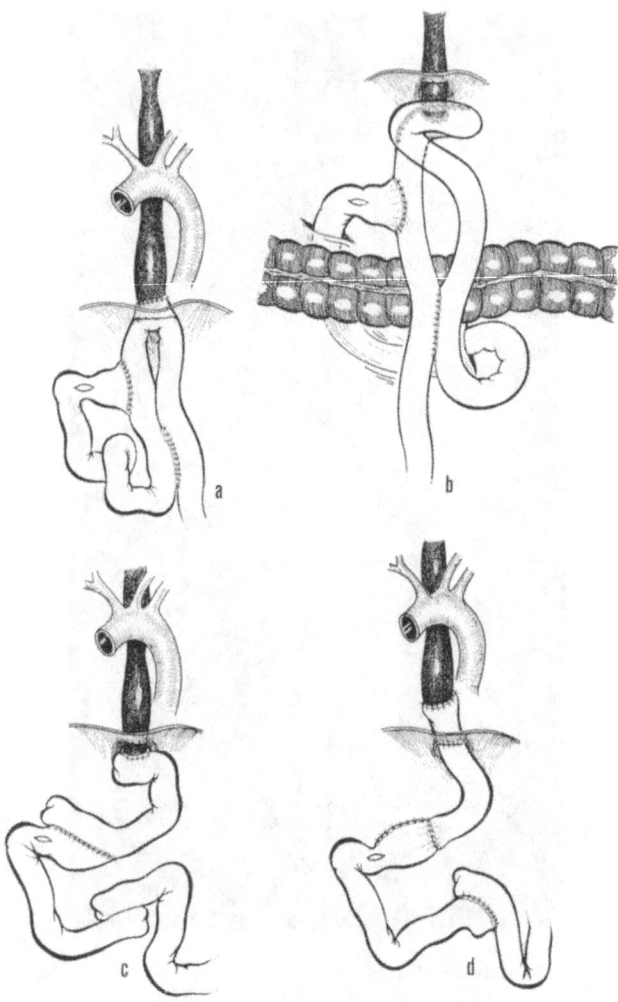

Abb. 384a—d. Proximale Magenresektion mit Dünndarminterposition und Pyloroplastik. a Nach NISSEN, b nach GRAHAM, c nach KÖRBL, d nach RIENHOFF/HENLEY

oberen Jejunumschlinge erreicht; wobei nach SCHREIBER und KRENTZ (1969) folgende Voraussetzungen für eine ausreichende Stoffwechselleistung erfüllt sein müssen:

1. Ein ausreichendes Aufnahme- und Reservoirvermögen des „Ersatzmagens".

2. Eine ausreichende Verweildauer der Ingesta im Ersatzmagen, um die Aktivierung proteolytischer Enzyme zu gewährleisten.

3. Eine schubweise Entleerung in das Duodenum.

4. Die Vermeidung eines Refluxes von alkalischem Duodenalinhalt in den Oesophagus.

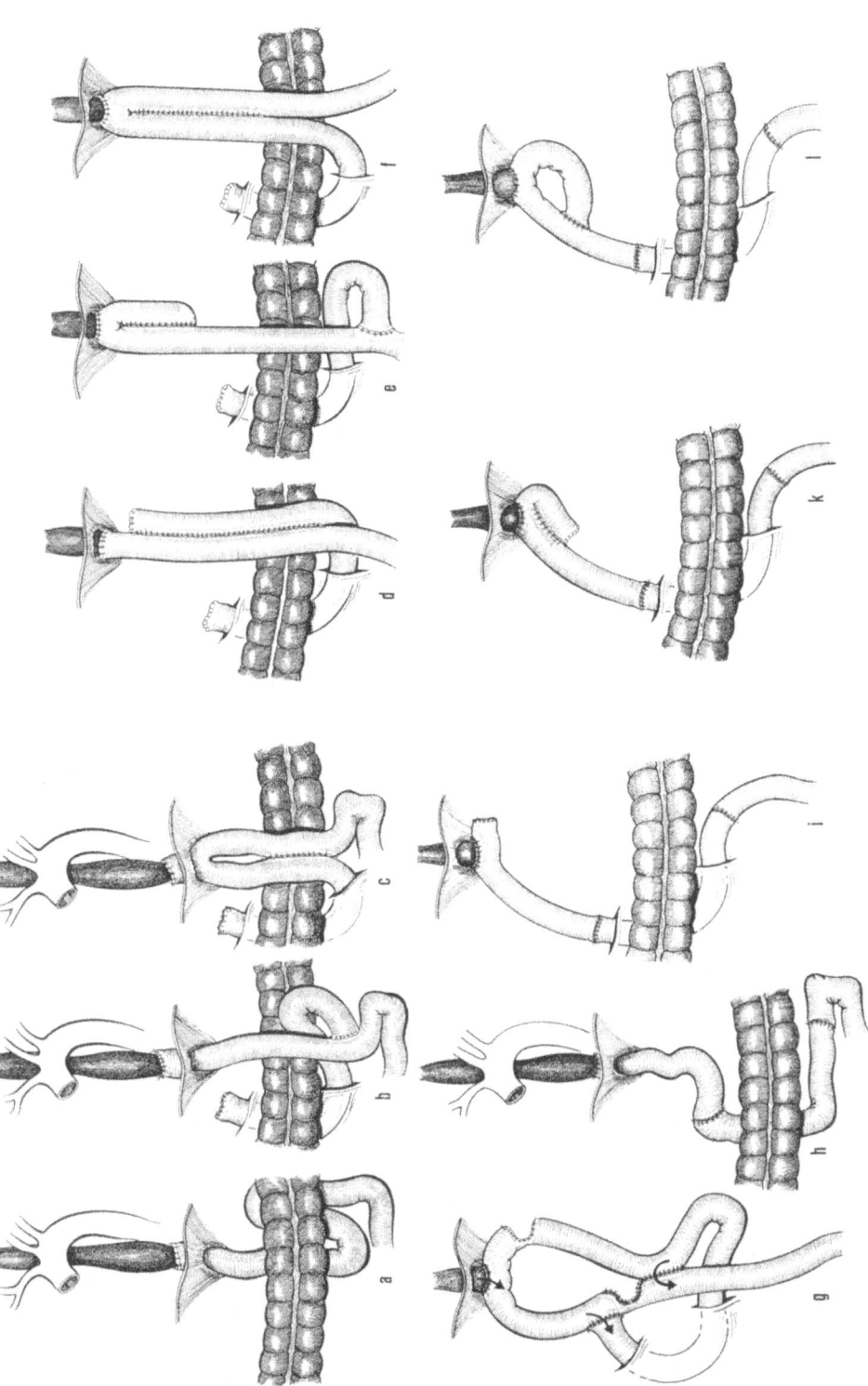

Abb. 385a—l. Gastrektomie und Magenersatz. a Gastrektomie und Oesophago-Duodenostomie, b Gastrektomie und Oesophago-Jejunostomie, c Gastrektomie und Oesophago-Jejunostomie mit Braunscher Anastomose, d Oesophago-Jejunostomie End-zu-End mit Braunscher Anastomose — „Pantaloon-Anastomose" nach ENGEL, e Oesophago-Jejunostomie End-zu-End mit Rouxscher Anastomose nach HUNT/RODINO, f Oesophago-Jejunostomie End-zu-Seit mit Braunscher Anastomose nach BARRAYA, g Oesophago-Jejunostomie nach TOMODA, h Dünndarminterposition nach GÜTGEMANN und SCHREIBER, i Dünndarminterposition nach HENLEY/MOUCHET und CAMEY, k Dünndarminterposition nach SOUPAULT, l Dünndarminterposition nach NAKAYAMA

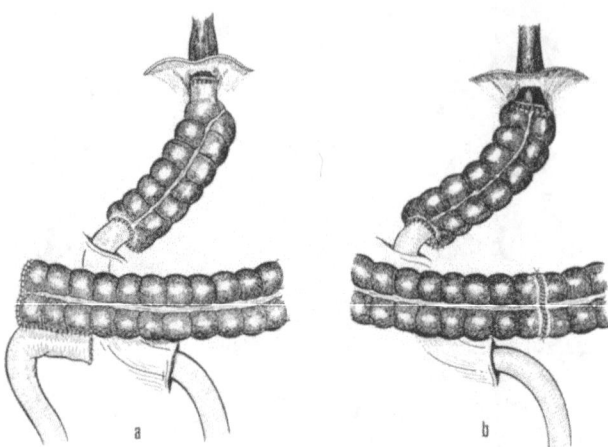

Abb. 386a u. b. Gastrektomie mit Magenersatz durch Coloninterposition. a Nach MARSHALL/LEE, b nach D'ERICO/MORONEY/STATE

## II. Postoperative Frühkomplikationen nach Magenoperation

Die postoperativen „Frühkomplikationen" können sich Stunden, Tage und wenige Wochen nach erfolgtem Eingriff entwickeln. Bei einer Operationsmortalität von 1,9% sahen METCALF u. Mitarb. (1955) in 9,2% leichte Komplikationen wie Lungenatelektasen, umschriebene Wundinfektionen oder einen passageren Ikterus; schwerwiegende Komplikationen, wie Wunddehiscenz, Pneumonie oder Thrombo-Embolien wurden in 15,3% festgestellt. PEARCE u. Mitarb. (1957) geben eine Komplikationsrate von 13,1% und KURZWEG (1954) eine solche von 30% an.

Im Obduktionsgut sah MÖRL (1967) als Frühtodesursachen nach Magenresektion (Billroth II) in:

14—18% Nahtdehiscenzen und Peritonitis,
12—16% Pneumonien,
12—16% Lungenarterienembolien,
9—11% Ileusfälle,
8—10% Verblutungen,
7— 9% diffuse Peritonitiden.

Schwere chirurgische Blutungen sah MÖRL (1967) sogar in 22% als Mittodesursache an.

### 1. Hämorrhagien

Postoperative Hämorrhagien erfolgen intra- oder exogastrisch. Treten sie bereits wenige Stunden nach erfolgter Operation auf, so sind sie in der Regel auf eine fehlerhafte Nahttechnik (HOLLE, 1968) oder auf eine abgerutschte Ligatur (ZUKSCHWERDT u. LINDENSCHMIDT, 1960; STELZNER, 1969) zurückzuführen. Postoperative Stress-Ulcera können sich gleichfalls innerhalb der ersten 24 Std nach dem Eingriff entwickeln und zu profusen Blutungen Anlaß geben (KOLIG,

WANKE u. Mitarb., 1969; s. weiter S. 795, Abb. 387 und 388). Blutungen aus belassenen Ulcera nach Resektion zur Ausschaltung stellen dagegen heute Raritäten dar (STELZNER, 1969). Über klinisch bedrohliche Blutungen im Anastomosenbereich berichtete WALLENSTEN (1954); er sah sie in 1,4% unter 1256 Resektionen.

## 2. Nahtinsuffizienz

Nach Einführung durchgreifender Bleiplatten-Drahtnähte, die nach HOLLE (1968) bei ausgeprägter Adipositas, Dysproteinämie, erhöhter Infektionsgefahr sowie Lungenemphysem und Bronchialasthma bereits prophylaktisch angelegt werden sollten, ist die gefürchtete Komplikation eines Platzbauches zur Seltenheit geworden.

Auch die Anastomoseninsuffizienz stellt nach Resektionsoperationen kein häufiges Ereignis mehr dar (ZUKSCHWERDT u. LINDENSCHMIDT, 1960; BRANDT u. Mitarb., 1965). WALLENSTEN (1954) sah eine Nahtinsuffizienz nur in einem Falle unter 1256 Resektionen und HARVEY (1963) nur in einem Falle unter 2517 Magenresektionen. HOLLE (1968) überblickt 6 Fälle von äußerer Fistel nach Nahtinsuffizienz bei Gastro-Enterostomie. Nach HOLLE (1968) sind der 8. bis 11. postoperative Tag besonders durch das Auftreten der Nahtinsuffizienz gefährdet. Diese Gefahr ist nach Billroth I-Anastomose aufgrund der Kreuzung von basaler Naht und Anastomose (die „Jammerecke von Billroth") größer als nach Billroth II-Anastomose.

Nahtinsuffizienzen sind nach Magenresektionen in der Regel Folge zu vieler oder zu weniger Nähte und in besonders gelagerten Fällen durch die speziellen anatomischen Gegebenheiten im Bereiche des terminalen Oesophagus (vgl. S. 2) bedingt. Ursächlich kann auch eine fehlerhafte Ligierung der A. gastrica sinistra, der A. gastroepiploica sinistra oder der Vasa brevia in Frage kommen; wird eine Anastomosierung des distalen Magenabschnittes mit dem intrathorakalen Oesophagus vorgenommen (vgl. Abb. 381—384), so dürfen die Magengefäße nur so weit unterbunden werden, daß jeweils noch die Randarkaden erhalten bleiben (STELZNER, 1955). Dagegen ist es bei der totalen Gastrektomie erforderlich, die A. gastrica sinistra dicht an der Magenwand zu unterbinden, um die Rr. oesophagei für die Anastomosenversorgung zu erhalten (ZUKSCHWERDT u. LINDENSCHMIDT, 1962). RUTTER (1953) sowie SPENCER (1956) beschrieben ischämische Magenwandnekrosen mit Nahtinsuffizienz bei Ursprungsanomalien der A. gastrica sinistra. In der Regel ist die Wandnekrose jedoch Folge einer zu festen und zu enggelegten Naht oder einer zu ausgedehnten Skeletierung in Anastomosennähe.

Wenige Tage nach erfolgter Resektion mit Gastro-Jejunostomie resultiert nicht selten eine Rückstauung von Galle und Pankreassekret im zuführenden Schenkel. Die Folge kann eine Nahtsprengung des Duodenalstumpfes mit Peritonitis sein. Diese Nahtsprengung stellt nach HOLLE (1968) die häufigste Komplikation bei Anlage einer Billroth II-Anastomose dar und wird in annähernd 1% der Operierten beobachtet (vgl. HARVEY, 1963; WELCH u. RODKEY, 1964). Die Duodenalstumpfinsuffizienz ereignet sich in der Regel am 4. oder 5. postoperativen Tage und hat nach HARVEY (1963) eine Mortalität von 1:7. Neben der Drucksteigerung im Duodenum, die zusätzlich mit einer akuten Pankreatitis infolge Chymus- oder Gallereflux (WANKE, 1970, Lit.) einhergehen kann (s. S. 843 ff.), sind ursächlich eine zu ausgedehnte Skeletierung des Duodenalstumpfes mit Ischämie oder eine fehlerhafte Technik verantwortlich. Besonders gefährdet durch diese Komplikation sind tief in den Pankreaskopf penetrierende Ulcera ventriculi sive duodeni.

## 3. Passagestörungen

Die Passagestörungen nach Magenresektion sind funktioneller oder „morphologischer" Genese. Sie können klinisch mit dem Syndrom der zuführenden oder abführenden Schlinge verbunden sein, als postoperative Magenatonie oder als Ileus imponieren. ZUKSCHWERDT und LINDENSCHMIDT (1960) geben eine klare, nach pathologisch-anatomischen und patho-physiologischen Faktoren gegliederte Übersicht der *postoperativen Magenatonie:*

a) Pathologisch-anatomische Faktoren:

1. Akute Verschwellung der Gastro-Enterostomie durch zu eng gelegte Nähte und eine zu klein bemessene Gastro-Enterostomie (ÜBERMUTH, 1951).
2. Retrograde jejuno-gastrische Invagination der abführenden Schlinge (GUTMANN, 1950; VINK, 1950; ULRICHS, 1951; MÜHLBERGHUBER, 1952; WEESE, 1955).
3. Lippenverschluß einer Magen-Darmtasche am Anastomosenrand (CLEMENS, 1949).
4. Fehlerhafte — z. B. zu hohe — Gastro-Enterostomie.
5. Nahtinsuffizienz mit Peritonitis.

b) Patho-physiologische Faktoren:

1. Vorübergehende Vagusblockade bei allen Oesophagus- und Mageneingriffen mit Überwiegen des Sympathicotonus und reflektorischer Hemmung der Magenperistaltik (CLERC, 1952; JORDAN u. Mitarb., 1957).
2. Hypersekretion des Magens vor und nach der Operation unter Abgabe einer wäßrigen, HCl- und pepsinarmen Flüssigkeit (ROBERTS, 1953).
3. Hypoproteinämisches Ödem der Mucosa im Anastomosenring (MOUTANT, 1947; SIMON-WEIDNER, 1953; BARDEN u. Mitarb., 1937).
4. Narkosen.

Neben der postoperativen Magenatonie wird häufiger eine Verzögerung der Magenentleerung beobachtet, die sich akut post operationem oder intermediär langsam und schleichend entwickelt. Nach JORDAN u. Mitarb. (1957) beträgt die mittlere Entleerungszeit — bei ausgeprägter Streubreite der Werte — nach Gastro-Duodenostomie 169 min und nach Gastro-Jejunostomie 76 min. Die Entleerungszeit ist abhängig von der Anastomosenweite, der Größe des Restmagens und dem Verlauf des abführenden Schenkels. Diese postoperative Entleerungsverzögerung tritt nach Vagotomie häufiger auf, als daß sie nur als symptomatisch gedeutet werden könnte (vgl. PELLEGRINI u. Mitarb., 1967). ROTH u. Mitarb. (1962) sahen sie unter 156 Patienten mit partieller Gastrektomie und Vagotomie nach Testmahlzeit in 27,5%. Klinisch manifest war diese Entleerungsverzögerung in 17,3%, und in 12% wurde sie zu einem therapeutischen Problem. Vier Wochen nach erfolgter Operation wird diese Komplikation nur noch in 6% der Fälle gesehen (ROTH u. Mitarb., 1962; vgl. HOLLE, 1968, Lit.). Trotz ausgeprägter

Dilatation des Restmagens bleiben diese Patienten relativ lange symptomfrei. Nach WALLENSTEN (1954) gehen klinisch evidente Entleerungsstörungen nach Gastro-Duodenostomie in 3,9% und nach Gastro-Jejunostomie in 7,1% über den 4. postoperativen Tag hinaus. 16% der Patienten zeigen bis zum 5. postoperativen Tag keine „normale" Magenentleerung (HAUBRICH, 1963).

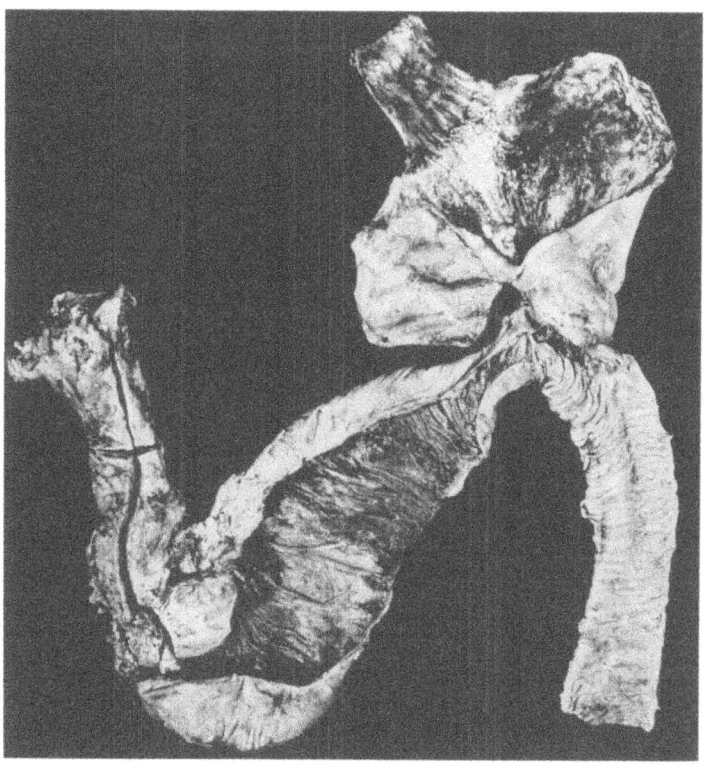

Abb. 387. Syndrom der zuführenden Schlinge. Hochgradige Überdehnung der zuführenden Schlinge, lipolytische Pankreatitis. Zustand nach Magenteilresektion und Gastro-Jejunostomie. 60jährig, männlich (SN 59/70, Path. Inst. Heidelberg)

Als Ursachen der Magenentleerungsstörungen findet man weiterhin nach HAUBRICH (1963) sowie KOELSCH (1969):

1. Eine Mucosaschwellung mit/ohne Ödemfibrose im Bereiche des Anastomosenringes oder des efferenten Jejunumschenkels (vgl. GOLDEN, 1952);

2. eine zu eng angelegte Anastomose — speziell bei Resektion nach dem Modus Billroth I;

3. eine falsche Anlage oder Achsendrehung der Anastomose bei Operation nach Billroth II;

4. einen zu engen Mesocolonschlitz;

5. eine Invagination.

Die Ursachen der Passagestörung sind somit im Bereiche der *zuführenden* oder der *abführenden Schlinge* zu suchen.

Nach einer Übersicht von TURUNEN (1967) wird die Magenchirurgie in 2—20% durch das Syndrom der zuführenden Schlinge (Abb. 387) belastet. GOFFIN u. Mitarb. (1959) sahen es in 4,5% ihrer Patienten. Klinische Leitsymptome sind galliges Erbrechen, krampfartige Oberbauchschmerzen und Völlegefühl kurz nach der Nahrungsaufnahme; durch explosionsartiges Erbrechen von 200—400 ml gewinnt der Patient Erleichterung. Die Beschwerden werden im Gegensatz zum „Dumping-Syndrom" (vgl. S. 799ff.) im Liegen ausgeprägter. BLOMSTEDT und

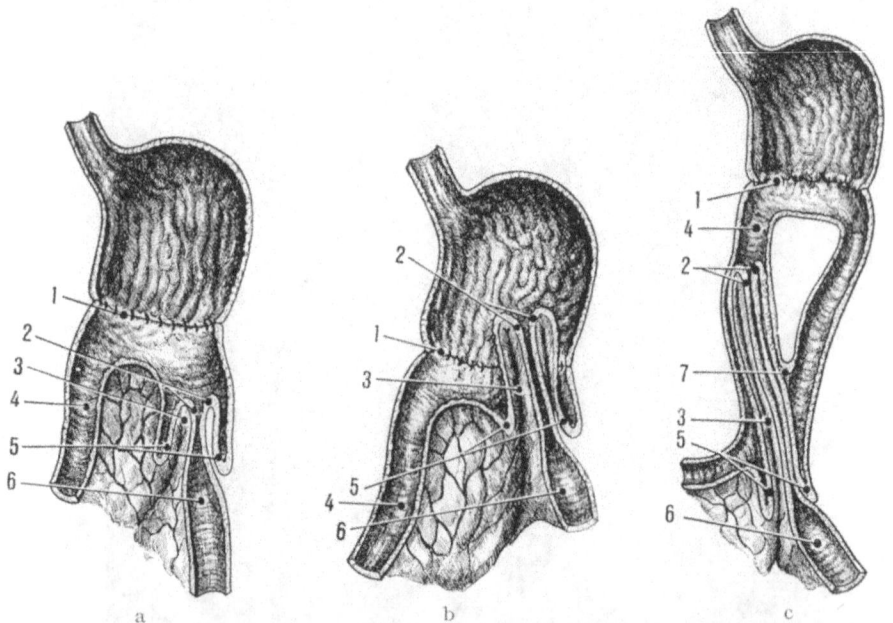

Abb. 388a—c. Retrograde Invaginationen im Bereiche des nach dem Modus Billroth II operierten Magens. (Umgezeichnet nach CONKLIN und MARKOWITZ.) a Jejuno-jejunisch, b jejuno-gastrisch, c jejuno-jejunisch (abführende in zuführende Schlinge über die Braunsche Entero-Anastomose). *1* Gastro-Jejunostomie, *2* Intussuscipiens, *3* Mesenterium, *4* zuführende Schlinge, *5* Intussusceptum, *6* abführende Schlinge, *7* Braunsche Entero-Anastomose

DAHLGREN (1961) unterscheiden klinisch vier Schweregrade. Nach KOELSCH (1969) ist das Syndrom der zuführenden Schlinge in der Regel Folge einer fehlerhaften Operationstechnik — horizontale Anastomosenlage oder versäumte Anlage der Kappeler Nähte („Aufhängenaht" der zuführenden Jejunumschlinge) (LINDENSCHMIDT, 1967; RAMMINGER u. RICHTER, 1968) — und durch Abknickung und Abklemmung im Bereiche der Anastomose bedingt. Daneben können Verklebungen oder Narbenzüge eine regelrechte Entleerung der zuführenden Schlinge verhindern (NAISH u. CAPPER, 1953; STARZI u. Mitarb., 1961). Bei Magenresektion nach dem Modus Billroth II mit retrokolischer Gastro-Enterostomie und kurzer zuführender Schlinge entwickelt sich nach HOLLE (1968) nur ausnahmsweise ein Syndrom der zuführenden Schlinge; es soll jedoch häufiger nach antekolischer Gastro-Enterostomie mit langer zuführender Schlinge auftreten.

Entwickelt sich zusätzlich eine bakterielle Infektion in der zuführenden Schlinge, so kommt es zum *blind loop-Syndrom* mit hoher Mortalität (NEUMAYR,

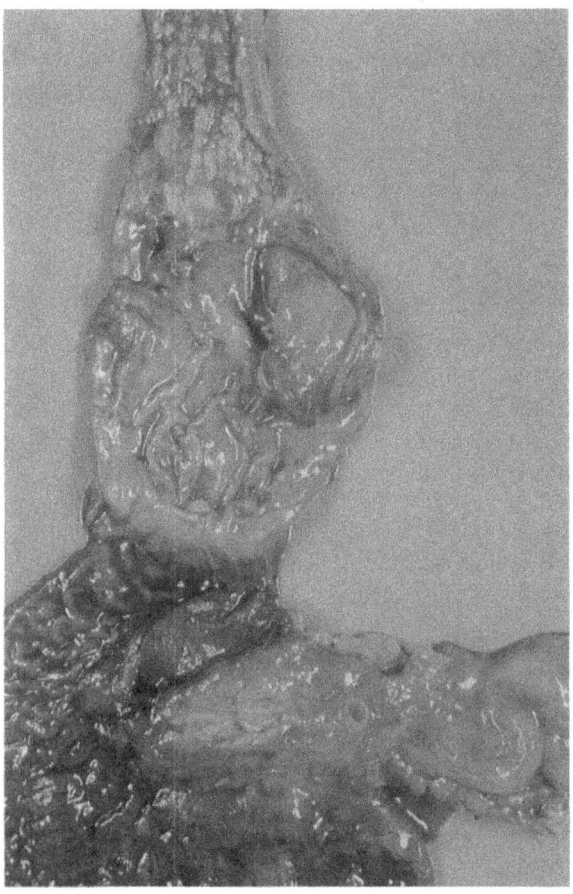

Abb. 389. Oesophago-Antrostomie, Pseudopolyp im Bereiche der oralen Verkleinerungsnaht mit präpylorischem Prolaps und Pylorusobstruktion. 57jährig, weiblich (SN 638/66, Path. Inst. Heidelberg)

1967; KOELSCH, 1969). Die ausgeprägte Bakterienbesiedlung verbraucht reichlich Vitamin $B_{12}$. Weiterhin sollen Bakterienmetabolite die Vitamin $B_{12}$-Resorption beeinträchtigen, einen Vitamin $B_{12}$-Mangelzustand herbeiführen und damit die Entwicklung einer megaloblastischen Anämie begünstigen (vgl. S. 813). Aufgrund der bakteriellen Hydrolyse der konjugierten Gallensäuren sowie bakteriell bedingten Inaktivierung der Lipase (WIRTS u. GOLDSTEIN, 1963) entwickelt sich vielfach eine schwere Diarrhoe. Zusätzlich beeinträchtigen die unkonjugierten Gallensäuren aufgrund ihrer intensiven cytotoxischen Detergenswirkung (WANKE, 1970, Lit.) die intracelluläre Veresterung der Fette (HOFMANN, 1965).

Als Ursachen eines frühzeitig postoperativ auftretenden *mechanischen Ileus* kommen in erster Linie *Invaginationen*, ein *Volvulus* (vgl. S. 219) oder *innere Hernien* in Betracht (Abb. 388 und 389). Das Syndrom der zuführenden Schlinge kann außerdem durch eine Kompression des Jejunum im Bereiche des Mesocolonschlitzes auftreten, wenn nach Magenteilresektion eine hintere Gastro-Jejunostomie angelegt wurde.

Unter den Modi der *Invagination* im Bereiche des operierten Magens (Abb. 389) ist die retrograde jejuno-gastrische Invagination der abführenden Schlinge mit 65% der Fälle am häufigsten zu finden (ZUKSCHWERDT u. LINDENSCHMIDT, 1962; ALNOR u. Mitarb., 1962; CONKLIN u. MARKOWITZ, 1965, Lit.). Sie wird nach der Zusammenstellung von CONKLIN und MARKOWITZ (1965) bevorzugt nach Anlage einer retrokolischen Gastro-Enterostomie gefunden (retrokolisch verhält sich zu antekolisch wie 71:32).

Modi der Invagination nach Billroth II-Operation:

1. Jejuno-gastrisch, zuführende Schlinge;
2. jejuno-gastrisch, abführende Schlinge;
3. jejuno-gastrisch, zu- und abführende Schlinge;
4. jejuno-jejunal, retrograd;
5. jejuno-jejunal über die Entero-Anastomose.

CONKLIN und MARKOWITZ (1965, Lit.) stellten 111 Fälle aus dem Schrifttum und 3 eigene Beobachtungen mit Invaginationen nach Magenresektion und Gastro-Enterostomie sowie isolierter Gastro-Enterostomie zusammen:

| | |
|---|---|
| 1. Jejuno-gastrisch, abführende Schlinge | 74 Fälle |
| 2. Jejuno-gastrisch, zu- und abführende Schlinge | 13 Fälle |
| 3. Jejuno-jejunal, abführende Schlinge | 10 Fälle |
| 4. Jejuno-jejunal über die Entero-Anastomose | 10 Fälle |
| 5. Jejuno-gastrisch, zuführende Schlinge | 7 Fälle |
| | 114 Fälle |

Selten beobachtet man auch nach Resektion und Gastro-Duodenostomie (Billroth I) eine gastro-duodenale Invagination (SIM, 1966, Lit.).

Voraussetzung für eine Invagination nach Magenresektion und Gastro-Enterostomie oder alleiniger Gastro-Enterostomie ist eine retrograde Peristaltik. Während der Invagination stülpt sich ein Darmabschnitt über einen beliebigen Fixpunkt im Bereiche der Gastro-Enterostomie. Eine Verlagerung des Anastomosenringes selbst erfolgt jedoch nicht.

Als Prädilektionsstellen postoperativ auftretender *innerer Hernien* sind die Lücken und Spalträume zwischen Gastro-Enterostomie sowie Entero-Anastomose, zwischen Mesenterialwurzel und zuführender Schlinge — bei retrokolischer Gastro-Enterostomie — und das Spatium zwischen vorderer Gastro-Enterostomie und Colon transversum zu nennen (SEYSS, 1953; MORTON u. Mitarb., 1955; ZUKSCHWERDT u. LINDENSCHMIDT, 1960; HOLLE, 1968). In seltenen Fällen gleitet die abführende Schlinge in den wieder vom Magen gelösten und zu weiten Mesocolonschlitz (LILL, 1957; LÜKO u. NAGY, 1958).

Das typische Bild eines *Circulus vitiosus* stellt sich bei offenem Pylorus und offener Gastro-Enterostomie durch Stagnation der Ingesta im zuführenden Anastomosenschenkel ein. Wesentlich ist, daß der zuführende Schenkel überstürzt mit Speisen angefüllt und überdehnt wird und dadurch den abführenden Schenkel pelottenförmig komprimiert und dessen Entleerung verhindert. Dieser

„Circulus vitiosus" ist durch anfallsweises Erbrechen fäkulenter Massen gekennzeichnet (KOELSCH, 1969).

Postoperativer Ikterus und postoperative Pankreatitis werden im Rahmen der Miterkrankung von Nachbarorganen (s. S. 831 ff. u. 842 ff.) abgehandelt.

## III. Postoperative Spätkomplikationen nach Magenoperation

Eine Vielzahl patho-anatomischer sowie patho-physiologischer, z. T. klinisch stummer „Komplikationen", die sich unmittelbar postoperativ einstellen, bilden sich während der „Adaptationszeit" wieder zurück oder pendeln sich auf einem funktionell „niederen Niveau" ein.

### 1. Postprandiale Komplikationen

Unter den persistierenden postprandialen Beschwerden ist das *„Dumping Syndrom"* am folgenschwersten. Die summarische Bezeichnung „Dumping-Syndrom" ist abzulehnen (ADLERSBERG u. HAMMERSCHLAG, 1947, 1949; REMY u. Mitarb., 1953; WEBER u. Mitarb., 1957; KOELSCH, 1957, 1969; SCHMIDT, 1957; ZUKSCHWERDT u. LINDENSCHMIDT, 1960; DAHLQUIST u. Mitarb., 1963; HAEMMERLI u. Mitarb., 1963; NEUMAYR, 1967; MÜLLER-WIELAND, 1969 u. v. a.). Zu unterscheiden ist zwischen einem

*postalimentären Frühsyndrom,*
*postalimentären Spätsyndrom,*
*Lactasemangel-Syndrom.*

#### a) Das postalimentäre Frühsyndrom

Das Frühsyndrom tritt unmittelbar nach der Nahrungsaufnahme oder 10 bis 15 min später auf. Es dauert in der Regel nicht länger als 60 min und bessert sich deutlich in Ruhelage des Patienten. Es handelt sich jeweils um Personen mit Pylorusausschaltung. Das klinische Beschwerdebild ist seit DENECHAU (1907) und HERTZ (1913) bekannt.

*Auslösend* wirken zu heiße oder zu kalte, süße und flüssige, „osmotisch aktive" Speisen mit rascher Füllung des kleinen Restmagens sowie des oberen Jejunum bei größeren Nahrungsmengen. Die aufrechte Körperhaltung provoziert die Symptome (KOELSCH, 1969). Von besonderer Bedeutung soll die „vegetative Ausgangslage" des Patienten vor der Operation sein (KOELSCH, 1969).

Der „*Dumpinganfall*" beginnt mit *Magen-Darmbeschwerden* wie Druck- und Völlegefühl im Oberbauch und vermehrten Darmgeräuschen, kolikartigen Schmerzen, Stuhldrang oder plötzlichen Durchfällen. Es folgen *vasomotorische Allgemeinsymptome* mit wechselweisem Erröten und Blässe, Tachykardie, Hitzewellen, Schweißausbruch, Schwindel, Kollaps und sogar Ohnmacht sowie allgemeiner Müdigkeit und Schwäche.

Die *Häufigkeitsangaben* liegen zwischen 2 und 88% (HAUBRICH, 1963; vgl. auch: HACKETHAL, 1960: 3,4%; MUIR, 1949; KOELSCH, 1969: 10%; CAPPER u. WELBOURN, 1955: 12%; CUSTER u. Mitarb., 1946; DRUBE, 1961; HAFTER, 1963; HENNING u. Mitarb., 1966: 12,5%; BOLLER, 1954: 24%).

Sie schwanken in Abhängigkeit von der operativen Technik sowie der Graduierung der Symptomatik. Nach KOELSCH (1969) ist das postprandiale Frühsyndrom während der ersten postoperativen Phase in bis zu 50% der Fälle zu beobachten. Es tritt in charakteristischer Weise 1—3 Wochen nach dem Eingriff auf, wenn die Patienten erstmalig wieder versuchen, Nahrung zu sich zu nehmen. In der Mehrzahl der Fälle bilden sich die Symptome jedoch wieder in Tagen oder Wochen zurück. Eine Remission kann noch bis zu 18 Monaten erhofft werden (CAPPER u. WELBOURN, 1955; vgl. RAUCH, 1952). Milde postprandiale Beschwerden sah HAUBRICH (1963) bei 33% seiner Patienten und JORDAN (1958) milde Symptome in 18%, mittelschwere in 16% und schwere nur in 2% (vgl. BREDNOW, 1958: 6%; JORNS, 1955: 10—15%; TRAUTWEIN, 1957: 21,5%). Frauen sind häufiger von dieser Komplikation betroffen (Frauen zu Männer wie 2:1). Das *Operationsverfahren* beeinflußt wesentlich die Häufigkeit der postprandialen Syndrome. Die unterschiedlichen Prozentangaben nach Resektion wegen Ulcus ventriculi sive duodeni (JORDAN u. Mitarb., 1956: nach Ulcus ventriculi in 31% und nach Ulcus duodeni in 46%) gehen zu Lasten der mehr oder weniger ausgedehnten Resektion (WALLENSTEN, 1954: nach Billroth I-Resektion in 5,3% und nach Billroth II-Resektion in 16,6%). Die Resektion ist beim Ulcus duodeni in der Regel ausgedehnter. So sahen ROTH u. Mitarb. (1959) nach $^3/_4$-Resektion in 54% und nach $^2/_3$-Resektion nur in 40% sowie HARVEY (1957) nach $^2/_3$-Resektion in 27% und nach $^1/_2$-Resektion nur in 9% postprandiale Beschwerden. Wurde zusätzlich eine Vagektomie durchgeführt, so sah HARVEY (1963) bei keinem Patienten entsprechende Beschwerden. Die Symptome sind jedoch nicht zwangsläufig an die Pylorusausschaltung durch Resektion gebunden. Auch nach Vagotomie und Gastro-Jejunostomie (funktionelle Pylorusausschaltung) entwickelt sich in 1,4% (HOERR, 1955) bis 5,6% (HAUBRICH; vgl. HERTZ, 1913: in 20%!) ein sog. Dumping-Syndrom. Je kleiner das Stoma zwischen Restmagen und abführender Schlinge (optimal 2 cm), desto seltener werden postprandiale Beschwerden gesehen (SMEDAL u. CONLON, 1952; MCCAUGHAN u. BOWERS, 1958; KRIEGER u. Mitarb., 1959; DUTHIE u. MCKELLAR, 1960; ANDREASSEN u. Mitarb., 1961; ALMERSJÖ, 1964); entsprechend wurde früher das Beschwerdebild in erster Linie auf den anatomischen Befund im Bereiche der Anastomosen bezogen (BRUUSGAARD, 1946; O'NEILL, 1950; BAKER, 1951; BUTLER, 1951; NISSEN, 1952; ROSS u. MEADOWS, 1952).

Auffällig selten wird das postprandiale Syndrom nach Resektionen wegen eines Magencarcinomes gesehen. Die Kapazität der HCl- und Pepsinsekretion dürfte in diesem Zusammenhange ebenfalls bedeutungsvoll sein; so sahen LANDAU u. Mitarb. (1961) ein „Dumping-Syndrom" signifikant häufiger nach Resektion wegen therapieresistenter Ulcera mit Hypersekretion als nach Resektion wegen Ulcera mit Pylorusobstruktion und atrophischer Gastritis.

Die *Pathogenese* des postprandialen Frühsyndromes ist nicht in allen Einzelheiten geklärt. In engem Zusammenhang mit der Resektionsausdehnung (PERMAN, 1947; BOHMANSSON, 1950; GOLIGHER u. RILEY, 1952; PULVERCRAFT, 1952; HARVEY, 1961; JOHNSON, 1961 u.v.a.) steht die *Passagestörung* mit Sturzentleerung und fehlender Verdünnung der Nahrung bei Einstrom in das Jejunum. Der Verlust der kontrollierten Magenentleerung infolge Pylorusausschaltung induziert Motilitätsstörungen im Bereiche der abführenden Jejunumschlinge.

Bei Magenresezierten entleert sich der Magen bereits wieder nach 3—30 min (BRUUSGAARD, 1946; KALK, 1962; MADSEN, 1964; HENNING u. Mitarb., 1966); die Folge ist eine gesteigerte Jejunumperistaltik (WALLENSTEN u. Mitarb., 1959; BESANCON u. Mitarb., 1964). Nach ABBOTT u. Mitarb. (1964) ist die Sturzentleerung *die conditio sine qua non* für das „Dumping-Syndrom" (vgl. HERTZ, 1913; MIX, 1922; ALVAREZ, 1948, 1949; HOFFMANN, 1952; TRAUTWEIN, 1957; PERMAN, 1947; SAIKU u. HALONEN, 1955). 12,8% der Magenresezierten zeigen nach KOELSCH (1969) eine Sturzentleerung; aber nicht alle Patienten mit Sturzentleerung acquirieren ein „Dumping-Syndrom" und nicht alle Patienten mit „Dumping-Syndrom" weisen eine Sturzentleerung auf. In diesem Zusammenhange wird von einer „homeostatic over-reaction" gesprochen (CLAYMAN u. KIRSNER, 1959; ABBOTT u. Mitarb., 1960). Als Ursache wird eine funktionelle Nebenniereninsuffizienz diskutiert (PONTES u. NEVES, 1953; WATER u. Mitarb., 1959). Nach COHEN und SILVERMAN (1959) ist die individuelle Reagibilität des Gefäßsystemes verantwortlich für eine überschießende oder retardierte Antwort des individuellen Organismus.

Eng verbunden mit der Sturzentleerung ist die *Motilitätssteigerung* im Bereiche der abführenden Schlinge. Die rasche Überdehnung des Jejunum wurde als wesentlicher pathogenetischer Faktor besonders von MACHELLA (1949; vgl. ADLERSBERG u. HAMMERSCHLAG, 1947; CUSTER u. Mitarb., 1946; WELLS u. WELLBOURN, 1951) herausgestellt. Nach SCHADE (1952) bewirkt diese akute Überdehnung jedoch nur Druck, Völlegefühl und Schmerzen; sie erklärt dagegen nicht die Kreislaufsymptome des „Dumping-Syndromes".

MACHELLA (1949) war ebenfalls einer der ersten, der darauf hinwies, daß keine Beziehungen zwischen Höhe des Blutzuckerspiegels und postprandialem Frühsyndrom bestünden. So gelingt es durch einfache Überdehnung des Jejunum mittels Gummiballon bei Gesunden wie Magenresezierten eine gleichartige Symptomatik zu provozieren. MACHELLA (1949, 1950) vermutete zunächst, daß allein der osmotische Druck der Nahrung ausreicht, ein postprandiales Frühsyndrom auszulösen. Diese Vorstellung widerspricht jedoch den weiteren Ergebnissen, wonach hypertonische Salzlösungen (SMITH, 1951) weniger wirksam sind als Glucose. Bereits an gesunden Personen beobachteten FISHER u. Mitarb. (1955) nach Applikation von 150 ml 50%iger Glucose direkt in das Jejunum typische Symptome eines „Dumping-Syndromes". Diese begannen 5 min nach der Instillation, erreichten innerhalb von 25 min ihren Höhepunkt und dauerten 40 min. STUHLFAUTH (1954) fand Abnahme der Wirkungsintensität von Glucose über Galaktose, Sorbose zu Fructose (vgl. DYK, 1957). MACHELLA (1949) erkannte eine Reihe wesentlicher Teilfaktoren der Pathogenese des postprandialen Frühsyndromes:

1. Die Nahrung muß Bestandteile enthalten, die in der Lage sind, einen hohen osmotischen Druck zu bewirken — mehr als 300 mOsm.

2. Es muß eine genügende Flüssigkeitsmenge aufgenommen werden.

3. Der Druck in der abführenden Schlinge muß sich gegen die Darmwand selbst richten, damit eine Dehnung erfolgt.

4. Es muß Flüssigkeit aus der zirkulierenden Blutmenge mobilisiert werden und in das Darmlumen einströmen.

So hatte es sich sehr bald gezeigt, daß das Volumen der aufgenommenen Nahrung nicht für alle auftretenden Symptome verantwortlich zu machen sei (MACHELLA, 1956, 1957, 1960). Das Volumen der Nahrung wird vielmehr durch ein *Transsudat aus der Jejunummucosa und damit aus der Gefäßbahn* mit dem teleologischen Ziel mobilisiert, im Darmlumen eine Isotonie der Ingesta zu erreichen (ROBERTS u. Mitarb., 1954, 1955). Diese Transsudation wird von einem markanten Abfall des zirkulierenden Plasmavolumen begleitet (AMDRUP u. JORGENSEN, 1956; PEDDIE u. Mitarb., 1957; WEIDNER u. Mitarb., 1959; LE QUESNE u. Mitarb., 1960; LAWRENCE u. MATHEWS, 1960). Die postprandiale Verminderung des Plasmavolumen kann zwischen 5 und 20% schwanken (EVERSON u. ABRAMS, 1958). Die Höhe ist von der osmolaren Differenz zwischen Darminhalt und Plasma abhängig. Der rasche enzymatische Abbau der Nahrung im Jejunum bewirkt einen steilen Anstieg der Osmolarität (ROBERTS u. Mitarb., 1955; MEDWID u. Mitarb., 1956). Der gegenregulatorische Anstieg des zirkulierenden Plasmavolumen nach diesem „drop" wird von den Sensationen der Tachykardie und des Herzklopfens begleitet (HINSHAW u. Mitarb., 1957). Die Reduktion des Plasmavolumen ist nach AMDRUP und JØRGENSEN (1956) quantitativ durch die lineare Ausdehnung des Dünndarmsegmentes determiniert, dem die hypertonische Lösung angeboten wird. Die Hypermotilität, initial durch eine Jejunumüberdehnung ausgelöst, kann später die Hypovolämie akzentuieren. Keine Relation besteht jedoch zwischen dem Ausmaß der Reduktion der zirkulierenden Blutmenge und Intensität der klinischen Symptome (EVERSON u. ABRAMS, 1958; DUTHIE u. Mitarb., 1959).

Die klinisch im Vordergrund stehenden *Kreislaufstörungen* sind nicht ausschließlich durch die Reduktion des zirkulierenden Blutvolumens zu erklären (BUTLER u. CAPPER, 1951; SCHRADE, 1952; STUHLFAUTH, 1954; COHEN, 1957). Untersuchungen mit markierten Erythrocyten ergaben neben der Verminderung der zirkulierenden Blutmenge auch eine „Verteilungsstörung" (MORRIS u. Mitarb., 1959; VANAMEE, 1960; FOLKAS u. Mitarb., 1960; MATHEWS u. Mitarb., 1960; COX u. ALLAN, 1961; CHRISTOFFENSON u. Mitarb., 1965; BELL, 1965; PARR u. WILLERDING, 1965). Kollaps und Ohnmachtszustände werden von HINSHAW u. Mitarb. (1957) auf die „Zentralisation des Kreislaufs" zurückgeführt.

Die in älteren Untersuchungen immer wieder betonte Beziehung zwischen Blutzuckerhöhe und „Dumping-Syndrom" wird heute abgelehnt (ZOLLINGER u. HOERR, 1947; SCHECHTER u. NECHELES, 1949; MACHELLA, 1949, 1950). Die im „Dumpinganfall" zu messende Hyperglykämie ist Folge der raschen Resorption und für das postprandiale Frühsyndrom nur von untergeordneter Bedeutung (MÜLLER-WIELAND, 1969, Lit.). Jedoch ist eine Relation zwischen Höhe des Blutzuckerspiegels und Abfall des zirkulierenden Plasmavolumens gegeben (HOBSLEY u. LE QUESNE, 1960); so ist der Blutzuckeranstieg um so steiler, je tiefer der Volumenabfall ist. Beim Resezierten ist die Kohlenhydratresorption generell beschleunigt (SCHULTIS u. Mitarb., 1967). Die Beziehungen zwischen Blutzuckerspiegel und postprandialem Frühsyndrom sind jedoch nur indirekte und ausschließlich als beschleunigter Kohlenhydrateinstrom in die Blutbahn zu werten. Nach raschem Übergang der osmotisch hoch-wirksamen Kohlenhydrate in die Dünndarmwand nimmt die zirkulierende Blutmenge infolge Plasmaverlust in das Darmlumen und Hyperämie des Splanchnicusgebietes steil ab. Die konsekutive Volumeninsuffizienz wird in Ruhe in der Regel noch kompensiert. In aufrechter Körperhaltung versagt jedoch der arterio-venöse Regulationsmechanismus. Betreffen die Störungen nur die venöse Seite, so kommt es zum *orthostatischen Syndrom*. Dekompensiert die venöse und arterielle Seite, so erfolgt ein *orthostatischer Kollaps* (PARR u. WILLERDING, 1965). BERK u. Mitarb. (1964) wiesen auf die Eröffnung arterio-venöser Anastomosen im „Dumpinganfall" hin; neben dem Plasmaverlust in das Darmlumen versackt das Blut in der Peripherie.

Die während des postprandialen Frühsyndromes erfolgende *periphere Vasodilatation* (HINSHAW u. Mitarb., 1957; MORRIS u. Mitarb., 1959; READ u. Mitarb., 1960; SWENSEN u. READ, 1961; CASTENFORS u. Mitarb., 1962; LUCAS u. READ, 1966) wird auf die *Liberierung eines humoralen Faktors aus der Darmwand* zurückgeführt (JOHNSON u. JESSEPH, 1961). Von vielen Autoren wird vermutet, daß es sich hierbei um die Freisetzung von *Serotonin* handelt (ABBOTT u. Mitarb., 1958; NORING, 1958; HAVERBACK u. DAVIDSON, 1958; DUTHIE u. Mitarb., 1959; BULBRING u. CREMA, 1959; DRAPANAS u. Mitarb., 1962; JOHNSON u. Mitarb., 1962; PESKIN u. MILLER, 1962; SLOOP u. Mitarb., 1962; WALKER u. Mitarb., 1962; JESSEPH, 1968). Es wird über die erfolgreiche Behandlung des postprandialen Frühsyndromes mit Serotoninantagonisten berichtet (PULIN u. Mitarb., 1963; GEOKAS u. BECK, 1966; CLEMENS, 1966). TOBE u. Mitarb. (1967) sahen nach Instillation hypertonischer Glucoselösung in das Jejunum bei gesunden Kontrollen fluorescenzmikroskopisch eine ausgeprägte Degranulierung der argentaffinen Zellen der Jejunummucosa. Einschränkend muß jedoch bemerkt werden, daß nicht alle argentaffinen Zellen Serotonin enthalten (TOBE u. Mitarb., 1966). Während des „Dumpinganfalles" ermittelten DRAPANAS u. Mitarb. (1962) sowie MONACI u. Mitarb. (1965) einen erhöhten 5-Hydroxytryptamin-Plasmaspiegel (s. dagegen SILVER u. Mitarb., 1967). Weiterhin werden *Kinine* (OATES u. Mitarb., 1966; ZEITLIN u. SMITH, 1966; SILVER u. Mitarb., 1966; PERNOW u. WALLENSTEN, 1963; PERNOW, 1963; PERNOW u. ROCHA E SILVA, 1955) ursächlich angeführt. BUTT u. Mitarb. (1967) erweiterten die Diskussion um die Bedeutung „humoraler Faktoren", indem sie auf die Mucosabarriere der Dünndarmmukosa hinwiesen. Im Schock erfolgt ein Zusammenbruch dieser Mucosabarriere (BOUNOUS u. Mitarb., 1965). Die Veränderungen ähneln somit jenen an der Magenmucosa (vgl. S. 335ff.). Die Resorption „toxischer Peptide" und un- oder unvollkommen gespaltener Proteine (FERGUSON, 1965) setzt einen „breakdown" dieser physiologischen Barriere voraus (vgl. HELFT u. Mitarb., 1965). Nach BUTT u. Mitarb. (1967) besteht die Wirkung hypertonischer Lösungen nun darin, die Mucosa derart zu schädigen, daß „substances" in den Blutstrom gelangen, die unter physiologischen Bedingungen nicht die Mucosabarriere zu durchdringen vermögen.

Neben den humoralen Faktoren als „Induktoren" der Kreislaufstörungen und Motilitätssteigerung des Dünndarmes wird neben einem *lokalen Reflexbogen* auch das *autonome Nervensystem* in den Regelkreis mit einbezogen (vgl. WELBOURN, 1951; GLAZERBROOK u. WELBOURN, 1952; JORDAN u. Mitarb., 1957). Bereits HERTZ (1913) dachte an gastro-colische oder jejuno-colische Reflexe. HERTZ (1913) therapierte Atropin „to relax the involuntary muscle-fibers of the intestine" und Codein zur Herabsetzung der „excitability of the visceral nervous system". Nachfolgende Untersucher anaesthesierten die Dünndarmmucosa

(MEURLING, 1953; CAPPER u. WELBOURNE, 1955; JOHNSON u. Mitarb., 1962) und stellten die Bedeutung des N. vagus heraus (CUSTER u. Mitarb., 1946: vgl. Senkung der Erkrankungsquote durch Vagektomie) oder des Sympathicus (BUTLER u. CAPPER, 1951; HOFFMANN, 1939; CAPPER, 1949; MACHELLA, 1949; WERNER u. OTTO, 1961; MOORE, 1962) oder des N. splanchnicus (BUTLER u. CAPPER, 1951; MEURLING, 1953; WALKER u. Mitarb., 1955). Die Anwendung von Ganglienblockern ergab jedoch nur widerspruchsvolle Befunde (SILVER u. Mitarb., 1967).

Im Kreuz-Transfusionsversuch nach JOHNSON und JESSEPH (1961) zeigten die Kontrolltiere nach Denervation kein „Dumping-Syndrom". Danach ist die intakte Innervation des Dünndarmes erforderlich für die Auslösung des postprandialen Frühsyndromes. Unbeantwortet bleibt bisher die Frage, ob die Denervation das „Dumping-Syndrom" aufgrund Unterbrechung afferenter Impulse zu höheren Zentren verhindert, oder ob sie die Freisetzung und/oder Wirkung eines neurohumoralen Faktors inhibiert. SILVER u. Mitarb. (1967) schließen sich der Vorstellung von BORGSTRÖM (1964) an, daß „dumping symptoms are induced by impulses mediated by centers in the brain-system".

Die verwirrende Vielfalt der Symptome in Beziehung zu ihrer mutmaßlichen Pathogenese und Pathophysiogenese faßt KOELSCH (1962) schematisiert wie nachstehend zusammen:

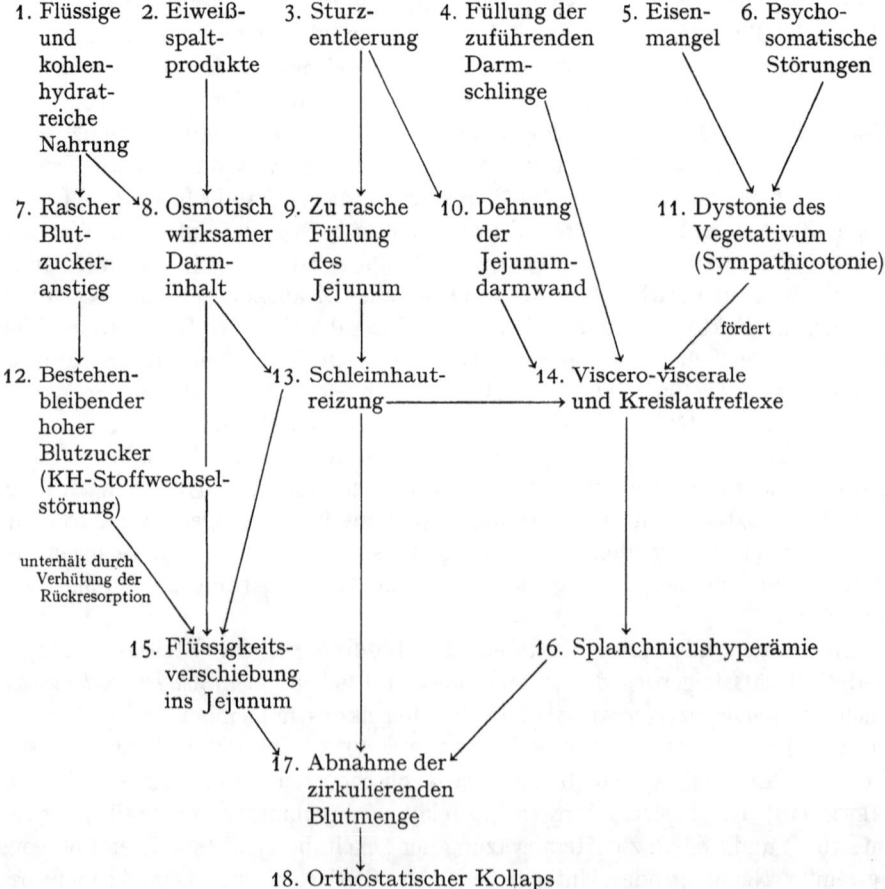

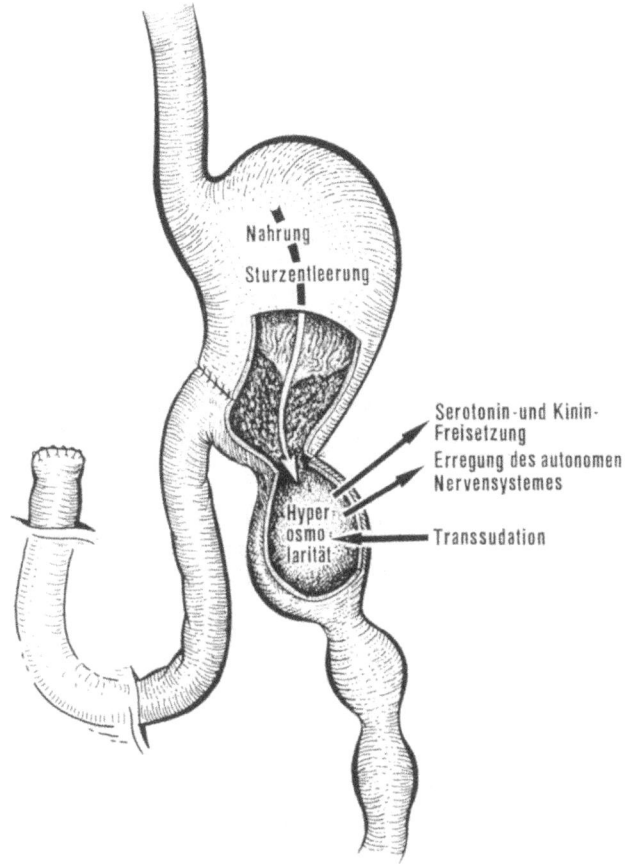

Abb. 390. Pathogenetisch bedeutsame Faktoren des sog. Dumping-Syndromes

Die Abb. 390 gibt vereinfacht graphisch die für das postprandiale Frühsyndrom wesentlichen Faktoren wieder.

### b) Das postalimentäre Spätsyndrom

Das postalimentäre Spätsyndrom ist klinisch in der Regel nur von untergeordneter Rolle und bedarf nur im Ausnahmefalle der chirurgischen Intervention. Während beim Frühsyndrom Kreislaufveränderungen dominieren, steht beim Spätsyndrom nach initialem steilen Blutzuckeranstieg die reaktive Hypoglykämie mit hypoglykämischem Schock im Vordergrund (KOELSCH, 1969; MÜLLER-WIELAND, 1969, Lit.). Es setzt 2—3 Std *post cenam* ein. BRUUSGAARD (1946) sah bei Magenresektion nach dem Modus Billroth II nur in 0,8% hypoglykämische Symptome. MEURLING (1953) ermittelte nach Billroth I Anastomose entsprechende Symptome bei Männern in 7,9% und bei Frauen in 44,1%.

### c) Das Lactasemangel-Syndrom

Die bei Patienten mit „Dumping-Syndrom" häufig beobachtete ausgeprägte Milchunverträglichkeit wurde wiederholt auf eine Allergie bezogen (ZELDIS u.

KLINGER, 1952, Lit.). Ursächlich wurden Spaltprodukte des Milcheiweißes angeschuldigt (HELLEMANS, 1954). Nach neueren Untersuchungen dürfte diesen Beschwerden jedoch ein Lactasemangel zugrunde liegen (KOJECKY u. MATLOCHA, 1965; DRUBE u. Mitarb., 1967).

Es ist bekannt, daß jede Dünndarmschädigung — Jejunitis — zu einem sekundären Lactasemangel-Syndrom führen kann. Ein latenter Lactasemangel ist somit relativ häufig (DUNPHEY u. Mitarb., 1965); er wird jedoch in der Regel erst nach Magenresektion klinisch manifest. DAHLQUIST u. Mitarb. (1963) konnten histochemisch an Biopsien bei 3 Erwachsenen ein mildes Lactasemangelsyndrom feststellen. Dieser Mitteilung folgten rasch weitere von AURICCHIO u. Mitarb. (1963), HAEMMERLI u. Mitarb. (1963, 1964, 1965), KERN u. Mitarb. (1963), KLOTZ (1964) sowie LITTMAN und HAMMOND (1965).

In 10—15% ist nach Magenresektion mit einem typischen Lactasemangel-Syndrom mit Diarrhoen und kolikartigen Schmerzen post cenam zu rechnen (AURICHIO u. Mitarb., 1963; NEUMAYR, 1967).

*Addendum*. Schwere Fälle von „Dumping-Syndrom" erfordern eine chirurgische Korrektur. Die Indikation zur „Umwandlungsoperation" geht nach HOLLE (1968) von der Kenntnis aus, daß der resezierte Magen

1. die Reservefunktion,
2. die proportionierte Entleerung,
3. die Chymuspassage durch das Duodenum und
4. die Steuerung der Sekretionsregulation

verloren hat.

Chirurgisch korrigierbar ist nach HOLLE (1968):

1. Die Duodenalpassage,
2. die Reservoirgröße,
3. die Sekretionsbeeinflussung.

Ziel dieser Nachoperationen ist nach HOLLE (1968):

1. Die Duodenalpassage wiederherzustellen,
2. durch Interposition einer Dünn- oder Dickdarmschlinge das Reservoir des Restmagens zu vergrößern,
3. durch eine optimale Anastomosenweite die Entleerungsgeschwindigkeit zu „normalisieren" und
4. durch die selektive Vagotomie eine Hypersekretion zu verhindern.

Die spezielle Technik dieser Umwandlungsoperationen mit ihren chirurgischen Problemen und besonderen Komplikationen ist eingehend von HARKINS und NYHUS (1962), HOLLE (1968) sowie GÜTGEMANN und SCHREIBER (1969) abgehandelt.

## 2. Mangelernährung nach Magenoperation

Die Mangelernährung vieler magenresezierter Personen steht in enger Beziehung zu der Aufnahmekapazität des Restmagens, der Anastomosenweite und -führung sowie der Intensität postprandialer Symptome (vgl. S. 799 ff.). Die bei ausgedehnter Resektion erheblich reduzierte HCl- und Pepsinsekretion führt in Verbindung mit einer beschleunigten Dünndarmpassage und ungenügenden

Durchmischung des Chymus mit Galle und Pankreassekret zu einer *Maldigestion*. Die positive Korrelation zwischen postoperativem Gewichtsverlust und „Dumping-Syndrom" gilt als gesichert (WOLLAEGER u. Mitarb., 1946; MEURLING, 1953; RANDALL, 1958 u. a.). Besonders die Fettresorptionsstörung läßt in ihrer Intensität klare Korrelationen zur Darmpassagezeit erkennen (GERTRICH u. Mitarb., 1959). Gezielte Untersuchungen ergeben bei Patienten mit Magenteilresektion in annähernd 30% ein latentes Defizit der Nahrungsausnutzung, das jedoch nur bei 5% der Betroffenen klinischen Krankheitswert gewinnt (KOELSCH, 1969). In der Regel kann man bei diesen Patienten noch Zusatzerkrankungen wie eine Pankreasinsuffizienz, eine Lebercirrhose oder eine Jejunitis nachweisen (KOELSCH, 1969). Die zu beobachtenden Resorptionsstörungen sind nach Gastrektomie erwartungsgemäß am ausgeprägtesten.

Generell betrachtet, beruhen diese Resorptionsstörungen auf einer *Verdauungsinsuffizienz* (BERNDT, 1962, Lit.). Sie ist Folge der beschleunigten Magenentleerung, der Umgehung des Duodenum mit entsprechend unterwertiger Stimulierung der Pankreas- und Gallesekretion und verminderter Enzymbeigabe zum Chymus; sie wird im weiteren durch eine beschleunigte Jejunumpassage potenziert. Diese *Maldigestion* wird in einzelnen Fällen durch eine *Malabsorption* (s. weiter Band 2, Teil 2) kompliziert, wenn bei erhöhter Keimbesiedlung des Dünndarmes (reduzierte HCl-Sekretion) oder einer zu weit distal angelegten Anastomose (versehentlich Ileumschlinge) die Resorption bereits enzymatisch erschlossener Nahrungsbestandteile erschwert oder verhindert wird. In diesen Fällen können bis zu 30% der Nahrungsproteine verloren gehen (KOELSCH, 1969).

Die *Eiweißverdauung* ist bei den meisten Patienten in der ersten postoperativen Periode vermindert. Sie reguliert sich in den folgenden 2—3 Monaten in der Regel dadurch wieder ein, daß die gastrische Pepsinverdauung durch die pankreatogene Trypsinverdauung ersetzt oder kompensiert wird (BOLLER, 1947; HENNING, 1951; TOMODA, 1954; LINDENSCHMIDT, 1954; GRAVESEN, 1964; BARTSCH u. SCHREIBER, 1967). Entsprechend ist der Verdacht auf das Vorliegen einer zusätzlichen Pankreasinsuffizienz berechtigt (HENNING u. Mitarb., 1966), wenn nach dieser Adaptationszeit weiterhin eine unterwertige Proteolyse besteht. Nach KOELSCH (1969) weisen 9% der Magenoperierten erniedrigte Serumeiweißwerte auf. HENNING u. Mitarb. (1966) nehmen den Gesamteiweißwert im Blut zum Maßstab einer eventuellen Eiweißverdauungs- oder Resorptionsstörung; dieser Wert beträgt bei Magenoperierten im Mittel 6,9% gegenüber 7,2% bei gesunden Kontrollpersonen. Durch Bestimmung des zirkulierenden Plasmavolumen kann das „Eiweißkapital" eines Patienten erfaßt werden. Mit dieser Methode gelang es REINHARDT und KÜHN (1965) bei einem Drittel der magenresezierten Patienten trotz „normaler" Serumeiweißwerte eine deutliche Verminderung des zirkulierenden Proteinpools zu ermitteln.

Für den Ablauf der *Proteolyse* nach Magenoperation sind nach LINDENSCHMIDT und RADVAN (1963) folgende Komponenten wesentlich:

1. Die Sekretionsfläche des Magens,
2. die Größe und Form des Magens in Hinblick auf seine Speicherfunktion,
3. die Magen-Darmmotilität hinsichtlich der Durchmischungs- und Entleerungsfunktion,

4. der Rückfluß von Duodenalsaft mit Pankreasenzymen und
5. das Ausmaß gastritischer Veränderungen im Restmagen.

Als äußerst seltene Komplikation ungenügender Eiweißverdauung kann sich ein Nahrungsmittelileus einstellen, wie er von KAPRAL (1967) beschrieben wurde.

Die *Fettresorption* ist besonders störanfällig. Sie steht in der Regel klinisch im Vordergrund (WELBOURN u. Mitarb., 1953; CORMOULIS u. NEUMAYR, 1954; ELLISON, 1955; STENSRUD, 1959 u.a.). HENNING u. Mitarb. (1966) sahen bei 80% ihrer Patienten nach Magenoperation Fettresorptionsstörungen. Das Ausmaß des Fettverlustes steht in gewisser Relation zur Aufnahmekapazität des Restmagens und beträgt nach Gastrektomie bis zu 30% des mit der Nahrung primär aufgenommenen Fettes. Wie bei der Beeinträchtigung der Eiweißresorption spielen jedoch auch in diesen Fällen Zusatzerkrankungen des Pankreas, der Leber und der Gallenwege eine wesentliche Rolle. So berichteten VARRO und CSERNAY (1965) über 3 charakteristische Fälle von „potenzierter Steatorrhoe nach Magenresektion"; diese Patienten wiesen bereits präoperativ eine latente Resorptionsstörung wegen chronischer Pankreatitis, Mesenteriallymphknotentuberkulose und Lebercirrhose auf. Postoperativ wurde diese „latente Resorptionsstörung" dann klinisch manifest.

Ausgedehnte Jejunitiden und Ileitiden verschlechtern im weiteren die Resorptionsverhältnisse erheblich. Eine entsprechende Wirkung hat die zu weit distal angelegte Anastomose oder die versehentlich durchgeführte Gastro-Ileostomie. Calciumreicher Chymus bildet mit dem Nahrungsfett unresorbierbare Kalkseifen, so daß ein zu hoher Calciumgehalt der Nahrung die Fettresorption weitgehend blockieren kann. Auch die Aufnahme kohlenhydratreicher Nahrung verschlechtert die Fettresorption. Die jeweilige Fettverlustrate bleibt weitgehend der aufgenommenen Fettmenge proportional (MÜLLER-WIELAND, 1969). Patienten mit Gastro-Duodenostomie verlieren durchschnittlich 6,1 g/die Stuhlfett gegenüber 11,5 g/die nach Gastro-Jejunostomie (HESS, 1957; HOLLE u. Mitarb., 1957; PFUHL u. Mitarb., 1957; FRENCH u. Mitarb., 1960; SAXON u. ZIEVE, 1960; HART u. LINK, 1962; COX u. Mitarb., 1964; WHITE u. Mitarb., 1964). BERNDT u. Mitarb. (1963) sahen nach Gastrektomie Tagesstuhlfettmengen von 18,0 g, nach Teilresektion von 9,7 g und bei gesunden Kontrollpersonen von 5,5 g. Die Fettresorption ist nach CORMOULIS und NEUMAYR (1954) bei Gastro-Duodenostomie (Billroth I) auf 91,0% und bei Gastro-Jejunostomie auf 78,7% reduziert (96,1% Normalwert). LAWRENCE u. Mitarb. (1960) geben nach Gastrektomie eine Reduktion der Fettresorption auf 82% gegenüber einem Normalwert von 92% an. CORSINI u. Mitarb. (1966) ermittelten mit radioaktiv markierten Fett- oder Ölsäureanteilen ($^{82}$Br-Ölsäure oder $^{131}$J-Triolein) nach Billroth II-Resektion in 37,5% Normalwerte mit bis zu 6 g Fett pro Tag, in 35% einen leicht erhöhten Fettverlust mit bis zu 12 g pro Tag und einen deutlich erhöhten Fettverlust mit über 12 g pro Tag in 27,5%. Diese Analysen erlauben jedoch keine Aussage darüber, ob es sich um eine enterogene oder pankreatogene Steatorrhoe handelt (JANSSEN u. Mitarb., 1960; KIEKENS, 1963; AFIFI u. Mitarb., 1966). WENDELBO u. Mitarb. (1963) sowie HART u. Mitarb. (1966) konnten keinen statistisch signifikanten Unterschied hinsichtlich der Fettresorptionsstörung nach Gastro-Duodenostomie (Billroth I) oder Gastro-Jejunostomie (Billroth II) ermitteln.

Ursächlich für die Steatorrhoe nach Magenoperation sind in erster Linie sekretorische und motorische Dysregulationen mit Koordinationsstörungen der Pankreas- und Gallesekretion anzuschuldigen (vgl. Sekretion, S. 166 ff.). Hinzu kommen die Folgen der Vagotomie mit Reduktion der Bauchspeichelsekretion bis zu 50% (HAYAMA u. Mitarb., 1963; LENNINGER u. Mitarb., 1965; WHITE u. Mitarb., 1966 — s. dagegen TANKEL u. HOLLANDER, 1958; BASTABLE, 1965). Unentschieden ist noch die Frage, ob diese Sekretionsminderung funktionell (mangelnde endogene Stimulierung) oder morphologisch fixiert (Pankreasatrophie) bedingt ist. Die mangelhafte Emulgierung der Fette nach Gastro-Jejunostomie (KIEKENS u. LUNDH, 1957; HANSEN u. Mitarb., 1967) scheint überbewertet zu werden, wie die fehlende Signifikanz hinsichtlich des Ausmaßes der Resorptionsstörung nach Gastro-Duodenostomie und Gastro-Jejunostomie zeigte (WENDELBO u. Mitarb., 1963; HART u. Mitarb., 1966). Die Rolle der Vagotomie ist in diesem Zusammenhange noch unbefriedigend geklärt; die bisher vorliegenden Befunde sind äußerst widerspruchsvoll (ADAMS, 1968; MÜLLER-WIELAND, 1969, Lit.). HAENEL und BERNDT (1963) beziehen die Steatorrhoe auf die pathologische Darmflora nach ausgedehnter Teil- oder Totalgastrektomie. BALLINGER (1967) sah im Experiment 2 Wochen nach Vagotomie bei Hunden Zottenspitzennekrosen im Bereiche der Dünndarmmucosa; bemerkenswert war bei diesen Tieren eine etwa 50%ige Drosselung der Zottendurchblutung. Überwiegend werden jedoch morphologisch faßbare Veränderungen der Dünndarmmucosa als Substrat einer Steatorrhoe abgelehnt (CORSINI u. Mitarb. (1966).

Störungen der *Kohlenhydratresorption* sind in 64% der Fälle mit dem D-Xylose-Test nachzuweisen (HENNING u. Mitarb., 1966). GUDMAND-HØYER u. Mitarb. (1969) gelang es jedoch nicht, nach Gastrektomie eine Reduktion der Disaccharidase Aktivität histochemisch in der Dünndarmmucosa zu konkretisieren (s. weiter Band 2, Teil 2).

Resorptionsstörungen der wasserlöslichen *Vitamine* werden in der Regel erst dann relevant, wenn zusätzliche Jejunitiden oder Ileitiden auftreten oder wenn es zu Stagnationserscheinungen im oberen Dünndarmbereich kommt. Hiervon wird besonders der Vitamin B-Komplex betroffen (vgl. S. 813). In der Mehrzahl der Fälle sind Vitaminmangelzustände nach Magenoperation jedoch Folge von Diätfehlern (MÜLLER-WIELAND, 1969, Lit.).

Entsprechend der klinisch im Vordergrund stehenden Fettresorptionsstörung findet man auch häufiger eine verminderte Resorption der fettlöslichen Vitamine. Eine *gastroprive Osteopathie* (KUHLENCORDT, 1969, Lit.) kann nach Magenoperation infolge verminderter Vitamin D-Resorption auftreten. Es entwickeln sich als Zeichen der Osteomalacie charakteristische verbreiterte Osteoid-Säume. Ursächlich sind nach KUHLENCORDT (1969, Lit.) zwei Möglichkeiten zu diskutieren:

1. Ein Calciummangel durch verminderte intestinale Resorption, erhöhte fäkale Exkretion oder durch reduzierte Calciumzufuhr.
2. Ein Vitamin D-Mangel infolge verminderter intestinaler Resorption, ungenügender Produktion oder unzureichender peroraler Zufuhr (vgl. KOTHE, 1966; ADAMS, 1968).

Aufgrund der häufig zu beobachtenden Mangel- und Fehlernährung magenresezierter Patienten erreichen annähernd 80% nicht wieder ihr präoperatives

*Gewicht* (MÜLLER-WIELAND, 1969, Lit. — vgl. HAUBRICH, 1963: 10—50%) oder vermögen nicht ihr Normgewicht zu halten. HENNING u. Mitarb. (1966) geben einen mittleren Gewichtsverlust von 11,5 kg an. PENICK und ARMSTRONG (1959) sahen bei 33% ihrer Patienten nach ausgedehnter Magenresektionen wegen Ulcus ventriculi einen mittleren Gewichtsverlust von 9,5 kg (vgl. RAUCH, 1952; BLAKE u. RECHNITZER, 1953; WALLENSTEN, 1954; ZOLLINGER u. ELLISON, 1954; HART u. Mitarb., 1963). Entscheidend für den postoperativen Gewichtsstatus ist das präoperative Gewicht. So ermittelten SCOTT u. Mitarb. (1960) bedeutend günstigere Resultate:

> Gewicht unverändert . . . . . . . . . . . . . . 81,6%
> Gewichtsverlust über 10% . . . . . . . . . . . 9,6%
> Gewichtszunahme über 10% . . . . . . . . . . 5,4%

Auch JORDAN u. Mitarb. (1956) sahen, daß 72% ihrer Patienten jeweils das präoperative Gewicht halten konnten und nur 11% ersichtlich an Gewicht verloren. Ebenso ergaben Langzeitkontrollen von KIEFER (1959) nur in 8,4% einen bleibenden und wesentlichen Gewichtsverlust. Die postoperative Gewichtsabnahme geht nicht nur zu Lasten der Magenresektion, sondern wird auch nach Vagotomie (HOERR, 1955: 10% der Vagotomierten unter Normgewicht) oder Gastro-Enterostomie (EVERSON u. Mitarb., 1957) gesehen.

Klinisch bedrohliche dystrophische Zustandsbilder treten jedoch nur in weniger als 1% der Fälle auf und sind erwartungsgemäß vornehmlich nach Gastrektomie wegen progressiver Magencarcinome zu finden (ELLISON, 1955; STENSRUD, 1959; BERNDT u. Mitarb., 1963, Lit.). Wie aus den Darlegungen über das postprandiale Syndrom (vgl. S. 800) zu entnehmen, hat die Anastomosenführung einen wesentlichen Einfluß auf den postoperativen „Gewichtsstatus" (CAPPER, 1951; BUTLER, 1951; SHOEMAKER u. WASE, 1957; JOHNSON u. Mitarb., 1961; HARKINS u. NYHUS, 1962; HOLLE, 1968, Lit.). HARKINS und NYHUS (1956) sahen nach Resektion und Gastro-Jejunostomie (Billroth II) in 24% und nach Resektion und Gastro-Duodenostomie (Billroth I) in 46% eine Gewichtszunahme (vgl. ZOLLINGER u. ELLISON, 1954).

Eine Übersicht von WALLENSTEN (1954) unterstreicht das Gesagte:

|  | Billroth I, 248 Fälle | Billroth II, 427 Fälle |
|---|---|---|
| Gewicht unverändert | 38% | 50% |
| Gewichtzunahme über 5 kg | 57% | 37% |
| Gewichtabnahme über 5 kg | 5% | 13% |

Für diesen, im Rahmen der Magenoperation auftretenden häufigen Gewichtsverlust kommen nach HAUBRICH (1963) folgende Faktoren in Betracht:

1. Eine mangelhafte Calorienzufuhr infolge eines zu kleinen Restmagens mit frühem Sättigungsgefühl. Furcht vor der Aufnahme größerer Nahrungsmengen aufgrund postprandialer Sensationen. Durch Abneigung gegen Milch und Milchprodukte häufig Genuß von calorisch minderwertigen Speisen.

2. Die Art der Anastomose; die Gastro-Duodenostomie ist ernährungsphysiologisch am günstigsten.

3. Ein negativer Einfluß der doppelseitigen trunkulären Vagotomie auf Sekretion und Motorik des Restmagens, der anastomosierten Dünndarmschlingen und die Pankreas- und Gallesekretion.

4. Eine Steatorrhoe infolge inadäquater Resorption der Nahrungsfette aufgrund mangelhafter Emulsion und Hydrolyse bei unzureichender Chymusmischung mit Galle und Pankreassekret oder infolge pathologischer Bakterienflora in der afferenten Schlinge.

5. Ein abnormer Eiweißverlust ist selten und eine Hypoproteinämie nach Magenresektion in der Regel Folge der unzureichenden alimentären Eiweißaufnahme.

6. Die Manifestation einer latenten Verdauungsinsuffizienz nach der Magenoperation.

7. Das morphologische Bild der Jejunummucosa ist nicht geeignet, die mangelhafte Resorption zu erklären und bietet patho-anatomisch nur in Ausnahmefällen einen Befund von Krankheitswert.

Besonders untergewichtige Patienten sind nach erfolgter Magenoperation *infektanfällig*. Nach Gastrektomie oder ausgedehnter Magenteilresektion kommt es häufiger, als der errechneten Wahrscheinlichkeit entspricht, zu einer Reaktivierung einer *Lungentuberkulose*. Seltener handelt es sich um eine erneute Superinfektion oder eine Primärerkrankung (THORN u. Mitarb., 1956; FRUCHT u. Mitarb., 1957; NEUBERT, 1960; MERKEL u. MERKEL, 1963). Die entsprechenden Häufigkeitsangaben schwanken zwischen 2 und 9% (SKELBRED u. DRABLÖS, 1952; WARTHIN, 1953; KATSCH u. PICKERT, 1953; Lit.; RÖSNER, 1953; DEMOLE u. RENTCHNICK, 1955; STEEL u. JOHNSTON, 1956; THORN u. Mitarb., 1956; FRUCHT u. Mitarb., 1957; KRAUSE, 1958; BONNIOT u. Mitarb., 1958; NEUBERT, 1960; CHOVNAS u. LOVE, 1966). Versterben diese Patienten an den Folgen der reaktivierten Lungentuberkulose, so im Mittel $4^{1}/_{2}$ Jahre nach erfolgter Magenresektion (BALINT, 1958). Die Tuberkulose wird in der Regel 2—3 Jahre nach der Resektion manifest oder exazerbiert zu diesem Zeitpunkt. Es erkranken bevorzugt untergewichtige Patienten. MERKEL und MERKEL (1963) ermittelten zwei Häufigkeitsgipfel; der erste liegt zwischen dem 1.—3. und der zweite zwischen dem 10. und 12. Jahr *post resectionem*. Es handelt sich jeweils in 97% um Männer und dieser 2. Häufigkeitsgipfel betrifft nahezu ausschließlich Alkoholiker mit Mangelgewicht aufgrund der einseitigen „flüssigen" Ernährungsweise.

THORN u. Mitarb. (1956) ermittelten unter 955 Patienten in 6,2% bereits präoperativ röntgenologisch die Zeichen einer Tuberkulose vom „Reinfektionstyp". Nach erfolgter Magenoperation erwiesen sich später speziell untergewichtige Patienten gefährdet, an einer Exacerbation dieser Tuberkulose zu erkranken. Nach THORN u. Mitarb. (1956) laufen wohlernährte Patienten mit negativem präoperativen Röntgenbefund nicht größere Gefahr, postoperativ eine Tuberkulose zu erwerben, als gleichalte Kontrollpersonen.

Die Häufigkeitsangaben der Koinzidenz von Tuberkulose und Ulcus ventriculi sive duodeni entsprechen mit 2:1 (THORN u. Mitarb., 1956) dem allgemeinen Häufigkeitsverhältnis von Ulcus ventriculi zu Ulcus duodeni (vgl. S. 368ff.).

## 3. Anämien nach Magenresektion

DEGANELLO beschrieb bereits 1900 Anämien bei Patienten nach Magenresektion. MORAWITZ prägte 1930 den Begriff der „agastrischen Anämie". MORAWITZ (1930) subsummierte jedoch unter dieser Bezeichnung sämtliche Anämieformen, die nach ausgedehnten Magenresektionen auftreten; dabei wird zwischen hypochromen, normochromen und hyperchromen Varianten unterschieden. Nach REIMER (1960) sollte der Begriff „agastrische Anämie" ausschließlich der Charakterisierung jener Anämieformen vorbehalten bleiben, die tatsächlich im Gefolge einer Totalresektion auftreten. Liegt nur eine Partialresektion vor, so spricht REIMER (1960) von einer „Resektionsanämie". Bei all diesen Formen handelt es sich nach PRIBILLA (1969) um *Mangelanämien*. Für die morphologisch zu findenden hämatologischen Veränderungen sind Dauer, Art und Schwere dieses Mangelzustandes von grundlegender Bedeutung.

Da die Erythrocytenform nicht immer ein ausreichendes diagnostisches Kriterium darstellt, differenziert PRIBILLA (1969) die in Rede stehenden Anämien nach ätiologischen Gesichtspunkten in:

1. Eisenmangelanämien,
2. Vitamin $B_{12}$-Mangelanämien,
3. Folsäure-Mangelanämien,
4. Vitamin $B_6$-Mangelanämien,
5. Eiweißmangelanämien.

### a) Eisenmangelanämien

Magenoperierte leiden in 10—50% der Fälle an einer Eisenmangelanämie unterschiedlichen Schweregrades (KATSCH u. PICKERT, 1953, Lit.; BLAKE u. RECHNITZER, 1953; WALLENSTEN, 1953; FISCHER u. THEDERING, 1954; RAINER u. ZOLLINGER, 1955, 1956; HEINRICH, 1956; HEIM, 1956; RUMBALL u. HASSET, 1957; SMITH u. MALLETT, 1957; VAN GERTRUYDEN, 1958; HOBBS, 1961; GOLDBERG u. Mitarb., 1962; KRAUSE, 1962; KOELSCH, 1969).

Frauen in der Generationsperiode werden doppelt so häufig betroffen wie gleichalte Männer (HEDINGER, 1953; NEUHOLD u. WOLF, 1956; BAIRD u. Mitarb., 1959 u.a.). Eisenmangelanämien werden seltener bei Resektionen nach dem Modus Billroth I als nach dem Modus Billroth II (WEITHALER, 1960; KRAUSE, 1962; HALLBERG u. Mitarb., 1966) oder nach Gastrektomie beschrieben (KATSCH u. PICKERT, 1953, Lit.; FISCHER u. THEDERING, 1954; GOLDECK u. GADERMANN, 1954; TOMODA, 1954; PAULSON u. HARVEY, 1954; GISINGER u. REIMER, 1955; GOLDECK, 1956; RAINER u. ZOLLINGER, 1958; STEVENS u. Mitarb., 1959; BARID u. WILSON, 1959; ZINGG u. Mitarb., 1959; WEITHALER, 1960).

Die Eisenmangelanämie wird bei Frauen klinisch früher als bei Männern manifest (1—3 Jahre *post operationem*: PRIBILLA, 1969); nach WEITHALER (1960) zeigen Frauen selten später als nach dem 5. und Männer nie vor dem 3. postoperativen Jahr klinisch relevante Symptome eines Eisenmangels. Für den Manifestationszeitpunkt des Eisenmangels nach der Operation ist das präoperative Eisendepot wesentlich.

Ursächlich ist nach PRIBILLA (1969) ein Eisenverlust, eine mangelnde Zufuhr oder eine Störung des Resorptionsvorganges in Erwägung zu ziehen:

Neben prä-, intra- und postoperativen Blutungen aus den Ulcera oder dem Naht- und Anastomosenbereich sind bei Frauen die Menstruationsblutungen zu berücksichtigen (ZUKSCHWERDT u. LINDENSCHMIDT, 1960). Der Verlust durch Blutungen ist bei Männern dagegen in der Regel von untergeordneter Bedeutung (STEVENS u. PIRZIO-BIROLI, 1958; BAIRD u. Mitarb., 1959). Auch eine mangelhafte Eisenzufuhr wird von HALLBERG u. Mitarb. (1966) als alleinige Ursache für unwahrscheinlich erachtet.

Von PRIBILLA (1969) wird die Eisenresorptionsstörung pathogenetisch in den Vordergrund gestellt. Die HCl des Magensekretes (JACOBS u. Mitarb., 1966) sowie reduzierende Substanzen der Nahrung wie Ascorbinsäure oder Cystein sind erforderlich, um das mit der Nahrung aufgenommene organisch gebundene 3wertige Eisen aus seinen Bindungen zu lösen und durch Reduktion in 2wertiges ionisiertes Eisen umzuwandeln (POLLYCOVE, 1966, Lit.). Auch nach Magenresektion wird das Ferroeisen gut resorbiert (STEINFORTH u. SCHROEDER, 1953; GOLDECK u. GADERMANN, 1954; RAINER u. ZOLLINGER, 1956, 1958; SMITH, 1957; BUCKO, 1959; BAIRD u. WILSON, 1959; HARTMANN u. GERHARDT, 1964 u. v. a.). Bietet man dem magenresezierten Patienten jedoch radioaktiv markiertes 3wertiges Eisen mit der Nahrung an, so ist die Resorption deutlich verringert; diese Resorptionsminderung ist nach Billroth II-Anastomose ausgeprägter als nach Billroth I-Anastomose (CHOUDHURY u. WILLIAMS, 1959; STEVENS u. Mitarb., 1959; BRISE u. HALLBERG, 1962; HALLENBERG u. Mitarb., 1966).

Klinisch stehen bei der hypochromen Anämieform neben Allgemeinsymptomen eine mehr oder weniger deutliche Verminderung der Erythrocyten und des Hämoglobin bei einem Färbeindex unter 1, eine Anisocytose, eine geringe Linksverschiebung der Price-Jonesschen Kurve, eine Senkung des Serum-Eisenspiegels bis unter 50% bei Frauen und eine geringe Vermehrung der Erythropoese des Knochenmarkes im Vordergrund (REIMER, 1952; WEITHALER, 1960). Die normochrome Variante tritt seltener in Erscheinung (MONASTERIO, 1939); Frauen erkranken bevorzugt (WEITHALER, 1960, Lit.). Der Erythrocytendurchmesser läßt normale aber auch mikro- und makrocytäre Formen erkennen. Das Knochenmark ist hypoplastisch und hyporegenerativ. Übergänge der hypo- zur normochromen Anämie werden beobachtet (WEITHALER, 1960, Lit.).

### b) Vitamin $B_{12}$-Mangel-Anämien

Schwerwiegende Vitamin $B_{12}$-Resorptionsstörungen treten nur selten nach Magenteilresektion auf (REIMER, 1952; WEITHALER, 1960, Lit.). Es besteht eine direkte Relation der Intensität der Resorptionsstörung zur Ausdehnung der Resektion (Abb. 391 — POSTH u. Mitarb., 1962; vgl. auch LOEWENSTEIN, 1958; MACLEAN, 1957; PRIBILLA u. POSTH, 1958).

Nach JONES u. Mitarb. (1962) sowie DELLER und WITTS (1962) treten in 2—6% megaloblastische Anämien nach Magenteilresektion auf (vgl. auch ROWLANDS u. SIMPSON, 1932; GOLDHAMER, 1933; MORGAN u. Mitarb., 1947; LARSEN, 1952; GOUTTAS, 1953; NAISH u. CAPPER, 1953). Funikuläre Spinalerkrankungen sind ebenfalls durch Einzelbeobachtungen belegt (ADAMS, 1948; NAISH u. CAPPER, 1953; GOLDSTEIN u. Mitarb., 1961; BUTZ u. Mitarb., 1961; WEIR u. CATENBY, 1963; DELLER, 1965). 5 Jahre nach Magenteilresektion zeigen diese Patienten in 14—51% der Fälle einen erniedrigten Serum-Vitamin $B_{12}$-Wert (DELLER u. WITTS, 1962; JONES u. Mitarb., 1962; MOLLIN u. HINES, 1964). Pathogenetisch liegt ihm eine verminderte Vitamin $B_{12}$-Resorption zugrunde, die nach BADENOCH u. Mitarb. (1955) sowie MACLEAN (1957) mit einer atrophischen Gastritis im Restmagen in Verbindung steht.

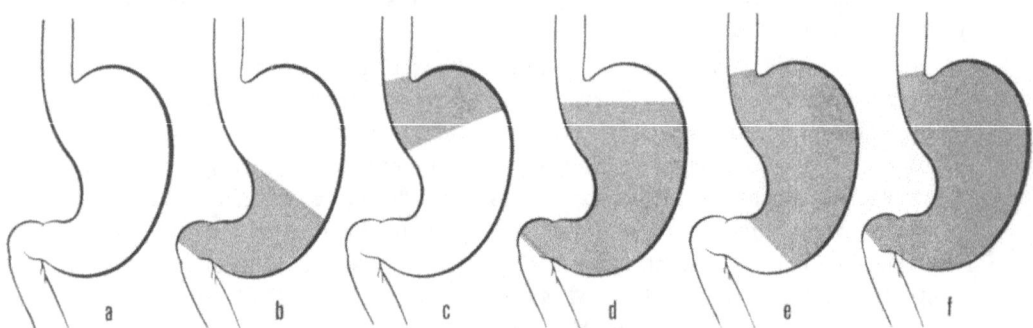

Abb. 391 a—f. Urinexkretionsteste mit radioaktivem Vitamin $B_{12}$ bei Gesunden und Patienten mit verschiedenen Magenresektionen. (Nach POSTH u. Mitarb., 1962.) a Bei Gesunden 20,1%, b nach Billroth II-Operation 15,2%, c nach Fundektomie 11,5%, d nach unterer subtotaler Gastrektomie 3,6%, e nach obererer subtotaler Gastrektomie 1,9%, f nach totaler Gastrektomie 0,1%

Eine Vitamin $B_{12}$-Mangelanämie entwickelt sich jedoch regelmäßig nach Gastrektomie. Diese „agastrische Anämie" im engeren Sinne wird in ihrem morphologischen Bild von der Überlebenszeit des Patienten *post operationem* bestimmt. REIMER (1960) unterscheidet zwei Perioden:

In den ersten 3 Jahren *post operationem* (erste postoperative Periode, REIMER, 1960) ist die zu erwartende Anämieform uneinheitlich. In erster Linie sind es hypochrome Anämien leichten Grades (REIMER, 1952; PAULSON u. HARVEY, 1954; RAINER u. ZOLLINGER, 1955, 1956). Diese Anämien entsprechen klinisch jenen Formen, wie sie auch unter den „Resektionsanämien" gesehen werden. Dabei gelangen jedoch bereits zu diesem Zeitpunkt aplastische Anämien zur Beobachtung, wenn entweder eine ausgedehnte Knochenmetastasierung vorliegt oder eine ausgeprägte Hypoproteinämie durch schwere Durchfälle ausgelöst wurde (sog. proteoprive Anämie, FAUVERT u. Mitarb., 1952).

Das 4. und 5. postoperative Jahr (zweite postoperative Periode, REIMER, 1960) ist gekennzeichnet durch ein schweres anämisches Zustandsbild. Es besteht eine zunehmende, anfänglich noch normochrome Anämie mit Makrocytose (REIMER, 1952; TOMODA, 1954; PAULSON u. HARVEY, 1954). Bleibt sie unbehandelt, so entwickelt sich gesetzmäßig (REIMER, 1960) eine schwere hyperchrome Anämie vom Perniciosatyp. Das morphologisch-hämatologische und klinische Bild dieser Spätform der „agastrischen Anämie" unterscheidet sich in keiner Weise von der spontan auftretenden sog. perniciösen Anämie (MOYNIHAN, 1911; HARTMANN, 1921; DENNIG, 1929; MACDONALD u. Mitarb., 1947; REIMER, 1952; TOMODA, 1954; HALSTEDT u. Mitarb., 1954, 1959; MACLEAN u. SUNDBERG, 1956; GLASS, 1956; HARVEY, 1956; GLASS u. Mitarb., 1957; MACLEAN, 1957; DOIG u. GIRDWOOD, 1960; GOLDBERG u. Mitarb., 1962; POSTH u. Mitarb., 1962;

ADAMS, 1968). Neben einer nicht selten hochgradigen hyperchromen Anämie mit einem Färbeindex von 1,15 bis 1,2, besteht eine starke Rechtsverschiebung der Price-Jonesschen Kurve. Außerdem findet man reichlich Megalocyten im roten Blutbild sowie normale oder leicht erniedrigte Leuko- und Thrombocytenwerte. Im Knochenmark wird eine ausgeprägte Proerythroblastenvermehrung nachweisbar (TOMODA, 1954).

Dem Vitamin $B_{12}$-Mangel liegt nach PRIBILLA (1969) eine Resorptionsstörung zugrunde. So wird das Vitamin $B_{12}$ nur von der Ileummucosa aufgenommen, wenn es bereits an den intrinsic factor gebunden ist. Für diesen Resorptionsvorgang sind Calciumionen und ein bestimmtes pH des Darminhaltes erforderlich; beteiligt dürften weiterhin an diesem Vorgang noch spezifische Receptoren der Dünndarmmucosa sein (PRIBILLA, 1969). Physiologischerweise wird das mit der Nahrung aufgenommene Vitamin $B_{12}$ bereits im Magen sowie im oberen Dünndarm an den *intrinsic factor* gebunden. Dieser fehlt nach Gastrektomie (vgl. S. 171 über Lokalisation und Bildung des intrinsic factor).

Trotz fehlender Resorption treten Mangelerscheinungen erst relativ spät klinisch in Erscheinung, da das Vitamin $B_{12}$-Depot der Leber (1000—5000 $\gamma$) den Tagesbedarf unter „optimalen" Bedingungen bis zu 5 Jahren zu decken vermag (PRIBILLA, 1969). GOLDBERG u. Mitarb. (1962) konnten 170 gastrektomierte Patienten über mehrere Jahre fortlaufend nachuntersuchen; nach dem 4. postoperativen Jahr kommt es zu einem steilen Häufigkeitsanstieg der megaloblastären Anämie. Aber bereits sehr viel früher macht sich klinisch ein latenter Vitamin $B_{12}$-Mangel bemerkbar. So treten etwa $1^1/_2$ Jahre nach Gastrektomie Zungenbrennen und Paraesthesien in den distalen Extremitäten auf; nach 2—3 Jahren besitzen die Patienten ein gelblich-fahles Hautkolorit und zeigen eine Abflachung der Zungenpapillen. Schon während des ersten postoperativen Jahres ist hämotologisch eine Zunahme des Erythrocytenmessers nachweisbar. Im 2. postoperativen Jahr weisen 44% der Gastrektomierten eine Makrocytose auf, im 3. Jahr 76%, im 4. Jahr 84% und im 5. Jahr 100% (vgl. auch BETHEL u. Mitarb., 1945; MACDONALD u. Mitarb., 1947; CONWAY u. CONWAY, 1951; REIMER, 1952, 1953, 1959; TOMODA, 1954; LIGDAS, 1954, 1956; PITNEY u. BEARD, 1955; RAINER u. ZOLLINGER, 1958). In Einzelfällen, besonders bei erhöhtem Tagesbedarf, wird die Vitamin $B_{12}$-Mangelanämie schon früher manifest (UNGLEY, 1930/1932; POSTH u. Mitarb., 1962). Entscheidend dürfte das aktuelle Vitamin $B_{12}$-Depot in der Leber zum Zeitpunkt der Operation sein.

Eine funikuläre Spinalerkrankung diagnostizierten GOLDBERG u. Mitarb. (1962) unter 170 gastrektomierten Patienten in 19,4% (vgl. Einzelbeobachtungen von DENNIG, 1929; MEYER u. Mitarb., 1941; BEEBE u. MENEELY, 1949; MAC DONALD u. Mitarb., 1947; TOMODA, 1954).

### c) Folsäuremangel und Anämien

Nach Magenteilresektion beobachtet man häufiger leichte Folsäuremangelzustände. TOMODA (1954) fand 3 Jahre nach Gastrektomie bei 19 Patienten jeweils subnormale Folsäurewerte im Serum, MOLLIN und HOFFBRAND (1965) in 50% der Fälle. Megaloblastische Anämien, die nicht auf einen Vitamin $B_{12}$-Mangel zurückgeführt werden können, sind durch Folsäuremangel bedingt (PRIBILLA,

1969). Sie machen nach MOLLIN und HINES (1964) 20% der megaloblastischen Anämien aus; DELLER u. Mitarb. (1964) sahen sie jedoch nur in einem Verhältnis von 1:100. Die Pathogenese des Folsäuremangels ist bisher ungeklärt, da Folsäure weder im Magen noch im Dünndarm resorbiert wird (PRIBILLA, 1969).

### d) Vitamin $B_6$-Mangel und Anämien

Es handelt sich jeweils um hypochrome Anämieformen, die nicht auf einen Eisenmangel zurückgeführt werden können (GEHRMANN, 1963, Lit.); sie gehen mit dermatologischen und neurologischen Veränderungen einher. Ursächlich wird eine vermehrte Bakterienbesiedlung des Dünndarmes bei fehlender HCl-Sekretion des Restmagens diskutiert (KNAPP, 1961; TOKOVOI u. USOV, 1961; KABELITZ u. Mitarb., 1963; BERNDT u. HILLER, 1964).

### e) Eiweißmangelanämien

Eisen- und Vitaminstoffwechsel sind eng mit dem Eiweißstoffwechsel verknüpft. So erfordert der regelrecht ablaufende Eisenmetabolismus neben einer ausreichenden peroralen Eisenzufuhr als spezifische Proteine Transferrin und Apoferritin, um Resorption, Transport und Speicherung des Eisens in seinen Depotorganen zu gewährleisten. Auch die Hämoglobinsynthese kann durch einen Aminosäuremangel behindert werden. So werden Anämien nach Magenteilresektion beschrieben, die unter eiweißreicher Diät therapeutisch gebessert werden konnten (FAUVERT u. Mitarb., 1950). Neben der Anämie und Hypoproteinämie weisen diese Patienten häufiger Ödeme auf (SCHNEIDERBAUR, 1960).

## 4. Schleimhautentzündungen

Nach Magenoperation sind in wechselnder Häufigkeit Oesophagitiden, Gastritiden sowie Jejunitiden beschrieben worden. Besonders nach Gastrektomie oder Fundektomie (GÜTGEMANN u. Mitarb., 1963) ist die chronische Refluxoesophagitis bei fehlendem Hiss'schen Winkel und Kardia ein geläufiger Befund. Auch Magenoperationen, welche die Vagusfunktion beeinträchtigen, gehen nach KOELSCH (1969) in bis zu 53% der Fälle mit einer Refluxoesophagitis einher. Pathogenetisch im Vordergrund steht der Reflux von alkalischem Magen-Darminhalt und dessen Gehalt an proteolytischen Enzymen (WINDSOR, 1964).

Die Beziehungen zwischen Magenoperation und Gastritis sind weiterhin Gegenstand heftiger Diskussionen.

### a) Gastritis

Die entscheidende Frage, ob eine im Restmagen nachgewiesene Gastritis Operationsfolge ist oder ob diese bereits präoperativ gegeben war und nur möglicherweise durch die Operation eine Akzentuierung erfahren hat, wird uneinheitlich beantwortet. Geht man von der Konzeption KONJETZNYs (1926, 1947, Lit.; vgl. S. 240f. und 242ff.) aus und sieht in dem Ulcusleiden sowie dem Magencarcinom „nur" eine Komplikation der Gastritis, wird man die Gastritis im operierten Magen als präexistent ansehen, da Ulcera und Tumoren die Hauptindikation zum operativen Eingriff am Magen darstellen. Wird ein linearer Kausalzusammenhang verneint, so bleibt diese Frage zunächst offen.

GLASS u. Mitarb. (1970) heben funktionelle Gesichtspunkte hervor. Sie fanden bei 50 Patienten mit ausgedehnter Magenteilresektion wegen eines Ulcus duodeni in $^2/_3$ der Fälle eine atrophische Gastritis, wobei 28 Personen eine intestinale Metaplasie aufwiesen. Aufgrund immunfluorescenzmikroskopischer Untersuchungen vermuten GLASS u. Mitarb. (1970), daß es sich bei dieser Form der Gastritis um den Ausdruck einer „Inaktivitätsatrophie" auf dem Boden fehlender Gastrinstimulierung handele. Nach Ausschaltung der Pylorusdrüsenzone (sog. Antrektomie) fehlt nach GLASS u. Mitarb. (1970) vermutlich „der" Stimulus für eine Regeneration der Haupt- und Belegzellen.

Die Mehrzahl der Untersucher läßt jedoch funktionelle Gesichtspunkte unberücksichtigt und richtet sich nach röntgenologischen, endoskopischen und patho-anatomischen Befunden. Mit Einführung der Magenschleimhautsaugbiopsie in die routinemäßige Gastritisdiagnostik sah man sehr bald, daß weder klinische Symptomatologie noch röntgenologischer oder gastroskopischer Befund eine sichere Gastritisdiagnose gestatten (HENNING u. BAUMANN, 1956; HENNING u. Mitarb., 1964 u. v. a.; vgl. S. 246). Entsprechend wurde die Diagnose der Gastritis im Restmagen klinisch und röntgenologisch häufiger diagnostiziert, als pathoanatomisch berechtigt war (BOLLER, 1954, 1956). Im älteren Schrifttum zu findende Häufigkeitsangaben (HENNING, 1935, Lit.) müssen daher als überholt angesehen werden. Daß die chronische Gastritis nach Magenoperation einen „banalen" Befund darstellt, ist durch Untersuchungen von Resektionsmägen jedoch seit langem hinreichend bekannt (KALIMA, 1924; PUHL, 1926; KONJETZNY, 1926, 1947, Lit.; WANKE, 1932; HAMPERL, 1932; FABER, 1953 u.v.a.), so daß besonders von chirurgischer Seite die Kausalkette prä- und postoperative Gastritis bejaht wird (WANKE, 1932; ZUKSCHWERDT u. LINDENSCHMIDT, 1960, Lit.) und diese Gastritis nicht als Resektionsfolge gewertet wird (vgl. BERNDT, 1965).

Bei Vergleichsuntersuchungen ist weiterhin zu berücksichtigen, daß die chronische Gastritis — im morphologischen Sinne — eine sehr verbreitete Erkrankung darstellt, die nach dem 50. Lebensjahr jeden 2. Untersuchten betrifft (WOLFF, 1968; SIURALA u. Mitarb., 1966). Bis heute fehlen umfangreiche Vergleichsuntersuchungen, die den präoperativen Status mit postoperativen Befunden einem entsprechenden Vergleichskollektiv gegenübergestellt haben. Die aus dem Schrifttum zu entnehmenden Zahlenangaben haben somit nur bedingte Aussagekraft, um einen eventuellen Kausalzusammenhang zu bejahen oder zu negieren.

SCHINDLER und DAGRADI (1955) sahen unter 334 Patienten mit Magenteilresektion morphologisch in 71% eine chronische Gastritis (vgl. JOSKE u. Mitarb., 1955; PALMER, 1953, 1954; FRIEDRICH, 1956; LEES u. GRANDJEAN, 1958). KOELSCH (1969) ermittelte in 90% der Operierten eine chronische Gastritis, wobei es sich in einem Drittel der Fälle um eine Oberflächengastritis handelte, während $^2/_3$ der Patienten nach Magenteilresektion eine atrophische Gastritis aufwiesen. Es konnten jeweils Beziehungen zwischen Häufigkeit der atrophischen Gastritis und dem Intervall der Operation ermittelt werden (HENNING u. Mitarb., 1964; KOELSCH, 1969). V. BECKER (1967, 1969) unterscheidet zwischen einer proportionierten und unproportionierten Atrophie (vgl. Mucosadickenmessungen von KRENTZ, 1965, 1966). Die proportionierte Atrophie betrifft sämtliche Bauelemente der Mucosa und ist besonders charakteristisch im Fundusbereich nachweisbar. Die unproportionierte Atrophie betrifft dagegen isoliert die „Drüsenhals- und -kopfregion" und verschont die Kryptendrüsen (superficiale Atrophie nach KRAVETZ u. SPIRO, 1965) oder sie führt zu einer Verminderung der Haupt- und Belegzellen, während die schleimbildenden Oberflächenepithelien gut differenziert verbleiben (GJERULDSEN u. Mitarb., 1968).

Nach den bisher vorliegenden Untersuchungen wird man zwischen einer persistierenden Gastritis unterscheiden müssen, die mit zunehmendem Alter des Trägers ihre besonderen Entwicklungsphasen durchmacht (vgl. S. 252) und einer

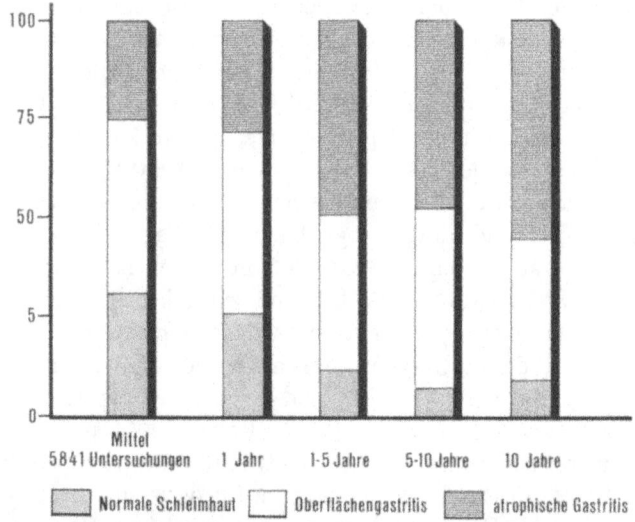

Abb. 392. Häufigkeit bioptisch-morphologischer Befunde bei 5841 Untersuchungen und 259 Magenoperierten nach Billroth II in Abhängigkeit vom Intervall zur Magenoperation nach HEINKEL u. Mitarb., 1964 [Z. Gastroent. **2**, 1 (1964)]

erst *post operationem* auftretenden Gastritis, die in hohem Prozentsatz in eine Mucosaatrophie mündet (HENNING u. Mitarb., 1966; HEINKEL u. Mitarb., 1964; KRENTZ, 1964; SCHINDLER, 1966; SEIFERT u. Mitarb., 1967; SEIFERT, 1967; REIFFERSCHEID u. Mitarb., 1967 u.a.). Nach HEINKEL u. Mitarb. (1964) ist die chronisch atrophische Gastritis eindeutig häufiger bei operierten als bei nicht operierten Ulcusträgern (Abb. 392) nachweisbar (vgl. SEIFERT, 1967; REIFFERSCHEID u. Mitarb., 1967). Diese Gastritis entwickelt sich jedoch nicht gesetzmäßig. In 10% der Nachuntersuchten ermittelten HENNING u. Mitarb. (1964) auch nach einem mehr als 10jährigen Intervall zwischen Biopsie und Magenoperation ein „normales Schleimhautbild". Auch HEINKEL u. Mitarb. (1964) betonen, daß die Zunahme der atrophischen Gastritis bei Magenresezierten (vgl. Abb. 392) nicht nur Operationsfolge sei, sondern ebenfalls mit zunehmendem Alter des Trägers häufiger wird.

Die Gastritis simplex des nicht-operierten Magens (vgl. S. 240) beginnt entweder als Antrumgastritis mit oralgerichteter Propagation oder als primäre

Allgemeingastritis von herdförmigem oder diffusem Charakter. Somit wird der operative Erfolg wesentlich von der präoperativen Ausgangslage bestimmt. Besteht zum Zeitpunkt der Operation bereits eine Fundusgastritis, so wird diese durch die Operation nicht nur ungünstig beeinflußt, sondern aufgrund der neuen „funktionellen Einheit" zwischen Restmagen und Jejunum häufig auf dieses

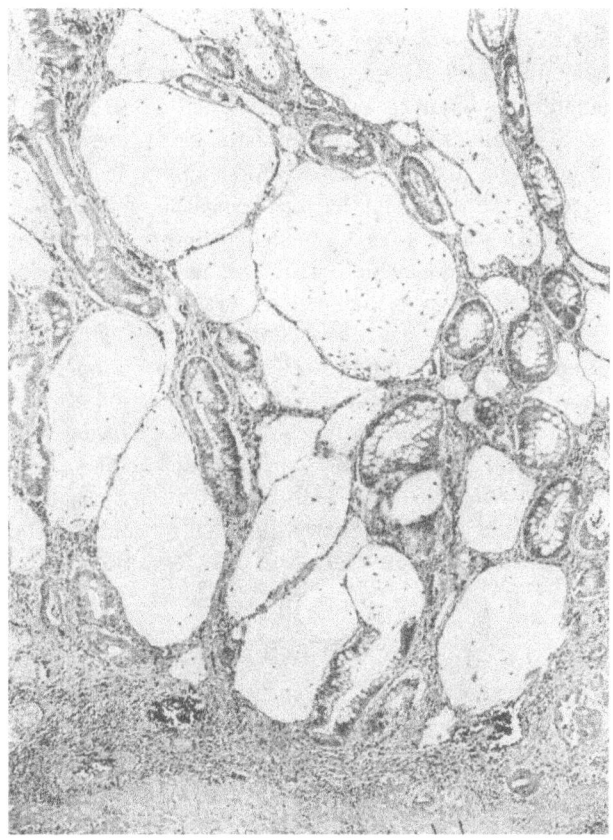

Abb. 393. Zustand nach zeitlich zurückliegender Magenresektion nach dem Modus Billroth II. Dyskrinie mit Cystenbildung (kein schleimbildendes Carcinom!) bei chronischer Umbaugastritis mit intestinaler Metaplasie. 66jährig, männlich (E.Nr. 4791/71, Path. Inst. Heidelberg). Färbung: HE, Vergr. 50fach

übergreifen (KONJETZNY, 1932). Besteht zudem Hypo- oder Anacidität, kann eine Keimascension mit Besiedlung des Magens das Bild komplizieren. Aber auch Palliativoperationen am Magen bessern keine bereits bestehende „Begleitgastritis" (WANKE, 1932) oder verhindern das Auftreten einer Fundusgastritis oder Jejunitis (vgl. PRIBAM, 1923; KONJEZNY, 1932; HENNING, 1951; PALMER, 1954). SCHINDLER (1947) erachtet das fehlende „pylorusartige Spiel der Anastomose" bei der Entstehung der postoperativen Gastro-Jejunitis für entscheidend.

*Histologisch gleicht die postoperative Gastritis der Spontangastritis des nichtoperierten Magens mit ihren verschiedenen Stadien* (KONJETZNY, 1932).

Auch in diesen Fällen begegnet man einem schubweisen Verlauf mit Phasenverschiebung und einem Nebeneinander von akuten und chronischen Alterationen. Sie sind morphologisch in einem mehr oder weniger deutlichen Umbau, Fehlbau und Abbau der Mucosa erfaßbar (Abb. 393). Leistenspitzenerosionen sind kein Ausnahmebefund. Dominierend ist jedoch der Befund der chronischen atrophischen Gastritis mit oder ohne intestinale Metaplasie sowie Dedifferenzierung (vgl. S. 242).

Im Bereiche des *Anastomosenringes* sind im akuten Stadium der Entzündung ein muköses und submuköses Ödem mit ausgeprägter Vergröberung des Faltenreliefs und kleinste Erosionen zu finden. Die Folge können Stenosen, ein Verschluß oder ein Schleimhautprolaps im Anastomosenring sein. Nach HAMPERL (1928) sind in Nachbarschaft der Gastro-Jejunostomie „in der Jejunumschleimhaut öfters, besonders auf der Höhe der Kerckringschen Falten, Stellen nachweisbar, wo die Krypten besonders hoch erschienen und die Zotten auffallend kurz waren bzw. fehlten, so daß die Schleimhaut hier an die des Dickdarms erinnerte. Der Aufbau der langen Krypten ließ jedoch, was die einzelnen Epithelien anlangte, keine Verschiedenheit gegenüber normal langen Dünndarmkrypten erkennen. Die Zahl der Panethschen und Becherzellen war in ihnen weder auffallend hoch noch niedrig". Weiterhin beobachtete HAMPERL (1928) regelmäßig nach Gastro-Jejunostomie das Auftreten „mucoider Drüsen" in der Jejunumschleimhaut bis zu 5 cm aboral des Anastomosenringes, die nicht selten bis unter die Muscularis mucosae reichten. Die einzelnen Drüsen zeigten dabei häufig eine cystische Ausweitung und ließen zwischen den mucoiden Zellen Panethsche und gelbe Zellen erkennen (vgl. CHIARI, 1925; ANGERER, 1926; BURKL u. SCHISCHLIK, 1952).

### b) Jejunitis

Klinische und röntgenologische Untersuchungen erwähnen die Jejunitis nach Magenresektion und Gastro-Jejunostomie als einen häufigen Befund (Abb. 394 und 395). KONJETZNY (1932) sah in ihr die „gesetzmäßige" Folge der „deszendierenden Gastritis". Die entzündlichen Veränderungen können bis zu 30 cm distal der Anastomose reichen (KOELSCH, 1969). Die Häufigkeitsangaben der Jejunitis nach Magenteilresektion schwanken zwischen 10 und 85% (LICK u. Mitarb., 1965, Lit.; HEINKEL u. Mitarb., 1964; KOELSCH, 1962). Diese weit streuenden Zahlenangaben beruhen z.T. auf der Tatsache, daß nicht immer streng zwischen entzündlichen Veränderungen im Bereiche des Anastomosenringes („Anastomositis") und solchen der abführenden Schlinge unterschieden wird, zum anderen auf der „sehr unterschiedlichen Interpretation" der Dünndarmbefunde (TOMATIS u. Mitarb., 1967). So sahen HEINKEL u. Mitarb. (1964) nur in 10% ihrer Fälle eine chronische Jejunitis im engeren Sinne. LICK u. Mitarb. (1965) fanden jedoch nach Billroth II-Resektion in 87% (!) eine chronische Jejunitis mäßigen bis schweren Grades. Waren zudem Korrekturoperationen mit Wiederherstellung der Duodenalpassage wegen eines „Dumping-Syndromes", eines Malabsorptionssyndromes oder wegen eines Ulcus pepticum jejuni erforderlich, so dominierten jeweils die Formen ausgeprägter Jejunitiden (Abb. 394) (vgl. HRADSKY u. HEROUT, 1963). Nach Gastrektomie sahen LICK u. Mitarb. (1965) in keinem Falle ein „normales" Mucosabild (s. dagegen BAIRD u. DODGE, 1957; LEES u. GRANDJEAN, 1958; ADAMS, 1968). Patienten im fortgerückten Lebensalter zeigen häufiger das Bild der chronischen Jejunitis; die atrophische

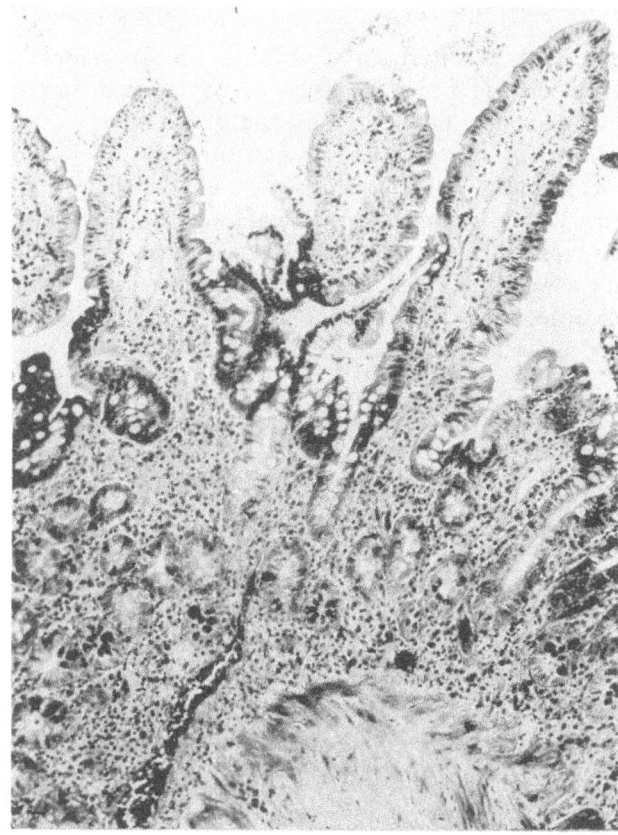

Abb. 394. Jejunumbiopsie 2 Jahre nach Magenresektion und Gastro-Jejunostomie. Langausgezogene plumpe, vermehrt rundzellig infiltrierte Zotten mit degenerativen Veränderungen der Deckepithelien: chronische „Jejunitis" mäßigen Grades. 72jährig, männlich (E.-Nr. 1697/71, Path. Inst. Heidelberg). Färbung: HE, Vergr. 120fach

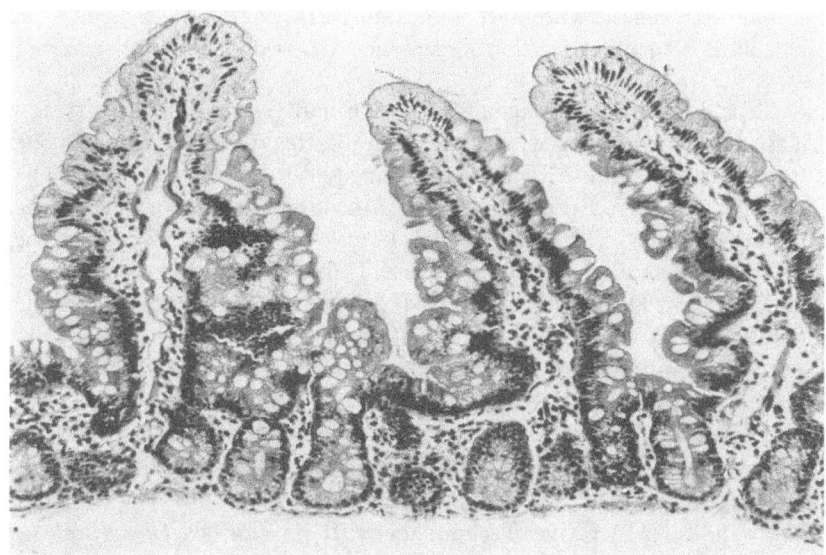

Abb. 395. Jejunumbiopsie 9 Jahre nach Magenteilresektion und Gastro-Jejunostomie. Kurze plumpe Zotten ohne vermehrte rundzellige Infiltration der Lamina propria mucosae. 55jährig, weiblich (E.-Nr. 3422/71, Path. Inst. Heidelberg). Färbung: HE, Vergr. 160fach

Form überwiegt (LICK u. Mitarb., 1965). Unter 1 700 Magenresektionen beobachteten DAWSON-EDWARDS und MORISSEY (1955) 35 Patienten mit schweren postoperativen Enteritiden, die in 5 Fällen tödlich verliefen.

TOMATIS u. Mitarb. (1967) konnten 5 Patienten mit *Dünndarmersatzmagen* nach LONGMIRE 2 und 5 Jahre *post operationem* untersuchen. Die bioptische Untersuchung der Dünndarmmucosa ergab weder lupenmikroskopisch noch histologisch nennenswerte Strukturveränderungen. Die Mucosa des Ersatzmagens entsprach dem „gewohnten" Bild der Dünndarmschleimhaut. Nur 2 Patienten zeigten als Folge gestörter Resorption (vgl. hierzu HART, 1965) eine Becherzellvermehrung des Zottenepithels.

## 5. Ulcus nach Magenoperation

Die klassischen Methoden der Ulcuschirurgie basieren auf jenen der Magencarcinomresektions- und -ausschaltungsoperationen (vgl. S. 777). Sie ergeben bei Anwendung wegen eines Ulcus ventriculi (häufig atrophische Fundusgastritis mit Anacidität oder Hyposekretion) gute Spätresultate. Entsprechende, wegen eines Ulcus duodeni (Hypersekretion, ausgeprägte Acidität) durchgeführte Operationen sind jedoch mit einer hohen Ulcusrezidivquote — bis zu 50% (TANNER, 1946; SWYNNERTON, 1955) — belastet. Rezidivulcera treten vor allem nach einer Resektion zur Ausschaltung nach FINSTERER, Pylorusausschaltung nach v. EISELSBERG oder Gastro-Enterostomie ohne Resektion auf. SCHREIBER und BARTSCH (1965) übersehen 67 Fälle von Rezidivulcera nach Gastro-Jejunostomie, von denen 22 im Magen, 7 ad pylorum und 38 im Duodenum lokalisiert waren.

Rezidivulcera im engen Sinne der Bedeutung (Abb. 396) sind nach Einführung „physiologischer" Operationsmethoden zur Seltenheit geworden (vgl. das ältere Schrifttum bei HAUSER, 1926; KONJETZNY, 1947; KATSCH u. PICKERT, 1953; MERKEL, 1956):

Das erneute Auftreten eines Ulcus ventriculi nach erfolgter Teilresektion wegen eines Magengeschwüres ist unbekannt (HAUBRICH, 1963). Das Ulcus ventriculi nach Magenteilresektion wegen eines Ulcus duodeni stellt eine Seltenheit dar.

Das Ulcus duodeni nach Magenteilresektion und Gastro-Duodenostomie wird als „Anastomosenulcus" bezeichnet und auch die Reaktivierung eines Duodenalulcus nach Resectio Billroth II als Rarität angesehen (HAUBRICH, 1963).

Somit ist heute das „Rezidivulcus" ein „Anastomosenulcus" (Ulcus pepticum jejuni, postoperatives Ulcus, marginales Ulcus). Von diesen Ulcera streng zu trennen sind jedoch die akuten Stressulcera, die unmittelbar oder kurz nach erfolgter Operation auftreten (vgl. S. 335ff.). Sie sind als Schockfolge zu interpretieren (KOLIG, WANKE u. Mitarb., 1969) und weisen keine spezielle Topik auf. Als Ulcus pepticum jejuni oder Anastomosenulcus werden sämtliche, in Nachbarschaft einer gastro-duodenalen oder gastro-jejunalen Anastomose auftretenden Ulcera bezeichnet (HARKINS u. NYHUS, 1962, 1969; HOLLE, 1968, Lit.). Die Erstbeobachtung dieser Anastomosenulcera wird BERG 1897 zugeschrieben. BRAUN prägte 1899 den Begriff des „Ulcus pepticum jejuni".

Bei einwandfreier operativer Technik übertrifft die *Häufigkeit des Anastomosengeschwüres* nicht 3% (HARKINS u. NYHUS, 1962; vgl. DUCKERMAN u. Mitarb.,

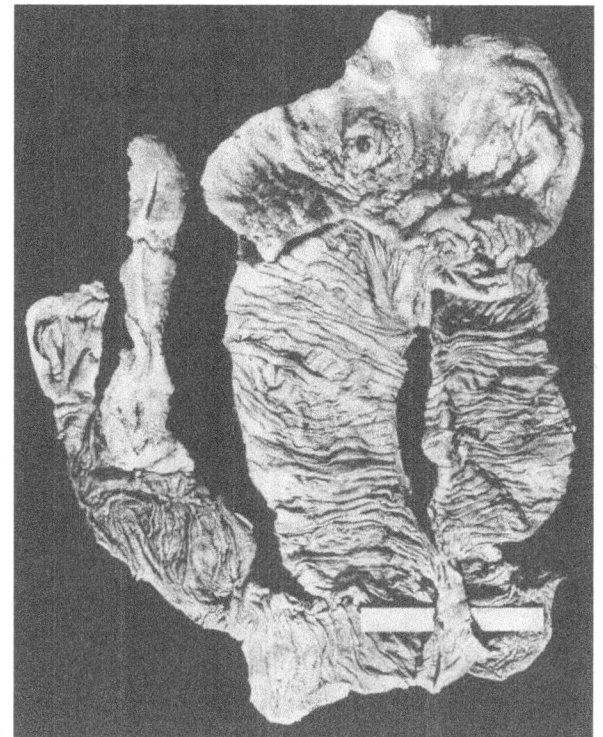
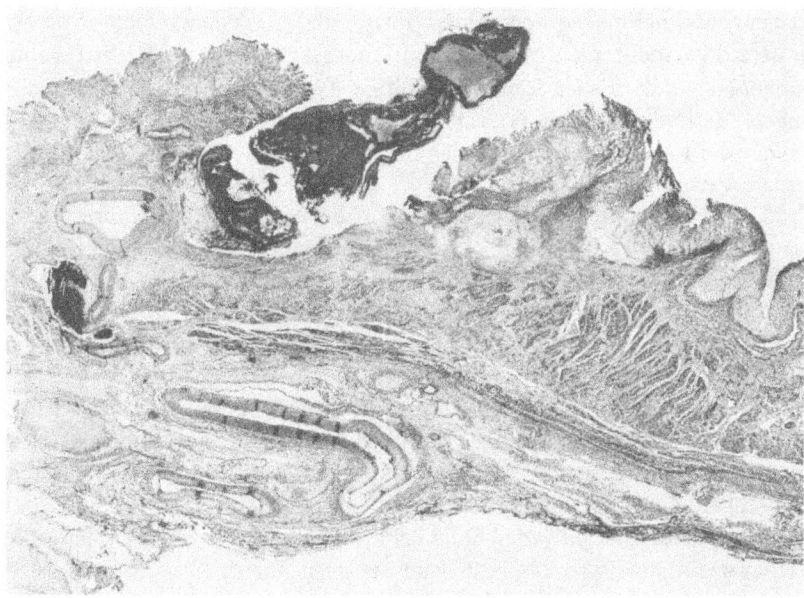

Abb. 396a u. b. Rezidivulcus mit massiver Blutung bei Zustand nach 7 Jahre zurückliegender Magenresektion nach dem Modus Billroth II mit Braunscher Entero-Anastomose. a Übersicht, b Detail. 69jährig, männlich (SN 1189/69, Path. Inst. Heidelberg). Färbung: HE, Vergr. 5fach

1953; BALTZ u. Mitarb., 1954; MARSHALL u. TERRELL, 1957; SCOTT u. Mitarb., 1960; PULVERTAFT, 1964; KLOSSNER, 1966; WHEELER u. Mitarb., 1966; HOLLE, 1968). Rezidivulcera treten häufiger nach Anwendung der „klassischen" als nach „form- und funktionsgerechten" Operationsmethoden auf:

1. *Pylorusausschaltung* nach v. EISELSBERG: 80% (ALLEN u. WELCH, 1942, Lit.), 44% (FLÖRCKEN u. STEDEN, 1926).

2. *Resektion zur Ausschaltung* nach FINSTERER: 18—26% (GULEKE, 1951).

3. *Gastro-Enterostomie:* 16—66% (DE TAKATS, 1926; KALK, 1931; ZUKSCHWERDT u. ECK, 1932; ZUKSCHWERDT u. HORSTMANN, 1936; TANNER, 1946; SWYNNERTON, 1955), 10—25% (KOELSCH, 1969), 34% (LEWISOHN, 1925).

4. *Vagotomie und Gastro-Enterostomie:* 3,8% (BURGE, 1959), 10% (DRAGSTEDT, 1953).

5. *Vagotomie und Pyloroplastik:* 3,1% (BURGE, 1959).

6. *Tubuläre Resektion* nach WANGENSTEEN: 2,0% (WANGENSTEEN, 1957).

7. *Distale subtotale* (75%ige) *Resectio* Billroth I: 3,5% (HARKINS u. NYHUS, 1956), 10% (NUBOER, 1960).

8. *Distale subtotale* (75%ige) *Resectio* Billroth II: 0,5—3,0% (GULEKE, 1951; HACKETHAL, 1960; NUBOER, 1960), 2,3% (MARSHALL u. REINSTINE, 1955).

9. *Vagotomie und distale partielle* (40—50%ige) *Resectio* Billroth I: 0,5% (HARKINS u. Mitarb., 1960).

Hohe Rezidivquoten nach trunkulärer sowie nach selektiver Vagotomie sind jeweils auf operativ-technische Fehler zurückzuführen (vgl. HERRINGTON, 1967; HOLLE, 1968). HOLLE (1968) äußert die optimistische Vorstellung, daß nach selektiver proximaler Vagotomie und form- und funktionsgerechter Operation keine Rezidive mehr auftreten würden; indessen fehlen noch Spätnachuntersuchungen, so daß bisher keine endgültige Beurteilung dieser technisch aufwendigen Methode möglich ist. CLARK (1964) konnte zeigen, daß nach 4 bis 6 Wochen die Gesamtfunktion wieder hergestellt ist, wenn nur 10% der Vagusinnervation erhalten bleiben.

Zwar treten Rezidive bevorzugt während der ersten beiden Jahre *post operationem* auf (MOUTIER, 1935), jedoch reicht die Spannweite von wenigen Monaten bis zu 20 und mehr Jahren (BOLLER, 1954; WALTERS u. Mitarb., 1955; EDWARDS u. Mitarb., 1956; BALIN u. Mitarb., 1957; ZUKSCHWERDT u. LINDENSCHMIDT, 1960; BOLES, 1960; WYCHALIS u. Mitarb., 1966; HOLLE, 1968). NOBLES (1966) sah nach Vagotomie und Gastro-Enterostomie Anastomosenulcera in 6% nach 5 Jahren, in 15% nach 10 Jahren und in 24% nach 16 Jahren.

Die in Rede stehenden Ulcera bevorzugen das männliche Geschlecht (HERTEL, 1930: 77%; JUDD u. Mitarb., 1935: 90%; BIRGFELDT, 1925: 92%), wobei besonders jugendliche Personen betroffen werden. Anastomosengeschwüre treten weiterhin in annähernd 98% der Fälle nach Resektion wegen eines Ulcus duodeni auf (HOFFMANN, 1964; NYHUS, 1969) und werden nur in 1,4—3,0% nach Resektion wegen eines Ulcus ventriculi gesehen (RANSOM, 1947; PRIESTLEY u. Mitarb., 1948; MADDOCK, 1956).

Das Anastomosenringulcus ist 4mal so häufig wie das aborale Ulcus pepticum jejuni (LINDENSCHMIDT, 1958).

Als entscheidende *ätiologische Faktoren* (Abb. 397) eines Ulcusrezidives sind die unvollkommene Vagotomie und unvollständige Resektion (Antrektomie — WANKE u. ALNOR, 1950; BAY u. THIEMANN, 1964 u.a.) anzusehen. Sie beruhen auf einer zu schematisierten operativen Technik (HARKINS u. NYHUS, 1962, 1969; HOLLE, 1968). Bei den Anastomosenulcera tritt der quantitative Anteil — exakte

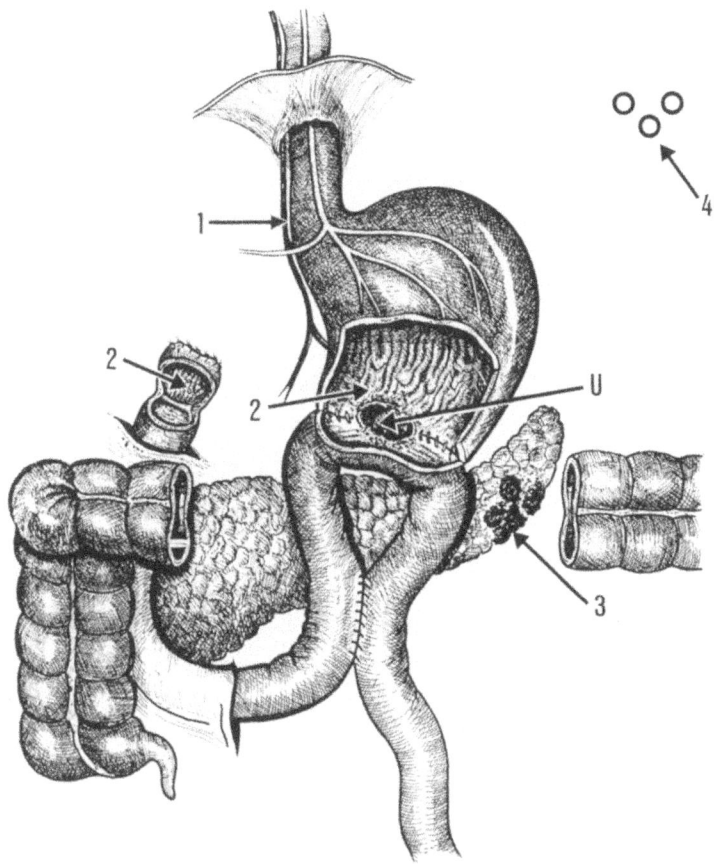

Abb. 397. Ätiologie des Anastomosenulcus (U). *1* Unvollständige Vagotomie, *2* Verbleiben von „Pylorusdrüsen" bei ungenügender Resektion, *3* nicht-insulinproduzierender Pankreas-Tumor (Zollinger-Ellison-Syndrom), *4* „Polyadenomatose", z.B. Nebenschilddrüsenadenome

Zahlenangaben fehlen (vgl. S. 400) — der Fälle von Zollinger-Ellison-Syndrom in den Hintergrund (ZOLLINGER, 1960). Bisher liegen keine überzeugenden Befunde vor, daß die Pathogenese der Rezidivulcera eine andere sei als jene des Erstulcus, um dessentwillen die Resektion durchgeführt wurde (HAUBRICH, 1963; MÜLLER-WIELAND, 1969). Alle Faktoren, die eine Dysbalance aggressiver und defensiver Faktoren (vgl. S. 424, Abb. 169) bewirken, sind pathogenetisch bedeutungsvoll. Neben funktionellen und morphologischen Komponenten treten speziell technisch-chirurgische hinzu (HARKINS u. NYHUS, 1962; HOLLE, 1968; KOELSCH, 1969). Sie werden wirksam, wenn keine genügende Resektion der Belegzellanzahl im

Rahmen der subtotalen Resektion (HARKINS, 1960) oder eine nur inkomplette Vagotomie beim Versuch, die Hypersekretion zu drosseln, erreicht wurde. Wird dagegen eine komplette Achlorhydrie erzielt, so treten keine Rezidivulcera mehr auf. Entsprechend beeinflussen die präoperativen Sekretionswerte wesentlich die Rezidivquote und sind Anastomosenulcera nach Resektion wegen eines Ulcus

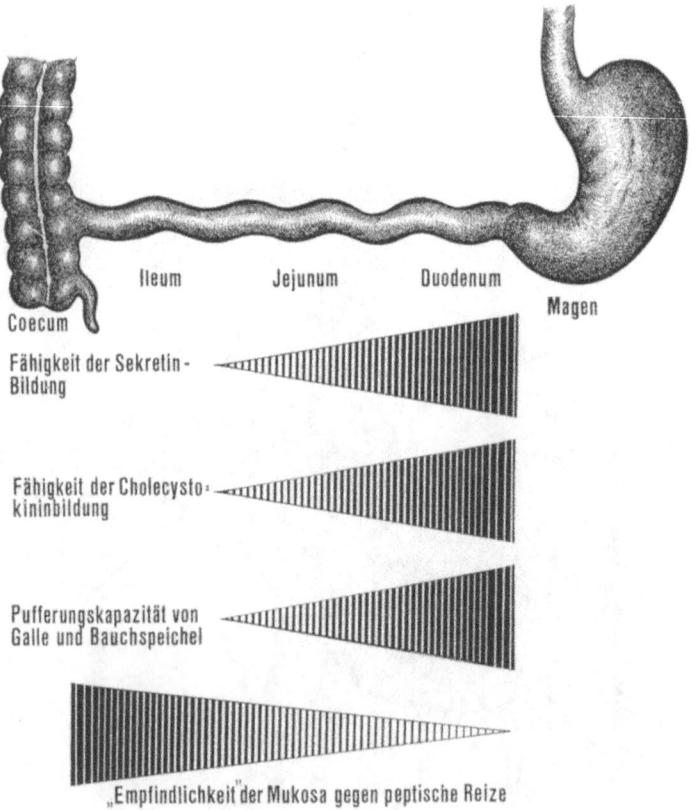

Abb. 398. Topik der Hormonproduktion im Dünndarm. [Nach K. M. PFEIFFER, Chir. Praxis **8**, 45 (1964)] Eine zu tief angelegte Anastomose führt: 1. Zu einer verminderten Pufferkapazität von Galle und Bauchspeichel bei erhöhter Empfindlichkeit der Anastomosenschleimhaut und 2. zu einer Verminderung von Inhibitorsubstanzen der Magensekretion (Secretin, Serotonin)

oder Carcinoma ventriculi Seltenheiten — atrophische Gastritis mit Hyp- oder Anacidität (vgl. ROTH u. Mitarb., 1956; WEIR u. BENNETT, 1956; BOLES u. Mitarb., 1960; WALTERS, 1960).

Bei Hunden müssen mindestens 75 % der Magenfläche reseziert werden, damit histaminprovozierte Ulcera verhindert werden können (LANNIN u. Mitarb., 1944; BARONOFSKY u. Mitarb., 1945; OLCH u. HARKINS, 1960). ROTH u. Mitarb. (1959) fanden bei ihren Nachuntersuchungen in 43,3 % nach $^2/_3$-Resektion und in 66,2 % nach $^3/_4$-Resektion eine Achlorhydrie. Da mit dem Auftreten von Spätrezidiven gerechnet werden muß, ist eine abschließende vergleichende Beurteilung der "modernen" Operationsmethoden noch nicht möglich (SCHUMANN, 1967; KOURIAS, 1967; ANDROS u. Mitarb., 1967).

Die immer wieder betonte „unterschiedliche Susceptibilität" der Dünndarmschleimhaut (vgl. Abb. 398) gegenüber dem Magensekret entbehrt jeder Grundlage (KIRILUK u. MERENDINO, 1954). Wesentlich ist dagegen, daß die Pufferkapazität der Galle und des Pankreassekretes direkt proportional ihres Einstromes in das Duodenum abnimmt. Dieser Faktor ist für die Pathogenese des Ulcus pepticum von vorrangiger Bedeutung und nicht die „intrinsic jejunal sensitivity to acid" (NYHUS, 1969). Experimente von KIRILUK und MERENDINO (1954) unterstreichen die Forderung, eine möglichst kurze afferente Schlinge zur Anastomosierung zu wählen (vgl. MERENDINO u. Mitarb., 1945). Auch nach Teilresektion und Anlage einer Braunschen- oder Rouxschen Y-Anastomose werden Rezidive häufiger gesehen. Bei diesen Operationsmethoden wird der Anastomosenring nicht mehr von Galle- und Pankreassekret benetzt. Andererseits reduzieren diese Anastomosen die Gastritisquote im Restmagen (vgl. LAWSON, 1964), indem sie einen Gallereflux verhindern.

Rezidive nach Vagotomie werden auf eine inkomplette Vagusdurchtrennung zurückgeführt (HARKINS u. NYHUS, 1962, 1969, Lit.; HOLLE, 1968, Lit.). Besonders bei trunkulärer Vagotomie sind die anatomischen Variationsmöglichkeiten in Diaphragmanähe zu beachten (vgl. S. 135). Die von BURGE und VANE (1958) angegebene Methode, *intra operationem* den Erfolg oder Mißerfolg der Vagotomie zu überprüfen, erlaubt theoretisch einwandfreie Resultate; diese Methode ist jedoch zeitraubend und wird daher selten angewandt. Unter 800 Patienten mit Magenteilresektion und Vagotomie sahen SCOTT u. Mitarb. (1960) nur 4 Anastomosenulcera: in 3 Fällen lag eine inkomplette Vagotomie vor und ein Patient hatte ein Zollinger-Ellison-Syndrom (vgl. BALTZ u. Mitarb., 1954; HARVEY, 1957; HERRINGTON, 1967).

Die hohe Rezidivquote nach Pylorusausschaltung (v. EISELSBERG, 1920; DEVINE, 1925) wird auf eine Stimulierung des Gastrinmechanismus zurückgeführt. Versuche, dieses Operationsverfahren zu modifizieren, schlugen fehl (NYHUS, 1960; NYHUS u. Mitarb., 1961). Die einzige, theoretisch erfolgversprechende Modifikation wäre, die Pylorusdrüsenzone „auszuschälen" (vgl. WILLIAMS, 1926; BANCROFT, 1932; PLENK, 1936; WANKE u. ALNOR, 1950; RAUCH, 1952: komplette Antrektomie). Folgende Modi der gesteigerten Gastrinstimulierung sind für das Anastomosenulcus pathogenetisch von Bedeutung (vgl. Abb. 397):

1. Verbliebene „Antrummucosa" im Restmagen oder Pylorusstumpf,
2. unterlassene oder inkomplette Vagotomie,
3. lange zuführende Schlinge,
4. Zollinger-Ellison-Syndrom,
5. Lebercirrhose, porto-cavaler shunt (vgl. FREDERICK, 1964; STELZNER, 1964, 1965).

WOODWARD (1967) unterscheidet zwei Arten der Rezidivursachen:

1. Eine unbeeinflußte nervöse Hypersekretion und
2. eine Hypersekretion aufgrund weiterbestehender Gastrinproduktion.

Hinzu kommen lokale Faktoren im Bereiche der Anastomose selbst wie latente Hypoxie aufgrund Vernarbung und Mangelvascularisation, Dyskrinie mit Insuffizienz der Schleimbarriere, Fadengranulome oder Klips und eine mechanische Traumatisierung der Mucosa. OTT und ZINGG (1955) erachten einen chronischen Eisenmangel für wesentlich.

Patienten mit der Blutgruppe 0 werden häufiger von einem Rezidiv betroffen (PEEBLES BROWN u. Mitarb., 1956; DOLL u. Mitarb., 1960; BLEGVAD, 1960; SMALL, 1964).

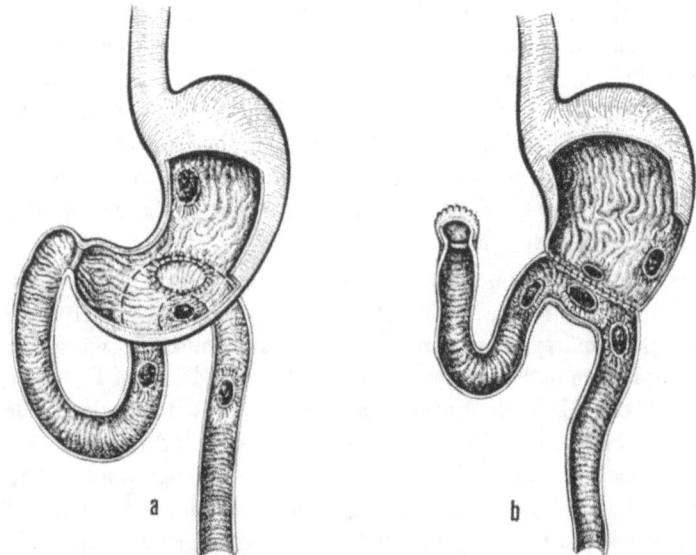

Abb. 399a u. b. Lokalisation der Anastomosenulcera. a Nach Gastro-Enterostomie, b nach Resektion und Gastro-Jejunostomie (Billroth II)

Das *makro- und mikroskopische* Bild des Anastomosenulcus gleicht weitgehend den geschwürigen Läsionen des Magens und Duodenum (vgl. S. 467ff.). Die terrassenförmige Stufung des Ulcusrandes ist jedoch beim Ulcus pepticum jejuni in der Regel nicht in dem Ausmaße gegeben wie bei gastro-duodenalen Geschwüren (MERKEL, 1956). Komplikationen der Wundheilung wie der Anastomosenwulst (SCHMIEDECK, 1951) oder die Anastomosenwulstfalte können das makroskopische Bild mit prägen. Im Bereiche des Ulcusgrundes werden vereinzelt Fadengranulome (STREICHER u. Mitarb., 1966) oder Pankreasdystopien (BECKER, 1967) nachweisbar. Die Geschwüre können (Abb. 399) solitär oder multipel auftreten. Sie liegen am Anastomosenring (Marginal- oder Gastro-Jejunalgeschwür), in der abführenden Jejunumschlinge, an der der Anastomose gegenüberliegenden Darmwand oder seltener in der zuführenden Schlinge (ENDERLEN u. ZUKSCHWERDT, 1933; ZUKSCHWERDT u. HORSTMANN, 1936; ZUKSCHWERDT u. LINDENSCHMIDT, 1962; HOLLE, 1968). In einzelnen Fällen sind sie auch einige Zentimeter oral der Anastomose zu finden.

„Rezidivulcera" werden auch in interponierten Dünn- oder Dickdarmsegmenten nachgewiesen. FEYRTER (1931) beschrieb ein chronisches callöses Ulcus in einem zwischengeschalteten Dickdarmsegment (vgl.vgl. MORONAY, 1953; SCOTT u. Mitarb., 1960) und HENLEY (1953) in einer Jejunumschlinge.

An *Komplikationen* des Anastomosenulcus sind

1. Penetration und Perforation,
2. Blutung,
3. Stenose und Verschluß,
4. gastro-jejuno-colische Fisteln und
5. eine carcinomatöse Entartung

zu nennen.

Eine Penetration sah GALL (1963) in 84% und eine Perforation in 4% (vgl. SMITH u. STRANGE, 1956: 10%) seiner Fälle. Die Perforationsneigung des Anastomosenulcus ist geringer als jene des Ulcus pepticum jejuni.

Anastomosenulcera bluten häufiger als das Ulcus ventriculi sive duodeni (GALL, 1963: in 75%; vgl. WALTERS u. Mitarb., 1952; MYDLAND u. Mitarb., 1956).

Der Stenosierung oder dem Verschluß der Anastomose liegt in 80% ein Anastomosenulcus zugrunde (EUSTERMAN u. Mitarb., 1942). Unter den Komplikationen der Anastomosenulcera ist die Stenosierung jedoch nur mit 3% beteiligt (GALL, 1963).

Gastro-jejuno-colische Fisteln stellen die schwerste Komplikation des Anastomosenulcus dar. Sie können noch Jahre nach der Erstoperation auftreten (MAINGOT, 1961). Tief penetrierende Anastomosengeschwüre bei retrocolischer Gastro-Jejunostomie sind besonders gefährdet (LOWDON, 1953; ALLGÖWER u. ALTENPOHL, 1958; WALTERS, 1960). Grundsätzlich können sie jedoch bei sämtlichen Anastomosierungsmethoden vorkommen. Männer werden bevorzugt betroffen; so fanden MARSHALL und KNUD-HANSEN (1957) in ihrer Sammelstatistik unter 400 Fällen nur 5 weibliche Patienten (vgl. NYHUS, 1962). Die Häufigkeit einer gastro-jejuno-colischen Fistel in Kombination mit einem Anastomosenulcus liegt bei den Komplikationen der Rezidivulcera zwischen 5,0 und 22,4%:

| | |
|---|---|
| WYCHULIS u. Mitarb. (1966) | 5,0% |
| JUDD u. HOERNER (1935) | 8,7% |
| WRIGHT (1935) | 8,7% |
| LAHEY (1936) | 11,0% |
| WALTERS u. CLAGETT (1939) | 13,6% |
| ALLEN (1937) | 14,0% |
| MARSHALL u. KNUD-HANSEN (1957) | 15,1% |
| LOWDON (1948) | 22,4% |

PROLLA u. Mitarb. (1967) berichteten über die unikale Beobachtung der Penetration und Perforation eines Anastomosenulcus im Bereiche der Oesophago-Gastrostomie in den linken Ventrikel und tödlicher Verblutung durch die „gastrokardiale" Fistel. Vergleichsweise sind 22 Fälle von Penetration eines primären Ulcus ventriculi sive oesophagi in das Perikard (PROLLA u. Mitarb., 1967, Lit.) und 7 Fälle von Perforation in die linke Herzkammer dokumentiert (CHIARI, 1880; BRENNER, 1881; TYLECOTE, 1913; ASKANAZY, 1926; JOHANNESSEN, 1946; RAPPERT, 1950; KISSEL, 1964).

*Prognostisch* ist das postoperative Jejunalgeschwür mit besonderer Zurückhaltung zu beurteilen. Spontanheilungen sind extrem selten (KATSCH u. PICKERT,

1953). CLAIRMONT (1918) führte die erste erfolgreiche Operation eines Ulcus pepticum jejuni mit gastro-jejuno-colischer Fistel durch. Die Mortalität der Nachresektion ist auch heute noch relativ hoch (HOLLE, 1968; vgl. KALK, 1938; HUBER, 1949).

## 6. Das Carcinom im operierten Magen

Abb. 400, s. weiter S. 650.

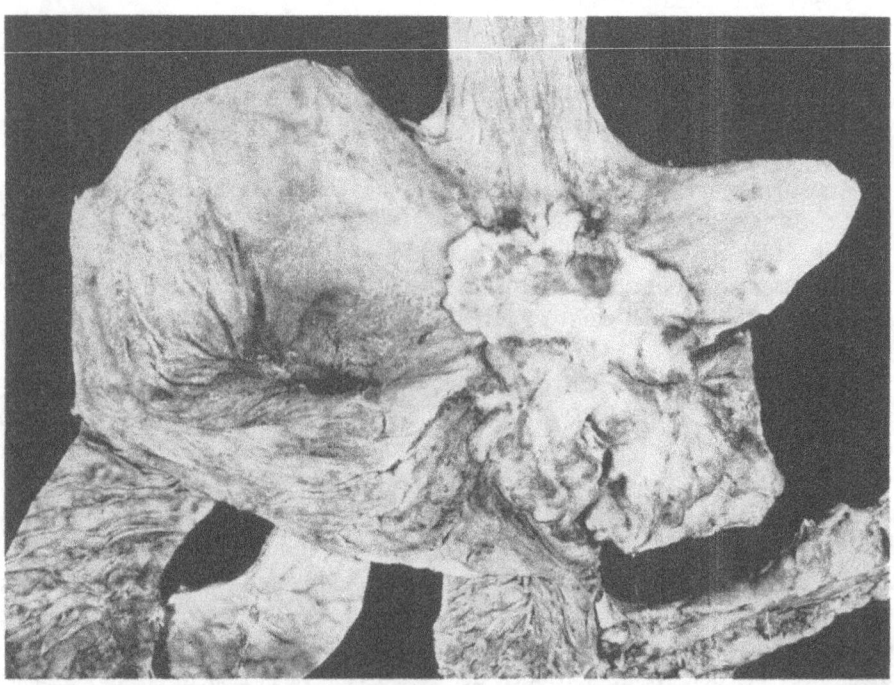

Abb. 400. Antrumcarcinom bei Zustand nach langzeitlich zurückliegender Gastro-Enterostomie. 69jährig, männlich (SN 366/70, Path. Inst. Heidelberg)

## 7. Miterkrankung von Nachbarorganen

Die engen topischen und funktionellen Verknüpfungen von Magen, Duodenum, Pankreas und Leber, verbunden durch das Gallenwegsystem, lassen pathoanatomische Veränderungen an diesen Organen nur in ihrer wechselseitigen Beziehung verständlich werden (s. Abb. 401 und 402, WANKE u. Mitarb., 1969). NIEDNER (1967) spricht treffend von einem *„duodenalen Verbundsystem"*. Wird ein Stein aus diesem Mosaik gelöst, so kann bereits die „Harmonie der Digestion" empfindlich gestört sein.

Wenn aus didaktischen Gründen jeweils Leber- und Gallenwegsaffektionen sowie Pankreaserkrankungen gesondert in ihren Beziehungen zu operativen Eingriffen am Magen-Duodenum abgehandelt werden, so sei orientierend auf die schematisierten Abb. 401 und 402 als „roter Faden" verwiesen.

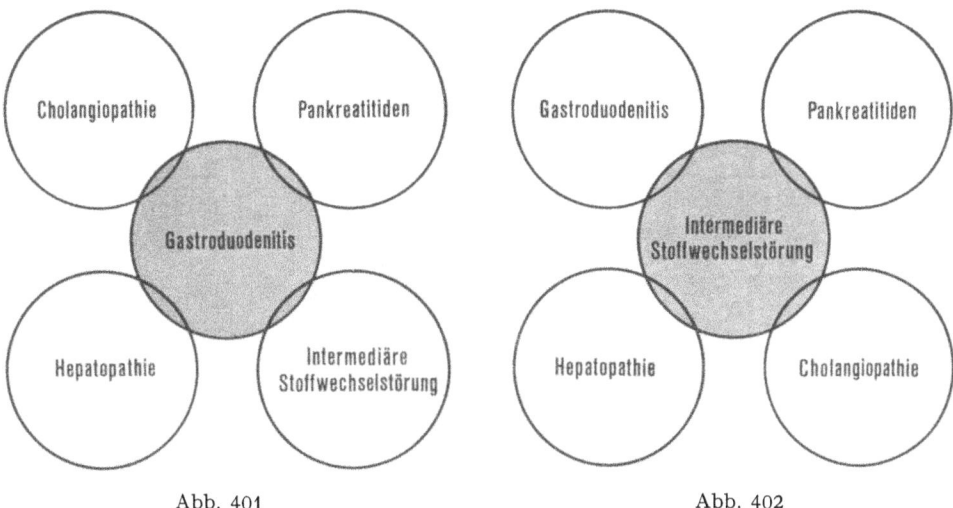

Abb. 401 und 402. „Synpathie" der Oberbauchorgane

### a) Leber und Gallenwege

BURGMANN (1960), DITTRICH u. Mitarb. (1961), GRUNERT (1961), KALK u. Mitarb. (1961) sowie KINZLMEISTER (1961) machten nahezu *unisono* eindringlich auf kausale Beziehungen zwischen Magenoperation und „Leberschaden" aufmerksam. Sie lösten mit ihren Mitteilungen eine heftig geführte Diskussion aus, die besonders von chirurgischer Seite eine Reihe von Arbeiten „provozierte", die einen entsprechenden Kausalzusammenhang in Frage stellten (SZELL, 1961; HOFFMANN, 1962; HUPE, 1962; SCHREIBER, 1962; WANKE u. EHLERS, 1963; LUCHMANN u. Mitarb., 1964; SCHÖNBACH u. SCHULTIS, 1964; SALZER u. KUTSCHERA, 1966; GÜRTNER, 1968, Lit. u.a.) und die „Synpathie" der großen Oberbauchorgane (WANKE u. Mitarb., 1969) wieder mehr in den Vordergrund stellten. Im Rahmen der Diskussion um die mutmaßlichen Ursachen der auffallend häufigen Koinzidenz von Ulcuskrankheit und Leberschaden (vgl. S. 432ff.), sind heute im wesentlichen drei Fragenkomplexe herauskristallisiert:

1. Welche Leberschäden bestehen bereits präoperativ, sind sie auf die Grundkrankheit zu beziehen oder handelt es sich um davon unabhängige Leiden?

2. Welche Leberschäden sind als unmittelbare Operationsfolge anzusehen und welche exacerbieren unter der Operation?

3. Mit welchen mittelbaren oder unmittelbaren Spätschäden ist zu rechnen?

Bei 100 Ulcuspatienten mit leerer „Leberanamnese" führten BURCKHARDT und LOEWE (1964) *präoperativ* Leberbiopsien durch und ermittelten in 85% (!) pathologische Befunde. HUPE (1964) berichtete über 35% „deutlich pathologische Leberparenchymveränderungen" unter einem entsprechenden Kollektiv von 150 Patienten. Auf die Problematik der klinisch stumm verlaufenden, morphologisch jedoch erfaßbaren anikterischen Virushepatitis sei in diesem Zusammenhange nur verwiesen (vgl. hierzu KETTLER, 1958; WEPLER u. WILDHIRT, 1968;

THALER, 1969). WILDHIRT (1969) hebt die Bedeutung der *Summationsschädigung* bei Beurteilung entsprechender Punktate und die allgemeine babylonische Sprachverwirrung hervor, die einen Vergleich der von verschiedenen Untersuchern erhobenen Befunde in der Regel nicht zuläßt. So beinhalten die Begriffe „Leberschaden", „reaktive Hepatitis", chronische Hepatitis", oder „Leberverfettung" keine Graduierung der Schädigungsintensität und stellen auch häufig klinisch nur irrelevante Befunde dar.

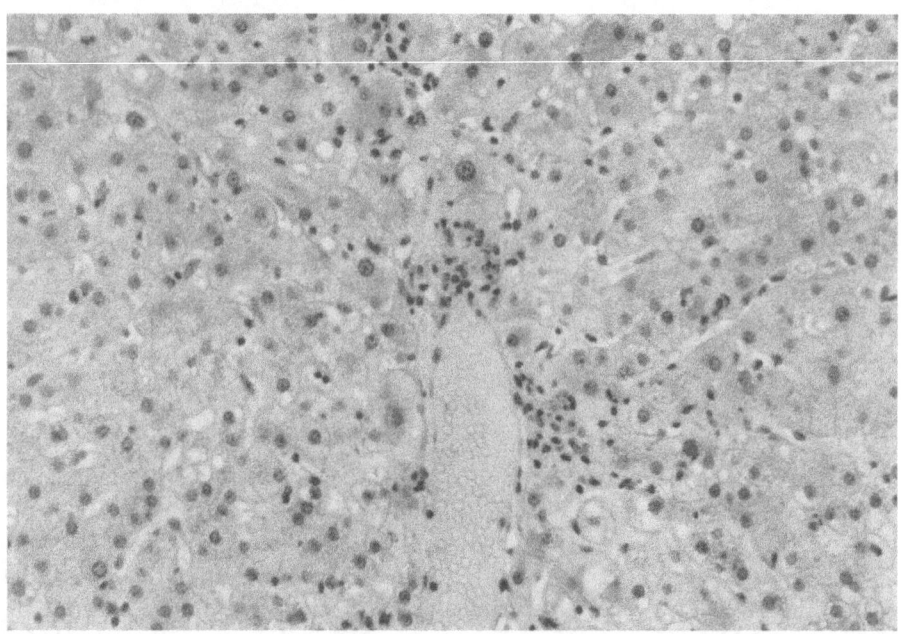

Abb. 403. Unspezifisch-reaktive Hepatitis bei Ulcus duodeni. Kupffer-Zellaktivierung; kleine knötchenförmige Zellansammlung aus gewucherten Kupffer-Zellen und kleinen Rundzellen in der Umgebung einer Zentralvene. Färbung: HE, Vergr. 200fach. (Aus H. THALER: Leberbiopsie. Abb. 62, S. 83. Berlin-Heidelberg-New York: Springer 1969)

Das *morphologische Bild der „unspezifischen reaktiven Hepatitis"* (Abb. 403) ist hinlänglich bekannt (POPPER u. SCHAFFNER; MARKOFF u. KAISER, 1962). Initial stehen degenerative und nekrobiotische Veränderungen im Vordergrund, denen erst später die ausgeprägte mesenchymale Reaktion folgt. Es handelt sich um herdförmige oder diffuse degenerative Veränderungen wie vorwiegend geordnete Einwässerung (V. BECKER, 1959) und Verfettung (HUPE, 1964: 8% präoperativ bei Ulcusträgern). Besonders auffallend ist die erhebliche Variabilität der Leberzellgröße. Einzelzell- oder kleine herdförmige, unregelmäßig über das Läppchen verstreute Nekrosen vervollständigen das Bild. Die mesenchymale Reaktion geht mit einer diffusen Vermehrung der v. Kupfferschen Sternzellen einher. In den Sinusoiden sieht man weiterhin reichlich Rundzellen, die mit den v. Kupfferschen Sternzellen kleine, intrasinusoidale Knötchen bilden können; typische Retothelknötchen bilden die Ausnahme (THALER, 1969). Die periportalen Felder enthalten chronisch entzündliche Infiltrate wechselnder Dichte. In Einzelfällen kann die Differenzierung zwischen einer „Hepatose" und einer „chronischen Hepatitis" Schwierigkeiten bereiten (WEPLER, 1962; GÜRTNER, 1964).

Die unspezifische reaktive Hepatitis, WEPLER und WILDHIRT (1968) sprechen nur von einer „mesenchymalen Mitreaktion der Leber", stellt nach POPPER und SCHAFFNER (1957, 1961) einen der häufigsten morphologischen Befunde in Leberbiopsien dar; THALER (1969) sah entsprechende Veränderungen in 3,3% seiner bioptischen Leberuntersuchungen.

Die unspezifische reaktive Hepatitis wird bei einer Vielzahl extrahepatischer Krankheitsprozesse als mesenchymale Mitreaktion der Leber beobachtet. Es handelt sich bevorzugt um abdominelle Erkrankungen wie Gastritiden, Enteritiden, Colitiden oder Ulcera (KIMMELSTIEL u. Mitarb., 1952; KLECKNER u. Mitarb., 1952; POPPER u. SCHAFFNER, 1957, 1961; KINZLMEIER, 1961, Lit.; LUNDH, 1962; BÜNTE, 1965; WILDHIRT, 1969; THALER, 1969). Die Leber wirkt als Filter für mit dem Pfortaderblut eingeschwemmte Noxen (WEPLER u. WILDHIRT, 1968). Der Übergang in eine Lebercirrhose oder chronische Verlaufsformen kommt nach WILDHIRT (1969) jedoch nicht vor.

Ähnliche, indessen progressive Befunde werden bei chronischen Ernährungsstörungen wie dem Morbus Kwashiorkor (WATERLOW u. Mitarb., 1960) erhoben. Auch Patienten mit hochgradiger Magenausgangsstenose zeigen bereits präoperativ Leberbefunde, wie sie das „Dumping-Syndrom" aufgrund der „nutritiven Hepatose" begleiten. Zusätzliche Gastro-Enteritiden aggravieren diesen nutritiven — prä- sowie postoperativen — Leberschaden (ARENDS u. Mitarb., 1954; KINZLMEIER, 1961 u.a.). Ursächlich wird im weiteren eine enterale Intoxikation durch Bakterien- und Tumorzerfallprodukte und eine ascendierende Cholangitis bei Hyp- oder Anacidität diskutiert (WILDHIRT, 1969, Lit.).

Diese „nutritive Hepatose" ist morphologisch besonders durch eine entzündliche Reaktion im Bereiche der periportalen Felder gekennzeichnet. Neben schütterer lympho-plasmacellulärer Infiltration ohne wesentliche Bindegewebsproliferation begegnet man fließenden Übergängen bis zur ausgeprägten lymphohistiocytären Infiltration mit dicht liegenden Fibrocyten und Fibroblasten, periduktulärer Fibrose im Sinne der Pericholangitis fibrosa chronica (KETTLER, 1958) und Gallengangswucherungen. Bei den „reinen" Formen fehlen klinische Zeichen einer Cholangitis. Papillennahe duodenale Ulcera können jedoch zusätzlich ascendierende Gallenwegsinfektionen hervorrufen (GÜRTNER, 1968), so daß in der Mehrzahl Mischbefunde vorliegen.

Bei der Beurteilung des präoperativen Leberstatus — morphologisch sowie funktionell-biochemisch — sind Anamnesedauer und Lokalisation der Grundkrankheit (Gastro-Duodenitis, Ulcus ventriculi sive duodeni mit/ohne Pylorusstenose, Magencarcinom) besonders für Vergleichsuntersuchungen zu berücksichtigen. So ist eine Abhängigkeit der Intensität der „Leberschädigung" von der Laufzeit der Grundkrankheit gegeben (HUPE, 1962, 1964; WANKE u. EHLERS, 1963; GÜRTNER, 1968, Lit.; u.v.a.). Weiterhin ist auch bei „leerer" Leberanamnese ein von der Grundkrankheit unabhängiger Leberparenchymschaden klinisch nicht immer auszuschließen. Vergleichsuntersuchungen, die diesen Fragenkomplex umfassen, fehlen bisher. Es kann jedoch ohne nähere Spezifizierung und Graduierung des Leberschadens unterstellt werden, daß ein solcher im Rahmen der Ulcuskrankheit in etwa 50% der Fälle realisiert ist. Diese „Leitzahl" ist insofern für die Beurteilung postoperativ ermittelter pathologischer Leberbefunde bedeutungsvoll, da auch zunächst klinisch stumme Läsionen den vorbereitenden Boden für einen *post operationem* manifest werdenden Leberparenchymschaden liefern können.

Obduktionsstatistiken ergeben eine statistisch signifikante Häufung von ausgeprägten Leberparenchymschäden und Cirrhosen bei Patienten mit Ulcuskrankheit (GORDON u. MANNING, 1941; LIPP u. LIPSITZ, 1952; UEBELHART, 1957; STROBACH u. WILDHIRT, 1964; SALZER u. KUTSCHERA, 1966).

Wechselseitig wird jedoch auch eine „Mitreaktion" der Magenschleimhaut bei Hepatitis beschrieben (SHAPIRO, 1966; vgl. TACHEV u. NICOLOV, 1964; STADEL u. Mitarb., 1962), die in Fällen von Lebercirrhose in eine atrophische Gastritis übergehen soll (SHAPIRO, 1966; vgl. S. 432 ff., Beziehungen zwischen Leber und Ulcus).

Für die *post operationem* nachweisbaren Leberparenchymveränderungen darf der *operative Eingriff* selbst nicht unterschätzt werden. Jede, auch die komplikationslos verlaufende Magenoperation bedeutet eine erhebliche Leberbelastung durch die Narkose, das Operationstrauma, den Flüssigkeits- und Blutverlust und seine Kompensation durch In- und Transfusionen (vgl. GÜRTNER, 1968, Lit.).

REICHMANN und WOHLGEMUTH (1964) entnahmen von 300 Patienten intra operationem Leberpunktate; es handelte sich jeweils um abdominelle Eingriffe. Morphologisch wurden in hohem Prozentsatz neben unspezifischen Parenchymveränderungen Befunde im Sinne einer Cholangitis erhoben. SUNZEL und ZETTERGREN (1966) entnahmen von 69 Patienten während der Magenresektion wiederholt Leberbiopsien und sahen eine deutliche Korrelation zwischen Dauer der Operation und Intensität der Leberparenchymveränderungen. WANKE u. Mitarb. (1970) bestimmten Schweregrad und Lokalisation der Leberparenchymveränderungen im postpankreatitischen Schock im Vergleich zu jenen bei entsprechender Narkosedauer (Versuchszeit 24 Std):

Tabelle 49. *Beziehungen zwischen morphologischen und hämodynamischen Veränderungen im postpankreatitischen Schock und ihre therapeutische Beeinflussung.*
[Aus M. WANKE u. Mitarb.: Med. Welt **21** (N.F.), 1238 (1970)]

|  | − | (+) | + | ++ | +++ | z | p |
|---|---|---|---|---|---|---|---|
| I | − | − | 3 | 3 | 1 | + | + |
| II | − | − | 2 | 5 | − | (+) | + |
| III | − | − | 1 | 5 | 1 | (+) | − |
| C | 3 | 2 | 2 | − | − | ((+)) | − |
| Narkose | 3 | 4 | − | − | − | − | − |

(+): feinkörnige Cytoplasmaumlagerung, Vacuolisierung, Verfettung; +: disseminierte Einzelzell-, Gruppennekrosen; ++: ungeordnete Einwässerung, Gruppennekrosen; +++: kleinflächige Nekrosen, ungeordnete Einwässerung, stauungsbedingte zentrifugale Parenchymdesintegration; z: zentral [− (+) +]; p: peripher [− (+) +].

Die meisten *Narkotica* wirken hepatotoxisch, da sie vorwiegend in der Leber entgiftet werden. In der Leber erfolgt der Abbau der Phenothiazin-, Butyrophenon- und Phenolessigsäurederivate (JANSSEN, 1962; JANSSEN u. Mitarb.,

1963; DOENICKE u. Mitarb., 1965), der Barbiturate und der Inhalationsnarkotica (STIER, 1964; GÜRTNER, 1968, Lit.). Die Möglichkeit einer Leberschädigung durch Barbiturate und insbesondere die Kombination von Thiobarbituraten und halogenierten Inhalationsnarkotica wie Halothan, Methylfluoran, Chloräthyl und Chloroform ist nach GÜRTNER (1968) selbst bei einwandfreier Narkoseführung gegeben.

Über Leberschädigungen nach Halothan-Narkose berichteten erstmalig BURNAP u. Mitarb. (1958); weitere Mitteilungen schlossen sich in rascher Folge an (JANSEN u. Mitarb., 1967, Lit.). Klinisch steht ein febril verlaufender Ikterus im Vordergrund (SCHMID, 1966). AFFOLTER u. Mitarb. (1964) führten die morphologischen Veränderungen an der Leber auf einen Sensibilisierungsprozeß zurück (vgl. RODRIGUEZ u. Mitarb., 1969; HIRSCHMAN u. Mitarb., 1969; LOMANTO u. HOWLAND, 1970). So konnten antimitochondriale Antikörper im Serum von Patienten mit Ikterus nach Drogenadministration (Halothan, Chlorpromazin, Chlordiazepoxid) nachgewiesen werden. Nach RODRIGUEZ u. Mitarb. (1969) vermögen Drogen wie Halothan oder Chlorpromazin, die bekanntermaßen Verbindungen mit Mitochondrien eingehen oder eine Mitochondrienzerstörung bewirken, unter bestimmten Bedingungen stabile Drogen-Mitochondrien-Komplexe zu bilden, die eine immunologische Reaktion starten können. Nach POPPER (1967) hält die Sensibilisierung gegenüber Halothan maximal 2 Monate an. Problematisch bleibt auch in diesen Fällen die Frage, ob es sich nicht möglicherweise um die Manifestation einer zunächst klinisch stumm gebliebenen Virushepatitis handelt, zumal entsprechende mitochondriale Antikörper auch im Serum von Patienten mit primärer biliärer Cirrhose, chronisch-aktiver Hepatitis und Virushepatitis nachgewiesen wurden (LOMANTO u. HOWLAND, 1970, Lit.).

Entsprechend der von KLATSKIN (1960) und DRILL (1960) erarbeiteten Einteilung hepatotoxischer Pharmaka (vgl. DÖLLE u. MARTINI, 1962) handelt es sich bei dem Halothan um eine Droge mit indirekter hepatotoxischer Wirkung, die nur einen geringen Prozentsatz der exponierten Individuen betrifft (GREEN u. Mitarb., 1964; KLINGE, 1965). Ein Arzneimittelikterus vom Hepatitistyp kann nach einer Vielzahl von Drogen auftreten (DÖLLE u. MARTINI, 1962; THALER, 1969), von denen im gegebenen Zusammenhange besonders Cytostatica, Muskelrelaxantien, Narkotica und Chemotherapeutica zu nennen wären.

Morphologisch liegt das „unspezifische" Bild einer „toxischen Hepatose" vor (BLACKBURN, 1964; KLINGE, 1965). Neben einer Cholestase begegnet man einer mehr oder weniger ausgeprägten Leberepithelverfettung, Nekrosen und einer Glykogenverarmung der Hepatocyten. Die Zeichen einer akuten Virushepatitis fehlen. Treten stärkere Leukocyteninfiltrationen auf, so sind sie als Zeichen der Abräumreaktion des fettig degenerierten Parenchyms zu werten. JANSEN u. Mitarb. (1967) sahen in 4 Fällen das Bild der akuten Leberdystrophie.

Neben der direkten und indirekten Wirkung von Narkotica sind *Operationstrauma und Schock* pathogenetisch wesentliche Faktoren für „operationsbedingte" Leberparenchymschäden. Entsprechend weisen die postoperativ auftretenden lichtmikroskopisch erfaßbaren Leberschäden ein breites Ursachenspektrum auf. So beeinflußt jeder größere operative Eingriff das „physiologische Gleichgewicht" (GÜRTNER, 1968) der parenchymatösen Organe; Blut-, Wasser- und Elektrolytverlust werden durch Zerfall körpereigener (Operationstrauma, Blutungen) und körperfremder (Plasmaexpander, In- und Transfusion) Stoffe akzentuiert, die immunologische und autoaggressive Reaktionen einzuleiten vermögen (GÜRTNER, 1968, Lit.). Die Folge ist eine erhöhte Belastung des reticulo-endothelialen Systemes und der Lebereiweißsynthese. Die Bakterien-Clearance im hepatischen RES ist bei jeder Minderdurchblutung der Leber reduziert (SCHWEINBURG u. Mitarb., 1954). Der operationsbedingte Eiweißverlust kann 150 g/die und mehr betragen (ZUKSCHWERDT u. LINDENSCHMIDT, 1962).

Von zentraler Bedeutung für operationsbedingte Leberparenchymschäden sind *intraoperative Kreislaufkrisen* sowie ein *protrahierter Kreislaufkollaps*. Bereits nach komplikationslosem Operationsverlauf weisen 30% der Patienten eine verminderte Leberdurchblutung auf (BERNDT u. ERNST, 1965). Sie ist Folge viscerovisceraler Reflexe mit Vasoconstriction und Mangeldurchblutung der Leber; herdförmige Minderdurchblutungszonen entwickeln sich in Bereichen, die einem längeren Spateldruck ausgesetzt waren.

Die Leberdurchblutung wird bei jedem *Kreislaufschock* erheblich beeinflußt (BUCHBORN, 1960; DOENICKE u. HOLLE, 1962; WANKE u. Mitarb., 1970). Die Folgen sind läppchenzentrale Parenchymnekrosen (MEESSEN, 1939; BÜCHNER, 1944, 1959; ALTMANN, 1944, 1949; ELLENBERG u. OSSERMANN, 1951; POPPER u. SCHAFFNER, 1957, 1961; KORB u. Mitarb., 1969, Lit.). Das Ausmaß der perizentralen Parenchymnekrosen ist nur von der Dauer und Intensität des Schocks und nicht von seiner Genese abhängig (SHERLOCK, 1965). Das Läppchenzentrum stellt einen Locus minoris resistentiae der Leber für zwei wesentliche „Noxen" dar (WANKE u. Mitarb., 1970):

1. Sauerstoffmangel (der $O_2$-Gradient fällt von der Läppchenperipherie zum Zentrum hin steil ab),
2. Blutstauung.

Im Läppchenzentrum kommt es zu einer hochgradigen Reduktion der Succinodehydrogenase-Aktivität (SDH) (KIENE, 1961). Da die SDH eine zentrale Stellung im Citratcyclus und der Atmungskette einnimmt, spricht dieser Befund für ein weitgehendes Sistieren des aerogenen Stoffwechsels. Im hämorrhagischen Schock ermittelte GÜRTNER (1968) im Bereiche der Kollapsstraßen eine deutliche Verminderung der Cholesterinesteraseaktivität. Der Austritt mitochondrialer und cytoplasmatischer Enzyme aus den Hepatocyten erfolgt bereits vor Auftreten lichtmikroskopisch nachweisbarer struktureller Zellveränderungen (SCHMIDT u. SCHMIDT, 1965) und findet seinen Niederschlag in pathologisch ausfallenden „Leberfunktionsproben".

Bereits KETTLER (1949) sowie MERKER (1964) wiesen daraufhin, daß die Leberepithelien weniger empfindlich auf Sauerstoffmangel reagieren, als allgemeinhin angenommen wird. Sie tolerieren relativ lange Ischämiezeiten. WANKE u. Mitarb. (1970) sahen im postpankreatitischen Schock nur selten die als „klassische" Hypoxiefolge angesehene vacuolige Degeneration der Leberepithelien (V. BECKER, 1954, 1959). Obwohl die Tiere „klinisch" und „biochemisch" im irreversiblen Schock waren, reichte das Absinken des Sauerstoffpartialdruckes um zirka 10 mm Hg im arteriellen und venösen Blut nicht aus, den Zellstoffwechsel unter den Manifestationsstoffwechsel der Vacuolen zu senken. Diese

Ergebnisse werden durch die ausgeprägte Affinität der Cytochromoxydase zum Sauerstoff erklärt, welche diesen bereits bei Druckwerten von 1—2 mm Hg aufzunehmen vermag (OPITZ u. LÜBBERS, 1957).

Weniger widerstandsfähig sind dagegen die Leberepithelien gegenüber einer venösen Hyperämie und zentralen Blutstauung (WANKE u. Mitarb., 1970, Lit.). Unter diesen Gegebenheiten können sich „Schocknekrosen" innerhalb weniger Minuten entwickeln (KETTLER, 1949). Der rasche und totale Zusammenbruch des Energiestoffwechsels der Leberzellen ist das Ergebnis der *Summation von Stauung, Substrat- und Sauerstoffmangel* (BÜCHNER, 1957). KAUFMANN u. Mitarb. (1968) folgerten aus der Abnahme der ATP-ase-Aktivität im Läppchenzentrum eine vermehrte Fibrinausfällung, da die ATPase als Thrombocytenbestandteil den Faktor XII hemmt. Die entstehenden Fibrinthromben sollen ihrerseits die Mikrozirkulation beeinträchtigen und den Circulus vitiosus unterhalten. BLEYL und WANKE (1969) sehen perizentrale Parenchymnekrosen *und* das Auftreten der disseminierten intravasalen Gerinnung als Schockfolge bei initialer Acidose an. Dabei ist die plasmatische Hyperkoagulabilität die Resultante aus mehreren, pathogenetisch gleich- und nachgeschalteten Teilmechanismen; sie charakterisieren die *erste Phase* des Schocks:

1. Verminderte Arteriolendurchblutung,
2. verlangsamte Capillardurchströmung,
3. lokale Acidose in der terminalen Strombahn und
4. Thrombocytenaggregation und Erythrocyten sludging.

Auf dem Boden der plasmatischen Hyperkoagulabilität kommt es in der *zweiten Phase* des Schocks zur Ausbildung disseminierter oder generalisierter intravasaler Gerinnsel und dem Verbrauch von Gerinnungsfaktoren (HARDAWAY, 1966, Lit.; BLEYL u. WANKE, 1969). Eingeleitet und unterhalten kann diese intravasale Gerinnung mit Verbrauchskoagulopathie (LASCH u. Mitarb., 1961) durch ein Faktorenbündel werden (BLEYL, 1968; BLEYL u. Mitarb., 1968; BLEYL u. WANKE, 1969):

1. Störungen der Clearance des reticuloendothelialen Systems für Intermediärprodukte der Gerinnung,
2. bakterielle Toxine,
3. Hämolyseprodukte,
4. nekrotisches oder Tumorgewebe sowie
5. zirkulierende Antigen-Antikörper-Komplexe.

Der Nachweis intravasaler Mikrothromben besitzt einen hohen diagnostischen Aussagewert für die morphologische Erkennung prämortaler Schockzustände (vgl. REMMELE u. HARMS, 1968).

Eine besondere Rolle für den Zusammenbruch des Leberstoffwechsels und die Irreversibilität des Schocks spielt nach GÜRTNER (1968) die Katecholaminwirkung (Adrenalin, Noradrenalin); sie bewirkt eine Drosselung der Leberdurchblutung. Entsprechend sahen WANKE u. Mitarb. (1970) bei Medikation von Arterenol im postpankreatischen Schock trotz ausreichender Volumensubstitution ein vermehrtes Auftreten der disseminierten intravasalen Gerinnung:

Tabelle 50. *Beziehungen zwischen morphologischen und hämodynamischen Veränderungen im postpankreatitischen Schock und ihre therapeutische Beeinflussung.*
[Aus M. WANKE u. Mitarb.: Med. Welt **21** (N.F.), 1238 (1970)]
Disseminierte intravasale Gerinnung (DIC) im postpankreatitischen Schock

| 7 Hunde pro Gruppe | I | II | III | A | B | C | D | E |
|---|---|---|---|---|---|---|---|---|
| Pankreas | 7 | 5 | 3 | 7 | 2 | 1 | — | — |
| Leber | 7 | 3 | 4 | 7 | 1 | 1 | — | — |
| Niere | 5 | 3 | 4 | 5 | 1 | — | — | — |
| Herz re/li | 3 | 2 | 2 | 4 | — | — | — | — |
| Lunge | 3 | 2 | 2 | 4 | 1 | 2 | — | — |
| Milz | 3 | 3 | 3 | 3 | — | — | — | — |
| Magen/Duodenum | 2 | 1 | 1 | 3 | — | — | — | — |
| Nebenniere | 2 | 1 | 4 | 3 | 1 | 1 | — | — |

I Pankreatitis ohne Therapie
II Therapie: Infusion, Arterenol
III Therapie: Infusion, Arterenol, Trasylol

A Pankreatitis ohne Therapie
B Therapie: Infusion, Heparin, Trasylol
C Therapie: Trasylol
D Therapie: Trasylol/Heparin
E Therapie: Heparin

*Trasylolapplikation:*

| 170000 KIE pro 8 h i.v. = 510000 KIE/die i.v. | 200000 KIE i.v. sofort und je 1000 KIE/h/kg (Hunde à 25 kg) = 500000 KIE/die i.v. |
|---|---|

*Infusion:* Plasmagel/Ringer 1:1  $3 \times 50$ ml/8 h = 1500 ml/die
*Barbituratverbrauch:* Gruppe  I: 0,27 mg/kg/h ± 0,25
  II: 0,53 mg/kg/h  0,26
  III: 0,88 mg/kg/h  0,47
  C: 1,39 mg/kg/h  0,42

Die sich *intra operationem* anbahnenden Leberschädigungen durch den Eingriff selbst, durch interkurrente Kreislaufkrisen oder im Rahmen der Narkoseführung mit ihrer Prä- und Postmedikation, können durch *postoperative Frühkomplikationen akzentuiert* werden. Aufgrund der monotonen Gewebsantwort der Leber auf die verschiedensten Noxen und Reize ist es im speziellen Einzelfall häufig schwierig, *die Noxe* zu definieren, welche die Manifestation der Leberparenchymschädigung bewirkte (SIEGMUND, 1951; POPPER u. SCHAFFNER, 1957, 1961; LINDNER, 1964; JANSEN u. Mitarb., 1967). Die ersten postoperativen Tage werden nicht selten durch Komplikationen belastet, die jeweils eine „Mitreaktion der Leber" induzieren: Nahtinsuffizienz mit Peritonitis (REICHMANN u. Mitarb., 1966; JANSEN u. Mitarb., 1967), Blutungen mit Hämolyse und Anämie, Passagestörungen im Bereiche der Anastomose sowie zu- und abführenden Schlinge (funktionell oder mechanisch), extrahepatische Behinderung der Gallesekretion, Verabreichung hepatotoxischer Medikamente (z.B. Antibiotica, Phenothiazine) oder Leberdurchblutungsstörungen bei latenter Rechtsherzinsuffizienz sowie banale Infekte (v. ALBERTINI u. GRUMBACH, 1938; WINTER, 1947). In den ersten postoperativen Tagen auftretende vermeintliche Leberschäden durch Halothan-Narkose sind nach VICKERS und DINNICK (1965) häufiger auf die Manifestation einer präoperativ klinisch stumm verlaufenden Virushepatitis zu beziehen (vgl. die zu dieser Frage widerspruchsvollen experimentellen Ergebnisse bei JONES u. Mitarb., 1958; STEPHEN u. Mitarb., 1958; HALEY u. WYANT, 1959; SIESS u. Mitarb., 1963; GÜRTNER u. Mitarb., 1964; REICHMANN u. Mitarb., 1966; GÜRTNER, 1968, Lit.).

Sieht man von Einzelfällen chirurgisch technischer Fehler mit Gefäßunterbindung (CLARKE, 1955; POPOW u. ANGELOW, 1965) oder Verletzungen im Bereiche des extrahepatischen Gallenwegsystemes ab (Lit. bei: HARKINS u. NYHUS, 1962, 1969; HOLLE, 1968; GÜTGEMANN u. SCHREIBER, 1969), so treten *chronische Leberschädigungen* in der Regel nur in Verbindung mit *postoperativen Spätkomplikationen* auf: zu enge Anastomose, Rezidiv- und Anastomosenulcus, Magen-Colon-Fistel, Syndrom der zuführenden Schlinge, postprandiales Früh- und Spätsyndrom (Dumping-Syndrom); histologisch gesicherte Leberschäden sind bei unbefriedigendem Operationsergebnis um 30% höher als bei nicht-operierten Magenkranken mit und ohne Störung der Passage (GÜRTNER, 1968; vgl. SCHREIBER, 1962). Ätio-pathogenetisch sind diese Parenchym- und Mesenchymveränderungen das Resultat eines *Summationsschadens* (SZELL, 1961; HOFFMANN, 1962; HUPE, 1962; SCHREIBER, 1962; WANKE u. EHLERS, 1963; LUCHMANN u. Mitarb., 1964; SCHÖNBACH u. SCHULTIS, 1964; SALZER u. KUTSCHERA, 1966; ZITTEL u. Mitarb., 1967; WILDHIRT, 1969).

Eine vergrößerte und deutlich tastbare Leber liegt in 36% (KINZLMEIER, 1961) bis 50% (KOELSCH, 1969) vor. SCHREIBER (1962) diagnostizierte bei operierten Ulcusträgern in 6% und bei nicht-operierten in 8% eine Lebercirrhose (vgl. HOFFMANN, 1963: in 3,8%; BURGMANN, 1960: in 25%). BURGMANN (1960) ermittelte unter seinen Patienten nur in 56% „Normalbefunde" (vgl. KALK u. Mitarb., 1961; DITTRICH u. Mitarb., 1961; KINZLMEIER, 1961, 1962; HENNING u. Mitarb., 1966; KOELSCH, 1969). Einen pathologischen Ausfall der Leberfunktionsproben stellten KALK u. Mitarb. (1961) in 62% der Fälle fest (vgl. HENNING u. Mitarb., 1966: in 82%; WANKE u. EHLERS, 1963: in 38,2%). Es gibt jedoch kein „spezifisches Spektrum" pathologisch veränderter Funktionsteste nach Magenoperation. Es handelt sich jeweils um Aktivitätsabweichungen organeigener Sekretionsenzyme und -produkte, die auch unter physiologischen Bedingungen in den Hepatocyten synthetisiert und in das Plasma abgegeben werden (GÜRTNER, 1968). Im Vordergrund steht eine Abnahme der Albumine, des Prothrombin und des veresterten Cholesterin. In diesem Zusammenhang ist vor allem der Allgemeinzustand des Patienten nach der Magenresektion zu berücksichtigen. So stehen die nachweisbaren Leberparenchymveränderungen vielfach in deutlicher Relation zu ungenügender Nahrungsaufnahme und Fehlernährung (vgl. S. 806 ff., KINZLMEIER, 1961; KALK, 1962; HENNING u. Mitarb., 1966). Von der reduzierten Gesamteiweißsynthese werden zuerst die Eiweißkörper mit niedriger biologischer Halbwertszeit betroffen (LEVINE u. HOYT, 1950; WATERLOW u. Mitarb., 1960); so ist die Benzoylcholinesterase bereits frühzeitig erniedrigt (GÜRTNER, 1968).

Entsprechende biochemische und morphologische Veränderungen werden auch bei chronischer Gastro-Duodenitis und Ulcus ventriculi sive duodeni festgestellt, ohne daß eine Operation erfolgte (UEBELHART, 1957; BRAMBOR, 1959; WALDMANN u. FINDOR, 1960; POPPER u. SCHAFFNER, 1961; HUPE, 1962 u.a.). KINZL-

MEIER (1961, 1962) verglich das Ausmaß des Leberparenchymschadens zwischen 100 nicht-operierten Ulcusträgern und 287 Resektionsfällen. Während die konservativ behandelten Patienten nur in 5% deutliche Leberparenchymveränderungen zeigten, waren diese bei den operierten Patienten in 27% gegeben. DITTRICH u. Mitarb. (1961) sahen nach Billroth II-Resektion unter 106 Patienten in 24% schwere, in 33,9% mittelgradige bis leichte Leberparenchymveränderungen und nur in 26,4% einen Normalbefund. WANKE und EHLERS (1963) ermittelten unter 126 nach dem Modus Billroth II magenresezierten Patienten im Rahmen ihrer Nachuntersuchungen in 20% bereits einen „präoperativen Leberschaden"; im weiteren konnte eine Beziehung zwischen Dauer der Anamnese bis zur operativen Intervention und Schweregrad der Leberparenchymschädigung festgestellt werden (vgl. ZITTEL u. Mitarb., 1967).

Auch morphologisch gibt es *keine*, für die Magenresektion spezifische Leberveränderung. Die häufiger zu beobachtende Siderose periportaler Hepatocyten wird auf Transfusionen und chronische Blutungen zurückgeführt (HUPE, 1962: 34%; GÜRTNER, 1968: 23%).

HUPE (1962) ermittelte bei 8% der Ulcusträger präoperativ eine großtropfige acinoperiphere Leberepithelverfettung, KINZLMEIER (1961) in 3% und DITTRICH u. Mitarb. (1961) in 15% nach Magenresektion. Lagen Passagestörungen vor, so fand GÜRTNER (1968) in 20% — prä- sowie postoperativ — eine herdförmige acinoperiphere und intermediäre Verfettung. Nur bei begleitenden Pankreaserkrankungen wurde eine diffuse Verfettung nachweisbar.

Bemerkenswert häufig findet man unter magenresezierten Patienten Alkoholiker (DITTRICH u. Mitarb., 1961). Der Einfluß des Alkohols auf die gesunde Leber wird im allgemeinen als gering erachtet (KLATSKIN, 1961, Lit.). Auch bei intensivem chronischen Konsum weisen nur 70% der Potatoren eine bioptisch gesicherte Leberepithelverfettung nennenswerter Intensität auf (NEUMAYR, 1959); sie geht nach THALER (1962) zudem nur selten in eine Cirrhose über. Bei bereits vorgeschädigter Leber ist der Alkohol jedoch für die Progredienz der Veränderungen nicht gleichgültig (POPPER u. SCHAFFNER, 1957, 1961; NEAME u. JOUBERT, 1961).

Patienten mit Magenteilresektion sollen häufiger an einer *Hepatitis* erkranken als Vergleichspersonen (BOLLER, 1947, 1954, 1956; BAUER, 1953 u.a.). Neben der postoperativen Exacerbation einer präoperativ klinisch stummen Virushepatitis bringen die häufigeren In- und Transfusionen sowie regelmäßigen Laboruntersuchungen für diese Patienten die erhöhte Gefahr mit sich, eine Serumhepatitis zu erwerben (KALK, 1962; KRAUTER u. HEROLD, 1963; WILDHIRT, 1969; JOHNSTONE, 1964).

Prä- und postoperativ auftretende Leberparenchymschäden im Rahmen der Ulcuskrankheit basieren auf einer funktionellen Dysbalance des Gastro-Duodenalen-Verbundsystemes. Der „Leberschaden nach Magenresektion" stellt die Konvergenz vieler Faktoren dar:

*Präoperativ*

> *Direkt:* Grundkrankheit, Art und Lokalisation, Anamnesedauer; Komplikationen wie Passagestörungen, Penetration in Nachbarorgane, Blutungen, Perforation, Inanition, maligne Entartung.

*Indirekt:* Begleitpankreatitis, hepatotoxische Drogen, Hepatitis, kardio-vasculärer Status.

*Intraoperativ:*

Narkoseführung, Kreislaufkrisen, direktes und indirektes Lebertrauma, Blutungen, technische Fehler.

*Postoperativ:*

*Frühkomplikationen:* Nahtinsuffizienz, Peritonitis, Passagestörungen, Blutungen, Stress-Ulcera, Pankreatitis.

*Spätkomplikationen:* Passagestörungen mechanisch oder funktionell, postprandiales Früh- oder Spätsyndrom, alimentäre Dystrophie, Fehl- und Mangelernährung, Tuberkulose, Hepatitis, Alkoholismus, Pankreatitis.

Der physiologische Synergismus von *Gallenblase*, Magenentleerung und pankreato-duodenaler Sekretion läßt funktionelle Störungen nach Magenresektion (speziell Billroth II-Resektion) erwarten. Dabei wird besonders an die mangelhafte hormonelle Stimulation der Gallenblasenmotilität durch Sekretin und Pankreozymin gedacht. Große Vergleichsserien zwischen den einzelnen Operationsmethoden (besonders Billroth I gegenüber Billroth II) fehlen. Jedoch werden allgemein günstigere Ergebnisse nach Billroth I-Anastomosierung beschrieben; in diesen Fällen unterbleibt nur die Sekretionsstimulierung infolge Antrektomie.

KALK wies bereits 1927 auf eine Häufung der Cholecystitis und Cholelithiasis nach Magenoperation hin. Statistisch signifikante Unterschiede zwischen operierten und nicht-operierten Ulcusträgern mit und ohne Gallensteine wurden jedoch bisher nicht ermittelt (LUNDMANN u. Mitarb., 1964; TURUNEN u. ANTILA, 1964; HORWITZ u. HIRSON, 1965; SCHREIBER u. LUCHMANN, 1965; KUSS u. MEHRABI, 1967; GIORDANO u. CARLETTI, 1967). COLOMBO (1965) beobachtete bei 2,7% seiner magenresezierten Patienten während der ersten beiden postoperativen Jahre das Auftreten einer Cholelithiasis. Ursächlich wird vielfach eine Störung der Gallenmotilität nach Vagotomie angeschuldigt (BARNA u. Mitarb., 1958; LENZWEGER, 1959; BRAMBOR, 1959; GRUNERT, 1961). Die Existenz einer „Postresektionscholelithiasis" lehnt WILDHIRT (1969) ab. Sieht man von operativ-technischen Fehlern im Bereiche der Vaterschen Papille und der großen Gallenwege ab (WHITE u. Mitarb., 1967, Lit.; HOLLE, 1968; GÜTGEMANN u. SCHREIBER, 1969), so gibt es am Gallenweg-System keine spezifischen patho-anatomischen Veränderungen nach Magenresektion (WILDHIRT, 1969). Es sei denn, es entwickelt sich zusätzlich eine „postoperative" Pankreatitis, die dann ihrerseits charakteristische morphologische Läsionen am Leber-Gallenweg-System verursacht (WANKE u. GRÖZINGER, 1965; WANKE, 1968, 1970; WANKE u. Mitarb., 1969, 1970; vgl. S. 843).

PFEIFFER und DUNANT (1968) reihen die Cholelithiasis unter die „Magenoperationskrankheiten" ein. In ihrem Krankengut waren Gallenwegsaffektionen nach Magenoperation bemerkenswerterweise beim männlichen Geschlecht doppelt so häufig wie bei Frauen.

Bei 52 Patienten mit Cholecystitis/Cholelithiasis entnahm STAUBER (1967) Saugbiopsien aus dem Bereiche der Antrummucosa und fand in 21 Fällen eine „akut exacerbierte Gastritis".

Gallenblasenerkrankungen nach Magenoperation werden auf die Atonie infolge Vagotomie zurückgeführt. Bei fehlender oder mangelhafter Cholecystokininfreisetzung (HORWITZ u. HIRSON, 1965) begünstigt eine Stase in der zuführenden Schlinge weiterhin die Keimascension (PENDOWER u. TANNER, 1959; GIORDANO u. CARLETTI, 1968; KOELSCH, 1969; WILDHIRT, 1969). Die auftretenden Motilitätsstörungen können durch narbige Verziehungen des Gallengangsystemes noch akzentuiert werden.

Es ist jedoch bis heute nicht erwiesen, daß eine Cholecystitis oder eine Cholelithiasis bei magenresezierten Patienten häufiger als bei gleichalten Vergleichspersonen vorkommen.

### b) Pankreas

#### α) Funktionell

Über die Rückwirkungen der Magenresektion auf die *Funktion der Bauchspeicheldrüse* liegen bisher recht widerspruchsvolle experimentelle und klinische Ergebnisse vor.

Ausgedehnte Magenteilresektionen und besonders die zusätzliche Gastro-Jejunostomie bewirken durch den Fortfall der HCl-Abgabe in das proximale Duodenum eine ausgeprägte Reduktion der Sekretinfreisetzung. Nach SCHREIBER u. Mitarb. (1964) soll die Empfindlichkeit des Pankreas gegenüber Sekretin außerdem vermindert sein. Dabei werden unterschiedliche funktionelle Ergebnisse durch Resektion nach dem Modus Billroth I sowie II erzielt. MCLEAN u. Mitarb. (1954) sowie KELLY u. Mitarb. (1954) ermittelten nach Billroth I-Resektion auf Sekretinreiz ein „normales" Sekretionsverhalten des Pankreas, während 33% der Patienten mit Gastro-Jejunostomie (Billroth II) und Resektion pathologische Sekretionswerte boten. Diese „Mangelfunktion" erreicht jedoch nur selten ein klinisch relevantes Ausmaß (DRAGSTEDT, 1952; MCLEAN u. Mitarb., 1954; WARREN, 1954 u.a.). Die ungenügende oder verzögerte Beigabe von Bauchspeichel zur Nahrung bewirkt das Phänomen der pancreatico-cibalen Asynchronie (BRAIN u. SAMMER, 1951; AKIYA u. Mitarb., 1959). DRUBE (1961) sieht hierin die wesentliche Ursache der Malabsorption (s. weiter Band 2, Teil 2) nach Magenresektion (vgl. auch HENNING u. Mitarb., 1966). HART u. Mitarb. (1966) führen die unzureichende Nahrungsverwertung nach Magenteilresektion auf folgende Faktoren zurück:

1. Ausfall der proportionierten Magenentleerung,
2. inadäquate Beimischung eines volumenmäßig reduzierten Pankreassekretes zu einer relativ umfangreichen Nahrungsmenge,
3. Ausfall der hydrokinetischen Pankreasfunktion und
4. Störung der Osmoregulation.

Besonders in den ersten Monaten *post operationem* können Aktivitätsminderungen von Trypsin, Chymotrypsinen, Carboxypeptidasen, Lipase und Amylase in der abführenden Schlinge gemessen werden (HENNING u. Mitarb., 1966; vgl. auch LUNDH, 1962). Bei erhaltener Vagusfunktion stellt sich im Laufe der Adaptationszeit (vgl. S. 800) wieder eine „normale" Pankreassekretion ein (NEUMAYR u. Mitarb., 1953; HENNING u. Mitarb., 1966). Auch BUDAGOVSKAYA (1962; vgl. auch STERN, 1929) ermittelte 1—9 Jahre nach erfolgter Magenteilresektion nur noch geringe Schwankungen der Sekretionsleistung. Nach Vagotomie nimmt jedoch die Sekretionsrate um annähernd 65% ab (WHITE u. Mitarb., 1966); die entsprechende Reaktion nach „Antrektomie" wird auf eine verminderte Gastrinfreisetzung bezogen.

Die experimentell und klinisch zu dieser Frage vorgelegten, häufig widerspruchsvollen Befunde (THOMAS, 1950, Lit.) sind nach HART u. Mitarb. (1966) einerseits dadurch zu erklären, daß entweder eine komplette trunkuläre oder inkomplette Vagotomie vorliegt. Andererseits dürfte auch der „Tagesrhythmus" der Pankreassekretion (BALZER u. WERNER, 1963) sowie die „Inkommensurabilität" der für die Provokationsteste verwandten Sekretin- und Pankreozyminchargen zu diesen divergierenden Ergebnissen beitragen.

Im Vordergrund steht jedoch die inadäquate Enzymbeimischung zur Nahrung (WARREN, 1954; POLAK u. PONTES, 1956; WHITE u. Mitarb., 1960; DRUBE, 1961; LUNDH, 1962; HART u. Mitarb., 1966). So ergaben entsprechende Provokationsversuche mit Sekretin oder Pankreozymin von HART u. Mitarb. (1966), daß potentiell eine „normale" Pankreassekretion besteht und postoperative Störungen als funktionelle Insuffizienz aufgrund mangelhafter Stimulierung aufzufassen sind, sofern nicht bereits präoperativ eine Pankreasschädigung vorlag. Die häufig auftretende verminderte Lipaseaktivität ist in der Regel auf eine pathologische Keimbesiedlung der afferenten Schlinge zurückzuführen.

*β) Patho-anatomisch („postoperative Pankreatitis")*

*Allgemeine Ätio-Pathogenese, Häufigkeit, morphologisches Bild*

Die *akute Pankreatitis in der postoperativen Periode* ist selten und in der Regel mit Eingriffen am Pankreas selbst (Excision eines tiefpenetrierenden Ulcus duodeni), Magen, Duodenum, Gallenwegen oder Milz verbunden (DUNPHY u. Mitarb., 1952; MAHAFFEY u. HOWARD, 1955; CLAVEL, 1955; RUDOWSKI, 1955; BOLES, 1956; SIMONS, 1957; FERRIS u. Mitarb., 1957; CHECHULIN u. Mitarb., 1958; MAURER, 1959; PONKA u. Mitarb., 1961; HOFERICHTER, 1967; WANKE u. Mitarb., 1969). Diese Pankreatitiden sind besonders nach Eingriffen am Gallenwegsystem papillennahe und im Bereiche des Sphincter Oddi selbst — u.a. traumatisch im Rahmen der Ulcuschirurgie — gefürchtet (MILLBOURN, 1943; BLUMENSAAT, 1950; SMITH u. Mitarb., 1951; GARGAS u. CHRISTOPHER, 1951; LUNDQUIST, 1953; BLATHERWIK u. PATTISON, 1954; BROWN, 1954; DIFFENBAUCH u. STRÖHL, 1954; DOREMUS, 1956; VIER, 1956; DEUCHER, 1957; THOMPSON u. Mitarb., 1957; HINSHAW u. EDWARDS, 1957; WALTERS u. TAMA, 1961; WALTERS u. MAGISANO, 1961; STAUBER, 1962; BAX-LOEBER, 1962 u.a.). Die Häufigkeit akuter Pankreatitis bei Eingriffen in Papillennähe ist überzufällig. Die Pankreatitis nach Magenresektion (MILLBOURN, 1949; DE ROUGEMONT, 1950; LIGDAS, 1951; WARREN, 1951; MORRIS u. DUNCAN, 1956; BURTON u. Mitarb., 1957; WALLENSTEN, 1958; TON-THAT-THUNG u. SCHMAUSS, 1958; PENDOWER u. TANNER, 1959; BURNETT u. Mitarb., 1959; PONKA u. Mitarb., 1961; SAIDI u. DONALDSON, 1963; DRESSLER u. Mitarb., 1967; WANKE u. Mitarb., 1969) wird häufiger bei Resektionen nach dem Modus Billroth II gesehen. Ihre Incidenz wird von SAIDI und DONALDSON (1963) unter 3018 Magenresektionen mit 0,8% beziffert.

MILLBOURN (1949) nennt 5 Faktoren, welche für die Auslösung einer postoperativen Pankreatitis wesentlich sind:

1. Die mechanische Läsion des Pankreasparenchymes,
2. die Läsion und ausgedehnte Ligierung größerer Äste der A. pancreaticoduodenalis,
3. die Stagnation des Duodenalinhaltes,
4. die direkte Läsion des Pankreasgangsystemes und
5. Spasmen des Sphincter Oddi.

Neben speziell auf die Operation zu beziehenden „Ereignissen", ist die „postoperative Pankreatitis" jedoch ebenfalls im Rahmen des breiten Spektrum chronischer und chronisch rezidivierender sowie akuter und akut rezidivierender Pankreatitiden zu sehen. Entsprechend ist auch die Ätio-Pathogenese der „postoperativen" Pankreatitis heterogen:

1. *Traumatisch* als unmittelbare Folge des chirurgischen Eingriffes:
   a) Nach Ausschälung eines in den Pankreaskopf penetrierenden Ulcus duodeni sive Ulcus ad pylorum (vgl. PENDOWER u. TANNER, 1959; DRESSLER u. Mitarb., 1967).
   b) Nach zu ausgedehnter Mobilisation des Duodenum mit Devascularisation des Pankreaskopfes — speziell bei Billroth II-Resektion.
   c) Nach Papillenverletzung und Speichelgangunterbindung.
   d) Nach Verletzungen im Pankreasschwanzbereich bei Gastrektomie und Milzexstirpation (vgl. BARONOFSKI u. Mitarb., 1951; RUDOWSKI, 1955; CHECHULIN u. Mitarb., 1958).

2. *Kreislaufkrisen* und *Schock* im Rahmen der Narkoseführung.

3. *Postoperativ:*
   a) Syndrom der zuführenden Schlinge mit Chymusreflux (vgl. DREILING u. Mitarb., 1960; PAULINO-NETTO u. DREILING, 1960; McCUTCHEON, 1964, 1968; WANKE, 1966, 1968, 1970; JOHNSON u. DOPPMAN, 1967).
   b) Begleitpankreatitis im Sinne von DOERR (1959, 1964).
   c) Infolge Mobilisation eines Gallengangsteines.
   d) Metabolisch, z.B. postoperativ entgleister Diabetes mellitus, Uraemie.
   e) Exacerbation einer chronisch rezidivierenden Pankreatitis.
   f) „Drogenpankreatitis".

*„Die Pankreatitis ist immer das Resultat der Konvergenz vieler Faktoren":*

Seit HEIDENHAIN (1875) wissen wir, daß u.a. Trypsin in den Acinusepithelien als Zymogen in inaktiver Form vorliegt. Erst die Einwirkung von *„Säure"* auf das Drüsengewebe bewirkt nach HEIDENHAIN (1875) die „Fermentwirkung". Seine Konzeption ist nach unserem heutigen Wissen um die zentrale Stellung der Acidose für die Zymogenaktivierung (WANKE, 1968, 1970, Lit.: Trypsinogen, Chymotrypsinogene, Präphospholipase A, Präcarboxypeptidasen, Präelastase) von ausgesprochener Aktualität.

ZENKER erwähnte 1874 Hämorrhagien des Pankreas als Ursache plötzlichen Todes. CHIARI berichtete 1880 über zwei Fälle von Pankreassequestration und sprach 1883 erstmalig von einer intravitalen Autodigestion. BALSER schrieb 1882 ,,Über Fettgewebsnekrosen, eine zuweilen tödliche Erkrankung des Menschen".

Als Begründer der ,,Enzymtheorie" im engeren Sinne ist HILDEBRAND (1895) anzusehen. Er vermutete in der gemeinsamen Wirkung von Trypsin und Steapsin (Lipase) *die* Ursache der Parenchymnekrose. FITZ faßte 1899 die wesentlichen patho-anatomischen Befunde zusammen: Hämorrhagien, Vereiterung, Gangrän und Fettgewebsnekrose. WANKE (1966, 1968, 1970) differenzierte eine biliäre, lipolytische und proteolytische Variante der akuten Pankreatitis. Bis heute ist die Diskussion offen, ob die Blutungen Folge der Gefäßandauung (WANKE, 1968, 1970, Lit.) oder die Parenchymnekrosen Folge der Blutung seien (HARDAWAY, 1966, Lit.).

Für das ,,*Zünden*" der akuten Pankreatitis ist die Tatsache von großer Bedeutung, daß entgegen der polaren Orientierung der Acinusepithelien bereits unter physiologischen Bedingungen ein diskreter Speichelfluß über die Zellbasis das periacinäre Bindegewebe erreicht (Abb. 404), um über periacinöse Arteriolen, Venolen oder Lymphcapillaren abtransportiert zu werden (BAINBRIDGE, 1905; DUMONT u. Mitarb., 1960; DUPREZ u. Mitarb., 1963; MORRIS, 1964). Entsprechend bewirkt eine Obstruktion der Cisterna chyli ein massives Speichelödem und damit eine Enzymanreicherung *in loco* (BLALOCK u. Mitarb., 1937) (vgl. S. 707f.: Cisternentyp der Magencarcinommetastasierung). Den direkten Übertritt von Bauchspeichel in das pankreaseigene Lymphsystem untersuchten weiterhin: WELLS (1903), OPIE (1910), POPPER und NECHELES (1940), HOWARD u. Mitarb. (1949), FLOCK und BOLLMANN (1950), EGDAHL (1958) sowie RAZIN u. Mitarb. (1961). Falls der duktuläre Sekretionsfluß bereits auf Schaltstückebene behindert (z.B. bei ,,Isthmusblockade" — WANKE, 1965 — infolge Hypoxie) oder zu heftig sein sollte, dienen die Lymphcapillaren als ,,Sicherheitsventil". Damit ist für die Phase der Enzymentgleisung neben der Blut-Speichelschranke (DOERR, 1959, 1964) die Blut-Lymphschranke (WANKE, 1968) für den Verlauf der Pankreatitis und ihre Fernwirkung auf die großen parenchymatösen Organe (vgl. S. 864) wesentlich.

Die Versuche einer Systematik akuter Pankreatitiden nach ätiologischen und pathogenetischen Gesichtspunkten (aus WANKE, 1968), differenzieren nicht immer exakt zwischen Ätiologie und Pathogenese, sie umfassen jedoch das breite Spektrum der Pankreatitiden, die *alle* auch unter dem Bilde der ,,postoperativen Pankreatitis" auftreten können:

---

LONGO u. Mitarb. (1951)
 1. Théorie canaliculaire
 2. Théorie neurovasculaire
 3. Théorie allergique

---

POPPER (1952)
 1. Reflux
 2. Infektion
 3. Gangepithelmetaplasie
 4. Gefäßerkrankungen
 5. Traumen
 6. Übermäßiger Sekretionsreiz
 7. Alkohol

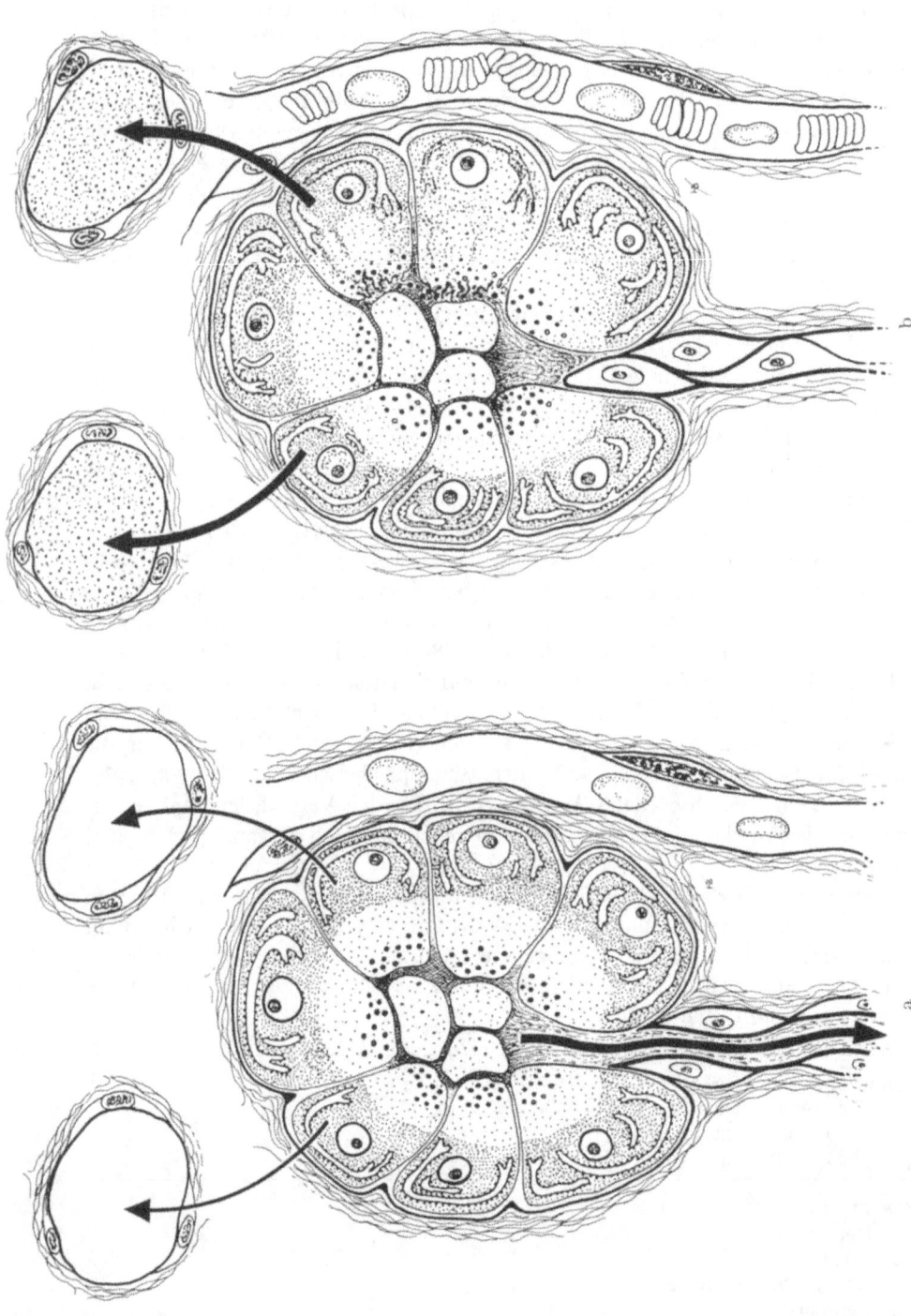

Abb. 404a u. b. „Exokrin-endokrine" Partition der Enzymsekretion. a Unter physiologischen Bedingungen, b bei Isthmusblockade ausschließliche Sekretion per parapedesin. (Aus M. WANKE: Experimental acute pancreatitis. In: Current topics in pathology, vol. 52, Figs. 4 und 5, pp. 73/74. Berlin-Heidelberg-New York: Springer 1970)

JOSKE (1955)
1. Kongenital (sog. fibrocystische Pankreaserkrankung)
2. Traumatisch
3. Infektiös
4. Chemisch
5. Metabolisch (Hyperparathyreoidismus, Schwangerschaft, Alkoholismus, Hämochromatose, Porphyrie, Unter- und Mangelernährung)
6. Vasculär

MALLET-GUY (1959)
1. Nach Gallenblasenerkrankung
2. Bilio-pankreatischer Reflux bei Sphincterdystonie
3. Vasomotorisch durch Splanchnicusreizung

DOERR (1959)
1. Infekt- oder Begleitpankreatitis
2. Metabolische Formen mit Entzündungscharakter
3. Autodigestiv-tryptische Pankreatitis

PIZZECCO (1960)
1. Akute Pankreatitis ... Infektion
2. Akute Pankreatose ... Autodigestion

HOWARD und EHRLICH (1960)
1. Gallepankreatitis
2. Alkoholpankreatitis
3. Seltene Formen (Mumps, Hyperparathyreoidismus, familiäre Hyperlipämie)
4. Idiopathische Pankreatitis

GROSSMAN (1955) sowie BERNARD (1959) kommen zu dem Schluß, daß sämtliche Theorien — canaliculär, vasculär, infektiös, neurogen, allergisch oder traumatisch — eines gemeinsam haben: den Austritt von Pankreassaft in das Interstitium. Störungen im Leber-Galle-System, gastro-duodenale Krisen, nervale Faktoren oder Steine werden nur als wegbereitende Faktoren angesehen. Die formale Pathogenese ist schematisiert nach WANKE (1968) wiedergegeben:

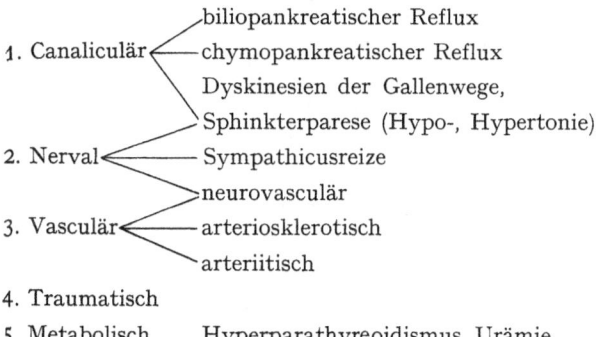

4. Traumatisch
5. Metabolisch    Hyperparathyreoidismus, Urämie,
                 Dys- bzw. Hypoproteinämie, Gravidität,
                 Hyperlipämie

Neben der klinischen Differenzierung zwischen

1. akuter und rezidivierender akuter Pankreatitis sowie

2. chronischer und chronisch rezidivierender Pankreatitis entsprechend der Marseiller Klassifizierung von 1963 kann morphologisch nach WANKE (1966, 1966/67, 1968, 1970; WANKE u. Mitarb., 1966) zwischen einer

1. hämorrhagisch-nekrotisierenden, primär nicht enzymatischen biliären (Abb. 405), einer
2. lipolytischen (Abb. 406 und 407) und
3. proteolytischen (Abb. 408) Pankreatitis unterschieden werden.

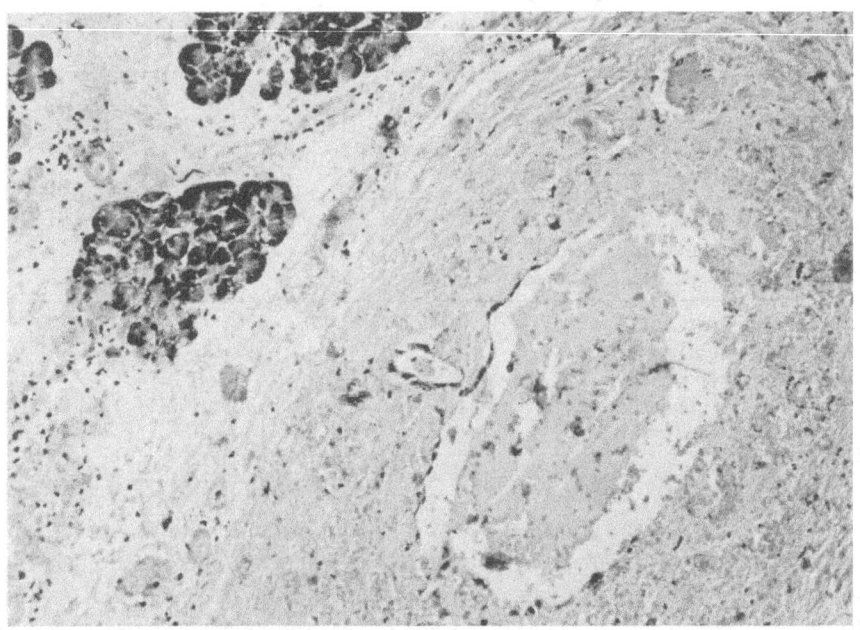

Abb. 405. Biliäre, hämorrhagisch-nekrotisierende Pankreatitis. Subtotale Nekrose der Speichelgangepithelien, intramurale Hämorrhagien, periduktuläres vasculäres Ödem mit Acinolyse. (Hundepankreas, 27 Std nach intraduktulärer Instillation von 20 ml 5%ig Na-Taurocholat — Modell der biliären Refluxpankreatitis.) Färbung: HE, Vergr. 110fach. (Aus M. WANKE: Experimental acute pancreatitis. In: Current topics in pathology, vol. 52, Fig. 10, p. 86. Berlin-Heidelberg-New York: Springer 1970)

*Biliär:* die Frühphase der biliären Pankreatitis zeichnet sich durch Koagulationsnekrosen der Gangbaum- und Acinusepithelien aus, deren Ausbreitungsmuster dem Reflux entspricht. Dyszirkulation des intramuralen Gefäßplexus der Speichelgänge, Erythrocytendiapedesen, Hämorrhagien und ein vasculäres Ödem bewirken eine z.T. erhebliche Desintegration der Intimstruktur der Acinuskomplexe (Abb. 405) (vgl. auch SCHÖNBACH u. Mitarb., 1967; BECK u. Mitarb., 1965); in Spätstadien (vgl. Schema S. 851) werden Beziehungen zur proteolytischen Variante deutlich.

*Lipolytisch:* perifokal um intra- und peripankreatische Fettgewebsnekrosen entwickeln sich autodigestive Acinusnekrosen (Abb. 406; vgl. Schema S. 851) sowie heterodigestive Parenchymnekrosen in Bindung an interstitielle granulocytäre Infiltrate (Abb. 407).

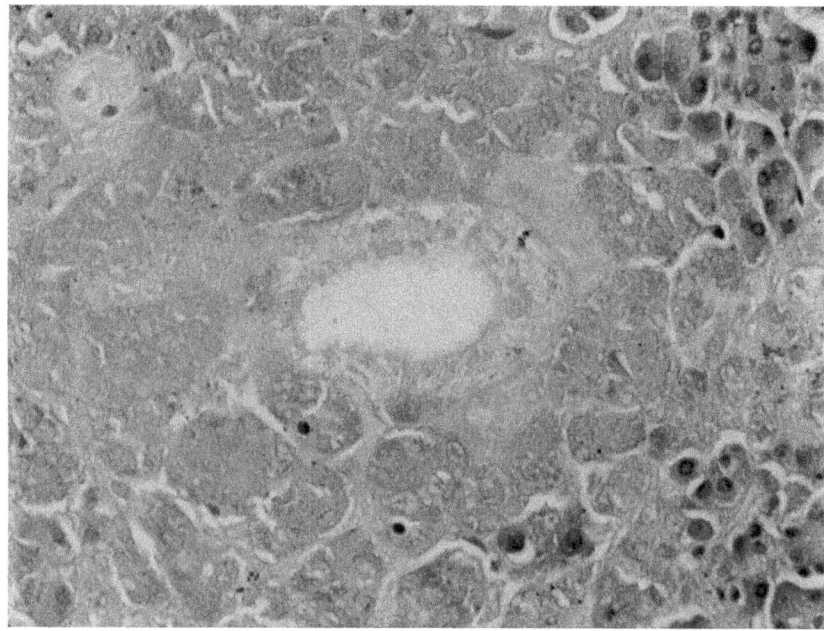

Abb. 406. Lipolytische Pankreatitis. Zentrale Fettgewebsnekrose mit perifokaler Autodigestion; Zonen der Acinolyse — Karyorrhexis, Karyolysis. 10jährig, männlich (SN 344/69, Path. Inst. Heidelberg). Färbung: HE, Vergr. 450fach

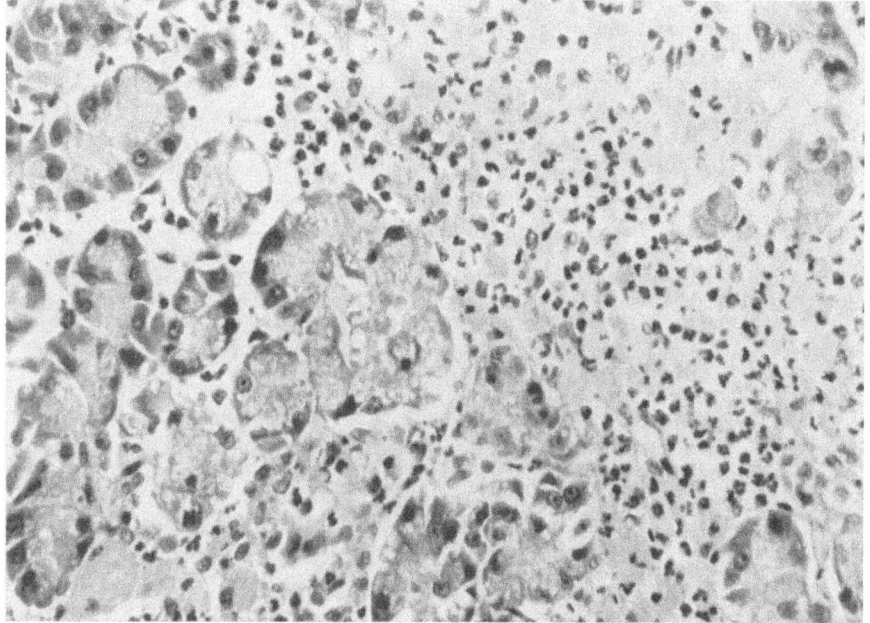

Abb. 407. Lipolytische Pankreatitis. Acinäre Heterodigestion in Bindung an interstitielle granulocytäre Infiltrate [Hundepankreas, 5 Std nach intraduktulärer Instillation von 1 g Lipase (rein, Serva) in 15 ml 0,1 M tris-Puffer pH 8,0, enthaltend 0,0025 M $CaCl_2$ bei 37°C]. Färbung: HE, Vergr. 280fach. (Aus M. WANKE: Experimental acute pancreatitis. In: Current topics in pathology, vol. 52, Fig. 16, p. 91. Berlin-Heidelberg-New York: Springer 1970)

*Proteolytisch:* Zymogenextrusion, acidophile Degeneration sowie Kariorrhexis und Kariolysis sind charakteristische Befunde. Dabei werden Zonen des Zellunterganges in Bindung an das Speichelödem deutlich (Abb. 408, vgl. Schema).

Abgesehen von der hämorrhagisch-nekrotisierenden, primär nicht enzymatischen (Detergenseffekt) biliären Pankreatitis bei *common channel* und Papillenstein (2%: HESS, 1961, Lit.), entwickelt sich die proteolytische und lipolytische Pankreatitis stets auf vorbereitetem Boden (vgl. DOERR, 1959, 1964; WANKE, 1971), wobei Phasen zu unterscheiden sind (siehe nebenstehendes Schema).

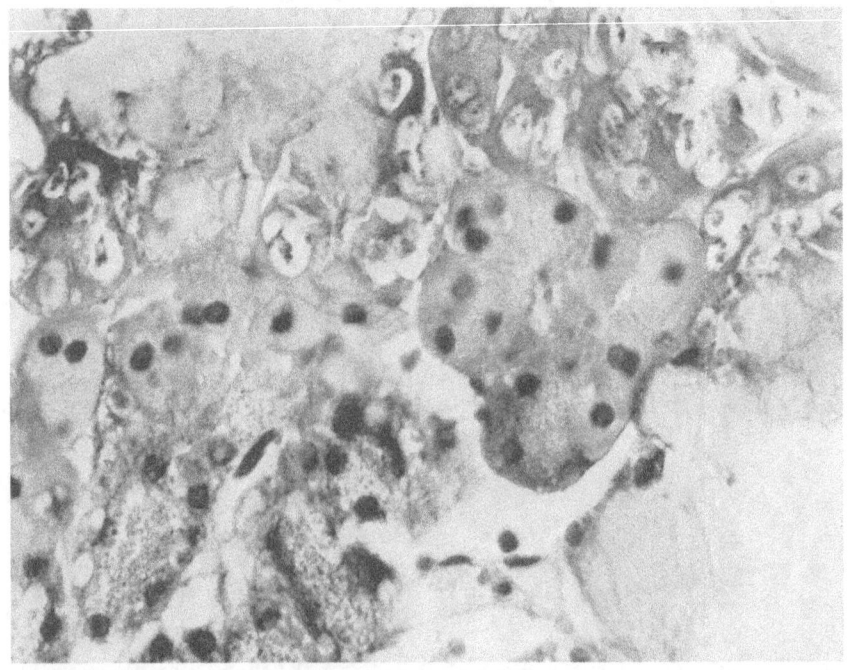

Abb. 408. Proteolytische Pankreatitis. Charakteristische Zonen des Zellunterganges: substratgebundene totale Acinolyse, perifokale Karyolyse, Karyorrhexis, eosinophile Degeneration nach Zymogenextrusion. Färbung: HE, Vergr. 900fach. (Aus: M. WANKE: Experimental acute pancreatitis. In: Current topics in pathology, vol. 52, Fig. 27, p. 98. Berlin-Heidelberg-New York: Springer 1970)

*Enzyme*

Zur Frage der Bedeutung pankreaseigener Enzyme für den Ablauf der akuten Pankreatitis seien nur anhangsweise einige wesentliche Arbeiten angeführt (s. weiter Pankreasband):

*Proteasen:* INNERFIELD u. Mitarb. (1953), WILLIAMS (1954), DEUTSCH und FRISCHAUF (1955), KAISER und GROSSMAN (1955), BARTELHEIMER u. Mitarb. (1955), WERLE u. Mitarb. (1958), DOERR (1952, 1953, 1959, 1964), BECKER (1959, 1960, 1964), BECK (1961, 1962, 1964, 1965), BERNARD (1959), BERNARD und LAMELIN (1961), FORELL (1962), HAVERBACK u. Mitarb. (1962), WHITESIDE und PRESCOTT (1962), BECKER und WILDE (1963), CREUTZFELDT u. Mitarb. (1963, 1965), NAGEL und WILLIG (1964), NAGEL (1965), NAGEL u. Mitarb. (1965), HEIZER u. Mitarb. (1965), HEINKEL und SCHÖN (1964, Lit.), DOERR u. Mitarb.

Miterkrankung von Nachbarorganen 851

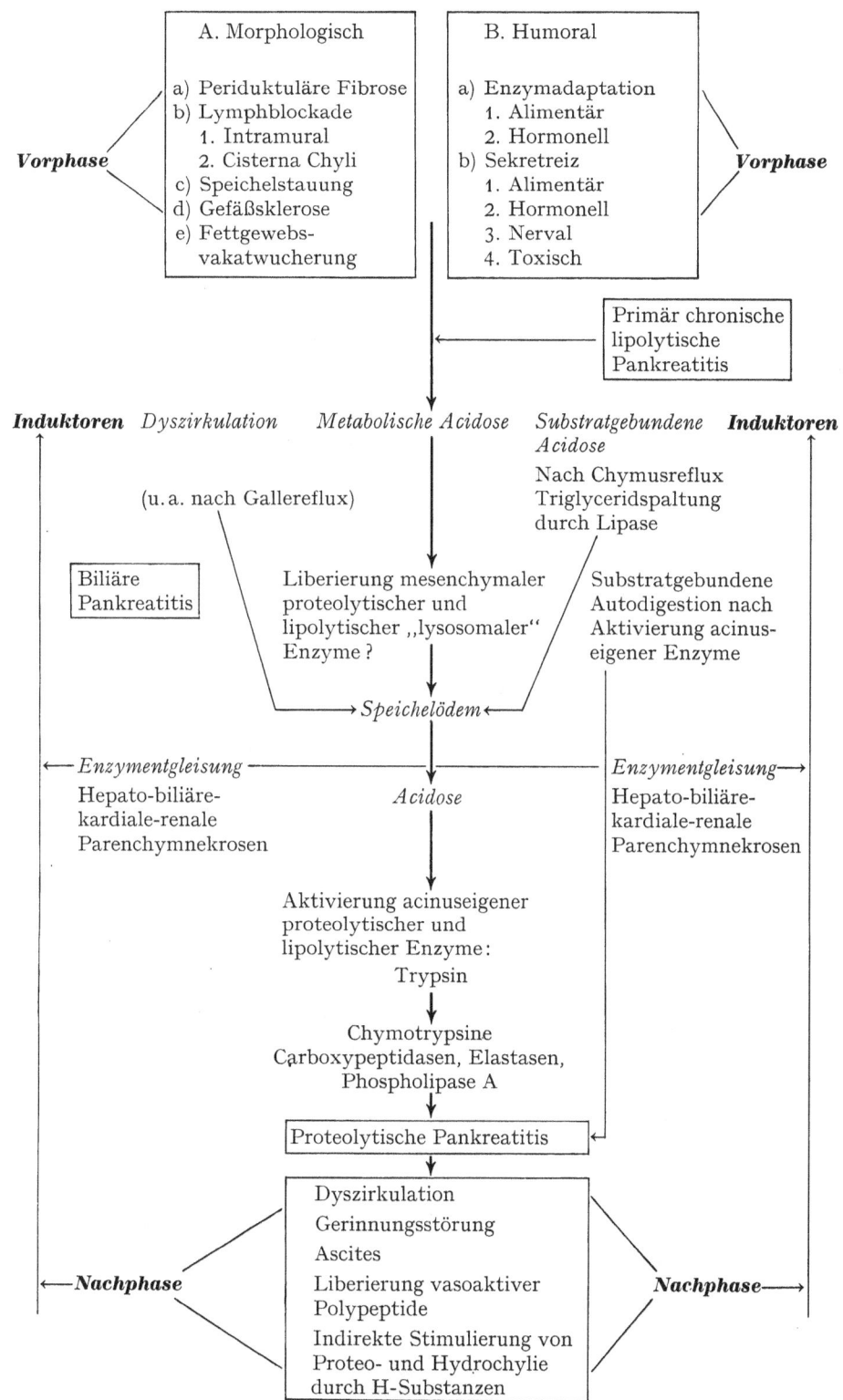

(1965), WANKE (1965, 1966, 1966/67, 1968, 1970), WANKE u. Mitarb. (1966, 1969), ENCKE u. Mitarb. (1966), BLEYL u. Mitarb. (1966, 1967), SCHMIDT und CREUTZFELDT (1966), DE HAAS u. Mitarb. (1968) u.a.

*Lipase:* HESS (1903, 1905), POLYA (1906, 1908), V. BERGMANN und GULEKE, 1910, BALO (1933), WANKE (1966, 1966/67, 1968, 1970), WANKE u. Mitarb. (1966), WANKE und HOREYSECK (1969), WANKE und GRISS (1969), ANDERSON u. Mitarb. (1969), PAPP u. Mitarb. (1969) u.a.

*Elastase:* DOERR u. Mitarb. (1965), WANKE (1966, 1968, 1970), WANKE u. Mitarb. (1966), GEOKAS (1968), GEOKAS u. Mitarb. (1968, 1969).

*Phospholipase A:* LINDLAR (1962), MAGEE u. Mitarb. (1962), HABERMANN und KRUSCHE (1962), ZIEVE u. Mitarb. (1963), MASSHOFF u. Mitarb. (1964), GJONE und BJÖRNSTAD (1966), DOIZAKI und ZIEVE (1966), CREUTZFELDT u. Mitarb. (1966), SCHMIDT u. Mitarb. (1967), GJONE u. Mitarb. (1967), DE HAAS u. Mitarb. (1968), WANKE u. Mitarb. (1968), ARNESJÖ (1968), MORGAN u. Mitarb. (1968), WANKE und SEBENING (1969), HATAO (1969), AMUNDSEN und HAGEN (1969), FIGARELLA und GUY (1969), SCHMIDT und CREUTZFELDT (1969), WANKE (1970), CREUTZFELDT und SCHMIDT (1970) u.a.

*Kallikrein:* FREY u. Mitarb. (1968, Lit.), HABERMANN (1969, Lit.) u.a.

### γ) Biliär — duktulär

Ablauf und Typus der akuten Pankreatitis werden einerseits durch die anatomisch gegebenen engen Wechselbeziehungen zwischen Ductus Wirsungianus und Ductus choledochus (Abb. 409; vgl. Übersichten bei HOLLE, 1960; HESS, 1963; DOERR, 1964; WANKE, 1966) andererseits durch das in den Acinusepithelien selbst angereicherte Enzymgemisch entscheidend bestimmt (BROWN u. Mitarb., 1965; MULDER u. Mitarb., 1965; WANKE u. NAGEL, 1968; WANKE, 1970).

Mitteilungen von OPIE (1901, 1902) über die Beziehungen zwischen Cholelithiasis und Pankreatitis sowie von HALSTED (1901) über die Bedeutung des Gallerefluxes in den Speichelgang als Ursache akuter Pankreatitiden (Pankreasapoplexie), drängten zunächst andere Überlegungen in den Hintergrund.

Normalerweise ist der Sekretionsdruck im Ductus Wirsungianus höher als im Ductus choledochus. Bei nüchternen Hunden betragen die Druckwerte im Ductus Wirsungianus 80—108 mm $H_2O$ und im Ductus choledochus 32—64 mm $H_2O$, um jeweils nach Nahrungsaufnahme auf 110—190 mm $H_2O$ im Ductus Wirsungianus und 90—155 mm $H_2O$ im Ductus choledochus anzusteigen (RADAKOVICH u. Mitarb., 1952; PARRY u. Mitarb., 1955; MENGUY u. Mitarb., 1956; KELSEY u. BEARD, 1952; BLUMENBERG u. POWERS, 1963). Entsprechende Werte ermittelten WHITE u. Mitarb. (1964) für den Menschen. Obwohl somit der Pankreassaft-

---

Abb. 409a—c. Papilla Vateri mit Ductus Wirsungianus und Ductus choledochus. a „Common channel" und intrapankreatischer Verlauf des Ductus choledochus mit akzessorischen Speichelgängen. (Umgezeichnet nach HESS, 1961, und ergänzt nach WANKE, 1968.) b Eingeklemmter Papillenstein bei „common channel"; die Pfeilrichtung markiert den Gallereflux aus dem Ductus choledochus in den Ductus Wirsungianus (umgezeichnet nach WANKE, 1968); diese Situation ist nach HESS (1961) in 2% der Fälle von Papillensteinen gegeben. c Eingeklemmter Papillenstein mit Kompression des Ductus Wirsingianus; diese Situation ist nach HESS (1961) in 38% der Papillensteine gegeben. Ein Reflux ist jedoch noch möglich, wenn die anatomische Situation von a vorliegt

# Miterkrankung von Nachbarorganen

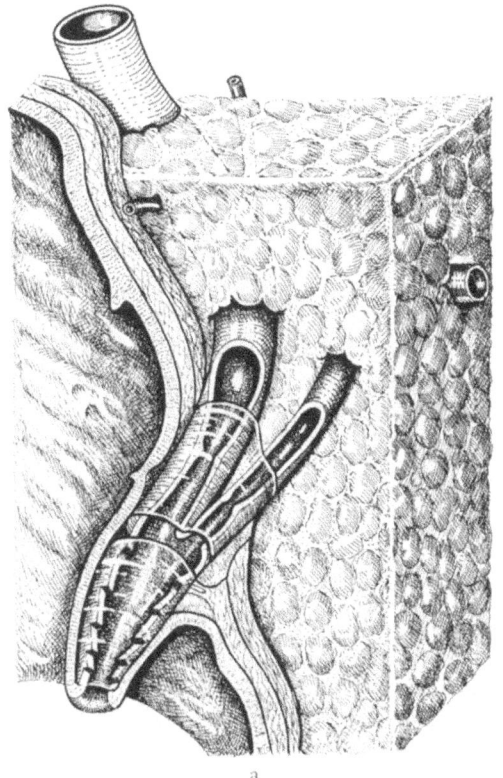

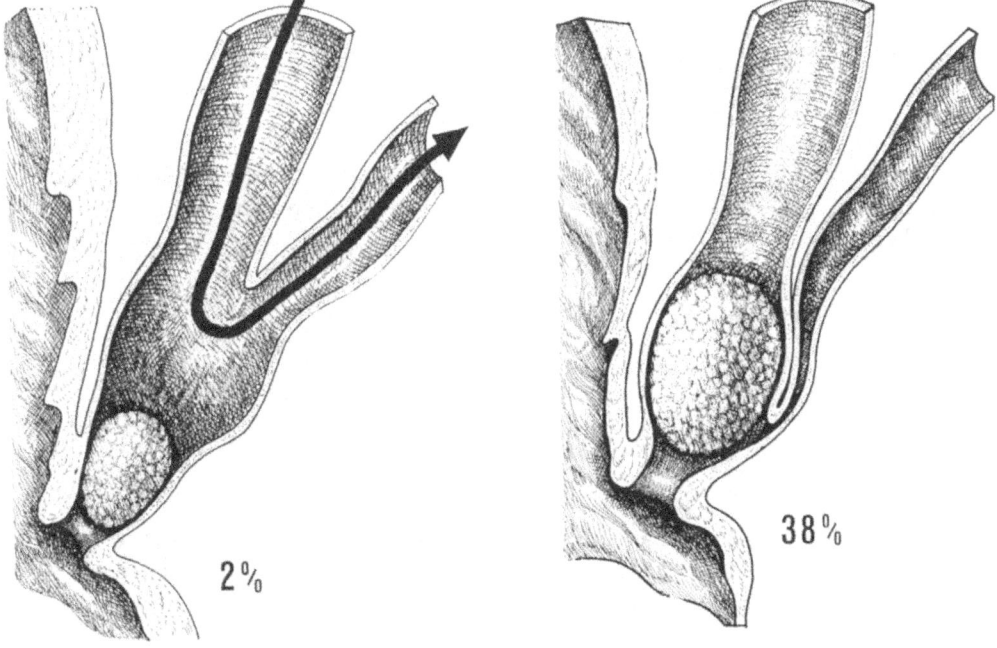

Abb. 409 a—c

druck jenen des Galleflusses unter normalen Bedingungen übertrifft, ist nach GROSS u. Mitarb. (1955) ein wechselseitiger Übertritt von Galle bzw. Bauchspeichel möglich. Auf die Bedeutung der „tryptischen Cholecystitis" mit „perforationsloser galliger Paritonitis" (CLAIRMONT u. v. HABERER, 1910; SCHIEVELBEIN, 1911; BLAD, 1917; SCHOEMAKER, 1919; BUNDSCHUH, 1927; WESTPHAL, 1929; WOLFER, 1937; GRIESSMANN, 1942; HJORTH, 1947) als mittelbare Folge einer Magenoperation sei nur kurz verwiesen.

Beziehungen zwischen Magenoperation und biliärer Pankreatitis sind insofern gegeben, als neben der direkten Traumatisierung im Bereiche des Haupt- und akzessorischen Gangsystemes (vgl. Abb. 409a: dorsal in den Ductus choledochus mündende akzessorische Speichelgänge), funktionelle Störungen im Papillenspiel (vgl. McCUTCHEON, 1964; BREITFELLNER u. BRÜCKE, 1964) oder postoperative Steineinklemmungen keine Rarität darstellen. ROBERTS u. Mitarb. (1950) fanden unter 13 788 Sektionen in 0,2% als Todesursache eine akute Pankreatitis in 91% mit einem Gallenblasenleiden und davon in 78% mit Gallenblasensteinen kombiniert. Die nachstehende Aufzählung vermittelt einen Überblick der Häufigkeit von Pankreatitiden bei Cholecystopathie (s. hierzu auch McCUTCHEON, 1968; WANKE u. Mitarb., 1969):

| | |
|---|---|
| MORTIAUX (1962) | 25,0% |
| PAXTON und PAYNE (1948) | 40,7% |
| GLENN und FREY (1964) | 60,0% |
| SCHUMANN (1961) | 60—80% |
| LINK (1965) | 68,5% |
| POLLOCK (1959) | 75,0% |
| HAIM (1964) | 77,2% |
| BODE (1963) | 81,5% |
| SCHNEIDER und HOFMANN (1956) | 81,7% |
| DOKA und SZABO (1960) | 84,3% |
| WEHNER (1962) | 90,0% |
| ROBERTS u. Mitarb. (1950) | 91,0% |
| WILDEGANS (1951) | 91,0% |

In der ätiologischen Übersicht von NODINE und GREBERMAN (1968) werden Gallengangsteine (!) in Verbindung mit einer akuten Pankreatitis nur in 19,5% erwähnt:

| | |
|---|---|
| 25,5% | 128 Fälle alkoholisch |
| 23,7% | 119 Fälle idiopathisch |
| 19,5% | 99 Fälle Gallenwegsteine |
| 14,1% | 71 Fälle „varia" |
| 11,5% | 58 Fälle *postoperativ* |
| 3,6% | 18 Fälle traumatisch |
| 2,0% | 10 Fälle plus Carcinom |

WHITE und MURAT (1967) sahen die akute in 76% und die chronische in 8% mit einer Cholelithiasis vergesellschaftet. Die Mehrzahl akuter und akut rezidivierender Pankreatitiden tritt in Verbindung mit Gallenwegsaffektionen auf (WANKE, 1966, Lit. 1968, Lit.; EDLUND u. Mitarb., 1968; MARKS u. Mitarb., 1968; WHITE u. Mitarb., 1968; WANKE u. Mitarb., 1969). Als *tertium comparationis* ist im gegebenen Zusammenhang die Ulcuskrankheit zu nennen.

Tabelle 51. *Beziehungen zwischen Pankreatitiden und anderen Oberbaucherkrankungen bei 1197 Obduktionen am Pathologischen Institut der Universität Heidelberg im Jahre 1966*

| Pankreatitiden | 53 Fälle (4,4%; 36 ♂ : 17 ♀) |
|---|---|
| a) Pankreasfibrose | 13 Fälle (1,1%; 8 ♂ : 5 ♀) |
| b) Chronisch rezidivierende Pankreatitis | 27 Fälle (2,2%; 17 ♂ : 10 ♀) |
| c) Chronisch rezidivierende Pankreatitis mit akuter Exacerbation | 10 Fälle (0,8%; 8 ♂ : 2 ♀) |
| d) Akute Pankreatitis | 3 Fälle (0,3%; 3 ♂ : — ♀) |
| Pankreatitiden mit zusätzlichen Oberbaucherkrankungen | 52 Fälle    35 ♂ : 17 ♀ |
| 1. a) Gastroduodenitis/Ulcus | 23 Fälle    21 ♂ : 2 ♀ |
|    b) Cholecystitis/Cholangitis | 19 Fälle    6 ♂ : 13 ♀ |
|    c) Cholecystitis/Cholangitis/Ulcus | 7 Fälle    5 ♂ : 2 ♀ |
| 2. Gallenblasencarcinom | 1 Fall    1 ♂ : — ♀ |
| 3. Lebercirrhose | 9 Fälle    6 ♂ : 3 ♀ |
| 4. Morbus Weil | 1 Fall    1 ♂ : — ♀ |

Tabelle 52. *Beziehungen zwischen Gallenwegs- und weiteren Oberbaucherkrankungen unter 1197 Obduktionen am Pathologischen Institut der Universität Heidelberg im Jahre 1966*

| Gallenwegserkrankungen | Σ 289 Fälle    150 ♀ : 139 ♂ |
|---|---|
| 1. Cholelithiasis | |
| a) mit Cholecystitis | 110 Fälle (38%) 68 ♀ : 42 ♂ |
| b) ohne Cholecystitis | 59 Fälle (20%) 32 ♀ : 27 ♂ |
| 2. Cholecystitis ohne Cholelithiasis | 58 Fälle (20%) 23 ♀ : 35 ♂ |
| 3. Cholesteatose | 54 Fälle (19%) 28 ♀ : 26 ♂ |
| 4. Papillenstein/Papillensklerose | 8 Fälle (3%) 2 ♀ : 6 ♂ |
| Oberbaucherkrankungen | Σ 129 Fälle (45%) 62 ♀ : 67 ♂ |
| 1. Gastroduodenitis/Ulcus | 50 Fälle (17%) 22 ♀ : 28 ♂ |
| 2. Lebercirrhose | 39 Fälle (14%) 12 ♀ : 27 ♂ |
| 3. Pankreatitis | 26 Fälle (9%) 15 ♀ : 11 ♂ |
| 4. Gallenblasen-/Gallengangscarcinom | 14 Fälle (5%) 13 ♀ : 1 ♂ |

Das Beispiel der „Cholecystopankreatitis" (Abb. 410) zeigt somit, daß es sich häufiger um „Parallelerkrankungen", als um kausale Wechselbeziehungen handelt (vgl. auch McCUTCHEON, 1968). Bemerkenswert ist, daß besonders nach kurzdauerndem Verschlußikterus eine ausgeprägte Verschiebung der Relation gekoppelte zu ungekoppelten Gallensäuren zuungunsten der konjugierten Gallensäuren eintritt. Die cytotoxische Aggressivität unkonjugierter Gallensäuren ist besonders ausgeprägt (WANKE, 1968, 1970, Lit.). So gelang es HANSSON u. Mitarb. (1962) nur nach intraduktulärer Instillation unkonjugierter Gallensäuren eine hämorrhagisch-nekrotisierende Pankreatitis zu erzeugen (vgl. RADAKOVICH u. Mitarb., 1952; BLUMENBERG u. POWERS, 1963; HERMAN u. KNOWLES, 1965). Die Parenchym- und Mesenchymveränderungen nach entsprechendem Gallereflux entwickeln sich in wenigen Minuten (HALLENBECK u. Mitarb., 1953; MONTALDO, 1953; MONTALDO u. FOLLE, 1956; WANKE, 1966, 1966/67, 1968, 1970;

WANKE u. Mitarb., 1968 — vgl. HEINKEL, 1953; FORELL u. DOBOVICNIK, 1959; SCHÖN u. Mitarb., 1963; CREUTZFELDT u. Mitarb., 1963; DOERR u. Mitarb., 1965), wenn ein Gangverschluß vorliegt. Der Gallereflux ohne Wegehindernis bleibt in der Regel folgenlos (BERSHNIAN, 1939; WHITE u. MAGEE, 1960; ROBINSON u. DUNPHY, 1963). Ist bei einem Verschluß des Ductus Wirsungianus das Pankreaslymphsystem noch intakt, so können zunächst Parenchymveränderungen ausbleiben; sie treten jedoch rasch ein, wenn zusätzlich die Lymphzirkulation blockiert ist — vgl. Abb. 404, S. 846 und Schema S. 851 (PAPP u. Mitarb., 1958).

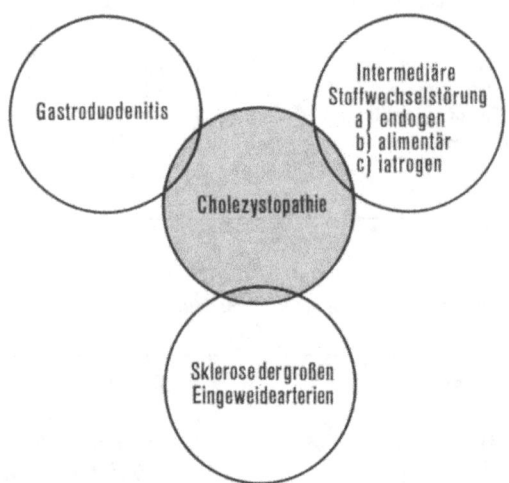

Abb. 410. Pathogenese der „Cholecystopankreatitis"

Liegt ein Syndrom der zuführenden Schlinge vor, so kann ein Reflux von Chymus erfolgen (McCUTCHEON u. RACE, 1963; WISNEWSKI u. Mitarb., 1963; SAIDI u. DONALDSON, 1963). WANKE (1966, 1966/67, 1968, 1970) sowie McCUTCHEON (1968) betonen besonders die Bedeutung des Chymusrefluxes für das „Zünden" der akuten Pankreatitis.

*Eiweißmangel*

Einfluß auf das quantitative Verhältnis der Pankreasenzyme untereinander nehmen u. a. Nahrungs- und endokrine Faktoren. Die adaptative Vermehrung der Proteasen nach eiweißreicher und der Amylase nach kohlenhydratreicher Diät beschrieben BEN ABDELJLIL (1966) sowie DESNUELLE (1966). Eiweißmangelernährung (Abb. 411 und 412) führt zu einer Verarmung an proteolytischen Proenzymen (BROWN u. Mitarb., 1965; LEMIRE u. IBER, 1967; WANKE, 1970; vgl. auch WEISBLUM u. Mitarb., 1962; HIRSCH, 1964). LINDSAY u. Mitarb. (1948) sowie RICHTERICH (1961) beobachteten eine Zunahme der Lipaseproduktion nach Verabreichung fettreicher Nahrung (s. dagegen: BEN ABDELJLIL, 1966 sowie DESNUELLE, 1966) und das Bild der chronischen Pankreatitis.

Das Schädigungsmuster der experimentellen „Äthioninpankreatitis" ähnelt morphologisch weitgehend jenem bei chronischer Eiweißmangelernährung (VÉGHELYI u. Mitarb., 1952; DOERR, 1952/53; HENNING u. HEIKEL, 1953; WACHSTEIN u. MEISEL, 1953; SEIFERT u. GIESEKING, 1961; COPPO u. CAVAZUTTI, 1953;

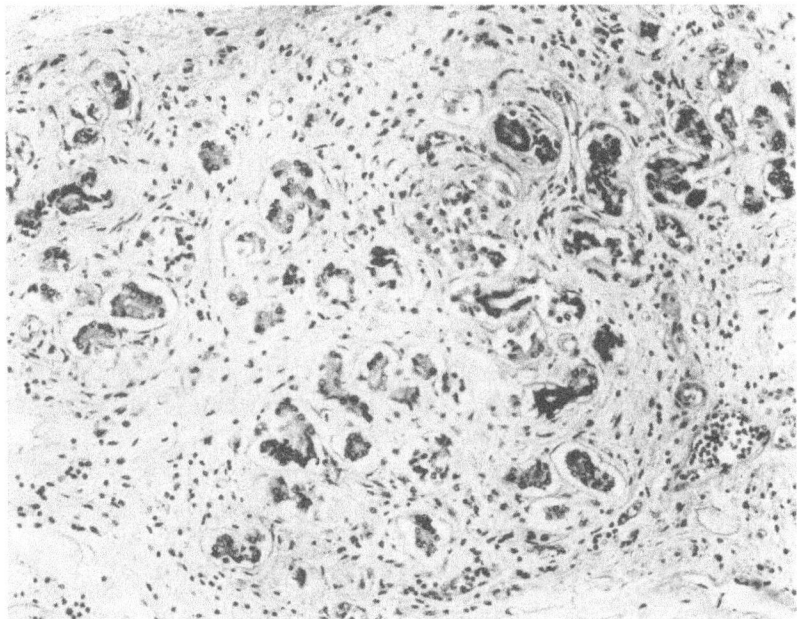

Abb. 411. Chronische, entparenchymisierende Pankreatitis mit diffuser interlobulärer Fibrosierung und lockerer rundzelliger Infiltration bei chronischer Gastro-Duodenitis und Ulcus ventriculi. 72jährig, weiblich (SN 917/66, Path. Inst. Heidelberg). Färbung: HE, Vergr. 160fach

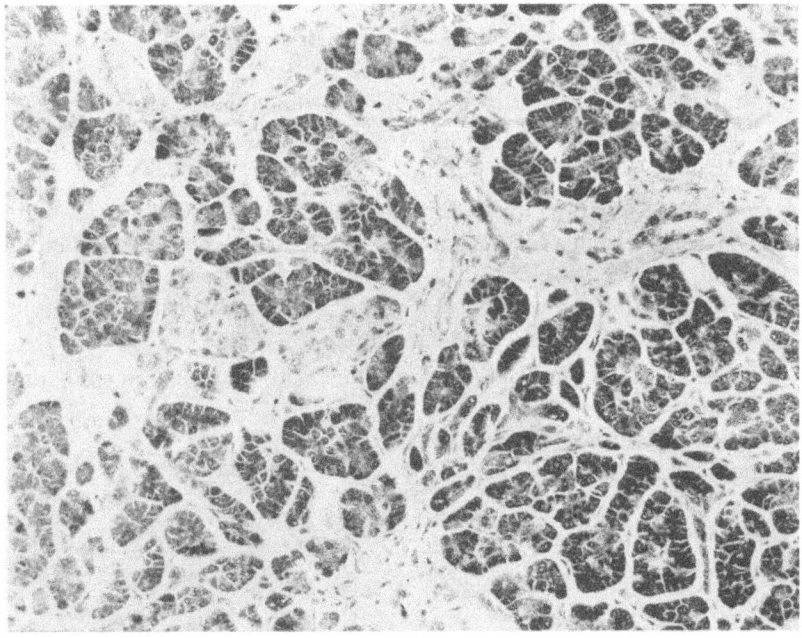

Abb. 412. Diffuse, intralobuläre Fibrosierung des Pankreas bei chronischer Gastro-Duodenitis und Carcinoma ventriculi. 62jährig, männlich (E.-Nr. 614/71, Path. Inst. Heidelberg). Färbung: HE, Vergr. 160fach

Janowitz, 1963; Feldman u. Mitarb., 1963; Herman u. Mitarb., 1965; Fitzgerald, 1965; Kramsch u. Mitarb., 1965; Wanke, 1970), wie es in Einzelfällen auch bei der „agastrischen Dystrophie" zur Beobachtung gelangen kann.

Hunger, Eiweißmangel- und Fehlernährung gehen mit einer ausgeprägten, z. T. irreversiblen Parenchymatrophie und Zymogenreduktion sowie exkretorischer Insuffizienz einher. Beziehungen zum Krankheitsbild der akuten Pankratitis sind insofern gegeben, als eine direkte Relation zwischen Zymogengehalt der Acinusepithelien und Akuität der Pankreatitis besteht (Mulder u. Mitarb., 1965; Alvizouri u. Lourdes Borunda, 1967; Wanke u. Nagel, 1968; Wanke, 1970).

*Alkoholismus*

Ätiologisch wird der Alkoholismus, eine bekannte Erscheinung bei magenteilresezierten Patienten, für die chronische sowie akute Pankreatitis immer wieder in den Vordergrund gestellt:

25,5% akuter Pankreatitiden (Nodine u. Greberman, 1968),
18,0% akuter Pankreatitiden (Paxton u. Payne, 1948),
5,0% akuter Pankreatitiden (White u. Murat, 1967),
52,0% chronischer Pankreatitiden (White u. Murat, 1967).

Beziehungen zwischen Alkoholabusus und Pankreatitis wurden erstmalig von Friedreich 1878 hervorgehoben. Peroral oder über eine Gastrostomie verabreichter Alkohol bedingt pathologische Blutlipase- und -amylasewerte und feingewebliche Veränderungen im Sinne einer chronisch-interstitiellen Pankreatitis (Cueto u. Mitarb., 1967). Es wird folgender Wirkungsmechanismus von Cueto u. Mitarb. (1967) diskutiert:

1. Direkter Kontakt des Alkoholes mit der Magenmucosa.
2. Hypersekretion der Magenschleimhaut.
3. Indirekte Stimulierung der Pankreassekretion durch vermehrte Sekretinproduktion über die alkoholstimulierte Duodenal- und Jejunalschleimhaut.
4. Latente Enzymentgleisung.

Nach Ritter (1965) liegt in der Initialphase der Alkoholwirkung ein Papillenspasmus mit Speichelstau vor. Der fortdauernde Alkoholkonsum soll dann in der Lage sein, auf dem Boden einer fibrosierenden und stenosierenden Papillitis ein bleibendes Wegehindernis zu schaffen. Generell gesehen, können Gangverschlüsse (vgl. Berman u. Mitarb., 1960) entstehen durch

1. Ödem der Vaterschen Papille bei allgemeinem Duodenalschleimhautödem,
2. Papillensteine,
3. Sphinkterspasmen oder Sphincterfibrose,
4. Gangepithelmetaplasie,
5. iuxtapapilläre Divertikel,
6. Gallen- oder Pankreassteine,
7. Papillentumoren und
8. iatrogen.

Das gehäufte Auftreten chronisch calcifizierender Pankreatitiden bei Alkoholikern (Sarles u. Mitarb., 1966; vgl. Creutzfeldt u. Mitarb., 1970, Lit.) weist auf die Bedeutung „alkoholinduzierter" Eiweißmangelzustände hin

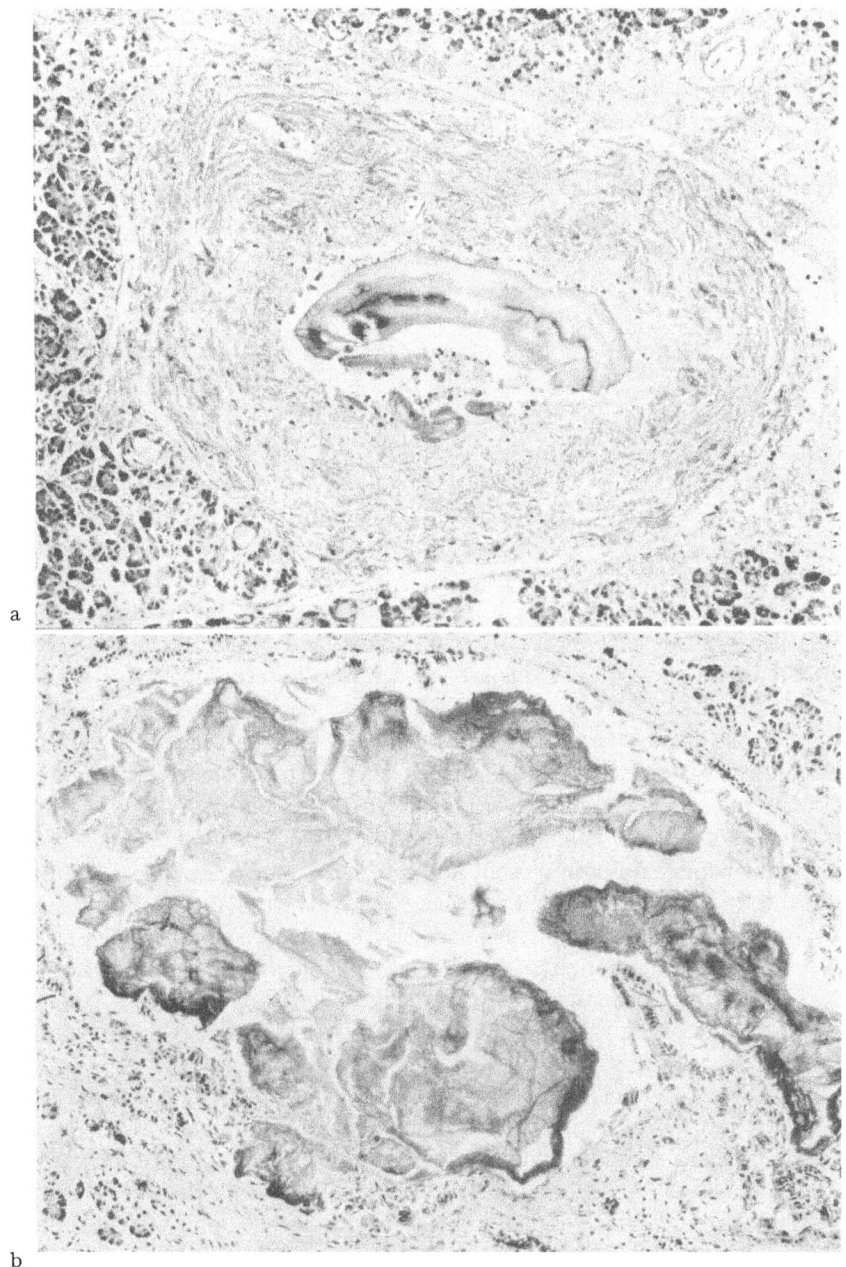

Abb. 413a u. b. Pankreasatrophie mit ausgeprägter Dyskrinie. Zustand nach zeitlich zurückliegender Magenresektion nach dem Modus Billroth II, Alkoholismus, Marasmus. 35jährig, männlich (SN 588/66, Path. Inst.). Färbung: HE, Vergr. 120fach

(Abb. 413a und b). Sie müssen besonders bei magenteilresezierten Patienten als Kofaktoren postoperativer Pankreasschäden berücksichtigt werden und dürften gegenüber einer rein lokalen Wirkung im Vordergrund stehen.

Entsprechende, postoperativ manifest werdende chronische Pankreasschäden sind häufiger die Folge einer „Begleitpankreatitis" bei chronischer Gastro-Duodenitis (NIKOLOFF, 1965); auch gastroduodenale Ulcera werden nach CAGIANELLI und ARRIGONI (1966) in hohem Prozentsatz von einem interstitiellen Pankreasödem mit rundzelliger Infiltration begleitet, das später in eine interacinäre und interlobuläre Bindegewebsvermehrung übergehen kann. Bei markanter Bindegewebsvermehrung sind Atrophie und Fibrose mit degenerativen Veränderungen der Acinusepithelien und einer exkretorischen Insuffizienz verbunden (WANKE u. GEIGER, 1969).

*Hormonelle Faktoren*

Ein hormoneller Einfluß auf Ablauf und Typus der Pankreatitis ist erwiesen (WANKE, 1970, Lit.) und kann besonders im Rahmen der Polyadenomatose den gemeinsamen ätio-pathogenetischen Hintergrund für Ulcuskrankheit (vgl. S. 407) und Pankreatitis abgeben.

*Nebenniere:* Cortisonmedikationen über längere Zeiträume können durch das Auftreten „akuter Pankreatitiden" kompliziert werden (BENCOSME u. LAZARUS, 1956; BARR u. WOLFF, 1957; CRONE u. LIEBOW, 1957; DREILING u. Mitarb., 1958; OPPENHEIMER u. BOITNOTT, 1960; ANDERSON u. Mitarb., 1963; LINDNER, 1964). Dem morphologischen Bild nach handelt es sich um eine lipolytische Pankreatitis (WANKE, 1966, 1968, 1970, 1971; WANKE u. HOREYSECK, 1969). Unter der Cortisontherapie resultiert ein Anstieg der Neutralfette im Blut (STUMPF u. Mitarb., 1956; NELP, 1961) und eine Zunahme der Gesamtlipide (SAKAI u. CRUESS, 1959). Die Gesamtlipide sind auf das 6—7fache gegenüber der Norm erhöht (DURY, 1959; FRIEDMAN u. Mitarb., 1965). Es entwickelt sich eine Adipositas interna (HAUSBERGER u. RAMSAY, 1955; KEKWIK u. PAWAN, 1965; WANKE u. HOREYSECK, 1969). Im Experiment besteht eine direkte Relation zwischen Lipaseanstieg, Adipositát und Ausmaß der Pankreasläsionen (WANKE u. HOREYSECK, 1969; vgl. auch PUTZKE u. NICSOVICS, 1965). Unter der Glucocorticoidtherapie wird das Pankreas mit Enzymen und Proenzymen angereichert. Es besteht eine Behinderung der geordneten Enzymextrusion und dadurch eine latent gesteigerte Enzymentgleisung. Das Prinzip der exokrin-endokrinen Partition oder Divergenz wird zugunsten der Parapedese verschoben (vgl. RICHTERICH, 1961).

Entsprechende Befunde erhoben WANKE und GRISS (1969) bei metastasierendem Nebennierenrindencarcinom mit Cushing-Syndrom, Okkupation der Cisterna chyli und chronisch rezidivierender, *post operationem* subakut exacerbierter lipolytischer Pankreatitis. Demgegenüber wird die doppelseitige Adrenalektomie von einem signifikanten Abfall des Pankreasenzymspiegels gefolgt (GÜLZOW u. Mitarb., 1960; WANKE u. NAGEL, 1968; WANKE u. Mitarb., 1970).

*Hypophyse:* die Hypophyse nimmt nur indirekt über die Nebenniere Einfluß auf die Enzymbildung und -abgabe (BAKER u. ABRAMS, 1954; SESSO u. Mitarb., 1955, 1963).

*Nebenschilddrüse:* auch die Beziehungen zwischen Epithelkörperchen und Pankreatitis (COPE u. Mitarb., 1957; FROSCH, WANKE u. Mitarb., 1966, Lit.) sind im Hinblick auf die Ulcuskrankheit unter dem Gesichtspunkt der Polyadenomatose (vgl. S. 407) bedeutungsvoll.

*Hypoxie und Schock*

Für das „*Zünden*" der traumatischen oder postoperativen Pankreatitis wird vielfach eine zusätzliche, wenn auch nur kurzfristige *Hypoxie* gefordert (vgl. auch „Gallepankreatitis": POPPER u. Mitarb., 1948; DAY u. Mitarb., 1960; EISENHARDT u. Mitarb., 1961; CORRELL u. Mitarb., 1963; WANKE, 1970, Lit.). In diesem Zusammenhange ist es bedeutungsvoll, daß das pH-Wirkungsoptimum für Proteasen zwar im schwach alkalischen oder neutralen pH-Bereich liegt, ihr Aktivierungsoptimum jedoch nur im deutlich sauren pH erreicht wird (NAGEL u.

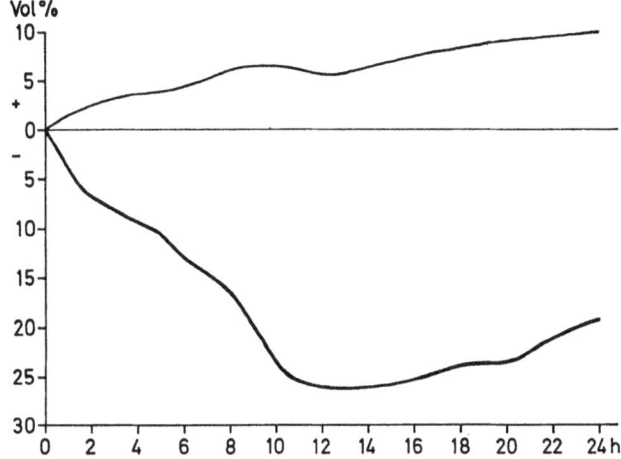

Abb. 414. Verhalten von Hämatokrit (—) und zirkulierender Blutmenge (—) in ihrer prozentualen Abweichung während 24 Std bei akuter Pankreatitis. Blutvolumenbestimmung durch $^{131}$J

Mitarb., 1965), so daß gerade kurzfristige hypoxische Phasen während intraoperativer Kreislaufkrisen bei realisierter Vorphase (vgl. Schema S. 851) für das Zünden der postoperativen Pankreatitis bedeutungsvoll werden können. Die lipolytisch-proteolytische Pankreatis läßt besonders im Kindesalter autodigestive Acinusepithelnekrosen um initiale Fettgewebsnekrosen deutlich werden, deren Genese auf eine dekompensierte Acidose mit intraarteriell gemessenen pH-Werten bis zu pH 7,03 zurückzuführen war (WANKE, 1971). Die zentrale Bedeutung der Acidose als „Funke" der Pankreatitis ist experimentell hinlänglich dokumentiert worden (BECKER u. WILDE, 1963; DANI u. Mitarb., 1964; WANKE, 1966, 1968, 1970; WANKE u. Mitarb., 1966; KÖSSLING u. Mitarb., 1967; WANKE u. SEBENING, 1969). Neben der Entwicklung einer „terminalen proteolytischen Pankreatitis" im Coma diabeticum mit metabolischer Acidose (WANKE u. SEBENING, 1969), sind entsprechende Veränderungen auch nach protrahiertem kardialen oder traumatischen Schock nachweisbar (WANKE u. FÖLSCH, 1971). Auch wenn die „terminale proteolytische Pankreatitis" klinisch stumm bleibt, da sie sich nur bei moribunden Patienten entwickelt, ist sie theoretisch besonders wichtig. Sie ist geeignet, die zentrale Bedeutung der Acidose für das Angehen der proteolytischen Pankreatitis zu dokumentieren.

*Schock:* HARDAWAY (1966, Lit.) stellt den Schock an den Beginn der Kausalkette akuter Pankreatitiden (vgl. dazu WANKE, 1968, 1970; WANKE u. Mitarb.,

1970; CREUTZFELDT u. SCHMIDT, 1970). Die Parenchymnekrosen werden von HARDAWAY (1966) als Folge massiver intravasaler Gerinnung betrachtet (s. dagegen BLEYL u. WANKE, 1969: DIC und Nekrose jeweils Folge umschriebener Acidose im Bereiche der terminalen Strombahn). THAL u. Mitarb. (1958) fanden in 84% der Fälle massive Thromben in den pankreaseigenen Venen und Capillaren (vgl. auch PFEFFER u. Mitarb., 1962; DOERR u. Mitarb., 1965; GRÖZINGER, WANKE u. Mitarb., 1965). Verlaufsuntersuchungen während der Morphogenese der biliären, proteolytischen und lipolytischen Pankreatitis ergaben für die biliäre Pankreatitis initial Gangepithelnekrosen aufgrund des Detergenseffektes der Gallensäuren und Dyszirkulationen des duktulären Gefäßplexus mit Hämorrhagien; die Perirubrostase wurde von disseminierter Thrombosierung begleitet (vgl. SCHÖNBACH u. Mitarb., 1967). Thromben entwickelten sich dagegen bei der lipolytischen und proteolytischen Pankreatitis erst im Rahmen der Enzymentgleisung. Bestimmungen des zirkulierenden Blutvolumen mit $^{131}$J im postpankreatitischen Schock (WANKE u. Mitarb., 1970) ergeben bereits in den ersten Stunden ein deutliches Defizit (Abb. 414).

Die Auswirkungen des postpankreatitischen Schockes auf den intrahepatischen Kreislauf (WANKE u. Mitarb., 1970):

| | − | + |
|---|---|---|
| Entfaltung der Disseschen Spalträume | 3 | 4 |
| Hyperämie | 1 | 6 |
| Stauungsstraßen | 1 | 6 |
| Thrombosen | — | 7 |

lassen ein Maximum der DIC pericentral im Bereiche der Sauerstoffmangelzone erkennen. Das Auftreten generalisierter DIC (disseminated intravascular coagulation: HARDAWAY, 1966) wird als Schockfolge angesehen (BLEYL u. WANKE, 1969, vgl. S. 335). Dieser Mechanismus gilt für die Mehrzahl der Pankreatitisfälle.

Jedoch kann auch — besonders *intra* oder *post operationem* — ein Schockgeschehen Pankreatitis-auslösend wirken. Gefährdet sind vor allem Patienten, bei denen ein penetrierendes Ulcus duodeni aus dem Pankreaskopf excidiert werden muß (Parenchymzerstörung, Eröffnung kleiner Speichelgänge, Gefäßunterbindungen, Nervenfaserzerstörung) — vgl. auch DUNPHY u. Mitarb. (1955) sowie SAIDI und DONALDSON (1963).

Die Injektion von inkompatiblem Blut (HARDAWAY u. McKAY, 1959), von Thrombin (HARDAWAY, 1961) oder Endotoxin (HARDAWAY u. Mitarb., 1961) bewirken jeweils DIC und sporadisch auch akute Pankreatitiden (HARDAWAY u. McKAY, 1959). In diesen speziellen Fällen geht die DIC — besonders im Endotoxinschock — der Entwicklung der Parenchymnekrosen voraus.

Auch der „spontane" irreversible Schock kann von „sekundären" Pankreatitiden gefolgt werden (HARDAWAY u. Mitarb., 1962; HARDAWAY u. McKAY, 1963; vgl. WANKE u. FÖLSCH, 1971).

*Allergie*

Ausgedehnte Thrombosierungen des pankreaseigenen Gefäßplexus stellen ein bekanntes Phänomen bei akuter Pankreatitis dar. In diesem Zusammenhange wird immer wieder die *allergische Genese* der akuten Pankreatitis diskutiert (THAL u. BRACKNEY, 1954; THAL, 1955; DE SANCTIS, 1955; FONKALSRUD u. LONGMIRE, 1961; CHRYSSANTHOU u. ANTOPOL, 1961). Durch intraduktuläre Instillation von Staphylokokkentoxin gelingt es binnen Stunden, eine hämorrhagische Pankreatitis zu induzieren (DEL BELLO u. BORELLI, 1953; COTLAR u. Mitarb., 1960, 1962; HOLLENBERG u. Mitarb., 1962). Gleichartige Befunde erzielten VÉGHELYI u. Mitarb. (1950) durch Paratyphustoxin und $CCl_4$. THAL (1955) sensibilisierte Kaninchen mit Eieralbumin. Die Infusion von Albumin in den Ductus Wirsungianus und seine anschließende Unterbindung wurde regelmäßig von einer „hämorrhagischen Pankreatitis" gefolgt (vgl. auch MARGLIANO, 1948). Zwischen dem lokalen Shwartzman-Phänomen, dessen Schauplatz das Pankreas ist und der akuten autodigestiven Pankreatitis bestehen jedoch wesentliche morphologische Unterschiede. Die Initialläsion der Shwartzman-Pankreatitis betrifft die kleinen und mittelkalibrigen Gefäße in Nachbarschaft der Speichelgänge; sie ähnelt damit der „Gallepankreatitis" (WANKE, 1968). Die autodigestive Pankreatitis zündet jedoch an den Acinusepithelien selbst (KORN, 1963/64). Die Blutungen erfolgen bei der Shwartzman-Pankreatitis und bei der Gallepankreatitis infolge primärer Gefäßschädigung, während sie bei der proteolytischen und lipolytischen Variante enzymatischer Genese sind (DOERR u. Mitarb., 1965; WANKE, 1966, 1968, 1970; SCHÖNBACH u. Mitarb., 1967, 1969; GEOKAS u. Mitarb., 1968).

Etwas anders liegen die Beobachtungen von ANDERSON (1961, 1963; ANDERSON u. BERGAN, 1961; ANDERSON u. Mitarb., 1960, 1961, 1963). Danach gelangt Trypsin in das Interstitium und bewirkt dort eine gesteigerte Gefäßpermeabilität; aus dem der „tryptischen Digestion" unterworfenen Blut soll dann ein Vasoaktives „Hämin" entstehen (vgl. NEMIR u. DRABKIN, 1956; THAL u. Mitarb., 1963; HOFERICHTER, 1964). Der Titer dieser vasoaktiven Substanzen geht für gewöhnlich dem Schweregrad der Pankreatitis parallel. Ödem, Ascites und Hypotension werden auf dieses vasoaktive Agens zurückgeführt, das unabhängig von der Kallikrein- und Bradykininfreisetzung entsteht (vgl. FREY u. Mitarb., 1968, Lit.).

*Nerval*

Für die Entstehung der postoperativen Pankreatitis ist die Bedeutung *nervaler Einflüsse* schwer zu konkretisieren. 1875 berichteten HEIDENHAIN und LANDAU über die gesteigerte Bauchspeichelsekretion nach Reizung bestimmter Territorien der Medulla-Pons-Region. Sie interpretierten ihre Befunde als Ausdruck einer zentralen Reizung der Acinusepithelien. Theoretische Basis der nerval induzierten Pankreatitis sind die engen funktionellen Beziehungen zwischen vegetativem Nervensystem und Sekretbildung und -abgabe (HONJIN, 1956), sowie die innige Verflechtung pankreaseigener Gefäße und vegetativer Endformationen. Diese sind weiterhin eng mit jenen des Duodenum gekoppelt, so daß eine Läsion bei Excision in den Pankreaskopf penetrierender Ulcera unvermeidbar ist. Eine exakte Differenzierung zwischen „vegetativer Irritation" und lokaler Gefäßwirkung ist kaum möglich. So konnten HELMS und MEREDITH (1961) keine eindeutigen Beweise für den Einfluß neurovaculärer Mechanismen erbringen (vgl. BLEYL, 1963). Dagegen sehen KMENT (1953) sowie MALLET-GUY (MALLET-GUY

u. FEROLDI, 1953; MALLET-GUY, 1959; vgl. auch GILSDORF u. Mitarb., 1965) in der gefäßmotorisch bedingten lokalen Durchblutungsstörung den entscheidenden pathogenetischen Faktor.

*Enzymentgleisung*

Bei der Beurteilung postoperativer Leberparenchymschäden ist zu berücksichtigen, daß sie Folge der Enzymentgleisung bei postoperativer Pankreatitis sein können. Unabhängig von der speziellen Ätiologie der akuten Pankreatitis kommt es dann zu Parenchymnekrosen bevorzugt in Leber, Niere und Herzmuskulatur (GRIESSMANN, 1942; HOWARD, 1949; EDLUND, 1950; VOGEL, 1951; FISHER u. McCLOY, 1955; FERRIS u. Mitarb., 1957; BOCKUS, 1958; VOEGTLIN u. Mitarb., 1962; DOS REIS, 1963; WANKE u. GRÖZINGER, 1965; BECKER, 1964; WANKE u. Mitarb., 1970). Lipolytische Nekrosen können nahezu ubiquitär auftreten.

Die Tabelle 53 gibt eine Übersicht der bei akuter Pankreatitis auftretenden „Komplikationen".

Tabelle 53. *Komplikationen bei akuter Pankreatitis (101 Fälle) (10 026 Obduktionen 1963/1971, Path. Inst. Heidelberg)*

| Komplikationen | Häufigkeit |
|---|---|
| 1. Fettgewebsnekrosen | 96 |
| peri-, intrapankreatisch, retroperitoneal | 96 |
| subepikardial | 4 |
| subpleural | 5 |
| 2. Nekrotisierende Nephrose | 78 |
| 3. Akute Leberparenchymschädigung | 70 |
| mit Ikterus | 33 |
| mit hämorrhagischer Diathese/Verbrauchskoagulopathie | 13 |
| 4. Pleuraergüsse | 40 |
| nur linksseitig | 41 |
| 5. Thrombose/Embolie | 14 |
| 6. Ascites | 38 |
| 7. Myokardnekrosen | 26 |
| 8. Hämorrhagisch-erosive Gastritis | 17 |
| 9. Ulcus | 15 |
| 10. Herzbeutelerguß | 15 |
| 11. Peritonitis | 14 |
| 12. Pfortaderthrombose | 8 |
| 13. Gefäßarrosion (Aorta, A. pancreatico-duodenalis, V. lienalis) | 5 |
| 14. Nebennierennekrose | 2 |
| 15. Milzruptur | 3 |

Schockfolge und Enzymentgleisung potenzieren einander wechselseitig und die Befunde sind häufiger überlagert. Im gegebenen Zusammenhange sei nur auf die begleitenden Leberparenchymveränderungen verwiesen, die in den Tabellen 54 und 55 (A, B, C) zusammengefaßt sind.

Tabelle 54. A—C
A. Leberbiopsie bei Pankreatitis
Σ 41 Fälle (22 ♀ : 19 ♂)

| | |
|---|---|
| 1. Cholangitis/Cholangiolitis | 31 Fälle (76%) |
| 2. Pericholangitis/Pericholangiolitis | 28 Fälle (68%) |
| 3. Mesenchymaler Reizzustand | 14 Fälle (34%) |
| 4. Leberzellverfettung | 13 Fälle (30%) |
| 5. Cholestase | 6 Fälle (15%) |
| 6. Chronische Cholangitis mit Induration | 4 Fälle (10%) |
| 7. Glykogenkerne | 4 Fälle (10%) |
| 8. „Cholangiohepatitis" | 1 Fall (2%) |

B. Leberbefunde bei Pankreatitis (Obduktionsgut)
Σ 50 Fälle (17 ♀ : 33 ♂)

| | |
|---|---|
| 1. Cholangitis/Cholangiolitis | 32 Fälle (64%) |
| 2. Pericholangitis/Pericholangiolitis | 32 Fälle (64%) |
| 3. Leberzellverfettung | 29 Fälle (58%) |
| 4. Gruppennekrosen | 29 Fälle (58%) |
| 5. Mesenchymaler Reizzustand | 26 Fälle (52%) |
| 6. Cholestase | 12 Fälle (24%) |
| 7. Lebercirrhose | 9 Fälle (18%) |
| 8. Kleinflächige Parenchymnekrosen | 6 Fälle (12%) |
| 9. Glykogenkerne | 4 Fälle (8%) |
| 10. Großflächige Parenchymnekrosen | 3 Fälle (6%) |

C. Leberzellschädigung bei akuter experimenteller Pankreatitis (100 Bastardhunde)

| | |
|---|---|
| 1. Karyopyknose/Karyolyse | 76% |
| 2. Einzelzellnekrosen | 63% |
| 3. Gruppennekrosen | 51% |
| 4. Feinkörnige Protoplasmaumlagerung | 44% |
| 5. Cholestase | 32% |
| 6. Vacuolige Degeneration | 31% |
| 7. Basophile Degeneration | 29% |
| 8. Blasige Degeneration | 18% |
| 9. Feinstwabig-schaumige Protoplasmaumlagerung | 14% |
| 10. Kleinflächige Nekrosen | 14% |

Tabelle 55. 519 (354 ♀ : 165 ♂) Leberbiopsien unter 22052 bioptischen Einsendungen am Pathologischen Institut der Universität Heidelberg 1966
A. Gastroduodenitis
Σ 77 Fälle (25 ♀ : 52 ♂)

| | |
|---|---|
| 1. Cholangitis/Cholangiolitis | 46 Fälle (60%) |
| 2. Pericholangitis/Pericholangiolitis | 42 Fälle (55%) |
| 3. Leberzellverfettung | 21 Fälle (27%) |
| 4. Mesenchymaler Reizzustand | 18 Fälle (23%) |
| 5. Cholestase | 16 Fälle (21%) |
| 6. Chronische Cholangitis mit Induration | 11 Fälle (13%) |
| 7. Lebercirrhose<br>   a) Cholangitisch   3<br>   b) Alkoholisch   3<br>   c) Posthepatitisch   1 | 7 Fälle (9%) |
| 8. Glykogenkerne | 5 Fälle (7%) |
| 9. „Cholangiohepatitis" | 3 Fälle (4%) |
| 10. Leberzellverfettung mit Induration | 3 Fälle (4%) |

### B. Pankreatitis
### Σ 41 Fälle (22 ♀ : 19 ♂)

| | |
|---|---|
| 1. Cholangitis/Cholangiolitis | 31 Fälle (76%) |
| 2. Pericholangitis/Pericholangiolitis | 28 Fälle (68%) |
| 3. Mesenchymaler Reizzustand | 14 Fälle (34%) |
| 4. Leberzellverfettung | 13 Fälle (30%) |
| 5. Cholestase | 6 Fälle (15%) |
| 6. Chronische Cholangitis mit Induration | 4 Fälle (10%) |
| 7. Glykogenkerne | 4 Fälle (10%) |
| 8. „Cholangiohepatitis" | 1 Fall (2%) |

### C. Cholecystitis
### Σ 401 Fälle (307 ♀ : 94 ♂)

| | |
|---|---|
| 1. Cholangitis/Cholangiolitis | 242 Fälle (60,3%) |
| 2. Pericholangitis/Pericholangiolitis | 165 Fälle (41,1%) |
| 3. Mesenchymaler Reizzustand | 99 Fälle (24,4%) |
| 4. Leberzellverfettung | 93 Fälle (23,2%) |
| 5. Chronische Cholangitis mit Induration | 34 Fälle (8,5%) |
| 6. Cholestase | 33 Fälle (8,2%) |
| 7. Cholangiolitische Cirrhose | 27 Fälle (6,7%) |
| 8. Glykogenkerne | 24 Fälle (6,0%) |
| 9. „Cholangiohepatitis" | 13 Fälle (3,2%) |
| 10. Leberzellverfettung mit Induration | 7 Fälle (1,7%) |

Das Gefäßmuster der Leber ist besonders geeignet, zwischen „enzymatischen" (periportalen) und „hypoxischen" (perizentralen) Nekrosen zu differenzieren (WANKE u. Mitarb., 1970).

Die Gegenüberstellung von Grundkrankheit und Todesursache bei akuter Pankreatitis (aus WANKE, 1970) veranschaulicht die engen Wechselbeziehungen zwischen Magen-Duodenum, Pankreas und Leber-Gallenwegsystem:

Tabelle 56. *Gegenüberstellung von Grundkrankheit und Todesursache bei akuter Pankreatitis (83 Fälle)*

| Grundleiden | | Todesursache | |
|---|---|---|---|
| Leberleiden: | 26 | Herzversagen: | 57 |
|   Lebercirrhose | 13 |   Kardiogener Kollaps | 40 |
|   Cholecystitis | 10 |   Rechtsherzversagen | 14 |
|   Hepatitis | 3 |   Herzinfarkt | 3 |
| Pankreatitis: | 20 | Leberversagen: | 12 |
|   chronisch | 7 |   Coma hepaticum | 8 |
|   chronisch-rezidivierend | 7 |   Hepato-renale Insuffizienz | 4 |
|   akut | 6 | Infektion: | 8 |
| Arteriosklerose | 14 |   Pneumonie | 4 |
| Ulcus/Gastro-Duodenitis | 12 |   Peritonitis | 4 |
| Endokarditis | 4 | Blutung | 6 |
| Glomerulonephritis | 3 | | |
| E 605-Vergiftung | 1 | | |
| Verbrennung | 1 | | |
| Morbus Cushing | 1 | | |
| Hyperparathyreoidismus | 1 | | |
| Carcinom | 11 | | |

Nicht selten exazerbiert eine Virushepatitis *post operationem* (vgl. S. 831 ff.). Nach GEOKAS u. Mitarb. (1968) stellt die Virushepatitis eine generalisierte Erkrankung dar. Mitbetroffen werden das hämatopoetische System, die Magen- und Dünndarmmucosa (s. dagegen WOLFF u. GÜTZ, 1966), Nieren, Myokard und in Einzelfällen auch das Pankreas (vgl. ACHORD, 1968, z. B. „Begleitpankreatitis" im Sinne von DOERR, 1959, 1964).

# O. Literatur

## A. Entwicklung, Topographie, normale Anatomie und Histologie

ADKINS, R. B., N. ENDE, and W. G. GOBBEL: A correlation of parietal cell activity with ultrastructural alterations. Surgery 62, 1059 (1967). — ALLISON, A. C.: Lysosomal diseases. Sci. J. 1, 32 (1965). — ASCHOFF, L.: Über den Engpaß des Magens (Isthmus ventriculi). Jena: G. Fischer 1918.
BABKIN, B. P.: Secretory mechanism of the digestive glands, 2nd ed. New York: Hoeber 1950. — BARCLAY, A. E., and F. H. BENTLEY: The vascularisation of the human stomach. A preliminary note on the shunting effect of trauma. Brit. J. Radiol. 22, 62 (1949). — BARGMANN, W.: Histologie und mikroskopische Anatomie des Menschen, 6. Aufl. Stuttgart: Georg Thieme 1967. — BARLOW, T. E., F. H. BENTLEY, and D. N. WALDER: Arteries, veins and arteriovenous anastomoses in the human stomach. Surg. Gynec. Obstet. 93, 657 (1951). — BENNETT, H. S.: Morphological aspects of extracellular polysaccharides. J. Histochem. Cytochem. 11, 14 (1963). — BENNINGHOFF, A.: Lehrbuch der Anatomie des Menschen, 4. Aufl., Bd. 2. München-Berlin: Urban & Schwarzenberg 1952. — BERTALANFFY, F. D.: Mitotic rates and renewal times of the digestive tract epithelia in the rat. Acta anat. (Basel) 40, 130 (1960). — BLACKWOOD, W. D.: Pylorus identification. Gastroenterology 57, 163 (1969). — BOERNER-PATZELT, D.: Über die Verwandtschaft der Pylorusdrüsen und der Duodenaldrüsen. Z. mikr.-anat. Forsch. 51, 555 (1942). — BUCHER, R.: Das Wesen der Schutzwirkung des Magenschleims. Dtsch. Z. Chir. 236, 505 (1932); — Klebekraft und Haftfähigkeit des Magenschleims; ihre Bedeutung für die Therapie des Magengeschwürs. Dtsch. Z. Chir. 247, 603 (1936). — BUDD, G., A. DARZYNKIEWICZ, and E. A. BARNARD: Intracellular localization of specific proteases in rat mast cells. Nature (Lond.) 213, 1202 (1967). — BURGE, H.: The anatomy of the abdominal vagus with special reference to bilateral selective nerve section. In: The physiology of gastric secretion (ed. by L. S. SEMB and J. S. MYREN), p. 27. Oslo: Universitetsforlaget 1968. — BURKL, W.: Untersuchungen über die Pylorus- und Duodenaldrüsen. Z. mikr.-anat. Forsch. 56, 327 (1950).
CAPPER, W. M., C. D. A. LAIDLAW, K. BUCKLER, and D. RICHARDS: The pH fields of the gastric mucosa. Lancet 1962II, 1200. — CLARA, M.: Entwicklungsgeschichte des Menschen, 6. Aufl. Heidelberg: Quelle & Meyer 1967; — Untersuchungen über den färberischen Nachweis des Schleims in den Drüsenzellen beim Menschen. Z. mikr.-anat. Forsch. 47, 183 (1940). — COLE, L. G.: Malignancy of gastric ulcers. Radiology 12, 48 (1929). — CORPRON, R. E.: The ultrastructure of the gastric mucosa in normal and hypophysectomized rats. Amer. J. Anat. 118, 53 (1966). — CORVALHEIRA, A. F., U. WELSCH, and A. G. E. PEARSE: Cytochemical and ultrastructural observations on the argentaffin and argyrophil cells of the gastrointestinal tract in mammals, and their place in the APUD series of polypeptide-secreting cells. Histochemie 14, 33 (1968). — COX, A. J.: Stomach size and its relation to chronic peptic ulcer. Arch. Path. 54, 407 (1952). — CUMMINS, A. J.: Applied anatomy and physiology of the stomach. In: H. L. BOCKUS, Gastroenterology, 2nd ed., vol. 1, p. 265. Philadelphia and London: W. B. Saunders Co. 1963.
DARZYNKIEWICZ, A., and E. A. BARNARD: Specific proteases of the rat mast cells. Nature (Lond.) 213, 1198 (1967). — DE BUSSCHER, G.: Le rôle joué par les couches

musculaires dans la distribution du sang dans la paroi gastrique. Acta gastro-ent. belg. **9**, 545 (1946). — DISSE, J.: Über die Blutgefäße der menschlichen Magenschleimhaut, besonders über die Arterien derselben. Arch. mikr. Anat. **63**, 512 (1904). — DJØRUP, F.: Untersuchungen über die feinere Verteilung der Arterien in den verschiedenen Schichten des Magens. Z. Anat. Entwickl.-Gesch. **64**, 279 (1922). — DORAN, F. S. A.: Aetiology of chronic gastric ulcer. Ann. Surg. **122**, 973 (1954).

EDER, M.: Zellerneuerung im Magen-Darm-Trakt. Verh. dtsch. Ges. Path. **50**, 75 (1966); — Die Bedeutung des „Turnover" von Epithelersatz und -differenzierung für die Orthologie und Pathologie der Dünndarmfunktion. Verh. dtsch. Ges. Path. **53**, 45 (1969). — EICHHOLZ, A.: Structural and functional organization of the brush border of intestinal epithelial cells. Biochim. biophys. Acta (Amst.) **135**, 475 (1967). — EICHHOLZ, A., and R. K. CRANE: Studies on the organization of the brush border in intestinal epithelial cells. J. Cell Biol. **26**, 687 (1965). — EKER, R., and J. EFSKIN: Investigations on the intramural spread of gastric carcinoma. Acta path. mikrobiol. scand. **30**, 371 (1952). — ELSTER, K., u. A. SCHLEGL: Untersuchungen von Kinder- und Säuglingsmägen unter besonderer Berücksichtigung des Vorkommens von Becherzellen und saumtragenden Zylinderepithelien. Z. Gastroent. **3**, 131 (1965). — ELZE, K.: Über Form und Bau des menschlichen Magens. S.-B. Heidelberg. Akad. Wiss., math.-nat. Kl. 10, Abh. 1919. — ENERBÄCK, L.: Mast cells in rat gastrointestinal mucosa. Acta path. microbiol. scand. **66**, 289 (1966). — ERSPAMER, V., and B. ASERO: Identification of enteramine, the specific hormone of the enterochromaffin cell system, as 5-hydroxytryptamine. Nature (Lond.) **169**, 800 (1952).

FORSELL, G.: Über die Beziehungen der Röntgenbilder des Magens zu seinem anatomischen Bau. Hamburg: Lucas Gräfe & Sillem 1913. — FORSSMANN, W. G., L. ORCI u. CH. ROUILLER: Glukagonbildende und andere endokrine Zellen im Magendarmepithel und ihre Ultrastruktur. In 14. Symp. Dtsch. Ges. Endokrinol, S. 251. Berlin-Heidelberg-New York: Springer 1968. — FRANKSSON, C.: Selective abdominal vagotomy. Acta chir. scand. **96**, 409 (1948). — FRESEN, O., u. J. HOLZKI: Morphologie, Lokalisation und Verhalten der basalgekörnten Zellen in der Schleimhaut von Magen und Duodenum des Menschen. Z. Zellforsch. **90**, 296 (1968). — FRICK, W., u. R. HESSE: Stierhornmagen, Magentonus und Bauchdeckenspannung. Fortschr. Röntgenstr. **93**, 187 (1960).

GERARD, A.: Études histochimiques et histophysiologiques des glycoproteins de la muqeuse gastrique chez le chien. Arch. Biol. (Liège) **79**, 1 (1968). — GLASS, G. B. J., and L. J. BOYD: The three main components of the human gastric mucin: Dissolved mucoproteose, dissolved mucoprotein, and mucoid of the gastric visible mucus. Gastroenterology **12**, 821 (1949). — GOERTTLER, K.: Der Bau der Muscularis mucosae des Magens. S.-B. Heidelberg. Akad. Wiss. 1939. — GOLDSTEIN, A. M. B., M. R. BROTHERS, and E. A. DAVIS: The architecture of the superficial layer of the gastric mucosa. J. Anat. (Lond.) **104**, 539 (1969). — GRAUMANN, W.: Über die angebliche Acidophilie der Belegzellen. Histochemie (Berl.) **5**, 437 (1965). — GROEDEL, F. M.: Die Magenbewegungen. Fortschr. Röntgenstr., Erg.-Bd. 12. Hamburg: Gräfe & Sillem 1912; — Lehrbuch und Atlas der Röntgendiagnostik in der inneren Medizin und ihren Grenzgebieten, 4. Aufl. München: Lehmann 1924. — GRÜNBERG, W., u. E. KAISER: Vergleichende Untersuchungen über Mastzellen im Gefäßbindegewebe der Wirbeltiere. 1. Vorkommen, Verteilung und Morphologie der Mastzellen. 2. Histochemie und Funktion der Mastzellen. Zbl. Vet.-Med., Reihe A **11**, 729 (1964); **12**, 18 (1964). — GÜTGEMANN, A., u. H. W. SCHREIBER: Das Magen- und Kardia-Karzinom. Vorträge aus der praktischen Chirurgie, Heft 69. Stuttgart: Enke 1964.

HAMPERL, H.: Über Wucherungen der menschlichen Cardiaschleimhaut. Virchows Arch. path. Anat. **296**, 39 (1936); — Beiträge zur normalen und pathologischen Histologie der Magenschleimhaut. Virchows Arch. path. Anat. **296**, 82 (1936); — Diskussionsbemerkung. Verh. dtsch. Ges. Path. **36**, 427 (1952). — HART, W.: Neue physiologische und anatomische Gesichtspunkte zur Frage der vagalen Innervation des Magen-Antrums und ihre Bedeutung für die Magenchirurgie. Z. Gastroent. **4**, 324 (1966). — HEIDENREICH, F.: Zur Histologie des Magens. I. Das Oberflächenepithel. Anat. H. (Wiesbaden) **43**, 149 (1911). — HELANDER, H. F.: Ultrastructure of secretory cells in the pyloric gland area of the mouse gastric mucosa. J. Ultrastruct. Res. **10**,

145 (1964); — Ultrastructure and function of the gastric parietal cells in the rat during development. Gastroenterology **56**, 35 (1969); — Ultrastructure and function of gastric mucoid and zymogen cells in the rat during development. Gastroenterology **56**, 53 (1969); — Ultrastructure of fundus glands of the mouse gastric mucosa. J. Ultrastruct. Res., Suppl. **4**, 1 (1962); — Light and electron microscopy of the gastric mucosa. In: The physiology of gastric secretion (ed. by L. S. SEMB and J. S. MYREN), p. 58. Oslo: Universitetsforlaget 1968. — HELLWEG, G.: Über Vorkommen und gegenseitiges Verhalten der argentaffinen und argyrophilen Zellen im menschlichen Magen-Darmtrakt. Z. Zellforsch. **36**, 546 (1952). — HERZOG, W.: Gefäßveränderungen beim Ulcus ventriculi und duodeni. Bruns' Beitr. klin. Chir. **188**, 236 (1954). — HOLLANDER, F.: The twocomponent mucous barrier. Its activity in protecting the gastroduodenal mucosa against peptic ulceration. Arch. intern. Med. **93**, 107 (1954); — The physiology and the chemistry of the secretion of gastric mucus. Gastroenterology **43**, 304 (1962). — HOLLANDER, F., and R. L. GOLDFISCHER: Histological study of destruction and regeneration of the gastric mucous barrier following application of eugenol. J. nat. Cancer Inst. **10**, 339 (1949). — HOLZKNECHT, G.: Der normale Magen nach Form, Lage und Größe. Mitt. Lab. radiol. Diagn. Ther. Allg. Krhs. Wien **1**, 71 (1906). — HORSTMANN, E.: Über die Mesenterialgefäße und ihren Einbau in die Darmwand. Morph. Jb. **89**, 244 (1943). — HUGHES, W. L., V. P. BOND, G. BRECHER, E. P. CRONKITE, R. B. PAINTER, H. QUASTLER, and F. G. SHERMAN: Cellular proliferation in the mouse as revealed by autoradiography with tritiated thymidine. Proc. nat. Acad. Sci. (Wash.) **44**, 476 (1958). — HUNT, T. E.: Variation of mitotic activity in the rat stomach at intervals after eating. Anat. Rec. **118**, 392 (1954); — Mitotic activity in the gastric mucosa of the rat after fasting and refeeding. Anat. Rec. **127**, 539 (1957); — Regeneration of the gastric mucosa in the rat. Anat. Rec. **131**, 193 (1958). — HUNT, T. E., and E. A. HUNT: Thymidine-H$^3$ radioautographs of the gastric mucosa of the rat after stimulation with compound 48/80. Anat. Rec. **139**, 240 (1961).

ITO, S.: The surface coating of enteric microvilli. Anat. Rec. **148**, 294 (1964); — The enteric surface coat on cat intestinal microvilli. J. Cell Biol. **27**, 475 (1965). — IVY, A. C., and Y. OYAMA: Studies on the secretion of the pars pylorica gastrica. Amer. J. Physiol. **57**, 51 (1921).

JACKSON, R. G.: Anatomic study of the vagus nerves. Arch. Surg. **57**, 333 (1948). — JACOBSON, E. D.: The circulation of the stomach. Gastroenterology **48**, 85 (1965). — JOHNSON, C. F.: Disaccharidase: localization in hamster intestine brush borders. Science **155**, 1670 (1967).

KAMIYA, M.: Histological determination of the border between fundic gland and pyloric gland areas in the human stomach. Jikeikai med. J. **12**, 33 (1965). — KATSCH, G., u. L. v. FRIEDRICH: Über die funktionelle Bedeutung der Magenstraße. Mitt. Grenzgeb. Med. Chir. **34**, 343 (1921). — KAUFMANN, P., W. LIERSE, J. STARK u. F. STELZNER: Die Muskelanordnung in der Speiseröhre. Ergebn. Anat. Entwickl.-Gesch. **40** (3) (1968). — KELLER, R.: Die Bedeutung der Gewebsmastzellen für die Entzündung. In: Die Entzündung, Grundlagen und pharmakologische Beeinflussung, S. 132. München-Berlin-Wien: Urban & Schwarzenberg 1966. — KEY, J. A.: Blood vessels of a gastric ulcer. Brit. med. J. **1950 II**, 1464. — KLENK, E.: Chemie und Biochemie der Neuraminsäure. Angew. Chemie **68**, 349 (1956). — KOBURG, E.: The use of grain counts in the study of cell proliferation, a Guiness symposium, ed. by LAMERTON, L. F., and R. J. M. FREY, p. 62. Oxford: Blackwell 1963. — KØSTER, K. H.: Distribution of vagus nerve branches in the region between the hiatus and the cardia. In: The physiology of gastric secretion, p. 37. Oslo: Universitetsforlaget 1968. — KONJETZNY, G. E.: Pathologische Anatomie und Histologie der Magenkrankheiten. In: R. BOLLER, Der Magen und seine Krankheiten, S. 83. Wien-Innsbruck: Urban & Schwarzenberg 1954. — KRENTZ, K.: Ergebnisse der Dickenmessung der Magencorpusschleimhaut nach saugbioptischer Gewebsentnahme. Gastroenterologia (Basel) **104**, 272 (1965).

LANDBOE-CHRISTENSEN, E.: Extent of the pylorus zone in the human stomach. Acta path. microbiol. scand. (Suppl.) **54**, 671 (1944). — LATARJET, A.: Résection des nerfs de l'estomac. Technique operatoire. Résultats cliniques. Bull. Acad. Med. (Paris)

**87**, 681 (1922). — LEBLOND, C. P., and B. MESSIER: Renewal of chief cells and goblet cells in the small intestine as shown by autoradiography after injection of thymidine-$H^3$ into mice. Anat. Rec. **132**, 247 (1958). — LEBLOND, C. P., and C. E. STEVENS: The constant renewal of the intestinal epithelium in the albino rat. Anat. Rec. **100**, 357 (1948). — LEBLOND, C. P., and B. WALKER: Renewal of cell population. Phys. Rev. **36**, 255 (1956). — LEHMANN, H.: Ein Beitrag zur Frequenz und Lokalisation des Ulcus pepticum ventriculi et duodeni. Mitt. Grenzgeb. Med. Chir. **39**, 185 (1926). — LEONE, V.: Beobachtungen über die Blutgefäßversorgung des Magens. Arch. ital. Anat. Embriol. **53**, 264 (1949). — LESHER, S., R. J. M. FRY, and G. A. SACHER: Effects of chronic gamma irradation on the generation cycle of the mouse duodenum. Exp. Cell Res. **25**, 398 (1961). — LIAVÅG, I.: Mitotic activity of gastric mucosa. A study by means of Colcemid. Acta path. microbiol. scand. **72**, 43 (1968). — LICK, R. F., A. HALARIS, D. BALSER, W. HART u. I. KLEMPA: Zur Ultrastruktur der Schleimhautinnervation des Magens. Z. Gastroent. **6**, 342 (1968). — LILJA, B.: Motor activity of the stomach. Acta radiol. (Stockh.), Suppl. **180**, 3 (1959). — LILLIE, R. D.: Histopathologic technique and practical histochemistry. New York-Toronto: Blakiston Comp. 1954. — LINDHOLM, S.: Mast cells in the wall of the alimentary canal. A quantitative study on human fetuses and man. Acta path. microbiol. scand. **46**, 11 (1959). — LINDNER, J.: Diskussionsbemerkung. Verh. dtsch. Ges. Path. **53**, 154 (1969). — LIPKIN, M.: Cell proliferation in the gastrointestinal tract of man. Fed. Proc. **24**, 10 (1965).

MAURER, W., u. E. KOBURG: Autoradiographische Untersuchungen mit $H^3$-Thymidin über den zeitlichen Verlauf der DNS-Synthese bei den Epithelien des Darms und bei anderen Zellarten der Maus. Verh. dtsch. Ges. Path. **45**, 108 (1961). — MESSIER, B.: Radiographic evidence for the renewal of the mucous cells in the gastric mucosa of the rat. Anat. Rec. **136**, 242 (1960). — MESSIER, B., and C. P. LEBLOND: Cell proliferation and migration as revealed by radioautography after injection of thymidine-$H^3$ into male rats and mice. Amer. J. Anat. **106**, 247 (1960). — MILLER, E. B.: A study of the capillary of the gastric mucosa. Surgery **36**, 898 (1954). — MILLER, E. B., and V. A. HASZCZYC: Gastric mucosal capillaries in the human. Arch. Surg. **73**, 465 (1956). — MOLINA, E., W. P. RITCHIE, D. GRIGG, and O. H. WANGENSTEEN: Relationship of mast cell population and endogenous histamine concentration in the canine stomach. Proc. Soc. exp. Biol. (N.Y.) **125**, 71 (1967). — MURRAY, E. G., et C. JACQUIERT: Différentiation et régeneration des cellules bordantes de l'estomac de souris pendant la digestion. Bull. Histol. Techn. micr. **14**, 106 (1937). — MYRHE, E.: Regeneration of the fundic mucosa in rats. Arch. Path. **70**, 476 (1960); — Regeneration of gastric mucosa. In: The physiology of gastric secretion (ed. by L. S. SEMB and J. S. MYREN), p. 75. Oslo: Universitetsforlaget 1968.

NAGEL, A.: Das Bindegewebsgerüst des menschlichen Ösophagus in seinen funktionellen Beziehungen zur glatten Muskulatur und den Blutgefäßen. Gegenbaurs morph. Jb. **81**, 449 (1938). — NIEBAUER, G.: Der gegenwärtige Stand der Mastzellforschung. Klin. Wschr. **38**, 673 (1960). — NIKLAS, A., u. W. OEHLERT: Autoradiographische Untersuchung der Größe des Eiweißstoffwechsels verschiedener Organe, Gewebe und Zellarten. Beitr. path. Anat. **116**, 91 (1956). — NOMURA, Y.: On the submicroscopic morphogenesis of parietal cell in the gastric gland of the human fetus. Z. Anat. Entwickl.-Gesch. **125**, 316 (1966).

OEHLERT, W., u. TH. BÜCHNER: Mechanismus und zeitlicher Ablauf der physiologischen Regeneration im mehrschichtigen Plattenepithel und in der Schleimhaut des Magen-Darmtraktes der weißen Maus. Beitr. path. Anat. **125**, 347 (1961). — OI, M., and Y. SAKURAI: The location of duodenal ulcer. Gastroenterology **36**, 60 (1959). — OI, M., Y. TANAKA, Y. AKIMOTO, F. MIYASATO, K. YOSHIDA, and K. YANAGISAWA: Correlation between gastric motility and gastric diseases, especially peptic ulcer. Jikeikai med. J. **9**, 204 (1962). — OTTENJANN, R., H. PETERS u. K. ELSTER: Gastroskopische Markierung der Korpus-Antrumgrenze. Klin. Wschr. **45**, 1006 (1967).

PALMER, E. D.: Gastritis: A revaluation. Medicine (Baltimore) **33**, 199 (1954). — PALMER, E. D., and D. P. BUCHANAN: On the ischemic basis of "peptic" ulcer. Amer. J. int. Med. **38**, 1187 (1953). — PASCHKIS, R., u. V. ORATOR: Zur normalen Histologie des Magens. Wien. klin. Wschr. **36**, 26 (1923). — PATZELT, V.: Der Darm. In: v. MÖLLENDORFs Handbuch der mikroskopischen Anatomie, Bd. V/3. Berlin: Springer 1936. — PENTTILÄ, A., and M. LEMPIDEN: Eterochromaffin cells and 5-hydroxytryptamine in the human intestinal tract. Gastroenterology **54**, 375 (1968). — PERNKOPF, E.: Morpho- und topographische Anatomie des Magens. In: Der Magen und seine Krankheiten, hrsg. von R. BOLLER. Wien: Urban & Schwarzenberg 1954. — PILGRIM, CH., u. W. MAURER: Autoradiographische Bestimmung der DNS-Verdoppelungszeit verschiedener Zellarten von Maus und Ratte bei Doppelmarkierung mit $^3$H-Thymidin und $^{14}$C-Thymidin. Naturwissenschaften **49**, 544 (1962); — Autoradiographische Untersuchungen über die Konstanz der DNS-Verdoppelungsdauer bei Zellarten von Maus und Ratte durch Doppelmarkierung mit $^3$H-Thymidin und $^{14}$C-Thymidin. Exp. Cell Res. **37**, 183 (1965). — PLENK, H.: Der Magen. In: Handbuch der mikroskopischen Anatomie des Menschen, Bd. V/2. Berlin: Springer 1932.

QUASTLER, H., and F. SHERMAN: Cell population kinetics in the intestinal epithelium of the mouse. Exp. Cell Res. **17**, 420 (1959).

RÄSÄNEN, T.: On the function of mast cells in the gastric mucosa. Acta path. microbiol. scand. **49**, 201 (1962). — RAGINS, H., S. M. LIN, and F. WINCZE: The influence of cortisone on parietal cell turnover in the mouse stomach. Gastroenterology **52**, 1140 (1967). — RAGINS, H., F. WINCZE, S. M. LIN, and M. DITTBRENNER: The origin and survival of gastric parietal cells in the mouse. Anat. Rec. **162**, 99 (1968). — RATZENHOFER, M.: Zur Biologie der endokrinen Zellen (= des Helle-Zellen-Organs, Feyrter) im Verdauungstrakt. Nach Untersuchungen am Kaninchenmagen. Klin. Wschr. **44**, 109 (1966). — RATZENHOFER, M., u. D. LEB: Über die Feinstruktur der argentaffinen und der anderen Erscheinungsformen der „Hellen Zellen" Feyrters im Kaninchen-Magen. Z. Zellforsch. **67**, 113 (1965). — REEVES, T. B.: A study of the arterial supplying of the stomach and duodenum and their relation to ulcer. Surg. Gynec. Obstet. **30**, 374 (1920). — RENYI-VAMOS, F., u. G. SZINAY: Das Lymphgefäßsystem des Magens und sein Verhalten bei Ulcus ventriculi. Acta morph. Acad. Sci. hung. **4**, Fasc. 3, 353 (1954). — REVEL, J. P., and S. ITO: The surface components of cells, p. 211. In: DAVIS and WARREN (eds.), The specifity of cell surfaces. Englewood Cliffs, New Jersey: Prentice-Hall 1967. — RHODES, J. B., A. EICHHOLZ, and R. K. CRANE: Studies on the organization of the brush border in intestinal epithelial cells. IV. Aminopeptidase activity in microvillous membranes of hamster intestinal brush borders. Biochim. biophys. Acta (Amst.) **135**, 959 (1967). — RIEDER, H.: Beitrag zur Topographie des Magen-Darm-Kanals beim lebenden Menschen nebst Untersuchungen über den zeitlichen Ablauf der Verdauung. Fortschr. Röntgenstr. **8**, 141 (1904). — RILEY, J. F.: Mast cells and cancer in the skin of mice. Lancet **1966 II**, 1457. — ROHRER, G. V., J. R. SCOTT, W. JOEL, and S. WOLF: The fine structure of human gastric parietal cells. Amer. J. dig. Dis., N. S. **10**, 13 (1965).

SALOMON, A.: Untersuchungen der sekretorischen Innervation der Magenschleimhaut mittels Kernvariationsstatistik. Acta morph. (Budapest) **5**, 1 (1955). — SCHAFFER, J.: Das Epithelgewebe. In: MÖLLENDORFF, W. v., Handbuch der mikroskopischen Anatomie des Menschen, Bd. II/1. Berlin: Springer 1927. — SCHINDLER, R.: The surface epithelium of the normal and inflamed stomach. Gastroenterology **2**, 233 (1944). — SCHMID, J.: Mucoproteose und Pepsinaktivität des Magenschleims. Schweiz. med. Wschr. **81**, 770 (1951). — SCHMIDT, H.: Der funktionelle Bau der Schleimhautmuskulatur des Magens (Schwein). Morph. Jb. **83**, 495 (1939). — SCHREIBER, W.: Diskussionsbemerkung. Tagg. Mittelrhein. Chirurgen-Kongr., 18. 10. 1963. — SCHUMACHER, S.: Über die Bedeutung der arteriovenösen Anastomosen und der epitheloiden Muskelzelle (Quellzelle). Z. mikr.-anat. Forsch. **43**, 107 (1938). — SELYE, H.: The mast cells. Washington: Butterworths 1965. — SINGH, I.: The prenatal development of enterochromaffin cells in the human gastro-intestinal tract. J. Anat. (Lond.) **97**, 377 (1963); — On the alleged presence of nonargyrophile argentaffin cells in the human gastrointestinal tract. Z. Zellforsch. **59**, 615 (1963); — Further observations on the alleged presence of non-argyrophile argentaffin cells in the human gastro-intestinal tract. Z. Zellforsch. **62**, 121 (1964). — SOBER, H. A., F. HOLLANDER, and B. P. SONNENBLICK: Response of gastric mucous barrier in pouch dogs to repeated topical application of eugenol. Amer. J. Physiol. **162**, 120 (1950). —

Solcia, E., G. Vassallo, and C. Capella: Studies on the G cells of the pyloric mucosa, the probable site of gastrin secretion. Gut **10**, 379 (1969). — Solcia, E., G. Vassallo, and R. Sampietro: Endocrine cells in the antro-pyloric mucosa of the stomach. Z. Zellforsch. **81**, 474 (1967). — Spanner, R.: Neue Befunde über die Blutwege der Darmwand und ihre funktionelle Bedeutung. Morph. Jb. **69**, 394 (1932). — Spicer, S. S., and D. C. H. Sun: Carbohydrate histochemistry of gastric epithelial secretions in dog. Ann. N. Y. Acad. Sci. **140**, 762 (1967). — Staubesand, J.: Zur Problematik der sogenannten Polsterarterien in der Magenwand. Bruns' Beitr. klin. Chir. **190**, 367 (1955). — Stevens, C. E., and F. Hooper: Cell turnover in epithelial populations. J. Histochem. Cytochem. **4**, 531 (1956). — Stevens, C. E., and C. P. Leblond: Renewal of the mucous cells in gastric mucosa of the rat. Anat. Rec. **115**, 231 (1953). — Sun, D. C. H.: Chemistry and therapy of peptic ulcer. Springfield, Illinois: Ch. C. Thomas 1966. — Sutherland, E. W., and C. de Duve: Origin and distribution of hyperglycemic-glycogenolytic factor of pancreas. J. biol. Chem. **175**, 663 (1948).

Teir, H., A. Schumann, and B. Sundell: Mitotic ratio and colchicine sensivity of the stomach epithelium of the white rat. Acta anat. (Basel) **16**, 233 (1952). — Teir, H., and T. Räsänen: A study of mitotic rate in renewal zones of nondiseased portions of gastric mucosa in cases of peptic ulcer and gastric cancer, with observations on differentiation and socalled "intestinalization" of gastric mucosa. J. nat. Cancer Inst. **27**, 949 (1961). — Thunberg, R.: Localization of cells containing and forming histamine in the gastric mucosa of the rat. Exp. Cell Res. **47**, 108 (1967). — Töndury, G.: Angewandte und topographische Anatomie, 2. Aufl. Stuttgart: Thieme 1959. — Townsend, S. F.: Regeneration of gastric mucosa in rats. Amer. J. Anat. **109**, 133 (1961). — Trautmann, A.: Die Funktionszustände der Kardiadrüsenzone und der Kardiadrüsen im Magen von Sus scrofa. Pflügers Arch. ges. Physiol. **211**, 440 (1926). — Trier, J. S.: The surface coat of gastrointestinal epithelial cells. Gastroenterology **56**, 618 (1969). — Trogersen, J.: Pylorusmuskulatur. Acta radiol. (Stockh.), Suppl. **45** (1942); — Comparative anatomy of the stomach. In: The physiology of gastric secretion (ed. by L. S. Semb and J. S. Myren), p. 10. Oslo: Universitetsforlaget 1968.

Voth, D.: Zur Architektonik und Pathomorphologie des Magengefäßsystems. Z. Kreisl.-Forsch. **51**, 808 (1962).

Walder, D. N.: Arteriovenous anastomoses of the human stomach. Clin. Sci. **11**, 59 (1952). — Waldeyer, M.: S.-B. preuß. Akad. Wiss., phys.-math. Kl. 29 (1908). — Wanke, M.: Der Einbau der Blutgefäße in die Wand des menschlichen Magens. Z. Zellforsch. **50**, 78 (1959); — Die Begleitmuskelfasern der Magengefäße und ihre Bedeutung für die Pathogenese des Ulcus ventriculi. Langenbecks Arch. klin. Chir. **300**, 166 (1962); — Sklerose der trunkulär-afferenten und radikulär-intramuralen Magenarterien. Ein Beitrag zur Pathogenese des Ulcus ventriculi. Langenbecks Arch. klin. Chir. **306**, 215 (1964). — Wanke, M., u. W. Grünberg: Vergleichende Untersuchungen zur Orthologie und Pathologie des elastisch-muskulären Begleitapparates der Magenwandgefäße und dessen Bedeutung für das Ulcus ventriculi. Z. Gastroent. **2**, 349 (1964). — Watzka, M.: Über Gefäßsperren und arteriovenöse Anastomosen. Z. mikr.-anat. Forsch. Entwickl.-Gesch. **39**, 521 (1936). — Wolff, G.: Über die Höhe der Magenschleimhaut im Biopsiematerial. Gastroenterologia (Basel) **107**, 235 (1967).

Zimmermann, K. W.: Beiträge zur Kenntnis einiger Drüsen und Epithelien. Arch. mikr. Anat. **52**, 552 (1898); — Die Speicheldrüsen der Mundhöhle und die Bauchspeicheldrüse. In: W. v. Möllendorff, Handbuch der mikroskopischen Anatomie des Menschen, Bd. V/1. Berlin: Springer 1927.

## B. Physiologie

Adkins, R. B., N. Ende, and W. G. Gobbel: The ultrastructural alterations of gastric mucosa following stimulation with gastrin. Surg. Forum **17**, 297 (1966); — A correlation of parietal cell activity with ultrastructural alterations. Surgery **62**, 1059 (1967). — Ahlquist, R. P.: A study of adrenotropic receptors. Amer. J. Physiol. **153**, 586 (1948). — Allen, P. Z., and E. A. Kabat: Immunochemical studies on blood groups. XXII. Immunochemical studies on the nondialyzable residue from partially hydrolyzed group A, B and O (H) substances (P1 fractions). J. Immunol. **82**, 340 (1959). — ANDERSON, J. C., T. L. FLETCHER, C. L. PITTS, and H. N. HARKINS: Isolation and assay of ovine gastrin. Nature (Lond.) **193**, 1286 (1962). — ANDERSON, J. C., M. A. BARTON, R. A. GREGORY, P. M. HARDY, G. W. KENNER, J. K. MACLEOD, J. PRESTON, and R. C. SHEPPARD: Synthesis of gastrin. Nature (Lond.) **204**, 934 (1964). — ANDERSSON, S.: Inhibitory effect of hydrochloric acid in antrum and duodenum in histamine-stimulated gastric secretion in Pavlov and Heidenhain pouch in dogs. Acta physiol. scand. **50**, 186 (1960); — Inhibition of gastric secretion by duodenal acidification before and after sympathetic denervation of Heidenhain pouches. Gastroenterology **45**, 752 (1963); — Gastric secretory inhibition arising from duodenal mechanisms. In: The physiology of gastric secretion, p. 376. Oslo: Universitetsforlaget 1968. — ANDERSSON, S., G. NILSSON, and B. UVNÄS: Inhibition of gastric secretion by acid in proximal and distal duodenal pouches. Acta physiol. scand. **65**, 191 (1965). — ANDERSSON, S., and L. OLBE: Gastric acid secretory response to gastrin and histamine in dogs before and after vagal denervation of the gastric pouch. Acta physiol. scand. **60**, 51 (1964). — ANSON, M. L., and A. E. MIRSKY: Estimation of pepsin with hemoglobin. J. gen. Physiol. **16**, 59 (1932). — ARABEHETY, J. T., H. A. DOLCINI, and S. J. GRAY: Sympathetic influences on circulation of the gastric mucosa of the rat. Amer. J. Physiol. **197**, 915 (1959). — ARDEMAN, S., I. CHANARIN, and J. C. DOYLE: Studies on secretion of gastric intrinsic factor in man. Brit. J. Med. **2**, 600 (1964).

BABKIN, B. P.: Secretory mechanism of the digestive glands, 2nd ed. New York: Hoeber 1950. — BARCLAY, A. E., and F. A. BENTLEY: The vascularization of the human stomach. Gastroenterology **12**, 177 (1949). — BARLOW, T. E., F. H. BENTLEY, and D. N. WALDER: Arteries, veins, and arteriovenous anastomoses in the human stomach. Surg. Gynec. Obstet. **93**, 657 (1951). — BARRERAS, R. F., and R. M. DONALDSON: Effects of induced hypercalcemia on human gastric secretion. Gastroenterology **52**, 670 (1967). — BAXTER, S. G.: Sympathetic secretory innervation of the gastric mucosa. Amer. J. dig. Dis. **1**, 36 (1934). — BEAUMONT, W.: Experiments and observations on the gastric juice and the physiology of digestion. New York: Dover Publications, Inc. 1959. — BEAVEN, M. A., Z. HORAKOVA, H.-D. JOHNSON, F. ERJAVEC, and B. B. BRODIE: Selective labeling of histamine in rat gastric mucosa. Fed. Proc. **26**, 233 (1967). — BEDI, B. S., G. GILLESPIE, and I. E. GILLESPIE: Effects of a specific gastrin antagonist on gastric acid secretion in pouch dogs. Lancet **1967 I**, 1240. — BELL, P. R. F., and A. C. BATTERSBY: The effect of arterial $pCO_2$ on gastric mucosal blood flow measured by clearance of Kr 85. Surgery **62**, 468 (1967). — BENNET, A., and J. J. MISIEWICZ: The role of gastrin in gastrointestinal motility. Gastroenterology **53**, 680. (1967). — BENNET, A., J. G. MURRAY, and J. H. WYLLIE: Occurrence of prostaglandin $E_2$ in the human stomach, and a study of its effects on human isolated gastric muscle. Brit. J. Pharmacol. **32**, 339 (1968). — BENNETT, T. I., and J. F. VENABLES: The effects of the emotions on gastric secretion and motility in the human being. Brit. med. J. **1920 II**, 662. — BEREZOWKI, W., and S. ZIEMLANSKI: Changes in the temperature of the gastric mucosa induced by certain neurohormones. Acta physiol. Polon. **12**, 245 (1961). — BIBLER, D. D., H. N. HARKINS, and L. M. NYHUS: Inhibitory effect of fat in the duodenum and upper small intestine on exogenous gastrin-stimulated gastric secretion. Surgery **60**, 844 (1966). — BICKEL, A.: Magen und Magensaft. In: Oppenheimer's Handbuch der Biochemie, Bd. IV/5, S. 503. Jena: Fischer 1925. — BICKEL, A., u. K. SASKI: Experimentelle Untersuchungen über den Einfluß von Affekten auf die Magensaftsekretion. Dtsch. med. Wschr. **31**, 1829 (1905). — BOULLIN, D. J.: Observations on the significance of 5-hydroxytryptamine in relation to the peristaltic reflex of the rat. Brit. J. Pharmacol. **23**, 14 (1964). — BRODIE, B. B., M. A. BEAVEN, F. ERJAVEC, and H. L. JOHNSON: Uptake and release of $H^3$-histamine. WENNER GREN Sympp., ed. by U. v. EULER and V. UVNÄS, p. 401. Oxford: Pergamon Press 1966. — BRÖMSTER, D., G. CARLBERGER, and G. LUNDH: Measurement of gastric emptying rate using $^{131}I$-HSA. A methological study in man. Scand. J. Gastroent. **3**, 641 (1968). — BROOKS, A. M., J. ISENBERG, and M. I. GROSSMAN: The effect of secretion, glucagon, and duodenal acidification on pepsin secretion in man. Gastroenterology **57**, 159 (1969). — BROWN,

J. C.: Presence of a gastric motor-stimulating property in duodenal extracts. Gastroenterology **52**, 225 (1967). — Brown, J., L. P. Johnson, and D. F. Magee: Effect of duodenal alkalinization on gastric motility. Gastroenterology **50**, 333 (1966). — Brownlee, G., and E. S. Johnson: The site of the 5-hydroxytryptamine receptor on the intramural nervous plexus of the guinea-pig isolated ileum. Brit. J. Pharmacol. **21**, 306 (1963). — Brühl, W., u. K. Krentz: Lehrbuch und Atlas der Gastroskopie. Stuttgart: Georg Thieme 1969. — Brunschwig, A., T. H. Clarke, J. van Prohaska, and R. L. Schmitz: A secretory depressant in the achlorhydric gastric juice of patients with carcinoma of the stomach. Surg. Gynec. Obstet. **70**, 25 (1940). — Brunschwig, A., J. van Prohaska, T. H. Clarke, and E. V. Kandel: A secretory depressant in gastric juice of patients with pernicious anemia. J. clin. Invest. **18**, 415 (1939). — Brunschwig, A., R. A. Rasmussen, E. J. Camp, and R. Moe: Gastric secretory depressant in gastric juice. Surgery **12**, 887 (1942). — Brus, I., H. Siegel, N. Yamaguchi, and G. B. J. Glass: Immunoglobulins IgA and IgG in gastric mucosa, circulating parietal cell- and intrinsic factor antibodies, and output of intrinsic factor in the gastric juice in patients with atrophic gastritis and pernicious anemia. In: The physiology of gastric secretion, p. 120. Oslo: Universitetsforlaget 1968. — Bucher, R.: Das Wesen der Schutzwirkung des Magenschleims. Dtsch. Z. Chir. **236**, 505 (1932); — Klebekraft und Haftfähigkeit des Magenschleims; ihre Bedeutung für die Therapie des Magengeschwürs. Dtsch. Z. Chir. **247**, 603 (1936). — Buchs, S.: Fundamental observations on the existence, extraction and activation of gastric cathepsin. Enzymologia **16**, 193 (1953). — Bucknell, A., and B. Whitney: A preliminary investigation of the pharmacology of the human isolated taenia coli preparation. Brit. J. Pharmacol. **23**, 164 (1964). — Bülbring, E., and M. D. Gershon: Serotonin participation in vagal inhibitory pathway to the stomach. In: Symposium on the biological role of indoleakylamine derivates. Advance Pharmacol. **6** (1967). — Bülbring, E., and R. C. Y. Lin: The effect of intraluminal application of 5-hydroxytryptamine and 5-hydroxytryptophan on peristalsis; the local production of 5-HT and its release in relation to intraluminal pressure and propulsive activity. J. Physiol. (Lond.) **140**, 381 (1958). — Burstall, P. A., and B. Schofield: Secretory effects of psychic stimulation and insulin hypoglycemia on Heidenhain gastric pouches in dogs. J. Physiol. (Lond.) **120**, 383 (1953); — The effects of pyloric antrectomy on the secretory response of Heidenhain pouches in dogs to central vagal stimulation. J. Physiol. (Lond.) **123**, 168 (1954).

Campbell, G.: The inhibitory nerve fibres in the vagal supply to the guinea-pig stomach. J. Physiol. (Lond.) **185**, 600 (1966). — Cannon, W. B., and A. L. Washburn: An explanation of hunger. Amer. J. Physiol. **29**, 441 (1912). — Carlson, A. J.: Control of hunger in health and disease. Chicago: Chicago University Press 1916. — Carlson, H. C., C. F. Code, and R. A. Nelson: Motor action of the canine gastroduodenal junction: a cinerographic, pressure, and an electric study. Amer. J. dig. Dis. **11**, 155 (1966). — Castle, W. B., and W. C. Townsend: Observations on the etiologic relationship of achylia gastrica to pernicious anemia. II. The effect of the administration to patients with pernicious anemia of beef muscle after incubation with normal human gastric juice. Amer. J. med. Sci. **178**, 764 (1929). — Castle, W. B., W. C. Townsend, and C. W. Heath: Observations on the etiologic relationship of achylia gastrica to pernicious anemia. III. The nature of the reaction between normal juice and beef muscle leading to clinical improvement and increased blood formation similar to the effect of liver feeding. Amer. J. med. Sci. **180**, 305 (1930). — Castro-Curel, Z., and G. B. J. Glass: Comparative study of IF activity of gastric materials by urinary excretion test in vivo and on guinea pig intestinal mucosa homogenates in vitro. Clin. chim. Acta **9**, 317 (1964). — Celestin, L. R.: Gastrin-like effects of Cholecystokinin-Pankreozymin. Nature (Lond.) **215**, 763 (1967). — Chaiet, L., C. Rosenblum, and D. T. Woodbury: Biosynthesis of radioactive vitamin B12 containing cobalt 60. Science **3**, 601 (1950). — Chang, C. A., R. D. McKenna, and I. T. Beck: Gastric emptying rate of the water and fat phases of a mixed meal in man. Gut **9**, 420 (1968). — Chapman, N. D., L. M. Nyhus, and H. N. Harkins: The mechanism of vagus influence on the hormonal phase of gastric acid secretion. Surgery **47**, 722 (1960). — Charters, A. C., W. D. Davidson, W. D.

ODELL, and J. C. THOMPSON: Secretory and immunochemical properties of gastrin and pancreozymin-cholecystokinin. Gastroenterology **57**, 156 (1969). — CHEY, W. Y., S. HITANANT, J. HENDRICKS, and S. H. LORBER: Effect of intestinal hormones on human gastric function. Gastroenterology **54**, 1225 (1968). — CLARK, D. H., B. BRAUSE, and P. R. HOLT: Lipolysis and absorption of fat in the rat stomach. Gastroenterology **56**, 214 (1969). — CLARK, D. H., A. W. KAY, H. L. DUTHIE, and I. E. GILLESPIE: Gastric acid secretion before and after removal of pyloric antrum. Gastroenterologia (Basel) **89**, 286 (1958). — CODE, C. F.: Histamine and gastric secretion. In: CIBA Foundation Symposium on Histamine. Boston: Little, Brown & Co. 1956; — Discussion. Gastroenterology **34**, 210 (1968). — CODE, C. F., J. A. HIGGINS, J. C. MOLL, A. L. ORVIS, and J. J. SCHOLER: The influence of acid on the gastric absorption of water, sodium, and potassium. J. Physiol. (Lond.) **166**, 110 (1963). — CODE, C. F., and C. WATKINSON: Importance of vagal innervation in regulatory effect of acid in duodenum on gastric secretion of acid. J. Physiol. (Lond.) **130**, 233 (1955). — COHEN, M., R. G. H. MORGAN, and A. F. HOFMANN: Lipolytic activity of human gastric juice. Fed. Proc. **27**, 574 (1968). — COOK, D. L., and V. A. DRILL: Pharmacological properties of pepsin inhibitors. Am. N. Y. Acad. Sci. **140**, 724 (1967). — COY, F. E., F. J. BAJANDAS, T. P. DE GRAFFENREID, and W. S. REHM: Effect of interrupting blood flow on gastric potential and HCl secretion. Gastroenterology **17**, 260 (1951). — CREAN, G. P., M. W. MARSHALL, and R. D. E. RUMSEY: Parietal cell hyperplasia induced by the administration of pentagastrin (ICI 50, 123) to rats. Gastroenterology **57**, 147 (1969). — CUMMINGS, J. D., A. L. HAIGH, E. H. L. HARRIES, and M. E. NUTT: The measurement of total gastric blood flow and its relationship to acid secretion in the anesthetized dog. J. Physiol. (Lond.) **157**, 399 (1961); — A study of gastric secretion and blood flow in the anaesthetized dog. J. Physiol. (Lond.) **168**, 219 (1963). — CUMMINS, A. J.: Applied anatomy and physiology of the stomach. In: H. L. BOCKUS, Gastroenterology, 2nd ed., vol. 1, p. 265. Philadelphia and London: W. B. Saunders 1963. — CUTTING, W. C., E. C. DODDS, R. L. NOBLE, and P. C. WILLIAMS: Pituitary control of alimentary blood flow and secretion. The effect of alterations in blood flow on gastric secretion. Proc. roy. Soc. B **123**, 39 (1937).

DAVENPORT, H. W.: The inhibition of carbonic anhydrase and of gastric acid secretion by thiocyanate. Amer. J. Physiol. **129**, 505 (1940); — The secretion of acid by the gastric mucosa. Gastroenterology **1**, 383 (1943); — In memoriam: the carbonic anhydrase theory of gastric acid secretion. Gastroenterology **7**, 374 (1946); — Damage of the gastric mucosa. Gastroenterology **49**, 189 (1965); — Potassium fluxes across the resting and stimulated gastric mucosa: injury by salicylic acid and acetic acid. Gastroenterology **49**, 238 (1965); — Stimulation of gastric motility by acid. Gastroenterology **52**, 198 (1967); — Destruction of the gastric mucosal barrier by detergents and urea. Gastroenterology **54**, 175 (1968). — DAVENPORT, H. W., and V. JENSEN: The secretion of acid by the mouse stomach in vitro. Gastroenterology **11**, 227 (1948). — DAVENPORT, H. W., H. A. WARNER, and C. F. CODE: Functional significance of gastric mucosal barrier to sodium. Gastroenterology **47**, 142 (1964); — Functional significance of gastric mucosal barrier to sodium. Gastroenterology **54**, 709 (1968). — DAVIES, D. V.: Synovial membrane and synovial fluid of joints. Lancet **1946 I**, 815; — Specifity of staining methods for mucopolysaccharides of the hyaluronic acid type. Stain Technol. **27**, 65 (1952). — DAVIES, R. E.: Hydrochloric acid production by isolated gastric mucosa. Biochem. J. **42**, 609 (1948). — DAVIES, R. E., and J. EDELMAN: Function of carbonic anhydrase in stomach. Biochem. J. **50**, 190 (1951). — DAY, J. J., and D. R. WEBSTER: Autoregulation of gastric secretion. Amer. J. dig. Dis. **2**, 527 (1935). — DEGRAEF, J., and G. B. J. GLASS: Chondroitin sulfate A and sulfated glycoproteins in dog gastric secretion from the fundus. I. Electrophoretic and chemical characterization. Gastroenterology **55**, 584 (1968); — Chondroitin sulfate A and sulfated glycoproteins in dog gastric secretion from the fundus. II. Turbidimetric method for their quantitation and preliminary results obtained in dog gastric juice and mucus. Gastroenterology **55**, 594 (1968). — DELANEY, J. P., and E. GRIM: Canine gastric blood flow and its distribution. Amer. J. Physiol. **207**, 1195 (1964); — Experimentally induced variations in canine gastric blood flow and its distribution. Amer. J. Physiol. **208**, 353 (1965). — DELANEY, J. P.,

D. WEINER, and E. GRIM: Effects of epinephrine and norepinephrine on intramural distribution of gastric blood flow. Fed. Proc. **21**, 103 (1962). — DEMLING, L.: Die Steuerung der Verdauung durch gastrointestinale Hormone und ihre therapeutische Beeinflussung. Münch. med. Wschr. **108**, 8 (1966). — DEMLING, L., R. GROMOTKA u. N. HENNING: Über die Versorgung der Magenschleimhautzellen mit wasserlöslichen Gasen. Gastroenterologia (Basel) **85**, 306 (1956). — DEVITO, R. V., T. W. JONES, A. J. MARTINES, L. M. NYHUS, and H. N. HARKINS: Modification of gastrin mechanism by antroneuralysis. Surg. Forum **9**, 423 (1959). — DOLCINI, H. A., I. ZAIDMAN, and S. J. GRAY: Hormonal and pharmacologic influences on microcirculation in the rat stomach. Amer. J. Physiol. **199**, 1157 (1960). — DOMANIG, E., P. HAHNLOSER u. W. G. SCHENK: Zur Hämodynamik der Magensekretion unter Einfluß von Histamin. Wien. klin. Wschr. **77**, 636 (1965). — DONSKAYA, L. V., and B. L. SMOLYANSKY: Interrelationship between the morphological and functional peculiarities of the stomach and the character of cholinesterase distribution in the gastric mucosa with the progress of age in elderly individuals. Arch. Pat. (Mosk.) **29**, 46, mit engl. Zus.fass. (1967). — DRAGSTEDT, L. R., R. B. QUINTANA, C. DE LA ROSA, and C. A. LINARES: The question of fatigue in the gastrin mechanism. Arch. Surg. **89**, 1042 (1964). — DRAGSTEDT, L. R., B. C. WALTON, and E. R. WOODWARD: Gastrin, a stimulant of pepsin secretion. Arch. Surg. **86**, 304 (1963). — DUKE, W. W., B. I. HIRSCHOWITZ, and G. SACHS: Vagal stimulation of gastric secretion in man by 2-desoxy-D-glucose. Lancet **1965 II**, 871. — DUVAL, M. K., and W. E. PRICE: The mechanism of antral regulation of gastric secretion. Ann. Surg. **152**, 410 (1960); — Mechanism of antral regulation of gastric secretion: discontinuous cross-circulation. Ann. Surg. **153**, 581 (1961).

EDKINS, J. S.: The chemical mechanism of gastric secretion. Lancet **1905 II**, 156; — J. Physiol. (Lond.) **34**, 133 (1906). — EL-HAMALAWI, J., U. RITTER u. N. DETTMER: Elektronenmikroskopische Untersuchungen an Saugbiopsien des Magens vor und nach Betazol-Reiz. Z. Gastroent. **5**, 13 (1967). — ELIAS, E., G. J. GIBSON, L. F. GREENWOOD, J. N. HUNT, and J. H. TRIPP: The slowing of gastric emptying by monosaccharides and disaccharides in test meals. J. Physiol. (Lond.) **194**, 317 (1968). — ELWIN, C. E., and B. UVNÄS: Distribution and local release of gastrin, p. 72. In: M. I. GROSSMAN, Gastrin. Berkeley and Los Angeles: University of California Press 1966. — EMÅS, S., A. BILLINGS, and M. I. GROSSMAN: Effects of Gastrin and Pentagastrin and pancreatic secretion in dogs. Scand. J. Gastroent. **3**, 234 (1968). — EMÅS, S., and B. FYRÖ: Antral gastric activity in duodenal and gastric ulcers. Gastroenterology **46**, 1 (1964); — Gastrinlike activity in the gastrointestinal tract. In: The physiology of gastric secretion, p. 282. Oslo: Universitetsforlaget 1968. — ERSPAMER, V., and B. ASERO: Identification of enteramine, the specific hormone of the enterochromaffin cell system, as 5-hydroxytryptamine. Nature (Lond.) **169**, 800 (1952). — EWALD, L. A., u. J. BOAS: Beiträge zur Physiologie und Pathologie der Verdauung. Virchows Arch. path. Anat. **104**, 271 (1886).

FELDBERG, W.: Ciba foundation symposium on histamine, p. 4. London: I. & A. Churchill 1956. — FELDBERG, W., and G. W. HARRIS: Distribution of histamine in the mucosa of the gastro-intestinal tract of the dog. J. Physiol. (Lond.) **120**, 352 (1953). — FELDBERG, W., and C. C. TOTH: Distribution of 5-hydroxytryptamine (serotonine, enteramine) in the wall of the digestive tract. J. Physiol. (Lond.) **119**, 352 (1953). — FELDMAN, S., and M. GIBALDI: Effect of bile salts on gastric emptying and intestinal transit in the rat. Gastroenterology **54**, 918 (1968). — FERGUSON, D. J.: The antral phase of gastric secretion before and after vagotomy — Experiments on gastric pouch dogs. Surgery **33**, 352 (1953). — FIASSE, R., C. F. CODE, and G. B. J. GLASS: Gastrone and its partial purification. In: The physiology of gastric secretion, p. 356. Oslo: Universitetsforlaget 1968. — FIKRY, M. E.: Gastric secretory functions in the aged. Geront. clin. (Basel) **7**, 216 (1965). — FISHLOCK, D. J., and A. G. PARKES: The effect of 5-hydroxytryptamine on the human ileum and colon in vitro. Brit. J. Pharmacol. **28**, 164 (1966). — FLETCHER, T. L., W. R. ANDERSON, C. L. PITTS, R. L. COHEN, and H. N. HARKINS: A new preparation of gastrin: preliminary characterization. Nature (Lond.) **190**, 448 (1961). — FOLKOW, B., J. FROST, and B. UVNÄS: Action of adrenaline, noradrenaline and some other sympathomimetic drugs on the muscular, cutaneous and splanchnic vessels of the cat. Acta physiol. scand. **15**, 412 (1948). — FORREST, A. P. M., and C. F. CODE: The inhibition effect of epinephrine and norepinephrine on secretion induced by histamine in separated pouches of dogs. J. Pharmacol. exp. Ther. **110**, 447 (1954). — FREUDENBERG, E.: Über das Kathepsin des Magensaftes. Enzymologia **8**, 385 (1940). — FRIESEN, S. R., and A. HEMINGWAY: The vascular response of the stomach to experimental alterations in the autonomic nervous system of the dog. Amer. Surg. **18**, 195 (1952).

GARRETT, J. M., D. H. GODWIN, and B. I. HIRSCHOWITZ: Differential stimulation of gastric motility and secretion in the fistula dog by insulin hypoglycemia. Gastroenterology **54**, 1235 (1968). — GARRIDO-PINSON, G. C., M. D. TURNER, J. H. CROOKSTON, I. M. SAMLOFF, L. L. MILLER, and H. L. SEGAL: Studies of human intrinsic factor auto-antibodies. J. Immunol. **97**, 897 (1966). — GÉRARD, A.: Études histochimiques et histophysiologiques des glycoprotéines de la muqueuse gastrique chez le chien. Arch. Biol. (Liège) **79**, 1 (1968). — GÉRARD, A., R. LEV, and G. B. J. GLASS: Histochemical study of the mucosubstances in the canine stomach. I. The resting mucosa. Amer. J. dig. Dis., N. S. **12**, 891 (1967). — GERSHON, M. D.: Serotonin and the motility of the gastrointestinal tract. Gastroenterology **54**, 453 (1968). — GERSHON, M. D., A. B. DRAKONTIDES, and L. L. ROSS: Serotonin: synthesis and release from the myenteric plexus of the mouse intestine. Science **149**, 197 (1965). — GERSHON, M. D., and L. L. ROSS: Location of sites of 5-hydroxytryptamine storage and metabolism by radioautography. J. Physiol. (Lond.) **186**, 477 (1966). — GERSHON, M. D., and M. SLEISENGER: Storage and release of 5-hydroxytryptamine. Anat. Rec. **157**, 157 (1967). — GILLESPIE, I. E.: Influence of antral pH on gastric acid secretion in man. Gastroenterology **37**, 164 (1959). — GILLESPIE, I. E., D. H. CLARK, A. W. KAY, and H. I. TANKEL: Effect of antrectomy, vagotomy with gastro-jejunostomy, and antrectomy with vagotomy on the spontaneous and maximal gastric output in man. Gastroenterology **38**, 361 (1960). — GILLESPIE, I. E., and M. I. GROSSMAN: Gastric secretion of acid in response to portal and systemic venous injection of gastrin. Gastroenterology **43**, 189 (1962); — Inhibition of gastric secretion by extracts containing gastrin. Gastroenterology **44**, 301 (1963); — Potentiation between urecholine and gastrin extracts and between urecholine and histamine in the stimulation of Heidenhain pouches. Gut **5**, 71 (1964). — GLASS, G. B. J.: Gastric intrinsic factor and its function in the metabolism of vitamin B 12. Physiol. Rev. **43**, 529 (1963); — Proteins, mucosubstances, and biologically active components of gastric secretion. Advances in clinical chemistry (H. SOBOTKA, ed.), vol. 7, p. 235. New York: Academic Press 1964; — Intrinsic factor: Properties and Physiology. In: Vitamin B 12 and folic acid. Symposium X. Congr. Intern. Soc. Haematology 1965. In: Series Haematol. (Suppl. Scand. J. Haematol.) **3**, 61 (1965); — Current status of the "glandular mucoprotein" and "mucoproteose" fractions of the gastric mucin: a review of 15 years progress in this area. Ann. N. Y. Acad. Sci. **140**, 804 (1967); — The relationship between acid and pepsin secretion in atrophic gastritis. In: The physiology of gastric secretion, p. 174. Oslo: Universitetsforlaget 1968. — GLASS, G. B. J., and L. J. BOYD: The three main components of the human gastric mucin: Dissolved mucoproteose, dissolved mucoprotein, and mucoid of the gastric visible mucus. Gastroenterology **12**, 821 (1949). — GLASS, G. B. J., J. DEGRAEF, A. GERARD, M. I. HOROWITZ, R. LEV, and T. PAMER: Biochemical and histochemical characterization of sulfated and neutral mucosubstances in resting and stimulated dog stomach. Gastroenterology **54**, 1239 (1968). — GLASS, G. B. J., W. L. MERSHEIMER, and CH. S. SVIGALS: Effects of vagotomy and subtotal gastric resection on the secretion of mucin in the human stomach. Arch. Surg. **62**, 685 (1951). — GLYNN, L. E., E. J. HOLBOROW, and G. D. JOHNSON: The distribution of blood-group substances in human gastric and duodenal mucosa. Lancet **1957 II**, 1083. — GOLDMAN, H. S., and CH. MING: Mucins in normal and neoplastic gastrointestinal epithelium. Arch. Path. **85**, 580 (1968). — GOTTSCHALK, A.: C-carboxypyrole: Its preparation from and its precursor in mucoproteins. Biochem. J. **61**, 298 (1955); — Structured relationship between sialic acid, neuraminic acid and 2-carboxy-pyrole. Nature (Lond.) **176**, 881 (1955). — GRAUMANN, W.: Handbuch der Histochemie, Bd. II/2. Stuttgart: Gustav Fischer 1964.— GRAY, J. S.: The physiology of the parietal cell, with special reference to the formation of acid.

Gastroenterology **1**, 390 (1943). — GRAY, J. S., C. U. CULMER, E. WIECZOROWSKI, and J. L. ADKINSON: Preparation of pyrogenfree urogastrone. Proc. Soc. exp. Biol. (N.Y.) **43**, 225 (1940). — GRAY, J. S., C. U. CULMER, J. A. WELLS, and E. WIECZOROWSKI: Factors influencing the excretion of urogastrone. Amer. J. Physiol. **134**, 623 (1941). — GRAY, J. S., C. RAMSEY, R. W. REIFENSTEIN, and J. A. BENSON: The significance of hormonal factors in the pathogenesis of peptic ulcer. Gastroenterology **25**, 156 (1953). — GREENLEE, H., B. E. H. LONGHI, J. D. GUERRERO, T. S. NELSON, A. L. EL-BEDRI, and L. R. DRAGSTEDT: Inhibitory effect of pancreatic secretion on gastric secretion. Amer. J. Physiol. **190**, 396 (1957). — GREGORY, R. A.: In: Symposium on gastric secretion. Gastroenterology **39**, 827 (1960); — Secretory mechanism of the gastrointestinal tract. London: E. Arnold 1962; — Memorial lecture: the isolation and chemistry of gastrin. Gastroenterology **51**, 953 (1966); — The chemistry of gastrin. In: The physiology of gastric secretion, p. 280. Oslo: Universitetsforlaget 1968. — GREGORY, R. A., P. M. HARDY, D. S. JONES, G. W. KENNER, and R. C. SHEPPARD: The antral hormone gastrin. Structure of gastrin. Nature (Lond.) **204**, 931 (1964). — GREGORY, R. A., and A. C. IVY: The humoral stimulation of gastric secretion. Quart. J. exp. Physiol. **31**, 111 (1941). — GREGORY, R. A., and H. J. TRACY: The preparation and properties of gastrin. J. Physiol. (Lond.) **156**, 523 (1961); — The constitution and properties of two gastrins extractet from dog antral mucosa. Gut **5**, 103 (1964). — GRIFFITH, G. H., G. M. OWEN, H. CAMPBELL, and R. SHIELDS: Gastric emptying in health and in gastroduodenal disease. Gastroenterology **54**, 1 (1968). — GRIFFITH, G. H., G. M. OWEN, S. KIRKMAN, and R. SHIELDS: Measurement of rate of gastric emptying using chromium-51. Lancet **1966I**, 1244. — GROSSMAN, M. I.: Stimulation of secretion of acid distension of denervated fundic pouches in dogs. Gastroenterology **41**, 385 (1961); — Secretion of acid and pepsin in response to distension of vagally innervated fundic gland area in dogs. Gastroenterology **42**, 718 (1962); — Some aspects of gastric secretion. Gastroenterology **52**, 882 (1967); — Antral gastric inhibitory mechanisms. In: The physiology of gastric secretion, p. 352. Oslo: Universitetsforlaget 1968. — GROSSMAN, M. I., and I. N. MARKS: Secretion of pepsinogen by the pyloric glands of the dog with some observations on the histology of the gastric mucosa. Gastroenterology **38**, 343 (1960). — GROSSMAN, M. I., and C. R. ROBERTSON: Histamine and gastric secretion. Amer. J. Physiol. **153**, 447 (1948). — GROSSMAN, M. I., C. R. ROBERTSON, and A. C. IVY: Proof of a hormonal mechanism for gastric secretion — the hormonal transmission of the distension stimulus. Amer. J. Physiol. **153**, 1 (1948). — GRUBB, R., and W. T. J. MORGAN: The "Lewis" blood group characters of erythrocytes and body-fluids. Brit. J. exp. Path. **30**, 198 (1949). — GULLBERG, R.: Electrophoretic fractionation of B12-binders in gastric juice from patients with pernicious anemia and from controls. Proc. Soc. exp. Biol. (N.Y.) **105**, 62 (1960).

HAENDLE, H., W. LORENZ, H. STURM u. E. WERLE: Über einen pepsinstabilisierenden Factor (PSF) im Magen und im Magensaft bei Mensch und Tier. Hoppe-Seylers Z. physiol. Chem. **349**, 1201 (1968). — HAKANSON, R., B. LILJA, and C. OWMAN: Properties of a new system of amine-storing cells in the gastric mucosa of the rat. Europ. J. Pharmacol. **1**, 188 (1967). — HAKANSON, R., and C. OWMAN: Distribution and properties of amino acid decarboxylases in gastric mucosa. Biochem. Pharmacol. **15**, 489 (1966). — HARPER, A. A., J. D. REED, and J. R. SMY: The effects of hyperosmolar solutions within the stomach on the output of gastric acid. J. Physiol. (Lond.) **186**, 89 (1966); — Gastric blood flow in anaesthetized cats. J. Physiol. (Lond.) **196**, 795 (1968). — HARRIES, E. H. L.: The mode of action of sympathomimetic amines in inhibiting gastric secretion. J. Physiol. (Lond.) **138**, 48P (1957); — The effect of noradrenaline on the gastric secretory response to histamine in the dog. J. Physiol. (Lond.) **133**, 498 (1956). — HARRISON, R. C., W. H. LAKEY, and H. A. HYDE: The production of an acid inhibitor by the gastric antrum. Ann. Surg. **144**, 441 (1956). — HART, W.: Neue physiologische und anatomische Gesichtspunkte zur Frage der vagalen Innervation des Magen-Antrums und ihre Bedeutung für die Magenchirurgie. Z. Gastroent. **4**, 324 (1966). — HART, W., K. H. WELSCH, W. BRÜCKNER, D. BALSER, R. F. LICK, J. KLEMPA, H. HEYMANN u. W. SCHÜTZLER: Untersuchungen zur stimulatorischen und inhibitorischen Funktion des Magenantrums.

Tierexperimentelle Studie am isolierten, vagal innervierten Antrum und Heidenhain-Pouch. Z. Gastroent. **6**, 94 (1968). — HEATLEY, N. G.: Some experiments on partially purified gastrointestinal mucosubstance. Gastroenterology **37**, 304 (1959); — Mucosubstance as a barrier to diffusion. Gastroenterology **37**, 313 (1959). — HEIDENHAIN, R.: Untersuchungen über den Bau der Labdrüsen. Arch. mikr. Anat. **6**, 368 (1870). — HELANDER, H. F.: Morphology of animal secretory cells. In: Sekretion und Exkretion, S. 1. Berlin-Göttingen-Heidelberg: Springer 1965; — Light and electron microscopy of the gastric mucosa. In: The physiology of gastric secretion, p. 58. Oslo: Universitetsforlaget 1968. — HELMER, O. M.: The relation of the mucus to the acidity of the gastric juice. Amer. J. Physiol. **110**, 28 (1934). — HENNING, N.: In: HEILMEYER, L., Lehrbuch der speziellen pathologischen Physiologie, 8. Aufl. Jena: Fischer 1951. — HENNING, N., H. KUNZELMEIER u. L. DEMLING: Über die elektrophoretisch darstellbaren Proteine normaler und pathologischer Magensäfte. Münch. med. Wschr. **95**, 423 (1953). — HENNING, N., u. L. NORPOTH: Die Magensekretion während des Schlafes. Dtsch. Arch. klin. Med. **172**, 558 (1932). — HERRIOTT, R. M., J. H. NORTHROP: Isolation of crystalline pepsinogen from swine gastric mucosa and its autocatalytic conversion into pepsin. Science **83**, 469 (1936). — HIRSCHOWITZ, B. I., H. M. POLLARD, S. W. HARTWELL, and J. LONDON: The action of ethyl on gastric acid secretion. Gastroenterology **30**, 244 (1956). — HOEDEMAEKER, P. J., J. ABELS, J. J. WACHTERS, A. ARENDS, and H. O. NIEWEG: Investigations about the site of production of Castle's intrinsic factor. Lab. Invest. **13**, 1394 (1964); — Further investigations about the site of production of Castel's intrinsic factor: Lab. Invest. **15**, 1163 (1966). — HOLBOROW, E. J., P. C. BROWN, L. E. GLYNN, M. D. HAWES, G. A. GRESHAM, T. F. O'BRIEN, and R. R. A. COOMBS: The distribution of blood group A in human tissues. Brit. J. exp. Path. **41**, 430 (1960). — HOLLANDER, F.: Studies in gastric secretion. A comparison of criteria of acidity used in this investigation. J. biol. Chem. **91**, 481 (1931); — Variations in the chloride content of gastric juice and their significance. J. biol. Chem. **97**, 585 (1932); — Factors which reduce gastric acidity. A survey of the problem. Amer. J. dig. Dis. **5**, 364 (1938); — The chemistry and mechanics of hydrochloric acid formation in the stomach. Gastroenterology **1**, 401 (1943); — Concerning the carbonic anhydrase theory of HCl formation. Gastroenterology **7**, 375 (1946); — The two-component mucous barrier: its activity in protecting the gastroduodenal mucosa against peptic ulceration. Arch. intern. Med. **93**, 107 (1954); — The significance of sodium and potassium in gastric secretion. Gastroenterology **40**, 477 (1961); — The physiology and chemistry of the secretion of gastric mucus. Gastroenterology **43**, 304 (1962). — HOROWITZ, M. I.: Chemistry of the secretion layer. Ann. N. Y. Acad. Sci. **140**, 784 (1967). — HOSKINS, L. C.: The ABO blood group antigens and their secretion by healthy and diseased gastric mucosa. Ann. N.Y. Acad. Sci. **140**, 848 (1967). — HOSKINS, L. C., and N. ZAMSCHECK: Studies on gastric mucins in health and disease. Ann. N.Y. Acad. Sci. **106**, 767 (1963); — Studies on gastric mucus in health and disease. Evidence for a correlation between ABO blood group specifity, ABH(O) secretor status, and the fucose content of the glycoproteins elaborated by the gastric mucosa. Gastroenterology **48**, 758 (1965). — HUME, R., and A. G. MELROSE: Relation between maximal acid output of stomach and lean body mass. Brit. med. J. **1967**II, 30. — HUNT, J. N.: Some properties of an alimentary osmoreceptor mechanism. J. Physiol. (Lond.) **132**, 267 (1956); — The duodenal regulation of gastric emptying. Gastroenterology **45**, 149 (1963). — HUNT, J. N., and M. T. KNOX: The regulation of gastric emptying of meals containing citric acid and salts of citric acid. J. Physiol. (Lond.) **163**, 34 (1962); — The action of potassium oleate and potassium citrate in slowing gastric emptying. J. Physiol. (Lond.) **171**, 247 (1964); — A relation between the chain length of fatty acids and the slowing of gastric emptying. J. Physiol. (Lond.) **194**, 327 (1968). — HUNT, J. N., and J. MACDONALD: The influence of volumen on gastric emptying. J. Physiol. (Lond.) **126**, 459 (1954). — HUNT, J. N., J. MACDONALD, and W. R. SPURERELL: The gastric response to pectin meals of high osmotic pressure. J. Physiol. (Lond.) **115**, 185 (1951).

IGGO, A.: Gastric mucosal chemoreceptors with vagal afferent fibres in the cat. Quart. J. exp. Physiol. **42**, 398 (1957). — IRVINE, W. T., H. L. DUTHIE, and N. G.

Watson: Urinary output of free histamine after a meat meal. Lancet **1959I**, 1061. — Ivy, A. C., and W. H. Bachrach: Physiological significance of the effect of histamine on gastric secretion. In: Histamine and Antihistaminics. Handbuch der experimentellen Pharmakologie, Bd. 18/1, S. 810ff. Berlin-Heidelberg-New York: Springer 1966. — Ivy, A. C., M. I. Grossman, and W. H. Bachrach: Peptic ulcer. Philadelphia: The Blakiston Company 1950. — Ivy, A. C., and A. J. Javois: Contributions to physiology of gastric secretion, stimulation of secretion by hydrolyzed proteins. Amer. J. Physiol. **71**, 583 (1924). — Ivy, A. C., and K. W. Liepins: Effect of derivates on inhibitors of histamine metabolism on gastric secretion. Amer. J. Physiol. **195**, 521 (1958). — Ivy, A. C., R. K. S. Lim, and J. R. McCarthy: Contribution to the physiology of gastric secretion. II. The intestinal phase of gastric secretion. Quart. J. exp. Physiol. **15**, 55 (1925). — Ivy, A. C., and Y. Oyame: Studies on the secretion of the pars pylorica gastri. Amer. J. Physiol. **57**, 51 (1921).

Jacobson, E. D.: Effects of histamine, acetylcholine and norepinephrine on gastric vascular resistance. Amer. J. Physiol. **204**, 1013 (1963); — Hemodynamic effects of bradykinin and gastrin in the stomach. Amer. Heart J. **68**, 214 (1964); — The circulation of the stomach. Gastroenterology **48**, 85 (1965). — Jacobson, E. D., E. S. Dooley, J. B. Scott, and E. D. Frohlich: Effects of endotoxin on the hemodynamics of the stomach. J. clin. Invest. **42**, 391 (1963). — Jacobson, E. D., J. B. Scott, and E. D. Frohlich: Hemodynamics of the stomach. Amer. J. dig. Dis. **7**, 779 (1962). — Jacobson, E. D., M. M. Eisenberg, and K. Swan: Effects of histamine on gastric blood flow in conscious dogs. Gastroenterology **51**, 466 (1966). — Jacobson, E. D., R. H. Linford, and M. I. Grossman: Gastric secretion in relation to mucosal blood flow studied by a clearance technic. J. clin. Invest. **45**, 1 (1966). — Jacobson, E. D., K. G. Swan, and M. I. Grossman: Blood flow and secretion in the stomach. Gastroenterology **52**, 414 (1967). — Janowitz, H. D., F. Hollander, D. Orringer, M. H. Levy, A. Winkelstein, R. Kaufman, and S. G. Margolin: A quantitative study of the gastric secretory response to sham feeding in a human subject. Gastroenterology **16**, 104 (1950). — Janowitz, H. D., V. A. Weinstein, R. G. Shaer, J. F. Cereghini, and F. Hollander: The effect of cortisone and corticotropin on the healing of gastric ulcer; an experimental study. Gastroenterology **34**, 11 (1958). — Jeanloz, R. W., and E. A. Balazs: A guide to the nomenclature. In: The amino sugars, ed. by E. A. Balazs, R. W. Jeanloz. New York-London: Academic Press 1965. — Jeffris, G. H., D. W. Hoskins, and M. H. Sleisenger: Antibody to intrinsic factor in serum from patients with pernicious anemia. J. clin. Invest. **41**, 1106 (1962). — Jeffris, G. H., and M. H. Sleisenger: The pharmacology of intrinsic factor secretion in man. Gastroenterology **48**, 444 (1965). — Johnson, A. N., and F. A. Koos: Significance of vagal influences on release of antral gastrin. Amer. J. Surg. **108**, 31 (1964). — Johnson, H. D.: The mucus depleting role of bile. Lancet **1957I**, 515. — Johnson, H. L., M. A. Beaven, F. Erjavec, and B. B. Brodie: Selective labeling and release of non mastcell histamine. Life Sci. **5**, 115 (1966). — Johnson, L. P., J. C. Brown, and D. F. Magee: Effect of secretin and cholecystokinin-pancreozymin extracts on gastric motility in man. Gut. **7**, 52 (1966). — Jones, T. W., R. V. DeVito, L. M. Nyhus, and H. N. Harkins: The effect of antroneurolysis upon antral function of the stomach. Surg. Gynec. Obstet. **105**, 687 (1957). — Jordan, P., C. de la Rosa: The regulatory effect of the pyloric gland area of the stomach in the intestinal phase of gastric secretion. Surgery **56**, 121 (1964). — Jorpes, J. E.: Memorial lecture. The isolation and chemistry of secretin and cholecystokinin. Gastroenterology **55**, 157 (1968).

Kabat, E. A.: The blood group substances, their chemistry and immunochemistry. New York: Academic Press, Inc. 1956. — Kabat, E. A., H. Baer, A. E. Bezer, and V. Knaub: Immunochemical studies on blood groups. Chemical changes associated with destruction of blood group activity and enhancement of the Type XIV cross-reactivity by partial hydrolysis of hog and human blood group A, B and O substances. J. exp. Med. **88**, 43 (1948). — Kahlson, G., E. Rosengren, D. Svahn, and R. Thunberg: Mobilization and formation of histamine in the gastric mucosa as related to acid secretion. J. Physiol. (Lond.) **174**, 400 (1964). — Kalk, H., u. A. Bonis: Magenschleim, Säurebindung und Gesamtchloride im Magensaft. Dtsch.

Arch. klin. Med. **173**, 53 (1932). — KAPP, H.: Untersuchungen über den Magenschleim; über das Säurebindungsvermögen des Magenschleims. Gastroenterologia (Basel) **76**, 3 (1950). — KATSCH, G.: Zum Ausbau der kinetischen Methode für die Untersuchung des Magenchemismus. Klin. Wschr. **4**, 2190 (1925). — KATSCH, G., u. H. PICKERT: Die Krankheiten des Magens. Handbuch der inneren Medizin, 4. Aufl., Bd. 3/1, S. 172ff. Berlin-Göttingen-Heidelberg: Springer 1953. — KAULBERSZ, J., and S. KONTUREK: Comparison of enterogastrone derived from various sections of the intestine. Gastroenterology **43**, 457 (1962). — KAWASAKI, H.: Molis h-positive mucopolysaccharides of gastric cancers as compared with the corresponding components of gastric mucosa. Fourth report: On MPS (s) Mucopolysaccharides. Tokohu J. exp. Med. **69**, 153 (1959). — KAY, A. W.: The pyloric antrum and peptic ulceration. Gastroenterologia (Basel) **89**, 282 (1957); — Memorial lecture: an evaluation of gastric acid secretion tests. Gastroenterology **53**, 834 (1967). — KIM, K. S.: Release of the pyloric hormone. J. Physiol. (Lond.) **130**, 14P (1955). — KIM, K. S., and A. C. IVY: On mode of action of secretagogous (liver extract) in promoting gastric secretion. Amer. J. Physiol. **105**, 220 (1933). — KLENK, E.: Chemie und Biochemie der Neuraminsäure. Angew. Chemie **68**, 359 (1956). — KLOTZ, A. P., and M. R. DUVALL: The laboratory determination of pepsin in gastric juice with radioactive iodinated albumin. J. Lab. clin. Med. **50**, 753 (1957). — KOELSCH, H.: Magen. In: Gastroenterologie (M. GÜLZOW, K. KOELSCH, H. KUNTZEN, ed.), S. 92ff. Jena: VEB Fischer 1969. — KØSTER, K. H.: Effects of tetragastrin and histamine on man. In: The physiology of gastric secretion, p. 308. Oslo: Universitetsforlaget 1968. — KØSTER, K. H., FABER, VIBEKE and PAUL RØDBRO: Comparative effects of Tetragastrin and Histamine on Pepsin secretion in man. Scand. J. Gastroent. **3**, 106 (1968).— KØSTER, K. H., PAUL RØDBRO, and H. J. PETERSEN: Comparative effects of Tetragastrine and Histamine on acid and intrinsic factor secretion in man. Scand. J. Gastroent. **3**, 23 (1967). — KOMAROV, S. A.: Gastrin. Proc. Soc. exp. Biol. (N.Y.) **38**, 514 (1938); — The inactivation of pepsin and its relation to peptic ulcer. Rev. Gastroent. **9**, 165 (1942). — KOMNICK, H.: Zur funktionellen Morphologie der Salzsäure-Produktion in der Magenschleimhaut. Histochemischer Chloridnachweis mit Hilfe der Elektronenmikroskopie. Z. Zellforsch. Abt. Histochem. **3**, 354 (1963). — KONTUREK, S. J.: Effect of graded doses of pentagastrin, histamin and 2-deoxy-d-glucose on gastric secretion and motility in conscious rats. Scand. J. Gastroent. **3**, 572 (1968). — KORNFELD, S., R. KORNFELD, and V. GINSBERG: Intracellular site of synthesis of soluble blood group substance. Arch. Biochem. **110**, 1 (1965). — KOSAKA, T., and R. K. S. LIM: On the mechanism of the inhibition of gastric secretion by fat. The role of bile and cystokinin. J. Physiol. (Lond.) **4**, 213 (1930). — KREIENBERG, W., u. O. HARTH: Verdauung und Resorption. In: LANDOIS-ROSEMANN, Lehrbuch der Physiologie, 28. Aufl., Bd. 1, 234ff. München-Berlin: Urban & Schwarzenberg 1960. — KUHN, D.: Untersuchungen an den kohlenhydratreichen Proteinen des Magensaftes und Magenschleims im Hinblick auf ihre Bedeutung als Mucosaschutz. Habil.-Schr. Heidelberg 1969. — KUSHNER, I., W. RAPP, and P. BURTIN: Electrophoretic and immunochemical demonstration of the existence of four human pepsinogens. J. clin. Invest. **43**, 1983 (1964).

LAMBERT, R., F. MARTIN, and M. VAGNE: Relationship between hydrogen ion and pepsin concentration in human gastric secretion. Digestion **1**, 65 (1968). — LANDOR, J. H., E. Y. ALCANCIA, and C. C. FULKERSON: Chronic duodenal obstruction in inhibition of the intestinal phase of gastric secretion. Amer. J. dig. Dis., N. S. **11**, 918 (1966). — LANGLEY, J. N., and J. S. EDKINS: Pepsinogen and pepsin. J. Physiol. (Lond.) **7**, 371 (1886). — LANGLOIS, K. J., and M. I. GROSSMAN: Effect of surgical extirpation of pyloric portion of stomach and response of fundic glands to histamine and urocholine in dogs. Amer. J. Physiol. **163**, 38 (1950). — LAYNE, J. A., and J. B. CAREY: An endoscopic study of the appearance of the gastric mucosa in the anesthetized dog. Gastroenterology **1**, 690 (1943). — LEMBECK, F.: 5-hydroxytryptamine in a carcinoid tumor. Nature (Lond.) **172**, 910 (1953). — LEONARD, A. S., J. C. ENGLE, E. T. PETER, D. M. LONG, and O. H. WANGENSTEEN: Gastric blood flow and inhibition of histamine-stimulated gastric secretion. J. Amer. med. Ass. **187**, 589 (1964). — LEONARD, A. S., D. M. LONG, F. THOMAS, A. I. WALDER, E. T. PETER, and O. H. WANGENSTEEN:

Hypothalamic influences on gastric, and mesenteric blood flow. Surg. Forum **13**, 280 (1962). — LEONSINS, A. J., and W. R. WADDEL: Inhibiting effect of norepinephrine on gastric secretion in human subjects. J. appl. Physiol. **12**, 334 (1958). — LÉRICHE, R.: Nécessité d'une étude systématique de la fonction des glandes a mucus du point de vue de la physiologie, de la pathologie et de la thérapeutique. Presse méd. **40**, 650 (1932). — LEV, R.: The mucin histochemistry of normal and neoplastic gastric mucosa. Lab. Invest. **14**, 2080 (1965). — LEVINE, R. J.: Effect of histidine decarboxylase inhibition on gastric acid secretion in the rat. Fed. Proc. **24**, 1331 (1965). — LI, M. C.: On the mechanism of inhibition on gastric secretion by fat. The role of glucose, insulin and the parasympathic system. Chin. J. Physiol. **8**, 37 (1934). — LICK, R. F., H. ENDRES, H. WELSCH, W. HART, W. BRÜCKNER u. O. BECK: Zur Autoregulation der antralen Phase der Magensekretion. Z. Gastroent. **5**, 68 (1967). — LICK, R. F., H. ENDRES, W. HART u. D. BALSER: Einfluß der Hyperkalzämie auf die gleichzeitig stimulierte Sekretion im vagal innervierten Hauptmagen und im vagal denervierten Heidenhain-Pouch. Med. Klin. **62**, 1262 (1967). — LICK, R. F., H. WELSCH, W. HART, W. BRÜCKNER, D. BALSER u. TH. GÜRTNER: Zur sekretorischen Funktion des Magens nach Injektion von Histamin, Gastrin und synthetischem Tetrapeptid in den großen Kreislauf und in die Pfortader. Sekretionsstudien am Heidenhain-Pouch. Z. Gastroent. **5**, 7 (1967). — LICK, R. F., H. WELSCH, W. HART, W. BRÜCKNER u. K. BENNEWITZ: Hypercalcämie und Magensekretion. Z. Gastroenterologie **4**, 225 (1966). — LIM, R. K. S.: On the relationship between the gastric acid response and the basal secretion of the stomach. Amer. J. Physiol. **69**, 318 (1924). — LIM, R. K. S., A. C. IVY, and J. E. MACCARTHY: Contributions to the physiology of gastric secretion. I. Gastric secretion by local (mechanical and chemical) stimulation. Quart. J. exp. Physiol. **15**, 13 (1925). — LIM, R. K. S., and P. MOZER: Does vagus excitation liberate pyloric gastrin? Fed. Proc. **10**, 84 (1951). — LIM, R. K. S., H. NECHELES, and T. G. NI: The vasomotor reactions of the (vivi-perfused) stomach. Chin. J. Physiol. **1**, 381 (1927). — LINDE, S.: Studies on the stimulation mechanism of gastric secretion. Acta physiol. scand., Suppl. **74**, 64 (1950). — LOCKEN, M. D., K. D. TERRILL, J. F. MARVIN, and D. G. MOSSER: Comparative studies of three methods for measuring pepsin activity. J. gen. Physiol. **42**, 251 (1959). — LONGHI, E. H., H. B. GREENLEE, J. L. BRAVO, J. D. GUERRERO, and L. R. DRAGSTEDT: Question of an inhibitory hormone from gastric antrum. Amer. J. Physiol. **191**, 64 (1957). — Loo, C. T., H. C. CHANG, and R. K. S. LIM: The basal secretion of the stomach. I. The influence of residue in the small and large intestine. Chin. J. Physiol. **2**, 259 (1928). — LORENZ, W., H. HAENDLE, K. REICHEL, G. FEIFEL u. E. WERLE: Histamin als Mediator der gastrin- und parasympathisch induzierten Magensaftsekretion. Münch. med. Wschr. **110**, 466 (1968). — LORENZ, W., u. K. PFLEGER: Stoffwechsel und physiologische Funktion von Histamin im Magen. Klin. Wschr. **46**, 57 (1968). — LUCK: Ammonia production by animal tissues in vitro. II. The demonstration of urease in the animal body. Biochem. J. **18**, 825 (1924).

McGUIGAN, J. E.: Gastric mucosal intracellular localization of gastrin by immunofluorescence. Gastroenterology **55**, 315 (1968). — MACLEAN, H., and W. J. GRIFFITH: The automatic regulation of gastric acidity. J. Physiol. (Lond.) **66**, 356 (1928). — McQUARRIE, D. G., A. EICHENHOLZ, A. S. BLUMENTALS, and J. A. VENNES: Kinetics of gastric juice: A correlation of arteriovenous differences with the composition of the gastric juice. Surgery **62**, 475 (1967). — MAKHLOUF, G. M., J. P. A. McMANUS, and W. I. CARD: Dose-response curves for the effect of gastrin II on acid secretion in man. Gut **5**, 379 (1964); — Comparative effects of gastrin II and histamine on pepsin secretion in man. Gastroenterology **52**, 787 (1967). — MAKHLOUF, G. M., J. P. A. McMANUS, and J. R. KNILL: Quantitative aspects of synergism and inhibition of gastric acid secretion. Gastroenterology **54**, 532 (1968). — MAKHLOUF, G. M., E. W. MOORE, and A. L. BLUM: Models for the "secretion" of pepsin and other proteins by the human stomach. Gastroenterology **55**, 457 (1968). — MALL, F.: The vessels and walls of the dog's stomach. Johns Hopk. Hosp. Rep. **1**, 1 (1896). — MARTINSON, J.: Studies on the efferent vagal control of the stomach. Acta physiol. scand. (Suppl.) **65**, 255 (1965). — MASON, G. R., E. H. EIGENBRODT u. H. A. OBERHELMAN: Role of intrinsic plexuses in release of gastric antral gastrin. Arch. Surg. **90**, 895 (1965). —

Masuda, H., M. Ohara, and S. Katsura: Studies on the temperature of the gastrointestinal tract. J. exp. Med. 57, 129 (1953). — Menguy, R.: Studies on the role of pancreatic and biliary secretions in the mechanism of gastric inhibition by fat. Surgery 48, 195 (1960); — Effects of histamine on gastric blood flow. Amer. J. dig. Dis. 7, 383 (1962); — Duodenal regulation of gastric secretion. Ann. N. Y. Acad. Sci. 99, 45 (1962); — Stimulation and inhibition of the parietal cell mass of the stomach. Surg. Clin. N. Amer. 46, 257 (1966). — Menguy, R., and L. Desbaillets: Studies on the susceptibility of gastric mucus to enzymatic degradation. Gastroenterology 54, 1257 (1968). — Menguy, R., and Y. F. Masters: Effect of aspirin on gastric mucous secretion. Surg. Gynec. Obstet. 120, 92 (1965). — Menguy, R., Y. F. Masters, and J. Manzi: Characterization and partial purification of sialogastrone. Surgery 62, 891 (1967). — Merten, R., u. H. Ratzer: Zur Charakterisierung des Magen- und Harnkathepsins des Erwachsenen. Klin. Wschr. 27, 587 (1949). — Milhaud, G., et J. Epiney: Étude physicochimique et clinique des deux proteases du suc gastrique. Gastroenterologia (Basel) 77, 193 (1951). — Miller, E. B., and V. A. Haszczyc: Gastric mucosal capillaries in the human. Arch. Surg. 73, 465 (1956). — Misiewicz, J. J., D. J. Holdstock, and S. L. Waller: Motor responses of the human alimentary tract to near-maximal infusions of pentagastrin. Gut 8, 463 (1967). — Molina, J. E., W. P. Ritchie, R. E. Edlich, and O. H. Wangensteen: Role of the vagus nerve in the release of antral gastrin in the dog. Surgery 63, 467 (1968). — Morgan, W. T. J.: Some observations on the carbohydrate-containing components of human ovarian cyst mucin. Ann. N. Y. Acad. Sci. 106 (Art. 2) 177 (1963). — Morgan, R. C. H.: The effect of diverting bile and pancreatic juice on the inhibition of gastric motility by duodenal stimuli in the unanaesthetized rat. Quart. J. exp. Physiol. 48, 273 (1963). — Moore, E. W.: The terminology and measurement of gastric acidity. Ann. N. Y. Acad. Sci. 140, 866 (1967). — Moore, E. W., G. M. Makhlouf: Calcium in normal human gastric juice: A 4-component model with speculation on the relation of calcium to pepsin secretion. Gastroenterology 54, 1298 (1968); 55, 465 (1968). — Mowry, R. W., and P. B. Jones: Detection and properties of acid polysaccharides in gastric carcinomas and in stomach resected for peptic ulcer. J. Histochem. Cytochem. 7, 321 (1959).

Nakamura, M., S. Nakajima, and D. F. Magee: Action of pancreozymin preparations on gastrin acid secretion. Gut 9, 405 (1968). — Necheles, H., P. Levitsky, R. Kohn, M. Maskin, and R. Frank: The vasomotor effect of acetylcholine on the stomach of the dog. Amer. J. Physiol. 116, 330 (1936). — Niedner, F.: Duodenum, Magen und Pankreas als Funktionseinheit. (Das duodenale Verbundsystem.) Heilkunst 80, 1 (1967). — Nilsson, G.: Studies on the bulbar inhibitory mechanism. In: Physiology on gastric secretion, p. 384. Oslo: Universitetsforlaget 1968. — Noordwiyk, J., and P. N. Aarsen: Acid gastric secretion in the rat and its inhibition by phloxin. Brit. J. Pharmacol. 9, 253 (1954). — Norberg, K.-Å.: Adrenergic innervation of the intestinal wall studied by fluorescence microscopy. Int. J. Neuropharmacol. 3, 379 (1964). — Nordgren, B.: The rate of secretion and electrolyte content of normal gastric juice. Acta physiol. scand. 58, Suppl. 202, 83 (1963). — Northrop, J. H.: The presence of gelatine-liquefying enzyme in crude pepsin preparations. J. gen. Physiol. 15, 29 (1931); — Crystalline pepsin. Isolation of crystalline pepsin from bovine gastric juice. J. gen. Physiol. 16, 615 (1932); — Crystalline Enzymes. New York: Columbia University Press 1939. — Nyhus, L. M., N. D. Chapman, R. V. deVito, and H. N. Harkins: The control of gastrin release. Gastroenterology 39, 582 (1960). — Nyhus, L. M., M. Mignon u. L. S. Semb: Die physiologische und klinische Bedeutung von Gastrin. Z. Gastroent. 3, 299 (1965). — Nylander, G., and S. Olerud: The vascular pattern of the gastric mucosa of rat following vagotomy. Surg. Gynec. Obstet. 112, 475 (1961).

Oates, J. A., W. A. Pettinger, and R. B. Doctor: Evidence for the release of bradykinin in carcinoid syndrome. J. clin. Invest. 45, 173 (1966). — Oberhelman, H. A.: The function of the gastric antrum. Surg. Clin. N. Amer. 46, 269 (1966). — Oberhelman, H. A., and L. R. Dragstedt: Effect of vagotomy on gastric secretory response to histamine. Proc. Soc. exp. Biol. (N.Y.) 67, 336 (1948). — Oberhelman, H. A., S. P. Rigler, and L. R. Dragstedt: Significance of innervation in the function of the gastric antrum. Amer. J. Physiol. **100**, 391 (1957). — OBERHELMAN, H. A., E. R. WOODWARD, C. A. SMITH, and L. R. DRAGSTEDT: Effect of sympathectomy on gastric secretion in total pouch dogs. Amer. J. Physiol. **166**, 679 (1951). — OI, M., and Y. SUKURAI: The location of duodenal ulcer. Gastroenterology **36**, 60 (1959). — OLBE, L., and B. JACOBSON: Intraluminal pressure waves of the stomach in dogs studied by endoradiosondes. Gastroenterology **44**, 787 (1963). — OVERHOLT, B. F., and H. M. POLLARD: Acid diffusion into the human gastric mucosa. Gastroenterology **54**, 182 (1968).

PALMER, KIRSNER, and LEVIN: On internist views the surgical treatment of peptic ulcer. J. Amer. med. Ass. **145**, 1041 (1951). — PASSARO, E. P., I. E. GILLESPIE, and M. I. GROSSMAN: Potentiation between gastrine and histamine in stimulation of gastric secretion. Proc. Soc. exp. Biol. (N.Y.) **144**, 50 (1963). — PAVLOV, I. P.: The work of the digestive glands, 2nd ed., p. 114. London: Griffin 1910. — PEARSE, A. G. E.: Gastric enzyme histochemistry, with special reference to amine precursor uptake and the secretion of polypeptides. In: The physiology of gastric secretion, p. 92. Oslo: Universitetsforlaget 1968. — PERRIER, C. V., J. H. BARON, D. A. DREILING, and H. D. JANOWITZ: Relationship between maximum bicarbonate and maximum acid outputs in the dog. Proc. Soc. exp. Biol. (N.Y.) **124**, 312 (1967). — PETER, E. T., D. M. NICOLOFF, A. S. LEONARD, A. I. WALDER, and O. H. WANGENSTEEN: Effect of vagal and sympathetic stimulation and ablation on gastric blood flow. J. Amer. med. Ass. **183**, 1003 (1963). — PETER, E. T., D. M. NICOLOFF, H. SOSIN, A. I. WALDER, and O. H. WANGENSTEEN: Relationship between gastric blood flow and secretion. Fed. Proc. **21**, 264 (1962). — PETERS, R. M., and N. A. WOMACK: Hemodynamics of gastric secretion. Ann. Surg. **148**, 537 (1958). — PE THEIN, M., and B. SCHOFFIELD: Release of gastrin from the pyloric antrum following vagal stimulation by sham feeding in dogs. J. Physiol. (Lond.) **148**, 291 (1959). — PILGERSTORFER, W.: Die physiologische und klinische Bedeutung von Gastrin. Z. Gastroent. **4**, 289 (1966). — PINCUS, I. J., E. J. THOMAS, M. H. F. FRIEDMAN, and M. E. REHFUSS: Quantitative study of inhibition, effect of acid in intestine on gastric secretion. Amer. J. dig. Dis. **11**, 205 (1944). — PIPER, D. W., and B. H. FENTON: pH stability and activity curves of pepsin with special reference to their clinical importance. Gut **6**, 506 (1965). — PIPER, D. W., B. H. FENTON, and L. R. GOODMAN: Lactic, pyruvic, citric, and uric acid and urea content of human gastric juice. Gastroenterology **53**, 42 (1967). — PIPER, D. W., E. M. GRIFFITH, L. G. IRVING, and B. H. FENTON: Value of alpha-glucuronidase activity in gastric juice in the diagnosis of gastric carcinoma. Gastroenterology **51**, 172 (1966). — PIPER, D. W., M. L. MACOUN, J. E. BUILDER, and B. H. FENTON: Nonproteolytic enzymes in gastric juice. Amer. J. dig. Dis. **8**, 984 (1963). — POPIELSKI, L.: $\beta$-Imidazoläthylamin und die Organe: 1. $\beta$-Imidazoläthylamin als mächtiger Erreger der Magendrüsen. Pflügers Arch. ges. Physiol. **178**, 214 (1921). — POSEY, E. L., and H. FRANKLIN: Relation of antral pH to gastrin release and fundal pH in dogs. Amer. J. dig. Dis. **12**, 356 (1967). — PRADHAN, S. N., and H. W. WINGATE: Effects of adrenergic agents on gastric secretion in dogs. Arch. int. Pharmacodyn. **140**, 399 (1962). — PRESHAW, R. M., and M. I. GROSSMAN: Stimulation of pancreatic secretion by extracts of the pyloric gland area of the stomach. Gastroenterology **48**, 36 (1965). — PRICE, W. E., and M. DU VAL: Effect of circulating blood volume on gastric secretion. Arch. Surg. **86**, 645 (1963). — PUSZTAI, A., and W. T. J. MORGAN: Studies in immunochemistry. The action of papain and ficin on blood-group-specific substances. Biochem. J. **81**, 639 (1961).

RACE, R. R., and R. SANGER: Blood groups in man, 4th ed. Oxford: Blackwell 1962. — RÄSÄNEN, T.: The role of the adrenals on the mucosal mast cells and tissue eosinophils in the gastric wall of rat. Acta physiol. scand. **52**, 162 (1961). — RAPOPORT, S. M.: Medizinische Biochemie, 3. Aufl. Berlin: VEB-Verlag 1965. — REGE, V. P., T. J. PAINTER, W. M. WATKINS, and W. T. J. MORGAN: Three new trisaccharides obtained from human blood group A, B, H and Le[a] substances: possible sugar sequence in the carbohydrate chains. Nature (Lond.) **200**, 532 (1963). — REHM, W. S.: A theory of the formation of HCl by the stomach. Gastroenterology **14**, 401 (1950). — RHEAULT, M. J., L. S. SEMB, H. N. HARKINS, and L. M. NYHUS: Acidification of the gastric antrum and inhibition of gastric secretion. Ann. Surg. **161**, 587 (1965). —

RICHMOND, V., J. TANG, S. WOLF, R. E. TRUCCO, and R. CAPUTTO: Chromatographic isolation of gastricsin, the proteolytic enzyme from gastric juice with pH optimum 3,2. Biochim. biophys. Acta (Amst.) **29**, 453 (1958). — RICK, W.: Verdauungsorgane, In: Pathologische Physiologie (Hrsg. F. GROSSE-BROCKHOFF), 2. Aufl., S. 309ff. Berlin-Heidelberg-New York: Springer 1969. — ROBERTSON, C. R., and M. I. GROSSMAN: Potentiation of the gastric secretory response to histamine by parasympathomimetic drugs. Fed. Proc. **7**, 103 (1948). — RØDBRO, P., P. KRASILNIKOFF, P. M. CHRISTIANSEN, and V. BITSCH: Gastric secretion in early childhood. Lancet **1966 II**, 730. — ROSA, F.: Ultrastructure of the parietal cell of the human gastric mucosa in the resting state and after stimulation with Histalog. Gastroenterology **45**, 354 (1963). — RUDICK, J., A. K. GAJEWSKI, and L. S. SEMB: Isolation of gastric inhibition substance in thoracic duct lymph. Surg. Forum. **16**, 317 (1965). — RUNE, S. J.: Gastric acid secretion after ingestion of solid food. Scand. J. Gastroent. **3**, Suppl. 1 (1968).

SALMON, P. A., W. O. GRIFFEN, and O. H. WANGENSTEEN: Effect of intragastric temperature changes upon gastric blood flow. Proc. Soc. exp. Biol. (N.Y.) **101**, 442 (1959). — SANDLER, M.: The role of 5-hydroxyindoles in the carcinoid syndrome. In: Symposium on the biological role of indolealkylamine derivates. Advanc. Pharmacol. **6**, 127 (1967). — SCHAYER, R. W.: The metabolism of ring-labeled histamine. J. biol. Chem. **196**, 469 (1952); — Enzymatic formation of histamine from histidine. In: Histamine and Antihistaminics. Handbuch der experimentellen Pharmakologie, Bd. 18/1, S. 688. Berlin-Heidelberg-New York: Springer 1966. — SCHMID, E., B. BÖWING, O. TAUBER u. K. HEINKEL: Statistische Korrelationen verschiedener Magenfunktionen beim Menschen. Z. Gastroent. **4**, 150 (1966). — SCHMID, J.: Mucoproteose und Pepsinaktivität des Magenschleims. Schweiz. med. Wschr. **81**, 770 (1951). — SCHNITZLEIN, H. N.: Regulation of blood flow through the stomach of the rat. Anat. Rec. **127**, 735 (1957). — SCHRAGER, J.: Mucopolysaccharides of the gastric secretion. Nature (Lond.) **202**, 1220 (1964). — SCHUR, H., u. S. PLASCHKES: Die Bedeutung der Funktion des Antrum pylori für die Magenchirurgie. Mitt. Grenzgeb. Med. Chir. **28**, 795 (1915). — SEDAR, A. W.: Fine structure of the stimulated oxyntic cell. Fed. Proc. **24**, 1360 (1965). — SEIJFFERS, M. J., H. L. SEGAL, and L. L. MILLER: Separation of pepsinogen I, pepsinogen II, and pepsinogen III from human gastric mucosa. Amer. J. Physiol. **205**, 1099 (1963); — Separation of pepsin I, pepsin II A, pepsin II B, and pepsin III from human gastric mucosa. Amer. J. Physiol. **205**, 1106 (1963); — Separation of pepsinogen II, and pepsinogen III from human urine. Amer. J. Physiol. **206**, 1106 (1964). — SELYE, H.: The mast cells. London: Butterworths 1965. — SHAFER, P. W., and C. F. KITTLE: The relation of the autonomic nervous system to gastric secretion with particular reference to the sympathetic nerves. Surgery **29**, 1 (1951). — SHORE, P. A., B. B. BRODIE, and C. A. M. HOGBEN: The gastric secretion of drugs: a pH partition hypothesis. J. Pharmacol. exp. Ther. **119**, 361 (1957). — SILEN, W., and O. A. PELOSO: Influences of the liver pancreas and duodenum upon gastric function. Surg. Clin. N. Amer. **46**, 282 (1966). — SIRCUS, W.: The intestinal phase of gastric secretion. Quart. J. exp. Physiol. **38**, 91 (1953); — Studies on the mechanisms of the duodenum inhibiting gastric secretion. Quart. J. exp. Physiol. **43**, 114 (1958). — SKORYNA, S. C., and D. WALDRON-EDWARD: Physicochemical properties of gastric mucus and its role in the pathogenesis of gastric lesions. Ann. N. Y. Acad. Sci. **140**, 835 (1967). — SMALLWOOD, R. A.: Effect of intravenous calcium administration on gastric secretion of acid and pepsin in man. Gut **8**, 592 (1967). — SMITH, A. N.: The distribution and release of histamine in human gastric tissues. Clin. Sci. **18**, 533 (1959). — SMITH, G. P., and E. D. JACOBSON: Effect of norepinephrine on gastric secretion in Macaca mulatta. Fed. Proc. **23**, 213 (1964). — SMITH, H. R., and C. GALLOP: The acid polysaccharide of dog gastric mucosa. Biochem. J. **53**, 666 (1953). — SMITHWICK, R. H., and J. J. KNEISEL: The effect of resection of the sympathetic and parasympathic innervation of the stomach upon gastric acidity. Rev. Gastroent. **17**, 439 (1950). — SOSIN, H., E. F. BERNSTEIN, E. T. PETER, and O. H. WANGENSTEEN: Gastric blood flow following simultaneous administration of serotonin and histamine. Amer. J. dig. Dis. **9**, 92 (1964). — SPICER, S. S., T. J. LEPPI, and J. G. HENSON: Sulfate-containing mucosubstances of dog gastric mucosa. Lab. Invest. **16**, 795 (1967). — SPICER, S. S., and D. C. H. SUN: Carbohydrate histochemistry of gastric epithelial secretions in dog. Ann. N. Y. Acad. Sci. **140**, 762 (1967). — SPRINGER, G. F.: Über fucosehaltige Mucine vorwiegend entodermalen Ursprungs mit Blutgruppen- und anderen biologischen Eigenschaften. Klin. Wschr. **33**, 347 (1955). — STAVNEY, L. S., T. KATO, L. E. SAVAGE, H. N. HARKINS, and L. M. NYHUS: Parietal cell activity. Surg. Gynec. Obstet. **118**, 1269 (1964). — STRAATEN, T.: Die Bedeutung der Pylorusdrüsenzone für die Magensaftsekretion. Langenbecks Arch. klin. Chir. **176**, 236 (1933). — STUNKARD, A. J., and A. REINHARD: Effects of an intragastric balloon on gastric pressure in man. J. appl. Physiol. **20**, 1345 (1965). — SUN, D. C. H.: Chemistry and therapy of peptic ulcer. Springfield, Illinois: Ch. C. Thomas Publ. 1966; — Effect of a synthetic sulfated polysaccharide (SN-263) on gastric peptic activity in humans. Ann. N. Y. Acad. Sci. **140**, 747 (1967). — SUN, D. C. H., and H. SHAY: Basal gastric secretion in duodenal ulcer patients: Its consideration in evaluation of gastric secretory inhibitants or stimulants. J. appl. Physiol. **11**, 148 (1957). — SWAN, K. G., S. J. KONTUREK, E. D. JACOBSON, and M. I. GROSSMAN: Inhibition of gastric secretion and motility by fat in the intestine. Proc. Soc. exp. Biol. (N.Y.) **121**, 840 (1966). — SWINEBURNE, L. M., B. FRANK, and R. R. A. COOMBS: The A antigen on the buccal epithelial cells of man. Vox. Sang. (Basel) **6**, 274 (1961). — SZULMAN, A. E.: The histological distribution of blood group substances A and B in man. J. exp. Med. **111**, 785 (1960); — The histological distribution of the blood group substances in man as disclosed by immunofluorescence. II. The H antigen and its relation to A and B antigens. J. exp. Med. **115**, 977 (1962).

TAFURI, W., and L. A. RAICK: Presence of 5-hydroxytryptamine in the intramural nervous system of guinea-pig's intestine. Z. Naturforsch. **19**b, 1130 (1964). — TAMARIT, J., J. N. HUNT, D. BOCK, and J. B. KIRSNER: Study of the composition of basal gastric juice in normal subjects. Arch. Méd. exp. **23**, 137 (1960). — TANG, J., J. MILLS, L. CHIANG, and L. DE-CHIANG: Comparative studies on the structure and specifity of human gastricsin, pepsin and zymogen. Ann. N. Y. Acad. Sci. **140**, 688 (1967). — TANG, J., and K. I. TANG: Purification and properties of a zymogen from human gastric mucosa. J. biol. Chem. **238**, 606 (1963). — TANG, J., S. WOLF, R. CAPUTTO, and R. E. TRUCCO: Isolation and crystallization of gastricsin from human gastric juice. J. biol. Chem. **234**, 1174 (1959). — TAUBER, S., and L. L. MADISON: The isolation and characterization of porcine gastrin. J. biol. Chem. **240**, 645 (1965). — TAYLOR, N. S., B. GUEFT, and R. J. LEBOWICH: Atheromatous embolization: a cause of gastric ulcers and small bowel necrosis. Gastroenterology **47**, 97 (1964). — TAYLOR, N. S., I. M. ROITT, D. DONIACH, K. G. COUCHMAN, and C. SHAPLAND: Auto-immune phenomena in pernicious anemia: gastric antibodies. Brit. med. J. **1962**II, 1347. — TEORELL, T.: Electrolyte diffusion in relation to the acidity regulation of the gastric juice. Gastroenterology **9**, 425 (1947). — TEXTER, E. C., CHING-CHUNG CHOU, H. C. LAURETA, J. C. TOWNE, M. A. MEYER, and E. J. COSEY: Comparison of estimated peptic activity by risa and the hemoglobin methods of crystalline pepsin solutions, of human gastric secretions and with the addition of antipeptic sulfated polysaccharides. Ann. N. Y. Acad. Sci. **140**, 734 (1967). — THOMAS, J. E.: Maximal acidity of intestinal contents during digestion. Amer. J. dig. Dis. **1**, 195 (1940). — THOMPSON, J. C., I. A. DAVES, W. D. DAVIDSON, and H. J. MILLER: Studies on the humoral control of gastric secretion in dogs with autogenous and homotransplanted antral and fundic pouches. Surgery **58**, 84 (1965). — THOMPSON, J. C., H. J. LERNER, and J. A. TRAMOMTANA: Inhibition of cephalic and antral phases of gastric secretion by antral chalone. Amer. J. Physiol. **202**, 716 (1962). — THOMPSON, J. C., J. A. TRAMONTANA, H. J. LERNER, and J. O. STALLINGS: Physiologic scope of the antral inhibitory hormone. Ann. Surg. **156**, 550 (1962). — THOMPSON, J. C., and J. R. VANE: Gastric secretion induced by histamine and its relationship to the rate of blood flow. J. Physiol. (Lond.) **121**, 433 (1953). — TURNER, M. D.: Pepsinogens and pepsins. Gut **9**, 134 (1968). — TURNER, M. D., L. L. MILLER, and H. L. SEGAL: Gastric proteases and protease inhibitors. Gastroenterology **53**, 967 (1967). — TURNER, M. D., J. L. TUXILL, L. L. MILLER, and H. L. SEGAL: Measurement of pepsin I (gastricsin) in human gastric juice. Gastroenterology **53**, 905 (1967). — TYRKKÖ, J., I. HÄKKINEN, and U. RIMPELA: On the histochemical demonstration of sulfomucins in human and canine gastric epithelium. Brit. J. exp. Path. **49**, 371 (1968).

UVNÄS, B.: The part played by the pyloric region in the cephalic phase of gastric secretion. Acta physiol. scand. **4**, 13 (1942); — The presence of a gastric secretory excitant in the human gastric and duodenal mucosa. Acta physiol. scand. **10**, 97 (1945).

VILLAREAL, R., C. ROBERTSON, and M. I. GROSSMAN: Stimulation of gastric secretion in dogs by parenterally administered fluids. Amer. J. Physiol. **169**, 757 (1952). — VILLEGANS, L.: Cellular location of the electrical potential difference in frog gastric mucosa. Biochim. biophys. Acta (Amst.) **64**, 359 (1962). — VOLHARD, F.: Über Resorption und Fettspaltung im Magen. Münch. med. Wschr. **47**, 141 (1900).

WADA, T.: Clinical studies on gastric juice secretion. Japan. J. Med. **1**, 293 (1962). — WADDELL, W. R.: The physiologic significance of trained antral tissue after partial gastrectomy. Ann. Surg. **143**, 520 (1956). — WALDER, D. N.: Arteriovenous anastomoses of the human stomach. Clin. Sci. **11**, 59 (1952). — WALDRON-EDWARD, D., and ST. C. SKORYNA: Properties of gel mucin of human gastric juice. Proc. Soc. exp. Biol. (N.Y.) **116**, 218 (1964). — WANKE, M.: Der Einbau der Blutgefäße in die Wand des menschlichen Magens. Z. Zellforsch. **50**, 78 (1959); — Die Begleitmuskelfasern der Magengefäße und ihre Bedeutung für die Pathogenese des Ulcus ventriculi. Langenbecks Arch. klin. Chir. **300**, 166 (1962); — Sklerose der trunkulär-afferenten und radikulär-intramuralen Magenarterien. Ihr Einfluß auf die Pathogenese des Ulcus ventriculi. Langenbecks Arch. klin. Chir. **306**, 215 (1964); — Acute experimental Pancreatitis. In: Current topics in pathology, vol. 52. p. 64. Berlin-Heidelberg-New York: Springer 1970. — WEBSTER, D. R., and S. A. KOMAROW: Mucoprotein as normal constituent of the gastric juice. J. biol. Chem. **96**, 133 (1932). — WEISBRODT, N. W., J. N. WILEY, B. F. OVERHOLT, and P. BASS: A relation between gastroduodenal muscle contractions and gastric emptying. Gut **10**, 543 (1969). — WELSH, J. D., J. T. HARTZOG, J. C. MAY, and L. RUSSELL: Nondialysable B12 binding material in human gastric juice following histamine stimulation. Amer. J. dig. Dis. **9**, 246 (1964). — WERLE, E.: Körpereigene kreislaufaktive Stoffe. In: Handbuch der Biochemie des Menschen und der Tiere (Hrsg. C. OPPENHEIMER), S. 108. Jena: Gustav Fischer 1936. — WERLE, E., u. W. LORENZ: Histamin und Histidindecarboxylasen in Schilddrüse und Thymus. Biochem. Pharmacol. **15**, 1059 (1966). — WERNER, J.: Studies on glycoproteins from mucous epithelium and epithelial secretion. Acta Soc. Med. upsalien. **58**, 1 (1953). — WHITE, A., P. HANDLER, and E. L. SMITH: Principles of biochemistry, ed. 3, vol. 1, pp. 137, 154. New York: McGraw Hill Book Co., Inc. 1964. — WHITE, T. T., H. N. HARKINS, T. L. FLETCHER, and D. F. MAGEE: Effect of porcine gastrin on gastric secretion in six humans. J. Surg. Res. **4**, 70 (1965). — WOLF, S., and H. G. WOLFF: Human gastric function. An experimental study of a man and his stomach. London: Oxford University Press 1943. — WOODWARD, E. R., R. R. BIGELOW, and L. R. DRAGSTEDT: Quantitative study of the effect of antrum resection on gastric secretion in PAVLOV pouch dogs. Proc. Soc. exp. Biol. (N.Y.) **68**, 473 (1948). — WOODWARD, E. R., E. S. LYONS, J. A. LANDOR, and L. R. DRAGSTEDT: The physiology of the gastric antrum experimental studies on isolated antrum pouches in dogs. Gastroenterology **27**, 766 (1954). — WOODWARD, E. R., C. ROBERTSON, W. FRIED, and H. SHAPIRO: Further studies on the isolated gastric antrum. Gastroenterology **32**, 868 (1957). — WORMSLEY, K. G., and M. I. GROSSMAN: Inhibition of gastric acid secretion by secretin and by endogenous acid in the duodenum. Gastroenterology **47**, 72 (1964). — WORMSLEY, K. G.: Gastric response to secretin and pancreozymin in man. Scand. J. Gastroent. **3**, 632 (1968).

YAMAGUCHI, N., and G. B. J. GLASS: The determination of intrinsic factor in gastric secretory analysis. Ann. N. Y. Acad. Sci. **140**, 924 (1967).

ZELIONY, G. P.: Observations in dogs with cerebral hemisphere removed. Quart. J. exp. Physiol., Suppl. 241 (1923). — ZEPPA, R., H. WILLIAMS, and N. A. WOMACK: Histamine release by gastrin. Clin. Res. **12**, 215 (1964). — ZIEMLANSKI, S., and W. BEREZOWSKI: Temperature changes in the gastric mucosa under the influence of certain neurohormones. I. Effect of acetylcholine, adrenalin, and noradrenaline. Acta physiol. pol. **12**, 231 (1961). — ZUKSCHWERDT, L., u. TH.-O. LINDENSCHMIDT: Magen-

Duodenum. In: Klinische Chirurgie, Bd. 3, S. 149ff. Berlin-Göttingen-Heidelberg: Springer 1960.

## C. Fehlbildungen

AGATI, D., e G. BUZZI: Gigantismo plicare circoscritto della mucosa gastrica. Radiol. med. (Torino) **36**, 829 (1950). — ALBOT, G., et F. MAGNIER: Diaphragme muqueux antropylorique. Arch. Mal. Appar. dig. **44**, 1162 (1955). — ALLEN, R. K., B. D. ROSENAK, and E. PERMER: Aberrant pancreatic tissue in the stomach. Gastroenterology **21**, 148 (1952). — ALNOR, P. C., E. W. KRICKE u. H. J. WERNER: Der Magenschleimhautprolaps. Ein Beitrag zur Physiopathologie des Magenausganges. München-Berlin: Urban & Schwarzenberg 1962. — AMELUNG, G., u. TH. KUNAD: Die Magenruptur im Neugeborenenalter. Mschr. Kinderheilk. **116**, 72 (1968). — ANDRETTA, O., e G. P. CIRRI: Sul pancreas aberrante del canale alimentare e sulla sua trasformazione neoplastica. Arch. De Vecchi Anat. pat. **49**, 959 (1967). — ANNAMUNTHODO, H.: Duplication of the stomach and the duodenum: case report. W. Indian med. J. **8**, 110 (1959). — ANZILOTTI, A.: Sul volvolo gastrico. Arch. ital. Chir. **26**, 1 (1930). — AREY, L. B.: Developmental anatomy, 6th ed., p. 245. Philadelphia: W. B. Saunders Comp. 1956. — AREY, L. B., and R. T. BOTHE: On the occurrence of epithelium and glands of the intestinal type in the gastric mucosa. Surg. Gynec. Obstet. **90**, 86 (1950). — ARMSTRONG, G.: An account of the diseases most incident in children, p. 216. London: C. Cadell 1777. — ASCHOFF, L.: Pathologische Anatomie, 4. Aufl., Bd. II, S. 807ff. Jena: Gustav Fischer 1919. — ASKANAZY, M.: Zur Pathogenese des Magenkrebses und über seinen gelegentlichen Ursprung aus angeborenen epithelialen Keimen der Magenwand. Dtsch. med. Wschr. **49**, 3, 49 (1923). — ASPERGER, H.: Pylorospasmus und Konstitution. Mschr. Kinderheilk. **107**, 128 (1959).

BACHMANN, K.-D.: Plattenförmige Muskelhypertrophie im Antrum pylori. Beitr. path. Anat. **112**, 97 (1952). — BADE, H.: Umschriebene hochgradige papillomatöse Wucherung der Magenschleimhaut. Röntgenpraxis **12**, 272 (1940). — BANKS, P. A., J. D. WAYE, A. M. WAITMAN, and A. CORNELL: Mucosal diaphragm of the gastric antrum. Gastroenterology **52**, 1003 (1967). — BARBIER, H.: Über den kongenitalen Sanduhrmagen. Langenbecks Arch. klin. Chir. **185**, 642 (1936). — BARBOSA, J. J., and M. B. DOCKERTY, J. M. WAUGH: Pancreatic heterotopias. Surg. Gynec. Obstet. **82**, 527 (1946). — BARSONY, T., u. E. KOPPENSTEIN: Spitzendivertikel des Magenfundus. Fortschr. Röntgenstr. **46**, 414 (1932). — BAYER, L., u. H. PANSDORF: Der röntgenologische Nachweis von Divertikeln im Bereich des Verdauungskanals und seine klinische Bedeutung. Ergebn. med. Strahlenforsch. **6**, 493 (1933). — BEARDSLEY, H.: Transact of the New Haven Med. Ass. 1788. Zit. bei IBRAHIM. — BENNER, W. H.: Diagnostic morphology of aberrant pancreas of the stomach. Surgery **29**, 170 (1951). — BENNETT, R. J.: Atresia of the pylorus. Amer. J. dig. Dis. Nutr. **4**, 44 (1937). — BERG, J.: Zwei Fälle von Achsendrehung des Magens. Nord. med. Ark., N. F. **8**, 19 (1897). — BEUTLER, A.: Über blastomatöses Wuchern von Pankreaskeimen in der Magenwand. Virchows Arch. path. Anat. **232**, 341 (1921). — BIZZOZERO, C.: Über die schlauchförmigen Drüsen des Magen-Darmkanals und die Beziehung ihres Epithels zu dem Oberflächenepithel der Schleimhaut. Arch. mikr. Anat. **42**, 82 (1893). — BLAU, H.-J., u. K. NICSOVICS: Magenperforation beim Neugeborenen infolge kongenitalen Muskeldefekts der Magenwand. Kinderärztl. Prax. **33**, 269 (1965). — BODON, G. R., and P. W. HAAKE: Hiatus hernia and pyloric hypertrophy in the adult. Surgery **63**, 430 (1968). — BONATI, P., e A. SOSSO: Gli aspetti radiologici dello pseudovolvolo cosidetto volvolo intermittente dello stomaco nell'infanzia. Arch. ital. Mal. Appar. dig. **30**, 369 (1963). — BORRMANN, R.: Geschwülste des Magens und Duodenums. In: HENKE-LUBARSCH, Handbuch der speziellen pathologischen Anatomie und Histologie, Bd. IV/1, S. 822. Berlin: Springer 1926. — BOYD, D. P.: Surgery in hiatus hernia. S. Clin. N. Amer. **44**, 597 (1964). — BRADLEY, R. L., M. M. KLEIN, and F. LEVY: Gastric heterotopic pancreas with hemorrhage. Gastroenterology **30**, 297 (1956). — BRANCH, C. D., and R. E. GROSS: Aberrant pancreatic tissue in the gastrointestinal tract. Arch. Surg. **31**, 200 (1935). — BRANSCHEID, F.: Über einen gutartigen zystischen Tumor des Magenausgangs. Röntgenpraxis **10**, 448 (1938). — BRAUN, H.: Die Divertikel des Magens. Mat. medic. **17**, 137 (1965). — BRAUNSTEIN, H.: Congenital defect of the musculature with spontaneous perforation. J. Pediat. **44**, 55 (1954). — BRDICZKA, I. G.: Antrum-Pseudodivertikel des Magens, ein Röntgenbefund bei operativ gedecktem Ulcus duodeni perforatum sowie chronischem Ulcus mit perigastrischen Adhäsionen. Fortschr. Röntgenstr. **41**, 384 (1930). — BREMER, J. L.: Diverticula and duplications of the intestinal tract. Arch. Path. **38**, 132 (1944); — Congenital anomalies of the viscera. Cambridge: Harvard University Press 1957. — BRENDLE, E.: Familiäres Vorkommen von Pylorusspasmus. Mschr. Kinderheilk. **68**, 295 (1937). — BRINTON, W.: Zit. bei ALNOR, P. C., E. W. KRICKE u. H. J. WERNER: Der Magenschleimhautprolaps. München-Berlin: Urban & Schwarzenberg 1962. — BRODY, H.: Ruptured diverticulum of the stomach in newborn infant, associated with congenital membrane occluding the duodenum. Arch. Path. **29**, 125 (1940). — BROMAN, J.: Über die Phylogenese der Bauchspeicheldrüse. Anat. Anz. **44**, 14 (1913). — BUCKSTEIN, J.: Clinical roentgenology of the alimentary tract. Philadelphia: J. B. Lippincott Co., 1949; — The digestive tract. In: Roentgenology, 2nd ed., p. 182, 219, 223. Philadelphia: J. B. Lippincott Co. 1953. — BURGE, H. W., A. M. GILL, C. D. MACLEAN, and R. H. LEWIS: Symptomatic hiatus hernia: A study of pyloro-duodenal region and the rationale of vagotomy in its treatment. Thorax **21**, 67 (1966). — BURKL, W.: Die ortsfremden Epithelien im Bereiche des Magen-Darmtraktes und ihre Genese. Wien. klin. Wschr. **64**, 707 (1952). — BURNETT, H. A., and B. HALPERT: Perforation of the stomach of a newborn infant with pyloric atresia. Arch. Path. **44**, 318 (1947). — BUSARD, J. M., and W. WALTERS: Heterotopic pancreatic tissue. Arch. Surg. **60**, 674 (1950). — BUTLER, W. H., and J. M. BARNES: Carcinoma of the glandular stomach in rats given diets containing aflatoxin. Nature (Lond.) **209**, 90 (1966).

CAMPBELL, M., and P. FORGACZ: Laevocardia with transposition of the abdominal viscera. Brit. Heart. J. **15**, 401 (1953). — CANEPA, M., e C. CARLI: Sulla iperplasia a pieghe circoscritta della mucosa gastrica. Pathologica (Genova) **59**, 417 (1967). — CHAPMAN, B. M., W. E. VOGEL, and T. P. SCHOMAKER: Massive gastric hemorrhage associated with aberrant pancreas in the stomach. Gastroenterology **8**, 367 (1947). — CHAPMAN, M. L., J. L. WERTHER, and H. D. JANOWITZ: The reabsorption of acid in the human stomach: the effect of gastric corpus ulcers. Gastroenterology **52**, 1077 (1967). — CHRISTELLER, R.: Eine divertikuläre Form der Magen- und Darmmyome. Zbl. Path. **33**, 175 (1923). — CLAR, F.: Über heterotope Darmschleimhaut im Magen und ihre Bedeutung für die Ulkusgenese. Bruns' Beitr. klin. Chir. **160**, 145 (1934). — CLARKE, B. E.: Myo-epithelial hamartoma of the gastrointestinal tract. Arch. Path. **30**, 143 (1940). — CLEVE, A.: Divertikel und Divertikelmyome des Magens. Virchows Arch. path. Anat. **255**, 372 (1925). — COCCHI, U.: In: SCHINZ, H. R., W. E. BAENSCH, E. FRIEDEL, E. UEHLINGER, Lehrbuch der Röntgendiagnostik, 5. Aufl. Stuttgart: Thieme 1952. — COHEN, F.: Beiträge zur Histologie und Histogenese der Myome des Uterus und des Magens. Virchows Arch. path. Anat. **255**, 373 (1925). — COLLI, F., e M. P. PRODI: Considerazioni su di una casuistica operatoria di stenosi ipertrofica del piloro. Minerva chir. **15**, 1302 (1960). — CONWAY, N.: Pyloric antral mucosal diaphragm. Brit. med. J. **1965I**, 970. — COODLEY, E. L.: Adult pyloric stenosis. Amer. J. dig. Dis., N. S. **12**, 708 (1967). — COPLEMAN, B.: Aberrant pancreas in the gastric wall. Radiology **81**, 107 (1963). — CRAVER, W. C.: Hypertrophic pyloric stenosis in adults. Gastroenterology **33**, 914 (1957). — CREMIN, B. J.: Neonatal prepyloric membrane. S. Afr. med. J. **41**, 1076 (1967).

DALGAARD, J. B.: Volvulus of the stomach: case report and survey. Acta chir. scand. **103**, 131 (1952). — DANIS, A.: La fréquence de la sténose hypertrophique du pylore n'augmente pas avec le nombre de grossesses. Acta paediat. belg. **11**, 248 (1957). — DAUM, R., W. CH. HECKER u. E. RÜTER: Die spontane Magenperforation bei Neugeborenen und Säuglingen. Z. Kinderchir. **3**, 481 (1966). — DAVIS, D. A., and K. R. DOUGLAS: Congenital pyloric atresia, a rare anomaly. Report of a successful case. Ann. Surg. **153**, 418 (1961). — DELHOUGNE, F.: Über Pankreaskeime im Magen. Langenbecks Arch. klin. Chir. **129**, 116 (1924). — DÉNES, J., J. LEB, and F. V. LUKÁCS: Gastroschisis. Surgery **63**, 701 (1968). — DENK, W.: Ein Fall von Doppelmagen. Wien. klin. Wschr. **53**, 203 (1940). — DERBYSHIRE, R. C.: Studies of aberrant pancreas. Thesis, University of Minnesota 1940. — DICKINSON, S. J., and E. E. BRANT: Congenital pyloric stenosis: Roentgen findings 52 years after gastroenterostomy. Surgery **62**, 1092 (1967). — DINEEN, J. P., and S. F. REDO: Pyloric obstruction due to mucosal diaphragm. Surgery **53**, 674 (1963). — DITTRICH, J. K.: Form- und Lageveränderungen des Magens (Kaskade, Plikatur, Torsion) als Ursache habituellen Erbrechens der Säuglinge. Mschr. Kinderheilk. **107**, 61 (1959). — DITTRICH, J. K., u. B. FRIOLET: Zur Spätprognose der kindlichen Pylorusstenose. Münch. med. Wschr. **103**, 699 (1961). — DOGLIOTTI, G.: Stenosi pilorica ipertrofica del lattante riscontrata intra fratelli. Minerva pediat. **10**, 466 (1958). — DuPLESSIS, D. J.: Primary hypertrophic pyloric stenosis in the adult. Brit. J. Surg. **53**, 485 (1966).

EHNERT, A.: Röntgenologische Nachuntersuchungen nach spastisch-hypertrophischer Pylorusstenose. Fortschr. Röntgenstr. **89**, 33 (1958). — EISENSTEIN, A.: Situs inversus Pylori et Duodeni und Linkslage des Pylorus bei reitendem Magen. Fortschr. Röntgenstr. **39**, 907 (1929). — EKLÖF, O.: Accessory pancreas in the stomach and duodenum. Acta chir. scand. **121**, 13 (1961). — ELFVING, G., and J. HASTBACKA: Clinical importance of pancreatic heterotopia. J. int. Coll. Surg. **44**, 650 (1965). — ELSTER, K., u. A. SCHLEGL: Untersuchungen von Kinder- und Säuglingsmägen unter besonderer Berücksichtigung des Vorkommens von Becherzellen und saumtragenden Zylinderepithelien. Z. Gastroent. **3**, 131 (1965). — EVANS, J. A., and S. WEINTRAUB: Accessory pancreatic tissue in the stomach wall. Amer. J. Roentgenol. **69**, 22 (1953).

FALCONER, W. A.: A case of congenital diverticulum of the stomach and duodenum in a physiological hour-glass stomach. Lancet **1907I**, 1296. — FANTA, E.: Hypoglykämie bei Superazidität und Nebenpankreas. Endokrinologie **19**, 34 (1937). — FAUST, D. B., and C. S. MUDGETT: Aberrant pancreas, with review of the literature and report of a case. Ann. intern. Med. **14**, 717 (1940). — FEER, E.: Die angeborene Pylorusstenose. In: Handbuch der Kinderheilkunde, Bd. III, S. 245. Leipzig: F. C. W. Vogel 1924. — FINKELSTEIN, H.: Über angeborene Pylorusstenose im Säuglingsalter. Jb. Kinderheilk. **43**, 105 (1896). — FLEISCHNER, F.: Das kardianahe Magendivertikel. Klin. Wschr. **3**, 1619 (1924). — FLÖRCKEN, H.: Klinik und Operation der tumorähnlichen hypertrophischen Gastritis. Bruns' Beitr. klin. Chir. **168**, 177 (1938). — FORSELL, G.: Die Aufgabe der autonomen Schleimhautbewegungen bei der Verdauung. Fortschr. Röntgenstr. **57**, 331 (1938). — FRIED, L.: Beitrag zum sogenannten Spitzendivertikel des Magenfundus. Radiol. clin. (Basel) **28**, 155 (1959). — FRIK, W.: Magen. In: Lehrbuch der Röntgendiagnostik, Bd. V, S. 246ff. Stuttgart: Thieme 1965; — Die röntgenologische Frühdiagnostik bei Tumoren des Verdauungstraktes. In: Deutscher Röntgenkongreß 1964, Teil A. Stuttgart: Thieme 1964.

GARDINER, J. P.: A case of congenital hour-glass stomach with accessory pancreas. J. Amer. med. Ass. **49**, 1598 (1907). — GARNJOBST, W.: Antral duplication with intractable duodenal ulcer. Report of case raising the possibility of antral hyperfunction. Gastroenterology **49**, 419 (1965). — GEGENBAUR, C.: Ein Fall von Nebenpankreas in der Magenwand. Arch. Anat. Physiol. u. wiss. Med. **2**, 163 (1863). — GERBER, B. C.: Prepyloric diaphragm, an unusual abnormality. Arch. Surg. **90**, 472 (1965). — GIMES, B.: Teilweise Duplizität des Magens und der Speiseröhre. Fortschr. Röntgenstr. **88**, 366 (1958). — GÖRSCH, H.: Über die Gastritis hypertrophica gigantea. Ménétriersche Erkrankung. Ergebn. allg. Path. Anat. **46**, 156 (1965). — GOLDMANN, I.: Kongenitaler Pseudosanduhrmagen bei einem 2jährigen Kinde. Wien. klin. Wschr. **45**, 286 (1932). — GOLLOB, M.: Cascade or waterfall stomach. With report of three cases. Amer. J. Roentgenol. **22**, 451 (1929). — GOTTLIEB, CH., D. LEFERTS, and S. I. BERANBAUM: Gastric volvulus. Amer. J. Roentgenol. **72**, 609 (1954). — GREENFIELD, H.: Hypertrophic pylorus stenosis in adults. Ann. intern. Med. **34**, 492 (1951). — GRIFFIN, J. P., and C. G. GRIFFIN: Perforation of the stomach in a newborn due to a congenital defect. J. Indiana med. Ass. **47**, 619 (1954). — GROB, M.: Über Lageanomalien des Magen-Darm-Traktes infolge Störungen der fetalen Darmdrehung. Basel: Schwabe 1953. — GROSS, R. E.: The surgery of infancy and childhood, p. 132, 221. Philadelphia: W. B. Saunders Co. 1953. — GROSS, R. E., B. D. NEUHAUSER, and L. A. LONGINO: Thoracic diverticula which originate from the intestine. Ann. Surg. **131**, 363 (1950).

HABERER, H. V.: Volvulus des Magens bei Karzinom. Dtsch. Z. Chir. **115**, 497 (1912). — HAENSELT, V.: Zur Kenntnis der diffusen Schleimhauthyperplasie des Magens. Zbl. allg. Path. path. Anat. **85**, 62 (1949). — HAFTER, E.: Praktische Gastroenterologie. Stuttgart: Georg Thieme 1965. — HAJDU, I., u. P. NYUL-TOTH: Doppelmagen. Magy. Radiol. **2**, 1 (1950). — HALL, H. E.: Symposium on pyloric stenosis. Pylorospasm. Congenital hypertrophic stenosis of the pylorus. Atlantic med. J. **29**, 763 (1926). — HALLER, J. A., and J. L. CAHILL: Combined congenital gastric and duodenal obstruction: Pitfalls in diagnosis and treatment. Surgery **63**, 503 (1968). — HAMPERL, H.: Über erworbene Heterotopien ortsfremden Epithels im Magendarmtrakt. Beitr. path. Anat. **80**, 307 (1928); — Über Umbauvorgänge der Magenschleimhaut. Verh. dtsch. Ges. Path. **26**, 392 (1931); — Epitheliale Zellsprossungen in der Magenschleimhaut. Beitr. path. Anat. **93**, 314 (1934). — HARP, R. A., J. L. GONZALEZ, and J. GRAHAM: Total gastric hiatal herniation in an infant. Surgery **57**, 302 (1965). — HAUSER, G.: Das chronische Magengeschwür, sein Vernarbungsprozeß und dessen Beziehungen zur Entwicklung des Magencarcinomes. Leipzig 1883. — HAYES, M. A., and I. S. GOLDBERG: The problem of infantile pyloric stenosis. Int. Abstr. Surg. **104**, 105 (1957). — HEBBEL, R.: The topography of chronic gastritis in otherwise normal stomachs. Amer. J. Path. **25**, 125 (1949). — HEINISCH, H.-M.: Die sog. Pylorushypertrophie im Tierversuch. Klin. Wschr. **45**, 1251 (1967). — HEMPEL, G. K., F. L. BROCHU, and R. P. HAYS: Aberrant pancreas of the stomach. Amer. Surg. **31**, 267 (1965). — HERBUT, P. A.: Congenital defect in the musculature of the stomach with rupture in a newborn infant. Arch. Path. **36**, 91 (1943). — HERMANN, A.: Zur Frage der Epithelmetaplasie. Wien. klin. Wschr. **24**, 168 (1911). — HEUBNER, O.: Über Pylorospasmus. Ther. d. Gegenw., N. F. **8**, 433 (1906). — HEYROVSKY, H.: Histologische Untersuchungen der Magenschleimhaut bei Ulcus ventriculi und Carcinom. Dtsch. Z. Chir. **122**, 350 (1913). — HIRSCHSPRUNG, H.: Fälle von angeborener Pylorusstenose. Beobachtet bei Säuglingen. Jb. Kinderheilk. **28**, 61 (1888). — HOCHE, O.: Zur Klinik und Therapie der Magengeschwulstbildungen unter besonderer Berücksichtigung seltener gutartiger Magentumoren. Zbl. Chir. **68**, 633 (1941). — HOCHULI, R.: Behinderte Magenentleerung durch Antrum-, Pylorus- oder Duodenal-Pathologie bei Hiatushernie. Helvet. chir. Acta **32**, 163 (1965). — HOLT, L. E.: Hypertrophic pyloric stenosis in infants. J. Amer. med. Ass. **68**, 1517 (1917). — HORGAN, E. J.: Accessory pancreatic tissue. Arch. Surg. **2**, 521 (1921). — HORNKIEWITSCH, TH.: Beitrag zur Differentialdiagnostik der Nischen an der großen Kurvatur des Magens. Fortschr. Röntgenstr. **71**, 906 (1949). — HOYER, A., and J. ANDERSEN: Cardioduodenal duct. Anomaly of stomach previously not observed. J. Oslo Cy. Hosp. **1**, 225 (1951). — HUDOCK, J. J., H. WANNER, and C. J. REILLY: Acute massive gastrointestinal hemorrhage associated with pancreatic heterotopic tissue of the stomach. Ann. Surg. **143**, 121 (1956). — HUMPHREY, H. A.: Some observations on gastric disease in pediatric roentgenology. Amer. J. Roentgenol. **84**, 518 (1960).

IBRAHIM, J.: Die Pylorusstenose des Säuglings. Ergebn. inn. Med. Kinderheilk. **1**, 208 (1908). — INGBER, E.: Magen- und Duodenaldivertikel. Radiol. clin. (Basel) **25**, 207 (1956).

KAISER, R.: Ein erworbenes Divertikel an der Vorderwand des Magens. Röntgenpraxis **7**, 327 (1935). — KEET, A. D.: Focal hypertrophy of the pyloric musculature in adults. Arch. Path. **61**, 20 (1956). — KEISER, D. V.: Das Nebenpankreas unter dem Bilde benigner Magentumoren. Chirurg **19**, 154 (1948). — KEITH, A.: Diverticula of the alimentary tract of congenital or of obscure origin. Brit. med. J. **1**, 376 (1910). — KIESEWETTER, W. B.: Duplications of the stomach. Ann. Surg. **146**, 990 (1957). — KLEIN, N. C., M. H. SLEISENGER, and E. WESER: Disaccharidases, leucine aminopeptidase, and glucose uptake in intestinalized gastric mucosa. Gastroenterology **52**, 1137 (1967). — KLOB, J.: Pankreas-Anomalien. Z. Ges. d. Ärzte zu Wien **2**, 723 (1859). — KNAPP, K.: Diagnostic radiologique des hernies du hiatus de Winslow et des ectopies gastriques partielles chez le noveau-né et le nourisson. Röntgen-Europ. (Paris) **5**, 13 (1962). — KOCH, W.: Mißbildungen. In: HENKE-LUBARSCH, Handbuch der speziellen pathologischen Anatomie und Histologie, Bd. IV/1, S. 166ff. Berlin: Springer 1926. — KOELSCH, K.: Magen. In: Gastroenterologie, Hrsg. M. GÜLZOW, K. KOELSCH, H. KUNTZEN. S. 117. Jena: Fischer 1969. — KONJETZNY, G.: Die Entzündungen des Magens. In: HENKE-LUBARSCH, Handbuch der speziellen pathologischen Anatomie und Histologie, Bd. IV/2, S. 768ff. Berlin: Springer 1928. — KREMSER, K.: Über vielfache Divertikelbildung im kardialen Magenabschnitt. Röntgenpraxis **6**, 524 (1934). — KRÖHL, R., and H. KASPERAT: Das klinische Bild der Pankreasheterotopie. Dtsch. med. Wschr. **93**, 1361 (1968). — KUPFFER, F. v.: Epithel und Drüsen des menschlichen Magens. Festschrift des ärztl. Vereines München 1883. — KURATSUNE, M., and W. C. HUEPER: Polycyclic aromatic hydrocarbons in roasted coffee. J. nat. Cancer Inst. **24**, 463 (1960).

LADD, E. W., and R. E. GROSS: Surgical treatment of duplications of the alimentary tract: enterogenous cysts, enteric cysts or ileum duplex. Surg. Gynec. Obstet. **70**, 295 (1940). — LÄWEN, A.: Über einen Magenvolvulus mit perforiertem Dehnungsgeschwür der hinteren Magenwand. Dtsch. Z. Chir. **206**, 319 (1927). — LAFER, D. J., and P. K. KOTTMEIER: Congenital gastric obstruction. Amer. J. Diss. Child. **107**, 203 (1964). — LAUCHE, A.: Die Heterotopien des ortsgehörigen Epithels im Bereich des Verdauungskanals. Virchows Arch. path. Anat. **252**, 39 (1924). — LAURELL, H.: Über den sogenannten Kaskadenmagen. Dtsch. med. Wschr. **46**, 1300 (1920). — LEGAL, Y., R. RABER, P. BUCK et M. SIMLER: Etude anatomo-radiologique des prolapsus pyloroduodénaux. J. Radiol. (Brux.) **40**, 2 (1959). — LENZ, H., H. ROHR u. G. KERSTING: Zur Pathogenese der sogenannten Pylorushypertrophie des Erwachsenen. Fortschr. Röntgenstr. **108**, 355 (1968). — LEV, R.: The mucin histochemistry of normal and neoplastic gastric mucosa. Lab. Invest. **14**, 2080 (1965). — LIEBERMANN, D.: Die Muskelarchitektur der Magenwand des menschlichen Foeten im Vergleich zum Aufbau der Magenwand des Erwachsenen. Gegenbaurs morph. Jb. **108**, 391 (1966). — LIECHTI, R. E., W. P. MIKKELSEN, and W. H. SNYDER: Prepyloric stenosis caused by a congenital squamous epithelial diaphragma, resultant infantilism. Surgery **53**, 670 (1963). — LITTNER, M., and I. KIRSH: Aberrant pancreatic tissue in the gastric antrum. Radiology **59**, 201 (1952). — LUBARSCH, O.: Über heterotope Epithelwucherung und Krebs. Verh. dtsch. Ges. Path. **10**, 208 (1906). — LUSCHNITZ, E.: Klinische und röntgenologische Beobachtungen bei Magendivertikeln. Dtsch. Z. Verdau.- u. Stoffwechselkr. **24**, 73 (1964). — LUSCHNITZ, E., u. W. BEYER: Das Magenspitzendivertikel. Med. Bild **9**, 142 (1966).

MACGILLIVARY, P. C., A. M. STEWART, and A. MACFARLANE: Rupture of the stomach in the newborn due to congenital defects in the gastric musculature. Arch. Dis. Childh. **31**, 56 (1956). — MACK, H. C.: Adult hypertrophic pyloric stenosis. Arch. intern. Med. **104**, 574 (1959). — MAGNUS, H. A.: Observations on the presence of intestinal epithelium in the gastric mucosa. J. Path. Bact. **44**, 389 (1937). — MARKHOFF, N.: Divertikel des Magens. In: BOLLER, R., Der Magen und seine Krankheiten. Wien: Urban & Schwarzenberg 1954. — MARTINEZ, N. S., C. G. MORLOCK, M. B. DOCKERTY, J. M. WAUGH, and H. M. WEBER: Heterotopic pancreatic tissue involving the stomach. Ann. Surg. **147**, 1 (1958). — MAY, M.: Une tumeur kystique développée aux dépens d'un pancréas accessoire intragastrique à cellules exclusivement Langerhansiennes, ayant déterminé une ulcération gastrique. Enucléation. Résection. Guérison. Bull. Acad. chir. (Paris) **63**, 562 (1937). — MAYERSBACH, H.: Über das Vorkommen heterotoper albuminöser Drüsen der Cardia eines 28jährigen Mannes. Anat. Anz. **99**, 342 (1953). — MCCORMICK, W. F.: Rupture of the stomach in children. Review of the literature and a report of seven cases. Arch. Path. **67**, 416 (1959). — MEEROFF, M., J. R. M. GOLLAN, and J. C. MEEROFF: Gastric diverticulum. Amer. J. Gastroent. **47**, 189 (1967). — MEISSNER, W. A.: Diskussionsbemerkung zu Fall 2 und 3, in: Cancer Sem. **3**, H. 1 (1962). — MÉNÉTRIER, P.: Des polyadénomes gastriques et de leurs rapports avec le cancer de l'estomac. Arch. Physiol. norm. Path. **1**, 32, 236 (1888). — METZ, A. R., R. HOUSEHOLDER, and J. F. DE PREE: Obstruction of the stomach due to congenital double septum with cyst formation. Trans. west. surg. Ass. **50**, 242 (1941). — MEYER, J. L.: Congenital defect in the musculature of the stomach resulting in spontaneous gastric perforation in the neonatal period. J. Pediat. **51**, 416 (1957). — MOERSCH, H. J., and J. F. WEIR: Redundant gastric mucosa simulating carcinoma of the stomach. Amer. J. dig. Dis. **9**, 287 (1942). — MOLZ, G.: Magenperforation bei Neugeborenen. Helv. paediat. Acta **21**, 94 (1966). — MONTAGUE, F. E., and J. C. THOROUGHMAN: True diverticulum of the prepyloric area of the stomach. Amer. J. Surg. **94**, 669 (1957). — MOORE, T. C.: Gastrochisis with antenatal evisceration of intestines and urinary bladder. Ann. Surg. **158**, 263 (1963). — MORSON, B. C.: Intestinal metaplasia of the gastric mucosa. Brit. J. Cancer **9**, 365 (1955). — MOSZKOWICZ, L.: Zur Histologie des ulcusbereiten Magens. Langenbecks Arch. klin. Chir. **122**, 444 (1923). — MURAKAMI, T., S. NAKAMURA, and T. SUZUKI: Histological study on the mechanism of intestinal epithelial metaplasia in gastric mucous membrane. Gann **46**, 9 (1955).

NAUMANN, W.: Die Bedeutung funktionell-spastischer Muskelkontraktionen. Fortschr. Röntgenstr. **78**, 49 (1953). — NAUWERCK, C.: Zur Kenntnis der Divertikel des Magens. Dtsch. med. Wschr. **46**, 119 (1920); — Gastritis ulcerosa chronica. Münch. med. Wschr. **44**, 955, 987 (1897). — NELSON, R. S., and N. M. SCOTT: Heterotopic pancreatic tissue in the stomach — gastroscopic features. Gastroenterology **34**, 452 (1958). — NIEMI, M., M. SIURALA, and T. K. LARMI: Histochemistry of three dehydrogenase systems in cancerous and non-cancerous human stomachs with special reference to intestinal metaplasia. Acta path. microbiol. scand. **53**, 139 (1961). — NIELSEN, O. F.: Anomalies of the stomach. In: H. L. BOCKUS, Gastroenterology, vol. I, 2nd ed., p. 899. Philadelphia & London: W. B. Saunders 1963. — NIELSEN, O. F., and M. ROELSGAARD: Radiographic follow-up in hypertrophic pyloric stenosis. After medical and surgical treatment. Acta paediat. (Uppsala) **49**, 4 (1960). — NISSAN, S.: Duplications of the stomach. Amer. J. Surg. **100**, 59 (1960).

PALMER, E. D.: Benign tumors of the stomach. Medicine (Baltimore) **30**, 81 (1951); — Collective review-gastric diverticula. Int. Abstr. Surg. **94**, 417 (1951); — Gastritis. Medicine (Baltimore) **33**, 199 (1954). — PARRISH, R. A., H. S. SHERMAN, and W. H. MORETZ: Congenital antral membrane. Surgery **59**, 681 (1966). — PAYR, A.: Volvulus ventriculi und die Achsendrehung des Magens. Mitt. Grenzgeb. Med. Chir. **20**, 686 (1907). — PEARSON, S.: Aberrant pancreas. Arch. Surg. **63**, 168 (1951). — PERNKOPF, E.: Eine divertikelartige Bildung am Magenfundus beim Menschen. Anat. Anz. **66**, 257 (1928). — PERNKOPF, E.: Diskussionsbemerkung zum Fall DENK. Wien. klin. Wschr. **53**, 203 (1940). — PFAUNDLER, M. v.: Pylorusstenose im Säuglingsalter. In: PFAUNDLER-SCHLOSSMANN, Handbuch der Kinderheilkunde, Bd. 2, S. 181. Leipzig: F. C. W. Vogel 1931. — PICCO, A.: Adenoma pilorico associato a pancreas aberrante. Arch. ital. Anat. Istol. pat. **8**, 632 (1938). — PLANTEYDT, H. R., and R. G. J. WILLIGHAGEN: Enzyme histochemistry of the human stomach with special reference to intestinal metaplasia. J. Path. Bact. **80**, 317 (1960). — PLENK, H.: Der Magen. In: W. v. MÖLLENDORFF, Handbuch der mikroskopischen Anatomie des Menschen, Bd.V/2, S. 1 ff. Berlin: Springer 1932. — POPPI, A.: Sui pancreas aberranti (Rivista sintetica completa e contributo casistico). Arch. ital. Mal. Appar. dig. **4**, 534 (1935). — PRÉVÔT, R., u. M. A. LASSRICH: Röntgendiagnostik des Magen-Darm-Traktes. Stuttgart: Thieme 1959. — PRINTUP, J. R., and N. D. WILSON: Pancreatic heterotopia. Amer. Surg. **33**, 584 (1967). — PROANO, C. A.: A case of gastric volvulus in a child. J. int. Coll. Surg. Sect. 1, **26**, 19 (1956). — PUDWITZ, K. R.: Magendivertikel seltener Lokalisation. Fortschr. Röntgenstr. **96**, 714 (1961). — PUHL, H.: Über die Bedeutung entzündlicher Prozesse für die Entstehung des Ulcus ventriculi et duodeni. Virchows Arch. path. Anat. **260**, 1 (1926). — PULSIFER, L., F. L. JEDD, and T. F. VAN ZANDT: Pyloric obstruction by a mucosal diaphragm. Amer. J. Gastroent. **43**, 30 (1965).

RAGINS, H., and M. DITTBRENNER: Intracellular enzymatic histochemistry of the human stomach with special reference to atrophic gastritis. Gut **6**, 357 (1960). — RAINSCH, O.: Ein klinischer Beitrag zu Divertikelmyomen des Magens. Zbl. Chir. **65**, 2270 (1938). — RAMMSTEDT: Die Operation der angeborenen Pylorusstenose. Zbl. **1**, 3 (1913). — REGELSBERGER, H.: Der Kaskadenmagen. Ergebn. med. Strahlenforsch. **5**, 1 (1931). — REICH, N. E.: Gastric diverticula. Amer. J. dig. Dis. **8**, 70 (1941). — REICHEL, W. S.: Ein Beitrag zur Diagnostik des Magenvolvulus. Fortschr. Röntgenstr. **71**, 900 (1949). — REMOUCHAMPS, C.: La gastrite hypertrophique géante. Acta gastroent. belg. **15**, 23 (1952). — REZEK, P. R.: Über eine ausgedehnte Heterotopie der Magenschleimhaut. Wien. klin. Wschr. **65**, 724 (1953). — RHIND, J. A.: Mucosal stenosis of the pylorus. Brit. J. Surg. **46**, 534 (1959). — RICKHAM, P. P.: Rupture of exomphalos and gastroschisis. Arch. Dis. Childh. **38**, 138 (1963). — RIEDER, H.: Pneumatose des Magens. Münch. med. Wschr. **64**, 1353 (1917). — RIVERS, A. B.,

G. A. STEVENS, and B. R. KIRKLIN: Diverticula of stomach. Surg. Gynec. Obstet. **60**, 106 (1935). — ROACH, J. F., and M. H. POPPEL: Roentgen demonstration of aberrant pancreatic nodule in the stomach. Amer. J. Roentgenol. **56**, 586 (1946). — ROBARTS, F. H.: Neonatal perforation of the stomach. Z. Kinderchir. **5**, Suppl., 62 (1968). — RÖSSLE, R.: Die Pylorushypertrophie des Erwachsenen. Schweiz. med. Wschr. **65**, 174 (1935). — ROSSELET, D.: Contribution a l'étude du volvulus de l'éstomac. J. Radiol. Électrol. **4**, 341 (1920). — ROWLING, J. T.: The prepyloric septum: a rare anomaly. Brit. J. Surg. **47**, 162 (1959). — RUBIN, W.: Intestine in the stomach. Transformation of the gastric mucosa into an absorptive tissue. Gastroenterology **54**, 116 (1968). — RUBIN, W., L. L. ROSS, G. H. JEFFRIES, and M. H. SLEISENGER: Intestinal heterotopia. A fine structural study. Lab. Invest. **15**, 1024 (1966); — Some physiologic properties of heterotopic intestinal epithelium. Its role in transporting lipid into the gastric mucosa. Lab. Invest. **16**, 813 (1967). — RUBIN, W., L. L. ROSS, E. THEODOR, G. H. JEFFRIES, and M. H. SLEISENGER: Anatomical and physiological studies of heterotopic intestinal epithelium. J. clin. Invest. **45**, 1065 (1966). — RUNSTRÖM, G.: On the roentgen-anatomical appearance of congenital pyloric stenosis during and after the manifest stage of the disease. Acta paediat. (Uppsala) **26**, 383 (1939).

SALENIUS, P.: On the ontogenesis of the human gastric epithelial cells. A histologic and histochemical study. Acta Anat. (Basel) **50** (Suppl. 46), 1 (1962). — SCHAEFER, K. H.: Röntgenologische Studien bei der spastischen Pylorusstenose des Säuglings. Mschr. Kinderheilk. **98**, 302 (1950). — SCHAFFER, J.: Die oberen cardialen Oesophagusdrüsen und ihre Entstehung nebst Bemerkungen über Epithelmetaplasie. Virchows Arch. path. Anat. **177**, 181 (1904). — SCHATZKI, R.: Diskussionsbemerkung in Cancer Sem. **3**, H. 1 (1962). — SCHERER, H. J.: Über die Riesenfaltenbildung der Magenschleimhaut. Frankfurt. Z. Path. **40**, 357 (1930). — SCHINDLER, R.: Gastritis. Grune and Stratton. New York 1947. — SCHMID, F.: Der Magen. In: Handbuch der Kinderheilkunde (Hrsg. H. OPITZ u. F. SCHMID), Bd. IV, S. 896ff. Berlin-Heidelberg-New York: Springer 1965. — SCHMIEDEN, V., u. H. WESTHUES: Über Invaginationen am Magen. Dtsch. Z. Chir. **200**, 251 (1927). — SCHMITT-KÖPPLER, A., u. C. P. EHLERT: Heterotopes Pankreasgewebe im Antrum des Magens. Langenbecks Arch. klin. Chir. **317**, 368 (1967). — SCHNITZLER, J.: Über eine eigentümliche Mißbildung mit Stenosierung des Magenausganges. Med. Klin. **22**, 723 (1926). — SCHOTTEN, E.: Die angeborene Pylorusstenose des Säuglings. Volkmanns Vortr. **1904**, Nr. 368. — SCHRIDDE, H.: Die ortsfremden Epithelgewebe des Menschen. Sammlung anat. u. phys. Vortr. u. Aufsätze, H. 6, Jena 1909. — SCHRÖDER, C. H.: Das Divertikelmyom des Magens. Bruns' Beitr. klin. Chir. **176**, 73 (1944). — SCHWENK, W.: Magendivertikel und Kaskadenmagen beim Kind. Mschr. Kinderheilk. **60**, 356 (1934). — SEYSS, R.: Zur Diagnose, Genese und Wertung der Verlagerung der Magenschleimhaut in das Duodenum. Medizinische **1954**, 1043. — SHARTSIS, J. M., and T. A. FOX: Pyloric diaphragm in an adult. Gastroenterology **56**, 580 (1969). — SHAW, A., W. A. BLANC, T. V. SANTULLI, and G. KAISER: Spontaneous rupture of the stomach in the newborn: a clinical and experimental study. Surgery **58**, 561 (1965). — SHIFLETT, E. L.: Diverticula of the stomach. Amer. J. Roentgenol. **38**, 280 (1937). — SINCLAIR, N.: Congenital diverticulum of the stomach in an infant. Brit. J. Surg. **17**, 182 (1929).— SINGLETON, A. C.: Chronic gastric volvulus. Radiology **34**, 53 (1940). — SLOOFF, J., u. W. TEGELAERS: Eine klinisch interessante Form des Kaskadenmagens. Mschr. Kindergeneesk. **25**, 432 (1957). — SLOOP, R. D., and A. C. MONTAGUE: Gastric outlet obstruction due to congenital pyloric mucosal membrane. Ann. Surg. **165**, 598 (1967). — SMITH, F. G.: Aberrant pancreatic tissue with hyperinsulinism. J. Amer. med. Ass. **118**, 454 (1952). — SMITH, V. M., and K. W. TUTTLE: Gastroduodenal (pyloric) band. Endoscopic findings and first reported case. Gastroenterology **56**, 331 (1969). — SOMMER, A. W., and W. A. GOODRICH: Gastric diverticula. J. Amer. med. Ass. **153**, 1424 (1953). — SPATH, F.: Untersuchungen über die Pylorus-Duodenalgrenze und über das Duodenum des Menschen. Dtsch. Z. Chir. **196**, 39 (1926). — STARK, M. B.: Histogenetic variation of undifferentiated germinal cells of gastric mucosa. Surg. Gynec. Obstet. **104**, 416 (1957). — STEIGMANN, F., S. HYMAN, and W. L. KANNAPEL: Large gastric rugae: benign or malignant. Gastroenterology **32**,

72 (1957). — STEVENSON, A. C., H. A. JOHNSTON, M. I. P. STEWART, and D. R. GOLDING: Congenital malformations. A report of a study of series of consecutive births in 24 centres. Bull. Wld Hlth Org., Suppl. ad Vol. 34 (1966). — STOUT, A. P.: Gastric mucosal atrophy and carcinoma of the stomach. N. Y. St. J. Med. 45, 973 (1945). — SULJAKOWSKAJA, N.: Zum Problem der Entwicklungsfaktoren der Magenschleimhaut. Arch. Path. (Moskau) 13, 101 (1951). — SWARTZ, W. T., and R. D. SHEPARD: Congenital mucosal diaphragm of the pyloric antrum. J. Ky med. Ass. 54, 149 (1956).

TAYLOR, A. L.: The epithelial heterotopias of the alimentary tract. J. Path. Bact. 30, 415 (1927). — TAYLOR, S.: Pyloric stenosis before and after Rammstedt. Arch. Dis. Childh. 34, 20 (1959). — TESKE, H.-J.: Das Magendivertikel. Klinik und Technik der röntgenologischen Darstellung. Münch. med. Wschr. 107, 1525 (1965). — THOREL, C.: Histologisches über Nebenpankreas. Virchows Arch. path. Anat. 173, 281 (1903). — THOREL, W.: Pulsionsdivertikel im Magen. Demonstration im Ärztl. Verein Nürnberg. Münch. med. Wschr. 42, 849 (1895). — TISCHER, W.: Beitrag zum Krankheitsbild der Gastroschisis. Z. Kinderheilk. 2, 55 (1965). — TORGERSEN, S.: Developmental anatomy of pyloric canal and etiology of infantile pyloric stenosis. Acta radiol. (Stockh.) 32, 435 (1949). — TOUROFF, A. S. W., R. M. SUSSMAN: Congenital prepyloric membranous obstruction in a premature infant. Surgery 8, 739 (1940). — TOYGAR, O.: Die Formveränderungen des Magens (Kaskadenmagen, Volvulus des Magens). Schweiz. med. Wschr. 78, 767 (1948). — TRAISSAC, F. J., and L. P. DOUTRE: Volumineux diverticule congenitale du pylore. Arch. Mal. Appar. dig. 50, 73 (1961).

VEENENKLAS, G. M. H.: Pathogenesis of intrathoracic gastrogenous cysts. Amer. J. Dis. Child. 33, 500 (1952).

WALLGREN, A.: Is the rate of hypertrophic pyloric stenosis declining? Acta paediat. (Uppsala) 49, 530 (1960). — WANKE, M., u. W. KAISER: Dystopes Pankreas im Magen. Literaturübersicht und Fallanalysen. (In Vorb.). — WANKE, R.: Über die Behandlung des chronischen Ulcusleidens im Magen und Duodenum und die Indikation zum chirurgischen Eingriff. Dtsch. Z. Chir. 228, 41 (1930). — WATTENBERG, L. W.: Histochemical study of aminopeptidase in metaplasia and carcinoma of the stomach. Arch. Path. 67, 281 (1959). — WAUGH, T. R., and E. W. HARDING: Heterotopic tissue in the region of pyloric orifice. Gastroenterology 6, 417 (1946). — WELLMAN, K. F., A. KAGAN, and H. FANG: Hypertrophic pyloric stenosis in adults. Survey of the literature and report of a case of the localized form (torus hyperplasia). Gastroenterology 46, 601 (1964). — WERNER, E.: Kaskadenmagen und Pylorospasmus. Kinderärztl. Prax. 22, 339 (1943). — WERNSTEDT, W.: Zur Frage der Anatomie und der Motorik des Pylorusmundstückes und des Magentumors im normalen und pylorospastischen Säuglingsmagen. Acta paediat. (Uppsala) 31, 73 (1943); — Beiträge zum Studium des Säuglingspylorospasmus mit besonderer Berücksichtigung der Frage von seiner Angeborenheit. Jb. Kinderheilk. 65, 674 (1907). — WHEELOCK, M. C., A. J. ATKINSON, and H. A. TELOH: Case report: aberrant pancreatic tissue in the stomach wall. Gastroenterology 13, 594 (1949). — WIESER, C.: Kardianahes Magendivertikel als wiederholte Blutungsquelle bei 65jährigem Bluter. Fortschr. Röntgenstr. 84, 103 (1956). — WIESER, C., M. ALLGÖWER, A. FLURY u. N. MARKOFF: Die gutartige Pylorushypertrophie des Erwachsenen im Röntgenbild. Radiol. clin. 32, 277 (1963). — WILDHOLZ, F.: Diffuse glanduläre Hyperplasie der Magenschleimhaut. Beitr. path. Anat. 86, 465 (1931). — WILLHARD, J. H.: Diverticuli of the stomach. In: H. L. BOCKUS, Gastroenterology, 2nd ed., vol. I, p. 893. Philadelphia and London: W. B. Saunders 1963. — WILSON, R. E., and W. J. PIROZYNSKI: Diffuse cystic malformation of the stomach, manifested as multiple polypoid lesions, a case report. J. Canad. Ass. Radiol. 16, 195 (1965). — WINAWER, S. J., and M. LIPKIN: Cell proliferation in intestinalized gastric mucosa. J. clin. Invest. 46, 1133 (1967). — WINTER, H.: Die Divertikel des Magens. Klin. Wschr. 29, 698 (1951). — WOLF, H. G., u. E. ZWEYMÜLLER: Angeborener kompletter Pylorusverschluß. Z. Kinderheilk. 88, 516 (1963). — WOLLSTEIN, M.: Healing of hypertrophic pyloric stenosis after the Fredet-Rammstedt operation. Amer. J. Dis. Child. 23, 511 (1922). — WÜRTEMBERGER, H.: Gastric atresia. Arch. Dis. Childh. 36, 161 (1961). — WURNIG, P.: Probleme der Gastroschisis. Ann. pédiat. 206, 437 (1966).

ZAHN, G.: Ein Beitrag zur pathologischen Anatomie der Magendivertikel. Dtsch. Arch. klin. Med. **63**, 359 (1899). — ZIMMER, E. A.: Klinik und Röntgenologie des Prolapses von Magenschleimhaut in den Pylorus und in den Bulbus duodeni. Schweiz. med. Wschr. **80**, 351 (1950). — ZOLLSCHAN, J.: Die Ätiologie des Kaskadenmagens. Fortschr. Röntgenstr. **39**, 1035 (1929).

## D. Degeneration

ANDRADE, C.: A peculiar form of peripheral neuropathy: familiar atypical generalized amyloidosis with special involvement of the peripheral nerves. Brain **75**, 408 (1952).
BARTOLINI, S.: Xantomatosi gastrice circoscritta (Isole lipoidei del LUBARSCH) Richerche sistematiche sperimentale. Arch. Biol. **90**, 423 (1936). — BECKERT, G.: Ausgedehnte isolierte Amyloidentartung der Magenwand bei skorbutähnlicher Allgemeinerkrankung (Purpura haemorrhagica). Frankfurt. Z. Path. **20**, 1 (1917). — BLATTER: Recherches exp. sur les alterations des cellules des glandes gastriques (Phosphor et bicarbonate de soude). Paris 1909. — BOGOCH, A.: Hematemesis and melena. In: H. L. BOCKUS, Gastroenterology, vol. I, p. 638. Philadelphia and London: W. B. Saunders 1963. — BRAUNSTEIN, H.: Tocopherol deficiency in adults with chronic pancreatitis. Gastroenterology **40**, 224 (1961). — BRECHER, G., E. P. CRONKITE, R. A. CONARD, and W. W. SMITH: Gastric lesions in experimental animals following single exposures to conizing radiations. Amer. J. Path. **34**, 105 (1958). — BROWN, C. H.: Therapeutic principles in management of peptic ulcer: 4. Radiation therapy with Cobalt-60. Amer. J. dig. Dis. **4**, 1066 (1959).
COOLEY, R. N.: Primary amyloidosis with involvement of stomach. Amer. J. Roentgenol. **70**, 428 (1953).
DAHLIN, D. C.: Amyloidosis. Proc. S. Mayo Clin. **24**, 637 (1949). — DOIG, R. K., J. F. FUNDER, and S. WEIDEN: Serial gastric biopsy studies in case of duodenal ulcer treated by deep X-ray therapy. Amer. J. Aust. **1**, 828 (1951). — DOUGLAS, D. M., W. R. GHENT, and S. ROWLANDS: Atrophy of gastric glands produced by beta rays: Histological findings in animals. Lancet **1950I**, 1035.
EICHORN, R. D., T. H. S. WOLEVER, and O. LEITE: New and expanded use of gastric irradiation therapy. Sth. med. J. (Bgham, Ala.) **54**, 662 (1961). — EISEN, H. N.: Primary systemic amyloidosis. Amer. J. Med. **1**, 144 (1946).
FEYRTER, F.: Herdförmige Lipoidablagerung in der Schleimhaut des Magens. (Lipoidinseln der Magenschleimhaut — LUBARSCH.) Virchows Arch. path. Anat. **273**, 736 (1929). — FREEMAN, E., P. M. GLENN, and T. C. LAIPPLY: Chronic gastritis simulating gastric carcinoma. Arch. intern. Med. **71**, 23 (1943).
GOEBEL, C.: Über Pigmentablagerung in der Darmmuskulatur. Virchows Arch. path. Anat. **136**, 482 (1894).
HÄKKINEN, I., and I. LINDGREN: The localization of tetracycline in the metastatic calcifications in the stomach of rat induced by overdosage of dihydrotachysterol and vitamin $D_3$. Acta path. microbiol. scand. **59**, 428 (1963). — HAMPERL, H.: Funktion und Pathologie der Magenschleimhaut mit besonderer Berücksichtigung der Amyloidose. Verh. dtsch. Ges. Path. **30**, 419 (1937). — HILLEMAND, P., A. TAILHEFFER, GRICOUROFF, REBOUL et VALLA: Amylose atypique à prédominance gastrique. Arch. Mal. Appar. dig. **47**, 645 (1958).
INTRIERE, A. D., and CH. H. BROWN: Primary amyloidosis. Report of a case of gastric involvement only. Gastroenterology **30**, 833 (1956).
JOSEFOWICZ, J.: Selbstverätzung der Schleimhaut des Magens und des Oesophagus bei schwerer Amyloidose. Frankfurt. Z. Path. **30**, 360 (1924).
KAHLAU, G.: Epithelkörperchen und Kalkstoffwechsel. Frankfurt. Z. Path. **54**, 494 (1940). — KARSNER, H. T.: Human pathology, 7th ed., p. 562. Philadelphia: J. W. Lippincott Co. 1949. — KREPLER, P., G. BREITFELLNER u. J. ZEITLHOFER: Vitamin D-Intoxikation und „idiopathische Hypercalcämie". Z. Kinderheilk. **90**, 108 (1964).
LILLIE, R. D., L. L. ASHBURN, W. H. SEBRELL, F. S. DAFT, and J. V. LOWRY: Histogenesis and repair of the hepatic cirrhosis in rats produced in low protein diets

and preventable with choline. Publ. Hlth Rep. (Wash.) 57, 502 (1942). — LUBARSCH, O., u. H. BORCHARDT: Atrophie und sogenannte Degeneration des Magens und Darmes. In: HENKE-LUBARSCH, Handbuch der speziellen pathologischen Anatomie und Histologie, Bd. IV/3, S. 1 ff. Berlin: Springer 1929.

MATHEWS, W. H.: Primary systemic amyloidosis. Amer. J. med. Sci. 228, 317 (1954). — MINDER, W. H.: Besondere Befunde bei Parathyreotoxicose. Schweiz. med. Wschr. 87, 657 (1957). — MONTEIRO, J. G.: Corino de Andrade paramyloidosis: its diagnosis by aspiration biopsy of the digestive tract. Gastroenterologia (Basel) 99, 118 (1963); — Familial amyloidosis with gastrointestinal neuropathy. Gut 9, 353 (1968).

NYE, S. W., and K. CHITTAYASOTHORN: Ceroid in the gastrointestinal smooth muscle of the Thai-Lao ethnic group. Amer. J. Path. 51, 287 (1967).

ORTH, J.: Lehrbuch der speziellen pathologischen Anatomie, Bd. I, S. 856 (1887). Zit. bei LUBARSCH und BORCHARDT 1929 s.o.

PAPPENHEIMER, A. M., and J. VICTOR: "Ceroid" pigment in human tissues. Amer. J. Path. 22, 395 (1946).

RUBIN, W.: Intestine in the stomach. Transformation of the gastric mucosa into an absorptive tissue. Gastroenterology 54, 116 (1968). — RUBIN, W., L. L. ROSS, G. H. JEFFRIES, and M. H. SLEISENGER: Intestinal heterotopia. A fine structural study. Lab. Invest. 15, 1024 (1966); — Some physiologic properties of heterotopic intestinal epithelium. Its role in transporting lipid into the gastric mucosa. Lab. Invest. 16, 813 (1967).

SAPHIR, O., and M. L. PARKER: Linitis plastica type of carcinoma. Surg. Gynec. Obstet. 76, 206 (1943). — SHIPPS, F. C., and D. D. BRANNAN: Roentgenological findings in amyloidosis of the stomach, case report. Amer. J. Roentgenol. 68, 204 (1952). — SMITH, J. CH.: Gastric hyalinisation without irradiation. Arch. Path. 81, 42 (1966). — SMITH, J. CH., and R. P. BOLANDE: Radiation and drug induced hyalinisation of the stomach. Arch. Path. 79, 310 (1965).

URBANO, U.: Su due casi di xantomatosis della mucosa gastrica. G. ital. pat. 4, 547 (1957).

WITTING, L. A.: Biological availability of tocopherol and other antioxidants at the cellular level. Fed. Proc. 24, 912 (1965).

YOUNG, J. F.: Malignant tumors of the stomach other than carcinoma. In: H. L. BOCKUS, Gastroenterology, vol. I., 2nd ed., p. 782. Philadelphia and London: W. B. Saunders Co. 1963.

ZAMPI, G.: Il probleme delle isole lipoidee di LUBARSCH nella mucosa gastrica. Arch. "De Vecchi" Anat. pat. 25, 803 (1957).

## E. Akute Dilatation, Ruptur, Fremdkörper

ABOURJAILY, G. S., S. MIKAL, and H. J. CHRISTIAN: Multifocal trichobezoars of the gastrointestinal tract. Presentation of a unique case complicated by internal fistulas and its operative management. Amer. J. Gastroent. 47, 287 (1967). — ALBRECHT, A.: Über arterio-mesenterialen Darmverschluß an der Duodeno-Jejunal-Grenze und seine ursächliche Beziehung zur Magenerweiterung. Virchows Arch. path. Anat. 156, 285 (1899).

BAUDAMANT, W. W.: Memoire sur des cheveux trouvés dans l'estomach, et dans les intestines grêles. J. méd. 52, 507 (1779). — BOLT, D. E., and W. B. HENNESSY: Rupture of the stomach complicating gastric hemorrhage. Lancet 1955 II, 485. — BRINTON, W.: On diseases of the stomach, p. 342. London: John Churchill 1859. — BÜTTNER, W.: Magenruptur nach Sauerstoffinsufflation. Dtsch. Gesundh.-Wes. 20, 1530 (1965).

CHAMPETIER, J., R. SARRAZIN et G. MALLARD: La rupture de l'estomac au cours des traumatismes fermés de l'abdomen. A propos de 4 observations. J. Chir. (Paris) 94, 529 (1967).

DAGRADI, A. E., J. T. BRODERICK, G. JULER, S. WOLINSKI, and S. J. STEMPIEN: The Mallory-Weiss syndrome and lesions. A study of 30 cases. Amer. J. dig. Dis., N. S. 11, 710 (1966). — DANN, D. S., S. RUBIN, H. PASSMAN, M. DEOSARANSINGH,

A. Bauerfeind, and M. Barenbom: The successful medical management of a phytobezoar. Amer. J. Surg. 51, 432 (1941). — DeBakey, M., and A. Ochsner: Bezoars and concretions: comprehensive review of literature with analysis of 303 collected cases and presentation of 8 additional cases. Surgery 5, 132 (1939). — Dragstedt, L. R., and C. A. Dragstedt: Acute dilatation of the stomach. J. Amer. med. Ass. 79, 612 (1922). — Dragstedt, L. R., M. L. Montgomery, J. C. Ellis, and W. B. Matthews: The pathogenesis of acute dilatation of the stomach. Surg. Gynec. Obstet. 52, 1075 (1931).

Eberhard, W., and G. T. Pack: Bezoar: report of three cases. Rev. Gastroent. 17, 235 (1950).

Fagge, C. H.: Acute dilatation of the stomach. Guy's Hospital Rep. 18, 1 (1873).— Fazekas, I. G.: Tödliche Blutung infolge multipler Spontanruptur der Magenschleimhaut. Zbl. allg. Path. path. Anat. 105, 397 (1964). — Ferraris, P.: Il bezoar dello stomaco. Chir. gastroent. (Roma) 2, 6 (1968).

Geissendörfer, R.: Beitrag zum sog. arterio-mesenterialen Duodenalverschluß. Dtsch. med. Wschr. 77, 483 (1952). — Gerhartz, H.: Die Abzehrung und ihre Bedeutung für den arterio-mesenterialen Duodenalverschluß. Ärztl. Wschr. 1947, 609. — Glassman, O.: Subcutaneous rupture of the stomach; traumatic and spontaneous. Ann. Surg. 89, 247 (1929). — Good, R. W.: Phytobezoar: report of a case. Proc. Mayo Clin. 3, 237 (1928). — Graham, J. W., and R. Breitenecker: Embolization of gastric contents associated with rupture of the stomach. Arch. Path. 84, 659 (1967).

Holländer, E., u. G. Földes: Spontane Magenschleimhautruptur (Mallory-Weiss-Syndrom) und Myokardinfarkt. Münch. med. Wschr. 108, 1398 (1966).

Izumi, S., K. Isida, and M. Iwamoto: Mechanism of formation of phytobezoars, with special reference to persimmon ball. Jap. J. med. Sci. Tr., II Biochem. 2, 21 (1933).

Kazmers, N.: Mallory-Weiss syndrome. Report of a case proven at autopsy and review of the literature. Int. J. Surg. 45, 483 (1966).

Lemmon, W. T., and G. W. Paschal: Rupture of the stomach following ingestion of sodium bicarbonate. Ann. Surg. 114, 997 (1941). — Levi, W. M.: Traumatic subcutaneous rupture of the stomach. J. S. C. med. Ass. 56, 86 (1960).

Maes, V.: Bezoars, with report of additional case of phytobezoar. Ann. Surg. 88, 685 (1928). — Mallory, G. K., and S. Weiss: Hemorrhages from laceration of the cardiac orifice of the stomach due to vomiting. Amer. J. med. Sci. 178, 506 (1929). — Moritz, A. R.: The pathology of trauma, 2nd ed., p. 226. Philadelphia: Lea and Febiger 1954. — Morris, C. R., A. C. Ivy, and W. G. Maddock: Mechanism of acute abdominal distension. Arch. Surg. 55, 101 (1947).

Nielsen, O. F.: Acute dilatation of the stomach and injuries and rupture of the stomach. In: H. L. Bockus, Gastroenterology, 2nd ed., vol. I, p. 920. Philadelphia and London: W. B. Saunders Co. 1963. — Novak, E.: Acute postoperative dilatation of the stomach. J. Amer. med. Ass. 77, 81 (1921).

Peterson, R. F.: Death following extraction of teeth. Rocky Mountain med. J. 50, 340 (1953). — Platt, W. R.: Thrombosis of the gastric coronary vein with spontaneous rupture of the stomach. Arch. Path. 40, 403 (1945).

Revilliod, L.: Rupture de l'estomac. Rev. méd. Suisse rom. 5, 5 (1885).

Schmid, F.: Der arterio-mesenteriale Duodenalverschluß. In: Handbuch der Kinderheilkunde (Hrsg. H. Opitz u. F. Schmid), Bd. IV, S. 936. Berlin-Heidelberg-New York: Springer 1965. — Shuttleworth, K. E. D., and M. S. R. Hutt: Mallory-Weiss syndrome. A case with recovery after total gastrectomy. Brit. J. Surg. 46, 1 (1958). — Starr, K. W.: Acute postoperative dilatation of the stomach. Ann. roy. Coll. Surg. Engl. 12, 71 (1953).

Valtonen, E. J.: Shellac and lipoid bezoars and other concretions of the stomach. Gastroenterologia (Basel) 104, 309 (1965).

Walk, L.: Gastroskopisch untersuchter Fall von Phytobezoar aus Beeren von Crataegus. Klin. Wschr. 19, 894 (1940). — Walstad, P. M., and W. S. Conklin: Rupture of the normal stomach after therapeutic oxygen administration. New Engl. J. Med. 264, 1201 (1961). — Watt, C. H., and J. W. Harner: Bezoars causing acute intestinal obstruction. Ann. Surg. 126, 56 (1947). — Weitzen, M.: Chronic gastritis caused by gastric bezoar. N. Y. J. Med. **40**, 136 (1940). — WOLF, N. J.: Subcutaneous rupture of the stomach. N. Y. med. J. **36**, 1539 (1936). — WUTHRICH, G.: Die chronische rezidivierende Form des arterio-mesenterialen Duodenalverschlusses. Zbl. Chir. **4**, 268 (1951).

## F. Entzündungen

### I. Unspezifische Gastritis

ABATE, L., e D. ZANNONI: La gastrite nei tubercolotici. Riv. Pat. Clin. Tuberc. **32**, 113 (1959). — ABELS, J., W. G. R. M. DE BOER, A. JANSZ, A. ARENDS, and H. O. NIEWEG: The occurrence of autoantibodies with affinity for the cytoplasm of parietal cells in sera of pernicious anemia patients. Ned. T. Geneesk. **107**, 2074 (1963). — ACKERMANN: Ein Fall von phlegmonöser Gastritis mit Thrombose zahlreicher Magenvenen und embolischen Herden in der Leber und in den Lungen. Virchows Arch. path. Anat. **45**, 39 (1869). — ADAMS, J. F., A. I. M. GLEN, E. H. KENNEDY, I. L. MACKENZIE, J. M. MORROW, J. R. ANDERSON, K. G. GRAY, and D. G. MIDDLETON: The histological and secretory changes in the stomach in patients with autoimmunity to gastric parietal cells. Lancet **1964I**, 401. — ADEAMS, J. E.: Acute primary phlegmonous gastritis. Lancet **1910I**, 292. — ALNOR, P. C., E. W. KRICKE u. H. J. WERNER: Der Magenschleimhautprolaps. München-Berlin: Urban & Schwarzenberg 1962. — ASCHOFF, L.: In: Karlsbader ärztl. Vortr. 15 (1936).

BARNETT, T., and P. H. DERYCKE: Acute phlegmonous gastritis in pregnancy. Brit. med. J. **1939I**, 167. — BARTLETT, J. P., and W. E. ADAMS: Generalized giant hypertrophic gastritis simulating neoplasm. Differential diagnosis and report of a case. Arch. Surg. **60**, 543 (1950). — BAUR, S., J. M. FISHER, R. G. STRICKLAND, and K. B. TAYLOR: Autoantibody-containing cells in the gastric mucosa in pernicious anaemia. Lancet **1968II**, 887. — BEAUMONT, W.: Experiments and observations on the gastric juice and the physiology of digestion. Pittsburgh-New York: J. P. Allen 1933. — BENEDICT, E. B.: Gastroskopische Diagnose. Klin. Wschr. **37**, 473 (1959). — BERG, B. N.: Vascular changes in the mucosa in experimental nutritional gastritis. Gastroenterology **7**, 340 (1956). — BERNE, CL. J., and W. R. GIBSON: Giant hypertrophic gastritis. West. J. med. **57**, 388 (1949). — BERRY, G. R., and W. H. MATHEWS: Gastric lymphosarcoma and pseudolymphoma. Canad. med. Ass. J. **96**, 1312 (1967). — BERRY, L. H.: Chronic alcoholic gastritis. J. Amer. med. Ass. **117**, 2233 (1941). — BETHGE, J.: Endemische Angina mit ungewöhnlichem Verlauf (Magenphlegmone, Peritonitis) bei Geschwistern. Dtsch. Z. Verdau.- u. Stoffwechselkr. **3**, 23 (1940). — BIRCHER, B.: Über putride Infektion des Magens und oberen Dünndarms. Dtsch. Z. Chir. **186**, 409 (1924). — BLACK, W. C., and H. E. HAFFNER: Diffuse hyperplasia of gastric argyrophil cells and multiple carcinoid tumors. A historical and ultrastructural study. Cancer (Philad.) **21**, 1080 (1968). — BLOCH, L., and D. H. ROSENBERG: Gastric ulcers associated with cinchophen poisoning. Amer. J. dig. Dis. **1**, 29 (1934). — BOAS, J.: Über hypertrophische Pylorusstenose (stenosierende Gastritis) und deren Behandlung. Arch. Verdau.-Kr. **4**, 368 (1898). — BOLLMANN, J. L., L. L. STALKER, and F. C. MANN: Experimental peptic ulcer produced by cinchophen. Arch. intern. Med. **61**, 119 (1938). — BONECHI, I., e M. BIAGINI: Rilievi istologici gastrici nell' insufficienza renale. Esiste una gastrite uremica? Minerva nefrol. **14**, 132 (1967). — BOSSART, L.: Zur Kenntnis der Gastritis phlegmonosa. Korresp.-Bl. schweiz. Ärzte **42**, 177 (1912). — BOVEE, J. W.: Suppurative phlegmonous gastritis with the report of a successful laparatomy. Amer. J. med. Sci. **135**, 662 (1908). — BOWERS, R. F., and I. B. BRICK: Surgery in radiation injury of the stomach. Surgery **22**, 20 (1947). — BREIDENBACH, A. W., P. CAMBEL, and F. D. RAY: Gastric ascorbic acid in the rat. Proc. Soc. exp. Biol. (N.Y.) **80**, 144 (1952). — BRICK, I. B.: Radiation effects on the human stomach. Rev. Gastroent. **13**, 363 (1946). — BRINTON, W.: The diseases of the stomach. London 1859. Übersetzt von O. BAUER: Die Krankheiten des Magens. Würzburg 1862. — BROOKS, C. A., and W. R. CLINTON: J. Mich. med. Soc. **21**, 103 (1923). — BROUSSAIS: Histoire des phlegmasies ou inflammations chroniques. Paris 1803. — BRÜHL, W., and K. KRENTZ: Lehrbuch und Atlas der Gastroskopie. Stuttgart: Georg Thieme 1969. — BRUNN, H., and R. L. GOLD: The surgical problem of chronic gastritis. Surg. Gynec. Obstet. **72**, 31 (1941). — BRUNN, H., and F. PEARL: Diffuse gastric polyposis — adenopapillomatosis gastrica. Report of five proven and seven probable cases. Surg. Gynec. Obstet. **43**, 559 (1926). — BRUNN, W. v.: Gastritis. Aus der Geschichte einer Krankheit. Z. Gastroent. **2**, 319 (1964). — BRUS, I., H. SIEGEL, N. YAMAGUCHI, and G. B. J. GLASS: Immunoglobulins IgA and IgG in gastric mucosa of patients with atrophic gastritis and pernicious anemia. Scand. J. Gastroent. **3**, 43 (1968). — BÜCHNER, F.: Pathogenese der peptischen Veränderungen. Jena: Fischer 1931. — BUETTI, C., u. P. LOUSTALOF: Zum röntgenologischen und pathologisch-anatomischen Bild der chronischen Magenphlegmone. Radiol. clin. (Basel) **19**, 65 (1950). — BUTZ, W. C.: Giant hypertrophic gastritis. Gastroenterology **39**, 183 (1960).

CERANKE, P., and F. FEYRTER: Über die Pathogenese der Anaemia perniciosa. Wien. Z. inn. Med. **29**, 47 (1948). — CHAPMAN, M. L., J. L. WERTHER, and H. D. JANOWITZ: The reabsorption of acid in the human stomach: the effect of gastric corpus ulcers. Gastroenterology **52**, 1077 (1967). — CHAUFFARD, E.: Etudes sur les déterminations gastriques de la fièvre typhoide. Paris: J. B. Bailière 1882. — CHIRAY, M., L. JUSTIN-BESANCON, C. DERAY et M. MATHE: Les réactions anaphylactiques de l'estomac isolé du cobaye. Arch. Mal. Appar. dig. **34**, 201 (1945). — CHOKAS, W. C., D. H. CONNOR, and R. C. INNES: Giant hypertrophy of the gastric mucosa. Hypoproteinemia and edema (Ménétrier's disease). Amer. J. Med. **27**, 125 (1959). — CHUMA, M.: Normale und pathologische Histologie des Magenschlauches. Virchows Arch. path. Anat. **247**, 236 (1923). — CHUSID, E. L., R. L. HIRSCH, and H. CLOCHER: Spectrum of hypertrophic gastropathy. Giant rugal folds, polyposis, and carcinoma of the stomach; case report and review of the literature. Arch. intern. Med. **114**, 621 (1964). — CITRIN, Y., K. STERLING, and J. A. HALSTED: The mechanism of hypoproteinemia associated with giant hypertrophy of the gastric mucosa. New Engl. J. Med. **257**, 906 (1957). — COGHILL, N. F., D. DONIACH, I. M. ROITT, D. L. MOLLIN, and A. W. WILLIAMS: Autoantibodies in simple atrophic gastritis. Gut **6**, 48 (1965). — COX, A. J.: Stomach size and its relation to chronic peptic ulcer. Arch. Path. **54**, 407 (1952). — CURTIS, V. J., J. J. GILABERTI, and W. C. SCHRAFT: Esophagogastritis complicating aureomycin therapy. N.Y. med. J. **51**, 1195 (1951).

DALGAARD, J. B.: Intracranial infections causing esophagomalacia and gastromalacia. A postmortem study of eleven cases. (V. Ulcer and brain). Gastroenterology **37**, 28 (1959). — DEMLING, L., I. GÜNTHER, u. K. TEUBNER: Zur Ultrastruktur der menschlichen Magenparenchymzellen bei Gastritis. Z. Gastroent. **4**, 145 (1966). — DEMLING, L., R. OTTENJANN, u. K. ELSTER: Die Gastrobiopsie. Ergebn. inn. Med. Kinderheilk., N. F. **27**, 32 (1968). — DESAI, H. G., P. K. DIGHE, and A. V. BORKAR: Parietal cell and intrinsic-factor antibodies in Indian subjects. Scand. J. Gastroent. **3**, 321 (1968). — DESNIEUX, J. J.: Réflexions sur les biopsies gastriques par la méthode australienne. Acta gastro-ent. belg. **1**, 7 (1954). — DEUTSCH, E.: Panel-Discussion: Chronic gastritis. 2. Weltkongr. Gastroenterologie, München 1962, vol. II, p. 109. Basel-New York: Karger 1963. — DIEULAFOY, G.: Gastrite ulcéreuse pneumococcique. Grandes hématémèses. Presse méd. **1899**, 281. — DOBROWOLSKI, Z.: Lymphknötchen in der Schleimhaut der Speiseröhre und des Magens. Beitr. path. Anat. **16**, 43 (1894). — DOIG, R. K., and I. J. R. WOOD: Gastritis: a study of 112 cases diagnozed by gastric biopsy. Med. J. Aust. **1**, 593 (1952). — DOUTHWAITE, A. H., and G. A. M. LINDT: Gastroscopic observations of the effect of aspirin and certain other substances on the stomach. Lancet **1938II**, 1222. — DOYLE, R. T., H. E. NASH, and J. H. GRAHAM: Diffuse gastric polyposis. New Engl. J. Med. **249**, 477 (1953). — DUGUET: De la dégénerance cystique des glandes de l'estomac, de l'intestine grêle et du gros intestin, à la suite de certains catarrhes et surtout à la suite de la dysenterie chronique. Bull. Soc. anat. Paris **45**, 123 (1871).

EDWARDS, F. C., and N. F. COGHILL: Aetiological factors in chronic atrophic gastritis. Brit. med. J. **1966II**, 1409. — EDWARDS, F. C., and J. H. EDWARDS: Teadrinking and gastritis. Lancet **271**, 543 (1956). — ELIASON, E. L., and V. W. M. WRIGHT: Phlegmonous gastritis. J. clin. N. Amer. **18**, 1553 (1938). — ELLEGAST, H., u. N. STEFENELLI: Verlaufsbeobachtungen bei Riesenfaltengastritis. Wien. Z. inn. Med. **48**, 51 (1967). — ELLIOTT, R. L., and R. GUILLEN: Gastric biopsies; an ultrastructural study with special reference to pernicious anemia. Arch. Path. **77**, 258 (1964). — EYERMANN, C. H.: X-ray demonstration of colonic reaction in food allergy. J. Miss. med. Ass. **24**, 129 (1927).

FABER, K.: Gastritis and its consequences. New York: Oxford Univ. Press 1935.— FABER, K., u. C. F. BLOCH: Über die pathologischen Veränderungen am Digestionstraktus bei der perniziösen Anämie und über die sog. Darmatrophie. Z. klin. Med. **40**, 98 (1900). — FABIAN, G.: Über den Einfluß des Typhus abdominalis auf die Magenfunktion. Z. ges. inn. Med. **5**, 236 (1950). — FAHR, K.: Beiträge zum chronischen Alkoholismus. Virchows Arch. path. Anat. **205**, 397 (1911). — FARIS, T. D., and S. L. SALTZSTEIN: Gastric lymphoid hyperplasia: a lesion confused with lymphosarcoma. Cancer (Philad.) **17**, 207 (1964). — FENWICK, W.: Über den Zusammenhang einiger krankhafter Zustände mit anderen Organerkrankungen. Virchows Arch. path. Anat. **118**, 349 (1889). — FEYRTER, F., u. R. KLIMA: Über Histopathologie bei perniciöser Anämie. Münch. med. Wschr. **94**, 146 (1952). — FIEBER, S. S.: Hypertrophic gastritis. Gastroenterology **28**, 39 (1959). — FINSTERER, H.: Gastritis phlegmonosa (Magenphlegmone). Ergebn. Chir. Orthop. **21**, 543 (1928). — FISHER, J. M., I. R. MACKAY, K. B. TAYLOR, and B. UNGAR: An immunological study of categories of gastritis. Lancet **1967I**, 176. — FISHER, J. M., and K. B. TAYLOR: A comparison of autoimmune phenomena in pernicious anemia and chronic atrophic gastritis. New Engl. J. Med. **272**, 499 (1965). — FOERSTER, A.: Handbuch der speziellen pathologischen Anatomie. Leipzig: 1863. — FORRESTER-WOOD, W. R.: Giant hypertrophic gastritis. A survey of the literature and the report of a case treated surgically. Brit. J. Surg. **37**, 278 (1949/1950). — FRAENKEL, E.: Über einen Fall von Gastritis acuta emphysematosa. Virchows Arch. path. Anat. **118**, 526 (1889); — Im Verlaufe des Scharlachs auftretende Erkrankungen der oberen Verdauungswege. Münch. med. Wschr. **49**, 899 (1902). — FRANK, A.: Zur Differentialdiagnose der sog. zirkumskripten beetartigen Gastritis. Fortschr. Röntgenstr. **106**, 102 (1967). — FRANK, B. W., and F. KERN: Ménétrier's disease. Spontaneous metamorphosis of giant hypertrophy of the gastric mucosa to atrophic gastritis. Gastroenterology **53**, 953 (1967). — FRIEDENWALD, J., and M. FELDMANN: The unstable or irritable duodenum. J. Amer. med. Ass. **103**, 2007 (1934). — FRIK, W.: Magen. In: Lehrbuch der Röntgendiagnostik, hrsg. von H. R. SCHINZ, W. E. BAENSCH, W. FROMMHOLD, R. GLAUNER, E. UEHLINGER, J. WELLAUER, 6. Aufl., Bd. 5, S. 130ff. Stuttgart: Thieme 1965.

GAGNON, J.: Erosive Gastritis mit Pseudohypertrophie der Schleimhaut (Ménétriersche Erkrankung). Virchows Arch. path. Anat. **328**, 605 (1956). — GARBIS, K.: Gastritis sperimentale da piombo. Med. d. Lavoro **25**, 325 (1934). — GIAMPALMO, A.: Su un caso di gigantismo dello stomaco. Pathologica **31**, 409 (1939). — GÖRSCH, H.: Über die Gastritis hypertrophica gigantea. Ménétriersche Erkrankung. Ergebn. allg. Path. path. Anat. **46**, 156 (1965). — GOLDGRABER, M. B., C. E. RUBIN, W. L. PALMER, R. L. DOBSON, and B. W. MASSEY: The early gastric response to irradiation. Gastroenterology **27**, 1 (1954). — GONZALEZ, L. L., C. SCHOWENGERDT, H. H. SKINNER, and P. LYNCH: Emphysematous gastritis. Surg. Gynec. Obstet. **116**, 79 (1963). — GONZALEZ-CRUSSI, F., and R. L. HACKETT: Phlegmonous gastritis. Arch. Surg. **93**, 990 (1966). — GRAY, S., and R. SCHINDLER: The gastric mucosa of the chronic alcoholic addicts: a gastroscopic study. J. Amer. med. Ass. **117**, 1005 (1941). — GRIME, R. T., and R. WHITEHEAD: Giant hypertrophic gastritis simulating malignant disease. Brit. J. Surg. **39**, 244 (1951/1952). — GROETSCHEL, H.: Arsenvergiftung. In: Handbuch der gesamten Arbeitsmedizin, S. 179, Bd. II/1., Hrsg. W. BAADER. Berlin-München-Wien: Urban & Schwarzenberg 1961. — GUTZEIT, K., u. H. TEITGE: Die Gastroskopie, 2. Aufl. Berlin-Wien: Urban & Schwarzenberg 1937. — GUZETTA, P. C., and H. W. SOUTHWICK: Acute phlegmonous gastritis. Surgery **22**, 453 (1947).

HAFTER, E., u. R. E. SIEBENMANN: Chronische Gastritis und Reizmagen. Beziehungen zwischen Histologie und Sekretion des Magens bei Patienten mit Oberbauchbeschwerden und negativem Röntgenbild. Dtsch. med. Wschr. **87**, 1041 (1962).— HALLAS, E. A.: Heterotope Epithelproliferation bei Gastritis chronica. Virchows Arch. path. Anat. **206**, 272 (1911). — HAMPERL, H.: Über die gelben (chromaffinen) Zellen im gesunden und kranken Magendarmschlauch. Virchows Arch. path. Anat. **266**, 509 (1927); — Über „Schleimgranulome" und „glanduläre Erosionen" in den Speicheldrüsen und der Magenschleimhaut. Beitr. path. Anat. **88**, 193 (1931); — Beiträge zur normalen und pathologischen Histologie der Magenschleimhaut. Virchows Arch. path. Anat. **296**, 82 (1936). — HAN, S. Y., L. C. COLLINS, and Z. PETRANY: Emphysematous gastritis. J. Amer. med. Ass. **192**, 914 (1965). — HANKE, H.: Experimentelle Untersuchungen über akute hämatogene Gastritis. Beitr. path. Anat. **92**, 390 (1933); — Über experimentelle akute Atophanylgastritis als Erscheinungsform einer vorwiegend toxisch bedingten Gastritis. Beitr. path. Anat. **94**, 313 (1934/1935); — Über experimentelle erosive (peptische) Gastritis durch Diphtherietoxin. Beitr. path. Anat. **95**, 391 (1935). — HANSEN, K.: Gastritis allergica. Dtsch. med. Wschr. **67**, 197 (1941). — HARRIS, C. M.: Hypertrophic gastritis simulating carcinoma. Amer. J. Surg. **68**, 261 (1945). — HAWKSLEY, J. C.: Tumor-forming gastritis. Gut **4**, 153 (1963). — HEBBEL, R.: The topography of chronic gastritis in cancer-bearing stomachs. J. nat. Cancer Inst. **10**, 505 (1949). — HEINKEL, K.: Bemerkungen zur Arbeit „Möglichkeiten, Grenzen und Gefahren der Saugbiopsie der Magenschleimhaut" von K. KRENTZ. Ärztl. Wschr. **15**, 168 (1960); — Die endoskopische Magenuntersuchung, Biol. gastroent. (Basel) **5**, 60 (1962). — HEINKEL, K., S. PARPOULAS, N. HENNING. J. LANDGRAF u. K. ELSTER: Verlauf der chronischen Gastritis im Corpus ventriculi. Saugbioptisch-histologische Untersuchungen. Z. Gastroent. **3**, 101 (1965). — HEINLEIN, H., u. M. HEINLEIN: Magenschleimhautveränderungen bei toxischer Diphtherie. Dtsch. Z. Verdau.- u. Stoffwechselkr. **5**, 1 (1941). — HENNING, N.: Die Entzündungen des Magens. Leipzig 1934; — Magenstörungen bei Nierenleiden. Dtsch. Z. Verdau.- u. Stoffwechselkr. **1**, 250 (1939); — Die Schleimhautdiagnostik des Magens im Lichte bioptischer und zytologischer Untersuchungen. Münch. med. Wschr. **98**, 395 (1956); — Die chronische Gastritis im Lichte moderner Untersuchungsmethoden. Gastroenterologia (Basel) **92**, 307 (1959). — HENNING, N., K. HEINKEL u. K. ELSTER: Ergebnisse bioptischer Untersuchungen bei atrophischer Gastritis. Gastroenterologia (Basel) **83**, 203 (1955). — HENRY, G. W.: Emphysematous gastritis. Amer. J. Roentgenol. **68**, 15 (1952). — HERRMANN, O.: Über die Phlegmone der Magenwand. Inaug.-Diss. München 1912. — HEYDE, E. C., and S. ROBINSON: Acute peptic ulceration accompanying bulbar poliomyelitis; report of two cases. Gastroenterology **11**, 519 (1948). — HILLENBRANDT, K.: Histotopographische und histologische Untersuchungen bei der chronischen Gastritis. Beitr. path. Anat. **85**, 1 (1950). — HIRSCH, E. R.: The gastric mucosa in delirium tremens. Arch. intern. Med. **17**, 354 (1916). — HURST, A.: Aspirin and gastric hemorrhage. Brit. med. J. **1943I**, 768. — HURST, A., and G. S. M. LINTOTT: Aspirin as a cause of hematemesis: a clinical and gastroscopic study. Guy's Hosp. Rep. **89**, 173 (1939).

IRVINE, W. J.: Gastric antibodies studied by fluorescence microscopy. Quart. J. exp. Physiol. **48**, 427 (1963). — IVY, A. C.: Contributions to the physiology of the stomach. Arch. intern. Med. **25**, 6 (1920).

JACOBY: Über Gastritis phlegmonosa. Inaug.-Diss. Königsberg 1900. — JAKOBS, D. S.: Primary gastric malignant lymphoma and pseudolymphoma. Amer. J. clin. Path. **40**, 379 (1963). — JARVINEN, K. A., and S. HELANEN: Is late syphilis an etiological factor in multiple gastric polyposis? Ann. Med. intern. Fenn. **50**, 7 (1961). — JEFFRIES, G. H., J. E. TODD, and M. H. SLEISENGER: The effect of prednisolone on gastric mucosal histology, gastric secretion, and vitamin B 12 absorption in patients with pernicious anemia. J. clin. Invest. **45**, 803 (1966). — JOHANSEN, A., and P. RØDBRO: The histology of the gastric mucosa in pernicious anaemia. Acta path. microbiol. scand. **73**, 145 (1968). — JONES, F. A.: Hematemesis and melena: with special reference to causation and the factors influencing the mortality from bleeding peptic ulcers. Gastroenterology **30**, 166 (1956). — JOSKE, R. A., and E. S. FINKE: Gastric biopsy. Quart. J. Med. **24**, 269 (1955). — JUDD, E. S.: Experimental production of peptic ulcers with caffeine. Bull. Amer. Coll. Surg. **28**, 46 (1943).

KAISER, M.: Unfälle bei Cyanausgasungen. Wien. klin. Wschr. **41**, 985 (1928). — KALIMA, T.: Pathologisch-anatomische Studien über die Gastritis des Ulcusmagens. Langenbecks Arch. klin. Chir. **128**, 20 (1924); — Über die Bedeutung der chronischen Gastritis für die Ulcusgenese und für die chirurgische Behandlung des Magen-Duodenalgeschwürs. Acta chir. scand. **58**, 122 (1925). — KANTOR, J. L.: Giant rugae (localized hypertrophic gastritis) resembling carcinoma. Amer. J. Roentgenol. **35**, 204 (1936). —

KAPP, H.: Ausscheidungsgastritis bei Zinkvergiftung. Arch. Gewerbepath. u. Gewerbehyg. **5**, 330 (1934). — KASTRUP, H., u. N. ANAGNOSTIDES: Über die experimentelle hämatogene Gastritis und ihre Pathogenese. Dtsch. Z. Verdau.- u. Stoffwechselkr. **1**, 2 (1939). — KATHE, H.: Zur Kenntnis des anatomischen Befundes der Lysolvergiftung. Virchows Arch. path. Anat. **185**, 132 (1906); — Über einige anatomische Veränderungen bei Lysolvergiftung. Zbl. allg. Path. path. Anat. **18**, 210 (1907). — KATSCH, G.: Von Gastritisproblemen. Jkurse ärztl. Fortbild. **20**, 1 (1929). — KATSCH, G., u. H. PICKERT: Der Rückfluß von Duodenalinhalt. In: Handbuch der inneren Medizin, 4. Aufl., Bd. III/1, S. 234. Berlin-Göttingen-Heidelberg: Springer 1953; — Das Magensarkom. In: Handbuch der inneren Medizin, 4. Aufl., Bd. III/1, S. 761. Berlin-Göttingen-Heidelberg: Springer 1953. — KAUFMANN, E.: Lehrbuch der speziellen pathologischen Anatomie, 9.—10. Aufl. Berlin-Leipzig: Walter de Gruyter & Co. 1931. — KENNEY, F. D., M. B. DOCKERTY, and J. M. WAUGH: Giant hypertrophy of gastric mucosa. A clinical and pathological study. Cancer (Philad.) **7**, 671 (1954). — KLEIN, N. C., M. H. SLEISENGER, and E. WESER: Disaccharidases, leucine aminopeptidase, and glucosa uptake in intestinalized gastric mucosa and in gastric carcinoma. Gastroenterology **55**, 61 (1968). — KOCH, D.: Ulcerative Magenschädigung durch kurzdauernde lokale Arsenwirkung. Münch. med. Wschr. **89**, 736 (1942). — KOELSCH, K. A.: Gastritis und psychogene Magenerkrankungen. In: Gastroenterologie, Hrsg. M. GÜLZOW, K. KOELSCH, H. KUNTZEN, S. 126ff. Jena: Fischer 1969. — KÖNIG: Über Magenwandphlegmone im subakuten Stadium und einer Heilung durch Magenresektion. Dtsch. med. Wschr. **37**, 14 (1911). — KOLIG, G., M. WANKE, M. BEN-TAHER u. K.-H. GRÖZINGER: Tierexperimentelle Untersuchungen zur Pathogenese von akuten Magenschleimhaut-Läsionen nach akuter Pankreatitis. Langenbecks Arch. Chir. **325**, 1159 (1969). — KONJETZNY, G.: Die Gastritis des Ulkusmagens. Münch. med. Wschr. **70**, 996 (1923). — Die Entzündungen des Magens. In: HENKE-LUBARSCH, Handbuch der speziellen pathologischen Anatomie und Histologie, Bd. IV/2, S. 768. Berlin: Springer 1928; — Die entzündliche Grundlage der typischen Geschwürsbildung im Magen und Duodenum. Ergebn. inn. Med. Kinderheilk. **37**, 184 (1930); — Pathologische Anatomie und Histologie des Magens. In: BOLLER, R., Der Magen und seine Krankheiten. Wien: Urban & Schwarzenberg 1954. — KRENTZ, K.: Untersuchungen über Sekretionsverhalten und morphologische Struktur der Korpusschleimhaut des Magens bei chronischer Gastritis. Acta gastro-ent. belg. **29**, 641 (1966). — KUCSKO, L., and H. TRISCA: Zur Kenntnis der fortgeleiteten Gastritis phlegmonosa subchronica. Zbl. allg. Path. path. Anat. **102**, 338 (1961). — KÜNZLER, D.: Die Magenphlegmone. Schweiz. med. Wschr. **94**, 1020 (1964). — KUSS, B., u. H. W. SCHREIBER: Pathologie und Klinik der chronisch-hyperplastischen Gastritis und ihrer Beziehung zum Magenkarzinom. Münch. med. Wschr. **99**, 1894 (1957).

LAFORCE, F. M.: Diffuse phlegmonous gastritis. A rare complication of pneumococcal endocarditis. Arch. intern. Med. **120**, 230 (1967). — LARSON, L. W., and R. R. KLING: Pathology of gastritis. Radiology **59**, 371 (1952). — LASCH, H. G., u. L. ROKA: Zur Prothrombinbildung in der Leber. Hoppe Seylers Z. physiol. Chem. **292**, 30 (1953). — LAWRENCE, J. S.: Phlegmonous gastritis. Boston med. surg. J. **195**, 800 (1926). — LEHNHOFF, H. J.: Phlegmonous gastritis. J. Amer. med. Ass. **68**, 966 (1917). — LEITH: Phlegmonous gastritis. Edinb. Hosp. Rep. **1896**, 4. — LESSER, A.: Die anatomischen Veränderungen des Verdauungskanals durch Ätzgifte. Virchows Arch. path. Anat. **83**, 193 (1881). — LEWIS, C. S., T. C. BAUERLEIN, and H. M. SHYTLES: Effect of aureomycin on the stomach; a gastroscopic study. Gastroenterology **16**, 586 (1950). — LILLEBRIDGE, C. B., L. L. BRANDBORG, and C. E. RUBIN: Childhood pernicious anemia. Gastrointestinal secretory, histological, and electron microscopic aspects. Gastroenterology **52**, 792 (1967). — LINDENSCHMIDT, TH.-O.: Klinische und experimentelle Untersuchungen zur Proteolyse des operierten Magens. Ergebn. Chir. Orthop. **39**, 197 (1955). — LINDENSCHMIDT, TH.-O., u. F. BRAMSTEDT: Morphologische und physiologisch-chemische Gesichtspunkte zur Erreichung einer optimalen Proteolyse nach Magenoperation. Medizinische **1954**, 1566; — Proteolysestörungen und abdominelle Beschwerdebilder. Verh. dtsch. Ges. inn. Med. **60**, 408 (1954). — LOBECK, E.: Über nekrotisierende Oesophagitis und Gastritis bei Bazillenruhr. Zbl. allg. Path. path. Anat. **33**, 206 (1923). — LÖWENSTEIN, M.: Gastritis phlegmonosa. Inaug.-Diss. Kiel 1874. — LORENZ, G.: Magenphlegmone bei einem Kleinkind. Zbl. allg. Path. path. Anat. **109**, 512 (1966). — LOSELL, G.: Zur Kenntnis der Heilungsvorgänge der Gastritis phlegmonosa. Langenbecks Arch. klin. Chir. **159**, 344 (1930). — LOUS, P. CH. A.: Du ramollissement avec amincissement et de la déstruction de la membrane muqueuse de l'estomac. Arch. gén. Méd. **5**, 1 (1824). — LUBARSCH, O., u. MARTIUS: Achylia gastrica, ihre Ursachen und ihre Folgen. Leipzig 1897. — LYALL, A.: Acute phlegmonous gastritis. Glasgow med. J. **130**, 269 (1938). — LYALL, D., and H. J. LEIDER: Prepyloric gastritis simulating gastric carcinoma. N. Y. St. J. Med. **50**, 1483 (1950).

MACAULEY, C. J.: Acute phlegmonous gastritis. Brit. J. Surg. **10**, 38 (1922). — MACKAY, I. R.: Autoimmune serological studies in chronic gastritis and pernicious anaemia. Gut **5**, 23 (1964). — MAIMON, S. N., J. P. BARTLETT, E. M. HUMPHREYS, and W. L. PALMER: Giant hypertrophic gastritis. Gastroenterology **8**, 397 (1947). — MARSCHAK, R. H., B. S. WOLF, N. COHEN, and H. D. JANOWITZ: Protein-losing disorders of the gastrointestinal tract: Roentgen features. Radiology **77**, 893 (1961). — MARTINI, G. A., u. W. DÖLLE: Ménétrier Syndrom. Polyadenomatosis des Magens mit Eiweißverlust in den Magen-Darm-Kanal. Dtsch. med. Wschr. **86**, 2524 (1961). — MATZNER, M. J., A. P. RAAB, and P. W. PSEAR: Benign giant gastric rugae complicated by submucose carcinoma. Gastroenterology **18**, 296 (1951). — MELANDER, A.: Gastritis phlegmonosa. Chirurg **4**, 679 (1932). — MÉNÉTRIER, P.: Des polyadenomes gastriques et leurs rapports avec le cancer de l'estomac. Arch. Physiol. (Paris) **1**, 32 et 236 (1888). — MERKEL, H.: Über experimentelle Erzeugung akuter und chronischer peptischer Magenschleimhautveränderungen durch Histamin. Beitr. path. Anat. **106**, 223 (1942); — Magen. In: KAUFMANN-STAEMMLER: Lehrbuch der speziellen pathologischen Anatomie. S. 966ff. Berlin: Walter de Gruyter & Co. 1956. — MESSMER, B., A. AKOVBIANTZ, H. J. MEYER u. E. PFENNINGER: Zur Diagnose und Therapie der Riesenfaltengastropathie. Dtsch. med. Wschr. **93**, 2054 (1968). — MEYER, K. A., W. A. BRAMS, and C. GUY: Phlegmonous gastritis. Surg. Gynec. Obstet. **44**, 301 (1927). — MEYERS, H. I., and J. J. PARKER: Emphysematous gastritis. Radiology **89**, 426 (1967). — MIKULICZ, V.: Über Gastroskopie und Oesophagoskopie mit Demonstration am Lebenden. II. Chirurgenkongr. 1882, Verh. 30. — MOERSCH, H. J.: The gastroscopic differentiation of gastritis from carcinoma of the stomach. Gastroenterology **8**, 284 (1947). — MOESCHLIN, S.: Klinik und Therapie der Vergiftungen, 3. Aufl. Stuttgart: Georg Thieme 1959. — MOLL, A., u. H. PETZEL: Die Saugbiopsie aus dem Magenantrum und ihr Vergleich mit der Fundusbiopsie. Gastroenterologia (Basel) **101**, 41 (1964). — MORRISON, A. B., A. J. RAWSON, and W. T. FITTS: The syndrome of refractory watery diarrhea and hypokaliemia in patients with non-insulin-secreting islet-cell-tumor. Amer. J. Med. **32**, 119 (1962). — MORTON, J. J., and S. T. STABINS: Phlegmonous gastritis of bacillus aerogenes capsulatus (B. welchii) origin. Ann. Surg. **87**, 848 (1928). — MOSZKOWICZ, L.: Zur Histologie des ulkusbereiten Magens. Langenbecks Arch. klin. Chir. **122**, 444 (1922). — MOTTERAM, R.: A biopsy study of chronic gastritis and gastric atrophy. J. Path. Bact. **63**, 389 (1951). — MYER, J. S.: Polyposis gastrica (polyadenoma). J. Amer. med. Ass. **61**, 1960 (1913).

NEUMANN: Über eine eigenartige Form von Jodexanthem an der Haut und an der Schleimhaut des Magens. Arch. Derm. Syph. (Berl.) **48**, 323 (1899). — NIEMI, M., M. SIURALA, and T. K. LARMI: Histochemistry of three dehydrogenase systems in cancerous and non-cancerous human stomachs with special reference to intestinal metaplasia. Acta path. microbiol. scand. **53**, 139 (1961). — NIKOLOFF, N. P.: Histologische Veränderungen der Magenschleimhaut bei Kranken mit chronischer Cholezystitis (Cholangiohepatitis) und Lambliasis. Z. ges. inn. Med. **19**, 902 (1964). — NYFELDT, A., and B. VIMTRUP: Acute gastritis bei Diphtheria faucium. Acta med. scand. **78**, 447 (1932).

OBIDITSCH-MAYER, I.: Über eigenartige Folgen der Gastritis. Mitt. Grenzgeb. Med. Chir. **46**, 152 (1943). — OLIVIERA, C. A., e R. SCHINDLER: Gastrite erosiva, una rara forma de gastrite cronica. Rev. bras. Gastroent. **12**, 197 (1960). — OPPENHEIMER, R.: Über Peritonitis mit schwer erkennbarem Ausgangspunkt. Dtsch. Z. Chir. **33**, 457 (1906). — ORATOR, V.: Beiträge zur Magenpathologie. Virchows Arch. path.

Anat. **255**, 639 (1925); — Beiträge zur Magenpathologie. II. Zur Pathologie und Genese des Karzinoms und Ulcuskarzinoms des Magens. Virchows Arch. path. Anat. **256**, 202 (1925); — Über die Magenphlegmone. Langenbecks Arch. klin. Chir. **140**, 378 (1926). — OTTENJANN, R., u. M. HECKEL: Gezielte endoskopische Gastrobiopsie bei Riesenfalten der Magenschleimhaut. Dtsch. med. Wschr. **90**, 1510 (1965).
PACHALY, L., R. SCHUERMANN, G. KUSTER, F. BIEL u. G. TORREJON: Magenbiopsie und histologische Gastritisdiagnose. Med. Klin. **61**, 457 (1966). — PALMER, E. D.: Stomach disease as diagnosed by gastroscopy. Philadelphia: Lea and Febiger 1949; — Gastritis. A revaluation. Medicine (Baltimore) **33**, 199 (1954). — PALMER, E. D., and I. B. BRICK: Sources of upper gastrointestinal hemorrhage in cirrhotic patients with esophageal varices. New Engl. J. Med. **248**, 1057 (1953). — PALMER, E. D., and N. M. SCOTT: Acute corrosive gastritis: observations on the gastric mucosa following ingestion of concentrated hydrochloric acid. Gastroenterology **12**, 879 (1949). — PAVIOT, J., et R. CHEVALLIER: Les gastropathies allergiques. J. Méd. Lyon **17**, 31 (1936). — PEAR, E. G., and R. HORSCH: Hypertrophic gastritis with malignant deterioration and metastasis to bone. Amer. J. Gastroent. **42**, 280 (1964). — PENTSCHEW, A.: Die Tellurgastritis. Das Beispiel einer Ausscheidungsgastritis. Verh. dtsch. Ges. inn. Med. **47**, 385 (1935). — PEREZ, C. A.: Benign lymphoid hyperplasia of the stomach and duodenum. Radiology **87**, 505 (1966). — PFEIFFER, C., J. C. RUDLEDER et S. WIDGREN: Gastropathie hypertrophique à plis géants (Maladie de Ménétrier). Schweiz. med. Wschr. **95**, 24 (1965). — PFEIFFER, H.: Eiweißzerfallsvergiftung. Krankh.-Forsch. **1**, 407 (1925). — PFISTER, M.: Diffuse Phlegmone des Oesophagus und Magens. Dtsch. Arch. klin. Med. **87**, 499 (1906). — PHAFF, J. M. L.: Über die Magenphlegmone. T. Geneesk. **88**, 394 (1944). — PLANTEYDT, H. R., and R. G. J. WILLIGHAGEN: Enzyme histochemistry of the human stomach with special reference to intestinal metaplasia. J. Path. Bact. **80**, 317 (1960). — PLOSSCOWE, R. P., G. G. BERG, and H. L. SEGAL: Enzyme histochemical studies of human gastric and jejunal biopsy specimens in normal and disease states. Amer. J. dig. Dis. **8**, 311 (1963). — POLLARD, H. M., and G. J. STUART: Experimental reproduction of gastric allergy in human beings with controlled observation on the mucosa. J. Allergy **13**, 467 (1942). — PONTES, J. F.: Panel-Diskussion: Chronic gastritis, 2. Weltkongr. Gastroenterology, München 1962, vol. II, p. 137. Basel-New York: Karger 1963. — PREUSSER, O.: Über heterotope atypische Epithelwucherungen des Magens. Virchows Arch. path. Anat. **219**, 319 (1915). — PRINZ, H.: Über die chronisch-lymphatische Gastritis (Konjetzny), ihre klinische Bedeutung und Beziehung zur Brill-Symmerschen Krankheit. Bruns' Beitr. klin. Chir. **183**, 129 (1951). — PUHL, H.: Über die Bedeutung entzündlicher Prozesse für die Entstehung des Ulcus ventriculi et duodeni. Virchows Arch. path. Anat. **260**, 1 (1926); — Zur Frage der parenchymatösen Magenblutung. Dtsch. Z. Chir. **197**, 383 (1926).
RÄSÄNEN, T.: Tissue eosinophils and mast cells in the human stomach wall in normal and pathological conditions. Acta path. microbiol. scand. **145**, 1 (1958). — RAGINS, H., and M. DITTBRENNER: Intracellular enzymatic histochemistry of the human stomach with special reference to atrophic gastritis. Gut **6**, 357 (1965). — REESE, D. F., J. R. HODGSON, and M. B. DOCKERTY: Giant hypertrophy of the gastric mucosa (Ménétriers disease). A correlation of the roentgenographic, pathologic and clinical findings. Amer. J. Roentgenol. **88**, 619 (1962). — REINKING: Beitrag zur Kenntnis der phlegmonösen Gastritis. Inaug.-Diss. Kiel 1890. — REYE: Über Zinkchloridvergiftung. Klin. Wschr. **8**, 236 (1929). — RODRIQUEZ-OLLEROS, A., u. R. BARROSO-MOGEL: Die argentaffinen Zellen bei experimenteller Gastritis. Z. Gastroent. **5**, 75 (1967). — ROHRER, G. V., and J. D. WELSH: Correlative study. Gastric secretion and histology. Gastroenterology. **52**, 185 (1967). — ROTH, J. A., and A. C. IVY: Comment: caffeine and "peptic" ulcer. Gastroenterology **7**, 576 (1946). — ROUSSELOT, P., et F. OBERLING: Pseudolymphome de l'estomac. Etude histologique à propos de 24 cas. Ann. Anat. path. **10**, 325 (1965). — ROWE, A. H.: Food allergy in differential diagnosis of abdominal symptoms. Amer. med. Sci. **183**, 529 (1932). — RUBIN, R. G., and H. FINK: Giant hypertrophy of the gastric mucosa associated with carcinoma of the stomach. Amer. J. Gastroent. **47**, 379 (1967). — RUBIN, W.: Intestine in the stomach. Transformation of the gastric mucosa into an absorptive tissue. Gastroenterology **54**, 116

(1968); — Proliferation of endocrine-like (enterochromaffin) cells in atrophic gastric mucosa. Gastroenterology 57, 641 (1969). — RUBIN, W., L. L. ROSS, G. H. JEFFRIES, and M. H. SLEISENGER: Intestinal heterotopia. A fine structural study. Lab. Invest. 15, 1024 (1966); — Some physiologic properties of heterotopic intestinal epithelium. Its role in transporting lipid into the gastric mucosa. Lab. Invest. 16, 813 (1967). — RUSSELL, P. K., M. A. AZIZ, N. AHMAD, T. H. KENT, and E. J. GANGAROSA: Enteritis and gastritis in young asymptomatic Pakistani men. Amer. J. dig. Dis. N. S. 11, 296 (1966).

SANCHEZ-PALOMERA, E.: The action of spices on the acid gastric secretion, on the appetite and on the caloric intake. Gastroenterology 18, 254 (1951). — SAWYER, R. B., M. C. WADDELL, K. C. SAWYER, and J. C. GREER: Emphysematous gastritis. Gastroenterology 53, 452 (1967). — SCHABERG, A., J. A. HILDES, and A. J. W. ALCOCK: Upper gastrointestinal lesions in acute bulbar poliomyelitis. Gastroenterology 27, 838 (1954). — SCHALL: Die Veränderungen des Verdauungskanales durch Ätzgifte. Beitr. path. Anat. 44, 458 (1908). — SCHINDLER, R.: Die diagnostische Bedeutung der Gastroskopie. Münch. med. Wschr. 69, 535 (1922); — Lehrbuch und Atlas der Gastroskopie. München: Lehmann 1923; — Gastritis. New York: Grune & Stratton 1947; — Critical evaluation of biopsy technics for the diagnosis of gastritis. Amer. J. dig. Dis., N. S. 7, 167 (1962); — Chronische Gastritis. Klin. Wschr. 44, 601 (1966). — SCHINDLER, R., e C. A. DE OLIVEIRA: Sindrome de "Sprue nao tropical" e hiperplasia gastrica e duodenal, com ulceracoes multiplas do jejuno, num caso de carcinoma das ilhotas de Langerhans (sindrome de ma absorcao, associada a sindrome de Zollinger-Ellison). Rev. bras. Gastroent. 12, 17 (1960). — SCHITTENHELM, A., u. W. WEICHARDT: Über die Rolle der Überempfindlichkeit bei der Infektion und Immunität. Münch. med. Wschr. 57, 1769 (1910). — SCHMIDT, A.: Untersuchungen über das menschliche Magenepithel normal und pathologisch. Virchows Arch. path. Anat. 143, 477 (1896). — SCHMIDT, M. B.: Über phlegmonöse Gastritis. Dtsch. med. Wschr. 31, 287 (1905). — SCHNARRWYLER, K.: Über Gastritis phlegmonosa. Arch. Verdau.-Kr. 12, 116 (1906). — SCHNEIDER, H.: Ein Fall von isolierter Magentuberkulose, zugleich ein Beitrag zur Kenntnis der Magenwandphlegmone. Med. Klin. 20, 1357 (1924). — SCHNEIDER, M. A., V. DE LUCA, and S. J. GRAY: The effect of spice ingestion upon the stomach. Amer. J. Gastroent. 26, 722 (1956). — SCHNITLER, K.: Gastritis phlegmonosa. Nord. Med. 1, 51 (1939). — SCHOEN, A. M.: Acute Gastritis. In: H. L. BOCKUS, Gastroenterology, Bd. I, p. 351, 2nd ed. Philadelphia-London: Sounders Comp. 1963. — SCHUSTER, W.: Ein Beitrag zur exsudativen Gastroenteropathie: Ménétriersche Erkrankung im Kindesalter. Mschr. Kinderheilk. 115, 171 (1967). — SCHWARTZ, I. R.: A gastroscopic study following an outbreak of food poisoning. Gastroenterology 6, 105 (1946). — SEIFERT, E., u. H. KNOLL: Bioptische Ergebnisse bei gleichzeitiger Entnahme von Fundus- und Antrumschleimhaut des Magens. Med. Welt, N. F. 19, 1219 (1968). — SHATARA, F. I.: Phlegmonous gastritis. J. Amer. med. Ass. 71, 2130 (1918). — SHINER, M.: Combined gastroscopy and direct vision biopsy: histologic findings. Amer. gastroscop. Soc. Bull. 5, 411 (1959). — SINGH, A. K., R. C. CUMARASWAMY, and B. CORRIN: Diffuse hypertrophy of gastric mucosa (Ménétrier's disease) and iron-deficiency anaemia. Gut 10, 735 (1969). — SINGH, I.: A note on enterochromaffin cells in islets of ectopic intestinal mucosa in the human. J. anat. Soc. India 11, 57 (1962). — SIURALA, M., M ISOKOSI, K. VARIS, and M. KEKKI: Prevalence of gastritis in a rural population. Scand. J. Gastroent. 3, 211 (1968). — SIURALA, M., and M. SUNDBERG: Occurrence of mast cells in the gastric mucosa under normal and pathological conditions. Ann. Med. exp. Fenn. 36, 271 (1958). — SMIRNOWA-ZAMKOWA, A.: Zur pathologischen Anatomie des Scharlachs. Virchows Arch. path. Anat. 261, 190 (1926). — SMITH, T. J.: Emphysematous gastritis associated with adenocarcinoma of the stomach. Amer. J. dig. Dis., N. S. 11, 341 (1966). — SMITH, J. L., and E. B. HELWEG: Malignant lymphoma of the stomach; its diagnosis, distinction to biologic behavior. Amer. J. Path. 34, 553 (1958). — STAHL, G. E.: Collegium practicum. Leipzig: Caspar J. Eyssel 1728. — STALKER, L. K., J. L. BOLLMANN, and F. C. MANN: Experimental peptic ulcer produced by cinchophen. Arch. Surg. 35, 290 (1937). — STARR, A., and J. M. WILSON: Phlegmonous gastritis. Ann. Surg. 145, 88 (1957). — STAUBER, R.: Intraoperative

Magensaugbiopsie aus dem Antrum bei Gallensteinkrankheit. Z. Gastroent. **5**, 79 (1967). — STEIN, T.: Über die Scharlachgastritis. Beitr. path. Anat. **93**, 100 (1934). — STELZNER, F.: Die Frage des hepatogenen Ulkus. Deutung des peptischen Geschwürs als Folge einer Regulationsstörung der Leber im Widerstreit zur ,,ulzerogenen Hepatopathie". Münch. med. Wschr. **107**, 773 (1965). — STEMPIEN, S. J., A. E. DAGRADI, I. M. REINGOLD, C. L. HEISKELL, A. BLOOM, and D. S. WEAVER: Hypertrophic hyperchlorhydric gastropathy. 2. Weltkongr. Gastroenterology, München 1962, vol. II, p. 243. Basel-New York: Karger 1963. — STIEDA, A.: Magenphlegmone nach Gastroenterostomie. Dtsch. Z. Chir. **56**, 212 (1900). — STOERK, O.: Über Gastritis chronica. Wien. klin. Wschr. **35**, 855 (1922). — STOTZ: Über die Magenphlegmone. Langenbecks Arch. klin. Chir. **192**, 134 (1938). — STRAUBE, G.: Bleivergiftung und Magenerkrankung. Arch. Gewerbepath. Gewerbehyg. **10**, 349 (1940). — STRODE, E., and M. L. DEAN: Acid burns of stomach, report of 2 cases. Ann. Surg. **131**, 801 (1950). — SUNDBERG, H.: Über Gastritis phlegmonosa. Ark. inre Med. **51**, 303 (1919). — SUSSIG, L.: Gastritis cystica. Virchows Arch. path. Anat. **233**, 1 (1921). — SUSSMAN, H. M., B. WEINGARTEN, and S. M. MOSSBERG: Localized gastric mucosal hypertrophy simulating tumor. Amer. J. dig. Dis., N. S. **10**, 710 (1965).

TAYLOR, K. B., I. M. ROITT, D. DONIACH, K. G. COUGHMAN, and C. SHAPLAND: Autoimmune phenomena in pernicious anemia; gastric antibodies. Brit. med. J. **1962II**, 1347. — TE VELDE, K., J. ABELS, G. J. P. A. ANDERS, A. ARENDS, P. J. HOEDEMAEKER, and H. O. NIEWEG: A familiar study of pernicious anemia by an immunological method. J. Lab. clin. Med. **64**, 177 (1964). — TE VELDE, K., P. J. HOEDEMAEKER, G. J. P. A. ANDERS, A. ARENDS, and H. O. NIEWEG: A comparative morphological and functional study of gastritis with and without antibodies. Gastroenterology **51**, 138 (1966). — TICHY, J., and M. HRADSKY: Ultrastructure of the gastric mucosa in healthy human subjects and in patients with pernicious anaemia. Gastroenterologia (Basel) **107**, 379 (1967). — TOMENIUS, J.: An instrument for gastroscopy. Gastroenterology **15**, 489 (1950). — TSCHANTZ, P.: Durchtritt von epithelialem Schleim in das Stroma der Magenschleimhaut. Zbl. allg. Path. path. Anat. **106**, 90 (1964).

UMEDA, K.: Über die Histogenese der Gastritis glandularis cystica. Trans. Jap. Path. Soc. **22**, 773 (1932).

VASS, A., and D. M. SIRCA: Localized subacute phlegmonous gastritis (socalled botryomycosis) simulating carcinoma. Amer. J. Roentgenol. **46**, 59 (1941). — VEIL, W. H., u. A. STURM: Die Pathologie des Stammhirns und ihre vegetativen klinischen Bilder. Jena: Gustav Fischer 1942. — VILARDELL, F.: Chronic gastritis. In: H. L. BOCKUS, Gastroenterology, vol. I, p. 372. Philadelphia-London: Saunders Comp. 1963.

WANKE, M.: Zur Frage des sog. Altersulkus. Langenbecks Arch. klin. Chir. **303**, 94 (1963). — WANKE, M., B. KREMPIEN, J. MANNHERZ u. E. FRITZ: Das morphologische Bild der ,,urämischen Gastritis". Med. Welt **22** (N.F.) 1971 (im Druck). — WARD, H. A., and R. C. NAIRN: Extraction of gastric parietal cell autoantigen. Clin. exp. Immunol. **2**, 565 (1967). — WATTENBERG, L. W.: Histochemical study of aminopeptides in metaplasia and carcinoma of the stomach. Arch. Path. **67**, 282 (1959). — WEENS, H. S.: Emphysematous gastritis. Amer. J. Roentgenol. **55**, 588 (1946). — WEINTRAUB, G., and A. M. GELB: Exsudative gastropathy due to giant hypertrophy of gastric mucosa. Report of a case and review of the literature. Amer. J. dig. Dis. **6**, 526 (1961). — WELCH, C. E., and C. M. JONES: Emphysematous gastritis. New Engl. J. Med. **237**, 938 (1947). — WIEDEMANN, H.: Die sogenannten Idiosynkrasien. Z. ärztl. Fortbild. **18**, 630 (1921). — WILLIAMS, A. W.: Effects of alcohol on gastric mucosa. Brit. med. J. **1956I**, 256. — WILLIAMS, A. W., R. C. EDWARDS, T. H.-C. LEWIS, and N. F. COGHILL: Investigation of non-ulcer dyspepsia by gastric biopsy. Brit. med. J. **1957I**, 372. — WINKLER, E.: Zwei Fälle von akuter Magenphlegmone. Wien. med. Wschr. **85**, 1196 (1935). — WIRTS, C. W.: Gastritis: Definition and classification — gastric biopsy. In: The stomach, pp. 228, ed. C. M. THOMPSON, D. BERKOWITZ, E. POLISH. New York-London: Grune and Stratton 1967. — WOLF, S., and H. G. WOLFF: Human gastric function. New York: Oxford University Press 1943; — Action of drugs and various chemical agents on the gastric mucosa and gastric function in man. N. Y. St. J. Med.

**46**, 2509 (1946). — Human gastric function, 2nd ed. New York: Oxford University Press 1947. — WOLFF, G.: Die histologische Klassifikation der Gastritis im Biopsiepräparat. Dtsch. Gesundh.-Wes. **23**, 1441 (1968). — WOLFF, G., H.-J. GÜTZ: Cholelithiasis und chronische Gastritis. Z. Gastroent. **6**, 121 (1968). — WOOD, I. J., M. RALSTON, B. UNGAR, and D. C. COWLING: Vitamin B 12 deficiency in chronic gastritis. Gut **5**, 27 (1964). — WOOD, I. J., and L. I. TAFT: Diffuse lesions of the stomach: an account with special reference to the value of gastric biopsy. London: Edward Arnold (Publishers) Ltd. 1958.

YOKOYAMA, T.: Gastritis due to diphtheria toxin. J. orient. Med. **27**, 1 (1937).

ZOLLINGER, R. M., and E. R. ELLISON: Primary peptic ulcerations of the jejunum associated with islet cell tumors of the pancreas. Ann. Surg. **142**, 709 (1955). — ZORZI, M.: Il gigantismo a pieghe dello stomaco nel guardo delle ipertrofia su base congenita. Folia hered. path. (Pavia) **3**, 174 (1954). — ZUKSCHWERDT, L., and TH. O. LINDENSCHMIDT: Spätfolgen nach Magenoperation. In: Klinische Chir. für die Praxis, hrsg. DIEBOLD, O., H. JUNGHANNS, L. ZUKSCHWERDT, Bd. III. Stuttgart: Thieme 1960.

## II. Granulomatöse Gastritis

ACHESON, E.: The distribution of ulcerative colitis and regional enteritis in U.S. veterans with particular reference to the Jewish religion. Gut **1**, 291 (1960); — The epidemiology of ulcerative colitis and regional enteritis, p. 202. In: J. BADENOCH and B. N. BROOKE, recent advances in gastroenterology. Boston: Little, Brown & Co. 1965. — ACKERMANN, A. J.: Roentgenological study of gastric tuberculosis. Amer. J. Roentgenol. **44**, 59 (1940). — ALEXANDER: Beitrag zur Tuberkulose des Magens. Dtsch. Arch. klin. Med. **86**, 212 (1905). — ALMY, T. P., and P. SHERLOCK: Genetic aspects of ulcerative colitis and regional enteritis. Gastroenterology **51**, 757 (1966). — ALLEN, E. H., J. C. BATTEN, and K. JEFFERSON: Sarcoidosis of the alimentary tract. Brit. J. Radiol. **29**, 65 (1956). — AMMANN, R. W., and H. L. BOCKUS: Pathogenesis of regional enteritis: Based upon histologic study of 40 cases. Arch. intern. Med. **107**, 504 (1961). — APPEL, A. A., H. G. PRITZKER, and PH. KLOTZ: Pyloric obstruction due to sarcoid of the stomach. Arch. Surg. **62**, 140 (1951). — ARLOING, F.: Des ulcérations tuberculeuses de l'estomac. Asselin 1902 (Thèse de Lyon 1902).

BAETZNER, W.: Beitrag zur Magentuberkulose. Berl. klin. Wschr. **57**, 1237 (1920).— BARCHASCH, P.: Zur Pathologie der Magentuberkulose. Beitr. klin. Tuberkulose **1907**, 225. — BARRIE, H. J., and J. C. ANDERSON: Hypertrophy of the pylorus in an adult with massive eosinophil infiltration and giant-cell reaction. Lancet **1948II**, 1007. — BASCH, G., KIPPER, et LOGEAIS: Un cas de syphilis gastrique héréditaire tardive. Bull. Soc. méd. Hôp. Paris **51**, 661 (1935). — BAUMANN, TH.: Das eosinophile Leukämoid und verwandte Krankheitsbilder. Schweiz. med. Wschr. **82**, 940 (1952). — BENEKE, F.: Tuberkulöses Geschwür des Magens, Perforation der Magenwand. Virchow's Jahresbericht 1851. — BIERNATH, P.: Zur Kasuistik der Magentuberkulose. Dtsch. med. Wschr. **47**, 1091 (1921). — BINDER, I., V. M. RUBY, and B. J. SHUMAN: Tuberculosis of the stomach with special reference to its incidence in children. Gastroenterology **5**, 474 (1945). — BIRCH-HIRSCHFELD: Lehrbuch der pathologischen Anatomie. Leipzig 1885. — BOCKUS, H. L., and J. BANK: Upper gastro-intestinal disease associated with syphilis. J. Amer. med. Ass. **90**, 175 (1928). — BOLCK, F.: Die Granuloblastome des Magens. Beitr. path. Anat. **110**, 635 (1949). — BOLSVAKOWA, M.: Das gleichzeitige Auftreten von Krebs und Tuberkulose des Magens. Vestn. Rentgenol. (Radiol.) **15**, 268 (1935). — BOOHER, R. J., and R. N. GRANT: Eosinophilic granuloma of the stomach and small intestine. Surgery **30**, 388 (1951). — BOQUIEN, Y., J.-P. KERNEIS, P. MALVY, G. KROPFF, M. LENNE, G. DELUMEAU et M.-F. LE BODIC: Le granulome éosinophile du tube digestif. Arch. Mal. Appar. dig. **55**, 977 (1966). — BOYKSEN, D.: Bericht über einen Kranken mit Magentuberkulose, bei dem gleichzeitig ein flächenhaft infiltrierend wachsendes Magensarkom vorlag. Münch. med. Wschr. **86**, 277 (1939). — BRASOVAN, R.: Ein Fall von Magensyphilis. Med. Pregl. **12**, 110 (1937). — BREUS, K.: Tuberkulöse Ulceration des Pharynx, Oesophagus und Magens nach Kalilaugenverätzung. Wien. med. Wschr. **28**, 258 (1878).— BRODERS, A. C.: Tube of the stomach with report of a case of multiple tuberculous ulcers. Surgery 25, 490 (1917). — BROWNE, M. C., G. McHARDY, and C. WILEN: Gastric mucosal changes of tuberculosis. Amer. J. dig. Dis. 9, 407 (1942).

CACHIN, J., J. MARTIN et CL. LEVY: A propos d'une image lacunaire de l'entre chez un syphilitique. Arch. Mal. Appar. dig. 43, 85 (1954). — CARSON-WHITE, E. P.: Gastro-intestinal manifestation of syphilis. Urol. cutan. Rev. 44, 603 (1940). — CHAFFIN, L.: Tuberculosis of the stomach. Surgery 5, 186 (1939). — CHIARI, H.: Über einen Fall von Perforation des Magens von tuberkulösen Lymphknoten. Wien. med. Wschr. 28, 650 (1878); — Über Magensyphilis. Virchows Festschrift, Bd. 2, 1891. — CHIARI, H., u. J. ZEITLHOFER: Pathologische Anatomie der Syphilis. In: Handbuch der Haut- und Geschlechtskrankheiten. Ergänzungswerk Bd. VI/2. München: Bergmann 1961. — CLAGETT, O. T., and W. WALTERS: Tuberculosis of the stomach. Arch. Surg. 37, 505 (1938). — CLAIRMONT, P.: Bericht über 258 von Prof. v. EISELSBERG ausgeführten Magenoperationen. Langenbecks Arch. klin. Chir. 76, 180 (1905). — COGSWELL, H. D., and L. CENNI: Tuberculosis of the stomach. Surgery 27, 145 (1950). — COHEN, W. N.: Gastric involvement in Crohn's disease. Amer. J. Roentgenol. 101, 425 (1967). — COMFORT, M. W., H. M. WEBER, A. H. BAGGENSTOSS, and W. F. KIELY: Nonspecific granulomatous inflammation of the stomach and duodenum: Its relation to regional enteritis. Amer. J. med. Sci. 220, 616 (1950). — CONE, C.: Multiple hyperplastic gastric nodules associated with nodular gastric tuberculosis. Rep. John Hopkins Hosp. 1900, p. 877. — COOLEY, R. N., and J. H. CHILDERS: Acquired syphilis of the stomach. Gastroenterology 39, 201 (1860). — CROHN, B. B., L. GINZBURG, and G. D. OPPENHEIMER: Regional ileitis. A pathologic and clinical entity. J. Amer. med. Ass. 99, 1323 (1932). — CULVER, G. J., H. S. PIRSON, M. MONTEZ, and H. K. PALANKER: Eosinophilic gastritis. J. Amer. med. Ass. 200, 641 (1967).

DAVICOVIC, S.: La syphilis gastrique. Presse méd. 1939, 275. — DERMAN, G. L., u. M. A. KOPELOWITSCH: Zur pathologischen Anatomie der syphilitischen Magengeschwüre. Virchows Arch. path. Anat. 278, 149 (1930). — DEWEY, K. W.: Tuberculosis of the stomach with extensive tuberculous lymphangitis. J. infect. Dis. 12, 236 (1913). — DURCK, H., u. J. OBERNDORFER: Tuberkulose. Ergebn. Path. path. Anat. 6, 367 (1899).

ECKSTEIN, H. B., and R. A. PARKER: Giant cell granulomatous thickening of the gastric pylorus of probable sarcoid origin. Brit. J. Surg. 45, 659 (1958). — ELIBOL, T., G. B. RANKIN, and C. H. BROWN: Crohn's disease of the stomach. Gastroint. Endoscop. 14, 201 (1968). — EUSTERMANN, G. B.: Gastric syphilis. Observation based on 93 cases. J. Amer. med. Ass. 96, 173 (1931). — EVANS, J. G., and E. D. ACHESON: An epidemiological study of ulcerative colitis and regional enteritis in the Oxford area. Gut 6, 311 (1965).

FALTIN, R.: Simultaneous occurrence of tuberculosis and cancer of the stomach. Finska Läk.-Sällsk. Handl. 68, 657 (1926). — FENSTER, E.: Syphilitischer Schrumpfmagen. Langenbecks Arch. klin. Chir. 187, 705 (1937). — FERRIER, T., and N. DAVIS: Eosinophilic infiltration of stomach and small intestine. Med. J. Aust. 1, 789 (1957). — FETZER, H.: Roentgen diagnosis of acquired syphilis of the stomach. Exp. Med. Surg. 9, 278 (1951). — FEYRTER, F.: Über die eosinophilen Granulome. Wien. med. Wschr. 10, 746 (1957). — FLACHSMANN-DUTTWEILER, H.: Das tuberkulöse Magengeschwür. Schweiz. med. Wschr. 95, 1032 (1965). — FOSSGREEB, J.: Eosinophile Granulomatosis. Ein ungewöhnlicher Fall mit Veränderungen im Darm, den Lymphknoten des Mesenterium, den Ovarien, dem Uterus, der Harnblase und dem Herzen. Acta path. microbiol. 56, 143 (1962). — FRAENKEL, E.: Zur Lehre von der acquirierten Magen- und Darmsyphilis. Virchows Arch. path. Anat. 155, 507 (1899). — FREUNDLICH, I. M., R. SCHAUPP, and I. STAUFFER-LEHMAN: Eosinophilic gastroenteritis. A case report with extensive jejunal involvement. Radiology 493, 81 (1966). — FROEHLICH, A.: La tuberculose gastrique. Acta gastro-ent. belg. 9, 110 (1946). — FUJII-TADASHI: Beitrag zur Kenntnis der Tuberkulose des Magens. Inaug.-Diss. Göttingen 1909.

GENTZIN, S., u. J. SORNOWIK: Klinik und Pathologie einiger Formen der Magen- und Lebertuberkulose. Virchows Arch. path. Anat. 292, 315 (1934). — GIGON, A.: Syphilis des Intestinaltraktes und des Peritoneums. In: Handbuch der Haut- und Geschlechtskrankheiten, Bd. 16. Berlin: Springer 1931. — GLAUBITT: Über Magentuberkulose. Inaug.-Diss. Kiel 1901. — GOLDGRABER, M. D., J. B. KIRSNER, and H. F. RASKIN: Nonspecific granulomatous disease of the stomach. Arch. intern. Med. **102**, 10 (1958). — GOOD, R. W.: Tuberculosis of the stomach: Analysis of cases recently reviewed. Arch. Surg. **22**, 415 (1931). — GORE, I., and A. M. MCCARTHY: Boecks Sarcoid. Surgery **16**, 863 (1944). — GORODINSKI, B.: Zur Frage der Pylorusstenose auf tuberkulöser Basis. Ref. Zentr.-Org. ges. Chir. **36**, 844 (1927). — GOSSMANN, J. R.: Über das tuberkulöse Magengeschwür. Mitt. Grenzgeb. Med. Chir. **26**, 771 (1913). — GOTTLIEB, CH., S. L. BERANBAUM, and M. L. WEINER: Syphilis of the stomach. Radiology **59**, 193 (1952). — GOURAUD: De la tuberculose de l'estomac. Rev. Tuberc. Paris 1906. — GUIBERT, H. L.: Maladie de Besnier-Boeck-Schaumann à localisation gastroganglionnaire pure (étude histopathologique). Ann. Anat. path. **17**, 295 (1947).

HADFIELD, G.: The primary histological lesions of regional ileitis. Lancet **1939** II, 773. — HAFTER, E., u. R. E. SIEBENMANN: Akute pseudotumoröse allergische Gastritis. Gastroenterologia (Basel) **97**, 65 (1962). — HALLOSI, K., u. G. Y. NAGY: Über die eosinophilen Infiltrate und Granulome des Magen-Darmtraktes. Zbl. allg. Path. path. Anat. **103**, 517 (1962). — HAMMER, B., u. F. LENZENWEGER: Beitrag zum eosinophilen Granulom des Magen-Darmtraktes. Wien. klin. Wschr. **77**, 745 (1965). — HAMPERL, H.: Über örtliche Vergesellschaftung von Krebs und Tuberkulose im Verdauungsschlauch. Z. Krebsforsch. **23**, 430 (1926); — Zur Histologie der Boeckschen Krankheit. Med. Welt **1940**, 702. — HAPPEL, and BLUMER: A case of pulmonary tuberculosis with round ulcer of the stomach. Albany Med. Ann. **19**, 594 (1898). — HARDY, T. G., and W. ELESHA: Eosinophilic granuloma. Amer. Surg. **34**, 296 (1968). — HARLEY, J. B., A. S. GLUSHIEN, and E. R. FISHER: Eosinophilic peritonitis. Ann. intern. Med. **51**, 301 (1959). — HARRIS, S., and H. J. MORGAN: The isolation of spirochaeta pallida from the lesion of gastric syphilis. J. Amer. med. Ass. **99**, 1605 (1932). — HARVIER, P., et J. CAROLI: Syndrome aortico-gastrique chez un syphilitique. Paris méd. **1931**, 389. — HATTUTE: Ulcère tuberculeux de l'estomac. Gaz. Hôp. (Paris) 1874. — HAUSMANN, TH.: Syphilitischer Tumor des Magens. Ergebn. inn. Med. Kinderheilk. **7**, 267 (1911); — Neue Beiträge zur Magensyphilis. Z. klin. Med. **98**, 433 (1924). — HAYNES, C. D., J. E. ANDERSON, and J. C. THOROUGHMAN: Eosinophilic "granuloma" of the stomach and small intestine. Amer. Surg. **30**, 239 (1964). — HEDDLE, S. B., K. B. PARROTT, G. P. G. PALOSCHI, R. S. A. PRENTICE, L. PERSYKO, and I. T. BECK: Diffuse eosinophilic gastroenteritis. Canad. med. Ass. J. **100**, 554 (1969). — HEFFERNON, E. W., and P. H. KEPKAY: Segmental esophagitis, gastritis and enteritis. Gastroenterology **26**, 83 (1954). — HENNING, N.: Lehrbuch der Verdauungskrankheiten. Stuttgart: Thieme 1949. — HOCHULI, R.: Pylorusstenose bei Morbus Boeck des Magens. Schweiz. med. Wschr. **89**, 1341 (1959). — HOFER, R.: Zur Kasuistik der Magentuberkulose. Beitr. klin. Chir. **126**, 555 (1922). — HONE, S.: Clinical lecture on syphilis in relation to gastric disorders. Med. J. Australia **1924** I, 629. — HUBER, H. G.: Deformierende Magenerkrankung bei einem hereditär luetischen Kinde. Z. Kinderheilkde. **49**, 179 (1930).

INVERNIZZ, G.: Contributo allo studio clinico e anatomo-patologico della sifilide gastrica. Clin. med. ital. **64**, 937 (1933).

JANOWITZ, H. D., and D. H. PRESENT: Granulomatous colitis — pathogenetic concepts. Gastroenterology **51**, 778 (1966). — JOHNSON, O. A., D. W. HOSKINS, J. TODD, and B. THORBJARNARSON: Crohn's disease of stomach. Gastroenterology **50**, 571 (1966). — JOHNSON, G. F., and O. WRIGHT: Eosinophilic infiltration of the stomach. Radiology **71**, 415 (1958). — JONES, G. W., R. DOOLEY, and L. J. SCHOENFIELD: Regional enteritis with involvement of the duodenum. Gastroenterology **51**, 1018 (1966).

KAIJSER, R.: Zur Kenntnis der allergischen Affektionen des Verdauungskanales vom Standpunkt des Chirurgen aus. Langenbecks Arch. klin. Chir. **188**, 36 (1937). — KALK, H.: Magensyphilis bei einem Knaben mit congenitaler Lues. Klin. Wschr. **13**, 1823 (1934); — Magensyphilis. In: Handbuch der inneren Medizin, Bd. III/1. Berlin: Springer 1938. — KANZOW, G.: Ein Beitrag zur Kenntnis der tuberkulösen Magengeschwüre. Inaug.-Diss. München 1895. — KARDOS, G., u. J. ORMOS: Über einen Fall von Magensyphilis. Wien. klin. Wschr. **62**, 371 (1950). — KATER, R. M. H., and

G. F. H. STENIG: Gastric sarcoidosis. Aust. N. Z. J. Surg. **37**, 174 (1967). — KATSCH, G., u. H. PICKERT: Die Krankheiten des Magens. In: Handbuch der inneren Medizin, 4. Aufl., Bd. III/1. Berlin-Göttingen-Heidelberg: Springer 1953. — KATSUMI, M., G. ICHIMIYA, A. NISHIGAKI, K. TODA, H. IWAHASHI, and N. NAKAMICHI: Tuberculous lymphadenitis of the stomach. Wakayama med. Rep. **9**, 111 (1964). — KATZ, J., R. SAVIN, and H. M. SPIRO: The basal cell nevus syndrome and inflammatory disease of the bowel. Amer. J. Med. **44**, 483 (1968). — KAUFMANN, E.: Lehrbuch der speziellen pathologischen Anatomie. Berlin-Leipzig: W. de Gruyter 1931. — KELLER, K.: Zur Pathogenese und Therapie der Magentuberkulose. Bruns' Beitr. klin. Chir. **88**, 586 (1913). — KIRSNER, J. B., and J. A. SPENCER: Family occurrences of ulcerative colitis, regional enteritis, and ileocolitis. Ann. intern. Med. **59**, 13 (1963). — KLEBS, E.: Über heilende und emulgierende Substanzen aus Tuberkelbazillenkulturen. Zbl. Bakt. **20**, 488 (1896). — KNIGHT, W. A., and A. FALK: Tertiary gastric syphilis. Gastroenterology **9**, 17 (1949). — KOFLER, E.: Über die Granulome des Magen-Darmschlauches. Virchows Arch. path. Anat. **321**, 121 (1952); — Zur Ätiologie und Klinik der eosinophilen Magengranulome. Wien. med. Wschr. **104**, 473 (1954). — KRAFT, M.: Subseröse und verkalkende Drüsen in der Magenwand. Radiol. clin. (Basel) **15**, 280 (1948). — KROHN, H.: Gleichzeitiges Auftreten von Sarkom und Tuberkulose des Magens. Inaug.-Diss. Hamburg 1938. — KUSAKCIOGLU, O., and R. A. NORTON: Granulomatous duodenitis, clubbed digits, and psoriasis: report of a case. Lahey Clin. Found. Bull. **16**, 191 (1967). — KYLE, J., and D. W. BLAIR: Epidemiology of regional enteritis in Northeast Scotland. Brit. J. Surg. **52**, 215 (1965).

LAMM, E. L., and C. V. YUTZKY: Eosinophilic gastroenteritis. Arch. Surg. **92**, 476 (1966). — LAW, D. H.: Regional enteritis. Gastroenterology **56**, 1086 (1969). — LEITNER, ST.: Der Morbus Besnier-Boeck-Schaumann. Basel: Benno Schwabe & Co. 1949. — LENNERT, K.: Lymphknoten bei Ileitis regionalis. In: Handbuch der speziellen pathologischen Anatomie, Bd. I/3/A. Berlin-Göttingen-Heidelberg: Springer 1961. — LERICHE, und MOURIQUAND: Die chirurgischen Formen der Magentuberkulose. Sammlung klinischer Vorträge. Leipzig 1909. — LEVIT, A., and C. F. CASTIGLIA: Syphilis of the stomach. Urol. cutan Rev. **43**, 44 (1939). — LE WALD, L. T.: Syphilis of the stomach. Amer. J. Roentgenol. **4**, 76 (1917); — Leather-bottle stomach (linitis plastica). Report of 5 cases with remarks on relation to syphilis on cancer. Amer. J. Roentgenol. **8**, 163 (1921); — Roentgen diagnosis of gastric syphilis. J. Amer. med. Ass. **96**, 179 (1931). — LIEHR, H.: Sarkoidose des Magens. Med. Klin. **64**, 975 (1969). — LINDHEIMER, W.: Syphilitische Erkrankung des Magens. Münch. med. Wschr. **109**, 638 (1967). — LURIA, R.: Syphilitische und syphilogene Magenerkrankungen (Gastrolues). Arch. Verdau.-Kr. **46**, Beih. 1 (1929). — LUSENA, G.: Stenosi pilorica de granuloma tubercolare. Arch. ital. Chir. **4**, 1 (1921). — LYNCH, M. J., W. E. HUTCHINSON, and J. D. SPRAGUE: Pyloric obstruction due to muscular hypertrophy and massive eosinophilic infiltration. Gastroenterology **31**, 571 (1956).

MÄRKI, H. H.: Eosinophile Granulome des Magens. Schweiz. med. Wschr. **84**, 1269 (1954). — MAKHACHEV, M. O.: Isolated surgical forms of tuberculosis of the stomach and duodenum. Vestn. Chir. (Mosk.) **97**, 24 (1966) mit engl. Zus.fass. — MARTIN, F. R. R., and R. J. CARR: Crohn's disease involving the stomach. Report of two cases. Brit. med. J. **1953I**, 700. — McGOVERN, J. P., and D. H. MERRITT: Sarcoidosis in childhood. In: Advances in pediatrics, vol. 8., p. 97. The year book publishers, Inc. 1956. — McKUSICK, V. A.: Boeck's sarcoid of the stomach with comments on the etiology of regional enteritis. Gastroenterology **23**, 103 (1953). — MEADOWS, T. R., and J. G. BATSAKIS: Histopathological spectrum of regional enteritis. Arch. Surg. **87**, 976 (1963). — MELCHIOR, E.: Zur Kenntnis der chirurgischen Magentuberkulose. Mitt. Grenzgeb. Med. Chir. **39**, 205 (1926). — MENDELOFF, A. I., M. MONK, C. I. SIEGEL, and A. LILIENFELD: Some epidemiological features of ulcerative colitis and regional enteritis. Gastroenterology **51**, 748 (1966). — MEYENBURG, H. V.: Die pathologische Anatomie des „flüchtigen Lungeninfiltrates mit Blut-Eosinophilie". Virchows Arch. path. Anat. **309**, 258 (1942). — MEYER, K. A.: Sifilide dello stomaco. Policlinico, Sez. chir. **40**, Suppl. 416 (1933). — MEYER, K. A., and H. A. SINGER: Syphilis of the stomach. Arch. Surg. **26**, 443 (1933). — MILLER, P. B., D. J. SANDWEISS, and H. SHWACHMANN: Nonspecific granulomatous inflammation of the gastrointestinal tract. New Engl. J. Med. **255**, 501 (1956). — MONK, M., A. I. MENDELOFF, C. I. SIEGEL, and A. LILIENFELD: An epidemiological study of ulcerative colitis and regional enteritis among adults in Baltimore. Gastroenterology **53**, 198 (1967). — MOORE, A. B., and J. R. AURELIUS: Roentgenologic manifestations in 87 cases of gastric syphilis. Amer. J. Roentgenol. **19**, 425 (1928). — MORRIS, H. R.: Gastric tuberculosis, a case report. Amer. J. Roentgenol. **59**, 682 (1948). — MORTON, CH. B.: Syphilis of the stomach. Arch. Surg. **25**, 880 (1932).

NAEGELSBACH, F. W.: Ein seltener Fall von blutender Miliartuberkulose des Magens. Dtsch. Z. Chir. **258**, 113 (1944). — NICOLO, R.: Contributo alla conoscenza delle forme chirurgiche della tuberculosi gastrica. G. ital. Chir. **3**, 446 (1947). — NOLLENBURG, W.: Ein Beitrag zur Tumorform der Magentuberkulose. Bruns' Beitr. klin. Chir. **99**, 691 (1916). — NORDMANN: Zur Chirurgie der Magengeschwülste. Langenbecks Arch. klin. Chir. **73**, 574 (1904).

OBERNDORFER, S.: Über die viscerale Form der congenitalen Syphilis mit spezieller Berücksichtigung des Magen-Darmkanals. Virchows Arch. path. Anat. **159**, 179 (1900). — OBIDITSCH-MAYER, I.: Über Sarcoidosis Boeck des Magens. Wien. klin. Wschr. **70**, 312 (1958). — OLLERES, A. R., y P. VIESCA: Rev. exp. Enferm. Apar. dig. **1**, 745 (1935). — OPPENHEIM, A., and R. S. POLLACK: Boeck's Sarcoid (Sarcoidosis). Amer. J. Roentgenol. **57**, 28 (1947). — OPPOLZER: Ein Fall von Kommunication des Magens mit dem Colon transversum. Wien. med. Presse **1867**. — ORIE, N. M. G., T. G. VAN RIJSSEL, and G. L. VAN DER ZWANG: Pyloric stenosis in sarcoidosis. Acta med. scand. **138**, 139 (1950). — ORR, I. M., E. A. A. MILLER, and Y. J. W. RUSSEL: Eosinophilic infiltration of the stomach and bowel. Postgrad. med. J. **30**, 485 (1954). — ORSÓS, J.: Operativ geheiltes tuberkulöses Magengeschwür. Orv. Hetil. **1925**.

PALMER, E. D.: Stomach diseases diagnosed by gastroscopy. Philadelphia: Lea & Febiger 1949; — Tuberculosis of the stomach and the stomach in tuberculosis. Amer. Rev. Tuberc. **61**, 116 (1950); — Note on silent sarcoidosis of the gastric mucosa. J. Lab. clin. Med. **52**, 231 (1958). — PATRONICOLA, G. E.: Zur Kasuistik der tumorbildenden Magentuberkulose. Wien. klin. Wschr. **44**, 1051 (1931). — PATTER, W. N. VAN, J. A. BARGEN, M. B. DOCKERTY, W. H. FELDMANN, CH. W. MAYO, and J. M. WAUGH: Regional enteritis. Gastroenterology **26**, 347 (1954). — PATTERSON, C. O., and M. O. ROUSE: Description of gastroscopic appearance of luetic gastric lesions in late acquired syphilis. Gastroenterology **10**, 474 (1948). — PEARCE, J., and A. EHRLICH: Gastric sarcoidosis. Ann. Surg. **141**, 114 (1955). — PFANNER: Kasuistischer Beitrag zur Kenntnis der tuberkulösen Pylorusstenose. Mitt. Grenzgeb. Med. Chir. **28**, 83 (1915). — PICKARD, R., M. HARDY et J. P. KERNEIS: Les granuloblastomes eosinophiliques du tube digestif. Arch. Mal. Appar. dig. **43**, 920 (1954). — POSCHL, M.: Beitrag zur Kenntnis der Magentuberkulose. Fortschr. Röntgenstr. **63**, 110 (1941). — PRIESTLEY, J. T., and W. WALTERS: Indication for operation in gastric syphilis. Surg. Gynec. Obstet. **58**, 1030 (1934). — PRYSE-DAVIES, J.: Gastro-duodenal Crohn's disease. J. clin. Path. **17**, 90 (1964).

RAPPAPORT, H., F. H. BURGOYNE, and H. F. SMETANA: Pathology of regional enteritis. Milit. Surg. **109**, 463 (1951). — REINHOLD: Ein Fall von Milztuberkulose mit Verblutung durch den Magen. Inaug.-Diss. Kiel 1899. — RENANDER, A.: Roentgen diagnosis of tuberculosis of the stomach. Acta radiol. (Stockh.) **18**, 851 (1937). — RENTSCHLER, C. B., and R. C. TRAVIS: Sarcoma and tuberculosis of the stomach. J. Amer. med. Ass. **102**, 686 (1934). — REYNOLDS, F. W.: Gastric lesion associated with early syphilis. Amer. J. Syph. **26**, 218 (1942). — RICARD, et CHEVRIER: De la tuberculose et des sténoses tuberculeuses du pylore. Rev. Chir. (Paris) **1**, 557 (1905). — RICHMAN, A. R., H. D. ZEIFER, A. WINKELSTEIN, P. A. KIRSCHNER, and R. D. STEINHARDT: Chronic nonspecific granulomatous inflammation of the stomach, duodenum and intestine. Gastroenterology **29**, 358 (1955). — RIZZI, I.: Associazione di cancro tuberculosi gastrica. Pathologia **26**, 699 (1934). — ROBERTS, S. M., and W. W. HAMILTON: Regional enteritis of the duodenum. Radiology **86**, 881 (1966). — ROKITANSKY, C. V.: Lehrbuch der pathologischen Anatomie. Wien: Braumüller 1861.— ROSS, J. R.: Cicatrizing enteritis, colitis, and gastritis. Gastroenterology **13**, 344 (1949). — ROTHER: Ein Fall von primärer Magentuberkulose. Berl. klin. Wschr. **55**,

1049 (1918). — RUGE, E.: Über primäre Magentuberkulose. Beitr. Klin. Tuberk. **3**, 190 (1905). — RUZIC, J. P., P. M. DORSEY, H. L. HUBER, and S. H. ARMSTRONG: Gastric lesions of Löffler's syndrome. J. Amer. med. Ass. **149**, 534 (1952).

SALEM, S. N., and S. C. TRUELOVE: Small-intestinal and gastric abnormalities in ulcerative colitis. Brit. med. J. **1965I**, 827. — SCHLESINGER, H.: Die Pylorustuberkulose und der tuberkulöse Wandabszeß des Magens. Münch. med. Wschr. **61**, 987 (1914); — Syphilis und innere Medizin. Berlin: Springer 1927. — SCHNEIDER, H.: Ein Fall von isolierter Magentuberkulose, gleichzeitig ein Beitrag zur Kenntnis der Magenwandphlegmone. Med. Klin. **20**, 1375 (1924). — SCHÜRMANN, P., u. H. KLEINSCHMIDT: Pathologie und Klinik der Lübecker Säuglingstuberkuloseerkrankung. Arb. Reichsgesundh.-Amt **69**, 25 (1935). — SCOTT, N. M., V. M. SMITH, P. A. COX, and E. D. PALMER: Sarcoid and sarcoid-like granulomas of the stomach. Arch. intern. Med. **92**, 741 (1953). — SELF, J. B.: Crohn's disease of the stomach. Postgrad. Med. **33**, 29 (1957). — SEVERIN, J.: Pylorusstenose mit Magenektasie infolge primärer Magentuberkulose. Berl. klin. Wschr. **54**, 738 (1917). — SEXTON, R. L., R. E. DUNKLEY, and A. F. KREGLOW: Gastroscopic study of 100 cases of early syphilis. Trans. Amer. ther. Soc. **37**, 73 (1937). — SHERLOCK, P., B. M. BELL, H. STEINBERG, and T. P. ALMY: Familial occurrence of regional enteritis and ulcerative colitis. Gastroenterology **45**, 413 (1963). — SIMMONDS, M.: Über Tuberkulose des Magens. Münch. med. Wschr. **47**, 317 (1900); — Über den diagnostischen Wert des Spirochätennachweises bei Lues congenita. Münch. med. Wschr. **53**, 1302 (1906). — SINGER, H. A.: Syphilis of the stomach. Arch. intern. Med. **51**, 754 (1933). — SIRAK, H. D.: Boeck's sarcoid of the stomach simulating linitis plastica. Arch. Surg. **64**, 769 (1954). — SLANEY, G.: Crohn's disease. Brit. med. J. **1968III**, 294. — SPENCER, J. R., M. W. COMFORT, and D. C. DAHLIN: Eosinophilic infiltration of the stomach and bowel associated with pyloric obstruction and recurrent eosinophilia. Gastroenterology **15**, 505 (1950). — SPRUNT, D. H.: Carcinoma and tuberculosis of the stomach. Surg. Gynec. Obstet. **51**, 245 (1930). — STELTER: Über die tuberkulösen Geschwüre des Magens. Inaug.-Diss. Greifswald 1902. — STRAUSS, J.: Linitis plastica des Magens mit Sanduhrbildung bei einem hereditär syphilitischen Kind. Arch. Verdau.-Kr. **38**, 186 (1929). — STRUPPLER, T.: Über das tuberkulöse Magengeschwür im Anschluß an einen Fall von chronisch-ulceröser Magentuberkulose mit tödlicher Perforationsperitonitis. Z. Tbc. u. Heilstättenwesen **1**, 206, 311 (1900/1901). — SULLIVAN, R. C., N. T. FRANCONA, and J. D. KIRSHBAUM: Tuberculosis of the stomach, clinical and pathological study. Ann. Surg. **112**, 225 (1940). — SUNDBERG, B., V. BACKLUND, H. COLLDAHL, and O. SCHUBERTH: Eosinophilic infiltration of gastric wall with features reminiscent of cancer. Acta allerg. (Kbh.) **15**, 113 (1960). — SWARTS, J. M., and J. M. YOUNG: Primary infiltrative eosinophilic gastritis and peritonitis. Gastroenterology **28**, 431 (1955).

THOREL, F.: Fünf Fälle von Magentuberkulose. Festschrift des neuen Krankenhauses zu Nürnberg 1898. — TOOLE, and PROPATORIDIS: Contribution to the study of gastric tuberculosis. Rev. Gastroent. **17**, 125 (1950).

URELES, A. L., T. ALSCHIBAJA, D. LODIGO, and S. J. STABINS: Idiopathic eosinophilic infiltration of the gastro-intestinal tract, diffuse and circumscribed. Amer. J. Med. **30**, 899 (1961).

VANEK, J.: Gastric submucosal granuloma with eosinophilic infiltration. Amer. J. Path. **25**, 397 (1949). — VAN WART, R. M.: Solitary tubercle of the stomach. Bull. Johns Hopk. Hosp. **14**, 235 (1903). — VENTURINI, O.: Contributo alla conoscenza della sifilide medio-gastrica acquisita. Riv. Clin. med. **37**, 582 (1936). — VERBRYCKE, I. R.: Congenital syphilis of the stomach. Amer. J. Syph. **13**, 524 (1929). — VERSE, M.: Die Spirochaeta pallida in ihrer Beziehung zu den syphilitischen Gewebsveränderungen. Med. Klin. **2**, 626 (1906). — VIOTTI, L.: Sulla tuberculosi gastrica. Pathologica **46**, 1 (1955). — VOGT, H.: Morbus Besnier-Boeck-Schaumann. Klinische und pathologisch-anatomische Studie. Basel: Benno Schwabe & Co 1950. — VOIGT, H. W.: Stenosierende Magensyphilis bei einer Jugendlichen mit congenitaler Lues. Dtsch. Z. Chir. **254**, 91 (1940).

WALDMANN, T. A., R. D. WOCHNER, L. LASTER, and R. C. GORDON: Allergic gastroenteropathy, a cause of extensive gastrointestinal protein loss. New Engl. J.

Med. **276**, 761 (1967). — WALTERS, W., B. R. KIRKLIN, and O. T. CLAGETT: Tuberculosis of the stomach. Proc. Mayo Clin. **11**, 83 (1936). — WANKE, M., u. K. HEILMANN: Atypisches Ulcus ventriculi bei Colitis ulcerosa. In Vorbereitung. — WARREN, S., and S. C. SOMMERS: Cicatrizing enteritis as a pathologic study. Amer. J. Path. **24**, 475 (1948). — WATSON, G. W., E. R. FLINT, and M. J. STEWART: Hyperplastic tuberculosis of the stomach causing hour-glass deformity, with complete squamous metaplasia of the upper loculus. Brit. J. Surg. **24**, 333 (1936/1937). — WEBER, G.: Das syphilitische Magengeschwür. Dtsch. med. Wschr. **73**, 163 (1948). — WEINBERG: Ulcère gastrique tuberculeux chez une jeune fille de 12 ans avec tuberculose géneralisée. Bull. Soc. anat. Paris (1898). — WHITE, R. R.: Simultaneous carcinoma and tuberculosis of the stomach in a case of pernicious anemia. Proc. Mayo Clin. **18**, 165 (1943). — WILDER, W. M., and W. D. DAVIS: Duodenal enteritis. Sth. med. J. (Bgham, Ala.) **59**, 884 (1966). — WILLIAMS, C.: Syphilis of the gastrointestinal tract. Amer. J. Surg. **24**, 834 (1934). — WILLIAMS, C., and P. KIMMELSTIEL: Syphilis of the stomach. J. Amer. med. Ass. **115**, 578 (1940). — WILLIAMS, W. J.: Histology of Crohn's disease. Gut **5**, 510 (1964). — WILMS, M.: Miliartuberkulose des Magens. Zbl. allg. Path. path. Anat. **8**, 783 (1897). — WINDHOLZ, F.: Über erworbene Syphilis des Magens. Virchows Arch. path. Anat. **269**, 384 (1928). — WINDWER, C.: Tuberculosis of the stomach. Rev. Gastroent. **15**, 38 (1946). — WOLF, R.: Magentuberculose und Magencarcinom, ein Beitrag zur Frage der Carcinomentstehung auf dem Boden von Tuberkulose. Z. Krebsforschung **30**, 482 (1930).

YAMASE, K., K. MASUDA, S. SHIMADA, and Y. YAMADA: Regional enteritis in Japan. A review of 548 cases. Int. J. Surg. **47**, 497 (1967).

ZELMAN, J.: Tuberculosis of pancreas and stomach. Amer. Rev. Tuberc. **41**, 809 (1940).

*III. Seltene bakterielle Allgemeininfektionen mit „Begleitgastritis"*

ASKANAZY, M.: Äußere Krankheitsursachen. In: ASCHOFF, L., Pathologische Anatomie, 8. Aufl. Jena: Fischer 1936.

GALVAN, L.: Ein Fall von doppelter Milzbrandinfektion (Haut- und Magenmilzbrand). Virchows Arch. path. Anat. **285**, 686 (1932).

JAKOBI, E.: 4 Fälle von Milzbrand beim Menschen. Z. klin. Med. **17**, 400 (1890). — JAWORSKY, J. v., u. L. v. NENCKI: Milzbrandinfektion, klinisch Werlhofsche Krankheit vortäuschend. Münch. med. Wschr. **42**, 692 (1895).

KOCH, R., GAFFKY und LÖFFLER: Experimentelle Studien über die künstliche Abschwächung der Milzbrandbazillen und Milzbrandinfektion durch Fütterung. Mitt. kaiserl. Gesundheitsamt 1884. — KONJETZNY, G.: Die Entzündungen des Magens. In: HENKE-LUBARSCH, Handbuch der speziellen pathologischen Anatomie und Histologie, Bd. IV/2, S. 768 ff. Berlin: Springer 1928.

MADELUNG, O. W.: Die Chirurgie des Abdominaltyphus. In: Neue deutsche Chirurgie, Bd. 30 B, Teil II, S. 5. Stuttgart: Ferdinand Enke 1923.

NAUWERCK, C., and E. FLINZER: Paratyphus und Meläna des Neugeborenen. Münch. med. Wschr. **55**, 1 (1908).

PROSKAUER, A.: Über spezifische pathologisch-anatomische Veränderungen des Magens und der anschließenden Darmabschnitte bei Typhus abdominalis. Dtsch. med. Wschr. **33**, 1000 (1907).

SANARELLI, G.: Die Pathogenese des Milzbrandes. Krankheitsforschung 1926.

*IV. Mykosen*

ASKANAZY, M.: Über Bau und Entstehung des chronischen Magengeschwürs sowie Soorpilzbefund in ihm. Virchows Arch. path. Anat. **234**, 111 (1921); **250**, 370 (1924).

BLAIN, A. W.: Primary actinomycosis of the stomach. J. Amer. med. Ass. **100**, 168 (1933). — BÖHMER, K.: Neue Beobachtungen bei Thalliumvergiftung. Dtsch. Z. ges. gerichtl. Med. **30**, 270 (1938).

DAMGAARD-MØRCH, P.: Abdominal actinomycosis. Acta chir. scand. **110**, 458 (1955/1956). — DE LANGEN, C. D.: Der Magen und die Infektionskrankheiten. In: BOLLER, R.: Der Magen und seine Krankheiten. Wien: Urban & Schwarzenberg 1954.

FORBUS, W. D., and A. M. BESTERBREURTJE: Coccidiooidomycosis: a study of 95 cases of the disseminated type with special reference to the genesis of the disease. Milit. Surg. **99**, 653 (1946). — FULLER, C. C., and H. WOOD: Actinomycetic granuloma of the stomach. J. Amer. med. Ass. **129**, 1163 (1945).

HADJIPETROS, P.: Über die primäre Magenaktinomykose. Dtsch. Z. Chir. **159**, 224 (1920). — HÜTTLE, TH.: Blastomycose des Magens. Zentr.-Org. ges. Chir. **31**, 308 (1925).

KIEF, H., u. E. LETTERER: Über Verbreitungswege der Candidiasis. Méd. et Hyg. (Genève) **17**, 469 (1959). — KONJETZNY, G.: Die Entzündungen des Magens. In: HENKE-LUBARSCH, Handbuch der speziellen Pathologie und Histologie, Bd. IV/2. Berlin: Springer 1928.

LIE KIAN JOE, and NJO'INJO TSOEEIEENG: Mycosis of the stomach caused by phytomycete. Doc. Med. geogr. trop. Anat. **8**, 249 (1956). — LÖHLEIN, M.: Über Schimmelmykosen des Magens. Virchows Arch. path. Anat. **227**, 86 (1919).

MARESCH, R.: Zur Kenntnis der Soormykose des Magens. Z. Heilk., Abt. path. Anat. **128**, 145 (1907). — MAZUJI, M. K., and J. S. HENRY: Gastric actinomycosis. Case report. Arch. Surg. **94**, 292 (1967). — MEIXNER, K.: Ausgebreiteter Soor des Magens, eine Verätzung vortäuschend. Dtsch. Z. ges. gerichtl. Med. **25**, 51 (1935). — MEYENBURG, H. v.: Zur Kenntnis der pathologischen Wirkung des Soorpilzes im Magen. Münch. med. Wschr. **68**, 633 (1921). — Über einen Fall von Fadenpilzgeschwüren der Magenschleimhaut mit metastatischen Abszessen der Leber. Virchows Arch. path. Anat. **229**, 30 (1921).

NATHAN, H.: Primäre Aktinomykose des Magens. Virchows Arch. path. Anat. **273**, 480 (1929).

PICK, L.: Arterienarrosion durch Soorpilz mit tödlicher Blutung, ein Beitrag zur Kenntnis der Oidiomykosen. Berl. klin. Wschr. **57**, 798 (1920). — PLASKUDA: Hauterkrankungen bei kachektischen Kindern. Ein Fall von Purpura bei ausgebreiteter Soorbildung im Magen. Berl. klin. Wschr. **2**, 501 (1864).

SANFORD, A. H., and M. VOELKER: Actinomycosis in the United States. Arch. Surg. **11**, 809 (1925). — SHEARBURN, E. W.: Actinomycosis of stomach and duodenum. Surgery **14**, 38 (1943). — SMILINSKY, H.: Ein Beitrag zur Lehre von den Magen-Mycosen. Jb. Hamburger Krankenanstalten 1893/1894.

URDANETA, L. F., R. P. BELIN, J. CUETO, and R. R. DOBERNECK: Intramural gastric actinomycosis. Surgery **62**, 431 (1967).

WEGHMANN, A.: Über die Schimmelpilzerkrankung des Magens und der Speiseröhre. Beitr. path. Anat. **102**, 577 (1939).

ZALESKY, N.: Ein Fall von Soor im Magen. Virchows Arch. path. Anat. **31**, 426 (1864).

*V. Tierische Parasiten*

DAO, CHIN, YEN T'ANG, WEI-LIANG, CH'I, TSUNG-JEN SHEN, and YI-HSIN TS'AI: Acute schistosomiasis: Clinicopathologic report of three cases. China med. J. **76**, 40 (1958). — DE LANGEN, C. D.: Der Magen und die Infektionskrankheiten. In: BOLLER, R.: Der Magen und seine Krankheiten. Wien: Urban & Schwarzenberg 1954.

KONJETZNY, G.: Die Entzündungen des Magens. In: HENKE-LUBARSCH, Handbuch der speziellen Pathologie und Histologie, Bd. IV/2. Berlin: Springer 1928.

LETULLE: Gastrite amebienne. Adenomas amibiens de l'estomac. Bull. Soc. anat. Paris (1907).

MAEGRAITH, B.: Mediterranean and tropical diseases. In: DOERR-UEHLINGER, Spezielle pathologische Anatomie, Bd. 5, S. 380 ff. Berlin-Heidelberg-New York: Springer 1966.

*VI. Kollagenosen*

ARCILLA, R., M. BANDLER, M. FARBER, and A. OLIVER: Gastrointestinal scleroderma, simulating chronic and acute intestinal obstruction. Gastroenterology **31**, 764 (1956).

BEVANS, M.: Pathology of scleroderma with special reference to the changes in gastrointestinal tract. Amer. J. Path. **21**, 25 (1954). — BOYD, J. A., S. I. PATRICK, and R. J. Roeves: Roentgenologic changes observed in generalized scleroderma. Report of 63 cases. Arch. intern. Med. **94**, 248 (1954).

Debray, C., J. P. Hardouin et R. Laumonier: La muqueuse de l'estomac au cours de la maladie de Gougerot-Sjögren. Path. et Biol. **7**, 1027 (1959). — Dornhorst, A. C., J. W. Pierce, and I. W. Whimster: The oesophageal lesion in scleroderma. Lancet **1954**I, 698.

Ehrmann, S.: Über die Beziehung der Sklerodermie zu den entotoxischen Erythemen. Wien. med. Wschr. **53**, 1097 u. 1156 (1903).

Goetz, R. H.: The pathology of progressive systemic sclerosis (generalized scleroderma). Clin. Proc. **4**, 337 (1945). — Goldgraber, M. B., and J. B. Kirsner: Scleroderma of the gastrointestinal tract. Arch. Path. **64**, 255 (1957).

Hale, C. H., and R. Schatzky: The roentgenological appearance of the gastrointestinal tract in scleroderma. Amer. J. Roentgenol. **51**, 407 (1944).

Klemperer, P., A. D. Pollack, and G. Baehr: Diffuse collagen disease: Acute disseminated lupus-erythematosus and diffuse scleroderma. J. Amer. med. Ass. **119**, 331 (1942). — Kraus, E. J.: Zur Pathogenese der diffusen Sclerodermie. Virchows Arch. path. Anat. **253**, 710 (1924).

Lindsay, J., F. E. Templeton, and S. Rothmann: Lesions of the esophagus in generalized progressive scleroderma. J. Amer. med. Ass. **123**, 745 (1943).

Masugi, M., u. S. Yä: Die diffuse Sclerodermie und ihre Gefäßveränderungen. Virchows Arch. path. Anat. **302**, 39 (1938).

Olsen, A. M., P. A. O'Leary, and B. B. Kirklin: Esophageal lesions associated with acrosclerosis and scleroderma. Arch. intern. Med. **76**, 189 (1945).

Pagel, W., and C. S. Treip: Viscero-cutaneous collagenosis. J. clin. Path. **8**, 1 (1955). — Piper, W. V., and E. B. Helwig: Progressive systemic sclerosis: Visceral manifestations in generalized scleroderma. Arch. Derm. **72**, 535 (1955).

Schwarz, G. S., and O. K. Skisnes: Generalized progressive scleroderma. Report of an instance of oesophagoscopic perforation of the oesophagus with description of the roentgenological and necropsy findings. Amer. J. Roentgenol. **62**, 359 (1940).

Wanke, M.: Isolierte Periarteriitis nodosa der Lungen nebst Bemerkungen zur sogenannten entzündlichen Arteriosklerose. Z. Kreisl.-Forsch. **54**, 235 (1965). — Wanke, R., u. P. C. Alnor: Morphogenese der Achalasie. 2nd World Congr. of Gastroenterology, München 1962, vol. I, p. 46. Basel: Karger 1963. — Wanke, R., u. W. Schüttemeyer: Kritische Bemerkungen zum Cardio-Spasmus. Chirurg **20**, 266 (1949).

## G. Zirkulationsstörungen und Hämorrhagien

Abrahamson, R. H., and J. W. Hinton: Gastric carcinoma: comparative review of origin diagnosis, and end-results in 583 patients. Surg. Gynec. Obstet. **84**, 481 (1947). — Adams, H.: „Anaphylaktoide" Purpura nach Impfung. Kinderärztl. Prax. **18**, 324 (1950). — Albrich, W.: Ein Fall von Verblutung aus einem Aneurysma einer Magenarterie. Wien. klin. Wschr. **101**, 792 (1951). — Allen, D. M., L. K. Diamond, and D. A. Howell: Anaphylactoid purpura in children (Schoenlein-Henoch-Syndrom). Review with a follow-up of the renal complications. Amer. J. Dis. Child. **99**, 833 (1960). — Alnor, P. C.: Die akute profuse Magenblutung ohne röntgenologisch oder palpatorisch faßbaren Befund. Langenbecks Arch. klin. Chir. **272**, 241 (1952). — Alnor, P. C., E. W. Kricke u. H. J. Werner: Der Magenschleimhautprolaps. München-Berlin: Urban & Schwarzenberg 1962. — Alvarez, A. S., and W. H. J. Summerskill: Gastrointestinal hemorrhage and salicylates. Lancet **1958**II, 920. — Andersen, S. B.: Fatal gastro-intestinal haemorrhage in Hodgkin's disease. Acta med. scand. **167**, 193 (1960). — Anderson, W. R., M. Richards, and L. Weiss: Hemorrhage and necrosis of the stomach and bowel due to atheroembolism. A correlative study of atheromatous emboli to the gastrointestinal tract in humans and experimental animals. Amer. J. clin. Path. **48**, 30 (1967). — Audry: Zit. bei Diamantopolos 1926.

Barbosa, J. J., M. B. Dockerty, and J. M. Waugh: Pancreatic heterotopias. Surg. Gynec. Obstet. **82**, 527 (1947). — Batty, D. M. F.: Haematemesis and melaena. Tr. Med.-Chir. Soc. Edinburgh. In: Edinburgh med. J. **59**, 33 (1952). — Bean, W. B.:

Enteric bleeding in rare conditions with diagnostic lesions of the skin and mucous membrane. In: Proceedings of the 1rst World Congr. of Gastroenterology, p. 807. Baltimore: Williams & Wilkins Co. 1959. — BENEKE, TH.: Über die hämorrhagischen Erosionen des Magens (Stigmata ventriculi). Verh. dtsch. Ges. Path. **12**, 284 (1908). — BERNHEIM u. M. GROS: Zur Prophylaxe des Ikterus neonatorum gravis. Z. Kinderheilk. **50**, 672 (1931). — BERNHEIM u. D. v. KARRER: Über Melaena neonatorum. Z. Kinderheilk. **28**, 335 (1921). — BIANCHEDI, A.: Anatomical contribution to the study of the gastric aneurysm. J. Clin. med. **18**, 19 (1937). — BILLROTH, TH.: Über Duodenalgeschwüre bei Septicämie. Wien. med. Wschr. **17**, 705 (1867). — BINDER, I., V. M. RUBY, and B. J. SHUMAN: Tuberculosis of the stomach with special reference to its incidence in children. Gastroenterology **5**, 474 (1945). — BISCHOF, W.: Zur Entstehung des „neurogen" ausgelösten akuten Lungenödems und der akuten Magen-Darm-Blutungen. Hefte Unfallheilk. **82** (1965). — BLEYL, U., u. C. M. BÜSING: Kreislaufschock und disseminierte intravasale Gerinnung bei intrauterinem und perinatalem Fruchttod. Klin. Wschr. **48**, 13 (1969); — Disseminierte intravasale Gerinnung und perinataler Schock. Verh. Dtsch. Ges. Path. **53**, 495 (1969). — BLEYL, U., C. M. BÜSING u. B. KREMPIN: Pulmonale hyaline Membranen und perinataler Kreislaufschock. Virchows Arch., Abt. A Path. Anat. **348**, 187 (1969). — BLEYL, U., u. M. WANKE: Morphologische und gerinnungsanalytische Untersuchungen zum postpankreatitischen Schock. In: Neue Aspekte der Trasyloltherapie, Bd. III, S. 111. Stuttgart-New York: Schattauer 1969. — BODECHTEL, G.: Über Bluterbrechen bei organischen Nervenkrankheiten. Dtsch. Arch. klin. Med. **177**, 268 (1935). — BÖRGER, G.: Die Chirurgie der schweren arteriellen Blutung aus akuten Ulzerationen der oberen Magenhälfte. Bruns' Beitr. klin. Chir. **207**, 134 (1963). — BOGOCH, A.: Hematemesis and Melaena. In: H. L. BOCKUS: Gastroenterology, Vol. I, p. 614, 2nd Ed. Philadelphia-London: W. B. Saunders Co. 1963. — BOYD, W.: The relationship of polycythemia to duodenal ulcer. Amer. J. med. Sci **187**, 589 (1934). — BRADLEY, R. L., M. M. KLEIN, and F. LEVY: Gastric heterotopic pancreas with hemorrhage. Gastroenterology **30**, 297 (1956). — BREMER, A., et J. DE GRAEF: L "exulceratio simplex" de Dieulafoy Présentation de cinq observations. Acta chir. belg. **59**, 654 (1960). — BRODERS, A. C.: Tuberculosis of the stomach, with report of a case of multiple tuberculous ulcers. Surg. Gynec. Obstet. **25**, 490 (1917). — BROM, B., S. BANK, I. N. MARKS, G. MILLNER, and P. BAKER: Ischemic colitis, gastric ulceration, and malabsorption in a case of primary amyloidosis. Gastroenterology **57**, 319 (1969). — BROWN, R. K., and N. MITCHELL: The influence of some of the salicyl compounds (and alcoholic beverages) on the natural history of peptic ulcers. Gastroenterology **31**, 198 (1956). — BÜTTNER, W.: Magenruptur nach Sauerstoffinsufflation. Dtsch. Gesundh.-Wes. **20**, 1530 (1965). — BURDENKO, N.: Der Einfluß des Nervensystems auf pathologische Zustände des Magen-Darm-Kanals. Zbl. Neurochir. **148**, 343 (1933). — BURDENKO, N., u. B. Z. MOGILNITZKY: Zur Pathogenese einiger Formen des runden Magen-Darm-Geschwürs. Z. ges. Neurol. Psychiat. **103**, 42 (1926). — BURWINKEL, O.: Hämorrhoidalknoten im frühesten Kindesalter. Münch. med. Wschr. **47**, 393 (1900).

CHAPMAN, B. M., W. F. VOGEL, and T. P. SCHOMAKER: Massive gastric hemorrhage associated with aberrant pancreas in the stomach. Gastroenterology **8**, 367 (1947). — CITRON, B., M. HALPERN, A. F. TURNER, I. J. PINCUS, and B. J. HAVERBACK: Arteriovenous shunts: a universal manifestation of hereditary hemorrhagic teleangiectasia. Gastroenterology **54**, 1226 (1968). — COGHILL, N. F., and R. G. WILLCOX: Factors in the prognosis of bleeding chronic gastric and duodenal ulcers. Quart. J. Med., N. S. **29**, 575 (1960). — COOLEY, R.: Primary amyloidosis with involvement of stomach. Amer. J. Roentgenol. **70**, 428 (1953). — COOPER, G. N., R. C. MEADE, and E. H. ELLISON: Heidenhain pouch bleeding due to oral salicylates. Arch. Surg. **93**, 171 (1966). — CORNELIUS, H. V.: Zur Pathogenese der sogenannten akuten solitären Magenerosion (Dieulafoy). Frankfurt. Z. Path. **63**, 582 (1952). — CORNES, J. S., T. G. JONES, and G. B. FISCHER: Gastroduodenal ulceration and massive hemorrhage in patients with leukemia, multiple myeloma, and malignant tumors of lymphoid tissue. Gastroenterology **41**, 337 (1961). — COSTELLO, C.: Massive haematemesis: analysis of 300 consecutive cases. Ann. Surg.

**129**, 289 (1949). — CRAIG and GITLIN: Zit. bei PLENERT and ROGNER. — CROHN, B. B., R. J. MARSCHAK u. D. GALINSKY: Repeated gastrointestinal haemorrhage without discoverable explanation. Gastroenterology **10**, 120 (1948). — CURLING, T. B.: On acute ulceration of the duodenum in cases of burn. Med. chir. Trans. **25**, 260 (1841/1842). — CUSHING, H.: Peptic ulcers and the interbrain. Surg. Gynec. Obstet. **55**, 1 (1932); — Peptic ulcer and the interbrain. Papers relating to the pituitary body, hypothalamus, and parasympathic system. Springfield: Ch. C. Thomas 1932.

DAHLIN, D. C.: Amyloidosis. Proc. Mayo Clin. **24**, 637 (1949). — DALGAARD, J. B.: Peptic ulceration complicating cerebral operations. Acta neurochir. (Wien) **7**, 1 (1959). — DAMESHEK, W., and H. H. HENSTELL: Diagnosis of polycythemia. Ann. intern. Med. **13**, 1360 (1940). — DAVENPORT, H. W.: Gastric mucosal injury by fatty and acetylsalic cyclic acids. Gastroenterology **46**, 245 (1964); — Damage to the gastric mucosa: effect of salicylates and stimulation. Gastroenterolotgy **49**, 189 (1965); — Destruction of the gastric mucosal barrier by detergents and urea. Gastroenterology **54**, 175 (1968). — DE BAKEY, M.: Acute perforated gastroduodenal ulcer. Surgery **8**, 852, 1028 (1940). — DELANEY, J. P., D. WEINER, and E. GRIM: Effects of epinephrine and norepinephrine on intramural distribution of gastric blood flow. Fed. Proc. **21**, 103 (1962). — DE LORMIER, A. A., and C. Y. GATES: Transpyloric prolapse of the gastric mucosa. West. J. Surg. **60**, 577 (1952). — DIAMANTOPOULOS, ST.: Zur Kenntnis der Melaena neonatorum mit Ulcus oesophagi. Z. Kinderheilk. **42**, 606 (1926). — DICK, W.: Die große Magenblutung aus chirurgischer Sicht. Tägl. Prax. **8**, 225 (1967). — DIEULAFOY, G.: Exulceratio simplex. Clin. méd. Paris **2**, 1 (1897/1898). — DJØRUP, F.: Untersuchungen über die feinere Verteilung der Arterien in den verschiedenen Schichten des Magens. Z. Anat. Entwickl.-Gesch. **64**, 279 (1922). — DOBERNECK, R. C., E. F. BERNSTEIN, R. L. GOODALE, J. P. DELANEY, and O. H. WANGENSTEEN: Quantitation of morphologic changes in canine stomach after gastric freezing. Arch. Surg. **91**, 575 (1965). — DOIG, A., and J. SHAFAR: Gastric haemorrhage in acute intracranial vascular accidents. Quart. J. Med., N. S. **25**, 1 (1956). — DONALDSON, G. A., and E. HAMLIN: Massive hematemesis resulting from rupture of a gastric artery aneurysm. New Engl. J. Med. **243**, 369 (1950). — DONIACH, J., and K. C. MCKEOWN: Case of eosinophilic gastritis. Brit. J. Surg. **39**, 247 (1951). — DOUTHWAITE, A. H., and G. M. LINTOTT: Gastroscopic observations on the effect of aspirin and certain other substances on the stomach. Lancet **1938 II**, 1222. — DRABIG, F.: Über zwei tödliche Magenblutungen aus arrodierten submukösen Magenarterien. Virchows Arch. path. Anat. **300**, 487 (1937). — DUNPHY, J. E.: Management of acute upper gastrointestinal hemorrhage. Amer. Surg. **20**, 1023 (1954). — DUSCH, T. V., u. A. HOCHE: Die Henochsche Purpura. Eine klinische Studie, Festschrift E. Henoch, S. 379. Berlin: A. Hirschwald 1890. — DUSSER, A.: Des hémorragies gastrointestinales chez les nouveau-nés. Thèse de Paris 1889—1890, S. 184, No 57.

EBERGENYI, A.: Über die Bedeutung der verborgenen Darmblutung beim Neugeborenen. Mschr. Kinderheilk. **81**, 132 (1939). — ECK, H.: Zur akuten solitären Magenerosion (Dieulafoy). Münch. med. Wschr. **104**, 1291 (1961). — EISELSBERG, F. V.: Über Magen- und Duodenal-Blutungen nach Operationen. Langenbecks Arch. klin. Chir. **59**, 83 (1899). — ERIKSON, A. W.: Ulcus gastroduodenale und Blutungen aus dem oberen Gastrointestinaltrakt in den åländischen Blutersippen. Med. Welt N. F. **13**, 350 (1962). — ERNST, C. B., M. R. ABELL, and D. R. KAHN: Malignant hemangiopericytoma of the stomach. Surgery **58**, 351 (1965). — ESCALON, P. G.: Des hémorragies gastro-intestinales des nouveaux-nés. Thèse de Bordeaux 1906/1907, No 95, S. 113. — EUSTERMANN, G. B.: Gastric syphilis: observations based on 93 cases. J. Amer. med. Ass. **96**, 173 (1931). — EVANS, J. A., and S. WEINTRAUB: Accessory pancreatic tissue in the stomach wall. Amer. J. Roentgenol. **69**, 22 (1953).

FELDMANN, SH., D. BIRNBAUM, and A. J. BEHAR: Gastric secretion and acute gastroduodenal lesions following hypothalamic and preoptic stimulation. J. Neurosurg. **18**, 661 (1961). — FERRIS, H. H.: Amyloidosis of lung and heart. Amer. J. Path. **12**, 701 (1936). — FINDLEY, J. W., J. V. KIRSNER, W. L. PALMER, and T. N. PULLMAN: Chronic gastritis: study of symptoms and gastric secretion. Amer. J. Med. **7**, 198 (1949). — FISCHER, E. R., F. W. WATKINS, W. J. GARDNER, and J. G. KLOTZ:

Bleeding duodenal ulcer associated with cerebellar tumor in childhood. Gastroenterology **18**, 626 (1951). — FIXA, B., O. KOMARKOVA, and I. DVORACKOVA: Submucosal arterial malformation of the stomach as a cause of gastrointestinal bleeding. Three case reports with a review of the literature. Gastroenterologia (Basel) **105**, 357 (1966). — FLETCHER, D. G., and H. N. HARKINS: Acute peptic ulcer as a complication of major surgery, stress or trauma. Surgery **36**, 212 (1954). — FLINT, F. J., and A. J. N. WARRACK: Acute peptic ulceration in emphysema. Lancet **1958 II**, 178. — FORSELL, G.: Ein Beitrag zur Kenntnis der Verteilung der Arterien der Submukosa und der Mukosa des Magens im Verhältnis zum Schleimhautrelief. Fortschr. Röntgenstr. **51**, 338 (1935). — FRANQUE, O. V.: Zur Entstehung der Melaena neonatorum. Z. Nervenheilk. **60**, 114 (1908). — FRENCH, J. D., R. W. PORTER, F. K. V. AMERONGEN, and R. B. RANEY: Gastrointestinal haemorrhage and ulceration associated with intracranial lesions. A clinical and experimental study. Surgery **42**, 395 (1952). — FRIED, L.: Beitrag zum sogenannten Spitzendivertikel des Magenfundus. Radiol. clin. (Basel) **28**, 155 (1959).

GAGEL, O.: Die Diencephalose. Klin. Wschr. **26**, 389 (1947); — Bau und Leistung des vegetativen Nervensystems. Dtsch. Arch. klin. Med. **195**, 12 (1949); — Zur Klinik und Pathologie des zentralen vegetativen Nervensystems. Dtsch. Z. Nervenheilk. **162**, 139 (1950); — Erkrankungen des vegetativen Systems. Handbuch der inneren Medizin, 4. Aufl., Bd. V, S. 869. Berlin-Göttingen-Heidelberg: Springer 1953. — GALL, F.: Die großen Blutungen aus dem Magen-Darm-Trakt. Med. Klin. **62**, 450 (1967). — GALLARD, TH.: Miliare Aneurysmen des Magens als Ursache tödlicher Blutung. Bull. Soc. Méd. Hôp. Paris **1**, 84 (1884). — GARDNER, F. H., and L. K. DIAMOND: Autoerythrocyte sensitization. A form of purpura producing painful bruising following autosensitization to red cells in certain women. Blood **10**, 675 (1955). — GASSER, C.: Die hämolytischen Syndrome im Kindesalter. Stuttgart: Thieme 1951. — GESSNER, B.: Ein Hämangioperizytom des Magens als ungewöhnliche Quelle massiver gastrointestinaler Blutungen. Zbl. Chir. **92**, 2515 (1967). — GIERSBERG, O.: Über tödliche arterielle Blutungen aus dem Fundusbereich des Magens. Langenbecks Arch. klin. Chir. **299**, 654 (1962). — GILAT, T., P. CLAPP, P. SHERLOCK, J. CREEMERS, M. S. TAYAO, M. LIPKIN, and T. P. ALMY: Effects of freezing on the gastric mucosa of dogs. Gastroenterology **46**, 680 (1964). — GOLDIN, A.: Primary systemic amyloidosis of the alimentary tract. Arch. intern. Med. **75**, 413 (1945). — GRAY, S. J.: The significance of hormonal factors in the pathogenesis of peptic ulcer. Gastroenterology **25**, 156 (1953); — Gastritis. In: Principles of internal medicine, 3rd ed. by HARRISON, T. T., p. 1423. New York: The Blakiston Division, McGraw-Hill Book Company 1958. — GREWE, H. E., u. A. J. DELFINO: Zur Diagnostik und Therapie der großen Magenblutung. Zbl. Chir. **91**, 517 (1966). — GRIFFIN, B. G., L. R. LAWSON, and D. L. MORE: "Stress" ulceration of the gastrointestinal tract. Gastroenterology **32**, 405 (1957). — GROFF, D. N., and PH. H. N. WOOD: Gastric mucosa and susceptibility to occult gastro-intestinal bleeding caused by aspirin. Brit. med. J. **1967 I**, 137. — GRUBER, G. B.: Zur Statistik der peptischen Affektionen im Magen, Oesophagus und Duodenum. Münch. med. Wschr. **58**, 1668 (1911). — GÜLZOW, M., u. H. KUNTZEN: Gastrointestinale Blutungen. In: Gastroenterologie. Hrsg. M. GÜLZOW, K. KOELSCH, H. KUNTZEN, S. 225. Jena: Gustav Fischer 1969. — GÜTGEMANN, A., u. H. W. SCHREIBER: Die große Magenblutung. Med. Klin. **56**, 507 (1961). — GUPTA, N. N., and S. CHANDRA: Gastric hemorrhage in intracranial diseases. Case reports. Indian J. med. Sci. **12**, 813 (1958).

HARDAWAY, R. M.: Syndromes of disseminated intravascular coagulation. Springfield, Ill. USA: Ch. C. Thomas 1966. — HARDAWAY, R. M., and J. L. CASTAGNO: Recurrent gastric hemorrhage due to idiopathic hemorrhagic gastritis which required total gastrectomy. Surgery **45**, 780 (1959). — HARDING 1946. Zit. nach HUDOCK. — HARJOLA, P.-T., and A. SIVULA: Studies in circulatory changes in the gastric mucosa of rabbits. I. An experimental method for provoking acute gastric shock ulcerations. Ann. Med. exp. Fenn. **43**, 117 (1965). — Prevention of acute gastric shock ulcerations in rabbits with low molecular weight dextran, hydrocortisone, metaraminol and phenoxybenzamine. Acta chir. scand. **132**, 166 (1966); — Gastric ulceration following experimentally induced hypoxia and hemorrhagic shock. In vivo study of pathogenesis. Ann. Surg. **163**, 21 (1966); — HARKINS, H. N.: Acute ulcer of the duodenum as a complication of burns. Surgery **3**, 608 (1938). — HART, C.: Betrachtungen über die Entstehung des peptischen Magen- und Zwölffingerdarmgeschwürs. Mitt. Grenzgeb. Med. Chir. **31**, 350 (1918/1919). — HASSMANN, K.: Klinische und experimentelle Untersuchungen bei Melaena neonatorum. Arch. Kinderheilk. **121**, 113 (1940). — HEITZMAN, E. J., G. C. HEITZMAN, and C. F. ELLIOT: Primary esophageal amyloidosis. Arch. internat. Med. **109**, 595 (1962). — HENOCH, H. E.: Über den Zusammenhang von Purpura und Intestinalstörungen. Berl. klin. Wschr. **5**, 517 (1868). — HEUER, G. J.: Surgical aspects of hemorrhage from peptic ulcer. New Engl. J. Med. **235**, 777 (1946). — HILLENBRAND, H. J.: Über die Beteiligung des Magen-Darmkanals bei der Endangitis obliterans. Klin. Wschr. **34**, 635 (1956). — HIRSCHFELD, H.: Ein Fall einer tödlichen Blutung aus einem miliaren Aneurysma einer submukösen Magenarterie. Berl. klin. Wschr. **41**, 584 (1904). — HITZIG, W. H.: Therapie mit Antikoagulantien in der Pädiatrie. Helv. paediat. Acta **19**, 213 (1964). — HOCHULI, R.: Pylorusstenose bei Morbus Boeck des Magens. Schweiz. med. Wschr. **89**, 134 (1959). — HOEDEMAEKER, PH. J., P. J. BIJILSMA et N. HELLEMANS: Modifications histologiques après congelation. Etude expérimentale. Arch. Mal. Appar. dig. **53**, 1185 (1964). — HÖGLER, H.: Zur Pathogenese der Melaena neonatorum. Wien. klin. Wschr. **38**, 1059 (1925). — HOELZER, H.: Tödliche Blutung aus einem miliaren Aneurysma einer submukösen Magenarterie. Zbl. Chir. **61**, 1996 (1936). — HOFF, E. C., and D. SHEEHAN: Experimental gastric erosions following hypothalamic lesions in monkeys. Amer. J. Physiol. **11**, 789 (1935). — HOLSTEIN, J., and A. STECKEN: Über die Beziehungen zwischen Altersulcus und Verkalkung der A. gastrica sinistra im Röntgenbild. Fortschr. Röntgenstr. **92**, 644 (1960). — HORNER, J. L.: Symptomatology of chronic gastritis. Gastroenterology **8**, 607 (1947). — HUDOCK, J. J., H. WANNER, and C. J. REILLY: Acute massive gastrointestinal hemorrhage associated with pancreatic heterotopic tissue of the stomach. Ann. Surg. **143**, 121 (1956). — HUMMEL, R. P., G. F. LANCHANTIN, and C. P. ARTZ: Clinical experiences and studies in Curling's ulcer. J. Amer. med. Ass. **164**, 141 (1957). — HURST, A. F.: Aspirin and gastric hemorrhage. Brit. med. J. **1943I**, 768. — HURST, A. F., and G. S. M. LONTOTT: Aspirin as a cause of hematemesis: a clinical and gastroscopic study. Guy's Hosp. Rep. **89**, 173 (1939). — HURST, A. F., and M. J. STEWART: Gastric and duodenal ulcer. London: Oxford University Press 1929.

ILLIG, L.: Die terminale Strombahn. Berlin-Göttingen-Heidelberg: Springer 1961. — IVY, A. C., M. I. GROSSMAN, and W. H. BACHRACH: Peptic ulcer. Philadelphia USA: The Blakiston Co 1950.

JACKSON, J., and F. PARKER: Hodgkins disease. IV. Involvement of certain organs. New England J. Med. **232**, 457 (1945). — JAHN, D.: Das Krankheitsbild des hepatogenen Ulcus. Dtsch. med. Wschr. **74**, 229 (1949). — JENNY, M., E. TRÄBERT, J. BIRCHER u. A. AKOVBIANTZ: Das akute postoperative gastroduodenale Stressulcus. Schweiz. med. Wschr. **98**, 1507 (1968). — JONES, F. A.: Hematemesis and melena: with special reference to causation and the factors influencing the mortality from bleeding peptic ulcers. Gastroenterology **30**, 166 (1956). — JORDAN, S. A., and E. D. KIEFER: Complications of peptic ulcer: their prognostic significance. J. Amer. med. Ass. **103**, 2004 (1934). — JUDD, E. S., and M. T. HOERNER: Jejunal ulcer. Ann. Surg. **102**, 1003 (1935).

KALIMA, T.: Pathologisch-anatomische Studien über die Gastritis des Ulcusmagens. Langenbecks Arch. klin. Chir. **128**, 20 (1924). — KALOUD, H., u. H. MAYER: Beitrag zur Diagnostik der anaphylaktischen (Schönlein-Henochschen) Purpura. Öst. Z. Kinderheilk. **8**, 364 (1953). — KAMANN: Über Melaena spuria. Gynäk. Rundschau **1907**, 569. — KANE, J. M., K. A. MEYER, and D. D. KOZOLL: An anatomical approach to the problem of massive gastro-intestinal hemorrhage. Arch. Surg. **70**, 570 (1955). — KARACADAG, S., and A. P. KLOTZ: Gastric "freezing" in peptic ulcer. An evaluation of 100 cases. Ann. intern. Med. **61**, 645 (1964). — KENNEDEY, R. L. J.: Duodenal ulcer and melena neonatorum. Amer. J. Dis. Child. **28**, 694 (1924). — KENT, P. W., and A. ALLAN: The biosynthesis of intestinal mucins. Biochem. J. **106**, 645 (1968). — KERN, F., J. G. LUKENS, and G. M. CLARK: Peptic ulcer in rheumatoid arthritis; the role of arthritis therapy. Clin. Res. Proc. **4**, 157 (1956). — KETTLER, L.:

Idiopathische parenchymatöse Magenblutungen. Klin. Wschr. **18**, 1563 (1939). — KOLIG, G., u. F. W. MARX: Das Frieren des Magens zur Behandlung des peptischen Geschwürs; eine therapeutische Möglichkeit? Eine kritische Stellungnahme auf Grund tierexperimenteller Untersuchungen und einer Übersicht über die Literatur. Langenbecks Arch. klin. Chir. **309**, 133 (1965). — KOLIG, G., M. WANKE, M. BEN-TAHER u. K.-H. GRÖZINGER: Tierexperimentelle Untersuchungen zur Pathogenese von akuten Magenschleimhaut-Läsionen nach akuter Pankreatitis. Langenbecks Arch. klin. Chir. **325**, 1159 (1969). — KOLIG, G., M. WANKE u. K.-H. GRÖZINGER: Tierexperimentelle Untersuchungen zur Pathogenese schockbedingter akuter Magenschleimhautblutungen. — KONJETZNY, G.: Die Entzündungen des Magens. In: HENKE-LUBARSCH, Handbuch der speziellen Pathologie und Histologie, Bd. IV/2. Berlin: Springer 1928. — KONJETZNY, G. E.: Die Geschwürsbildung im Magen, Duodenum und Jejunum. Entstehungsbedingungen und Entwicklungsgang. Stuttgart: Ferdinand Enke 1947; — Zur Frage der sog. idiopathischen parenchymatösen Magenblutung. Chirurg **26**, 1 (1955). — KOOTZ, F., u. R. KINGREEN: Die große Magenblutung aus dem oberen Verdauungstrakt. Bruns' Beitr. klin. Chir. **208**, 208 (1964). — KRICKE, E. W.: Die akuten Erosionen und Ulcerationen des Magens als postoperative und posttraumatische Komplikation. Langenbecks Arch. klin. Chir. **304**, 685 (1963). — KRICKE, E. W., u. H. CH. DRUBE: Der unterschiedliche Einfluß von Vereisung und tiefer Unterkühlung auf die Morphologie und Funktion des Magens. Langenbecks Arch. klin. Chir. **308**, 728 (1964). — KRIEGER, A.: Die akute solitäre Magenerosion (Dieulafoy) mit tödlicher Massenblutung. Schweiz. med. Wschr. **80**, 1070 (1950). — KUHN, D.: Untersuchungen an den kohlenhydratreichen Proteinen des Magensaftes und Magenschleims im Hinblick auf ihre Bedeutung als Mucosaschutz. Habilitationsschrift Heidelberg 1969. — KUHNKE, E.: Untersuchungen über die Steigerung der fibrinolytischen Aktivität im Blut von Starfighter-Piloten als Maß für ihre Beanspruchung. Wehrmed. Mschr. **11**, 137 (1967). — KUNDRAT, V.: Die Krankheiten des Magens und des Darmes. In: Gerhardt's Handbuch der Kinderkrankheiten, Bd. IV/2, S. 351, 1880. Tübingen: Verlag der H. Lauppschen Buchhandlung 1880.

LA DUE, J. S., P. J. MURISON, G. MCNEER, and G. T. PACK: Symptomatology and diagnosis of gastric cancer. Arch. Surg. **60**, 305 (1950). — LANDAU, L.: Über Meläna der Neugeborenen nebst Bemerkungen über die Obliteration der fetalen Wege, S. 57. Breslau 1874. — LANGE, H. F.: Salicylates and gastric hemorrhage. II. Manifest bleeding. Gastroenterology **33**, 5, 19 (1957). — LARRIEU, M. J., Y. FAUR, J. CAEN et J. BERNARD: Syndrome biologique de l'afibrinémie congenitale. Nouv. Rev. franç. Hémat. **5**, 368 (1965). — LASCH, H. G., u. L. ROKA: Zur Prothrombinbildung in der Leber. Hoppe-Seylers Z. physiol. Chem. **292**, 30 (1953). — LETONDAL, P.: Méningite à pneumocoques avec hématémèses chez un nourrisson de huit mois. Un. méd. Can. **69**, 811 (1940). — LUBARSCH, O.: Pathologische Anatomie und Histologie der entzündlichen Erkrankungen des Magens. Verh. Ges. Verd.-Krankh. **6**, 35 (1926). — LUCKSCH, F.: Bacterium coli-Infektion. Prag. med. Wschr. **38**, 13 (1913).

MACLEOD, I. B.: Gastric freezing: an experimental study in the dog. J. roy. Coll. Surg. Edinb. **11**, 38 (1965). — MADINAVEITA u. LOMA 1951. Zit. nach HUDOCK. — MALLORY: Case reports of the Massachusetts General Hospital: Case No. 32402: Cirsoid aneurysm of left gastric artery, with secondary peptic erosion. New Engl. J. Med. **235**, 524 (1946). — MARKS, I. N., S. BANK, J. H. LOUW and J. FARMAN: Peptic ulceration and gastro-intestinal bleeding in pancreatitis. Gut **8**, 253 (1967). — MARX, R.: Über Hämophilien und Pseudohämophilien. Münch. med. Wschr. **101**, 881 (1959). — MATSUMOTO, K. K., and M. I. GROSSMAN: Quantitative measurement of gastrointestinal blood loss during ingestion of aspirin. Proc. Soc. exp. Biol. (N.Y.) **102**, 517 (1959). — MAUER, E. F.: Toxic effects of phenylbutazone (butazolidin). Review of the literature and report of the twenty-third death following its use. New Engl. J. Med. **253**, 404 (1955). — MAYER, ST. K.: Zum Kapitel des peptischen Geschwürs im Kindesalter und der Meläna. Z. Kinderheilk. **25**, 5 (1919). — MCDONNELL, W. V.: Acute peptic ulcers as a complication of surgery. Ann. Surg. **137**, 167 (1953). — MCFARLAND, J. B.: The clinical place of gastric hypothermia. Ann. roy. Coll. Surg. Engl. **42**, 182 (1968). — MCKAY, D. G.: Disseminated intravascular coagulation. An intermisiary mechanism of disease. New York: Hoeber Med. Div. Harper & Row 1965. — MELNYK, C. S.,

S. W. Jacob, and J. A. Benson: Gastric freezing in dogs. Ann. Surg. **162**, 135 (1965). — Menguy, R., and Y. F. Masters: Effects of aspirin on gastric mucous secretion. Surg. Gynec. Obstet. **120**, 92 (1965). — Merigan, T. C., R. M. Hollister, P. F. Gryska, G. W. B. Starkey, and C. S. Davidson: Gastrointestinal bleeding with cirrhosis: a study of 172 episodes in 158 patients. New England J. Med. **263**, 579 (1960). — Merkel, H.: Über experimentelle Erzeugung akuter und chronischer peptischer Magenschleimhautveränderungen durch Histamin. Beitr. path. Anat. **106**, 223 (1942); — Zur Histogenese des Ulcus pepticum. Dtsch. Arch. klin. Med. **194**, 465 (1949). — Merrill, R. S.: Gastrointestinal manifestation of amyloidosis. Amer. J. dig. Dis. **11**, 489 (1965). — Meshaka, F., P. Oudea, J. Caen, M. J. Larrieu et J. Bernard: Etiologie, signes cliniques et évolution des purpuras thrombopéniques idiopathiques. Sem. Hôp. Paris **40**, 268 (1964). — Miescher, P.: Immunpathologie in Klinik und Forschung, 2. Aufl. (P. Miescher u. K. O. Forländer). Stuttgart: Thieme 1961. — Millard, M.: Fatal rupture of gastric aneurysm. Arch. Path. **59**, 363 (1955). — Möbius, G., u. D. Westerling: Ungewöhnliche Ursachen der großen Magenblutung. Akute solitäre Magenerosion Dieulafoy, Teleangiektasia hereditaria haemorrhagica Osler. Chirurg **36**, 489 (1965). — Monaci, M.: Zur Frage der Hirntumoren mit Beeinträchtigung des Hypothalamus ohne entsprechende Symptomatologie. Arch. De Vecchi Anat. pat. **22**, 753 (1954). — Moolten, S. E.: Duodenal ulcer following acute injury of the spinal cord. J. Mt. Sinai Hosp. **8**, 868 (1941/1942). — Morello, A., Th. I. Hoen, and J. O'Neill: Successes and failure with hemispherectomy. Acta neurochir. (Wien) **7**, Fasc. 1, 37 (1959). — Moschkowitz, E.: An acute febrile pleochromic anemia with hyaline thrombosis of terminal arterioles and capillaries. Arch. intern. Med. **36**, 89 (1925). — Müller, W., u. P. Hefel: Pathogenese, Diagnose und Therapie der Immunthrombocytopenien. Internist **3**, 122 (1962). — Muir, A. I. A. Cossar: Aspirin and gastric hemorrhage. Lancet **1959I**, 539.

Nabseth, D. C., J. M. Seletz, S. Gentin, L. S. Gottlieb, and N. Zamcheck: Gastric freezing for peptic ulceration in man, a note of caution. The early effects on gastric histology and acidity. New Engl. J. Med. **270**, 603 (1964). — Nauwerck, C., u. E. Flinzer: Paratyphus und Meläna der Neugeborenen. Münch. med. Wschr. **55**, 1217 (1908). — Nicolaysen, K.: Irritations of the vagus and hemorrhagic erosions of the stomach. Arch. intern. Med. **25**, 295 (1920). — Nissen, R.: Die massive Magenblutung jenseits des 70. Lebensjahres. Dtsch. med. Wschr. **84**, 366 (1959). — Nissen, R., u. F. Enderlin: Die große Magenblutung. Dtsch. med. Wschr. **82**, 539 (1957). — Norbye, E.: Ulcer statistics from Drammen hospital 1936—1945. Acta med. scand. **143**, 50 (1952). — Nordman, R.: Die Schönlein-Henochsche Purpura im Kindesalter und die in ihrem Verlauf auftretenden Nierenkomplikationen. Arch. Kinderheilk. **156**, 27 (1958). — Nückel, M.: Tödliche Magenblutung aus einem wahren Aneurysma einer Magenarterie. Frankfurt. Z. Path. **64**, 476 (1953).

Obwegeser, H.: Über die Schönlein-Henochsche Purpura an Hand eines Obduktionsfalles. Beitr. path. Anat. **113**, 321 (1953). — Oi, M., and Y. Sakurai: The location of duodenal ulcer. Gastroenterology **36**, 60 (1959). — Oi, M., Y. Tanaka, Y. Akimoto, F. Miyasato, K. Yoshida, and K. Yanagisawa: Correlation between gastric motility and gastric diseases, especially peptic ulcer. Jikeikai med. J. **9**, 204 (1962). — O'Neill, J. A., E. C. Klatte, H. W. Scott, and H. J. Shull: Radiologic changes associated with gastric hypothermia. Radiology **85**, 65 (1965). — Oppen, R. A. van, and J. G. A. Kortlandt: Stress ulcers. Arch. Chir. neerl. **13**, 360 (1961). — Orator, V.: Beiträge zur Magenpathologie (histologische Untersuchungen an klinischem Resektionsmaterial). I. Das Magen-Duodenal- und postoperative Jejunalgeschwür. Virchows Arch. path. Anat. **255**, 639 (1925). — Orloff, J., and L. Felder: Primary systemic amyloidosis. Amer. J. med. Sci. **212**, 275 (1946). — Overholt, B. F., D. A. Brodie, and B. J. Chase: Effect of the vagus nerve and salicylate administration on the permeability characteristics of the rat gastric mucosal barrier. Gastroenterology **56**, 651 (1969).

Palmer, E. D.: Benign intramural tumors of the stomach: a review with special reference to gross pathology. Medicine (Baltimore) **30**, 81 (1951); — Gastritis: reevaluation. Medicine (Baltimore) **33**, 199 (1954); — Leukemia, gastroduodenal ulcer, and the problem of massive upper gastro-intestinal hemorrhage. Cancer (Philad.) **8**,

132 (1955); — Diagnosis of upper gastrointestinal hemorrhage. Springfield, Illinois USA: Thomas 1961. — PALMER, E. D., and I. B. BRICK: Sources of upper gastrointestinal hemorrhage in cirrhotic patients with esophageal varices. New Engl. J. Med. **248**, 1057 (1953). — PALMER, W. L.: Melaena neonatorum and peptic ulcer. Cecils Textbook Med. **7**, 797 (1947). — PLENERT, W., u. G. ROGNER: Thrombocytopenie und Thrombocytopathie. In: Handbuch der Kinderheilkunde, Bd. VI, S. 1143. Berlin-Heidelberg-New York: Springer 1967. — POLLARD, H. M.: Zit. bei KUSHLAN 1946. — PREUSCHEN, F. v.: Verletzungen des Kindes bei der Geburt als Ursache von Melaena neonatorum. Aus: Festschrift des Ges. f. Geburtshilfe und Gynäkologie, Wien 1894, S. 64. — PUHL, H.: Zur Frage der parenchymatösen Magenblutung. Dtsch. Z. Chir. **197**, 383 (1926).

RENSHAW, J. F.: Multiple hemorrhagic teleangiectasis with special reference to gastroscopic appearence. Cleveland Clin. Quart. **6**, 226 (1939). — REUSS, A.: Physiologie und Pathologie des Neugeborenen. In: Biologie des Weibes (SEITZ-AMREICH), 2. Aufl. München-Wien: Urban & Schwarzenberg 1954. — REWERTS, G.: Zentrogene Magenblutungen nach Commotio cerebri. Münch. med. Wschr. **95**, 934 (1953). — RIDER, J. A., A. P. KLOTZ, and J. B. KIRSNER: Gastritis with venocapillary ectasia as source of massive gastric hemorrhage. Gastroenterology **24**, 118 (1953). — RITCHIE, W. P., J. J. BREEN, and D. I. GRIGG: Prevention of stress ulcer by reducing gastric tissue histamine. Surgery **62**, 596 (1967). — RITTER, und EPSTEIN. Zit. bei REUSS 1954. — ROBERTSON, M. G., and J. S. SCHRODER: Pseudoxanthoma elasticum: a systemic disorder. Amer. J. Med. **27**, 433 (1959). — RÖSSLE, R.: Das runde Magengeschwür des Magens und Zwölffingerdarms als ,,zweite Krankheit". Mitt. Grenzgeb. Med. Chir. **25**, 766 (1913). — RÖTHLER G.: Ein Fall von Buhlscher Krankheit. Dtsch. med. Wschr. **37**, 545 (1911). — ROGNER, G.: Koagulopathien. In: Handbuch der Kinderheilkunde, Bd. VI, S. 1176. Berlin-Heidelberg-New York: Springer 1967. — ROKITANSKY, C. v.: Lehrbuch der pathologischen Anatomie. Wien: Braumüller 1861. — RUHRMANN, G.: Störungen der Gefäßfunktion. In: Handbuch der Kinderheilkunde, Bd. VI, S. 1127. Berlin-Heidelberg-New York: Springer 1967. — RUNGE, M.: Die Krankheiten der ersten Lebenstage, 3. Aufl. Stuttgart: Ferdinand Enke 1906.

SACHS, R.: Beitrag zur Kasuistik der Gefäßerkrankungen. Dtsch. med. Wschr. **18**, 443 (1892). — SACK, H.: Magenulcusgenese und Hirnschädigung. Med. Klin. **41**, 449 (1946); — Zur Frage der zentralnervösen Regulationsstörungen beim Hirntraumatiker. Hamburg: H. H. Nölke 1947. — SALMON, J.: Pathogénie du purpura thrombopénique immunologique. Int. Arch. Immun. **22**, 369 (1963). — SCHABERG, A., J. A. HILDES, and J. W. ALCOCK: Upper gastrointestinal lesions in acute bulbar poliomyelitis. Gastroenterology **27**, 838 (1954). — SCHEIDEGGER, S.: Über zwei seltene Formen von Blutungen aus Speiseröhre und Magen. Frankfurt Z. Path. **44**, 527 (1933). — SCHIFF, L.: Haematemesis and melaena. Clinics **2**, 1542 (1944). — SCHIFF, L., and N. SHAPIRO: Peptic ulcer. Philadelphia: W. B. Saunders Co. 1951. — SCHIFF, M.: De vi motoria baseos encephali inquisitiones experimentes. Bockenheim-Levy 1845. — Beitrag zur Kenntnis des motorischen Einflusses der im Sehhügel vereinigten Gebilde. Arch. physiol. Heilk. **5**, 677 (1846); — Über die Gefäßnerven des Magens und die Funktion der mittleren Stränge des Rückenmarks. Arch. physiol. Heilk. **13**, 30 (1854); — Leçons sur la physiologie de la digestion. Florence-Turin: H. Loescher 1867; — SCHNEIDER, B. I., and P. BURKE: Amyloid disease of the stomach simulating gastric carcinoma. Gastroenterology **28**, 424 (1955). — SCHOEN, R., u. P. DOERING: Die Polycythaemia rubra vera. In: Handbuch der gesamten Hämatologie, Bd. III, Spezielle Hämatologie, Teil 1, S. 226. München-Berlin: Urban & Schwarzenberg 1960. — SCHOENLEIN, J. L., 1832. Zit. nach RUHRMANN 1967. — SCHREIBER, H. W., W. KOCH, W. M. BARTSCH u. H. v. ACKEREN: Zur Behandlung der akuten schweren Blutung aus Magen und Zwölffingerdarm. Dtsch. med. Wschr. **90**, 996 (1965). — SEIFERTH, J., u. H. J. CASTRUP: Die Ruptur von Aneurysmen der Aorta abdominalis in das Duodenum. Dtsch. med. Wschr. **94**, 940 (1969). — SHUKOWSKY: Über Melaena neonatorum. Arch. Kinderheilk. **45**, 321 (1907). — SIURALA, M., M. ISOKOSI, K. VARIS, and M. KEKKI: Prevalence of gastritis in a rural population. Scand. J. Gastroent. **3**, 211 (1968). — SOMMER, A. W., and W. A. GOODRICH: Gastric diverticula. J. Amer. med. Ass. **153**, 1424 (1953). —

Spang, K.: Das Altersulcus des Magens und Zwölffingerdarms, Klinik und Pathogenese. Dtsch. med. Wschr. **72**, 605 (1947). — Sparberg, M.: Addison's disease and peptic ulcer. Gastroenterology **53**, 450 (1967). — Staemmler, M.: Gehirnerkrankung und Magengeschwür. Dtsch. med. Wschr. **74**, 1485 (1949). — Staubesand, J.: Zur Problematik der sogenannten Polsterarterien in der Magenwand. Bruns' Beitr. klin. Chir. **190**, 367 (1955). — Stay, H.: Stress and gastric secretion. Gastroenterology **26**, 316 (1954). — Stelzner, F.: Die Frage des hepatogenen Ulkus. Münch. med. Wschr. **107**, 773 (1965); — Die Bedeutung der Leber bei der Entstehung des Magenduodenalulcus. Langenbecks Arch. klin. Chir. **308**, 65 (1964). — Stephens, F. O., E. J. Milverton, C. K. Hambly, and E. K. van der Ven: The effects of food on aspirin-induced gastrointestinal blood loss. Digestion **1968 I**, 267. — Sterky, F., and A. Thilen: A study on the onset and prognosis of acute vascular purpura (the Schönlein-Henoch syndrome) in children. Acta paediat. (Uppsala) **49**, 217 (1960). — Stolte, J. B.: Gross bleeding from digestive tract. II. Frequency of manifest bleeding in peptic ulcer, with regard to the duration of the disease and age of the diseased. Acta med. scand. **116**, 584 (1944). — Streicher, H. J., u. V. Schlosser: Seltene Ursachen schwerer Gastrointestinalblutungen. Münch. med. Wschr. **106**, 1237 (1964).— Ströder, J.: Reduction of fibrin stabilizing factor (FST) in thrombocytopenia in childhood. Ann. paediat. (Basel) **205**, 438 (1965). — Sturgis, C. C.: Hematology. Springfield, Illinois: C. C. Thomas 1948. — Symmers, W. St. C.: Five cases of primary amyloidosis and some other unusual cases. J. clin. Path. **9**, 212 (1956); — Primary amyloidosis: a review. J. clin. Path. **9**, 187 (1956).

Tanner, N. C.: Gastroduodenal haemorrhage as a surgical emergency. Proc. roy. Soc. Med. **43**, 147 (1950). — Tartarini, E.: Gastroduodenale Ulcera als Folge von Verletzungen oder Krankheiten des Nervensystemes. Acta med. scand. **134**, 346 (1949). — Theile, P.: Über Geschwürsbildungen des Gastro-Duodenaltraktes im Kindesalter. Ergebn. inn. Med. Kinderheilkunde **16**, 1 (1919). — Thies, H. A., u. U. Kleine: Bedrohliche Magenblutungen durch spontane hämorrhagische Diathesen. Med. Welt, N. F. **15**, 1770 (1964). — Thompson, C. E. R., P. M. Ashurst, and T. J. Butler: Survey of haemorrhagic erosive gastritis. Brit. med. J. **1968 III**, 283. — Thyssen, J.: Haemangioma of the stomach. A cause of ulcer and of gastric haemorrhage. Acta chir. scand., Suppl. **343**, 227 (1965). — Tinney, W. S., B. E. Hall u. H. Z. Giffin 1943, Zit. von Schoen und Doering. — Tönnis, W., u. W. Bischof: Störungen innerer Organe bei Erkrankungen des Gehirns und des Rückenmarks. Zbl. Neurochir. **4**, 1 (1961).

Vallega, L., e M. de Gregori: Attivita eparmica e mastzellen nella mallatia ulcerosa gastro-duodenale. Riv. Chir. Med. **309**, 498 (1951). — Vassmer: Über Melaena neonatorum. Arch. Geburtsh. Gynäk. **89**, 275 (1909). — Veil, W. H., u. A. Sturm: Die Pathologie des Stammhirns. Jena: G. Fischer 1942. — Vogt, H.: Zur Kenntnis der Stickstoffverteilung im Säuglingsharn. Mschr. Kinderheilk. **8**, 57 (1909). — Vorpahl, F.: Fall von Melaena neonatorum, hervorgerufen durch Blutung aus angeborenen Phlebektasien des Oesophagus. Arch. Gynäk. **96**, 377 (1912). — Voth, D.: Zur Architektonik und Pathomorphologie des Magengefäßsystemes. Z. Kreisl.-Forsch. **51**, 808 (1962). — Voth, D.: Zur Pathogenese ungewöhnlicher arterieller Magenblutungen. Med. Welt **13**, 1095 (N. F.) (1962).

Wachsmuth, W., u. H. Hüner: Die Operationsindikation bei der massiven Ulkusblutung. Dtsch. med. Wschr. **86**, 560 (1961). — Walstad, P. M., and W. S. Conklin: Rupture of the normal stomach after therapeutic oxygen administration. New Engl. J. Med. **264**, 1201 (1961). — Wangensteen, O. H.: Die Unterkühlung des Magens und das Gefrieren des Magens. Heutiger Stand. Langenbecks Arch. klin. Chir. **308**, 361 (1964). — Wangensteen, O. H., R. L. Goodale, J. P. Delaney, R. C. Doberneck, J. C. Engie, and F. A. Largiader: Gastric freezing for duodenal ulcer: potentiation with vasopressin. Ann. intern. Med. **61**, 636 (1964). — Wangensteen, O. H., D. M. Nicoloff, A. I. Walder, H. Sosin, and E. F. Bernstein: Achieving "physiological gastrectomy" by gastric freezing. A preliminary report of an experimental and clinical study. J. Amer. med. Ass. **180**, 439 (1962). — Wangensteen, O. H., E. T. Peter, E. F. Bernstein, A. I. Walder, H. Sosin, and A. J. Madsen: Can physiological gastrectomy be achieved by gastric freezing? Ann. Surg. **156**, 579

(1962). — WANGENSTEEN, O. H., P. A. SALMON, W. O. GRIFFIN, J. R. S. PATERSON, and F. FATTAN: Studies of local gastric cooling as related to peptic ulcer. Ann. Surg. **150**, 346 (1959). — WANKE, M.: Der Einbau der Blutgefäße in die Wand des menschlichen Magens. Z. Zellforsch. **50**, 78 (1959); — Die Begleitmuskelfasern der Magengefäße und ihre Bedeutung für die Pathogenese des Ulcus ventriculi. Ein Beitrag zur Gefäßtheorie des Ulcus ventriculi. Langenbecks Arch. klin. Chir. **300**, 166 (1962); — Zur Frage des sogenannten Altersulkus. Langenbecks Arch. klin. Chir. **303**, 94 (1963); — Sklerose der trunkulär-afferenten und radikulär-intramuralen Magenarterien. Ihr Einfluß auf die Pathogenese des Ulcus ventriculi. Langenbecks Arch. klin. Chir. **306**, 215 (1964); — Primäre Arteriitis obliterans und Ulcus ventriculi. Langenbecks Arch. klin. Chir. **305**, 174 (1964); — Zur Problematik der akuten tödlichen Fundusblutung (Dieulafoy). Gefäßmorphologische Grundlagen. Zbl. allg. Path. path. Anat. **107**, 467 (1965); — Altersulkus. Seine gefäßmorphologischen Grundlagen. Z. Kreislaufforsch. **54**, 81 (1965); — Gefäßfaktoren als integrierende Komponente in der Pathogenese des Ulcus ventriculi. Med. Welt **18** (N. F.), 3003 (1967). — WANKE, M., B. KREMPIEN, J. MANNHERZ u. E. RITZ: Das morphologische Bild der „urämischen Gastritis". Med. Welt **22** (N.F.) 1971 (im Druck). — WANKE, R.: Pathologische Physiologie der frischen geschlossenen Hirnverletzung. Stuttgart: Thieme 1948. — WASSNER, J.: Erfahrung in der Behandlung der akuten schweren Magenblutung. Zbl. Chir. **88**, 1303 (1963). — WATSON, J., and M. NETSKY: Ulceration and malacia of the upper gastrointestinal tract in neurologic disorders. Arch. Neurol. Psychiat. **72**, 426 (1954). — WEDLER, W.: Stammhirn und innere Erkrankungen. Berlin-Göttingen-Heidelberg: Springer 1953. — WERTHEMANN, A., u. F. HUBER: Das Ulcus ventriculi et duodeni auf Grund der schweizerischen Enquête 1956. Schweiz. Z. Path. **20**, 690 (1957). — WHITE, H.: Zit. bei KONJETZNY 1947. — WIESER, C.: Kardianahes Magendivertikel als wiederholte Blutungsquelle bei 65jährigem Bluter. Fortschr. Röntgenstr. **84**, 103 (1956). — WILBUR, D. L., and H. C. OCHSNER: The association of polycythemia vera and peptic ulcer. Proc. Mayo Clin. **10**, 166 (1925); — Amer. Intern. **8**, 1667 (1935). — WINAWER, S. J., J. BEJAR, and ZAMCHECK: Recurrent massive hemorrhage in patients with achlorhydria and atrophic gastritis. Arch. intern. Med. **120**, 327 (1967). — WINTERS, W. L., and S. EGAN: Incidence of hemorrhage occurring with perforation in peptic ulcer. J. Amer. med. Ass. **131**, 2199 (1939). — WITTSTOCK, G.: Über disseminierte Magenschleimhautnekrosen bei Neugeborenen. Frankfurt. Z. Path. **76**, 381 (1967). — WOLD, L. E., and A. H. BAGGENSTOSS: Gastrointestinal lesions of periarteritis nodosa. Proc. Mayo Clin. **24**, 28 (1949). — WOLFF, F.: Beiträge zur Entstehung der Melaena neonatorum durch retrograde Embolie. Z. Geburtsh. Gynäk. **72**, 483 (1912). — WYATT, J. P., and P. N. KHOO: Ulcers of the upper part of the gastrointestinal tract associated with acute damage of the brain. Arch. Path. **47**, 110 (1949). ZAHN, G.: Ein Beitrag zur pathologischen Anatomie der Magendivertikel. Dtsch. Arch. klin. Med. **63**, 359 (1899). — ZOLLINGER, H.: Niere und ableitende Harnwege. In: Spezielle pathologische Anatomie (Hrsg. W. DOERR u. E. UEHLINGER), Bd. 3, S. 378. Berlin-Heidelberg-New York: Springer 1966. — ZSCHOCH, H.: Beziehungen zwischen Hirnschädigungen und Veränderungen der Magen-Duodenal-Schleimhaut. Zbl. Neurochir. **20**, 87 (1959). — ZWIRNER, R., K. EYRICH, H. LOCH u. W. E. ZIMMERMANN: Veränderungen des Säure-Basenhaushaltes und Elektrolytverschiebungen bei tiefer Magenunterkühlung und morphologische Veränderungen an den Abdominalorganen. Langenbecks Arch. klin. Chir. **313**, 882 (1965).

## H. Das Magen- und Duodenalulcus

AARGARD, P.: Studies of gastric ulcer. With particular reference to its relation to the duodenal ulcer and to malignant transformation. Acta chir. scand., Suppl. 318 (1963). — ABERCROMBIE, J.: Pathological and practical researches on diseases of the stomach, the intestinal tract, the liver and other viscera of the abdomen. Edinburgh, Waugh-Innes 1828. — ADLER, E.: Über das hereditäre Vorkommen des Magen- und Zwölffingerdarmgeschwürs. Arch. Verdau.-Kr. **37**, 393 (1926). — AIRD, I., and H. H. BENTALL: A relationship between cancer of stomach and the ABO groups. With statistical analysis by J. A. FRASER ROBERTS. Brit. med. J. **1953 I**, 799. —

AIRD, I., H. H. BENTALL, J. A. MEHIGAN, and J. A. FRASER ROBERTES: The blood groups in relation to peptic ulceration and carcinoma of colon, rectum, breast and bronchus. Brit. med. J. **1954** II, 315. — ALBO, R., W. SILEN, M. F. HEINK, and H. A. HARPER: Relationship of the acinar portion of the pancreas to gastric secretion. Surg. Forum **14**, 316 (1963). — ALLEGRANZA, A., e G. C. SCALTRINI: Effetti distruttivi degli ultrasuoni sulla sute, sui muscoli, sul fegato e sullo stomaco di cavia. Biol. lat. (Milano) **3**, 476 (1950); — Ulcere sperimentali dello stomaco da ultrasuoni. Atti soc. ital. Pat. **3**, 707 (1953). — ALLEN, P. Z., and E. A. KABAT: Immunochemical studies on blood groups. J. Immunol. **82**, 340 (1959). — ALVAREZ, W. C., and W. C. MCCARTY: Sizes of resected gastric ulcers and gastric carcinomas. J. Amer. med. Ass. **91**, 226 (1928). — AMARANTE: Alguns aspectes de vasculazacao de estomago ulcerado. Gaz. méd. port. **8**, 573 (1955). — AMBERG, J. R., E. H. ELLISON, ST. D. WILSON, and F. FR. ZBORALSKE: Roentgenographic observations in the Zollinger-Ellison-syndrome. J. Amer. med. Ass. **190**, 185 (1964). — ANDERSON, W. R., M. RICHARDS, and L. WEISS: Hemorrhage and necrosis of the stomach and bowel due to atheroembolism. A correlative study of atheromatous emboli to the gastrointestinal tract in humans and experimental animals. Amer. J. clin. Path. **48**, 30 (1967). — ANDERSSON, S., C. E. ELWIN, and B. UVNÄS: Effect of exclusion of the antrum and duodenum and subsequent resection of the antrum, on the acid secretion in Pavlov pouch dogs. Gastroenterology **34**, 636 (1958). — ANGERVALL, L., G. DOTEVALL, K. E. LEHMANN, and P. B. NORBERG: Zollinger-Ellison-syndrome. Report of a case. Gastroenterology **44**, 512 (1963). — ANTIA, R. P., S. M. BHATNAGAR, and M. C. VYAS: Incidence of peptic ulcer and gastric cancer in Bombay. Proc. World Congr. of Gastroenterology, p. 379. Baltimore: Williams & Wilkins Co. 1959. — ANTON, A. H., and E. R. WOODWARD: High levels of blood histamine and peptic ulcer. Arch. Arch. Surg. **92**, 96 (1966). — ANTONSEN, S.: The influence of sex hormones on experimentally produced gastric ulcer in rats. Acta endocr. (Kbh.) **19**, 203 (1955). — ARCARI, G. M., A. GAETANI, H. GLÄSER, and E. TUROLLA: Restraint-induced gastric ulcers in the golden hamster. J. Pharmacol. (Kyoto) **20**, 73 (1968). — ARON, E., L. LEGER et F. FEKETE: Ulcère digestif et tumeur langerhansienne (syndrome de Zollinger et Ellison) Presse méd. **69**, 143 (1961). — ARTZ, C. P., and C. T. FITTS: Gastrointestinal ulcerations associated with central nervous system lesions and burns. Surg. Clin. N. Amer. **46**, 309 (1966). — ARX, J. V.: Über die Syntropie des Magengeschwüres mit sogenannten Quellaffektionen und ihre Bedeutung für die Lehre vom Magengeschwür als zweite Krankheit. Z. Konstitut.-Lehre **14**, 542 (1929). — ASBOE-HANSEN, G.: The mast cell. Cortisone on connective tissue. Proc. Soc. exp. Biol. (N.Y.) **80**, 677 (1952). — ASCHOFF, L.: Über mechanische Momente in der Pathogenese des runden Magengeschwürs und seine Beziehungen zum Krebs. Dtsch. med. Wschr. **38**, 494 (1912); — Über die peptischen Schädigungen des Magendarmkanals. Med. Klin. **24**, 1865 (1928). — ASKANAZY, M.: Über Bau und Entstehung des chronischen Magengeschwürs, sowie Soorpilzbefunde in ihm. Virchows Arch. path. Anat. **234**, 111 (1921); — Über Bau und Entstehung des chronischen Magengeschwürs sowie Soorpilzbefunde in ihm. Virchows Arch. path. Anat. **250**, 370 (1924); — Über Nervenwucherungen im chronischen Magengeschwür und über ein Magenherzgeschwür. Schweiz. med. Wschr. **56**, 27 (1926).

BABKIN, B. P.: Secretory mechanism of the digestive glands. New York: Paul B. Hoeber, Inc. 1950 — BACK, K. C., R. KADATZ, T. L. KEELEY, T. N. JACOBSON, and L. C. WEAVER: Pharmacological study of endobenzyline bromide, a new cholinergic blocking agent. Toxicol. appl. Pharmacol. **3**, 411 (1961). — BAHRMANN, E.: Über die fibrinoide Degeneration des Bindegewebes. Virchows Arch. path. nat. **300**, 342 (1937). — BAILEY, P., D. BUCHANAN, and P. BUCY: Intracranial tumors in infancy and childhood. Univ. Chicago Press 1948. — BAKER, B. L., and R. M. BRIDGMAN: The history of the gastrointestinal mucosa (rat) after adrenalectomy of administration of adrenocortical hormones. Amer. J. Anat. **94**, 363 (1954). — BAKER, L., and F. A. GATTAS: Primary benign peptic ulcer of greater curvature of the stomach. Arch. intern. Med. **92**, 321 (1953). — BAKEY, M. DE: Acute perforated gastro-duodenal ulceration. A statistical analysis and review of literature. Surgery **8**, 852, 1028 (1940). — BALESTRA, V., et F. MATTIOLI: Les groupes sanguines et l'ulcère gastro-duodénal. Schweiz. Z. Path. Bakt. **21**, 331 (1958). — BALLARD, H. S., B. FRAME, and

R. J. HARTSOCK: Familial multiple endocrine adenoma-peptic ulcer complex. Medicine (Baltimore) **43**, 481 (1964). — BALME, R. H., and D. JENNINGS: Gastric ulcer and ABO blood groups. Lancet **1957 I**, 1219. — BANDEL: Zigarette und Magengeschwür. Münch. med. Wschr. **81**, 1280 (1934). — BANK, S., I. N. MARKS, J. J. LOUW, and N. TIGLER-WYBRANDI: Stimulation of gastric-acid secretion by histamine, pentagastrin, and pentagastrin-propantheline after vagotomy in man. Lancet **1967 II**, 67. — BANKS, P. A., W. D. DYCK, D. A. DREILING, and H. D. JANOWITZ: Secretory capacity of stomach and pancreas in man. Gastroenterology **53**, 575 (1967). — BALO, J. V.: Gehirnblutung und peptisches Geschwür. Wien. klin. Wschr. **54**, 326 (1941); — Die neurogene Theorie des peptischen Magen- und Darmgeschwürs. Dtsch. med. Wschr. **66**, 479 (1941). — BARON, A.: Zur experimentellen Pathologie des Magengeschwürs. Bruns' klin. Chir. **88**, 484 (1914). — BARONOFSKY, J. D., K. A. MEREDINO, T. E. BRATRUD, and O. H. WANGENSTEEN: The experimental production of erosions or ulcers (gastric and/or duodenal) by intravenous injection of small amounts of fat in animals. Bull. Amer. Coll. Surg. **30**, 58 (1945); — Erosion and ulcer (gastric and/or duodenal) experimentally produced through the agency of chronic arterial spasm invoked by the intramuscular implantation of epinephrine or pitressin in beeswax. Bull. Amer. Coll. Surg. **30**, 59 (1945). — Fate of intravenously injected fat. Its role in the production of ulcer. Proc. Soc. exp. Biol. (N.Y.) **59**, 231 (1945). — BARONOFSKY, J. D., and O. H. WANGENSTEEN: Obstruction of splenic vein increases weight of stomach and predisposes to erosion or ulcer. Proc. Soc. exp. Biol. (N.Y.) **59**, 234 (1945). — BARRERAS, R. F., and R. M. DONALDSON: Role of calcium in gastric hypersecretion, parathyroid adenoma and peptic ulcer. New Engl. J. Med. **276**, 1122 (1967); — Effects of induced hypercalcemia on human gastric secretion. Gastroenterology **52**, 670 (1967). — BARRETT, W. E., PLUMMER, A. J., A. E. EARL, and B. ROGIE: Effect of reserpine on gastric secretion of the dog. J. Pharmacol. exp. Ther. **113**, 3 (1955). — BARRETT, W. E., R. RUTLEDGE, A. J. PLUMMER, and F. F. YONKMAN: Inhibition of ulcer formation in the Shay rat and reduction of gastric acidity in dogs by antrinyl (oxyphenonium) (BA-5473) diethyl (2-hydroxyethyl)methyl ammonium bromide-phenyl-cyclo-hexaneglycolate, an anticholinergic agent. J. Pharmacol. exp. Ther. **108**, 305 (1953). — BASTENIC, P. A.: Cliniques, physiopathologique et therapeutique endocrinogastro-duodenales. Acta Gastro-ent. belg. **12**, Suppl. 57, 95 (1949). — BASU MALLIK, K. C.: An experimental study of pathogenesis of gastric ulcers produced by pilocarpine. J. Path. Bact. **70**, 315 (1955). — BAUER, J.: Zur Heredität des Ulcus ventriculi. Wien. med. Wschr. **72**, 1130 (1922); — Is susceptibility to peptic ulcer inherited? Gastroenterology **16**, 791 (1950). — BAUER, K. H.: Das Lokalisationsgesetz der Magengeschwüre und daraus sich ergebende neue Fragestellungen für das Ulcusproblem. Mitt. Grenzgeb. Med. Chir. **32**, 217 (1920); — Über das Wesen der Magenstraße. Langenbecks Arch. klin. Chir. **124**, 565 (1923); — Magenstraße und Magenulcus. Bruns' Beitr. klin. Chir. **135**, 223 (1926). — BECK, J. C., J. S. L. BROWNE, L. G. JOHNSON, B. J. KENNEDY, and D. W. MCKENZIE: Occurrence of peritonitis during ACTH administration. Canad. med. Ass. J. **62**, 423 (1950). — BECK, J. T., H. W. FLETCHER, R. D. MCKENNA, and H. GRIFF: Effect of small and massive doses of prednisone on gastric secretory activity. Gastroenterology **38**, 740 (1960). — BECK, S., and P. R. PEACOCK: Gastro-papillomatosis due to a vitamin A deficiency induced by heated fats. Brit. med. J. **1941 II**, 81. — BECKER, V.: Das Zollinger-Ellison-Syndrom. Demonstration und Deduktion. Rev. int. Hépat. **15**, 509 (1965); — Über den Zollinger-Ellison-Mechanismus. Klin. Wschr. **44**, 370 (1966); — Das Zollinger-Ellison-Syndrom. Wien. klin. Wschr. **79**, 577 (1967); — Pathologic anatomy and pathophysiology of the Zollinger-Ellison-syndrome. In: Non-Insulin-producing tumors of the pancreas. p. 49, ed. by L. DEMLING, R. OTTENJANN. Stuttgart: Thieme Verlag 1969. — BEGEMANN, H., u. W. KABOTH: Nebenwirkungen der Cortisonderivate. Internist (Berl.) **8**, 85 (1967). — BEGG, H.: Diseases of the stomach of the adult ruminant. Vet. Rec. **62**, 797 (1950). — BEIN, H. J.: Zur Pharmakologie des Reserpin, eines neuen Alkaloids aus Rauwolfia serpentina. Experientia (Basel) **9**, 107 (1953). — BEIN, H. J., F. GROSS, J. TRIPOD u. R. MEIER: Experimentelle Untersuchungen über „Serpasil" (Reserpin) ein neues, sehr wirksames Rauwolfia Alkaloid mit neuartiger zentraler Wirkung.

Schweiz. med. Wschr. **83**, 1007 (1953). — BENEDETTO, V., e F. RINALDI: L'ulcera gastroduodenale e la linfoadenitide satellite. Arch. Sci. med. **96**, 605 (1953). — BENEKE, R.: Über die haemorrhagische Erosion des Magens. Verh. dtsch. Ges. Path. **12**, 284 (1908). — BENNER, M. C.: Peptic ulcers in infancy and childhood. J. Paediat. **23**, 463 (1943). — BENNET, and DRURY: Further observations relating the physiological activity of adenine compounds. J. Physiol. (Lond.) **72**, 288 (1931). — BERG, B. N.: Gastric ulcers produced experimentally by vascular ligation. Arch. Surg. **54**, 58 (1947). BERG, B. N., and J. W. JOBLING: Biliary and hepatic factors in peptic ulcer. Arch. Surg. **20**, 997 (1930). — BERG, B. N., T. F. ZUCKER, and L. M. ZUCKER: Duodenal ulcers produced on a diet deficient in pantothenic acid. Proc. Soc. exp. Biol. (N.Y.) **71**, 374 (1949). — BERG, H. H.: Klinik des Hungers und der Mangelernährung. Synopsis **1948**, 77. — BERG, M.: Experimental studies in the production of peptic ulcers by vasomotoric alterations (pitressin episodes). Amer. J. dig. Dis. **7**, 78 (1940); — Studies on the pathogenesis of peptic ulcers. Arch. Path. **33**, 636 (1942); — The experimental production and treatment of peptic ulcers. Amer. J. dig. Dis. **16**, 35 (1949). — BERGAMI, G.: Lesioni gastriche e polmonari consecutive ad alto dosi della frazione vasopressoria dell ormone retro-ipofisario. Boll. Soc. ital. Biol. sper. **10**, 90 (1935). — BERGER, W.: Die Hautidiosyncrasie bei Asthmatikern und Nichtasthmatikern. Verh. dtsch. Ges. inn. Med. **40**, 194 (1928). — BERGK, W.: Penetrierendes Duodenalulcus des Ileums nach Hautverbrennung. Chirurg **10**, 548 (1938). — BERGLUND, N.: Zur Kenntnis des Magen- und Duodenalgeschwürs beim Kinde. Acta paediat. (Uppsala) **8**, 323 (1928). — BERGMANN, G. v.: Ulcus duodeni und vegetatives Nervensystem. Berl. klin. Wschr. **50**, 2374 (1913); — Das spasmogene Ulcus pepticum. Münch. med. Wschr. **60**, 169 (1913); — Über Beziehungen des Nervensystems zur motorischen Funktion des Magens. Münch. med. Wschr. **60**, 2459 (1913); — Zur Wirkung der Regulatoren des Intestinaltraktes. Z. exp. Path. Ther. **12**, 221 (1913); — Funktionelle Pathologie, eine klinische Sammlung von Ergebnissen und Anschauungen einer Arbeitsrichtung. Berlin: Springer 1936; — Neuere Probleme in Beziehung zur Magengeschwürsentstehung. Dtsch. med. Wschr. **73**, 621 (1948). — BERGSMA, S.: Gastric and duodenal ulcer in the black people of Abyssinia. Arch. intern. Med. **47**, 144 (1931). — BERNHEIM, B. M.: Partial and total devascularisation of the stomach. Ann. Surg. **96**, 179 (1932). — BERNSTINE, I. B., and M. F. FRIEDMAN: Peptic ulcer in pregnancy. Amer. J. Obstet. Gynec. **56**, 973 (1948). — BERRYHILL, W. R., and H. A. WILLIAMS: A study of the gastric secretion in hyperthyroidism before and after operation. J. clin. Invest. **11**, 735 (1932). — BERTI RIBOLI, R.: L'istaminaemia quale fattore patogenetica dell'ulcera gastro-duodenale. Accad. med. **54**, 873 (1939). — BEUTLER, E., and D. BERGENSTAL: Perforation of duodenal ulcer and agranulocytosis after oral phenylbutazone. Gastroenterology **25**, 72 (1954). — BIANCHI, R. G., and D. L. COOK: Antipeptic and antiulcerogenic properties of a synthetic sulfated polysaccharide (SN-263). Gastroenterology **47**, 409 (1964). — BICKEL, A.: Beobachtungen an Hunden mit exstirpiertem Duodenum. Berl. klin. Wschr. **46**, 1201 (1909). — BIGGWART, J. H., and J. WILLIS: Peptic ulceration and endocrine disease in necropsy material. Lancet **1959 II**, 938. — BILLINGTON, B. P.: Eighty miles of first class sheep and wheat country: a further report on the Australian gastric ulcer change. Lancet **1965 II**, 378; — Observations from New South Wales on the changing incidence of gastric ulcer in Australia. Gut **6**, 121 (1965). — BILLROTH, TH.: Über Duodenalgeschwüre bei Septicämie. Wien. med. Wschr. **17**, 705 (1867). — BISCHOF, W.: Zur Entstehung des „neurogen" ausgelösten akuten Lungenödems und der akuten Magen-Darm-Blutungen. Hefte zur Unfallheilkde, H. 82. Berlin-Heidelberg-New York: Springer 1965. — BISHTON, R. L.: Experimental peptic ulceration with a neurovascular basis. Brit. J. exp. Path. **31**, 316 (1950). — BISHTON, R. L., and G. H. ROGERS: A simple technique for the study of vascular pattern. Nature (Lond.) **166**, 230 (1950). — BLALOCK, A.: Experimental shock. Arch. Surg. **22**, 610 (1931). — BLAZELL, J. M., and A. C. IVY: Chronic gastric ulcer following bilateral vagotomy in the rabbit and in the dog. Arch. Path. **22**, 213 (1936). — BLEYL, U., u. C. M. BÜSING: Disseminierte intravasale Gerinnung und perinataler Schock. Verh. dtsch. Ges. Path. **53** (1969); — Kreislaufschock und disseminierte intravasale Gerinnung bei intrauterinem und perinatalem Fruchttod. Klin. Wschr.

**48**, 13 (1969). — BLEYL, U., C. M. BÜSING u. B. KREMPIEN: Pulmonale hyaline Membranen und perinataler Kreislaufschock. Virchows Arch. Abt. A Path. Anat. **348**, 187 (1969). — BLOMQUIST, H. E.: Location of metaplasia in relation to duodenal and gastric ulcer. Ann. Med. Int. Fenn. **43**, 241 (1954). — BLUM, J. E.: Zur Beeinflussung Stress-bedingter Magenulcera durch Psychopharmaka. In: Kranksein in seiner organischen und psychischen Dimension, S. 115. Wiss. Dienst „Roche" 1968. — BLUMENTHAL, I. S.: Digestive disease as a national problem. Gastroenterology **54**, 86 (1968). — BOCK, H. E.: Der heutige Stand der ACTH-Cortisontherapie allergischer Erkrankungen. Verh. dtsch. Ges. inn. Med. **62**, 288 (1956). — BOCKUS, H. L.: Gastroenterology. Philadelphia: Saunders Comp. 1943. — BOJANOWICZ, K.: Pathogenese der Ulkuskrankheit mit besonderer Berücksichtigung eigener Untersuchungen über die Rolle der Nebennierenrindendishormonose. Z. ges. inn. Med. **18**, 605 (1963); — Die Bedeutung hormonaler Reaktionen der Nebennierenrinde im Verlauf der Ulcuskrankheit. Z. Gastroent. **6**, 368 (1968). — BOLCK, F.: Der Verdauungstrakt und die großen Drüsen. In: BÜCHNER-LETTERER-ROULET, Handbuch der allgemeinen Pathologie, Bd. III/2. Berlin-Göttingen-Heidelberg: Springer 1960. — BOLLER, R.: Methods and results in treatment of gastric and duodenal ulcer in Australia. In: Proceedings of the 1st World Congress of Gastroenterology, p. 1. Baltimore: Williams & Wilkins Co. 1959. — BOLLMAN, J. L., and F. C. MANN: Chronic duodenal ulcer in animals with Eck fistulas on certain diets. Arch. Path. **4**, 492 (1927). — BOLTON, C.: Further observations on the pathology of gastric ulcer. Proc. roy. Soc. B **82** (1909/1910); — Ulcer of the stomach. London: Arnold 1913; — The part played by the acid of the gastric juice in the pathological processes of gastric ulcer. Amer. J. Path. Bact. **20**, 133 (1915/1916). — BONFILS, S., J.-P. BADER, L. LEGER, G. BOURY, P. BERNADES et M. DUBRASQUET: Etude du pouvoir secrétagogue urinaire (P.S.U.) après anastomose porto-cave. Presse méd. **75**, 2395 (1967). — BONFILS, S., J. P. FERRIER et C. CAULIN: L'ulcère de contrainte du rat blanc. Méthode de pathologie expérimentale et test pharmacologique. Rev. franç. Étud. clin. biol. **11**, 343 (1966). — BONFILS, S., J. P. HARDOUIN et M. BOUREL: L'ulcère gastrique du rat par ingestion phénylbutazone. C. R. Soc. Biol. (Paris) **117**, 2016 (1953). — BONFILS, S., J. P. HARDOUIN et F. DELBARRE: Ulcération gastrique du rat blanc par administration de phénylbutazone. C. R. Soc. Biol. (Paris) **118**, 881 (1954). — BONFILS, S., J. P. HARDOUIN et A. LANBLING: Ulcération gastrique par choc protitique chez le rat. C. R. Soc. Biol. (Paris) **147**, 1238 (1953). — BONFILS, S., J. P. HARDOUIN, G. ROSSI, C. RICHIR et A. LANBLING: Les ulcérations gastriques provoquées chez le rat blanc par la cortisone et la delta-cortisone. Arch. Mal. Appar. dig. **46**, 385 (1957). — BONGERT, S.: Über die Entstehung und sanitätspolizeiliche Beurteilung des Ulcus pepticum bei Kälbern. Z. Fleisch-Milchhyg. **22**, 333 (1912). — BONNE, C., P. H. HARTZ, and J. V. KLERKS: The stomach in Malays and Chinese. Amer. J. Cancer **33**, 265 (1938). — BORG, I., J. SÖDERSTROM and K. HAEGER: Pancreatic isle tumors and peptic ulcer. Acta chir. scand. **120**, 422 (1961). — BOROS, V.: Zit. nach KATSCH-PICKERT, 1953. — BORRI, H.: Über Magengeschwüre im Klimakterium. Zbl. inn. Med. **25**, 689 (1904). — BORSZEKY, K.: Divertikelbildung im Magen durch peptisches Geschwür. Zbl. Chir. **23**, 969 (1914). — BRAUN, H.: Über die Häufigkeit des Ulcus gastroduodenale und seine Narben. Dtsch. Z. Verdau.- u. Stoffwechselkr. **5**, 249 (1941/1942). — BRDICZKA, I. G.: Das große Ulcus duodeni im Röntgenbild. Fortschr. Röntgenstr. **44**, 177 (1931). — BRIHAYE, J., R. KIEKENS, G. VAN DER VOORT, G. DE ROY, J. J. DESNEUX et J. M. SNOECK: Les ulcérations digestives dans les états de stress. Acta chir. belg., Suppl. **1**, 7 (1966). — BRINTON, W.: Über das Magengeschwür. Schmidt's Jahrb. **90**, 178 (1856). — BRODIE, D. A.: Ulceration of the stomach produced by restraint rats. Gastroenterology **43**, 107 (1962); — The mechanism of gastric hyperacidity produced by pyloric ligation in the rat. Amer. J. dig. Dis. **11**, 231 (1966); — Experimental peptic ulcer. Gastroenterology **55**, 125 (1968). — BRODIE, D. A., and B. J. CHASE: The role of gastric acid in aspirin-induced gastric irritation in the rat. Gastroenterology **53**, 604 (1967). — BRODIE, D. A., R. W. MARSHALL, and O. M. MORENO: Effect of restraint on gastric acidity in the rat. Amer. J. Physiol. **202**, 812 (1962). — BROOKS, F. P., D. J. SANDWEISS, and J. F. LONG: Relationship between peptic ulcer and coronary occlusion. Amer. J. med. Sci. **245**, 277 (1963). — BROUSSAIS, F. J. V.: Histoire des phlegmasies ou inflammations chroniques. Paris: Gabon & Chrochard 1816. — BROWN, C. J., W. E. NEVILLE, and J. B. HAZARD: Islet-cell adenoma, without hypoglycaemia causing duodenal obstruction. Surgery **27**, 616 (1950). — BROWN, D. A. P., A. G. MELROSE, and J. WALLACE: The blood groups in peptic ulceration. Brit. med. J. **1956 II**, 135. — BROWN-SÉQUARD: Zit. nach MEARS, 1953. — BRÜGGEMANN, M.: Zum Thema: Magengeschwür und Tabak. Ärztl. Wschr. **1948**, 306. — BRUGISSER, R., u. W. MERKI: Inselzelltumor des Pankreas mit unbeeinflußbaren Durchfällen. Helv. med. Acta **30**, 540 (1963). — BRYANT, L. R., T. C. MOORE, and E. K. CARNEY: Islet-cell adenoma of duodenum with recurrent peptic ulceration. Ann. Surg. **160**, 104 (1964). — BUCKLER 1965: Zit. nach CAPPER, 1967. — BUDAY, K.: Über die Sklerose der Magenarterien. Beitr. path. Anat. **44**, 327 (1908). — BÜCHNER, F.: Die Histologie der peptischen Veränderungen und ihre Beziehungen zum Magencarcinom. Veröffentl. Kriegs- u. Konst.-Pathol. **1927**, H. 18; — Über den heutigen Stand der Lehre von der Pathogenese des peptischen Geschwürs. Dtsch. Z. Chir. **267**. 302 (1951); — Spezielle Pathologie, 2. Aufl. München u. Berlin: Urban & Schwarzenberg 1956; — Allgemeine Pathologie, 3. Aufl. München u. Berlin: Urban & Schwarzenberg 1959. — BÜCHNER, F., u. P. J. MOLLOY: Das echte peptische Geschwür der Ratte. Klin. Wschr. **6**, 2193 (1927). — BÜCHNER, F., u. E. SCHNEIDER: Die Pathogenese der peptischen Veränderungen. Jena: G. Fischer 1931. — BÜCHNER, F., P. SIEBERT u. P. J. MOLLOY: Über experimentell erzeugte akute peptische Geschwüre im Rattenvormagen. Beitr. path. Anat. **81**, 391 (1928). — BÜRGER, M.: Einwirkungen interner Massenblutungen auf den Stoffwechsel. Dtsch. Z. Verdau.- u. Stoffwechselkr. **8**, 162 (1944). — BÜRKLE DE LA CAMP, H.: Zur Pathologie und Chirurgie der peptischen Schädigung des Magendarmkanals. Dtsch. Z. Chir. **220**, 31 (1929). — BULGARIN, J. G., E. L. DUBOIS, and G. JACOBSON: Peptic ulcer associated with corticosteroid therapy: Serial roentgenographic study. Radiology **75**, 712 (1960). — BULLOCK, W. K., and E. N. SNYDER: Benignant giant duodenal ulcer. Gastroenterology **20**, 330 (1952). — BURDENKO, N.: Der Einfluß des Nervensystems auf pathologische Zustände des Magen-Darmkanals. Z. Neurol. **148**, 343 (1933). — BURDETTE, W. J., and B. RASMUSSEN: Perforated peptic ulcer. Surgery **63**, 576 (1968). — BURDICK, F. W.: Peptic ulcer in children. J. Paediat. **17**, 654 (1940). — BURGER: Zit. nach DOUGLAS und MELROSE, 1955. — BURMEISTER, R.: Magenlipom und Ulcus pepticum. Zbl. Chir. **60**, 793 (1933). — BURRI, C., u. M. ALLGÖWER: Die toxische Wirkung steriler, verbrannter Haut bei Mäusen verschiedener Stämme. Schweiz. med. Wschr. **94**, 560 (1964). — BUSSE, O.: Über Darmveränderungen nach Verbrennung. Verh. dtsch. Ges. Path. **17**, 290 (1914). — BYKOW, K. M., u. I. T. KURZIN: Kortico-viscerale Pathogenese der Ulcuskrankheit. Berlin: VEB Verlag Volk u. Gesundheit 1954; — The corticovisceral theory of the pathogenesis of peptic ulcer. Oxford-London-Edinburgh-New York: Pergamon Press 1966. — BYRD, B. F., J. L. SAWYERS: The effect of the antrum on histamine-produced ulcer in the experimental animal. Gastroenterology **33**, 948 (1957).

CAMERER u. SCHLEICHER: Die Bedeutung der Erbveranlagung für die Entstehung einiger häufig vorkommender Krankheiten durch Anamnesen von 1500 Zwillingspaaren. Erbarzt **1935**, 75. — CAMPBELL, D. W., L. J. MARKS, and R. KARGER: Effect of surgical operation on the plasma clearance of injected prednisolone. Ann. Surg. **152**, 22 (1960). — CAMPBELL, G.: The inhibitory nerve fibres in the vagal supply to the guinea-pig stomach. J. Physiol. (Lond.) **185**, 600 (1966). — CAPPER, W. M.: Factors in the pathogenesis of gastric ulcer. Ann. roy. Coll. Surg. Engl. **40**, 21 (1967). — CARD, W. I., and I. N. MARKS: The relationship between the acid output of the stomach following „maximal" histamine stimulation and the parietal cell mass. Clin. Sci. **19**, 147 (1960). — CARD, W. I., and W. SIRCUS: In: Modern trends in gastroenterology, 2nd ser., ed. by F. AVERY JONES, p. 187. New York: Paul B. Hoeber, Inc. 1958. — CARLSON, A. J., and J. H. LEWIS: Contributions to the physiology of the stomach. XIV. The influence of smoking and of pressure on the abdomen (constriction of the belt) on the gastric hunger contractions. Amer. J. Physiol. **34**, 149 (1914). — CARVETH, S. W., D. C. MCGOON, V. R. MATTOX, and E. A. MOFFITT: Effect of surgery with and without whole body perfusion on plasma 17-hydroxy-corticosteroide in man. Ann. Surg. **161**, 105 (1965). — CASSELL, P.: Perforated duodenal ulcer in reading from 1950 to 1959. Gut **10**, 454 (1969). — CASTLEMAN, B., and O. COPE: Primary parathyroid hypertrophy and hyperplasia. Bull. Hosp. Jt Dis. (N.Y.) **12**, 368 (1951). — CASTROVILLI, G.: La malattia gastroduodenale nelle varie professioni. Med. d. Lavoro **28**, 330 (1957). — CAVALLERO, C., and E. SOLCIA: Cytological and cytochemical aspects of islet pathology in the Zollinger-Ellison syndrome. Rev. int. Hepat. **15**, 517 (1965). — CAWKWELL, W. I.: The Zollinger-Ellison syndrome. N. Z. med. J. **59**, 466 (1960). — CEBAVS, u. PROBST: Beitrag zur Frage der allergischen Entstehung des runden Magengeschwürs. Wien. klin. Wschr. **61**, 171 (1948). — CELLER, H. L.: Bacteriological and experimental studies on gastric ulcer. J. exp. Med. **23**, 791 (1916). — CHAPMAN, B. L., and J. M. DUGGAN: Aspirin and uncomplicated peptic ulcer. Gut **10**, 443 (1969). — CHAPMAN, B. M., W. F. VOGEL, and T. P. SCHOMAKER: Massive gastric hemorrhage associated with aberrant pancreas in the stomach. Gastroenterology **8**, 367 (1947). — CHAPMAN, M. L., J. RUDICK, W. D. DYCK, J. L. WERTHER, and H. D. JANOWITZ: Electrolyte movements across the gastric mucosa: the effects of bile on the permeability of antrum and fundus. In: Program of the American Society of Clinical Investigation 1969, p. 15. — CHAPMAN, M. L., J. L. WERTHER, and H. D. JANOWITZ: Response of the normal and pathological human gastric mucosa to an instilled acid load. Gastroenterology **55**, 344 (1968). — The reabsorption of acid in the human stomach: the effect of gastric corpus ulcers. Gastroenterology **52**, 1077 (1967). — CHARLES, B., and W. A. COCHRANE: Islet cell tumor of the pancreas with chronic diarrhea and hypokaliemia—a recently recognized syndrome. Canad. med. Ass. J. **82**, 579 (1960). — CHEARS, W. C., J. E. THOMPSON, J. B. HUTCHSON, and C. O. PATTERSON: Pancreatic islet tumor with severe diarrhea. Amer. J. Med. **29**, 529 (1960). — CHENNEY, G.: Effect of diet and cinchophen on production of experimental gastric ulcers in chicks. Proc. Soc. exp. Biol. (N.Y.) **45**, 190 (1940); — Cinchophen gastric ulcers in chicks. Arch. intern. Med. **70**, 532 (1942); — Anti-peptic ulcer dietary factor (vitamin „U") in the treatment of peptic ulcer. J. Amer. diet. Ass. **26**, 668 (1950). — CHEY, W. Y., S. LORBER, and J. L. BROWN: Influence of pancreatic duct ligation on gastric secretion. Fed. Proc. **23**, 119 (1964). — CHRISTENSEN, N. O.: Erkrankungen der Verdauungsorgane bei den Wiederkäuern. Verh. Berichte IX. Symposium Erkr. Zootiere Prag 1967. — CHRISTENSEN, N. O., E. ERIKSEN u. J. F. HANSEN: Phytokonkrement im Magen eines Pumas. Kleintierpraxis **11**, 53 (1966). — CHRISTIANSEN: Det gastroskopiske ventrikelf und hos patientes med ulcus duodeni. Nord. Med. **5**, 275 (1940). — CHRISTLIEB, A. R., and M. M. SCHUSTER: Zollinger-Ellison syndrome. A clinical appraisal based on a review of the literature. Arch. intern. Med. **114**, 381 (1964). — CHURCHILL, T. P., and D. O. MANSHARDT: Experimental production of gastric and duodenal ulcers in dogs in cinchophen poisoning. Proc. Soc. exp. Biol. (N.Y.) **30**, 825 (1933). — CIECIURA, L., A. HIMMEL u. H. TRIEF: Histochemische Untersuchungen der Mucopolysaccharide der Magenschleimhaut des Menschen. I. Mucopolysaccharide im normalen Magen, bei Ulcus ventriculi und atrophischer Gastritis. Acta histochem. (Jena) **30**, 31 (1968). — CIOLI, V., B. SILVESTRINI, and F. DORDONI: Evaluation of the potential of gastric ulceration after administration of certain drugs. Exp. molec. Path. **6**, 68 (1967). — CLARK, D. H.: Peptic ulcer in women. Brit. med. J. **1953 I**, 1254. — CLARKE, C. A., J. W. EDWARDS, D. R. W. HADDOCK, A. W. HOWEL-EVANS, R. B. McDONNEL, and P. M. SHEPPARD: ABO blood groups and secretor character in duodenal ulcer (population and sibship studies). Brit. med. J. **1956 II**, 725. — CLARKE, J. S., R. COSTARELLA, and S. WARD: Gastric secretion in the fasting state and after antral stimulation in patients with cirrhosis and portocaval shunts. Surg. Forum **9**, 417 (1959). — CLARKE, J. S., M. HOFFS, and S. EL FARRARA: Effect of portocaval transposition on Heidenhain pouch secretion in response to various stimuli. Surg. Forum **10**, 134 (1960). — CLARKE, J. S., P. K. McKISSOCK, and K. CRUZE: Studies on the site of origin of the agent causing hypersecretion in dogs with portocaval shunt. Surgery **46**, 48 (1959). — CLARKE, J. S., R. S. OZERAN, J. C. HART, K. CRUZE, and V. CREVLING: Peptic ulcer following portocaval shunt. Ann. Surg. **148**, 551 (1958). — CLAUDE, H., et A. BAUDOIN: Etude histologique des glandes à sécrétion interne dans un cas d'acromégalie. C. R. Soc. Biol. (Paris) **71**, 75 (1911). — CODE, C. F., A. HALLENBECK, and W. H. J. SUMMERSKILL: Extraction of a gastric secretagogue from primary and metastatic islet-cell tumors in two cases of the Zollinger-Ellison syndrome. J. Surg. Res. **2**, 136 (1962). — COHEN, A. C., and F. S. JENNY: Frequence of peptic ulcer in patients with chronic pulmonary emphysema. Amer. Rev. Resp. Dis. **85**, 130 (1962). — COHNHEIM, J.: Untersuchungen über die embolischen Prozesse. Berlin 1872. — COLE, A. C. R.: Gastric ulcer of the pylorus simulating hypertrophic pyloric stenosis. Paediatrics **69**, 897 (1950). — COOKE, W. T., D. I. FOWLER, R. GADDIE, E. V. COX, M. J. MEYNELL, and D. BREWER: Multiple endocrine adenoma syndrome. Gut **1**, 71 (1960). — COOPER, S.: Pathology of burns and scalds. London M. Gaz. **23**, 837 (1839). — COOPMANN: Zit. nach HENNING und DEMLING, 1954. — COPE, O., and F. W. RHINELANDER: Problem of burn shock complicated by pulmonary damage. Ann. Surg. **117**, 915 (1943).— CORBETTA, S.: Distribuzione numerica dei mastociti nelle malettie gastriche. Arch. De Vecchi Anat. pat. **17**, 31 (1951). — CORTIUS u. KORKHAUS: Klinische Zwillingsstudien. Z. menschl. Vererb.- u. Konstit.-Lehre **15**, 229 (1930). — COX, A. J.: Stomach size and its relation to chronic peptic ulcer. Arch. Path. **54**, 407 (1952). — CRÄMER: Nikotin und Verdauung. Münch. med. Wschr. **72**, 908 (1925). — CRANE, E. E., and R. E. DAVIES: Chemical and electrical energy relations for stomach. Biochem. J. **49**, 169 (1951). — CRANE, J. T., S. LINDSAY, and M. E. DAILEY: An attempt to prevent histamine-induced ulcers in guinea pigs with benadryl. Amer. J. dig. Dis. **14**, 56 (1947). — CRANE, W. A. J.: Histological and angiographic studies on pitressin lesions of the rabbit's stomach. J. Path. Bact. **67**, 379 (1954). — CRAWFORD, R., and C. A. STEWART: Gastric ulceration complicating erythroblastosis fetalis. Lancet **1943 I**, 131. — CREAMER, F.: Über die Ablösung der Magenschleimhaut durch Sondierung und ihre Folgen. Münch. med. Wschr. **38**, 893 (1891). — CREAN, G. P.: The endocrine system and the stomach. Vitam. and Horm. **21**, 215 (1963). — CROHN u. GERENDASY: Zit. nach MERKEL, 1956. — CROHN, B. B., and G. SHWARTZMAN: Ulcer recurrence attributed to upper respiratory tract infection: A possible illustration of the Shwartzman phenomenon. Trans. Amer. gastroent. Ass. **1937**, 59. — CRUVEILHIER, I.: Maladies del'estomac. Paris: J. B. Baillière 1829—35. — CUMMINGS, A. J., and M. L. GOMPERTZ: Adrenocortical function in peptic ulcer disease. Gastroenterology **33**, 898 (1957). — CUMMINGS, G. M., M. I. GROSSMAN, and A. C. IVY: A study of the time of "healing" of peptic ulcer in a series of sixty-nine cases of duodenal and gastric craters. Gastro-enterology **54**, 735 (1968). — CUMMINS, A. J.: Applied anatomy and physiology of the stomach. In: BOCKUS, H. L., Gastroenterology, 2nd ed., vol. 1, p. 265ff. Philadelphia and London: W. B. Saunders 1963. — CUNNINGHAM, L., P. HAWE, and R.W. EVANS: Islet-cell tumor of the pancreas with unusual clinicopathological features. Brit. J. Surg. **39**, 319 (1952). — CURLING, T. B.: On acute ulceration of the duodenum in cases of burn. Trans. med. Soc. Lond. **25**, 260 (1842). — CURT, J. R. N., and R. PRINGLE: Viscosity of gastric mucus in duodenal ulceration. Gut **10**, 931 (1969). — CUSHING, H.: Peptic ulcer and the interbrain. Surg. Gynec. Obstet. **55**, 1 (1932). — CUTTING, W. C., E. C. DODDS, R. L. NOBLE, and P. C. WILLIAMS: Pituitary control of alimentary blood flow and secretion. The effect of posterior pituitary extract on the alimentary secretions of intact animals. Proc. roy. Soc. B **123**, 27 (1937). — CZERNECKI: Über den Einfluß der Heredität auf die Bildung des Magengeschwürs. Wien. med. Wschr. **60**, 587 (1910).

DALGAARD, J. B.: Oesophago-gastro-duodenal ulcerations encountered at autopsy. I. Ulcer and brain. Acta path. microbiol. scand. **41**, 1 (1957). — DALLDORF, G., and M. KELLOG: Incidence of gastric ulcer in albino rats fed diets deficient in vitamin B ($B_1$). J. exp. Med. **56**, 391 (1932). — DAM, H., NOER, P., and B. SØNDERGAARD: The multiple nature of the anti-gizzard ulcer factor. Acta physiol. scand. **21**, 315 (1950). — DAM, H., and F. SCHØNHEYDER: A deficiency disease in chicks resembling scurvy. Biochem. J. **28**, 1355 (1934). — D'AMATO: Die Bedeutung der Erblichkeit und der Prädisposition beim Ulcus ventriculi. Arch. argent. Enferm. Apar. dig. **7**, 769 (1932).— DANIELOPOLU, D., D. SIMICI et C. DIMITRIU: Action du tabac sur la motilité de l'estomac chéz l'homme, à l'aide de la méthode graphique. C. R. Soc. Biol. (Paris) **92**, 535 (1925). — DAUWE, F.: L'hérédité de l'ulcère rond de l'estomac. Arch. Mal. Appar. dig. **7**, 375 (1913); — Zit. nach KATSCH und PICKERT, 1953. — DAVENPORT, H. W.: Gastric carbonic anhydrase. J. Physiol. (Lond.) **97**, 32 (1939); — Gastric mucosal injury by fatty and acetylsalicylic acids. Gastroenterology **46**, 245 (1964);— Damage of the gastric mucosa. Gastroenterology **49**, 189 (1965); — Potassium fluxes across the resting and stimulated gastric mucosa: injury by salicylic acid and acetic acid. Gastroenterology **49**, 238 (1965); — Fluid produced by gastric mucosa during damage by acetic and salicylic acids. Gastroenterology **50**, 487 (1966); — Salicylate damage to the gastric mucosal barrier. New Engl. J. Med. **276**, 1307 (1967); — Destruction of the gastric mucosal barrier by detergents and urea. Gastroenterology **54**, 175 (1968). — DAVIES, J. N. P.: Zit. nach MAY, 1958. — DAY, S. B., S. C. SKORYNA, D. R. WEBSTER, and L. D. McLEAN: Gastric hypersecretion and histamine levels in liver, stomach, duodenum, and blood following porto-caval shunt in rats. Surgery **54**, 764 (1963). — DEBRAY, CH., et J. P. HARDOUIN: L'ulcère expérimental de sortie. Arch. Mal. Appar. dig. **42**, 452 (1953). — DEELMAN, H. T.: Zur Morphogenese der Ulcuskrankheit. Ciba Symposium **7**, 106 (1959). — DEMLING, L., R. OTTENJANN u. K. ELSTER: Die Gastrobiopsie. Ergebn. inn. Med. Kinderheilk., N. F., **27**, 32 (1968). — DENKO, C. W.: The effect of hydrocortisone and cortisone on fixation of S 35 in the stomach. J. Lab. clin. Med. **51**, 174 (1958). — DESBAILLETS, L., and R. MENGUY: Inhibition of gastric mucous secretion by ACTH. An experimental study. Amer. J. dig. Dis. **12**, 582 (1967). — DEUTSCH, E., u. H. THALER: Über die Entstehung des Magenulcus bei der Ratte durch Histamin und Antistin mit einem Beitrag zur vaskulären Ulcusgenese. Virchows Arch. path. Anat. **320**, 1 (1951). — DEVEREAUX, R. G., and J. A. RIDER: Gastric aberrant pancreas associated with gastric ulcer. Gastroenterology **37**, 779 (1959). — DEVITT, J. E., and G. A. TAYLOR: Perforated peptic ulcer. Canad. med. Ass. J. **96**, 519 (1967). — DIETRICH, A.: Statistische und ätiologische Bemerkungen zum Ulcus pepticum duodeni. Münch. med. Wschr. **59**, 638 (1912). DIETRICH: Zit. nach MERKEL, 1956. — DIEULAFE, R.: Peut-on ligaturer des vaisseaux de l'estomac? Paris méd. **1936 I**, 185. — DIEULAFOY, G.: Exulceratio simplex. Clin. médic. de l'Hôtel-Dieu de Paris, tome 2, p. 1, 23, 44, 1897—1898 (1899). — DOBROWOLSKI, J., W. GOLAB u. ST. SZYSZKO: Ulcus ventriculi dissecans. Dtsch. med. Wschr. **91**, 1121 (1966). — DODDS, E. C., G. M. HILLS, R. L. NOBLE, and P. C. WILLIAMS: The posterior lobe of the pituitary gland. Its relationship to the stomach and to the blood picture. Lancet **1935 I**, 1099. — DODDS, E. C., and R. L. NOBLE: The action of pituitary extracts on gastric secretion. Proc. roy. Soc. **30**, 815 (1937). — DODDS, E. C., R. L. NOBLE, R. W. SCARFF, and P. C. WILLIAMS: Pituitary control of alimentary blood flow and secretion changes in the stomach produced by the administration of posterior pituitary extract. Proc. roy. Soc. B* **123**, 22 (1937). — DODDS, E. C., R. L. NOBLE, and E. R. SMITH: A gastric lesion produced by an extract of the pituitary gland. Lancet **1934 II**, 918. — DOERR, W.: Pankreatitis, Pathogenese, Formen, Häufigkeit. Langenbecks Arch. klin. Chir. **292**, 552 (1959); — Pathogenese der akuten und chronischen Pankreatitis. Verh. dtsch. Ges. inn. Med. **70**, 718 (1964). — DOGRA, J. A.: Peptic ulcer in South India. J. med. Res. **28**, 145 (1940); — Studies on peptic ulcer in South India. J. med. Res. **28**, 481 (1940). — DOLL, R., and J. BUCH: Hereditary factors in peptic ulcer. Ann. Eugen. (Lond.) **15**, 135, 481 (1950). — DOLL, R., H. DRANE, and A. C. NEWELL: Secretion of blood group substances in duodenal, gastric and stomac ulcer, gastric carcinoma and diabetes mellitus. Gut **2**, 352 (1961). — DOLL, R., F. A. JONES, and M. M. BUCKATZSCH: Occupational factors in the aetiology of gastric and duodenal ulcers. His Majestic Stationary Office, London 1951. — DOLPHIN, J. A., L. A. SMITH, and J. M. WAUGH: Multiple gastric ulcers. Gastroenterology **25**, 202 (1953). — DOMAGK, G.: Beitrag zur mechanischen Entstehung der Magenerosionen und Ulcera. Klin. Wschr. **6**, 120 (1927). — DOMANING, E.: Die klinische Bedeutung der gutartigen Magentumoren und ihre Beziehung zur Ulcusgenese. Wien. klin. Wschr. **43**, 521 (1930). — DONEGAN, W. L., and H. M. SPIRO: Parathyroids and gastric secretion. Gastroenterology **38**, 750 (1960). — DONOVAN, E. J., and T. V. SANTIELLI: Gastric and duodenal ulcer in infancy and childhood. Amer. J. Dis. Child. **69**, 176 (1945). — DOUGLAS, D. M., W. R. GHENT, and S. ROWLANDS: Atrophy of the gastric glands produced by $\beta$-rays. Histological findings in animals. Lancet **1950 I**, 1035. — DOUGLAS, R. A., and E. D. JOHNSTON: Aspirin and chronic gastric ulcer. Med. J. Aust. **1965 II**, 893. — DRAGSTEDT, L. R.: Contributions to the physiology of the stomach. J. Amer. med. Ass. **68**, 330 (1917). — Pathogenesis of the gastro-duodenal ulcer. Arch. Surg. **44**, 438 (1942); — A concept of the etiology of gastric and duodenal ulcer. Gastroenterology **30**, 208 (1956); — Gastric and duodenal ulcer. Brit. med. J. **1958 I**, 1234. — DRAG-

STEDT, L. R., and F. M. OWENS: Supdiaphragmatic section of the vagus nerves in treatment of duodenal ulcer. Proc. Soc. exp. Biol. (N.Y.) **53**, 152 (1934). — DRAGSTEDT, L. R., H. RAGINS, L. R. DRAGSTEDT II, and S. O. EVANS: Stress and duodenal ulcer. Ann. Surg. **144**, 450 (1956). — DRAGSTEDT, L. R., E. R. WOODWARD, C. A. LINARES, and C. DE LA ROSA: The pathogenesis of gastric ulcer. Ann. Surg. **160**, 497 (1964). — DRAPER, G.: Emotional component of ulcer susceptible constitution. Amer. Int. Med. **16**, 633 (1942). — DRIVER, R. L., R. H. CHAPELL, and E. B. CARMICHAEL: Amer. J. dig. Dis. **12**, 166 (1945). — DUBARRY, J. J., CH. PISOT: Importance de l'hérédité à la pathogénie de la maladie ulcereuse. Schweiz. Z. Path. Bakt. **21**, 314 (1958). — DUBOIS, E. L., J. G. BULGARIN, and G. JACOBSON: The corticosteroid-induced peptic ulcer: a serial roentgenological survey of patients recieving high dosages. Amer. J. Gastroent. **33**, 435 (1960). — DÜRCK, H.: Untersuchungen über die pathologische Anatomie des Beriberi. Jena 1908. — DUESBERG, R.: Ulcus ad pylorum und Arbeitspause. Statistische Erhebungen. Med. Welt **12**, 595 (1938). — DUGGAN, J. M.: The relationship between perforated peptic ulcer and aspirin ingestion. Med. J. Aust. **1965 II**, 659; — The association between aspirin ingestion and perforated peptic ulcer. Aust. Ann. Med. **16**, 263 (1967); — Gastrointestinal haemorrhage, gastric ulcer and aspirin abuse. Aust. Ann. Med. **17**, 188 (1968). — DUNBAR, F.: Emotions and bodily disease. New York: Columbia University Press 1950. — DUPUYTREN, G.: Leçons orales de clinique chirurgicale 1832; translated by A. S. DOANE: Clinical lectures on surgery. New York: Collins & Haanay, Publishers 1833. — DUTTON, D., and A. C. IVY: The effect of hourly injections of pituitrin for two weeks on the urinary output of the dog in peptic ulcer. By IVY, A. C., M. I. GROSSMAN, W. H. BACHRACH, p. 317. Philadelphia: The Blakiston Comp. 1950. — DZINIS, A., J. TOTH u. J. ZÖLD: Zur Pathogenese des Magen- und Duodenalgeschwürs. Orvostud. Közle mények **2**, 44 (1941).

EAGLE, P. C., and J. GILLMAN: The incidence of peptic ulcer in the South African Bantu. S. Afr. J. med. Sci. **3**, 1 (1938). — EBSTEIN, P.: Experimentelle Untersuchungen über das Zustandekommen von Blutextravasaten in der Magenschleimhaut. Naunyn-Schmiedebergs' Arch. exp. Path. Pharmak. **12**, 183 (1874). — EDELMAN, N., A. LEMBERG et D. HOIMAN: Altérations vasculo-nerveuses dans l'ulcère gastro-duodénal. Arch. Mal. Appar. dig. **45**, 165 (1956). — EDER, M.: Die Endarteriitis obliterans in der Umgebung chronischer Magengeschwüre. Frankfurt. Z. Path. **62**, 269 (1951). — EDGCOMB, J. H.: On the development of peptic ulcers in patients treated with prednisone and prednisolone. Schweiz. Z. Path. **21**, 363 (1958). — EDMEADS, J. G., R. E. MATHEWS, N. T. MCPHEDRAN, and C. EZRIN: Diarrhea caused by pancreatic islet tumors. Canad. med. Ass. J. **86**, 847 (1962). — EHRENFELD, J., A. BROWN, and M. STURTEVANT: Studies in gastro-intestinal allergy. Allergy in the pathogenesis of peptic ulcer. J. Allergy **10**, 342 (1939). — EISEMAN, B., and R. M. MAYNARD: A non-insulin producing islet-cell adenoma associated with progressive peptic ulceration (the Zollinger-Ellison syndrome). Gastroenterology **31**, 296 (1956). — EISELSBERG, v.: Über Magen- und Duodenalblutungen nach Operationen. Langenbecks Arch. klin. Chir. **59**, 837 (1899). — EISENBERG, M. M., and E. R. WOODWARD: Gastric ulcer — a different from duodenal ulcer. Pacific med. Surg. **75**, 86 (1967). — EKDAHL, P. H., and J. SJÖDVALL: On the conjugation and formation of bile acids in the human liver. I. On the excretion of bile acids by patients with postoperative choledochostomy drainage. Acta chir. scand. **114**, 439 (1958). — ELKELES, A.: Peptic ulcer in the aged and gastric carcinoma in their relationship to arteriosclerosis. Amer. J. Roentgenol. **70**, 797 (1953). — ELKIN, W. P.: Diagnostic problems in cases of large or giant duodenal ulcer. Radiology **37**, 748 (1941). — ELLINGER, F.: Medical radiation biology. Springfield, Ill.: C. C. Thomas Publisher 1957. — ELLIOT, T. R.: The experimental formation of acute gastric ulcers. Quart. J. Med. **7**, 119 (1914). — ELLIOTT, D. W., G. L. ENDAHL, H. E. KNOERNSCHILD, G. N. GRANT, J. T. GOSWITZ, and R. M. ZOLLINGER: Relation of antrum to pancreatic-induced gastric hypersecretion. Surgery **54**, 9 (1963). — ELLIOTT, D. W., D. A. TAFT, E. PASSARO, and R. M. ZOLLINGER: Pancreatic influences on gastric secretions. Surgery **50**, 126 (1961). — ELLISON, E. H.: The ulcerogenic tumor of the pancreas. Surgery **40**, 147 (1956). — ELLISON, E. H., J. S. ABRAMS, and D. J. SMITH: A postmortem analysis of 812 gastroduodenal ulcers found in 20 000 consecutive autopsies with emphasis on associated endocrine diseases. Amer. J. Surg. **97**, 17 (1959). — ELLISON, E. H., and S. D. WILSON: The Zollinger-Ellison syndrome: reappraisal and evaluation of 260 registered cases. Ann. Surg. **160**, 512 (1964). — ELLISON, L. T., R. G. ELLISON, C. H. CARTER, D. DANIELL, and V. A. MOORE: Role of hypercapnia and hypoxia in an etiology of peptic ulceration in patients with chronic obstructive pulmonary disease. Amer. Rev. Resp. Dis. **89**, 909 (1964). — ELZE, K.: Über Form und Bau des menschlichen Magens. S.-B. Heidelberger Akad. Wiss. 1919, 47; — Zwei kasuistische Beiträge zur Form des menschlichen Magens. Anat. Anz. **54**, 526 (1921). — ENGEL, F. L.: Addison's disease and peptic ulcer. J. clin. Endocr. **15**, 1300 (1955). — ENGELSTAD, R. B.: Über Magengeschwüre nach Röntgenbestrahlung. Strahlentherapie **53**, 139 (1935); — The effect of roentgen rays on the stomach of rabbits. Amer. J. Roentgenol. **40**, 243 (1938). — EPPINGER, H., u. L. HESS: Die Vagotomie. Berlin: Hirschwald 1910. — EPPINGER, H., u. R. LEUCHTENBERGER: Zur Pathogenese der Gastritis und des Ulcus ventriculi. Z. exp. Med. **85**, 598 (1932). — ERB, P.: Ulcera ventriculi et duodeni bei Menschen über 65 Jahren. Inaug.-Diss. Basel 1955. — ERDHEIM, J.: Zur normalen und pathologischen Histologie der Glandula thyreoidea, parathyreoidea und Hypophysis. Beitr. path. Anat. **33**, 158 (1903). — ERRERA, M., and A. FROSSBERG: Mechanisms in radiobiology. New York and London: Academic Press 1960. — ESCHENBACH, H.: Röntgenstudien zur Geschwürskrankheit. Fortschr. Röntgenstr. **71**, 436 (1949); — Die Röntgenbeurteilung der Ulcuskrankheit. Leipzig 1949. — ESKELUND, V.: Insulomas. Non metastasizing insulinomas without humoral activity. Acta path. microbiol. scand. **29**, 426, 434 (1951). — ESPINER, E. A., and D. W. BEAVEN: Non specific islet-cell tumor of the pancreas with diarrhea. Quart. J. Med. **31**, 447 (1962). — EUSTERMAN, G. B., and D. C. BALFOUR: The stomach and duodenum. Philadelphia: Saunders Comp. 1935. — EVANS, K. T.: Peptic ulceration associated with prednisolone therapy. Brit. J. Radiol. **31**, 307 (1958). — EXALTO, J.: Ulcus jejuni nach Gastroenterostomie. Mitt. Grenzgeb. Med. Chir. **23**, 13 (1911). — EYLER, W. R., M. D. CLARK, and R. L. RIAN: An evaluation of roentgen signs of pancreatic enlargement. J. Amer. med. Ass. **181**, 967 (1962).

FAINER, D. C., and J. A. HALSTED: Sources of upper alimentary tract hemorrhage in cirrhosis of the liver. J. Amer. med. Ass. **157**, 413 (1955). — FALCONER, B.: Über die peptischen Laesionen. Jena: G. Fischer 1943. — FARLAND: Zit. nach HENNING und DEMLING, 1954. — FAULEY, G. B., and A. C. IVY: Effect of exclusion of pancreatic juice on gastric digestion. Amer. J. Physiol. **89**, 428 (1929). — Fundusectomy prevents post-operative jejunal ulcer. Proc. Soc. exp. Biol. (N.Y.) **34**, 152 (1936). — FELDBERG, W.: Ciba foundation symposium on histamin, p. 4. London: I & A. Churchill 1956. — FELDBERG, W., and G. W. HARRIS: Distribution of histamine in the mucosa of the gastro-intestinal tract of the dog. J. Physiol. (Lond.) **120**, 352 (1953). — FELDMAN, M., and S. MORRISON: An appraisal of the physiological relationship of coronary disease to peptic ulcer. Amer. J. dig. Dis. **18**, 55 (1951). — FENWICK, S. W.: Ulcer of the stomach and duodenum. London 1900. — FERGUSON, J. H.: Effects of vagotomy on the gastric function of monkeys. Surg. Gynec. Obstet. **62**, 689 (1936). — FERSTL, A., E. HEPPICH u. K. NEUGEBAUER: Die Wirkung kombinierter ACTH- und Vitamin-C-Gaben auf die Magensekretion nach Histamin. Gastroenterologia (Basel) **77**, 299 (1951). — FEYRTER, F.: Zur Frage des Zollinger-Ellison-Syndroms. Klin. Wschr. **40**, 1085 (1962). — FEYRTER, F., u. R. KLIMA: Über Histopathologie der Magenveränderungen bei perniciöser Anaemie. Münch. med. Wschr. **94**, 145 (1952); — Über die Magenveränderungen bei der Addison'schen Krankheit. Dtsch. med. Wschr. **77**, 1173 (1952). — FIRMAN-EDWARDS, L.: Cirrhosis of liver and perforated gastric ulcer in an infant of six month. Brit. J. med. **1941 II**, 440. — FISHER, E. R., and R. H. FLANDREAU: Multiple endocrine tumors and peptic ulcer. Gastroenterology **32**, 1075 (1957). — FITZGERALD, O., P. FITZGERALD, J. McMULLIN, and S. J. BOLAND: A clinical study of chronic pancreatitis. Gut **4**, 193 (1963). — FLETCHER, G. D., and H. N. HARKINS: Acute peptic ulcer as a complication of major surgery, stress or trauma. Surgery **36**, 212 (1954). — FODOR, O.: Gastric morpho-functional changes in active and symptom-free duodenal ulcer. In: The proceedings of the 3rd world congress of gastroenterology. vol. II, p. 159. Tokyo 1967. — FOERSTER, A.: Zur Kenntnis des Geschwürs des Duodenums. Würzburger Med. Z. **2**, 167 (1861). — FOGARASI, D.: Ein anatomischer Beitrag zur Häufigkeit des Ulcus pepticum in den Kriegsjahren 1941/43. Mitt. Grenzgeb. Med. Chir. **47**, 20 (1944). — FOGELMAN, M. J., M. I. GROSSMAN, and A. C. IVY: Further studies on the effect of continuous intragastric infusion of acid and pepsin. Surgery **25**, 60 (1949). — FOGELSON, S. J.: Treatment of peptic ulcer with gastric mucin. J. Amer. med. Ass. **96**, 673 (1931). — FOSSATI, P., S. CARIDROIT, PH. PRUVOT, J. CL. PARIS, M. FONTAN, M. LINQUETTE et E. LAINE: Action de la réserpine dans les comas post-traumatiques en chirurgie. Activité sur la vigilance et le rôle déclenchant sur les ulcus neurogènes. Rev. neurol. **109**, 476 (1963). — FOX, H.: Disease in captive wild mammals and birds. Philadelphia: Lippincot 1923. — FRAME, B., and W. S. HAUBRICH: Peptic ulcer and hyperparathyroidism. Arch. intern. Med. **105**, 536 (1960). — FRANCESCO, F.: Tessuto pancreatico ectopico della parete gastrica. Pathologica (Genova) **51**, 557 (1959). — FREEMAN, A. G.: Peptic ulcer in identical twins. Brit. med. J. **1947 I**, 765. — FREIDELL, H. V., D. R. V. DICKSON, and J. R. RYDELL: Ulcerogenic tumor of pancreas. Amer. J. Gastroent. **31**, 58 (1959). — FREISINGER, F., u. M. BIKALI: Experimentelle Angaben zum Entstehungsmechanismus der Ulcuskrankheit. Acta morph. Acad. Sci. hung. **4**, 149 (1954). — FRENCH, J. D., R. L. LONGMIRE, R. N. PORTER, and H. J. MOVIUS: Extravagal influence on gastric HCl acid secretion induced by stress stimuli. Surgery **34**, 3 (1953). — FRENCH, J. D., R. W. PORTER, E. B. CAVANAUGH, and R. LINGMIRE: Experimental gastroduodenal lesions induced by stimulation of the brain. Psychosomat. Med. **19**, 209 (1957). — FRENCH, W. E.: Pancreatic tissue in antral wall. Amer. J. Surg. **114**, 956 (1967). — FRIEDLÄNDER, C.: Über Arteriitis obliterans. Zbl. med. Wiss. **4**, 65 (1876). — FRIEDMAN, A. I.: Peptic ulcer in the elderly. Gastroenterology **31**, 15 (1959). — FRIEDMAN, G. A.: The experimental production of lesions erosions and acute ulcers in rabbits by repeated injections of pilocarpin and adrenalin. J. med. Res. **38**, 449 (1918). — FRIEDRICH: Das Nikotin in der Aetiologie und in der postoperativen Nachbehandlung der Ulcuskrankheit. Langenbecks Arch. klin. Chir. **179**, 9 (1934). — FRIESEN, S. R., and A. HEMINGWAY: The vascular response of the stomach to experimental alterations in the autonomic nervous system of the dog. Amer. Surg. **18**, 195 (1952). — FUJIMAKI, Y.: Formation of gastric carcinoma in albino rat fed on deficient diets. J. Cancer. Res. **10**, 469 (1926). — FURBETTA, D., e F. SANTUCCI: Rara sindrome ipofisaria: tumore ipofisaria, acromegalia, ipoglicemia, lesioni ulcerative gastroduodenali. Rif. med. **66**, 673 (1952).

GABLER, G.: Vergleichende Untersuchungen über die Häufigkeit und die Frequenzbewegung der gastroduodenalen Ulcera am Sektionsmaterial der Jahre 1906—1908, 1920—1922, 1935—1938 und 1939—1950. Dtsch. Z. Verdau.- u. Stoffwechselkr. **16**, 20 (1956); — Beitrag zur Frage gastroduodenales Ulcus und Lebensalter. Z. Altersforsch. **10**, 7 (1956). — GAGEL, O.: Die Diencephalose. Klin. Wschr. **25**, 389 (1947). — GANDY, CH.: L'ulcère simple et la nécrose hémorrhagique des toxémies. Paris 1899. — GARRIDO-KLINGE, G., and L. PENA: Gastroduodenal ulcer in high altitudes (Peruvian Andes). Proc. 1st World Congress Gastroenterol., p. 68. Baltimore; Williams & Wilkins Co. 1959. — GEDDA, P. O., and U. MORITZ: Peptic ulcer during treatment of rheumatoid arthritis with cortisone derivates. Acta rheum. scand. **4**, 249 (1959). — GEREZ, L., u. A. WEISS: Über die Magensaftsekretion bei Eck'scher Fistel. Z. ges. exp. Med. **100**, 281 (1936/1937). — GERSTEL, G.: Über multiple Tumoren der Drüsen mit innerer Sekretion bei einem Akromegalen. Frankfurt. Z. Path. **52**, 485 (1938). — GIDDINGS, G., W. WYNN, and J. HALDI: A study of the alleged role of coffein in the pathogenesis of gastric ulcer. Gastroenterology **5**, 210 (1945). — GILKA, F.: Schädigungen der Labmagenmukosa bei Kälbern mit postnataler toxischer Dyspepsie. Vet. Med. (Praha) **9**, 35 (1964). — GILLESPIE, I. E., and M. I. GROSSMAN: Gastric secretion of acid in response to portal and systemic venous injection of gastrin. Gastroenterology **43**, 189 (1962). — GITTER, M., and P. K. AUSTWICK: The presence of fungi in abomasal ulcers in young calves. Vet. Res. **69**, 924 (1957). — GIUSTI, G., e G. TOMATIS: Ulcere gastriche sperimentali da acido fenilchinolincarbonico in essenza di trauma digestivi. Pat. sper. Chir. (Milano) **1**, 830 (1953). — GLATZEL, H.: Ulcuspersönlichkeit und Ulcuserlebnis. Ergeb. inn. Med. Kinderheilk. **65**, 504 (1945); — Magengeschwür und Beruf. Ärztl.

Wschr. **1947**, 424, 1065. — GLATZEL, H., u. M. PASCHE: Krankheitsgestaltung und Charakter. III. Klinische und graphologische Untersuchungen zur Charakterologie der ulcuskranken Frau. Ärztl. Wschr. **1949**, 494. — GLICK, D. L., and F. KERN: Peptic ulcer and chronic obstructive bronchopulmonary disease. Gastroenterology **47**, 153 (1964). — GLIEDMAN, M. L., R. GIRARDET, and K. E. KARLSON: Gastroduodenal congestion and the ulcer diathesis. Surgery **58**, 638 (1965). — GOKSEN, Y., J. D. HARDY, and M. JACKSON: Histamine in the gastric hypersecretion following biliary obstruction in dogs. Arch. Surg. **96**, 104 (1968). — GOLD, N. I., E. SINGLETON, D. A. MACFARLANE, and F. D. MOORE: Quantitative determination of the urinary cortisol metabolites "Tetrahydro F", "Orthotetrahydro F", and "Tetrahydro E": effects of adrenocorticotropin and complex trauma in the human. J. clin. Invest. **37**, 813 (1958). — GOLDBERG, H. M.: Duodenal ulcers in children. Brit. med. J. **1957 II**, 1500. — GOLDMAN, H., and CH. B. ROSOFF: Pathogenesis of acute gastric stress ulcers. Amer. J. Path. **52**, 227 (1968). — GOTSCHLICH, E.: Histologie der experimentellen akuten Ätzgastritis durch verdünnte Salzsäure. Beitr. path. Anat. **84**, 632 (1930). — GOTTSCHALK, A.: Sialic acids: Their molecular structure and biological function in mucoproteins. Bull. Soc. Chem. Biol. **42**, 1387 (1960). — GOULON, M., J. MERCIER, J. REILLY et A. LAPORTE: Carcinome langerhansien responsable d'hypersécrétion gastrique acide, de diarrhoe chronique, d'hypokaliémie sévère avec paralysis et d'hypoglycémie. Sem. Hôp. Paris **36**, 812 (1960). — GRAHAM, G. W.: Fat embolism. J. med. Res. **16**, 459 (1907). — GRAHAM, R. I., and R. O. K. SCHADE: The distribution of intestinal metaplasia in macroscopic specimen, demonstrated by a histochemical method. Acta path. microbiol. scand. **65**, 53 (1965). — GRANIREI, L. W.: Untoward effects of phenylbutazone (Butazolidin). J. Amer. med. Ass. **150**, 1332 (1952). — GRANT, G. N., D. W. ELLIOTT, and J. T. GOSWITZ: Role of pancreatic digestive enzymes in gastric acid secretion. Surg. Forum **13**, 298 (1962). — GRANT, R., M. I. GROSSMAN, K. J. WANG, and A. C. IVY: The cytolytic action of some gastrointestinal secretions and enzymes on the epithelial cells of the gastric and duodenal mucosa. J. Cell. comp. Physiol. **37**, 137 (1951). — GRAULICH, R.: Etudes concernant de la pathogénie de l'ulcus gastrique. Rev. Belg. Soc. Méd. **11**, 93 (1939). — GRAUMANN, W.: Handbuch der Histochemie, Bd. II/2. Stuttgart: Gustav Fischer 1964. — GRAY, I.: Tabacco-smoking and gastric symptoms. Ann. intern. Med. **3**, 267 (1927); — Gastric response to tabacco smoking. Trans. Amer. gastroent. Ass. **32**, 489 (1930). — GRAY, S. J.: The significance of hormonal factors in the pathogenesis of peptic ulcer. Gastroenterology **25**, 156 (1953); — Present status of endocrine influences upon the stomach and their relationship to peptic ulcer disease. Gastroenterology **37**, 412 (1959). — GRAY, S. J., J. A. BENSON, and R. W. REIFENSTEIN: Effect of ACTH upon gastric secretion. Proc. Soc. exp. Biol. (N.Y.) **78**, 338 (1951). — GRAY, S. J., J. A. BENSON, R. W. REIFENSTEIN, and H. M. SPIRO: Chronic stress and peptic ulcer. I. Effect of corticotropin (ACTH) and cortisone on gastric secretion. J. Amer. med. Ass. **147**, 1529 (1951). — GRAY, S. J., C. RAMSEY, R. W. REIFENSTEIN, and J. A. BENSON: The significance of hormonal factor in the pathogenesis of peptic ulcer. Gastroenterology **25**, 156, 206 (1953). — GRAY, S. J., C. G. RAMSEY, and G. W. THORN: Adrenal influences on the stomach: peptic ulcer in Addison's disease during adrenal steroid therapy. Ann. intern. Med. **45**, 73 (1956). — GREENLEE, H. B., A. N. JOHNSON, T. S. NELSEN, and L. R. DRAGSTEDT: Total pancreatic duct ligation: effect on gastric secretion. Arch. Surg. **83**, 872 (1961). — GREENLEE, H. B., E. H. LONGHI, J. D. GUERRERO, T. S. NELSON, A. L. EL-BEDRI, and L. R. DRAGSTEDT: Inhibitors effect of pancreatic secretion on gastric secretion. Amer. J. Physiol. **190**, 396 (1957). — GREGGIO, E.: Ulcera gastrica sperimentale da lesione del vago. Gazz. Osp. Clin. **36**, 291 (1915); — Des ulcères gastroduodénaux. Arch. Méd. exp. **27**, 533 (1916/1917). — GREGORY, R. A.: Effect of portal venous occlusion on gastric secretion. J. Physiol. (Lond.) **137**, 76P (1957); — Gastric secretory responses after portal venous ligation. J. Physiol. (Lond.) **144**, 123 (1958); — In: Symposium on gastric secretion. Gastroenterology **39**, 827 (1960). — GREIDER, M. H., D. W. ELLIOTT, and R. M. ZOLLINGER: Electron microscopy of islet-cell adenoma. J. Amer. med. Ass. **186**, 566 (1963). — GRIFFITH, G. H., G. M. OWEN, H. CAMPBELL, and R. SHIELDS: Gastric emptying in health and in gastroduodenal disease. Gastroenterology **54**, 1 (1968). — GROSS, O.:

Zur Entstehung des Magengeschwürs. Med. Klin. **15**, 277 (1919). — GROSSI, V.: Recherches expérimentales sur la production de l'ulcère gastrique par troubles circulatoires. J. Chir. (Paris) **17**, 502 (1921). — GROSSMAN, M. I.: The peptic digestion of living tissue. Gastroenterology **8**, 678 (1947). — GROSZ, C. R., and K. WU: Stress ulcers: a survey of the experience in a large general hospital. Surgery **61**, 853 (1967). — GROTE, L. R.: Über den Einfluß der Konstitution auf die Pathogenese der Magen- und Darmerkrankungen. Halle: Marhold 1920. — GRUBER, G. B.: Zur Statistik der peptischen Affektion im Magen, Oesophagus und Duodenum. Münch. med. Wschr. **58**, 1668, 1730 (1911); — Zur Frage über das Zustandekommen des peptischen Magen- und Duodenalgeschwürs. Dtsch. Arch. klin. Med. **110**, 481 (1930). — GRÜNFELD, F.: Einige Bemerkungen über Narben nach Ulcus ventriculi und Ulcus duodeni. Hospitalstudende 2R, Vol. 9 (1882) S. 39, 756 und in Schmidts Jb. ges. Med. **198**, 141 (1883). — GÜNZBURG: Zur Kritik des Magengeschwürs, insbesondere des perforierenden. Arch. physiol. Heilkde **11**, 516 (1852). — GUEST, J. L.: New evidence supporting the concept of a gradient of susceptibility to peptic ulceration in the gastrointestinal tract. Surgery **56**, 383 (1964). — GUISS, L. W., and F. W. STEWART: Histologic basis for anacidity in gastric disease. Arch. Surg. **57**, 618 (1948). — GUNDELACH, A.: Akutes, septisches, perforiertes Magengeschwür nach kriminellem Abort. Dtsch. Z. ges. gerichtl. Med. **3**, 140 (1923). — GUNDERMANN, W.: Production expérimentale d'ulcèrs gastriques et duodénaux. Contribution a l'étude d'une function pathologique du foie. J. Chir. (Paris) **12**, 635 (1914). — GUTH, P. H., and P. HALL: Microcirculatory and mast cell changes in restraint-induced gastric ulcer. Gastroenterology **50**, 562 (1966). — GUTH, P. H., X. KOZBUR, and P. HALL: Microcirculatory and mastcell changes in stress ulcer: role of gastric acid. Gastroenterology **50**, 847 (1966). — GUTHRIE, K. J.: Peptic ulcer in infancy and childhood. Arch. Dis. Childh. **17**, 82 (1942). — GUTMAN, A. B., P. C. SWENSON, and W. B. PARSONS: The differential diagnosis of hyperparathyroidism. J. Amer. med. Ass. **103**, 87 (1934). — GUTZEIT: Ulcus ventriculi und duodeni und seine Behandlung unter dem Gesichtspunkt der Wehreinsatzfähigkeit. Klin. Wschr. **22**, 765 (1943). — GUTZEIT u. LEHMANN: Erbpathologie des Verdauungsapparates. In: Handbuch der Erbpathologie des Menschen, Bd. IV/2. Berlin: Springer 1940. —

HABIF, D. V., G. C. HARE, and G. H. GLASER: Perforated duodenal ulcer after ACTH therapy. J. Amer. med. Ass. **144**, 996 (1950). — HADFIELD, G., and H. ROGERS: Two parathyroid tumors without osteitis fibrosa: one associated with acromegaly. J. Path. Bact. **35**, 259 (1932). — HAFNER, H.: Zum Problem des peptischen Magen-Duodenal-Geschwürs im jugendlichen Alter. Wien. klin. Wschr. **77**, 876 (1965). — HALL, G. E., G. E. ETTINGER, and F. G. BANTING: An experimental production of coronary thrombosis and myocardial failure. Canad. med. Ass. J. **34**, 9 (1936). — HALLENBECK, G. A., C. F. CODE, and D. C. MCILRATH: Absence of demonstrable gastric secretagogue in normal pancreatic tissue. Gastroenterology **44**, 627 (1963). — HALLENBECK, G. A., and J. C. KENNEDY: Effects of extracts of primary and metastatic pancreatic islet tumors on gastric secretion. Gastroenterology **44**, 631 (1963). — HALPERN, B. N., et J. MARTIN: Production experimentale d'ulcus et de perforation gastriques par des doses massives d'histamine chez de Cobaye protégé par des antihistaminiques. C. R. Soc. Biol. (Paris) **140**, 830 (1946). — HAMBURGER, W.: Beiträge zur Arteriosklerose der Magenarterien. Dtsch. Arch. klin. Med. **97**, 49 (1909). — HAMERTON, A. E.: Report on the death's occurring in the society's garden during 1932. Proc. zool. Soc. London 1933. — HAMORI u. OLAH: Zit. nach HETENYI, 1958. — HAMORI, SCOSSA u. HETENYI: Zit. nach HETENYI, 1958. — HAMPERL, H.: Beiträge zur geographischen Pathologie unter besonderer Berücksichtigung der Verhältnisse in Rußland. Ergebn. Path. **26**, 353 (1932); — Über akute Gastritis: Wien. klin. Wschr. **43**, 253 (1932); — Zur Histologie der akuten Gastritis und der Erosion der Magenschleimhaut. Beitr. Path. Anat. **90**, 85 (1932/1933); — Peptische Oesophagitis. Verh. dtsch. Ges. Path. **27**, 208 (1934). — HANKE, H.: Experimentelle Erzeugung chronischer Magengeschwüre durch Coffein. Klin. Wschr. **13**, 978 (1934); — Experimentelle Untersuchungen über akute haematogene Gastritis (Morphingastritis). Beitr. path. Anat. **92**, 390 (1934). — HANSEN, H. B.: Investigation of alterations in the ulcer clientels in Oslo Municipal Hospital, Ullevaal, over the period 1916—1945.

Acta med. scand. **135**, 149 (1949). — HARDLEY, G. G.: A study of peptic ulcer as found in South India. Schweiz. Z. Path. **21**, 472 (1958). — HARDOUIN, J. P., S. BONFILS et A. LAMBLING: Les lésions viscerales en cours des ulcères gastriques par injection d'atophan chez le rat. C. R. Soc. Biol. (Paris) **147**, 1235 (1953). — HARDOUIN, J. P., S. BONFILS, R. LAUMONIER et A. LAMBLING: Les ulcérations expérimentales par choc protéique chez le rat. Arch. Mal. Appar. dig. **43**, 385 (1954). — HARDY, J. D.: The adrenal cortex and postoperative gastrointestinal secretions: clinical significance of these effects. Surgery **29**, 517 (1951). — HARJOLA, P.-T., and A. SIVULA: Studies in circulatory changes in the gastric mucosa of rabbits. I. Experimental method for provoking acute gastric shock ulcerations. Ann. Med. exp. Fenn. **43**, 117 (1965). — HARKINS, H. N.: Acute ulcer of the duodenum as a complication of burns. Relation to sepsis. Surgery **3**, 608 (1938). — HARKINS, H. N., and D. H. HOOKER: Vagotomy for peptic ulcer. Surgery **22**, 239 (1947). — HARRIS, L. P.: Observations upon histamine-like substance in skin extracts. Heart **14**, 161 (1927). — HARRIS, L. P., L. E. HOVE, M. MELLOT, V. HICKMAN: Dietary production of gastric ulcers in rats and prevention by Tocopherol administration. Proc. Soc. exp. Biol. (N.Y.) **64**, 273 (1947). — HART, C.: Über neurotische Haemorrhagien. Frankfurt. Z. Path. **13**, 242 (1913). — HARTMAN (1946): Zit. nach KATSCH und PICKERT, 1953. — HARTMANN, H. R., and G. E. BROWN: The systolic blood pressure in duodenal and in gastric ulcer. Arch. intern. Med. **44**, 843 (1929). — HARTUNG, C., and J. WARKANY: Duodenal ulcer as cause of death in a case of meningococcic meningitis. J. Amer. med. Ass. **110**, 1101 (1938). — HARTWEG, H.: Das Steroidulcus. Fortschr. Röntgenstr. **99**, 744 (1963). HAUBRICH, W. S., F. S. O'NEIL, and M. A. BLOCK: Observations on steatorrhea associated with gastric hypersecretion and pancreatic islet-cell neoplasm. Ann. intern. Med. **56**, 302 (1962). — HAUSBRANDT, F.: Magengeschwüre als Unfallfolge. Mschr. Unfallheilk. **50**, 137 (1943). — HAUSER, G.: Das chronische Magengeschwür, sein Vernarbungsprozeß und dessen Beziehungen zur Entwicklung des Magencarcinoms. Leipzig 1883; — Die peptischen Schädigungen des Magens, des Duodenums und der Speiseröhre und das peptische postoperative Jejunalgeschwür. In: Handbuch der speziellen Pathologie, Anatomie und Histologie (hrsgg. v. HENKE-LUBARSCH), Bd. IV/1. Berlin: Springer 1926. — HAUSWIRTH, L., A. A. EISENBERG, and H. WALLERSTEIN: Peptic ulcer and venofibrosis. Amer. J. Surg. **21**, 180 (1933). — HAVERBACK, B. J., and D. F. BOGDANSKI: Gastric mucosal erosion in the rat following administration of the serotonin precursor 5-hydroxytryptophan. Proc. Soc. exp. Biol. (N.Y.) **95**, 392 (1957). — HAVERBACK, B. J., C. A. M. HOGDEN, N. C. MORGAN, and L. L. TERRY: Effect of serotonin and related compounds on gastric secretion and intestinal motility. Gastroenterology **32**, 1058 (1957). — HECKSCHER, S.: Steißbeinspitze als Geburtshindernis. Blutendes Magenulcus als Todesursache nach der Geburt. Zbl. Gynäk. **52**, 2886 (1928). — HECTOR, A.: Ulcère gastrique associé à une neurofibromatose de Recklinghausen. Arch. Mal. Appar. dig. **42**, 1247 (1953). — HEDINGER, CH., u. F. VERAGUTH: Magengeschwür bei Ratten durch Behandlung mit 5-Hydroxytryptamin. Schweiz. med. Wschr. **87**, 1175 (1957). — HEFFERNON, E. W., E. D. KIEFER, and M. L. TRACY: Benign gastric ulcers in the presence of achlorhydria. Report of two cases. New Engl. J. Med. **241**, 604 (1949). — HEIN, M. F., W. SILEN, and H. A. HARPER: Studies on the mechanism of gastric hypersecretion following complete ligation of the pancreatic ducts. Surg. Forum **13**, 294 (1962); — Mechanism of canine gastric hypersecretion after complete pancreatic ductal obstruction. Amer. J. Physiol. **205**, 85 (1963). — HEINLEIN, H., u. H. KASTRUP: Beitrag zur Genese der Gastritis (über die experimentelle Histamingastritis). Z. exp. Med. **102**, 517 (1938). — HELLPACH, W.: Klinische Pathophysiologie. Stuttgart: Thieme Verlag 1949. — HELLSTRÖM, J.: Hyperparathyreoidism and gastroduodenal ulcer. Acta chir. scand. **116**, 207 (1958/1959). — HEMPEL, G. K., F. L. BROCHU, and R. P. HAYS: Aberrant pancreas of the stomach. Amer. J. Surg. **31**, 267 (1965). — HENNING, N.: Das Kriegsulcus, eine kriegsbedingte Form des Ulcus pepticum. Dtsch. med. Wschr. **69**, 439 (1944); — In: L. HEILMEYER, Lehrbuch der speziellen pathologischen Physiologie, 8. Aufl. Jena: Fischer 1951. — HENNING, N., u. H. KINZLMEIER: Einst und jetzt: das Ulcus pepticum im geschichtlichen Wandel der Anschauungen. Münch. med. Wschr. **99**, 285 (1957). — HENNING, N., u. H. STADLER: Weitere Untersuchungen über das

Kriegsulcus. Dtsch. med. Wschr. **74**, 136 (1949). — HENNINGSEN, O., u. H. GRIESS-MANN: Allergie und Ulcusleiden. Zbl. Chir. **68**, 358 (1941). — HESS, W. R., u. R. GUNDLACH: Der Einfluß von Hypophysenextrakt auf die Magensaftsekretion. Pflügers Arch. ges. Physiol. **185**, 137 (1920). — HETENYI, G.: Die Ulkuskrankheit (Ulcus pepticum). In: R. BOLLER: Der Magen und seine Krankheiten, S. 348. Wien und Innsbruck: Urban & Schwarzenberg 1954. — Aktuelle Fragen der Geschwürskrankheit. Berlin: Akademieverlag 1958. — HETENYI, G., u. KALAPOS: Zit. nach HETENYI, 1958. — HIGGINSON, J., and I. SIMSON: Lesions of the gastro-intestinal tract in the non-white population of South Africa. Schweiz. Z. Path. **21**, 577 (1958). — HILDEBRAND, H., and F. B. THOMSON: Stasis gastric ulcer: complication of duodenal ulcer. Canad. med. Ass. J. **90**, 915 (1964). — HILGISCH, T. F., and R. L. BLACK: X-ray manifestations of peptic ulceration during corticosteroid therapy for rheumatic arthritis. Arch. intern. Med. **101**, 932 (1958). — HILLENBRAND, H.-J.: Über die Beteiligung des Magen-Darmkanals bei der Endangitis obliterans. Klin. Wschr. **34**, 635 (1956). — HIRSCHOWITZ, B. J., D. H. STREETEN, H. M. POLLARD, and H. A. BOLDT: Role of gastric secretions in activation of peptic ulcers by corticotropin (ACTH). J. Amer. med. Ass. **158**, 27 (1955). — HITZELBERGER, A. L., and G. B. J. GLASS: Effects of corticosteroids in human beings on the secretion of large molecular substances of gastric juice. J. Lab. clin. Med. **59**, 575 (1962). — HITZENBERGER, K.: Über die Ulcusnarbe am Magen. Virchows Arch. path. Anat. **242**, 424 (1923). — HITZENBERGER, K., u. L. REICH: Studien über die Form und Lage des Magens an Hand von Ausgüssen mit rasch erstarrender Masse. Arch. inn. Med. **9**, 187 (1924). — HODGES, H. H., and M. T. GILMOUR: Effect of tobacco smoking upon gastric acidity. N. C. med. J. **11**, 249 (1950). — HOELZEL, F., and E. DA COSTA: Production of peptic ulcers in rats and mice by diet deficient in protein. Amer. J. dig. Dis. **4**, 325 (1937). — HOFFMANN, TH.: Gastro-duodenale Komplikationen (Blutung und Perforation) der Cortisontherapie. Langenbecks Arch. klin. Chir. **319**, 155 (1967). — HOLLANDER, F.: The two-component mucous barrier. Its activity in protecting the gastroduodenal mucosa against peptic ulceration. Arch. intern. Med. **93**, 107 (1954); — The physiology and the chemistry of the secretion of gastric mucus. Gastroenterology **43**, 304 (1962). — HOLLANDER, J. L.: Proceedings second clinical ACTH conference. New York: The Blackinston Comp. 1951. — HOLLISTER, L. E.: Hematemesis and melena complicating treatment with rauwolfia alkaloids. Arch. intern. Med. **99**, 218 (1957). — HOLSTEIN, J., u. A. STECKEN: Über die Beziehungen zwischen Altersulcus und Verkalkung der A. gastrica sinistra im Röntgenbild. Fortschr. Röntgenstr. **92**, 644 (1960). — HOLSTI, Ö.: On the condition of the intramural ganglia in the stomach in cases of gastritis. Acta med. scand. **76**, 316 (1931). — HONDA, I.: Experimentelle Studien über die Entstehungsursachen des runden Geschwürs im Magen und Duodenum. Virchows Arch. path. Anat. **266**, 549 (1927). — HORSTMANN, E.: Über die Mesenterialgefäße und ihren Einbau in die Darmwand. Morph. Jb. **89**, 244 (1942). — HORSWELL: Zit. nach HETENYI, 1958. — HOSKINS, L. C.: The ABO blood group antigens and their secretion by healthy and diseased gastric mucosa. Ann. N. Y. Acad. Sci. **140**, 848 (1967). — HOSKINS, L. C., and N. ZAMSCHECK: Studies on gastric mucus in health and disease. II. Evidence for a correlation between ABO blood group specifity, ABH(0) secretor status, and the fucose content of the glycoproteins elaborated by the gastric mucosa. Gastroenterology **48**, 758 (1965). — HOWARD, J. M.: Gastric and salivary secretion following injury. Ann. Surg. **141**, 342 (1955); — Studies of adrenal function in combat and wounded soldiers; study in the Korean theater. Ann. Surg. **141**, 314 (1955). — HOWARD, J. M., and G. L. JORDAN: Surgical diseases of the pancreas, p. 211. Philadelphia: J. B. Lippincott Co. 1960. — HOWARD, J. M., H. Moss, and J. E. RHOADS: Hyperinsulinism and islet cell tumors of the pancreas with 398 recorded tumors. Int. Abstr. Surg. Gynec. Obstet. **90**, 417 (1950). — HOWAT, H. T.: The etiology of peptic ulcer. Practioner **186**, 293 (1961). — HOWES, E. L., and J. P. VIVIER: The relation of diet to the occurrence of gastric lesions in the rat. Amer. J. Path. **12**, 689 (1936). — HUBER, A.: Perforiertes Magengeschwür am Ende der Schwangerschaft. Geburtsh. u. Frauenheilk. **19**, 357 (1959). — HUDSON, T., G. F.: Perforation of the diaphragma by peptic ulcer with account of case. Lancet **1937** II, 905. — HUHN, G.: Magenerkrankungen bei Zwillingen. Inaug.-Diss. Hamburg 1939. — HUME, D. M., C. C. BELL, and

F. BARTTER: Direct measurement of adrenal secretion during operatible trauma and convalescence. Surgery **52**, 174 (1962). — HUNTER, W. M.: The pathology of duodenitis after burns. Brit. med. J. **1890 I**, 76. — HURST, A. F., and M. J. STEWART: Gastric and duodenal ulcer. London: Oxford Univ. Press Medical Publications 1929. — HUSSAR, A. E., and E. BRUNO: Acute duodenal ulcer associated with reserpine therapy. Gastroenterology **31**, 500 (1956).

IKEDA, Y., u. K. IKEDA: Über Aktinomykose der weiblichen Geschlechtsorgane. Zbl. Gynäk. **56**, 782 (1932). — ILLINGWORTH, C. F. W.: Inborn and extraneous factors in the etiology of peptic ulcer. J. roy. Coll. Surg. Edinb. **1956 II**, 14. — IMPERATORI: Zit. nach F. BÜCHNER, 1954. — INGLE, D. J., M. C. PRESTRUD, and J. E. NEZAMIS: Effects of administering large doses of cortisone acetate to normal rats. Amer. J. Physiol. **166**, 171 (1951). — INGRAM, M. D.: Gastric ulcer in childhood. Amer. J. Roentgenol. **64**, 765 (1950). — IRVINE, W. T., H. L. DUTHIE, H. D. RITCHIE, and N. G. WATON: The liver's role in histamine absorption from the alimentary tract. Its possible importance in cirrhosis. Lancet **1959 I**, 1064. — IRVINE, W. T., H. L. DUTHIE, and N. G. WATON: Urinary output of free histamine after a meat meal. Lancet **1959 I**, 1961. — IVANYI, J., u. A. FIGUS-ILLINYI: Altersulcus. Med. Klin. **55**, 2153 (1960). — IVY, A. C.: Studies on gastric and duodenal ulcer. J. Amer. med. Ass. **75**, 1540 (1920); — The problem of peptic ulcer. J. Amer. med. Ass. **132**, 1053 (1946). — IVY, A. C., and F. T. FLOOD: Is susceptibility to peptic ulcer inherited? Occurrence of ulcer in identical twins. Gastroenterology **14**, 375 (1950). — IVY, A. C., M. I. GROSSMAN, and W. H. BACHRACH: Experimental production of peptic ulcer. In: The peptic ulcer, p. 261. Philadelphia: The Blakiston Comp. 1950.

JACKSON, R. H., E. L. BLAIR, P. J. DWASON, J. D. REED, and W. P. T. WATTS: Gastrin activity of tumour tissue in a child with the Zollinger-Ellison Syndrome. Lancet **1963 II**, 908. — JANOWITZ, H. D.: Bile in the stomach. Gastroenterology **57**, 356 (1969). — JARVIS, J. L., D. JENKINS, M. C. SOSMAN, and G. W. THORN: Roentgenologic observations in Addison's disease. Radiology **62**, 16 (1954). — JENNINGS, D., and J. E. RICHARDSON: Giant lesser-curve gastric ulcers. Lancet **1954 II**, 343. — JENNY, M., E. TRÄBERT, J. B. BIRCHER u. A. AKOVBIANTZ: Das akute postoperative gastro-duodenale Stress-ulcus. Schweiz. med. Wschr. **98**, 1507 (1968). — JENSEN, J. E.: Effect of tocopherols in preventing gastric ulcers (due to Vitamin A deficiency) in rats. Science **103**, 586 (1946). — JENSEN, L. B., and L. D. FREDERICK: Spontanous ulcer of stomach in several domestic animals. J. Amer. vet. med. Ass. **95**, 167 (1939). — JOEST, E.: Spezielle pathologische Anatomie der Haustiere, Bd. I. Berlin: Schoetz 1919. — JOHNSON, H. D.: The classification and principles of treatment of gastric ulcers. Lancet **1957 II**, 518. — JOHNSTON, I. D. A.: Endocrine aspects of the metabolic response to surgical operations. Ann. roy. Coll. Surg. (Engl.) **35**, 276 (1964). — JONES, F. A.: Epidemiology of peptic ulcer in Great Britain, with special reference to smoking. Proc. 1st World Congress Gastroenterol. p. 19. Baltimore: Williams & Wilkins Co. 1959. — JORDAL, K.: Blood groups and disease. Acta med. Leg. Soc. **9**, 195 (1956). — JORDAN, S. M.: Peptic ulcer in the United States of America. Proc. 1st World Congress Gastroenterol., p. 25. Baltimore: Williams & Wilkins Co. 1959. — JOSLIN, E. P.: The treatment of diabetes mellitus. Philadelphia: Lea & Febiger 1937. — JUDD, E. S.: Experimental production of peptic ulcers with coffein. Bull. Amer. Coll. Surg. **28**, 46 (1943). — JULIEN, C., J. P. BADER, A. LAMBLING, P. PERNOD, M. MERCADIER et J. HEPP: Etude clinique du syndrome de Zollinger-Ellison. A propos de 4 observations personelles. Arch. Mal. Appar. dig. **51**, 249 (1962). — JUST, E.: Über die subakute traumatische Magenruptur. Dtsch. Z. Chir. **237**, 566 (1932).

KABAT, E. A.: The blood group substances, their chemistry and immunochemistry. New York: Academic Press, Inc. 1956. — KABAT, E. A., H. BAER, A. E. BEZER, and V. KNAUB: Immunochemical studies on blood groups. VII. Chemical changes associated with destruction of blood group activity and enhancement of the Type XIV cross-reactivity by partial hydrolysis of hog and human blood group A, B, and 0 substances. J. exp. Med. **88**, 43 (1943). — KALBFLEISCH, H. H.: Adenoma inkretorischer Drüsen bei Hypoglykämie. Frankfurt. Z. Path. **50**, 462 (1937). — KALIMA, T.: Pathologisch-anatomische Studien über die Gastritis des Ulcusmagens. Langenbecks Arch.

klin. Chir. **128**, 20 (1924). — KALK, H.: Magensyphilis bei einem Knaben mit congenitaler Lues. Klin. Wschr. **13**, 1823 (1934); — Ulcus pepticum (ventriculi und duodeni). In: Handbuch der Inneren Medizin, Bd. III, 3. Aufl. Berlin: Springer 1938; — Einige Beobachtungen über kriegsbedingte Änderungen am Verdauungskanal und Kreislauf. Dtsch. med. Wschr. **68**, 559 (1943); — Das Magen- und Zwölffingerdarmgeschwür im Kriege. Leipzig: Thieme Verlag 1945; — Die Krankheiten des Magen-Darmkanals, der Leber und der Gallenwege in der internistischen Begutachtung. München: J. A. Barth 1956. — KALK, H., u. W. BRUEHL: Untersuchungen über das Geschwür des Magens und Zwölffingerdarms bei Hirnverletzten. Dtsch. Arch. klin. Med. **193**, 363 (1948). — KAMMERER, W. H., R. H. FREIBERGER, and A. L. RIVELIS: Peptic ulcer in rheumatoid patients on corticosteroid therapy: Clinical experimental and radiologic study. Arthr. and Rheum. **1**, 122 (1958). — KAPSINOW, R.: The experimental production of duodenal ulcer by exclusion of bile from the intestine. Ann. Surg. **83**, 614 (1926); — The mechanism of production of Curling's ulcer. Sth med. J. (Bgham, Ala.) **27**, 500 (1934). — KARLISH, A. J.: Peptic ulcer and mucoviscidosis. In: KOCH, E., H. BOHN, FR. KOCH, Mucoviscidosis, S. 155. Stuttgart: Schattauer Verlag 1964. — KARLSTROM, F.: Peptic ulcer in children in Sweden during the years 1953—1962. Ann. paediat. (Basel) **202**, 218 (1964). — KARSNER, H.: The pathology of peptic ulcer of the stomach. J. Amer. med. Ass. **85**, 1376 (1925). — KATSCH, G., u. L. v. FRIEDRICH: Über die funktionelle Bedeutung der Magenstraße. Mitt. Grenzgeb. Med. Chir. **34**, 343 (1922). — KATSCH, G., u. H. PICKERT: Die Krankheiten des Magens. In: Handbuch der Inneren Medizin, 4. Aufl. Berlin-Göttingen-Heidelberg: Springer 1953. — KAUFMANN, E.: Lehrbuch der speziellen pathologischen Anatomie. Berlin und Leipzig: W. de Gruyter Co. 1931. — KAUFMANN, W. A.: Schwankungen der Manifestation des Ulcus pepticum in Friedens-, Kriegs- und Nachkriegszeit. Gastroenterologia (Basel) **75**, 147 (1945). — KAY, A. W.: Effect of large doses of histamine on gastric secretion of HCl; augmented histamine test. Brit. med. J. **1953 II**, 77. — KEHRER, J. K. W.: Die Ursachen des runden Magengeschwürs. Mitt. Grenzgeb. Med. Chir. **27**, 679 (1914). — KELLER, A. D., W. K. HARE, and D'AMOUR: Ulceration in the digestive tract following experimental lesions in the brain stem. Proc. Soc. exp. Biol. (N.Y.) **30**, 772 (1933). — KEPPICH, J.: Künstliche Erzeugung von chronischen Magengeschwüren mittels Eingriff am Magenvagus. Wien. klin. Wschr. **34**, 118 (1921). — KENT, P. W.: The chemistry of mucoproteins: An introduction to gastrointestinal mucus. Gastroenterology **43**, 292 (1962). — KERN, F., G. M. CLARK, and J. G. LUKENS: Peptic ulceration occurring during therapy for rheumatoid arthritis. Gastroenterology **33**, 25 (1957). — KERN, F., and A. STEWART: Allergy in duodenal ulcer. J. Allergy **3**, 51 (1931). — KERNKAMP, H. C. H.: Gastric ulcer in swine. Amer. J. Path. **21**, 111 (1945). — KEROPIAN, S.: Über experimentelle Magengeschwüre am Hunde nach der Thyreo-Parathyreoidektomie. Z. exp. Med. **45**, 267 (1925). — KEY, A.: Om det horrisiva magsärets uppkomst. Hyg. 1870, p. 261. Nord. med. Ark. **3**, 5 (1871). — KEY, J. A.: Blood vessels of a gastric ulcer. Brit. med. J. **1950 II**, 1464. — KHERUMIAN, R., et J. MOULLEC: Les groupes sanguins ABO dans les cancers et les ulcères de l'estomac et du duodénum. Rev. hémat. **14**, 144 (1959). — KIM, Y. S., R. KERR, and M. LIPKIN: Cell proliferation during the development of stress erosions in mouse stomach. Nature (Lond.) **213**, 1180 (1967). — KIMURA, K., T. HIRMOTO, and C. R. BUNCHER: Gastric xanthelasma. Arch. Path. **87**, 110 (1969). — KING, A. B., and J. C. REGANIS: Neurogenic erosions of the stomach and esophagus. Ann. Surg. **137**, 236 (1953). — KIRCH, E., u. E. STAHNKE: Die heilungsverzögernde Wirkung der Muskelzerstörung im chronischen Magengeschwür auf Grund tierexperimenteller Untersuchungen. Frankfurt. Z. Path. **33**, 269 (1926). — KIRCHMAYER, L.: Ein chronisches Duodenalgeschwür nach Verbrennung. Dtsch. Z. Chir. **171**, 109 (1922). — KIRSH, I. E., and T. BRENDEL: Importance of giant duodenal ulcer. Radiology **91**, 14 (1968). — KIRSNER, J. B.: Hormones and peptic ulcer. Bull. N. Y. Acad. Med. **29**, 477 (1953); — Peptic ulcer. Gastroenterology **51**, 403 (1966); **54**, 611, 945 (1968). — KIRSNER, J. B., and H. FORD: Phenylbutazone (Butazolidin) studies on the stimulation of gastric secretion and the formation of peptic ulcer in man. Gastroenterology **29**, 1 (1955); — Gastric secretory stimulation: effects of phenylbutazone, histalog, ACTH, adrenal steroids and reserpine in man. J. Lab. clin. Med. **48**, 824 (1956). —

KISIMA, H.: I. Über die Bedeutung des Histamins für die Verbrennungsgifte. II. Über Nebennierenveränderungen bei Verbrennung und Histaminvergiftung. Ref. Dtsch. Z. ges. gerichtl. Med. **30**, 384 (1938). — KLASEN: Zit. nach MERKEL, 1956. — KLEBS, E.: Handbuch der pathologischen Anatomie, Bd. 1, S. 185 u. 278. Berlin 1869. — KLEWITZ, F.: Kritische Bemerkungen zur Ulcusgenese. Dtsch. med. Wschr. **74**, 296 (1949). — KNUTSEN, B., and O. SELVAAG: The incidence of peptic ulcer. An investigation of the population of the town of Drammen. Acta med. scand., Suppl. **196**, 341 (1947). — KOBAYASHI, M.: Über experimentelle Erzeugung von peptischen Erosionen (Stigmata ventriculi). Frankfurt. Z. Path. **3**, 566 (1909). — KOCH, E.: Mucoviscidosis und Ulcus pepticum. In: KOCH, E., H. BOHN, FR. KOCH, Mucoviscidosis, S. 149. Stuttgart: Schattauer Verlag 1964. — KOCH, E., H. BOHN, and FR. KOCH: Mucoviscidosis. Zystische Pankreasfibrose. Stuttgart: Schattauer Verlag 1964. — KODOUSEK, R.: Riesenzellige granulomatöse Arteriitis. Ref. Excerpta med. (Amst.) **9**, 268 (1956). — KOEHLER, A. E., E. HILL, and N. MAISH: The effect of cigarette smoking on malnutrition and digestion. Gastroenterology **8**, 208 (1947). — KÖHLER, H., u. R. SUPPERER: Durch „Cobboldina longicauda" spec. bedingte Papillome und Ulcera im Magen des Klippschliefers (procaviy abessinica). Zbl. Vet.-Med. **7**, 681 (1960). — KÖLLIKER, A., u. H.. MÜLLER: Beitrag zur Lehre von der Gallensekretion. Verh. phys.-med. Ges. Würzb. **6**, 436 (1856). — KOEPPEN, S.: Magengeschwür und Unfall. Mschr. Unfallheilk. **49**, 129 (1942). — KØSTER, K. H., E. SINDRUP, and V. SEELE: AB0 blood groups and gastric acidity. Lancet **1955 II**, 52. — KOGA, H.: Tierexperimentelle Untersuchungen über die Magenveränderungen bei Laesion des Vorderhirns und des autonomen Nervensystems. Langenbecks Arch. klin. Chir. **188**, 449 (1937). — KOLIG, G., M. WANKE, M. BEN-TAHER u. K.-H. GRÖZINGER: Tierexperimentelle Untersuchungen zur Pathogenese von akuten Magenschleimhaut-Läsionen nach akuter Pankreatitis. Langenbecks Arch. klin. Chir. **325**, 1159 (1969). — KOLIG, G., M. WANKE u. K.-H. GRÖZINGER: Tierexperimentelle Untersuchungen zur Pathogenese schockbedingter akuter Magenschleimhautläsionen. Bull. Soc. Internat. chir. **3**, 169 (1970). — KOLOUCH, F. J.: A direct visual technique for studying chemical injura to exposed mucosal surface. Surgery **17**, 641 (1945). — KONJETZNY, G.: Chronische Gastritis und Duodenitis als Ursache des Magen-Duodenalgeschwürs. Beitr. path. Anat. **71**, 595 (1923); — Die Entzündungen des Magens. In: HENKE-LUBARSCH, Handbuch der speziellen pathologischen Anatomie und Histologie, Bd. 2, S. 768. Berlin: Springer 1928; — Geschwürsbildung im Magen, Duodenum und Jejunum. Stuttgart: Enke Verlag 1947. — KONJETZNY, G. E.: Pathologische Anatomie und Histologie. In: R. BOLLER, Der Magen und seine Krankheiten, S. 83. Wien und Innsbruck: Urban & Schwarzenberg 1954. — KONRAD, R. M., u. J. WEDELI: Das akute postoperative Magen-Duodenalgeschwür mit besonderer Berücksichtigung des Ulcus postoperativum nach kardiovaskulären Eingriffen. Dtsch. med. Wschr. **89**, 616 (1964). — KONSTAM, P. G.: Peptic ulcer in West Africa and India. Schweiz. Z. Path. **21**, 229 (1958). — KOUWENAAR, P.: Peptic ulcer in Java. Ned. T. Geneesk. **74**, 2321 (1954). — KOWALCZYK, T., W. F. HOEKSTRA, K. L. PUSSTOW, I. D. SMITH, and R. H. GRUMMER: Stomach ulcers in swine. J. Amer. vet. med. Ass. **137**, 339 (1960). — KOWALEWSKI, K., and G. O. BAIN: Prevention of post-histaminic gastric ulcers in guinea pigs by posterior pituitary extract. Acta gastroenterol. belg. **17**, 539 (1954). — KOWALEWSKI, K., and W. A. STRUTZ: Uptake of radiosulphate by the gastric tissue and gastric secretion in cortisone treated Shay rats. Acta endocr. (Kbh.) **31**, 107 (1959). — KOZOLL, D. D., and K. A. MEYER: Obstructing gastroduodenal ulcer. Arch. Surg. **88**, 793 (1964). — KRAEMER, W., u. H. SARRE: Ergebnisse der Röntgenuntersuchung von 1700 Ulcusfällen in Kriegs- und Nachkriegszeit. Dtsch. med. Wschr. **75**, 69, 75 (1950). — KRAININ, P.: Gastric ulcer with massive hemorrhage following use of phenylbutazone. J. Amer. med. Ass. **152**, 31 (1953). — KRENTZ, K.: Untersuchungen über das morphologische und sekretorische Verhalten der Corpusschleimhaut des Magens beim Ulcus duodeni. Gastroenterologia (Basel) **102**, 339 (1964). — KRICKE, E.: Die akuten Erosionen und Ulcerationen des Magens als postoperative und posttraumatische Komplikation. Langenbecks Arch. klin. Chir. **304**, 685 (1963). — KROEKER, E. J.: Pulmonary emphysema and peptic ulcer. Med. Clin. N. Amer. **50**, 479 (1966). — KRONBERGER, L.: Über pH-Veränderungen im Duodenum nach einem sauren Probetrunk bei Gesunden und Ulkuskranken. Med. Klin. **59**, 1934

(1964). — Kubo, T.: Experimental production of chronic ulcer in the glandular stomach of mice by administration of cortisone combined with fasting. Acta path. jap. **18**, 227 (1968). — Kucsko, L.: Das Verhalten der Ulcuskrankheit auf Grund der Sektionsprotokolle des Wiener pathol.-anat. Institutes in den letzten hundert Jahren. Schweiz. Z. Path. **21**, 433 (1958). — Kühl, I.: Die eosinophilen Zellen im Gewebe bei Ulcus ventriculi et duodeni und bei Appendicitis. Beitr. path. Anat. **113**, 208 (1953). — Kuhn, D.: Untersuchungen an den kohlenhydratreichen Proteinen des Magensaftes und Magenschleims im Hinblick auf ihre Bedeutung als Mucosaschutz. Habilitationsschrift, Heidelberg 1969. — Kuhn, E., K. Holldack u. H. Winckler: Betrachtungen über die Häufigkeit von Magengeschwüren bei organischen Gefäßerkrankungen. Cardiologia (Basel) **31**, 576 (1957). — Kundrat, H.: Das runde Magengeschwür. In: Gerhardt, Handbuch der Kinderkrankheiten, Bd. IV/2, S. 351, Tübingen: Verlag der H. Laupp'schen Buchhandlung 1880. — Kurokawa, T., and H. Masuda: Clinical observations on peptic ulcer in Japan. Schweiz. Z. Path. **21**, 479 (1958). — Kurokawa, T., and A. Okabayashi: Geographic pathology of gastro-duodenal ulcers in Japan. Acta path. jap. **8**, 297 (1958). — Kutliev, Y. K.: Histological and histochemical changes of the gastric mucosa in peptic ulcer of the duodenum according to the data of gastrobiopsy. Arch. Pat. (Mosk.) **31**, 58 (1969). — Kyank, H., u. M. Gülzow: Erkrankungen während der Schwangerschaft, S. 297. VEB Fischer Edition Leipzig 1966. — Kyle, J., R. B. Welbourn, and H. O. Nevin: The effect of histamine on gastric secretion and ulceration in the pylorus-ligated rat. Gastroenterology **30**, 593 (1956).

Ladd, W. E., and R. E. Gross: The abdominal surgery of infancy and childhood. Philadelphia: Saunders Co. 1941. — Lambling, A., S. Bonfils, A. Burger and T. Baratagin: Etiologic factors influencing the clinical aspects and in particular the sex and age distribution of gastroduodenal ulcer. Proc. 1st World Congress Gastroenterol., p. 30. Baltimore: Williams & Wilkins Co. 1959. — Lambling, A., M. Cachin, M. Conte, S. Bonfils, L. Conte-Marti le Villain et C. Richir: Les lésions gastriques provoquées par les dérivés cortisonique. Etude humaine et expérimentale. Presse méd. **1957**, 1695. — Lambling, A., J. P. Hardouin, S. Bonfils et R. Laumier: Ulcère gastrique expérimentale. Arch. Mal. Appar. dig. **42**, 417 (1953). — Landboe-Christensen, E.: Extent of the pylorus zone in the human stomach. Acta path. microbiol. scand. (Suppl.) **54**, 671 (1944). — Langenskjøld, F.: Über die Widerstandsfähigkeit einiger lebender Gewebe gegen die Einwirkung eiweißspaltender Enzyme. Scand. Arch. Physiol. **31**, 1 (1914). — Lasher, E.: The course of peptic ulcer in elderly persons. Surgery **23**, 501 (1948). — Lassrich, M. A. u. K. H. Schäfer: Die Ulcuskrankheit beim Kind. Internist (Berl.) **6**, 40 (1965). — Lassrich, M. A., W. Lenz u. K. H. Schäfer: Ulcusleiden im Schulkindesalter. Dtsch. med. Wschr. **80**, 1337 (1955). — Laszlo, A. u. J. Ormos: Zollinger-Ellison-Syndrom und Pankreas-Zystadenom. Zbl. allg. Path. path. Anat. **110**, 12 (1967). — Lawrie, R. S., A. W. R. Williamson and J. N. Hunt: Zollinger-Ellison syndrome treated with poldine methylmethosulfate. Lancet **1962I**, 1002. — Lawson, H. W.: Effect of duodenal contents on the gastric mucosa under experimental conditions. Lancet **1964I**, 469. — Layton, L. L.: Cortisone inhibition of mucopolysaccharide synthesis in the intact rat. Arch. Biochem. **32**, 224 (1951). — Le Bars, H., J. Tournot et H. Calvet: Production des ulcères gastriques chez les porcs. C. R. Acad. Sci. (Paris) **255**, 3501 (1962). — Lebedinskaya, S.: Über die Magensekretion bei Eckschen Fistelhunden. Z. ges. exp. Med. **88**, 264 (1933). — Lebert, H.: Traité d'anatomie pathologique, vol. V/1. Paris: J. B. Ballière & fils 1857. — Lecount, E. R. and H. Gauss: A study of fat embolism associated with fracture. Trans Chic. Path. Soc. **9**, 251 (1915). — Lee, W. E. and J. B. Wells: Perforation in utero of gastric ulcer. Ann. Surg. **78**, 36 (1923). — Legourd: Perforierendes Geschwür des Labmagens einer Kuh. Progr. vét. II. sem. **22**, 489 (1901). — Lehmann, J. C.: Ein Beitrag zur Frage der Frequenz und Lokalisation des Ulcus pepticum ventriculi et duodeni. Mitt. Grenzgeb. Med. Chir. **39**, 185 (1926). — Lehmann, J. C.: Gastritis und Ulcus. Münch. med. Wschr. **78**, 1263 (1930). — Lempinen, M., A. Penttila and G. Fock: Histochemical properties of regenerating mucous membrane in the rat stomach. Scand. J. Gastroent. **3**, 561 (1968). — Leotta, N.: La cura dell'ulcera gastroduodenale in rapporto alla sua pathogenesi. Boll. Acad. lancis Roma **7**, 362

(1934). — LERMAN, J. and J. H. MEANS: The gastric secretion in exophthalmic goiter and myxedema. J. clin. Invest. 11, 167 (1932). — LEVANDER, G.: Über die Regeneration der Magenschleimhaut. Langenbecks Arch. klin. Chir. 274, 255 (1953); — Über die Histiogenese bei der Regeneration der Magenschleimhaut. Virchows Arch. path. Anat. 329, 184 (1956); — LE VEEN H. H.: Chemical, physiological and pathological observations on the role of pepsin and hydrochloric acid in the production of experimental ulcer. Gastroenterology 8, 648 (1947). — LEVIN, J. J.: Duodenal ulcer following burns. Brit. J. Surg. 17, 110 (1929). — LEVRAT, M.: Aetiology of peptic ulcer. Precipitating and constitutional factors. In: The proceedings of the 3rd world congress of gastroenterology, vol. II, p. 12. Tokyo 1967. — LEVRAT, M., et R. LAMBERT: Ulcères médicamenteux chez le rat. I. La phénylbutazone. Gastroenterologia (Basel) 91, 182 (1959); — Ulcères médicamenteux chez le rat. II. La cortisone. Gastroenterologia (Basel) 91, 182 (1959); — Experimental ulcer produced in rats by modification of environment. Gastroenterology 37, 421 (1959); — Hémorragie digestive et ulcères gastroduodénaux déclenchés par la réserpine. Arch. Mal. Appar. dig. 48, 426 (1959). — LEVRAT, M., R. LAMBERT et C. BOURRAT: La maladie ulcéreuse. Influence de l'hérédité et de l'environnement. L'ulcère gastroduodénal des jumeaus. Presse méd. 68, 431 (1960). — LEVRAT, M., J. PASQUIER, R. LAMBERT, and A. TISSOT: Peptic ulcer in patients over 60. Experience in 287 cases. Amer. J. dig. Dis., N. S., 11, 279 (1966). — LEWICKI, E.: Ulcus ventriculi und allergische Konstitution. Wien. klin. Wschr. 56, 664 (1943). — LI, T. W., and S. FREEMAN: The frequency of peptic ulcers in protein deficient dogs. Gastroenterology 6, 140 (1946). — LIAVÅG, I.: Mitotic activity of gastric mucosa. A study by means of colcemid. Acta path. microbiol. scand. 72, 43 (1968). — LICHTENBELT: Die Ursachen des chronischen Magengeschwürs. Jena 1912. — LICK, R. F., W. BRÜCKNER u. A. SCHELLENBERGER: Hyperparathyreoidismus und Gastroduodenalulcus. Tierexperimentelle Untersuchungen. Langenbecks Arch. klin. Chir. 308, 171 (1964). — LICK, R. F., W. HART u. TH. GÜRTNER: Ulcus ventriculi bei medikamentösem Pseudohyperparathyreoidismus durch A.T. 10 (Beitrag zur Pathogenese des Magengeschwürs). Med. Klin. 59, 1267 (1964). — LICK, R. F., H. WELSCH, W. HART, W. BRÜCKNER u. K. BENNEWITZ: Hyperkalzämie und Magensekretion. (Sekretionsstudien am Heidenhain-Pouch). Z. Gastroent. 4, 225 (1966). — LICKINT: Über den Einfluß des Tabakrauchens auf den Magen. Arch. Verdau.-Kr. 35, 230 (1925). — LILJA, B., and S. E. SVENSSON: Physiological protection against gastric ulceration during pregnancy and lactation in the rat. Lancet 1964II, 1269. — LINARES, C. A., D. DE LA ROSA, E. R. WOODWARD, and L. R. DRAGSTEDT: Effect of gastroenterostomy and pyloroplasty on chronic gastric ulcers in rabbits produced by vagotomy. Arch. Surg. 88, 932 (1964). — LINDERT, M. C. F., and M. F. KOSZALKA: Prolonged achlorhydria following diagnostic gastrointestinal roentgen studies. Gastroenterology 11, 930 (1948). — LINDLAU, M.: Zur Frage der Erblichkeit des Ulcus duodeni und ventriculi. Münch. med. Wschr. 87, 1356 (1940). — LINDT, S.: Geschwürsbildung des Magens. In: Handbuch der speziellen pathologischen Anatomie der Haustiere, Bd. V/1, S. 440. Berlin-Hamburg: Paul Parey 1970. — LIPP, W. F., and M. H. LIPSITZ: Clinical significance of the co-existence of peptic ulcer and portal cirrhosis, with special reference to the problem of massive hemorrhage. Gastroenterology 22, 181 (1952). — LISCIA, A., et F. DORCHE: Ulcère de l'estomac et artérité. Arch. Mal. Appar. dig. 39, 250 (1950). — LISH, P. M., K. W. DUNGAN, and S. R. ROBBINS: Gastrointestinal pharmacology of antipyretic-analgetic agents. I. Effects on acid secretion and ulcer formation in the Shay rat. Arch. int. Pharmacodyn. 119, 389 (1959). — LITTHAUER, M.: Experimentelle Untersuchungen zur Pathogenese des runden Magengeschwürs. Virchows Arch. path. Anat. 95, 317 (1909). — LLOYD, P. C.: A case of hypophyseal tumor with associated tumor-like enlargement of the parathyroids and islands of Langerhans. Bull. Johns Hopk. Hosp. 45, 1 (1929). — LØFGREN, L.: Experimental gastric histamine erosions and ulcers. With special reference to the effect of somatotropic hormone on their frequency. Ann. Med. exp. Fenn. 32 (Suppl.), 20 (1954). — LOEWENSTEIN, O. v.: Über die Behandlung der Magen- und Zwölffingerdarmgeschwüre mit Keimdrüsenhormonen. Münch. med. Wschr. 89, 622 (1942). — LONG, J.: On the post-mortem appearances found after burns. London M. Gaz. 25, 743 (1840). — LORANGE, W.: Tödliche Folge eines Zwerchfellrisses mit Prolaps des Magens in die Brusthöhle durch Perforation eines Ulcus ventriculi in den Pleuraspalt 22 Jahre nach dem Unfall. Zbl. allg. Path. path. Anat. **90**, 117 (1953). — LORBER, S., and H. SHAY: The duodenal mechanism in the control of gastric motility. Intraluminal gastric and duodenal pressure studies. Gastroenterology **31**, 117 (1956). — LORENZ, H.: Ein Fall von chronischem Ulcus auf einem benignen Magentumor. Dtsch. Z. Chir. **219**, 328 (1928). — LORENZ, W., H. HAENDLE, K. REICHEL, G. FEIFEL u. E. WERLE: Histamin als Mediator der gastrin- und parasympathisch induzierten Magensaftsekretion. Münch. med. Wschr. **110**, 566 (1968). — LOSSEN, H., u. E. SCHNEIDER: Röntgenstudien über die Magenstraße. Fortschr. Röntgenstr. **34**, 252 (1925). — LUCHERINI, T., et A. GOSPODINOFF: Sull'attivita ulcerogena dei nuovi steroidi di sintesi. Minerva med. **1956**, 867. — LUDWIG, W. M., and M. LIPKIN: Biochemical and cytological alterations in gastric mucosa of guinea pigs under restraint stress. Gastroenterology **56**, 895 (1969). — LUEDKE, A. J., J. F. HOKANSON, and H. W. DUNNE: Perforating abomasal ulcer in a calf. J. Amer. vet. med. Ass. **128**, 206 (1956). — LUER, C. A.: Acute perforations of stomach and small bowel ulcerations. Surgery **25**, 404 (1949). — LUKASCH, W. M., R. S. SIFRE, and P. T. MOVRE: Peptic ulcer disease in young males under twenty-one. Illinois med. J. **121**, 142 (1962). — LUSZTIG, G., A. TRAUB, and B. KORPASSY: On the etiology of duodenal and gastric peptic ulcer in infancy. Acta morph. Acad. Sci. hung. **4**, 187 (1954).

MACDONALD, R. A.: Study of 356 carcinoids of gastrointestinal tract. Amer. J. Med. **21**, 867 (1956). — MACILLROY, P. T.: Experimental production of gastric ulcer. Proc. Soc. exp. Biol. (N.Y.) **25**, 268 (1928). — MACKAY, C.: Perforated peptic ulcer in the west of Scotland: a survey of 5343 cases during 1954—63. Brit. med. J. **1966I**, 701. — MACKAY, I. R., and I. G. HISLOP: Chronic gastritis and gastric ulcer. Gut **7**, 228 (1966). — MACRIDES, J.: Ulcère perforé de la caillette chez une vache adulte. Rec. Méd. vét. **133**, 279 (1957). — MADDEN, R. J., and H. H. RAMSBURG: Adrenalectomy in the Shay-rat. Gastroenterology **18**, 128 (1951). — MADELUNG, W.: Häufigkeit und Folgezustände von Magen- und Duodenalgeschwüren. Z. klin. med. **136**, 727 (1939). — MAGNO, G., and G. E. PALADE: The effect of histamine and serotonin on vascular permeability: an electron microscopic study. J. biophys. biochem. Cytol. **11**, 571, 607 (1961). — MANN, F. C.: In: SANDWEISS, D. J.: Peptic ulcer. Philadelphia and London 1951. — MANN, F. C., and C. S. WILLIAMSON: The experimental production of peptic ulcer. Ann. Surg. **74**, 409 (1923). — MANZANO, C., C. DE LA ROSA, E. R. WOODWARD, and L. R. DRAGSTEDT: The cause of Exalto-Mann-Williamson ulcer. Arch. Surg. **93**, 492 (1966). — MARANON, G., P. SALA, and G. ARGUELLES: Digestive symptoms in chronic suprarenal insufficiency (Addison's disease). Endocrinology **18**, 497 (1934). — MARCONI, R., e G. COSTA: L'ulcera gastrica sperimentale. Modificazione del metodo di Halpern e Martin. Arch. Sci. med. **87**, 330 (1949). — MARKOWITZ, J., J. ARCHIBALD, and H. G. DOWNIE: Experimental surgery, ed. 3. Baltimore: The Williams & Wilkins Co. 1954. — MARKS, I. N.: The relationship of the acid output of the parietal cell population of the stomach. Scot. med. J. **1956I**, 242. — MARKS, I. N., and S. BANK: The aetiology, clinical feature and diagnosis of pancreatitis in the South Western Cape. S. Afr. med. J. **37**, 1039 (1963). — MARKS, I. N., S. BANK, J. H. LOUW, and J. FARMAN: Peptic ulceration and gastrointestinal bleeding in pancreatitis. Gut **8**, 253 (1967). — MARKS, I. N., G. SELZER, J. H. LOUW, and S. BANK: Zollinger-Ellison syndrome in a Bantu-woman with isolation of a gastrin-like substance from the primary and secondary tumors. Gastroenterology **41**, 77 (1961). — MARKS, I. N., and H. SHAY: Observations on the pathogenesis of gastric ulcer. Lancet **1959II**, 1107. — MARSDEN, A. T. H.: Zit. nach MAY, 1958. — MARSHAK, R. H., H. YARNIS, and A. I. FRIEDMAN: Giant benign gastric ulcers. Gastroenterology **24**, 339 (1953). — MARTIN, C. F.: Organic diseases of the stomach. In: OSLER's and MCCRAE's system of medicine. 1909. — MARTIN, E., et F. POTET: Anatomie pathologique du syndrome de Zollinger-Ellison. Arch. Mal. Appar. dig. **51**, 281 (1962). — MASON, G. R., E. H. EIGENBRODT, H. A. OBERHELMAN, and T. S. NELSEN: Gastric hypersecretion following pancreatitis. Surgery **54**, 604 (1963). — MATSUEDA, O.: Zur experimentellen Erzeugung des Magengeschwürs durch Histamin. Klin. Wschr. **10**, 2265 (1931). — MATTEWS, W. B., and L. R. DRAGSTEDT: The etiology of gastric and duodenal ulcer. Surg. Gynec. Obstet.

55, 265 (1932). — MATTHEWS, M.: Untersuchungen über die Pathogenese des Ulcus rotundum ventriculi und über den Einfluß von Verdauungsenzym auf lebendes und totes Gewebe. Beitr. path. Anat. **13**, 309 (1893). — MATZNER, M. J., C. WINDWER, A. E. SOBEL and S. H. PLAYES: Role of pepsin in experimental production of gastric ulcer in rats. Proc. Soc. exp. Biol. (N.Y.) **34**, 243 (1936). — MAY, J. M.: Report on the geography of peptic ulcer. Schweiz. Z. Path. **21**, 169 (1958). — MAYNARD, E. P. III, and W. W. POINT: Steatorrhea associated with ulcerogenic tumors of the pancreas. Amer. J. Med. **25**, 456 (1958). — MAZZARELLI, M.: Ricerche sperimentali sulla patogenesi dell ulcera gastrica. Ann. ital. Chir. **15**, 497 (1936). — McCANN, J. C.: Experimental peptic ulcer. Arch. Surg. **19**, 600 (1929). — McFARLAND, J. M., and J. G. Gow: Trial of gastric cooling for haematemesis. Brit. med. J. **1967 III**, 831. — McILRATH, D. C., J. A. KENNEDY, and G. A. HALLENBECK: Relationship between atrophy of the pancreas and gastric secretion: An experimental study. Amer. J. dig. Dis. **8**, 623 (1963). — McKENZIE, W. C., S. T. NORVILLE, B. L. METTHEWS, and T. K. SHNITKA: Islet-cell tumors and peptic ulcers, a report of two cases of the Zollinger-Ellison syndrome. Canad. J. Surg. **1958 II**, 6. — MEARS, F. B.: Autopsy survey of peptic ulcer associated with other diseases. Surgery **34**, 640 (1953). — MEDALIA, L. S., and P. D. WHITE: Diseases of the aged. J. Amer. med. Ass. **149**, 1433 (1952). — MELBY, J. C., and W. W. SPINK: Comparative studies on adrenal cortical function and cortical metabolism in healthy adults and in patients with shock due to infection. J. clin. Invest. **37**, 1791 (1958). — MELTZER, H., u. H. GRAF: Zur Frage der operativen Behandlung des jugendlichen Magen-Darmgeschwüres. Bruns' Beitr. klin. Chir. **164**, 133 (1936). — MELTZER, L. E., A. A. BOCKMAN, W. KANENSON, and A. COHEN: Incidence of peptic ulcer among patients on long term prednisone therapy. Gastroenterology **35**, 351 (1958). — MELWISCH, H.: Ein anatomischer Beitrag zur Häufigkeit des Ulcus pepticum. Mitt. Grenzgeb. Med. Chir. **46**, 360 (1943). — MENGUY, R. B.: Die Ätiologie des Zwölffingerdarmgeschwüres. Münch. med. Wschr. **106**, 575 (1964). — MENGUY, R. B., and L. DESBAILLETS: Role of inhibition of gastric mucous secretion in the phenomenon of gastric mucosal injury by indomethacin. Amer. J. dig. Dis. **12**, 862 (1967). — Studies on the susceptibility of gastric mucus to enzymatic degradation. Gastroenterology **54**, 1257 (1968). — MENGUY, R. B., and Y. F. MASTERS: Effect of cortisone on the secretion of mucoprotein by the gastric antrum of dogs, pathogenesis of steroid ulcer. Surgery **54**, 19 (1963). — MENGUY, R. B., and H. MINGS: Role of pancreatic and biliary juices in regulation of gastric secretion: Pathogenesis of the Mann-Williamson ulcer. Surgery **50**, 662 (1961). — MENGUY, R. B.: Mechanism of gastric hypersecretion in dogs with exclusion of bile or pancreatic juice from the small intestine. Surg. Forum **13**, 300 (1962). — MENTES, N. K., I. VIDINEL, and T. KESKINOGLU: The relationship between peptic ulcer and chronic pulmonary disease (emphysema). In: The proceedings of the 3rd world congress of gastroenterology, vol. II, p. 73. Tokyo 1967. — MENTZINGER, v.: Über ein erbgleiches Zwillingspaar mit Ulcus duodeni und hypophysären Störungen. Z. menschl. Vererb.- u. Konstit.-Lehre **19**, 432 (1936). — MEREDINO, K. A., E. S. JUDD, I. D. BARONOFSKY, S. S. LITOW, G. B. LANNIN, and O. H. WANGENSTEEN: Influence of coffein on ulcer genesis. Surgery **17**, 650 (1945). — MERKEL, H.: Über experimentelle Erzeugung akuter und chronischer peptischer Magenschleimhautveränderungen durch Histamin. Beitr. path. Anat. **106**, 223 (1942); — Untersuchungen über die Genese des Ulcus pepticum ventriculi. Frankfurt. Z. Path. **58**, 258 (1944); — Verdauungsorgane. In: KAUFMANN-STÄMMLER, Lehrbuch der speziellen pathologischen Anatomie, Bd. I/2. Berlin: W. de Gruyter & Co. 1956. — METZ, M. H., and R. W. LACKEY: Peptic ulcer treated posterior pituitary extract. Tex. St. J. Med. **34**, 214 (1938). — MEYER, W. W.: Histologisches Verhalten des Mesenchyms bei fortschreitenden und abheilenden Magengeschwüren. Virchows Arch. path. Anat. **323**, 402 (1953). — MEYERS, W. C.: A study of gastric mucosa in various diseases affecting the upper part of the gastrointestinal tract. Gastroenterology **10**, 923 (1948). — MIALARET, J., et G. EDELMAN: Deux observations d'hematemesis graves par exulceratio simplex de l'estomac après traitement par la phenylbutazone. Méd. Acad. Chir. **81**, 764 (1955). — MICHELETTI, E.: Studio morfologico di alcune larve del gen. Gastrophilus in un caso dipolomiasi gastrica in una zebra (Ippotigris Chapmani var. Granti). Ann. Med. nav. colon. **39**, 461 (1933). — MIEHER, W. C., R. J. HARTSTOCK, M. C. GEOKAS, H. S. BALLARD, and

B. Frame: Peptic ulcer as a manifestation of familial polyendocrine disease. Report of two cases occurring in sisters with a preliminary report of eight other family members. J. Amer. med. Ass. **179**, 854 (1962). — Miescher, G.: Über den Einfluß der Röntgenstrahlen auf die Sekretion des Magens. Strahlentherapie **15**, 252 (1923). — Milton, G. W., G. A. Maxwell, and E. S. Finckh: Changes in gastric acidity and epithelial regeneration following excision of gastric mucosa in dog. Brit. J. Surg. **47**, 562 (1960). — Ming, Si-Chun: Hemorrhagic necrosis of the gastrointestinal tract and its relation to cardiovascular status. Circulation **32**, 332 (1965). — Misbach, J. F., E. M. Zemke, J. F. Hammarsten, and B. I. Heller: Acute perforation of duodenal ulcer during ACTH and cortisone therapy. Gastroenterology **18**, 309 (1951). — Miyagawa, Y.: An experimental study of gastrotoxic serum. J. Path. Bact. **23**, 462 (1920). — Miyake, H.: Veränderungen des intramuralen Nervenapparates bei chirurgischen Magenkrankheiten. Dtsch. Z. Chir. **247**, 329 (1936). — Mogilnizki, B. N.: Zur Frage der Entstehungsweise und Ursache neurogener Formen des runden Magengeschwürs. Z. ges. Neurol. Psychiat. **103**, 42 (1926); Virchows Arch. path. Anat. **257**, 109 (1925). — Moldawer, M.: Multiple endocrine tumors and Zollinger-Ellison syndrome in families: one or two syndromes? A report of two new families. Metabolism **11**, 153 (1962). — Moldawer, M. P., G. L. Nardi, and J. W. Raker: Concomitance of multiple adenomas of the parathyroids and pancreatic islets with tumor of the pituitary: a syndrome of familial incidence. Amer. J. med. Sci. **228**, 190 (1954). — Molineus, P.: Über die multiplen braunen Tumoren bei Osteomalacie. Langenbecks Arch. klin. Chir. **101**, 333 (1913). — Molock, C. G., and W. Walters: Peptic ulcer perforating into the abdominal wall. Amer. J. Surg. **65**, 133 (1944). — Moncrief, J. A., W. E. Switzer, and C. Teplitz: Curling's ulcer. J. Trauma **4**, 481 (1964). — Moore, F. D.: Metabolic care of the surgical patient. Philadelphia: Saunders Co. 1959. — Morettini, A., F. Corradi, A. Ghetti, A. Panerai e G. Morace: Studi sull'ulcera sperimentale nel ratto. III. Tretrattamento con ormoni sessuali. Rass. Neurol. veg. **16**, 26 (1961). — Morettini, A., A. Ghetti, G. Morace, F. Corradi e A. Panerai: Studi sull'ulcera sperimentale nel ratto. IV. Comportamento dell'ulcera da 48/80 e da Polimixina B in corso di trattamento con antiacidi. Rass. Neurol. veg. **16**, 35 (1961). — Morettini, A., A. Panerai, A. Ghetti, G. Morace e F. Corradi: Studi sull'ulcera sperimentale da composto 48/80 e da Polimixina B. Rass. Neurol. veg. **16**, 5 (1961). — Morettini, A., A. Panerai, A. Ghetti, G. Morace e F. Corradi: Studi sull'ulcera sperimentale nel ratto. V. Comportamento dell'ulcera da 48/80 da Polimixina B dopo trattamento con antihistaminici (Phenergan) e antiserotoninici (Deserryl). Rass. Neurol. veg. **16**, 40 (1961). — Morrison, L. M., and W. F. Gonzalez: The relationship of chronic peptic ulcer to coronary thrombosis. Amer. J. med. Sci. **224**, 314 (1953). — Morgan, R. H.: Peptic ulcer in children. Amer. J. med. Sci. **222**, 580 (1951). — Moszkowicz, L.: Zur Histologie des ulcusbereiten Magens. Langenbecks Arch. klin. Chir. **122**, 444 (1923). — Mosonyi, L., G. Szilágyi, B. Tóth, M. Balázs, and P. Rutkai: Pathogenesis of "endocrine" peptic ulcer. Acta med. Acad. Sci. hung. **21**, 51 (1965). — Moutier, F.: Anatomie pathologique des gastrites. Verh. I. Internat. Kongreß für Gastroenterologie, Brüssel 1935. — Moynihan: The prognostic of gastric and duodenal ulcer. Brit. med. J. **1932I**, 1. — Moyson, Fr., et F. J. Wittek: L'ulcère gastro-duodénal chez l'enfant. Ann. Chir. infant. **8**, 81 (1967). — Müller, E., R. Sailer, u. K. Kremer: Das akute gastro-duodenale Stress-Ulkus in der Chirurgie. Dtsch. med. Wschr. **92**, 516 (1967). — Müller, L.: Das corrosive Geschwür im Magen und Darmkanal (Ulcus ventriculi perforatum chronicum rotundum) und dessen Behandlung. Stuttgart: F. Enke 1860. — Mulsow, F. W., and W. E. Brown: Ulcus pepticum als Komplikation einer Schwangerschaft. Amer. J. Obstet. **31**, 1041 (1936). — Munschek, H., u. J. Trautmann: Beziehungen der Sklerose der Arteria gastrica sinistra zur allgemeinen Arteriosklerose. Beitrag zur Pathogenese des Ulcus ventriculi und des Altersulkus. Fortschr. Med. **82**, 319 (1964). — Mur, J., u. J. Kralik: Magenulcusperforation in den Ventrikel. Ref. Excerpta med. (Amst.) **9**, 680 (1956). — Murphy, D. L., H. Goldstein, J. C. Boyle, and S. Ward: Hypercalcemia and gastric secretion in man. J. appl. Physiol. **21**, 1607 (1966). — Murray, J. S., R. R. Paton, and C. E. Pope: Pancreatic tumor associated with flushing and diarrhea: report of a case. New Engl. J. Med. **264**, 436 (1961). — Muslow, F. W.: Peptic ulcer of the aged. Amer. J. dig. Dis. **8**, 112 (1941).

Nafstad, I.: Gastric ulcers in swine. I. Effect of dietary protein, dietary fat and Vitamin E on ulcer development. Path. Vet. **4**, 1 (1967). — Nafstad, I., S. Tollersrud, and B. Baustad: Gastric ulcers in swine. III. Effects of different proteins and fats on their development. Path. Vet. **4**, 23 (1967). — Nagayo, T., A. Fukuyoshi, K. Komada, and Y. Sawada: Experimental studies on gastric ulcers. Nagoya J. med. Sci. **18**, 143 (1955). — Nagel, A.: Das Bindegewebsgerüst des menschlichen Ösophagus in seinen funktionellen Beziehungen zur glatten Muskulatur und den Blutgefäßen. Gegenbaurs morph. Jb. **81**, 449 (1938). — Nairn, R. C., and W. Williams: Gastroduodenal ulcer in anuric animals. J. Path. Bact. **69**, 231 (1955). — Nakagawa, T., T. Takeuchi, and Y. Muraoka: Subulcerous granulating-scarring zone and periulcerous edematous-sclerosing zone. Acta path. jap. **7**, 474 (1957). — Nakashima, Y.: Die Pathogenese des Ulcus pepticum ventriculi et duodeni. Z. exp. Med. **47**, 4 (1925). — Nauwerck, C.: Mykotisch-peptisches Magengeschwür. Münch. med. Wschr. **42**, 876, 908 (1895); — Gastritis ulcerosa chronica. Ein Beitrag zur Kenntnis des Magengeschwürs. Münch. med. Wschr. **44**, 955, 987 (1897). — Nauwerck, C., u. E. Flinzer: Parathyphus und Melaena des Neugeborenen. Münch. med. Wschr. **55**, 1217 (1908). — Navasquez, S. de, and E. B. French: Intestinal ulceration due to arterial necrosis (malignant hypertension and polyarteritis nodosa). Guy's Hosp. Rep. **96**, 85 (1947). — Necheles, H., and G. Masur: Gastrointestinal pathology in dogs following administration of acetylcholine and pitressin. Amer. J. dig. Dis. **6**, 389 (1939). — Necheles, H., and W. H. Olson: Gastrointestinal secretion during shock. Amer. J. Physiol. **133**, 396 (1941); — Experimental investigation of gastrointestinal secretions and motility following burns and their relation to ulcer. Surgery **11**, 751 (1942). — Necheles, H., E. Prescott, and W. H. Olson: The effect of atropine on the gastric secretion following thermal trauma. Surgery **20**, 382 (1946). — Nedzel, A. J.: Pressure reactions and gastric ulcer. Proc. Soc. exp. Biol. (N.Y.) **34**, 150 (1936); — Experimental gastric ulcer (pitressin episodes). Arch. Path. **26**, 988 (1938). — Nieberle, K., u. P. Cohrs: Lehrbuch der speziellen pathologischen Anatomie der Haustiere, 4. Aufl. Jena: Fischer 1961. — Niedner, F.: Duodenum, Magen und Pankreas als Funktionseinheit. (Das duodenale Verbundsystem.) Heilkunst **80**, 1 (1967). — Nikolaysen, K.: Irritation of the vagus and hemorrhagic erosions of the stomach. Arch. intern. Med. **25**, 295 (1920). — Niwayama, G., and K. Terplan: A study of peptic ulcer based on necropsy records. Gastroenterology **36**, 409 (1959). — Noah, E.: Über den Einfluß des Nikotins auf den Verdauungstrakt. Arch. Verdauungs-Kr. **37**, 319 (1926). — Norf, H.: Vergleichende Gegenüberstellung der Häufigkeit des Ulcus pepticum in München in den Jahren 1900—1910 und 1920 bis 1930. Dtsch. Z. Verdau.- u. Stoffwechselkr. **1**, 163 (1938). — Norrlin: Zit. nach Katsch und Pickert, 1953. — Nothaas, R.: Falsche Nahrung und Ulcuskrankheit. Ein experimenteller Beitrag zur Frage der Genese des Ulcus pepticum. Z. exp. Med. **108**, 207 (1940).

Oberhelmpa, H. A., T. S. Nelsen, N. J. Alstrup, and L. R. Dragstedt II: Ulcerogenic tumors of the duodenum. Ann. Surg. **153**, 214 (1961). — Oda, H.: A research for the forerunner of gastroduodenal ulcer. Acta path. jap. **7**, 452 (1957). — Ohly, A.: Familiäres Auftreten von Ulcus im Gastro-duodenal Tractus. Münch. med. Wschr. **70**, 1180 (1923). — Oi, M., W. Ito, F. Kumagai, K. Yoshida, Y. Tanaka, K. Yoshikawa, O. Miho, and M. Jikima: A possible dual control mechanism in the origin of peptic ulcer. Gastroenterology **57**, 280 (1969). — Oi, M., K. Oshida, and S. Sugimura: The location of gastric ulcer. Gastroenterology **36**, 45 (1959). — Oi, M., Y. Tanaka. Y. Akimoto, F. Miyasato, K. Yoshida, and K. Yanagisawa: Correlation between gastric motility and gastric diseases, especially peptic ulcer. Jikeikai med. J. **9**, 204 (1962). — Okabayashi, A.: The significance of allergy in the development of gastric peptic ulcer. Schweiz. Z. Path. **21**, 490 (1958). — Okkels, H.: Pathologic changes in the nerves of the stomach wall in cases of chronic gastric ulcer. Amer. J. Path. **3**, 75 (1927). — Omata, T.: Experimentelle Studien über die Erzeugung des runden Magengeschwürs. Virchows Arch. path. Anat. **269**, 797 (1928). — Orator, V.: Beiträge zur Lehre vom Magengeschwür. Mitt. Grenzgeb. Med. Chir. **35**, 214 (1922); — Beiträge zur Magenpathologie. Virchows Arch. path. Anat. **255**, 639 (1925). — Orloff, M. J., R. M. Baddeley, R. O. Nutting, T. H. Ross, N. A. Halasz, and R. D. Sloop: The effects of experimental liver disease and portal hypertension on gastric acid secretion. Surg. Gynec. Obstet. **122**, 19 (1966). OSHIKAWA: Beiträge zur Histologie des Magens und der Magengeschwüre. Virchows Arch. path. Anat. **248**, 217 (1924). — OSTROW, J. D., R. J. TIMMERMAN, and S. J. GRAY: Gastric secretion in human hepatic cirrhosis. Gastroenterology **38**, 303 (1960). — OTTENJANN, R., F. GALL u. K. ELSTER: Tumorförmige Hyperplasie der Magenschleimhaut bei Zollinger-Ellison-Syndrom. Dtsch. med. Wschr. **92**, 1538 (1967). — OTTENJANN, R., F. WIDMAIER u. L. DEMLING: Hypercalcämie und Magensekretion. Klin. Wschr. **41**, 717 (1963). — OVERHOLT, B. F., and H. M. POLLARD: Acid diffusion into the human gastric mucosa. Gastroenterology **54**, 182 (1968).

PACOVSKY, V., J. HRBA, and V. JIRASEK: Primary hyperparythyreoidism and peptic ulcer. Čas. Lék. čes. **105**, 399 (1966). — PAL, J.: Über die Wirkung der Hypophysenextrakte auf die Magensaftausscheidung und die Drüsensekretion im allgemeinen. Dtsch. med. Wschr. **42**, 1030 (1916). — PALMER, E. D.: Subacute erosive ("peptic") esophagitis. Arch. intern. Med. **94**, 364 (1954); — Leukemia, gastroduodenal ulcer and the problem of massive upper gastrointestinal hemorrhage. Cancer (Philad.) **8**, 132 (1955). — PALMER, W. L., and P. B. NUTTER: Peptic ulcer and achlorhydria. Arch. intern. Med. **65**, 499 (1940). — PANNHORST, J.: Morphologische Studie an Magen- und Zwölffingerdarmgeschwüren. Inaug. Diss. Berlin 1969. — PANNHORST, R.: Zur Problematik des „Alters-Ulkus". Internist (Berl.) **4**, 209 (1963). — PANOW, N.: Ulcus rotundum ventriculi. Zbl. Grenzgeb. Med. Chir. **2**, 318 (1899). — PANUM, P. L.: Experimentelle Beiträge zur Lehre von der Embolie. Virchows Arch. path. Anat. **25**, 433 (1862). — PARADE: Zit. nach MERKEL, 1956. — PARKINS, R. A.: Severe watery diarrhea and potassium depletion associated with an islet-cell tumor of pancreas. Brit. med. J. **1961**II, 356. — PASCUAL, E. O., J. GALAN, A. O.Pascual u. E. ARIAS-VALLEJO: Untersuchungen über die Ulcuserkrankung. Rev. esp. Enferm. Apar. dig. **8**, 68 (1949). — PASTEUR-VALLERY-RADOT, B. N. HALPERN et J. MARTIN: Sur la production de l'ulcères et de la perforation gastrique par l'histamine. Presse méd. **75**, 185 (1947). — PAYR, E.: Experimente über Magenveränderungen als Folge von Thrombose und Embolie im Pfortadergebiet. Langenbecks Arch. klin. Chir. **84**, 799 (1870). — PAYET, M.: Aspect particulier des ulcères gastro-duodénaux en Afrique Francaise et à Madagascar. Schweiz. Z. Path. **21**, 475 (1958). — PENDL, O.: Durchbruch eines peptischen Magengeschwürs in die linke Herzkammer. Wien. klin. Wschr. **70**, 301 (1958). — PENKERT, J.: Beiträge zur Frage der peptischen Schädigung lebender Schleimhaut. Beitr. path. Anat. **105**, 453 (1941). — PENNER, A., and A. L. BERNHEIM: Acute postoperative esophageal, gastric and duodenal ulcerations: a further study of the pathologic change in shock. Arch. Path. **28**, 129 (1939). — PERMAN, E.: Untersuchungen über die Histologie und die Heilungsverhältnisse des Magen- und Duodenalgeschwürs. Acta chir. scand. **55**, 286 (1922). — PERRY, E. C., and L. E. SHAW: On disease of the duodenum. Guy's Hosp. Rep. **50**, 171 (1893). — PERRY, T. W., R. A. PICKETT, R. M. CURTIN, W. M. BEESON, and A. J. NUMER: Studies on esophagogastric ulcers in swine. In: L. K. BUSTAD and R. D. MCCLELLAN, Swine in biodedical research, p. 129. Washington: Batelle Memorial Institute, Richland 1966. — PFAUNDLER u. v. SEHT: Über Syntropie von Krankheitszuständen. Z. Kinderheilk. **30**, 100 (1921). — PIGALEW: Zur Frage der Genese geschwüriger Prozesse im Magen-Darmkanal. Z. exp. Med. **82**, 617 (1932). — PILLIET, A. H.: Histologische Studie über die hämorrhagischen Erosionen der Magenschleimhaut. Zbl. allg. Path. path. Anat. **3**, 429 (1892). — PINCK, R. L., and B. T. HELD: Giant ulcer or walled-off perforation of the duodenum. New Engl. J. Med. **264**, 541 (1961). — PINSET, P. J. N., and RITCHIE, H. E.: Ulceration of the abomasum in a Guernsey cow. Vet. Rec. **67**, 769 (1955). PISKANOWA: Zit. nach HETENYI, 1958. — PISOT, CH., J. J. DABARRY et J. DUHAMEL: L'ulcère digestif, maladie à prédisposition héréditaire récessive. J. Génét. hum. **6**, 320 (1957). — PLANTA, F. v.: Nicht-insulinproduzierende Inselzellgeschwulst des Pankreas und Ulcus pepticum (Zollinger-Ellison Syndrom). Schweiz. med. Wschr. **87**, 1272 (1957). — PLESSIS, D. J. DU: Pathogenesis of gastric ulceration. Lancet **1965**I, 974. — PLITEK, V.: Über das familiäre Auftreten des Ulcus ventriculi. Arch. Verdau.-Kr. **20**, 461 (1910). — PLÖNIES: Zit. nach KATSCH u. PICKERT, 1953. — PLUMMER, A. J., A. E. EARL, J. A. SCHNEIDER, J. TRAPOLD, and W. E. BARRETT: Pharmacology of rauwolfia alkaloids, including reserpine. Ann. N.Y. Acad. Sci. **58**,

8 (1954). — POKORNY, J., and PRAZAK: The relationship between peripheral obliterating arteriosclerosis and peptic ulceration in elderly persons. Acta Univ. Carol. Med. (Praha) **1959**, Suppl. 7, 81. — POLACEK, M. A., and E. H. ELLISON: Parietal cell mass and gastric acid secretion in the Zollinger-Ellison syndrome. Surgery **60**, 606 (1966). — POLSON, D. A.: Perforated peptic ulcer in infants. M. S. Thesis Northwestern University 1947. — POMORSKI, J.: Experimentelles zur Ätiologie der melaena neonatorum. Arch. Kinderheilk. **14**, 165 (1892). — PONFICK: Über Verbrennung. 50. Vers. dtsch. Naturforsch. u. Ärzte, München 1877, S. 259. — PORTER, R. W., H. J. MOVIUS, and J. D. FRENCH: Hypothalamic influence on hydrochloric acid secretion of the stomach. Surgery **33**, 875 (1953). — PORTIS, S. A., and R. H. JAFFE: A study of peptic ulcer based on necropsy records. J. Amer. med. Ass. **110**, 6 (1938). — POTH, E. J., B. R. CLEVELAND, and J. B. NASH: Pancreatic secretion and peptic ulcer formation. Amer. J. Surg. **101**, 154 (1961). — POUCHKAREV, P.: Circulation de l'estomac opéré. Chirurgica **1939**, 8. — POWELL, R. D.: Small aneurysma of the coronary artery in an ulcer of the lower curvature of the stomach. Trans. path. Soc. (Lond.) **29**, 133 (1877). — PRESHAW, R. M.: Steatorrhea in dogs induced by gastric hypersecretion. Surg. Gynec. Obstet. **118**, 31 (1964). — PREUSCHEN, V.: Die Laesion der Zentralorgane bei der Geburt als Ursache der Melaena neonatorum. Zbl. Gynäk. **18**, 201 (1894). — PREUSS, E. G., u. G. HEIDELMANN: Zur Frage der Häufigkeit und Ursache von Magen- und Duodenalulzera bei organischen peripheren Durchblutungsstörungen. Münch. med. Wschr. **100**, 625 (1958). — PRIEST, W. M., and M. K. ALEXANDER: Islet-cell tumor of the pancreas with peptic ulceration, diarrhea, and hypokaliemia. Lancet **1957 II**, 1145. — PUHL, H.: Über die Bedeutung entzündlicher Prozesse für die Entstehung des Ulcus ventriculi et duodeni. Virchows Arch. path. Anat. **260**, 1 (1926); — Über die ursächliche Bedeutung des Magensaftes und des Hungerzustandes bei der Gastritis nach Scheinfütterung. Langenbecks Arch. klin. Chir. **169**, 597 (1932). — PUHL, H., u. H. BRODERSEN: Zur Ätiologie der ulcerösen Gastritis und Duodenitis. Experimentelle Untersuchungen zur Frage der Einwirkung arteigenen Magensaftes auf die Magenduodenalschleimhaut. Langenbecks Arch. klin. Chir. **168**, 30 (1931).

QUINCKE, H.: Ulcus oesophagei ex digestione. Dtsch. Arch. klin. Med. **31**, 408 (1882); — Über die Entstehung des Magengeschwürs. Dtsch. med. Wschr. **8**, 79 (1882).

RÄSÄNEN, T.: Tissue eosinophils and mastcells in the human gastric wall in normal and pathological conditions. Acta path. microbiol. scand., Suppl. **129** (1958); — On the function of mastcells in the gastric mucosa. Acta path. microbiol. scand. **49**, 201 (1962). — RAFFENSBERGER, E. C.: Postbulbar duodenal ulcer with hemorrhage occurring during Butazolidin therapy. Gastroenterology **32**, 939 (1957). — RAGAN, CH., E. L. HOWES, CH. M. PLOTZ, K. MEYER, and J. W. BLUNT: The effect of ACTH and cortisone on connective tissue. Bull. Acad. Med. **26**, 251 (1950). — RAGHAVAN, P.: Epidemiology and some aspects of peptic ulcer in India. In: The proceedings of the 3rd world congr. of gastroenterology, vol. II, p. 18. Tokyo 1967. — RAGINS, H., L. R. DRAGSTEDT II, J. H. LANDOR, E. S. LYON, and L. R. DRAGSTEDT: Duodenal ulcer and the hypophysis stress mechanism. Surgery **40**, 886 (1956). — RAGINS, H., S. M. LIN, and F. WINCZE: The influence of cortisone on parietal cell turnover in the mouse stomach. Gastroenterology **52**, 1140 (1967). — RAPPERT, E.: Penetration eines Magenulcus in die linke Herzkammer. Klin. Med. **5**, 367 (1950). — RASSERS, J. R. F.: Über die Pathogenese des Ulcus digestivum. Klin. Wschr. **4**, 644 (1925). — RAUSCH-STROOMANN, J.-G.: Tierexperimentelle Untersuchungen zur Frage des Steroidulcus. Z. ges. exp. Med. **139**, 566 (1965). — RAWSON, A., M. ENGLAND, G. G. GILLAM, J. M. FRENCH, and F. A. R. STAMMERS: Zollinger-Ellison syndrome with diarrhea and malabsorption. Lancet **1960 II**, 131. — REGENBOGEN, E.: Zur Frage der Erblichkeit des Ulcus duodeni und ventriculi. Münch. med. Wschr. **88**, 167 (1941). — REHFUSS, M. E.: Univ. Penn. med. Bull. **22**, 105 (1909/1910). — REICH, F.: Erblichkeit der Disposition für Magengeschwüre. Z. Abstammungsl. **38**, 258 (1925). — REINHARD, W.: Das Magen- und Zwölffingerdarmgeschwür. Dtsch. Z. Chir. **149**, 145 (1919). — REITTER, H.: Altes und Neues über das Magen-Zwölffingerdarmgeschwür. Dtsch. med. Wschr. **81**, 470 (1956). — REME, H.: Neuere Experimente zum Problem des peptischen Geschwürs. Langenbecks Arch. klin. Chir. **267**, 357 (1951); — Experimentelle und histologische Untersuchungen zum Problem des peptischen Geschwürs an Hund und Katze. Beitr.

path. Anat. **112**, 74 (1952). — RENYI-VAMOS, R., u. G. SZINAY: Das Lymphgefäßsystem des Magens und sein Verhalten bei Ulcus ventriculi. Acta morph. Acad. Sci. hung. **4**, 353 (1954). — RHODES, J., D. E. BARNARDO, S. F. PHILIPS, R. A. ROVELSTAD, and A. F. HOFMANN: Increased reflux of bile into the stomach in patients with gastric ulcer. Gastroenterology **57**, 241 (1969). — RIDER, J. A., H. C. MOELLER, and J. O. GIBBS: The effect of reserpine on gastric secretion and its possible site of action. Gastroenterology **33**, 737 (1957). — RIEDER, W.: Pathologische Veränderungen des Nervenapparates im Magen bei Ulcus ventriculi und duodeni. Langenbecks Arch. klin. Chir. **180**, 590 (1934). — RITCHIE, W. P., J. J. BREEN, and D. I. GRIGG: Prevention of stress ulcer by reducing gastric tissue histamine. Surgery **62**, 596 (1967). — RITCHIE, W. P., J. D. DELANEY, A. BARZILAI, A. J. LANDE, and O. H. WANGENSTEEN: Experimental alterations in gastric mucosal cellular population in dogs. J. Amer. med. Ass. **197**, 113 (1966). — RITZ, A., u. R. FISCHER: Perforation eines Ulcus ventriculi in die linke Herzkammer. Schweiz. med. Wschr. **96**, 327 (1966). — RIVERS, A. B.: Peptic ulcer. Cyclopedia of medicine surgery and specialities, vol. 14, p. 340. Philadelphia: F. A. Davies Co. 1939. — ROBERT, A., and J. E. NEZAMIS: Histopathology of steroid-induced ulcers. An experimental study in the rat. Arch. Path. **77**, 407 (1964); — Effect of prednisolone on gastric mucus content and on ulcer formation. Proc. Soc. exp. Biol. (N.Y.) **114**, 545 (1963). — ROBERT, A., J. E. NEZAMIS, and J. P. PHILLIPS: Effect of prostaglandine $E_1$ on gastric secretion and ulcer formation in the rat. Gastroenterology **55**, 481 (1968). — ROBERT, A., J. P. PHILLIPS, and J. E. NEZAMIS: Prevention of ulcer formation by hypophysectomy. Proc. Soc. exp. Biol. (N.Y.) **121**, 992 (1966); — Production, by restraint, of gastric ulcers and of hydrothorax in the rat. Gastroenterology **51**, 75 (1966). — ROBERTS, J., and A. FRASER: Blood groups and susceptibility to disease. Brit. J. prev. Soc. Med. **11**, 107 (1957). — ROBERTSON, C. R., C. E. ROSIERE, D. BLICKENSTAFF, and M. I. GROSSMAN: Potentiating action of certain xanthine derivates on gastric acid secretory responses in dog. J. Pharmacol. exp. Ther. **99**, 362 (1950). — ROBINSON, S. C., and M. BRUCER: Body build of male ulcer patient. Rev. Gastroenterology **14**, 489 (1947). — ROCHAS, B.: Les ulcères gastroduodénaux à hérédité ulcèreuse double dans les lignées paternelles et maternelles, réflexions sur les caractères de l'hérédité ulcéreuse. Diss. Lyon 1955. — RÖSSLE, R.: Das runde Geschwür des Magens und Zwölffingerdarms als „zweite Krankheit". Mitt. Grenzgeb. Med. Chir. **25**, 766 (1913); — Die pathologische Anatomie der Familie. Berlin: Springer 1940. — ROGERS, H. M.: Parathyroid adenoma and hypertrophy of the parathyroid glands. J. Amer. med. Ass. **130**, 22 (1946). — ROGERS, H. M., F. R. KEATING, B. G. MORLOCK, and N. W. BARKER: Primary hypertrophy and hyperplasia of the parathyroid glands associated with duodenal ulcer. Arch. intern. Med. **79**, 307 (1947). — ROKITANSKY, C. v.: Handbuch der pathologischen Anatomie. Wien: W. Braumüller 1842; 3. Aufl. 1861. — ROONEY, J. R., D. F. WATSONE, and W. G. HOAG: Abomasal ulceration and perforation. N. Amer. Vet. **37**, 750 (1956). — ROSENBERG, A. A., and M. H. HEATH: Acute gastric ulcer with perforation in one of premature twins. J. Pediat. **24**, 93 (1946). — ROSENBLUM, H.: Cigarette smoking: its effect on the volume and acidity of the gastric juice with particular reference to duodenal ulcer. Calif. west. Med. **49**, 191 (1938). — ROSENOW, E. C.: The production of ulcer of the stomach by injection of streptococci. J. Amer. med. Ass. **61**, 1947 (1913); — Elective localization of streptococci. J. Amer. med. Ass. **65**, 1687 (1915); — Causation of gastric and duodenal ulcer by streptococci. J. infect. Dis. **19**, 333 (1916); — The specifity of streptococcus of gastroduodenal ulcer and certain factors determining its localisation. J. infect. Dis. **33**, 248 (1923). — ROSSIER, P. H., u. M. DRESSLER: Familiäre Erkrankung innersekretorischer Drüsen kombiniert mit Ulcuskrankheit. Schweiz. med. Wschr. **69**, 43 (1939). — ROTH, J. L. A.: Potentiation of the gastric secretory response to other stimuli by caffeine. Fed. Proc. **9**, 110 (1950). — ROTH, J. A., and A. C. IVY: Coffein and peptic ulcer. J. Amer. med. Ass. **126**, 418 (1944); — Effects of vagotomy and atropine upon coffein stimulation of gastric secretion. Gastroenterology **5**, 129 (1945); — Comment: caffeine and "peptic" ulcer. Gastroenterology **7**, 576 (1946). — ROTH, J. A., and D. C. H. SUN: Caffeine potentiation of gastric secretory response to maximal histamine stimulation, or to electrical stimulation of vagus nerves. Fed. Proc. **10**, 113 (1951). — ROTHE, H.: Zunahme der

Magen- und Zwölffingerdarmgeschwüre im Kriege. Dtsch. med. Wschr. **66**, 30 (1941). — ROULET, F.: Versuche über experimentelle Magengeschwüre und deren Behandlung. Schweiz. med. Wschr. **75**, 912 (1945). — ROULET, F., u. U. FRUTIGER: Welche Schlüsse lassen sich aus der pathologischen Anatomie des Magens für die Praxis ziehen? Schweiz. med. Wschr. **73**, 57 (1943). — ROWNTREE, L. G., and A. SNELL: Clinical study of Addison's disease. Philadelphia: W. B. Saunders Co. 1931. — ROZENBOJM, J., L. J. KRAKAUER, and S. J. GRAY: Adrenocortical hyperactivity in peptic ulcer as determined by plasma and urinary 17-hydroxycorticosteroid levels. Clin. Res. Proc. **4**, 131 (1956). — RUBIN, W.: Intestine in the stomach. Transformation of gastric mucosa into an absorptive tissue. Gastroenterology **54**, 116 (1968); — Proliferation of endocrine-like (enterochromaffin) cells in atrophic gastric mucosa. Gastroenterology **57**, 641 (1969). — RUBIN, W., L. L. Ross, G. H. JEFFRIES, and M. H. SLEISENGER: Intestinal heterotopia. A fine structural study. Lab. Invest. **15**, 1024 (1966); — Some physiologic properties of heterotopic intestinal epithelium. Its role in transporting lipid into the gastric mucosa. Lab. Invest. **16**, 813 (1967). — RUDING, R.: Gastric ulcer and antral border. Surgery **61**, 495 (1967). — RUDOLF, L. E., G. F. DAMMIN, and F. D. MOORE: Intractable peptic ulcer and endocrine adenomas with pituitary amphophilic hyperplasia. Surgery **48**, 170 (1960). — RUFFIN, J. M., and M. DICK: The significance of gastric acidity after histamine stimulation: A statistical study of 2877 gastric analyses. Ann. intern. Med. **12**, 1940 (1939). — RUGE, E.: Betriebsunfall und Magengeschwür. Langenbecks Arch. klin. Chir. **163**, 728 (1931). — RUGGERI, C.: Che cosa puo nascondere la sindrome colica del bovino. Vet. ital. **10**, 130 (1959). — RUNE, S. J., and K. VISKUM: Duodenal pH values in normal controls and in patients with duodenal ulcer. Gut **10**, 569 (1969).

SACCHETTI, I., e M. TESTOLIN: Come si comporta la secrezione gastrica nell'atto del fumore. Minerva med. **7**, 807 (1927). — SACK, H.: Magenulcusgenese und Hirnschädigung. Med. Klin. **41**, 448 (1946). — SAEGESSER, M.: Zur Pathogenese des Ulcus ventriculi. Wien. klin. Wschr. **65**, 7 (1953). — SALANT, W., and J. B. REIGER: The toxicity of coffein. J. Pharmacol. **1**, 572 (1909). — SALTER, P. P., CH. LYONS, and L. NEWMAN: Bleeding peptic ulcer and pulmonary insufficiency with emphasis on blood gas and pH studies. Amer. J. Gastroent. **41**, 258 (1964). — SANDERS, R.: Incidence of perforated duodenal and gastric ulcer in Oxford. Gut **8**, 58 (1967). — SANDWEISS, D. J.: Effects of adrenocorticotropic hormone and of cortisone on peptic ulcer. Gastroenterology **27**, 604 (1954). — SANDWEISS, D. J., H. C. SALTZSTEIN, and A. A. FARBMAN: The relation of sex hormones to peptic ulcer. Amer. J. dig. Dis. **6**, 6 (1939). — SCHADE, R. O. K.: The morbid anatomy of peptic ulceration. Schweiz. Z. Path. Bakt. **21**, 372 (1958). — SCHAPER, W. K. A.: Zur Frage des Steroidulkus und der Steroidhyperazidität. Med. Welt (N.F.) **13**, 1746 (1962). — SCHELLING, O. H.: The parathyroids in health and disease. St. Louis: C. V. Mosby 1935. — SCHELLONG: Die Häufigkeit der Magengeschwürserkrankung bei den Bauarbeitern und ihre soziale Bedeutung. Z. ärztl. Fortbild. **34**, 245 (1937). — SCHENK, P.: Ulcus ventriculi et duodeni. Med. Klin. **42**, 441 (1947). — SCHIFF, M.: De vi motoria baseos Encephali inquisitiones experimentes. Bockenheim-Levy **41** (1845); — Beitrag zur Kenntnis des motorischen Einflusses der im Sehhügel vereinigten Gebilde. Arch. physiol. Heilk. **5**, 677 (1846); — Über die Gefäßnerven des Magens und die Funktion der mittleren Stränge des Rückenmarkes. Arch. physiol. Heilk. **13**, 30 (1854); — Leçons sur la physiologie de la digestion. Florence u. Turin: H. Loescher 1867. — SCHIFFRIN, M. J., and A. A. WARREN: Some factors concerned in the production of experimental ulceration of gastro-intestinal tract in cats. Amer. J. Dig. dis. **9**, 205 (1942). — SCHILLER, S., and A. DORFMAN: The metabolism of mucopolysaccharides in animals: The effect of cortisone and hydrocortisone on rat skin. Endocrinology **60**, 367 (1957). — SCHIMERT, G.: Die Wirkung des Nikotins auf die Durchblutung des Magens. Klin. Wschr. **23**, 164 (1944). — SCHINDLER, R.: Ulcus ventriculi perforatum bei Zwillingen. Chirurg **7**, 327 (1935); — Gastritis. New York: Grune & Stratton 1947. — SCHLESINGER, E.: Über Beobachtung von persistierenden spastischen Magendivertikeln beim Ulcus duodeni. Berl. klin. Wschr. **1917**, 31. — SCHLIACK, V.: Zur Frage von Syntropien beim Diabetes mellitus. Inaug. Diss. Greifswald 1950. — SCHLIEPHAKE, E., u. H. SIMMET: Über den Einfluß des Rauchens auf den gesunden und kranken Magen. Dtsch.

med. Wschr. **25**, 363 (1944). — SCHLUMBERGER, H. G.: Coexistent gastroduodenal ulcer and cerebral lesions in infancy and childhood. Arch. Path. **52**, 43 (1951). — SCHMIDT, H. A., E. O. RIECKEN, H. GOEBELL, W. DÖLLE u. G. A. MARTINI: Histochemische und biochemische Untersuchungen an einem Pancreastumor eines Patienten mit Zollinger-Ellison-Syndrom. Klin. Wschr. **45**, 1180 (1967). — SCHMIDT, W.: Das Ulcus rotundum duodeni im ersten Lebensjahr. Berl. klin. Wschr. **50**, 593 (1913). — SCHMID, J.: Mucoproteose und Pepsinaktivität des Magenschleims. Schweiz. med. Wschr. **81**, 770 (1951). — SCHMID: Zit. nach KATSCH u. PICKERT, 1953. — SCHMID, J. R., A. LABHART, and P. H. ROSSIER: Relationship of multiple endocrine adenomas to the syndrome of ulcerogenic islet cell adenomas (Zollinger-Ellison). Amer. J. Med. **31**, 343 (1961). — SCHMIDT, C. R., and S. J. FOGELSON: The effect of physiologic hypersecretion on the gastro-duodenal mucosa. Amer. J. Physiol. **120**, 87 (1937). — SCHMITZ: Der Körperbautyp bei gastrobulbärem Ulcus. Hippokrates (Stuttg.) **21**, 297 (1950). — SCHNEDORF, J. G., and A. C. IVY: The effect of tobacco smoking on the alimentary tract. J. Amer. med. Ass. **112**, 898 (1939). — SCHNEIDER, E. M., and R. E. HYATT: Peptic ulcer and pulmonary disease in coal miners. J. Amer. med. Ass. **186**, 1065 (1963). — SCHRAGER, J., R. SPINK, and S. MITRA: The antrum in patients with duodenal and gastric ulcers. Gut **8**, 497 (1967). — SCHREIBER, W.: Ovar. In: W. SIEGENTHALER, Klinische Physiologie, S. 359ff. Stuttgart: Georg Thieme 1970. — SCHRIDDE: Diskussionsbemerkung. Verh. dtsch. Ges. Path. **11**, 234 (1907). — SCHROEDER, C. R., and H. W. WEGEFORTH: The occurrence of gastric ulcers in sea mammals of the california coast, their etiology and pathology. J. Amer. vet. med. Ass. **87**, 333 (1935). — SCHUBERT, R., u. H. PETERS: Das Magen- und Zwölffingerdarmgeschwür in seinen Beziehungen zum Altern. Dtsch. med. Wschr. **81**, 1151 (1956). — SCHÜRCH, O., u. E. UEHLINGER: Strahlenveränderungen an abdominalen Organen. Dtsch. Z. Chir. **245**, 261 (1935). — SCHULTZE, H. E.: Die Glycoproteide des menschlichen Plasmas. Bull. Schweiz. Akad. med. Wiss. **1961**, 77. — SCHUMANN, H.-J.: Das Magen-Duodenalulcus als sog. zweite Krankheit (Rössle) bei Cholelithiasis. Frankfurt. Z. Path. **70**, 712 (1960); — Das Magen-Duodenal-Ulcus bei chronischer Blutstauung. Frankfurt. Z. Path. **70**, 718 (1960). — SCHWARTZ, S. O., and J. P. SIMONDS: Peptic ulcers produced by feeding cincophen to mammals other than the dog. Proc. Soc. exp. Biol. (N.Y.) **32**, 1133 (1935). — SCLOCOMB, L. H.: Experimental gastro-duodenal ulcer produced by partial obstruction of the duodenum. J. Miss. med. Ass. **24**, 351 (1927). — SCOTT, G. B. D.: A peptic ulcer in colonic transplantat. Brit. J. Surg. **42**, 633 (1955). — SCRIBA, J.: Untersuchungen über die Fettembolie. Dtsch. Z. Chir. **12**, 118 (1880). — SEIFERT, G., u. J. BREDOW: Morphologische Klassifikation der Inseltumoren des Pankreas und endokrine Aktivität. Ärztl. Wschr. **13**, 829 (1958). — SELYE, H.: The general adaptation syndrome and the disease of adaptation. J. clin. Endocr. **11**, 117 (1946); — "Stress". Montreal: Acta Inc. Med. Publ. 1950. — SEVITT, S.: Duodenal and gastric ulceration after burning. Brit. J. Surg. **54**, 32 (1967). — SHAY, H.: The pathologic physiology of gastric and duodenal ulcer. Bull. N.Y. Acad. Sci. **20**, 264 (1944). — SHAY, H., J. GERSHON-COHEN, and S. S. FELS: A self-regulatory duodenal mechanism for gastric acid control and an explanation for the pathologic gastric physiology in uncomplicated duodenal ulcer. Amer. J. dig. Dis. **9**, 124 (1942). — SHAY, H., M. GRUENSTEIN, H. SIPLET, and S. A. KOMAROW: Protection of gastric mucosa of the rat against ulceration by prefeeding with protein hydrolysates. Proc. Soc. exp. Biol. (N.Y.) **69**, 369 (1948). — SHAY, H., S. A. KOMAROW, S. FELS, D. MERENZE, M. GRUENSTEIN, and H. SIPLET: A simple method for uniform production of gastric ulcerations in rats. Gastroenterology **5**, 43 (1945). — SHAY, H., S. A. KOMAROW, and M. GRUENSTEIN: Effect of vagotomy in the rat. Arch. Surg. **59**, 210 (1949). — SHAY, H., and D. C. H. SUN: Etiology and pathology of gastric and duodenal ulcer. In: Gastroenterology, 2nd ed., vol. I by BOCKUS, P., p. 420. Philadelphia-London: Saunders 1963. — SHAY, H., D. C. H. SUN, and M. GRUENSTEIN: Action of psychopharmacologic agents on interdigestive gastric secretion in the rat. Proc. 1st World Congr. Gastroenterology, vol. I, p. 108. Baltimore: Williams & Wilkins Co. 1959. — SHELBURNE, S. A., and C. W. McLAUGHLIN: Coincidental adenomas of islet cells, parathyreoid gland and pituitary gland. J. clin. Endocr. **5**, 232 (1945). — SHIDA, H., C. SHIMIZU, and K. MARUTA: Studies on pathogenesis of experimental ulcer (MANN-

WILLIAMSON's ulcer). In: The proceedings of the 3rd world congr. of gastroenterology, vol. II, p. 118. Tokyo 1967. — SHIELDS, W. E., and E. N. ADAMSON: Peptic ulcer perforation following administration of phenylbutazone. J. Amer. med. Ass. **152**, 28 (1953). — SHILLINGER, J. E.: Ulcers in stomachs of ranch foxes. J. Amer. vet. med. Ass. **74**, 936 (1929). — SHIPP, J. C., V. W. SIDEL, R. M. DONALDSON, and S. J. GRAY: Serious complications of peptic ulcer after acute myocardial infarction. New Engl. med. J. **261**, 22 (1959). — SIEMENS, W.: Die Bedeutung der Chronizität des Magenulcus. Beitr. path. Anat. **73**, 631 (1925). — SIFFERT, G.: Epidemiology and clinical aspects of peptic ulcer in Brazil. Proc. 1st World Congr. Gastroenterology, p. 48. Baltimore: Williams & Wilkins Co. 1959. — SILBERMANN, J. S.: Experimentelle Magen-Duodenalulcus-Erzeugung durch Scheinfütterung nach Pawlow. Zbl. Chir. **54**, 2385 (1927). — SILEN, W., and B. EISENMANN: Evidence for histamine as the agent responsible for gastric hypersecretion after portocaval shunt. Surgery **50**, 213 (1961). — SILEN, W., and O. A. PELOSO: Influence of the liver, pancreas and duodenum upon gastric function. Surg. Clin. N. Amer. **46**, 281 (1966). — SIMLER, M., et J. SCHWARTZ: Effects de la contrainte sur l'élimination de l'uropepsine et les stéroides urinaires d'origine cortico-surrénalienne chez le rat. Rev. franç. Étud. clin. Biol. **77**, 962 (1962). — SIMONDS, J. P.: Mode of origin of experimental gastric ulcer induced by cinchophen. Arch. Path. **26**, 44 (1938). — SINGER, C.: The production of ulcer of the stomach in the rat. Lancet **1913**II, 279. — SINGLETON, E. B., and M. H. FAYKUS: Incidence of peptic ulcer as determined by radiologic examinations in the pediatric age group. J. Pediat. **65**, 859 (1964). — SIRCUS, W.: Studies on the mechanisms in the duodenum inhibiting gastric secretion. Quart. J. exp. Physiol. **43**, 114 (1958). — SIURALA, M., and S. TARPILLA: Absorptive function of intestinal metaplasia of the stomach. Scand. J. Gastroent. **3**, 76 (1968). — SKORYNA, S. C.: Pathophysiology of peptic ulcer. Montreal: McGill University Press 1963; — Mucin in pathogenesis of peptic ulcer. In: The proceedings of the 3rd world congr. of gastroenterology, vol. II, p. 24, Tokyo 1967. — SKORYNA, S. C., and D. R. WEBSTER: A new method of production of experimental gastric ulcer: The effects of hormonal factors on healing. Gastroenterology **34**, 1 (1958). — SKURKOVIC, S. V.: Ulcus ventriculi bei Hunden verursacht durch gastrocytotoxisches Serum. Arch. Path. (Moskwa) **18**, 99 (1956). — SLAUGHTER, F. G.: Medicine of moderns. New York: Juliam Messner 1947. — SLEISENGER, M. H., C. M. LEWIS, M. LIPKIN, and C. WIERUM: Uropepsin and 17-hydroxycorticoid excretion in normal subjects and patients with peptic ulcer during both states of activity and quiescence. Amer. J. Med. **25**, 395 (1958). — SMITH, A. N.: The effect of 5-hydroxytryptamine on acid gastric secretion. In: 5-Hydroxytryptamine, by G. P. LEWIS, p. 183. Pergamon Press 1958. — SMITH, A. W. M., J. W. DELAMORE, and A. W. WILLIAMS: Gastric acid secretions and mucosal appearances in Addison's disease and hypopituitarism. Gut **2**, 163 (1961). — SMITH, G. V., and E. L. HOWES: Absence of histamine-reserpine ulcers in pyloric pouches free of acid. Surgery **55**, 262 (1964). — SMITH, G. P., and P. R. MCHUGH: Gastric secretory response to amygdaloid or hypothalamic stimulation in monkeys. Amer. J. Physiol. **213**, 640 (1967). — SMYTH, G. A.: Activation of peptic ulcer during pituitary adrenocorticotropic hormone therapy. J. Amer. med. Ass. **145**, 474 (1951). — SOBCZYK, P.: Gutartige Magentumoren und Ulcus pepticum unter besonderer Berücksichtigung der Magenlipome. Zb. Chir. **68**, 408 (1941). — SOFFER, L. J.: Diseases of the adrenals, p. 115. Philadelphia: Lea and Febiger 1948. — SOLCIA, E., and R. SAMIETRO: Cytologic observations on the pancreatic islets with reference to some endocrine like cells of the gastro-intestinal mucosa. Z. Zellforsch. **68**, 689 (1965). — SOMMER, A. W., D. N. DYSART, and R. D. HAINES: Pyloric channel ulcer: radiologic aspects. J. Amer. med. Ass. **174**, 126 (1960)., — SOMMERVELL, I. H., and I. M. ORR: Duodenal ulcer and its complications. Brit. J. Surg. **24**, 227 (1936). — SOSNOWSKI, A., u. E. ZUCHOWSKA: Bericht des Tierarztes. Dep. zool. Garten in Lodz Warschau 1964. — SPANG, K.: Das Altersulcus des Magens und Zwölffingerdarmes. Klinik und Pathogenese. Dtsch. med. Wschr. **72**, 605 (1947); — Das Altersulcus an Magen und Zwölffingerdarm. Stuttgart: Georg Thieme 1948. — SPARBERG, M.: Addison's disease and peptic ulcer. Gastroenterology **53**, 450 (1967). — SPEISER, P.: Bestehen mathematisch gesicherte Beziehungen der AB0-Gruppen, des Rhesusfactors $Rh_0$ (D) und des Geschlechtes zu Carcinoma ventriculi, Ulcus ventriculi und duodeni? Krebsarzt **11**, 344 (1956). — SPENCER, S. S., and W. H. J. SUMMERSKILL: Malabsorption induced by gastric hypersecretion due to ectopic islet cell adenoma. Amer. J. Gastroent. **39**, 26 (1963). — SPICER, C. C., D. N. STEWART and R. DE WINSER: Perforated peptic ulcer (During the period of heavy air-raids). Lancet **1944 I** 14. — SPIRA, J. J.: Gastro-duodenal ulcer. London 1956. — SPIRO, H. M.: Hyperparathyreoidism, parathyroid "adenomas" and peptic ulcers. Gastroenterology **39**, 544 (1960). — SPIRO, H. M., and S. S. MILLES: Clinical and physiologic implications of steroid induced peptic ulcer. New Engl. Med. J. **263**, 286 (1960). — SPIRO, H. M., R. W. REIFENSTEIN, and S. J. GRAY: The effect of adrenocorticotropic hormon upon uropepsin excretion J. Lab. clin. Med. **35**, 899 (1950). — SQARTINI, F., e A. MALLARDI: L'ulcera peptica cronica dello stomaco nell'infanzia. Lav. Ist. Anat. Univ. Perugia **16**, 487 (1956). — STAHNKE, E.: Experimentelle Untersuchungen zur Frage der neurogenen Entstehung des Ulcus ventriculi, zugleich ein Beitrag zur pathologischen Physiologie der Mageninnervation. Langenbecks Arch. klin. Chir. **132**, 1 (1924). — STAMPIEN, S. J., and A. DAGRADI: The histamine response of the gastric mucosa in a patient with adrenal insufficiency. Effect of cortisone administration. Gastroenterology **27**, 358 (1954). — STAUFFER, M. H., and G. A. HALLENBECK: The Mann-Williamson ulcer. In: S. C. SKORYNA, Pathophysiology of peptic ulcer, p. 135. Montreal: McGill University Press 1963. — STEIGMANN, F., R. H. DOLEHIDE, and K. KAMINSKI: Effect of smoking tabacco on gastric acidity and motility of hospital controls and patients with peptic ulcer. Amer. J. Gastroent. **22**, 399 (1954). — STELZNER, F.: Die Bedeutung der Leber bei der Entstehung des Magenduodenalulcus. Langenbecks Arch. klin. Chir. **308**, 349 (1964); — Die Frage des hepatogenen Ulkus. Bedeutung des peptischen Geschwürs als Folge einer Regulationsstörung der Leber im Widerstreit zur „ulcerogenen Hepatopathie". Münch. med. Wschr. **107**, 773 (1965). — STAEMMLER, M.: Gehirnerkrankung und Magengeschwür. Dtsch. med. Wschr. **74**, 1485 (1949); — Kreislauforgane. In: E. KAUFMANN und M. STAEMMLER, Lehrbuch der speziellen pathologischen Anatomie, Bd. I/1, S. 1. Berlin: W. de Gruyter & Co. 1955. — STEINBERG, M. E., and P. J. STARR: The factor of spasm in the etiology of peptic ulcers. Arch. Surg. **29**, 895 (1934). — STENSTROM, W. K., P. H. HALLOCK, and C. J. WATSON: Negative results of irradiation therapy of the pylorus and Brunner's glands in patients with polycytaemia vera. Amer. J. med. Sci. **199**, 646 (1940). — STEPHAN, S.: Ulcus duodeni bei Eklampsie. Zbl. Gynäk. **46**, 208 (1922). — STERN, R.: Über traumatische Entstehung innerer Krankheiten, 2. Aufl. Jena: Gustav Fischer 1913. — STERN, W.: Über nervöse Feinstrukturen im Ulcusmagen. Acta neuroveget. (Wien) **3**, 533 (1952). — STERNBERG, C.: Experimentell erzeugte Magengeschwüre bei Meerschweinchen. Verh. dtsch. Ges. Path. **11**, 232 (1907).— STEWART, D. N., and D. M. R. DE WINSER: Incidence of perforated peptic ulcer. Effect of heavy air raids. Lancet **1942 I**, 259. — STÖHR, PH. jr.: Zusammenfassende Ergebnisse über die mikroskopische Innervation des Magen-Darmkanals. Erg. Anat. **34**, 244 (1944). — STÖRCK, O.: Über Nervenveränderungen im Narbenbereich des Ulcus pepticum. Wien. klin. Wschr. **34**, 109 (1921); — Über Gastritis chronica. Wien. klin. Wschr. **35**, 855 (1922). — STORACE, R.: Effects of portocaval shunt on gastric secretion in cirrhotic dogs. Chir. Pat. sper. **13**, 178 (1965). — STOUT, A. P.: Tumors of the stomach. Bull. N.Y. Acad. Sci. **23**, 101 (1947). — STRAUSS, H.: Über hereditäres und familiäres Vorkommen von Ulcus ventriculi und duodeni. Münch. med. Wschr. **68**, 274 (1921). — STROMEYER, F.: Die Pathogenese des Ulcus ventriculi. Beitr. path. Anat. **54**, 1 (1912). — SUMMERSKILL, W. H. J.: Malabsorption and jejunal ulceration due to hypersecretion with pancreatic isle cell hyperplasia. Lancet **1959 I**, 120. — SUN, D. C. H., and J. K. CHEN: Experimental ulcer production in the pylorusligated rat. In: S. C. SKORYNA, Pathophysiology of peptic ulcer, p. 141. Montreal: McGill University Press 1963. — SUN, D. C. H., and F. HOLLANDER: Prolonged administration of corticotropin on gastric mucus secretion in the dog. Gastroenterology **50**, 872 (1966). SUN, T. P.: The effect of starvation and refeeding on intestinal epithelium of the albino mouse. Chin. J. Physiol. **1**, 1 (1927). — SUNDELL, B., and H. TEIR: Experimental gastric ulcer in rats treated with vagotomy and pyloric ligation. Acta path. microbiol. scand. **39**, 181 (1956). — SURE, B., and H. S. THATCHER: Avitaminose. XVI. Production of gastric ulcers in albino rats as a result of specific influence of deficiency of vitamin B

Arch. Path. **16**, 806 (1933). — Susser, M.: Environmental factors and peptic ulcer. Practitioner **186**, 302 (1961). — Suzuki, T.: Über experimentelle Erzeugung der Magengeschwüre. Langenbecks Arch. klin. Chir. **98**, 632 (1912). — Svendsen, P.: Geosedimentum abomasi bovis. Nord. Vet.-Med. **17**, 500 (1965). — Swan, J.: Case of severe burn. Edinb. med. J. **19**, 344 (1823).

Tabaqchali, S., and A. M. Dawson: Peptic ulcer and gastric secretion in patients with liver disease. Gut **5**, 417 (1964). — Tafurt, C.: Zur Häufigkeit des Ulcus pepticum beim endogenen Hypercortisolismus. Endokrinologie **52**, 8 (1967). — Talalaeva, A. V.: Der Zustand des Stromas des Magens und Zwölffingerdarmes bei der Ulcuskrankheit. Arch. Path. (Moskwa) **19**, 49 (1957). — Talma, S.: Untersuchungen über Ulcus ventriculi simplex, Gastromalacie und Ileus. Z. klin. Med. **17**, 10 (1890). — Tanner, N. C.: Surgery of peptic ulceration and its complications; Lettsomian lecture. Postgrad. med. J. **30**, 448 (1954). — Tantz, A.: Fleischbeschauliche Beurteilung des Ulcus pepticum beim Rinde. Vet. Diss. Gießen 1912. — Tartarini, E.: Gastro-duodenal ulcers as a result of lesions of disease of the nervous system. Acta med. scand. **134**, 346 (1949). — Tasker, J. B., S. H. Roberts, F. H. Fox, and C. E. Hall: Abosomal ulcers in cattle — Recovery of one cow after surgery. J. Amer. vet. med. Ass. **133**, 365 (1958). — Telling, M., and F. G. Smiddy: Islet tumors of the pancreas with intractible diarrhea. Gut **2**, 12 (1961). — Theiry, J. P., et J. P. Bader: Etude cytologique d'une tumeur du pancreas (syndrome de Zollinger-Ellison). Observations en contraste de phase et en microscopie électronique. Arch. Mal. Appar. dig. **51**, 301 (1962). — Thelen, A.: Histologische Uetersuchungen am chronischen Geschwür des Magens und Duodenums. Virchows Arch. path. Anat. **302**, 515 (1938). — Theohari, A., et A. Babes: Note sur une gastrotoxine. C. R. Soc. Biol. (Paris) **55**, 459, 933 (1903). — Thiem, C.: Durchbruch eines Magengeschwürs, Unfallfolge. Mschr. Unfallheilk. **22**, 40 (1915). — Thompson, H.: An investigation into the postmortem incidence of peptic ulcers and erosions. Glasgow med. J. **35**, 326 (1954). — Thomson, N. B., and T. C. Jewett: Peptic ulcers in infancy and childhood. J. Amer. med. Ass. **189**, 539 (1964). — Tidow, R.: Kälteschaden des Magendarmkanals unter besonderer Berücksichtigung der Auskühlung. Münch. med. Wschr. **90**, 597 (1943). — Tokoro, Y.: The correlation of gastro-duodenal ulcers. Acta path. jap. **7**, 253 (1957). — Toledo, J. D.: Subakute und chronische Gastritis bei der Katze durch Magensaft nach rezidivierenden Histamininjectionen. Beitr. path. Anat. **119**, 263 (1958). — Tongen, L. A.: The quantitative relationship between parietal cells and gastric acidity. Surgery **28**, 1009 (1950). — Tschakmakoff, P.: Perforiertes Magenulcus im Wochenbett. Inaug.-Diss. Berlin 1939. — Tudor, R. B.: Peptic ulcer in infancy and childhood. Minn. Med. **33**, 57 (1950). — Tuerkischer, R., and E. Wertheimer: Adrenalectomy and gastric secretion. J. Endocr. **4**, 143 (1944/1946). — Turck, F. B.: Ulcer of the stomach. Experiments in producing arteficial gastric ulcer and genuine induced peptic ulcer. J. Amer. med. Ass. **46**, 1753 (1906). — Tutt, J. B., and D. J. Jull: Gastric ulcers in adult cattle. Brit. vet. J. **111**, 458 (1955).

Uebelhart, R.: Ulcuskrankheit und Leberschaden. Schweiz. med. Wschr. **87**, 1325 (1957). — Underdahl, L. O., L. Woolner, and R. M. Black: Multiple endocrine adenomas. Report of 8 cases in which parathyroids, pituitary and pancreatic islets were involved. J. clin. Endocr. **13**, 20 (1953).

Vachon, A.: Poussée évolutive d'ulcère duodénal provoquée par la réserpine. Arch. Mal. Appar. dig. **46**, 868 (1957). — Valencia-Parpacen, J., Acevedo-Gallegos, Aravjo, A., y M. Matos: Epidemiologia y aspectos clinicos de la ulcera peptica en Venezuela. Proc. 1st World Congr. Gastroenterology, p. 4. Baltimore: Williams & Wilkins Co. 1959. — Vargas, A. C.: Peptic ulcer in the native peruvian. In: The proceedings of the 3rd world congr. of gastroenterology, vol. II, p. 142. Tokyo 1967. — Varro, V., I. Faredin, and F. Novaszel: Plasma pepsinogen concentration and adrenocortical activity. Acta med. scand. **153**, 211 (1956). — Vassallo, S. M.: Ulcer in Zanzibar. Eeast Afr. med. J. **14**, 83 (1937). — Vega, de la, J. M.: A survey of the peptic ulcer in Mexico. Gastroenterology **31**, 511 (1956). — Veil, W. H., u. A. Sturm: Die Pathologie des Stammhirns und ihre vegetativen klinischen Bilder. Jena: Fischer 1942. — Verner, J. V., and A. B. Morrison: Islet cell tumor and a syndrome of refractory watery diarrhea and hypokalemia. Amer. J. Med. **25**, 373 (1958). — Verschuer, O. v.:

Erbpathologie, 3. Aufl. Dresden-Leipzig 1945; — Genetik des Menschen. München-Berlin: Urban & Schwarzenberg 1959. — VESELY, K. T.: Beitrag zur Ätiopathogenese der Gastroduodenalgeschwüre. Dtsch. Z. Verdau.- u. Stoffwechselkr. **24**, 241 (1964). — VIRCHOW, R.: Historisches, Kritisches und Positives zur Lehre der Unterleibsaffektionen. Virchows Arch. path. Anat. **5**, 281 (1853); — Einfaches chronisches Magengeschwür. Virchows Arch. path. Anat. **5**, 361 (1853). — VISSCHER, F. E., P. H. SEAY, A. P. TAZELAAR, W. VELDKAMP, and M. J. VANDERBROOK: Pharmacology of palmine bromide. J. Pharmacol. exp. Ther. **110**, 188 (1954). — VOGT, A.: Über die Bedeutung der Magenform für das Auftreten der Ulcuskrankheit und der übrigen Erkrankungen des Magens und Zwölffingerdarmes. Fortschr. Röntgenstr. **74**, 861 (1949); — Über das Verhalten der Häufigkeit des Magen- und Zwölffingerdarmgeschwüres in den letzten zwölf Jahren. Dtsch. med. Wschr. **75**, 349 (1950).

WADDELL, W. R., A. J. LEONSINS, and G. D. ZUIDEMA: Gastric secretory and other laboratory studies on two patients with Zollinger-Ellison syndrome. New. Engl. J. Med. **260**, 56 (1959). — WAGONER, F. H. VAN, and T. P. CHURCHILL: Production of gastric and duodenal ulcers in experimental chinchophen poisoning of dogs. Arch. Path. **14**, 860 (1932). — WALPOLE, S. H., R. L. VASCO, C. F. CODE, and O. H. WANGENSTEEN: Production of gastric and duodenal ulcers in cat by intramuscular implantation of histamine. Proc. Soc. exp. Biol. (N.Y) **44**, 619 (1940). — WALPOLE, S. H., and O. H. WANGENSTEEN: Production of gastric and duodenal ulcers in cat by intramuscular implantations of histamine. Proc. Soc. exp. Biol. (N.Y.) **44**, 619 (1940). — WALPOLE, S. H., R. L. VASCO, CH. F. CODE, and O. H. WANGENSTEEN: Production of gastric and duodenal ulcers in cat by intramuscular implantation of histamine. Proc. Soc. exp. Biol. (N.Y.) **44**, 619 (1940). — WALSH, B. J., E. F. BLAND, A. C. TAQUINI, and P. D. WHITE: The association of gall bladder disease and of peptic ulcer with coronary disease. A post-mortem study. Amer. Heart. J. **21**, 689 (1941). — WALTHER, D.: Über das Ulcus duodeni beim Kleinkind. Zbl. allg. Path. path. Anat. **98**, 294 (1958). — WANGENSTEEN, O. H.: The ulcer problem. Canad. med. Ass. J. **53**, 3 (1945). — WANKE, M.: Der Einbau der Blutgefäße in die Wand des menschlichen Magens. Z. Zellforsch. **50**, 78 (1959). — Die Begleitmuskelfasern der Magengefäße und ihre Bedeutung für die Pathogenese des Ulcus ventriculi. Langenbecks Arch. klin. Chir. **300**, 166 (1962); — Zur Frage des sogenannten Altersulkus. Langenbecks Arch. klin. Chir. **303**, 94 (1963); — Sklerose der trunkulär-afferenten und radikulär-intramuralen Magenarterien. Ein Beitrag zur Pathogenese des Ulcus ventriculi. Langenbecks Arch. klin. Chir. **306**, 215 (1964); — Primäre Arteriitis obliterans und Ulcus ventriculi. Langenbecks Arch. klin. Chir. **305**, 174 (1964); — Altersulkus. Seine gefäßmorphologischen Grundlagen. Z. Kreisl.-Forsch. **54**, 81 (1965); — Zur Problematik der akuten tödlichen Fundusblutung (Dieulafoy). Gefäßmorphologische Grundlagen. Zbl. allg. Path. path. Anat. **107**, 467 (1965); — Gefäßfaktoren als integrierende Komponente in der Pathogenese des Ulcus ventriculi. Med. Welt **18** (N.F.) 3033 (1967); — Pathologico-anatomical results with acute pancreatitis. In: The proceedings of the 3rd world congr. of gastroenterology, vol. IV, p. 335, Tokyo 1967; — Experimentelle Pankreatitis. Proteolytische, lipolytische und biliäre Form. Stuttgart: G. Thieme 1968; — Experimental acute pancreatitis. In: Current topics in pathology, vol. 52, p. 64. Berlin-Heidelberg-New York: Springer 1970. — WANKE, M., R. L. L. COLLINS, R. HARTMANN, M. M. LINDER u. H. SEBENING: Strukturabhängige Wundheilung bei temporärem Hautersatz mit Kollagen-Schaumfolien. Frankfurt. Z. Path. **77**, 125 (1967). — WANKE, M., u. C.-TH. EHLERS: Klinisch-chemische Untersuchungen an magenresezierten Patienten. Ein Beitrag zur Frage Leberschaden nach Magenresektion. Langenbecks Arch. klin. Chir. **303**, 215 (1963). — WANKE, M., V. GEIGER u. D. BOKELMANN: Pathologisch-anatomische Befunde an Leber und Pankreas bei Erkrankungen des Gallengangsystemes. Med. Welt **20** (N.F.) 765 (1969). — WANKE, M., u. K.-H. GRÖZINGER: Organveränderungen bei experimenteller Pankreatitis. Mit besonderer Berücksichtigung der Leber-Pankreas-Beziehung. Langenbecks Arch. klin. Chir. **310**, 36 (1965). — WANKE, M., K.-H. GRÖZINGER u. R. HARTMANN: Deckung ausgedehnter flächenhafter Hautdefekte mit einer neuen Dreischicht-Kollagenfolie. Langenbecks Arch. klin. Chir. **314**, 99 (1966). — WANKE, M., u. W. GRÜNBERG: Vergleichende Untersuchungen zur Orthologie und Pathologie des elastisch-muskulären

Begleitapparates der Magengefäße und dessen Bedeutung für das Ulcus ventriculi. Z. Gastroent. **2**, 349 (1964). — WANKE, M., u. W. KAISER: Dystopes Pankreas im Magen. Literaturübersicht und Fallanalysen. In Vorbereitung 1971. — WANKE, M., u. W. NAGEL: Degranulierung des exkretorischen Pankreas und autodigestive Pankreatitis. Verh. dtsch. Ges. Path. **52**, 311 (1968). — WANKE, R.: Das Ulcusleiden und die chronische Gastritis in chirurgisch-klinischer Betrachtung. Dtsch. Z. Chir. **214**, 28 (1929); — Operierte chirurgische Mißerfolge des Ulcusleidens und der chronischen Gastritis. Dtsch. Z. Chir. **220**, 263 (1929); — Pathologische Physiologie der frischen, geschlossenen Hirnverletzung, insbesondere der Hirnerschütterung; klinische, anatomische und experimentelle Befunde. Stuttgart: G. Thieme 1948. WARREN, K. W., and R. B. CATTELL: Pancreatic surgery. New Engl. J. Med. **261**, 280, 333, 387 (1959). — WARTHIN, A. S.: Traumatic lipemia and fatty embolism. Int. Clin. **4**, 171 (1913). — WATMAN, R. N., and E. S. NASSET: Evidence for a nonthyroxin thyroid factor which affects gastric function. Amer. J. Physiol. **166**, 131 (1951). — WATSON, C. G., R. V. MOSELEY, and H. B. WHEELER: Perforated jejunal ulcer and Zollinger-Ellison-Syndrome. Arch. Surg. **96**, 274 (1968). — WATSON, J. H.: Acute perforating duodenal and gastric ulcers. Brit. med. J. **1930 II**, 169. — WATTS, J. W., and J. F. FULTON: The effect of lesions of the hypothalamus upon gastrointestinal tract and heart in monkeys. Amer. Surg. **101**, 363 (1935). — WEECH, A. A., and B. H. PAIGE: Nutritional edema in the dog. IV. Peptic ulcer produced by the same low protein diet that leads to hypoproteinemia and edema. Amer. J. Path. **13**, 249 (1937). — WEGMANN, T., H. U. ZOLLINGER, u. N. G. MARKOFF: Zollinger-Ellison-Syndrom mit terminaler letaler Hypoglykaemie. Dtsch. med. Wschr. **89**, 2223 (1964). — WEIDINGER, A.: Geschlechts-, Alters- und Berufsverteilung beim Ulcus ventriculi und duodeni. Münch. med. Wschr. **87**, 882 (1940). — WEIGEL, A. E., C. P. ARTZ, E. REISS, J. H. DAVIS, and W. H. AMSPACHER: Gastrointestinal ulcerations complicating burns. A report of five cases and a review of seventeen cases. Reported from 1942 to 1952. Surgery **34**, 826 (1953). — WEISS, S., R. B. ESPINAL, J. WEISS, and R. L. COOPER: Peptic ulcer. Rev. Gastroent. **16**, 336 (1949). — WEIZSÄCKER, V. v.: Der neurotische Aufbau bei den Magen- und Darmerkrankungen. Verh. dtsch. Ges. Verdau.- u. Stoffwechselkr. **6**, 222 (1926). — WEITZ, W.: Oesophagus-, Magen- und Darmkrankheiten. Fortschr. Erbpath. **7/8**, 87 (1943/1944). — WELBOURN, R. B., and C. F. CODE: Effects of cortisone and of adrenalectomy on secretion of gastric acid and on occurrence of gastric ulceration in the pylorus-ligated rat. Gastroenterology **23**, 356 (1953). — WENDENBURG, H. H.: Häufigkeit und Symptomatologie der Magen und Duodenalulcera während der Corticoidmedikation. Gastroenterologia (Basel) **107**, 283 (1967). — WENER, J., H. E. HOFF, and M. A. SIMON: Production of gastric and duodenal ulcer by the prolonged administration of mecholyl. Gastroenterology **11**, 904 (1948). — WERMER, P.: Genetic aspects of adenomatosis of endocrine glands. Amer. J. Med. **16**, 363 (1954). — WERTHEMANN, A., u. F. HUBER: Das Ulcus ventriculi und duodeni auf Grund der schweizerischen Enquete 1956. Schweiz. Z. Path. Bakt. **20**, 690 (1957). — WEST, H. F.: Prevention of peptic ulceration during corticosteroid therapy. Brit. med. J. **1959 II**, 680. — WEST, W. O., R. O. BURNS, J. M. DANIELS, and H. A. JACKSON: The syndrome of chronic pulmonary disease and gastroduodenal ulceration. Arch. intern. Med. **103**, 65 (1959). — WESTERHEIDE, R. L., C. T. HOWE, and D. W. ELLIOTT: Antral and pancreatic stimulation of gastric hypersecretion. Surg. Forum **15**, 369 (1964). — WESTPHAL, E., u. W. KUCKUCK: Reizmagen und peptische Ulcera, ihre Ätiologie und Therapie. Dtsch. med. Wschr. **59**, 1003 (1934). — WESTPHAL, K.: Untersuchungen zur Frage der nervösen Entstehung peptischer Ulcera. Dtsch. Arch. klin. Med. **114**, 327 (1914); — Die Pathogenese der peptischen Ulcera im Wandel der Zeit. Z. klin. Med. **145**, 240 (1949). — WESTPHAL, K., u. G. KATSCH: Das neurotische Ulcus duodeni. Mitt. Grenzgeb. Med. Chir. **26**, 391 (1913). — WIEBEL, H., u. W. KUNSTREICH: Die Altersverteilung und Berufsverteilung der Magen- und Zwölffingerdarmgeschwüre. Münch. med. Wschr. **87**, 94 (1940). — WIENER, S.: Spontaneous perforation of a gastric ulcer in a guinea pig. J. Amer. vet. med. Ass. **125**, 303 (1954). — WILBUR, B. C., R. H. LEE, and R. W. JAMPLIS: Ulcerogenic tumors of the pancreas. Report of two cases and suggested treatment. Surg. Clin. N. Amer. **36**, 1343 (1963). — WILDER, R. M. I.: Clinical diabetes and hyperinsulinism. Philadelphia: W. B. Saunders

Co. 1940. — WILKIE, D. P. D.: Retrograde venous embolism as a cause of gastric ulcer. J. Path. **15**, 355 (1911); — Coincident duodenal and gastric ulcer. Brit. J. med. **1926 II**, 469. — WILLIAMS, A. W.: Observations on the healing of experimental gastric ulcers in small laboratory animals. Brit. J. Surg. **41**, 167 (1953). — WILLIAMS, A. W., J. B. HOWIE, B. J. HELYER, and L. O. SIMPSON: Spontaneous peptic ulcers in mice. Aust. J. exp. Biol. med. Sci. **45**, 105 (1967). — WILSON, H. T., J. D. OLSON, and S. B. RIVERS: Pituitary tumors and peptic ulcers. Rev. Gastroent. **13**, 371 (1964). — WILSON, R. E., and W. J. PIROZYNSKI: Diffuse cystic malformation of the stomach manifested as multiple polypoid lesions, a case report. J. canad. Ass. Radiol. **16**, 195 (1965). — WILSON, S. D., and E. H. ELLISON: Survival in patients with the Zollinger-Ellison syndrome treated by total gastrectomy. Amer. J. Surg. **111**, 787 (1966). — WINIWARTER, F.: Über eine eigentümliche Form von Endarteriitis und Endophlebitis mit Gangrän der Füße. Langenbecks Arch. klin. Chir. **23**, 202 (1879). — WINKELSTEIN, A.: Peptic esophagitis. J. Amer. med. Ass. **104**, 11, 906 (1935); — Prophylaxis of peptic ulcer. Gastroenterology **5**, 457 (1945); — Investigation of gastric secretory response to prednisone. Amer. J. Gastroent. **27**, 584 (1957). — WINKELSTEIN, A., B. F. BRYER, L. J. DRUCKEMAN, and F. HOLLANDER: Preparation of a normally innervated whole stomach with distal continuity for studies of gastric physiology and experimental duodenal ulcer. Gastroenterology **30**, 583 (1956). — WISSMER, B., H. FAHRLANDER, E. HAFTER, W. HESS, and A. WERTHEMAN: Epidemiologic and clinical aspects of peptic ulcer in Switzerland. Proc. 1st World Congr. of Gastroenterology, p. 3. Baltimore: Williams & Wilkins Co. 1959. — WITTSTOCK, G.: Über disseminierte Magenschleimhautnekrosen bei Neugeborenen. Frankfurt. Z. Path. **76**, 381 (1967). — WÖRDEHOFF, PH.: Über den Vitamin-C-Gehalt des Blutes bei Magenerkrankungen (Gastritis und Ulcus). Verh. dtsch. Ges. inn. Med. **50**, 456 (1938). — WOFFORD, J. D., and A. CUMMINS: Hemorrhage from duodenal ulcer during the administration of reserpine. New Engl. J. Med. **255**, 1193 (1956). — WOHLGEMUTH, B., u. E. SCHILLE: Experimentelle Untersuchungen zur Frage eines Zusammenhanges zwischen Leberschaden und Magengeschwür. Acta hepato-splenol. (Stuttg.) **13**, 193 (1966). — WOLDMAN, E. E.: Acute ulcers of upper gastrointestinal tract: their relation to systemic stress and adrenal damage. J. Amer. med. Ass. **149**, 984 (1952). — WOLFHARDT, K.: Chronische Gastritis und Ulcus ventriculi. Inaug.-Diss. Erlangen 1925. — WOOD, M.N.: Chronic peptic ulcer in 94 diabetics. Amer. J. dig. Dis. **14**, 1 (1947). — WORMSLEY, K. G., and M. P. MAHONEY: Parietal cell responsiveness in duodenal ulcer. Brit. med. J. **1967 I**, 279. — WREITMARK, G.: The peptic ulcer individual. Acta psychiat. scand., Suppl. **84** (1953). — WÜST, G.: Zunahme und Altersverteilung der Ulcuskomplikationen am Sektionsgut (14300 Sektionen), zugleich ein Beitrag zur Frage der Ulcusgenese. Z. Alternsforschg. **8**, 267 (1955). — WÜSTFELD, M.: Magengeschwür bei Kyphoskoliose und Spangenbildung an der Wirbelsäule. Z. klin. Med. **145**, 423 (1949).

YAMAGATA, S.: Pathophysiological studies on peptic ulcer. In: The proceedings of the 3rd world congr. of gastroenterology, vol. II, p. 5. Tokyo 1967. — YAMASHINA, J.: Metabolism of glycoproteins, glycopeptides and glycolipids. In: The amino sugars, ed. by E. A. BALAZS, R. W. JEANLOZ, vol. II, B. New York-London: Academic Press 1966. — YANO, A.: Experimentelle Untersuchungen über die Heilungstendenz des Magengeschwürs. Beitr. path. Anat. **73**, 251 (1925). — YZEREN, W. VAN: Die Pathogenese des chronischen Magengeschwürs. Z. klin. Med. **43** 181 (1901).

ZACHARIAE, L., and G. ASBOE-HANSEN: Regression of experimental skin tumors in mice following local injections of 17-hydroxycorticosterone-21-acetat. Cancer Res. **14**, 488 (1954). — ZINCK, K. W.: Pathologische Anatomie der Verbrennung. Jena: G. Fischer 1940. — ZIRONI, G.: Experimenteller Beitrag zur Pathogenese des Ulcus rotundum des Magens. Arch. klin. Chir. **9**, 662 (1910). — ZITTEL, R. X., H. WEYAND u. F. WEYAND: Zur Bedeutung pathologischer Leberbefunde beim Magen-Duodenal-Ulkus und beim Ulkus pepticum jejuni. Dtsch. med. Wschr. **92**, 791 (1967). — ZOLLINGER, R. M.: Reflections on the ulcerogenic syndrome. Amer. J. Surg. **33**, 610 (1967). — ZOLLINGER, R. M., and T. V. CRAIG: Endocrine tumors and peptic ulcer. Amer. J. Med. **29**, 761 (1960). — ZOLLINGER, R. M., D. W. ELLIOTT, G. L. ENDAHL, G. N. GRANT, J. T. GOSWITZ, and D. A. TAFT: Origin of the ulcerogenic hormone in endocrine induced ulcer. Ann. Surg. **156**, 570 (1962). — ZOLLINGER, R. M., and E. R.

ELLISON: Primary peptic ulcerations of the jejunum associated with islet cell tumors of the pancreas. Ann. Surg. **142**, 709 (1955). — ZOLLINGER, R. M., and G. N. GRANT: Ulcerogenic tumor of the pancreas. J. Amer. med. Ass. **190**, 181 (1964). — ZOLLINGER, R. M., and R. C. MCPHERSON: Ulcerogenic tumors of the pancreas. Amer. J. Surg. **95**, 359 (1958). — ZSCHOCH, H.: Die Magen- und Duodenalulzera in der Sektionsstatistik. Dtsch. Z. Verdau.- u. Stoffwechselkr. **25**, 97 (1965). — ZUBROD, C. G., W. PIEPER, T. F. HILBISH, R. SMITH, T. DUTCHER, and P. WERMER: Acromegaly, jejunal ulcers and hypersecretion of gastric juice. Clinicopathological conference of the N. I. H. Ann. intern. Med. **49**, 1389 (1958). — ZUKSCHWERDT, L.: Über Veränderungen der Magensaftsekretion als Folge verzögerter Entleerung. Z. ges. exp. Med. **79**, 578 (1931). — ZUKSCHWERDT, L., u. T. ECK: Die Behandlung des frei durchgebrochenen Geschwüres des Magens und Zwölffingerdarms. Dtsch. Z. Chir. **232**, 299 (1931).

## J. Pylorusstenose des Erwachsenen, Invaginationen im Bereiche des Magens sowie des angrenzenden Oesophagus und Duodenum, erworbene Magendivertikel

ACKMAN, F. D.: A case of congenital hypertrophic stenosis in a man aged seventy-two. Canad. med. Ass. J. **21**, 423 (1929). — AGATI, D.: Quadri radiologici di invaginazione gastro-gastrica e gastro-duodenal. Radiol. med. (Torino) **27**, 865 (1940). — ALBOT, G., et F. MAGNIER: L'hypertrophie musculaire du pylore de l'adulte (forme myomateuse de l'atrésie fibromusculaire de l'antre). Arch. Mal. Appar. dig. **42**, 347 (1953). — ALNOR, P. C., E. W. KRICKE u. H. J. WERNER: Der Magenschleimhautprolaps. Ein Beitrag zur Physiopathologie des Magenausganges. München-Berlin: Urban & Schwarzenberg 1962. — ANDRESEN, K.: Roentgenologic follow-up examination in congenital pyloric stenosis after the manifestation stage. Acta paediat. (Uppsala) **27**, 334 (1939/1940). — APPEL, A. A., H. G. PRITZKER, and PH. KLOTZ: Pyloric obstruction due to sarcoid of the stomach. Arch. Surg. **62**, 140 (1951). — APPLEBY, L. H.: Prolapsing gastric mucosa. J. int. Coll. Surg. **10**, 135 (1947). — ARCILLA, R., M. BANDLER, M. FARBER, and A. OLIVAR: Gastrointestinal scleroderma, simulating chronic and acute intestinal obstruction. Gastroenterology **31**, 764 (1956). — ARMITAGE, G., and J. A. RHIND: Fate of tumour in infantile hypertrophic pyloric stenosis. Brit. J. Surg. **39**, 39 (1951). — ATKINSON, M., D. A. W. EDWARDS, A. J. HONOUR, and E. N. ROWLANDS: Comparison of cardiac and pyloric sphincters; a manometric study. Lancet **1957 II**, 918.

BACHMANN, K. D.: Plattenförmige Muskelhyperplasien im Antrum pylori. Beitr. path. Anat. **112**, 97 (1952). — BARRIE, H. J., and J. C. ANDERSON: Hypertrophy of the pylorus in an adult with massive eosinophil infiltration and giant-cell reaction. Lancet **1948 II**, 1007. — BARTELS, E. D., and H. ELTORM: Prolapse of the gastric mucosa through the pylorus: physiological or abnormal? Gastroenterology **20**, 100 (1952). — BAYER, L., u. H. PANSDORF: Der röntgenologische Nachweis von Divertikeln im Bereiche des Verdauungskanals und seine klinische Bedeutung. Ergebn. med. Strahlenforsch. **6**, 493 (1933). — BENDIX, R. M., and H. NECHELES: Hypertrophic pyloric stenosis. J. Amer. med. Ass. **135**, 331 (1947). — BERG, H. M.: Antral gastritis. Radiology **59**, 324 (1952). — BOCKUS, H. L.: Postgraduate Gastroenterology. Philadelphia: W. B. Saunders Co. 1950. — BODON, G. R., and P. W. HAAKE: Hiatus hernia and pyloric hypertrophy in the adult. Surgery **63**, 430 (1968). — BOQUIEN, U., J.-P. KERNEIS, P. MALVY, G. KROPFF, M. LENNE, G. DELUMEAU et M.-F. LEBODIC: Le granulome éosinophile du tube digestif. Arch. Mal. Appar. dig. **55**, 977 (1966). — BOYD, D. P.: Surgery in hiatus hernia. S. Clin. N. Amer. **44**, 597 (1964). — BRALOW, S. P., G. H. BECKER, and H. NECHELES: Prolapse of gastric mucosa and its possible relationship with peptic ulcer and upper gastrointestinal hemorrhage. Amer. J. dig. Dis. **17**, 65 (1950). — BRAUN, H., u. W. SCHMITT: Der gastroduodenale Schleimhautprolaps und seine klinische Bedeutung. Med. Klin. **55**, 453 (1960). — BRDICZKA, I. G.: Antrum-Pseudodivertikel des Magens, ein Röntgenbefund bei operativ gedecktem Ulcus duodeni perforatum sowie chronischem Ulcus mit perigastrischen Adhäsionen. Fortschr. Röntgenstr. **41**, 384 (1930). — BROOKS, F. P., L. W. STEVENS, E. P. PENDERGRASS, and F. BASSOLS: Experimental studies on the motility of the gastric mucosa in dogs: A preliminary report. Amer. J. Roentgenol. **59**, 482 (1948). — BROWN, P. W., and J. T. PRIESTLEY: Massive and recurrent gastrointestinal hemorrhage from diverticulum of the stomach. Proc. Mayo Clin. **13**, 270 (1938). — BURGE, H. W., A. M. GILL, C. D. T. MACLEAN, and R. H. LEWIS: Symptomatic hiatus hernia: A study of pyloro-duodenal region and the rationale of vagotomy in its treatment. Thorax **21**, 67 (1966).

CAPUA, A.: Sindrome radiologica di un caso de invaginazione gastro-gastrica. Ann. Radiol. diagn. (Bologna) **12**, 121 (1938). — CHIARI, H.: Über Intussusception am Magen. Prag. med. Wschr. **13**, 221 (1888). — COLEMAN, M.: Hypertrophic pyloric stenosis in adults. Lancet **1932**II 892. — COSMAN, B., J. KELLUM, and H. KINGSBURY: Gastric diverticula and massive gastrointestinal hemorrhage. Amer. J. Surg. **94**, 144 (1957). — COVE, A. M., and W. C. CURPHEY: Prolapse of redundant gastric mucosa. Surg. Gynec. Obstet. **88**, 108 (1949). — CRAVER, W. C.: Hypertrophic pyloric stenosis in adults. Gastroenterology **33**, 914 (1957). — CROHN, B. B.: Congenital pyloric stenosis in adult life. J. Amer. med. Ass. **90**, 197 (1928).

DIANKOW, L., u. D. ANGÖSOWA: Magenschleimhautprolaps bei Kindern. Kinderärztl. Praxis **33**, 49 (1965). — DINES, D. E., L. G. BARTHOLOMEW, J. C. CAIN, and G. D. DAVIS: The significance of prolapse of the gastric mucosa. Gastroenterology **35**, 166 (1958). — DITTRICH, J. K., u. B. FRIOLET: Zur Spätprognose der kindlichen Pylorusstenose. Münch. med. Wschr. **103**, 699 (1961). — DONOVAN, E. J.: Congenital hypertrophic pyloric stenosis. Ann. Surg. **124**, 708 (1946).

EHNERT, A.: Röntgenologische Nachuntersuchungen nach spastisch-hypertrophischer Pylorusstenose. Fortschr. Röntgenstr. **89**, 33 (1958). — ELIASON, E. L., and V. W. M. WRIGHT: Benign tumors of the stomach. Surg. Gynec. Obstet. **41**, 461 (1925). — ENDERLEN, E.: Invagination der vorderen Magenwand in den Oesophagus. Dtsch. Z. Chir. **69**, 60 (1903). — ENGEL, 1887: Zit. nach KATSCH u. PICKERT 1953. — ETTER, H.: Ein Beitrag zur Ätiologie des Prolapses von Magenschleimhaut in Pylorus und Bulbus duodeni. Fortschr. Röntgenstr. **76**, 485 (1952).

FAGAN, CH. J., and E. D. PALMER: Gastroesophageal retrograde mucosal prolapse. Amer. J. Roentgenol. **90**, 774 (1963). — FELDMAN, M.: Retrograde extrusion or prolapse of the gastric mucosa into the esophagus. Amer. J. med. Sci. **222**, 54 (1951); — Further studies on prolapse of the gastric mucosa into the duodenum. Amer. J. Gastroenterol. **54**, 444 (1954). — FELDMAN, M., S. MORRISON, and P. MYERS: The clinical evaluation of prolapse of the gastric mucosa into the duodenum. Gastroenterology **22**, 80 (1952). — FENSTER, E.: Syphilitischer Schrumpfmagen. Langenbecks Arch. klin. Chir. **187**, 705 (1937). — FERRIER, T., and N. DAVIS: Eosinophilic infiltration of stomach and small intestine. Med. J. Aust. **1957**I 789. — FRANK, A.: Der transpylorische Schleimhautprolaps. Fortschr. Röntgenstr. **85**, 534 (1956). — FREEMAN, L.: Diskussionsbemerkung. Ann. Surg. **90**, 540 (1929). — FRIK, W.: Die röntgenologische Differentialdiagnose des echten transpylorischen Magenschleimhautprolapses. Fortschr. Röntgenstr. **80**, 587 (1954). — Der transpylorische Magenschleimhautprolaps keine Fehldiagnose, sondern ein röntgenologisches Symptom. Fortschr. Röntgenstr. **83**, 525 (1955); — Magen. In: Lehrbuch der Röntgendiagnostik, Bd. V, S. 246ff. Stuttgart: Georg Thieme 1965.

GOLDEN, R.: Antral gastritis and spasm. J. Amer. med. Ass. **109**, 1497 (1937). — GORODINSKI, B.: Zur Frage der Pylorusstenose auf tuberkulöser Basis. Ref. Zentr.-Org. ges. Chir. **36**, 844 (1927). — GRABENER, E., u. F. HEUCK: Schleimhauthyperplasie des Antrum und Schleimhautprolaps. Fortschr. Röntgenstr. **93** (1960) 35 — Beiheft.

HAFTER, E., u. R. E. SIEBENMANN: Akute pseudotumoröse allergische Gastritis. Gastroenterologia **97**, 65 (1962). — HARVIER, P., et R. DE BRUN: La sténose pylorique par hypertrophie musculaire chez l'adulte. Paris méd. **23**, 173 (1933). — HAWLEY, C., P. D. MEYER, and B. FELSON: The roentgenologic diagnosis of prolapsed gastric mucosa. Amer. J. Roentgenol. **61**, 784 (1949). — HEIDENHAIN, L., u. G. B. GRUBER: Über kongenitale Pylorusstenosen bei Erwachsenen. Eine Studie über Zusammenhänge von Magenerkrankungen Erwachsener mit angeborenen Zuständen. Dtsch. Z. Chir. **179**, 330 (1923). — HENSCHEN, F.: Über die Invagination im Bereiche des Magens, insonderheit die gastroduodenalen Invaginationen. Verh. dtsch. Ges. Chir. **148**, 730

(1927). — HOCHULI, R.: Pylorusstenose bei Morbus Boeck des Magens. Schweiz. med. Wschr. **89**, 1341 (1959); — Behinderte Magenentleerung durch Antrum-, Pylorus-, oder Duodenal-Pathologie bei Hiatushernie. Helv. chir. Acta **32**, 163 (1965). — HOLT, L. E.: Hypertrophic pyloric stenosis in infants. J. Amer. med. Ass. **68**, 1517 (1917). — HORTON, B. T.: Pyloric musculature with special reference to pyloric block. Amer. J. Anat. **41**, 197 (1928); — Pyloric block, with special reference to the musculature, myenteric plexus and lymphatic vessels. Arch. Surg. **22**, 438 (1931). — HORWITZ, A., W. C. ALVAREZ, and H. ASCANIO: The normal thickness of the pyloric muscle and the influence on it of ulcer, gastro-enterostomy and carcinoma. Ann. Surg. **89**, 521 (1929). — HUBER, H. G.: Deformierende Magenerkrankung bei einem hereditär luetischen Kinde. Z. Kinderheilk. **49**, 179 (1930).

JOSSELIN DE JONG, R. DE: Über Magenstörungen infolge benigner Drüsenvergrößerung im Gebiete des Pylorus. Virchows Arch. path. Anat. **223**, 220 (1917).

KAISER, R.: Ein erworbenes Divertikel an der Vorderwand des Magens. Röntgenpraxis **7**, 327 (1935). — KATSCH, G., u. H. PICKERT: Die Krankheiten des Magens. In: Handbuch der inneren Medizin, 4. Aufl., Bd. III/1. Berlin-Göttingen-Heidelberg: Springer 1953. — KAUFMANN, R., u. G. HOLZKNECHT: Die Peristaltik am Antrum pylori des Menschen. Mitt. Lab. radiol. Ther. allg. Krhs. Wien **1**, 66 (1906). — KEET, A. D.: Focal hypertrophy of the pyloric musculature in adults. Arch. path. **61**, 20 (1956). — KEYNES, W. M.: Simple and complicated hypertrophic pyloric stenosis in the adult. Gut **6**, 240 (1965). — KIRKLIN, B. R., and M. T. HARRIS: Hypertrophy of the pyloric muscle in adults. A distinctive roentgenologic sign. Amer. J. Roentgenol. **29**, 437 (1933). — KLEITSCH, W. P.: Diagnosis and treatment of pyloric hypertrophy in the adult. Arch. Surg. **65**, 655 (1952). — KLEITSCH, W. P., and R. L. LAWTON: Transpyloric prolapse of gastric mucosa. Amer. J. dig. Dis. **20**, 61 (1957). — KLOSE, H., u. A. BERNSTEIN: Die Pylorushypertrophie des Erwachsenen als selbständiges Krankheitsbild. Med. Welt **6**, 440 (1932). — KNIGHT, C. D.: Hypertrophic pyloric stenosis in the adult. Ann. Surg. **153**, 899 (1961). — KONJETZNY, G. E.: Die Entzündung des Magens. In: HENKE-LUBARSCH, Handbuch der speziellen pathologischen Anatomie, Bd. IV/2, S. 768. Berlin: Springer 1928; — Die Pylorushypertrophie des Erwachsenen als selbständiges Krankheitsbild (Bemerkungen zu dem gleichnamigen Aufsatz von H. KLOSE und A. BERNSTEIN). Med. Welt **6**, 728 (1932); — Die Geschwürsbildung im Magen, Duodenum und Jejunum. Stuttgart: Ferdinand Enke 1947. — KREEL, L., and H. ELLIS: Pyloric stenosis in adults: a clinical and radiological study of 100 consecutive patients. Gut **6**, 253 (1965). —KROMPECHER: Zur Anatomie, Histologie und Pathologie der gastrischen und gastro-intestinalen Sclerostenose. Beitr. path. Anat. **49**, 384 (1910).

LANDERER: Inaug.-Diss. Tübingen 1879. — LANNON, J., and A. CULINER: Retrograde intussusception of lesser curvature of stomach, pylorus and the first part of the duodenum into the esophagus. Brit. J. Surg. **33**, 392 (1946). — LEGAL, Y., R. RABER, P. BUCK et M. SIMLER: Etude anatomo-radiologique des prolapsus pyloro-duodénaux. J. radiol. (Brux.) **40**, 2 (1959). — LENARDUZZI, G.: Sulli intermittenza dell'invaginazione gastrica postoperatoria. Nunt. radiol. (Roma) **7**, 199 (1939). — LEVIN, E. J., and B. FELSON: Asymptomatic gastric mucosal prolapse. Radiology **57**, 514 (1951). — LEWIS, D., and C. G. GRULEE: The pylorus after gastroenterostomy for congenital pyloric stenosis; a report on its condition two hundred and fifty-six days following the operation. J. Amer. med. Ass. **64**, 410 (1915). — LIEBERMANN, D.: Die Muskelarchitektur der Magenwand des menschlichen Foeten im Vergleich zum Aufbau der Magenwand des Erwachsenen. Gegenbaurs morph. Jb. **108**, 391 (1966).— LINDENSCHMIDT, TH.-O.: Zur Pathologie und Klinik der Invaginationen im Bereich des Magens. Bruns' Beitr. klin. Chir. **182**, 191 (1951). — LÖNNERBLAD: Zwei Fälle von Mageninvagination. Acta radiol. (Stockh.) **14**, 82 (1953). — LORIMIR, A. A. DE, and C. Y. GATES: Transpyloric prolapse of the gastric mucosa. West. J. Surg (Portland) **60**, 577 (1952). — LORIMER, A. A. DE, and I. NIEDA: Hypertrophic antral and pyloric musculature in the adult. Amer. J. Gastroent. **25**, 486 (1956). — LOTZIN, R.: Über das Faltensystem des Magens und seine Beziehungen zum Gefäßsystem. Fortschr. Röntgenstr. **51**, 329 (1935). — LUMBSDEN, K., and S. C. TRUELOVE: Primary hypertrophic pyloric stenosis in the adult. Brit. J. Radiol. **31**, 261 (1958). — LYNCH,

M. J., W. E. Hutchinson, and J. D. Sprague: Pyloric obstruction due to muscular hypertrophy and massive eosinophil infiltration. Gastroenterology **31**, 571 (1956).

Maier, R.: Beiträge zur angeborenen Pylorusstenose. Virchows Arch. path. Anat. **102**, 413 (1885). — Manning, I. H., and J. U. Gunter: Prolapse of redundant gastric mucosa through the pyloric canal into the duodenum. Amer. J. Path. **26**, 57 (1950). — Markhoff, N.: Divertikel des Magens. In: Boller, R.: Der Magen und seine Krankheiten. Wien: Urban & Schwarzenberg 1954. — McClure, C. C.: Hypertrophy of the pyloric muscle in adults. Surg. Gynec. Obstet. **52**, 945 (1931). — McNaught, G. H. D.: Simple pyloric hypertrophy in the adult. J. roy. Coll. Surg. Edinb. **1957** (III), 35. — Melamed, A.: Etiology and pathogenesis of prolapsed gastric mucosa into the duodenum. Amer. J. dig. Dis. **17**, 4 (1950); — Radiological aspects of gastric lesions prolapsing into the duodenal bulb. Amer. J. Gastroent. **26**, 399 (1956). — Melamed, A., R. S. Haukohl, and A. Marck: Prolapse of gastric mucosa: summary of 150 cases. Gastroenterology **23**, 602 (1953). — Melamed, M., and A. Melamed: Prolapsed gastric mucosa: possible cause of "gastric" symptoms in right heart failure. Ann. intern. Med. **31**, 245 (1949). — Melnick, M. P.: Prolapse of gastric mucosa. J. Mich. med. Soc. **56**, 1575 (1957). — Moersch, H. J., and J. F. Weir: Redundant gastric mucosa simulating carcinoma of the stomach. Amer. J. dig. Dis. **9**, 287 (1942).

Nielsen, O. St., and Roelsgaard: Radiographic follow-up in hypertrophic pyloric stenosis. After medical and surgical treatment. Acta paediat. (Uppsala) **49**, 4 (1960). — North, J. P., and J. H. Johnson: Pyloric hypertrophy in the adult. Ann. Surg. **131**, 316 (1950).

Orie, N. M. G., T. G. Rijssel, and G. L. van der Zwang: Pyloric stenosis in sarcoidosis. Acta med. scand. **138**, 139 (1950). — Oselladore, G.: Reproduzione sperimentale dell'invaginazione gastro-gastrica retrograde. Arch. ital. Mal. Appar. dig. **6**, 401 (1937).

Palmer, E. D.: Mucosal prolapse at the esophago-gastric junction. Amer. J. Gastroent. **23**, 530 (1955); — Benign tumors of the stomach. Medicine **30**, 81 (1951); — Collective review gastric diverticula. Internat. Abstr. Surg. **94**, 417 (1951). — Patterson, R. H., and S. Weintraub: Prolapse of the gastric mucosa. Surg. Clin. N. Amer. **35**, 495 (1954). — Pattinson, J. N., G. Osborne, and N. C. Tanner: Benign lesions of the pyloric antrum simulating carcinoma with comments on the value of gastroscopy in the diagnosis of antral lesions. Brit. J. Radiol. **32**, 1 (1959). — Pelloja, M.: Sulla stenosi pilorica ipertrofica dell'adulto. Riv. „Omnia medica" 1953. — Pfanner: Kasuistischer Beitrag zur Kenntnis der tuberkulösen Pylorusstenose. Mitt. Grenzgeb. Med. Chir. **28**, 83 (1915). — Pohlandt, K.: Der sogenannte Prolaps von Magenschleimhaut in den Bulbus, eine röntgenologische Fehldiagnose. Fortschr. Röntgenstr. **82**, 445 (1955). — Prevot, R.: Über flüchtige Invagination am Magen-Darm-Kanal. Fortschr. Röntgenstr. **86**, 50 (1957). — Prinz, H.: Zur Frage der Pylorushypertrophie des Erwachsenen unter besonderer Berücksichtigung bestimmter Formen des Pförtnerkrebses. Langenbecks Arch. klin. Chir. **197**, 1 (1939). — Puhl, H.: Über die Bedeutung entzündlicher Prozesse für die Entstehung des Ulcus ventriculi et duodeni. Virchows Arch. path. Anat. **260**, 1 (1926).

Raffensperger, E. C.: Time required for the development of pyloric muscle hypertrophy in an adult. Gastroenterology **28**, 458 (1955). — Raia, A., P. Curti, A. Cardoso de Almaida, and W. Fry: The pathogenesis of hypertrophic stenosis of the pylorus in the newborn and adult. Surg. Gynec. Obstet. **102**, 705 (1956). — Rappaport, E. M., E. O. Rappaport, and A. Alper: Incidence and clinical significance of transpyloric prolapse of gastric mucosa. J. Amer. med. Ass. **150**, 182 (1952). — Rees, C. E.: Prolapse of gastric mucosa through the pylorus, surgical treatment. Surg. Gynec. Obstet. **64**, 689 (1937). — Reussi, C., D. Gozzi, and H. Rigoli: Prolapse de la mucosa gastrica en el duodeno. Prensa méd. argent. **1951**, 1277. — Ricard et Chevrier: De la tuberculose et des sténoses tuberculeuses du pylore. Rev. Chir. (Paris) **1905 I**, 557, 736; **1905 II**, 74. — Rigler, S. P., H. A. Oberhelman, P. H. Brasher, J. H. Landor, and L. R. Dragstedt: Pyloric stenosis and gastric ulcer. Arch. Surg. **71**, 191 (1955). — Rössle, R.: Die Pylorushypertrophie des Erwachsenen. Schweiz. med. Wschr. **65**, 174 (1935). — Ross, J. R.: Cicatrizing enteritis, colitis, and gastritis. Gastroenterology **13**, 344 (1949). — Runström, G.: On the roentgen-anatomical appearance of congenital pyloric stenosis during and after the manifest stage of the disease. Acta paediat. (Uppsala) 26, 383 (1939). — RUNYEON, W. K., S. O. HOERR, and J. B. HAZARD: Hypertrophic pyloric stenosis in the adult: discussion of etiology and report of a case. Cleveland Clin. Quart. 22, 76 (1955). — RUZIC, J. P., J. M. DORSEY, H. L. HUBER, and S. H. ARMSTRONG: Gastric lesions of Löffler's syndrome. J. Amer. med. Ass. 149, 534 (1952).

SARASIN, R., u. A. HOCH: Die Invaginationen der Oesophagus-Schleimhaut in den Magen. Schweiz. med. Wschr. 81, 1207 (1951). — SCHMIEDEN, V.: Über Invaginationen am Magen. Verh. Dtsch. Ges. Chir. 1911/1913. — SCHMIEDEN, V., u. H. WESTHUES: Über Invaginationen am Magen. Dtsch. Z. Chir. 200, 251 (1927). — SCHRÖDER, W.: Über den Prolaps von Magenschleimhaut in das Duodenum. Fortschr. Röntgenstr. 75, 661 (1951). — SCHWARZKOPF, H.: Prolaps der Magenschleimhaut in das Duodenum. Frankfurt. Z. Path. 64, 89 (1953). — SCOTT, W. G.: Radiographic diagnosis of prolapsed redundant gastric mucosa into the duodenum, with remarks on the clinical significance and treatment. Radiology 46, 547 (1946). — SEVERIN, J.: Pylorusstenose mit Magenektasie infolge primärer Magentuberkulose. Berl. klin. Wschr. 1917, 738. — SEYSS, R.: Zur Diagnose, Genese und Wertung der Verlagerung der Magenschleimhaut in das Duodenum. Medizinische 1954, 1043; — Zur röntgenologischen Erscheinungsform des transpylorischen Schleimhautprolapses. Gastroenterologia (Basel) 87, 19 (1957). — SHIFLETT, E. L.: Diverticula of the stomach. Amer. J. Roentgenol. 38, 280 (1937). — SIRAK, H. D.: Boeck's sarcoid of the stomach simulating linitis plastica. Arch. Surg. 64, 769 (1954). — SKORYNA, S. C., H. S. DOLAN, and A. GLEY: Development of primary pyloric hypertrophy in adults in relation to the structure and function of the pyloric canal. Surg. Gynec. Obstet. 108, 83 (1959). — SOUTHWICK, H. W., D. P. SLAUGHTER, and J. A. BOLLINGER: Idiopathic hypertrophic stenosis in an elderly adult. Illinois med. J. 107, 139 (1955). — SPENCER, J. R., M. W. COMFORT, and D. C. DAHLIN: Eosinophilic infiltration of the stomach and bowel associated with pyloric obstruction and recurrent eosinophilia. Gastroenterology 15, 505 (1950). — STEINICKE, O., and M. ROELSGAARD: Radiography of stomach in hypertrophic pyloric stenosis in acute phase and the first few months after surgical or spasmolytic treatment. Acta paediat. (Uppsala) 48, 245 (1959). — STOUT, A. P.: Pathology of carcinoma of the stomach. Arch. Surg. 46, 807 (1943). — STRAUSS, J.: Linitis plastica des Magens mit Sanduhrbildung bei einem hereditär syphilitischen Kind. Arch. Verdau.-Kr. 38, 186 (1929). — SUTHERLAND, C. G.: Multiple diverticula with hemorrhage in the wall of the stomach: report of a case. Radiology 5, 523 (1925).

TEMPLETON, F. E.: X-ray examination of the stomach. Chicago: Chicago University Press 1944. — TESKE, H.-J.: Das Magendivertikel. Klinik und Technik der röntgenologischen Darstellung. Münch. med. Wschr. 107, 1525 (1965). — TORGERSEN, J.: Pylorusmuskulatur. Acta radiol. (Stockh.), Suppl. 45 (1942); — Comparative anatomy of the stomach. In: The physiology of gastric secretion, p. 10. Oslo: Universitetsforlaget 1968. — TWINING, E. W.: Chronic hypertrophic stenosis of the pylorus in adults. Brit. J. Radiol. 6, 644 (1933).

VOIGT, H. W.: Stenosierende Magensyphilis bei einer Jugendlichen mit congenitaler Lues. Dtsch. Z. Chir. 254, 91 (1940).

WAKEFIELD, H.: Hypertrophic pyloric stenosis in adults. Gastroenterology 2, 250 (1944). — WALD, L. T. LE: Leather-bottle stomach (linitis plastica). Amer. J. Roentgenol. 8, 163 (1921). — WALLENSTEN, S.: Pyloric hypertrophy in adults. Acta chir. scand. 104, 285 (1952). — WALTERS, W.: Billroth I (Von Haberer) resection of the stomach. J. Amer. med. Ass. 131, 1269 (1946). — WANKE, M., u. W. KAISER: Dystopes Pankreas im Magen. Literaturübersicht und Fallanalysen. (In Vorbereitung.) — WANKE, R.: Über die Behandlung des chronischen Ulcusleidens im Magen und Duodenum und die Indikation zum chirurgischen Eingriff. Dtsch. Z. Chir. 228, 41 (1930). — WATSON, G. W., E. R. FLINT, and M. J. STEWART: Hyperplastic tuberculosis of the stomach causing hour-glass deformity, with complete squamous metaplasia of the upper loculus. Brit. J. Surg. 24, 333 (1936/1937). — WELLMANN, K. F., A. KAGAN, and H. FANG: Hypertrophic pyloric stenosis in adults. Survey of the literature and report of a case of the localized form (torus hyperplasia). Gastroenterology 46, 601 (1964). — WELLS, J.: Herniation of gastric mucosa into the eso-

phagus: Report of a case. Amer. J. Roentgenol. **58**, 194 (1947). — WILSON, J. W., and B. J. WILSON: Pseudo-ulceration of the stomach and duodenum produced by traction diverticula. Amer. J. Roentgenol. **75**, 297 (1956).
    ZACHO, A.: Relaxation of the gastric mucosa producing pyloric obstruction. Arch. Surg. **57**, 45 (1948). — ZDANSKY, E.: Über Invaginationen des Magens. Bericht über einen Fall von gastroduodenaler und über zwei Fälle von retrograder gastro-gastrischer Invagination. Röntgenpraxis **11**, 537 (1939). — ZETTERGREN, L.: Does any genetic connection exist between pyloric hypertrophy in infants and in adults? Acta chir. scand. **97**, 533 (1949). — ZIMMER, E. A.: Klinik und Röntgenologie des Prolapses von Magenschleimhaut in den Pylorus und in den Bulbus duodeni. Schweiz. med. Wschr. **80**, 351 (1950). — ZUKSCHWERDT, L., u. TH.-O. LINDENSCHMIDT: Magen. Duodenum. In: Klinische Chirurgie, Bd. III, S. 149ff. Stuttgart: Georg Thieme 1960.

## K. Benigne Magentumoren

ABRAMS, H. L.: Leiomyoma of the stomach. Amer. J. Roentgenol. **72**, 1023 (1954). — ABRIKOSSOFF, A.: Über Myome, ausgehend von der quergestreiften willkürlichen Muskulatur. Virchows Arch. path. Anat. **260**, 215 (1926); — Weitere Untersuchungen über Myoblastenmyome. Virchows Arch. path. Anat. **280**, 723 (1931). — ACKERMAN, L. V.: Surgical pathology, 3rd ed., p. 387. St. Louis: C. V. Mosby Co. 1964. — AGEY, W. L., and J. L. PONKA: Gastric lipoma with hemorrhage and myocardial ischemia simulating myocardial infarction. Gastroenterology **28**, 295 (1955). — ALBERTINI, A. v.: Histologische Geschwulstdiagnostik. Stuttgart: Georg Thieme 1955. — ALLAN, R. A., and D. C. DAHLIN: Glomus tumor of the stomach. Report of 2 cases. Mayo Clin. Proc. **29**, 429 (1954). — ALLAN, W. S. A., and R. W. S. MILLER: Glomus tumor of the stomach. Brit. J. Surg. **48**, 145 (1960). — ALNOR, P. C., E. W. KRICKE u. H. J. WERNER: Der Magenschleimhautprolaps. Ein Beitrag zur Physiopathologie des Magenausganges. München-Berlin: Urban & Schwarzenberg 1962. — AMATUS LUSITANUS: Curitonum medicinalium centuria septima, curatio **23**, 58 (1653); Venet. Originally published 1557. — ANTONIO, N. R. E.: Über Rückenmarkstumoren und Neurofibrome. München: J. F. Bergmann 1920. — APITZ, K.: Über die Bildung Russelscher Körperchen in den Plasmazellen multipler Myelome. Virchows Arch. path. Anat. **300**, 113 (1937). — ARGE, E.: Glomustumor of the gastric wall. Acta path. microbiol. scand. **48**, 197 (1960). — ASKANAZY, M.: Über multiple Neurofibrome der Wand des Magen-Darmkanals. Arb. Geb. path. Anat. u. Bakt. path. Inst. Tübingen **2**, 452 (1899).
    BADEN, A., and H. NONNEAN: A case of hemangiopericytoma of the stomach. Arch. Mal. Appar. dig. **49**, 1750 (1960). — BALFOUR, D. C.: Polyposis of the stomach. Surg. Gynec. Obstet. **28**, 465 (1919). — BALFOUR, D. C., and E. F. HENDERSON: Benign tumors of the stomach. Ann. Surg. **85**, 354 (1927). — BARTHOLOMEW, L. G., C. E. MOORE, D. C. DAHLIN, and J. M. WAUGH: Intestinal polyposis associated with mucocutaneous pigmentation. Surg. Gynec. Obstet. **115**, 1 (1962). — BAUMANN, R. P., u. G. KAMMER: Zur Frage der Malignität gastrointestinaler Neurinome. Schweiz. med. Wschr. **97**, 1382 (1967). — BEHREND, M.: Ulcerative leiomyoma of the stomach. J. int. Coll. Surg. **7**, 436 (1944). — BELL, B., E. DESCHER, T. P. ALMY, and M. LIPKIN: Patterns of cell proliferation in gastrointestinal disease. Dis. Colon Rect. **10**, 107 (1967). — BENEDICT, E. B., and A. W. ALLEN: Adenomatous polyps of the stomach, with special reference to malignant degeneration. Surg. Gynec. Obstet. **58**, 79 (1934). — BENNECKE, H.: Über kavernöse Phlebektasien des Verdauungs-Tractus. Virchows Arch. path. Anat. **184**, 171 (1906). — BENSCH, K. G., G. B. GORDON, and L. P. MILLER: Electron microscopic and biochemical studies on the bronchial carcinoid tumor. Cancer (Philad.) **18**, 592 (1965). — BENZER, H.: Gutartige Neubildungen des Magens. Wien. med. Wschr. **109**, 159 (1959). — BERG, J. W.: Histologic aspects of the relation between gastric adenomatous polyps and gastric cancer. Cancer (Philad.) **11**, 1149 (1958). — BERKOWITZ, S. B., M. J. PEARL, and N. H. SHAPIRO: Syndrome of intestinal polyposis with melanosis of the lips and buccal mucosa: A study of the incidence and location of malignancy. Ann. Surg. **141**, 129 (1955). — BERNE, C. J., and W. R. GIBSON: Giant hypertrophic gastritis. West. J. Surg. **57**, 388 (1949). —

Bertini, G.: Polipo ganglioneuromatoso pedente della parete gastrica. Arch. Sci. med. **61**, 566 (1936). — Bezza, P.: I lipomi ed i tumori contessuto adiposo dello stomaco. Pathologica **24**, 376 (1932). — Bianchi, A. E.: Simpatomas gastricas. Actas Trab. Quito Cong. Nac. Med. **3**, 647 (1934). — Bianchi, A. E., y D. Cieza-Rodriguez: Sobre un caso de simpatoma simpatoblastico del estomago. An. Fac. Cienc. méd. (La Plata) **1**, 409 (1927). — Bidart-Malbran, J. C., y A. Reyes-Walker: Fibromixoma del estomago. Bol. trab. Acad. argent. cir. **28**, 833 (1944). — Black, W. C., and H. E. Haffner: Diffuse hyperplasia of gastric argyrophil cells and multiple carcinoid tumors. An historical and ultrastructural study. Cancer (Philad.) **21**, 1080 (1968). — Blackwell, J. B., and L. R. Finley-Jones: Malakoplakia of the testis. J. Path. Bact. **78**, 571 (1959). — Blank, A.: Über kavernöse Hämangiome mit besonderer Berücksichtigung ihres multiplen Vorkommens. Inaug.-Diss. Kiel 1908. — Bleisch, V. R., and N. F. Konikov: Malakoplakia of the urinary bladder. Arch. Path. **54**, 388 (1952). — Blenkinsopp, W. K.: Argentaffin granules and lung tumors. J. Path. Bact. **91**, 615 (1966). — Bolck, F.: Die Granuloblastome des Magens. Beitr. path. Anat. **110**, 635 (1949). — Bongiovi, J. J., and J. L. Duffy: Gastric hemangioma associated with upper gastrointestinal bleeding. Arch. Surg. **95**, 93 (1967). — Boquien, Y., J. P. Kerneis, P. Malvy, G. Kropff, Mme Lenne, G. Delumeau et M. F. Le Bodic: Le granulome eosinophile du tube digestif. Arch. franç. Mal. Appar. dig. **55**, 977 (1966). — Borrmann, R.: Geschwülste des Magens und Duodenums. In: Handbuch der speziellen pathologischen Anatomie und Histologie, Bd. IV/1. Berlin: Springer 1926. — Bourne: Zit. nach Katsch u. Pickert 1953. — Brindley, G. V., and J. C. Bonnet: Bronchial adenoma and the carcinoid syndrome. Ann. Surg. **165**, 670 (1967). — Brites, G.: Lymphangiofibrome de la paroi gastrique. Folia anat. Columbigensis **7**, 1 (1932). — Brown, R. C., and B. H. Smith: Malakoplakia of the testis. Amer. J. clin. Path. **47**, 135 (1967). — Bruch, C.: Diagnose der bösartigen Geschwülste, 1847. Zit. nach C. H. Frazer, Sarcoma of the stomach. Amer. J. med. Sci. **147**, 781 (1914). — Brunn, H., and F. Pearl: Diffuse gastric polyposis — adenopapillomatosis gastrica. Report of five proven and seven probable cases. Surg. Gynec. Obstet. **43**, 559 (1926); — Multiple gastric polyposis. Surg. Gynec. Obstet. **76**, 257 (1943). — Bruwer, A., J. A. Bargen, and R. R. Kierland: Surface pigmentation and generalized intestinal polyposis (Peutz-Jeghers Syndrome) Mayo Clin. Proc. **29**, 168 (1954). — Buckstein, J.: The digestive tract in roentgenology. Philadelphia: Lippincott 1948. — Bullock, W. K., and E. T. Moran: Inflammatory fibroid polyps of the stomach. Cancer (Philad.) **6**, 488 (1953). — Burmeister, R.: Magenlipom und Ulcus pepticum. Zbl. Chir. **60**, 793 (1933).

Canney, D. L.: Neurogenic tumors of stomach. Brit. J. Surg. **36**, 139 (1948). — Carey, J. B., and L. Hay: Gastric polyps. Gastroenterology **10**, 102 (1948). — Carlson, E., and J. G. Ward: Surgical considerations in gastric polyps, gastric polyposis, and giant hypertrophic gastritis in 74 cases. Surg. Gynec. Obstet. **107**, 727 (1958). — Carman, R. D.: Roentgendiagnosis of diseases of alimentary canal. II. Philadelphia: W. B. Saunders Co. 1920. — Cassel, M. A., and J. B. Guccione: Submucous lipoma of stomach. Case report with review of literature. Arch. Path. **70**, 598 (1955). — Castleman, B., and H. Krickstein: Carcinoma arising in adenomatous polyps of the colon. In: F. J. Ingelfinger, A. S. Relman, and M. Finland, Controversy in internal medicine, p. 220. Philadelphia: W. B. Saunders Co. 1966. — Ceelen, W.: Über Myoblastengeschwülste. Virchows Arch. path. Anat. **280**, 741 (1931). — Cella, C., e G. Giusti: Il neurinoma gastrico. Riv. Anat. pat. **5**, 1045 (1952). — Chamberlin, W. I.: Polyps of stomach as praecancerous lesions. Surg. Clin. N. Amer. **18**, 649 (1938). — Cheyne, D. C.: A case of fibromyoma of the stomach. Brit. med. J. **1912 I**, 118. — Chiovenda, M., e A. Majocchi: Simpatoblastoma primitivo dell'antro pilorico. Tumori **28**, 340 (1942). — Chosrojeff, G.: Über zwei Fälle von seltenen Magentumoren. Beitr. path. Anat. **54**, 595 (1912). — Christodoulopoulos, J. B., and A. P. Klotz: Carcinoid syndrome with primary carcinoid tumor of the stomach. Gastroenterology **40**, 429 (1961). — Chusid, E. L., R. L. Hirsch, and H. Clocher: Spectrum of hypertrophic gastropathy. Giant rugal folds, polyposis, and carcinoma of the stomach; case report and review of the literature. Arch. intern. Med. **114**, 621 (1964). — Cieza-Rodriguez, M., y A. E. Bianchi: Primer caso de simpatoma simpatoblastico gastrico registrado en la Argentina. Bol. trab. Soc. cir. B. Aires **18**, 1225 (1934). — COHEN, F.: Beiträge zur Histologie und Histogenese der Myome des Uterus und des Magens. Virchows Arch. path. Anat. **255**, 373 (1925). — COHEN, N., R. YESNER, and H. M. SPIRO: Inflammatory fibroid polyp (hemangio-pericytoma) of the stomach: report of a case. Amer. J. dig. Dis. **4**, 549 (1959). — COLE, J. W., and F. M. BARRY: Smooth muscle tumors of stomach. Amer. J. Surg. **79**, 524 (1950). — COLLINS, F. K., and D. C. COLLINS: Surgical significance of gastric leiomyomas. West. J. Surg. **46**, 188 (1938). — COMFORT, M. W.: Submucous lipomata of the gastrointestinal tract. Surg. Gynec. Obstet. **52**, 101 (1931). — CONWAY, J. H.: Leiomyoma of the stomach. Arch. Surg. **33**, 792 (1936). — COORAY, G. H., and S. JAYARATNE: A teratoma arising in the stomach in a young infant. Arch. Path. **67**, 383 (1959). — CORAZZA, R., e C. PALLOTTI: Schwannoglioma gastrico con area perivascolari sclero-calcio-siderotiche. Arch. ital. Pat. **1**, 685 (1957). — CORNIL, L., et H. GASTAUT: Lemno-schwannoblastome de l'estomac. Bull. Ass. franç. Cancer **34**, 43 (1947). — CRESSMAN, R. D.: Leiomyomas of the stomach. Gastroenterology **26**, 239 (1954). — CROMER, H. E., M. W. COMFORT, and H. R. BUTT: Gastric acidity in cases of adenomatous gastric polyp. J. nat. Cancer Inst. **10**, 497 (1949). — CRUMMY, A. B., and J. H. JUHL: Calcified gastric leiomyoma. Amer. J. Roentgenol. **87**, 727 (1962). — CUNLIFFE, W. J., and J. ANDERSON: Case of Cronkhite-Canada syndrome with associated jejunal diverticulosis. Brit. med. J. **1964** (IV), 601. — CURTIS, W. R., J. D. BOZZELL, and C. L. GREEN: Malakoplakia of the bladder, report of a case successfully treated with anti-tuberculosis medical therapy. J. Urol. **86** (Baltimore), 78 (1961). — CZERNOBILSKY, B., J. L. CORNOG, and H. T. ENTERLINE: Rhabdomyoma. Report of a case with ultrastructural and histochemical studies. Amer. J. clin. Path. **49**, 782 (1968).

DAHL, E. V., M. D. WAUGH, and D. C. DAHLIN: Gastrointestinal ganglioneuromas. Amer. J. Path. **33**, 953 (1957). — DANIELE, G. M., G. COCCHIERI e M. FLAMMIA: I leiomiomi dello stomaco. Chir. gen. (Roma), Ser. 2, **15**, 171 (1966). — DANNEEL, H.: Über Magenfibrome und Magenlipome. Frankfurt. Z. Path. **46**, 477 (1933). — DAPENA: Zit. nach TACHDJIAN 1963. — DARDI, F., G. GALASSI: Gastri hemangioma. Gazz. int. Med. Chir. **69**, 901 (1964). — DAVIES, A. J.: Carcinoid tumors. Brit. Surg. Prac. Swis. Progr. **78** (1960). — DAVIES, G. R., and B. A. JACKSON: Gastric polyps. Canad. J. Surg. **1959 II**, 397. — DEBRAY, CH., et J. MUFFANG: Les tumeurs gastriques invaginées dans le duodénum. Sèm. Hôp. Paris **1953**, 2713. — DEBRAY, J., P. BLANCHON et L.-S. RAHARISON: Les polypes gastriques au cours de la maladie de Biermer. Vie. méd. **46**, Méd. et Thér., Mai, 745 (1965). — DELANNOY, E.: Tumeurs bénignes de l'estomac. Lyon chir. **61**, 161 (1965). — DEL VIVO, R. E., e E. MIGNANI: Classificazione e citologia dei cosidetti polipi gastrici e modificazioni cariologiche correlate alla loro iniziale malignita. Arch. De Vecchi Anat. pat. **18**, 227 (1952). — DEWEY, E. B.: Benign tumors of the stomach. Amer. J. Surg. **233**, 65 (1944). — DICKSON, W. E. C., A. C. E. GRAY, and F. KIDD: Malakoplakia vesicae. An investigation of certain mycetic infections of the genito-urinary tract. Urol. cutan. Rev. **31**, 611 (1927). — DIDIER, R.: Tumeur benigne de l'estomac. Arch. Mal. Appar. dig. **27**, 442 (1937). — DOCKERTY, M. B.: Carcinoid tumors. Calif. Med. **99**, 157 (1963). — DOERR, W.: Bösartige Geschwülste des Verdauungskanals. Kritische Bemerkungen zur Differentialdiagnose. Internist (Berl.) **2**, 457 (1961). — DONNOVAN, R. J., J. H. GRAHAM, and A. R. O'DONNELL: Glomus tumor of the stomach. J. int. Coll. Surg. **29**, 699 (1958). — DORFMAN, M.: Gastric Neurilemnoma. Gastroenterology **25**, 56 (1953). — DOZOIS, R. R., E. S. JUDD, D. C. DAHLIN, and L. G. BARTHOLOMEW: The Peutz-Jeghers Syndrome. Is there a predisposition to the development of intestinal malignancy? Arch. Surg. **98**, 509 (1969). — DUDLEY, G. S., L. MISCALL, and J. F. MORSE: Benign tumors of the stomach. Arch. Surg. **45**, 702 (1942). — DUHAMEL, J., and P. BAUCHE: Polyps of the colon beyond the reach of the sigmoidoscope. Arch. Dis. Childh. **40**, 173 (1965).

ECHEVERRY, M. A., y J. M. PAGES: Sympatom gastrico. Rev. méd.-quir. Pat. fem. **3**, 45 (1935). — EDWARDS, R. V., and C. BROWN: Benign gastric polyps and their relation to carcinoma of the stomach. Gastroenterology **16**, 531 (1950). — EERKLES: A case of osteochondroma of stomach wall. Need. T. Geneesk. **11**, 1769 (1919). — EHRHARDT, L.: Maligne entarteter Glomustumor der Großzehe. Zbl. allg. Path. path. Anat. **88**, 208 (1952). — EKLÖF, O.: Carcinoid tumors of the stomach — a report of three cases with a review of the literature. Acta chir. scand. **121**, 118 (1961). — EKLÖF, O., E. ERIKSSON, and O. SAHLIN: Benign epithelial tumors of the stomach and duodenum. Diagnosis and treatment. Acta chir. scand., Suppl. **255**, 1 (1960). — EKLUND, A. E., O. EKLÖF, M. HAERLING, and S. OHLSSON: Benign non-epithelial tumors of the stomach and duodenum. Acta chir. scand. **121**, 439 (1961). — ELIASON, E. L., and Z. W. WRIGHT: Benign tumors of the stomach. Surg. Gynec. Obstet. **41**, 461 (1925). — ENGEL, u. REIMERS: Lymphangiom des Magens. Dtsch. Arch. klin. Med. **23**, 632 (1879). — ENTERLINE, H. T., and B. ROBERTS: Lymphangiopericytoma. Cancer (Philad.) **8**, 582 (1955). — ERDMAN, J. F.: Fibroma of the cardia in a girl of 18 with gastrotomy and neucleation. Amer. J. Obstet. **1913**, 964. — EURICH, K.: Die gutartigen Tumoren des Verdauungskanals. Inaug.-Diss. Heidelberg 1968. — EUSTERMAN, G. B., and D. C. BALFOUR: The stomach and duodenum. Philadelphia-London: W. B. Saunders Co. 1935. — EUSTERMAN, G. B., and E. G. SENTY: Benign tumors of the stomach. Surg. Gynec. Obstet. **34**, 5 (1922). — EVANS, R. W.: Histological appearances of tumors. Edinbourgh and London: Livingstone 1956. — EVERTS, E. A., and H. L. KAZAL: Smooth muscle tumors of the stomach. Ann. Surg. **140**, 875 (1954).

FABRE, J., M. SENDRAIL-PRESQUE, H. BOISSOU et J. FAMILIADES: Aspects anatomo-cliniques des tumeurs à cellules claires de l'estomac. Arch. Anat. path. **12**, 255 (1964). — FARBER, M., M. BANDLER, and A. MACKLES: Haemangiopericytoma of the stomach. Gastroenterology **33**, 503 (1957). — FEIBER, S. S.: Hypertrophic gastritis. Report of 2 cases and analysis of 50 pathologically verified cases from the literature. Gastroenterology **28**, 39 (1955). — FERGESEN, O. J., T. O. CLAGETT, and J. P. MCDONALD: Haemangiopericytoma (Glomustumor) of the mediastinum. Surgery **36**, 320 (1954). — FERRIER, T., and N. DAVIS: Eosinophilic infiltration of stomach and small intestine. Med. J. Aust. **1957I**, 789. — FEYRTER, F.: Über Neurome und Neurofibromatose nach Untersuchungen am menschlichen Magen-Darmschlauch. Wien: W. Maudrich 1948; — Über die granulären neurogenen Gewächse. Beitr. path. Anat. **110**, 181 (1949); — Über die vasculäre Neurofibromatose nach Untersuchungen am menschlichen Magen-Darmschlauch. Virchows Arch. path. Anat. **317**, 221 (1949).— FINESILVER, E. M.: Benign tumors of the stomach. Surgery **12**, 216 (1942). — FINLEY-JONES, L. R., J. B. BLACKWELL, and J. M. PAPADIMITRIOU: Malakoplakia of the colon. Amer. J. clin. Path. **50**, 320 (1968). — FISCHER, H.: Fibroleiomyoma of stomach. Ann. Surg. **42**, 583 (1905). — FÖRSTER, 1858: Zit. nach FREESMEYER, 1939. — FORSSMANN, G.: Die Röntgendiagnostik benigner Magentumoren. Acta radiol. (Stockh.) **24**, 135 (1943). — FOSSGREEN, J.: Eosinophile granulomatosis. Acta path. microbiol. scand. **56**, 143 (1962). — FOVET, A., and F. GUERRIN: Fibroma of the stomach. Arch. Mal. Appar. dig. **49**, 1696 (1960). — FRANCE, CH. J., and O. A. BRINES: Mesenchymal tumors of the stomach. Arch. Surg. **61**, 1019 (1950). — FREESMEYER, J.: Beitrag zur Klinik der Magenmyome. Inaug.-Diss. Düsseldorf 1939. — FRENCH, A. J., and J. T. MASON: Malakoplakia of the urinary bladder and sarcoidosis. J. Urol. (Baltimore) **66**, 229 (1951). — FRIK, W.: Magen. In: Lehrbuch der Röntgendiagnostik, Bd. V. Stuttgart: Georg Thieme 1965.

GALETTI, G.: Su un caso di fibroma micromatode dello stomaco con speciale riguardo all'istogenesi della sostanza mucoide interfibrillare. Arch. ital. Mal. Appar. dig. **14**, 29 (1948). — GEEVER, E. F.: Multiple Lipome im Magen und Duodenum. Am. Surg. **129**, 524 (1949). — GEFFROY, Y.: Pathologie de la cellule de Kultchitzky-Masson. Acta gastro-ent. belg. **29**, 271 (1966). — GENTRY, R. W., M. B. DOCKERTY, and O. T. CLAGETT: Collective review: vascular malformations and vascular tumors of the gastrointestinal tract. Int. Abstr. Surg. **88**, 281 (1949). — GILLESPIE, A. W.: Neuroepithelioma of the stomach. Brit. J. Radiol. **20**, 433 (1947). — GLADDEN, J. R.: Hemangioma of the stomach. Amer. J. Surg. **56**, 495 (1942). — GLASS, J.: Tumeur benigne (fibrolipome) de l'estomac. Arch. Mal. Appar. dig. **25**, 706 (1935). — GÖRSCH, H.: Über die Gastritis hypertrophica gigantea. Ménétriersche Erkrankung. Ergebn. allg. Path. path. Anat. **46**, 156 (1965). — GOLDEN, T., and A. P. STOUT: Smooth muscle tumors of the gastrointestinal tract and retroperitoneal tissue. Surg. Gynec. Obstet. **73**, 784 (1941). — GOLDMAN, R. L.: A case of malacoplakia with involvement of the prostate gland. J. Urol. (Baltimore) **93**, 407 (1965). — GOLDMAN, R. L., and

N. B. FRIEDMAN: Neurogenic nature of so-called inflammatory fibroid polyps of the stomach. Cancer (Philad.) **20**, 134 (1967). — GONZALEZ-ANGULO, A., E. CORRAL, R. GARCIA-TORRES, and M. QUIJANO: Malakoplakia of the colon. Gastroenterology **48**, 383 (1965). — GOODMAN, M. L., L. S. GOTTLIEB, and N. ZAMCHECK: Granular cell myoblastoma of the stomach and colon. Amer. J. dig. Dis. **7**, 432 (1962). — GOSSET, A.: Tumeur de l'estomac. Gaz. Hôp. (Paris) **1923**, 90. — GOSSET, A., J. BERTRAND et G. LOEWY: Tumeurs pediculées de l'estomac dites sarcomes. J. Chir. (Paris) **23**, 577 (1924). — GOURAND: Zit. nach PALMER, 1951. — GRAFE, W., B. THORBJARNARSON, J. M. PEARCE, and J. M. BEAL: Benign neoplasms of stomach. Amer. J. Surg. **100**, 561 (1960). — GRAY, G. M., and C. C. NESSELRODE: Report of case of dermoid of the stomach wall and other recent pathological specimens. J. Kans. med. Soc. **11**, 498 (1917). — GREGL, A., H. NIEMANN, J. SCHLACHETZKY, M. SCHULZE-NIEHOFF u. M. EYDT: Benigne und semimaligne Magengeschwülste. Chirurg **39**, 19 (1968). — GRIME, R. T., and R. WHITEAD: Giant hypertrophic gastritis simulating malignant disease. Brit. J. Surg. **39**, 244 (1951/1952). — GÜNTHER, K., u. P. URBAN: Ein Beitrag zu den selteneren Tumoren des Magens: das Neurinom. Dtsch. Gesundh.-Wes. **21**, 1555 (1966). — GUPTA, R. K., and J. P. CHANDLER: Leiomyoblastoma of stomach. Case report. Ann. Surg. **161**, 562 (1965).

HACKENSELLNER, H. A.: Über neurogene Gewächse des Magen-Darmtraktes. Acta neuroveg. (Wien) **4**, 1 (1952). — HACKENSELLNER, H. A., u. H. LIND: Fluoreszenzmikroskopische und fluoreszenzmikrophotographische Untersuchungen an Neuromen, Myomen und Fibromen des Verdauungsschlauches. Mikroskopie **2**, 197 (1956). — HAGEMANN, E.: Kasuistischer Beitrag zur sogenannten Malakoplakie der Harnblase. Z. Urol. **44**, 9 (1951). — HALPERT, B., F. GJÖRKEY, and P. F. PAULSEN: Xanthomatosis of the stomach. Surgery **39**, 325 (1956). — HAMMER, B., u. F. LENZENWEGER: Beitrag zum eosinophilen Granulom des Magen-Darmtraktes. Wien. klin. Wschr. **77**, 745 (1965). — HANDELSMANN, J. C., W. F. RIENHOFF, and G. R. WAND: Benign teratoma of the stomach in an infant. Amer. J. dis. Child. **90**, 196 (1955). — HANSEMANN, D. V.: Über Malakoplakie der Harnblase. Virchows Arch. path. Anat. **173**, 302 (1903). — HARDY, T. G., and W. ELESHA: Eosinophilic granuloma. Amer. Surg. **34**, 296 (1968).— HARING: Zit. nach KATSCH u. PICKERT, 1953. — HART, J.: Submucous lipoma of the stomach presenting as pyloric obstruction. Brit. J. Surg. **54**, 157 (1967). — HAUKOHL, R. S., and H. CHINCHINIAN: Malakoplakia of the testicle. Amer. J. clin. Path. **29**, 473 (1958). — HAUSER, G.: Gibt es eine primäre zur Geschwulstbildung führende Epithelerkrankung? Beitr. path. Anat. **33**, 1 (1903). — HAWSKLEY, J. C.: Tumor forming gastritis. Gut **4**, 153 (1963). — HAY, L. H.: Gastric polyps; a clinical study. Minn. Med. **34**, 362 (1951). — HAYNES, C. D., J. E. ANDERSON, and J. C. THOROUGHMAN: Eosinophilic "granuloma" of the stomach and small intestine. Amer. Surg. **30**, 239 (1964). — HEDDLE, S. B., K. B. PARROT, G. P. G. PALOSCHI, R. S. A. PRENTICE, L. PERSYKO, and I. T. BECK: Diffuse eosinophilic gastroenteritis. Canad. med. Ass. J. **100**, 554 (1969). — HELLWIG, E. B., and A. RANIER: Inflammatory fibroid polyps of the stomach. Surg. Gynec. Obstet. **96**, 355 (1953). — HINES, C. R., and J. L. SAVAGE: Carcinoid tumors of the stomach. Ann. intern. Med. **43**, 859 (1955). — HOBBS, W. H., and J. E. COHEN: Gastroduodenal invagination due to a submucous lipoma of the stomach. Amer. J. Surg. **71**, 505 (1946). — HOFFER, G.: Über die neurogene Geschwulst des Magens in benigner und maligner Form. Wien. klin. Wschr. **76**, 729 (1964). — HOFFMANN, E., and M. GARRIDO: Malakoplakia of the prostate: report of a case. J. Urol. (Baltimore) **92**, 311 (1964). — HOLMES, E. J.: Morphogenesis of gastric adenomatous polyps. Transformations to invasive carcinoma of intestinal type. Cancer (Philad.) **19**, 794 (1966). — HORTOLOMEI, N., u. T. BURGHELE: Kasuistischer Beitrag zur Frage der Neurome des Magens. Zbl. Chir. **64**, 2822 (1937). — HOTTINGER, F. R.: Über Magenneurinome. Schweiz. Z. allg. Path. **20**, 1 (1957). — HUNT, V. C.: Benign tumors of the stomach. Surgery **1**, 711 (1937). — HUPPLER, E. G., J. T. PRIESTLEY, C. G. MARLOCK, and R. P. GAGE: Diagnosis and results of treatment in gastric polyps. Surg. Gynec. Obstet. **110**, 309 (1960).

ICETON, S. G., H. R. G. POATE, and A. H. TERBUTT: Gastric intussusception in an adult to a rare tumor. Med. J. Aust. **1931**I, 82. — ITO, S., and R. J. WINCHESTER: The fine structure of the gastric mucosa in the rat. J. Cell Biol. **16**, 541 (1963).

Jackson, A. V.: Smooth muscle tumors of the stomach. Alfred Hosp. clin. Rep. (Melbourne) **3**, 1 (1953). — Jarnum, S., and H. Jensen: Diffuse gastrointestinal polyposis with ectodermal changes. A case with severe malabsorption and enteric loss of plasma proteins and electrolytes. Gastroenterology **50**, 107 (1966). — Jarvinen, K. A., and S. Helanen: Is late syphilis an etiological factor in multiple gastric polyposis? Ann. Med. intern. Fenn. **50**, 7 (1961). — Jelinek, R., u. J. Zeitlhofer: Neurome des Magens. Zbl. Chir. **92**, 193 (1967). — Johnston, M. M., J. W. Vosburgh, A. T. Wiens, and G. C. Walsch: Gastrointestinal polyposis associated with alopecia, pigmentation and atrophy of the fingernails and toenails. Ann. intern. Med. **56**, 935 (1962). — Joly, D., and G. McNeer: The clinical significance of small polypoid tumors of the stomach. Bull. N. Y. Acad. Med. **35**, 328 (1959). — Jones, Ch. K., and F. W. McKee: Gastric paraganglioma with ulceration. Arch. Path. **48**, 570 (1949). — Joszt, W., u. Z. Kalicinski: Magenkarzinoid bei einem acht Jahre alten Kind. Z. Kinderchir. **5**, 451 (1968). — Juliani, G.: Fibroleiomioma dello stomaco. Arch. ital. Mal. Appar. dig. **20**, 197 (1954).

Kade, H.: Die Bedeutung der chronischen Gastritis als präkanzeröse Erkrankung. Hamburg: Nölke 1949. — Kaijser, R.: Zur Kenntnis der allergischen Affektionen des Verdauungskanals vom Standpunkt des Chirurgen aus. Langenbecks Arch. klin. Chir. **188**, 36 (1937); — Zur Diagnostik kavernöser Hämangiome im Verdauungskanal. Acta radiol. (Stockh.) **22**, 665 (1941). — Katsch, G., u. H. Pickert: Die Krankheiten des Magens. In: Handbuch der inneren Medizin, 4. Aufl., Bd. III/1. Berlin-Göttingen-Heidelberg: Springer 1953. — Kaufmann, F.: Zur Kenntnis des Xanthofibroms des Magens. Zbl. allg. Path. path. Anat. **110**, 144 (1967). — Kay, S., W. P. Callahan, M. R. Murray, H. T. Randall, and A. P. Stout: Glomus tumors of the stomach. Cancer (Philad.) **4**, 726 (1951). — Kelsey, 1886: Zit. nach Katsch u. Pickert, 1953. — Kelsey, J. R.: Leiomyoblastoma of the stomach representing as acute intraperitoneal hemorrhage. Gastroenterology **51**, 539 (1966). — Kennedy, J. A., and C. Hirson: A transient syndrome with Peutz-Jeghers features and ectodermal change. Proc. roy. Soc. Med. **54**, 234 (1961). — Kimla, R.: Von Hansemann's Malakoplakia vesicae urinariae und ihre Beziehungen zur plaqueförmigen Tuberkulose der Harnblase. Virchows Arch. path. Anat. **184**, 469 (1906). — Kirchmair, W., u. O. Schubert: Das eosinophile Granulom des Magens in seiner Beziehung zur Allergie. Wien. klin. Wschr. **67**, 558 (1955). — Klein, H. J., u. H. G. Pfisterer: Onkocytäre adenomatöse Hyperplasie der Magenschleimhaut. Frankfurt. Z. Path. **73**, 651 (1964).— Klostermann, G. F.: Pigmentfleckenpolypose. Stuttgart: Georg Thieme 1960. — Knoop, R.: Malakoplakia. Review and description of first case in Denmark. Ugesk. Læg. **120**, 498 (1958). — Kofler, E.: Über die Granulome des Magen-Darmschlauches. Virchows Arch. path. Anat. **321**, 121 (1952). — Koloski, E. L.: Large partially calcified gastric leiomyoma. Amer. J. Surg. **80**, 245 (1950). — Konjetzny, G.: Über die Beziehungen der chronischen Gastritis mit ihren Folgeerscheinungen und des chronischen Magenulcus zur Entwicklung des Magenkrebses. Beitr. klin. Chir. **85**, 455 (1913); — Über Magenfibrome. Bruns' Beitr. klin. Chir. **119**, 53 (1920); — Entzündungen des Magens. In: Handbuch der speziellen Pathologischen Anatomie und Histologie, Bd. IV/2. Berlin: Springer 1928; — Der Magenkrebs. Stuttgart: Enke 1938; — Pathologische Anatomie und Histologie. In: Der Magen und seine Krankheiten (R. Boller), S. 83. Wien-Innsbruck: Urban & Schwarzenberg 1954. — Konjetzny, G.: Die Geschwülste des Magens. Ergebn. Chir. Orthop. **14**, 256 (1921). — Krafft, H.: Intermittierender Ventilverschluß des Pylorus durch ein ihm nahe gelegenes submuköses Fibrom. Inaug.-Diss. Erlangen 1921. — Kremer, K.: Besondere Fälle unter 1008 operierten Magenkranken. Ärztl. Wschr. **11**, 761 (1956).— Krone, C. L., and M. D. Gelfand: Gastritis presenting as multiple polyposis of the stomach. Gastroenterology **57**, 703 (1969). — Krüger, J.: Über den neurogenen Tumor des Magens. Zbl. Chir. **80**, 1247 (1955). — Kuss, B., u. H. W. Schreiber: Pathologie und Klinik der chronisch-hyperplastischen Gastritis in ihrer Beziehung zum Magenkarzinom. Münch. med. Wschr. **99**, 1894 (1957). — Kuthan, St.: Beitrag zur Frage der Magenpolypen. Med. Klin. **35**, 671 (1939).

Lahey, F. H., and B. P. Colcock: Diagnosis and surgical management of leiomyomata and leiomyosarcomata of stomach. Ann. Surg. **112**, 671 (1940). — Lam-

Mers, R.: Angioma ventriculi simplex. Inaug.-Diss. Greifswald 1893. — Landsteiner, K., u. O. Stoerck: Über eine eigenartige Form chronischer Cystitis. Beitr. path. Anat. **37**, 131 (1904). — Lapeyre, N. C., et P. Carabalona: Les lipomes de l'estomac. J. Chir. (Paris) **71**, 492 (1955). — Lattes, R., and D. Grossi: Carcinoid tumors of the stomach. Cancer (Philad.) **9**, 698 (1956). — Lawrence, J. C.: Gastrointestinal polyps. Statistical study of malignancy incidence. Amer. J. Surg. **31**, 499 (1936). — Lazarus, J. A., and M. W. Ricci: Gastric leiomyoma with special reference to the involvement of the praeesophageal fundus. Amer. J. Surg. **80**, 436 (1950). — Leidler: Zit. nach Stout 1949. — Leithauser, D. J., and M. O. Cantor: Solitary intramural fibroma of the pylorus. J. Mich. med. Soc. **34**, 15 (1935). — Lemon, W. S.: Angioma of the stomach. Med. Rec. **97**, 220 (1920). — Le Roy, A.: Lipome de l'estomac. Bull. Soc. Chirurgie Paris **35**, 154 (1945). — Lewis, J. A., G. Vieralves, R. R. Landes, and L. W. Powell: Malakoplakia of the renal pelvis, calyces and upper ureter: Case report. J. Urol. (Baltimore) **85**, 243 (1961). — Lillie, H.: Über Phlebektasien des Darmtraktus: Inaug.-Diss. Bonn, 1879. — Lillie, R. D., and G. G. Glenner: Histochemical reactions in carcinoid tumors of the human gastrointestinal tract. Amer. J. Path. **36**, 623 (1960). — Linder, F., u. K. H. Grözinger: Benigne Geschwülste des Verdauungstraktes. Langenbecks Arch. klin. Chir. **322**, 94 (1968). — Lockwood, B. C.: Benign tumors of the stomach. J. Amer. med. Ass. **98**, 969 (1932). — Loele, W.: Ein Beitrag zur sog. Malakoplakie der Harnblase. Beitr. path. Anat. **48**, 205 (1910). — Longo, O., y C. Nani: Schwannoma gastrico. Pren. méd. argent. **1953**, 2542.

MacDonald, R. A.: A study of 356 carcinoids of the gastrointestinal tract. Amer. J. Med. **21**, 867 (1956). — Märki, H. H.: Eosinophile Granulome des Magens. Schweiz. med. Wschr. **1954**, 1269. — Majima, S., K. Yoshida, T. Teshima, and K. Karube: Histopathological study on gastric polyps and their malignant degeneration. Tohoku J. exp. Med. **80**, 355 (1963). — Malinowsky: Zit. nach Palmer, 1951. — Mallory, F. B.: Type of cell of the so-called duralendothelioma. J. med. Res. **41**, 349 (1920). — Mandl, F., u. A. Vogl: Magenlipom und Ulcus pepticum. Zbl. Chir. **44**, 2600 (1933).— Manousos, O., and C. U. Webster: Diffuse gastrointestinal polyposis with ectodermal changes. Gut **7**, 375 (1966). — Marescott, E.: Lipomyxomes gastriques. Presse méd. **31**, 781 (1927). — Marshak, R. H., and A. I. Friedman: Carcinoids (argentaffinomas) of the stomach. Amer. J. Roentgenol. **66**, 200 (1951). — Marshall, S. F.: Gastric tumors other than carcinomas. Surg. Clin. N. Amer. **35**, 693 (1955). — Marshall, S. F., and W. A. Meissner: Leiomyoma of stomach. Surg. Clin. N. Amer. **31**, 735 (1951). — Martini, G. A., u. W. Dölle: Ménétrier-Syndrom. Polyadenomatosis des Magens mit Eiweißverlust in den Magen-Darm-Kanal. Dtsch. med. Wschr. **86**, 2524 (1961). — Masson, P.: Le glomus neuro-myo-arteriel des régions tactiles et ses tumeurs. Lyon chir. **21**, 257 (1924); — Carcinoids (Argentaffin-Cell Tumors) and nerve hyperplasia of the appendicular mucosa. Amer. J. Path. **4**, 181 (1928); — The significance of the muscular 'stroma' of argentaffin tumors (carcinoids). Amer. J. Path. **6**, 499 (1930); — Neural proliferations in the vermiform appendix. In: cytology and cellular pathology of the nervous system, vol. 3 (W. Penfield, ed.), p. 1095. New York: Paul H. Hoeber Inc. 1932. — Matas, R.: Pedunculated polypoid fibroadenoma of the stomach of the ball-valve-type, causing an unusual and complex syndrome. Surg. Gynec. Obstet. **22**, 723 (1923). — Matteo, G. di, e I. Novi: Tumori primitivi benigni del sistema reticolo istiocitario a sede gastrica. Arch. ital. Chir. **76**, 484 (1953). — Matzner, M. J., A. P. Raab, and P. W. Psear: Benign giant gastric rugae complicated by submucosal gastric carcinoma. Gastroenterology **18**, 296 (1951).— Mauro, J., and J. T. Prior: Gastrointestinal polypoid lesions in childhood. Cancer (Philad.) **10**, 131 (1957). — McArthur, D. L.: Fibromyoma of stomach simulating gastric ulcer. Surg. Clin. **11**, 133 (1918). — McCarthy, W., and L. K. Hekteon: Submucous fibroma of the stomach with perforation of the mucosa and pyloric obstruction. Trans. Chic. path. Soc. **9**, 237 (1913). — McClure, R. D., and S. W. Ellis: Hemangiomata of the intestine. Amer. J. Surg. **10**, 241 (1930). — McColl, I., H. J. R. Bussey, A. M. O. Veale, and B. C. Morson: Juvenile polyposis coli. Proc. roy. Soc. Med. **57**, 896 (1964). — McDonald, S., and W. T. Sewell: Malakoplakia of the bladder and kidneys. J. Path. Bact. **18**, 306 (1913/1914). — McGlone, F. B., A. J. Kauvar, and J. K. Jones: Gastric polyposis. Gastroenterology **50**, 858 (1966).—

McKiel, C. F., R. Eisenstein, and J. McDonald: Morphological and microbiological studies in malacoplakia. J. Urol. (Baltimore) **88**, 236 (1962). — McKirdie, M.: Carcinoids of the gastrointestinal tract. Amer. J. Surg. **112**, 257 (1966). — McManus, R. G., and S. C. Sommers: Significance of gastric polyps accompanying cancer. Amer. J. clin. Path. **23**, 746 (1953). — McNeer, G.: The diagnosis and treatment of early and established cancer of the stomach. Fourth National Cancer Conference Proceedings, p. 413. Philadelphia: J. B. Lippincott Company 1960. — McRoberts, J. W.: Gastric polyps. Mayo Clin. Proc. **8**, 685 (1933). — Meissner, W. A.: Leiomyoma of the stomach. Arch. Path. **38**, 207 (1944). — Melchior, E.: Magenlipom und Ulcus pepticum. Zbl. Chir. **29**, 1701 (1934). — Melicow, M. M.: Malakoplakia. J. Urol. (Baltimore) **78**, 33 (1957). — Meltzer, A. D.: Villous tumors of the stomach and duodenum. Radiology **87**, 511 (1966). — Ménétrier, P.: Des polyadénomes gastriques et leur rapports avec le cancer de l'estomac. Arch. Physiol. norm. et path. **1**, 32, 236 (1888). — Merkel, H.: Magen. In: Kaufmann-Staemmler, Lehrbuch der speziellen pathologischen Anatomie, Bd. I/2. Berlin: Walter de Gruyter & Co. 1956. — Meulengracht, E.: Über die Gastritis polyposa. Virchows Arch. path. Anat. **214**, 438 (1913).— Meyer, K. A., and H. A. Singer: Intermittent gastric ileus due to mechanical causes. Surg. Gynec. Obstet. **53**, 742 (1931). — Michaelis, L., u. C. Gutmann: Über Einschlüsse in Blasentumoren. Z. klin. Med. **47**, 208 (1902). — Miller, T. G., E. L. Elliason, and V. W. M. Wright: Carcinomatous degeneration of polyp of stomach, report of 8 personal cases with review of 24 recorded by others. Arch. intern. Med. **46**, 841 (1930). — Ming, S., and H. Goldman: Gastric polyps. A histogenetic classification and its relation to carcinoma. Cancer (Philad.) **18**, 721 (1965). — Minnes, J. F., and C. F. Geschickter: Benign tumors of the stomach. Amer. J. Cancer **28**, 136 (1936). — Moertel, C. G., W. G. Sauer, M. B. Dockerty, and A. H. Baggenstoss: Life history of the carcinoid tumor of the small intestine. Cancer (Philad.) **14**, 901 (1961). — Mondani, E.: I tumori benigni dello stomaco. Cancro (Torino) **18**, 44 (1965). — Moran, J. J., and H. T. Enterline: Benign rhabdomyoma of the pharynx. A case report review of the literature, and comparison with cardiac rhabdomyoma. Amer. J. clin. Path. **42**, 174 (1964). — Morgan, D. G.: Hemorrhage and death from a gastric myoma. Brit. med. J. **1931 I**, 11. — Morison, J. E.: Malakoplakia of the urinary bladder. J. Path. Bakt. **56**, 67 (1944). — Morson, B. C.: Gastric polyps composed of intestinal epithelium. Brit. J. Cancer **9**, 550 (1955). — Morton, G. H., and R. Burger: Hemangioma of the stomach: Review of the literature and report of two cases. Surgery **10**, 891 (1941). — Moura, P., J. A. de Brito et C. X. Lopes: Trois cas de tumeurs bénignes de l'estomac. J. Chir. (Paris) **43**, 369 (1934). — Moutier, Fr., A. Cornet et J. Nora: Considérations sur le radiodiagnostic des tumeurs gastriques bénignes ou soi-disant telles. Roentgen-Europ. (Paris) **1**, 15 (1961). Murray, M. R., and A. P. Stout: The glomus tumor: Investigation of its distribution and behaviour and the identity of its 'epitheloid' cells. Amer. J. Path. **18**, 183 (1942).

Napp: Inaug.-Diss. Freiburg 1900. — Nation, E. F.: Malakoplakia of the urinary tract. J. Urol. (Baltimore) **76**, 576 (1956). — Nelson, H. G. G.: A partially ossified fibroma of the stomach wall. Brit. J. Surg. **18**, 660 (1931). — Neumann, B.: Lipom des Magens. Zbl. Chir. **19**, 1154 (1930). — Neuner, L., u. A. Plenk: Neurome des Magens und Hämatopoese. Wien. klin. Wschr. **63**, 422 (1951). — Novak, E.: Polypoid adenoma of the stomach. J. Amer. med. Ass. **74**, 871 (1920).

Oates, J. A., and A. Sjoerdsma: A unique syndrome associated with secretion of 5-hydroxytryptophan by metastatic gastric carcinoids. Amer. J. Med. **32**, 333 (1962). — Oberndorfer: Ein pendelndes cavernöses Lymphangiom der Außenseite des Magens. Beitr. path. Anat. **69**, 418 (1921). — Obiditsch-Mayer, I.: Neueres zur pathologischen Histologie des peripheren vegetativen Nervensystems mit besonderer Berücksichtigung des neurovasculären Systems. Wien. klin. Wschr. **61** (1949). — Ochsner, S. F., and G. P. Janetos: Benign tumors of the stomach. J. Amer. med. Ass. **191**, 881 (1965). — Okudaira, M., J. Schwarz, and S. M. Adriano: Experimental production of Schaumann bodies by heterogenous microbial agents in the golden hamster. Lab. Invest. **10**, 986 (1961). — Oppermann, E.: Malakoplakia der Harnblase bei einem achtjährigen Mädchen. Z. Urol. **18**, 164 (1924). — Orth, J.: Lehrbuch der speziellen pathologischen Anatomie. Berlin: A. Hirschwald 1887. — OTTOMAN, R. E., and J. H. WOODRUFF: Polypoid disease of the stomach. Radiology **64**, 34 (1955).

PALMER, E. D.: Benign intramural tumors of the stomach. Medicine (Baltimore) **30**, 81 (1951); — Gastritis (A revaluation). Medicine (Baltimore) **33**, 199 (1954). — PALMER, E. D., and I. J. MARTIN: The common benign mesenchymal tumours of the stomach. Canad. med. Ass. J. **69**, 115 (1953). — PALUMBO, L. T., G. M. RUGTIV, and K. R. CROSS: Giant hypertrophic gastritis. Ann. Surg. **134**, 259 (1954). — PAUCHET, V., et G. LUQUET: Un cas de sympathome de l'estomac. Bull. Soc. Chirurgie Paris **30**, 64 (1938). — PEABODY, J. W., and J. ZISKIND: Lipomatosis of the stomach. Ann. Surg. **133**, 138, 784 (1953). — PEAR, E. G., and R. HORSCH: Hypertrophic gastritis with malignant deterioration and metastasis to bone. Amer. J. Gastroent. **42**, 280 (1964). — PEARL, F. L., and H. BRUNN: Multiple gastric polyposis. Surg. Gynec. Obstet. **76**, 257 (1943). — PEIPER, H. J.: Zum Krankheitsbild der Magen-Neurinome. Bruns' Beitr. klin. Chir. **194**, 139 (1957). — PENDL, F.: Ein seltenes großes Fibrom des Magens. Med. Klin. **23**, 88 (1927). — PENFIELD, W.: The encapsulated tumors of the nervous system. Surg. Gynec. Obstet. **45**, 178 (1936). — PERROTIN, J., CL. DUBOST, J. MOREAUX et J. CHRETIEN: Les leiomyomes de l'estomac. J. Chir. (Paris) **82**, 325 (1961). — PERRY, T., and K. SHEKARCHI: Polypoid adenomas of the stomach. Amer. J. Surg. **101**, 440 (1961). — PESTANA, C., O. H. BEAHRS, and L. B. WOOLNER: Multiple (seven) carcinoids of the stomach — report of one case. Mayo Clin. Proc. **38**, 453 (1963). — PEUTZ, J. L. A.: Over een zeer merkwaardige, gecombineerde familiaire polyposis van de slijmvliezen van den tractus intestinalis met die van de neuskeelholte en gepaard met eigenaardige pigmentaties van huid en slijmvliezen. Ned. Maandschr. Geneesk. Leiden **10**, 134 (1921). — PEYCELON, R., et P. REPLUMAZ: A propos des schwannomes gastriques. Arch. Mal. Appar. dig. **47**, 465 (1958). — PFEIFFER, C., J. C. RUDLEDER et S. WIDGREN: Gastropathie hypertrophique a plis géants (Maladie de Ménétrier). Schweiz. med. Wschr. **95**, 24 (1965). — PICARD, R., M. HARDY et J. P. KERNEIS: Les granuloblastomes eosinophiliques du tube digestif. Arch. Mal. Appar. dig. **43**, 920 (1954). — PIRINGER-KUCHINKA, A.: Zur Histologie und Biologie der Neurome des Magen-Darmschlauches. Acta neuroveg. (Wien) **1**, 441 (1950). — PITTS, H. H., and J. E. HILL: Ganglioneuroma of the stomach. Canad. med. Ass. **56**, 937 (1947). — PLACHTA, A., and F. D. SPEER: Gastric polyps and their relationship to carcinoma of the stomach. Amer. J. Gastroent. **28**, 160 (1957). — POCHACZEVSKY, R., and R. S. SHERMAN: The roentgen appearance of gastric argentaffinoma. Radiology **72**, 330 (1959). — POLAYES, S. H.: Stomach: 'Psammomatous' or calcified fibroangioma. Brooklyn Hosp. J. **11**, 110 (1953). — POP, A., u. A. ONACA: Maligne Magenpolypose. Zbl. Chir. **58**, 2240 (1931). — POSTLETHWAIT, R. W.: Gastrointestinal carcinoid tumors. Postgrad. Med. **40**, 445 (1966). — PUCCINELLI, V.: Zit. nach DEL VIVO u. MIGNANI.

QUIRIN, M.: Un cas de sympathome de l'estomac. Thèse de Strasbourg 1921.

RABINOVITSCH, J., D. GRAYZEL, A. J. SWYER, and B. PINES: Benign nonepithelial tumors of the stomach. Arch. Surg. **58**, 529 (1949). — RAMBACH: Zit. nach KATSCH u. PICKERT, 1953. — RAMOS, E. A., I. H. EINSEL, D. N. TWEEDDALE, and R. H. THOMPSON: Gastric lipomata. Amer. J. dig. Dis. **3**, 232 (1958). — RANDERATH, E., u. N. CANDREVIOTIS: Über einen malignen metastasierenden Glomustumor des rechten Daumens. Zbl. allg. Path. path. Anat. **93**, 454 (1955). — RANIER, A.: A new diagnostic and surgical problem, inflammatory fibroid polyps of the stomach. J. Louisiana med. Soc. **107**, 449 (1955). — RANSOM, H. K., and E. B. KAY: Abdominal neoplasms of neurogenic origin. Ann. Surg. **112**, 700 (1940). — RAVITCH, M. M.: Polypoid adenomatosis of the entire gastrointestinal tract. Ann. Surg. **128**, 283 (1948). — REDEWILL, F. H.: Malakoplakia of the urinary bladder and generalized sarcoidosis. J. Urol. (Baltimore) **49**, 401 (1943). — REITTER, H.: Beitrag zur Differentialdiagnose der malignen Pylorusstenose. (Arboreszierendes Lipom des Antrum.) Chirurg **17/18**, 561 (1947). — RETZLAFF, H. J.: Über Magenpolypen. Dtsch. Z. Verdau.- u. Stoffwechsel-Kr. **6**, 132 (1942). — REUBI, F.: Les vaisseaux et les glandes endocrines dans la Neurofibromatose. Thèse Genf, 1944. Schweiz. Z. Path. Bact. **7**, 168 (1944). — RICKETTS, W. E., J. B. KIRSNER, and W. L. PALMER: Large otherwise normal gastric rugae simulating tumor of the stomach. Gastroenterology **8**, 123 (1947). — RIEGLER u. KAPLAN: Zit. nach KATSCH u. PICKERT, 1953. — RIENITS, J. H.: Frequency and pathological aspects of gastric leiomyoma. Mayo Clin. Proc. **5**, 364 (1930). — RIENITS, J. H., and A. C. BRODERS: Gastric adenomas. A pathologic study. West. J. Surg. **54**, 21 (1946). — RIGLER, L. G., and L. G. ERICKSEN: Benign tumors of stomach; observations on their incidence and malignant degeneration. Radiology **26** (1936). — RIGLER, L. G., H. S. KAPLAN, and D. L. FINK: Pernicious anemia and the early diagnosis of the stomach cancer. J. Amer. med. Ass. **128**, 426 (1945). — RITCHIE, A. L.: Carcinoid tumors. Amer. J. med. Soc. **232**, 311 (1956). — RODRIGUEZ-OLLEROS, A., u. L. GALINDO: Experimentelle Gastritis papillomatosa durch Krotonöl. Z. Gastroent. **3**, 213 (1965). — ROSENBERG, J. C.: Carcinoid and other amine producing tumors. Progr. clin. Cancer **2**, 297 (1966). — ROSENKRANZ, A., u. F. HELMER: Neuroma reticulare bei einem 13jährigen Mädchen. Helvet. pediat. Acta **9**, 191 (1954). — Ross, C. F.: Rhabdomyoma of sternomastoid. J. Path. Bact. **95**, 556 (1968). — Rosso, C., e I. ABBO: Sui tumori connettivali dello stomaco. Patologica **45**, 1 (1953). — ROTH, S. I., and E. B. HELWIG: Juvenile polyps of the colon and rectum. Cancer (Philad.) **16**, 468 (1963). — RUBIN, R. G., and H. FINK: Giant hypertrophy of the gastric mucosa associated with carcinoma of the stomach. Amer. J. Gastroent. **47**, 379 (1967). — RUMOLD, J. J.: Submucous lipomas of the stomach. Surgery **10**, 242 (1941). — RUTTEN, A. P. M.: Neurogenic tumours of the stomach. Brit. J. Surg. **52**, 920 (1965). — RUYMANN, F. B.: Juvenile polyps with cachexia. Gastroenterology **57**, 431 (1969).

SAHAI, D. B., J. D. PALMER, and L. G. HAMPSON: Submucosal lipomas of the large bowel. Canad. J. Surg. **11**, 23 (1968). — SALEM, G.: Magenpolypen. Beitrag zur Therapie auf Grund von Spätergebnissen. Wien. klin. Wschr. **65**, 857 (1953). — SALM, R.: Gastric fibroma with eosinophilic infiltration. Gut **6**, 85 (1965). — SAMTER, T. G., D. F. ALSTOTT, and G. J. KURLANDER: Inflammatory fibroid polyps of the gastrointestinal tract; a report of 3 cases, 2 occurring in children. Amer. J. clin. Path. **45**, 420 (1966). — SANDERS, R. J., and H. K. AXTELL: Carcinoids of the gastrointestinal tract. Surg. Gynec. Obstet. **199**, 369 (1964). — SANDLER, M., and P. J. D. SNOW: An atypical carcinoid tumour secreting 5-hydroxytryptophan. Lancet **1958I**, 137. — SANGUILY, J., and F. L. BLANCO: Gastric Schwannoma. Surgery **17**, 328 (1945). — SAPIA, H.: Lipom des Magens bei gleichzeitigem Magenulcus. Z. ärztl. Fortbild. **47**, 543 (1942). — SAUER, H.: Neurinom im Kleinkindesalter. Z. Kinderchir. **3**, 233 (1966). — SCHERER, H. J.: Zur Differentialdiagnose der intracerebralen („zentralen") Neurinome. Virchows Arch. path. Anat. **292**, 554 (1934). — SCHINDLER, R.: The gastric mucosa in benign adenomas. Amer. J. dig. Dis. **9**, 149 (1942); — Gastritis. New York: Grune & Stratton, Inc. 1947; — Critical evaluation of biopsy technique for the diagnosis of gastritides. Amer. J. dig. Dis. **7**, 167 (1962). — SCHINZ, H. R., A. ZUPPINGER, R. SARASIN u. R. BAUMANN: Bilanz über die Bestrahlungsresultate bei malignen Tumoren im Jahre 1934. Röntgenpraxis **7**, 217 (1935). — SCHOENFELD, R., J. CAHAN, and R. DYER: Gastric carcinoid tumor. Arch. intern. Med. **104**, 649 (1959). — SCHOFIELD, P. F., and H. FOX: Leiomyoblastoma of stomach. Brit. J. Surg. **52**, 928 (1965). — SCHUBERT, W.: Ein Beitrag zu Symptomen und morphologischem Befund des Magenhämangioms. Zbl. allg. Path. path. Anat. **96**, 335 (1957). — SCHÜMANN, H.: Beitrag zum sogenannten Granuloblastom des Magens. Langenbecks Arch. klin. Chir. **271**, 139 (1952). — SCHWARTZ, D. T., and H. P. GAETZ: Multiple granular cell myoblastomas of the stomach. Amer. J. clin. Path. **44**, 453 (1965). — SCOTT, O. B., and A. BRUNSCHWIG: Submucosal lipomas of the stomach. A review of the literature and report of a case associated with carcinoma. Arch. Surg. **52**, 253 (1946). — SHOCKER, E., H. C. MOELLER, E. L. CHEATLE, and H. A. TELOH: Gastric glomus tumor, report of a case and review of the literature. Gastroenterology **32**, 1145 (1957). — SHORB, P. E., and W. S. MCCUNE: Carcinoid tumors of the gastrointestinal tract. Amer. J. Surg. **107**, 329 (1964). — SHUBIN, H., and J. A. SARGENT: Gastric neurofibromas simulating granulomas. Arch. Path. **60**, 286 (1955). — SIEBNER, M.: Hämangiom des Magens. Dtsch. Z. Chir. **241**, 176 (1933). — SJOERDSMA, A., K. L. MELMON: The carcinoid spectrum. Gastroenterology **47**, 104 (1964). — SKANDALAKIS, J. E., S. W. GRAY, and D. SHEPHARD: Smooth muscle tumors of the stomach. Surg. Gynec. Obstet. **110**, 3 (1960). — SMITH, M. J.: Gastric granuloma with eosinophilic infiltration. Radiology **66**, 177 (1956). — SOKOLOFF, B.: Carcinoid and serotonin. Berlin-Heidelberg-New York: Springer 1968. — SPÄNGLER, H.: Über ein Angioneuromyom (Glomustumor) des Magens und andere neurogene Geschwülste des Magen-Darmtraktes. Chirurg **24**, 181 (1953). — SPITZMÜLLER, W.: Ein Fall von Magenlipom. Wien. klin. Wschr. **39**, 538 (1926). — SPRATT, J. S., and L. V. ACKERMANN: Pathologic significance of polyps of the rectum and colon. Dis. Colon Rect. **3**, 330 (1960). — SPRIGGS, E. I., and O. A. MARXER: Polyps of stomach and polypoid gastritis. Quart. J. Med. **12**, 1 (1943). — SPÜHLER, O.: Über Neurofibrome des Magens. Frankfurt. Z. Path. **48**, 149 (1935). — STAEMMLER, M.: Das Lipom. In: REICHEL u. STAEMMLER, Die Neubildungen des Darmes. Stuttgart: Enke 1924; — Geschwür- und Krebsbildung im Magen. Zbl. Chir. **67**, 34 (1940). — STATE, D., D. GAVISER, T. G. HUBBARD, and O. H. WANGENSTEEN: An attempt to identify likely precursor group of gastric cancer. J. nat. Cancer Inst. **10**, 443 (1949). — STEMPIEN, S. J., A. E. DEGRADI, I. M. REINGOLD, C. L. HERSKELL, J. R. GOODMAN, and D. S. WEAVER: Hypertrophic hypersecretory gastropathy. Analysis of 15 cases and a review of the pertinent literature. Amer. J. dig. Dis. **9**, 471 (1964). — STEWART, M. J.: Observations on relation of malignant disease to benign tumours of the intestinal tract. Brit. med. J. **1929**II, 567; — Precancerous lesions of the alimentary tract. Lancet **221**, 669 (1931). — STIEGMANN, F., S. HYMAN, and W. L. KANNAPEL: Large gastric rugae, benign or malignant. Gastroenterology **32**, 72 (1957). — STOCKIS, E.: Angiome de l'estomac chez un nouveau-né. Ann. Soc. méd. leg. belg. **16**, 61 (1904). — STOUT, A. P.: The periphereal manifestations of the specific nerve sheath tumor (neurilemnoma). Amer. J. Cancer **24**, 751 (1935); — Carcinoid tumors of the rectum derived from Erspamer's pre-enterochrome cells. Amer. J. Path. **18**, 993 (1942); — Pathology of carcinoma of the stomach. Arch. Surg. **46**, 807 (1943); — Tumors of the periphereal nervous system. Atlas of tumor pathology, sect. II, fasc. 6. Washington: Armed forces Inst. of Path. 1949; — Tumors of the stomach. Atlas of tumor pathology, 1953; — Tumors featuring pericytes: Glomus tumor and hemangiopericytom. Lab. Invest. **5**, 217 (1956); — Bizarre smooth muscle tumors of stomach. Cancer (Philad.) **15**, 400 (1962). — SVEDJA, J., and V. HORN: A disseminated granular cell pseudo-tumor, so-called metastasising granular cell myoblastoma. J. Path. Bact. **76**, 343 (1958). — SWAN, T. S.: Fibromyxoma of the stomach projecting into the duodenum. Radiology **4**, 430 (1925).

TACHDJIAN, V.: Benign tumors of the stomach. In: Gastroenterology by H. L. BOCKUS, vol. 1, p. 817. Philadelphia-London: W. B. Saunders Co. 1963. — TACMURADOV, N. M.: Über das Zusammentreffen von Magenkrebs und Magenpolypen. Zit. nach Ber. path. Anat. **20**, 323 (1954). — TARASOV, B. P., and I. V. PODDUBNAYA: Multiple carcinoids of the stomach and amyloidosis of internal organs. Arch. Path. (Mosk.) **31**, 74 (1969). — TARBIAT, S.: Gutartige Magentumoren. Bruns' Beitr. klin. Chir. **208**, 456 (1964). — TERNER, J. Y., and R. LATTES: Malakoplakia of the colon and retroperitoneum: report of a case with a histochemical study of the MichaelisGutmann inclusion bodies. Amer. J. clin. Path. **44**, 20 (1965). — TEXTER, E. C., C. W. LEGERTON, R. J. REEVES, A. G. SMITH, and J. M. RUFFIN: Coexistent carcinoma of the stomach and hypertrophic gastritis. Report of a case with review of the literature. Gastroenterology **24**, 579 (1953). — THOMPSON, H.: Gastritis in partial gastrectomy specimens. Gastroenterology **36**, 861 (1959). — THOMPSON, H. L., and J. M. OYSTER: Neoplasms of the stomach other than carcinoma. Gastroenterology **15**, 185 (1950). — THOMPSON, N. W., and W. W. COON: Carcinoid of the stomach. Amer. J. Surg. **108**, 798 (1964). — THYSSEN, J.: Haemangioma of the stomach — a cause of ulcer and of gastric hemorrhage. Acta chir. scand., Suppl. **341** (1964/1965). — TIMONEN, J.: On gastric myoma and fibroma. Ann. Chir. Gynaec. Fenn. **37**, 52 (1948). — TØNNESEN, H.: Polyposis gastrointestinalis. Acta chir. scand. **68** Suppl., 17 (1931). — TROISIER, J., M. BARIETY et G. BROUET: Les lipomes sousmuqueux de l'estomac. Arch. Mal. Appar. dig. **26**, 787 (1936). — TSUKADA, Y., and J. W. PICKREN: Rhabdomyoma of sublingual region. Report of a case. Oral Surg. **20**, 640 (1965). — TUAZON, R.: Rhabdomyoma of the stomach report of a case. Amer. J. clin. Path. **52**, 37 (1969).

UNDERWOOD, H. B.: Staff. Bull. Eaton (Pa) Hosp. **1948**I, 20. — URELESS, A. L., T. ALSCHIBAJA, D. LODIGO, and S. J. STABINS: Idiopathic eosinophilic infiltration of the gastrointestinal tract, diffuse and circumscribed. Amer. J. Med. **30**, 899 (1961). VANCE, S. F., and R. PAGE HUDSON: Granula cell myoblastoma. Clinicopathologic study of forty-two patients. Amer. J. clin. Path. **52** (1969). — VANEK, J.: Gastric submucosal granuloma with eosinophilic infiltration. Amer. J. Path. **25**, 397 (1949). — VELDE, G.: Die Magenschleimhaut bei Achylia gastrica und perniziöser Anämie. Ihr Verhalten auf vegetative Reize. Ergebn. med. Strahlenforsch. **6**, 347 (1933). — VERLEY, J. M.: Les tumeurs carcinoides bronchiques et digestives de l'homme — étude en microscope electronique. Z. Krebsforsch. **66**, 503 (1965). — VEROCAY, J.: Zur Kenntnis der ,,Neurofibrome". Beitr. path. Anat. **48**, 1 (1910). — VERONESI, U.: Neurilemmoma e neurofibroma dello stomaco. Lav. ist. anat. Univ. Perugia **16**, 471 (1956). — VERSE, E.: Über die Entstehung, den Bau und das Wachstum der Polypen, Adenome und Karzinome des Magen-Darmkanals. Leipzig 1908. — VITTORIO, B. N.: Fibromixoma dello stomaco. Arch. ital. Chir. **31**, 315 (1932).

WALK, L.: Villous tumors of the stomach. Arch. intern. Med. **87**, 560 (1951). — WANDL, H.: Magenneurom mit Divertikelbildung. Klin. Med. **12**, 70 (1957). — WEBSTER: Zit. nach THOMPSON u. OYSTER, 1950. — WEICHERT, R., R. REED, and O. CREECH: Carcinoid-islet cell tumors of the duodenum. Ann. Surg. **165**, 660 (1967). — WEINBERG, T., and M. FELDMAN: Lipomas of the gastro-intestinal tract. Amer. J. clin. Path. **25**, 272 (1955). — WELCH, C. E.: Polypoid lesions of the colon, a surgeon's philosophy. Dis. Colon Rect. **7**, 543 (1964). — WELLER, R. O., and I. MCCOLL: Electron microscope appearances of juvenile and Peutz-Jeghers polyps. Gut **7**, 265 (1966). — WHITE, R. B., and E. ST. JUDD: Lipoma of the stomach. Amer. J. Surg. **6**, 662 (1929). — WILLIAMS, E. D., and M. SANDLER: The classification of carcinoid tumors. Lancet **1963**I, 238. — WOLF, W.: Benigne Magentumoren. Dtsch. med. Wschr. **81**, 1081 (1956). — WOLFF, G., u. M. WOLF: Multiple Cystadenome des Magens, klinisch ein Carcinom vortäuschend. Chirurg **35**, 515 (1964). — WOOD, I. J., and L. I. TAFT: Diffuse lesions of the stomach. An account with special reference to the value of gastric biopsy. London: Edward Arnold, Ltd. 1958.

YONEMOTO, R. H., J. B. SLAYBACK, R. L. BYRON, and R. B. ROSEN: Familial polyposis of the entire gastrointestinal tract. Arch. Surg. **99**, 427 (1969). — YOON, I., and H. F. LUDDECKE: Lipomas of the stomach. Amer. J. Surg. **96**, 453 (1958). — YUNIS, E. J., J. M. ESTEVEZ, G. J. PINZON, and T. J. MORAN: Malacoplakia. Discussion of pathogenesis and report of three cases including one of fatal gastric and colonic involvement. Arch. Path. **83**, 180 (1967).

ZAMPI, G.: Aree scöerpsoderptocje do Gandy-Gamna e neurinoma nella parete gastrica. Arch. De Vecchi Anat. pat. **23**, 457 (1955). — ZDANSKY, E., u. J. RIEDERER: Gastrointestinale polypöse Adenomatose mit Hypoproteinämie und ektodermalen Störungen. Radiol. clin. (Basel) **32**, 254 (1963). — ZILE, VAN, E. SCOTT, and W. F. A. SCOTT: A fatal case of malakoplakia of the urinary tract. J. Urol. (Baltimore) **79**, 52 (1958). — ZOLLINGER, H.: Niere und ableitende Harnwege. Berlin-Heidelberg-New York: Springer 1966. — ZUKSCHWERDT, L., u. TH.-O. LINDENSCHMIDT: Magen-Duodenum. Klinische Chirurgie, Bd. III. Stuttgart: Georg Thieme 1960.

## L. Bösartige Magentumoren

### I. Carcinome und II. Sonderformen von Magenmalignomen

ACHESON, E. S., and R. DOLL: Dietary factors in carcinoma of the stomach: A study of 100 cases and 200 controls. Gut **5**, 128 (1964). — ACKERMAN, L. V., and J. A. REGATO: Cancer. St. Louis: The C. V. Mosby Co. 1954; — Cancer. Diagnosis, treatment, and prognosis. St. Louis: The C. V. Mosby Co. 1962. — AIRD, J., H. H. BENTALL, and J. A. F. ROBERTS: Relationship between cancer of the stomach and the AB0-blood groups. Brit. med. J. **1953**II, 799. — ALBERTINI, A. v.: Histologische Geschwulstdiagnostik. Stuttgart: Georg Thieme 1955. — ALBRECHT, P.: Über die Multiplizität primärer maligner Geschwülste. Oncologia (Basel) **5**, 12 (1952). — ALLEN, A. W.: Gastric ulcer and cancer. Surgery **17**, 750 (1945). — ALMÁSSY, G., u. F. GERLEY: Ein in seinen Bauchfellmetastasen verkalktes und Osteoid bildendes

Magencarcinom. Zbl. allg. Path. path. Anat. **96**, 238 (1957). — ALNOR, P. C., E. W. KRICKE u. H. J. WERNER: Der Magenschleimhautprolaps. Ein Beitrag zur Physiologie des Magenausganges. München-Berlin: Urban & Schwarzenberg 1962. — ALTSHULER, J. H., and J. A. SHAKA: Squamous cell carcinoma of the stomach, review of the literature and report of a case. Cancer (Philad.) **19**, 831 (1966). — ALVAREZ, W. C., and W. C. McCARTY: Sizes of resected gastric ulcers and gastric carcinomas. J. Amer. med. Ass. **91**, 226 (1928). — AMBROSE, E. J.: The role of the cell surface in tumour invasion. Mechanisms of invasion in cancer, vol. 6, p. 130. Berlin-Heidelberg-New York: Springer 1967. — ANDERSEN, R. A., M. ENOMOTO, J. A. MILLER, and E. C. MILLER: Carcinogenesis and inhibition of the Walker 256 tumor in rats by trans-4-acetylaminostilbene, its N-hydroxy metabolite and related compounds. Cancer Res. **24**, 128 (1964). — ANON, C.: Heredity in gastric cancer and pernicious anaemia. Lancet **267**, 1215 (1954). — ANSCHÜTZ, W., u. R. WANKE: Über das Ulkus-Karzinom und das Karzinom im Ulkusmagen. Dtsch. Z. Chir. **234**, 424 (1931). — AREZIO, G.: Importanza chirurgia della diffusione duodenale del carcinoma gastrico. Arch. ital. Anat. Istol. pat. **26**, 506 (1954). — ARFFMANN, E.: Heated fats and allied compounds as carcinogens. A critical review of experimental results. J. nat. Cancer Inst. **25**, 893 (1960). — ARLEY, N., and S. IVERSEN: On the mechanism of experimental carcinogenesis. Acta path. microbiol. scand. **30**, 21 (1951). — ARMITAGE, P., and R. DOLL: The age distribution of cancer and a multistage theory of carcinogenesis. Brit. J. Cancer **8**, 1 (1954); — A two stage theory of carcinogenesis in relation to the age distribution of human cancer. Brit. J. Cancer **11**, 16 (1957). — ASKANAZY, M.: Zur Pathogenese des Magenkrebses und über seinen gelegentlichen Ursprung aus angeborenen epithelialen Keimen der Magenwand. Dtsch. med. Wschr. **49**, 3, 49 (1923). — AZZOPARDI, J. G., and D. J. POLLOCK: Argentaffin and argyrophil cells in gastric carcinoma. J. Path. Bact. **86**, 443 (1963).

BAKER, R. K.: The carcinogenic activity of dihydroxybenzidine. Cancer Res. **13**, 137 (1953). — BALLARATI, U.: Il canco dello stomaco. Tumori **42**, 131 (1956). — BANDMANN, F.: Über Carcinombildung am Gastro-Enteroanastomosenring. Bruns' Beitr. klin. Chir. **186**, 210 (1953). — BANIHASCHEMI, A., u. U. KANZOW: Seltene hämatologische Veränderungen bei kleinem Magenkarzinom. Med. Welt **1965**, 2480. — BARBER, M., and R. R. FRANKLIN: Bacteriology of stomach and duodenum in cases of peptic ulcer and gastric carcinoma. Brit. med. J. **1946I**, 951. — BARCLAY, T. H.: The incidence of gastric cancer. Gastroenterology **29**, 497 (1955). — BARRETO NETTO, J., D. DE PAOLA y G. SANTA-ROSA: Adenocarcinoma gastrico com metaplasia ossea. Rev. bras. Chirurg **34**, 561 (1957). — BARRETT, M. K.: Avenues of approach to the gastric-cancer problem. J. nat. Canc. Inst. **7**, 127 (1946). — BARTELHEIMER, H.: Tumoren des Magen-Darmtraktes (einschließlich Pankreas). In: H. BARTELHEIMER und H. J. MAURER, Diagnostik der Geschwulstkrankheiten, S. 171. Stuttgart: Georg Thieme 1962. — BARTH: Demonstration. Bull. Soc. anat. Paris **30**, 1 (1855). — BATA, T., Y. MISU, and S. TAKAYAMA: Induction of cancer of the glandular stomach in a rat: a new form of experiment. Gann **53**, 381 (1962). — BATTAGLIA, S.: Zur Kenntnis der Kollisionstumoren des Magens. Krebsarzt **6**, 129 (1951). — BAUER, K. H.: Mutationstheorie der Geschwulstentstehung. Berlin: Springer 1928; — Das Krebsproblem. Berlin: Springer 1949; — Das Krebsproblem, 2. Aufl. Berlin-Göttingen-Heidelberg: Springer 1963. — BAUER, K. H., u. G. GOTT: Über die Krebsgefährdung des heutigen Menschen. Mit besonderer Berücksichtigung der Bundesrepublik Deutschland. Materia Medica Nordmark XVII/7, 1 (1965). — BEATSON, G. T.: Carcinoma of the stomach after gastro-jejunostomy. Brit. med. J. **1926I**, 15. — BECKER, TH., u. E. FREUND: Magenkarzinom und Ulcuschirurgie. Zbl. Chir. **89**, 455 (1964). — BECKER, TH., u. J. MAYLAND: Das Ulcuskarzinom des Magens. Zbl. Chir. **91**, 68 (1966). — BECKERT, H. J.: Chronische Gastritis und Magenkrebs. Diss. 1968, Berlin Humboldt Universität. — BEGEMANN, H.: Die perniciöse Anämie. In: L. HEILMEYER und A. HITTMAIR, Handbuch der gesamten Hämatologie, Bd. III/1. München-Berlin: Urban & Schwarzenberg 1960. — BELLEGIE, N. J., and D. C. DAHLIN: Adenoacanthoma of stomach, report of 2 cases. Proc. Mayo Clin. **26**, 70 (1951); — Malignant disease of the stomach in young adults. Ann. Surg. **138**, 7 (1953). — BERESFORD, O. D.: Chronic lymphatic leukaemia associated with malignant disease. Brit. J.

Cancer **6**, 339 (1952). — BERG, H. H.: Über das Wachstum des Magenkrebses und die Frühdiagnose. Münch. med. Wschr. **92**, 31 (1950). — BERGMANN, W.: Über vermutliche Beziehungen zwischen Cholesterin und cancerogenen Stoffen. Z. Krebsforsch. **48**, 546 (1939). — BERKSON, J., W. WALTHERS, H. R. GRAY, and J. I. PRIESTLEY: Mortality and survival in cancer of the stomach. Proc. Mayo Clin. **27**, 137 (1952). — BERNDT, H., H. J. GÜTZ, G. WOLFF u. H. KUNTZEN: Geschwülste des Magens. In: Gastroenterologie von M. GÜLZOW, K. KOELSCH, H. KUNTZEN, S. 176. Jena: VEB Gustav Fischer 1969. — BERNDT, H., u. H. GUMMEL: Erfahrungen mit der Stadieneinteilung des Magenkrebses. Arch. Geschwulstforsch. **30**, 42 (1967). — BERNHARD, A., B. KUSS u. W. M. BARTSCH: Das Karzinom im Restmagen. Med. Klin. **59**, 1413 (1964). — BERTRAND, I.: Diagnostic histologique precoxe du cancer de l'estomac. II. Internat. Kongr. Gastroenterologie, Paris 1937. — BEUTLER, A.: Über blastomatöses Wuchern von Pankreaskeimen in der Magenwand. Virchows Arch. path. Anat. **232**, 341 (1921). — BICHEL, J.: Lymphatic leukemia and lymphatic leukemoid states in cancer of stomach. Blood **4**, 759 (1949). — BIENENGRÄBER, A.: Über Geschwulstmetastasierung. Arch. Geschwulstforsch. **2**, 65, 105 (1950). — BILLINGTON, B. P.: Gastric cancer. Relationship between ABO blood groups site and epidemiology. Lancet **271**, 859 (1956). — BIRGFELD: Beitrag zum Magenkrebs. Zbl. Chir. **1934**, 2529. — BOCIAN, J. J., and A. E. GESCHKE: Carcinoma in situ of the stomach. Arch. Path. **65**, 6 (1958). — BOCK, F. G., and D. W. KING: A study of the sensitivity of the mouse forestomach toward certain polycyclic hydrocarbons. J. nat. Cancer Inst. **23**, 833 (1959). — BOCKUS, H. L.: Carcinoma of the stomach. In: H. L. BOCKUS, Gastroenterology, 2nd ed., vol. I, p. 743. Philadelphia and London: W. B. Saunders Co. 1963. — BOCKUS, H. L., J. BANK, and J. H. WILLARD: Achlorhydria with review of 210 cases in patients with gastrointestinal complaints. Amer. J. med. Sci. **184**, 185 (1932). — BODECKER, F.: Beitrag zur Lehre von den heterologen Carcinomen. (Zwei Fälle von Adenocancroid des Magens.) Z. Krebsforsch. **24**, 406 (1927). — BOGDAN, J., u. J. KNEZIK: Adenocarcinom im Drüsenmagen einer Henne. Vet. Čas. **8**, 100 (1959).— BOLES, R. S., and W. S. BAUM: An apparent change of incidence in cancer of the stomach. Gastroenterology **28**, 367 (1955). — BOLLER, R.: Der Magen und seine Krankheiten. Wien: Urban & Schwarzenberg 1954. — BOLSAKOWA, M.: Das gleichzeitige Auftreten von Krebs und Tuberkulose des Magens. Vestn. Røentgenol. Radiol. **15**, 268 (1935). — BONNE, D., and J. H. SANDGROUND: On the production of gastric tumors, bordering on malignancy, in Javanese monkeys through the agency of Nochtia nochti, a parasitic nematode. Amer. J. Cancer **37**, 173 (1939). — BORRMANN, R.: Geschwülste des Magens. In: HENKE-LUBARSCH, Handbuch der speziellen pathologischen Anatomie und Histologie, Bd. IV/1, S. 865. Berlin: Springer 1926. — BORST, M.: Pathologische Histologie. Leipzig: F. C. W. Vogel 1922. — BOSNJAKOVIC, B.: Linitis plastica. In: R. BOLLER, Der Magen und seine Krankheiten, S. 437. Wien-Innsbruck: Urban & Schwarzenberg 1954. — BOSWELL, J. T., and E. B. HELWIG: Squamous cell carcinoma and adenoacanthoma of the stomach. Cancer (Philad.) **18**, 181 (1965). — BOUSSER, J., et G. MATHÉ: Association du cancer épithélial et de lymphomatose (leucosique ou non). Sem. Hôp. Paris **30**, 821 (1954). — BOYD, W.: Textbook of pathology, 5th ed. Philadelphia: Lea & Febiger 1947. — BOYKSEN, D.: Bericht über einen Kranken mit Magentuberkulose, bei dem gleichzeitig ein flächenhaft infiltrierend wachsendes Magensarkom vorlag. Münch. med. Wschr. **86**, 277 (1939). — BOYLAND, E.: The causes of cancer. Aktuelle Probleme aus dem Gebiete der Cancerologie. II. Heidelberger Symposium, S. 3. Berlin-Heidelberg-New York: Springer 1968. — BLACK, W. C., and H. E. HAFFNER: Diffuse hyperplasia of gastric argyrophil cells and multiple carcinoid tumors. A historical and ultrastructural study. Cancer **21**, 1080 (1968). — BLACK, W. C., L. HARRISON, and L. V. ACKERMAN: The importance of epidermoid carcinoma in situ in the histogenesis of carcinoma of the lung. Ann. Surg. **136**, 44 (1952). — BLOCK, M., A. H. GRIEP, and H. M. POLLARD: The occurrence of gastric neoplasms in youth. Amer. J. med. Sci. **215**, 398 (1948). — BRAGG, D. G., W. B. SEAMAN, and R. LATTES: Roentgenologic and pathologic aspects of superficial spreading carcinoma of the stomach. Amer. J. Roentgenol. **101**, 437 (1967). — BRAIN, M. C., J. V. DACIE, D. O. B. HOURIHANE: Microangiopathic haemolytic anemia; the possible role of vascular lesions in pathogenesis. Brit. J. Haemat.

8, 358 (1962). — BRANDES, T.: Über die Beziehungen der perniziösen Anämie zum Magenkarzinom. Med. Klin. 17, 189 (1921). — BRANHAM, J. H.: Operative treatment of cancer of the stomach with report of six partial gastrectomies. Maryland med. J. 51, 144 (1908). — BRENNER, A. J., and B. S. EPSTEIN: Lymphatic leukemia complicated by carcinoma of the stomach. Amer. J. Gastroent. 25, 116 (1956). — BRINDLEY, G. V., M. B. DOCKERTY, and H. K. GRAY: Multiple carcinomas of stomach. Proc. Mayo Clin. 18, 193 (1943). — BRINTON, W.: The diseases of the stomach. London 1859. Übersetzt von O. BAUER: Die Krankheiten des Magens. Würzburg 1862. — BRODERS, A. C.: Carcinoma: grading and practical application. Arch. Path. 2, 376 (1926). — BROOKES, V. S., J. A. H. WATERHOUSE, and D. J. POWELL: Carcinoma of the stomach: 10-year survey of results and of factors affecting prognosis. Brit. med. J. 1965I, 1577. — BROWN, CH. H., and M. F. MOOTS: Multiple gastric carcinoma. Gastroenterology 26, 846 (1954). — BÜCHNER, F.: Die Histologie der peptischen Veränderungen und ihre Beziehungen zum Magencarcinom. Veröffentl. Kriegs- u. Konst. Pathologie (Jena) 1927; — Spezielle Pathologie, 2. Aufl. München-Berlin: Urban & Schwarzenberg 1956; — Die Morphologie der Krebsentstehung. Therapiewoche 11, 2 (1960/1961). — BÜCKER, J.: Gastritis, Ulcus und Carcinom. Stuttgart: Enke 1950. — BULER, R. L., and R. COTRAN: Petrified stomach. New Engl. J. Med. 261, 86 (1959). — BURG, K. M.: Ein mit Radiothor behandelter Fall von myeloischer Leukämie mit komplizierendem Magenkarzinom. Dtsch. med. Wschr. 49, 881 (1924).— BURHOL, P. G., and J. MYREN: Dehydrogenase activity and gastric secretion in gastritis. Scand. J. Gastroent. 3, 387 (1968). — BURKE, M.: Multiple primary cancers. Amer. J. Cancer 27, 316 (1936). — BURNS, G. P., and J. TAUBMAN: The association of gastric carcinoma with duodenal ulcer. Brit. J. Surg. 54, 174 (1967). — BUSSER, F., E. GOIDIN et F. MOREL: Deux cas d'épithéliomas après gastrectomie pour ulcère. Arch. Anat. Path. 31, 88 (1955). — BUTENANDT, A.: Biochemische Untersuchungen zum Problem der Krebsentstehung. Verh. dtsch. Ges. inn. Med. 55, 342 (1949). — BUTENANDT und DANNENBERG: Zit. nach STILLER und STILLER 1964 l.c. — BUTLER, W. H., and J. M. BARNES: Toxic effects of groundnut meal containing aflatoxin to rats and guinea pigs. Brit. J. Cancer 17, 699 (1963); — Carcinoma of the glandular stomach in rats given diets containing aflatoxin. Nature (Lond.) 209, 90 (1966).

CALDERARA, A.: Beitrag zur Kenntnis der Kankroide. Virchows Arch. path. Anat. 200, 181 (1910). — CALDERON, R., J. CEBALLOS, and J. P. McGRAW: Metastatic melanoma of the stomach. Amer. J. Roentgenol. 74, 242 (1955). — CARNETT, J. B., and J. C. HOWELL: A case of coarctation of the aorta and gastric carcinoma with a discussion of the metastases. S. Clin. North. Amer. 12, 1351 (1932). — CASTLEMAN, B.: Extension of gastric carcinoma into duodenum. Ann. Surg. 103, 348 (1936). — CATTAN, R., et P. DELAVIERRE: Association d'un cancer gastrique et d'une leucémie lymphoide, accompagnées d'anomalies des protéines sériques. Arch. Mal. Appar. dig. 47, 1226 (1928). — CERANKE, P., u. F. FEYRTER: Über die Pathogenese der Anaemia perniciosa. Wien. Z. inn. Med. 29, 47 (1948). — CHIARI, H. H.: Karzinomtodesfälle in den Wiener Krankenanstalten im Jahre 1950. Mitt. der Österr. San.-Verw. 53, 1 (1952). — CHU (1966), zit. nach STEWART 1967 l.c. — CLEMMESEN, J.: Gastrointestinal tract. In: Statistical studies on the aetiology of malignant neoplasms. I. Review and results, p. 117. Copenhagen: Munksgaard 1965. — CLEMMESEN, J., and A. NIELSEN: The social distribution of cancer in Copenhagen 1943—1947. Brit. J. Cancer 5, 159 (1951). — COESTER, E.: Magenkrebs nach perniziöser Anämie. Frankfurt. Z. Path. 55, 269 (1941). — COFFEY, R. J., and F. CARDENAS: Clinical features of carcinoma of the gastric stump following gastric resection for benign peptic ulcer. Amer. J. Gastroent. 42, 77 (1964). — COLLINS, W. T., and E. A. GALL: Gastric carcinoma. A multicentric lesion. Cancer (Philad.) 5, 62 (1952). — COMFORT, M. W., W. I. BUTSCH: Gastric acidity in cases of benign and malignant small lesions of the stomach. Proc. Mayo Clin. 11, 440 (1936). — COMFORT, M. W., M. B. DOCKERTY, R. P. GAGE, G. R. DORNBERGER, J. SOLIS, D. P. EPPERSON, and R. A. McNAUGHTON: Small gastric cancer. Arch. intern. Med. 94, 513 (1954). — COOK, J. W., G. A. D. HASLEWOOD, C. L. HEWETT, I. HIEGER, E. L. KENNAWAY, and W. V. MAYNEORD: Chemical compounds as carcinogenic agents. Amer. J. Cancer 29, 219 (1937); — COOK, J. W., and E. L. KENNAWAY: Chemical compounds as carcinogenic agents. Amer. J. Cancer 33, 50

(1938). — CORNELIUS, H. V.: Ein sogenannter Kollisionstumor des Magens. Zbl. allg. Path. path. Anat. **85**, 213 (1949). — CORNES, J. S., T. G. JONES, and G. B. FISCHER: The incidence of carcinoma in patients dying from leukaemia, malignant disorders of plasma cells, and malignant lymphoma. Brit. J. Cancer **15**, 200 (1961). — CORREA, P.: Statistical study of cancer in Antioquia. Schweiz. Z. Path. **18**, 491 (1955). — COX, A. J.: The stomach in pernicious anemia. Amer. J. Path. **19**, 491 (1943). — CRUVEILHIER, J.: Anatomie pathologique du corps humain. Paris: Baillère 1829—1835. — CRUZE, K., H. E. MASS, J. S. CLARK, and SABRI EL FARRA: Squamous cell carcinoma of the stomach. A case report. Gastroenterology **39**, 787 (1960). — CUMMINS, A. J.: Applied anatomy and physiology of the stomach, p. 265. In: Gastroenterology, vol. I, 2nd ed. by H. L. BOCKUS. Philadelphia-London: W. B. Saunders Co. 1963. — CURTH, H. O.: Benign type of acanthosis nigricans: Etiology. Arch. Derm. Syph. (Chic.) **34**, 353 (1936); — Cancer associated with acanthosis nigricans. Arch. Surg. **47**, 513 (1943). — CURTH, H. O., and C. A. SCHNETZ: Acanthosis nigricans and cancer of the liver in a dog. Amer. J. Cancer **37**, 216 (1939).

DEBRAY, CH., et Y. MUFFANG: Les tumeurs gastriques invaginées dans le duodenum. Sem. Hôp. Paris **1953**, 2713. — DEENSTRA, H., M. C. VERLOOP u. A. DE MINJER: Lymphatische Leucaemie en Kanker. Ned. T. Geneesk. **93**, 326 (1949). — DELCOURT, R.: Les tumeurs doubles a tissus histologiquement différents. Bull. Ass. franç. Cancer (Philad.) **31**, 128 (1943). — DELLA PORTA, G.: Induction of intestinal, mammary, and ovarian tumors in hamsters with oral administration of 20-methylcholanthrene. Cancer Res. **21**, 575 (1961). — DEMLING, L., R. OTTENJANN u. K. ELSTER: Die Gastrobiopsie. Ergebn. inn. Med. Kinderheilk., N.F. **27**, 32 (1968). — DEMMLER, K.: Todesursachen behandelter Perniziosapatienten. Med. Klin. **61**, 575 (1966). — DENK, H., u. G. SALZER: 21 Jahre Ulcuschirurgie an der Klinik Denk in Wien 1933 bis 1954. Gastroenterologia (Basel) **87**, 30 (1957). — DENK, W., H. HANSLUWKA u. K. KARRER: Zur Epidemiologie des Carcinoms. III. Regionale Unterschiede in der Häufigkeit des Magenkrebses in Österreich. Z. Krebsforsch. **70**, 13 (1967). — DIAZ, J. R. C.: Carcinoma of the stomach. A report of an epidermoid carcinoma of the pyloric antrum. Surgery **30**, 554 (1951). — DJAJA, V., V. DIMITRIJEVIC, and M. DJORDJEVIC: Gastritis and stomach carcinoma. 4th World Congress of Gastroenterology, Copenhagen. Abstracts, p. 263, 1970. — DOBBERSTEIN, J., u. CH. TAMASCHKE: Tumoren. In: COHRS, P., R. JAFFE u. H. MEESSEN, Pathologie der Laboratoriumstiere, Bd. II, S. 470. Berlin-Göttingen-Heidelberg: Springer 1958. — DOCHAT, G. R., and H. K. GRAY: Carcinoma of the stomach: Prognosis based on combination of Dukes' and Broder's methods of grading. Amer. J. clin. Path. **13**, 441 (1943). — DOLIMPIO, A. D., C. JACOBSON, and M. LEGATOR: Effect of aflatoxin on human leukocytes. Proc. Soc. exp. Biol. (N.Y.) **127**, 559 (1968). — DOLL, R.: Environmental factors in the aetiology of cancer of the stomach. Gastroenterologia (Basel) **86**, 320 (1956); — Interpretation of epidemiologic data. Cancer Res. **23**, 1613 (1963). — DOLL, R., C. MUIR, and J. WATERHOUSE: Cancer incidence in five continents. Berlin-Heidelberg-New York: Springer 1970. — DOLL, R., B. F. SWYNNERTON, and A. C. NEWELL: Observations on blood group distribution in peptic ulcer and gastric cancer. Gut **1**, 31 (1960). — DREYER, B., and J. H. LOUW: Squamous cell carcinoma of the stomach. Brit. J. Surg. **44**, 425 (1956/1957). — DRUCKREY, H.: Quantitative aspects in chemical carcinogenesis. In: Potential carcinogenic hazards from drugs, vol. 7, p. 60. Berlin-Heidelberg-New York: Springer 1967. — DRUCKREY, H., S. IVANKOVIC, H. D. MENNEL u. R. PREUSSMANN: Selektive Erzeugung von Carcinomen der Nasenhöhle bei Ratten durch N,N-Di-Nitrosopiperazin, Nitrosopiperidin, Nitrosomorpholin, Methyl-allyl-, Dimethyl- und Methyl-ninyl-nitrosamin. Z. Krebsforsch. **66**, 138 (1964). — DRUCKREY, H., S. IVANKOVIC u. R. PREUSSMANN: Selektive Erzeugung von Hirntumoren bei Ratten durch Methylnitrosoharnstoff. Naturwissenschaften **51**, 144 (1964). — DRUCKREY, H., H. D. MENNEL u. R. PREUSSMANN: Selektive Erzeugung maligner Tumoren im Gehirn und Rückenmark von Ratten durch N-Methyl-N-nitrosoharnstoff. Z. Krebsforsch. **66**, 389 (1965). — DRUCKREY, H., R. PREUSSMANN, G. BLUM u. S. IVANKOVIC: Carcinogene Wirkung von Diazoessigester und von N-Nitroso-Sarkosinester als Beispiel für das Prinzip: Transport- und Wirkform. Naturwissenschaften **50**, 99 (1963). —

Druckrey, H., R. Preussmann, S. Ivankovic, C. H. Schmidt, H. D. Mennel u. K. W. Stahl: Selektive Erzeugung von Blasenkrebs an Ratten durch Dibutyl- und N-Butyl-N-butanol (4)-nitrosamin. Z. Krebsforsch. **66**, 280 (1964). — Druckrey, H., R. Preussmann, S. Ivankovic, C. H. Schmidt, B. T. So u. C. Thomas: Carcinogene Wirkung von Azoäthan und Azooxyäthan an Ratten. Z. Krebsforsch. **67**, 31 (1965). — Druckrey, H., R. Preussmann, M. Müller, G. Blum u. J. Afkham: Erzeugung von Karzinomen der Speiseröhre durch unsymmetrische Nitrosamine. Naturwissenschaften **50**, 100 (1963). — Druckrey, H., R. Preussmann, D. Schmähl u. G. Blum: Carcinogene Wirkung von N-methyl-N-Nitroso-anilin. Naturwissenschaften **48**, 722 (1961). — Druckrey, H., R. Preussmann, D. Schmähl, G. Blum u. M. Müller: Erzeugung von Magenkrebs durch Nitrosamide an Ratten. Naturwissenschaften **48**, 165 (1961). — Druckrey, H., D. Steinhoff, R. Preussmann u. S. Ivankovic: Krebserzeugung durch einmalige Dosis von Methylnitrosoharnstoff und verschiedenen Dialkyl-nitrosaminen. Naturwissenschaften **50**, 735 (1963); — Erzeugung von Krebs durch eine einmalige Dosis von Methylnitroso-Harnstoff und verschiedenen Dialkylnitrosaminen an Ratten. Z. Krebsforsch. **66**, 1 (1964). — Duarte, E., J. P. Guimataes y P. Torres: Adenocancroide primario do estomago. Mem. Inst. Osw. Cruz **47**, 1 (1949). — Dungal, N.: The special problem of stomach cancer in Iceland. J. Amer. med. Ass. **178**, 789 (1961). — Dustin, P.: Coexistence d'une leucémie lymphoide et d'un carcinome gastrique. Rev. belge Sci. méd. **13**, 199 (1941). — Duuren, B. L. van, L. Orris, and N. Nelson: The carcinogenicity of epoxides, lactones, and peroxy compounds. J. nat. Cancer Inst. **35**, 707 (1965).

Eberlein: Primärer Magenkrebs beim Hunde. Mh. Tierheilk. **8**, 289 (1897). — Eck, H.: Über den Ulcusnarbenkrebs des Magens und seine Bedeutung als okkultes Erstlingsgewächs. Zbl. allg. Path. path. Anat. **93**, 27 (1955). — Eckmann, L.: Fernergebnisse der Palliativresektion beim Magencarcinom. Dtsch. med. Wschr. **81**, 188 (1956). — Eder, M.: Die Bedeutung des „Turnover" von Epithelersatz und -differenzierung für die Orthologie und Pathologie der Dünndarmfunktion. Verh. dtsch. Ges. Path. **53**, 45 (1969). — Edwards, H. C.: Carcinoma of the stomach. Brit. med. J. **1950I**, 973. — Efskind, L., B. Bugge-Asperheim, and N. Helsingen: Late results in the treatment of high gastric carcinoma requiring total gastrectomy. Acta chir. scand., Suppl. **332**, 80 (1965). — Eker, R.: Carcinoma of the stomach: Investigation of the lymphatic spread from gastric carcinoma after total and partial gastrectomy. Acta chir. scand. **101**, 112 (1951). — Eker, R., and J. Efskin: Investigations on the intramural spread of gastric carcinoma. Acta path. microbiol. scand. **30**, 371 (1952). — Eklund, A. E., B. Gullbring, and B. Lagerlöf: Blood group specific substances in human gastric carcinoma. A study using the fluorescent antibody technique. Acta path. microbiol. scand. **59**, 447 (1963). — Ekström, T.: On the development of cancer in gastric ulcer and ulcer symptoms in gastric cancer. Acta chir. scand. **102**, 387 (1952). — Elliott, R. L., and R. Guillen: Gastric biopsies; an ultrastructural study with special reference to pernicious anemia. Arch. Path. **77**, 258 (1964). — Enachescu, M., et J. Pincou: Cancer gastrique septicemie coli-bacillaire hyperleucocytose. Bull. mem. Soc. med. hôp. Bucarest **1943**, 16. — Eppinger: Diskussion. Verein. der Ärzte in Steiermark. Prag. med. Wschr. **20**, 217 (1895). — Erb, P.: Ulcera ventriculi et duodeni bei Menschen über 65 Jahren. Inaug.-Diss. Basel 1955. — Evans, R. W.: Histological appearances of tumors. Edinbourgh-London: E. & S. Livingstone Ltd. 1956. — Eving, J.: The beginning of gastric cancer. Amer. J. Surg. **31**, 204 (1936); — Etiological indications of early gastric cancer. Rev. Gastroent. **7**, 305 (1940).

Faber, M., and K. Borum: Leukaemia and a malignant tumour in the same patient. Brit. J. Haemat. **8**, 313 (1962). — Faltin, R.: Simultaneous occurrence of tuberculosis and cancer of the stomach. Finska Läk.-Sällsk. Handl. **68**, 657 (1926). — Feldman, M.: The lifecycle of carcinoma of the stomach. Gastroenterology **2**, 60 (1944). — Fernet, P., H. A. Azar, and A. P. Stout: Intramural (tubal) spread of linitis plastica along the alimentary tract. Gastroenterology **48**, 419 (1965). — Feyrter, F., u. R. Klima: Über Histopathologie der Magenveränderungen bei perniciöser Anämie. Münch. med. Wschr. **94**, 145 (1952); — Über die Magenveränderungen bei der Addisonschen Krankheit. Dtsch. med. Wschr. **77**, 1173 (1952). — Fibiger, J.: Zit. nach Borrmann 1926, l.c. — Firminger, H. I., and H. L. Stewart:

Histopathogenesis of squamous cell carcinoma induced in the forestomach of mice by intramural injection of 20-methylcholanthrene. J. nat. Cancer Inst. 12, 491 (1951). — FISCHER, A., O. T. CLAGETT, and J. R. MCDONALD: Coexistent duodenal ulcer and gastric malignancy. Surgery 21, 168 (1947). — FISCHER, W.: Einiges über Magengeschwür, Magenkrebs und ihre Beziehungen zueinander. Med. Klin. 37, 4 (1941). — FISHER, E. R., and S. O. HOERR: The practical value of histopathological classification of gastric carcinoma. Cancer 8 (Philad.), 389 (1955). — FODDEN, J. H.: Duodenal spread of pyloric carcinoma. Brit. J. Cancer 2, 239 (1948). — FREEDMAN, M. A., and C. J. BERNE: Gastric carcinoma of gastro-jejunal stomach. Gastroenterology 27, 210 (1954). — FRITZSCHE, R.: Über Metastasen von Mammakarzinom im Magen. Z. Krebsforsch. 17, 236 (1920). — FRUMIN, A. M., T. H. MENDELL, and D. R. MERANGE: Hematologic manifestations of metastatic gastric malignancy. Gastroenterology 27, 183 (1954).

GARRETT, W. N., H. HEITMAN, and A. N. BOOTH: Aflatoxin toxicity in beef cattle. Proc. Soc. exp. Biol. (N.Y.) 127, 188 (1968). — GAUTHIER-VILLARS, P., et L. LEGER: Cancer gastrique à type d'épithélioma malpighien spinocellulaire. Ann. Anat. path. 16, 1065 (1940). — GEISSENDÖRFER, R.: Untersuchungen über Vorkommen, Lokalisation und Ausbreitungsweise der Umbaugastritis in Carcinommägen. Langenbecks Arch. klin. Chir. 153, 235 (1928). — GELBAND, J., J. FABRE et R. DELLA SANTA: Les modifications hématologiques dans le cancer de l'estomac. Helv. med. Acta, Ser. A 22, 156 (1955). — GEMELL, N. I.: Calcification within a gastric carcinoma. Amer. J. Roentgenol. 91, 779 (1964). — GODER, G.: Primäres metastasierendes Chorionepitheliom des Magens bei einer senilen Nullipara. Z. Krebsforsch. 62, 501 (1958). — GOLDBLATT, L. A.: Aflatoxin. Scientific background, control, and implications. New York: Academic Press 1969. — GOLDEN, R., and A. P. STOUT: Superficial spreading carcinoma of the stomach. Amer. J. Roentgenol. 59, 157 (1948). — GOLDFARB, W. B., D. BENNETT, and W. MONAFO: Carcinoma in heterotopic gastric pancreas. Ann. Surg. 158, 56 (1963). — GORIAINOWA, R. W., u. L. M. SCHABAD: Zur Frage der multiplen primären Geschwülste. Z. Krebsforsch. 33, 594 (1930). — GRAEV, M., e L. MAGGIORELLI: Sindrome di panmieloftisi da invasione sistematica midollare cancerigna in corso di carcinoma gastrico asintomatico giovanile. Arch. De Vecchi Anat. pat. 28, 271 (1958). — GRAHAM, R. I., and R. O. K. SCHADE: The distribution of intestinal metaplasia in macroscopic specimen, demonstrated by a histochemical method. Acta path. microbiol. scand. 65, 53 (1965). — GRAHAM, S., and A. M. LILIENFELD: Genetic studies of gastric cancer in humans. An appraisal. Cancer (Philad.) 11, 945 (1958). — GREENSTEIN, J. P.: Biochemistry of cancer. New York: Academic Press 1947. — GREGL, A., u. R. W. WIEDENMANN: Karzinom im Restmagen. Bruns' Beitr. klin. Chir. 213, 177 (1966). — GREGOR, O., R. TOMAN, J. PASTOROVA, and V. DRNKOWA: Blood groups and acidity in stomach cancer. 4th World Congress of Gastroenterology, Copenhagen. Abstracts p. 272, 1970. — GRIESSER, G.: Die Häufigkeit des Carcinoms im operierten Geschwürsmagen. In: F. HOLLE, Spezielle Magenchirurgie. Berlin-Heidelberg-New York: Springer 1968. — GRUBER, G. B.: Knochenbildung in einem Magenkarzinom. Beitr. path. Anat. 55, 368 (1913). — GÜTGEMANN, A., u. H. W. SCHREIBER: Das Magen- und Kardia-Karzinom. Vorträge aus der praktischen Chirurgie, Heft 69. Stuttgart: Enke 1964. — GÜTHERT, H.: Zur pathologischen Anatomie des Magenulcus und Ulkuskarzinoms. Z. ges. inn. Med. 12, 552 (1957). — GUISS, L. W.: Endresults for gastric cancer. Surg. Gynec. Obstet. 93, 313 (1951). — GUISS, L. W., and F. W. STEWART: Histological basis for anacidity in gastric disease. Arch. Surg. 57, 618 (1948); — Chronic atrophic gastritis and cancer of the stomach. Arch. Surg. 46, 823 (1963). — GUTMANN, R. A., et I. BERTRAND: Le cancer gastrique érosif à marche lente. Presse méd. (Paris) 46, 814 (1948). — GUTMANN, R. A., I. BERTRAND et T. J. PEPISTIANY: Le cancer de l'estomac au début. Paris: G. Doin & Cie. 1939.

HACKMANN, CH.: Beitrag zur vergleichenden Onkologie der bösartigen Geschwülste des Magens. Beobachtungen über ein gehäuftes Vorkommen von Magenkrebs bei Inzuchtmäusen. Zbl. allg. Path. path. Anat. 91, 317 (1954). — HAENSZEL, W.: Cancer mortality among the foreignborn in the United States. J. nat. Cancer Inst. 26, 37 (1961). — HAENSZEL, W., and E. A. DAWSON: A note on mortality from cancer of the colon and rectum in the United States. Cancer (Philad.) **18**, 265 (1965). — HAENSZEL, W., and M. SEGI: Stomach cancer among the Japanese. In: Proc. of the 9th Internat. Cancer Congress, p. 55. Berlin-Heidelberg-New York: Springer 1967. — HAENSZEL, W. M.: Variation in incidence of and from stomach cancer, with particular reference to the U.S. J. nat. Cancer Inst. **21**, 213 (1958). — HAMPERL, H.: Über örtliche Vergesellschaftung von Krebs und Tuberkulose im Verdauungsschlauch. Z. Krebsforsch. **23**, 430 (1926); — Über die gelben (chromaffinen) Zellen im gesunden und kranken Magendarmschlauch. Virchows Arch. path. Anat. **266**, 509 (1927); — Early invasive growth as seen in uterine cancer and the role of the basal membrane. In: Mechanisms of invasion in cancer, vol. 6, p. 17. Berlin-Heidelberg-New York: Springer 1967. — HANIK, L., and O. GREGOR: Atrophic gastritis in pernicious anaemia as possible gastric cancer precursor. In: Abstracts of the 4th World Congress of Gastroenterology, Copenhagen 1970, p. 262. — HARE, W. V., H. L. STEWART, J. G. BENNETT, and E. LORENZ: Tumors of the glandular stomach induced in rats by intramural injection of 20-methylcholanthrene. J. nat. Cancer Int. **12**, 1019 (1952). — HARING, W.: Welche Bedeutung besitzt die chronische Gastritis für die Entstehung des Magenkrebses? Med. Klin. **35**, 1284 (1939). — HARRIS, E.: Early symptomatology and the diagnosis of gastric cancer. Amer. J. Surg. **31**, 225 (1936). — HARTMANN, G.: Osteophthisis pelvis et femorum (zugleich ein Beitrag zur spontanen Rückbildung maligner Tumoren). Wien. Beitr. Path. path. Anat., Bd. I. Wien: W. Maudrich 1947. — HASEGAWA, T.: Zur Kenntnis der Stromaverknöcherung in Karzinomen des Digestionstraktes. Wien. klin. Wschr. **36**, 653 (1923). — HAUSER, G.: Das chronische Magengeschwür. Leipzig: J. B. Hirschfeld 1883; — Zylinderzellkarzinom des Magens und Dickdarm. Jena 1890; — Über Polyposis adenomatosa und deren Beziehung zur Krebsentwicklung. Dtsch. Arch. klin. Med. **55**, 429 (1895). — HAWSKLEY, J. C.: Tumor forming gastritis. Gut **4**, 153 (1963). — HAYASHIDA, T., and T. KIDOKORO: End results of early gastric carcinoma. In: Abstracts of the 4th World Congress of Gastroenterology, Copenhagen 1970, p. 279. — HEBBEL, R.: The topography of chronic gastritis in cancer bearing stomachs. J. nat. Cancer Inst. **10**, 505 (1949); — The topography of chronic gastritis in otherwise normal stomachs. Amer. J. Path. **25**, 125 (1949). — HEILMEYER, L., u. H. BEGEMANN: Blut und Blutkrankheiten. In: Handbuch der Inneren Medizin, 4. Aufl., Bd. II/1. Berlin-Göttingen-Heidelberg: Springer 1951. — HEINKEL, K., N. HENNING, K. ELSTER u. J. LANDGRAF: Über den Wert der histologischen Untersuchung kleiner Biopsiepartikel für die Diagnose diffuser Entzündungen der Fundusschleimhaut des Magens. Dtsch. med. Wschr. **81**, 503 (1956). — HELSINGEN, N., and L. HILLSTAD: Cancer development in the gastric stump after partial gastrectomy for ulcer. Ann. Surg. **143**, 173 (1956). — HENNING, N., H. KOLOKUSSIS, K. HEINKEL, J. LANDGRAF u. K. ELSTER: Die Sicherheit der bioptischen Gastritisdiagnose. Dtsch. med. Wschr. **87**, 1029 (1962). — HENSCHEN, F.: Om ventrikelcancers patogenes och mogligheten av en profylax. Stockholm: Lae Karesällskap 1948; — Die Pathogenese des Magenkrebses. Arch. De Vecchi Anat. pat. **31**, 149 (1960). — HERXHEIMER, G.: Über heterologe Cancroide. Beitr. path. Anat. **41**, 348 (1907). — HESS, R.: Early cancer of the stomach. Gastroenterologia (Basel) **86**, 365 (1956). — HESS, W.: Die praktische Bedeutung des Ulkuskarzinoms. Helv. chir. Acta **20**, 273 (1953). — HICKS, J. D.: Squamous-cell carcinoma of the stomach. J. Path. Bact. **46**, 570 (1953). — HIGGINSON, J.: Etiological factors in gastrointestinal cancer in man. In: Proceedings of the 9th international cancer congress, p. 30. Berlin-Heidelberg-New York: Springer 1967. — HIGGINSON, J., and A. G. OETTLÉ: Cancer incidence in the Bantu and Cape colored races of South Africa. Report of a cancer survey in the Transvaal (1953—1955). J. nat. Cancer Inst. **24**, 589 (1960). — HILGERT, H.: Über das Zusammentreffen von malignen Neubildungen untereinander und mit Krankheiten nicht sekundärer Art nebst einigen weiteren statistischen Beiträgen zur Krebsfrage. Z. Krebsforsch. **49**, 390 (1939). — HILLENBRAND, K.: Histotopographische und histologische Untersuchungen über die sogenannte chronische Gastritis. Beitr. path. Anat. **85**, 1 (1930). — HIRAISI, K.: Ein Fall von Adenocancroid des Menschen. Gann **35**, 372 (1941). — HIRAYAMA, T.: A study of epidemiology of stomach cancer, with special reference to the effect of diet factor. Bull. Inst. publ. Hlth. (Tokyo) **12**, 85 (1963); — The epidemiology of cancer of the stomach in Japan with special reference to the role of diet. In: Proceedings of the 9th international cancer congress, p. 37. Berlin-Heidelberg-New York: Springer 1967. — HIRAYAMA, T., and Y. YUSA: The occupational-social class risks of cancer in Japan. Jap. J. Cancer Clin. **9**, 66 (1963). — HITCHCOCK, C. R.: Attempts to abet the action of methylcholanthrene in the induction of gastric cancers in mice using dietary chemical additives and dietary deficiencies. A thesis. University press of Minnesota 1954. — HITCHCOCK, C. R., L. D. MACLEAN, and W. A. SULLIVAN: The secretory and clinical aspects of achlorhydria and gastric atrophy as precursors of gastric cancer. J. nat. Cancer Inst. **18**, 795 (1957). — HOFFMANN, V.: Die Krankheiten nach Magenresektion wegen Geschwürs (Bilroth II) in meinen Nachuntersuchungen. Langenbecks Arch. klin. Chir. **308**, 371 (1964). — HOGG, L., and G. T. PACK: The controversial relationship between blood group A and gastric ulcer. Gastroenterology **32**, 797 (1957). — HOLLE, F.: Spezielle Magenchirurgie. Berlin-Heidelberg-New York: Springer 1968. — HORAVA, A., and E. v. HAAM: Experimental carcinoma of the colon. Cancer Res. **18**, 764 (1958). — HOSODA, S., S. TAKADSE, and K. YOSHIDA: The histochemical studies on leucine aminopeptidase activity of human gastric cancers. Tohoku J. exp. Med. **73**, 86 (1960). — HOWELL, J.: Two cases of mucin secreting carcinoma of the stomach of the dog. J. comp. Path. **74**, 94 (1964). — HU, C. H., and K. Y. CH'IN: Chin. med. J., Suppl. **1**, 43 (1936). — HUBER, P.: Über Karzinomentwicklung im operierten Magen. Bruns' Beitr. klin. Chir. **186**, 317 (1953).— HUEPER, W. C., and W. D. CONWAY: Chemical carcinogenesis and cancers. Springfield, Illinois: Ch. C. Thomas 1964. — HUNZIKER, A.: Die Häufigkeit der bösartigen Magengeschwülste im Sektionsgut der Jahre 1902—1952 des pathologischen Institutes der Universität Zürich. Schweiz. med. Wschr. **85**, 1021 (1955). — HYMAN, G. A., and J. E. HARVEY: The pathogenesis of anemia in patients with carcinoma. Amer. J. Med. **19**, 350 (1955).

ICHIOKA, S., I. YOKOYAMA, T. TAKEMOTO, and T. KONDO: Clinical diagnosis of intestinal metaplasia. In: Abstracts of the proceedings of the 4th world congress of gastroenterology, p. 369, Copenhagen 1970. — IHRE, B. J. E., H. BARR, and G. HAVERMARK: Ulcer-cancer of the stomach. A followup study of 473 cases of gastric ulcer. Gastroenterologia (Basel) **102**, 78 (1964). — INBERG, M., P. LAUREN, and S. J. VIIKARI: Factors influencing survival after radical operation for gastric carcinoma. Acta chir. scand. **132**, 195 (1966). — IRONS, H. S.: Carcinoma twice in the same stomach. Gastroenterology **46**, 44 (1964). — ISHIMORI, A., H. SAKURADA, A. KANO, J. YAMAGATA, and S. YAMAGATA: Comparative study on gastritis around ulcer lesion and gastric secretory function between peptic ulcer and ulcerative type of early stage cancer of stomach. In: Abstracts of the Proceedings 4th world congress of gastroenterology, Copenhagen 1970, p. 404. — IVERSEN, O. H., and R. BJERKNES: Kinetics of epidermal reaction to carcinogens. Acta path. microbiol. scand., Suppl. 165 (1963).— IVY, A. C.: Experimental observations on the etiology of gastric carcinoma. Gastroenterology **28**, 335, 345 (1955).

JÄRVI, O., and P. LAUREN: On the role of heterotopias of the intestinal epithelium in the pathogenesis of gastric cancer. Acta path. microbiol. scand. **29**, 26 (1951); — Gastric glandular tumours provided with excretory ducts, and criticism of the theory of the tumours arising in heterotopic pancreas. Acta path. microbiol. scand. **62**, 1 (1964). — JOFFE, A. Z.: Aflatoxin produced by 1, 626 isolates of aspergillus flavus from groundnut kernels and soils of Israel. Nature (Lond.) **221**, 492 (1969). — JOHANSEN, A., and P. RØDBRO: The histology of the gastric mucosa in pernicious anaemia. Acta path. microbiol. scand. **73**, 145 (1968). — JOHNSTON, G. C., and H. H. PITTS: Squamous cell carcinoma of the pyloric and of the stomach. Canad. med. Ass. J. **86**, 376 (1962). — JUBB, K. V. F., and P. C. KENNEDY: Pathology of domestic animals, vol. 2. New York-London: Academic Press 1963.

KADE, H.: Bedeutung der chronischen Gastritis für präkarzinomatöse Erkrankungen. Dargestellt am Beispiel der perniziösen Anämie, S. 120. Hamburg: Nölke 1949. — KAPLAN, H. I., and L. G. RIGLER: Pernicious anemia and carcinoma of stomach. Autopsy studies concerning their interrelationship. Amer. J. med. Sci. **209**, 339 (1945); — Pernicious anemia and susceptibilities to gastric neoplasms. J. Lab. clin. Med. **32**, 644 (1947). — KAPP, H.: Das Magenkarzinom. In:

R. BOLLER, Der Magen und seine Krankheiten, S. 403. München-Berlin-Wien: Urban & Schwarzenberg 1954. — KARL: Magenkrebs bei einem 9jährigen. Dtsch. med. Wschr. **41**, 13 (1915). — KASUGAI, T.: Avaluation of gastric biopsy and cytology under direct vision in the diagnosis of malignant tumors. In: Proceedings of the 4th world congress of gastroenterology, Copenhagen 1970, p. 342. — KATSCH, G., u. H. PICKERT: Die Krankheiten des Magens. In: Handbuch der inneren Medizin, 4. Aufl, Bd. III/1. Berlin-Göttingen-Heidelberg: Springer 1953. — KAUFMANN, E.: Spezielle pathologische Anatomie, 9./10. Aufl. Berlin-Leipzig: Walter de Gruyter & Co. 1931. — KENDALL, D. G.: Birth and death processes and the theory of carcinogenesis. Biometrika **47**, 13 (1960). — KENNEDY, S. C., and A. E. BAVAKI: Corrosive damage to stomach simulating carcinoma. Brit. med. J. **1967 II**, 93. — KIKUCHI, K., Y. TSUJI, K. ITAKURA, and H. KATAGIRI: A case of metastases of gastric cancer to hypernephroma and its metastatic foci. Acta path. jap. **14**, 103 (1964). — KIMURA, K., T. HIRMOTO, and C. R. BUNCHER: Gastric xanthelasma. Arch. Path. **87**, 110 (1969). — KIMURA, K., T. TAKEMOTO, and T. KONDO: Chronological transition of the pyloric fundic gland border in chronic gastritis. In: Proceedings of the 4th world congress of gastroenterology, Copenhagen 1970, p. 400. — KITT, TH.: Lehrbuch der pathologischen Anatomie der Haustiere, Vol. II, 5. Aufl. Stuttgart: Enke 1923. — KLEIN, N. C., M. H. SLEISENGER, and E. WESER: Disaccharidase, leucine aminopeptidase, and glucose uptake in intestinalized gastric mucosa and in gastric carcinoma. Gastroenterology **55**, 61 (1968). — KNOFLACH, J., u. G. EICHELTER: Exogastrisch wachsendes Carcinoma granulomatosum des Magens. Dtsch. Z. Chir. **195**, 107 (1926). — KNOWLES, F. C., D. M. SIDLICK, and J. B. LUDY: Acanthosis nigricans. Adult and juvenile types. Arch. Derm. Syph. (Chic.) **19**, 391 (1929). — KODER: Zit. nach KONJETZNY 1938, l.c. — KØSTER, K. H., E. SINDRUP, and V. SEELE: AB0-blood groups and gastric acidity. Lancet **1955 II**, 52. — KONJETZNY, G.: Über die Beziehungen der chronischen Gastritis mit ihren Folgeerscheinungen und des chronischen Magenulcus zur Entwicklung des Magenkrebses. Bruns' Beitr. klin. Chir. **85**, 455 (1913). — KONJETZNY, G. E.: Die Entzündungen des Magens. In: HENKE-LUBARSCH, Handbuch der speziellen pathologischen Anatomie und Histologie, Bd. IV/2, S. 768. Berlin: Springer 1928; — Der Magenkrebs. Stuttgart: Enke 1938; — Der oberflächliche Schleimhautkrebs des Magens. Chirurg **12**, 192 (1940); — The superficial cancer of the gastric mucosa. Amer. J. dig. Dis. **20**, 91 (1953); — Pathologische Anatomie und Histologie. In: R. BOLLER, Der Magen und seine Krankheiten, S. 83. München-Berlin-Wien: Urban & Schwarzenberg 1954; — Der Magenkrebs. Therapiewoche **5**, 303 (1955). — KOSEKI, K., H. RIN, K. SUZUKI, Y. TAKAYANAGI, and K. SIBAZAKI: An autopsy case of gastric adenoacanthoma. Gann **47**, 703 (1956). — KOWALEWSKI, and T. KASPER: Achlorhydria, gastric mucosal atrophy and gastric neoplastic lesions in rats, mice and hamsters treated with an anticholinergic drug, propantheline bromide, and carcinogen, 20-methylcholanthrene. Canad. J. Surg. **10**, 99 (1967). — KRAUSPE, C., u. W. GUSEK: Über Frühstadien des Magenkarzinoms. Verh. dtsch. Ges. Path. **45**, 183 (1961). — KREYBERG, H. J. A.: Empirical relationship of lung cancer to cigarette smoking and stochastic model for role of action of carcinogens. Biometrics **21**, 839 (1965). — KRICKE, E.: Klinik und Pathologie des Carcinoma fibrosum des Magens. Chirurg **33**, 398 (1962). — KROMPECHER und MAKAI: Zit. nach BORRMANN 1926, l.c. — KÜHLMAYER, R.: Zum Problem des Magenstumpfkarzinoms. Wien. klin. Wschr. **76**, 293 (1964). — KÜHLMAYER, R., u. O. ROKITANSKY: Das Magenstumpfcarcinom als Spätproblem der Ulcuschirurgie. Dtsch. Z. Chir. **278**, 361 (1954). — KÜHNE, H.: Das Magenkarzinom am Pylorus. Bruns' Beitr. klin. Chir. **186**, 198 (1953). — KÜLBS: Flimmerepithel in einem Magenkarzinom und seinen Metastasen. Wien. klin. Wschr. **14**, 972 (1901). — KUGELMEIER, L. M.: Leukemoid (myeloid leukemia) reactions. Folia haemat. (Lpz.) **53**, 370 (1935). — KUHLENCORDT, F.: Das Carcinoma in situ des Magens und der kleine Magenkrebs. Dtsch. med. Wschr. **84**, 2111 (1959). — KUPROWSKI, M.: Ein seltener Fall von Magencarcinom bei einem Hund. Med. Vet. Varsovie **14**, 561 (1958). — KUROKAWA, T., T. KASITANI, and K. OOTA: Carcinoma of the stomach in early phase. Tokio: Nakayama-Shoten Co. 1967. — KURU, M.: Relationship between the gross appearance of gastric cancers and their precursors. Nihon. Rinsho, Suppl. 182 (1954); — Atlas of early carcinoma

of the stomach. Tokio: Nakayama-Shoten Co. 1967. — KUYSER, P. J.: The spread of gastric cancer into the stomach. Arch. chir. Nederland. **4**, 255 (1952). — KYRLE, P., u. H. WILD: Über Magenstumpfcarcinome. Zbl. Chir. **77**, 1418 (1952).
LACASSAGNE, A., N. P. BUU-HOI, F. ZAJDELA, P. JACQUIGNON, and F. PERIN: Relationships between molecular structure and the carcinogenic activity of benzopyridocarbazoles and polycyclic analogues. C. R. Acad. Sci. (Paris) **157**, 818 (1963). — LADUE, J. S., P. J. MURISON, G. MCNEER, and G. T. PACK: Symptomatology and diagnosis of gastric cancer. Arch. Surg. **60**, 305 (1950). — LAHEY, F. H.: Cancer of the stomach. J. clin. N. Amer. **14**, 1033 (1934). — LAHEY, F. H., N. W. SWINTON, and M. PEELEN: Cancer of the stomach. An analysis of 195 cases with endresults. New Engl. J. Med. **212**, 863 (1935). — LANGR, F., J. PARIZEK, M. HRADSKY u. V. VORTEL: Die Aktivität der Esterase, der alkalischen Phosphatase und Aminopeptidase in der Magenschleimhaut bei einigen präkanzerösen Zuständen. Gastroenterologia (Basel) **104**, 213 (1965). — LAUNIALA, K., M. SIURALA: Disaccharidase activities of the atrophic gastric mucosa with intestinal metaplasia. Scand. J. Gastroent. **3**, 160 (1968). — LAUREN, P.: The two histological main types of gastric carcinoma: diffuse and so-called intestinal type carcinoma. An attempt at a histo-clinical classification. Acta path. microbiol. scand. **64**, 31 (1965). — LAWRENCE, J. H., and W. G. DONALD: The incidence of cancer in chronic leukaemia and in polycythemia vera. Amer. J. med. Sci. **237**, 488 (1959). — LAWRENCE, W.: Carcinoma of the stomach. N. Y. J. Med. **65**, 1339 (1965). — LAWRENCE, W., and G. MCNEER: The effectiveness of surgery for palliation of incurable gastric cancer. Cancer (Philad.) **11**, 28 (1958); — An analysis of the role of radical surgery for gastric cancer. Surg. Gynec. Obstet. **111**, 691 (1966). — LEONHARDT, O.: Über die Erblichkeit des Magenkrebses auf Grund von Nachkommenuntersuchungen Magenkrebskranker. Diss. Hamburg 1939. — LEY, A. B.: Mechanisms of anemia in cancer. Med. Clin. N. Amer. **40**, 857 (1956). — LIAVAAG, K.: Cancer developing in gastric stump after partial gastrectomy for peptic ulcer. Ann. Surg. **155**, 103 (1962). — LIJINSKY, W., and W. H. BUTLER: Purification and toxicity of aflatoxin. Proc. Soc. exp. Biol. (N.Y.) **123**, 151 (1966). — LIJINSKI, W., and P. SHUBIK: Polynuclear hydrocarbon carcinogens in cooked meat and smoked food. Industr. Med. Surg. **34**, 152 (1965). — LILLY, L. J.: Induction of chromosome aberations by aflatoxin. Nature (Lond.) **207**, 433 (1965). — LINDEMANN: Zit. nach BORRMANN 1926, l.c. — LINDENSCHMIDT, TH.-O.: Das Duodenal-Carcinom. Langenbecks Arch. klin. Chir. **287**, 430 (1957). — LINDENSCHMIDT, TH. O., u. G. SCHWABE: Das Ulcuscarcinom des Magens. Klinischer Erfahrungsbericht über 156 Patienten. Langenbecks Arch. klin. Chir. **319**, 306 (1967).— LINDT, S.: Magen. In: Handbuch der speziellen pathologischen Anatomie der Haustiere, Hrsg. E. JOEST, Bd. V/1, S. 409. Berlin-Hamburg: Paul Parey 1970. — LONGIN, F.: Das kleine Magenkarzinom im Röntgenbild. Münch. med. Wschr. **40**, 2067 (1967). — LORENZ, E., and H. L. STEWART: Squamous cell carcinoma and other lesions of the forestomach in mice following oral administration of 20-methylcholanthrene and 1,2,5,6-dibenzanthracene. J. nat. Cancer Inst. **2**, 273 (1940); — Tumors of alimentary tract in mice fed carcinogenic hydrocarbons in mineral oil emulsions. J. nat. Cancer Inst. **9**, 173 (1948). — LUBARSCH, O.: Einiges zur Metaplasiefrage. Verh. dtsch. Ges. Path. **10**, 198 (1906); — Einiges über Sterblichkeitsund Leichenöffnungsstatistik. Med. Klin. **20**, 299 (1924); — Pathologische Anatomie und Histologie der entzündlichen Erkrankungen des Magens. Verh. dtsch. Ges. Verdau.- u. Stoffwechselkr. **6**, 35 (1926). — LUND, C. C.: Second primary cancer in cases of cancer of the buccal mucosa: A mathematical study of susceptibility to cancer. New Engl. J. Med. **209**, 1144 (1933). — LUSHBAUGH, C. C.: Fatal hyperplastic lesions in neutronexposed mice. Arch. Path. **74**, 297 (1962). — LYNCH, E. C., C. L. BAKKEN, T. H. CASEY, and C. P. ALFREY: Microangiopathic hemolytic anemia in carcinoma of the stomach. Gastroenterology **52**, 88 (1967).
MACDONALD, E. J.: Occurrence of multiple primary cancers in a population of 200000. Acta Un. int. Cancr. **16**, 1702 (1960). — MACKLIN, M. TH.: An Analysis of tumors in monozygons and dizygons twins. J. Hered. **31**, 277 (1940); — Role of heredity in gastric and intestinal cancer. Gastroenterology **29**, 507 (1955). — MAC LEAN, L. D.: Incidence of megaloblastic anemia after subtotal gastrectomy. New

Engl. J. Med. 257, 262 (1957). — MacLean, L. D., and R. D. Sundberg: Incidence of megaloblastic anemia after total gastrectomy. New Engl. J. Med. 254, 885 (1956). — Madersbacher, H.: Primäres Chorionepitheliom des Magens. Zbl. allg. Path. path. Anat. 105, 198 (1964). — Madhavan, T. V., and C. Gopalan: The effect of dietary protein on carcinogenesis of aflatoxin. Arch. Path. (Chic.) 85, 133 (1968). — Magee, P. M., and E. Farber: Toxic liver injury and carcinogenesis. Methylaction of rat-liver nucleic acids by dimethyl-nitrosamine in vivo. Biochem. J. 83, 106 (1962). — Magee, P. M., and R. Schoental: Carcinogenesis by nitroso compounds. Brit. med. Bull. 20, 102 (1964). — Magnus, H. A.: Observations on the presence of intestinal epithelium in the gastric mucosa. J. Path. Bact. 44, 389 (1937). — Maimon, I. N., and M. M. Zinninger: Familial gastric cancer. Gastroenterology 25, 139 (1953). — Majima, S., I. Yamaguchi, K. Karube, T. Teshima, and K. Yoshida: A histopathologic study on the origin of early carcinoma of the stomach. Tohoku J. exp. Med. 86, 348 (1965). — Majima, S., I. Yamaguchi, K. Yoshida, K. Karube, and T. Teshima: Esophageal extension of carcinoma of the stomach. Tohoku J. exp. Med. 83, 237 (1964). — Major, L.: Die Relation der Carcinome und Ulcera des Verdauungstraktes zum AB0-Blutgruppensystem. Wien. klin. Wschr. 72, 322 (1960). — Mallory, T. B.: Carcinoma in situ of the stomach and its bearing on the histogenesis of malignant ulcers. Arch. Path. 30, 384 (1940). — Marks, V., W. H. R. Auld, and J. B. Barr: Carcinoma of stomach and other non-pancreatic lesions as causes of spontaneous hypoglycaemia. Brit. J. Surg. 52, 925 (1965). — Marsden, H. B., and J. K. Steward: Tumours in children. Berlin-Heidelberg-New York: Springer 1968. — Marshall, S. F.: Total versus radical partial resection for cancer of the stomach. Surg. Gynec. Obstet. 104, 497 (1957). — Marshall, S. F., and N. E. Adamson: Cancer of stomach: follow-up study of 1708 patients. Sth. med. J. (Bgham, Ala.) 50, 776 (1957). — Martin, J. F., et E. Pollosson: Les cancers polymorphes de l'estomac. J. Méd. Lyon 17, 553 (1936). — Masamune, H., H. Kawasaki, S. Abe, K. Oyama, and Y. Yamaguchi: Molisch-positive mucopolysaccharides of gastric cancer as compared with the corresponding components of gastric mucosae. Tohoku J. exp. Med. 68, 1, 81 (1958). — Mayo, H. W., E. E. McKee, and R. M. Anderson: Carcinoma arising in reduplication of the stomach (gastrogenous cyst). Ann. Surg. 141, 550 (1955). — Mayo, H. W., and J. W. Nixon: A review of important contributions of surgery for cancer of the gastrointestinal tract. Amer. J. dig. Dis. 4, 401 (1959). — McCarty, W. C.: Early cancer of the stomach. J. Cancer Res. 12, 1 (1928). — McConnell, R. B.: Blood group and disease. M. D. Thesis, University of Liverpool, 1955. — McGrath, E. J., E. A. Gall, and D. P. Kessler: Bronchiogenic carcinoma, a product of multiple sites of origin. J. thorac. Surg. 24, 271 (1952). — McNeer, G.: Cancer of stomach in the young. Amer. J. Roentgenol. 45, 537 (1941); — The stomach. In: T. F. Nealon, Management of the patient with cancer, p. 561. Philadelphia: W. B. Saunders Co. 1965. — McPeak, E., and S. Warren: Histologic features of carcinoma of the cardioesophageal junction and cardia. Amer. J. Path. 24, 971 (1948). — McShane, K. L.: Adenoacanthome of stomach. J. int. Coll. Surg. 19, 360 (1953). — McVicar, C. S., and J. Daly: Diagnosis of operable carcinoma of the stomach. Ann. Inst. Med. 1, 145 (1927). — Meissner, G. F.: Carcinoma of the stomach with meningeal carcinosis. Cancer (Philad.) 6, 313 (1953). — Meissner, W. A.: Malignancy of gastric cancer. J. nat. Cancer Inst. 10, 533 (1949). — Merkel, H.: Verdauungsorgane. In: Staemmler-Kaufmann, Lehrbuch der speziellen pathologischen Anatomie, Bd. I/2, S. 1027. Berlin: Walter de Gruyter & Co. 1956. — Mettier, S. R.: Hematologic aspects of space consuming lesions of the bone marrow (myelophthisic anemia). Ann. intern. Med. 14, 436 (1940). — Meyer, K. A., and H. A. Singer: Intermittent gastric ileus due to mechanical causes. Surg. Gynec. Obstet. 53, 742 (1931). — Meyers, W. C.: A study of gastric mucosa in various diseases affecting the upper part of the gastro-intestinal tract. Gastroenterology 10, 923 (1948). — Michaud, P.: Recherches anatomo-cliniques sur la cancerisation de l'ulcère gastrique. Thèse de Genève 1950. — Milanes, F., P. Leon Blanco, and A. Causa: Pyloric adenoacanthoma. Report of additional case. Gastroenterology 15, 518 (1950). — Militzer, R. E.: Carcinoma of the stomach in identical twins. Amer. J. Cancer 25, 544 (1935). — Miller, A., R. B. Chodos, C. P. Emerson, and J. F. Ross: Studies of the anemia and iron metabolism in cancer. J. clin. Invest. **35**, 1248 (1956). — MILLER, E. C., J. A. MILLER, and M. ENOMOTO: The comparative carcinogenicities of 2-acetyl-aminofluorene and its N-hydroxy metabolite in mice, hamsters and guinea pigs. Cancer Res. **24**, 2018 (1964). — MILLER, J. A., R. B. SANDIN, E. C. MILLER, and H. P. RUSCH: The carcinogenicity of compounds related to 2-acetylaminofluorene. II. Variations in the bridges and the 2-substituent. Cancer Res. **15**, 188 (1955). — MINOVA, S., H. TAKAHASHI, T. KANO, K. MATSUYAMA, Y. ARAKI, and T. YAGI: Studies of the relation between cancer and calcium. Histological study on injury by salt in stomach mucosa and efficacy of calcium against. Kita Kanto Igaku **10**, 713 (1960). — MIROLUBOV, N. N.: Vascularization of cancer tumors of the stomach in different stages of their development. Radiol. diagn. (Berl.) **5**, 221 (1964). — MIZUKAMI, T.: Histochemische Stoffwechselbefunde bei Magenkrebsen. Langenbecks Arch. klin. Chir. **290**, 1 (1958); — Beitrag zur Pathogenese und Frühdiagnose des Magenkrebses. Langenbecks Arch. klin. Chir. **291**, 568 (1959). — MOERTEL, CH. G.: Primary multiple malignant neoplasms. Berlin-Heidelberg-New York: Springer 1966. — MOLLIN, D., and G. ROSS: Serum vitamin $B_{12}$ concentration in leukaemia and in some other haematological conditions. Brit. J. Haemat. **1955** (I), 155. — MOLOFSKY, L. C., and F. HOLLANDER: Gastric changes in pernicious anemia. Arch. intern. Med. **87**, 97 (1951). — MONROE, L. S., G. A. BOUGHTON, and S. C. SOMMERS: The association of gastric epithelial hyperplasia and cancer. Gastroenterology **46**, 267 (1964). — MONTGOMMERY, H., and P. A. O'LEARY: Pigmentation of the skin in Addison's disease, acanthosis nigricans and hemochromatosis. Arch. Derm. Syph. (Chic.) **21**, 970 (1930). — MOORE, A. R.: A textbook of pathology, 2nd ed. Philadelphia-London: W. B. Saunders Co. 1951. — MOORE, G. E., D. STATE, R. HEBBEL, and A. E. TRELOAR: Carcinoma of the stomach. Surg. Gynec. Obstet. **87**, 513 (1948). — MOORE, J. R., and H. S. MORTON: Gastric carcinoma. A statistical review of 427 cases of cancer of the stomach from 1941 through 1950. Ann. Surg. **141**, 185 (1955). — MORI, K., S. ICHII, and Y. SHIGETA: Further studies on the gastric lesions of rats by oral administration of methylcholanthrene, with a case of colonic adenocarcinoma. Gann **46**, 631 (1955). — MORIAN, R.: Das jugendliche Magencarcinom. Langenbecks Arch. klin. Chir. **164**, 329 (1951). — MORRIS, H. P., B. P. WAGNER, F. E. RAY, H. L. STEWART, and K. C. SNELL: Comparative carcinogenic effects of N'N-2,7-fluorenylenebisacetamide by intraperitoneal and oral routes of administration to rats, with particular reference to gastric carcinoma. J. nat. Cancer Inst. **29**, 977 (1962). — MORRISON, L. M., and W. F. GONZALEZ: The relationship of chronic peptic ulcer to coronary thrombosis. Amer. J. med. Sci. **224**, 314 (1953). — MORSON, B. C.: Carcinoma arising from areas of intestinal metaplasia in the gastric mucosa. Brit. J. Cancer **9**, 377 (1955); — Some peculiarities in the histology of intestinal polyps. Dis. Colon Rect. **5**, 337 (1962). — MORTON, G. H., and R. BURGER: Hemangioma of the stomach: Review of the literature and report of two cases. Surgery **10**, 891 (1941). — MOSBECH, J.: AB0-blood group in stomach cancer. Acta genet. (Basel) **8**, 219 (1958). — MOSBECH, J., and A. VIEDBAEK: Mortality from and risk of gastric carcinoma among patients with pernicious anemia. Brit. med. J. **1950 II**, 390. — MOYNIHAN: The prognostic of gastric and duodenal ulcer. Brit. med. J. **1932 I**, 1. — MÜLLER, E.: Vorkommen, Art und Häufigkeit des Carcinoms im Verdauungstractus der Haustiere. Vet.-Diss. Leipzig 1936. — MULAY, A. S., and H. I. FIRMINGER: Precancerous and cancerous lesions of the forestomach and dermal-subcutaneous tumors in rats fed p-dimethylaminobenzene-1-azo-1-naphthalene. J. nat. Cancer Inst. **13**, 57 (1952). — MULLIGAN, R. M., and R. R. REMBER: Histogenesis of gastric carcinoma. Cancer Res. **12**, 285 (1952); — Histogenesis and biologic behaviour of gastric carcinoma. Arch. Path. **58**, 1 (1954). — MUNK, K., W. BRÜMMER u. H. FISCHER: Viruszellbeziehungen bei Infektionen mit dem tumorerzeugenden Virus SV 40. In: Aktuelle Probleme aus dem Gebiete der Cancerologie, Bd. II, S. 140. Berlin-Heidelberg-New York: Springer 1968. — MURAKAMI, T.: Studies on the histogenesis of early gastric cancer. Acta path. jap. **2**, 10 (1952). — MURATA, I., and T. HIRONO: Coexistence of gastric cancer and ulcer (45 cases of gastric cancer coexisted with peptic ulcer among 2500 resected stomachs). In: Proceedings of the 4th world congress of gastroenterology, Copenhagen 1970, p. 505. — MUTO, M., T. MAKI, S. MAJIMA, and I. YAMAGUCHI: Improvement in the end-results of surgical treatment of gastric cancer. Surgery 63, 229 (1968). — MYRHE, E.: Superficial spreading type of carcinoma of the stomach. Acta chir. scand. 106, 392 (1953).

NADLER, S. H., and A. CABRERA: Gastric carcinoma. Surgery 56, 334 (1964). — NAGAYO, T., ITO, M., H. YOKOYAMA, and T. KOMAGOE: Early phase of human gastric cancer: morphological study. Gann 56, 101 (1965). — NAGEL, L. R.: Adenoacanthoma of the stomach. Arch. Path. 62, 37 (1956). — NAKAZAWA, T.: Ein Fall von Karzinosarkom des Magens. Gann 31 426 (1937). — NATHANSON, I. T., and C. E. WELCH: Life expectancy and incidence of malignant disease. Amer. J. Cancer 31, 457 (1937). — NEWCOMB, W. D.: The relationsship between peptic ulceration and gastric carcinoma. Brit. J. Surg. 20, 279 (1933). — NEYMAN, J.: A two step mutation theory of carcinogenesis. Bull. int. statist. Inst. 38, 123 (1961). — NICHOLSON, G.W.: Studies on tumour formation. V. The importance of congenital malformation in tumour formation. Guy's Hosp. Rep. 73, 37 (1923). — NIEBERLE, K., u. P. COHRS: Lehrbuch der speziellen pathologischen Anatomie der Haustiere, 4. Aufl. Jena: Fischer 1961. — NIEMANN, F., E. MARX u. F. HUTH: Linitis plastica. Zbl. Chir. 92, 861 (1967). — NIEMI, M., M. SIURALA, and T. K. J. LARMI: Histochemistry of three dehydrogenase systems in cancerous and non-cancerous human stomachs with special reference to intestinal metaplasia. Acta path. microbiol. scand. 53, 139 (1961). — NIKAIDO, N.: Early diagnosis of stomach cancer by the mass-survey. In: Proceedings of the 4th world congress of gastroenterology, Copenhagen 1970, p. 274. — NORCROSS, J. W., I. E. MONROE, and B. G. GRIFFIN: Development of gastric cancer in pernicious anemia. Ann. intern. Med. 37, 338 (1952). — NORDLING, C. O.: A new theory on the cancer-inducing mechanism. Brit. J. Cancer 7, 68 (1953). — NOTKIN, L. J.: Gastroesophageal carcinoma and its diagnosis. Canad. med. Ass. J. 19, 96 (1928). — NOWELL, P. C., L. J. COLE, and M. E. ELLIS: Neoplasms of the glandular stomach in mice irradiated with x-rays and fast neutrons. Cancer Res. 18, 257 (1958).

OBERLING, CH., et M. WOLF: Sur un cas d'épithélioma polymorphe (glandulaire, épidermoide et myxoide) du pylore. Bull. Ass. franç. Cancer 16, 68 (1927). — O'BRIEN, J. P., and D. J. MEEHAN: Adenoacanthoma of pyloric and of stomach. Surgery 28, 1005 (1950). — OCHSNER, A., J. BLALOCK, and A. SUCRE: Carcinoma of the stomach. Amer. Surg. 21, 1 (1955). — OJIMA, Y.: Experimental studies on the influence of reticuloendothelial system upon the induction of malignant gastric neoplasms. Arch. jap. Chir. 32, 451 (1963). — OOTA, K., and M. TANAKA: Collising carcinomas of the stomach (a consideration of histogenesis of single malignant tumor in general). Gann 43, 210 (1952). — OPPOLZER, R. v.: Zehn Jahre chirurgische Therapie des Magenkarzinoms. Wien. med. Wschr. 87, 701 (1937). — ORATOR, V.: Beitrag zur Genese der präpylorischen Karzinome des Duodenums. Langenbecks Arch. klin. Chir. 123, 736 (1925); — Beiträge zur Magenpathologie II (zur Pathologie und Genese des Carcinoms und Ulcuscarcinom des Magens). Virchows Arch. path. Anat. 256, 202 (1925). — OSBORNE, E. D., J. W. JORDON, F. C. HOAK, and F. J. PSCHIERER: Nitrogen mustard therapy in cutaneous blastomatous disease. J. Amer. med. Ass. 135, 1123 (1947). — OTSUKA, I.: Über die experimentelle Papillomerzeugung im Vormagen der Mäuse durch Diazoaminobenzol. Gann 29, 209 (1935). — OTTENJANN, R., u. K. ELSTER: Gastrinbildendes Antrumkarzinom? Fortschr. med. 85, 498 (1967). — OWEN, D. R.: Carcinoma after gastro-enterostomy. Brit. med. J. 1926I, 825.

PALMER, W. L.: The duration of gastric cancer. Gastroenterology 1, 723 (1943). — PARAMANANDHAN, T. L.: The duodenal spread of gastric carcinoma. Brit. J. Surg. 54, 169 (1967). — PARASCANDOLO, C.: Magencarcinom bei einem Hund. Wschr. Tierheilk. 45, 77 (1901). — PARKS, R. E.: Squamous neoplasms of the stomach. Amer. J. Roentgenol. 101, 447 (1967). — PARSONS, L.: Operative curability of cancer of the stomach. New Engl. J. Med. 209, 1096 (1933). — PASTERNACK, J. G.: Adenoacanthoma of pylorus. Amer. J. Path. 11, 511 (1927). — PATTINSON, J. N., G. OSBORNE, and B. C. MORTON: Hiatus hernia with adenocarcinoma arising in the region of the cardia. J. Fac. Radiolol. (Lond.) 7, 90 (1955). — PAULI, C.: Magencarcinom beim Huhn. Berl. Münch. tierärztl. Wschr. 1944, 76. — PENNA DE AZEVEDO, A., y E. VILLELA: Carcinoma epidermoide primario do estomago. Mem. Inst. Osw. Cruz 31, 719 (1936). — PENZOLD, H.: Leukämie und Carcinom. Dtsch. Arch. klin.

Med. **180**, 430 (1937). — Perdergrass, E. P., and H. K. Pancoast: A case of pedunculated adenocarcinoma of the stomach and possible errors in diagnosis. Amer. J. Roentgenol. **7** (1920). — Petersen, O.: Calcification in carcinoma of the stomach. Acta radiol. (Stockh.) **49**, 416 (1958). — Pförringer, S.: Beitrag zum Wachstum des Magencarcinoms. Bruns' Beitr. klin. Chir. **41**, 687 (1904). — Piancentini, L., e G. Campione: Il carcinoma gelatinoso dello stomaco e del grosso intestino. Arch. ital. Anat. Istol. pat. **27**, 411 (1954). — Pick und Davidson: Zit. nach Voss 1954, l.c. — Pirner, F.: Zum Thema Magenstumpfkarzinom. Zbl. Chir. **78**, 646 (1953). — Pisciotta, A. V., and J. S. Hirschboeck: Therapeutic considerations in chronic lymphocytic leukemia: Special reference to the natural course of the disease. Arch. intern. Med. **99**, 334 (1957). — Planteydt, H. R., and R. G. J. Willighagen: Enzyme histochemistry of the human stomach with special reference to intestinal metaplasia. J. Path. Bact. **80**, 317 (1960). — Plosscowe, R. P., G. G. Berg, and H. L. Segal: Enzyme histochemical studies of human gastric and jejunal biopsy specimen in normal and disease states. Amer. J. dig. Dis. **8**, 311 (1963). — Pollard, H. M., and K. S. Hensley: The natural history of survival in carcinoma of the stomach, treated and untreated. Gastroenterology **29**, 526 (1955). — Pommerantz, H., and H. B. Margolin: Metastasis of the gastrointestinal tract from malignant melanoma. Amer. J. Roentgenol. **88**, 712 (1962). — Poscharissky, Th.: 500 Fälle von Magenkrebs. Z. Krebsforsch. **31**, 263 (1930). — Potchen, E. J., Ch. L. Klung, and M. Yatsuhashi: X-ray diagnosis of gastric melanoma. New Engl. J. Med. **271**, 133 (1964). — Potoczek, S., L. Hirnlowa, A. Giermanski u. K. Kawecki: Wspolistnienie przewliklej bialaczki limfatycznej i raka zoladka. Pol. Tyg. lek. **16**, 1408 (1961). — Prehn, R. T.: Clonal selection theory of chemical carcinogenesis. J. nat. Cancer Inst. **31**, 1 (1964). — Prinz, H.: Fortschritte in der Kenntnis der Frühformen des Magenkrebses und ihrer klinischen Diagnose, S. 8. Hamburg: Nölke 1947. — Puccini, C., e R. Stigliani: L'acantoma dello stomaco e le questioni della differenziazione cellulare patologica e delle metaplasie. Arch. De Vecchi Anat. pat. **15**, 213 (1950). — Puchert, H.: Über die Magenschleimhaut bei Geschwür und bei Krebs. Virchows Arch. path. Anat. **280**, 385 (1931). — Puppel, E.: Über Krukenbergtumoren in der Schwangerschaft. Zbl. Gynäk. **57**, 49 (1933).

Qualheim, R. E., and E. A. Gall: Breast carcinoma with multiple sites of origin. Cancer (Philad.) **10**, 460 (1957). — Quensel, U.: Über das Vorkommen von Zellen mit Flimmer- bzw. Bürstenbesatz bei Magenkarzinom. Beitr. path. Anat. **69**, 474 (1921). — Quincke: Zit. nach Mosbech 1958, l.c.

Rabinovitch, J., B. Pines, and D. Grayzel: Coexisting lymphosarcoma and ulcuscarcinoma of the stomach. Arch. Surg. **64**, 185 (1952). — Rabson, J. M.: Adenosquamous cell carcinoma of intestine. Arch. Path. **21**, 308 (1936). — Ragins, H., and M. Dittbrenner: Intracellular enzymatic histochemistry of the human stomach with reference to atrophic gastritis. Gut **6**, 357 (1965). — Rambach, H.: Über die Entwicklung von Magenkrebs bei perniziöser Anämie. Mschr. Krebsbekämpf. **4**, 211 (1936). — Rapant, V.: Carcinoma of the stomach after resection and G.E.A. for peptic gastroduodenal ulcer. Neoplasma (Bratisl.) **8**, 289 (1961). — Razemon, P., et Cl. Gautier-Benoit: Evolution des formes histologiques de l'épithélioma gastrique. Ann. Chir. **21**, 154 (1967). — Regan, J. F., and J. A. Cremin: Chorionepithelioma of the stomach. Amer. J. Chir. **100**, 224 (1960). — Reich, H.: Zur Frage der Cancroide des Magens. Virchows Arch. path. Anat. **321**, 616 (1944). — Remine, W. H., and J. T. Priestly: Trends in prognosis and surgical treatment of cancer of the stomach. Ann. Surg. **163**, 736 (1966). — Rizzi, I.: Associazione di cancro et tuberculosi gastrica. Pathologica **26**, 699 (1934). — Robbins, S. L.: Contributions of the pathologist to present-day concepts of gastric ulcer. J. Amer. med. Ass. **171**, 2054 (1959). — Roberts, J. A. F.: Blood groups and susceptibility to disease. Brit. J. prev. soc. Med. **11**, 107 (1957). — Rømcke, O., and G. Sponland: The relation between gastric and duodenal ulcer and cancer of the stomach. Acta med. scand., Suppl. **239**, 228 (1950). — Rörig, R.: Primäres Cancroid des Magens. Inaug.-Diss. Thesis. Würzburg: P. Scheiner 1895. — Roessle, R.: Die pathologische Anatomie der Familie. Berlin: Springer 1940. — Roffo, A. H.: Tumeurs malignes dévéloppées dans l'appareil digestif par ingestion de graisses oxydées par chauffage. Bull. Ass. franç. Cancer **28**,

556 (1939); — Krebserzeugende Tabakwirkung. Zusammenfassung mehrerer am Krebsinstitut von Buenos Aires ausgeführter Arbeiten zum experimentellen Nachweis der krebserzeugenden Wirkung des Tabakrauchens. Mschr. Krebsbekämpf. **8**, 97 (1940). — ROKITANSKY, C. V.: Handbuch der speziellen pathologischen Anatomie. Wien 1842. — ROLLER, D.: Gastritis und Magencarcinom. Wien. klin. Wschr. **51**, 1126 (1938). — ROLLESTON, H. D., and F. W. HIGGS: Squamouscelled carcinoma of the stomach and esophagus imitating tuberculous ulceration of the intestine. Brit. med. J. **1907I**, 1293. — ROLLESTON, H. D., and R. S. TREVOR: A case of columnarcelled carcinoma of the stomach showing squamouscelled metaplasia. J. Path. Bact. **10**, 418 (1905). — ROULET, F. C.: Comptes rendus de la cinquième conférence de la société internationale de Pathologie géographique. Schweiz. Z. allg. Path. **18**, 379 (1955). — ROWLANDS, R. P.: A clinical lecture on cancer of the stomach. Brit. med. J. **1933I**, 905. — RUBIN, W.: Intestine in the stomach. Transformation of the gastric mucosa into an absorptive tissue. Gastroenterology **54**, 116 (1968); — Proliferation of endocrine-like (enterochromaffin) cells in atrophic gastric mucosa. Gastroenterology **57**, 641 (1969).— RUBIN, W., L. L. ROSS, G. H. JEFFRIES, and M. H. SLEISENGER: Intestinal heterotopia. A fine structural study. Lab. Invest. **15**, 1024 (1966); — Some physiologic properties of heterotopic intestinal epithelium. Its role in transporting lipid into the gastric mucosa. Lab. Invest. **16**, 813 (1967). — RUBIN, W., L. L. ROSS, E. THEODOR, G. H. JEFFRIES, and M. H. SLEISENGER: Anatomical and physiological studies of heterotopic intestinal epithelium. J. clin. Invest. **45**, 1065 (1966).

SAFAR, P., and E. E. CLIFFTON: Carcinoma of stomach. Cancer (Philad.) **6**, 1165 (1953). — SAILER, S.: Diffuse metaplastic gastritis in a patient with prolonged cachexia and macrocytic anemia. Arch. Path. **35**, 730 (1943). — SAKITA, T., Y. OGURO, S. TAKASU, J. FUKUTOMI, T. MIWA, and M. YOSHIMORI: Retrospective observation of 16 cases protruded or elevated type gastric cancer for long period. In: Proceedings of 4th world congress of gastroenterology, Copenhagen 1970, p. 503. — SALTZMANN, F.: Studien über Magenkrebs mit besonderer Berücksichtigung der Veränderungen in der Schleimhaut und der im Tumor und dessen Randgebieten auftretenden Rundzellinfiltration. Arbeiten path. Inst. Univ. Helsingfors, N.F. 1913. — SANDERSLEBEN, J. V.: Maligne Geschwülste im Magen des Hundes. Mh. Tierheilk. **8**, 1 (1956). — SAPHIR, O., and M. L. PARKER: Linitis plastica type of carcinoma. Surg. Gynec. Obstet. **76**, 206 (1943). — SATO, T., T. FUKUYAMA, T. SUZUKI, J. TAKAYANAGI, T. MURAKAMI, N. SHIOTSUKI, R. TANAKA, and R. TSUJU: Studies of the causation of gastric cancer. Bull. Inst. publ. Hlth (Tokyo) **8**, 187 (1959). — SATO, T., K. ISCHIBA, and Y. TAKEDA: On the duodenal spread of gastric cancer. Gann **50**, 409 (1959). — SAUPE, E.: Bestrahlungswirkung bei gleichzeitiger Erkrankung an aleukämischer Lymphadenose und metastasierendem Magenkarzinom. Wien. klin. Wschr. **49**, 1104 (1936). — SAWYER, R. B., K. C. SAWYER, and J. R. SPENCER: Duodenal ulcer and gastric cancer. Arch. Surg. **85**, 109 (1962). — SAWYER, R. B., M. C. WADDELL, K. C. SAWYER, and J. C. GREER: Emphysematous gastritis. Gastroenterology **53**, 452 (1967). — SAXEN, E. A.: Squamous cell carcinoma of the forestomach in x-irradiated mice fed 9,10-dimethyl-1,2-benzanthracene, with a note on failure to induce adenocarcinoma. J. nat. Cancer Inst. **13**, 441 (1952). — SAXEN, E. A., and M. HAKAMA: The different incidence of gastric cancer all over the world and possible reasons for this difference. In: Proceedings of the 9th international cancer congress, p. 49. Berlin-Heidelberg-New York: Springer 1967. — SAXEN, E. A., and H. L. STEWART: Histogenetic classification of induced gastric sarcomas in mice. J. nat. Cancer Inst. **13**, 657 (1952). — SCHÄFER, P. K., B. MIKAT, R. KNÖCHELMANN, W. BERGEMANN u. H. OSHIMA: Grundlagen für Präventiv-Untersuchungen beim Magenkarzinom in Deutschland. Dtsch. med. J. **21**, 996 (1970). — SCHEFFLER, M. M., and A. B. FALK: Epidermoid carcinomas of the stomach. Amer. J. Cancer **38**, 359 (1940). — SCHINDLER, R.: Gastric carcinoma and gastritis. With reference to coexistence of carcinoma and chronic hypertrophic glandular gastritis. Amer. J. dig. Dis., N.S. **10**, 607 (1965). — SCHINZ, H. R., u. CH. BOTSZTENS: Der elektive Metastasierungstyp bei Malignomen. Oncologia (Basel) **2**, 65 (1949). — SCHINZ, H. R., J. ROSIN u. A. SENTI: Stand und Entwicklung der Carcinomsterblichkeit in Zürich, in der Schweiz und im internationalen Vergleich. Schweiz. med. Wschr. **76**, 779 (1946). — SCHLOTTER, H.: Zur

Röntgendiagnostik des oberflächlichen Magenschleimhautkrebses. Bruns' Beitr. klin. Chir. **191**, 269 (1955). — SCHMEY, M.: Das Magencarcinom bei Säugetieren. Dtsch. tierärztl. Wschr. **22**, 377 (1914). — SCHMITT, H.-J.: Metastasierendes Magencarcinom bei einem 21jährigen Mann. Z. Gastroent. **5**, 216 (1967). — SCHMORL, G.: Diskussionsbemerkung. Verh. dtsch. Ges. Path. **6**, 136 (1903). — SCHOENTAL, R.: Induction of tumors of the stomach in rats and mice by N-nitroso-N-alkylurethanes. Nature (Lond.) **199**, 190 (1963); — Carcinogenic activity of N-methyl-N-nitroso-N'-nitroguanidine. Nature (Lond.) **209**, 726 (1966). — SCHOENTAL, R., and P. M. MAGEE: Induction of squamous carcinoma of the lung and of the stomach and oesophagus by diazomethane and N-methyl-N-nitroso-urethane respectively. Brit. J. Cancer **16**, 92 (1962). — SCHORNAGEL, H. E.: The relationship between gastric ulcer and carcinoma. Docum. Med. geogr. trop. (Amst.) **6**, 22 (1954); — Ulcuscarcinom van de maag. Ned. T. Geneesk. **98**, 2398 (1954). — SCHREIBER, H. W., W. M. BARTSCH u. B. HAGEN: Zur diagnostischen und prognostischen Bedeutung des Verhaltens der Magensäure beim Magencarcinom. Langenbecks Arch. klin. Chir. **315**, 79 (1966). — SCHUBACK, A.: Ein Kollisionstumor des Magens. Z. Krebsforsch. **33**, 126 (1931); — Kollosions- oder Kompositionstumor des Magens. Zbl. allg. Path. path. Anat. **97**, 7 (1957). — SEGI, M.: A statistical study of mortality from cancer of the stomach in selected countries. In: Proceedings of the 9th internat. cancer congress, p. 64. Berlin-Heidelberg-New York: Springer 1967. — SEGI, M., and M. KURIHARA: Cancer mortality for selected sites in 24 countries, No. 3 (1960/1961). Sendai, Japan, Tohoku Univ. School of Medicine 1964; — Cancer mortality for selected sites in 24 countries, No. 4 (1962/1963). Sendai, Japan, Tohoku Univ. School of Medicine 1966. — SEGI, M., M. KURIHARA, and S. FUJISAKU: The geographical comparison of mortality from cancer, ulcer of stomach and ulcer of duodenum. Schweiz. Z. allg. Path. **20**, 245 (1957). — SETÄLÄ, K., and P. ERMALA: Chylomicrons as carriers for carcinogenic hydrocarbons. Science **114**, 151 (1951). — SEYSS, R. A.: Metastasen in der Magenwand. Fortschr. Röntgenforsch. **107**, 427 (1967). — SHAHON, D. B., S. HOROWITZ, and W. D. KELLY: Cancer of the stomach. An analysis of 1152 cases. Surgery **39**, 204 (1956). — SHAPIRO, N., L. SCHIFF, M. M. MAHER, and M. M. ZINNINGER: Some observations on atrophic gastritis and gastric cancer. J. nat. Cancer Inst. **2**, 583 (1942). — SHAY, H., C. HARRIS, and M. GREENSTEIN: Influence of sex hormones produced in male and female rats by gastric instillation of methylcholanthrene. J. nat. Cancer Inst. **13**, 307 (1952). — SHEARMAN, D. J. C., N. D. C. FINLAYSON, R. WILSON, and R. R. SAMSON: Carcinoma of the stomach and early pernicious anaemia. Lancet **1966II**, 403. — SHERLOCK, P., A. N. EHLICH, E. E. PAVON, and M. A. PAGLIA: Treatment of gastrointestinal cancer: current status and recent progress. Gastroenterology **53**, 630 (1967). — SHIMKIN, M. B.: Changing concepts concerning cancer. Fourth National Cancer Proceedings (1960), p. 7. Philadelphia-Montreal: J. B. Lippincott Co. 1961. — SHIRAKABE, H., H. ISCHIKAWA, K. KUMAKURA, M. NISHIZAWA, K. HIGURASHI, H. HAYAKAWA u. T. MURAKAMI: Frühkarzinom des Magens. Stuttgart: Thieme 1969. — SINGH, I.: A note on enterochromaffin cells in islets of ectopic intestinal mucosa in the human. J. anat. Soc. India **11**, 57 (1962). — SIURALA, M.: Chronische Gastritis und Magenkarzinom. Bioptische Untersuchungen. Zbl. Chir. **90**, 1472 (1965). — SIURALA, M., ERÄMAA, E., and J. TAPIOVAARA: Pernicious anaemia and gastric carcinoma. Acta med. scand. **164**, 431 (1959). — SIURALA, M., and K. SEPPÄLÄ: Atrophic gastritis as a possible precursor of gastric carcinoma and pernicious anemia. Results of follow-up examination. Acta med. scand. **166**, 455 (1960). — SIURALA, M., and S. TARPILA: Absorptive function of intestinal metaplasia of the stomach. Scand. J. Gastroent. **3**, 76 (1968). — SIURALA, M., K. VARIS, and M. WILJASALO: Studies of patients with atrophic gastritis: A 10—15 year follow-up. Scand. J. Gastroent. **1**, 40 (1966). — SIURALA, M., and Y. VUORINEN: Follow-up studies of patients with superficial gastritis and patients with a normal gastric mucosa. Acta med. scand. **173**, 45 (1963). — SLAUGHTER, D. P.: The multiplicity of origin of malignant tumors: Collective review. Int. Abstr. Surg. **79**, 89 (1944). — SLAUGHTER, F. G.: Medicine of moderns. New York: Julian Messner 1947. — SLYE, M.: The relation of heredity to cancer occurrence. Amer. J. Cancer **18**, 535 (1933). — SMITH, J. CH.: Gastric hyalinisation without irradiation. Arch. Path. **81**, 42 (1966). — SMITH, R. L.: Recorded and expected mortality among Japanese of the U.S. and

Hawai, with special reference to cancer. J. nat. Cancer Inst. **17**, 459 (1956). —
SMOOT, J. L.: Adenocarcinoma and leiomyosarcoma occurring in the same stomach.
VA. Med. Mon. **80**, 621 (1953). — SNAPPER, J.: Chinese lessons to western Medicine.
New York: Intersci. Publ. 1941. — SPEISER, P.: Bestehen mathematisch gesicherte
Beziehungen der AB0-Gruppen des Rhesusfaktors Rho (D) und des Geschlechts zu
Carcinoma ventriculi, Ulcus duodeni? Krebsarzt **11**, 344 (1956). — SPILLNER, H.:
Krebsmetastasen im Musculus levator palpebrae superioris bei primärem Magen-
carcinom. Inaug.-Diss., Göttingen 1913. — SPRIGGS, E.: Early recognition and
treatment of cancer of the stomach. Brit. med. J. **1928II**, 838. — SPRUNT,
D. H.: Carcinoma and tuberculosis of the stomach. Surg. Gynec. Obstet. **51**,
245 (1930). — STAEMMLER, M.: Über Frühformen des Magencarcinomes. 2. internat.
Gastroenterologen-Kongreß Paris 1937. — STAHR, H.: Plastische Mastitis bei
Magenkrebs („Mastitis carcinomatosa"). Z. Krebsforsch. **19**, 231 (1923). — STEI-
NER, P. E.: Cancer: Race and geography. Baltimore: Williams & Wilkins Co.
1954. — STEINER, P. E., S. N. MAIMON, W. L. PALMER, and J. B. KIRSNER: Gastric
cancer: morphologic factors in five years survival after gastrectomy. Amer. J. Path.
**24**, 947 (1948). — STEIN-WERBLOWSKY, R.: An experimental study of gastric cancer
in relation to gastric ulcer. Gut **3**, 129 (1962). — STEVENSON, J. K.: Gastric carcinoma.
In: HARKINS-NYHUS, Surgery of the stomach and duodenum. Boston: Little, Brown
& Co. 1962. — STEWART, H. L.: Induction of gastric tumors in strain A mice by
methylcholanthrene. Arch. Path. **29**, 153 (1940); — Hyperplastic and neoplastic
lesions of the stomach in mice. J. nat. Cancer Inst. **4**, 489 (1941); — Experimental
cancer of the alimentary tract. In: The physiopathology of cancer, p. 3, ed. by F.
HOMBERGER and W. H. FISHMAN. New York: P. B. Hoeber, Inc. 1953; — Site
variation of alimentary tract cancer in man and experimental animals as indicators
of diverse etiology. In: Proceedings of the 9th international cancer congress, p. 15.
Berlin-Heidelberg-New York: Springer 1967. — STEWART, H. L., and E. LORENZ:
Induction of adenocarcinoma of the pyloric stomach in mice by methylcholanthrene.
J. nat. Cancer Inst. **2**, 193 (1941); — Adenocarcinoma of the pyloric stomach and
other gastric neoplasms in mice induced with carcinogenic hydrocarbons. J. nat.
Cancer Inst. **3**, 175 (1942); — Histopathology of induced precancerous lesions of the
small intestine of mice. J. nat. Cancer Inst. **7**, 239 (1947); — Morbid anatomy,
histopathology and histogenesis of forestomach carcinoma in mice fed carcinogenic
hydrocarbons in oil emulsion. J. nat. Cancer Inst. **10**, 147 (1949). — STEWART, H. L.,
K. C. SNELL, H. P. MORRIS, B. P. WAGNER, and F. E. RAY: Carcinoma of the glandular stomach in rats ingesting N,N'-2,7-fluorenylenebisacetamide. Nat. Cancer Inst.
Monogr. **5**, 105 (1961). — STEWART, M. J.: Observations on the relations of malignant
disease of benign tumours in the intestinal tract. Brit. med. J. **1926II**, 567. —
STILLER, D., u. I. STILLER: Über die histochemischen Eigenschaften der Mucostoffe
in Gallertcarcinomen des Magens. Virchows Arch. path. Anat. **337**, 483 (1964). —
STOCKS, P.: A study of the age curve for cancer of the stomach in connection with a
theory of the cancer producing mechanism. Brit. J. Cancer **7**, 407 (1953); — Cancer
in North Wales and Liverpool region. In: British Empire Cancer Campaign. Thirty-
fifth annual report covering the year 1957. Suppl. to part II, p. 51 and 95. London
1957; — Recent epidemiological studies of the lung cancer mortality, cigarette
smoking and air pollution with discussion of a new hypothesis of causation. Brit. J.
Cancer **20**, 595 (1966). — STOUT, A. P.: Pathology of carcinoma of the stomach.
Arch. Surg. **46**, 807 (1943); — Gastric mucosal atrophy and carcinoma of the stomach.
N.Y. St. J. Med. **45**, 973 (1945); — Tumor seminar. Tex. St. J. Med. **47**, 564 (1946); —
Tumors of the stomach. Bull. N. Y. Acad. Sci. **23**, 101 (1947); — Tumors of the stomach. Armed forces Inst. of Path., Washington, 1953. — STRASSMANN, G.: Adenoacanthoma of stomach. Arch. Path. **41**, 213 (1946). — STRONG, L. C.: Genetic analysis
of induction of tumors by methylcholanthrene. J. nat. Cancer Inst. **5**, 339 (1945); —
Eine neue Theorie über Mutation und Krebsentstehung. Z. Krebsforsch. **56**, 290
(1949). — STRUKELY, L.: Il cancro gastrico nei giovani. Gazz. int. Med. Chir. **60**, 606
(1955). — STURM: Adenom im Magen eines Pferdes. Arch. wiss. Tierheilk. **15**, 135
(1889). — SUGIMOTO, T.: Über die Phosphoamidaseaktivität der Magenschleimhaut
bei verschiedenen Magenkrankheiten. Virchows Arch. path. Anat. **335**, 513 (1962). —

Sutton, R. L., and R. L. Sutton: Handbook of diseases of the skin. London: Kimpton 1949. — Svejda: Zit. nach Bichel 1949, l.c. — Swynnerton, B. F., and J. C. Truelove: Carcinoma of stomach. Brit. med. J. **1952I**, 287. — Szögi, S.: Mucoepidermoid carcinoma of the stomach. Acta path. microbiol. scand. **46**, 37 (1959).
Takeda, K.: Cancer of the stomach in Japan from the viewpoint of pathological anatomy. Schweiz. Z. Path. **18**, 538 (1955). — Tamury, P. Y., and Ch. Curtiss: Carcinoma of the stomach in young adults. Cancer (Philad.) **11**, 379 (1960). — Tanaka, J.: Autoradiographic studies on the cell proliferation of the human gastric mucosa in supravital condition. Acta path. jap. **18**, 307 (1968). — Tanner, N. C., and B. F. Swynnerton: Gastric tuberculosis associated with gastric carcinoma. Brit. J. Surg. **43**, 573 (1956). — Taylor, R. M., E. Pedersen, A. Philips, E. Day, M. Gaitan-Yanguas, R. Gerard-Marchant, K. Gross, T. Kurokawa, A. Novickow, L. Robbins, and G. Terzano: Cancer detection. Berlin-Heidelberg-New York: Springer 1967. — Ten Seldam, R. E. J.: Sarkoid-like lesions in lymphnodes draining carcinoma. Med. J. Aust. **1956 I**, 916. — Teperson, J. A., L. S. Altman, and B. Kogut: Multiple heterogeneous carcinoma of the stomach. J. int. Coll. Surg. **17**, 374 (1952). — Terris, M., and C. E. Hall: Decline in mortality from gastric cancer in native-born and foreign-born residents of New York City. J. nat. Cancer Inst. **31**, 155 (1963). — Te Velde, K., P. J. Hoedemaeker, G. J. P. A. Anders, A. Arends, and H. O. Nieweg: A comparative morphological and functional study of gastritis with and without antibodies. Gastroenterology **51**, 138 (1966). — Thomas, C., u. D. Schmähl: Zur Morphologie der Nierentumoren bei der Ratte. Z. Krebsforsch. **66**, 125 (1964). — Thomas, W. D., J. M. Waugh, and M. B. Dockerty: Prognosis of gastric carcinoma. Arch. Surg. **62**, 847 (1950). — Thoonen, J., u. M. Ide: Magenkrebs bei einem Pferd. Vlaams diergeneesk. T. **10**, 94 (1941). — Tichy, J., and M. Hradsky: Ultrastructure of the gastric mucosa in healthy human subjects and in patients with pernicious anaemia. Gastroenterologia (Basel) **107**, 379 (1967). — Toledo, J. D.: Histologic and histoautoradiographic picture of experimental gastric carcinoma. Klin. Wschr. **4**, 519 (1963). — Torgersen, J.: Gastric carcinoma with special reference to the sex ratio age and situation and to the anatomy of the stomach. Acta radiol. (Stockh.) **40**, 457 (1953). — Torres, E. T.: Transformacao dos ulceras benignos do estomago. Rev. bras. cirurg. **27**, 697 (1954). — Trompke, R., A. Gregl u. M. Keser: Zum natürlichen Verlauf des Magenkrebses. Bruns' Beitr. klin. Chir. **211**, 19 (1965). — Tucker, H. G.: A stochastic model for a two-stage theory of carcinogenesis. Proc. 4th Berkeley Symposium on Math. Statistics and Probability, vol. IV, p. 387 (1961). — Turner, J. C., M. B. Dockerty, J. T. Priestley, and M. W. Comfort: A clinicopathologic study of large benign gastric ulcers. Surg. Gynec. Obstet. **107**, 746 (1957). — Turunen, M., and M. Psila: The AB0 blood group and carcinoma of the stomach. Ann. Med. exp. Fenn. **35**, 100 (1957).
Upton, A. C., A. W. Kimball, J. Furth, K. W. Christenberry, and W. H. Benedict: Some delayed effects of atombomb radiations in mice. Cancer Res. **20**, 1 (1960). — Usland, O.: Über die Bedeutung der chronischen Gastritis für die Entwicklung des Magenkrebses. Acta chir. scand. **76**, 485 (1935).
Vargha, J., u. S. Répásy: Über primäre Anastomosenkarzinome nach Resektion des Magens nach Billroth I. Bruns' Beitr. klin. Chir. **206**, 373 (1963). — Varshavskii, A. G.: Association of leukemia with cancer (3 observations). Vop. Onkol. **8**, 87 (1962). — Verbrugghen, A.: Intramural extension of gastric carcinoma. Arch. Surg. **28**, 579 (1934). — Verschuer, O. v., u. E. Kober: Die Frage der erblichen Disposition zum Krebs. Z. Krebsforsch. **50**, 5 (1940). — Verse, E.: Über die Entstehung, den Bau und das Wachstum der Polypen, Adenome und Karzinome des Magen-Darmkanals. Leipzig 1908. — Videbaek, A., and J. Mosbech: Genetic causal factors in cancer of the stomach. Dan. med. Bull. **1954I**, 189; — The etiology of gastric carcinoma elucidated by a study of 302 pedigrees. Acta med. scand. **149**, 137 (1954). — Voss, C.: Primäres Chorionepitheliom des Magens. Virchows Arch. path. Anat. **325**, 455 (1954).
Wagner, G., u. W. J. Bühler: Über Modelle zur Carcinogenese. In: Aktuelle Probleme aus dem Gebiete der Cancerologie II. S. 106. Berlin-Heidelberg-New York: Springer 1968. — Walters, W., H. K. Gray, and J. T. Priestley: Carcinoma and other malignant lesions of the stomach. Philadelphia: W. B. Saunders Co. 1943. —

Walther, H. E.: Krebsmetastasen. Basel: B. Schwabe & Co. 1948. — Walther, W. W., C. Raeburn, and J. Case: Blood groups in relation to malignant diseases. Lancet **271**, 970 (1956). — Wanke, M.: Die Begleitmuskelfasern der Magengefäße und ihre Bedeutung für die Pathogenese des Ulcus ventriculi. Langenbecks Arch. klin. Chir. **300**, 166 (1962); — Zur Frage des sogenannten Altersulkus. Langenbecks Arch. klin. Chir. **303**, 94 (1963). — Wanser, R.: Die banale chronische Gastritis und ihre Beziehungen zum Magencarcinom. Beitr. path. Anat. **103**, 113 (1939). — Warren, S., and W. A. Meissner: Chronic gastritis and carcinoma of the stomach. Gastroenterology **3**, 251 (1944). — Warwick, T.: Diskussionsbemerkung. Proc. roy. Soc. Med. **24**, 206 (1930). — Waterman, N.: Experimental production of carcinoma in the stomach of mice. Acta cancrol. (Ung.) **3**, H. 2 (1937); — Cancer expérimental de l'estomac; son rapport avec la genèse du cancer de l'estomac humain. Bull. Ass. franç. Cancer **29**, 70 (1940). — Watson, T. A.: Incidence of multiple cancer. Cancer (Philad.) **6**, 365 (1953). — Wattenberg, L. W.: Histochemical study of aminopeptidase in metaplasia and carcinoma of the stomach. Arch. Path. **67**, 281 (1959). — Waugh, W. A.: Age dependence in a stochastic model of carcinogenesis. Proc. 4th Berkeley Symposium on Math. Statistics and Probability, vol. IV, p. 405 (1961). — Weil, G. H.: Contribution à l'étude de la métaplasie, à propos d'un cas d'épithélioma malpighien du pylore. Strasbourg méd. **96**, 45 (1936). — Weil, S.: Über die an der Breslauer chirurgischen Klinik von 1891 bis 1911 wegen Magenkrebs ausgeführten Magenresektionen und ihre Endresultate. Beitr. klin. Chir. **115**, 461 (1919). — Welch, W. H.: Cancer of the stomach in Pepper-William-Louis Starr: a system of practical medicine by American authors. Philadelphia: Les Brothers & Co. 1885. — Wells, H. G.: The nature in etiology of cancer. Amer. J. Cancer **15**, 1919 (1931). — Werthemann, A.: Über Magenkrebs in Basel. Z. Krebsforsch. **38**, 334 (1933). — White, J., and H. L. Stewart: Intestinal adenocarcinoma and intraabdominal hemangioendothelioma in mice ingesting methylcholanthrene. J. nat. Cancer Inst. **3**, 331 (1942). — White, R. R.: Simultanous carcinoma and tuberculosis of the stomach in a case of pernicious anemia. Proc. Mayo Clin. **18**, 165 (1943). — Wiley, H. M.: Gastric ulcer, benigne or malignant. Amer. J. Surg. **65**, 104 (1944). — Williams, M. J.: Extensive carcinoma in situ in the bronchial mucosa with two invasive bronchiogenic carcinomas: Report of case. Cancer (Philad.) **5**, 740 (1952). — Willis, R. A.: Pathology of tumors. St. Louis: C. V. Mosby Co. 1948. — Wilson, L. B., and W. C. MacCarty: Pathological relationships of gastric ulcer and gastric carcinoma. Amer. J. med. Sci. **138**, 846 (1909). — Wilson, T. S.: Free perforation in malignancies of the stomach. Canad. J. Surg. **9**, 357 (1966). — Witthauer, W.: Über einige Fälle von Nabelmetastasen bei Magenkrebs. Med. Klin. **17**, 655 (1921). — Witzel, L.: Familiäres Auftreten von Magenkarzinom. Med. Klin. **62**, 1088 (1967). — Wolff, G.: Epidemiologische Untersuchungen zur Ätiologie der chronischen Gastritis. Habil.-Schr., Berlin Humboldt-Universität 1967; — Chronische Gastritis und Magenkrebs. Arch. Geschwulstforsch. **31**, 184 (1968). — Wolff, G., u. H. Schwarz: Ist die Gastritis diffus? Gastroenterologia (Basel) **107**, 389 (1967). — Wong, T. W., D. S. Juras, and R. W. Wissler: Effect of concurrent feeding of Tween 80 on the carcinogenicity of orally administered 3-methylcholanthrene. J. nat. Cancer Inst. **22**, 363 (1959). — Wood, D. A.: Adenoacanthoma of the pyloric end of stomach. Arch. Path. **36**, 177 (1943). — Wragg, J. B., V. Childs Ross, and M. S. Legator: Effect of aflatoxin $B_1$ on the deoxyribonucleic acid polymerase. Proc. Soc. exp. Biol. (N.Y.) **125**, 1052 (1967). — Wuketich, St.: Die metastatische Karzinose der Nervenwurzeln, insbesondere der Cauda equina. Beitr. path. Anat. **117**, 165 (1957).

Yanagisawa, F.: Die Prognose des Magencarcinoms nach der chirurgischen Behandlung im Hinblick auf die pathologisch-anatomische Untersuchung. Bruns' Beitr. klin. Chir. **214**, 356 (1967). — Yeh, J., and E. V. Cowdry: Incidence of malignant tumors in Chinese, especially in Formosa. Cancer (Philad.) **7**, 425 (1954). — Young, J. M.: The thoracic duct in malignant disease. Amer. J. Path. **32**, 253 (1956).

Zacho, A., K. Fischerman, and B. L. Sorenson: Prognostic role of breach of lymph node capsule in nodal metastases from gastric carcinoma. Acta chir. scand. **125**, 365 (1963). — Zadek, I.: Radiothorium bei leukämischer Myelose: Große Dosierung. Folia haemat. (Lpz.) **49**, 287 (1933). — Zannini: Ein Epithelioma tubulare cylindricum im Kropf-Magen und Blinddarm einer Henne. Clin. vet. (Milano) 30, 773 (1967). — ZINNINGER, M. M.: Extension of gastric cancer in the intramural lymphatics and its relation to gastrectomy. Amer. Surg. 20, 920 (1954). — ZUKSCHWERDT, L., u. TH.-O. LINDENSCHMIDT: Magen-Duodenum. In: Klinische Chirurgie für die Praxis, Bd. III, S. 149. Stuttgart: Georg Thieme 1960.

### III. Magensarkome

ABRAMS, M. J., and J. S. TURBERVILLE: Liposarcoma of stomach, report of case. Sth. Surg. 10, 891 (1941). — ACKERMAN, L. V., and J. A. REGATO: Cancer. St. Louis: The C. V. Mosby Co. 1954. — ADAMS-RAY, J., K. A. SUNDSTRÖM: Giant follicular lymphoma, report of a case with gastrointestinal localization. Acta chir. scand. 108, 448 (1955). — ALBERTINI, A. v.: Histologische Geschwulstdiagnostik. Stuttgart: Georg Thieme 1955. — ALBERTINI, A. v., u. J. R. RÜTTNER: Über das Wesen des großfollikulären Lymphoblastoms (Brill-Symmers-Disease). Dtsch. med. Wschr. 75, 27 (1950). — ALLEN, A. W., G. DONALDSON, R. C. SNIFFEN, and F. GOODALE: Primary malignant lymphoma of the gastrointestinal tract. Ann. Surg. 140, 428 (1954). — ALLEN, L. G., and P. E. HERBERT: Radiation therapy in treatment of infections, collective study. Radiology 32, 567 (1939). — ALNOR, P. C.: Klinik und Prognose der primären Magensarkome. Bruns' Beitr. klin. Chir. 183, 179 (1951). — ANNAMUNTHODO, H., and W.B. ROBERTSON: Primary plasmocytoma of the stomach. Brit. J. Surg. 46, 449 (1959). — ANTONOW, A.: Ein Fall von multiplen Leiomyoma sarcomatodes. Frankfurt. Z. Path. 40, 173 (1930). — ARGANARAS, E., and R. H. RIGDON: Carcinoma of the stomach. Gastroenterology 44, 322 (1963). — ASTACIO, J. N., y A. C. QUEZADA: Plasmocitomas gastrointestinales. Arch. Col. méd. El Salvador 16, 204 (1963). — ASTORI, P.: I tumori del mesenchima attivo (reticulo e linfosarcomi) a sede gastrico. Arch. ital. Mal. Appar. dig. 19, 315 (1953); — Su un caso di endothelioma gastrico. Riv. Anat. pat. 9, 34 (1954). — ATLEE, J. L., P. J. ROWAN, and E. E. ZIEGLER: Hodkin's disease of the stomach with free perforation and apparent surgical cure. Ann. Surg. 134, 1052 (1951). — AVENT, C. H.: Primary isolated lymphogranulomatosis (Hodgkin's disease) of the stomach. Arch. Surg. 39, 423 (1939).

BALABAN: Zur Frage des primären Magensarkoms. Fortschr. Röntgenstr. 49, 513 (1934). — BALFOUR, D. C., and J. C. McCANN: Sarcoma of the stomach. Surg. Gynec. Obstet. 50, 948 (1930). — BANZET, F., J. DELARUE, P. CHAPPELLART, E. SANTOGOSTINI et J. CIVATTE: Un cas de mélanome à localisations gastrointestinales multiples appartement primitives. Presse méd. 1953, 1732. — BARD, L. M., and J. J. PILEGGI: Primary Hodgkin's disease of the stomach. Amer. J. Roentgenol. 67, 592 (1952). — BATTAGLIA, S.: Zur Kenntnis der Kollosionstumoren des Magens. Krebsarzt 6, 129 (1951). — BAUMANN, R. P., u. G. KAMMER: Zur Frage der Malignität gastrointestinaler Neurome. Schweiz. med. Wschr. 97, 1382 (1967). — BECHER, H.: Retothelsarkom des Magens. Bruns' Beitr. klin. Chir. 179, 141 (1950). — BELLERGIE, N. J., and D. C. DAHLIN: Malignant disease of the stomach in young adults. Ann. Surg. 138, 7 (1953). — BERRY, G. R., and W. H. MATHEWS: Gastric lymphosarcoma and pseudolymphoma. Canad. med. Ass. J. 96, 1312 (1967). — BILGER, R.: Das großfollikuläre Lymphoblastom. In: Handbuch der gesamten Hämatologie, Bd. 4, S. 591. München-Berlin: Urban & Schwarzenberg 1963. — BOIKAN, W. S.: Leukemic changes in the gastrointestinal tract. Arch. intern. Med. 47, 42 (1931). — BORRMANN, R.: Geschwülste des Magens. In: HENKE-LUBARSCH, Handbuch der speziellen pathologischen Anatomie und Histologie, Bd. IV/1. Berlin: Julius Springer 1926. — BOUSVAROS, G. A.: Hypoglycemia in metastatic fibrosarcoma of liver. Brit. med. J. 1960I, 836. — BRASS, K.: Über Lymphogranulomatose des Magens. Frankfurt. Z. Path. 54, 47 (1940); — Die malignen Leiomyome des Magens. Frankfurt. Z. Path. 54, 1 (1940). — BROCK, D. P., E. FLOYD, and B. O. BLISS: Gastric plasmocytoma. Case report. Amer. Surg. 31, 519 (1965). — BRODOWSKI: Ein ungeheures Myosarkom des Magens nebst sekundären Myosarkomen der Leber. Virchows Arch. path. Anat. 67, 227 (1876).

CANNEY, R. L.: Neurogenic tumours of the stomach. Brit. J. Surg. 36, 139 (1948). — CAVINS, J. A., H. S. LEVIN, and H. J. DAY: Chronic myelogeneous leukemia with gastric infiltration. New Engl. J. Med. **260**, 1111 (1959). — CHAFFIN: Smooth muscle tumors of the stomach. West. J. Surg. **46**, 513 (1938). — CORONINI, C.: Über das Paltauf-Sternberg'sche Lymphogranulom. Beitr. path. Anat. **80**, 405 (1928). — COUNSELLOR, V. S., and D. C. COLLINS: Fibrosarcoma of the stomach. Ann. Surg. **102**, 34 (1935). — COURET, J. S.: Extramedullary plasma cell tumor of the stomach, a case report. Amer. J. clin. Path. **16**, 213 (1946). — CRILE, G., and L. M. GROVES: Massive leiomyosarcomas of the stomach. Gastroenterology **24**, 560 (1953). — CRILE, G., J. D. HAZARD, and K. L. ALLEN: Primary lymphosarcoma of the stomach. Ann. Surg. **135**, 39 (1952). — CROCKER, D. W., and F. J. VEITH: Mesodermal tumors associated with hypoglycemia. Ann. Surg. **161**, 418 (1965).

DAGRADI, A. E., I. M. REINGOLD, and R. E. BORRESON: Primary Hodgkin's disease of the stomach. Gastroenterology **30**, 825 (1956). — D'AUNOY, R., and A. ZOELLER: Sarcoma of the stomach. Report of four cases and review of literature. Amer. J. Surg. **9**, 444 (1930). — DEMEL, R.: Ein Fall von gestieltem Spindelzellsarkom des Magens. Langenbecks Arch. klin. Chir. **128**, 286 (1924). — DESSEKER, C.: Zur Diagnostik nichtcarcinomatöser Geschwülste des Magens. Langenbecks Arch. klin. Chir. **119**, 695 (1922). — DOLIN, S., and J. P. DEWAR: Extramedullary plasmocytoma. Amer. J. Path. **32**, 83 (1956). — DONATH, K.: Ein Beitrag zur Kenntnis der Sarkome und Endotheliome des Magens. Virchows Arch. path. Anat. **195**, 341 (1909). — DOUGLAS, J.: Sarkoma of the stomach with report of 3 cases. Ann. Surg. **71**, 628 (1920). — DUANY, N. P.: Lymphosarcoma of the stomach. Rev. Clin. Méd. **2**, 212 (1939).

EHRLICH, A. N., G. STALDER, W. CELLER, and P. SHERLOCK: Gastrointestinal manifestations of malignant lymphoma. Gastroenterology **54**, 1115 (1968). — EKER, R., and J. EFSKIND: Rare types of malignant gastric tumors. Acta path. microbiol. scand. **39**, 1 (1956). — ENDE, N., P. B. DARON, L. K. RICHARDSON, L. RAIDER, and J. ZISKIND: Plasma-cell tumor of the stomach with report of a case. Radiology **55**, 207 (1950). — ERNST, C. B., M. R. ABELL, and D. R. KAHN: Malignant hemangiopericytoma of the stomach. Surgery **58**, 351 (1965). — EVERTS, E. A., and H. L. KAZAL: Smooth muscle tumors of the stomach. Ann. Surg. **140**, 875 (1954). — EVING, J.: Etiological indications of early gastric cancer. Rev. Gastroent. **7**, 305 (1940).

FARIS, T. D., and S. L. SALTZSTEIN: Gastric lymphoid hyperplasia: a lesion confused with lymphosarcoma. Cancer (Philad.) **17**, 207 (1964). — FENWICK, W. S.: Primary sarcoma of the stomach. Lancet **1901I**, 463. — FERRAND, J., P. MINICONI, Y. PHELINE et J. BARSOTI: Le plasmocytoma „solitaire" gastrique. Presse méd. **64**, 404 (1961). — FERRIS, D. A.: Gastric sarcoma in cancer of the stomach, p. 158. Philadelphia: W. B. Saunders Co. 1964. — FRANCE, C. J., and D. A. BRINES: Mesenchymal tumors of the stomach. Arch. Surg. **61**, 1019 (1950). — FRANK, A., u. W. NAUMANN: Das Magensarkom, seine klinische, röntgenologische und endoskopische Diagnostik. Gastroenterologia (Basel) **76**, 127 (1951). — FRESEN, O.: Über die Örtlichkeit und Wertigkeit des Morbus Brill-Symmers. Zbl. allg. Path. path. Anat. **95**, 284 (1956). — FRIEDMAN, A. I.: Primary lymphosarcoma of the stomach. A clinical study of seventy-five cases. Amer. J. Med. **26**, 783 (1959). — FRUHLING, L., et R. MOUTIER: La transformation sarcomateuse de l'ulcère gastrique. Arch. Mal. Appar. dig. **42**, 1076 (1953). — FÜREDI, E., I. MARK u. E. GROHOLY: Die Beteiligung des Magendarmtraktes und der Leber an der Brill-Symmerschen Krankheit. Zbl. allg. Path. path. Anat. **106**, 66 (1964). — FUNKEN, L.: Retothelsarcom des Magens. Ärztl. Wschr. **1950**, 113. — FURUKAWA, H.: A case of gastric carcinosarcoma. Niigata Med. A. Bull. **60**, 310 (1946).

GALL, E. A., and T. B. MALLORY: Malignant lymphoma: A clinico-pathologic survey of 618 cases. Amer. J. Path. **18**, 381 (1942). — GIBERSON, R. G., M. B. DOCKERTY, and H. K. GRAY: Leiomyosarcoma of the stomach. Surg. Gynec. Obstet. **98**, 186 (1954). — GÖTTING, P.: Über Kollisionstumoren. Beitrag zur Frage des Carcinosarkoms. Frankfurt. Z. Path. **41**, 107 (1931). — GOLDEN, T., and A. P. STOUT: Smooth muscle tumors of gastrointestinal tract and retroperitoneal tissues. Surg. Gynec. Obstet. **73**, 784 (1941). — GOWRON, A. T., and M. COHEN: Primary extramedullary plasmocytoma of the stomach. Manitoba med. Rev. **29**, 461 (1949). — GRASSER, C. H.: Röntgenologische Studie über 2 primäre Retothelsarkome des Magens. Radiol. clin. (Basel) **22**, 265 (1953). — GREMMEL, H.: Die primäre Lymphogranulomatose des Magens. Medizinische **1958**, 977. — GÜTGEMANN, A., u. H. W. SCHREIBER: Über das Magensarkom. Bruns' Beitr. klin. Chir. **198**, 3 (1959). — HACKENSELLNER, H. A.: Über neurogene Geschwülste des Magen-Darmtraktes. Acta neuroveg. (Wien) **4**, 1 (1952). — HAENISCH, G.: Angioendotheliom des Magens. Zbl. Chir. **78**, 996 (1953). — HARA, I., and T. HIRAI: Case report of primary carcinosarcoma of the stomach. Surgery (Japan) **15**, 196 (1953). — HAYDEN, H. C., and C. W. APFELBACH: Gastrointestinal lymphogranulomatosis. Arch. Path. Lab. Med. **4**, 743 (1927). — HEIM, R. R.: Über besondere Formen des Morbus Brill-Symmers (großfollikuläres Lymphoblastom) in der Magenschleimhaut. Gastroenterologia (Basel) **105**, 193 (1966). — HELLWIG, C. A.: Extramedullary plasma cell tumors as observed in various locations. Arch. Path. **36**, 95 (1943). — HERBUT, P. A.: Rurical pathology. Philadelphia: Lea & Febiger 1948. — HESSE, O.: Das Magensarkom. Zbl. Grenzgeb. Med. Chir. **15**, 550 (1912). — HIJIKATA, Y.: A case of carcinosarcoma of the stomach. Surgery (Japan) **12**, 349 (1950). — HINZE, H.: Jugendliche Magensarkome. Zbl. Chir. **73**, 156 (1948). — HOFFER, G.: Über die neurogene Geschwulst des Magens in benigner und maligner Form. Wien. klin. Wschr. **76**, 729 (1964). — HOLLE, F.: Spezielle Magenchirurgie. Berlin-Heidelberg-New York: Springer 1968. — HOPF, E. J.: Über das plasmocytäre Retothelsarkom des Magens. Zbl. allg. Path. path. Anat. **96**, 540 (1957). — HORLEY, J. F.: Leiomyosarcoma of the stomach with intraperitoneal perforation. Lancet **1955I**, 1305.

IKEDA, K.: Gastric manifestations of lymphatic leukemia. Amer. J. clin. Path. **1**, 167 (1931). — INGEGNO, A. P.: Plasmocytoma of the gastrointestinal tract: Report of a case involving the jejunum and review of the literature. Gastroenterology **26**, 89 (1954).

JACKSON, A. S.: Primary Hodgkin's disease of the stomach. Amer. J. Surg. **94**, 546 (1957). — JAKI, J.: Primäres Magensarkom. Dtsch. Z. Chir. **210**, 368 (1928). — JAKOBS, D. S.: Primary gastric malignant lymphoma and pseudolymphoma. Amer. J. clin. Path. **40**, 379 (1963). — JELENIK, R., u. J. ZEITLHOFER: Neurome des Magens. Zbl. Chir. **92**, 193 (1967). — JENKE, W.: Das primäre Magensarkom. Z. ärztl. Fortbild. **44**, 129 (1950). — JORDAN, G. L., B. F. BOLTON, J. G. HEARD, and G. W. WALDRON: Sarcomas of the stomach. Surg. Gynec. Obstet. **100**, 453 (1955). — JOSEPH, J. I., and R. LATTES: Gastric lymphosarcoma. Clinico-pathologic analysis of 71 cases and its relation to disseminated lymphosarcoma. Amer. J. clin. Path. **45**, 653 (1966).

KALK, H.: Die Lymphogranulomatose des Magens. In: Handbuch der inneren Medizin, Bd. III/1. Berlin: Springer 1938. — KANEKO, J., u. T. NAKAZAWA: Ein Fall von Carcinosarkom des Magens. Gann **31**, 426 (1937). — KATSCH, G., u. H. PICKERT: Die Krankheiten des Magens. In: Handbuch der inneren Medizin, 4. Aufl., Bd. III/1. Berlin-Göttingen-Heidelberg: Springer 1953. — KAUFMANN, E.: Spezielle pathologische Anatomie, 9./10. Aufl. Berlin-Leipzig: Walter de Gruyter & Co. 1931. — KAWANO, M.: A case report of carcinosarcoma of the stomach. Taiwan Med. A. Bull. **345**, 1826 (1933). — KITAMURA, S.: Study on carcinosarcoma of stomach. Gann **41**, 15 (1950). — KLEYMAN, M. I., J. B. KIRSNER, and W. L. PALMER: Gastric malignant lymphoma: increasing accuracy in diagnosis. Gastroenterology **29**, 536 (1955). — KLIMKO, D. v.: Ein Fall von primärem Magensarkom. Bruns' Beitr. klin. Chir. **164**, 557 (1936). — KNERINGER, V., u. N. PREY: Exogastrisches Magensarkom unter dem klinischen Bild einer Pankreaszyste. Klin. Med. **10**, 559 (1955). — KNIGHT, I. A., and R. D. GOODMAN: Neurofibrosarcoma of the stomach. Calif. Med. **89**, 222 (1958). — KONDRING: Primäres Cystosarkom des Magens. Zbl. Gynäk. **1913**, 417. — KONJETZNY, G.: Das Magensarkom. Ergebn. Chir. Orthop. **14**, 256 (1921). — KONURALP, H. Z., O. ISKECELI et S. BEKEM: Les plasmocytomes gastro-intestinaux. A propos de trois cas. Lyon chir. **59**, 835 (1963). — KREITNER, H.: Das primäre Lymphosarkom des Magens und seine Beziehungen zum Ulcus pepticum. Krebsarzt **1948**, 423; — Ulcus pepticum lymphosarcomatosum. Krebsarzt **1949**, 197. — KRÜGER, J.: Über den neurogenen Tumor des Magens. Zbl. Chir. **80**, 1247 (1955). — KYOGOKU, M., T. OKUKUBO, and S. AOKI: An autopsy case of carcinosarcoma which originated in the stomach. Gann **51**, 278 (1960).

LAHEY, F.: Total gastrectomy for leiomyosarcoma. Lahey Clin. Bull. **1**, 4 (1938). — LANGER, G.: Retothelsarkom des Magens. Zbl. Chir. **92**, 328 (1967). — LAUBE, P. J.:

Leiomyosarcoma of the stomach. Amer. J. Surg. **80**, 249 (1950). — LEMON, R. G., and A. C. BRODERS: A clinical and pathological study of leiomyosarcoma of the stomach. Surg. Gynec. Obstet. **74**, 671 (1942). — LENNERT, K.: Pathologie der Halslymphknoten, S. 67. Berlin-Göttingen-Heidelberg: Springer 1964. — LINDEMANN, A.: Ein Beitrag zum Carcinoma sarcomatodes. Z. Krebsforsch. **6**, 419 (1908). — LINE, D. H., and R. H. LEWIS: Gastric plasmocytoma. Gut **10**, 230 (1969). — LOFARO, F.: Zwei Fälle von primärem Magensarkom. Dtsch. Z. Chir. **101**, 478 (1908). — LYON, C. G., and M. SCHNEIDER: Leiomyosarcoma of the stomach. Amer. J. Roentgenol. **49**, 393 (1943).

MADDING, G. F., and W. WALTERS: Lymphosarcoma of the stomach. Arch. Surg. **40**, 120 (1940). — MARKS, J. H.: Leiomyosarcoma of the stomach with excavation of the center of the tumor. Amer. J. Roentgenol. **67**, 76 (1952). — MARSHALL, S. F., and N. E. ADAMSON: Malignant tumors of the stomach. Surg. Clin. N. Amer. **39**, 699 (1959). — MARSHALL, S. F., and W. A. MEISSNER: Sarcoma of the stomach. Ann. Surg. **131**, 824 (1950). — MARTIN, J. F., P. BAZIN, J. FEROLDI, and F. CABANNE: Intramural myoid tumors of the stomach. Microscopic considerations on 6 cases. Ann. Anat. Path. **5**, 484 (1960). — MARVIN, C. P., and W. WALTERS: Leiomyosarcoma of the stomach. Review of 16 cases and a report of a case of multiple leiomyosarcomas of the stomach. Arch. Surg. **57**, 62 (1948). — MASLEY, P. M.: Leiomyosarcoma of the stomach. Amer. J. dig. Dis. **4**, 792 (1959). — MATHIAS: Sarkom des Magens. Klin. Wschr. **12**, 1004 (1933). — MAURO, C.: Su di un caso di reticulosarcoma polimorfo primitivo dello stomaco. G. ital. Chir. **11**, 1171 (1955). — MEESSEN, H.: Großfollikuläres Reticulom (Brill-Symmers) des Magens. Zbl. allg. Path. path. Anat. **92**, 444 (1954). — MEISSNER, W. A.: Leiomyoma of the stomach. Arch. Path. **38**, 207 (1944). — MELNICK, P. J.: Metastasing leiomyoma of the stomach. Amer. J. Cancer **16**, 890 (1932). — MERRITT, J. W.: Plasmocytoma of the gastrointestinal tract. Ann. Surg. **142**, 881 (1955). — MISELLI, L.: Gastric localization of extramedullary plasmocytoma. Arch. ital. Mal. Appar. dig. **24**, 198 (1958). — MOERTEL, CH. G.: Primary malignant neoplasms. Berlin-Heidelberg-New York: Springer 1966. — MOLOTKOW, W.: Beiträge zur Histiogenese des primären Magensarkoms. Ref. Ber. allg. spez. Path. **53**, 20 (1931). — MOORE, R. A.: A textbook of pathology. Philadelphia-London: W. B. Saunders Co. 1945. — MUSY, J. P.: Deux nouveaux cas de transformation sarcomateuse de l'ulcère gastrique. Les relations de la tumeur avec les réactions réticulolymphoidiennes d'accompagnement. Ann. Anat. path., N.-S., **9**, 33 (1964).

NAGASHIMA, J.: Ein Sektionsfall von Karzinosarkom des Magens. Gann **37**, 266 (1943). — NAKATANI, S., S. CHIN, and R. MATSUNAGA: A case of carcinosarcoma of the stomach. Gann **42**, 276 (1951). — NAUMANN, W., u. A. FRANK: Beitrag zur Diagnose des Magensarkoms. Dtsch. Arch. klin. Med. **193**, 236 (1948). — NELSON, R. S.: Endoscopy in gastric cancer. Berlin-Heidelberg-New York: Springer 1970. — NEUBURGER, L.: Über primäre Magensarkome. Gastroenterologia (Basel) **87**, 299 (1957). — NIKOLAJEV: Zur Kasuistik der Magensarkome. Ref. Zentr.-Org. ges. Chir. **89**, 309 (1938).

OCHSNER, S., and A. OCHSNER: Sarcoma of the stomach. Ann. Surg. **142**, 804 (1955). — OTANI, K.: A case of carcinosarcoma of the stomach. J. Jap. S. Soc. **49**, 299 (1949).

PALMER, E. D.: The sarcomas of the stomach. Amer. J. dig. Dis. **17**, 186 (1950); — Leukemia, gastroduodenal ulcer, and the problem of massive upper gastrointestinal hemorrhage. Cancer (Philad.) **8**, 132 (1955). — PALMER, E. D., and I. J. MARTIN: The common benign mesenchymal tumours of the stomach. Canad. med. Ass. J. **69**, 115 (1935). — PARAKHONIAK, V. I.: Gastric plasmocytoma. Khirurgia **34**, 123 (1958). — PAUL, W. D., and A. B. HENDRICK: Involvement of the stomach in malignant lymphoma. Gastroenterology **11**, 854 (1948). — PELEGATTI, V.: Arch. ital. Mal. Appar. dig. **10**, 174 (1941). — PELLICANE, A. J., N. ROSENBERG, and S. E. MOOLTEN: Follicular lymphoblastoma of the stomach with ulceration simulating gastric ulcer. Arch. Surg. **70**, 424 (1955). — PENDL, O.: Über angioplastische Geschwülste des Magens. Krebsarzt **1947**, 155. — PEREZ, C. A.: Benign lymphoid hyperplasia of the stomach and duodenum. Radiology **87**, 505 (1966). — PERKEL, L. L., and B. J. MACCHIA: Reticulumcellsarcoma of the stomach in a young woman. Gastroenterology **15**, 525 (1950). — PEYCELON, R., and P. REPLUMAZ: A propos des Schwannomes gastriques. Arch. Mal. Appar. dig. **47**, 465 (1958). — PIRINGER-KUCHINKA, A.: Zur Histologie und Biologie der Neurome des Magen-Darmschlauches. Acta neuroveg. (Wien) **1**, 441 (1950). — PORTMANN, U. V., E. F. DUNNE, and J. B. HAZARD: Manifestations of Hodgkin's disease of the gastrointestinal tract. Amer. J. Roentgenol. **72**, 772 (1954). — POSKANZER, CH. L., and R. M. SCHMIDT: Leiomyosarcoma of the stomach. Amer. J. Surg. **86**, 696 (1953). — PRINZ, H.: Über die chronisch-lymphatische Gastritis (Konjetzny), ihre klinische Bedeutung und Beziehung zur Brill-Symmerschen Krankheit. Bruns' Beitr. klin. Chir. **183**, 129 (1951). — PUSINELLI, W.: Über ein Fibromyom des Magens mit beginnender sarkomatöser Entartung. Zbl. Chir. **80**, 249 (1955).

QUECKENSTEDT, H.: Über Karzinosarkome. Leipzig 1904. Zit. nach SAPHIR und VASS 1938, l.c.

RABINOVITCH, J., D. GRAYZEL, A. J. SWYER, and B. PINES: Sarcoma of stomach. Amer. J. Surg. **80**, 550 (1950). — RANSOM, H. K., and E. B. KAY: Abdominal neoplasms of neurogenic origin. Ann. Surg. **112**, 700 (1940). — RAPPAPORT, H., W. J. WINTER, and E. B. HICKS: Follicular lymphoma. Cancer (Philad.) **9**, 792 (1956). — RAUBER, GROSDIDIER et BRAYE: Reticulo-sarcomes gastriques. Sem. Hôp. Ann. Chir. **1956**, 617. — REDD, B. L.: Lymphosarcoma of the stomach. Review and case reports. Amer. J. Roentgenol. **82**, 634 (1959). — REIMER, E. E., T. STOIBER, W. STRADAL u. J. ZEITLHOFER: Ulcus pepticum reticulosarcomatosum ventriculi. Krebsarzt **21**, 395 (1966). — RIGLER, L. G.: Leukemia of the stomach producing hypertrophy of the gastric mucosa. J. Amer. med. Ass. **107**, 2025 (1936). — RIPSTEIN, C. B., and G. W. FLINT: Leiomyosarcoma of the gastrointestinal tract. Gastroenterology **20**, 315 (1952). — RITTER, A.: Beitrag zur Kenntnis der microcytenreichen strahlenempfindlichen Sarkome des Magens. Dtsch. Z. Chir. **244**, 313 (1935). — RODEWALD, H.: Zur Frage der Häufigkeit primärer Retothelsarkome des Magen-Darmtraktes. Arch. Geschwulstforsch. **12**, 145 (1948). — ROSENBERG, S., H. DIAMOND, B. JASLOWITZ, and L. CRAVER: Lymphosarcoma: A review of 1269 cases. Medicine (Baltimore) **40**, 31 (1961). — ROSTECK, K.: Über ein solitäres großfollikuläres Lymphoblastom des Magens. Zbl. Chir. **83**, 2015 (1958). — ROTTER, W., u. W. BÜNGELER: Großfollikuläre Lymphadenopathie. In: KAUFMANN, E., Spezielle pathologische Anatomie, Bd. I, S. 555. Berlin: Walter de Gruyter & Co. 1955. — ROULET, F. C.: Die ausgesprochenen blastomatösen Reticulosen. Verh. dtsch. Ges. Path. **37**, 105 (1953). — ROUSSELOT, P., et F. OBERLING: Pseudo-lymphome de l'estomac, étude histologique à propos de 24 cas. Ann. Anat. path., N.S., **10**, 325 (1965). — RUBIN, C. E., and B. W. MASSEY: The preoperative diagnosis of gastric and duodenal malignant lymphome by exfoliative cytology. Cancer (Philad.) **7**, 271 (1954). — RULAND, L.: Zum Problem der extramedullären Plasmocytome. Langenbecks Arch. klin. Chir. **277**, 490 (1954).

SACENTI, M.: Dei reticulo-istiocitomi a sede gastrica. Riv. Anat. pat. **8**, 917 (1954). — SAITO, J.: Demonstration eines Carcinosarcoma ventriculi. Trans. Path. Jap. **6**, 185 (1916). — SANDICK, H.: Hodgkin's disease involving the stomach. Gastroenterology **15**, 135 (1950). — SANGUILY, J., and F. L. BLANCO: Gastric Schwannoma. Surgery **17**, 328 (1945). — SAPHIR, O., and A. VASS: Carcinosarcoma. Amer. J. Cancer **33**, 331 (1938). — SARAKINOS, M., et J. DEBRAY: Les localisations digestives des hémopathies malignes. Presse méd. **1958**, 1569. — SATO, J.: On carcinosarcoma of the stomach. Surgery (Japan) **16**, 447 (1954). — SAVOLAINE, E. R., and A. THIBEAUX: Primary reticulum-cell sarcoma of the stomach in an 8-year-old child. Radiology **88**, 778 (1967). — SCALFATI, F.: I linfo e reticulosarcomi dello stomaco e dell intestino. Policlinico, Sez. chir. **61**, 273 (1954). — SCHINDLER, R.: Die gastroskopische Diagnose des diffusen Lymphosarkoms des Magens. Klin. Wschr. **1**, 2086 (1922). — SCHLAGENHAUFER, E.: Über Granulomatosis des Magen-Darmtraktes. Zbl. allg. Path. path. Anat. **24**, 965 (1913). — SCHLESINGER, H.: Unterscheidet sich das Magensarkom klinisch vom Karzinom? Wien. klin. Wschr. **29**, 785 (1916). — SCHMASSMANN: Über einen Fall von Lymphosarkom des Magens in generalisierter Lymphadenose. Inaug.-Diss. Basel, 1941. — SCHREIBER, H. W., u. W. M. BARTSCH: Neue Gesichtspunkte zum Krankheitsbild des primären Magensarkoms. Chirurg **35**, 197 (1964). — SCHUBACH, A.: Ein Kollisionstumor des Magens. Z. Krebsforsch. **33**, 126 (1931). — SCHUMANN,

H. D.: Recidivierendes Plasmocytom des Magens. Dtsch. Z. Chir. **275**, 89 (1953). — SCHWANDER, H., J. ESTES, and W. G. COOPER: Plasmocytoma of the stomach. Report of a case. Amer. J. Path. **23**, 237 (1947). — SHEPHERD, M.: Perforation of leiomyosarcoma of the stomach. Brit. J. Surg. **37**, 479 (1950). — SHIMO, M.: 2 Fälle von primärem Magenkarzinosarkom, besonders dessen pathohistologisches Bild und klinische Probleme. Okayama Med. A. Bull. **50**, 169 (1938). — SIEGMUND, H.: Plasmozytom des Magens mit sogenanntem Amyloidtumor. Zbl. allg. Path. path. Anat. **89**, 451 (1952/1953). — SMITH, J. L., and E. B. HELWEG: Malignant lymphoma of the stomach; its diagnosis, distinction to biologic behavior. Amer. J. Path. **34**, 553 (1958). — SNODDY, W. T.: Primary lymphosarcoma of the stomach. Gastroenterology **20**, 537 (1952). — SPERLING, L.: Malignant lymphoma of the gastro-intestinal tract. Arch. Surg. **68**, 179 (1954). — STEITZ, W.: Beitrag zur Kenntnis des primären Magensarkoms. Zbl. Chir. **68**, 948 (1941). — STOMPFF, K.: Großes primäres Magensarkom. Dtsch. Z. Chir. **258**, 631 (1944). — STOUT, A. P.: Hemangioendothelioma. Ann. Surg. **118**, 445 (1943); — Tumors of the stomach. Armed forces Inst. Path., Washington, 1953; — Bizarre smooth muscle tumors of the stomach. Cancer (Philad.) **15**, 400 (1962). — SUCK, H.: Durchbruch eines Magensarkomes. Zbl. Chir. **65**, 1511 (1928).

TACHDJIAN, V.: Benign tumors of the stomach. In: Gastroenterology by H. L. BOCKUS, 2nd ed., vol. I, p. 817. Philadelphia-London: W. B. Saunders & Co. 1963. — TANIMURA, H., and M. FURUTA: Carcinosarcoma of the stomach. Amer. J. Surg. **113**, 702 (1967). — TAYLOR, E. S.: Primary lymphosarcoma of the stomach. Ann. Surg. **110**, 200 (1939). — TESLER, J.: Primary lymphosarcoma of the stomach. Amer. J. Gastroent. **32**, 557 (1959). — THOMPSON, H. L., and J. M. OYSTER: Neoplasms of the stomach other than carcinoma. Gastroenterology **15**, 185 (1950). — THORBJARNARSON, B., J. M. BEAL, and J. M. PEARCE: Primary malignant lymphoid tumors of the stomach. Cancer (Philad.) **9**, 712 (1956). — THORBJARNARSON, B., J. M. PEARCE, and J. M. BEAL: Sarcoma of the stomach. Amer. J. Surg. **97**, 36 (1959).

URBANEK, K.: Zur Kenntnis der primären Hämangioendotheliome des Magens. Krebsarzt **6**, 346 (1951).

VERNEJOUL, R. DE, et E. JEAN: Les réticulopathies gastriques. J. Chir. (Paris) **71**, 935 (1955). — VERONESI, U.: Reticulosarcoma e limfosarcoma dello stomaco. Lav. Ist. Anat. Univ. Perugia **16**, 389 (1956).

WAGNER, A.: Ungewöhnliche Folgen von Myosarkomen des Magens. Mitt. Grenzgeb. Med. Chir. **45**, 36 (1938—1942). — WAHL, H. R., and J. H. HILL: Gastric lesions in Hodgkin's disease and leucemia. Amer. J. Path. **32**, 235 (1956). — WALTHER, H. E.: Krebsmetastasen. Basel: B. Schwabe & Co. 1948. — WARREN, I., and C. R. LULENSKI: Primary solitary lymphoid tumors of the gastrointestinal tract. Ann. Surg. **115**, 1 (1942). — WATSON, K.: Leiomyosarcoma of stomach. Brit. J. Surg. **37**, 21 (1949). — WEBER, G.: Rare observazioni di neurinoma maligno gastrico e intestinale. Arch. De Vecchi Anat. pat. **19**, 697 (1953). — WIEDMANN, A.: Beiträge zur Kenntnis des Granuloma fungoides. Derm. Wschr. **1932**, 777.

YAMADA, A., and J. MINOWADA: A report on two cases of mycosis fungoides. Acta path. jap. 7 (Suppl.), 801 (1957). — YARDUMIAN, K.: Primary gastric leiomyosarcoma. Arch. Path. **20**, 590 (1935). — YOUNG, J. F.: Malignant tumors of the stomach other than carcinoma. In: H. L. BOCKUS, Gastroenterology, 2nd ed., vol. I, p. 802. Philadelphia-London: W. B. Saunders & Co. 1963.

ZELLHÖFER, H. W. K.: Leiomyosarcoma of the stomach. Proc. Mayo Clin. **10**, 625 (1935).

## M. Exfoliativcytologie des Magens

ACKERMAN, N. B.: Atebrinfluoreszenz von Tumoren. 9th Int. Cancer Congr., Tokyo 1966. — ACKERMAN, N. B., and A. S. MCFEE: Tetracyclinfluorescence. Surgery **53**, 237 (1963). — ALI, M. Y.: The nature of multinucleated cells in the nasopharynx. J. clin. Path. **18**, 424 (1965). — ASHWORTH, C. T., E. J. LUIBEL, and E. SANDERS: The fine structure of nuclei in certain human malignant neoplasms. Amer. J. clin. Path. **34**, 9 (1960).

BACH-NIELSEN, P.: The value of gastric cytology in the diagnosis of mesenchymal tumors. Amer. J. dig. Dis., N. S. **11**, 938 (1966). — BARTELHEIMER, H., u. H.-J. MAURER: Diagnostik der Geschwulstkrankheiten. Stuttgart: Georg Thieme 1962. — BASTOS, A. L.: Atebrinfluoreszenz von Tumorzellen. 2nd Int. Congr. exfol. Cytol., Paris 1965. — BEALE, L. S.: The microscope and its application to clinical medicine. London: Highley 1854. — BERES, P., B. A. PASK, and H. G. SPIRO: Clinical usefulness of gastric cytologic examination in the evaluation of diseases of the stomach. New Engl. J. Med. **263**, 643 (1960). — BERK, J. E., u. S. M. KANTOR: Tetracyclinfluoreszenz im Magensediment. J. Amer. med. Ass. **179**, 997 (1962). — BERNHARD, W., and N. GRANBOULAN: Electron microscopy of the nucleus in vertebrate cells. Ultrastructure in Biology. Systems **3**, 81 (1968). — BERTALANFFY, F. D.: Acridinorange staining in gastric cells. Cancer Res. **21**, 422 (1961). — BINGOLD, K., C. BRILMAYER u. A. MACK: Atebrinausscheidung im Harn. Krebsarzt **10**, 1 (1955). — BLOCK, D. E., and G. R. LANCASTER: Adenocarcinoma of the cardioesophageal junction. Arch. Surg. **88**, 852 (1964). — BOAS, I.: Allgemeine Diagnostik und Therapie der Magenkrankheiten. Leipzig: Thieme 1896. — BOBIEN, F.: Über den Tetrazyklin-Fluoreszenztest zum Nachweis des Magenkarzinoms. Münch. med. Wschr. **109**, 1503 (1967). — BODDINGTON, M. M., and A. I. SPRIGGS: The epithelial cells in megaloblastic anaemias. J. clin. Path. **12**, 228 (1959). — BRANDBORG, L. L.: Gastric exfoliative cytology: past, present, and future. Gastroenterology **55**, 632 (1968). — BRANDBORG, L. L., W. C. MACDONALD, C. R. RUBIN, and S. GOTTLIEB: Cytological diagnosis of gastric cancer by chymotrypsin lavage. Rec. Adv. Gastroent. **1**, 300 (1967). — BRANDBORG, L. L., L. TANIGUCHI, and C. E. RUBIN: Is exfoliative cytology practical for more general use in the diagnosis of gastric cancer? A simplified chymotrypsin method. Cancer (Philad.) **14**, 1074 (1961); — Exfoliative cytology in non-malignant conditions of the upper intestinal tract. Acta cytol. (Philad.) **5**, 187 (1961). — BRANDBORG, L. L., G. B. TANKERSLEY, and F. UYEDA: "Low" versus "high" concentration chymotrypsin in gastric exfoliative cytology. Gastroenterology **57**, 500 (1969). — BRANDBORG, L. L., and J. WENGER: Cytological examination in gastrointestinal tract disease. Med. Clin. N. Amer. **52**, 1315 (1968). — BRILMAYER, C., A. KOHLER u. A. MACK, u. K. STORDEUR: Atebrinaffinität von Tumoren. Z. Krebsforsch. **60**, 334 (1955). — BRINTON, W.: The diseases of the stomach with an introduction on its anatomy and physiology. London: J. Churchill 1859. — BÜCHNER, F.: Die experimentelle Kanzerisierung der Parenchymzelle in der Synopsis klassischer und moderner morphologischer Methoden. Verh. dtsch. Ges. Path. **45**, 37 (1961). — BUSCH, H., P. BYVOET, and K. SMETANA: The nucleolus of the cancer cell. Cancer Res. **23**, 313 (1963). — BUSCH, W., u. H. J. MERKER: Elektronenoptische Untersuchungen an menschlichen Mammacarcinomen. Virchows Arch. Abt. A Path. Anat. **344**, 356 (1968).

CARBRE-FIOL, V., R. OLO-GARCIA, and F. VILARDELL: Five years of cytologic diagnosis of gastric cancer by "exfoliative biopsy". Proceedings of the 1th World Congr. of Gastroenterology, vol. II, p. 1006. Baltimore: Williams & Wilkins 1959. — CARDOZO, P. L.: Clinical cytology using the May-Grunwald-Giemsa stained smear. Leiden: Stafleu 1954. — CARNEVALI, G., L. GENNARI et C. USLENGHI: L'esame associato, radiologico ed endoscopico, nello studio dei tumori gastrici. Tumori **50**, 333 (1964). — CROFT, D. N., D. J. POLLOCK, and N. F. COGHILL: Cell loss from human gastric mucosa measured by the estimation of deoxyribonucleic acid (DNA) in gastric washings. Gut **7**, 333 (1966).

DAVID, H.: Zellschädigung und Dysfunktion. Wien-New York: Springer 1970.

EMMRICH, R., F.-J. EDELMANN u. H. GÄBERT: Diagnostik des Magenkarzinoms mit Hilfe des Tetrazyklin-Fluoreszenztests. Med. Klin. **62**, 493 (1967). — ERNST, K. F., T. T. BENLER, and L. A. SMITH: Cytologic and radiologic observations in lymphosarcoma of the stomach. Report of a case. Calif. Med. **74**, 276 (1951).

FREW, I. D. O.: Some observations on unusual tumours of the alimentary tract. Communication to the association of clinical pathologists, Newcastle-upon-Tyne, 1967. — FRIEDMANN, I.: Exfoliative cytology as an aid in the diagnosis of tumours of the throat, nose and ear. J. Laryng. **65**, 1 (1951). — FROST, J. K.: Concepts basic to general cytopathology, 2nd ed. Baltimore: John Hopkins Press 1961; — The cell in health and disease. Basel-New York: Karger 1969. — FROST, J. K., and C. M.

STREET: Cytology. Los Angeles: Churchill & Wexler 1962. — FUKUDA: Zit. nach TAZAKI, 1959, l.c.

GARDNER, F. N.: Observations on the cytology of gastric epithelium in tropical sprue. J. Lab. clin. Med. **47**, 529 (1956). — GEBHART, T., and R. M. GRAHAM: The cellular detection of carcinoma of the esophagus. Surg. Gynec. Obstet. **108**, 75 (1959).— GIBBS, D. D.: The permeation of gastric epithelial cells by leucocytes. Gut **5**, 160 (1964); — Exfoliative cytology of the stomach. London: Butterworths & Co. 1968. — GRABLE, E., N. ZAMCHECK, O. JANKELSON, and F. SHIPP: Nuclear size of cells in normal stomach, in gastric atrophy and in gastric cancer. Gastroenterology **32**, 1104 (1957). — GRAFFI, A.: Untersuchungen zur Frage der Bedeutung der Mitochondrien bei der Kanzerisierung. Dtsch. Gesundh.-Wes. **22**, 2305 (1967). — GRAHAM, R.: Cellular changes simulating malignancy. Transactions of the 1th Cancer Cytology Congr., Chicago, 1956. — GRAHAM, R. M., and M. H. RHEAULT: Charakteristic cellular changes in epithelial cells in pernicious anaemia. J. Lab. clin. Med. **43**, 235 (1954).

HAAM, E. v.: Die experimentelle Erzeugung des Portio-Karzinoms und seine Vorstufen in Versuchstieren. Verh. dtsch. Ges. Path. **48**, 57 (1964). — HAMANAKA, Y.: Endoscopic observation of gastric diseases with special reference to biopsy. Osaka Cyt. med. J. **13**, 131 (1967). — HARBERS, E.: Zur funktionellen Rolle von Eu- und Heterochromatin bei Differenzierung und Cancerogenese. Klin. Wschr. **45**, 1262 (1967). — HEINLEIN, H., G. HÜBNER, K. J. LENNARTZ u. G. RUDOLPH: Neuere Erkenntnisse zur Geschwulstbildung in der Leber. Klin. Wschr. **40**, 121 (1962). — HEMMETER, J.: The early diagnosis of cancer of the stomach. Med. Rec. (N.Y.) **56**, 577 (1899). — HENNING, N., u. S. WITTE: Magenzytologie mit der Tupfsonde. Dtsch. med. Wschr. **77**, 1 (1952); — Atlas der Gastroenterologischen Cytodiagnostik. Stuttgart: Thieme 1957; 2. Aufl. 1968. — HENNING, N., S. WITTE u. D. BRESSEL: Statistik der Magenzytodiagnostik. Acta cytol. (Philad.) **8**, 121 (1964). — HENNING, N., S. WITTE u. K. HEINKEL: Gastroskopie, Gastrocytologie und Gastrobiopsie. In: F. HOLLE, Spezielle Magenchirurgie, S. 118. Berlin-Heidelberg-New York: Springer 1968. — HOLLMANN, K. H.: A morphometric study of subcellular organization in mouse mammary cancers and normal lactating tissue. Z. Zellforsch. **87**, 266 (1968). — HOSHINO, M.: The deep invagination of the inner nuclear membrane into the nucleoplasm in the ascites hepatoma cells. Exp. Cell Res. **24**, 606 (1961). — HRUBAN, Z., H. SWIFT, and M. RECHIGL: Fine structure of transplantable hepatomas of the rat. J. nat. Cancer Inst. **35**, 459 (1965).

INUI, N.: Measurement of deoxyribonucleic acid (DNA) by means of Feulgen-microspectrophotometry in benign or malignant atypical epithelium of stomachs and in gastric tumors. Proc. Jap. Acad. **41**, 419 (1965). — INUI, N., and K. OOTA: DNA content of human tumor cell nucleus: A study on gastric carcinoma, with special reference to its histological features. Gann **56**, 567 (1965).

JUNGHANNS, K., and M. WANKE: The role of cytodiagnosis in the screening of large populations for gastric cancer. In: Abstracts of the 4th World Congr. of Gastroenterology, Copenhagen 1970, p. 341.

KAPLAN, L., F. MASIN, M. MASIN, R. CARLETON, and L. BARTALANFFY: Acridine orange fluorochrome in the study of normal and malignant epithelium of the uterine cervix. Amer. J. Obstet. Gynec. **80**, 1063 (1960). — KASUGAI, T.: Evaluation of gastric biopsy and cytology under direct vision in the diagnosis of malignant gastric tumors. In: Abstracts of the 4th World Congr. of Gastroenterology, Copenhagen, 1970, p. 342. — KERNEN, J. A., and C. BALES: Cytologic diagnosis of gastric cancer. Calif. Med. **108**, 104 (1968). — KLAYMAN, M. I., J. B. KIRSNER, and W. L. PALMER: Gastric malignant lymphoma: increasing accuracy in diagnosis. Gastroenterology **29**, 536 (1955). — KLAYMAN, M. I., and B. W. MASSEY: Gastric cells in pernicious anemia. J. Lab. clin. Med. **44**, 820 (1954). — KLAYMAN, M. I., B. W. MASSEY, S. PLETICKA, J. T. BALAMBOS, L. L. BRANDBORG, J. B. KIRSNER, and W. L. PALMER: Cytologic diagnosis of gastric cancer by chymotrypsin lavage. Gastroenterology **29**, 849 (1955).— KONJETZNY, G. E.: The superficial cancer of the gastric mucosa. Amer. J. dig. Dis. **20**, 91 (1953). — Koss, L. J.: Diagnostic cytology and its histology, 2nd ed. Philadelphia: Lippincott 1968. — KUROKAWA, T., T. SAITO, J. JUJITA, H. ONODERA, K.

Ishioka u. H. Kitaoka: Magendiagnostik, Vergleich Zytologie-Radiologie. Tohoku J. exp. Med. **71**, 225 (1960).
Lance, K. P., and V. W. Groisser: Esophagus-cytodiagnostic. Amer. J. dig. Dis. **10**, 1 (1965). — Lemon, H. N.: Application of cytologic diagnosis to cancers of stomach, pancreas, and biliary system. Ann. intern. Med. **37**, 525 (1952). — Lewis, M. R., and P. P. Goland: Atebrine storage in tumors. Amer. J. med. Sci. **215**, 282 (1948). — Loeper, M., et M.-E. Binet: Cyto-diagnostic des affections de l'estomach. Bull. Soc. méd. Hôp. Paris **31**, 563 (1911).
MacDonald, W. C., L. L. Brandborg, L. Taniguchi, and C. E. Rubin: Gastric exfoliative cytology: an accurate and practical diagnostic procedure. Lancet **1963 II**, 83. — Magnus, H. A.: The pathology of simple gastritis. J. Path. Bact. **58**, 431 (1946). — Mansbridge, J. N., and A. Korner: The polysomes and the messenger ribonucleic acid content of hepatoma 223. Biochim. biophys. Acta (Amst.) **119**, 92 (1966). — Marini, G.: Über die Diagnose des Magenkarzinoms auf Grund der cytologischen Untersuchung des Spülwassers. Eigene Beobachtungen über den normalen und pathologischen Zelleninhalt des Magens. Arch. Verdau.-Kr. **15**, 251 (1909). — Masin, F., and M. Masin: Gradient of maturation and basic dye desorption in normal and malignant cervical cells. Cancer (Philad.) **16**, 1408 (1963). — Mason, M. K.: Surface carcinoma of the stomach. Gut **6**, 185 (1965). — Massey, B. B., and M. I. Klayman: Observations on epithelial cells exfoliated from the upper gastrointestinal tract of patients with pernicious anaemia, simple achlorhydria and carcinoma of the esophagus and stomach. Amer. J. med. Sci. **230**, 506 (1955). — Massey, B. W., and C. E. Rubin: The stomach in pernicious anaemia. A cytologic study. Amer. J. med. Sci. **227**, 481 (1954). — Melamed, M. R., and L. G. Koss: Cancer cytodiagnostic. Med. Clin. N. Amer. **50**, 651 (1966). — Mellors, R. D., J. F. Keane, and G. N. Papanicolaou: Nucleic acid content of the squamous cancer cell. Science **116**, 265 (1952). — Mercer, E. H.: The cancer cell. Brit. med. Bull. **18**, 187 (1962). — Motteram, R.: A biopsy study of chronic gastritis and gastric atrophy. J. Path. Bact. **63**, 389 (1951). — Mukerjee, H., J. S. Ram, and G. B. Pierce: Basement membranes. V. Chemical composition of neoplastic basement membrane mucoprotein. Amer. J. Path. **46**, 49 (1965).
Nieburgs, H. E., C. Rubio, and A. Oppenheim: Early detection of gastric secretory deficiency by tubeless analysis and cytology. Amer. dig. Dis., N. S. **10**, 485 (1965). — Nitzsche, L., u. H. D. Schumann: Zur Cytodiagnostik der Magenschleimhaut durch die Spülprobe. Chirurg **36**, 346 (1965).
Oberling, C., and W. Bernhard: The morphology of the cancer cell. In: The cell, ed. by J. Brachet and A. E. Mirsky, vol. V/2, p. 405. New York-London: Academic-Press 1961. — Onoe, T.: Electron microscopic studies of human carcinoma. J. Electron Microscopy **11**, 70 (1962).
Palmer, W. L.: Discussion in proceedings of the fourth conference on gastric cancer. J. nat. Cancer Inst. **10**, 526 (1950). — Panico, F. G.: The cytologic criteria of gastric cancer. Surg. Gynec. Obstet. **97**, 233 (1953). — Papageorgiou, A.: Magenzytodiagnostik. Dtsch. Ärztebl. **61**, 121 (1964). — Papanicolaou, G. N.: Atlas of exfoliative cytology. Cambridge, Mass.: Harvard University 1954. — Papanicolaou, G. N., and W. A. Cooper: Cytology of gastric fluid in diagnosis of carcinoma of the stomach. J. nat. Cancer Inst. **7**, 357 (1947). — Pierce, G. B.: Basement membranes. VI. Synthesis of epithelial tumor of the mouse. Cancer Res. **25**, 656 (1965). — Prolla, J. C., S. Kobayashi, and J. B. Kirsner: Direct vision biopsy and cytology in the diagnosis of gastric and esophageal malignant tumors. In: Abstracts of the proceedings of the 4th World Congr. of Gastroenterology, Copenhagen, 1970, p. 336.
Raskin, H. F., J. B. Kirsner, and W. L. Palmer: Role of exfoliative cytology in the diagnosis of cancer of the digestive tract. J. Amer. med. Ass. **169**, 789 (1959). — Raskin, H. F., J. B. Kirsner, W. L. Palmer, and S. Pleticka: The clinical value of the negative gastrointestinal exfoliative cytology examination in cancer suspects. Gastroenterology **42**, 266 (1962). — Raskin, H. F., J. B. Kirsner, W. L. Palmer, S. Pleticka, and W. A. Yarema: Gastrointestinal cancer. Definitive diagnosis by exfoliative cytology. Arch. intern. Med. **101**, 731 (1958). — Raskin, H. F., W. L. Palmer, and J. B. Kirsner: Benign and malignant exfoliated gastrointestinal

mucosal cells. Morphologic characteristics. Arch. intern. Med. **107**, 872 (1961). — RASKIN, H. F., and S. PLETICKA: Exfoliative cytology of the stomach. CA (N.Y.) **10**, 82 (1960). — REECE, M. F., T. H. BOON, and R. O. K. SCHADE: Exfoliative gastric cytology. Its evaluation on the diagnosis of carcinoma of the stomach. Lancet **1961 II**, 1163. — REED, P. I., H. F. RASKIN et P. W. GRAFF: Malignant melanoma of the stomach. J. Amer. med. Ass. **182**, 298 (1968). — REINEBOTH, 1968: Zit. nach RUBIN l.c. — RICHARDS, W. C. D., and A. I. SPRIGGS: The cytology of gastric mucosa. J. clin. Path. **14**, 132 (1961). — RICHIR, C.: Le problème de la cytologie gastrique. Son intérêt et ses dangers. Sem. Hôp. Paris **32**, 958 (1956). — RICHIR, C., et A. LAMBLING: Analyse critique du cyto-diagnostic gastrique à l'occasion de 163 cas personnels. Arch. Mal. Appar. dig. **47**, 1153 (1958). — ROSENBACH, O.: Über die Anwesenheit von Geschwulstpartikeln in dem durch die Magenpumpe entleerten Mageninhalt bei Karzinoma ventriculi. Dtsch. med. Wschr. **8**, 452 (1882). — ROSS, J. R., J. M. MCGRATH, R. E. CROZIER, R. R. ROHART, and V. MIDDLETON: Exfoliative cytology: its practical application in the diagnosis of gastric neoplasms. Gastroenterology **34**, 24 (1958). — RUBIN, C. E.: Gastric cells in pernicious anemia. Gastroenterology **29**, 563 (1955); — Newer advances in the exfoliative cytology of the gastrointestinal tract. Ann. N. Y. Acad. Sci. **63**, 1377 (1956). — RUBIN, C. E., and B. W. MASSEY: Pre-operative diagnosis of gastric and duodenal malignant lymphoma by exfoliative cytology. Cancer (N.Y.) **7**, 271 (1954). — RUBIN, C. E., B. W. WASSEA, J. B. KIRSNER, W. L. PALMER, and D. D. STONCYPHER: The clinical value of gastrointestinal cytologic diagnosis. Gastroenterology **25**, 119 (1953).

SANDRITTER, W.: Möglichkeiten der Zytologie zur Früherkennung des Karzinoms. Therapiewoche **18**, 483 (1968). — SATO, H., K. YUNOKI, T. HIGASHI, and C. ARIMURA: Biochemical changes peculiar to gastric juice of gastric cancer. Acta med. Univ. Kagoshim. **7**, 63 (1965). — SCHADE, R. O. K.: A critical review of gastric cytology. Acta cytol. (Philad.) **3**, 7 (1959); — Gastric cytology. London: Arnold 1960; — The consultant. Acta cytol. (Philad.) **8**, 252 (1964). — SCHÜMMELFEDER, N.: Kritik der Acridinorangemethode. Ther. Ber. **34**, 195 (1962). — SEPPÄLÄ, K.: Exfoliative cytology in gastric malignancy, with special reference to the diagnostic significance of nuclear size and mitotic frequency. Acta med. scand., Suppl. 363 (1961). — SEYBOLT, F. F., and G. N. PAPANICOLAOU: The value of cytology in the diagnosis of gastric cancer. Gastroenterology **33**, 369 (1957). — SHIRAKABE, H., H. ISCHIKAWA, K. KUMAKURA, M. NISHIZAWA, K. HIGURASHI, H. HAYAKAWA u. T. MURAKAMI: Frühkarzinom des Magens. Atlas der Röntgendiagnostik. Stuttgart: Thieme 1969. — SMOLKA, H., u. H. J. SOOST: Grundriß und Atlas der gynäkologischen Zytodiagnostik, 2. Aufl. Stuttgart: Thieme 1965. — STEENBECK, L., u. G. WOLFF: Über den $^3$H-Thymidin-Einbau der menschlichen Magenschleimhaut bei Gastritis (Autoradiographische Untersuchung). Radiol. diagn. (Berl.) **8**, 291 (1967). — STEFENELLI, N.: Die klinische Bedeutung der Fluoreszenz der Spülflüssigkeit des Magens nach Tetracyclingabe. Wien. klin. Wschr. **76**, 33 (1964). — STEVENSON, J.: Critic of the acridin orange method. Acta cytol. (Philad.) **8**, 224 (1964). — STÖCKER, E., u. H.-W. ALTMANN: Die Größe des Nucleolus und die Nucleolus-Karyoplasma-Relation als Ausdruck synthetischer Aktivität. Z. Zellforsch. **65**, 351 (1963).

TAEBEL, D. W., J. C. PROLLA, and J. B. PROLLA: Exfoliative cytology in the diagnosis of stomach cancer. Ann. intern. Med. **63**, 1018 (1965). — TAZAKI, Y.: Clinical aspects of gastric carcinoma in japan. In: Proceedings of the 1th world Congr. of Gastroenterology 1958, p. 1148. Baltimore: Williams & Wilkins Co. 1959. — TEIR, H., and T. RÄSÄNEN: A study of mitotic rate in renewal zone of nondiseased portions of gastric mucosa in cases of peptic ulcers and gastric cancer, with observations on differentiation and socalled "intestinalization" of gastric mucosa. J. nat. Cancer Inst. **27**, 949 (1961). — TIRELLI, G.: Esame comparative dell'nucleare della mucosa del fondo e dell'antro gastrico nei soggeitti normali e nelle gastriti e antriti croniche. Arch. ital. Mal. Appar. dig. **29**, 355 (1962).

UENO, K., S. YAMAGATA, H. MASUDA, S. OSHIBA, A. KANO, H. YAGO, S. NARITA, H. YAMAGATA, A. SHIRANE, and F. MOCHIZUKI: Clinical evaluation of gastric biopsy under direct vision in diagnosis of gastric cancer. In: Abstracts of the proceedings of the 4th World Congr. of Gastroenterology, Copenhagen, 1970, p. 335. — UMIKER,

W. O., R. J. Bolt, A. D. Hoekzema, and H. M. Pollard: Cytology in the diagnosis of gastric cancer. The significance of location and pathologic type. Gastroenterology **34**, 859 (1958).

Vassar, P. S., A. M. Saunders, and C. F. A. Culling: Tetracyclinfluorescence in tumors. Arch. Path. **69**, 613 (1960). — Verley, J. M., et K. H. Hollmann: Etude quantitative au microscope électronique des tumeurs mammaires de la femme. IV. Europ. reg. Conf. on Electron Microscopy, Rom 1968, vol. II, p. 161. — Vilardell, F.: Gastric cytology. In: H. L. Bockus, Gastroenterology, vol. I, p. 771. Philadelphia-London: W. B. Saunders Co. 1963.

Wanke, M.: Pathologico-anatomical results with acute pancreatitis. In: The proceedings of the 3rd World Congr. of Gastroenterology, Tokyo 1966, vol. IV, p. 335 (1967); — Experimentelle Pankreatitis. Proteolytische, lipolytische und biliäre Form. Stuttgart: Thieme 1968; — Experimental acute pancreatitis. In: Current topics in pathology, vol. 52, p. 64. Berlin-Heidelberg-New York: Springer 1970. — Wanke, M., W. Nagel u. F. Willig: Formen der experimentellen Pankreatitis, patho-anatomisch gesehen. Frankfurt. Z. Path. **75**, 207 (1966). — Witte, S.: Magenzytologie. Verh. dtsch. Ges. inn. Med. **57**, 260 (1951); — Die Zytodiagnostik des Magenkarzinoms. Krebsarzt **14**, 408 (1959). — Witte, S., u. D. Dressel: Tumorzytodiagnostik des Magens. In: Praktische Ergebnisse neuerer klinischer Forschung, S. 205. Stuttgart: Schattauer 1962; — Die zytologische Diagnose des Ulcus ventriculi. Dtsch. med. Wschr. **90**, 1100 (1965). — Wolff, G.: Chronische Gastritis und Magenkrebs. Arch. Geschwulstforsch. **31**, 184 (1968). — Wood, I. J., and L. I. Taft: Diffuse lesions of the stomach: An account with special reference to the value of gastric biopsy. London: Arnold 1958.

Yamada, T.: Basic study of the proteolytic enzyme lavage method in the gastric diagnosis, especially in the comparative analyses of the exfoliative tendency of malignant and benign gastric epithelial cells. Acta cytol. (Philad.) **8**, 19 (1964). — Yamada, T., M. Shunichi, H. Sankawa, and S. Yoshitami: Clinical evaluation of proteolytic enzyme lavage method in the gastric cytodiagnosis, especially in the detection of early cancer of the stomach. Acta cytol. (Philad.) **8**, 27 (1964).

Zamcheck, N., E. Grable, O. M. Janjelson, M. Small, and A. Longarini: The cytological method in the diagnosis and investigation of gastric lesion. Gastroenterology **29**, 588 (1955).

## N. Der operierte Magen

Abbott, W. E., H. Krieger, and S. Levey: Technical factors which enhance or minimize post-gastrectomy abnormalities. Ann. Surg. **148**, 567 (1958). — Abbott, W. E., H. Krieger, S. Levey, and J. Bradshaw: Etiology and management of the dumping syndrome following a gastroenterostomy or subtotal gastrectomy. Gastroenterology **39**, 12 (1960). — Achord, J. L.: Acute pancreatitis with infectious hepatitis. J. Amer. med. Ass. **205**, 837 (1968). — Ackerman, L. V.: Acute pancreatitis following blood transfusion. Arch. Path. **34**, 1065 (1942). — Adams, J. F.: The clinical and metabolic consequences of total gastrectomy. II. Anaemia. Metabolism of iron, Vitamin $B_{12}$ and folic acid. Scand. J. Gastroent. **3**, 145 (1968); — III. Notes on metabolic functions, deficiency states, changes in intestinal histology and radiology. Scand. J. Gastroent. **3**, 152 (1968); — Postgastrectomy megaloblastic anaemia and the blind loop syndrome. Gastroenterologia (Basel) **89**, 326 (1958). — Adlersberg, D., and E. Hammerschlag: The postgastrectomy syndrome. Surgery **21**, 720 (1947); — Mechanism of the postgastrectomy syndrome. J. Amer. med. Ass. **139**, 429 (1949). — Afifi, F., L. Hastmann et P. Boivin: Etudes de l'absorption intestinale de la Arioléine, de l'acide oléique et de la casénic marqués à l'iode 131 chez les gastrectomisés. Rev. int. Hépat. **16**, 1083 (1966). — Akiya, Y., M. Hirota, M. Uchida, H. Goto, and T. Matsuhashi: Post-gastrectomy syndrome. Yokohama med. Bull. **10**, 140 (1959). — Albertini, A. v., and A. Grumbach: Ergebnisse experimenteller Forschung zur Frage der Herdinfektion. Schweiz. med. Wschr. **9**, 1309 (1938). — Allen, A. W.: Aseptic technic applicable to gastro-jejunocolic fistula. Surgery **1**, 338 (1937). — Allen, A. W., and C. E. Welch: Gastric ulcer: significance of this diagnosis and its relationship to cancer. Ann. Surg. **112**, 458 (1941); — Gastric resection for duodenal ulcer. Ann. Surg. **115**, 530 (1942). — ALLGÖWER, M., u. E. ALTENPOHL: Das Anastomosenulkus. Dtsch. med. Wschr. **83**, 576 (1958). — ALLGÖWER, M., u. J. HEGGLIN: Selektive Vagotomie und Pyloroplastik in der Behandlung des Gastroduodenalulcus und der Gastritis hämorrhagica. Dtsch. med. Wschr. **91**, 648 (1966). — ALMERSJÖ, O.: Influence of a small stoma on late results after Billroth II resection. Gastroenterologia (Basel) **102**, 173 (1964). — ALTENPOHL, E., u. M. ALLGÖWER: Erfahrungen mit der Billroth I-Operation (137 Fälle). Helv. Acta **24**, 1 (1957). — ALTMANN, H. W.: Über das Auftreten von Vakuolen, Einschlußkörperchen und hyalinen Tropfen in den Leberzellen bei experimentellem Sauerstoffmangel. Verh. dtsch. Ges. Path. **32**, 60 (1944); — Über Leberveränderungen bei allgemeinem Sauerstoffmangel nach Unterdruckexperimenten an Katzen. Frankfurt. Z. Path. **60**, 376 (1949). — ALVAREZ, W. C.: An introduction to gastroenterology, ed. 4. New York: Paul B. Hoeber, Inc. 1948; The dumping syndrome: what makes it and how to avoid it. Amer. J. Gastroent. **13**, 212 (1949). — ALVIZOURI, M., and L. BORUNDA: DL-ethionine in prevention of experimental pancreatitis in the rat. Amer. J. dig. Dis., N. S. **12**, 1017 (1967). — AMDRUP, E., and J. B. JØRGENSEN: Variations in the plasma volume occurring during "dumping" attacks. Acta chir. scand. **112**, 294 (1956); — The influence of posture on the dumping syndrome. Acta chir. scand. **112**, 307 (1956); — Fluid diffusion to the small intestine after intestinally injected hypertonic glucose solutions and its relationship to the dumping syndrome. Acta chir. scand. **112**, 313 (1956). — AMDRUP, E., B. KORTHOLM, and S. P. NIELSEN: Glucose tolerance curves after partial gastrectomy (Relationship to post-gastrectomy symptoms). Acta chir. scand. **131**, 461 (1966). — AMUNDSEN, E., E. OFSTAD, and P.-O. HAGEN: Histamin release induced by synergistic action of kallikrein and phospholipase A. Arch. int. Pharmacodyn. **178**, 104 (1969). — ANAND, S. S., S. RAI, and J. C. PATHAK: Experimental production of acute pancreatitis in dogs by duct obstruction. Indian J. Surg. **22**, 260 (1960). — ANDERSEN, D., and J. G. KLEBE: Measurement of central venous pressure. Scand. J. Gastroent. **3**, 267 (1968). — ANDERSON, M. C.: Pancreatic hemorrhage. Relationship to necrotizing pancreatitis. Arch. Surg. **83**, 467 (1961); — Venous stasis in the transition of edematous pancreatitis to necrosis. J. Amer. med. Ass. **183**, 534 (1963). — ANDERSON, M. C., and J. J. BERGAN: Significance of vascular injury as a factor in the pathogenesis of pancreatitis. Ann. Surg. **154**, 58 (1961). — ANDERSON, M. C., R. J. HAYS, and F. H. THORNTON: Role of calcium in necrotizing pancreatitis produced with enzyme-digested blood. J. Amer. med. Ass. **186**, 999 (1963). — ANDERSON, M. C., W. H. MEHR, and H. L. METHOD: An evaluation of the common channel as a factor in pancreatic or biliary disease. Ann. Surg. **151**, 379 (1960). — ANDERSON, M. C., S. B. NEEDLEMAN, L. GRAMATICA, J. R. TORANTO, and D. R. BRIGGS: Further injury into the pathogenesis of acute pancreatitis. Arch. Surg. **99**, 185 (1969). — ANDERSON, M. C., P. W. WRIGHT, and J. J. BERGAN: Chronic interstitial pancreatitis. A new concept of pathogenesis. J. Amer. med. Ass. **178**, 560 (1961). — ANDREASSEN, M., H. G. DAVIDSEN, and H. J. FENGER: The dumping syndrome and its radiologic evaluation. Acta chir. scand. **121**, 134 (1961). — ANDROS, G., G. A. DONALDSON, S. E. HEDBERG, and C. E. WELCH: Anastomotic ulcers. Ann. Surg. **165**, 955 (1967). — ANGERER, H.: Über Veränderungen im Magen und Darm im Anschluß an Gastroenterostomose. Langenbecks Arch. klin. Chir. **139**, 547 (1926). — ANGEL, R. T., J. W. GIACOBINE, and G. L. JORDAN: A current evaluation of the problem of gastric ulcer. Amer. J. Surg. **114**, 730 (1967). — APPLEBY, L. H.: Prolapsing gastric mucosa. J. int. Coll. Surg. **10**, 135 (1947). — ARENDS, A., H. O. NIEWIG, and J. ENGELHARDT: Nutritional liver disease due to impaired absorption. Acta med. scand. **150**, 163 (1954). — ARNESJÖ, B.: Pancreatic prophospholipase. Physiological chemistry and possible aetiologic role in acute pancreatitis. Thesis, University of Lund, 1968. — AURICCHIO, S., A. RUBINO, R. TOSI, G. SEMENZA, M. LANDHOLT, H. J. KISTLER, and A. PRADER: Die quantitative Disaccharidasen-Aktivität des menschlichen Dünndarms und der erworbene Lactase-Mangel des Erwachsenen. Helv. Med. Acta **30**, 690 (1963).

BAAR, H. S., and O. W. WOLFF: Pancreatic necrosis in cortisontreated children. Lancet **1957I**, 812. — BADENOCH, J., S. T. CALLENDER, J. R. EVANS, A. L. TURN-

BULL, and L. J. WITTS: Megaloblastic anaemia of pregnancy and the puerperium. Brit. med. J. **1955**I, 1345. — BAINBRIDGE, F. A.: The lymph flow from the pancreas. J. Physiol. (Lond.) **32**, 1 (1905). — BAIRD, I. M., and O. G. DODGE: Jejunal biopsy after partial gastrectomy. Quart. J. Med. **26**, 393 (1957). — BAIRD, I. M., and G. M. WILSON: The pathogenesis of anaemia after partial gastrectomy. II. Iron absorption after partial gastrectomy. Quart. J. Med. **28**, 35 (1959). — BAIRD, I. M., E. K. BLACKBURN, and G. M. WILSON: The pathogenesis of anemia after partial gastrectomy. I. Development of anemia in relation to time after operation, blood loss, and diet. Quart. J. Med. **28**, 21 (1959). — BAKER, B. L., and C. D. ABRAMS: Effect of hypophysectomie on cytology of fundic glands of stomach and on secretion of pepsin Amer. J. Physiol. **177**, 409 (1954). — BAKER, J. W.: Discussion of paper by H. G. MOORE and H. N. HARKINS presented before the North pacificic surgical association, November 17, 1951. — BALIN, J. A., G. W. COOPER, E. C. V. PRICE, C. N. PULVERTAFT, and B. F. A. SWYNNERTON: Management of anastomotic ulcer. Lancet **1957**II, 551. — BALINT, J. X.: Pulmonary tuberculosis and partial gastrectomy. Gastroenterologica (Basel) **90**, 65 (1958). — BALLINGER, W. F.: Postvagotomy changes in the small intestine. Amer. J. Surg. **114**, 382 (1967). — BALÓ, J.: Zur Frage der Entstehungsursache der Pankreasnekrose. Beitr. path. Anat. **92**, 14 (1933). — BALSER, W.: Über Fettgewebsnekrose, eine zuweilen tödliche Erkrankung des Menschen. Virchows Arch. path. Anat. **90**, 520 (1882). — BALTZ, J. I., L. S. FALLIS, J. G. MATEER, and J. BARRON: Follow-up 3 year clinical results of combined subtotal gastrectomy and subdiaphragmatic vagotomy in 108 cases of duodenal (and jejunal) ulcers (comparison also of results obtained with gastroduodenal and gastrojejunal types of anastomoses). Gastroenterology **26**, 533 (1954). — BALZER, E., u. K. WERNER: Über eine Bestimmung der Pankreaslipase im Duodenalinhalt unter optimalen Wirkungsbedingungen. Z. klin. Med. **150**, 523 (1963). — BANCROFT, F. W.: Modification of Devine operation of pyloric exclusion for duodenal ulcer. Amer. J. Surg. **16**, 223 (1932). — BANK, S., P. KELLER, and I. N. MARKS: The value of an oral hypoglycaemic agent in the treatment of the postgastrectomy dumping-syndrome. S. Afr. med. J. **37**, 317 (1963). — BARABAS, A. P., R. A. PAYNE, I. D. A. JOHNSTON, and G. P. BURNS: The effect of vagotomy on gastrin-stimulated gastric acid secretion in man. Lancet **1966**I, 118. — BARDEN, R. P., J. S. RAVDIN, and W. D. FRAZIER: Hypoproteinemia as a factor retardation of gastric operations of Billroth I and II types. Amer. J. Roentgenol. **38**, 196 (1937). — BARER, A. P., and W. M. FOWLER: Influence of gastric acidity and degree of anemia on iron retention. Arch. intern. Med. **59**, 785 (1937). — BARNA, S., F. HELI, F. ERÖDI, and P. ANTAL: Biligrafinuntersuchung bei Geschwürskranken und Magenresezierten. Röntgen-Bl. **11**, 137 (1958). — BARONOFSKI, J. D., W. WALTON, and J. F. NOBLE: Occult injury to the pancreas following splenectomy. Surgery **29**, 852 (1951). — BARONOFSKI, J. D., B. G. LANNIN, E. LANCHEZ-PALOMERA, and O. H. WANGENSTEEN: Billroth I gastric resection: extend necessary to protect against histaminprovoked ulcer. Proc. Soc. exp. Biol. (N.Y.) **59**, 229 (1945). — BARTELHEIMER, H.: Quantitative fraktionierte Pankreas- und Gallensaftuntersuchung durch Anwendung einer dreiläufigen Doppelballonsonde. Dtsch. med. Wschr. **79**, 993 (1953). — BARTELHEIMER, H., H. MARING u. H.-J. STIMMIG: Quantitative fraktionierte Pankreasuntersuchung bei Pankreas- sowie Gallenwegs- und Lebererkrankungen. Klin. Wschr. **33**, 160 (1955). — BARTELHEIMER, H., u. K. MÜLLER-WIELAND: Die Verschiedenartigkeit der Colitis ulcerosa. Dtsch. med. J. **17**, 277 (1966). — BARTSCH, W. M., A. GÜTGEMANN, H. W. SCHREIBER u. J. BREURER: Stoffwechsel und Operationstaktik bei der Ulkusresektion. Langenbecks Arch. klin. Chir. **317**, 140 (1967). — BARTSCH, W. M., u. H. W. SCHREIBER: Magenresektion und Eiweißstoffwechsel. Ergebnisse und Folgerungen für die operative Taktik beim Ulcus. Langenbecks Arch. klin. Chir. **319**, 281 (1967). — BASTABLE, J. R. G.: Vagotomy and pancreatic function. Brit. J. Surg. **52**, 459 (1965). — BAUER, H. A.: Hepatopathie und Magen-Darm-Krankheiten. Gastroenterologia (Basel) **79**, 1 (1953). — BAXLOEBER, N.: Fatal acute pancreatitis following transpapillary drainage of the common bile duct. Arch. chir. neerl. **14**, 80 (1962). — BAY, V., u. K. THIEMANN: Antrumschleimhaut im Duodenalstumpf als Ursache des Ulcus pepticum jejuni. Langenbecks Arch. klin. Chir. **308**, 910 (1964). — BEAL, J. M.: The surgical treatment of marginal ulcer. Amer. Surg. **25**, 1 (1959). — BECK, J. T., D. S. KAHN, J. SOLYMAR, R. D. MCKENNA, and B. ZYLBERSZAC: The role of pancreatic enzymes in the pathogenesis of acute pancreatitis. III. Comparison of the pathologic and biochemical changes in the canine pancreas to intraductal injection with bile and with trypsin. Gastroenterology **46**, 531 (1964). — BECK, J. T., R. D. MCKENNA, B. ZYLBERSZACK, J. SOLYMAR, and S. EISENSTEIN: The effect of a trypsin inhibitor, Trasylol on the course of bile and trypsin induced pancreatitis in dogs. Gastroenterology **48**, 478 (1965). — BECK, J. T., E. PINTER, R. D. MCKENNA, A. C. RITCHIE, and J. SOLYMAR: The fate of pancreatic proteolytic enzymes in the course of acute hemorrhagic pancreatitis. Fed. Proc. **20**, 253 (1961). — BECK, J. T., E. PINTER, J. SOLYMAR, R. D. MCKENNA, and A. C. RITCHIE: The role of pancreatic enzymes in the pathogenesis of acute pancreatitis. II. The fate of pancreatic proteolytic enzymes in the course of acute pancreatitis. Gastroenterology **43**, 60 (1962). — BECKER, V.: Geweblich gebundener Sauerstoffmangel (Histotoxisch bedingte Hypoxydose). Klin. Wschr. **32**, 577 (1954); — Sekretionsstudien am Pankreas. Stuttgart: Thieme 1957; — Morphologisches Äquivalent des äußeren und inneren Sauerstoffmangels. In: Medizinische Grundlagenforschung, hrsg. von K. FR. BAUER, Bd. II, S. 341. Stuttgart: Thieme 1959; — Die akute und chronische tryptische Pankreatitis. Gastroenterologia (Basel) **94**, 65 (1960); — Tryptische Pankreatitis und tryptische Nekrose. Dtsch. med. Wschr. **89**, 671 (1964); — Neue Ergebnisse der pathologischen Anatomie auf dem Gebiete der Oesophagus- und Magenkrankheiten. In: H. KALK u. W. BOECKER: Speiseröhre — Magen, 4. Bad Mergentheimer Stoffwechseltagg. Stuttgart: Georg Thieme 1967; — Pathologische Anatomie des resezierten Magens. In: H. BARTELHEIMER, H.-J. MAURER u. H. W. SCHREIBER: Magenoperation und Magenoperierter, S. 135. Berlin: Walter de Gruyter & Co. 1969. — BECKER, V., u. W. WILDE: Pankreasschäden durch Trypsin in vitro. Klin. Wschr. **41**, 73 (1963). — BEEBE, R. F., and J. K. MENEELY: Pernicious anemia following gastrectomy. N.Y. State J. Med. **49**, 2437 (1949). — BELL, G.: Peripheral circulation during the dumping syndrome. Brit. J. Surg. **52**, 300 (1965). — BEN ABDILJLIL, A.: Enzymadaptation des exokrinen Pankreas auf Nahrung und hormonale Reize. Z. Gastroent. **4**, 235 (1966). — BENCOSME, S. A., and S. S. LAZARUS: The pancreas of cortisonetreated rabbits. A pathogenic study. Arch. Path. **62**, 285 (1956). — BERG, G.: Folgeerscheinungen nach Magenresektion. Therapiewoche **2**, 77 (1964). — BERGMANN, G. v., u. N. GULEKE: Zur Theorie der Pankreasvergiftung. Münch. med. Wschr. **57**, 1673 (1910). — BERGIN, W. F., and P. H. JORDAN: Gastric atonia and delayed gastric emptying after vagotomy for obstructing ulcer. Amer. J. Surg. **98**, 612 (1959). — BERGSTRÖM, H., and A. BROOME: Preoperative determination of the boundary between the gastric antrum and fundus. Acta chir. scand. **126**, 526 (1964). — BERK, J. L., I. PECIC, E. SHIELDS, and R. NATWICK: The role of multiple arteriovenous anastomoses in the pathogenesis of the dumping syndrome. Surg. etc. **119**, 817 (1964). — BERKOWITZ, D., and S. GLASSMANN: Carbohydrate metabolism in the subtotal gastrectomy patient. Amer. J. Gastroent. **46**, 119 (1965). — BERMAN, L. G., J. T. PRIOR, S. M. ABRAMOW, and D. D. ZIEGLER: A study of the pancreatic duct system in man by the use of vinyl acetate casts of postmortem preparations. Surg. etc. **110**, 391 (1960). — BERNARD, A.: Essai de synthèse sur la pathogénie de la pancréatite aigue. Biol. méd. (Paris) **48**, 522 (1959); — The etiology, pathogenesis and origin of the symptoms of acute pancreatitis. Arch. Mal. Appar. dig. **46**, 265 (1957). — BERNARD, A., et P. LAMELIN: Modes de diffusion des lésions dans la pancréatite aigue. Arch. Mal. Appar. dig. **50**, 1010 (1961). — BERNHARD, A., H. W. SCHREIBER, W. M. BARTSCH u. O. BRAUN: Form und Funktion des Ersatzmagens nach totaler Magenresektion. Langenbecks Arch. klin. Chir. **307**, 261 (1964). — BERNARD, C.: Leçons sur les liquides de l'organisme. Paris Baillière **2**, 341 (1859). — BERNDT, H.: Ernährungsstörungen nach Gastrektomie. Habil.-Schr. Humboldt-Universität Berlin 1962; — Die Pathogenese der agastrischen Dystrophie. Chirurg **34**, 2981 (1963); — Gastritis nach Magenresektion. Zbl. Chir. **90**, 1813 (1965). — BERNDT, H., u. H. GUMMEL: Das Magenkarzinom. Dtsch. Gesundh.-Wes. **17**, 2107 und 2151 (1962). — BERNDT, H., u. H. ERNST: Die Leber nach Magenresektion und totaler Gastrektomie. Fortschr. Röntgenstr. **98**, 331 (1965). — BERNDT, H., H. ERNST, J. HILLER u. B. E. OHMSTEDE:

Steatorrhoe nach Magenoperation. Dtsch. med. Wschr. **88**, 225 (1963). — BERNDT, H., u. J. HILLER: Vitamin B₆-Mangel nach Magenoperationen. Münch. med. Wschr. **106**, 1711 (1964). — BESANÇON, F., J.-P. FILLASTRE et C. DEBRAY: Le rhythme de l'anse efférente chez les gastrectomisés, à jeun et après repas d'éprenol. Electromanographie et pH-graphie. Arch. Mal. Appar. dig. **53**, 669 (1964). — BETHELL, F. H., C. C. STURGIS, R. W. RUNDLES, and M. C. MEYERS: Blood: review of recent literature. Arch. intern. Med. **76**, 239 (1945). — BILLROTH, TH.: Offenes Schreiben an Herrn Dr. L. Wittelshöfer. Wien. med. Wschr. **31**, 161 (1881). — BIRCHER, E.: Die Technik der Magenchirurgie. Stuttgart: Enke-Verlag 1925. — BITMAN, K. L., and L. H. STAHLGREN: Postoperative duodenojejunal obstruction following gastric resection. Arch. Surg. **80**, 464 (1960). — BLACKBURN, R., S. H. NGAI, and J. LINDENBAUM: Morphologic changes in hepatic necrosis following halothane anesthesia in man. Anesthesiology **25**, 270 (1964). — BLATHERWICK, N. H., and A. C. PATTISON: Acute pancreatitis complicating choledochal sphincterotomy. Amer. J. Surg. **88**, 129 (1954). — BLAKE, J., and P. A. RECHNITZER: The hematological and nutritional effects of gastric operations. Quart. J. Med. **22**, 419 (1953). — BLALOCK, A., C. S. ROBINSON, R. S. CUNNINGHAM, and M. GRAZ: Experimental studies on lymphatic blockade. Arch. Surg. **34**, 1049 (1937). — BLEGVAD, B.: AB0 blood groups and gastric acidity. Dan. med. Bull. **7**, 73 (1960); — AB0 blood groups and stomal ulcer. Dan. med. Bull. **7**, 72 (1960). — BLEYL, U.: Die sogenannte nervale Pankreatitis und ihre pathophysiologischen Grundlagen. Z. Gastroent. **1**, 335 (1963).— BLEYL, U., K.-H. GRÖZINGER, W. NAGEL u. M. WANKE: Histochemische Darstellung der proteolytischen Aktivität bei der akuten experimentellen Pankreatitis. Klin. Wschr. **44**, 282 (1966); — Histotopochemie aktiver proteolytischer Enzyme bei der experimentellen autodigestiven Pankreatitis. Virchows Arch. path. Anat. **342**, 26 (1967). — BLEYL, U., u. M. WANKE: Morphologische und gerinnungsanalytische Untersuchungen zum postpankreatitischen Schock. In: Neue Aspekte der Trasylol-Therapie III, S. 111. Stuttgart-New York: Schattauer 1969. — BLOCK, M. A., K. G. WAKIM, and A. H. BAGGENSTOSS: Experimental studies concerning factors in the pathogenesis of acute pancreatitis. Surg. etc. **99**, 83 (1954). — BLOMSTEDT, B., and S. DAHLGREEN: The afferent loop syndrome. Acta chir. scand. **120**, 347 (1961). — BLUMENSAAT, C.: Über Pankreatitis nach Operationen am Gallenwegsystem. Bruns' Beitr. klin. Chir. **181**, 233 (1950). — BOCKUS, H. L.: Acute inflammation of the pancreas. Gastroenterology **34**, 467 (1958). — BOHMANNSSON, G.: On the technique of partial gastrectomy (Billroth I). Acta chir. scand. **75**, 41 (1934) und **75**, 221 (1934); — Prophylaxis and therapy in late postgastrectomy complications. Acta med. scand., Suppl. **246**, 37 (1950). — BOIVIN, P., L. HARTMANN, and R. FAUVERT: Anaemia after gastrectomy. J. Amer. med. Ass. **160**, 596 (1956). — BOLES, E. T.: Postoperative pancreatitis. Arch. Surg. **73**, 710 (1956). — BOLES, R. S., S. F. MARSHALL, and R. V. BERSOUX: Follow-up study of 127 patients with stomal ulcer. Gastroenterology **38**, 763 (1960). — BOLLER, R.: Der operierte Magen. Wien: Urban & Schwarzenberg 1947; — Der Magen und seine Krankheiten. Wien-Innsbruck: Urban & Schwarzenberg 1954; — Bewertung der Möglichkeiten der konservativen Therapie der Magenkrankheiten. Med. Klin. **51**, 1729 (1956). — BOMAN, K.: Tuberculosis occurring after gastrectomy. Acta chir. scand. **110**, 451 (1955/1956). — BONNIOT, A., J. BONNET-EYMARD, and Y. BOUCHET: Results of gastrectomy for ulcers: statistics of 400 cases. Lyon chir. **54**, 343 (1958). — BOOTH, C. C., M. C. BRAIN, and K. N. JEEJEEBHOY: Late post-gastrectomy syndromes. Hypoproteinaemia after partial gastrectomy. Proc. roy. Soc. Med. **57**, 582 (1964). — BORG, I., J. SÖDERSTRÖM, and K. HAEGER: Pancreatic islet tumours and peptic ulcera. Acta chir. scand. **120**, 422 (1961). — BORSTRÖM, S. G.: The dumping syndrome and the brain stem. Acta chir. scand. **128**, 303 (1964). — BOUNOUS, G., R. A. BROWN, D. S. MOULDER, L. G. HAMPSON, and F. N. GURD: Abolition of "tryptic enteritis" in the shocked dog. Arch. Surg. **91**, 371 (1965). — BOWERS, R. F., and C. G. STOCKARD: Dumping syndrome following pyloroplasty. Arch. Surg. **92**, 39 (1966). — BRAIN, R. H. F., and F. A. R. SAMMERS: Sequelae of radical gastric resection. Clinical and metabolic findings in 35 cases. Lancet **1951 I**, 1137. — BRAMBOR, K. H.: Korrespondierende Erkrankungen von Magen, Galle und Pankreas. Bruns' Beitr. klin. Chir. **199**, 277 (1959). — BRANDT, G.,

H. Kunz u. R. Nissen: Intra- und postoperative Zwischenfälle. Bd. II, S. 51. Stuttgart: Thieme 1965. — Braun, H.: Über Gastro-Enterostomie und gleichzeitig ausgeführte Entero-Anastomose. Arch. klin. Chir. **45**, 361 (1893); — Demonstration eines Präparates einer 11 Monate nach Ausführung der Gastroenterostomie entstandenen Perforation des Jejunum. Verh. dtsch. Ges. Chir. **28**, 95 (1899). — Brauner, G.: Die Chirurgie des Ulcus ventriculi und duodeni und die dabei auftretenden Frühkomplikationen am mittleren Krankenhaus. Chirurg **37**, 193 (1966). — Brednow, W.: Restschäden bei Magenresezierten aus internistischer Sicht. Med. Klin. **53**, 1436 (1958). — Brenner, F.: Perforation eines runden Magengeschwüres in den linken Herzventrikel. Wien. klin. Wschr. **31**, 1310 (1881). — Brise, H., and L. Hallberg: Effect of ascorbic acid on iron absorption. Acta med. scand., Suppl. **376**, 51 (1962). — Brooks, J. R., and R. B. Hickler: Abnormal autonomic response to tilting in postgastrectomy patients with Dumping syndrome. Ann. Surg. **162**, 241 (1965). — Brooks, J. R., and F. D. Moore: Vagotomy for duodenal ulcer: Final survey after 10 years. New Engl. J. Med. **249**, 1087 (1953). — Broome, A., and H. Bergström: Selective surgery for duodenal ulcer on preoperative acid production. Acta chir. scand. **132**, 170 (1966). — Brown, J. M.: Pancreatic fatalities of biliary tract operation. Amer. J. Surg. **88**, 261 (1954). — Brown, R. A., D. Hodges, and A. G. Thompson: The role of zymogen granules and storage enzymes in experimental hemorrhagic pancreatitis. Surg. Forum **16**, 377 (1965). — Bruusgaard, C.: The operative treatment of gastric and duodenal ulcer. Acta chir. scand. Suppl. **117**, 1 (1946). — Bryant, W. M., D. Klein, and O. Griffen: The role of vagotomy in duodenal ulcer surgery. Surgery **61**, 864 (1967). — Buchberger, R., u. H. Kunz: Zur Geschichte der chirurgischen Behandlung des Magen-Zwölffingerdarm-Geschwürs. Bruns' Beitr. klin. Chir. **216**, 184, 280, 367 (1968). — Buchborn, E.: Schock und Kollaps. In: G. v. Bergmann, W. Frey, H. Schwiegk, Handbuch der inneren Medizin, Bd. IX/1, S. 952. Berlin-Göttingen-Heidelberg: Springer 1960. — Bucko, A.: Resorption des Eisens und das Blutbild nach totalen Gastrektomien. Dtsch. Z. Verdau.- u. Stoffwechselkr. **19**, 215 (1959). — Budagovskaya, V. N.: The state of the secretory function of the pancreas in patients following total gastrectomy. Klin. Med. (Moskau) **8**, 80 (1962). — Büchner, F.: Die pathogenetische Bedeutung des allgemeinen Sauerstoffmangels. Verh. dtsch. Ges. Path. **32**, 20 (1944); — Die Pathologie der zellulären und geweblichen Oxydationen. In: Handbuch der allgemeinen Pathologie, Bd. IV/2, S. 569. Berlin-Göttingen-Heidelberg: Springer 1957; — Allgemeine Pathologie, 3. Aufl. München-Berlin: Urban & Schwarzenberg 1959. — Bülbring, E., and A. Crema: The release of 5-hydroxytryptamine in relation to pressure exerted on the intestinal mucosa. J. Physiol. (London) **146**, 18 (1959). — Bünte, H.: Die enterale und präenterale Resorption aus der Sicht des Chirurgen. Gastroenterologia (Basel) **103**, 92 (1965). — Bürger, M., u. G. E. Konjetzny: Über die Nahrungsausnutzung nach Totalexstirpation des Magens. Zbl. Chir. **56**, 1154 (1929). — Burckhart, T., u. D. Loew: Leberschaden und Magenresektion. Zbl. Chir. **89**, 1017 (1964). — Burge, H.: Discussion on the surgical management of chronic duodenal ulcer. Proc. roy. Soc. Med. **52**, 839 (1959); — Vagal nerve section in chronic duodenal ulceration. Ann. roy. Coll. Surg. Engl. **26**, 231 (1960); — Vagotomy. London: E. Arnold Ltd. 1964. — Burge, H., and P. A. Clark: The ten-year results of vagotomy in chronic duodenal ulcer. Gastroenterology **39**, 572 (1960). — Burge, H., J. S. F. Hutchinson, C. J. Longland, M. I. Mc. Lennon, D. C. Miln, J. Rudick, and A. M. B. Tompkin: Selective nerve section in the prevention of postvagotomy diarrhoea. Lancet **1964I**, 577. — Burge, H., and J. R. Vane: Method of testing for complete nerve section during vagotomy. Brit. med. J. **1958I**, 615. — Burgmann, W.: Folgezustände nach Gallenblasenoperationen. Therapiewoche **10**, 481 (1960). — Burkl, W., u. K. Schischlik: Über die Bildung ortsfremder Drüsen nach experimenteller Gastroenterostomie. Beitr. path. Anat. **112**, 445 (1952). — Burnapp, T. K., S. J. Galla, and L. D. Vandam: Anesthetic circulatory and respiratory effects of Fluothane. Anesthesiology **19**, 307 (1958). — Burnett, W. E., G. P. Rosemond, H. T. Caswell, E. W. Beauchamp, R. R. Tyson, and W. C. Wright: Studies on so-called postgastrectomy pancreatitis. Ann. Surg. **149**, 737 (1959). — Burton, C. C., W. G. Eckman, and R. O. Turek: Acute postgastrectomy pancreatitis. Amer. J. Surg. **93**, 70 (1957). —

BUTLER, T. J.: Discussion on postgastrectomy syndroms. Proc. roy. Soc. Med. **44**, 775 (1951). — BUTLER, T. J., and W. M. CAPPER: Experimental study of 79 cases showing the early postgastrectomy syndrome. Brit. med. J. **1951 I**, 1177. — BUTLER, T. J., and R. D. EASTHAM: Absorption studies after gastrojejunostomy with and without vagotomy. Gut **6**, 69 (1965). — BUTT, K., P. K. KOTTMEIER, J. ADAMSON, F. FITZGERALD, G. BRANDWEIN, E. F. MCNALLY, and C. DENNIS: Small bowel injury as a factor in the Dumping syndrome. Surgery **62**, 572 (1967). — BUTZ, G. W., C. F. HARTMAN, and T. E. STARZL: The blind-loop syndrome after gastric operations. Surgery **50**, 849 (1961).

CAGIANELLI, M. A., and P. ARRIGONI: Rilievi istologica del pancreas nel corso della malatti ulcerosa gastroduodenale. Minerva gastroent. **12**, 96 (1966). — CAPPER, W. M.: Discussion of paper by T. E. Machella read at the annual meeting of the American Gastroenterological Association, Atlantic City, June 3 (1949); — Discussion on postgastrectomy syndromes. Proc. roy. Soc. Med. **44**, 777 (1951). — CAPPER, W. M., and R. B. WELBOURN: Early post-cibal symptoms following gastrectomy: etiological factors, treatment and prevention. Brit. J. Surg. **43**, 24 (1955). — CARONE, F. A., and A. A. LIEBOW: Acute pancreatic lesions in patients treated with ACTH and adrenal corticoids. New Engl. J. Med. **257**, 690 (1957). — CASTENFORS, H., L. EHELUND, and A. HOLMGREN: Effects of ingestion of hyperosmotic glucose solutions on the systemic and splanchnic circulations in partially gastrectomized patients with histories of dumping syndrome. Scand. J. clin. Lab. Invest. **14**, 329 (1962). — CHECHULIN, A. S., A. M. SAZANOW u. S. J. MASLOV: Pankreasnekrose nach Splenektomie. Vestn. Kir. **80**, 72 (1958). — CHIARI, H.: Fall von Perforation eines runden Magengeschwüres in den linken Herzventrikel, und Demonstrierung des bezüglichen Präparates. Wien. med. Blätter **3**, 568 (1880). — CHIARI, O. M.: Über das postoperative Jejunalulcus. Dtsch. Z. klin. Chir. **134**, 709 (1925). — CHOFNAS, S., and R. W. LOVE: Postgastrectomy state and tuberculosis. Arch. Surg. **92**, 704 (1966). — CHOUDHURY, M. R., and J. WILLIAMS: Iron absorption and gastric operations. Clin. Sci. **18**, 527 (1959). — CHRISTOFFENSON, E., L. HALLBERG, S. E. LINDELL, L. SÖLVELL, and H. WESTLING: Some circulatory reactions during provoked dumping. Acta chir. scand. **130**, 224 (1965). — CHRYSOPATHIS, P., and J. PARADIMITRION: A comparative laboratory study of the function of the gastric remnant in various Billroth II types of gastrectomy. Surgery **58**, 646 (1965). — CHRYSSANTHOU, C., and W. ANTOPOL: Effect of trypsin inhibitors on Shwartzman phenomenon. Fed. Proc. **20**, 261 (1961). — CLAGET, D. T., and J. M. WANGS: Indications for pouch advantages of Shoemaker Billroth I gastric resections. Arch. Surg. **56**, 758 (1948). — CLAIRMONT, P.: Über die Mobilisierung des Duodenums von links her. Langenbecks Arch. klin. Chir. **110**, 104 (1918). — CLAIRMONT, P., u. H. v. HABERER: Gallige Peritonitis ohne Perforation der Gallenwege. Mitt. Grenzgeb. Med. Chir. **22**, 154 (1910). — CLARK, C. G.: Recovery of gastric function after incomplete vagotomy. Brit. J. Surg. **51**, 539 (1964). — CLARKE, J. S.: Hepatic necrosis following celiac artery ligation during gastric resection in man. Arch. Surg. **71**, 171 (1955). — CLARKE, S. D., D. W. KEILL, and R. B. WELLBOURN: Effect of glucagon on gastric secretion in the dog. Gut **1**, 146 (1960). — CLARKE, S. D., J. B. PENRY, and P. WARD: Oesophageal reflux after abdominal vagotomy. Lancet **1965 II**, 824. — CLAVEL, C.: Les pancréatites postopératoires. Lyon chir. **50**, 712 (1955). — CLAYMAN, C. B., and J. B. KIRSNER: The dumping syndrome — "Homeostatic overreaction"? Gastroenterology **36**, 423 (1959). — CLEMES, J.: Magenatonien durch Lippenverschluß einer Magen- oder Darmtasche am Anastomosenrand. Chirurg **20**, 656 (1949). — CLEMENS, M.: Zur Pathogenese des Dumping-Syndroms. Brun's Beitr. klin. Chir. **213**, 26 (1966). — CLERC, R.: Yohimbine et chirurgie digestive. Schweiz. med. Wschr. **82**, 545 (1952). — COHEN, E. I.: L'hypotension orthostatique des gastrectomisés. Presse méd. **65**, 688 (1957). — COHEN, N., P. MAZURE, D. A. DREILING, and H. D. JANOWITZ: The effect of glucagon on histamine-stimulated gastric secretion in man. Gastroenterology **39**, 486 (1960). — COHEN, S. I., and A. J. SILVERMAN: Psychophysiological investigation of vascular response variability. J. psychosom. Res. **3**, 185 (1959). — COLOMBO, O.: Magenresektion und die sog. Postresektions-Cholelithiasis. Wien. klin. Wschr. **77**, 615 (1965). — COLP, R.: Recent developments in the surgery of peptic ulcer. Bull. N. Y.

Acad. Med. **28**, 785 (1952). — CONCLIN, E. F., and A. M. MARKOWITZ: Intussusception a complication of gastric surgery. Surgery **57**, 480 (1965). — CONNELL, F. G.: Fundusectomy: A new principle in the treatment of gastric or duodenal ulcer. Surg. etc. **49**, 696 (1929). — CONWAY, N. S., and H. CONWAY: Vitamin $B_{12}$ and folic acid in megaloblastic anaemia after total gastrectomy. Brit. med. J. **1951I**, 158. — COPE, O., P. J. CULVER, C. G. MIXTER, and G. L. NARDI: Pankreatitis a diagnostic clue to hyperparathyreoidism. Ann. Surg. **145**, 857 (1957). — COPPO, M., and F. CAVAZUTTI: Trophopathic pancreopathy. Gastroenterologia (Basel) **99**, 145 (1963). — CORRELL, W., M. D. TURNER, W. R. FAIN, J. H. CONN, and J. V. COCKRELL: The biochemical genesis of experimentally produced akute pancreatitis in dogs. Clin. Res. **11**, 64 (1963). — CORSINI, G., E. GANDOLFI, I. BONECHI, and B. CERRI: Postgastrectomy malabsorption. Gastroenterology **50**, 358 (1966). — COTLAR, A. M., T. L. HUDSON, M. H. KAPLAN, and J. COHN: Experimental hemorrhagic pancreatitis produced by staphylococcal toxin. Surgery **47**, 587 (1960). — COTLAR, A. M., J. S. SHELBY, F. S. MASSARI, T. L. HUDSON, M. H. KAPLAN, and J. COHN: Adrenocortical hormones in experimental acute hemorrhagic pancreatitis. Amer. J. dig. Dis., N. S. **7**, 127 (1962). — COURMOULIS, M., u. A. NEUMAYR: Über das Verhalten der Fettresorption bei magenoperierten Patienten. Wien. Z. inn. Med. **35**, 67 (1954). — COX, A. G., M. R. BOND, D. A. PODMORE, and D. P. ROSE: Aspects of nutrition after vagotomy and gastrojejunostomy. Brit. med. J. **1964I**, 465. — COX, H. T., and W. R. ALLAN: The dumping syndrome: an investigation and a case. Lancet **1961II**, 672. — COX, W. D., R. L. SCHMITZ, and W. J. GILLESBY: Unusual complications of vagotomy and pyloroplasty — chylous ascites and achalasia. Case reports. Amer. Surg. **32**, 259 (1966). — CREUTZFELDT, W., FEHR, u. H. SCHMIDT: Verlaufsbeobachtungen und diagnostisches Verfahren bei der chronisch-rezidivierenden und chronischen Pankreatitis. Schweiz. med. Wschr. **100**, 1180 (1970). — CREUTZFELDT, W., H. SCHMIDT u. J. HORBACH: Untersuchungen über die Wirksamkeit eines Trypsininhibitors (Trasylol) auf Enzymaktivität und Morphologie bei der Taurocholat- und Calciphylaxiepankreatitis der Ratte. Klin. Wschr. **43**, 15 (1965). — CREUTZFELDT, W., H. SCHMIDT, and E. LINNEWEH: The pathogenesis of pancreatitis. Proc. 3rd World Congr. of Gastroenterology, Tokyo 1966, Vol. IV, 314 (1967). — CREUTZFELDT, W., H. D. SÖLLING u. H. KETTERER: Aktivierung von proteolytischen Fermenten und Trasylolwirkung bei der experimentellen Pankreatitis der Ratte. Klin. Wschr. **41**, 1002 (1963). — CUETO, J., N. TAJEN, and B. ZIMMERMANN: Studies of experimental alcoholic pancreatitis in the dog. Surgery **62**, 159 (1967). — CUSTER, M. D., L. H. R. BUTT, and J. M. WAUGH: The so-called "dumping-syndrome" after subtotal gastrectomy. Ann. Surg. **123**, 410 (1946). — CZEMBIREK, L.: Zur Bestimmung des Ausmaßes der Magenresektion und deren individuelle Anpassung in der Ulkuschirurgie. Wien. klin. Wschr. **78**, 805 (1966).

DAHLQUIST, A., S. AURICCHIO, G. SEMENZA, and A. PRADER: Human intestinal disaccharidases and hereditary disaccharide intolerance. The hydrolysis of sucrose, isomaltose, palatinose (isomaltulose) and a 1,6-a-oligosaccharide (isomalto-oligosaccharide) preparation. J. clin. Invest. **42**, 556 (1963). — DAHLQUIST, A., J. B. HAMMOND, R. K. CRANE, J. V. DUNPHY, and J. LITTMAN: Intestinal lactase deficiency and lactose intolerance in adults. Gastroenterology **45**, 488 (1963). — DANI, R., P. GODOY, M. V. JARDIM u. P. RASO: Experimentelle Untersuchungen bei der akuten Pankreatitis mit einem Proteinasen-Hemmer. Z. Gastroent. **2**, 285 (1964). — DAWSON-EDWARDS, P., and D. M. MORISSEY: Acute enterocolitis following partial gastrectomy syndrome. Brit. J. Surg. **42**, 643 (1955). — DAY, S. B., W. O. GRIFFEN, A. CASTANEDA, D. M. NOCOLOFF, R. C. DOBERNECK, and N. H. STONE: Potentiating influence of apnea, hypoxia and hypercapnia on bile-induced haemorrhagic pancreatic necrosis. Surg. etc. **11**, 304 (1960). — DEDICHEN, J.: On blood-changes after gastric resection. Acta chir. scand. **75**, 242 (1934). — DEGANELLO, U.: Recherches sur l'échange matériel d'une femme à laquelle on avait exporté l'estomac. Arch. ital. Biol. **33**, 118 (1900). — DE LA ROSA, C., C. A. LINARES, E. R. WOODWARD, and L. DRAGSTEDT: Effect of vagotomy on the gastric secretory response to endogenous gastrin. Surg. **93**, 583 (1966). — DEL BELLO, N., and F. BORRELLI: Interpretazione e valore dei fenomeni di tipo allergico nella genesi della necrosi pancreatica acuta. Ann. ital. Chir. **30**, 195

(1953). — DELLER, D. J.: Functional and metabolic results of partial gastrectomy. Med. J. Aust. 1965I, 405. — DELLER, D. J., R. N. IBOTSON, and B. CROMPTON: Metabolic effects of partial gastrectomy with special reference to calcium and folic acid deficiency to the anaemia. Gut 5, 225 (1964). — DELLER, D. J., and L. J. WITTS: Changes in the blood after partial gastrectomy with special reference to vitamin $B_{12}$. Quart. J. Med. 31, 71 (1962). — DEMLING, L.: Physiologie und Pathophysiologie der Speiseröhre und des Magens. In: H. KALK und W. BOECKER: Speiseröhre — Magen. 4. Bad Mergentheimer Stoffwechseltagg. 1966. Stuttgart: Thieme 1967. — DEMOLE, M., et P. RENTCHNICK: Facteurs pathogéniques de la tuberculose des gastrectomisés. Gastroenterologia (Basel) 84, 17 (1955). — DENECHAU, D.: Les suites médicales élongées de la gastroenterostomie au cours de l'ulcère d'estomac et de ses complications syndrome dyspeptique secondaire a la gastro-enterostomie, thesis pour le doctorat en médécine. Faculté de Médécine de Paris, p. 1. Paris: Steinbeil 1907. — DENNING, H.: Perniziöse Anämie nach Magenresektion. Münch. med. Wschr. 76, 633 (1929). — DE SANCTIS, A.: Contributo sperimentale allo studio dell pancreatiti infettive di origini epatica. Riv. Anat. pat. 9, 851 (1955). — DESNUELLE, P.: Adaptation der Enzyme des exokrinen Pankreas aus der Sicht der Biosynthese. Z. Gastroent. 4, 236 (1966). — DE TAKATS, G.: The surgery of gastric and duodenal ulcer. Ann. Surg. 83, 217 (1926). — DEUCHER, F.: Pancréatite mortelle après drainage transpapillaire du canal cholédoque. Gastroenterologia (Basel) 88, 311 (1957). — DEUEREUX, R. G., and V. A. RIDER: Gastric aberrant pankreas associated with gastric ulcer. Gastroenterology 37, 779 (1959). — DEUTSCH, E., u. H. FRISCHAUF: Untersuchungen über die Wirkung des Trypsins auf die Blutgerinnung. Acta haemat. (Basel) 13, 161 (1955). — DEVINE, H. B.: Basic principles and supreme difficulties in gastric surgery. Surg. etc. 40, 1 (1925). — DIFFENBAUGH, W. O., and E. L. STROHL: Acute hemorrhagic pancreatitis following biliary tract surgical procedures. Arch. Surg. 72, 931 (1954). — DITTRICH, H., E. PUFFER u. E. SEIFERT: Leberveränderungen bei Magenresezierten. Münch. med. Wschr. 103, 496 (1961). — DOIG, A., and R. H. GIRDWOOD: The absorption of folic acid and labelled cyanocobalamin in intestinal malabsorption, with observations on the faecal excretion of fat and nitrogen and the absorption of glucose and xylose. Quart. J. Med. 29, 333 (1960). — DOIZAKI, W. M., and L. ZIEVE: Turbidimetric serum phospholipase A activity in acute pancreatitis. J. Lab. clin. Med. 67, 108 (1966). — DOLL, R., B. F. SYMMERTON, and A. C. NEWELL: Observations on blood group distribution in peptic ulcer and gastric cancer. Gut 1, 31 (1960). — DÖLLE, W., u. G. A. MARTINI: Gelbsucht mit Verschlußsyndrom als Leitsymptom bei Virushepatitis, Arzneimittelschäden, in der Schwangerschaft und bei Neugeborenen. Acta hepato-splenol. (Stuttg.) 6, 138 (1959); — Zusammenstellung von Arzneimitteln, die Leberschädigung mit und ohne Gelbsucht verursachen können. Acta hepato-splenol. (Stuttg.) 9, 74 (1962). — DOENICKE, A., TH. GÜRTNER, J. KUGLER, A. SCHELLENBERGER u. W. SPIESS: Die intravenöse Kurznarkose mit dem neuen Phenoxyessigsäurederivat Propamidid (Epontol). In: HORATZ, K., R. FREY, M. ZINDLER. Berlin-Heidelberg-New York: Springer 1965.—DOENICKE, A., und F. HOLLE: Das Verhalten der Leberfunktion im postoperativen Schock. Fortschr. Med. 80, 253 (1962). — DOERR, W.: Akute und chronische interstitielle und parenchymatöse Pankreopathien. Verh. dtsch. Ges. Verdau.- u. Stoffwechselkr. 16, 130 (1952/1953); — Indikatoruntersuchungen am Pankreas bei verschiedenen Funktionszuständen. Verh. dtsch. Ges. Path. 37, 316 (1953); — Pankreatitis, Pathogenese, Formen, Häufigkeit. Langenbecks Arch. klin. Chir. 292, 552 (1959); — Pathogenese der akuten und chronischen Pankreatitis. Verh. dtsch. Ges. inn. Med. 70, 718 (1964). — DOERR, W., P. B. DIEZEL, K.-H. GRÖZINGER, H. G. LASCH, W. NAGEL, J. A. ROSSNER, M. WANKE u. F. WILLIG: Pathogenese der experimentellen autodigestiven Pankreatitis. Klin. Wschr. 43, 125 (1965). — DOREMUS, W. P.: Fatal hemorrhagic pancreatitis as a complication of biliary tract surgery. N. Y. St. J. Med. 56, 413 (1956). — Dos REIS, L.: Visceral lesions in acute pancreatitis. An experimental study. Arch. Surg. 87, 604 (1963). — DRAGSTEDT, L. R.: Vagotomy in the treatment of peptic ulcer. Surg. Clin. N. Amer. 29, 29 (1952);—Are gastrojejunal ulcers due to hypersecretion ? Arch. Surg. 66, 579 (1953);— Die Ätiologie des Magen-Darmgeschwürs. Langenbecks Arch. klin. Chir. 319, 226 (1967).— DRAGSTEDT, L. R., H. A. OBERHELMAN, and C. A. SMITH: Experimental hyperfunction of the gastric antrum with ulcer formation. Ann. Surg. **134**, 332 (1951). — DRAGSTEDT, L. R., and F. M. OWENS: Supradiaphragmatic section of the vagus nerves in the treatment of duodenal ulcer. Proc. Soc. exper. Biol. (N.Y.) **53**, 152 (1943). — DRAGSTEDT, L. R., and E. R. WOODWARD: Appraisal of vagotomy for peptic ulcer after 7 years. J. Amer. med. Ass. **145**, 795 (1951). — DRAGSTEDT, L. R., E. R. WOODWARD, C. A. LINARES, and C. DE LA ROSA: The pathogenesis of gastric ulcer. Ann. Surg. **160**, 497 (1964). — DRAPANAS, T., J. C. MCDONALD, and J. D. STEWART: Serotonin release following instillation of hypertonic glucose into the proximal intestine. Ann. Surg. **156**, 528 (1962). — DREILING, D. A., H. D. JANOWITZ, and H. ROLBIN: Effect of ACTH and adrenocortical steroids on external pancreatic secretion in man. New Engl. J. Med. **258**, 603 (1958). — DREILING, D. A., P. A. KIRSCHNER, and H. NEMSER: Chronic duodenal obstruction: a mechano-vascular etiology of pancreatitis. Amer. J. dig. Dis., N. S. **5**, 991 (1960). — DRESSLER, S., R. HÄRING u. M. HENTSCHEL: Die postoperativen Komplikationen am Pankreas nach Magenresektion. Med. Klin. **62**, 1428 (1967). — DRILL, V. A.: Pharmacology of hepatotoxic agents. Gastroenterology **38**, 786 (1960). — DRUBE, H.-C.: Krankheiten nach Magenoperation. Internist (Berl.) **2**, 523 (1961). — DRUBE, H.-C., H. T. HANSEN, U. E. KLEIN u. K. ZIELKE: Über die Disaccharidasen — Aktivität der Jejunalschleimhaut bei Gesunden und Magenresezierten. Dtsch. med. Wschr. **92**, 960 (1967).— DUCKERMANN, L. J., V. A. WINSTEIN, P. KLINGENSTEIN, and R. COLP: Duodenal ulcer treated by subtotal gastrectomy and with vagotomy: 6 year comparatible study. J. Amer. med. Ass. **151**, 1266 (1953). — DUMONT, A. E., H. DOUBILET, and J. J. MULHOLLAND: Lymphatic pathway of pancreatic secretion in man. Ann. Surg. **152**, 403 (1960). — DUNPHY, J. E., J. R. BROOKS, and F. ACHROYD: Acute postoperative pancreatitis. Trans. New Engl. surg Soc. **33**, 186 (1952). — DUNPHY, J. V., A. LITTMAN, J. B. HAMMOND, G. FORSTER, A. DAHLQUIST, and R. K. CRANE: Intestinal lactase deficit in adults. Gastroenterology **49**, 12 (1965). — DUPREZ A., S. GODART, R. PLATTEBORGSE, J. LITVINE, and J. M. DUPONT: La voie de dérivation interstitielle et lymphatique de sécrétion éxocrine du pancreas. Bull. Acad. roy. Med. Belg. **7**, 691 (1963). — DURY, A.: Influence of cortisone on lipid distribution and atherogenesis. Ann. N. Y. Acad. Sci. **72**, 870 (1959). — DUTHIE, H. L., W. F. IRVINE, and J. W. KERR: Cardiovascular changes in the postgastrectomy syndrome. Brit. J. Surg. **46**, 350 (1959). — DUTHIE, H. L., and N. J. MCKELLAR: Radiologic appearances in the postgastrectomy dumping syndrome. Brit. J. Radiol. **33**, 171 (1960).

EDLUND, Y.: Acute necrosis of the pancreas: an analysis of clinical material. Acta chir. scand. **99**, 497 (1950). — EDLUND, Y., B. NORBAECK, and L. RISHOLM: Acute pancreatitis, etiology and prevention of recurrence. Follow-up study of 188 patients. Rev. Surg. **25**, 153 (1968). — EDWARDS, L. W., and J. L. HERRINGTON: Vagotomy and gastroenterostomy; vagotomy and conservative gastrectomy. A comparative study. Ann. Surg. **137**, 6 (1953); — Efficacy of 40 per cent gastrectomy combined with vagotomy for duodenal ulcer. Surgery **41**, 346 (1957). — EDWARDS, L. W., J. L. HERRINGTON, W. R. CATE, and A. B. HIPSCOMB: Gastrojejunal ulcer; problems in surgical management. Ann. Surg. **143**, 235 (1956). — EGDAHL, R. H.: Mechanism of blood enzyme changes following the production of experimental pancreatitis. Ann. Surg. **148**, 389 (1958). — EISELSBERG, A. v.: Zur Behandlung des Ulcus ventriculi et duodeni. Langenbecks Arch. klin. Chir. **114**, 539 (1920); — Über Ausschaltung inoperabler Pylorusstrikturen nebst Bemerkungen über die Jejunostomie. Langenbecks Arch. klin. Chir. **50**, 919 (1895). — EISENHARDT, R. H., G. W. HARTZELL, T. KUBISTA, and C. HIMEL: The etiology of acute hemorrhagic pancreatitis in relation to the mechanism of activation of pancreatic enzymes. Fed. Proc. **20**, 252 (1961). — EKER, R., and EFSKIND: Investigations on the intramural spread of gastric carcinoma. Acta path. microbiol. scand. **30**, 371 (1952). — ELLENBERG, M., and K. E. OSSERMAN: The role of shock in produktion of central liver cell necrosis. Amer. J. Med. **11**, 170 (1951). — ELLISON, E. H.: Nutritional problems following gastric resection. S. Clin. North Am. **35**, 1683 (1955); — Malabsorption syndromes in the postgastrectomy patients. Amer. J. dig. **2**, 669 (1957). — ENCKE, A., KL. SCHIMPF, B. KOMMERELL, K.-H. GRÖZINGER, H. GILSDORF, M. WANKE u. H. G. LASCH: Veränderungen der Blutgerinnung bei der akuten experimentellen Pankreatitis des Hundes.

Klin. Wschr. **44**, 90 (1966). — ENDERLEN, E., E. FREUDENBERG u. E. v. REDWITZ: Experimentelle Untersuchungen über Änderung der Verdauung nach Magen-Darm-Operationen. Z. ges. exper. Med. **32**, 41 (1923). — ENDERLEN, E., u. E. v. REDWITZ: Zur operativen Behandlung des chronischen Magengeschwürs. Münch. med. Wschr. **69**, 1683 (1922). — EUSTERMAN, G. B., B. R. KIRKLIN, and G. G. MORLOCK: The nonfunctioning gastro-enteric stoma; diagnostic study of sixty-two surgically demonstrated cases. Amer. J. dig. Dis. **9**, 313 (1942). — EVANS, S. O., J. M. ZUBIRAN, J. P. MCCARTHY, H. RAGINS, E. R. WOODWARD, and L. R. DRAGSTEDT: Stimulating effect of vagotomy on gastric secretion in Heidenhain pouch dogs. Amer. J. Physiol. **174**, 219 (1953). — EVENSEN, O. K.: Alimentary hypoglycemia after stomach operation and influence of gastric emptying on glucose tolerance curve. Acta med. scand., Suppl. 126 (1942). — EVERS, H. C.: Saugbiopsie am operierten Magen. Dtsch. Z. Verdau.-u. Stoffwechselkr. **22**, 283 (1962). — EVERSON, T. C.: An experimental comparison of protein and fat assimilation after Billroth I and Billroth II reconstruction and segmental type of subtotal gastrectomy. Surgery **36**, 525 (1954). — EVERSON, T. C., and B. ABRAMS: Comparative study of experimentally produced dumping syndrome after Billroth I and Billroth II partial gastrectomy. Ann. Surg. **148**, 94 (1958). — EVERSON, T. C., V. Z. HUTCHINGS, J. EISEN, and M. F. A. WITKANOWSKI: Comparative evaluation changes in weight after partial gastrectomy and after vagotomy with gastroenterostomy. Ann. Surg. **145**, 223 (1957). — EXNER, A.: Ein neues Heilverfahren bei tabischen Crises gastriques. Dtsch. Z. Chir. **61**, 576 (1911).

FABER, K.: Gastritis and its consequences. Oxford: Medical Publication 1935. — FARMER, D. A., C. W. HOWE, W. J. PORELL, and R.-H. SMITHWICK: Effect of various surgical procedures upon acidity of gastric contents of ulcer patients. Ann. Surg. **134**, 319 (1951). — FARMER, D. A., and R. H. SMITHWICK: Hemigastrectomy combined with section of the vagus nerves. New. Engl. J. Med. **247**, 1097 (1952). — FARRIS, J. M., and G. K. SMITH: Vagotomy and pyloroplasty. A solution to the management of bleeding duodenal ulcer. Ann. Surg. **152**, 416 (1960). — FAUVERT, R., L. HARTMANN, P. GUENIN et L. THIEBAULD: Le retentissement hématologique des gastrectomies: l'anémie protéiprive — étude de 110 cas de gastrectomies. Sang **23**, 313 (1950). — FEGGETTER, G. Y., and R. PRINGLE: The relationship between the severity of duodenal ulceration and the results of bilateral vagotomy and gastrojejunostomy. Brit. J. Surg. **52**, 691 (1965). — FELDMAN, M., D. A. DREILING, A. PAULINO-NETTO, F. SCHAFFNER, and H. D. JANOWITZ: Effects of d-1-ethionine on electrolyte secretion of the dog pancreas. Amer. J. Physiol. **205**, 878 (1963). — FERGUSON, L. K.: The dumping syndrome. A review of the pathologic physiology of dumping. S. Clin. North. Amer. **35**, 1693 (1965). — FERRIS, D. O., T. E. LYNN, J. C. CAIN, and A. H. BAGGENSTOSS: Fatal postoperative pancreatitis. In: Collected papers of the Mayo Clinic and Mayo Foundation, p. 49. Philadelphia: W. B. Saunders Co. 1957. — FIELDS, M., and H. L. DUTHIE: Effect of vagotomy on intraluminal digestion of fat in man. Gut **6**, 301 (1965). — FIGARELLA, C., and O. GUY: On zymogen of Phospholipase A in human pancreatic juice. European Pancreatic Club, IV. Symposium, Göttingen, September 1969, p. 26. — FINNEY, J. M. T.: A new method of pyloroplasty. Bull. Johns Hopk. Hosp. **13**, 155 (1902). — FINSTERER, H.: Ausgedehnte Magenresektion bei Ulcus duodeni statt der einfachen Duodenalresektion bzw. Pylorusausschaltung. Zbl. Chir. **45**, 434 (1918); — Beziehungen zwischen der Größe der Magenresektion und Dauerheilung bei der Ulcusbehandlung. Beitr. klin. Chir. **147**, 78 (1929); — Die Bedeutung der Resektion zur Ausschaltung für die unmittelbaren Operationserfolge und die Fernresultate der operativen Behandlung des Ulcus duodeni. Zbl. Chir. **67**, 610 (1940); — Der Wert der Frühoperation bei akuten Magenblutungen aus einem chronischen Ulkus. Wien. med. Wschr. **97**, 3 (1947). — FISCHER, J. A., W. TAYLOR, and J. A. CANNON: Dumping syndrome, correlation between experimental production and clinical incidence. Surg. Gynec. Obstet. **100**, 559 (1955). — FISCHER, R., u. R. THEDERING: Sinn und Zweck der präoperativen Eisentherapie bei Magenresektionen. Medizinische **1954 I**, 393. — FISCHER, E. R., and D. MCCLOY: Hepatic lesions of acute hemorrhagic pancreatitis. Their nature and pathogenesis. Surgery **37**, 213 (1955). — FISHER, E. R., and R. F. FLANDREAU: Multiple endocrine tumors and peptic ulcer. Gastroenterology **32**, 1075 (1957). — FITZGERALD, P. J.: Pancreatic acinar cell regeneration: A depression of DNA synthesis? Tufts Med. Alumini Bull. 1965. — FLOCK, E. V., and J. L. BOLLMAN: Amylase and Esterase in rat intestinal lymph. J. biol. Chem. **185**, 903 (1950). — FLÖRCKEN, H., u. E. STEDEN: Beiträge zur Entstehung und Therapie des Ulcus pepticum jejuni (U. p. j.) nach Magenoperationen nach eigenen Erfahrungen und einer Umfrage bei 22 Chirurgen. Langenbecks Arch. klin. Chir. **143**, 173 (1926). — FODOR, O., L. STANESCO et E. GEORGESCO: Recherches sur les gastrectomisés partiels pour maladie ulcéreuse. Le syndrome carentiel. Sem. Hôp. (Paris) **35**, 13 (1959). — FOLKAS, E., K. ZEUGOLATIS, F. KAKLAMANIS, and A. SKEBEAS: Changes in the plasma volume during the development of the dumping syndrome. Internat. Abstr. Surg. **110**, 461 (1960). — FONKALSRUD, E. W., and W. P. LONGMIRE: The occurrence of pancreatic antibodies and the experimental production of pancreatitis with pancreatic antiserum. Surgery **50**, 134 (1961). — FORELL, M. M.: Störungen der Pankreassekretion und ihre Beeinflussung. Dtsch. med. Wschr. **87**, 1056 (1962). — FOX, H. G., and K. S. GRIMSON: Defective fat absorption following vagotomy. J. Lab. clin. Med. **35**, 362 (1950). — FRANKSSON, C.: Selective abdominal vagotomy. Acta chir. scand. **96**, 409 (1948). — FREDERICK, P. L.: A physiologic approach to recurrent peptic ulcer. Surg. Gynec. Obstet. **118**, 1093 (1964). — FRENCH, A. B., H. M. POLLARD, and J. T. RATNER: Incidence of postgastrectomy malabsorption. Gastroenterology **38**, 964 (1960). — FREY, C. F.: Pathogenesis of nitrogen retention in pancreatitis. Amer. J. Surg. **109**, 747 (1965). — FREY, E. K., H. KRAUT u. E. WERLE: Das Kallikrein-Kinin-System und seine Inhibitoren, 2. Aufl. Stuttgart: Enke 1968. — FRIEDMAN, M., J. VAN DEN BOSCH, S. O. BYERS, and S. S. GEORG: Effects of cortisone on lipid and cholesterol metabolism in the rabbit and rat. Amer. J. Physiol. **208**, 94 (1965). — FRIEDRICH, L.: The gastroscopic appearance of the resected stomach. Gastroenterolologia (Basel) **86**, 775 (1956). — FRISCH, A., u. E. BÖCK: Magenresektion und Lungentuberkulose. Wien. med. Wschr. **105**, 375 (1955). — FRITSCH, A., u. H. BEHAWETZ: Die Vagotomie beim Ulcus pepticum. Langenbecks Arch. klin. Chir. **297**, 334 (1961). — FROSCH, B., M. WANKE, P. BARTH u. K. WEGENER: Hyperparathyreotische Krise mit Pankreatitis und subakuter Leberdystrophie. Dtsch. med. Wschr. **90**, 1039 (1965). — FRUCHT, H., P. KUNKEL, and H. M. SPIRO: Pulmonary tuberculosis following gastric resection. Ann. intern. Med. **46**, 696 (1957).

GALL, F.: Das Anastomosenulkus nach Magenoperation. Dtsch. med. Wschr. **88**, 468 (1963). — GARGAS, B. L., and F. CHRISTOPHER: Fatal hemorrhagic pancreatitis following choledochotomy. Quart. Bull. Northw. Univ. med. Sch. **25**, 203 (1951). — GASTER, J., A. BLAIN, and K. N. CAMPBELL: Pathogenesis of acute hemorrhagic pancreatitis. Arch. Surg. **60**, 473 (1950). — GEERTRUYDEN, J. VAN: Anémies après gastrectomie subtotale. Acta clin. belg. **13**, 171 (1958). — GEERTRUYDEN, J. VAN u. R. KIEKENS: Vagotomie und Drainageoperation bei Ulcus duodeni chronicum. Langenbecks Arch. klin. Chir. **319**, 245 (1967). — GEHRMANN, G.: Das Pyridoxin-Mangelsyndrom beim Menschen. Ergebn. inn. Med., N. F. **19**, 274 (1963). — GEOKAS, M. C.: The role of elastase in acute pancreatitis. II. Intrapancreatic elastolytic activity in trypsininduced acute pancreatitis in dogs. Arch. Surg. **86**, 127 (1968); — The role of elastase in acute pancreatitis. III. The destructive capacity of elastase on pancreatic tissue in vivo and in vitro. Arch. Path. **86**, 135 (1968). — GEOKAS, M. C., and I. T. BECK: The role of humoral factors in the dumping syndrome; experimentally induced dumping before and after portal systemic shunt. Canad. med. Ass. J. **94**, 1210 (1966). — GEOKAS, M. C., D. R. MURPHY, and R. D. MCKENNA: The role of elastase in acute pancreatitis. I. Intrapancreatic elastolytic activity in bile-induced acute pancreatitis in dogs. Arch. Path. **86**, 117 (1968). — GEOKAS, M. C., H. RINDERKNECHT, H. WHIGHAM, and B. J. HAVERBACK: Release of free proteolytic activity in acute bile-induced pancreatitis in the dog. Gastroenterology **56**, 1160 (1969). — GERSTENBERG, E., A. ALBRECHT, K. KRENTZ u. H. VOTH: Das Magenstumpfcarcinom, eine Spätkomplikation des operierten Magens. Dtsch. med. Wschr. **80**, 2185 (1965). — GERTRICH, I., H. BERNDT u. H. ERNST: Untersuchungen über die Resorption von Fett nach partieller und totaler Resektion des Magens. Acta biol. med. germ. **3**, 188 (1959). — GIBBS, G. E., and A. V. IVY: Early histological changes following obstruction of pancreatic ducts in dogs. Proc. Soc. exp. Biol. (N.Y.) **77**, 251 (1951). — GILBERT, J. A. L., and D. M. DUNLOP: Hypoglycemia following partial gastrectomy.

Brit. med. J. **1947**II, 230. — GILSDORF, R. B., D. LONG, A. MOBERG, and A. S. LEONHARD: Central-nervous-system influence on experimentally induced pancreatitis. J. Amer. med. Ass. **272**, 394 (1965). — GISINGER, E., u. E. E. REIMER: Zur Frage des Eisenmangels nach totaler Gastrektomie. Blut **1**, 250 (1955). — GJERULDSEN, S. T., J. MYREN, and B. FRETHEIM: Alterations of gastric mucosa following a graded partial gastrectomy for duodenal ulcer. Scand. J. Gastroent. **3**, 465 (1968). — GJONE, E., and P. BJÖRNSTAD: Phospholipase activity in duodenal aspirates of man. Scand. J. Gastroent. **1**, 214 (1966). — GJONE, E., E. OFSTAD, P. F. MARTON, and E. AMUNDSEN: Phospholipase activity in pancreatic exudate in experimental acute pancreatitis. Scand. J. Gastroent. **2**, 181 (1967). — GJORDANO, G., e C. CARLETTI: Gastroresezione e alterazioni organicofunzionali epatobiliari. Minerva med. **58**, 89 (1967). — GLASS, G. B. J.: Intestinal absorption and hepatic uptake of Vitamin $B_{12}$ in diseases of the gastro-intestinal tract. Gastroenterology **30**, 37 (1956); — Gastric intrinsic factor and its function in the metabolism of vitamin $B_{12}$. Phys. Rev. **43**, 529 (1963). — GLASS, G. B. J., G. M. CAMARINOS, I. BRUS, E. JACOB, O. LIETO, H. SIEGEL, N. TANAKA, and N. YAMAGUCHI: Atrophic gastritis after subtotal gastrectomy. In: Advance abstracts of the 4th world congress of gastroenterology, Copenhagen 1970, p. 160. — GLAZEBROOK, A. J., and R. B. WELBOURN: Some observations on the function of the small intestine after gastrectomy. Brit. J. Surg. **40**, 111 (1952). — GLAZERBROOK, A. J., and R. B. WELBOURN: Some observations on the function of the small intestine after gastrectomy. Brit. J. Surg. **40**, 111 (1952). — GOFFIN, R., L. MUSIN et G. CARELS: Syndrome de l'anse afférente gravissime. Correction par transposition de l'anse efférente (Technique de Henley, Soupault, Bucaille). Acta gastro-ent. belg. **22**, 372 (1959). — GOLDBERG, D. J., A. J. GOLDBERG, W. S. LAWROWA, K. J. POLKOWNIKOWA, B. J. TETERINA, G. B. KRIKUNENKO, O. S. GOLOSOW, N. P. TJNARJJN, and E. A. TSCHERNOWA: Vitamin $B_{12}$-deficient anemias following total gastrectomy. Klin. Med. (Moskau) **40**, 65 (1962). — GOLDECK, H.: Corrélation entre la vitamine $B_{12}$ et le fer. Acta gastroent. belg. **19**, 810 (1956). — GOLDECK, H., u. E. GADERMANN: Zum Eisenstoffwechsel nach Magenresektion. Ärztl. Wschr. **1954**I, 39. — GOLDEN, R.: Functional obstruction of efferent loop of jejunum following partial gastrectomy. J. Amer. med. Ass. **148**, 721 (1952). — GOLDHAMER, S. M.: Pernicious anaemia syndrome in gastrectomized patients. Surg. Gynec. Obstet. **57**, 257 (1933). — GOLDSTEIN, F., C. W. WIRTS, and S. KRAMER: The relationship of afferent limb stasis and bacterial flora to the production of postgastrectomy steatorrhea. Gastroenterology **40**, 47 (1961). — GOLIGHER, J. C., and T. R. RILEY: Incidence and mechanism of the early dumping syndrome after gastrectomy: a clinical and radiological study. Lancet **1952**I, 630. — GOOD, R. A., and L. THOMAS: Studies on the generalized Shwartzman reactions with heparin. J. exp. Med. **97**, 871 (1953). — GORDON, J. S., and J. J. MANNING: An autopsy survey of gastroduodenal ulcera in the Philadelphia General Hospital. 1920—1937. Amer. J. med. Sci. **202**, 423 (1941). — GOUTTAS, A.: L'anémie hyperchrome megalocytaire secondaire à une résection gastrique subtotale. Rev. Path. comp. **650**, 862 (1953). — GRAHAM, R. R.: Total gastrectomy for carcinoma of the stomach. Arch. Surg. **46**, 907 (1943). — GRAVESEN, K. J.: Fat concentration in faeces. III. Serial studies on a consecutive material of partially gastrectomized subjects (Hofmeister operation). Acta med. scand. **175**, 421 (1964). — GREEN, K. G.: Fluothane und die Leber. Eine pharmakologische und statistische Bewertung. In: Leberfunktion und operativer Eingriff, hrsg. von O. H. JUST. Stuttgart: Thieme 1964. — GREEN, K. G., and J. M. MUNGAVIN: Halothane and the liver: Retrospective studies. Proc. roy. Soc. Med. **57**, 311 (1964). — GRIESSMANN, H.: Pankreasfermentschäden am extrahepatischen Gallengangsystem der Leber. Zbl. Chir. **256**, 128 (1942). — GRIFFITH, C. A.: Selective gastric vagotomy. West. J. Surg. Obstet. Gynec. **70**, 107, 175 (1962); — Selective gastric vagotomy. Surg. Clin. N. Amer. **46**, 367 (1966). — GRÖZINGER, K.-H., M. WANKE, K. HOCHBERG u. P. WELSH: Pathomorphologische Untersuchungsergebnisse von Therapieversuchen mit Fermenthemmkörpern bei der experimentellen Pankreatitis des Hundes. Langenbecks Arch. klin. Chir. **310**, 199 (1965). — GROSS, F. S., F. L. RAFFUCCI, E. L. BRACKNEY, and O. W. WANGENSTEEN: Relationship of prolonged drainage of bile through pancreatic duct system to pancreatitis. Proc. Soc. exp. Biol.

(N.Y.) **90**, 208 (1955). — GROSSMAN, M. J.: Experimental pancreatitis. Arch. intern. Med. **96**, 298 (1955). — GRUNERT, H. H.: Die Auswirkungen der Magenresektion auf die Leber. Chirurg **32**, 280 (1961). — GUDMAND-HØYER, S. JARNUM, and H. WORNING: Intestinal disaccharidase activity after Billroth II resection for peptic ulcer. Gut **10**, 451 (1969). — GÜLZOW, M., H. J. TRETTIN u. K. DIVOK: Wirkung der Adrenalektomie auf die exkretorische Pankreasfunktion. Z. ges. exp. Med. **134**, 95 (1960). — GÜRTNER, TH.: Magen und Leber. In: F. HOLLE, Spezielle Magenchirurgie, S. 135. Berlin-Heidelberg-New York: Springer 1968. — GÜRTNER, TH., G. W. KREUTZBERG, A. SCHELLENBERG, and J. FISCHER: Effects of Halothane and other anesthetic agents on rat liver. III. Congressus Mundialis Anaestesiologiae, Sao Paulo, September 1964. — GÜTGEMANN, A., u. H. W. SCHREIBER: Das Magen-Kardia-Karzinom. Stuttgart: Enke 1964; — Operationsfehler. In: Magenoperation und Magenoperierter, hrsg. BARTELHEIMER, H., H.-J. MAURER, H. W. SCHREIBER, S. 421. Berlin: Walter de Gruyter & Co. 1969. — GÜTGEMANN, A., H. W. SCHREIBER u. W. M. BARTSCH: Form und Funktion des Ersatzmagens nach Gastrektomie. Med. Welt. (N.F.) **17**, 752 (1966). — GÜTGEMANN, A., H. W. SCHREIBER u. A. BERNHARD: Erfahrungen mit der totalen Gastrectomie. Langenbecks Arch. klin. Chir. **303**, 73 (1963). — GULEKE, N.: Neuere Probleme der Magen-Chirurgie. Langenbecks Arch. klin. Chir. **267**, 319 (1951). — GUNDERSEN, A. L., and J. E. CLEMONS: Results of subtotal gastrectomy for duodenal and anastomotic ulcer. Arch. Surg. **91**, 976 (1965). — GUTMANN, R. A.: Les complications de la gastrectomie du point de vue radiologique. Acta gastro-ent. belg. **13**, 969 (1950).

HAAS, G. H. DE, N. M. POSTEMA, W. NIEUWENHUIZEN, and L. L. M. VAN DEENEN: Purification and properties of phospholipase A from porcine pancreas. Biochim. biophys. Acta (Amst.) **159**, 103, 118 (1968). — HABERER, H. V.: Operative Behandlung des Ulcus ventriculi et duodeni. Ärztl. Wschr. **8**, 25, 49 (1953). — HABERMANN, E.: Probleme der Pathophysiologie des Kininsystems. In: Neue Aspekte der Trasylol-Therapie, S. 37. Stuttgart-New York: F. K. Schattauer 1969. — HABERMANN, E., u. B. KRUSCHE: Wirkung der Phospholipase A und C auf Plasmalipoide und Erythrozyten in vivo. Biochem. Pharmacol. **11**, 400 (1962). — HACKETHAL, F.: In: Prognose chronischer Erkrankungen, Hrsg. F. LINNEWEH. Berlin-Göttingen-Heidelberg: Springer 1960. — HAEMMERLI, U. P., H. KISTLER, R. AMMANN, T. MARTHALER, G. SEMENZA, S. AURICCHIO, and A. PRADER: Acquired milk intolerance in the adult caused by lactose malabsorption due to a selective deficiency of intestinal lactase activity. Amer. J. Med. **38**, 7 (1965). — HAEMMERLI, U. P., H. J. KISTLER, S. AURICCHIO u. A. PRADER: Selektive Erniedrigung der intestinalen Lactase-Aktivität als Ursache gewisser Formen erworbener Milchintoleranz beim Erwachsenen. Verh. dtsch. Ges. inn. Med. **70**, 575 (1964). — HAENEL, H., u. H. BERNDT: Einfluß von Magenerkrankungen (Karzinom, Ulkus, Zustand nach Gastrektomie) auf die intestinale Mikroätiologie. Dtsch. Z. Verd.- u. Stoffwechselkr. **23**, 281 (1963). — HÄRING, R.: Die Chirurgie des kardianahen Magenkarzinoms. Ergebn. Chir. Orthop. **46**, 1 (1964). — HAFTER, E.: Der operierte Magen. Aus der Sicht des Internisten. Dtsch. med. Wschr. **88**, 937 (1963). — HALEY, F. C., and G. M. WYANT: The effect of Halothane on a liver of dogs exposed to mild hypoxia. Canad. Anaesth. Soc. J. **6**, 271 (1959). — HALLBERG, L., L. SÖLVELL, and B. ZEDERFELDT: Iron absorption after partial gastrectomy. Acta med. scand., Suppl. **445**, 269 (1966). — HALSTED, J. A., J. D. BRIGGS, and M. GASSTER: Nutritional problems after total gastrectomy. N.Y. J. Med. **57**, 223 (1959). — HALSTED, J. A., M. GASSTER, and E. J. DRENICK: Absorption of radioactive Vitamin $B_{12}$ of total gastrectomy relations of macrocytic anemia and the site of Castle's intrinsic factor. New Engl. J. Med. **251**, 161 (1954). — HALSTED, W. S.: Retrojection of bile into the pancreas. Bull. Johns Hopk. Hosp. **12**, 178 (1901). — HAMPERL, H.: Über erworbene Heterotopien ortsfremden Epithels im Magen-Darmtrakt. Beitr. path. Anat. **80**, 307 (1928); — Zur Histologie der akuten Gastritis und der Erosionen der Magenschleimhaut. Beitr. path. Anat. **90**, 85 (1932). — HANSEN, H. T., U. E. KLEIN u. H. C. DRUBE: Experimentelle Untersuchungen über die sogenannte pancreaticocibale Asynchronie als Ursache der Nahrungsausnutzungsstörung nach Magenresektion. Gastroenterologia (Basel) **107**, 185 (1967). — HARDAWAY, R. M.: Disseminated intravascular coagulation syndromes. Arch. Surg. **83**, 842

(1961); — The syndromes of disseminated intravascular coagulation. Rev. Surg. **20**, 297 (1963); — Syndromes of disseminated intravascular coagulation. Springfield, Illinois: C. H. Thomas Publisher 1966. — HARDAWAY, R. M., W. H. BRUNE, E. F. GEEVER, J. W. BURNS, and H. P. MOCK: Studies on the role of intravascular coagulation in irreversible hemorrhagic shock. Ann. Surg. **155**, 241 (1962). — HARDAWAY, R. M., E. A. HUSNI, E. F. GEEVER, H. E. NOYES, and J. W. BURNS: Endotoxin shock. A manifestation of intravascular coagulation. Ann. Surg. **154**, 791 (1961). — HARDAWAY, R. M., and D. G. McKAY: Production of lower nephron nephrosis in dogs by means of an episode of intravascular clotting. Surg. Forum **9**, 134 (1959); — Changes in the dog kidney produced by incompatible blood transfusion. Arch. Surg. **78**, 565 (1959); — Production of acute hemorrhagic pancreatitis in dogs by means of an episode of intravascular clotting in the pancreas. Surgery **45**, 557 (1959); — The syndromes of disseminated intravascular coagulation. Rev. Surg. **20**, 297 (1963). — HARKINS, H. N.: Discussion of HUTCHINSON, W. B. and L. B. KIRILUK: Billroth I gastric resection for chronic duodenal ulcer. Amer. J. Surg. **100**, 253 (1960). — HARKINS, H. N., and L. M. NYHUS: A comparison of the Billroth I and Billroth II procedures: clinical and experimental studies. Bull. Soc. int. Chir. **15**, 111 (1956); — Surgery of the stomach and duodenum, 2nd ed. 2 London: Churchill Ltd. 1969. — HARKINS, H. N., E. J. SCHMITZ, H. P. HARPER, L. C. SAUVAGE, E. H. STORER, and E. A. KANAR: A combined physiologic operation for peptic ulcer. Gastrectomy, vagotomy and gastroduodenostomy. West. J. Surg. **61**, 361 (1953). — HARKINS, H. N., J. K. STEVENSON, J. E. JESSEPH, and L. M. NYHUS: The combined operation for peptic ulcer. Arch. Surg. **80**, 743 (1960). — HART, W.: Zur Funktion von Ersatzmägen nach totaler Magenresektion. Fortschr. Med. **83**, 261 (1965); — Neue physiologische und anatomische Gesichtspunkte zur Frage der vagalen Innervation des Magens und ihre Bedeutung für die Magenchirurgie. Gastroenterology **4**, 324 (1966). — HART, W., W. HOLLE u. H. HEYMANN: Glucosetoleranz nach Billroth I und II und ihre Beziehung zum „Dumping-Syndrom". Langenbecks Arch. klin. Chir. **302**, 106 (1963). — HART, W., u. R. F. LICK: Vergleichende Untersuchungen über die Fettresorption nach Billroth I- und Billroth II-Resektion des Magens durch Vitamin A-Resorptionstest. Münch. med. Wschr. **104**, 1708 (1962); — Zur Eiweißresorption nach verschiedenen Verfahren der Magenresektion. Med. Klin. **60**, 1349 (1965); — Zur pathophysiologischen Bedeutung der postoperativen Jejunitis nach Magenresektionen. Fortschr. Med. **84**, 223 (1966). — HART, W., K. H. WELSCH, W. BRÜCKNER, D. BALSER, R. F. LICK, J. KLEMPA, H. HEYMANN u. W. SCHÜTZLER: Untersuchungen zur stimulatorischen und inhibitorischen Funktion des Magenantrums. Z. Gastroent. **6**, 94 (1968). — HART, W., K. H. WELSCH u. R. F. LICK: Zur Frage der exkretorischen Pankreasfunktion bei Magenoperierten. Med. Klin. **61**, 1696 (1966); — Zur postoperativen Funktion des operierten Magens an Hand gleichzeitiger Bestimmung von Vitamin A, Gesamtlipiden und freien Fettsäuren im Serum nach alimentärer Belastung. Z. Gastroent. **4**, 15 (1966). — HARTMANN, G.: Der „Duodenalreflex" als tödliche postoperative Komplikation. Wien. klin. Wschr. **59**, 413 (1947). — HARTMANN, G., u. R. GERHARDT: Spätergebnisse nach Gastrektomie beim Magencarcinom. Bruns' Beitr. klin. Chir. **208**, 265 (1964). — HARTMANN, H. R.: Blood changes in gastrectomized patients simulating those in pernicious anemia. Amer. J. med. Sci. **162**, 201 (1921). — HARTZELL, J. B.: The effect of vagus resection on gastric acidity. Amer. J. Physiol. **91**, 162 (1929). — HARVEY, H. D.: The nutritional status of patients after partial gastrectomy with gastrojejunostomy for duodenal ulcer. Surg. Gynec. Obstet. **105**, 559 (1957); — Twentyfive years of experience with elective gastric resection for gastric ulcer. Surg. Gynec. Obstet. **113**, 191 (1961); — Emergency gastric resection for bleeding and perforation. Arch. Surg. **86**, 557 (1963); — The vitamin $B_{12}$ deficiency state engendered by total gastrectomy. Surgery **40**, 977 (1956). — HATAO, M.: On etiology and pathophysiology of acute pancreatitis, with special reference to participation of phospholipase A. Arch. Jap. Chir. **38**, 76 (1969). — HAUBRICH, W. S.: Obstruction at or near the pylorus. In: H. L. BOCKUS, Gastroenterology, 2nd ed., vol. 2, p. 592. Philadelphia: W. B. Saunders 1963. — HAUSBERGER, F. X., and A. J. RAMSAY: Steroid diabetes in guinea pigs: effect of hydrocortisone administration on blood and urinary glucose nitrogen excretion, fat deposition and islets of Langerhans. Endocrinology **53**, 533 (1955). — HAUSER, G.: Die peptischen Schädigungen des Magens, des Duodenums und der Speiseröhre und das peptische postoperative Jejunalgeschwür. In: Handbuch der speziellen pathologischen Anatomie und Histologie, Bd. IV/1. Berlin: Springer 1926.— HAVERBACK, B. J., and J. D. DAVIDSON: Serotonin and the gastrointestinal tract. Gastroenterology **35**, 570 (1958). — HAVERBACK, B. J., B. DYCE, H. F. BUNDY, S. K. WIRTSCHAFTER, and H. A. EDMONDSON: Protein binding of pancreatic proteolytic enzymes. J. clin. Invest. **41**, 972 (1962). — HAYAMA, T., D. F. MAGEE, and T. T. WHITE: Influence of automatic nerves on the daily secretion of pancreatic juice in dogs. Ann. Surg. **158**, 290 (1963). — HAYS, R. P., and A. D. CLARK: Nutrition of patients with total gastrectomy and a jejunal food pouch. Ann. Surg. **152**, 864 (1960). — HEDINGER, CH.: Zur Pathologie der Hämochromatose. Helv. med. Acta, Suppl. 32 (1953). — HEGEMANN, G., H. SCHAUDIG u. H. SCHNABELMAIER: Komplikationen nach Magenresektionen. Chirurg **36**, 222 (1965). — HEIDENHAIN, R. P. H.: Beobachtungen über die Bauchspeicheldrüse. Berl. klin. Wschr. **12**, 198 (1875). — HEIM, W.: Gutartige Veränderungen der Magenwand als Ursache von Blutungen. Zbl. Chir. **80**, 1453 (1955); — Zur Therapie des operierten Magenkranken. Ärztl. Forsch. **9**, 411 (1956). — HEINEKE: Operation der Pylorusstenose. Dissertation, Erlangen 1886. — HEINKEL, K., N. HENNING, S. PARPOULAS, J. LANDGRAF u. K. ELSTER: Bioptische Untersuchungsbefunde bei Magenoperierten. Z. Gastroent. **2**, 1 (1964). — HEIKEL, K., u. H. SCHÖN: Pathogenese, Diagnose, Klinik und Therapie der Erkrankungen des exokrinen Pankreas. Stuttgart: F. K. Schattauer 1964. — HEINRICH, G.: Die Bedeutung des Billroth I für die postoperative Magenfunktion. Chirurg **27**, 548 (1956). — HEINRICH, H. C.: Metabolic basis of the diagnosis and therapy of vitamin $B_{12}$ deficiency. Sem. Hemat. **1**, 199 (1964). — HEIZER, W. D., C. R. CLEAVELAND, and F. L. IBER: Gastric inactivation of pancreatic supplements. Bull. Johns Hopk. Hosp. **116**, 261 (1965). — HELFT, A.-E., C. J. BRANDWEIN, E. F. McNALLY, H. B. NEEL, and C. DENNIS: Effects of hypertonic glucose on small bowel motility and absorption. Minn. Med. **48**, 1601 (1965). — HELLEMANS, N.: The so called "Dumping syndrome" after partial gastric resection for peptic ulcer. Acta med. scand. **148**, 367 (1954). — HELMS, C. H., and J. H. MEREDITH: Concerning neurovascular factors in pancreatitis. Amer. Surg. **27**, 665 (1961). — HEMMELER, G.: Metabolism du fer. Paris: Masson & Cie. 1951. — HENLEY, F. A.: Gastrectomy with replacement. Brit. J. Surg. **40**, 118 (1952); — Gastrectomy with replacement. Ann. roy. Coll. Surg. **13**, 141 (1953). — HENNING, H., G. BERG, H. WÜST u. G. ZEITLER: Störungen nach Magenresektion. Dtsch. med. Wschr. **91**, 843 (1966). — HENNING, N.: Lehrbuch der Gastroskopie. Leipzig: Ambrosius Barth 1935; — In: L. HEILMEYER, Lehrbuch der speziellen pathologischen Physiologie, 8. Aufl. Jena: Fischer 1951; — Folgeerscheinungen nach Magenresektion. 7. Congrès International de Gastro-Entérologie, Brüssel, vol. I, 254 (1964). — HENNING, N., u. W. BAUMANN: Lehrbuch der Verdauungskrankheiten, 2. Aufl. Stuttgart: G. Thieme 1956. — HENNING, N., G. BERG, K. HEINKEL, H. SCHÖN u. G. ZEITLER: Die agastrische Dystrophie. Dtsch. med. Wschr. **86**, 710 (1961).— HENNING, N., u. K. HEINKEL: Untersuchungen über die Äthioninpankreatitis der Ratte. Z. ges. exp. Med. **120**, 221 (1953). — HERMAN, L., T. SATO, and J. FITZGERALD: Cytoplasmatic membranes during cell secretion, degeneration and regeneration. In: Intracellular membranous structure, ed. by SENO, S., E. V. COWDRY, p. 227. Okayama: Jap. Soc. Cell. Biol. 1965. — HERNER, B., and L. YSANDER: Chronic pancreatic insufficiency after Billroth II operations. Acta med. scand. **166**, 395 (1960). — HERRINGTON, J. L.: Competitive operations for duodenal ulcer. Surg. Gynec. Obstet. **123**, 1309 (1966); — Elimination of routine nasogastric decompression following vagotomy-antrectomy and vagotomy with pyloroplasty or gastroenterostomy. Amer. Surg. **33**, 361 (1967). — HERTEL, E.: Experimentelle Untersuchungen über den Einfluß der Magenresektion auf die Verdauung im Dünndarm. Langenbecks Arch. klin. Chir. **156**, 66 (1930). — HERTZ, A. F.: The cause and treatment of certain unfavorable after-effects of gastroenterostomy. Ann. Surg. **58**, 466 (1913). — HERZOG, K. H., u. H. FIEGE: Spätergebnisse der Magenresektion wegen Ulcus ventriculi sive duodeni. Chirurg **37**, 159 (1966). — HESS, O.: Experimenteller Beitrag zur Ätiologie der Pankreas- und Fettgewebsnekrose. Münch. med. Wschr. **50**, 1905 (1903); — Experimentelles zur Pankreas- und Fettgewebsnekrose. Münch. med. Wschr. **52**, 644 (1905). — HESS, W.: Resorptionsstudien nach partieller, totaler und erweiterter Gastrektomie. Langenbecks Arch. klin. Chir. **287**, 423 (1957); — Die Erkrankungen der Gallenwege und des Pankreas. Stuttgart: Thieme 1961. — HILDEBRAND: Über Experimente am Pankreas zur Erzeugung von Fettgewebsnekrosen. Zbl. Chir. **22**, 297 (1895). — HINSHAW, D. B., and C. EDWARDS: Hemorrhagic pancreatitis following common bile duct exploration. West J. Surg. **65**, 241 (1957). — HINSHAW, D. B., E. J. JOERGENSEN, H. A. DAVIS, and C. E. STAFFORD: Peripheral blood flow and blood volume studies in the dumping syndrome. Arch. Surg. **74**, 686 (1957). — HIROTA, M.: Post-gastrectomy pancreatic secretion. Yokohama med. Bull. **9**, 409 (1958). — HIRSCH, G. CH.: Konstruktion und adaptative Umkonstruktion in den Zellen des exokrinen Pankreas. Mat. Med. Nordmark **49**, 1 (1964). — HIRSHMAN, R. J., N. R. SHULMAN, and L. F. BARKER: Virus-like particles in sera of patients with infectious and serum hepatitis. Amer. med. Ass. **208**, 1667 (1969). — HOBBS, J. R.: Iron deficiency after partial gastrectomy. Gut **2**, 141 (1961). — HOBSLEY, M., and L. P. LEQUESNE: The dumping syndrome: II. cause of the syndrome and rationale of its treatment. Brit. J. Med. **1967I**, 147. — HOERR, S. O.: Evaluation of vagotomy with gastroenterostomy performed for chronic duodenal ulcer; report based on 5 year follow-up of 145 patients. Surgery **38**, 149 (1955). — HOFERICHTER, J.: Der Wert der Serumfermentbestimmungen bei akuten Pankreaserkrankungen. Eine experimentelle Studie. Bruns' Beitr. klin. Chir. **208**, 255 (1964); — „Gezielte Prophylaxe" der postoperativen Pankreasnekrose. Chirurg **38**, 233 (1967). — HOFFMANN, V.: Die kleine Magenresektion (nach REICHEL) beim Ulcus duodeni und ventriculi in dem Ergebnis meiner Nachuntersuchungen. Langenbecks Arch. klin. Chir. **195**, 312 (1939); — Klinische Krankheitsbilder nach Magenresektionen. Münch. med. Wschr. **86**, 323 (1939); — Beschwerden nach Magenoperationen. Münch. med. Wschr. **99**, 821 (1952); — Störungen nach Eingriffen am Magen. Münch. med. Wschr. **104**, 2089 (1962); — Magenresektion und Leberschäden. Münch. med. Wschr. **105**, 609 (1963); — Das Anastomosengeschwür nach Magenoperationen. Münch. med. Wschr. **106**, 592 (1964); — Die Krankheiten nach Magenresektion wegen Geschwür (Billroth II) in meinen Nachuntersuchungen. Langenbecks Arch. klin. Chir. **308**, 371 (1964); — Zum Befinden nach totaler und fast totaler Gastrektomie im Dauererfolg. Hippokrates (Stuttgart) **38**, 518 (1967). — HOFMANN, A. F.: Clinical implications of physicochemical studies on bile salts. Gastroenterology **48**, 484 (1965). — HOLDER, E., u. H. GRIMSEHL: Die Chirurgie des Magenkrebses unter Berücksichtigung der erweiterten Eingriffe in den Jahren 1943—1959. Langenbecks Arch. klin. Chir. **294**, 565 (1960). — HOLLE, F.: Physiologische Operationen in der Ulcuschirurgie. Langenbecks Arch. klin. Chir. **319**, 233 (1967); — Spezielle Magenchirurgie. Berlin-Heidelberg-New York: Springer 1968. — HOLLE, F., u. W. HART: Form- und funktionsgerechte Operation, ein Grundsatz moderner Ulcuschirurgie. Langenbecks Arch. klin. Chir. **309**, 205 (1964); — Neue Wege der Chirurgie des Gastroduodenalulkus. Med. Klin. **62**, 441 (1967). — HOLLE, F., G. HEINRICH u. H. G. PIEKARSKI: Die postoperative funktionelle Leistungsfähigkeit verschiedener Typen von partieller und totaler Magenresektion. Langenbecks Arch. klin. Chir. **285**, 516 (1957). — HOLLE, G.: Die Bauprinzipien der Vaterschen Papille und ihre funktionelle Bedeutung unter normalen und krankhaften Bedingungen. Dtsch. med. Wschr. **85**, 648 (1960). — HOLLENBERG, M., E. E. KOBOLD, R. PRUETT, and A. THAL: Occurrance of circulating vasoactive substances in human and experimental pancreatitis. Surg. Forum **13**, 302 (1962). — HOLLENDER, L. F., et K. M. ADLOFF: Essai rélative à une nouvelle orientation de la chirurgie de l'ulcère gastroduodenal basée sur l'étude de la sécrétion gastrique. Acta gastro-ent. belg. **23**, 803 (1960). — HOLLENDER, L. F., K. M. ADLOFF u. A. G. WEISS: Vergleichende Untersuchungen über die Magenresektion und die subdiaphragmale Vagotomie bei der chirurgischen Behandlung des Zwölffingerdarmgeschwürs unter Berücksichtigung der präoperativen Analyse der Magensaftsekretion. Langenbecks Arch. klin. Chir. **308**, 397 (1964). — HOLLENDER, L. F., P. MÜLLER, F. SINI et G. SANTIZO: La cancerisation secondaire du moignon restant après résection gastrique subtotale pour ulcères. Arch. franc. Mal. Appar. dig. **55**, 625 (1966). — HOLT, R. C., and J. P. CYTHGOE: The treatment of chronic duodenal ulcer by vagotomy and anterior pylorectomy. Brit. J. Surg. **52**, 27

(1965). — HONJIN, R.: The innervation of the pancreas of the mouse, with special reference to the structure of the peripheral extension of the vegetative nervous system. J. comp. Neurol. **104**, 331 (1956). — HORSLEY, J. S.: A new operation for duodenal and gastric ulcer. J. Amer. med. Ass. **73**, 575 (1919). — HORWITZ, A., and ST. M. HIRSON: Cholecystitis and cholelithiasis as a sequel to gastric surgery. Amer. J. Surg. **109**, 760 (1965). — HOWARD, J. M.: Symposium on recent advances in surgical physiology of pancreatitis: surgical physiology of pancreatitis. Surg. Clin. N. Amer. **29**, 1789 (1949). — HOWARD, J. M., and E. W. EHRLICH: The etiology of pancreatitis. A review of clinical experience. Amer. Surg. **152**, 135 (1960). — HOWARD, J. M., A. K. SMITH, and J. J. PETERS: Acute pancreatitis: pathways of enzyme into the blood stream. Surgery **26**, 161 (1949). — HRADSKY, M., u. V. HEROUT: Über Veränderungen der Jejunalschleimhaut bei Kranken nach Magenresektion wegen Geschwürskrankheiten. Z. ges. inn. Med. **18**, 503 (1963). — HUBER, P.: Schattenseiten der Ulcuschirurgie. Wien: Maudrich 1949. — HUNNICUT, A. J.: Replacing stomach after total gastrectomy with right ileocolon. Arch. Surg. **65**, 1 (1952). — HUNT, C. J.: Construction of good pouch from a segment of jejunum as substitute for stomach in total gastrectomy. Arch. Surg. **64**, 601 (1952). — HUPE, K.: Beitrag zur Frage des Kausalzusammenhanges zwischen Geschwürsleiden, Magenresektion und Leberschaden. Bruns' Beitr. klin. Chir. **205**, 496 (1962); — Ergebnisse intraoperativer Leberbiopsien beim Ulcusleiden. Langenbecks Arch. klin. Chir. **308**, 935 (1964).

INNERFIELD, J., A. A. ANGRIST, and A. SCHWARZ: Parenteral administration of trypsin: Clinical effects in 538 patients. J. Amer. med. Ass. **176**, 597 (1953).

JABOULAY, M.: De la gastro-duodénostomie. Arch. prov. chir. **1**, 551 (1892); — La chirurgie de sympathique abdominal et sacral. Zbl. Chir. **28**, 227 (1901). — JACKSON, C. E.: The association of peptic ulcer with hereditary hyperparathyreoidism. Gastroenterology **37**, 35 (1959). — JACKSON, R. G.: Anatomic study of vagus nerves and technique of transabdominal gastric vagus resection. Univ. Hosp. Bull. (Ann Arbor) **13**, 31 (1947). — JACOBS, A., J. RHODES, D. K. PETERS, H. CAMPBELL, and J. D. EAKINS: Gastric acidity and iron absorption. Brit. J. Haemat. **12**, 728 (1966). — JANOWITZ, H. D.: Effect of DL-ethionine on electrolyt secretion of the dog pancreas. Amer. J. Physiol. **205**, 878 (1963). — JANSEN, H. H., B. BREHMER, K.-H. GRÖZINGER u. H. STOECKEL: Akute Leberschäden unter besonderer Berücksichtigung des Halothan. Langenbecks Arch. klin. Chir. **317**, 96 (1967). — JANSSEN, B., M. P. IYOR, E. E. OWENS, and J. M. RUFFIN: Absorption of $J^{131}$ labeled lipids after intraduodenal administration; effect of lipid prefeeding. Gastroenterology **38**, 211 (1960). — JANSSEN, P.: Zur Chemie morphinartiger Körper. Anaesthesist **11**, 1 (1962). — JANZEN, R., u. F. BALZEREIT: Über unsere Erfahrungen bei Polyneuropathien. Internist (Berl.) **7**, 146 (1966). — JASINSKI, B., u. O. ROTH: Larvierte Eisenmangelkrankheit. Basel: Schwabe 1954. — JAVID, H.: Nutrition in gastric surgery with particular reference to nitrogen and fat assimilation. Surgery **38**, 641 (1955). — JEEJEEBHOY, K. N.: Cause of hyperalbuminaemia in patients with gastrointestinal and cardiac disease. Lancet **1962I**, 343. — JESSEPH, J. E.: Serotonin and the dumping syndrome: A reappraisal. Surgery **63**, 536 (1968). — JOHANNESSEN, A. S.: Gastric ulcer with penetration of heart and death from rupture of heart. Nord. Amer. Med. **30**, 1029 (1946). — JOHNSON, J. H., R. R. HORSWELL, M. P. TYOR, E. E. OWEN, and J. M. RUFFIN: Effect of intestinal hormones on J 131 triolein absorption in subtotal gastrectomy patients and intubated normal persons. Gastroenterology **41**, 215 (1961). — JOHNSON, J. R.: Esophageal hiatal hernia following vagotomy. Calif. Med. **103**, 438 (1965). — JOHNSON, L. P., and J. E. JESSEPH: Evidence for abnormal etiology of the dumping syndrome. Surg. Forum **12**, 316 (1961). — JOHNSON, L. P., R. D. SLOOP, J. E. JESSEPH, and H. N. HARKINS: Serotonin antagonists in experimental and clinical dumping. Ann. Surg. **156**, 537 (1962). — JOHNSON, N.: Delayed afferent loop obstruction following partial gastrectomy. Brit. J. Surg. **48**, 555 (1961). — JOHNSON, R. H., and J. DOPPMANN: Duodenal reflux and the etiology of pancreatitis. Surgery **62**, 462 (1967). — JOHNSTONE, A. A.: Oesophagitis on peptic ulcer of the esophagus. Brit. J. Radiol. **28**, 388 (1955). — JOHNSTONE, M., in: Kolloquium über Gefahren des Halothans (Hrsg. R. NISSEN). Stuttgart: Enke 1964. — JONES, C. T., J. A. WILLIAMS, E. V. COX, M. J. MENELL, W. T. COOKE, and F. A. R. STAMMERS:

Peptic ulceration. Some haematological and metablic consequences of gastric surgery. Lancet **1962**II, 425. — JONES, T. W., R. V. DEVITO, L. M. NYHUS, and H. HARKINS: A prime physiologic mechanism responsible for the treatment of peptic ulcer disease. Surgery **43**, 781 (1958). — JORDAN, G. L.: Treatment of the dumping syndrome. J. Amer. med. Ass. **167**, 1062 (1958). — JORDAN, G. L., B. F. BOLTON, and M. E. DE BAKEY: Experience with gastrectomy at a veterans hospital. J. Amer. med. Ass. **161**, 1605 (1956). — JORDAN, G. L., H. L. BOLTON, and W. A. WILLIAMS: A study of motility in gastric remnant following subtotal gastrectomy. Surg. Gynec. Obstet. **104**, 257 (1957). — JORDAN, G. L., M. E. DE BAKEY, and C. W. PEARCE: Intra-abdominal complications following distal subtotal gastrectomy for benign gastroduodenal ulceration. Surgery **42**, 447 (1957). — JORDAN, G. L., R. C. OVERTON, and M. E. DE BAKEY: The postgastrectomy syndrome: Studies on pathogenesis. Ann. Surg. **145**, 471 (1957). — JORNS, G.: Über die postalimentären Störungen nach Magenresektion. Z. ärztl. Fortbild. **49**, 662 (1955). — JOSKE, R. A.: Aetiological factors in the pancreatitis syndrome. Brit. med. J. **1955**II, 1477. — JOSKE, R. A., E. S. FINCKH, and I. J. WOOD: Gastric biopsy, study of 1000 consecutive successful gastric biopsies. Quart. J. Med. **24**, 269 (1955). — JUDD, E. S.: Excision of ulcer of the duodenum. Lancet **1922**I, 381. — JUDD, E. S., and M. T. HOERNER: Jejunal ulcer. Ann. Surg. **102**, 1003 (1935).

KABELITZ, H. J., W. HILMER u. K. ZABOUNIS: Vitamin $B_6$-Mangel bei Patienten mit Sub- bzw. Anazidität des Magensaftes. Med. Klin. **58**, 1413 (1963). — KALIMA, T.: Pathologisch-anatomische Studien über die Gastritis des Ulcusmagens nebst einigen Bemerkungen zur Pathogenese und pathologischen Anatomie des Magengeschwürs. Langenbecks Arch. klin. Chir. **128**, 20 (1924). — KALK, H.: Das Geschwür des Magens und Zwölffingerdarmes und das Geschwür des operierten Magens. Berlin: Springer 1931; — Ulcus pepticum (ventriculi et duodeni). In: Handbuch der inneren Medizin, 3. Aufl., Bd. III/1, S. 510. Berlin: Springer 1938; — Magensyphilis. In: Handbuch der inneren Medizin, 3. Aufl., Bd. III/1, S. 759. Berlin: Springer 1938; — Cirrhose und Narbenleber. Stuttgart: Enke 1957; — Krankheiten nach Magenoperation. Internist (Berl.) **3**, 412 (1962). — KALK, H., H. KOPP u. E. WILDHIRT: Über die Häufigkeit von Leberschäden nach Gastrektomie. Med. Klin. **56**, 676 (1961). — KALNAI, E. H., u. O. HEVER: Zum Problem der Magenresektion und Lungentuberkulose. Prax. Pneumologie **20**, 477 (1966). — KALSER, M. H., and M. I. GROSSMAN: Secretion of trypsin inhibitor in pancreatic juice. Gastroenterology **29**, 35 (1955). — KATSCH, G., u. H. PICKERT: Krankheiten des Magens. In: Handbuch der inneren Medizin, Bd. III/1. Berlin-Göttingen-Heidelberg: Springer 1953. — KAUFMANN, F., P. BRÜCKE, H. VAGACS u. H. SPÄNGLER: Acta histochem. (Jena) **29**, 363 (1968). — KAPRAL, W.: Nahrungsmittelileus nach Magenresektion. Chir. Praxis **11**, 561 (1967). — KELLING, G.: Über die postoperative Behandlung des chronischen Ulcus ventriculi. Langenbecks Arch. klin. Chir. **109**, 775 (1918). — KELLY, T. R., E. P. BRATCHER, and W. H. FALOR: Trypsin inhibitor in acute hemorrhagic pancreatitis in dogs. Arch. Surg. **89**, 317 (1964). — KEKWICK, A., and G. J. S. PAWAN: Metabolic effects of cortisone. J. Endocr. **31**, 256 (1965). — KERN, F., J. E. STRUTHERS, and W. L. ATTWOOD: Lactose intolerance as a cause of steatorrhea in an adult. Gastroenterology **45**, 477 (1963). — KETTLER, L. H.: Untersuchungen über die Genese von Lebernekrosen auf Grund experimenteller Kreislaufstörungen. Virchows Arch. path. Anat. **316**, 525 (1949); — Die blasige Entartung der Leber- und Nierenepithelien. Zbl. allg. Path. path. Anat. **86**, 453 (1950). — KIEFFER, E. D.: Life with a subtotal gastrectomy, a follow-up study 10 or more years after operation. Gastroenterology **37**, 434 (1959). — KIEKENS, R.: Digestion et absorption digestive des graisses et des protéines chez le sujet normal et après gastrectomie. Acta gastroent. belg. **26**, 401, 621, 718 (1963). — KIEKENS, R., and G. LUNDH: Intestinal digestion and absorption after Billroth II gastrectomy. Acta chir. scand. **113**, 349 (1957). — KIENE, S.: Morphologische und fermenthistochemische Untersuchungen an Nieren, Leber, Herz und Skeletmuskel bei experimenteller Pankreasnekrose. Virchows Arch. path. Anat. **334**, 428 (1961). — KIMMELSTIEL, P., H. L. LARGE, and H. D. VERNER: Liver damage in ulcerative colitis. Amer. J. Path. **28**, 259 (1952). — KINZLMEIER, H.: Pathologische Leberbefunde nach Magenresektion. Ein Beitrag zur Pathogenese der Leberkrankheiten. Med. Welt (N.F.) **12**, 1454 (1961); — Diskussionsbemerkung. Dtsch. Ges. Verd.-Stoffw.Krankh. 21. Tagg.

Hamburg 1961. Gastroenterologia (Basel), Suppl. ad vol. 97, 228 (1962). — KIRILUK, L. B., and K. A. MERENDINO: An experimental study of the buffering capacity of the contents of the upper small bowel. Surgery 35, 532 (1954). — KISSEL, P., J. SCHMITT, D. BARRUCAND, G. VAILLANT, and J. RENY: Hémorrhagie digestive secondaire à la perforation d'un ulcère gastrique dans le ventricule gauche. Ann. Med. Nancy 3, 1022 (1964). — KLATSKIN, G.: Clinical aspects, symposion on toxic hepatic injury. Gastroenterology 38, 786 (1960). — KLECKNER, M. S., M. H. STAUFFER, J. A. BARGEN, and M. B. DOCKERTY: Hepatic lesions in the living patient with chronic ulcerative colitis as demonstrated by needle biopsy. Gastroenterology 22, 13 (1952). — KLINGE, O.: Toxische Hepatose bei Halothan-Narkose. Klin. Wschr. 43, 1042 (1965).— KLOSSNER, O.: Long term results of partial gastrectomy for chronic gastroduodenal ulcer. Acta chir. scand. 131, 127 (1966). — KLOTZ, A. P.: Intestinal lactase deficiency and diarrhea in adults. Amer. J. Dig. Dis. 9, 345 (1964). — KMENT, O. H.: Klinische Auswertung tierexperimenteller Untersuchungen nerval bedingter Durchblutungsstörungen des Pankreas. Zbl. Chir. 78, 797 (1953). — KNAPP, A.: Tryptophan-Belastung und Vitamin $B_6$-Mangel. Dtsch. Gesundh.-Wes. 16, 941, 993 (1961). — KNICK, B.: Therapeutische Untersuchungen zur endokrinen und exokrinen Pankreasfunktion beim Magenresezierten. Gastroenterologia (Basel) 107, 191 (1967). — KOELSCH, K. A.: Internistische Erfahrungen an 107 magenoperierten Patienten. Z. ärztl. Fortbild. 51, 1 (1957); — Saugbioptische Untersuchungen bei Magenoperierten. Teil I: Saugbiopsien der Magenschleimhaut, S. 2385, Teil II: Saugbiopsien der Jejunalschleimhaut, S. 2448. Münch. med. Wschr. 107 (1962); — Der Zustand nach Magenoperation. In: M. GÜLZOW, K. KOELSCH, H. KUNTZEN, Gastroenterologie, S. 196. Jena: VEB G. Fischer 1969. — KÖSSLING, F. K., M. NAGEL u. A. SCHÄFER: Experimentelle tryptische Pankreatitis durch metabolische Läsion; serologische, histologische und elektronenmikroskopische Untersuchungen. Z. Gastroent. 5, 158 (1967). — KÖSSLING, F. K., M. NAGEL, J. SCHIER, and B. METZ: Experimentelle, tryptische Pankreatitis durch selektive, intraarterielle Applikation von Bradykinin. Z. Gastroent. 5, 306 (1967). — KOJECKY, Z., and Z. MATLOCHA: Quantitative differences of intestinal disaccharidase activity following the resection of stomach. Gastroenterologia (Basel) 104, 343 (1965). — KOLIG, G., M. WANKE, M. BEN-TAHER u. K.-H. GRÖZINGER: Tierexperimentelle Untersuchungen zur Pathogenese von akuten Magenschleimhaut-Läsionen nach akuter Pankreatitis. Langenbecks Arch. klin. Chir. 325, 1159 (1969). — KOLIG, G., M. WANKE u. K.-H. GRÖZINGER: Tierexperimentelle Untersuchungen zur Pathogenese schockbedingter akuter Magenschleimhautläsionen. Bull. Soc. int. Chir. 3, 169 (1970). — KONJETZNY, G.: Mißerfolge bei Magenoperationen. Chirurg 4, 402, 433 (1932). — KONJETZNY, G. E.: Die Entzündungen des Magens. In: HENKE-LUBARSCH, Handbuch der speziellen pathologischen Anatomie und Histologie, S. 768, Bd. IV/2. Berlin: Springer 1928; — Die Geschwürsbildung im Magen, Duodenum und Jejunum. Stuttgart: Enke 1947. — KORB, G., R. MÜLLER, P. GEDIGK u. K. HELLWIG: Über die Entstehung und Abheilung von Lebernekrosen nach einem einmaligen Schock. Virchows Arch. Abt. A. Path. Anat. 348, 374 (1969).— KORN, K. J.: Hämorrhagisch-nekrotisierende Pankreatitis durch lokales Shwartzman-Phänomen, ihre Abgrenzung von der tryptischen Pankreatitis. Frankfurt. Z. Path. 73, 203 (1963/64). — KOTHE, W.: Der Kalzium- und Phosphat-Stoffwechsel nach totaler Gastrektomie. Zbl. Chir. 91, 112 (1966). — KOTHE, W., u. W. WEHNER: Die Eisenresorption beim magenlosen Patienten. Zbl. Chir. 86, 1320 (1961). — KOURIAS, B.: Betrachtungen über das Rezidivulcus nach Magenresektion. Langenbecks Arch. klin. Chir. 319, 283 (1967). — KOZOLL, D. D., A. I. MITTELPUNKT, and K. A. MEYER: Obstructing gastroduodenal ulcers. Effect of treatment on morbidity and mortality. Arch. Surg. 91, 431 (1965). — KRAFT, R. O., W. J. FRY, and H. K. RANSOM: Vagotomy and pyloroplasty in the care patients with gastric ulcer. Arch. Surg. 92, 456 (1966). — KRAMSCH, D., V. BECK u. W. OEHLERT: Einfluß der Äthionin-Vergiftung und des Nahrungsentzuges auf die DNS-Neubildung in den Wechselgeweben und parenchymatösen Organen der Ratte. Beitr. path. Anat. 128, 416 (1963). — KRAUSE, U.: Late prognosis after partial gastrectomy for ulcer. Acta chir. scand. 114, 341 (1958); — Iron deficiency and anaemia following partial gastrectomy. Acta Soc. Med. (Uppsala) 67, 290 (1962); — Long term results of medical and surgical treatment of peptic ulcer. A follow-up investigation of patients initially treated conservatively between 1925—1934. Acta chir. scand., Suppl. 310, 111 (1963). — KRAUTER, ST., u. H. HEROLD: Zur Frage der Dysproteinämie nach Magenresektion. Wien. klin. Wschr. 75, 637 (1963). — KRAVETZ, R. E., and H. M. SPIRO: Gastric secretion in chronic pancreatitis. Ann. int. Med. 63, 776 (1965). — KRENTZ, K.: Gastroskopische und saugbioptische Befunde am operierten Magen. Dtsch. med. Wschr. 89, 664 (1964);— Ergebnisse der Dickenmessung der Magencorpusschleimhaut nach saugbioptischer Gewebeentnahme. Gastroenterologia (Basel) 104, 272 (1965); — Untersuchungen über Sekretionsverhalten und morphologische Struktur der Corpusschleimhaut des Magens bei der chronischen Gastritis. Acta gastro-ent. belg. 29, 641 (1966). — KRIEGER, H., W. E. ABBOTT, S. BRADSHAW, and S. LEVEY: Correlative study of postgastrectomized patients. Arch. Surg. 79, 333 (1959). — KUHLENCORDT, F.: Skelett- und Calcium-Stoffwechselveränderung nach Magenresektion. In: Magenoperation und Magenoperierter, hrsg. von BARTELHEIMER-MAURER-SCHREIBER, S. 362. Berlin: Walter de Gruyter & Co. 1969. — KUNTZEN, H.: Indikation und Ergebnisse der erweiterten Magenresektion. Langenbecks Arch. klin. Chir. 287 352 (1957). — KURZWEG, F. T.: The mortality and immediate postoperative complications of subtotal gastrectomy for carcinoma and benign peptic ulcer. Ann. Surg. 139, 409 (1954). — KUSS, B., u. V. MEHRABI: Zur Koinzidenz von Magen-Zwölffingerdarmgeschwür sowie Gastritis und Cholelithiasis. Zbl. Chir. 92, 2979 (1967).

LAGACHE, G., et M. VANKEMMEL: Les cancers du moignon gastrique après gastrectomie pour ulcère. Ann. Chir. (Paris) 1966, 618. — LAHEY, F. H.: Experiences with postoperative jejunal ulcer and gastrojejunocolic fistula. Amer. J. dig. Dis. 2, 673 (1936). — LAMBLING, A., et J. J. BERNIER: Physiologie de la sécrétion gastrique. Schweiz. Z. allg. Path. Bakt. 21, 132 (1958). — LAMBLING, A., et M. CONTE: Syndrome carentiel complexe avec oedeme chez des gastrectomisés. Etude clinique. Bull. Soc. Med. (Paris) 65, 151 (1949). — LANDAU, E., M. E. SULLIVAN, R. W. DWIGHT, and R. M. DONALDSON: Partial gastrectomy for duodenal ulcer: comparison of late results in relation to the indication for surgery. New Engl. J. Med. 264, 428 (1961). — LANNIN, B. G., L. J. HAY, E. S. JUDD, and O. H. WANGENSTEEN: Evaluation of a satisfactory operation for ulcer. Proc. Soc. exp. Biol. (N.Y.) 56, 231 (1944). — LARSEN, G.: Pernicious anemia and related anemias following gastrectomy. Acta chir. scand. 104, 188 (1952). — LATARJET, A.: Résection des nerfs de l'estomac. Technique opératoire. Résultats cliniques. Bull. Acad. nat. Méd. (Paris) 87, 681 (1923). — LAUENSTEIN, C.: Zur Indikation, Anlegung und Funktion der Magendünndarmfistel. Zbl. Chir. 18, 776 (1891). — LAWRENCE, W., and D. J. MATHEWS: A study of water shifts in experimental dumping syndrome. Surg. Forum 10, 180 (1960). — LAWRENCE, W., P. VANAMEE, A. S. PETERSON, G. McNEER, S. LEVIN, and H. T. RANDALL: Alterations in fat and nitrogen metabolism after total and subtotal gastrectomy. Surg. Gynec. Obstet. 110, 601 (1960). — LAWSON, H. H.: Effect of duodenal contents on the gastric mucosa under experimental conditions. Lancet 1964I, 469. — LAZAR, D.: Über die nach Magenresektionen auftretenden Lebercirrhosen. Chirurg 35, 97 (1964). — LEES, F., and L. C. GRANDJEAN: Gastric and jejunal mucosa in healthy patients with partial gastrectomy. Arch. intern. Med. 101, 943 (1958). — LEMAIRE, A., et P. CASASSUS: Le syndrome carentiel complexe oedemateux des gastrectomisés. Presse méd. (Paris) 65, 465 (1957). — LEMIRE, S., and F. L. IBER: Pancreatic secretion in rats with protein malnutrition. Johns Hopk. med. J. 120, 21 (1967). — LENNINGER, S. G., D. F. MAGEE, and T. T. WHITE: Effect of gastric, extragastric and truncal vagotomy on the external secretion of the pancreas in the dog. Ann. Surg. 162, 1057 (1965). — LENZWEGER, R.: Über Gallensteinkrankheiten als Folge nach Magenoperation. Wien. klin. Wschr. 71, 13 (1959). — LEQUESNE, L. P., M. HOBSLEY, and B. H. HAND: The dumping syndrome. 1. Factors responsible for symptoms. Brit. med. J. 1960I, 141. — LEROUX, R., et E. VERMES: Anémies "agastriques". Sang 13, 241 (1939). — LEVIN, N. B.: Dumping syndrome in the intact stomach. Gastroenterology 33, 509 (1957). — LEVINE, M. G., and R. E. HOYT: The relationship between human serum cholinesterase and serum albumin. Science 111, 286 (1950). — LEWISOHN, R.: The frequency of gastrojejunal ulcers. Surg. Gynec. Obstet. 40, 70 (1925). — LICK, R. F., W. HART u. K. BENNEWITZ: Postoperative Jejunitis nach Magenresektionen. Klinische und saugbioptische Befunde. Langenbecks Arch. klin. Chir. **309**, 368 (1965). — LIGDAS, E.: Erfahrungen mit der totalen Magenresektion bei Magenkarzinomen. Bruns' Beitr. klin. Chir. **188**, 289 (1954); — Die vorkommenden Pankreasverletzungen nach Magenresektionen. Bruns' Beitr. klin. Chir. **183**, 287 (1951); — Totale Magenresektion unter Berücksichtigung der Ersatzmagenbildung, der postoperativen Beschwerden und der Spätresultate. Bruns' Beitr. klin. Chir. **192**, 109 (1956). — LILL, H.: Zur Frage postoperativer Passagestörungen nach Magenresektion. Iber-Ges. Chir. Wien **1957**, 181. — LINDENSCHMIDT, TH. O.: Pathophysiologische und therapeutische Probleme des operierten Magens. Chirurg **25**, 299 (1954); — Klinische und experimentelle Untersuchungen zur Proteolyse des operierten Magens. Ergebn. Chir. Orthop. **39**, 197 (1955); — Das Magen-Duodenal-Carcinom. Langenbecks Arch. klin. Chir. **287**, 430 (1957); — Pathophysiologische Grundlagen der Chirurgie in ihrer Auswirkung auf chirurgisches Handeln. Stuttgart: Thieme 1958; — Dumping-Syndrom und Ernährungsstörungen. Bull. Soc. int. Chir. **26**, 163 (1967). — LINDENSCHMIDT, TH. O., u. F. BRAMSTEDT: Proteolysestörungen und abdominelle Beschwerdebilder. Verh. dtsch. Ges. inn. Med. **60**, 408 (1954). — LINDENSCHMIDT, TH. O., u. H. RADVAN: Funktionelle Ergebnisse nach Magenoperationen. Z. Gastroent. **1**, 321 (1963). — LINDLAR, F.: Das Auftreten von Lysophosphatiden bei der Autolyse. Naturwissenschaften **49**, 543 (1962). — LINDNER, H.: Akute Pankreatitis (Pankreasnekrose) infolge Glucocorticoidtherapie. Dtsch. med. Wschr. **89**, 833 (1964). — LINDSAY, S., C. ENTENMAN, and J. L. CHAIKOFF: Pankreatitis accompanying hepatic disease in dogs fed a high fat, low protein diet. Arch. Path. **45**, 635 (1948). — LIPP, W. F., and M. H. LIPSITZ: The clinical significance of the co-existence of peptic ulcer and portal cirrhosis with special reference to the problem of massive haemorrhage. Gastroenterology **22**, 181 (1952). — LITTMAN, A., and J. B. HAMMOND: Diarrhoea in adults caused by deficiency in intestinal disaccharidases. Gastroenterology **48**, 237 (1965). — LÖFGREN, L., A. SEPPÄLÄ, and L. VNOLIO: Retrograde intussusception of the jejunum following gastric resection. Acta chir. scand. **126**, 627 (1963). — LOMANTO, C., and W. S. HOWLAND: Problems in diagnosing halothane hepatitis. J. Amer. med. Ass. **214**, 1257 (1970). — LONGMIRE, W. P.: Total gastrectomy for cancer of the stomach. Surg. Gynec. Obstet. **84**, 21 (1947). — LONGMIRE, W. P., and J. M. BEAL: Construction of a substitute gastric reservoir following total gastrectomy. Ann. Surg. **135**, 637 (1952).— LONGO, O. F., C. A. S. GALLARDO et A. FERRARIS: Contribution à la pathogénique des pancréatites aigues. Arch. Mal. Appar. dig. **40**, 1300 (1951). — LORBER, S. H., and H. SHAY: Afferent loop studies after subtotal gastric resection. Amer. J. Sci. **222**, 544 (1951). — LORENZ, H., u. H. SCHUR: Unsere Erfahrungen über den Wert der Antrumresektion bei der Behandlung des Ulcus pepticum. Langenbecks Arch. klin. Chir. **119**, 239 (1922). — LOUS, P., and M. SCHWARTZ: The absorption of vitamin $B_{12}$ following partial gastrectomy. Acta med. scand. **164**, 407 (1959). — LOWDON, A. G. R.: Gastrojejunal ulceration. Edinb. med. J. **55**, 533 (1948); — Gastrojejunocolic fistula. Brit. J. Surg. **41**, 113 (1953). — LUCHMANN, A., H. W. SCHREIBER, G. ESSER u. K. H. SCHRIEFERS: Magenulcus und Lebererkrankungen. Med. Klin. **59**, 812 (1964). — LUDES, H., u. M. KARSTIEN: Die Bedeutung der Magenresektion in der Klinik der Lungentuberkulose. Med. Welt. (N.F.) **17**, 1959 (1966). — LÜKO, G., u. T. NAGY: Die Herniation der ausführenden Jejunumschlinge nach Magenresektion. Chir. Praxis **11**, 197 (1958). — LUNDH, G.: The mechanism of absorption after gastrectomy. Acta chir. scand., Suppl. **231**, 1 (1958); — The mechanism of postgastrectomy malabsorption. Gastroenterology **42**, 637 (1962). — LUNDMAN, T., E. ORINIUS, and G. THORSEN: Incidence of gallstone disease following partial gastric resection. Acta chir. scand. **127**, 130 (1964). — LUNDQUIST, V. J.: Pancreatitis complicating common duct surgery. Mississippi V. med. J. **36**, 167 (1953). — LYNN, D., L. J. HAY, and P. H. WANGENSTEEN: The potential closed duodenal loop in gastric resection. Surgery **12**, 566 (1942).

MACHELLA, T. E.: Mechanism of post-gastrectomy "dumping syndrome". Ann. Surg. **130**, 145 (1949); — Mechanism of the post-gastrectomy dumping syndrome. Gastroenterology **14**, 237 (1950); — Undesirable sequelae of subtotal gastric resection. Med. Clin. N. Amer. **40**, 391 (1956); — What is the dumping syndrome? Amer. J. dig. Dis., N. S. **2**, 278 (1957); — Postsurgical problems of the gastrointestinal tract, gastric resection difficulties. J. Amer. med. Ass. **174**, 2111 (1960). — MACLEAN, L. D.: Incidence of megaloblastic anemia after subtotal gastrectomy. New Angl. J. Med. **257**, 262 (1957). — MACLEAN, L. D., J. F. PERRY, W. D. KELLY, D. G. MOSSER, A. MANNICK, and O. H. WANGENSTEEN: Nutrition following subtotal gastrectomy of 4 types (Billroth I and II, segmental and tubular resections). Surgery **35**, 705 (1954).— MACLEAN, L. D., and R. D. SUNDBERG: Incidence of megaloblastic anemia after total gastrectomy. New Engl. J. Med. **254**, 885 (1956). — MADDEN, J. L., B. Y. LEE, and W. J. McCANN: Evaluation of partial resection of the vagus nerves alone and combined in the treatment of gastroduodenal ulcer. Amer. Surg. **31**, 595 (1965). — MADDING, G. F., B. F. McLAUGHLIN, and R. DE RIEMER: Jejunogastric intussusception. Amer. J. Surg. **92**, 636 (1956). — MADDOCK, W. G.: Current concept of the treatment of gastrojejunal ulcer. Proc. Inst. Med. Chic. **21**, 111 (1956). — MADLENER, M.: Über Pylorektomie bei pylorusfernem Magengeschwür. Zbl. Chir. **50**, 1313 (1923). — MADSEN, P.: Intestinal motility following partial gastrectomy. Acta chir. scand. **127**, 667 (1964). — MAGEE, D. F., L. A. FRAGOLA, and T. T. WHITE: Gastric acid and the gastro-pancreatic distension reflex. Gastroenterology **44**, 811 (1963). — MAGEE, L. W., J. GALLAI-HATCHARD, H. SANDERS, and R. H. S. THOMPSON: The purification and properties of phospholipase A from human pancreas. Biochem. J. **83**, 17 (1962). — MAHAFFEY, J. H., and J. M. HOWARD: The incidence of postoperative pancreatitis. Arch. Surg. **70**, 348 (1955). — MAINGOT, R.: Abdominal operations. Appleton-Century-Crofts 1961. — MALLET-GUY, P.: Grundlagen und Erfolge der chirurgischen Behandlung der chronischen Pankreatitis. Langenbecks Arch. klin. Chir. **292**, 646 (1959). — MALLET-GUY, P., et J. FEROLDI: Bases pathologiques, expérimentales et cliniques de la splanchnicectomie gauche dans le traitement des pancréatites chroniques récidivantes. Presse méd. (Paris) **1953**, 99. — MALLINCKRODT, H. V.: Indikation zur einfachen und erweiterten totalen Gastrektomie und Kardiotomie beim Magencarcinom. Zbl. Chir. **79**, 518 (1954). — MARACLIANO, G.: Sulla genesi allergica della necrosi acuta del pancreas. Biorn. Batter **38**, 129 (1948). — MARKHOFF, N., u. E. KAISER: Krankheiten der Leber und der Gallenwege in der Praxis. Stuttgart: Thieme 1962. — MARKS, J. N., S. BANK, and J. H. LOUW: The diagnosis and management of pancreatitis. In: Progress in gastroenterology, p. 412. New York: Grune & Stratton 1968. — MARSHALL, S. F., and J. KNUD-HANSEN: Gastrojejunocolic and gastrocolic fistulas. Ann. Surg. **145**, 770 (1957). — MARSHALL, S. F., and H. W. REINSTINE: The role of the pyloric antrum in the production of gastrojejunal ulcer following gastrectomy. Surg. Clin. N. Amer. **35**, 711 (1955). — MARSHALL, S. F., and G. K. TERRELL: Postoperative recurrent ulcer. Surg. Clin. North. Amer. **37**, 653 (1957). — MARTINI, G. A., W. DÖLLE, F. PETERSEN, U. TRESKE u. G. STROHMEYER: Die exsudative Gastroenteropathie, ein polyätiologisches Syndrom. Internist (Berl.) **4**, 197 (1963). — MASSHOFF, W., F. LINDLAR u. H. J. STOLPMANN: Morphologische und lipid-chemische Untersuchungen zur Autolyse von Leber und Pankreas. Virchows Arch. path. Anat. **337**, 340 (1964). — MATHESON, C.: Conversion of Billroth II to Billroth I for relief of postgastrectomy symptoms. Amer. J. Surg. **90**, 317 (1955). — MATHEWS, D. H., W. LAWRENCE, J. W. POPELL, P. VANAMEE, and H. T. RANDALL: Change in effective circulating volume during experimental "dumping syndrome". Surgery **48**, 185 (1960). — MAURER, G.: Postoperative Pankreatitis. Langenbecks Arch. klin. Chir. **292**, 601 (1959). — McCAUGHAN, J. J., and R. F. BOWERS: Favorable post-gastrectomy results in Billroth II patients with a small stoma. Arch. Surg. **77**, 837 (1958). — McCUTCHEON, A. D.: Reflux of duodenal contents in the pathogenesis of pancreatitis. Gut **5**, 260 (1964); — A fresh approach to the pathogenesis of pancreatitis. Gut **9**, 296 (1968). — McCUTCHEON, A. D., and D. RACE: Experimental pancreatitis: Use of a new antiproteolytic substance. Trasylol. Ann. Surg. **158**, 233 (1963). — McDONALD, J. A., and W. K. WELSH: The immediate results of operations for duodenal ulcer: A comparative study of the morbidity and mortality of vagotomy and pyloroplasty versus subtotal gastrectomy. Canad. med. Ass. J. **92**, 652 (1965). — McDONALD, R. M., F. J. INGELFINGER, and H. W. BELDING: Late effects of total gastrectomy in man. New Engl. J. Med. **237**, 887 (1947). — McGOWAN, G. K., and M. R. WILLS: Diagnostic value of plasma amylase, especially after gastrectomy. Brit. med. J. **1964I**, 160. — McKAY, D. G.: Disseminated intravascular coagulation. An intermediary mechanism of disease. New York: Hoeber Med. Div. Harper & Row 1965. — McKay, D. G., S. J. Merrill, A. E. Weiner, A. T. Herting, and D. E. Reid: The pathologic anatomy of eclampsia bilateral renal cortical necrosis, pituitary necrosis, and other acute fatal complications of pregnancy and its possible relationship to the generalized Shwartzman phenomenon. Amer. J. Obstet. Gynec. **66**, 507 (1953). — Medwid, A., J. Weissman, H. T. Randall, H. N. Bane, P. Vanamee, and K. E. Roberts: Physiologic alterations resulting from carbohydrate, protein and fat meals in patients following gastrectomy: The relationship of these changes to the dumping syndrome. Ann. Surg. **144**, 953 (1956). — Meessen, H.: Experimentelle Untersuchungen zum Collapsproblem. Beitr. path Anat. **102**, 191 (1939). — Melissinos, K., and I. Katsaros: Pathogenesis of disturbance in blood sugar relation after gastrectomy. Amer. dig. Dis. **21**, 288 (1954). — Menguy, R. B., G. A. Hallenbeck, J. L. Bollman, and J. H. Grindlay: Ductal and vascular factors in etiology of experimentally induced acute pancreatitis. Arch. Surg. **74**, 881 (1957). — Merendino, K. A., B. G. Lannin, F. Kolouch, I. Baronofsky, S. S. Litow, and O. H. Wangensteen: Length of afferent duodenal-jejunal loop in gastric resection, a factor in stomal ulcer. Proc. Soc. exper. Biol. (N.Y.) **58**, 226 (1945). — Merkel, H.: Verdauungsorgane. In: Kaufmann-Staemmler, Lehrbuch der speziellen pathologischen Anatomie, Bd. I/2. Berlin: Walter de Gruyter & Co. 1956. — Merkel, K. L., u. J. Merkel: Zur Tuberkulose der Magenresezierten. Beitr. Klin. Tuberk. **127**, 632 (1963); — Zur Quote der Magenresezierten in der österreichischen Bevölkerung und ihrer tuberkulösen Morbidität. Gastroenterologia (Basel) **101**, 20 (1964). — Merker, H. J., J. Wedell u. D. Neubert: Biochemische und strukturelle Veränderungen an den Zellorganellen der Leber nach vollständiger Kreislaufunterbrechung. Naunyn-Schmiedebergs Arch. exp. Path. Pharmak. **249**, 85 (1964). — Metcalf, P. B., P. Cooper, and R. H. Smithwick: Subtotal gastrectomy for peptic ulcer, a 1 to $4^1/_2$ year clinical and laboratory follow-up study. Ann. Surg. **142**, 924 (1955). — Meurling, S.: Postcibal symptoms after partial gastrectomy for peptic ulcer. Uppsala: Almquist & Wikells 1953. — Meyer, K. A., S. O. Schwarz, and L. H. Weissman: Pernicious anemia following total gastrectomy. Arch. Surg. **42**, 18 (1941). — Mikulicz, J. v.: Zur operativen Behandlung des stenosierenden Magengeschwürs. Arch. klin. Chir. **37**, 79 (1888). — Millbourn, E.: Wie entsteht in der Regel die akute Pankreasnekrose bei Choledochussteinbildung. Chirurg **15**, 289 (1943); — On acute pancreatic affections following gastric resection. Acta chir. scand. **98**, 1 (1949). — Mirsky, J. A., and E. D. Freis: Renal and hepatic injury in trypsin shock. Proc. Soc. exp. Biol. (N.Y.) **57**, 278 (1944). — Mix, C. L.: "Dumping Stomach" following gastro-jejunostomy. Surg. clin. N. Amer. **3**, 617 (1922). — Mörl, H.: Frühtodesursachen bei Magenresektionen nach Billroth II. Med. Klin. **62**, 1861 (1967). — Mörl, H., u. J. Venzmer: Der Myokardinfarkt bei Magenresezierten. Virchows Arch. path. Anat. **341**, 79 (1966). — Mollin, D. L.: Vitamin $B_{12}$ metabolism in man using cobalt 58 ($^{58}$Co) as a tracer. Proc. roy. Soc. Med. **55**, 141 (1962). — Mollin, D. L., and J. D. Hines: Late postgastrectomy syndromes. Observations on the nature and pathogenesis of anemia following partial gastrectomy. Proc. roy. Soc. Med. **57**, 575 (1964). — Mollin, D. L., and A. V. Hoffbrand: Diagnosis of folate deficiency. Scand. J. Haemat., Suppl. **3**, 1 (1965). — Monaci, M., M. Pace, and G. Gabbrielli: Correlazione tra variazioni umorali e quadri clinici dopo "dumping provocata" nei gastroresecati. Argomenti in favore della patogenesis umorale della sindrome postcibale precoce. Acta chir. ital. **21**, 425 (1965). — Monasterio, G.: Über die agastrischen Anämien. Klin. Wschr. **17**, 1385 (1939). — Moore, H. G.: Complications of gastric surgery. In: Harkins, H. N., and L. M. Nyhus, Surgery of the stomach and duodenum. London: Churchill Ltd. 1962. — Morawitz, P.: Agastrische Anämien und ihre Beziehungen zur Anaemia perniciosa. Arch. Verdau.-Kr. **44**, 305 (1930). — Morel, C. J. L.: Tratamiento de la ulcera duodenal con vagotomia y avenamiento gastrico. Bull. Soc. int. Chir. **25**, 228 (1966). — Morgan, M. E., C. Rimington, and N. Wittacker: Folic acid in megaloblastic anaemia after total gastrectomy. Lancet **1947II**, 128. — Morgan, R. G. H., J. Barrowman, H. Wendek, and B. Borgstroem: The lipolytic enzymes of rat pancreatic juice. Biochim. biophys. Acta (Amst.) **167**, 355 (1968). — Moroney, J.: Colonic replacement of the stomach. Lancet **1951I**,

993; — Colonic replacement and restoration of the human stomach. Ann. roy. Coll. Surg. Engl. **12**, 328 (1953). — Morris, F. J., and L. Duncan: Pancreatitis following subtotal gastrectomy. Irish J. med. Sci. **363**, 106 (1956). — Morris, G. C. J., L. J. Greenfield, G. L. Jordan, G. H. Peddie, J. R. Gordon, and M. E. De Bakey: Physiologic considerations in the dumping syndrome. Ann. Surg. **150**, 90 (1959). — Morris, R. E.: Studies on the development of pancreatic necrosis in the living mouse. Bull. Johns Hopk. Hosp. **114**, 212 (1964). — Morton, C. B., E. M. Aldrich, and L. D. Hill: Internal hernia after gastrectomy. Ann. Surg. **141**, 759 (1955). — Moser, F. H., F. H. Ellis, J. L. Bollman, and J. H. Grindlay: Fecal excretion of fat following esophagogastrectomy in animals. Surg. Gynec. Obstet. **105**, 332 (1957). — Moutant, R.: Dilatation aigue de l'estomac après gastrectomie. Chirurg **18**, 668 (1947). — Moutier: Traité de gastroscopie et de pathologie endoscopique de l'estomac. Paris: Masson & Cie. 1945. — Moutier, F.: Ulcères et ulcérations gastriques et jejunales après gastrectomie. Acta gastro-enterol. belg. **13**, 973 (1950). — Moynihan, B. G. A.: A case of complete gastrectomy. Lancet **1911 II**, 430. — Mühlberghuber, R.: Retrograde Dünndarminvagination in den Magenstumpf nach Magenresektion. Chirurg **23**, 429 (1952). — Müller-Wieland, K.: Klinik des Magenresezierten — Subjektive und objektive Symptome und Spätsyndrom des Magenresezierten — Ernährungsstörungen, Magenstumpfkarzinom, Lungentuberkulose der Magenoperierten. In: Magenoperation und Magenoperierter (Hrsg. Bartelheimer, Maurer, Schreiber), S. 181 und 319. Berlin: Walter de Gruyter & Co. 1969. — Müller-Wieland, K.: Motilitätsänderungen des Duodenums bei Pankreaserkrankungen. Z. ges. exp. Med. **137**, 294 (1963). — Muir, A.: Postgastrectomy syndromes. Brit. J. Surg. **37**, 165 (1949). — Mulder, S., R. A. Brown, A. G. Thompson, and F. N. Gurt: Acute hypotension in the pathogenesis of acute pancreatitis. Surg. Forum **16**, 380 (1965). — Muri, J. W.: Gastrointestinal insufficiency after partial gastrectomy. Acta med. scand. **158**, 151 (1957). — Mydland, W. B., L. G. Bartholomew, and D. O. Ferris: Hemorrhage as a complication of gastroenterostomy. Ann. Surg. **144**, 950 (1956).

Nagel, W.: The activation of proteolytic proenzymes. Gut **7**, 300 (1966). — Nagel, W., K.-P. Robel u. F. Willig: Über die Aktivierung proteolytischer Proenzyme des Pankreas. Klin. Wschr. **43**, 171 (1965). — Nagel, W., u. F. Willig: Proteolytische Enzyme im Pankreas unter normalen und pathologischen Bedingungen. Klin. Wschr. **42**, 400 (1964); — Verteilung von proteolytischen Enzymen in Organen und Zellbestandteilen. Naturwissenschaften **51**, 115 (1964); — Aktivität und intrazelluläre Lokalisation proteolytischer Enzyme in verschiedenen Organen. Z. Vitamin-, Hormon- u. Fermentforsch. **14**, 89 (1964/65). — Naish, and W. M. Capper: Intestinal cul-de-sac phenomena in man. Lancet **1953 II**, 597. — Nakayama, K.: Die Beurteilung verschiedener operativer Methoden für die totale Gastrektomie. Chirurg **26**, 266 (1955). — Neame, P. B., and S. M. Joubert: Postalcoholic hypoglycaemia and toxic hepatitis. Lancet **1961 II**, 793. — Nelp, W. B.: Acute pancreatitis associated with steroid therapy. Arch. intern. Med. **108**, 702 (1961). — Nemir, P., and D. D. Drabkin: The pathogenesis of acute pancreatitis. Surgery **40**, 171 (1956). — Neubert, H.: Lungentuberkulose und Magenresektion. Tuberk.-Arzt **12**, 444 (1958); — Verlauf der Lungentuberkulose bei Magenresezierten. Tuberk.-Arzt **14**, 22 (1960). — Neuhold, R., u. H. G. Wolf: Zur Morphologie der Eisenausscheidung. Neue Öst. Z. Kinderheilk. **1**, 549 (1956). — Neumayr, A.: Die Bedeutung des chronischen Alkoholgenusses für die interne Medizin. Wien. Z. inn. Med. **40**, 99 (1959); — Pathophysiologie des resezierten Magens. Z. Gastroent. **5**, 123 (1967). — Neumayr, A., W. Preibisch u. E. E. Reimer: Über die Pankreasfunktion nach totaler Entfernung des Magens. Wien. Z. inn. Med. **34**, 217 (1953). — Niedner, F.: Das Gastro-Duodenale-Verbundsystem. Heilkunst **80**, 1 (1967). — Nikoloff, N. P.: Histologische Veränderungen der Dünndarmschleimhaut bei Kranken mit chronischer Cholecystitis (Cholangitis). Z. ges. inn. Med. **20**, 117 (1965). — Nissen, R.: Die chirurgische Behandlung des duodenischen Magen- und Duodenalgeschwürs. Dtsch. med. Wschr. **77**, 1277 (1952); — Erhaltung des Antrums statt totaler Gastrektomie bei der Operation des hochsitzenden Magenkarzinoms. Schweiz. med. Wschr. **84**, 439 (1954); — Die Resektionstechnik beim chronischen Duodenal- und Jejunalgeschwür. Stuttgart: Thieme 1954. — Nissen, R., u. W. Hess: Operationen am Magen und Duodenum. In: Breitner, Operationslehre, Bd. IV/1. Wien:

Urban & Schwarzenberg 1958. — NOBLES, E. R.: Vagotomy and gastroenterostomy. Amer. Surg. **32**, 177 (1966). — NODINE, J. H., and M. GREBERMAN: Section of clinical pharmacology, Hahnemann. Philadelphia: Medical College & Hospital 1968.— NORING, O.: The afferent loop syndrome elucidated by three cases. Acta chir. scand. **115**, 276 (1958). — NUBOER, J. F.: Recurrent ulceration after surgical treatment of gastro-duodenal peptic ulcer. Ann. roy. Coll. Surg. **28**, 303 (1961). — NUSSBAUMER, A., E. DE ARTEGA u. H. REBER: Zur Resorption von Vitamin A beim Dumping-Syndrom nach Magenresektion. Gastroenterologia (Basel) **95**, 34 (1961). — NYHUS, L. M.: The role of the antrum in the surgical treatment of peptic ulcer. Gastroenterology **38**, 21 (1960); — Stomal ulcer. In: Surgery of the stomach and duodenum, ed. by H. N. HARKINS and L. M. NYHUS. London: Churchill Ltd. 1962; — Grundlagen und Resultate der „Combined-Operation". Langenbecks Arch. klin. Chir. **319**, 237 (1967). — NYHUS, L. M., N. D. CHAPMAN, R. V. DE VITO, and H. N. HARKINS: Experimental studies of gastric secretion following antrum exclusion and vagotomy. Bull. Soc. int. chir. **20**, 23 (1961). NYHUS, L. M., E. A. KANAR, H. G. MOORE, L. R. SAUVAGE, E. J. SCHMITZ, E. H. STORER, and H. N. HARKINS: Gastrojejunostomy and Finney pyloroplasty: their effects upon Heidenhain pouch secretion in vagotomized and nonvagotomized dogs. Surg. Forum **5**, 346 (1955). — NYHUS, L. M., W. C. MCDADE, R. E. CONDON, J. K. STEVENSON, and H. N. HARKINS: Further experiences with jejunal gastrostomy. Arch. Surg. **83**, 864 (1961).

OATES, J. A., W. A. PETTINGER, and R. B. DOCTER: Evidence for the release of bradykinin in carcinoid syndrome. J. clin. Invest. **45**, 173 (1966). — OCHSNER, A., J. BLALOCK, and A. SUCRE: Carcinoma of the stomach. Amer. Surg. **21**, 1 (1955). — OHRDAHL, N. B., F. P. ROSS, and D. V. BAKER: The failure of partial gastrectomy with gastroduodenostomy in the treatment of duodenal ulcer. Surgery **38**, 158 (1955).— OLCH, P. D., and H. N. HARKINS: Quantitative assessment of extent of gastric resection: comparison of pattern-planimeter and pattern-weight methods. Surgery **48**, 437 (1960). — O'NEILL, T.: The dumping syndrome — an operation for its prevention. Brit. J. Med. **1950**II, 15. — OPIE, E. L.: The relation of cholelithiasis to diseases of the pancreas and the fat necrosis. Amer. J. med. Sci. **121**, 27 (1901); — The etiology of acute hemorrhagic pancreatitis. Bull. Johns Hopk. Hosp. **12**, 182 (1902); — Diseases of the pancreas, 2nd ed. Philadelphia: J. B. Lippincott Co. 1910. — OPITZ, E., u. D. LÜBBERS: Allgemeine Physiologie der Zell-Gewebsatmung. In: Handbuch der allgemeinen Pathologie, Bd. IV/2, S. 395. Berlin-Göttingen-Heidelberg: Springer 1957. — OPPENHEIMER, E. H., and J. K. BOITNOTT: Pancreatitis in children following adrenal corticosteroid therapy. Bull. Johns Hopk. Hosp. **107**, 297 (1960). — ORDAHL, N. B., F. P. ROSS, and D. V. BAKER: The failure of partial gastrectomy with gastroduodenostomy in the treatment of duodenal ulcer. Surgery **38**, 158 (1955). — OTT, W., u. W. ZINGG: Ist das Ulcus pepticum jejuni immer die Folge einer zu wenig radikalen Magenresektion? Ärztl. Wschr. **1955**, 533. — OTTENJANN, R.: Endoskopie des operierten Magens. Fortschr. Med. **84**, 270 (1966). — OWREN, P. A.: The pathogenesis and treatment of iron deficiency anemia after partial gastrectomy. Acta chir. scand. **104**, 206 (1952).

PACK, G. T., and G. P. MCNEER: End results in treatment of cancer of the stomach: analysis of 795 cases. Surgery **24**, 769 (1948). — PACK, G. T., G. P. MCNEER, R. D. BRASFIELD, K. E. ROBERTS, D. A. SUNDERLAND, L. G. ORTEGA, and T. T. RANDALL: Treatment of gastric cancer. Arch. Surg. **75**, 863 (1957). — PALUMBO, L. T., and W. S. SHARPE: Neurohumoral gastric secretory control in chronic duodenal ulcer. Surgery **56**, 1045 (1964); — Bleeding duodenal ulcer: comparison of our results in 715 cases. Surgery **58**, 473 (1965). — PAPP, M., E. BACSY, and J. HORVATH: Lipase as the trigger for pancreatic autodigestion. European Pancreatic Club, IV. Symposium, Göttingen 1969. — PAPP, M., E. NEMETH, J. FEUER, and J. FODOR: Effect of an impairment of lymph flow on experimental acute "pancreatitis". Acta med. Acad. Sci. hung. **11**, 203 (1958). — PARR, F., u. N. WILLERDING: Einige Untersuchungen zur Pathogenese des Dumping-Syndroms an magenresezierten Patienten nach intrajejunaler Glukosegabe mit besonderer Berücksichtigung des Kreislaufs und des Elektrokardiogramms. Arch. Kreisl.-Forsch. **46**, 320 (1965). — PAULINO-NETTO, A., and D. A. DREILING: Chronic duodenal obstruction: a mechano-vascular etiology of pancreatitis. Amer. J. dig. Dis., N. S. **5**, 1006 (1960). — PAULSON, M., and J. C. HARVEY: Hematological alterations of the total gastrectomy. J. Amer. med. Ass. **156**, 1556 (1954). — PAXTON, J. R., and J. H. PAYNE: Acute pancreatitis. A statistical review of 307 established cases of acute pancreatitis. Surg. Gynec. Obstet. **86**, 69 (1948). — PAYR, E.: Erfahrungen über Excision und Resektion bei Magengeschwüren. Langenbecks Arch. klin. Chir. **92**, 199 (1910). — PEARCE, C. W., G. L. JORDAN, and M. E. DE BAKEY: Intra-abdominal complications following distal subtotal gastrectomy for benign gastroduodenal ulceration. Surgery **42**, 447 (1957). — PEDDIE, G. H., G. L. JORDAN, and M. E. DE BAKEY: Further studies on pathogenesis of postgastrectomy syndrome. Ann. Surg. **146**, 892 (1957). — PEEBLES BROWN, D. A., A. G. MELROSE, and J. WALLACE: The blood groups in peptic ulceration. Brit. J. Med. **1956 II**, 135. — PELLEGRINI, G. F., V. ROVATI, E. MIRELLI e A. TAJANA: Gli aspetti roentgencinematografici ed endoscopici dello stomaco sottoposto a vagotomia. Arch. ital. Chir. **93**, 5 (1967). — PENDOWER, J. E. H., and N. C. TANNER: Pankreatitis following gastrectomy. Brit. J. Surg. **47**, 145 (1959). — PENICK, R. M., and R. A. ARMSTRONG: Results of subtotal gastrectomy in 449 patients with benign peptic ulcers. Amer. J. Gastroent. **32**, 152 (1959). — PERMAN, E.: The so-called dumping syndrome after gastrectomy. Acta med. scand., Suppl. **196**, 361 (1947). — PERNOW, B.: Pharmacology of substance P. Ann. N. X. Acad. Sci. **104**, 393 (1963). — PERNOW, B., M. ROCHA e SILVA: A comparative study of bradykinin and substance P. Acta physiol. scand. **34**, 59 (1955). — PERNOW, B., and S. WALLENSTEN: The dumping syndrome. Acta chir. scand. **128**, 530 (1964). — PFEFFER, R. B., A. LAZZARINI, ROBERTSON, JR., D. SAFADI, G. MIXTER, C. F. SEGOY, and J. W. HINTON: Gradations of pancreatitis edematous, through hemorrhagic, experimentally produced by controlled injection of microspheres into blood vessels in dogs. Surgery **51**, 764 (1962). — PFEIFFER, K. M., u. J. H. DUNANT: Cholelithiasis als Folge der Magenchirurgie. Schweiz. med. Wschr. **98**, 1975 (1968). — PFUHL, N. D., M. POLAK, J. V. M. CAMPOS, S. KURBAN u. J. T. PONTES: Störung der Fettverdauung nach Gastrektomie. Verh. dtsch. Ges. inn. Med. **63**, 479 (1957). — PIERANDOZZI, J. S., and J. H. RITTER: Transient achalasia. A complication of vagotomy. Amer. J. Surg. **111**, 356 (1966). — PIERI, G., e U. TANFERNA: Effetti della resezione di vago sulla secrezione gastrica dell uomo. Rif. med. **46**, 323 (1930). — PITNEY, W. R., and M. F. BEARD: Vitamin $B_{12}$ deficiency following total gastrectomy. Arch. intern. Med. **95**, 591 (1955). — PIZZECCO, E.: Akute Pankreatitis und Pankreasnekrose. Münch. med. Wschr. **102**, 795 (1960). — PLANTA, F. V.: Nicht-insulinproduzierende Inselzellgeschwülste des Pankreas und Ulcus pepticum (Zollinger-Ellison-Syndrom). Zürich-Basel: B. Schwabe & Co. — PLENK, A.: Zur Technik der Resektion zur Ausschaltung. Zbl. Chir. **63**, 3019 (1936). — POKA, L., B. RINGELHANN, L. SZABO u. G. OSVATH: Auswertung der Postresektionsbeschwerden auf Grund klinischer und Laboratoriumsuntersuchungen. Bruns' Beitr. klin. Chir. **200**, 454 (1960). — POLAK, M., and J. F. PONTES: The cause of postgastrectomy steatorrhea. Gastroenterology **30**, 489 (1956). — POLLYCOVE, M.: Iron metabolism and kinetics. Sem. Hemat. **3**, 235 (1966). — POLYA, E.: Zur Pathogenese der akuten Pankreasblutung und Pankreasnekrose. Berl. klin. Wschr. **43**, 1562 (1906); — Die Wirkung des Trypsins auf das lebende Pankreas. Arch. ges. Physiol. **121**, 483 (1908). — PONKA, J. L., S. E. LANDRUM, and L. CHAIKOF: Acute pancreatitis in the postoperative patient. Arch. Surg. **83**, 475 (1961). — PONTES, J. F., and D. P. NEVES: Adrenal stimulation in the dumping syndrome. Gastroenterology **23**, 431 (1953). — POPOW, E., u. G. ANGELOW: Leberinfarkt infolge einer Gastrektomie. Zbl. Chir. **90**, 1799 (1965). — POPPER, H. L.: The pathological aspects of pancreatic disease. Rev. Gastroent. **19**, 183 (1952). — POPPER, H. L., and H. NECHELES: Pathways of enzymes into the blood in acute damage of the pancreas. Proc. Soc. exp. Biol. (N.Y.) **43**, 220 (1940). — POPPER, H. L., and K. C. RUSSELL: Transition of pancreatic edema into pancreatic necrosis. Surg. Gynec. Obstet. **87**, 79 (1948). — POPPER, H. L., and F. SCHAFFNER: The liver. Structure and function. New York: McGraw-Hill Co. 1957; — Die Leber, Struktur und Funktion. Stuttgart: Thieme 1961. — POSTH, H. E., W. PRIBILLA u. H. FAILLARD: Vitamin $B_{12}$-Resorptionsstörungen nach totaler und partieller Gastrektomie. Med. Klin. **57**, 789 (1962). — PRIBAM, B. O.: Die Gastro-Enterostomie als Krankheit. Klin. Wschr. **1**,

1642 (1923). — PRIBILLA, W.: Anämien nach Magenresektion und Gastrektomie. In: Magenoperation und Magenoperierter (Hrsg. BARTHELHEIMER-MAURER-SCHREIBER), S. 344. Berlin: De Gruyter Co. 1969; — Intrinsic-factor. Mat. med. Nordmark **18**, 193 (1966). — PRIBILLA, W., u. H. E. POSTH: Untersuchungen mit radioaktivem Vitamin $B_{12}$ bei partieller und totaler Gastrektomie unter besonderer Berücksichtigung der Intrinsic-factor-Produktion. Schweiz. med. Wschr. **88**, 1306 (1958). — PRIESTLEY, J. T., and R. H. GIBSON: Gastrojejunal ulcer: clinical features and late results. Arch. Surg. **56**, 625 (1948). — PROLLA, J. C., D. W. TAEBEL, and J. B. KIRSNER: Perforation of an esophagogastric anastomotic ulcer into the left atrium. Gastroenterology **52**, 871 (1967). — PUHL, H.: Über die Bedeutung entzündlicher Prozesse für die Entstehung des Ulcus ventriculi et duodeni. Virchows Arch. path. Anat. **260**, 1 (1926). — PULIN, A., L. CONTRO, A. SCARDUELLI, and G. ZANELLA: The action of the various antagonists of serotonin in the treatment of the dumping syndrome. Chir. thorac. **18**, 327 (1963). — PULVERCRAFT, C. N.: The results of partialgastrectomy for peptic ulcer. Lancet **1952I**, 225; — The late results of gastric resections. Brit. J. Surg. **51**, 414 (1964). — PUTZKE, H. P., u. K. NICSOVICS: Enzymhistochemische und ultramikroskopische Untersuchung der Wirkung von ACTH und Prednison auf die Kinetik der Bauchspeichelbildung der Ratte. Zbl. allg. Path. path. Anat. **107**, 414 (1965).

RAINER, O., u. ZOLLINGER: Die Folgen der totalen Gastrektomie und ihre Behandlung. Langenbecks Arch. klin. Chir. **286**, 539 (1958); — Die perorale Eisenresorption nach totaler Gastrectomie. Wien. klin. Wschr. **67**, 735 (1955); — Die Anämien nach totaler Gastrektomie. Langenbecks Arch. klin. Chir. **281**, 371 (1956); — Die enterale Eisenresorption nach Teil- und Totalresektion des Magens. Klin. Med. **11**, 25 (1956). — RAMMINGER, M., u. D. RICHTER: Nachuntersuchungsergebnisse von Magenresektionen nach Billroth II mit antekolischer Anastomose und Kappeler-Nähten. Zbl. Chir. **93**, 432 (1968). — RAMSON, H. K.: Subtotal gastrectomy for gastric ulcers: a study of end results. Ann. Surg. **126**, 633 (1947). — RANDALL, H. T.: Alterations in gastrointestinal tract function following surgery. Surg. Clin. N. Amer. **38**, 585 (1958). — RAPPERT, E.: Penetration eines Magenulkus in die linke Herzkammer. Klin. med. **5**, 367 (1950). — RAUCH, R. F.: An evaluation of gastric resection for peptic ulcer; review of 893 cases. Surgery **32**, 638 (1952). — RAZIN, E., M. G. FELDMAN, and D. A. DREILING: The nature of the lymphatic lymph flow response to secretin and related hormones. Fed. Proc. **20**, 252 (1961). — READ, R. C., J. A. JOHNSON, J. A. VICK, and M. W. MEYERS: Vascular effects of hypertonic solutions. Circulat. Res. **8**, 538 (1960). — REDWITZ, E. v.: Die chirurgische Behandlung des Magen- und Duodenalgeschwürs. Stuttgart: Enke 1955. — REICHMANN, J., CH. SCHMIDT u. B. WOHLGEMUTH: Zur Frage der Leberschädigung durch Halothan-Narkosen. Bruns' Beitr. klin. Chir. **212**, 91 (1966). — REICHMANN, J., u. B. WOHLGEMUTH: Der postoperative Leberschaden. Bruns' Beitr. klin. Chir. **208**, 144 (1964). — REIFFERSCHEID, M., H. J. GRUNER u. H. PETERS: Schleimhauthistologie des operierten Ulcusmagens im Vergleich von selektiver Vagotomie und Magenresektion. Langenbecks Arch. klin. Chir. **319**, 276 (1967). — REIMER, E. E.: Über hämatologische Untersuchungen nach Teil- und Totalresektion des Magens. Wien. Z. inn. Med. **33**, 303 (1952); — Hämatologische Probleme beim Magenkarzinom. Krebsarzt **14**, 454 (1959); Agastrische Anämien. In: L. HEILMEYER und A. HITTMAIR, Handbuch der gesamten Hämatologie, Bd. III/1, S. 381. München-Berlin: Urban & Schwarzenberg 1960. — REINHARDT, M., u. R. A. KÜHN: Larvierter Eiweißmangel nach Magenresektion. Ein Beitrag zur Ermittlung des Eiweißkapitals durch Plasmavolumenbestimmung. Dtsch. Arch. klin. Med. **211**, 163 (1965). — REMMELE, W., u D. HARMS: Zur pathologischen Anatomie des Kreislaufschocks beim Menschen. I. Mikrothrombose der peripheren Blutgefäße. Klin. Wschr. **46**, 352 (1968). — REMY, D.: Zur Pathogenese der hypochromen agastrischen Anämie. Klin. Wschr. **29**, 346 (1951). — REMY, D., H. GOLDECK u. W. PANTELMANN: Die postalimentären Beschwerden der Magenoperierten und ihre Beziehungen zum Eisenmangel. Z. klin. Med. **150**, 455 (1953). — RENTSCHNIK, P., et M. DEMOLA: La tuberculose pulmonaire chez les gastrectomisés. Schweiz. med. Wschr. **84**, 591 (1954). — RETTORI, R.: Etude des altérations pancréatiques provoquées par la ligature et le drainage du canal principal chez le chien. Arch. Mal. Appar. dig. **49**, 873 (1960). — RHEA, W. G., D. A. KILLEN, and H. W. SCOTT: Long term results of partial gastric resection without vagotomy in duodenal ulcer disease. Surg. Gynec. Obstet. **120**, 970 (1965). — RICHTERICH, R.: Die Physiologie der Pankreassekretion. In: Leber- und Pankreas-Enzymologie (Hrsg. G. A. MARTINI und E. HAFTER), S. 107. Basel: Karger 1961. — RIEDEL, B.: Die Entfernung des mittleren Abschnittes vom Magen wegen Geschwür. Dtsch. med. Wschr. **35**, 54 (1909). — RITTER, U.: Zur Alkoholpankreatitis. Dtsch. med. Wschr. **90**, 382 (1965). — ROBERTS, J. M.: Electrolyte imbalance in postoperative obstructions at the gastrojejunal stomach. Amer. J. Surg. **90**, 353 (1953). — ROBERTS, K. E., H. T. RANDALL, H. N. BANE, A. MEDWED, and K. SCHWARTZ: Studies of the physiology of the dumping syndrome. N. Y. J. Med. **55**, 2897 (1955). — ROBERTS, K. E., H. T. RANDALL, H. W. FARR, A. P. KIDWELL, G. P. McNEER, and G. T. PACK: Cardiovascular and blood volume alterations resulting from intrajejunal administration of hypertonic solutions to gastrectomized patients: the relationship of these charges to the dumping syndrome. Ann. Surg. **140**, 631 (1954). — RODINO, R.: Technique de l'anastomose oesophagojéjunale après gastrectomie totale. Rèv. Chir. (Paris) **68**, 716 (1956). — RODRIGUEZ, M., F. PARONETTO, and F. SCHAFFNER: Antimitochondrial antibodies in jaundice following drug administration. J. Amer. med. Ass. **208**, 148 (1969). — RÖSNER, K.: Lungentuberkulose bei Magenresezierten. Über die Häufigkeit und Prognose der Lungentuberkulose bei Magenresezierten. Z. Tuberk. **102**, 13 (1953). — ROSENOW, J. H., and J. R. McDONALD: The histology and histopathology of the gastroenteric stoma with especial reference to gastrojejunitis. Gastroenterology **2**, 161 (1944). — ROSS, F. P., and E. C. MEADOWS: The treatment of peptic ulceration by extensive partial gastrectomy with gastroduodenostomy. Surgery **32**, 426 (1952). — ROTH, H. P., and A. J. BEAMS: Effect of vagotomy on motility of the small intestine. Gastroenterology **36**, 452 (1959). — ROTH, H. P., C. L. COGHILL, and H. M. OHUFROCK: Symptoms and patient's adjustment after subtotal gastrectomy. Ann. intern. Med. **51**, 23 (1959). — ROTH, J. L. A., I. M. BECKERS, and H. L. BOCKUS: Results of subtotal gastric resection (B II) for duodenal ulcer. J. Amer. med. Ass. **161**, 794 (1956). — ROTH, J. L. A., F. VILARDELL, and H. AFFOLTER: Postvagotomy gastric stasis. Ann. N. Y. Acad. Sci. **99**, 203 (1962). — ROUGEMONT, J. DE: Pancréatites après gastrectomie. Lyon chir. **45**, 380 (1950). — ROUX, P. P. E.: Chirurgie gastrointestinale. Rev. Chir. **13**, 402 (1893). — ROWLANDS, R. A., and L. SIMPSON: Addisonian anaemia following gastrectomy and gastrojejunostomy. Lancet **1932II**, 1202. — RUDOWSKI, W.: Pankreasverletzung bei Splenektomie. Pol. Przegl. chir. **27**, 1027 (1955). — RUEFF, F. L.: Hat die klassische $^2/_3$-Resektion des Magens beim Ulkus heute noch ihre Berechtigung? Langenbecks Arch. klin. Chir. **319**, 278 (1967). — RUFFIN, J. M., F. C. KEERER, C. CHEARS, W. W. SHINGELON, G. J. BAYLIN, J. K. ISLEY, and A. P. SANDERS: Further observations on the use of J 131-labelled lipids in the study of diseases of the gastrointestinal tract. Gastroenterology **34**, 484 (1958). — RUMBALL, J. M., and C. P. HASSETT: Iron deficiency following subtotal gastric resection. Gastroenterology **32**, 887 (1957). — RYDYGIER, L. v.: Die erste Magenresektion bei Magengeschwür. Zbl. Chir. **9**, 198 (1882).

SAIDI, F., and G. A. DONALDSON: Acute pancreatitis following distal gastrectomy for benign ulcer. Amer. J. Surg. **105**, 87 (1963). — SAIKKU, L. A., and HALONEN: Evaluation of the severity of the dumping syndrome by clinical and roentgenological methods. Acta chir. scand. **109**, 339 (1955). — SAKAI, T., and R. L. CRUESS: Effect of cortisone on the lipids of bone matrix in rats. Proc. Soc. exp. Biol. (N.Y.) **124**, 476 (1959). — SALZER, G. M.: Der operierte Magen. Spätresultate, eigene Ergebnisse. Bibl. gastroent. (Basel) **6**, 74 (1964). — SALZER, G. M., u. H. u. H. KUTSCHERA: Zur Frage: Leberzirrhose als Folgekrankheit nach Magenresektion. Gastroenterologia (Basel) **106**, 295 (1966). — SARLES, H. L., J. C. SARLES, and R. CAMATTE: Etiopathogenesis of pancreatitis. In: The proceedings of the 3rd world congress of gastroenterology Tokyo 1966, vol. IV, p. 282. Tokyo 1967. — SAXON, E., and L. ZIEVE: Weight loss after gastrectomy: comparative importance of residual pouch capacity, presence of an innervated pylorus, fat excretion and postoperative symptoms. Surgery **48**, 666 (1960). — SCHECHTER, S. E., and H. NECHELES: Postprandial symptoms following subtotal gastrectomy for peptic ulcer and their relationship to the glucose tolerance curve. Gastroenterology **12**, 258 (1949). — SCHIASSI, B.: The role of the pyloroduodenal nerve supply in the surgery of the duodenal ulcer. Ann. Surg. **81**, 939 (1925). — SCHIEVELBEIN: Über gallige Peritonitis ohne Perforation der Gallenwege. Bruns' Beitr. klin. Chir. **71**, 570 (1911). — SCHINDLER, R.: Gastritis. New York: Grune & Stratton 1947; — Chronische Gastritis. Klin. Wschr. **44**, 601 (1966). — SCHINDLER, R., and A. E. DAGRADI: Gastroscopic observations following various types of surgery for gastroduodenal ulcer. Surg. Gynec. Obstet. **100**, 78 (1955). — SCHLATTER, C.: Über Ernährung und Verdauung nach vollständiger Entfernung des Magens — Oesophagoenterostomie — beim Menschen. Bruns' Beitr. klin. Chir. **19**, 757 (1897). — SCHMAUSS, A. K.: Magenresektion und Lungentuberkulose. Fortschr. Med. **77**, 253 (1959). — SCHMID, M.: Zur Frage der sog. Halothan-Hepatitis. Schweiz. med. Wschr. **96**, 893 (1966). — SCHMIEDECK, R.: Über den Anastomosenwulst nach Resectio ventriculi mit Gastrojejunostomie. Bruns' Beitr. klin. Chir. **183**, 247 (1951). — SCHMIDT, E., u. F. W. SCHMIDT: Zellschädigung und Enzymaustritt. 4. Lebertagg. der Sozialmediziner, Bad Mergentheim 1965. — SCHMIDT, H., u. W. CREUTZFELDT: Tierexperimentelle Untersuchungen zur Frage der Pankreatitispathogenese. Verh. dtsch. Ges. inn. Med. **72**, 719 (1966); — The possible role of phospholipase A in the pathogenesis of acute pancreatitis. Scand. J. Gastroent. **4**, 39 (1969). — SCHMIDT, H., W. CREUTZFELDT u. E. HABERMANN: Phospholipase A — ein möglicherweise entscheidender Faktor in der Pathogenese der akuten Pankreatitis. Klin. Wschr. **45**, 163 (1967). — SCHMIDT, O. P.: Die alimentäre Kollapsneigung der Magenresezierten, ein vegetatives Syndrom. Knappschaftsarzt **10**, 27 (1957). — SCHMILINSKY, H.: Einleitung der gesamten Duodenalsäfte in den Magen (innere Apotheke). Zbl. Chir. **43**, 416 (1918). — SCHMITZ, E. J., E. A. KANAR, E. H. STORER, L. R. SAUVAGE, and H. N. HARKINS: Effect of vagotomy of the main stomach on Heidenhain pouch secretion. Surg. Forum **3**, 17 (1952). — SCHOEMAKER, J.: Über die Technik ausgedehnter Magenresektionen. Langenbecks Arch. klin. Chir. **94**, 541 (1911). — SCHNEIDERBAUR, A.: Zur Symptomentrias Magenresektion, Hypoproteinanämie, Anämien. Wien. med. Wschr. **110**, 188 (1960). — SCHÖNBACH, G.: Pankreaserkrankungen, Pathologie, Diagnostik und Therapie. Stuttgart-New York: F. K. Schattauer 1969. — SCHÖNBACH, G., F. X. SAILER u. E. NOESKE: Die Wirkung der Galle auf die Endstrombahn. Med. Welt (N.F.) **18**, 445 (1967). — SCHÖNBACH, G., u. K. SCHULTIS: Ulcusleiden-Leberschaden: Eine pathophysiologische Einheit. Langenbecks Arch. klin. Chir. **308**, 940 (1964). — SCHRADE, W.: Nachkrankheiten nach Magenoperationen. Dtsch. med. Wschr. **77**, 1086 (1952). — SCHREIBER, H. W.: Magenulcus-Resektion und Leberschaden. Langenbecks Arch. klin. Chir. **301**, 220 (1962); — Häufigkeit und Besonderheiten des Ulcus bei der Lebercirrhose. Langenbecks Arch. klin. Chir. **309**, 944 (1964); — Radikalität und pathophysiologische Gesichtspunkte bei der Resektion des Magencarcinoms. Langenbecks Arch. klin. Chir. **314**, 213 (1966); — Magen-Duodenum. In: BAUMGÄRTL, KREMER, SCHREIBER, Spezielle Chirurgie für die Praxis, Bd. II/1. Stuttgart: Thieme 1968. — SCHREIBER, H. W., u. W. M. BARTSCH: Das Ulcus im operierten Magen und Duodenum. Zbl. Chir. **90**, 1911 (1965). — SCHREIBER, H. W., A. BERNHARD u. R. KUSS: Über das Carcinom im Magenstumpf. Zbl. Chir. **89**, 577 (1964). — SCHREIBER, H. W., u. K. KRENTZ: Physiologie und Pathologie des operierten Magens. In: BARTELHEIMER, MAURER, SCHREIBER, Magenoperation und Magenoperierter, S. 121. Berlin: W. de Gruyter 1969. — SCHREIBER, H. W., u. A. LUCHMANN: Magenresektion und Cholelithiasis. Zbl. Chir. **90**, 2201 (1965). — SCHREIBER, H. W., A. LUCHMANN u. K. H. SCHRIEFERS, G. ESSER: Über das Ulcus bei Lebercirrhose. Dtsch. med. Wschr. **89**, 1787 (1964). — SCHRIEFERS, K. H., H. W. SCHREIBER u. G. ESSER: Zur Frage der Magensekretion und des Magen-Duodenalulkus beim Pfortaderhochdruck der Leberzirrhose und nach porto-cavalen Shuntoperationen. Langenbecks Arch. klin. Chir. **302**, 702 (1963). — SCHRÖDER, C. H.: Alimentäre Lipämie bei normalem und bei operiertem Magen. Dtsch. Z. Chir. **238**, 239 (1933). — SCHUBERT, O., and P. WESTERHOLM: Vagotomy and antral resection in the surgery of duodenal ulcer. Acta chir. scand. **129**, 530 (1965). — SCHULTIS, K., E. WAGNER u. F. X. SAILER: Die Resorption von D-Xylose vor und nach Magenresektionen. Gastroenterologia (Basel), Suppl. ad. **107**, 10 (1967). — SCHUMANN, U.: Das Anastomosenulkus und seine Beziehung zum Ulcus duodeni. Dtsch. Gesundh.-

Wes. **22**, 1793 (1967). — SCHUR, H., u. S. PLASCHKES: Die Bedeutung der Funktion des Antrum pylori für die Magenchirurgie. Mitt. Grenzgeb. Med. Chir. **28**, 795 (1915).— SCHWAIGER, M., u. H. v. LESSEN: Das Magencarcinom. Mkurse ärztl. Fortbild. **14**, 324 (1964). — SCHWEINBURG, F., S. JACOB, C. PERSKY and J. FINE: Further studies in the role of bacteria in death from acute pancreatitis in dogs. Surgery **33**, 367 (1953). — SCOTT, H. W., J. L. HERRINGTON, L. W. EDWARDS, H. J. SKULL, S. E. STEPHENSON, J. L. SAWYERS, and K. L. CLASSEN: Results of vagotomy and antral resektion in surgical treatment of duodenal ulcer. Gastroenterology **39**, 590 (1960). — SEIFERT, E.: Bioptische Untersuchungen bei Magenresezierten. Wien. Z. inn. Med. **48**, 72 (1967). — SEIFERT, E., H. DITTRICH u. E. ERD: Gastrobioptische Untersuchungen am Resektionsmagen. Med. Welt (N.F.) **17**, 38 (1966). — SEIFERT, G., u. R. GIESEKING: Elektronenoptische Befunde am Rattenpankreas nach experimenteller Äthioninschädigung. Beitr. path. Anat. **124**, 81 (1961). — SESSO, A., J. H. TRAMEZZANI, V. VALERI et R. MIGLIORNI: Action de l'hypophysectionné sur les acides nucléiques et l'activité sécrétoire du pancréas du rat, d'après des études biochimiques et cytologiques. C. R. Acad. Sci. (Paris) **241**, 775 (1955). — SESSO, A., V. VALERI, and L. C. V. JUNQUEIRA: Action of thyroxine and cortisone on the secretory activity of the pancreatic acinar cells of the hypophysectomized rat. Pflügers Arch. ges. Physiol. **227**, 473 (1963). — SEYSS, R.: Dünndarmveränderungen nach Magenoperationen in der Frühperiode. Bruns' Beitr. klin. Chir. **187**, 376 (1953). — SHAPIRO, F. M.: Functional morphology of the stomach in grave forms of epidemic hepatitis. Arch. Pat. (Mosk.) **28**, 50 (1966). — SHERLOCK, SH.: Krankheiten der Leber und Gallenwege. München: J. F. Lehmann 1965. — SHINGLETON, W. W., J. K. ISLEY, R. D. FLOYD, A. P. SANDERS, G. J. BAYLIN, and R. W. POSTLETHWAITE: Studies on postgastrectomy steatorrhea using radioaktive triolein and oleic acid. Surgery **42**, 12 (1957). — SHOEMAKER, W. C., and A. W. WASE: Absorption pattern of isotope labelled dietary constituents in postgastrectomy patients. Surg. Gynec. Obstet. **105**, 153 (1957). — SIEGMUND, H.: Pathologisch-anatomische Bemerkungen zur Frage der Parenchymveränderungen der Leber unter besonderer Berücksichtigung von vasculären und nutritiven Relationen. Regensburg. Jb. ärztl. Fortbild. **2**, 1 (1951). — SIESS, M., B. SCHMIDT, H. OEHMIG u. E. KIRCHNER: Vergleichende Untersuchungen über narkotische Wirkung und Toxicität von Halothan und Chloroform an der Maus. Bruns' Beitr. klin. Chir. **206**, 461 (1963). — SILVER, D., F. H. MCGREGOR, J. M. PORTER, and W. G. ANLYAN: The mechanism of the dumping syndrome. Surg. Chir. N. Amer. **46**, 425 (1966). — SILVER, D., D. RIGNAULT, and F. M. MCGREGOR: The role of the nervous system in the pathogenesis of the dumping syndrome. Surgery **62**, 148 (1967). — SIM, G. P. G.: Gastro-duodenal mucosal prolapse after Billroth I gastrectomy. Brit. med. J. **1966I**, 1517. — SIMMONS, R. L., R. BACK, H. D. HARVEY, and F. P. HERTER: Technical complications of transabdominal vagotomy. Arch. Surg. **92**, 922 (1966). — SIMONS, M.: Les postopératoires pancréatites. Acta chir. belg. **56**, 166 (1957). — SIMON-WEIDNER, R.: Die postoperative Magenatonie nach Magenresektion. Zbl. Chir. **78**, 353 (1953). — SIURALA, M., M. ISOKOSI, K. VARIS, and M. KEKKI: Prevalence of gastritis in a rural population. Scand. J. Gastroent. **3**, 211 (1968). — SIURALA, M., K. VARIS, and M. WILJASALO: Studies of patients with atrophic gastritis: A 10—15. year follow-up. Scand. J. Gastroent. **1**, 40 (1966). — SKJELBRED, A. P., and A. DRABLÖS: The tuberculosis morbidity after gastric resection for peptic ulcer. Nord. Med. **48**, 1204 (1952). — SMALL, W. P.: The recurrence of ulceration after surgery for duodenal ulcer. J. roy. Coll. Surg. (Edinb.) **9**, 255 (1964). — SMALL, W. T., and M. ASHRAF: Pyloroplasty and vagotomy for duodenal ulcer. New Engl. J. Med. **272**, 619 (1965). — SMEDAL, M. L., and W. L. CONLON: The study of function by roentgenography after the modified Hofmeister resection. Surg. Clin. North. Amer. **32**, 829 (1952). — SMIDT, H.: Experimentelle Studien am nach Pawlow isolierten kleinen Magen über die sekretorische Arbeit der Magendrüsen nach den Resektionen Billroth I und II, sowie nach der Pylorusausschaltung nach v. EISELSBERG. Langenbecks Arch. klin. Chir. **125**, 26 (1923). — SMITH, A. W. M., C. F. CODE, and J. F. SCHLEGEL: Simultaneous cineradiographic and kymographic studies of human gastric antral motility. J. appl. Physiol. **11**, 12 (1957). — SMITH, H. W.: The antimicrobal activity of the stomach contents of suckling rabbits. J. Path. Bact **91** (I), 1 (1966). —

Smith, H. W., E. C. Texter, J. H. Stickley, and C. J. Barborka: Intraluminal pressures from the upper gastrointestinal tract. II. Correlations with gastroduodenal motor activity in normal subjects and patients with ulcer distress. Gastroenterology **32**, 1025 (1957). — Smith, L., and V. M. Strange: Marginal ulcer — an analysis of twenty cases and a case presentation in which adenocarcinoma occurred at a gastroenterostomy site. Surgery **39**, 441 (1956). — Smith, M. B.: Clinical and experimental studies with radioactive iron with special reference to iron absorption after partial gastrectomy. Proc. roy. Soc. Med. **49**, 868 (1956). — Smith, M. B., and B. Mallett: Iron absorption before and after partial gastrectomy. Clin. Sci. **16**, 23 (1957). — Smith, S. W., W. F. Barker, and L. Kaplan: Acute pancreatitis following transampullary biliary drainage. Surgery **30**, 695 (1951). — Soupault, T. R., A. Mouchet et M. Camey: Un procédé de rétablissement "physiologique" de la continuité après gastrectomie avec jéjuno-oesophago-duodénoplastic. J. Chir. (Paris) **69**, 827 (1953). — Spath, F., u. H. Cesnik: Ergebnisse der chirurgischen Behandlung des Magenkrebses. Langenbecks Arch. klin. Chir. **299**, 461 (1962). — Spencer, F. C., and J. V. Maloney: The examination of the gastric mucosa through a large gastrectomy in the diagnosis of intestinal hemorrhage of obscure origin. Surgery **40**, 904 (1956). — Stadel, H. L., K. Heinkel u. G. Berg: Histologische Befunde an der Magenschleimhaut bei Leberkrankheiten. Acta hepato-splenol. (Stuttg.) **10**, 302 (1962). — Stammers, F. A. R.: Postgastrectomy problems — early and delayed. In: F. A. R. Stammers and J. A. Williams: Partial gastrectomy — Complications and metabolic consequences. London: Butterworth 1963. — Starzi, T. E., G. W. Butz, and C. F. Hartman: The blind loop syndrom after gastric operations. Surgery **59**, 849 (1961). — Stauber, R.: Zur Frage der postoperativen Pankreatitis bei Operationen an den Gallenwegen. Zbl. Chir. **87**, 2081 (1962); — Intraoperative Magensaugbiopsie aus dem Antrum bei Gallensteinkrankheit. Z. Gastroent. **5**, 79 (1967). — Steinforth, H., u. E. M. Schroeder: Zur Frage der Anämie und der Eisenresorption nach Magenresektion. Zbl. Chir. **78**, 1213 (1953). — Steel, S. J., and R. N. Johnston: Peptic ulcer and pulmonary tbc. Brit. J. Tuberc. **50**, 233 (1956). — Stelzner, F.: Das therapieresistente Magen- und Zwölffingerdarmgeschwür. Mkurse ärztl. Fortbild. **5**, 11 (1955); — Die Bedeutung der Leber bei der Entstehung des Magen-Duodenal-Ulcus. Langenbecks Arch. klin. Chir. **305**, 371 (1964); — Die Frage des hepatogenen Ulkus. Deutung des peptischen Geschwürs als Folge einer Regulationsstörung der Leber im Widerstreit zur „ulcerogenen Hepatopathie". Münch. med. Wschr. **107**, 773 (1965); — Postoperative Frühkomplikationen. In: Bartelheimer, Maurer, Schreiber, Magenoperation und Magenoperierter, S. 105. Berlin: W. de Gruyter 1969. — Stensrud, N.: Late results after total gastrectomy for high gastric carcinoma. Ann. Surg. **150**, 63 (1959). — Stephen, C. R., G. Margolis, L. W. Fabian, and M. Bourgeois-Garvadin: Laboratory observations with Fluothane. Anesthesiology **19**, 370 (1958). — Stern, G.: Untersuchungen über Magen- und Pankreasfunktion nach ausgedehnter Magenresektion. Wien. klin. Wschr. **42**, 1560 (1929). — Stevens, A. R., and G. Pirzio-Biroli: Iron metabolism after partial gastrectomy. Clin. Res. **6**, 45 (1958). — Stevens, A. R., G. Pirzio-Biroli, H. N. Harkins, L. M. Nyhus, and C. A. Finch: Iron metabolism in patients after partial gastrectomy. Ann. Surg. **149**, 534 (1959). — Stevenson, J. K., J. E. Jesseph, T. W. Jones, and H. N. Harkins: Heidenhain pouch secretory response to gastrojejunostomy as affected by position of the stomach and variation in stomal diameter. Surg. Forum **7**, 386 (1956). — Stier, A.: Zur Frage der Stabilität von Halothan (2-Brom-2-Chlor-1,1,1,-Trifluoräthan) im Stoffwechsel. Naturwissenschaften **51**, 65 (1964). — Stierlin, E.: Über Mageninnervation und ihre Beziehung zur Ätiologie und Therapie des Ulcus. Dtsch. Z. Chir. **152**, 358 (1920). — Streicher, H.-J., V. Schlosser u. H. Hartung: Ist das sogenannte „Postresektions-Syndrom" nach Ulkusresektion des Magens vermeidbar? Med. Welt (N.F.) **17**, 757 (1966). — Strobach, G., u. E. Wildhirt: Gibt es ein hepatogenes Ulcus? Dtsch. med. Wschr. **89**, 2241 (1964). — Strøm, R. A.: A case of peptic ulcer and insulinoma. Acta chir. scand. **104**, 252 (1952). — Stucke, K.: Zur „totalen" Magenresektion. Langenbecks Arch. klin. Chir. **265**, 17 (1950). — Stuhlfauth, K.: Das Dumpingsyndrom nach Magenresektion als Beispiel eines visceroviszeralen Reflexmechanismus. Z. klin. Med. **152**, 346 (1954); — Über die kombinierte Heilschlaf- und ACTH-

Behandlung des Asthma bronchiale. Dtsch. med. Wschr. 81, 665 (1956). — STUMPF, H. H., S. L. WILENS, and J. G. SOMOZA: Pancreatic lesions and peripancreatic fat necrosis in cortisone-treated rabbits. J. Lab. Invest. 5, 224 (1956). — SUNZEL, H., and L. ZETTERGREN: Histological liver lesions developing during abdominal operations. A study of their etiology and pathogenesis in 69 cases of partial gastrectomy. Gastroenterologia (Basel) 105, 45 (1966). — SWENSEN, D., and R. C. READ: Blood pressure changes in the dumping syndrom. Surg. Gynec. Obstet. 112, 488 (1961). — SWYNNERTON, B. F. A.: Late results of gastrojejunostomy for duodenal ulcer. Gastroenterologia (Basel) 83, 51 (1955). — SZELL, K.: Vierjährige fortlaufende Nachuntersuchungen von 198 wegen Geschwürskrankheit operierten Kranken. Zbl. Chir. 86, 1577 (1961); — Über die Ergebnisse der Operationsverfahren Billroth I und Billroth II. Acta chir. Acad. Sci. hung. 6, 205 (1965); — Indikationen und Resultate des Billroth I-Verfahrens. Zbl. Chir. 90, 1662 (1965).

TABAQCHALL, S., and C. C. BOOTH: Relationship of the intestinal bacterial flora to absorption. Brit. med. Bull. 23, 285 (1967). — TACHEV, T. A., et N. P. NICOLOV: Sur les altérations histomorphologiques de la muqueuse gastrique et intestinale chez les malades atteints d'hépatite chronique et de cirrhose du foie. Rev. int. Hépat. 14, 607 (1964). — TANKEL, H. I., and F. HOLLANDER: Effect of vagotomy on pancreatic secretion. Amer. J. Physiol. 193, 393 (1958). — TANNER, N. C.: Management of peptic ulcer. Bristol med.-chir. J. 63, 16 (1946). — THAL, A.: Studies on pancreatitis. II. Acute pancreatic necrosis produced experimentally by the Arthus sensitization reaction. Surgery 37, 911 (1955). — THAL, A. P., and E. BRACKNEY: Acute hemorrhagic pancreatic necrosis produced by local Shwartzman reaction. J. Amer. med. Ass. 155, 569 (1954). — THAL, A. P., E. E. KOBOLD, and M. J. HOLLENBERG: The release of vasoactive substances in acute pancreatitis. Amer. J. Surg. 105, 708 (1963). — THAL, A. P., J. F. PERRY, and W. EGNER: A clinical and morphologic study of 42 cases of fatal pancreatitis. Quart. Rev. Obstet. Gynec. 15, 10 (1958). — THALER, H.: Über die Gelbsucht bei Iproniazid-Behandlung mit Berücksichtigung eines Falles von sog. allergischer Cholangiolitis (Arzneimittelikterus). Wien. klin. Wschr. 72, 588 (1960); — Die Fettleber, ihre Ursachen und Begleitkrankheiten. Dtsch. med. Wschr. 87, 1049 (1962); — Leberbiopsie. Ein klinischer Atlas der Histopathologie. Berlin-Heidelberg-New York: Springer 1969. — THIES, H. A., E. FARTHMANN u. H. WIENERS: Ergebnisse nach Billroth I. Med. Welt (N.F.) 18, 1635 (1967). — THOMAS, J. E.: The external secretion of the pancreas. Springfield: Ch. C. Thomas Publisher 1950. — THOMPSON, J. A., J. M. HOWARD, and K. D. VOWLES: Acute pancreatitis following choledochotomy. Surg. Gynec. Obstet. 105, 706 (1957). — THORN, P. A., V. S. BROOKES, and J. A. N. WATERHOUSE: Peptic ulcer, partial gastrectomy and pulmonary tuberculosis. Brit. med. J. 1956 I, 603. — TOBE, T., M. FUJIWARA, and C. TANAKA: Distribution of serotonin (5-hydroxy-tryptamine) in the human gastrointestinal tract. Amer. J. Gastroent. 46, 34 (1966). — TOBE, T., C. KIMURA, and M. FUJIWARA: Role of 5-hydroxytryptamine in the dumping syndrome after gastrectomy. Histochemical study. Ann. Surg. 165, 382 (1967). — TOKOVOI, V. A., and D. V. USOV: On the level of vitamin $B_6$ in the urine in organic diseases of the stomach. Klin. Med. (Mosk.) 39, 93 (1961). — TOMATIS, H. P., R. OTTENJANN u. K. ELSTER: Die Schleimhautmorphologie des Dünndarmersatzmagens nach Longmire. Dtsch. med. Wschr. 92, 1225 (1967). — TOMODA, M.: Technique of substitute stomach formation after total gastrectomy. Kyushu Mem. med. Sci. 2, 159 (1951); — Agastrische perniciöse Anämie. Chirurg. 25, 49 (1954). — TON-THAT-THUNG, u. A. K. SCHMAUSS: Die akute postoperative Pankreatitis nach Resektion von Magen-Zwölffingerdarmgeschwüren. Chirurg 29, 413 (1958). — TRAUTWEIN, H.: Die funktionellen Störungen und Krankheiten nach Magenresektion in der Begutachtung. Medizinische 1957 II, 1527. — TROELL, L.: The Billroth II resection for gastric and duodenal ulcer; immediate and late results. Acta chir. scand. 108, 25 (1954). — TURUNEN, M.: Syndrom der zuführenden Schlinge. Langenbecks Arch. klin. Chir. 319, 300 (1967). — TURUNEN, M., and L. ANTILA: Gallbladder disease following gastrectomy. Acta chir. scand. 127, 134 (1964). — TYLECOTE, F. E.: A note on perforation of gastric ulcers into the heart itself, with report and photograph of a case. Lancet 1913 II, 1613.

Uebelhart, R.: Ulcuskrankheit und Leberschaden. Schweiz. med. Wschr. **87**, 1325 (1957). — Übermuth, H.: Postoperative Duodenalfistel und ihr Verschluß bei Duodenalstümpfen. Chirurg **22**, 261 (1951). — Ulrichs, J.: Retrograde Darminvagination in den Magen. Chirurg **22**, 350 (1951). — Ungley, C. C.: A case of complete gastrectomy followed by pernicious anaemia. New Castle med. J. **11/12**, 192 (1930/1932); — Pernicious anaemia, following gastrectomy and splenectomy. Lancet **1932I**, 1426; — Die Rolle von Vitamin $B_{12}$ bei der perniciösen Anämie. Verh. dtsch. Ges. inn. Med. (1952).

Vanamee, P.: Nutrition after gastric resection. J. Amer. med. Ass. **172**, 2072 (1960). — Vangeertruyden, J.: Anemias after subtotal gastrectomy. Acta chir. belg. **13**, 171 (1958). — Varro, V., u. L. Csernay: Potenzierte Steatorrhoe nach Magenresektion. Z. Gastroent. **3**, 138 (1965). — Veghelyi, P. V., T. T. Kemeny, J. Pozsonyi, and J. Soso: Toxic lesions of the pancreas. Amer. J. Dis. Child **80**, 390 (1950). — Vickers, M. D.: Unerklärliche postoperative Leberschäden in Zusammenhang mit Halothan. In: Leberfunktion und operativer Eingriff. Hrsg. O. H. Just. Stuttgart: Thieme 1964. — Vickers, M. D., R. W. Virtue, and K. W. Payne: Postoperative death after Fluothane. Anesthesiology **19**, 562 (1958). — Vier, H. J. F.: Acute hemorrhagic pancreatitis complicating biliary tract surgery. Amer. J. Gastroent. **26**, 322 (1956). — Viikari, S. J., u. O. Klossner: The primary and late results of 1050 partial gastrectomies for chronic gastroduodenal ulcer. Acta chir. scand., Suppl. 220 (1956). — Vink, M.: Retrograde intussusception of the afferent jejunal loop after gastrectomy. Arch. chir. neerl. **2**, 377 (1950). — Vinogradova, M. A.: The absorption of fat after resection of stomach. Klin. Med. (Mosk.) **43**, 98 (1965). — Voegtlin, R., J. J. Lobstein et P. Klotz: Les manifestations cutaneés de pancréatites aigues. Strasbourg méd., N. S. **13**, 363 (1962). — Vogel, F. S.: Cerebral demyelination and focal visceral lesions with a consideration of the possible role of circulating enzymes in the causation of the lesion. Arch. Path. **52**, 355 (1951). — Vossschulte, K.: Pankreaschirurgie, chronische Pankreatitis und primäres Pankreascarcinom. Langenbecks Arch. klin. Chir. **301**, 360 (1962).

Wachstein, M., and E. Meisel: Cellular changes accompanying phase of a ethionineinduced degenerative and regenerative pancreatic damage in the rat. Lab. Invest. **2**, 253 (1953). — Wagner, E.: Die Pathophysiologie der exokrinen Pankreasfunktion vor und nach Magenresektion vom Typ Billroth II. Dtsch. med. Wschr. **92**, 1016 (1967). — Waldmann, K., u. J. A. Findor: Über die Gastritis bei chronischen Lebererkrankungen. Med. klin. **55**, 1190 (1960). — Walker, J. M., K. M. Roberts, A. Medwik, and H. T. Randall: The significance of the dumping syndrome. Arch. Surg. **71**, 543 (1955). — Wallensten, S.: Anemi och sideropeni efter ventrikelresektioner. Nord. Med. **50**, 1601 (1953); — Results of the surgical treatment of peptic ulcer by partial gastrectomy according to Billroth I and II methods; clinical study based on 1256 operated cases. Acta chir. scand., Suppl. 191 (1954); — Acute pancreatitis and hyperdiastasuria after partial gastrectomy. Acta chir. scand. **115**, 182 (1958). — Wallensten, S., P. Garsten, M. Jonson, and G. F. Satzman: The dumping syndrome. Acta chir. scand. **118**, 117 (1959). — Walters, W.: Changes in the surgical treatment of peptic ulcer over a 25 year period. Amer. Surg. **21**, 641 (1955); — Six to ten years follow-up of the surgical treatment of duodenal, gastric, and gastrojejunal ulcer. Gastroenterologia (Basel) **93**, 15 (1960). — Walters, W., and D. P. Chance: Vagotomy as a prophylactic and curative procedure in peptic ulcer. J. Amer. med. Ass. **153**, 993 (1953). — Walters, W., D. P. Chance, and H. H. Berkson: A comparison of vagotomy and gastric resection for gastro-jejunal ulceration; follow-up study of 301 cases. Surg. Gynec. Obstet. **100**, 1 (1955). — Walters, W., and O. T. Clagett: Gastrojejunocolic ulcer and fistula. Amer. J. Surg. **46**, 94 (1939).— Walters, W., J. T. Priestley, and H. H. Belding: Vagotomy in treatment of gastrojejunal ulceration. J. Amer. med. Ass. **148**, 803 (1952). — Walters, W., and L. Tama: Acute ulcerative pancreatitis with massive hemorrhage following choledochostomy. Surg. Clin. N. Amer. **41**, 991 (1961). — Walters, W., L. Tama, and J. Magisano: Acute hemorrhagic pancreatitis and necrosis associated with choledochal sphincterotomy. Surg. Clin. N. Amer. **41**, 979 (1961). — Wangensteen, O. H.: Aseptic gastric resection. Surg. Gynec. Obstet. **70**, 58 (1940); — The surgical treatment of peptic ulcer. J. Iowa med. Soc. **44**, 365 (1954); — Segmental gastric resection — an acceptable operation for peptic ulcer; tubular resection unacceptable. Surgery **41**, 686 (1957). — WANKE, M.: Die Begleitmuskelfasern der Magengefäße und ihre Bedeutung für die Pathogenese des Ulcus ventriculi. Ein Beitrag zur Gefäßtheorie des Ulcus ventriculi. Langenbecks Arch. klin. Chir. **300**, 166 (1962); — Isthmusblockade und Hypoxie als Ursachen chronisch rezidivierender wie akuter tryptischer Pankreatitis. Gastroenterologia (Basel) **103**, 103 (1965); — Lipolytische und proteolytische Form der akuten experimentellen Pankreatitis. Habilitationsschrift, Heidelberg 1966; — Pathologico-anatomical results with acute pancreatitis. In: Recent advances in gastroenterology. The proceedings of the 3rd world congress of gastroenterology, Tokyo 1966, vol. IV, p. 335. Tokyo 1967; — Experimentelle Pankreatitis. Proteolytische, lipolytische und biliäre Form. Stuttgart: Thieme 1968; — Experimental acute pancreatitis. In: Current topics in pathology, vol. 52, p. 64. Berlin-Heidelberg-New York: Springer 1970; — Patho- und Morphogenese akuter Pankreatitiden nebst Bemerkungen zur Klinikopathologie. Zbl. allg. Path. path. Anat. **113**, 275 (1970) und Med. Welt (N. F.) **21**, 1226 (1970). — Die lipolytische Pankreatitis im Kindesalter. Verh. Dtsch. Ges. Path. **55** (1971) im Druck. — WANKE, M., u. C. TH. EHLERS: Klinisch chemische Untersuchungen an magenresezierten Patienten. Langenbecks Arch. klin. Chir. **303**, 215 (1963). — WANKE, M., V. GEIGER u. D. BOKELMANN: Pathologisch-anatomische Befunde an Leber und Pankreas bei Erkrankungen des Gallengangsystemes. Med. Welt (N.F.) **20**, 765 (1969). — WANKE, M., u. P. GRISS: Metastasierendes Nebennierenrindencarcinom mit Cushing-Syndrom und lipolytischer Pankreatitis. Morgagni **2**, 267 (1969). — WANKE, M., u. K.-H. GRÖZINGER: Organveränderungen bei experimenteller Pankreatitis. Mit besonderer Berücksichtigung der Leber-Pankreas-Beziehung. Langenbecks Arch. klin. Chir. **310**, 36 (1965). — WANKE, M., u. G. HOREYSECK: Beziehungen zwischen Nebennierenrinde und lipolytischer Pankreatitis. Demonstriert am Modell der „Cortison-Pankreatitis". Z. Gastroent. **8**, 86 (1970). — WANKE, M., u. W. NAGEL: Degranulierung des exkretorischen Pankreas und autodigestive Pankreatitis. Verh. dtsch. Ges. Path. **52**, 311 (1968). — WANKE, M., W. NAGEL u. F. WILLIG: Formen experimenteller Pankreatitis. Pathoanatomisch gesehen. Frankfurt. Z. Path. **75**, 207 (1966). — WANKE, M., H. PFRIENDER, P. FRANK, K.-H. GRÖZINGER u. D. BOKELMANN: Beziehungen zwischen morphologischen und hämodynamischen Veränderungen im postpankreatitischen Schock und ihre therapeutische Beeinflussung. Med. Welt (N.F.) **21**, 1238 (1970). — WANKE, M., J. A. ROSSNER, and K. WEGENER: Enzyme synthesis and secretion in the pancreas influenced by the adrenal cortex and its relation to acute pancreatitis. European pancreatic club, IV. Symposium, Abstracts, p. 39, Goettingen, 1969. — WANKE, M., u. H. SEBENING: Ein Beitrag zur Ätiopathogenese der akuten Pankreatitis. In: G. SCHÖNBACH, Pankreaserkrankungen, Pathologie, Diagnostik und Therapie, S. 3. Stuttgart-New York: Schattauer 1969. — WANKE, M., K. WEGENER u. H. LAHMANN: Einbaurate von Enzymeiweißen in das Rattenpankreas nach Adrenalektomie unter Cortison. Virchows Arch. Abt. A Path. Anat. **350**, 275 (1970). — WANKE, R.: Operierte chirurgische Mißerfolge des Ulcusleidens und der chronischen Gastritis. Dtsch. Z. Chir. **220**, 263 (1929); — Duodenalanomalien im Röntgenbild und ihre klinische und therapeutische Bedeutung. Fortschr. Röntgenstr. **39**, 249 (1929); — Über die Behandlung des chronischen Ulcusleidens im Magen und Duodenum und die Indikation zum chirurgischen Eingriff. (Klinische Chirurgie des Ulcusleidens.) Dtsch. Z. Chir. **228**, 41 (1930); — Rückfallgeschwür und Magenresektionen wegen Ulcus ventriculi und duodeni. Langenbecks Arch. klin. Chir. **162**, 154 (1930); — Röntgendiagnostik und -therapie der hypertrophischen Pylorusstenose auf dem Boden der chronischen Gastritis. Zbl. Chir. **59**, 896 (1932). — WANKE, R., u. P. ALNOR: Ulcus postoperativum jejuni recidivum. Zbl. Chir. **75**, 1157 (1950). — WARREN, K. W.: Acute pancreatitis following subtotal gastrectomy. Surgery **29**, 643 (1951); — Pancreatic considerations in gastric surgery. J. Amer. med. Ass. **154**, 803 (1954). — WARTER, J., J. SCHWARZ et M. SIMLER: L'insuffisance surrénale des gastrectomisés. Schweiz. med. Wschr. **20**, 529 (1959). — WARTHIN, T. A.: Reactivation of pulmonary tuberculosis in relation to subtotal gastrectomy for peptic ulcer. Amer. J. med. Sci. **225**, 421 (1953). — WASTELL, C., and H. ELLIS: Foecal fat excretion and stool colour after vagotomy and pyloroplasty. Brit.

med. J. **1966I**, 1164. — WASTELL, C.: Excretion of fat after vagotomy alone and in combination with pyloroplasty: an experimental study. Brit. med. J. **1966I**, 1198. — WATERLOW, J. C., J. CRAVIOTO, and J. M. L. STEPHEN: Protein malnutrition in man. Advanc. Protein Chem. **15**, 131 (1960). — WEESE, K.: Aufsteigende Invagination der abführenden GE-Schlinge. Zbl. Chir. **80**, 17 (1955). — WEIDNER, M. G., H. W. SCOTT, A. G. BOND, and H. J. SHULL: The dumping syndrome. I. Studies in patients after gastric surgery. Gastroenterology **37**, 188 (1959). — WEINBERG, J. A.: Vagotomy with pyloroplasty in the treatment of duodenal ulcer — surgical aspects. Amer. J. Gastroent. **21**, 296 (1954). — WEINSTEIN, V. A., M. KASS, and R. COLP: Incidence, intensity and duration of postgastrectomy symptoms. The postgastrectomy patient. N. A. St. J. Med. **60**, 1773 (1960). — WEIR, D. G., and P. B. B. CATENBY: Subacute combined degeneration of the cord after partial gastrectomy. Brit. med. J. **1963II**, 1175. — WEIR, J. F., and H. BENNETT: Peptic ulcer; follow-up study after partial gastrectomy. Proc. Mayo Clin. **31**, 632 (1956). — WEISBLUM, B., L. HERMANN, and P. L. FITZGERALD: Changes in pancreatic acinar cells during protein deprivation. J. Cell Biol. **12**, 317 (1962). — WEISS, A. G., et F. L. HOLLENDER: La vagotomie dans l'ulcère gastro-duodeno-jéjunal. Colloque de Strassbourg. Expansion scient. franç. (Paris) 1964. — WEITHALER, K.: Die Anämie nach Magenresektion. In: L. HEILMEYER und A. HITTMAYR, Handbuch der Hämatologie, Bd. III, S. 366. München-Berlin: Urban & Schwarzenberg 1960. — WELBOURN, R. B.: Discussion on postgastrectomy syndromes. Proc. roy. Soc. Med. **44**, 773 (1951). — WELBOURN, R. B., G. A. HALLEMBECK, and J. L. BOLLMAN: Effect of gastric operations on loss of fecal fat in the dog. Gastroenterology **23**, 441 (1953). — WELBOURN, R. B., M. G. NELSON, and F. J. ZACHARIAS: Megaloblastic anaemia following gastric resection. Brit. J. Surg. **43**, 422 (1955/56). — WELCH, and G. V. RADKEY: Method of management of duodenal stump after gastrectomy. Surg. Gynec. Obstet. **98**, 376 (1954). — WELLS, C., and R. WELBOURN: Postgastrectomy syndromes. A study in applied physiology. Brit. med. J. **1951I**, 546. — WELLS, H. G.: Experimental fat necrosis. J. med. Res. **9**, 70 (1903). — WENDELBO, O., B. OYSTESE, and N. HELSINGEN: Fat absorption after total gastrectomy. An experimental study on rats. Acta chir. scand. **125**, 135 (1963). — WENZ, W., K. SPOHN, R. KIEFER u. R. KELLER: Die Ulcuschirurgie an der Chirurgischen Universitätsklinik Heidelberg 1943—1959. Langenbecks Arch. klin. Chir. **294**, 602 (1960). — WEPLER, W.: Differentialdiagnose der Leberkrankheiten am Leberpunktat. Internist **3**, 7 (1962). — WEPLER, W., u. E. WILDHIRT: Klinische Histopathologie der Leber. Ein Atlas. Stuttgart: Thieme 1968. — WERLE, E., R. TAUBER, W. HARTENBACH u. M. M. FORELL: Zur Frage der akuten Pankreatitis. Münch. med. Wschr. **100**, 1265 (1958). — WERNER, H., u. K. OTTO: Die beschleunigte Darmpassage nach Magenresektion (Billroth II) und ihre Beeinflussung. Med. Welt (N.F.) **12**, 515 (1961). — WHEELER, H. B., C. S. HOAR, and L. E. CURTIS: Measured subtotal gastrectomy for duodenal ulcer. Size of resection versus ulcer control and patient rehabilitation. Arch. Surg. **92**, 52 (1966). — WHITE, T. T., R. G. ELMSLIE, S. G. LENNINGER, and D. F. MAGEE: Gastric surgery and the malabsorption syndrome. Amer. Surg. **30**, 811 (1964). — WHITE, T. T., G. LUNDH, and D. F. MAGEE: Evidence for the existence of a gastropancreatic reflex. Amer. J. Physiol. **198**, 725 (1960). — WHITE, T. T., S. G. LENNINGER, R. G. ELMSLIE, and D. F. MAGEE: Effect of truncal and selective vagotomy on duodenal aspirates in man. Ann. Surg. **164**, 257 (1966). — WHITE, T. T., J. MURAT, and A. MORGAN: Pankreatitis. I. Review of 733 cases of pancreatitis from three Seattle hospitals. Northwest Med. (Seattle) **67**, 374 (1968); — II. Management of patients with acute and recurrent acute pancreatitis, p. 470. III. Pancreatitis related to trauma, duodenal ulcer and surgery, p. 557. IV. Management of patients with chronic pancreatitis, p. 643 and V. The immediate surgical management of a mas in the head of the pancreas, p. 731. — WHITE, T. T., E. R. SANDERSON, and A. MORGAN: Injury to the sphincter of Oddi in the course of gastric and duodenal surgery. Amer. J. Surg. **114**, 247 (1967). — WHITESIDE, CH., and H. J. M. PRESCOTT: Activities of chicken pancreatic proteinase toward synthetic substrates. Proc. Soc. exp. Biol. (N.Y.) **110**, 741 (1962). — WILDHIRT, E.: Beeinflussung der Nachbarorgane (Leber, Galle, Pankreas). In: BARTELHEIMER, MAURER, SCHREIBER, Magenoperation und Magenoperierter, S. 376. Berlin: W. de Gruyter 1969. — WILLIAMS, E. J.: Functional and metabolic effects of total and selective vagotomy. Lancet **1966**I, 1053. — WILLIAMS, G.: Acute pancreatic necrosis as cause of sudden death. Brit. med. J. **1954**II, 1184. — WILLIAMS, J.: The effect of ascorbic acid on iron absorption in postgastrectomy anaemia and achlorhydria. Clin. Sci. **18**, 521 (1959). — WILSON, D. R., L. F. LOACH, and A. BOGOCH: Steatorrhoe due to chronic pancreatitis and pancreatic atrophy following gastric surgery. Canad. med. Ass. J. **87**, 9 (1962). — WINDSOR, C. W. O.: Gastro-oesophageal reflux after partial gastrectomy. Brit. med. J. **1964**II, 33. — WINKLER, J. M., and D. A. CAMPBELL: Location of bile and pancreatic outlet in upper gastrointestinal reconstruction. Arch. Surg. **80**, 768 (1960). — WINTER, R.: Seröse Entzündung und perikapilläres Ödem der Leber. Beitr. path. Anat. **109**, 480 (1947). — WIRTS, C. W., and F. GOLDSTEIN: Studies of the mechanism of postgastrectomy steatorrhea. Ann. intern. Med. **58**, 25 (1963). — WISNIEWSKI, C., H. G. T. WILLIAMS, and W. C. MACKENZIE: An experimental study of pancreatitis following Polya gastrostomy. Canad. J. Surg. **6**, 210 (1963). — WIZNITZER, T., R. ROZIN, A. AVIRAM, and A. DIAB: Dumping syndrome after gastric surgery. Comparative study of experimentally produced dumping syndrome after gastroenterostomy with vagotomy and pyloroplasty with vagotomy. Arch. Surg. **91**, 419 (1965). — WIZNITZER, T., R. ROZIN, J. MENCZEL, and A. AVIRAM: A comparative study of experimentally produced dumping syndrome after different types of gastric surgery. Amer. J. Gastroent. **45**, 91 (1966). — WÖLFLER, A.: Gastroenterostomie. Zbl. Chir. **8**, 705 (1881). — WÖRRLEIN, B.: Lungentuberkulose nach Magenresektion. Z. Tbk. **103**, 235 (1935). — WOLFF, G.: Die histologische Klassifikation der Gastritis im Biopsiepräparat. Dtsch. Gesundh.-Wes. **23**, 1441 (1968). — WOLFF, G., u. H.-J. GÜTZ: Ätiologische Bedeutung akuter Infektionskrankheiten für die chronische Gastritis. Med. Klin. **61**, 1701 (1966). — WOLLAEGER, E. E., M. W. COMFORT, J. F. WEIR, and A. E. OSTERBERG: The total solids, fat and nitrogen in the feces: II. A study of persons who had undergone partial gastrectomy with anastomosis of the entire gut end of the stomach and jejunum (Polya anastomosis). Gastroenterology **6**, 93 (1946). — WOODWARD, E. R.: Postoperative recurrence of peptic ulcer. Bull. Soc. int. Chir. **26**, 136 (1967). — WOODWARD, E. R., M. F. EL GEZIRI, H. SHAPIRO, and L. F. PLZAK: Effect of gastroenterostomy on the gastrin mechanism. Arch. Surg. **74**, 694 (1957). — WRIGHT, G.: Collective inquiry by fellows of Associations of Surgeons into gastrojejunal ulceration. Brit. J. Surg. **22**, 433 (1935). — WYCHALIS, A. R., J. T. PRIESTLEY, and W. T. FOULK: A study of 360 patients with gastrojejunal ulceration. Surg. Gynec. Obstet. **122**, 89 (1966).

YASARGIL, E. C., u. M. ROSETTI: Retrograde Braunsche Anastomose nach Magenresektion. Gastroenterologia (Basel) **103**, 161 (1965).

ZEITLIN, I. J., and A. N. SMITH: 5-Hydroxyindoles and kinins in the carcinoid and dumping syndromes. Lancet **1966**II, 986. — ZELDIS, A. M., and J. R. KLINGER: Sindrome postgastrectomia. Rev. med. Valparaiso **4**, 311 (1951); — Sindrome postgastrectomia. Surg. Gynec. Obstet. **94**, 546 (1954). — ZENKER, F. A.: Hämorrhagien des Pankreas als Ursache plötzlichen Todes. Berl. klin. Wschr. **11**, 611 (1874). — ZIEVE, L., W. C. VOGEL, and W. D. KELLY: Species difference in pancreatic lipolytic and amylolytic enzymes. J. appl. Physiol. **18**, 77 (1963). — ZINGG, W., P. T. GREEN, and E. J. THOMAS: Studies on iron absorption following partial gastrectomy. Gastroenterology **36**, 806 (1959). — ZINNINGER, M. M.: Extension of gastric cancer in the intramural lymphatics and its relation to gastrectomy. Amer. Surg. **20**, 920 (1954). — ZINNINGER, M. M., and W. T. COLLINS: Extension of carcinoma of stomach into duodenum ana esophagus. Ann. Surg. **130**, 557 (1949). — ZITTEL, R. X., H. WEYAND u. P. WEYAND: Zur Bedeutung pathologischer Leberbefunde beim Magen-Duodenal-Ulkus und beim Ulcus pepticum jejuni. Dtsch. med. Wschr. **92**, 791 (1967). — ZOLLINGER, R. M.: Endocrine adenomas and peptic ulcer, with special reference to pancreatic adenomas. Gastroenterology **39**, 541 (1960). — ZOLLINGER, R. M., and E. E. ELLISON: Nutrition after gastric operation. J. Amer. med. Ass. **154**, 811 (1954); — Primary peptic ulceration of the jejunum associated with isle cell tumors of the pancreas. Ann. Surg. **142**, 709 (1955). — ZOLLINGER, R. M., and S. O. HOERR: Gastric operations: troublesome postoperative symptoms with special reference to carbohydrate ingestion. J. Amer. med. Ass. **134**, 575 (1947). — ZUKSCHWERDT, L., u. E. BECKER: Die Bedeutung des Pylorus für die Entwicklung des postoperativen peptischen Geschwürs. Dtsch. Z. Chir. **241**, 39 (1933). — Zukschwerdt, L., u. T. Eck: Die operative Behandlung des nicht resezierbaren peptischen Geschwürs. Dtsch. Z. Chir. **237**, 458 (1932). — Zukschwerdt, L., u. E. Farthmann: Indikationen zur Magenoperation und Darstellung der konventionellen und modernen Verfahren. In: Bartelheimer, Maurer, Schreiber: Magenoperation und Magenoperierter, S. 9. Berlin: W. de Gruyter 1969. — Zukschwerdt, L., u. H. Horstmann: Die operative Behandlung des nicht oder schwer resezierbaren peptischen Geschwürs. Berechtigung und Anwendung der palliativen Resektionsmethoden für das Ulcus duodeni (Finsterer), das hochsitzende Geschwür (Madlener), das Ulcus pepticum jejuni (Kreuter). Ergebn. Chir. **29**, 440 (1936). — Zukschwerdt, L., u. Th. O. Lindenschmidt: Magen-Duodenum. In: Diebold, O., H. Junghanns, L. Zukschwerdt: Klinische Chirurgie für die Praxis, S. 149. Stuttgart: Thieme 1960.

# Sachverzeichnis

Die *kursiven* Zahlen verweisen auf die Seiten, auf denen das betreffende Stichwort ausführlich behandelt wird

A. coeliaca 117
— mesenterica cran. 225, 226
— subclavia lusoria 16
Aa. perforantes 128
ABH (0) Blutgruppenantigene 381, 410
AB0-Blutgruppen und Magencarcinom *610*
— -Phaenotypus 172
— Antigene des Magensaftes *171*
Absceß, perigastrischer, tuberkulöser 291
Acanthom des Oesophagus *84*, 86
Acanthosis nigricans *611*
Acetylcholin 134, 160, 189, 192, 448
Achalasia cardiae 16, *29*, *31*, 58, 227, 316
Achalasie bei Vagusschädigung *31*
— Veränderungen des intramuralen nervösen Plexus *31*
Achlorhydrie 52, 280, 345, 350, 393, 427, 610, 611, 641, 711, 759, 826
Achsendrehung des Magens 219
Achylie 260, 311, 415, 461, 718
—, histaminrefraktäre 546
Acidalbumine 64
Acidität 158, 182, 383, 388, 413, 448
Acidose, lokale, und Pankreatitis 851, 861
— und Schock 837
Acinolyse 849
acidophile Degeneration 850
ACTH 191, 340, 392, 394, 395, 457
Adenoacanthom des Magens 653, 679, 680, *696*
— des Oesophagus *89*
Adenocarcinom des Magens 673, 675, 676, 677, *679*, 680, *681*, 815
— des Oesophagus *89*
Adenokankroid des Magens 696
— des Oesophagus *89*
Adenome, multiple, endokriner Drüsen 279
—, pluriglanduläre 399
— des Oesophagus *74*
Adenomyom des Magens 74, 201, 202, 205, 208, 209, *557*
Adenomyosis des Magens 203
— des Oesophagus 15
Adenopapillom 535, 538
Adenosinmonophosphat 452
adenosquamous cell carcinoma 696
Adhäsion des Magenschleimes 166
Adhäsionen, perigastrische 704
Adhäsionsdivertikel (Oesophagus) 37

Adhäsionsdivertikelzone 162
Adnexitis 262, 431
Adrenalektomie, doppelseitige 457
Adrenalin 185, 192, 447, 448
Aerobacter aerogenes 273
Aerophagie 218, 225
Afibrinogenämie *361*
Aflatoxin 615
aganglionäres Segment 17
agastrische Anämie 812, 814
— Dystrophie 858
Agenesie des Oesophagus 12
aggressive Faktoren *424*, 461
Agranulocytose 59, 311
Akromegalie 401
Aktinomykose 285
— des Magens *311*
— des Oesophagus *58*, 63
Aktivität, fibrinolytische 335, 360
Alarmreaktion, „physiologische" 393
alimentäre Dystrophie, postoperative 841
Alkalialbuminate 65
Alkalireflux, intermittierender 175
alkalische Ätzgifte *65*
Alkalose 500
Alkohol 183, 185, 191, 413, 447
Alkoholabusus 55, 94, 95, 261, 319, 335
Alkoholismus 39, 840, 841, 847, 858, 859
— und Pankreatitis *858*
Allergie, gastro-intestinale 262
— und Pankreatitis *862*
— und Ulcus *410*
allergische Granulomatose 285
Allergosen 307, 308
Allgemeingastritis 232, 240
Allison-Johnstone-Anomalie 19, 20, 51, 52
Altersulcus 323, *378*, 417, 418, 425, 438, 472, 495, 498
Aminoguanidin 189
Aminostilben 657
Amitriptyllin 456
Amoebiasis 285, *314*
Amoebenulcus 314
Ammoniumhydroxydverätzung 235, 236
Ampulle, epiphrenische 2, 4, 5, 9
Amyloid *222*
amyloide Degeneration der Magengefäße 417
Amyloidose 53

Amyloidose, familiäre, primäre 222
—, generalisierte 222
—, isolierte, des Magens 222
— des Oesophagus 24
— und Magenblutungen *364*
Amylopectin 169
Anacidität 164, 279, 718, 758
—, histaminrefraktäre 234
—, komplette 234
—, passagere 234
Analatresie 11
Anämie 303, 319, 524, 546, 553
—, agastrische 812, 814
—, autoimmune hämolytische 712
—, hämolytische 360
—, hypochrome 50, 712, 717
—, makrocytäre 712
—, megaloblastische 797
—, megaloblastische, postoperative 813, 815
—, megalocytäre 712
—, perniciöse 43, 185, 221, 260, 350, 359, 546, 712, 755
—, perniciöse, postoperative 814
—, perniciöse, und Magencarcinom *640*
—, proteoprive 814
—, sekundäre 710
— der Magenschleimhaut 317
— des Neugeborenen 351, 352
— nach Magenresektion *812*
anaphylaktischer Schock 446
Anastomosencarcinom 650, 651
Anastomosenringulcus 824
Anastomosenulcus 324, *328*, 382, 451, 452, 781, *822*, 826, 827, *828*, 839
—, Komplikationen 829
,,Anastomositis'' 820
Aneurysma der Bauchaorta 327
Aneurysmen 324, 353
Angiitis vom hypersensitivity-Typ 307, 531
Angina 270
Angiohämophilie *361*
Angiolipom des Magens 572
Angioma cavernosum 728
— simplex, s.a. Hämangiom, capilläres 575, 728
Angiomatose, generalisierte *575*
Angiome des Magens 522
angiomuskulärer Dehnverschluß 39
angiomuskuläres Verschlußsystem der Kardia *4*
Angiomyxofibrom des Magens 569, 570
Angioneurom, arterielles *575*
Angiosarkom *728*
Angulus ventriculi 121
Anthrax *310*
Antibiotikatherapie 362

anticholinerge Drogen 169, 458
Antidepressiva 456
Antigastrin 189
Antihistaminika 189, 191, 446
Antikoagulantientherapie 319, 342
Antikörper, antimitochondriale 835
— gegen Belegzellen 279, 642
— gegen den Intrinsic factor 279
— gegen Pepsinogen 170
antioxydantes Defizit 224
Antiperistaltik 156
Antithrombin 361
antrales Diaphragma 197
Antrektomie 175
Antrenyl 411
Antroneurolyse 175
Antrum cardiacum 4, 5, 17, 129
— pyloricum 120, 121 136, 137, 146, 155, 156, 158, 159, 162, 206, 213, 216, 219, 228
Antrumatresie 197
Antrumcarcinom, gastrinbildendes 711
Antrumgastritis 232, 240, 242, 243, 249, 487
,,Antrumpumpe'' 155
Aorta descendens, rechtsseitige 16
Aorta, hohe Rechtslage 15
Aortenaneurysma 327
Aortenbogen, doppelter 15
—, rechtsläufiger 15, 16, 27
Aortitis fibroplastica 308
Aperistalsis 29
Aphagie 27
Aplasie des Magens *193*
— des Oesophagus *11*
Apoferritin 816
Appendicitis 210, 262, 417, 431
Appositionszone (Hauser) 659
APUD (Amine and Precursor Uptake and decarboxylation)-cells 174
Areae gastricae 129, 137, 140
Arcus aortae 2
Arcus duplex aortae 27
argentaffine Reaktion 555
— Zellen 139, 144, 145, 159, 174, 204, 281, 282, 409, 554, 556, 642, 708, 803
—, Tumoren 159
Argentaffinome *552*
Argentum nitricum-Vergiftung 239
argyrophile Reaktion 555
— Zellen 141, *144*, 174, 281, 409, 535, 554, 556, 708
Argyrophilie 406, 407
Arrosion von Gefäßen *322*, 334, 364
Arrosionsblutungen 290, 364, 419
Arsenvergiftung *69, 239*, 264, 319
Arteria lusoria 15, 27, 43
arterielle Ringbildungen, 15

Arteriitis, generalisierte 438
—, nekrotisierende 304, 322
— obliterans Friedländer 355, 478
— proliferans sclerosans 355, 478
—, riesenzellige, granulomatöse 417
—, sekundäre, sklerosierend proliferierende 323
Arteriosklerose der Magenarterien 355
—, „entzündliche" 419, 438
— und Ulcus *417*
„arteriosclerotic ulcer of Virchow" 425
arteriovenöse Anastomosen im Magen 130
— Kurzschlüsse 132
Arzneimittelallergien 357
Arzneimittelikterus 835
Arzneimittelintoleranz 307
Ascendenstyp des Magengeschwürs 492, 494
Aschheim-Zondek-Reaktion 716
Ascites, hämorrhagischer 709
Askariden 314
Aspergillus flavescens 313
— flavus 615, 657
— fumigatus 313
Asphaltbezoar 231
Asphyxie, intrauterine 353, 378
Aspirin 165, 340, 341, 350, 448
Asthma bronchiale 307
Atebrin-Fluorochromierung 763
Äthioninpankreatitis (experimentelle) 856
Atonie (Oesophagus) 22, 52
—, primäre, des Oesophagus 30
— des Magens 156
—, akute gastro-duodenale *225*
Atophan 264, 444, *446*, 460
Atresie, präpylorische 195
— der Kardia *193*
— des Magens *193*
— des Oesophagus 1, *11*, 12, 14
— des Pylorus *193*, 197
Atrophie, superficiale 818
—, proportionierte, der Magenschleimhaut 817, 818
—, unproportionierte, der Magenschleimhaut 817, 818
atrophischer Scirrhus 678, 690
Atropin 170, 183, 185, 190, 192, 212, 447, 454
Ätzgastritis *235*
Ätzgifte, alkalische *65*
—, saure *64*
Ätzkali 235, 236, 239
Ätznatron 235, 236
Ätzschorf 236, 238
Auerbachscher Plexus (Plexus myentericus) 10, 16, 31, 33, 58, 134, 558
—, Neurome 579
Aufhellungsherde, mucoide 581

Aureomycin 261
Aushülsung 465, 468
Ausschälung der Pylorusdrüsenzone 781, 827
„Ausscheidungsgastritis" 233, 263
Autoantikörper gegen Erythrocyten 359
— gegen Thrombocyten 359
Autoantikörperbildung 410
Autodigestion 847
Autodigestiv-typische Pankreatitis 847
Autoregulation der Säureproduktion 176
a-v-Shunts 190
Avitaminosen 318
— und Ulcus *460*

Bacillus clostridium perfringens 273
— Fraenkel-Welch
— subtilis 273
bactericide Wirkung des Magensaftes 177
Bact. coli 269
— proteus 273
bakterielle Infektion und Ulcus *461*
Bakterien-Clearance 836
Band, transpylorisches 197
Banti-Syndrom 360
Barbiturate und Leberschaden 835
Barium 285
Barret's ulcer 19, 51, 52, 53, 364
Barsony-Teschendorff-Syndrom 31
„basal fasting conditions" 161
Basalsekretion 182, 399, 400, 411, 415, 429
Bauchtrauma, stumpfes 227, 363, 389
BCG-Impfung 357
Becherzellen 118, 139, 244, 248, 252, 277, 282
Begleitgastritis 306, *309*, 348
—, akute 262
Begleitmuskelfasern 128, 129, 130, 190, 245, 322, 323, 332, 333, 355, 423, 478
Begleitpankreatitis 844, 847, 860
Belegzellen 119, 121, 138, 140, 142, 145, 146, 153, 169, 170, 171, 177, 179, 180, 181, 182, 187, 188, 641
—, „aktivierte" 142
—, heterotope 205
—, Sekretionsweg 179
—, Überlebensrate 395
Belegzellantikörper 279, 280, 282, 642
Belegzellhyperplasie 407
Benzpyren 655
Beriberi 421
Bertellische Membran 21
Beryllose 302
beschleunigte Magen-Darm-Passage 403
Betazol® 181
Bezoar *229*
Bicarbonatausscheidung 406

bilharzialer Tuberkel 314
Blastomyceten 314
Blastomykose, südamerikanische 285
Blausäurevergiftung 69, 70, 239
Bleivergiftung 264
Bleiplatten-Drahtnähte 793
Blind-loop-Syndrom 796
blind-washing 771
„Blumenkohl-Papillom" 538
Bluteosinophilie 306, 307, 308, 309, 314, 351, 531
Bluterkrankungen 358
Blutgruppenantigene 171
— und Ulcus 381
Blutgruppeneigenschaften des Magenschleimes 166
Bluthistaminspiegel 555
Blut-Lymphschranke 845
Blut-Speichelschranke 845
Blutstillung, vitale 322
Blutungen, gastro-intestinale 438, 448, 510, 521, 545, 546
—, okkulte 318, 341, 351, 359, 363, 524
—, petechiale 261, 262, 265, 271, 317, 360
—, postoperative 792, 841
—, profuse 363, 524
—, zentrogene 319
— per diabrosin 318, 320
— per diapedesin 318
— per rhexin 318, 320
Blutungszeit 361
Boas-Opplersche Stäbchen 718
Bolustod 63
„border line" 488
„border-line-ulcer" 428
Borsäurevergiftung 70
Brachyoesophagus 19, 89
—, angeborener (congenitus) 21, 22, 218
—, erworbener 21, 51, 53
Bradykinin 191
Breitband-Antibiotica 264
Brill-Symmerssche Krankheit 719, 737
Bronchialasthma 307
Bronchialschleimhaut, dystope, bei Oesophagusstenose 15
Bronchiektasien 16, 435
Brucellose 262
Brunnersche Drüsen 144
Budd-Chiari-Syndrom 38, 317
Buhlsche Krankheit 351
Bulbus duodeni 149, 198
Bulbusdeformierung 293
Burkitt-Tumor 613
Bursa omentalis 124
Butazolidin 411
β-Butyrolacton 657
Butyrophenonderivate und Leberschaden 834

Calcifizierung in Hämangiomen 573
Calciummangel, postoperativer 809
Calciumspiegel im Serum 399
Canaliculi, intracelluläre 143
Canalis egestorius 148
— pyloricus 120, 121, 135, 145, 146, 149, 155, 156, 187, 191
— ventriculi 120
Cancer atrophicans 678
— érosif à marche lente 660
cancération in situ de la muqueuse gastrique 660
Cancroid des Oesophagus 84
Candida albicans 311, 313
Candidiasis (Soor) 56, 59, 311, 312, 313
Capillarnetz, periglanduläres 127
Capillarpermeabilität 341
Carbachol 188
Carbonationen 161
Carcinogene 255
Carcinogenese 607
Carcinoid 409, 425, 524, 552
Carcinoid-Syndrom 159, 554
Carcinom, diffuses (Lauren) 678, 679
—, invasives 660
—, medulläres 815
—, pleiomorphes 77
—, präinvasives 549, 660
—, scirrhöses 815
— des Magen s. Magencarcinom
— im Restmagen 650, 651, 757, 781
Carcinoma adenomatoides 681
— cylindrocellulare 680, 681
— cylindrocellulare microcysticum 681
— cylindrocellulare papillare 681
— cylindrocellulare solidum 683
— disseminatum 690
— epidermoides 679, 680, 695
— fibrosum 690
— gelatinosum sive colloides 89, 680, 684
— globocellulare 680, 683
— globocellulare scirrhosum 684
— globocellulare solidum medullare 684
— globocellulare solidum simplex 684
— granulomatosum 689
— scirrhosum 689, 694
— simplex 679, 680, 815
— ex ulcere ortum 643, 646
— in situ 82, 86, 549, 632, 646, 649, 660, 663, 711, 749
— sarcomatodes 77
Carcinome, gastro-oesophageale 696
Carcinosarkom des Magens 680, 697, 742
— des Oesophagus 76
Carcinosis peritonei 709
Carcino-sarco-myxo-chondroma ossificans 79
Cartilago cricoides 3

Cartilago thyreoides 3
cast-syndrome *225*
Catecholamin 160
caudale Regression 11
Cavum Douglasi 709
Ceroidpigment *224*
Chagas-Krankheit 33
Chalasia 22
Chalone 185
Charcot-Leydensche Kristalle 306
Chemotherapeutica und Arzneimittelikterus 835
Chinin 264
Chlordiazepoxyd 456
Chlordiazepoxid und Leberschaden 835
Chloridkonzentration des Magensaftes 161
Chlorpromazin und Leberschaden 835
Chlorzinkverätzung 69
Cholangitis 834
—, ascendierende 833
Cholecystektomie 270
Cholecystitis 262, 271, 431, 841
—, tryptische 854
Cholecystokinin 157, 159, 184
„Cholecystopankreatitis" *854*, 855, 856
Cholecystopathie und Pankreatitis *852*, 854
Cholelithiasis 221, 262, 431, 841, 854
— und Pankreatitis 852
Cholesteatosis 221
cholinerge Drogen 181, 413, *447*
Cholinesterase 406
Chondrodystrophie 612
Chondroitinsulfat A 146, 165
— B 165
— C 146
Chondroitinsulfatsynthese 395
Chondrom des Oesophagus 74
Chondro-Osteo-Osteoid-Sarkom 79
Chorionepitheliom des Magens *716*
Chorista 202
Choristie 74
Chromsäureverätzung 67
chronisch-lymphatische Gastritis (Konjetzny) *283*
chronische Pankreatitis 848
chronisch-rezidivierende Pankreatitis 848
Chymotrypsine 147, 172
Chymusreflux 851, 856
Cinchophen 261
Cisterna chyli 845, 851, 860
Cisternentyp der Carcinommetastasen 708
Citronensäure 161
Clostridium Welchii 273
Coagulationsnekrose 64
Coccidiooidiomyces immitis 314
Coffein *413*, *447*
Colitis ulcerosa 300, 325

Colitis, Magenveränderungen *303*
Colliquationsnekrose 65, 69
Coma diabeticum 263
— hepaticum 263
„combined acid" 176, 177
common channel 850, 853
continuous plaque phenomenon 659
Corpus ventriculi 120, 121, 122, 123, 136 137, 155, 156, 163, 187
Corticoide 165, 184, 411
Corticoidtherapie 340
Corticotropin 392
„cortico-vicerale Ulcusgenese" 454
Cortison 392, 427, *457*
— und Ulcus *341*
Cortisonulcus *392*, 472, *457*, 458
Cortisonmedikation und Pankreatitis 860
cowliflower carcinoma 672
Crohns disease 285, *299*
Cronkhite-Canada-Syndrom 541, *544*, 547
Crotonöl 530
cup and spill stomach 218
Curling-Ulcus 329, 330, 388, *389*
Curvatura ventriculi major 120, 121, 124 129, 135, 145
— minor 120, 121, 129, 133, 135, 145, 148
Cushing-Syndrom und Pankreatitis 860
Cyankalivergiftung *69*, 239
Cyanochromie 558, 568, 579
Cyanwasserstoffvergiftung 69, 70
Cystenbildung in der Magenschleimhaut 317, 543, 544
Cysten des Oesophagus 17
Cytologie *745*
—, Tumorzellausbeute 770
Cytomegalie 49

D-Zellen der Langerhansschen Inseln des Pankreas 145
Darmblutungen 447
Darmfisteln, innere 230
Darmphlegmone 271
Darmduplikatur 11
Darmrohr, primitives 1
DÄNA = Diäthylnitrosamin 95
Darmschleimhaut, heterotope 202
Darmschleimhautinseln, sog. 248
Darmtuberkulose 288
Darmverschluß, akuter arteriomesenterialer *225*
Dauerstress 335
Deckepithelien 137, 146, 155, 161, 170
Deckzellen, mucoide *144*, 153
Decubitalulcera des Magens bei Tieren 443
— des Oesophagus *54*
Defektkoagulopathie 361
defensive Faktoren *424*, 461
Degeneration, acidophile 850

Degeneration, kleinvacuoläre 581, 593
— mikrocystische 593
dégéneration micropolykystique 581, 593
— myxoide 581
Dehnverschluß, angiomuskulärer 39
Delirium tremens 261
dendritischer Typ der Rami primarii
 125, 126
Dermatomyositis 316
Dermoide des Magens 556
Descensus viscerum 118
Descendenstyp des Magengeschwürs 492
Detergenseffekt 342, 797, 850, 862
Diabetes mellitus 437, 612
Diaminooxydase 188
Diamox® 177
Diapedesisblutung 318
Diapedesisblutungen, zentrogene 319
Diaphragma, antrales 197
—, präpylorisches 195, 196
—, pylorisches 196, 197
Diätfehler 335
Diathese, hämorrhagische 318, 325, 351
Diäthylnitrosamin 95
Diazoaminobenzol 657
Dibenzanthrazen 655, 656
DIC = disseminated intravascular coagulation 65, 335, 339, 353, 360, 362, 837, 862
Dicumarol 342
digestive Sekretion 181, 183
Dihydroxy-benzidin 657
Diktyom 76
Dilatation, akute, des Magens 225
Dimethylbenzanthrazen 655, 656, 659
Dimethylnitrosurethan 657
Diphtherie 262
Diphtheritis der Magenwand 267
Dislacerationen des Oesophagus 61
Disposition, endogene 609
disseminierte intravasale Gerinnung 65, 335, 339, 353, 360, 362, 837, 862
— thrombocytäre Thrombose 360
Divertikel des Magens 194, 195, 198
—, erworbene 321
—, kongenitale 202
— (Magen) und Blutung 362
— des Oesophagus 14, 16, 17, 27, 33, 46, 55, 63, 72, 86
—, epiphrenische 17, 18, 37, 38
—, funktionelle 36
—, Histologie 33
—, juxtapapilläre 858
—, polystome 46
— und Neurome 558
Divertikelbildungen, doppelte 33
—, multiple, des Oesophagus 37
Diverticulose des Colon 16

Divertikelmyom 200, 558
Divertikelneurinom 584, 586
Divertikelneurom 584, 585, 586
divertikuläre Form der Magenmyome 200
divertikuläres Neurom 584, 586
Diverticulitis 362
DNS-Synthese 154
— -Synthesephase 150
— -Synthese-Zeit 155
Doppeldiaphragma 195, 197
,,Doppelmagen'' 193
doppelter Aortenbogen 15
Doppeltumoren bei Oesophaguscarcinom 85
Doppelulcus 494
Doryl 457
Drainageoperationen 780
Drehverschluß 9
Drogen, ulcerogene 340
Drogen und Ulcus 410
Drogenpankreatitis 844
Drogenulcus, experimentelles 444
Drosselung der Magenmotilität, nerval-reflektorische 157
Drosselvenen 132
Drüsengrund 138, 139, 140, 142
Drüsenhals 138, 139, 140, 142, 150
Drüsenmagen 122
Drüsenpolyp 538
Ductus choledochus 852
—, Sekretionsdruck 852
Ductus Wirsungianus 852, 863
—, Sekretionsdruck 852
Dumpinganfall 799
Dumping-Syndrom 776, 799, 806, 807, 820, 833, 839
—, Umwandlungsoperationen 806
— und Blutzucker 802
Dünndarmileus 225
Dünndarmneurinom 325
,,duodenal brake'' 425
duodenaler Hemmechanismus 425
duodenales Verbundsystem 830
Duodenalkompression, arterio-mesenteriale 225
Duodenalstenose, hohe 500
Duodenalstumpfinsuffizienz 793
Duodenalulcus 326, 327, 340, 365
Duodenalverschlüsse 11
Duodenalverschluß, arteriomesenterialer 225
Duodenum 156, 157, 158, 171, 174, 175, 184
—, Schleifenbildung 117
Duodenitis 232, 371
Duplikationscysten 195
Duplikaturen, abortive, des Magens 200
— des Oesophagus 11
Durchblutungsrate 425, 452

Durchströmungsgröße der Mucosa 190
„dynamisch-radikuläre" Magengefäße 355
Dyschylie 267, 268
Dysenterie 262, 269
Dyshormonose, ulcerogene 394
Dyskinesien der Gallenwege 31, 847
Dyskrinie 264, 399, 427, 430, 437, 439, 464, 466, 467, 819, 859
Dysmotilität 386
Dyspepsie 524
Dysphagie 17, 26, 31, 90, 91, 316
—, pharyngeale 27
—, sideropene (Plummer-Vinson-Syndrom) 26, 95
Dysplasien, kongenitale, der Pfortader 38
—, multiple, der Oesophagusschleimhaut 82
Dysproteinämie 847
dystope Bronchialschleimhaut bei Oesophagusstenose 15
dystopes Lungengewebe 74
— Pankreasgewebe *362*
— — im Magen 195, 200, 202, *205*
— Schilddrüsengewebe 74
Dystrophie, agastrische 858
—, alimentäre, postoperative 841
—, postoperative 810
Dyszirkulation 387
—, funktionelle 378
—, lokale 261, 342, 353, 378, 417, 447, 466

E 605-Vergiftung *70*
E. coli 273
early cancer 429, 633, 636, 639, 646, 652, 659, 671, 672, 674, 710, 757, 770, 773, 814
Ecksche Fistel 450
Einheit, funktionelle von Antrum und Duodenum 232
„Einrollung, schneckenartige" 500
Einschlußfärbung nach FEYRTER 557, 568, 579, 592, 722, 726
Einschlußkörper bei Herpes simplex und Cytomegalie 49
Eintreffer-Theorien 608
Eisenbindungsreaktion 146
Eisenmangel, postoperativer 804
Eisenmangelanämie 279, 712
—, postoperative 775, *812*
Eiweißmangel und Pankreatitis *856*
Eiweißmangelanämien, postoperative 812, *816*
Eisenmangeldysphagie (Plummer-Vinson-Syndrom) 26, 95
Eiweißverdauung nach Magenoperation *807*
Eiweißverlustsyndrom 278, 279, 545
— bei Ménétrierscher Erkrankung 215

Ektasie, angeborene, des Oesophagus *17*
—, epidiaphragmatische 28
Ektopia gastrica *19*
elastische Hülle der Magengefäße 128
Elektrolytverlust 544
Elektrolytverlustsyndrom 545
emotionaler Stress 394
Endangiitis obliterans Friedländer 323, 478, 647
— v. Winiwarter-Buerger 356
Endarteriitis obliterans 322, 417
— Friedländer 323, 478, 647
— bei Lues 295
—, sekundär sklerosierend proliferierende (Wanke) 647
Endoallergie, eosinophile mikrobielle 308, 309
Endobrachyoesophagus 19, 20, 21
endocrine-like-cells 282
„endogene Disposition" 609
endogene Mitreaktionen der Magenschleimhaut 262
Endokarditis 270, 414
— ulcerosa 268
endokrine Erkrankungen und Ulcus 437
— Polyadenomatose 400
Endophlebitis obliterans hepatica 38, 317
Endotoxinschock 360
Engen, physiologische, des Oesophagus 2, 80, 94
„Engpaß des Magens" 64
Entamoeba histolytica *314*
Enteramin 159
Enteritis, hämorrhagische 351
— regionalis Crohn 47, 48, 285, *299*, 509
Entero-Anastomose nach BRAUN 781, 791, 827
— nach ROUX 781, 791, 827
enterochromaffine Zellen 144, 145, 154, 281, 409, 642
„enterochromaffin-like cells" 174
Enterogastron 176, 184, 186, 187
Enterocrinin 184
Enterotoxin 459
Entleerungsrate des Magens 223
Entleerungsverzögerung 293, 316
Entzündung, pseudomembranös-diphtheroide 266
—, pseudomembranös-fibrinöse 266
Enzymadaptation 851
Enzymausschüttung bei Gastritis 253
Enzymentgleisung 851, *864*
—, latente 858
Enzymsekretion des Magens 166
Enzyme und Pankreatitis *850*
eosinophile Gastritis 527, 528
— Gastroduodenopathie 530
— Granulocyten 482, 531

eosinophile Linitis plastica 530
eosinophiles Granulom 528
— Magengranulom 285, 306, *308*, 528, 530, *531*, 748
epibronchiale Divertikel des Oesophagus 37
epidiaphragmatische Ektasie 28
Epididymitis 308
Epinephrin 392, 425
epiphrenische Ampulle 2, 4, 5, 9
epiphrenisches Divertikel (epiphrenale) 17, 18, *37*, 38
Epistaxis 351
Epithel-Bindegewebsgrenze 147
Epithelien, schleimproduzierende *146*
Epithelkörperchen und Ulcus 398
Epithelkörperchenadenom 279, 399
Epithelioma malpighien spinocellulaire 696
— polymorphe 696
sog. Epithelpapillen nach STÄMMLER 534
Erbrechen, wiederholtes 363
Erosionen der Magenschleimhaut 201, 233, 247, 259, 260, 261, 268, 271, 284, 293, 311, 313, 317, 328, 335, 336, 338, 340, 343, 346, 352, 362, 365, 371, 389, 415, 447, 448, *462*, 484, 518, 520
— des Oesophagus 43
—, „entzündliche" 466
—, follikuläre 246
—, glanduläre 234
—, hämorrhagische 238, 310, 318, 326, 329, 330, 337, *346*, 366, 385, 390, 411, 438, 447, *462*
—, ischämische 462
— und Blutung *346*
Erosionen des Oesophagus 352
„Ersatzmagen" nach Gastrektomie *789*, 790, 791
sog. Erwachsenen-Mucoviscidose 437
Erweichung, saure 24
Erysipel 270
Erythroblastose, fetale 378
Erythrocytenautoantikörper 359
Erythrocytensludging 335, 837
erythematöse Gastritis 233
essentielle Thrombocytopenie (M. Werlhof) *359*
„Essigessenz" 68
Essigsäureverätzung *68*, 71, 236, 237, *238*
Esterase, unspezifische 407
Estersyntheserate während Hungerperioden 146
Etat mamelonné 39, 137, 247, 317
— pointillé 23
Eugenol 448
Euglobulin-Lysographie 335
Eustoma rotundum 309, 314, 531
Eventeration 218
experimentelles Magencarcinom *655*

Exulceratio simplex Dieulafoy 323, 324, 325, *330*, 353, 354

Faktor I 361
— V 342, 361, 362
— VII 342, 362
— VIII 361
— IX 361
— X (Stuart Prower Faktor) 342, 361
— XIII 360
—, fibrinstabilisierender 360
Fallotsche Tetrade 16
Faltenrelief des Magens 137
Fäulnisemphysem 24
Favus 314
Fehlanlage des Kardiafornixgebietes 49
Fehlbildungen und Magenblutungen *362*
Fehlernährung und Ulcus *460*
Fehlsekretion 387, 499
Feldflaschenmagen 674
Felty-Syndrom 360
Fernreflexe, viscerale 31
fetale Erythroblastose 378
Fettembolie 417
Fettexkretion, fekale 403
Fettgewebsnekrose 849
Fettgewebsvakatwucherung 851
fettlösliches antioxydantes Defizit 224
Fettresorption nach Magenoperation *808*
Fettsucht, pathologische 612
Feyrtersches Gangorgan 406
Fibergastroskop 773
Fibrae obliquae 119, 121, 137, 148
Fibrin 360
Fibrinogen 361
Fibrinogenkonsumption 236
Fibrinogenopenie *361*
fibrinoide Nekrosezone 464
fibrinolytische Aktivität 335, 360
fibrinstabilisierender Faktor (FSF, Faktor XIII) 360
Fibroadenom 535
Fibroangiom, calcifizierendes, „psammöses" 570
Fibroblastom, perineurales 593
fibrocystische Pankreaserkrankung 847
Fibroepitheliom 611
Fibroliposarkom 722
Fibrome des Magens 365, 522, 557, 559, *566*
— des Oesophagus 72
Fibrom, ossifizierendes 570
—, polypoides 528
Fibroma molle 566
Fibrome, fasciculäre, grob gebündelte 580, *590*
Fibromyome des Magens *557*
Fibrosarkom des Magens 718, *722*, 729, 765
— des Oesophagus 76

Fibrose, periductuläre, des Pankreas 851
—, tuberöse, geschwulstige 591
Fistelbildungen 301
Fisteln 289
—, gastro-jejuno-kolische 829
—, tuberkulöse 291
Flammeninhalationen 71
Fleckfieber 44, 319
Flimmerepithelien, respiratorische 118
Flimmerepithelcarcinom des Magens 680, 697
Fluorochrom, saures 570
flush, postprandialer 555
Flush-Syndrom 555
Follikelhormone 398
follikuläre Erosionen 246
— Hyperplasie 245
follikuläres Reticulom (Brill-Symmers) 737
Folsäuremangelanämien, postoperative 812, 815
Fornix 150
Foveolae gastricae 119, 137, 139, 140, 144, 145, 150, 153
„free acid" 176
freie HCl 182
Fremdkörper im Magen 229, 363, 417, 443, 515
Fremdkörpergastritis 229
Fremdkörpergranulome des Magens 285
Fremdkörperriesenzellen 302, 305
Fremdkörperverletzungen 27, 28, 43, 46, 63
Friedländersche Arteriitis 323, 478, 647
Fruchtwasseraspiration 353
Frühkomplikationen, postoperative, nach Magenoperation 792, 838, 841
Frühperforation nach Laugenverätzung 69
Frühsyndrom, postprandiales 776, 799, 839, 841
Fucose 165, 166, 458
Fucose-Bindungen 173
Fucose-output 452, 453
Fucosekonzentration im Speichel 382
Fundus 119, 120, 127, 136, 144, 147, 149, 152, 153, 155, 162
Fundusdrüsen (Hauptdrüsen) 121, 140, 145, 146, 150, 162, 166, 171, 174, 176, 177, 187
Fundusdrüsenzone 145
Fundusgastritis 232, 240
Fundusprolaps 22
funiculäre Spinalerkrankung, postoperative 813, 815
funktionelle Einheit von Antrum und Duodenum 232
Funktionsgemeinschaft der Oberbauchorgane 262
Fütterungstuberkulose 287

G-Zellen 145
Galle 159
Gallenblasenleiden 417
Gallenblasentuberkulose 288
Gallengangsverschluß 210
Gallengangswucherungen 833
Gallensäuren 450
—, konjugierte 855
—, unkonjugierte 423, 797, 855
Gallensteine 858
„Gallepankreatitis" 863
Gallereflux 851, 852, 853, 855
Gallertcarcinom des Magens 676, 691, 692, 761
Gammastrahlen und Ulcus *461*
Gangepithelmetaplasie (Pankreas) 845, 858
Gangepithelnekrosen des Pankreas 862
Ganglien, intramurale 212
Ganglienzellplexus, intramuraler 31
Ganglion jugulare 136
— nodosum 136
— semilunare (solare) coeliacum 135, 136
— stellatum 10
Ganglioneurofibrom 593
Ganglioneurom 593, 594
Ganglionitis 25
Gangorgan, insuläres 406
Ganzkörperbestrahlung 658
Gardner-Syndrom 541, 547
Gastrektomie 351, 788, 789, 816
—, subtotale 387
gastric atrophy 253
— cooling *345*
— freezing *345*
„— let" 425
Gastricsin (Pepsinogen IV, Kathepsin) 141, 168, 169, 170, 177
Gastrin 144, 145, 147, 157, 158, 159, 160, *173*, 181, 184, 188, 189, 191, 193, 343, 400, 403, 406, 445, 450
—, Sekretionshemmung *176*
Gastrinabbau 434
gastrinbildendes Antrumcarcinom 711
Gastrinfreisetzung 175, 176
Gastrininaktivierung 450
Gastrin-like-Aktivität des Duodenum 174
gastrische Krisen 364
Gastritis 215, *231*, 317, 320, 324, 346, 364, 421, 478, 498
—, akut exacerbierte 841
—, akute *232*, 260, 317, 335, 464
—, akute, bei Vergiftungen und Intoxikationen 241
—, atrophische 229, 241, *242*, 246, 253, 254, 257, 258, 278, 283, 293, 311, 350, 351, 359, 383, 427, 429, 638, 641, 747, 767, 814, 817, 822, 826, 834
—, atrophisch-hypertrophische 634

Gastritis catarrhalis 232
— chronica mucipara 248
— progressiva *242*
—, chronische 196, 203, 205, 210, 212, 213, 221, 232, *240*, 255, 257, 258, 422, 427, 464, 515, 518, 520, 634, 637, 650, 652, 659, 678, 704, 817
—, — -atrophische *242*, 252, 255, 257, 258, 280, 334, 471, 759, 818, 820
—, — -atrophisch-hypertrophische 530, 659
—, — -hypertrophische 530, 546
—, — -lymphatische (Konjetzny) *283*, 736
—, chronische, mit Dedifferenzierung 636, 637, 640
— —, mit intestinaler Metaplasie 636, 637, 638, 640
— lymphomatosa Konjetzny *283*, 736
— cystica 249
—, „degenerative" 262
—, diffuse 639
—, eitrige *268*
— emphysematosa *273*. 712
—, endogene *262*
—, eosinophile *306*, 321, 351, 527, 528, *531*
— erosive 325, 348, 390, 429, 467, 510
— erythematöse 233
—, exogene *260*
— fibroplastica 675
—, fokale 639
—, fokale, chronische 280
— follicularis sive nodularis 245
—, granulomatöse *285*
—, hämatogene *262*
—, hämorrhagische 343, 346, 347
—, hämorrhagisch-erosive 334, 350, 445, 452, 464
—, hyperplastische 515
— hypertrophica gigantea (Ménétrier) *215*, 246, 251, *273*, 407, 408
—, hypertrophische 241, *246*, 284, 293, 320, 347, 427, 543, 635, 636
—, hypertrophisch-glanduläre *251*, 638
—, hypertrophische interstitielle *251*
— — proliferative *251*
—, iatrogene *264*
gastritis, lymphoblastomoid 283
Gastritis necroticans 266, 267
—, nekrotisierende, pseudomembranöse *265*, 270
— nodularis sive follicularis 245
— papillomatosa 530
—, persistierende 818
— phlegmonosa 46
—, „physiologische" 260
— polyposa sive proliferans 250, 543
—, postoperative 781, *816*
— proliferans sive polyposa 250

Gastritis, pseudomembranöse, nekrotisierende *265*, 270
—, pseudotumoröse allergische 259
— purulenta abscedens 270
— — phlegmonosa 271
— scleroticans superficialis 245
— simplex 232, 818
—, Stadien *252*
— stenosans 243, 499
— sympathica acuta *262*
— ulcerosa Nauwerck 491
—, unspezifische *231*
—, urämische 263, 264, 265, 266, 267, 268, 269, 348, 349, 430
— bei perniciöser Anämie *279*
— nach Gastrektomie 351
— — Gastroenterostomie 351
— — Röntgenbstrahlung *264*
— und Blutung *346*
— — Magencarcinom *633*
— — Magensaftsekretion *234*
„Gastritisblutung" 347
Gastritiscarcinom 636, 639, 646, 659
„Gastritiszellen" 771
Gastrocytologie *745*
—, Anwendungsbereich *757*
—, Kriterien der Malignität *748*
„Gastro-cyto-toxin" 459
Gastro-duodenaler Prolaps *215*
gastro-duodenales Verbundsystem 185, 432, 840
Gastroduodenitis 233, 423, 430, 499, 839 856, 857, 860
—, akute 346
— erosive 414
Gastroduodenopathie, eosinophile *306*, 530,
Gastro-Duodenostomie 779, 781, 784, 785
Gastroenteritis 833
—, diffuse eosinophile 306, *307*
Gastro-Enteropathie, exsudative 544
Gastro-Entero-Plegie *225*
Gastroenterostomie 351, 776, 779, 781, 782, 783, 789, 793, 824
—, Modifikationen 782
Gastrofibrose 675
gastro-intestinale Allergie 262
Gastro-Jejunalulcus (Marginalulcus) 822, 828
Gastro-Jejunitis, postoperative 819
gastro-jejuno-kolische Fisteln 829
Gastro-Jejunostomie 779, 800
Gastromalacia acida 24
Gastrone 186
gastro-oesophageale Carcinome 81, 91
gastro-oesophageales Übergangsstück 4
Gastrooesophagostomie 49
Gastropathie, hypertrophische 543
Gastrophiluslarven 443

gastroprive Osteopathie 809
Gastroschisis 218
Gastrosklerose 675
gastro-oesophageale Carcinome 696
Gastroscirrhose 675
Gastrostaxis 346
Gefäßarrosion *322*, 334, 364
Gefäßdurchtrittsstellen 148
Gefäßmißbildungen, kongenitale 354
Gefäßplexus, intramuraler 124
Gefäßsklerose 354, 498
— und Ulcus 379
Gefäßtumoren des Magens 573
Gefäßversorgung, venöse, des Magens 131
gelbe Zellen 248, 281, 820
Gelbe-Zellen-Organ 281, 409, 642
,,gene transmitted characters" 611
Generationscyclus 153
Generationszeit 153
Gerinnung, disseminierte, intravasale 335, 339, 353, 360, 362
Gerinnungsfaktoren 236
Gesamt-HCl 182
geschrumpfter Kleinmagen 66
Geschwür, erosives 469
Gewebseosinophilie 308, 410
Giant rugae gastritis *273*
Gigantismus, visceraler 17
Gleitbruch, Gleithernie 20, *21*, 50
Gleithernie, fixierte 53
Glomangiom *575*
Glomi 130
Glomus caroticum 447
Glomustumor (Masson) 579
Glomustumoren des Magens *575*, 579
Glottisödem 75
Glucagon 144, 403
α-Glycerophosphatdehydrogenase 406, 407
Glykoproteide 146, 165, 397, 410
—, neutrale 146, 165, 166
—, saure 165, 166
—, sulfatierte 165
Glykosaminoglykane 165
Glykosaminoglykuronane 165
grading der Magentumoren 680
Graduierung nach Papanicolaou *761*
granuläres Neurom des Magens 579
— des Oesophagus 73
Granuloblastom 528
Granulocyten, eosinophile 531
Granulom, eosinophiles 285, 306, *308*, 528, 530, *531*, 578
— —, des Knochens 306
— —, des Magens 748
Granulom, submucöses, mit eosinophiler Infiltration 528
Granulomatose, allergische 285

Granulomatose, eosinophile 306
Granulome, ,,fokale" 302
—, spezifische, des Magens 285
—, unspezifische, des Magens 285
Grenzdivertikel (Pulsionsdivertikel) 8, 16, 17, 18, *33*, 37, 79
,,Grenzpolypen" 72
Grenzstrang 135
Grippe 44, 268
Grönblad-Strandberg-Syndrom 354
große Magen-Darm-Blutungen 43
großfollikuläres Lymphoblastom (Brill-Symmers) *737*
Gubernacula ventriculi 219
Gumma 57, 58, 295

Haftdivertikel 37
Hakenmagen 122
Halothan-Narkose *835*, 838
Halothan und Leberschaden 835
Hämangioendotheliom des Magens 365, *728*
— des Oesophagus 76
Hämangiom, capilläres *573*, 575
—, cavernöses *573*
Hämangiome 324, 325, 365
— des Magens *573*
— des Oesophagus *72*
—, Calcifizierung *573*
—, kavernöse, des Magens 354
—, multiple 533
—, Phlebolithenbildung 573
Hämangiopericytom des Magens 356, 576, *577, 728*
—, malignes 365
Hamartie 74
Hamartom 573
—, vasculäres *728*
Hämatin 67, 238
—, alkalisches 65, 69
—, salzsaures 23, 49, 64, 317
Hämoblastosen 362
— und Magencarcinom 664
Hämochromatose 247, 847
hämoglobinurische Nephrose 69
Hämolyse 238, 239, 360
Hämolysin 459
hämolytische Anämie 360
Hämophilia von transitoria gravis 352
Hämophilie 351
— A 319
—, vasculäre 361
Hämophiloid *361*
Hämorrhagien, postoperative *792*, 841
hämorrhagische Diathese 318, 325, 351
Hämorrhoidalblutungen 351
Hämosiderin 23
v. Hansemann-Zellen 532, 534

Harnsäure 161
Harnstoff 161
Hartsche Tasche 500
Haudecksche Nische 500
Hauptdrüsen 145
—, cystische Erweiterungen 145
Hauptdrüsenregion 119
Hauptzellen (Zymogenzellen) 119, 121,
    138, 139, 140, 141, 142, 145, 146, 153,
    154, 155, 166, 167, 169, 171
HCl 140, 141, 146, 158, 161, 162, 166, 169
    185, 395, 426, 449, 461
— -Bildung 155, 170, 174, 175, *176*
— -Defizit 253
—, freie 182
— -Hydrolyse 173
— -Konzentration 252, 253, 452, 457
— -Produktion 155, 170, 174, 175, *176*,
    387, 388, 396, 397, 403, 406, 407, 424,
    427, 444, 447, 452, 455, 456
Heberform des Magens 122
Heidenhain-Tasche 341, 411, 434
Helle-Zellen-Organ 144, 409
Hemicolektomie 545
Hemmechanismus, duodenaler 425
Heparin 165, 319, 482
Hepatitis 840, 841
—, chronische 833
—, unspezifische, reaktive 832
Hepatose 833
—, nutritive 833
—, toxische 835
,,Hepato-toxin'' 459
hepatotoxische Pharmaka *834, 835*
hernie en glissade 20
Hernie, intermittierende, Typ Schlegel B
    22
Hernien, innere 797
—, oesophageale 364
Herpes simplex 49
Herzglykoside 264
Heteroplasie (Schridde) 201
Heterotopie (Hamperl) 201
—, intestinale 221
Heterotypie, intestinale 202
Hexamethonium 411
Hexosamin 165
Hiatus oesophagicus 2, 3, 4, 19, 21, 135
Hiatusenge des Oesophagus 3
Hiatusgleithernie *19*, 27, 49
Hiatushernie 8, 15, 20, 42, 72, 89, 218,
    220, 316, 324, 363, 364, 509, 511, 662
—, erworbene 52
—, fixierte 22
—, gleitende *19*, 27, 49
—, kongenitale 52
—, Mischform 20, 21, *22*
Hiatusnarben 28

high-pressure-zone 5, 200
Hirnoperation und Ulcus 329
Hirntrauma und Ulcus 329
Hirntraumen unter der Geburt 378
Hirschsprungsche Krankheit 17
Hisscher Winkel 5, 124, 816
Histalog® 169
Histamin 134, 147, 169, 171, 174, 175,
    180, 181, 183, 184, 185, 186, *187*, 191,
    193, 259, 328, 341, 343, 391, 393, 413,
    425, *444*, 447, 448, 458, 461, 466
— in Bienenwachs 434, 446
Histaminaseinfusion 190
Histaminbindung 162
Histamininaktivierung 450
Histaminliberatoren 446
Histaminmethyltransferase 188
Histaminnucleotidtransferase 188
,,Histaminquellen'' 445
histaminrefraktäre Anämie 546
Histaminreiz 253, 407
Histaminspeicher *188*, 189
— der Magenwand 445
Histaminspiegel (Blut) 555
— (Serum) 556
— (Urin) 355
Histamintest 416
Histidindecarboxylase 187, 188, 189, 190
Histiocytome des Magens *570*
Histoplasmose 285
Hochdruckzone des Oesophagus während
    des Exspirium 5
— während des Inspirium 5
Hodgkin-Sarkom 366
— -Zellen 765
hohe Rechtslage der Aorta 15
homeostatic overreaction 801
Hormonhaushalt und Ulcus *456*
Hormonsekretion des Magens 166
Hornersches Syndrom 92
Hornmagen 122
Hungerkontraktionen des Magens 156,
    158, 413
Hungerkontraktionsperioden 182
Hyalin *233*
Hyalindeposition im Oesophagus 24
Hyaluronsäure 395
hydrogen ion concentration 177
Hydroureter 17
5-Hydroxytryptamin *459*, 803
5-Hydroxytryptophan 425, 555
5-Hydroxytryptophanspiegel (Serum) 556
Hypacidität 467, 758
Hyperacidität 52, 164, 279, 428, 718, 758
Hyperämie, aktive 317
—, venöse, passive 317
Hypercalcämie 189, 224, 399, 458, 459
—, idiopathische 224

Hypercapnie 191
Hypercholesterinämie 399
Hypercorticismus 212, 394
hyperergische Mikroangiopathie *360*
Hyperfibrinolyse 335
Hyperinsulinismus 209, 409
Hyperkoagulabilität 353
—, plasmatische 837
Hyperlipämie 847
Hypermotilität 515
Hyperparathyreoidismus 170, 458, 847
—, primärer 224, 398, 399, 401, 409
Hyperplasie, follikuläre 245
—, gutartige, reaktive 284
—, onkocytäre *550*
—, reaktive, lymphatische 736
Hypersekretion 383, 400, 402, 403, 428, 450, 467
Hypertension, portale 38, 39, 261, 317, 342, 417
Hyperthyreose 399
Hypertonie (Magen) 156, 158
Hypertonus, portaler 38, 39, 261, 317, 342, 417
Hyphomyceten *313*
Hypocapnie 191
Hypochlorämie 500
hypochlorämische Nephrose 500
Hypochlorhydrie 641
hypochrome Anämie 50
Hypoglykämie 169, 188, 209, 210, 400
—, insulininduzierte 158, 171, 174, 175, 187
—, reaktive 805
—, spontane, bei metastasierendem Magencarcinom 711
— bei mesodermalen Tumoren 729
Hypomotilität 428
Hypopharynxdivertikel (Pulsionsdivertikel) 8, 16, 17, 18, *33*, 37, 79
Hypophyse *387*, *391*, *456*
Hypophysenadenome 409
Hypophysenvorderlappenadenom 279, 401
Hypophysin 456
Hypoproteinämie 279, 847, 342, 352
— nach Magenoperation 811
Hypostase 23
Hypothalamus *387*, *391*, 411
Hypothyreose 399
Hypotonie (Magen) 156, 158
Hypoxie 378
Hypoxie und Pankreatitis *861*

,,idiopathische" Magenblutung, sog. 326
— Oesophagusdilatation 17, 27, *28*
— muskuläre Oesophagushypertrophie *25*
— Oesophagushypertrophie 72
Ileitis, postoperative 808

Ileus, akuter gastro-mesenterialer *225*
—, mechanischer 797
— durch Bezoare 230
Immunsera und Ulcus *459*
Implantationsmetastasen 709
"inborn errors of metabolism" 361
Incisura angularis 120, 145, 148, 155
— cardiaca 5, 124
— oesophagea 2
indirekte Metaplasie 201, 203
Indomethazin 340, 448
Induratio fibrosa gastrica 675
Infektgastritis 310
Infektpankreatitis (Begleitpankreatitis) 844, 847, 860
Infektionskrankheiten und Magenblutungen *364*
infektiöse Granulome des Magens 285
Infiltrate, gummöse 295, 296
Inhibitor-Substanzen im Magensaft 176
inhibitorische Neurone 160
Initialstadien des Magencarcinomes *659*
,,innere Apotheke" von Schmilinsky 781
Inokulationstuberkulose 286
Inselapparat und Ulcus *400*
Inselzelladenom 279, 403
insuläres Gangorgan 406
Insulin 186
Insulinhypoglykämie 158, 171, 174, 175, 187
interdigestive Phasen 176
— Sekretion 181, *182*, 186, 415
Interferenzzone 146
—, morphologische 205
—, motorische 148
Intermediärzone 146
intermittierende Hernie, Typ Schlegel B 22
intermolekulare Kohäsionskräfte 162
Intervall, stummes 710
intestinale Heterotopie 221
— Metaplasie 203, 205, 221, 243, 283, 427, 548, 758, 767, 633, 637, 639, 640, 642, 660, 678, 817, 819, 820
Intestinalisation der Magenschleimhaut 204, 205
Intestinaltypcarcinom (Lauren) 678, *679*
Intoxikationen 319
intracelluläre Canaliculi 143
intramurale Ganglien 17, 31
intramurales neuromuskuläres System des Oesophagus 30
intraoperative Kreislaufkrisen 836
intrauterine Asphyxie 378
intrinsic factor 146, 161, 162, 171, 279, 280, 461, 776, 815
—, Antikörper 279
— -Sekretion 175

Intussusception 545
Invagination 210, 351
—, gastroduodenale *513*
—, gastro-gastrische *513*
—, gastrooesophageale *511*
—, oesophago-gastrale *511*
— im Bereiche des Magens *511*
— am operierten Magen 796, 797, 798
— des Oesophagus 28
— von Gefäßen 322, 332
invasives Carcinom *660*
Ionenkonzentration des Magensaftes 180
Ionenverlust 225
Isomorphie von Modellen 607
Isthmus Forselli 121
Isthmusregion 142, 150, 151
Isthmusblockade 846

,,Jammerecke von Billroth" 793
Jejunitis, postoperative 808, 816, *820*
,,junctional ulcer" 429, 488

**K**alilaugenverätzung 235, 236, 288
Kaliumverlust-Syndrom 403
Kalkmetastasen *224*
Kälteschaden und Ulcus 391
Kaninchen-Immunserum 459
Kankroid 79
,,Kannibalismus" 756
Kaposi-Sarkom 356, 744
Kappeler Nähte 796
Karboanhydratase 177, 178
Karbolsäureverätzung 69, 236, *238*
Kardia 9, 21, 22, 117, 119, 136, 137, 144, 147, 150, 162
—, anatomische 3, 4, 119
—, angiomuskuläres Verschlußsystem *4*
—, Atresie 193
—, funktionell-physiologische 3, 4
—, physiologische 119
Kardiacarcinom 52, 133, 703
Kardiadrüsen 140, 144, 162, 188
—, ,,mucoide" 145
Kardiadrüsenregion 137
Kardiainkontinenz 52
Kardiainsuffizienz 53, 218
Kardiaschleife 148
Kardiastenose 236
kardio-fundale Fehlanlage 20, 21, 53
kardiogener Schock 435
kardio-oesophageale Grenze 89
Kardiospasmus 8, 29, *30*, 37, 52, 94, 227
—, primärer *30*
—, sekundärer *30*
—, symptomatischer 52
kardiotonische Oesophagusdilatation 29
kardio-vasculäre Erkrankungen und Ulcus *435*

Karyolysis 849, 850
Karyorrhexis 849, 850
Kaskadenmagen *218*
Kathepsin (Gastricsin, Pepsinogen IV) 141, 168, 169, 170, 177
kavernöse Hämangiome des Magens 354
,,Kaulquappenzelle" 763
Keimdrüsen und Ulcus *397*
Kelly-Paterson-Syndrom 26
Keratosis palmaris et plantaris 83
Kerckringsche Falten des Dünndarms 118
Kiefernharzbezoar 231
Kiemenfurchen, innere 17
kissing ulcers 491, 493
Klarzelltumor *563*
Kleinmagen, geschrumpfter 66
kleinzelliges Magencarcinom bei Katzen 654
— Sarkom des Oesophagus 75
Knochenmarkseosinophilie 308, 531
,,Knollenmagen" 733
Koagulopathien *361*
Koagulationsnekrosen 236, 239
— bei Säureverätzung 236
Koffein 261
Kohäsion des Magenschleimes 166
Kohäsionskräfte, intermolekulare 162
Kohlenhydratresorptionsstörungen nach Magenoperation *809*
Koinzidenztumoren *663*
Kollagenosen 26, *315*
Kolliquationsnekrosen bei Laugenverätzung 236
Kollisionstumoren (R. Meyer) 77, 680, 696, *697, 742*
Kombinationsgeschwulst (R. Meyer) 77, *78*
Kombinationsgeschwülste (Saltykow) 77
Kompositionsgeschwulst (R. Meyer) 77
Kompositionstumoren *697*
kongenitale Dysplasien der Pfortader 38
Konglomeratmyome 557
konstitutionelle Varicose des Oesophagus 38
Kontraktionen, peristaltische 158
—, tonische 155, 156
Kontraktionswellen 155
Konturstufe 519
Kopfdarm 1
Korpus-Antrum-Grenze 148
—, Markierung 121
Krebsmodell, stochastisches 607
Kreislaufkollaps, protrahierter 836
Kreislaufkrisen, intraoperative 836
Kreislaufstörungen bei Dumping-Syndrom 799, 801, *802*
,,Kriegsulcus" 386
Krisen, gastrische 364
,,Krisenulcus" 386
,,Korpusboden" 121
Krukenberg-Tumoren 709, 710

Kultchitzky-Masson-Zellen 554, 654
Kupfersulfatverätzung 69
Kurvaturen des Magens 122, 148
Kurvatur, große 120, 121, 124, 129, 135
 145
—, kleine 120, 121, 129, 133, 135, 145, 148

Labferment (Rennin) *170*
Lactasemangelsyndrom, postoperatives
 799, *805*
Lactobacillus acidus 718
Laennecsche Lebercirrhose 40
Langhanssche Riesenzellen 298, 302
Langmagen 122
Längsmuskelschicht des Magens 119, 129, 155
Latexbezoar 231
Laugenverätzung 62, 66, *69*, 71, 94, 319, 678
—, Frühperforation 69
—, Spätperforation 69
Leber, mesenchymale Mitreaktion 833
—, Schocknekrosen 837
Leberabscesse, phlebitische 271
Leberamyloidose 43
Lebercirrhose 40, 52, 261, 317, 342, 378, 417, 432, 827, 834
—, alkoholische 261
Leberdystrophie, akute 342, 835
Leber-Milz-Enge 498
Leberschaden, postoperativer *831*
— und Narkose *834*
— Operationstrauma *835*
— Pankreatitis 865
— Schock *835*, *836*
— — Ulcus 432
Leersekretion 161, 182, 400, 429, 499
—, spontane 415
Leimersches Dreieck 8, 33, 36
Leiomyome des Magens 200, 365, *557*, 570, 726
—, maligne Entartung 562
—, Verkalkung 562
— Oesophagus 25, *71*, 73, 83
Leiomyoblastome des Magens *562*
Leiomyosarkome des Magens 562, 563, 717, 719, 722, *726*, 765
— Oesophagus 75, *76*
Leistenspitzen 153, 244
Leistenpitzenerosionen 820
Leitersprossentyp der Rami primarii 125, 126
Lemno-Schwanno-Blastom 594
lentikuläres Geschwür 57
Leptospirose 443
Leukämien 43, 59, 319, 360, 365
Leukämie, lymphatische 740
—, myeloische 740

leukämische Infiltrate der Magenwand *740*
leukämoide Reaktion 712
Leukoplakie 26, 55, 56, 91, 95, 316
—, papillomartige 29
Leukosen 319, 360, 365
Lewis-Antigen-Gen 172, 382
Lewis-Substanz (Le-Substanz) 382
Lian-Siguier-Welti-Syndrom 50
Lieberkühnsche Krypten 248
Lienterie 712
Ligamentum Elze 128
— ventriculi 128
— gastrocolicum 124, 150, 233
— gastro-hepaticum 327
— gastrolienale 123, 124
— hepatoduodenale 123, 500
— hepatogastricum 124, 150
— oesophago-phrenicum 21
Linitis plastica 58, 217, 223, 242, 273, 292, 293, 298, 667, *675*, 701, 718
— Brinton 521
— carcinomatosa 677, 678
—, eosinophile *306*, 530
— luica 298, 678
— sarcomatosa 719, 729
Lipase des Magens 170
— Pankreas 170
Lipide, aktive 147
Lipofibrom des Magens 572
Lipofuscin-Pigment 224
Lipoid-Bezoar 231
Lipoidinseln der Magenschleimhaut 221
Lipolyse 170
Lipome des Magens 417, 524, 562, *570*
— des Oesophagus 72
Lipomatose, submucöse 517
Lipomyxom des Magens 572
Lipoproteinschicht der Plasmamembran der Mucosazellen 165
Liposarkom 722
Löffler-Syndrom des Magens *306*, 530
Lübecker Säuglingstuberkulose 287
Lues 279
— congenita 351
—, erworbene *296*
— oesophagi 57
— ventriculi 285, *294*
Lungenabscesse 436
—, metastatische 271
Lungengangrän 46, 435
Lungeninfiltrat, eosinophiles, flüchtiges 306, 308
Lungenrinne 1
Lungentuberkulose nach Magenoperation 811
Lupus erythematodes 26
Lymphadenitis, eitrige 46, 271
—, granulomatöse 301

Lymphadenitis bei Syphilis 298, 299
— bei Traktionsdivertikeln 37
Lymphangiofibrom des Magens 573
Lymphangiome des Magens 573
— Oesophagus 72
Lymphangiosarkom 728
lymphatische Hyperplasie, reaktive 736
Lymphbahnobstruktion 301
Lymphblockade 851
Lymphdrainage des Magens 133, 706
Lymphgefäße des Magens 132
Lymphknoten, regionäre, beim Oesophaguscarcinom 93
Lymphknotenveränderungen bei Enteritis regionalis 302, 304, 305
Lymphoblastom, großfollikuläres 737
Lymphoblastoma folliculare (Brill-Symmers) 737
lymphoblastomoid gastritis 283
Lymphogranulom des Magens, primäres, isoliertes 738
Lymphogranuloma venerum 285
Lymphogranulomatose 360, 366, 729, 730, 738, 763, 765
— des Oesophagus 58
— und Magencarcinom 664
Lymphoklasie 393
Lymphom, malignes 719, 729, 747
Lymphopenie 393
Lympho-retotheliales Sarkom 729
Lymphosarkom des Magens 284, 288, 542, 718, 719, 729, 730, 733, 741, 747, 765
— des Oesophagus 76
—, lymphoblastäres 734
—, lymphocytäres 734
—, reticuläres 734
Lysolvergiftung 64, 66, 69, 238
Lysosomen 147

Magen, akute Dilatation 225
—, Aplasie 193
—, Atresie 193
—, Cysten 118, 194, 195
—, Cytologie 745
—, Degeneration 221
—, Dermoide 556
—, Divertikel 194, 198
—, Doppelbildungen 193
—, Duplikaturen 193
—, Entleerungsrate 157
—, Entleerungszeit 157
—, Entwicklung 117
—, Entzündungen 231
—, Enzymsekretion 166
—, Exfoliativcytologie 745
—, Fehlbildungen 193
—, Fremdkörper 229
—, Fremdkörpergranulome 285

Magen, Gefäßversorgung 123, 124
—, Hämorrhagien 317
—, heterotope Darmschleimhaut 202
—, Hormonsekretion 166
—, infektiöse Granulome 285
—, Invaginationen 511
—, Lageanomalien 218
—, Lymphdrainage 706
—, Lymphgefäße 132
—, makroskopische Anatomie 119
—, mikroskopische Anatomie 136
—, Motorik 155
—, Mucosa 137
—, Mucosarelief 136
—, Myome 200
—, nervöse Versorgung 134
—, operierter 775
—, Parenchymdystopien 201
—, Physiologie 155
—, Schleimhautdystopien 201
—, Schleimhautpolypen 203, 350, 359, 511, 513, 514, 754
—, Sekretion 161
—, Serosa 150
—, Subserosa 150
—, Teratome 556
—, Topographie 122
—, Zelldystopien 201
—, Zirkulationsstörungen 317
— -Colon-Fistel 839
— -Darm-Atonie 399
— -Darmblutungen, große 43
— -Darm-Passage, beschleunigte 403
„Magenaderlaß" 425
Magenaplasie 193
Magenarterienaneurysmen 332
Magenatonie 156
—, postoperative 225, 794
Magenatresie 193
Magenatrophie 246
Magenausgangsstenose 833
Magenberstung 363
Magenblutung, sog. ,,große" 318, 324, 341
Magenblutung, iatrogene 345
—, sog. ,,idiopathische" 320
—, mechanisch induzierte 363
—, primäre, idiopathische parenchymatöse 346
Magenblutungen, hepatogene 342
— bei Amyloidose 364
— bei Fehlbildungen 362
— und Infektionskrankheiten 364
Magencarcinom 122, 132, 133, 185, 195, 203, 213, 215, 223, 251, 255, 269, 273, 274, 277, 278, 279, 283, 325, 350, 359, 365, 421, 429, 530, 542, 546, 594, 759, 826, 833
—, Altersverteilung 595, 599

Magencarcinom, Ausbreitung 698
—, Ätiopathogenese 607
—, chirurgische Behandlung 775, 787
—, experimentelles 655
—, formale Genese 658
—, geographische Verteilung 595
—, hämatogene Propagation 708
—, Häufigkeit 595
—, Initialstadien 659
—, Lokalisation 660
—, lymphogene Propagation 706
—, Kliniko-Pathologie 710
—, „konstitutioneller Charakter" 610
—, makroskopisches Bild 666
—, Metastasierung 706
—, Metastasierungsweg 132
—, mikroskopisches Bild 678
—, Morphologie 658
—, peritoneale Propagation 709
—, polypöses 671
—, scirrhöses 689
—, Topographie 658
—, Umweltfaktoren 613
— auf dem Boden von Heterotypien 653
— auf dem Boden von Pankreasdystopien 698
— und AB0-Blutgruppen 610
— und Erbfaktoren 608
— und Ernährung 613
— und Gastritis 633
— und Hämoblastosen 664
— und Lymphogranulomatose 664
— und Magentuberkulose 642, 698
— und perniziöse Anämie 640
— und Polypen 547
— vom diffusen Typ (Lauren) 678, 679
— vom Intestinaltyp (Lauren) 678, 679
Magencysten 202, 205, 209, 251, 277
—, multiple 195
Magendivertikel 194, 195, 198
—, erworbene 521
—, Komplikationen 199
—, kongenitales 202
—, multiple 200
— und Blutung 362
Magendrehung 117
Magendrüsen 119
—, heterokrine 141
—, heterotope 205
—, Proliferationstypen 660
Magenduplikaturen 193
—, abortive 200
Magenektasie 499, 500, 515
Magenenge 121
Magenengen, funktionelle 498
Magenentleerung 157, 158, 159
—, verzögerte 262

Magenerkrankungen durch tierische Parasiten 314
Magenerosion und Blutung 346
Magenform 123
Magengefäße, elastische Hülle 128, 129
Magengranulom, eosinophiles 528
— mit Eosinophilie 306, 531
— Knochenmarkseosinophilie 530
Magengranulome, spezifische 285
— unbekannter Ätiologie 285
—, unspezifische 285
Magengrübchen 119, 141
Magenileus, intermittierender, akuter 713
Magenlavage 745
Magenligamente 220
Magenlipase 170
Magenlues, kongenitale 294
Magenlymphome 284
Magenmalignome, Sonderformen 716
Magenmotilität 158, 161
Magenmotilität, nervalreflektorische Drosselung 157
Magenmotorik, Hemmung 157
Magenmucose 542
Magenmuskulatur, Relaxation 160
Magenmyome, divertikuläre Form 200
Magenneurose 218
Magenoperation, Anämien nach 812
—, Dystrophie nach 810
—, Eiweißverdauung nach 807
—, Fettresorption nach 808
—, Hypoproteinämie nach 811
—, Kohlenhydratresorptionsstörungen 809
—, Lungentuberkulose nach 811
—, Mangelernährung nach 806
—, Osteomalacie nach 809
—, postoperative Frühkomplikationen 792, 838, 841
—, — Spätkomplikationen 799, 839, 841
—, postprandiale Komplikationen 799
—, Situs nach 777
—, Steatorrhoe nach 808, 809, 811
—, Techniken 777
—, Ulcus nach (s.a. Anastomosenulcus und Rezidivulcus) 822
—, Vitaminresorptionsstörungen 809
— und Leberschaden 831
— und Miterkrankung von Nachbarorganen 830
— und Pankreas 842
Magenparese, akute 225
Magenperforation 200, 238
—, „atraumatische" 229
Magenpol, oberer 120
—, unterer 120
Magenpolypen 203, 350, 359, 429, 511, 513, 514, 515, 522, 524, 526, 562, 634, 635, 672
—, entzündliche 249

Magenpolypen, multiple 195
— und Carcinom 547
Magenpolyposis 325
Magenresektion in Abhängigkeit von Tumorlokalisation 786
— nach Billroth I 777, 793
— —, Modifikationen 777
— nach Billroth II 778, 779, 781, 783, 785, 793, 798, 800, 819
— —, Modifikationen 778
— zur Ulcusausschaltung nach .v Eiselsberg 781, 824
— — — nach Finsterer 781
Magenruptur 200, 226
—, inkomplette 228
— beim Neugeborenen 226
Magensaft 161, 177
—, AB0-Blutgruppenantigene 171
—, bactericide Wirkung 177
—, Chloridkonzentration 161
—, Inhibitorsubstanzen 176
—, Ionenkonzentration 180
—, Leersekretion 161, 182
—, Nüchternsekretion 161
—, Pufferkapazität 165
—, Säurekonzentration 161
Magensaftsekretion 144
—, Phasen 181
— bei Gastritis 234
— und Durchblutung 190
Magensarkoidose, isolierte 292
Magensarkome 717
—, Altersverteilung 717
—, Geschlechtsverteilung 717
—, Häufigkeit 717
—, klinische Symptomatik 717
—, Morphologie 718
—, Topographie 718
Magensäure beim Magencarcinom 711
Magenschleim 161, 162, 174, 182, 640
—, Adhäsion 166
—, Blutgruppeneigenschaften 166
—, invisibler, gelöster 162
—, Kohäsion 166
—, Mucosubstanzen 165
—, Viscosität 162, 163, 166, 396, 426
—, visibler, typischer 162
Magenschleimhaut, Lamina propria 147
—, pseudodystope 51
Magenschleimhautdystopien (Oesophagus)
Magenschleimhautcysten 317
7, 19, 23, 52, 53, 56, 89
Magenschleimhautektopien (s. Magenschleimhautinseln im Oesophagus) 7, 19, 23, 52, 53, 56, 89
Magenschleimhautinseln im Oesophagus 7, 19, 23, 52, 53, 56, 89
—, Sekretionsrate 147

Magenschleimhauterosionen 201, 233, 247, 259, 260, 261, 268, 271, 284, 293, 311, 313, 317, 328, 335, 336, 338, 340, 343, 346, 352, 362, 365, 371, 389, 415, 447, 448, 462, 484, 518, 520
—, follikuläre 246
—, glanduläre 234
—, hämorrhagische 238, 310, 318, 326, 329, 330, 337, 346, 366, 385, 390, 411, 438, 447, 462
Magenschleimhauthypertrophie, polypöse 298
Magenschleimhautpolypen 203, 350, 359, 511, 513, 514, 754
—, entzündliche 249
—, multiple 195
Magenschleimhautprolaps 363, 513
—, transpylorischer 364
Magenschrumpfung 236, 299
Magenscirrhus 689
Magensekretion, Normalwerte 252
Magensepten 194
Magensklerose, hypertrophische, luetische 298
Magenspitzendivertikel 198, 199
Magenstraße (Waldeyer) 121, 122, 137
Magensyphilis 542
—, kongenitale 294
Magentuberkulose 285, 299, 364, 542
—, primäre 287
—, postprimäre 287
— und Magencarcinom 698
Magentumoren 220, 321, 324, 325
—, benigne 365, 522
—, —, Häufigkeit 522
—, —, epithelial-entodermale 527
—, —, mesenchymale 557
—, —, neurogene 579
—, —, Verteilung 523
—, —, und maligne Entartung 525
—, bösartige 594
—, grading 680
—, spontane, im Tierreich 654
— als Blutungsursache 365
Magenulcus 195, 196, 204, 205, 210, 213, 215, 220, 221, 223, 229, 251, 255, 260, 265, 269, 271, 284, 288, 293, 297, 303, 305, 306, 310, 311, 313, 316, 317, 321, 322, 323, 325, 326, 327, 351, 362, 363, 364, 365, 515, 562, 633, 759, 761, 767, 834
—, akutes 317, 328
—, Chronizität 498
—, Größe 488
—, Heilung 484
—, Komplikationen 499
—, Lokalisation 488
—, Morphologie 461

Magenulcus, Topik 148
—, Topographie *461*
—, Vernarbung *484*
— nach Magenoperation (s. a. Rezidivulcus und Anastomosenulcus) *822*
Magenurease 170
Magenvaricen 318, 325, 342
Magenveränderungen bei Vergiftungen *235*
Magenvolvulus *219*
—, idiopathischer 220
—, sekundärer 220
Magenwandphlegmone 221, *268*, 678
Magnesiumkarbonatbezoar 231
Malabsorption 223, 342, 842
Malabsorptionssyndrom 95, 224, 545, 820
Maladie de Brinton 675
Malakoplakie des Magens *531*
Malaria 319
Maldigestion 401, 403, 807
maligne Transformation durch Viren 613
malignes Lymphom 719
— Melanom 666, 726, 765
— — (Oesophagus) 76
— Myom 727
Malignitätsskala von PAPANICOLAOU 761
Malignome und Gastrocytologie 761
Mallory-Weiss-Syndrom *42*, 44, 228, 363
Malrotation 11
Mangelernährung 225, 226
— nach Magenoperation *806*
— und Ulcus *460*
Mann-Williamsonsche Operation 451, 452
Mann-Williamson-Ulcus 450
Marginalulcus 51, 53, *822*, 828
Markierungsindex 152
Mastzellen 188, 319, 391, 455, 482, 484, 534, 556
Mastzellgranula 147
Mastzell-Histaminspeicher 188, 190
Maul- und Klauenseuche 443
Mecholyl 171, 188
— in Bienenwachs 448
Meckelsches Divertikel 324
Mediastinalcysten 19
Mediastinitis 36, 45, 75
Medikamente, ulcerogene *340*
Megacolon 17
Megaduodenum congenitum 195
megaloblastische Anämien, postoperative 813, 815
Megaoesophagus acquisitus 29, 227
— congenitus *16*, 29
Mehrfachcarcinome 664
Mehrfachtumoren des Oesophagus *82*
Mehrtreffer-Theorie 608
Meissnerscher Plexus (Plexus submucosus) 134
— —, Neurome 579

Melaena neonatorum *351*
— spuria neonatorum *351*
— vera neonatorum 50, *351*
— — — idiopathica *352*
— — — symptomatica *351*
Melanoblasten des Oesophagus 76
Melanom, malignes 666, 726, 765
Membrana phrenico-oesophagealis 2, 9
Membranen, pulmonale, hyaline 353, 378
membranöse Strikturen 26
Ménétriersche Krankheit 215, *246*, 251, 273, 407, 408, 718, 729
Meningitis 421
mesenchymale Mitreaktion der Leber 833
Mesogastrium 233, 301
— dorsale 117, 124
— elongatum 219
— ventrale 117
Mesohepaticum ventrale 117
Metachromasie 406, 407
Metamorphose, viscöse 361
Metaplasie, indirekte 201, 203
—, intestinale 203, 205, 221, 243, 244, 253, *254*, 258, 275, 277, 278, 281, 282, 540, 548, 633, 637, 639, 640, 642, 666, 678, 758, 767, 817, 819, 820
Metastasen in der Magenwand 665
Metastasierung, lymphogene 133
Metastasierungsweg des Magencarcinoms 132
3-Methylcholanthren 655, 656, 657
20-Methylcholanthren 658
Michaelis-Gutmann-Körperchen 533, 534
Mikroangiopathie, hyperergische *360*
—, thrombotische *360*
Mikrocarcinom des Magens 639
Mikroerosionen 320
Mikrogastrie 193, 675
Mikrosomen 280
Microvilli 142, 143
Milchsäure 161, 177
Milchsäurevermehrung im Magen 718
Miliartuberkulose der Magenwand 288, 289
Milzbrand *310*
Milzbrandsepsis *310*
Milztumor 38, 40
Milzvenenthrombose 38
Mineralsäureverätzung 267
Mintgerodessches Zeichen 45
Mitochondrienhyperplasie in Tumorzellen 754
Mitochondrienzerstörung durch Drogen 835
Mitoseaktivität 154
Mitosecyclus 150, 151
,,Mitosefeld'' 151, 154
Mitoserate 153
Mitosezentrum 150, 152
Mitreaktionen, endogene, der Magenschleimhaut 262

Mitreaktion, mesenchymale, der Leber 833
Monilia alba *311*, 313
Monocytenleukämie 741, 747
M. haemolyticus neonatorum 43
— Addison 340, 393
— Boeck 285, *292*, 360, 364
— Brill-Symmers 360, *737*
— Gaucher 360
— Hirschsprung 17
— Hodgkin 366, 719, 729, 730, *738*
— Kwashiorkor 833
— Ménétrier 246, 251, *273*, 407, 408, *543*, 545, 548
— Niemann-Pick 360
— Osler-Weber-Rendu 38, 354, 573, 575
— Werlhof *359*
Morphin 264, 447
Moschcowitz-Syndrom *360*
Motilitätshemmung 158, 159
Motilitätssteigerung 158, 159
Motorik des Oesophagus 8
motorische Interferenzzone 148
Mucin 146
—, gelöstes 138
,,mucoide" Drüsen (Schaffer) 201
,,— Aufhellungsherde" 581
— Zellen 137, 139, 143
Mucoitinschwefelsäure 164, 166
Mucopolysaccharide 147, 165
Mucoprotein 138, 161
Mucoproteinase 138
Mucoproteosen 164
Mucosa des Magens *137*
— —, Regeneration *150*
—, Durchblutung *190*
—, Durchströmungsgröße 190
— -Oberflächen-Membran 190
Mucosaatrophie 223, 253
Mucosabarriere 139, 158, 162, 163, 164, 166, 173, 179, 180, 803
,,Mucosaclearance" 429
Mucosahaftfläche 162
Mucosarelief des Magens 136
Mucosaresistenz 427
Mucosaschutz 397
Mucosubstanzen des Magenschleimes *165*
Mucoviscidose 438, 439
— des Erwachsenen 437
Mucoviscidosisgen 437
multiple Dysplasien der Oesophagusschleimhaut 82
Muskelrelaxantien und Arzneimittelikterus 835
muskuläre Pylorushypertrophie 25
Muscularis mucosae des Magens 119, 127, 129, 137, 138, 139, 140, 141, *147*, 190
— propria des Magens 119, 124, 125, 127, 128

Muskelmagen 122
M. constrictor pharyngis 3
— crico-paryngeus 3
Mutationsgeschwulst (Saltykow) 77
Mutationstheorie der Krebsentstehung 607, 611, 613
Myeloblastenleukämie 741
Myelom, plasmocelluläres 24, 719, 729, *736*
Myelophthise 59
Mykosen des Magens *311*
Mykosis fungoides *745*
myoblastisches Sarkom 727
Myoblastenmyom (Abrikossoff) *563*, 581
Myoblastome des Magens 563
Myoblastensarkom des Magens 563
Myofibrome des Magens 562, 570
Myokardinfarkt 330
Myokarditis, eosinophile 308
Myom 417, 524
—, divertikuläres 200, 558, 559
—, malignes 727
Myoma submucosum der Kardia 30
Myomfelder, sog. 557
Myoneurom 580, *585*, 594
Myositis, eosinophile 308
Myotomie nach Rammstedt 211
Myxofibrome des Magens 570
Myxome des Magens 522
Myxosarkom 722

N-Acetyl-Neuraminsäure 166
N. Latarjet 136
— recurrens 11
— Splanchnicus 156, 225
— vagus 29, 31, 134, 135, 146, 156, 158, 160, 185, 192, 225, 393, 420
Nabelmetastasen 709
Nabelsepsis 268
,,Nachsekretion" 182
Nahrungsmittelallergie 307, 357
Nahtinsuffizienz *793*, 838, 841
Nahtmaterial 285
,,Narbencallus" 473
Narbencarcinom nach Verätzung 67
Narbenstriktur des Magens 196
Narkose 52
— und Leberschaden *834*
Narkotica und Arzneimittelikterus 835
Natriumbicarbonateinnahme und Magenruptur 226
Natriumkarbonatbezoar 231
Natronlaugenverätzung 235, 236
Nebenlungen 19
Nebennieren 387, 392, *457*
Nebennierenrindenadenome 409
Nebennierenrindencarcinom 860
Nebennierenrindeninsuffizienz 340
Nebennierentuberkulose 288

Nebenschilddrüse  *458*
Nebenzellen  121, 138, 139, 140, 143, 145, 146, 153, 154, 155, 188
Nekrosezone, fibrinoide  464
Neoplasie  755
Nephrose, hypochlorämische  500
Nephrose, hämoglobinurische  69
nervale Faktoren und Pankreatitis  *863*
Nervenplexus, intramurale  223
Neuraminsäure  146, 166, 172, 397, 458
Neurilemmom  593, 594
Neurinome des Magens  325, 365, 522, 524, 525, 557, 559, *579*
Neuritis des Plexus myentericus  558
Neuroblastom  594
Neuroepitheliom  594
Neurofibrome des Magens  365, 530, 559, 566, 580, *585*, 593
— Oesophagus  72
Neurofibrom, plexiformes  593
Neurofibromatose, intrablastomatöse, vasculäre  591, 592
— v. Recklinghausen  417, 533, 591, 592, 593
Neurogene Sarkome des Magens  722
Neurolemmome des Magens  557, 593, 594
Neurome des Magens  558, 566, 570, *579*
— Oesophagus  72
Neurom, fusiformes  579, *581*, 724
—, granuläres  579, *580*
—, —, des Oesophagus  73
—, mikrocytäres  580, *585*, 587
—, multiformes  579, *581*, 583, 725
—, plumpspindeliges  580, *585*, 587
—, retikuläres  579, *581*, 584, 724
Neurome, Häufigkeit  *592*
—, Histogenese  *592*
—, klinische Symptomatologie  592
— des Plexus submucosus (Meissner)  579
— und Divertikel  558
—, inhibitorische  160
Neuronophagie  33
Neuropathie, gastrointestinale  222
Neurosarkom  593
Neutralchloridwert  161
nicht-insulinproduzierender Pankreastumor  400, 402
Nicht-Mastzell-Histaminspeicher  188, 189
Nicotin  160, 185, *412*
Noma  46
,,nonsecretors"  382, 383
Noradrenalin  185, 192
Nucleus ambiguus  10
Nüchternsekretion  161
nutritive Hepatose  833

oat-cell carcinoma  764
Oberflächenepithelien  145, 153
Oberflächencarcinom  649, *660*, 667, 668, *671*, 686, 757, 814
Oberflächengastritis  *241*, 244, 252, 253, 254, 255, 257, 303, 350, 429, 759, 817
Oberflächenpolyp  538
Ödem, inveteriertes, submuköses, bei chron. Urämie  265
—, submuköses  430, 511, 515
,,Ödemerosionen"  264
Ödemfibrose  476, 530
Ödemsklerose  317, 321
,,Ödemulcus"  264, 349, 464
Omentum gastro-hepaticum  135
onkocytäre Hyperplasie  *550*
Oncocyten  145, 550
onkogene Viren  613
Operationsmethoden, kurative  787, 788
—, palliative  787, 788
Operationstrauma und Leberschaden  *835*
Ora serrata  119, 120, 137
Organextrakte und Ulcus  459
Organoide  202
orthostatischer Kollaps  803
orthostatisches Syndrom  803
Orthotonie (Magen)  156
oesophageale Hernien  364
Oesophagitis  21, 30, 43, *44*, 95, 351
— abscedens  46
— acuta catarrhalis  *45*
— chronica  *55*
—, chronische, bei Syphilis  58
—, cystica  *49*
— dissecans  *45*
— — superficialis  *45*
— exfoliativa  *45*
— peptica  *49*, 423
—, peptische, intravitale  24
— phlegmonosa  *45*, 271
—, postoperative  816
— profunda  *45*
— pseudomembranacea et necroticans  *46*
—, pseudotumoröse  50
— simplex  *45*
Oesophagus, Acanthom  *84*, 86
—, Adenoacanthome  *89*
—, Adenocancroide  *89*
—, Adenocarcinome  *89*
—, Adenome  *74*
—, Agenesie  12
—, Aktinomykose  *58*
—, Anatomie  *2*
—, angeborene Ektasie  17, 27
—, Aplasie  *11*
—, arterielle Versorgung  *9*
—, Atresie  1, *11*, 12, 14
—, Atrophie  *26*

Oesophagus, benigne Tumoren  71
—, Blutungen  41
—, Cancroid  84
—, Candidiasis  59
—, Carcinosarkome  76, 78
—, Chondrom  74
—, Cysten  17
—, Decubitalulcera  54
—, Degenerationen  24
—, Dislacerationen  61
—, Divertikel  14, 16, 17, 27, 33, 46, 55, 63, 72, 86
—, Doppeltumoren  85
—, Duplikaturen  11
—, Entwicklung  1
—, Epithelveränderungen während der Entwicklung  1
—, Erosionen  43, 51
—, Entzündungen  44
—, Fehlbildungen  10
—, Fibrome  72
—, Fibrosarkome  76
—, Fremdkörper  63
—, granuläres Neurom  73
—, Haemangioendotheliom  76
—, Haemangiome  72
—, Histologie  5
—, Hypertrophie  25
—, intramurales neuromuskuläres System  30
—, Invagination  28
—, kleinzelliges Sarkom  75
—, Lageveränderungen  26
—, Länge  1, 2
—, Leichenerscheinungen  23
—, Leiomyome  25, 71, 73, 83
—, Leiomyosarkom  75, 76
—, Lichtungsveränderungen  27
—, Lipome  72
—, Lues  57
—, Lymphangiome  72
—, Lymphgefäße  9
—, Lymphogranulomatose  58
—, Lymphosarkome  76
—, Magenschleimhautinseln  7, 19, 23, 52, 53, 56, 89
—, maligne Melanome  76
—, maligne Tumoren  74
—, Mehrfachtumoren  82
—, Melanoblastom  76
—, Mißbildungen  10
—, Perforation  61
—, physiologische Engen  2, 80, 94
—, Pilzerkrankungen  58
—, M. Hodgkin  58
—, Motorik  8
—, nervöse Versorgung  10
—, Neurofibrome  72

Oesophagus, Neurome  72
—, Osteochondrom  74
—, Papillome  73
—, pars abdominalis  2, 4, 5
—, pars cervicalis  2
—, pars thoracalis  2
—, Phlebektasien  38
—, Pilzerkrankungen  58
—, Plattenepithelcarcinome  83
—, polymorphzelliges Sarkom  75
—, Polypen  89
—, Rekanalisation  15
—, retikuläres Sarkom  75
—, Rhabdomyome  72
—, Rhabdomyosarkome  72, 76
—, Ruptur  61
—, Sarkome  74
—, Sarkommetastasen  76
—, Soorinfektionen  56, 59
—, spezifische Entzündungen  56
—, Spindelzellsarkome  75
—, Stenosen  1, 13, 14, 15, 21, 26, 28, 36, 37, 49, 53, 58, 63, 66, 72, 75, 81, 90, 91, 94,
—, ,,Sternfigur"  3
—, Syphilis  57, 63
—, Syphilis und Carcinom  95
—, terminaler  4, 5, 17, 39, 47, 119, 133, 200
—, terminaler, Venenverlauf  39
—, Tonus  8
—, topische Beziehungen zu Nachbarorganen  3
—, Transitionalzellcarcinom  84, 86
—, Tuberkulose und Carcinom  95
—, Tumoren  71
—, Ulcus  19, 23, 43, 50
—, Verätzungen  63
—, Vergiftungen  63
—, verhornendes Plattenepithelcarcinom  84
—, Weite  3
—, Zirkulationsstörungen  38
—, Zylinderzellkrebs  89
Oesophagusatresie  1, 11, 12, 14
— und Trachealfistel  11
—, zusätzliche Mißbildungen  11
Oesophagusblutungen  52
Oesophaguscarcinom  28, 43, 47, 63, 79
—, Ätiologie  94
—, Formen  81
—, gemischtes  87
—, Metastasierung  93
—, Prognose  91
regionäre Lymphknoten  93
—, Strahlentherapie  90
— und Divertikel  35
— und Syphilis  95
— und Tuberkulose  95
— nach Verätzung  94

Oesophaguscysten, solitäre 19
Oesophagusdeformierung, sanduhrförmige 29
Oesophagusdilatation 31, 702
—, idiopathische 17, 27
—, kardiotonische 29
Oesophagusdivertikel 14, 16, 17, 27, 33, 46, 55, 63, 72, 86
—, epibronchiales 37
—, Histologie 33
—, intraparietale 46
—, polystome 46
Oesophagusdrüsen 1, 26
Oesophagusduplikatur 17
Oesophagusektasie 24, 27
Oesophagusektasie, erworbene 27, 28
—, primäre 55
Oesophagusfisteln 14, 46, 63, 92
Oesophagusgeschwüre 324
Oesophagushypertrophie, idiopathische 72
—, —, muskuläre 25
Oesophaguslänge 1, 2
Oesophagusmund 2, 3, 9
Oesophagusmuskulatur 3
—, Atonie 22
Oesophagusperforation 65, 67, 69, 75
Oesophagusresektion 428
Oesophagusring, tiefsitzender 27
Oesophagusruptur 62
—, spontane 62
—, traumatische 62
— durch Fremdkörper 63
Oesophagusschleimhaut, multiple Dysplasien 82
Oesophagussphincter 4, 10
Oesophagusstenose 316
Oesophagusstenosen, äußere 14, 15
—, innere 14
— bei Pocken 49
Oesophagusstrikturen 757
Oesophagustuberkulose 56, 63
Oesophagustumoren, benigne 71
—, —, epitheliale 73
—, —, mesenchymale 71
—, —, Statistik 71
—, maligne 74
Oesophagusulcus bei Syphilis 58
Oesophagusvaricen 38, 43, 318, 324, 325, 342
—, idiopathische 38
—, Ruptur 40, 41
— bei Endophlebitis obliterans venarum hepaticarum (Budd-Chiari-Syndrom) 38
— bei kongenitalen Dysplasien der Pfortader 38
— bei Lebercirrhose 38, 40
— bei Milzvenenthrombose 38
— bei Pfortaderthrombose 38
— bei portalem Hypertonus 39, 43

Oesophagusvaricenblutung 38, 41, 351
— bei portaler Hypertension infolge Leberamyloidose 43
Oesophagusvenen 9
oesophago-gastrische Hernie 22
— Ulcera 51, 53
Oesophagomalacie 24
—, intravitale (s. Refluxoesophagitis) 24, 49
Oesophago-Trachealfisteln 11, 13, 14, 17, 92
Ora serrata 2, 8
Osteochondrom des Magens 570
— Oesophagus 74
Osteomalacie nach Magenoperation 809
Osteomyelitis der WS 46
Osteopathie, gastroprive 809
Ostium cardiacum 119, 120, 124, 137, 145
Oestrogene 155, 458
Otitis media 270
Ovar 458
Ovarialmetastasen des Magencarcinoms 709, 710
Oxalsäureverätzung 236, 239

Pachydermia nodosa 56
Pachymeningosis haemorrhagica interna 421
Paget-Carcinom 88
Panarteriitis nodosa 308, 316, 356, 417, 481
Panethsche Zellen 204, 244, 248, 282, 820
Pangastritis 232
Pankreas, aberrierendes 205
—, accessorisches 202
—, dystopes 195, 362, 423, 521, 653, 659, 680, 828
—, funktionelle Störungen 842
— und Magenoperation 842
Pankreascarcinom 431
Pankreasdystopie 195, 362, 423, 521, 653, 659, 680, 828
Pankreasdystopien und Magencarcinom 698
Pankreaserkrankung, fibrocystische 847
Pankreasgewebe, dystopisches 195, 362, 423, 521, 653, 659, 680, 828
Pankreaslipase 170
Pankreassaft 159
Pankreassekretion 403
Pankreassteine 858
Pankreastuberkulose 288
Pankreatitis 431, 438
—, akute 209, 210, 335, 363, 847
—, —, postoperative 793, 841
—, —, rezidivierende 847
—, autodigestiv-tryptische 847
—, biliäre s.a. hämorrhagische 845, 848, 852, 862

Pankreatitis, chronische 224
—, chronisch-calcifizierende 858
—, — -interstitielle 858
—, hämorrhagisch-nekrotisierende, primär nicht enzymatische s.a. biliäre P. 848, 863
—, lipolytische 845, *848*, 850, 860, 862
—, lipolytisch-proteolytische 861
—, postoperative *843*
—, proteolytische 845, 848, *850*, 851, 861, 862
—, terminale, proteolytische 861
—, théorie allergique 845
—, théorie canaliculaire 845
—, théorie neurovasculaire 845
— bei Cholecystopathie *852*
— und Alkoholismus *858*
— und Allergie *862*
— und Cholelithiasis 852
— und Cortisonmedikation 860
— und Eiweißmangel *856*
— und Enzyme *850*
— und Hypoxie *861*
— und Leberschaden 865
— und lokale Acidose 851, 861
— und nervale Faktoren *863*
— und Schock *861*
Pankreatose, akute 847
Pankreozymin 157, 159, 184, 185
Panmyelopathie 360
—, symptomatische 709
Panmyelophthise 311
„Pantaloon-Anastomose" nach Engel 791
Papanicolaou, Graduierung *761*
Papaverin 454
papillärer Polyp 538
Papillenspasmus 858
Papillenstein 850, 853, 858
Papillentumoren 858
Papillitis 858
papillomartige Leukoplakien 29
Papillome des Oesophagus *73*
Parachymosin 141
Paramyloid *222*
Paramyloidose des Oesophagus 24
Paragangliom 593, 594
Parahämophilie 342
parakrine Zellen 409
paraoesophageale Hernie 20, 21, 22
paraoesophageales Divertikel (Pulsionsdivertikel) 8, 16, 17, 18, *33*, 37, 79
Paraproteine *222*
Parasiten *314*
Parasympathicomimetica 192, 193
Parasympathicus 134
Parathormon 399, 458
Paratyphus *309*, 414

pars abdominalis oesophagi 2
— ventriculi 122
— cardiaca ventriculi 119
— cervicalis oesophagi 2
— densa ventriculi 124
— flaccida ventriculi 124
— pylorica ventriculi 119, 120, 148, 149, 150, 153, 155, 156
— thoracalis oesophagi 2
— thoracalis ventriculi 123
Passagestörungen, postoperative *794*, 800
Passagezeit 158
Pech-Bezoar 231
Peliosis abdominalis 357
Penetration eines Ulcus s. Ulcuspenetration 327
Pentagastrin 159, 180
Pepsin 21, 140, 141, 162, 166, 168, 170, 172, 177, 395, 397, 426, 449, 461
Pepsinadsorption 162
Pepsinaktivität 339
Pepsinbestimmung 168
Pepsinkonzentration 457
Pepsinsekretion *169*, 174, 175, 223, 387, 392, 396, 397, 399, 403, 444, 452
Pepsinogen 141, 146, 166, 167, 168, 177
— IV (Gastricsin, Kathepsin) 141, 168, 169, 170, 177
—, Antikörper 170
Pepsinogensekretion 337, 339
Pepsinogenspiegel im Plasma 392
Perforation des Magens *200*, 238, 364
— (Ulcus) 328, 379, 380, 384, 386, 389, 395, 402, 411, 444, 458, 461, 468, *500*
—, gedeckte 502
— des Oesophagus 65, 67, 69, 75
— durch Ätzgifte 65, 67, 69
Periarteriitis syphilitica 58
Pericholecystitis 371
Pericholangitis fibrosa chronica 833
Perichondritis laryngea 46
Pericytom des Magens *577*
periduktuläre Fibrose des Pankreas 851
perigastrische Adhäsionen 704
— Verwachsungen 364
Perilymphadenitis 271
— bei Traktionsdivertikeln 37
Perioesophagitis 21, 29, 47
—, phlegmonöse 45
periodic fever *222*
Perirubrostase 339, 862
Peristaltik 155, 156, 166, 262, 265
peristaltische Kontraktionen 158
— Wellen 155, 156
peristaltischer Reflex 160
Peristole 155
Peritonitis, eosinophile 307
— haemorrhagica carcinomatosen 709

Peritonitis, tuberkulöse 238
perivasale Verschiebeschicht 129, 322, 423, 477, 478, 498
Perivasalraum 322
Perlenkollier-Oesophagus 31
perniciöse Anämie 43, 185, 204, 221, 255, 260, 350, 359, 383, 415, 546, 661, 755, 757, 759, 763
—, postoperative 814
— und Gastritis *279*
— und Magencarcinom *640*
Persimmonfaserbezoar 230
Pest *310*
Pestseptikämie *310*
petechiale Blutungen der Magenschleimhaut 261, 262, 265, 271, 317, 360, 520
Peutz-Jeghers-Syndrom 541, 545, 547
Peyersche Plaques 23
Pfortaderthrombose 38, 317
Pfortadertyp der Metastasierung 708
Pharmaka, hepatotoxische *834, 835*
pharyngeale Dysphagie 27
Pharyngocele, erworbene 36
Pharynxektasie, kongenitale 17, 36
Phasenverlauf, schwingender 232
Phenolessigsäurederivate und Leberschaden 834
Phenolvergiftung *69*
Phenothiazin und Leberschaden 834
Phenylbutazon 261, 264, 340, *411*, *448*
Phlebektasien, multiple *575*
— des Oesophagus *38*
Phlebitis granulomatosa sarcoidotica 293
Phlebolithenbildung in Hämangiomen 573
Phloxin 189, 190
Phospholipase A 147
Phosphorvergiftung *70*, 239, 319
Phycomyceten 314
,,physiologische Alarmreaktion" 393
physiologische Engen des Oesophagus 2, 80, 94
Phytobezoar 229, 230
Pilocarpin 187, 188, 192, *447*
Pilzerkrankungen des Oesophagus 58
Pilzinfektionen 443
Pitressin 425, 456
Plaques muqueuses 57
Plasma Thromboplastin Component (PTC) 342
Plasmapepsinogenspiegel 392
plasmatische Hyperkoagulabilität 837
Plasmocytom 24, 719, 729, *736*
Plättchensyndrom, thrombotisches *360*
Plattenepithel, heterotopes, im Magen 204
Plattenepithelcarcinom des Magens *653*, 763
Plattenepithelcarcinome des Oesophagus *83*

Plattenepithelcarcinom, verhornendes, des Oesophagus *84*
Plattenepithelmetaplasien 278
pleiomorphes Carcinom 77
Plexus coeliacus 134
— gastricus 135
— hepaticus 135
— mucosus 156
— myentericus (Auerbach) 25, 29, 33, 134, 156, 160, 316, 558
—, Neuritis 558
—, Neurome 579, *581*
— solaris 135
—, subglandulärer 127
— submucosus (Meissner) 134
— Neurome 579, *580*
Plexusneuritis, tuberöse 591
,,Plikatur" des Magens 219
Plummer-Vinson-Syndrom 26, 95
pluriglanduläre Adenome 399
Pneumokokken 269
Pneumokokkeninfektionen 329
Pneumomalacia acida 124
Pneumonie 262, 435
—, eosinophile 309
Pocken 44, 268
Poliomyelitis 319, 330
,,Polsterarterie", sog. 131, 132
Polyadenomatose 860
—, endokrine 400, *407*, 459
Polyadénomes en nappe (Ménétrier) 246, 251, *273*, 407, 408, *543*, 545
— polypeux (Ménétrier) 246, 251, *273*, 407, 408, *543*, 545
Polycythaemia vera 43, *359*
polymorphzelliges Sarkom *721*
— des Oesophagus 75
Polymyxin B 446, 458
Polyp, adenomatöser 538, *540*
—, fibroider, inflammatorischer 528
—, papillärer 538
—, regenerativer *538*
—, villöser 538, 539
Polypen des Magens 203, 350, 359, 511, 513, 514, 754
— des Oesophagus 89
—, adenomatös-blastomatöse s. Magenpolypen *534*
—, entzündliche 249
—, entzündlich-hyperplastische *527*
—, juvenile 545
— und Magencarcinom *547*
Polypcarcinom 639, 646, 659
Polypeptide, vasoaktive 159, 461
polyphagische Arbeitshypertrophie 25
polypöses Magencarcinom *671, 674*
polypöse Magenschleimhauthypertrophie 298

Polyposis 293, 324, 325, 524, *540*, 642
Porphyrie 847
portale Hypertension 38, 39, 261
porto-cavaler Shunt 434, 827
postalimentäres Frühsyndrom 776, *799*, 839, 841
— Spätsyndrom 776, 799, *805*, 839, 841
postoperative alimentäre Dystrophie 841
postoperative Dystrophie 810
— Frühkomplikationen *792*, 838, 841
— Gastritis 781, *816*
— Ileitis 808
— Jejunitis 808, 816, 820
— Mangelernährung 841
— Magenatonie 794
— Oesophagitis 816
— Pankreatitis *843*
— Passagestörungen *794*, 800
— Schleimhautentzündungen *816*
— Spätkomplikationen *799*, 839, 841
— Steatorrhoe 811
— Tuberkulose 841
postoperativer Calciummangel 809
— Leberschaden *831*
postoperatives Lactasemangel-Syndrom 799, *805*
— Stress-Ulcus 389
postpankreatitischer Schock 438, 834, 836, 838, 862
postprandiale Komplikationen nach Magenoperation *799*
postprandiales Frühsyndrom 776, *799*, 839, 841
— Spätsyndrom 776, 799, *805*, 839, 841
,,Postresektionscholelithiasis" 841
potentielles Tumorfeld 650
Präcancerosen *631*
präinvasives Carcinom 549, *660*
präpylorische Atresie 195
— Diaphragmen 195
— Septen 195
Price-Jonessche Kurve 813, 815
Primärsekretion 161
Progesteron 398
progressive cancer 672, 710
Prolaps, fibröser 520
—, gastro-duodenaler *215*
—, muköser 520
—, muskulärer 520
Propepsin 166
Proplasie 755
β-Propriolacton 657
Prostaglandin 161
Prostaglandin E$_1$
Prostigmin 192
Proteindigestion, extracelluläre 147
—, intracelluläre 147
Prothrombin 342, 361

Prothrombinmangel, kongenitaler 362
— bei Lebercirrhose 40
proteoprive Anämie 814
protrahierter Kreislaufkollaps 836
Psammocarcinom Konjetzny 680, *697*
Pseudoadenome des Magens 209
Pseudocarcinosarkom 742
Pseudofollikel 738
Pseudodivertikel 208
pseudodystope Magenschleimhaut 51
Pseudohämophilie *361*
Pseudolymphom 284, 736
Pseudomelanose 23
pseudomembranös-diphtheroide Entzündung 266
— -fibrinöse Entzündung 266
Pseudonetztumoren 718, 726
Pseudopolypen des Magens 249, 306, *527*
pseudopylorische Drüsen (Schaffer) 201
Pseudosanduhrmagen 196
—, kongenitaler 195
pseudotumoröse Schleimhauthyperplasien 215
Pseudovolvulus 219
Pseudoxanthoma elasticum 354
Pseudoxanthomzellen 58, 311
PTC = Plasma Thromboplastin Component 342
Puerperalsepsis 270, 414
Pufferkapazität des Magensaftes 165
pulmonale Erkrankung und Ulcus 435
pulmonale hyaline Membranen 353, 378
pulsion type 20
Pulsionsdivertikel des Magens 199, 200, 500, 521
— (Zenkersches) des Oesophagus 8, 16, 17, 18, *33*, 37, 79
— und Carcinom 35
—, Genese *36*
Purpura abdominalis 357
— haemorrhagica 43
— pigmentosa Schamberg 26
— Schoenlein-Henoch 357
—, thrombasthenische *361*
—, thrombocytopenische 365
—, —, sekundäre, symptomatische *360*
—, —, mit Thrombose *360*
—, thrombotische thrombopenische 360
Pyämie 44
pylorisches Diaphragma 196, 197
Pyloroplastik 783, 784, 824
Pylorospasmus 210, 227, 317
Pylorus 119, 120, 121, 122, 124, 135, 136, 144, 145, 148, 153, 154, 156, 162
— Atresie 11, *193*, 197
—, ,,ruhender" 155
— -Enge 498

Pylorusausschaltung nach v. EISELSBERG 781, 824
Pylorusatresie 11, *193*, 197
Pylorusdrüsen 121, *139*, 140, *145*, 146, 153, 154, 162, 171, 173, 188, 201, 221, 222
Pylorusdrüsenregion 137
Pylorusdrüsenzone, Ausschälung 781, 827
Pylorushypertrophie 195, 207, *210*, 293
—, kongenitale 217
—, muskuläre 25
Pylorushyperplasie im Erwachsenenalter 213
Pylorusligatur 449, *452*, 454
Pylorusmembranen 200
Pylorusobstruktion 210, 428, 510
—, intermittierende 206
Pylorusring 148, 156, 157
Pylorusschleimhaut 153
Pylorussperre, funktionelle, muköse 514
Pylorusstenose 49, 67, 195, 200, 205, 206, 236, 239, 562, 783, 833
—, adulte Form 217
—, benigne 243, 244, 273, 291, 292, 293, 321, 365, 427, 499, 505, 506, 781
—, hypertrophische 51, *210*
—, Komplikationen 510
—, kongenitale *210*
—, maligne 781
—, spastisch-hypertropische *210*
— des Erwachsenen *503*
—, idiopathische Form *503*, 521
Pylorusverschluß 547
—, intermittierender 572
Pyruvatacetat 161

Quecksilber 285
Quecksilberalbuminat 239
Quecksilberchlorid-(Sublimat-)Vergiftung 239
Quecksilbervergiftung 319
,,Quellaffektionen" 25, 26
Quellungsnekrosen 414, 415, 465, 466, 468, 473, 476
Quellzellen 131, 591
Querresektionen 780
Quinquine 261

Rami primarii 126, 127
— secundarii 124
Rammstedtsche Operation 210, 211
Rauchinhalation 71
Rauwolfia serpentina *411*
reaktive, unspezifische Hepatitis 832
Reaktion, argentaffine 555
—, argyrophile 555
Recessus retropharyngicus 2
rechtsläufiger Aortenbogen 15, 16, 27
Rechtsherzdekompensation 317

rechtsseitige Aorta descendens 16
Rectumatresie 11
Rectumprolaps 545
Reflex, peristaltischer 160
Reflexe, viscero-viscerale 836
,,Reflexanämien" 352
Reflextod 29
Reflux 21, 50, 422, 427
—, bilio-pankreatischer 847
—, chymopankreatischer 847
—, duodeno-gastrischer 423
Refluxoesophagitis 8, 21, 23, *49*, 50, *51*, 364, 500
—, chronische, nach Gastrektomie 816
Refluxpankreatitis 451
Regenerationspopulation 153
Regio epigastrica 122
— hypochondrica sinistra 122
regionäre Lymphknoten beim Oesophaguscarcinom 93
Regression, caudale 11
,,Reizmagen" 253, 260
Rekanalisation des Oesophagus 15
Relaxatio diaphragmatis 219, 220
Relaxation der Magenmuskulatur 160
Rennin (Labferment) *170*
RES 836
Resektionsanämie 812
Reserpin *411*, 448, 459
Restmagen, Carcinom 650, *651*, 757, 781
,,restraint ulcer" 443, 446, 455
Retentionscysten, sog. 249
reticuläres Sarkom des Oesophagus 75
Retikulo-Histocytäres System 285
Reticulohistocytom des Magens *570*
Reticulome des Magens *570*
Reticulom, follikuläres 737
Reticulosarkom 741
Reticulosarkomatose, generalisierte 743
Retikulosen 365
Reticulumzellsarkom 729, *730*, 765
Retothelknötchen 832
Retothelsarkom 719
Retroplasie 755
Rezidivulcus 786, *822*, 825, 828, 839
Rhabdomyome des Magens 522, 563, *564*
— Oesophagus 72
Rhabdomyosarkome des Magens 765
— Oesophagus 72, 76, 79
Rhesus-Faktor 610
Rhodiochromie 530, 558, 568, 579, 580, 583, 585, 592
Riesenfalten 214, *215*, 542
Riesenfaltengastritis (Ménétrier) *246*, 251, *273*, 407, 408, 740
Riesenulcus 494, 495, 500
Rinderhornform des Magens 122
Ringbildungen, arterielle 15

Ringmuskelschicht des Magens 119, 128, 155
Röntgenbestrahlung und Gastritis 264
Röntgenstrahlen und Ulcus 461
Rösttoxine 461
Rotz 310
Rubrostase 339, 464
Rückdiffusion 158
Ruhedrucksteigerung 30
Ruhesekret 161
Rumpfdarm 1
Rundzellsarkom des Magens 718, 721
Ruptur des Magens 200
— von Oesophagusvaricen 40, 41
Russelsche Körperchen 245, 250, 282, 534, 535, 642, 737

Sackdivertikel (Pulsionsdivertikel) 8, 16, 17, 18, *33*, 37, 79
Salicylate 165, 261, 264, 319, 341, *410*, *448*, 459
Salicylsäurevergiftung 68
Salmiakgeistverätzung *69*, 235, 236
Salpetersäureverätzung *67*, 235, 236, *238*
Salzsäure 140, 141, 146, 158, 161, 162, 166, 169, 185
Salzsäuredefizit 253
Salzsäurekonzentration 252, 253
Salzsäureproduktion 155, 170, 174, 175, *176*, 223, 337, 339
Salzsäureverätzung *67*, 71, 235, 236, *238*
Sanarelli-Shwartzman-Phänomen 360, 362
sanduhrförmige Oesophagusdeformierung 29
Sanduhrmagen 66, 219, 220, 674
—, „angeborener" 195
—, erworbener 500
—, physiologischer 218
Saponin 185
Sarcoid like lesions 708
„sarcoid-like-reaction" 301
„Sarcome histiocytaire" 75
Sarkoidose 285, *292*, 299, 302, 360, 364
—, generalisierte 292
—, viscerale 293
Sarkome des Magens *717*
— Oesophagus *74*
—, sekundäre, des Magens 744
Sarkom, myoblastisches 727
Sarkomatose, multiple idiopathische hämorrhagische 356
Satellitenmyome 557, 559, 560
saure Ätzgifte *64*
Säureausscheidungsorte 224
Säurekonzentration des Magensaftes 161
Säureproduktion, Autoregulation 176, 185
—, maximale 180
Säuresekretion 337, 339, 392

Säuresekretionsstimulierung, Phasen *178*
Säureverätzung *64*, 71, 267, 319, 678
Scharlach 262, 268, 414
Schaumann-Körperchen 302
Schaumzellen 221
Scheinfütterung 183, 186, 187, 188, 449
Schellack-Bezoar 230, 231
Schilddrüse *458*
— und Ulcus *399*
Schimmelpilze *313*
Schistosoma japonicum et mansoni *314*
Schistosomiasis 285, 314
Schlauchresektion nach Shoemaker 781
Schleim 232, 233, 234, 239, 247
—, alkalischer 146
Schleimbarriere 139, 158, 162, 163, 164, 166, 173, 179, 180, 232, 233, 264, 318, 337, 338, 342, 381, 410, 424, 425, 426, 427, 448, 617
Schleimcysten des Oesophagus 19
Schleimgranulome 234
Schleimhautduplikaturen 118
Schleimhautentzündungen, postoperative 816
Schleimhauthyperplasie, pseudotumoröse 215
—, umschriebene 530
Schleimhautprolaps, transpylorischer 511
schleimproduzierende Epithelien *146*
Schlinge, stehende 323, 332, 333, 334
„Schlingentreffereignis" 332
Schlunddarm 19
Schlußleistennetz 138
„schneckenartige Einrollung" 500
Schnitzler-Metastasen 709
Schock 317, 350, 353, 362, 378, 393, 422, 439, 453, 461, 466
—, anaphylaktischer 446
—, bakterieller 387
—, hämorrhagischer 337
—, kardiogener 435, 861
—, postpankreatitischer 335, 337, 438, 834, 836, 838, 862
—, traumatischer 861
— und Leberschaden *835*, *836*
— und Pankreatitis *861*
— und Ulcus *335*
Schockmodell, Wiggersches 337
Schocknekrosen der Leber 837
Schocksymptome 147
Schockzustand, „latenter" 385
Schoenlein-Henochsche Erkrankung 356
Schorfbildung bei Verätzungen 236
Schrumpfmagen 239, 273
Schwangerschaft 847
Schwangerschaftserbrechen 52
Schwannome des Magens *579*
Schwanzdarm 1

Schwefeleisen 23
Schwefelsäureverätzung 67, 235, *236*
Schwefelwasserstoff 23
Schwermetallvergiftungen 236
Scirrhus *689*
—, atrophischer 678, 690
Sclerosis cardiae 33
,,secretors'' 382, 383
,,Sehnenbrücken'' 149
Sekretagoga 181, 451
Sekretglykoproteine *146*
Sekretin 157, 159, 169, 184, 186, 406
Sekretion 158, 413
—, digestive 181, *183*
—, interdigestive 181, *182*, 186, 415
—, kontinuierliche 182, 415
—, nächtliche 182, 415
Sekretionsdruck im Ductus choledochus 852
— im Ductus Wirsungianus 852
Sekretionsrate der Magenmucosa 147
— während Hungerperioden 146
Sekretkapillaren 142
Sekretvolumen 223, 253, 339, 399, 452
Sekretor-Gen 172, 382
sekundäre Sarkome des Magens 744
Sepsis 319, 351, 391, 439
Septen, präpylorische 195
Septum transversum 19
Serosa des Magens 150
Serotonin 144, 147, 159, 166, 425, 448, 555, 803, 805
—, intramurales 160
—, muköses 160
—, turn-over-Rate 160
Serotoninspiegel (Serum) 556
Serotoninwirkung, neurale 160
serpiginöse Ulcera 297
Serumcalciumspiegel 170, 399
Serumcorticoidspiegel 387
Serumhepatitis 840
Serum-Histaminspiegel 556
Serum-5-Hydroxytryptophanspiegel 556
Serum-Serotoninspiegel 556
Shay-Ulcus 450, 452, 457
short esophagus *19*
Shunt, porto-cavaler 434, 827
Shwartzman-Phänomen, lokales 863
Sialinsäure 146, 165, 172
Sialogastron 186
Sialoproteine 146
sideropene Dysphagie (Plummer-Vinson-Syndrom) 26, 95
Siegelringzellen 761
Sigmadivertikel 17
Silbernitratvergiftung *69*, *239*
silent area 133, 707, 815
Sinus (Pylorus) 148

Situs inversus partialis 220
— totalis 220
— nach Magenoperationen 777
Sjögren-Syndrom 26, *316*
Sklerodermie 26, 315, *316*
—, gastrointestinale 509
—, viscerale 316
,,Sklerostenose'' des Pylorus (Krompecher) 506
sliding hernia 20
,,solider'' Magen-Darm-Trakt, Stadium 194
Soor des Magens *311*, 313
— Oesophagus 56, *59*
Soorinfektionen des Magens, sekundäre *311*
Soorsepsis 59, 312
Spannmuskelfasern des Oesophagus 9
Spasmen des ,,Sphincter pyloricus'' 505
Spätkomplikationen, postoperative, nach Magenoperation 799, 839, 841
Spätlues, erworbene *296*
Spätperforation nach Laugenverätzung 69
Spätsyndrom, postprandiales (alimentäres) 776, 799, *805*, 839, 841
Speichelödem 845, 850, 851
Speichelstauung 851, 858
Sperrarterien 132
,,Sphinkteren'' der Magengefäße (Muscularis mucosae) 190
,,Sphincter antri'' 155, 156
— Oddi, Spasmen 844
— oesophagi *4*, 10
Sphincterdystonie 847
Sphinkterfibrose 858
Sphinkterparese 847
Sphinkterspasmus 858
Spinalerkrankung, funiculäre, postoperative 813, 815
Spindelzellsarkom des Magens 718, *721*
— Oesophagus 75
,,Spiraldrehung'' 2
Splanchnicusreizung 193
Splenomegalie 38, 40
Spontanruptur des Magens *226*
— Oesophagus *62*
Sprue, tropische 759
Stammzelleukämien 311
Staphylococcus aureus 273
Staphylokokken 269
— -Nahrungsmittel-Vergiftung 261
,,statisch-trunkuläre'' Gefäße 355
Stauungsgastritis 221, 317, 319, 321, 331
—, chronische 321
Stauungskatarrh 215
Stauungsödeme 506
Steatorrhoe 342, 402, 403
—, idiopathische 342
—, postoperative 811
— nach Magenoperation 808, 809

„stehende Schlinge" 323, 332, 333, 334
Stenoseektasie des Magens 515
Stenosen des Magens 295, *499*
— Oesophagus 1, 13, 14, 15, 21, *26*, 28, 36, 37, 49, 53, 58, 63, 66, 72, 75, 81, 90, 91, 94
Stenosenperistaltik 499
„Sternfigur" des Oesophagus 3
Steroidausscheidung 393, 394
Steroidulcus 452
Stierhornform des Magens 122
Stigmata ventriculi *462*, 352
Strahlenpilz, s. Aktinomykose 58
Strahlentherapie des Oesophaguscarcinomes 90
Streptokokken, hämolysierende 269
—, nichthämolysierende 273
Stress 386, 387, 392, 439, 461, 466
—, „emotionaler" 394
—, „iatrogener" 340
— und Ulcus *335*, *386*
Stressulcus 260, 317, 325, *328*, 330, 331, *335*, 353, 378, 386, 387, 389, 435, 438, 444, 455
—, akutes 822
—, postoperatives *389*, 792, 841
— in der Neugeborenenperiode 379
Stress-Ulcera bei Tieren *443*
Strikturen 316
—, membranöse 26
Stuart-Prower-Faktor (Faktor X) 342, 361
Stumpfneurome 476
stumpfes Bauchtrauma 227
stummes Intervall 710
Sturzentleerung 776, 781, 800, 801, 804
Subacidität, s. Hypacidität 492
subepitheliale Venektasien 38
Sublimatvergiftung 64, *69*, *239*, 267
Submucosa 127, 138, 139, *148*
submuköse Fibrose des Oesophagus 58
submuköses Ödem 430
Subserosa des Magens 150
Sulfatester 146
Sulfhämoglobin 23
Sulfomucinsynthese 147
Sulfonamide 264
Sulfoproteine 146
Sulfosialoproteine 146
„Superacidität" 180
Superficial spreading carcinoma 660, 671
superficiale Atrophie 818
Supersekretion 180
„surface coat" 137
Sympathicus 420
Sympathicusreizung 192
Sympathektomie 193
Sympathoblastom (Sympathicoblastom) 593, 594

Syncarcinogenese 95
Syndrom der zuführenden Schlinge 795, *796*, 797, 839
Syphilis 285, *294*, 364
— des Oesophagus *57*
— — und Carcinom 95
syphilitische Endangiitis obliterans 296
Syringomyelie 50, 421, 533
„systemic hormones" 161

Tabakmißbrauch 94, 95
Tachyphagie 31
Talkum 285
Tannersche Operation 42
„Taschensekret" 434
Teleangiektasien 573
Teleangiektasie, diffuse 325
Teleangiectasia hereditaria haemorrhagica Osler 354
Teratome des Magens *556*
terminaler Oesophagus 4, 5, 17, 39, 47, 119, 133, 200, 225, 228, 229
Terpentinvergiftung 238
Testmahlzeit 157
Tetanie 500
$\beta$-Tetra-Hydro-Naphthylamin 448
Thiazinrot R 370
Thionin, weinsteinsaures (Einschlußfärbung) 557, 579, 722
thoracic stomach 20
„Thoraxmagen" 218
Thrombangiitis 271
thrombasthenische Purpura *361*
— Thrombopathie *361*
Thrombasthenie, Glanzmann-Naegeli *361*
Thrombin 362
Thrombocytenagglomeration 361
Thrombocytenaggregation 837
Thrombocytenautoantikörper 359
Thrombocytopathien 359
Thrombocytopenien 359
Thrombocytopenie, essentielle (M. Werlhof) *359*
thrombocytopenische Purpura 365
Thrombopathie Glanzmann-Naegeli *361*
—, thrombasthenische *361*
— v. Willebrand-Jürgens 361
Thrombophlebitis, regionäre 271
Thrombose des V. coronaria ventriculi 227
—, disseminierte thrombocytäre 360
Thrombosen, rezidivierende, der Extremitäten, bei Lian-Siguier-Welti-Syndrom 50
thrombotische Mikroangiopathie *360*
thrombotisches Plättchensyndrom *360*
Thyreoidektomie 458
Thyroxin 458
„tiefsitzender Oesophagusring" 27

Tokopherol 460
Toluidinblaumetachromasie 406, 407
tonische Kontraktionen 155
Tonsillitis 262
— gangraenescens 46
Tonus (Magen) 156, 158
— (Oesophagus) 8
Tonusrhythmus 156
Torus 511
— pyloricus 217
Torushyperplasie 213, 503
Torusknoten 148, 503
Torsion des Magens 219
„total acid" 176
Totenstarre im Bereiche des Magen-Darm-
  Kanales 23
toxische Hepatose 835
Trachealkompression 75
Traktionsdivertikel des Magens 200, 521
— des Oesophagus 16, 17, 18, 33, *36*, 37,
  72
—, Perforation 36
— und Oesophaguscarcinom 37
Traktions-Pulsionsdivertikel 37
Tranquilizer 456
Transferrin 816
Transformation, maligne, durch Viren 613
Transitionalzellcarcinom des Oesophagus
  *84*, 86
transpylorisches Band 197
transpylorischer Magenschleimhautprolaps
  364
Trasylol 838
Trauma, iatrogenes 363
— und Ulcus 389
Trefferereignis 632
Trematodenerkrankungen 314
Trichobezoar 229, 230, 231
Tricho-Phytobezoar 229, 230
„Trichterachse" des Magenulcus 471
Trypanosoma Cruzi 33
Trypsin 147, 170, 172
tryptische Cholecystitis 854
Tripus Halleri 125, 135
Tuberkel, „bilharzialer" 315
Tuberkulintestung 357
Tuberkulom 288
Tuberkulose 262, *285*, 443
— des Magens 364, 509
— —, postprimäre *287*
— — und Magencarcinom *642*, 698
— des Oesophagus und Carcinom 95
—, postoperative 841
tuberöse geschwulstige Fibrose 591
— Plexusneuritis 591
Tumor villosus 538
Tumorfeld, potentielles 650
Tumorzellausbeute, cytologische *770*

Tunica serosa 125
turn-over-Rate 155
—, gesteigerte 758, 759
— der Epithelien 456
— des Serotonin 160
Tylosis 83
Typhus 44, 262, 309, 319

Überdruckvaricen 38
Übergangsstück, gastrooesophageales 4
Uhrglasmagen 220
Ulcera durch Verätzung 66
ulcère plate, type Konjetzny 472
ulcère térébrante, type Cruveilhier 471
ulcerogene Drogen 335, *340*
— Dyshormonose 394
— Wirkung von Medikamenten 165
Ulcus callosum 473, 477, 478
— duodeni 10, 31, 52, 251, 324
— — nach Magenoperation 817
—, erosives 469
—, experimentelles *444*
—, hepatogenes 343
—, marginales *822*, 828
— pepticum duodeni 10, 31, 52, 251, 324
— — jejuni nach Magenoperation 820,
  822, 824
— — oesophagi 19, 23, 43, *50*
— — oesophagi bei Colitis ulcerosa 46, 50
— — bei Enteritis regionalis 46, 50
— — bei spezifischen Entzündungen 51
— — bei Syphilis 58
— — bei Tuberkulose 57
—, postoperatives (s. a. Rezidivulcus und
  Anastomosenulcus) *822*
— simplex 297, 306, 469, 659
—, stummes 327
—, Schichten von ASKANAZY *473*
— ventriculi 195, 196, 204, 205, 210, 213,
  215, 220, 221, 223, 229, 251, 255, 260,
  265, 269, 271, 284, 287, 288, 293, 297,
  303, 305, 306, 310, 311, 313, 316, 317,
  321, 322, 323, 325, 326, 327, 351, 362,
  363, 364, 365, 515, 562, 633, 759, *761*,
  767, 834
— — sive duodeni 833, 839
— — — —, chirurgische Behandlung
  775, 786
— — dissecans 498
— — „als zweite Krankheit" 417, 431
— bei Tieren *439*
— durch Devascularisation 453
— durch Immobilisation („restraint ulcer")
  *455*
— durch Störung der nervösen Versorgung
  *453*
— ex digestione 469
— im Senium *378*

Ulcus und Allergie *410*
— und Avitaminosen *460*
— und bakterielle Infektion *461*
— und Blutgruppenantigene *381*
— und Drogen *410*
— und endokrine Erkrankungen *437*
— und Epithelkörperchen *398*
— und Erbfaktoren *380*
— und Erkrankungen anderer Organe *431*
— und Ernährung *385*
— und Fehlernährung *460*
— und Gammastrahlen *461*
— und Immunsera *459*
— und Inkretorik *391*
— und Inselapparat *400*
— und Kälteschaden *391*
— und kardio-vasculäre Erkrankungen *435*
— und Keimdrüsen *397*
— und Konstitution *385*
— und Leberschaden *432*
— und Mangelernährung *460*
— und Organextrakte *459*
— und pulmonale Erkrankungen *435*
— und Röntgenstrahlen *461*
— und Schilddrüse *399*
— und Störungen des Hormonhaushaltes *456*
— und Stress *386*
— und Trauma *389*
— und Ultraschall *461*
— und Umweltfaktoren *383*
— und Verbrennung *389*
Ulcusblutung 325, *326*, 379, 380, 384, 386, 389, 395, 402, 411, 444, 461, 478
—, Ursachen *334*
Ulcuscarcinom 639, *643*, 659, 674
„Ulcusdiathese" 166
Ulcuserzeugung, experimentelle, chirurgische Methoden *449*
Ulcus genese 166, 170
—, „cortico-viscerale" 454
—, Entzündungstheorie *413*
—, Gefäßtheorie *416*
—, peptische Theorie *415*
Ulcusnarbenkrebs 650
Ulcusnische 471
Ulcuspenetration 327, 395, *500*
Ulcusperforation 328, 379, 380, 384, 386, 389, 395, 402, 411, 444, 458, 461, 468, *500*
„Ulcuspersönlichkeit" *385*
Ulcus-Sarkom des Magens *741*
Ulcussippen 380
Ulcussyndrom 710
Ulcustumor 473
Ulcuszonen von Askanazy *473*
Ultraschall und Ulcus 461
Umbaugastritis, chronische 242, 277, 472, 633, 636, 641, 642, 650, 757, 819
— mit Dedifferenzierung 820

Umstechung von Oesophagusvaricen (Tannersche Operation) 41, 42
Umwandlungsoperation bei schwerem Dumping-Syndrom *806*
„un-ionized hydrogen concentration" 177
unspezifische reaktive Hepatitis 832
Upside-down stomach 20, 21, 22, 218, 220
Urämie 263, 265, 319, 360, 464, 466, 467, 468, 469, 470, 486, 847
urämisch-hämolytisches Syndrom 359
Urease 171
Urinhistaminspiegel 555
Urogastron 186, 187
Uropepsin 168, 393
Uropepsinspiegel im Plasma 392
Urticaria 307
utero-placentare Insuffizienz 353

V. coronaria ventriculi, Thrombose 227
Vagektomie 455
vago-vagaler-Reflex 181
Vagotomie 134, 160, 169, 170, 183, 192, 447, 776, 781, *783*, 784, 794, 800, 824, 825, 827
—, antiselektive 781
—, bilaterale 392, 428, 454, 458
—, proximale (selektive) 783, 784, 785, 806, 824
—, Techniken 784
—, trunculäre 824, 827
Vagotonie 417
Vaguschirurgie 10
Vagushypertonie 30
Vaguskerne im Rückenmark 31
Vagusreflex 175
Vagusreizung 169, 171, 184, 188, 378, 413, 415, 447
vasculäre Hämophilie 361
Varicen des Oesophagus bei Endophlebitis venarum hepaticarum (Budd-Chiari-Syndrom) 38
— — bei kongenitalen Dysplasien der Pfortader 38
— — bei Lebercirrhose 38
— — bei Pfortaderthrombose 38
Varicose, konstitutionelle, des Oesophagus 38
Variola 49
Varixperforation 40, 41
vasculäres Hamartom 728
vasoaktive Polypeptide 159, 461
Vasoconstriction 192
Vasodilatation 192, 193
Vasomotorenstörung, lokale 446
Vasopressin 456
Venektasien, subepitheliale 38
Venenverlauf im Bereiche des terminalen Oesophagus 39

ventriculus bilocularis 500
Verätzung 27, 28, 56, 63, 269
— durch Chlorzink 69
— durch Chromsäure 67
— durch Essigsäure 68, 71
— durch Karbolsäure 69
— durch Kupfersulfat 69
— durch Phenol 69
— mit konzentrierter Schwefelsäure 67
— durch Salmiakgeist 69
— durch Salpetersäure 67
— durch Salzsäure 67, 71
— durch Silbernitrat 69
— des Oesophagus und Carcinom 94
Verbrauchskoagulopathie 65, 236, 239, 361, 837
Verbrennung 263, 329, 330, 388, 461
— und Ulcus 389
Verbrühungen 71
Verbundsystem, duodenales 830
„—, gastro-duodenales" 432
Verdauungsinsuffizienz, postoperative 807
Vergiftungen 63
—, Magenveränderungen bei 235
Vernarbungen, perigastrische 521
Verruca oesophagealis 73
Verschlußsystem der Kardia, angiomuskuläres 4
Verschiebeschicht, perivasale 129, 322, 477, 478, 498
Vestibulum gastrooesophageale 5
Verwachsungen, perigastrische 290, 364
Villikinin 184
Virchowsche Drüse 708
Viren, onkogene 613
Virus-Hämagglutination 166
Virushepatitis 831, 839, 840
Virustheorie der Krebsentstehung 613
viscerale Fernreflexe 31
visceraler Gigantismus 17
Visceraltaschen 17
viscero-viscerale Reflexe 25, 836
Viscosität des Magenschleimes 162, 163, 166, 396, 426
Vitamin B-Mangel 460
— $B_6$-Mangelanämien, postoperative 812, 816
— $B_{12}$ 171, 280, 797, 815
— $B_{12}$-Absorption 279
— $B_{12}$-bindende Substanzen 253
— $B_{12}$-Mangelanämien, postoperative 812, 813
— C-Mangel 460
— D 458, 809
— D-Überempfindlichkeit 224
— E 460
— K 342
— K-Mangel 362

Vitamin U 460
Vitaminresorptionsstörungen nach Magenoperation 809
viscöse Metamorphose 361
Vogtsche Klassifikation der Oesophagus-Trachealfisteln 11
Volumensekretion 456
Volvulus 351, 797
Vorderdarm 1, 117
„Vormagen" (Luschka) 17

Wandplexus, nervöse 420
Wäschestärke bezoar 231
„wash-out-effect" 146, 169
Wellen, peristaltische 155
Wermer-Syndrom 407
Wiggersches Schockmodell 337
v. Willebrand-Jürgens-Syndrom 361
v. Winiwarter-Buergersche Endangiitis 356
Winkelsche Krankheit 351
Wirbelsäulen-Leber-Pankreas-Enge 498
Wringverschluß 9

Xanthomatose der Magenschleimhaut 221
Xanthoprotein 238
Xanthoproteinreaktion 67
Xanthofibrome des Magens 570
Xanthome des Magens 572

Zellersatzrate 155
Zellregeneration im Dünndarm 153
— in der Pars pylorica 153
Zellturnover 395
Zenkersches Divertikel des Oesophagus (s.a. Pulsionsdivertikel) 8, 16, 17, 18, 33, 37, 79
Zentralisation des Kreislaufes 345
zentrogene Diapedesisblutungen 319
Zinkchloridvergiftung 239
Zinkvergiftung 264
Zirkulationsänderung 456
Zirkulationsstörungen, initiale 461
Zirkulatiosstörung, lokale 261, 342, 353, 378, 417, 447, 466
Zollinger-Ellison-Syndrom 251, 399, 400, 408, 426, 825, 827
Zottentumor 538
Zwerchfellenge 498
Zwillingsforschung 609
Zylinderzellkrebs des Oesophagus 89
Zymogen I A 169
— I B 169
Zymogenextrusion 850
Zymogengranula 141, 167
Zymogenzellen (Hauptzellen) 119, 121, 138, 139, 140, 141, 142, 145, 146, 153, 154, 155, 166, 167, 169, 171, 201, 641
Zwerchfelldefekte 220

**GPSR Compliance**

The European Union's (EU) General Product Safety Regulation (GPSR) is a set of rules that requires consumer products to be safe and our obligations to ensure this.

If you have any concerns about our products, you can contact us on

ProductSafety@springernature.com

In case Publisher is established outside the EU, the EU authorized representative is:

Springer Nature Customer Service Center GmbH
Europaplatz 3
69115 Heidelberg, Germany

www.ingramcontent.com/pod-product-compliance
Lightning Source LLC
Chambersburg PA
CBHW081503230426
43749CB00030B/830